Marilynn E. Doenges
Mary Frances Moorhouse
Alice C. Murr

**Pflegediagnosen
und Pflegemaßnahmen**

Verlag Hans Huber,
Programmbereich Pflege

HUBER

Pflegeprozess

Alfaro LeFevre
Pflegeprozess und kritisches Denken
2013. ISBN 978-3-456- 85094-8

Brobst/Georg
Der Pflegeprozess in der Praxis
3., überarb. u. aktual. Auflage
2013. ISBN 978-3-456-85100-6

Wilkinson
Das Pflegeprozess-Lehrbuch
2012. ISBN 978-3-456-83348-4

Pflegeassessment

Garms-Homolová/Gilgen (Hrsg.)
RAI 2.0 – Resident Assessment Instrument
2., vollst. überarb. u. erw. Auflage
2000. ISBN 978-3-456-83260-9

Garms-Homolová/InterRAI (Hrsg.)
Assessment für die häusliche Versorgung und Pflege
Resident Assessment Instrument – Home Care (RAI HC 2.0)
2002. ISBN 978-3-456-83593-8

Gordon
Pflegeassessment Notes
2013. ISBN 978-3-456-84654-5

Gupta
Assessmentinstrumente für alte Menschen
Pflege- und Versorgungsbedarf systematisch einschätzen
2012. ISBN 978-3-456-84805-1

Mackway-Jones/Marsden/Windle (Hrsg.)
Ersteinschätzung in der Notaufnahme
Das Manchester-Triage-System
3., überarb. und erg. Auflage
2011. ISBN 978-3-456-84986-7

Reuschenbach/Mahler (Hrsg.)
Pflegebezogene Assessmentinstrumente
Internationales Handbuch für Pflegeforschung und -praxis
2011. ISBN 978-3-456-84498-5

Zerwekh/Gaglione/Miller
Pflegeassessment und körperliche Untersuchung
2008. ISBN 978-3-456-84548-7

Pflegediagnosen, -interventionen und -ergebnisse

Carpenito-Moyet
Das Pflegediagnosen-Lehrbuch
2013. ISBN 978-3-456-85024-5

Gordon
Handbuch Pflegediagnosen
5., vollst. überarb. u. erw. Auflage
2013. ISBN 978-3-456-84415-2

Gottschalck
Mundhygiene und spezielle Mundpflege
2007. ISBN 978-3-456-84414-5

Hayder/Kuno/Müller
Kontinenz – Inkontinenz – Kontinenzförderung
2., korrigierte Auflage
2012. ISBN 978-3-456-85040-5

Hill Rice (Hrsg.)
Stress und Coping
Lehrbuch für Pflegepraxis und -wissenschaft
2005. ISBN 978-3-456-84168-7

Lindesay/MacDonald/Rockwood (Hrsg.)
Akute Verwirrtheit – Delir im Alter
2009. ISBN 978-3-456-84638-5

Lunney
Arbeitsbuch Pflegediagnostik
Pflegerische Entscheidungsfindung, kritisches Denken und diagnostischer Prozess – Fallstudien und -analysen
2007. ISBN 978-3-456-83840-3

Marx/Poser/Theßeling
Pflegetransparenzkriterien im Griff
2012. ISBN 978-3-456-85108-2

Marshall/Allan
«Ich muss nach Hause»
Ruhelos umhergehende Menschen mit einer Demenz verstehen
2011. ISBN 978-3-456-84731-3

Sauter/Abderhalden/Needham/Wolff (Hrsg.)
Lehrbuch psychiatrische Pflege
3., vollst. überarb. u. erw. Auflage
2011. ISBN 978-3-456-84640-8

Tideiksaar
Stürze und Sturzprävention
Assessment – Prävention – Management
2., vollst. überarb. u. erw. Auflage
2008. ISBN 978-3-456-84570-8

Townsend
Pflegediagnosen und -maßnahmen für die psychiatrische Pflege
3., überarb. u. erw. Auflage
2012. ISBN 978-3-456-83944-8

Zylicz/Twycross/Jones (Hrsg.)
Pruritus
2009. ISBN 978-3-456-84644-6

Pflegeklassifikationen

ICN (Hrsg.)
ICNP*
Internationale Klassifikation für die Pflegepraxis
2003. ISBN 978-3-456-83669-0

Johnson/Maas/Moorhead/Johnson/Maas/Swanson (Hrsg.)
Pflegeergebnisklassifikation (NOC)
2., überarb. u. erw. Auflage
2013. ISBN 978-3-456-85166-2

Johnson et al.
PFLEGE – Diagnosen Interventionen Ergebnisse
Verknüpfungen von NANDA, NIC und NOC
2014. ISBN 978-3-456-83839-7

McCloskey-Dochterman/Bulecheck
Pflegeinterventionsklassifikation (NIC)
2013. ISBN 978-3-456-83298-2

Saba
Pflegepraxisklassifikation (CCC)
Manual zur Pflegedokumentation
2010. ISBN 978-3-456-84461-9

Marilynn E. Doenges
Mary Frances Moorhouse
Alice C. Murr

Pflegediagnosen und Pflegemaßnahmen

4., vollständig überarbeitete und erweiterte Auflage

Aus dem Amerikanischen von Michael Herrmann

Deutschsprachige Ausgabe herausgegeben von
Maria Müller-Staub
Jürgen Georg
Christoph Abderhalden

Verlag Hans Huber

Marilynn E. Doenges. CAPRN, BC-retired, Clinical Specialist – Adult Psychiatric/Mental Health Nursing, Adjunct Faculty, Beth-El College of Nursing and Health Science, UCCS, Colorado Springs, Colorado, USA
Mary Frances Moorhouse. RN, MSN, CRRN, LNC. Nurse Consultant, TNT-RN Enterprises, Adjunct Faculty, Pikes Peak Community College, Colorado Springs, Colorado, USA
Alice C. Murr. RN, BSN, LNC. Nurse Consultant/Author, Collins, Mississippi, USA

Herausgeber der deutschsprachigen Ausgabe:
Prof. Dr. Maria Müller Staub (dt. Hrsg.). RN, EdN, PhD, Professorin Acute Care F&E Pflege und Master of Science Pflege an der ZHAW Winterthur.
E-Mail: muellerstaub@me.com
Jürgen Georg (dt. Hrsg.). Pflegefachmann, -lehrer, -wissenschaftler (MScN), Lektor, Redakteur, Schüpfen-Ziegelried
E-Mail: juergen.georg@hanshuber.com
Dr. Christoph Abderhalden † (dt. Hrsg.). Psychiatriepfleger, LfP, Pflegeexperte HöFa II, MNSc, PhD, Pflegedirektor, UPD Waldau, Bern

Lektorat: Jürgen Georg, Michael Herrmann, Silvan Schmid
Herstellung: Jürg Kleine Bühning
Titelillustration: pinx. Winterwerb und Partner, Design-Büro, Wiesbaden
Satz: punktgenau gmbh, Bühl
Druck und buchbinderische Verarbeitung: Druckerei C.H. Beck, Nördlingen
Printed in Germany

Bibliographische Information der Deutschen Bibliothek
Die Deutsche Bibliothek verzeichnet diese Publikation in der Deutschen Nationalbibliografie; detaillierte bibliografische Angaben sind im Internet unter http://dnb.d-nb.de abrufbar

Anregungen und Zuschriften bitte an:
Verlag Hans Huber, Lektorat: Pflege
z. Hd.: Jürgen Georg
Länggass-Strasse 76, CH-3000 Bern 9
Tel: 0041 (0)31 300 4500
Fax: 0041 (0)31 300 4593
E-Mail: juergen.georg@hanshuber.com
Internet: http://verlag.hanshuber.com

Das vorliegende Buch ist eine Übersetzung aus dem Amerikanischen. Der Originaltitel lautet «Nurse's Pocket Guide – Diagnoses, Prioritized Interventions, and Rationales, 12th ed.» von Marilynn E. Doenges, Mary Frances Moorhouse und Alice C. Murr, Philadelphia.

4. vollst. überarb. u. erw. Auflage 2013. Verlag Hans Huber, Hogrefe AG, Bern
ISBN 978-3-456-84661-3

Inhaltsverzeichnis

Geleitwort zur vierten, vollständig überarbeiteten und erweiterten Auflage

«Hast Du einen hohen Berg erklommen, ist alles, was Du entdecken wirst, dass es noch viele andere Berge zu besteigen gibt»

Nelson Mandela

Dieser kluge Ausspruch von Nelson Mandela, begleitete Übersetzer und Herausgeber der vierten Auflage von Doenges Handbuch «Pflegediagnosen und Pflegemaßnahmen» auf Schritt und Tritt oder genauer von Zeile zu Zeile. «Du bist aber dick geworden» hört man nicht gerne, wenn es die eigene Person betrifft, aber Doenges' Werk sieht man es nach, dass die vierte Auflage rund 700 Seiten gegenüber der vierten Auflage zugelegt hat.

Das Ziel der Neuauflage von Doenges blieb unverändert professionell Pflegenden Begriffe und Worte an die Hand zu geben, mit denen sie den Pflegebedarf von Menschen und Familien einschätzen, erkennen, benennen und gezielt befriedigen können. Auf dem Weg zu diesen Zielen gab es von einem Berg zum anderen viel zu tun. Für die vierte Auflage wurden folgende Dinge verändert:

- Alle neuen Pflegediagnosen einschließlich der NANDA-I-Klassifikation 2009–2011 wurden aufgenommen, sodass die vierte Auflage rund 204 Pflegediagnosen umfasst
- Klinisch nützliche Pflegediagnosen, wie «Dekubitus» und «Dekubitusgefahr», die nicht von der NANDA-I erfasst werden, wurden ergänzt
- Die bestehenden Pflegediagnosentitel, Definition Einflussfaktoren und Symptome wurde vollständig aktualisiert, überarbeitet und erweitert
- Die Inhalte der Kästen im Pflegediagnosenkopf wurden komplett überarbeitet, um Lesern die Bedeutung, klassifkatorische Zuord-

nung, die englische Originalbezeichnung und Dokumentation zu erleichtern und leichter zugänglich zu machen.
- Die Pflegeziele und Pflegemaßnahmen wurden aktualisiert, überarbeitet und wo nötig und möglich für den deutschen Sprachraum adaptiert. Ergänzend wurde im Sinne klinischer Entscheidungsfindung auf Pflegeergebnisse der Pflegeergebnisklassifikation (NOC) und der Pflegeinterventionsklassifikation (NIC) verwiesen.
- Um Pflegediagnosen entsprechend dem in der jeweiligen Praxis verwendeten Modell leichter zu finden, wurden die bestehenden Modell-Zuordnungslisten nach ATLs, ABEDLs und der NANDA-Taxonomie II um weitere Zuordnungslisten nach LAs, RAI-HC, ZEPF-Pflegekonzepten sowie Hendersons Grundbedürfnissen erweitert und durch entsprechende Pflegemodelle veranschaulicht.
- Die weiterführende Literatur zu den einzelnen Pflegediagnosen wurde vollständig aktualisiert und eine umfassende Literaturliste zu Pflegediagnostik und -diagnosen wurde am Buchende ergänzt.
- Die Liste der Pflegendiagnosen, die bei bestimmten Krankheitsbildern, Behandlungssituationen und Lebensereignissen auftreten könnten, wurde um 260 Diagnosen auf über 400 erweitert. Die zugeordneten Pflegediagnosen wurden um mögliche Einflussfaktoren und Merkmale erweitert und erleichtern somit die Formulierung von Pflegediagnosen im DRG-Kontext bei bekannten medizinischen Diagnosen.
- Alle Texte die klären, was Pflegediagnosen sind, wie man eine Pflegediagnose stellt, wie man Pflegediagnosen einführt und dokumentiert wurden überarbeitet oder neu gefasst. Ebenso alle Fallbeispiele der Autorinnen. Neu aufgenommen wurde die Idee, Fälle mit Mind-Map-ähnlichen «Patientenlandkarten», den sogenannten Concept Maps mittels Concept Mapping darzustellen, um ein vollständigeres Bild der Patientensituation zu erhalten.

Während den Arbeiten an der vierten Auflage verstarb der Mitherausgeber der deutschsprachigen Ausgabe Chris Abderhalden. Er hat die Entwicklung dieses Buches von der zweiten Auflage an maßgeblich beeinflusst. Die Entwicklung und Forschung über Pflegediagnosen und -diagnostik, insbesondere im Bereich der psychiatrischen Pflege, hat er stark geprägt. Klinisch und als Pfegeforscher hat er sich intensiv mit den pflegediagnostischen Konzepten Aggression, Coping, Machtlosigkeit, Sexualität und Suizidalität auseinandergesetzt und hat diese immer wieder in Pflegetheorie, Pflegeprozess und Pflegesysteme eingebettet. Es war ihm wichtig die Dinge auf den Begriff zu bringen, um Lebensituationen von Klienten begreifen, zu verstehen und mit ihnen beeinflussen zu können. Neben dem Bemühen Pflegediagnosen professionell zu erkennen, zu benennen, evidenzbasiert zu behandeln, zu beforschen und zu lehren, war er in der praktischen Arbeit bis zum Schluss an den Geschichten interessiert, die Menschen ihm über ihre Lebenserfahrungen und psychischen Krisen berichteten. So war es ihm, neben dem Ringen um Worte und pflegediagnostische Begriffe, mindestens ebenso wichtig, diesen Geschichten zuhören, sie mit den Klienten verstehen und ihre Geschichten mit ihnen möglichst zu einem guten Ende hin zu erzählen und zu gestalten. – Es ist nun an uns, diese Inspirationen eines großartigen Kollegen und wunderbaren Menschen aufzugreifen, um jeden Tag gute Geschichten entstehen zu lassen.

Wir wünschen Ihnen auch mithilfe dieses Werkes den Geschichten ihrer Klienten besser zuhören zu können, sie besser zu verstehen und mit Ihnen «hohe Berge» im Mandela'schen Sinne zu erklimmen, für Weitblick und gute Aussichten.

Bern im Mai 2013
Jürgen Georg
Maria Müller Staub

Geleitwort zur ersten deutschsprachigen Auflage

Wie kamen wir dazu, dieses Werk zu übersetzen und herauszugeben?

Seit vielen Jahren wird der Pflegeprozess auch im deutschsprachigen Raum gelehrt und praktiziert. Die Bestimmung der Pflegeprobleme (Defizite des Klienten) und der Ressourcen (Stärken des Klienten) war bisher nicht systematisiert und blieb den einzelnen Pflegepersonen überlassen.

In den USA, wo der Pflegeprozess seit 1950 bekannt ist, entstand anfangs der 70er-Jahre des 20. Jahrhunderts das Bedürfnis nach einer verbindlichen und allgemein verständlichen Umschreibung der Pflegeprobleme, «Nursing Diagnoses», Pflegediagnosen, genannt. Eine Gruppe von Expertinnen arbeitete mit erfahrenen Pflegepersonen zusammen, um die in der Praxis am häufigsten vorkommenden Pflegeprobleme zu ermitteln. Daraus entstand in der Folge die North American Nursing Diagnosis Association (NANDA). Eine erste Konferenz wurde 1973 abgehalten, um die Erfahrungen auszutauschen und die Liste der bisher entwickelten Pflegediagnosen zu diskutieren und zu erweitern. Seither finden NANDA-Konferenzen in regelmäßigen Abständen statt, und die Berichte werden jeweils in Buchform herausgegeben.

Das Ziel der NANDA ist es, eine verbindliche Terminologie und eine internationale Taxonomie (Klassifikation) für Pflegediagnosen zu schaffen. Pflegediagnosen sollen dabei nicht von medizinischen Diagnosen, Organsystemen oder pflegerischen Handlungen ausgehen, sondern von Leidenszuständen, die beim Menschen auftreten und die durch Pflege angegangen werden können.

Die NANDA stützt sich auf die Definition der Pflege der American Nurses Association (ANA): «Pflege ist das Erkennen und Behandeln von menschlichen Reaktionen auf bestehende und potenzielle Gesundheitsprobleme».

Mit einer international akzeptierten Taxonomie von Pflegediagnosen erhofft sich die NANDA:

- genauere Umschreibung von Wissen und Können der Krankenschwestern/Pfleger, was für die Ausbildung und zur Professionalisierung der Pflege wichtig ist
- Schaffung einer computergerechten Sprache zum Zwecke der Statistik und Forschung
- Unterstützung der Pflegenden in der Dokumentation des Pflegeprozesses.

Das vorliegende Handbuch für die Pflegepraxis erschien uns auch für das deutsche Sprachgebiet interessant. Es basiert auf den Ergebnissen der 9. NANDA-Konferenz (1990) und enthält 97 Klientenzustände, zusammengefasst in 13 Diagnosekategorien, die den Pflegenden helfen sollen, die Ergebnisse der Pflegeanamnese zu ordnen, die Pflegeprobleme in allgemein verständlicher Terminologie zu fassen und als Grundlage für die Pflegeplanung, zu dokumentieren.

Seit 1989 arbeitete eine Gruppe an der Übersetzung: Annina Hänny und Regula Ricka sind Lehrerinnen für Krankenpflege; Therese Kiener, Susanne Hofer und Ueli von Allmen sind PflegeexpertInnen (Höhere Fachausbildung für Krankenpflege, Stufe II). Sie haben die ursprüngliche Übersetzung von A. Hänny überarbeitet und sich bemüht, deutsche Begriffe zu finden, die im europäischen Kontext verstanden werden.

Dabei ist zu bemerken, dass das vorliegende Werk nicht abgeschlossen ist, da der Forschungsprozess der NANDA noch immer weitergeht. Es muss laufend neuen Erkenntnissen aus der Praxis, neu auftauchenden menschlichen Problemen und sprachlichen Kriterien auf internationaler Ebene angepasst werden.

Ich gratuliere der Arbeitsgruppe, dass sie durchgehalten und die Motivation nie verloren hat, diese Übersetzung zu Ende zu führen. Sie wurde getragen von der Überzeugung, dass die NANDA-Taxonomie von Pflegediagnosen für die europäischen Krankenschwestern und -pfleger eine Diskussionsgrundlage zur Weiterentwicklung des Pflegeprozesses darstellt im Sinne eines Wegführens vom punktuellen und linearen Denken zu einem phänomenologisch vernetzten Denken in der Pflege.

In diesem Sinne wünsche ich diesem Werk einen vollen Erfolg.

Martha Meier, Zürich
Ehem. Lehrerin für Krankenpflege an der Kaderschule
für die Krankenpflege in Aarau (heute WE'G)

Widmung

Wir widmen dieses Buch:

... unseren Familien, die uns bei allen profanen Aktivitäten des täglichen Lebens unterstützt und es uns ermöglicht haben, dieses Buch zu schreiben und die uns durch ihre Liebe und Ermutigung durch unsere Unternehmungen begleitet haben.

... unseren Freunden, die uns beim Schreiben unterstützt, unsere Gedächtnislücken aufgefüllt und uns trotzdem weiter geliebt haben.

... Bob Martone, Pflegelektor, der uns Fragen stellte, die unsere Gedanken und Diskussionen stimuliert haben und der bei allem seine gute Laune nicht verloren hat.

... Joanna DaCunha und Danielle Barsky, die uns unterstützt und dafür gesorgt haben, dass wir am Ball blieben.

... Ruth DeGeorge, Lektoratsassistentin, die tapfer gearbeitet und all die Einzelteile des Puzzles zusammengehalten hat.

... Robert Butler, Herstellungsleiter, Sam Rondinelli, stellvertretender Leiter von Lektorat, Satz und Herstellung und Elena Coler, Production Editor, die das Projekt durch den Redaktions- und Herstellungsprozess geleitet hat.

... Robert H. Craven, Jr. und der F. A. Davis Familie und schließlich und am wichtigsten

... den Pflegenden, für die wir schreiben, die die zurückliegenden Ausgaben von «Pflegediagnosen und Maßnahmen» hilfreich fanden, und anderen Pflegenden, die Hilfen suchen, um eine qualifizierte Pflege in Zeiten des Übergangs und Wandels anbieten zu können. Ihnen allen sagen wir: «Pflegediagnosen sind der Weg.»

Danksagung

Ein besonderer Dank an Marilynns Freundin Dianne Camillone, die unser Bewusstsein für die Rolle des Klienten angeregt hat und auch weiterhin unsere Gedanken über die Bedeutung einer guten Pflege beeinflusst. Außerdem ein Dank an unsere Kollegin Mary Jeffries, die uns in die Thematik der Pflegediagnosen eingeführt hat.

Einen Dank an unsere Kolleginnen von der NANDA International, die fortfahren Pflegediagnosen neu zu entwickeln und zu überarbeiten und Pflegenden die Werkzeuge zur Verfügung stellen, um die Profession der Pflege weiterzuentwickeln und zu fördern.

Marilynn E. Doenges
Mary Frances Moorhouse
Alice C. Murr

Danksagung

Der Verlag Hans Huber dankt Michael Herrmann für die ausgezeichnete und akkurate Übersetzung des vorliegenden Buches sowie die aufwändigen redaktionellen Arbeiten und Versionenvergleiche und -abgleiche im Übergang von der dritten zur vierten deutschen Ausgabe.

Der Verlag dankt Frau Prof. Dr. Maria Müller Staub für die kritische Durchsicht, Überarbeitung und die Korrekturen des einleitenden Textteils sowie inhaltliche Bearbeitungen ausgewählter Pflegediagnosen.

Der Verlag dankt Chris Abderhalden für die wichtigen Vorarbeiten bis zur dritten Auflage dieses Buches, auf die wir auch in der vierten Auflage erneut zurückgegriffen haben. Chris Abderhalden verstarb während den Arbeiten an der vierten Auflage. Wir vermissen in sehr. – «The answer my friend is blowin' in the wind ...».

Jürgen Georg,
Lektor und Programmplaner «Pflege»,
Verlag Hans Huber

Mitarbeiterin

Sheila Marquez
Executive Director
Vice President/Chief Operating Officer
The Colorado SIDS Program, Inc.
Denver, Colorado

Hinweise zur Benutzung des Handbuchs

Der amerikanische Pflege-Berufsverband ANA (American Nurses Association) definierte Pflege 1980 in einem berufspolitischen Grundsatzpapier *«als Diagnose und Behandlung menschlicher Reaktionen auf vorhandene oder potenzielle Gesundheitsprobleme»*. Diese Definition hat – in Verbindung mit den Pflegestandards der ANA – der Entwicklung und Verwendung von Pflegediagnosen starken Auftrieb verliehen. Das Definieren von Pflege und ihrer Wirkung trägt zu dem wachsenden Bewusstsein bei, dass die Pflege innerhalb des Gesundheitswesens für das Überleben der PatientInnen, die Gesunderhaltung, die Rehabilitation und die Prävention eine Schlüsselfunktion einnimmt. Veränderungen und neue Entwicklungen im Gesundheitswesen des vergangenen Jahrzehnts haben das Bedürfnis nach einem gemeinsamen Rahmen für die Kommunikation verstärkt, welcher zur Kontinuität der Pflege beitragen soll, wenn PatientInnen zwischen verschiedenen Versorgungsbereichen und Gesundheitsdienstleistern hin und her wechseln. Evaluation und Dokumentation sind wichtige Komponenten dieses Prozesses.

Das vorliegende Handbuch wurde vor allem für Pflegepersonen in Praxis und Ausbildung geschrieben. Es soll ihnen helfen, Interventionen zu erkennen, die bei spezifischen Pflegediagnosen erforderlich sind, wie sie von der NANDA International (NANDA-I, früher North American Nursing Diagnosis Association [Nordamerikanische Pflegediagnosenvereinigung]) vorgeschlagen werden. Diese Interventionen sind die Aktivitäten, die nötig sind, um die am individuellen Klienten geleistete Pflege zu implementieren und zu dokumentieren und können in verschiedenen Settings von der Akutpflege bis zur Gemeindepflege bzw. häuslichen Pflege angewandt werden.

In den Kapiteln 1 und 2 finden sich kurze Darstellungen und Erörterungen des Pflegeprozesses, dem Pflegeassessment und der Erstellung eines Pflegeplans. Kapitel 3 enthält die thematischen Gliederungen, das Pflegeassessment, ein Fallbeispiel und einen Musterpflegeplan, ein Mind- bzw. Concept-Map sowie die entsprechenden Beispiele für die Dokumentation und das Formulieren von Pflegediagnosen. Für weiter gehende Informationen und Pflegepläne zu bestimmten medizinischen/psychiatrischen Erkrankungen (mit Begründung und Anwendung der Diagnosen) sei die/der Pflegende auf die allesamt bei F.A. Davis und z.T. beim Verlag Hans Huber erschienenen größeren Werke verwiesen:

- Doenges, M.E.; Moorhouse, M.F.; Murr, A.C. (2013) Nursing Diagnosis Manual. 4e, Philadelphia: FA Davis
- Doenges, M.E.; Moorhouse, M.F.; Murr, A.C. (2009) Nursing Care Plans. 8e, Philadelphia: FA Davis
- Doenges, M.E.; Moorhouse, M.F.; Murr, A.C. (2013) Application of Nursing Process and Nursing Diagnosis. 6e, Philadelphia: FA Davis
- Townsend M.C. (2012): Pflegediagnosen und Pflegemaßnahmen für die psychiatrische Pflege. Bern: Huber.

Die *Pflegediagnosen* sind in alphabetischer Reihenfolge in Kapitel 5 enthalten. Es finden sich alle Diagnosen, die von NANDA International bis 2009/2011 zum Einsatz angenommen worden sind. Zu jeder dieser zur Erprobung zugelassenen Diagnosen werden folgende Informationen aufgeführt: Die Definition, bestimmende Merkmale, Kennzeichen (Symptome) und mögliche ursächliche/beeinflussende Faktoren bzw. Risikofaktoren.[1]

Mögliche ursächliche/beeinflussende Faktoren, Einflussfaktoren oder *Risikofaktoren* geben verursachende oder beitragende Faktoren wieder, die nützlich sein können, wenn es darum geht, festzustellen, ob die Diagnose für einen bestimmten Patienten zutrifft oder nicht, [bzw. die erklären können, warum ein bestimmtes Pflegeproblem aufgetreten ist].

Bestimmende Merkmale (oder Symptome), als *subjektiv* oder *objektiv* deklariert, dienen dazu, aktuelle Diagnosen zu erkennen und zu bestätigen und beim Formulieren der Ergebnisse zu helfen. Sie liefern zusätzliche Daten, um geeignete Interventionen auszuwäh-

1 Zum erleichterten Auffinden enthält diese deutsche Ausgabe in Kapitel 6, ab Seite 1341, Diagnosenlisten, die nach verschiedenen Ordnungssystemen und Pflegemodellen systematisch strukturiert sind. (Anm.d. dt. Hrsg.).

len. Die Autorinnen haben NANDA-I-Einträge weder gelöscht noch verändert, gelegentlich jedoch deren Definitionen ergänzt oder zusätzliche Kriterien vorgeschlagen, um für Klärung und Ausrichtung zu sorgen. Diese Zusätze stehen in eckigen Klammern [...]. Mit der Entwicklung und Annahme der Taxonomie II im Anschluss an die alle 3 Jahre stattfindende Tagung im Jahre 2000 wurden bedeutsame Änderungen vorgenommen, um den Inhalt der Diagnosen innerhalb der Taxonomie besser wiederzugeben. Die Taxonomie II wurde geschaffen, um Fehlkalkulationen, Irrtümer und Redundanzen zu verringern. Der Bezugsrahmen folgt jetzt nicht mehr den alten neun menschlichen Reaktionsmustern (*human response patterns*), sondern die neue Taxonomie II und ist in Bereiche/Domänen (13), Klassen (47) und Diagnosen (201) unterteilt. Auch wenn klinisch tätige Pflegende die aktuellen Diagnosen verwenden, hilft das Verständnis der taxonomischen Struktur der Pflegeperson, die gewünschte Information rasch zu finden. Die Taxonomie II ist mit 7 Achsen multiaxial ausgelegt (siehe S. 122 ff.). Eine Achse ist definiert als eine Dimension des menschlichen Reagierens, die im diagnostischen Prozess berücksichtigt wird. Bisweilen kann eine Achse Teil des diagnostischen Begriffs sein, wie etwa bei «unwirksames Coping einer Gemeinschaft», wo die Pflegeeinheit oder der Klient (z. B. Gemeinschaft) genannt wird. Manche sind implizit, wie etwa «Aktivitätsintoleranz», wo das Individuum die Pflegeeinheit oder den Klienten darstellt. Bisweilen erstreckt sich eine Achse u. U. nicht auf eine bestimmte Diagnose und ist nicht Teil der Pflegediagnosenbezeichnung oder des Kodes. So ist beispielsweise die Zeitachse nicht für jede diagnostische Situation relevant. Der taxonomische Bereich und die Klasse werden oben im Kopf einer jeden Pflegediagnosenüberschrift genannt. Ein Achse-3-Beurteilung findet sich in jeder Pflegediagnosenbezeichnung.

Gemeinsam mit der NANDA-I schlug die ANA vor, bestimmte gegenwärtig zugelassene und entsprechend der überarbeiteten Taxonomie I strukturierte Pflegediagnosen in die Internationale Klassifikation der Krankheiten (ICD) in den Abschnitt «Family of Health-Related Classifications» aufzunehmen. Zwar lehnte die WHO diesen anfänglichen Vorschlag auf Grund der fehlenden Dokumentation der Nützlichkeit von Pflegediagnosen auf internationaler Ebene ab, jedoch wurde die NANDA-I-Liste von SNOMED (Systemized Nomenclature of Medicine) zur Aufnahme in dessen internationales Kodierungssystem akzeptiert und ist auch Teil des

Unified Medical Language System der National Library of Medicine (UMLS). Inzwischen werden Pflegediagnosen von Forschenden weltweit validiert, um eine erneute Vorlage und Aufnahme in zukünftige Ausgaben der ICD zu unterstützen.

Die Autorinnen haben sich dazu entschieden, die Liste der zum klinischen Gebrauch und zur Erprobung zugelassenen Pflegediagnosen in thematische Gliederungen (*Diagnostic Divisions*) zu unterteilen, die den Bezugsrahmen für ein Assessmentinstrument (siehe Kapitel 3, ab Seite 49) bilden, das der Pflegeperson helfen soll, aus den während des Assessmentprozesses erhobenen Daten leicht eine geeignete Pflegediagnose herauszuarbeiten. Die thematische Gliederung findet sich ebenfalls im Kopf der jeweiligen Pflegediagnose. [Da der Bezugsrahmen der «thematischen Gliederung» im deutschsprachigen Raum wenig bekannt und kaum genutzt wird, haben die Herausgeber die Pflegediagnosen im Kapitel 6 nach Pflegemodellen geordnet, die im deutschsprachigen Raum häufig genutzt werden. Anm. d. dt. Hrsg.]

Klinikbezogene Pflegeziele oder Evaluationskriterien werden ausgewiesen, um der Pflegeperson dabei zu helfen, individuelle Klientenergebnisse zu formulieren und den Evaluationsprozess zu unterstützen.

Interventionen und Pflegemaßnahmen sind in diesem Praxishandbuch primär auf Settings der Pflege von erwachsenen Menschen ausgerichtet. Überlegungen zur Pflege von alten oder hochaltrigen Menschen werden ebenfalls berücksichtigt – und werden entsprechend den Pflegeprioritäten aufgeführt. Manche Interventionen erfordern interdisziplinäre und voneinander abhängige Verordnungen (z. B. medizinische oder psychiatrische). Die Pflegeperson muss festlegen, wann dies nötig ist, und dann entsprechend handeln. Im Allgemeinen werden Interventionen aus Fachbereichen außerhalb ders Themenbereichs dieses Buches (z. B. Geburtshilfe) nicht routinemäßig präsentiert. Wenn es beispielsweise um [isotonischen] Flüssigkeitsverlust (Hämorrhagie) geht, ist die Pflegeperson angewiesen, den Blutfluss zu stoppen, jedoch wird die spezifische Anweisung zur Fundusmassage nicht aufgelistet.

Anregungen zu Schwerpunkten der Pflegedokumentation werden deshalb aufgenommen, um die Pflegeperson daran zu erinnern, wie wichtig und notwendig es ist, die Schritte des Pflegeprozesses zu dokumentieren.

Schließlich, in Anerkennung der Arbeit zahlreicher Pflegeforscherinnen in den letzten 15 Jahren, haben die Autorinnen beschlossen, die taxonomischen Bereiche und Klassen der *Pflegeinterventionsklassifikation* (NIC) und einige der Labels der *Pflegeergebnisklassifikation* (NOC) mit in das Buch aufzunehmen, die im Rahmen des Iowa Intervention Project (Bulecheck/Mc Closkey, 2013) und des Iowa Outcome Project (Johnson/Maas/Moorhead, 2013) entwickelt wurden. Diese Gruppen haben Pflegeinterventionen und -ergebnisse klassifiziert, um erforderliche Interventionen und Pflegeaktivitäten vorherzusagen und Ergebnisse zu prognostizieren und um die Erfordernisse an eine standardisierte Fachsprache zu erfüllen, die zur Datenverarbeitung und Kostenerstattung kodiert werden kann. Zu dieser in Entwicklung befindlichen Arbeit finden sich unter der Überschrift «Empfohlene, exemplarische Pflegeinterventionen (NIC) und Pflegeergebnisse (NOC)» Beispiele für NIC- und NOC-Bezeichnungen am Schluss einer jeden Pflegediagnose. Für weiter gehende Informationen sei der Leser an die verschiedenen Veröffentlichungen von Joanne C. McCloskey und Marion Johnson verwiesen. [Im deutschsprachigen liegen die NIC als Pflegeinterventionsklassifikation von McCloskey-Dochterman/Bulecheck, 2013 sowie von Moorhead/Johnson/Maas/Swanson 2013 vor. Anm. d. Lek.].

In Kapitel 6, ab Seite 1341 finden sich über 400 Erkrankungen/Behandlungssituationen und Lebensereignisse aus allen Fachbereichen mit den entsprechenden Pflegediagnosen, abgefasst als diagnostische Aussage über einen Klienten, welche die beeinflussende Komponenten «beeinflusst durch» und kennzeichnende Komponenten «angezeigt durch» beinhaltet. Dieser Abschnitt erleichtert die Schritte des Assessments und der Problem-/Bedarfserkennung im Pflegeprozess und hilft bei deren Validierung [ersetzt jedoch nicht den diagnostischen Prozess und das Pflegeassessment, Anm. d. Hrsg.].

Wie erwähnt, wurden die Pflegediagnosen der NANDA International von den Autorinnen mit wenigen Ausnahmen nicht verändert. Die Autorinnen unterstützen die Auffassung, dass die vorgelegten Diagnosen durch praktisch Pflegende und Pflegeforscherinnen angewendet, untersucht und evaluiert werden müssen, wie sie präsentiert werden. Pflegende können beim Anwenden standardisierter Pflegesprache kreativ sein, indem sie Diagnosen beim Einsatz bei einzelnen Klienten redefinieren und Informationen weitergeben.

Beim Entwickeln neuer Pflegediagnosen ist es wichtig, dass die Daten, welche sie umfassen, dem aktuellen Wissensfundus hinzugefügt werden. Als Teil des Prozesses des Definierens, Testens und Ausarbeitens von Pflegediagnosen durch KlinikerInnen, AusbilderInnen und Forschende über alle Disziplinen und akademischen Settings hinweg sind Pflegende angehalten, ihre Erfahrungen und Einsichten der NANDA-I an folgende Adresse mitzuteilen:

NANDA International
PO Box 157
Kaukauna, WI 54130
USA
E-Mail: nanda@nanda.org Internet: http://www.nanda.org/

[Überarbeitungen von Pflegediagnosen oder neue Pflegediagnosen können auch in deutscher Sprache eingereicht werden. Anm. d. Hrsg.]

Literatur

Bulecheck, G. M.; McCloskey, J. C. (eds.) (2010): Nursing Interventions Classification (NIC) 5e. St. Louis: Mosby.

Johnson, M.; Maas, M.; Moorhead, S. (2005): Pflegeergebnisklassifikation (NOC). Huber, Bern.

McCloskey, J. C.; Bulecheck, G. M. (2013): Pflegeinterventionsklassifikation (NIC). Bern: Huber.

Moorhead, S., Johnson, M.; Maas, M. Swanson, E. (eds.) (2007): Nursing Outcome Classification (NOC) 4e. St. Louis: Mosby.

Moorhead S.; Johnson M.; Maas M. L.; Swanson E. (2013): Pflegeergebnisklassifikation (NOC). Huber, Bern.

1. Der Pflegeprozess

Pflege ist sowohl eine Wissenschaft als auch eine Kunst, die sich mit den physischen, psychischen, soziologischen, kulturellen und spirituellen Belangen des Individuums befasst. Die Wissenschaft der Pflege beruht auf einem breiten theoretischen Bezugsrahmen; ihre Kunst hängt von den Fürsorgefertigkeiten und den Fähigkeiten der einzelnen Pflegeperson ab. In den frühen Jahren ihre Entwicklung strebte die Pflege weder nach einer Kontrolle des eigenen Handelns noch hatte sie die Mittel dazu. Später hat sich der Berufsstand der Pflege dann zu definieren bemüht, was Pflege einzigartig macht, und einen Fundus an Fachwissen geschaffen, der allein pflegerischem Handeln eigen ist. Im Jahre 1980 entwickelte die American Nurses Association (ANA) ihr erstes berufspolitisches Grundsatzpapier (*Social Policy Statement*), in dem Pflege definiert wurde «als *Diagnose und Behandlung menschlicher Reaktionen auf vorhandene oder potenzielle Gesundheitsprobleme*». Mit dieser Definition von Pflege wurde es notwendig, die in der Pflege eingesetzte Methodik zu erläutern.

Jahre zuvor hatten führende Persönlichkeiten in der Pflege einen Problemlösungsprozess entwickelt, der aus drei Schritten bestand: Assessment, Planung und Evaluation. Die Unterteilung folgte der wissenschaftlichen Methode des Beobachtens und Messens, der Datenerhebung und der Analyse der Befunde. Diese in den 50er-Jahren des 20. Jahrhunderts eingeführte Methode wurde als *Pflegeprozess* bezeichnet. Shore (1988) beschrieb ihn als «Kombination aus den wünschenswertesten Elementen der Kunst der Pflege und den relevantesten Elementen der Systemtheorie unter Anwendung der wissenschaftlichen Methode». Dieser Prozess vereint einen interaktiv-interpersonellen Ansatz und einen Problemlösungs- und Entscheidungsfindungsprozess (Peplau, 1952; King, 1971; Yura/Walsh, 1988).

Im Laufe der Zeit wurde der Pflegeprozess auf fünf [und je nach Autor auf sechs] Schritte erweitert und hat als Grundlage einer effektiven Pflege weitgehend Aufnahme gefunden. Er ist inzwischen Bestandteil des konzeptionellen Bezugsrahmens aller Pflege-Curricula, wird in der Pflegegesetzgebung der meisten Bundesstaaten bei der juristischen Definition von Pflege akzeptiert und ist Bestandteil der Standards klinischer Pflege (*Standards of Clinical Nursing Practice*) der ANA. [Gleiches gilt für die Aufnahme in Berufsgesetze in DE, A, CH, wie auch für berufspolitische Stellungnahmen pflegerischer Fach- und Berufsverbände im deutschsprachigen Raum, vgl. Wilkinson, 2012: 36 ff.]

Die sechs Schritte des Pflegeprozesses werden im Folgenden beschrieben und dargestellt **(s. Abb. 1-1)**:

1. Assessment ist ein organisierter, dynamischer Prozess, der drei grundlegende Aktivitäten umfasst: a) systematische Datenerhebung, b) Sortieren und Strukturieren der erhobenen Daten und c) Dokumentieren der Daten in nachvollziehbarer Weise. Subjektive und objektive Daten werden aus verschiedenen Quellen erhoben, wie z. B. anhand der Befragung und der körperlichen Untersuchung des Klienten. Subjektive Daten sind das, was der Klient oder seine Bezugspersonen berichten, denken, glauben oder fühlen; objektive Daten sind das, was sich beobachten oder aus anderen Quellen, wie z. B. Laboruntersuchungen und diagnostischen Tests, alten Patientenakten oder Angaben anderer Gesundheitsfachpersonen, gewinnen lässt. Unter Anwendung einer Reihe von Techniken konzentriert sich die Pflegeperson darauf, ein Profil des Klienten zu erstellen, das ein Gefühl für dessen Gesamtgesundheitszustand vermittelt, indem es ein Bild des physischen, psychischen, soziokulturellen, spirituellen, kognitiven Niveaus, seines Entwicklungsniveaus sowie ferner seines ökonomischen Status, seiner funktionalen Fähigkeiten und seiner Lebensweise liefert. Das Profil ist bekannt als *Patientendatensatz.* [Ausführlicher werden Pflegeassessments und pflegerische Assessmentsysteme beschrieben ab S. 103 und in Wilkinson (2012: 103 ff.) Brobst/Georg (2013) sowie Reuschenbach/Mahler (2011), Anm. d. Hrsg.].

2. Diagnose/Bedarfsbestimmung beinhaltet die Analyse erhobener Daten, um die Bedürfnisse oder Probleme des Klienten herauszuarbeiten – auch bekannt als Pflegediagnose. Ziel dieses Schrittes ist, Schlussfolgerungen in Bezug auf spezifische Bedürfnisse des Klienten oder menschlicher Reaktionen von Belang zu ziehen, um eine

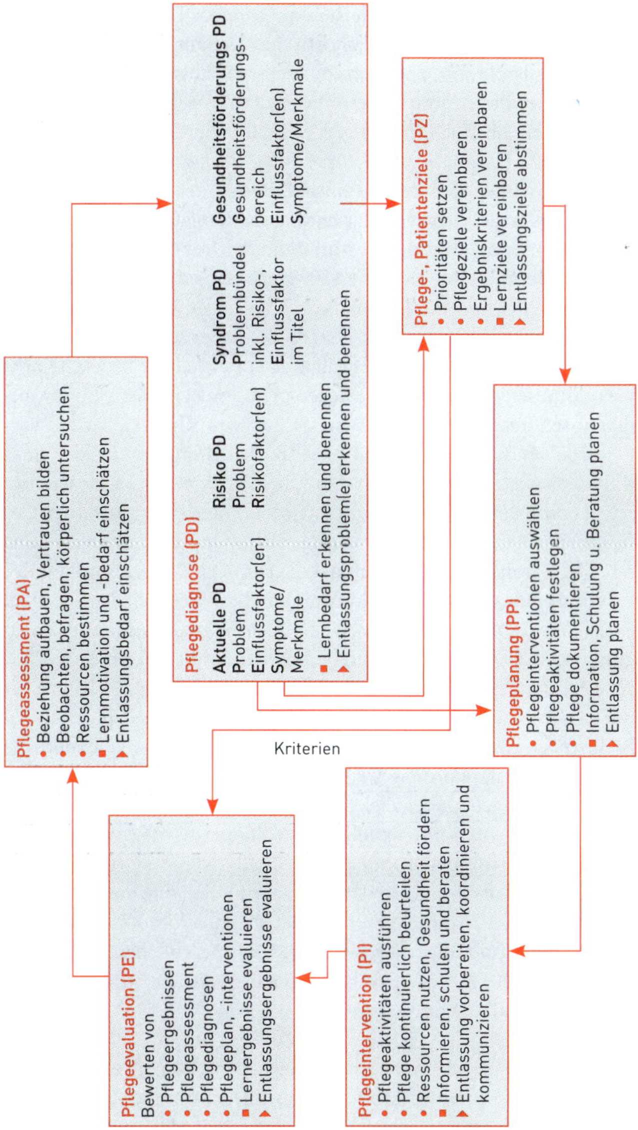

Abbildung 1-1: 6-Schritte-Modell des Pflegeprozesses, plus Entlassungs- und Patienteneduktionsprozess. Quelle: Jürgen Georg

effektive Pflege planen und leisten zu können. Bei diesem Prozess der Datenanalyse kommt diagnostisches Denken, eine Form klinischer Urteilsbildung, zum Einsatz, wobei Schlussfolgerungen hinsichtlich der Bedeutung der erhobenen Daten gezogen werden, um festzustellen, ob eine Pflegeintervention indiziert ist oder nicht. Das Endergebnis ist die *diagnostische Aussage über den Klienten (Pflegediagnose)*, in der sich der spezifische Bedarf des Klienten mit den möglichen ursächlichen oder beeinflussenden Faktoren (Ätiologie/Einflussfaktoren) und den bestimmenden Merkmalen oder Symptomen vereint, soweit angemessen. Der Status der Bedürfnisse des Klienten wird unterteilt in *aktuelle* oder gegenwärtig existierende Diagnosen und in potenzielle oder *Risiko*diagnosen, die sich infolge spezifischer Anfälligkeiten des Klienten entwickeln könnten. [Komplexe Bündel von mehreren Pflegediagnosen werden als Syndromdiagnosen beschrieben. Die Bereitsschaft von Klienten für ein verbessertes Gesundheitsniveau bzw. Entwicklungspotenziale eines Klienten werden mit sog. Gesundheitsförderungsdiagnosen beschrieben. Anm. d. Hrsg.] Fortlaufende Veränderungen in der Gesundheitsversorgung und Leistungserbringung und die elektronische Aufbereitung der Patientenakte erfordern Gemeinsamkeit der Kommunikation, um die Kontinuität der Pflege sicherzustellen, wenn der Klient das Setting bzw. die Ebene der Gesundheitsversorgung wechselt. Die Anwendung einer standardisierten Terminologie oder der Pflegediagnosenbezeichnungen der NANDA International (NANDA-I) gibt Pflegenden eine gemeinsame Sprache, um Bedürfnisse des Klienten zu benennen. Darüber hinaus fördert die Anwendung standardisierter Pflegediagnosenbezeichnungen das Identifizieren geeigneter Ziele, sorgt für Genauigkeit der Informationen, und nützt beim Erstellen von Standards der Pflegepraxis. Ferner liefert sie eine Grundlage zur Qualitätsverbesserung und erleichtert die Forschung zur Untermauerung evidenzbasierter Pflegepraktiken. [Ausführlich werden der diagnostische Prozess, Pflegediagnosen und die diagnostische Fachsprache beschrieben in Wilkinson (2012: 227 ff.) Brobst/Georg (2013) sowie Lunney (2007), Anm. d. Hrsg.].

3. Ziele/Ergebnisse/Prioritäten. [Pflege-/Patientenziele werden im Rahmen von 5-Schritte-Modellen des Pflegeprozesses in den Pflegeplanungsschritt integriert (s. u.). Aufgrund der zunehmenden Bedeutung einer ergebnis- oder outcomeorientierten Pflege und

Versorgung werden sie hier ausführlicher heraus- und dargestellt [Anm. d. Hrsg.]. Pflegeziele zu vereinbaren beinhaltet [im Rahmen eines 6-Schritte-Pflegeprozessmodells], Prioritäten und Ziele zu setzen, und für den Klienten gewünschte Ergebnisse zu benennen. Dieser Prozess erfordert auch, dass der Klient bzw. seine Bezugsperson(en) sich dazu äußern, damit hinsichtlich der Pflege- und Klientenziele Übereinstimmung herrscht und der Klient umso leichter Verantwortung für die eigene Pflege und für das Erreichen der gewünschten Ergebnisse und Ziele übernimmt. Prioritäten in der Versorgung des Klienten zu setzen ist eine komplexe und dynamische Aufgabe, die sicherstellen hilft, dass die Aufmerksamkeit der Pflegeperson und deren anschließende Maßnahmen entsprechend ausgerichtet sind. Sind die Bedürfnisse des Klienten erst einmal nach Prioritäten geordnet, werden Behandlungs- und Entlassungsziele festgelegt, welche die allgemeine Richtung vorgeben, die der Klient den Erwartungen nach in Reaktion auf die Behandlung nimmt. [Ziele dienen ganz allgemein als Maßstäbe, um Erfolge und Misserfolge zu messen, Anm. d. Hrsg., Georg, 2012]. Diese Ziele können kurzfristiger Natur sein – Ziele, die gewöhnlich erreicht sein müssen, bevor der Klient entlassen oder auf eine niedrigere Versorgungsebene verlegt wird – oder sie können langfristiger Natur sein und bleiben u. U. auch nach der Entlassung bestehen. [Mithilfe von Pflegezielen können Pflegende nach Heering (2012) Verhaltensweisen, Zustände, messbare Befunde, ein bestimmtes Wissen, Können oder Entwicklungsprozesse eines Klienten beschreiben. Anm. d. Hrsg.]. Ausgehend von diesen Zielen werden gewünschte Ergebnisse festgelegt, um den Fortschritt des Klienten in Richtung auf das Erreichen der Behandlungsziele oder der Entlassungskriterien zu messen. Genauer gesagt, sind Ergebnisse Reaktionen des Klienten, die er erreichen kann und sich wünscht, und die sich entsprechend der Situation und den Ressourcen innerhalb eines festgelegten Zeitraums erreichen lassen [Ausführlich werden der Pflegeziele, -ergebnisse und Prioritäten beschrieben in Wilkinson (2012: 295 ff.), Brobst/Georg (2013) sowie Moorhead et al. (2013), Anm. d. Hrsg.].

4. Planung beinhaltet [im Rahmen eines 6-Schritte-Pflegeprozessmodells] für den Klienten spezifische Pflegeinterventionen festzulegen. Diese Maßnahmen werden als *Pflegeplan* dokumentiert [...]. Was heute als vorrangiger Pflegebedarf des Klienten oder adäquate

Pflegeintervention wahrgenommen wird, kann auf Grund von Änderungen des Zustandes oder der Situation des Klienten morgen oder gar innerhalb von Minuten ganz anders aussehen. Im Rahmen der Pflegeplanung werden Pflegeinterventionen ausgewählt. Sie beruhen auf der Pflegediagnose des Klienten, den festgelegten Zielen und gewünschten Ergebnissen sowie der Fähigkeit der Pflegeperson, die Intervention erfolgreich zu implementieren und auf der Fähigkeit und Bereitschaft des Klienten, sich den Interventionen zu unterziehen oder sich daran zu beteiligen. Wenn möglich, spiegeln sie auch das Alter bzw. die Situation und individuelle Stärken des Klienten wider. Pflegeinterventionen bestehen in Aktivitäten der unmittelbaren Pflege oder in Verordnungen von Verhaltensweisen, Behandlungen, Aktivitäten oder Maßnahmen, die den Klienten dabei unterstützen, die messbaren Ergebnisse zu erreichen. Wie die Pflegediagnosen sind auch Pflegeinterventionen zentrale Elemente des Pflegewissens und nehmen zu, je mehr die Verbindung zwischen Maßnahmen und Ergebnissen durch die Forschung untermauert wird (McCloskey-Dochterman/Bulechek, 2013).

[Pflegerische Klassifikationen von Pflegediagnosen (NANDA-I), Pflegeinterventionen (NIC) und Pflegeergebnissen (NOC) dienen Pflegenden dabei als Wissensquelle, um die passenden Pflegediagnosen, -interventionen und zutreffende Pflegeergebnisse zu wählen. Basis für diesen pflegerischen Entscheidungs- und Auswahlprozess ist das Pflegewissens- und Entscheidungsfindungsmodell von McCloskey-Dochterman und Bulechek (2013), das im Folgenden dargestellt wird (**s. Abb. 1-2**). Gleichzeitig dienen die ausgewählten Pflegediagnosen, -interventionen und -ergebnisse als Basis für die Pflegedokumentation. Anm. d. Hrsg.)]. Das Dokumentieren des Planungsschritts in einem schriftlichen oder elektronischen Pflegeplan sorgt für Kontinuität der Pflege, verbessert die Kommunikation, hilft beim Festlegen des Personalbedarfs der Einrichtung oder Station, dokumentiert den Pflegeprozess und dient als Schulungsinstrument und zur Koordination der Pflege zwischen den verschiedenen Disziplinen. In einem validen Pflegeplan wird individualisierte Versorgung des Klienten daran deutlich, dass die Belange des Klienten und seiner Bezugspersonen sowie die physischen, psychosozialen und kulturellen Bedürfnisse und Fähigkeiten des Klienten wiedergegeben werden.

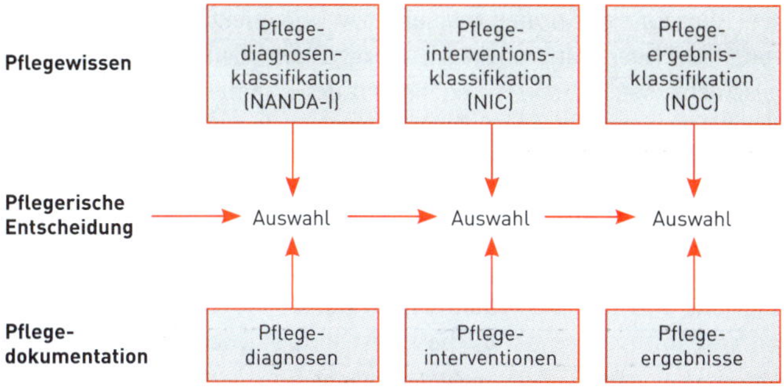

Abb. 1-2: Pflegewissens- und Entscheidungsfindungsmodell.
Quelle: McCloskey-Dochterman/Bulechek (2013).

5. Implementierung geschieht, wenn der Pflegeplan praktisch umgesetzt wird und die Pflegeperson die geplanten Pflegeinterventionen und Maßnahmen durchführt. Auch mit einem noch so gut aufgebauten Pflegeplan wird sich indessen nicht alles vorhersagen lassen, was täglich bei einem bestimmten Klienten eintritt. Individuelles Wissen, individuelle fachliche Erfahrung sowie einrichtungsinterne Routinen machen eben jene Flexibilität möglich, die notwendig ist, um sich an die veränderlichen Bedürfnisse des Klienten anzupassen. Auch ethische und juristische Belange müssen in Bezug auf die Interventionen berücksichtigt werden. Bevor eine Pflegeperson die Interventionen des Pflegeplans implementiert, muss sie jeweils verstehen, warum sie eine Intervention durchführt, welche Wirkung erwartet wird und welche Gefahren dabei auftreten können. Die Pflegeperson muss sich darüberhinaus sicher sein, dass die Interventionen a) mit dem festgelegten Pflegeplan übereinstimmen sowie b) auf sichere und angemessene Weise implementiert, c) auf ihre Effektivität hin evaluiert und d) zeitgerecht dokumentiert werden. [Ausführlich werden der Pflegeplanung und -implementierung in Wilkinson (2012: 337 ff.), Brobst/Georg (2013) sowie McCloskey-Dochterman/Bulechek (2013) beschrieben Anm. d. Hrsg.].

6. Evaluation findet statt, indem festgestellt wird, wie der Klient auf dem Weg zu den ausgewiesenen Ergebnissen (oder Pflegezielen) vorankommt und indem überwacht wird, wie er auf die ausgewählten Pflegeinterventionen reagiert bzw. wie effektiv die ausgewählten Pflegeinterventionen sind, um ggf. den Plan zu ändern. Dies geschieht durch direktes Beobachten des Klienten, durch Befragen des Klienten bzw. seiner Bezugsperson(en) und/oder durch Sichten der Patientenakte. Der Prozess der Evaluation gleicht dem des Assessments nur scheinbar – es gibt wichtige Unterschiede. Evaluation ist ein fortlaufender Prozess, ein konstantes Messen und Überwachen des Klientenstatus, um Folgendes festzustellen: a) die Eignung von Pflegemaßnahmen, b) die Notwendigkeit zur Revision von Interventionen, c) die Entwicklung neuer Klientenbedarfe (Pflegediagnosen), d) die Notwendigkeit zur Überweisung an andere Ressourcen und e) die Notwendigkeit, Prioritäten neu zu ordnen, um sich verändernden Pflegeanforderungen zu genügen. Gesamtergebnisse zu vergleichen und auf die Effektivität spezieller Interventionen zu achten sind die klinischen Komponenten der Evaluation, die zur Grundlage von Forschung zur Validierung des Pflegeprozesses und zur Untermauerung evidenzbasierten Handelns werden können. Der externe Evaluationsprozess bildet den Schlüssel, um Pflegestandards zu verfeinern und die Richtlinien, Vorgehensweisen und Prozeduren festzulegen, die nötig sind, um eine qualitätvolle Pflege für eine spezifische Situation oder ein spezifisches Setting zu leisten. [Ausführlich wird die Pflegevaluation beschrieben in Wilkinson (2012: 435 ff.) sowie Moorhead et al. (2013). Anm. d. Hrsg.].

Sobald ein Klient in das Gesundheitsversorgungssystem eintritt – ob in der Akutversorgung, in einer Sprechstunde oder in der häuslichen Pflege – kommen die oben genannten Schritte des Prozesses in Gang. Zwar werden diese Schritte als getrennte oder einzelne Aktivitäten präsentiert, jedoch ist der Pflegeprozess eine interaktive Methode, um die Pflege auszuüben, bei der die Komponenten in einem kontinuierlichen Zyklus von Denken und Handeln ineinander greifen.

Um den Pflegeprozess effektiv anzuwenden, muss eine Pflegeperson bestimmte Fertigkeiten haben. Besonders wichtig sind gründliche Kenntnisse in Wissenschaft und Theorie, wie sie nicht nur in der Pflege, sondern auch in anderen damit verbundenen Disziplinen, wie der Medizin und der Psychologie, gelten. Von entscheidender Bedeutung sind auch eine Haltung des Fürsorgens (Caring), Intelligenz und kompetentes technisches Können und

Handeln. In der Anwendung von Pflegewissen ist Kreativität ebenso erforderlich, wie es der Anpassungsfähigkeit bedarf, um mit den ständigen Veränderungen in der Gesundheitsversorgung und den vielen unerwarteten Ereignissen zurechtzukommen, die in der alltäglichen Pflegepraxis auftreten.

Da Entscheidungen bei jedem Schritt des Pflegeprozesses eine wesentliche Rolle spielen, sollten sich Pflegende die folgenden Grundannahmen immer wieder vergegenwärtigen:

- Der Klient ist ein menschliches Wesen, das Wert und Würde hat. Dies berechtigt ihn zur Teilhabe an der eigenen Gesundheitsversorgung und den entsprechenden Entscheidungen. Es erfordert ein Gefühl für das Persönliche in jedem Individuum und eine kompetente Gesundheitsversorgung.
- Es gibt menschliche Grundbedürfnisse, die erfüllt werden müssen. Geschieht dies nicht, treten Probleme auf, die Interventionen durch andere Personen erfordern, bis die Betroffenen wieder Verantwortung für sich übernehmen können. Demnach müssen Gesundheitsfachpersonen und Gesundheitsdienstleister Maßnahmen gedanklich vorwegnehmen und initiieren, um das Leben eines anderen Menschen zu retten oder sicherzustellen, dass der Klient wieder zu Gesundheit, Unabhängigkeit und Wohlbefinden zurückfindet (vgl. Kolcaba, 2013).
- Der Klient hat das Recht auf eine qualitativ gute Gesundheitsversorgung und Pflege, ausgeübt mit Interesse, Anteilnahme, Kompetenz und einer Orientierung am Wohlbefinden des Klienten und an der Prävention von Krankheiten. Die Philosophie des Fürsorgens (Caring) umfasst all diese Qualitäten (vgl. Benner/Wrubel, 1997).
- Die therapeutische Beziehung zwischen Pflegenden und Klienten ist wichtig im Pflegeprozess. Sie sorgt für ein Klima, in dem der Klient sich sicher fühlen kann, um seine tiefsten Bedenken, Sorgen und Angelegenheiten zu enthüllen und darüber zu sprechen (vgl. Peplau, 2009).

Im Jahre 1995 erkannte die ANA, dass die Pflege seit Erscheinen des ursprünglichen Grundsatzpapiers durch viele soziale und berufliche Veränderungen sowie durch die Wissenschaft des Fürsorgens beeinflusst wurde. Basierend auf der Definition von NANDA aus dem Jahre 1992, welche die Behandlung menschlicher Reaktionen auf gesundheitliche Probleme beschreibt, integrierte ANA Pflege ihr

Grundsatzpapier zur Definition professioneller Pflege (*Nursing's Social Policy Statement*, ANA, 1995). Das überarbeitete Grundsatzpapier enthielt vier wesentliche Merkmale gegenwärtiger Pflegepraxis:

- Aufmerksamkeit gegenüber dem gesamten Spektrum menschlicher Erfahrungen und Reaktionen auf Gesundheit und Krankheit, ohne sich auf eine problemzentrierte Orientierung zu beschränken. Kurz gesagt: Klienten haben u. U. auch Bedürfnisse nach Wohlbefinden oder persönlichem Wachstum, ohne dass es sich dabei um «Probleme» handelt, die zu korrigieren wären.
- Integration von objektiven Daten und Wissen, das aus dem Verstehen des subjektiven Erlebens des Klienten oder der Gruppe gewonnen wurde.
- Anwenden wissenschaftlicher Kenntnisse auf den Prozess der Pflegediagnose und Behandlung.
- Sorgen für eine fürsorgende Beziehung, die Gesundheit und Heilung fördert.

Im Jahre 2003 wurde die Definition von Pflege erweitert, um auch die Rolle der Pflege in der Gesundheitsförderung und die Verantwortlichkeit gegenüber ihren Klienten, wo immer sie seien, widerzuspiegeln. Daher «bedeutet Pflege den Schutz, die Förderung und Optimierung von Gesundheit und Fähigkeiten, das Verhindern von Krankheit und Verletzungen, das Lindern von Leiden durch Diagnose und Behandlung menschlicher Reaktionen sowie Fürsprache in der Versorgung von Individuen, Familien, Gemeinschaften und Populationen» (*Social Policy Statement*, ANA, 2003: 6).

Heutzutage entwickelt sich unser Verständnis dessen, was Pflege ist und was Pflegende tun, weiter. Während Pflegemaßnahmen früher auf Variablen wie diagnostischen Tests und medizinischen Diagnosen beruhten, sorgt die Anwendung des Pflegeprozesses und der Pflegediagnosen für eine einheitliche Methode des Erkennens, Identifizierens und des Umgangs mit spezifischen Bedürfnissen bzw. Reaktionen des Klienten, bei denen die Pflegeperson intervenieren kann. Die Pflegediagnose hilft demnach, Standards für pflegerisches Handeln zu setzen und sollte zu einer verbesserten Pflege führen.

Pflege und Medizin sind ineinander verwoben und wirken wechselseitig aufeinander ein [Diesen Umstand illustriert Abb. 6–8, S. 1463, Anm. d. Hrsg]. Diese Wechselbeziehung beinhaltet den

Austausch von Daten, Ideen bzw. Denkinhalten und Denkweisen sowie die Entwicklung von Pflegeplänen, die sowohl alle für den einzelnen Klienten relevanten Daten als auch die Daten der Familie bzw. der Bezugspersonen enthalten. Zwar arbeiten Pflegende in medizinischen und psychosozialen Bereichen, jedoch sind die für die Pflege wichtigen Phänomene Muster menschlicher Reaktionen (human response patterns) und keine Krankheitsprozesse. Der schriftliche Pflegeplan sollte daher mehr als nur Pflegemaßnahmen in Reaktion auf medizinische Verordnungen enthalten und kann Pflegepläne widerspiegeln, in denen alle beteiligten Disziplinen erfasst werden, um dem Individuum bzw. der Familie eine ganzheitliche Versorgung zu bieten.

Zusammenfassung

Als Grundlage jeder Pflegemaßnahme ist der Pflegeprozess auch die Essenz der Pflege. Er lässt sich in jedem Setting der Gesundheitsversorgung oder Ausbildung, in jedem theoretischen oder konzeptionellen Bezugsrahmen sowie im Kontext jeder Pflegephilosophie anwenden. Mit der Verwendung von Pflegediagnosenbezeichnungen als integralem Bestandteil des Pflegeprozesses hat sich der Pflegeberuf einen Wissensfundus erarbeitet, der sowohl zur Krankheitsprävention als auch zur Erhaltung bzw. Wiederherstellung von Gesundheit – oder zur Linderung von Schmerzen und Leiden, wenn eine Rückkehr zu Gesundheit nicht möglich ist – beiträgt. In den folgenden Kapiteln erhält die Pflegeperson Hilfe zur Anwendung des Pflegeprozesses, um die aktuelle Liste der NANDA-I-Pflegediagnosen, ihre Definitionen, die möglichen ursächlichen oder beeinflussenden Faktoren (Ätiologie/Einflussfaktoren) und die bestimmenden Merkmale oder Symptome anzuwenden. Sobald sie sich über gewünschte Ergebnisse und häufig eingesetzte Interventionen im Klaren ist, kann die Pflegeperson einen individuell zugeschnittenen Pflegeplan entwickeln, implementieren und dokumentieren.

2. Anwendung des Pflegeprozesses

Auf Grund ihres hektischen Tagesablaufs glauben viele Pflegende, dass ihnen die Zeit für das Schreiben eines Pflegeplans von der direkten Pflege abgeht. Pflegepläne galten als «Schreibarbeit», die aus Kostenerstattungsgründen und zur Befriedigung von Bedürfnissen der Stations- oder Bereichsleitung angefertigt werden sollen. In Wirklichkeit muss qualitativ gute Pflege geplant und koordiniert werden. Akkurat geschriebene und angewandte Pflegepläne können Zeit sparen, indem sie der Pflege und Versorgung eine Richtung geben, für eine kontinuierliche Pflege sorgen und die Kommunikation unter Pflegenden und mit anderen Gesundheitsberufen erleichtern. Sie bieten außerdem Richtlinien zur Dokumentation und ein Werkzeug zur Bewertung der Pflege- und Versorgungsleistungen.

Die Elemente des Plans basieren auf dem Pflegeprozess, der in Abbildung 1-1 im ersten Kapitel auf Seite 27 dargestellt wird. Einen Pflegeplan zu erstellen beginnt mit dem Sammeln von Informationen (Pflegeassessment). Die Informationen oder Daten vom oder über den Klienten bestehen aus subjektiven und objektiven Informationen, welche die zahlreichen Gesundheitsprobleme und -beschwerden umschreiben, die sich in der aktuellen Liste von Pflegediagnosen (PDx) der NANDA International (NANDA-I, früher «North American Nursing Diagnosis Association») widerspiegeln. [Die pflegediagnostischen Begriffe finden sich in Kapitel 6 unter den «Hilfen zum Auffinden einzelner Pflegediagnosen» in alphabetischer (s. S. 1433) und systematischer (s. S. 1341) Ordnung. Anm. d. Lek.]. Subjektive Daten sind diejenigen, die der Klient oder seine Bezugspersonen mit eigenen Worten wiedergeben. Diese Informationen beinhalten die Wahrnehmungen des Klienten und was er mitteilen möchte. Es ist wichtig, zu akzeptieren, was der Klient oder seine Bezugsperson sagt, weil er der «Experte» auf diesem Gebiet ist. Objektive Daten sind Daten, die beobachtet oder quantitativ bzw. quanlitativ beschrieben werden können. Dazu gehören auch

Resultate diagnostischer Tests sowie medizinischer und körperlicher Untersuchungen, ferner Informationen aus alten Patientenakten und von anderen Gesundheitsdienstleistern.

Die Analyse der gesammelten Daten führt zum Erkennen und zur Identifikation von Problemen oder Bereichen, in denen – einschließlich der Gesundheitsförderung – ein Bedarf besteht, der für den Klienten spezifisch ist. Diese Probleme oder der Bedarf werden als Pflegediagnosen formuliert. Seit den Anfängen des Pflegeberufs wurden die Bedürfnisse des Klienten durch die Pflegenden auf individueller Basis diagnostiziert. Formell kam der Begriff «Pflegediagnose» in der Pflegeliteratur während der 50er-Jahre des 20. Jahrhunderts in Gebrauch (Fry, 1953), wobei seine Bedeutung allerdings auch weiterhin im Kontext der medizinischen Diagnose gesehen wurden. Im Jahre 1973 wurde eine nationale Tagung abgehalten, um in den Wirkungsbereich der Pflege fallende Klientenbedarfe zu identifizieren, zu benennen und ein Klassifikationssystem zu entwickeln, das sich von Pflegenden weltweit einsetzen ließe. [Eine detailliertere Darstellung der historischen Entwicklung von Pflegediagnosen und –diagnostik findet sich in Brobst/Georg (2013). Anm. d. Lek.]. Sie nannten die Bezeichnungen *Pflegediagnosen*, die eine klinische Beurteilung der Reaktionen eines Individuums, einer Familie oder einer Gemeinschaft auf aktuelle oder potenzielle Gesundheitsprobleme bzw. Lebensprozesse darstellen. Eine Pflegediagnose (PD) ist daher eine Entscheidung hinsichtlich eines Bedarfs bzw. eines Problems, das der Pflegeintervention und der pflegerischen Koordination bedarf. Der Bedarf kann alles darstellen, was die gewohnte oder gewünschte Lebensqualität des Klienten beeinträchtigt. Er umfasst Belange des Klienten, seiner Bezugspersonen und/oder der Pflegeperson. Die Pflegediagnose richtet die Aufmerksamkeit auf eine körperliche oder verhaltensbezogene Reaktion, entweder einen aktuellen Bedarf oder ein Problem, das entstehen könnte [oder ein Entwicklungspotenzial, das es zu fördern gilt. Anm. d. Hrsg.].

Das Herausarbeiten der Bedarfe des Klienten und die Auswahl einer Pflegediagnosenbezeichnung erfordern Erfahrung, Sachkenntnis, Wissen und Intuition. Ein Prozess des diagnostischen bzw. kritischen Denkens, bestehend aus sechs Schritten, erleichtert die akkurate Analyse der Assessmentdaten des Klienten, um dessen spezifische Bedarfe zu bestimmen. Als Erstes werden die Daten auf

Hinweise (Zeichen und Symptome) überprüft, welche die Bedarfe des Klienten widerspiegeln, die sich als Pflegediagnosen formulieren lassen. Dies wird als *Problemerfassen* bezeichnet. Als Nächstes werden Erklärungsalternativen für die dargestellten Hinweise erwogen, um festzustellen, welche Pflegediagnose sich am besten eignet. Beim Vergleich der Beziehungen der Daten untereinander werden anhand der Kenntnisse der Pflegeperson in den Bereichen Biologie, Physik und Verhaltenswissenschaften ätiologische, beeinflussende Faktoren herausgearbeitet und die möglichen Pflegediagnosen nacheinander *ausgeschlossen*, bis die am besten geeignete Bezeichnung übrig bleibt. Als Nächstes wird ein umfassendes Bild des früheren, gegenwärtigen und zukünftigen Gesundheitszustandes des Klienten *zusammengestellt* und die versuchsweise Pflegediagnose wird mit den herausgefundenen ursächlichen und beeinflussenden Faktoren bzw. den Risikofaktoren und Hinweisen kombiniert, um daraus eine Hypothese zu stellen [oder eine erste diagnostische Vermutung abzugeben]. Die Hypothese wird bestätigt durch einen Abgleich mit der NANDA-I -Definition, dem Vergleich der Merkmale oder Kennzeichen (Symptome) mit den gesammelten Assessmentdaten und dem Bestimmen ursächlicher oder beeinflussender Faktoren für die ausgewählten Pflegediagnosen, um sicherzustellen, dass der diagnostische Prozess akkurat und objektiv erfolgt ist. Auf der Grundlage der Datensynthese (Schritt 3) und der Evaluation der Hypothese (Schritt 4) werden nun der Pflegebedarf des Klienten aufgelistet und die korrekte Pflegediagnosenbezeichnung wird mit den festgestellten Ursachen/Einflussfaktoren und den Merkmalen bzw. Symptomen festgehalten, um die diagnostische Aussage für diesen Klienten abzuschließen. Nachdem alle Pflegediagnosen herausgearbeitet wurden, wird die Problemliste reevaluiert, Assessmentdaten werden erneut überprüft und der Klient wird befragt, um sicherzustellen, dass alle Bereiche von Belang erfasst wurden. [Weitere detailliertere Beschreibungen des diagnotischen Prozesses finden sich auf den Seiten 106, 107 und in Wilkinson (2012), Lunney (1997), Brobst/Georg (2013) und Alfaro-LeFevre (2013). Anm. d. Lek.].

Wenn dann die Pflegediagnose mit den möglichen ursächlichen oder beeinflussenden Faktoren bzw. Risikofaktoren und den bestimmenden Merkmalen oder Symptomen (soweit angemessen) des Klienten kombiniert wird, gibt die daraus resultierende diagnostische Aussage der Pflege dieses Klienten eine Ausrichtung.

Wichtig ist, daran zu denken, dass die affektive Seite der Pflegediagnose zu Erwartungen an die Reaktion des Klienten führen und/ oder das Verhalten der Pflegeperson gegenüber dem Klienten beeinflussen kann. [So impliziert die Pflegediagnose «Noncompliance» einen unkooperativen, nicht folgsamen Klienten und birgt die Gefahr der Stigmatisierung in sich. Anm. d. Hrsg.].

Getrieben durch die Notwendigkeit zu beschreiben, was Pflege tut, und in Verbindung mit Änderungen in der Gesundheitsversorgung und Kostenerstattung, der Ausweitung der Rolle der Pflege und dem Aufkommen des Computerzeitalters sind Pflegediagnosen seit Jahren regelmäßig und kontinuierlich weiterentwickelt und klassifiziert worden. Das Aufkommen alternativer Settings der Gesundheitsversorgung (z. B. Zentren für ambulantes Operieren, häusliche Pflege/Gesundheitsversorgung, Reha-Einrichtungen oder nachgelagerte (nichtakute) Versorgung, betreutes Wohnen oder Einrichtungen der Langzeitpflege) verstärken die Notwendigkeit gemeinschaftlicher Kommunikation, um die Kontinuität der Pflege für den Klienten sicherzustellen, der aus einem Setting in ein anderes oder von einem Pflegeniveau auf ein anderes verlegt wird. Die effiziente Dokumentation der Begegnung mit dem Klienten – ganz gleich, ob es sich dabei um eine Einzelkonsultation oder einen längeren stationären Aufenthalt handelt – sowie die Entwicklung in Richtung einer papierlosen (elektronischen) Patientenakte erhöhen die Notwendigkeit einer Standardisierung von Pflegesprache, um besser aufzuzeigen, was Pflege ist und was sie tut.

Die NANDA-I-Pflegediagnosen sind eine von der American Nurses Association (ANA) anerkannte, standardisierte Pflegesprache, da sie eine klinisch nützliche und pflegerisches Handeln unterstützende Klassifikation darstellt. Die NANDA-I hat auch Verbindung mit dem International Coucil of Nursing aufgenommen, um die globalen Bemühungen um Standardisierung der Sprache von Gesundheitsversorgung zu unterstützen und einen Beitrag dazu zu leisten, mit dem Ziel, die Pflegediagnosen der NANDA-I in die Internationale Klassifikation der Krankheiten aufzunehmen. Mittlerweile sind sie Bestandteil der US-amerikanischen Version der «Internationalen Klassifikation der Krankheiten – 10. Revision, klinische Modifikation» (ICD-10-CM). Die NANDA-I Pflegediagnosen wurden auch mit der Pflegeinterventionsklassifikation (NIC) und der Pflegeergebnisklassifikation (NOC) kombiniert, um eine komplette Pflegesprache zu schaffen, die kodiert in die Systematized Nomenclature of Medicine (SNOMED) integriert wurde. Die Aufnahme in eine international kodierte Terminologie wie SNOMED ist von entscheidender Bedeutung, wenn der Beitrag der Pflege zur Gesundheitsversorgung in der Computer-Datenbank deutlich werden soll. Das Indexieren der gesamten Patientenakten unterstützt Maßnahmen des Krankheitsmanagements, die Forschung und die Analyse von Ergebnissen zur Qualitätsverbesserung in anderen Disziplinen der Gesundheitsversorgung. Kodieren unterstützt ferner Telehealth, d. h. den Einsatz von Telekommunikationstechnologie für Informationen und Dienstleistungen der Gesundheitsversorgung über größere Entfernungen, und erleichtert den Zugang zu Daten der Gesundheitsversorgung über verschiedene Pflegesettings und Computersysteme hinweg.

Der Schlüssel zu einer genauen und akkuraten Pflegediagnose ist das Sammeln und Analysieren von Daten und Informationen. Im nächsten Kapitel und im Anhang unter den «Hilfen zum Auffinden einzelner Pflegediagnosen» werden die Pflegediagnosen nach der thematischen Gliederung (und anderen Pflegemodellen) angeordnet und es wird beispielhaft ein Einschätzungsinstrument angeboten, um während der Datensammlung die Informationen entsprechend zuordnen zu können. Manche Pflegende mögen sich fürchten, eine Pflegediagnose zu dokumentieren, da sie sich irren könnten. Aber wie bei medizinischen Diagnosen können sich auch Pflegediagnosen verändern, abhängig von Fortschritten der Klienten bei der Bewältigung, Anpassung und Lösung ihrer Probleme [sowie bei der Entwicklung ihrer Potenziale. Anm. d. Hrsg.].

Klientenbezogene Pflegeziele werden formuliert, um der Pflege eine Richtung zu geben und um Kriterien für die Bewertung des Pflegeprozesses zu gewinnen. Diese Ergebnisse erwachsen aus der diagnostischen Aussage und beschreiben, was der Klient zu erreichen hofft. Sie dienen als Bewertungsmaßstab, um die Fortschritte im Hinblick auf die Lösung/Befriedigung des Problems/Bedarfs zu beurteilen und ggf. den Plan anzupassen. In diesem Buch werden Ergebnisse in allgemeinen Begriffen formuliert, die es dem Pflegepraktiker erlauben, sie individuell mit Zeitschienen oder anderen spezifischen Informationen über den Zustand des Klienten anzupassen. Zielformulierungen müssen genau, realistisch, messbar und für den Klienten verständlich sein, da die beschreiben, was er tun oder erreichen soll. Zielformulierungen mit einem aktiven Verb zu beginnen ermöglicht es, messbare und zielgerichtete Ergebnisse zu benennen, z. B.: «beschreibt mit eigenen Worten die Beziehung zwischen Diabetes mellitus und Durchblutungsveränderungen im Fuß innerhalb von zwei Tagen» oder «führt Maßnahmen zur häuslichen Blutzuckerbestimmung korrekt innerhalb von 48 Stunden durch». [Weitere detaillierte Hinweise zur Formulierung von Pflegezielen und Patientenergebnissen finden sich in Wilkinson (2012: 295 ff.). Anm. d. Hrsg.]

Interventionen sind die Maßnahmen, die ergriffen werden, um erwünschte Pflegeergebnisse/klientenbezogene Pflegeziele zu erreichen. Weil sie an andere weitergegeben werden, müssen sie genau formuliert werden. Eine breite pflegerische Wissensgrundlage ist unerlässlich für diesen Prozess, da die Begründung für eine Intervention mit der Absicht und Machbarkeit einer effektiven individuellen Pflege vereinbar sein muss. Die Aktivitäten können unabhängiger oder interdisziplinärer Natur sein und sie können Anordnungen aus dem Bereich der Pflege, Medizin und anderen Gesundheitsberufen mit einschließen. Schriftlich dokumentierte Interventionen müssen mit Datum und Handzeichen versehen werden. Um den Planungsprozess zu erleichtern und eine allgemeine Rangfolge der Pflegemaßnahmen anzubieten, wurden in diesem Buch verschiedene Pflegeprioritäten benannt. Diese Rangfolge kann je nach Klientensituation verändert werden. Der erfahrene Pflegepraktiker kann diese Prioritäten als allgemein umschreibende Pflegeinterventionen nutzen. Der Auszubildende oder noch unerfahrene Pflegepraktiker sollte daraus einen detaillierteren Plan entwickeln, indem er aus den Interventionen, die den Pflegeprioritäten zugeordnet sind, die passenden Maßnahmen auswählt. Da jeder Klient seinen Bedarf ganz individuell wahrnimmt, seine Probleme individuell sieht und außerdem ganz eigene Erwartungen darüber hegt, was getan werden sollte, muss der Pflegeplan sich unbedingt mit der Wirklichkeit des Klienten decken, da er sonst fehlschlägt. Dies muss unbedingt berücksichtigt werden.

Der Pflegeplan ist das Endprodukt des Pflegeprozesses und dokumentiert die Versorgung des Klienten in Bereichen der Verantwortlichkeit, der Qualitätssicherung und haftungsrechtlicher Belange. Er ist daher dauerhafter Bestandteil der Patientenakte. Das jeweilige Dokumentationsformat des Pflegeplans wird bestimmt durch einrichtungsinterne Richtlinien und kann handschriftlich, in standardisierten Formularen, als klinischer Behandlungspfad oder als elektronische Dokumentation erfolgen. Vor dem Implementieren sollte der Plan überprüft werden, um sicherzustellen, dass …

- er auf akzeptiertem pflegerischem Handeln beruht und die Kenntnis wissenschaftlicher Grundsätze, Pflegestandards und einrichtungsinterner Richtlinien widerspiegelt.
- die Sicherheit des Klienten gewährleistet ist, indem dafür gesorgt wird, dass der Plan keinen Schaden anrichtet.
- die Ziele und Ergebnisse mess- bzw- beobachtbar sind und sich erreichen lassen.
- die Interventionen dem Klienten/seiner Familie/seinen Bezugspersonen in vorhersagbarer Weise dabei helfen können, die benannten Ergebnisse zu erreichen und dass die Interventionen eine logische Reihenfolge haben.
- eine individuell zugeschnittene Versorgung des Klienten deutlich wird, indem sich darin die Belange des Klienten und seiner Bezugspersonen sowie die physischen, psychosozialen und kulturellen Bedürfnisse und Fähigkeiten aller Beteiligten widerspiegeln.

Sobald der Pflegeplan umgesetzt wird, müssen Veränderungen im Bedarf des Klienten kontinuierlich überwacht werden, da Pflege in einem dynamischen Umfeld geleistet wird und Flexibilität erforderlich ist, um sich veränderlichen Umständen anzupassen. Regelmäßiges Überprüfen der Reaktion des Klienten auf Pflegeinterventionen und seines Fortschritts in Richtung auf das Erreichen der gewünschten Ziele hilft, die Effektivität des Pflegeplans zu bestimmen. Auf der Grundlage der Befunde muss der Plan u.U. modifiziert oder revidiert werden, evtl. sind Überweisungen an andere Ressourcen erforderlich oder der Klient ist bereit für die Entlassung aus dem Pflegesetting.

Zusammenfassung

Gesundheitsanbieter sind dafür verantwortlich, mit Klienten und ihren Familien deren kontinuierliche gesundheitliche Versorgung so zu planen, dass sie den evtl. Zustand eines optimalen Wohlbefindens oder eines friedvollen Todes erreichen können. Der Prozess des Diagnostizierens ist heutzutage etabliert und der Gebrauch von standardisierter Pflegesprache zur Beschreibung dessen, was die Pflege leistet, wird rasch integraler Bestandteil eines effektiven Systems der Pflege. Die Liste der NANDA-I-Pflegediagnosen ist zurzeit zwar noch nicht umfassend, definiert jedoch professionelles pflegerisches Handeln bzw. macht es subtiler. Bei wiederholtem Einsatz von NANDA-I-Pflegediagnosen lassen sich Stärken und Schwächen der Pflegediagnosen erkennen, und Forschung und Weiterentwicklung können gefördert werden.

Zu planen, Ziele zu setzen und angemessene Interventionen auszuwählen sind wesentliche Elemente bei der Entwicklung und Gestaltung eines Pflege- und Versorgungsplans und einer qualitativ hochwertigen gesundheitlichen Versorgung. Diese Pflegeaktivitäten bilden die Planungsphase des Pflegeprozesses und werden in einem Pflegeplan für einen individuellen Klienten dokumentiert. Als Bestandteil der Patientenakte stellt der Plan eine Hilfe für die Pflegenden dar, die gegenwärtig den Klienten versorgen, um sich der Klientenbedürfnisse (Pflegediagnosen), -ziele und erforderlichen Maßnahmen bewusst zu werden. Er bietet aber auch die Möglichkeit, Pflegeleistungen für Krankenkassen, Gutachter und Akkreditierungsagenturen transparent zu machen.

3. Von der Theorie zur Praxis – Pflegeassessments, Pflegeplan, Mind-/Concept-Mapping und Dokumentation

Die Einschätzung des Klienten (Pflegeassessment) ist die Grundlage, auf der die Identifikation individueller Bedürfnisse, Reaktionen und Probleme beruht. Um die Schritte der Einschätzung und Diagnose innerhalb des Pflegeprozesses zu erleichtern, wurden an Stelle eines an Organsystemen orientierten medizinischen Modells ein Assessment und Einschätzungshilfen mit verschiedenen Pflegeschwerpunkten konstruiert oder zusammengestellt. Dieses Vorgehen bietet den Vorteil, Pflegediagnosen direkt aus pflegerischer Sicht statt auf dem Umweg über die medizinische Diagnose abzuleiten.

Um diesen Pflegefokus zu erreichen, haben wir die Pflegediagnosen (PDx) der NANDA International (NANDA-I) in Kategorien verwandter Pflegediagnosen eingeordnet, die als «thematische Gliederung» (s. S. 68 ff.) bezeichnet werden und eine theoretische Mischung von Maslows Hierarchie der Bedürfnisse und einer Selbstpflegephilosophie widerspiegeln. Diese thematische Gliederung dient als Rahmen oder Richtschnur für die Sammlung und Zusammenfassung von Daten, die sich auf Pflegephänomene, nämlich die menschlichen Reaktionen auf aktuelle und potenzielle Gesundheit und Krankheit, konzentrieren. Sie führt die Pflegende direkt zu den Pflegediagnosen, die für den betreffenden Problemkomplex am wahrscheinlichsten sind . [Das Gleiche gilt für die im Anhang «Hilfen zum Auffinden einzelner Pflegediagnosen» aufgeführten Pflege- und Assessmentmodelle, die deutschsprachigen Lesern vertrauter sind als die «thematische Gliederung». Anm. d. Hrsg.]

[1]Da sich die thematische Gliederung an menschlichen Reaktionen und nicht an Organsystemen orientiert, können Informationen mitunter in verschiedenen Bereichen dokumentiert werden. Daher sind Pflegende dazu aufgefordert, bei der Einschätzung offen und gedanklich beweglich zu bleiben, möglichst vielen «Spuren» zu folgen und so viele Informationen wie möglich zu sammeln, bevor sie sich für eine Pflegediagnose entscheiden, die die Klientensituation am besten beschreibt. Wenn z. B. eine Pflegende das Merkmal «Unruhe» bei einem Klienten feststellt, könnte sie vermuten, dass der Klient ängstlich ist, in der Annahme, dass die Unruhe psychologische Gründe hat und dabei die Möglichkeit übersehen, dass Unruhe auch körperliche Ursachen haben und Ausdruck körperlicher Probleme, wie z. B. Schmerz, sein kann.

Ausgehend von den gesammelten Klientendaten kann eine individuelle diagnostische Aussage, welche die Klientensituation genau beschreibt, mit Hilfe des PES-Schemas (**P** = Problemtitel, **E** = Einflussfaktor, **S** = Symptom/Merkmal) formuliert werden. Während die medizinische Diagnose «Diabetes mellitus» für alle Betroffenen gleich lautet, ist die von einer Pflegeperson entwickelte diagnostische Aussage individuell zugeschnitten, um den spezifischen Bedarf eines Klienten widerzuspiegeln. So kann die diagnostische Aussage z. B. lauten:

P: Wissensdefizit bezüglich der Pflege bei Diabetes, beeinflusst durch (b/d)

E: die Fehlinterpretation von Informationen oder das Nicht-behalten-Können von Informationen, angezeigt durch (a/d)

S: ungenaues Befolgen und Ausführen von Instruktionen und Nichterkennen von Hyperglykämiezeichen.

Die klientenbezogenen Pflegeziele werden benannt, um die Auswahl angemessener Pflegeinterventionen zu erleichtern und um als Kriterien für die Bewertung der Pflege und der Klientenreaktionen zu dienen. Auch diese Ergebnisse sind Bezugsrahmen für die Pflegedokumentation.

---

1 Wenn Sie ein anderes Modell zur Strukturierung der Klienteninfomationen nutzen möchten, dann finden Sie in Kapitel 6 «Hilfen zum Auffinden einzelner Pflegediagnosen» weitere Gliederungs- und Zuordnungshilfen, die sich u. a. an ATL, ABDL, funktionellen Gesundheitsverhaltensmustern und der NANDA-I Taxonomie 2 orientieren. (Anm. d. dt. Hrsg.)

Interventionen werden entworfen, um die Handlungen von Pflegenden, Klienten und Angehörigen zu benennen. Interventionen müssen die Entwicklung des Klienten hin zu Gesundheit, Unabhängigkeit und physiologischer Stabilität fördern. Das erfordert eine Einbindung des Klienten in die eigene Pflege, einschließlich der Teilnahme an Entscheidungen über die Pflegemaßnahmen und angestrebten Pflegeziele.

In Kapitel 3.2 wird ein Musterpflegeplan, strukturiert nach der thematischen Gliederung, vorgestellt. Neben den Pflegediagnosen enthält der Plan auch Pflegeziele (mit Zeitschiene zur Einschätzung der Verweildauer und Klienten-/Pflegeerwartungen). Interventionen/Pflegemaßnahmen wurden ausgewählt aufgrund der medizinisch erforderlichen Behandlung und vor allem aufgrund der Probleme und Bedürfnisse des Klienten, die sich aus den Assessmentdaten ergeben haben.

Obwohl es ungewöhnlich ist, wurden in dieses Beispiel Begründungen für einzelne Interventionen aufgenommen, um die Auswahl von Interventionen zu erklären und pflegerisches Lernen zu fördern.

Eine andere Art des Konzeptionalisierens der Klientenversorgung besteht im Erstellen einer *Mind-Map oder Concept-Map*. Diese neue Technik bzw. dieses neue Lerninstrument wurde entwickelt, um beim Visualisieren der Verknüpfungen bzw. der wechselseitigen Verbindungen zwischen verschiedenen Symptomen des Klienten, den Interventionen oder den sich gegenweitig beeinflussenden Problemen zu helfen (s. S. 97 ff.). Die in herkömmlichen Pflegeplänen zentralen Komponenten (Problemlösen und Kategorisieren) werden beibehalten, aber die lineare/tabellenartige Natur des Plans wird zu einem Design umgestaltet, bei dem das gesamte Gehirn in Anspruch genommen wird, bei dem linkshemisphärisches, lineares Problemlösungsdenken mit der frei schaffenden, vernetzten, kreativen rechten Hemisphäre zusammengebracht wird. Die Verbindung zwischen Mind-Mapping und Pflegeplanung ermöglicht es der Pflegeperson, ein ganzheitliches Bild des Klienten zu schaffen, was die Fertigkeiten kritischen Denkens stärkt und den kreativen Prozess der Pflegeplanung für den Klienten erleichtert [Eine weiterführende Darstellung findet sich in Georg «Concept-Mapping» (2010). Anm. d. Hrsg.].

Um schließlich die Lernerfahrung abzurunden, werden in Kapitel 3.2 (Dokumentationstechniken), beruhend auf der Situation des Klienten, Beispiele für das Dokumentieren gebracht. Der Pflegeplan bietet einen dokumentierten Planungsprozess und dient als Bezugsrahmen oder Richtschur für die Dokumentation der erbrachten Pflegeleistungen. Die primäre pflegerische Bezugsperson (Primary Nurse) muss regelmäßig die Fortschritte des Klienten und die Wirksamkeit des Plans prüfen. Auch anderen Gesundheitsdienstleistern ist es möglich, sich nach Studium des Plans ein Bild von dem Klienten zu machen, um danach notwendige Handlungsschritte einzuleiten. Die beste Art, um die Klarheit der Dokumentation zu sichern, ist die Verwendung von beschreibenden, aus Beobachtungen gewonnenen Aussagen. Beobachtungen des Klientenverhaltens und Reaktionen auf die Therapie bieten unerlässliche Informationen. Durch diese Beobachtungen kann eingeschätzt werden, ob der Plan beibehalten oder modifiziert werden muss. Die Pflegedokumentation sollte alle besonderen Vorkommnisse im Alltag des Klienten festhalten. Sie gibt wieder, dass der Plan umgesetzt und die angestrebten Ziele erreicht wurden. Diese Notizen müssen in einer klaren und objektiven Sprache erfolgen und im Hinblick auf Datum, Zeit und die eintragende Person spezifisch sein.

Die Anwendung einer klaren Dokumentation hilft der Pflegenden, eine individuelle Pflege anzubieten. Eine Beschreibung dessen, was geschehen ist und geschieht, erleichtert eine kontinuierliche Versorgung und Bewertung der Pflege. Das wiederum bestärkt jedermanns Verantwortlichkeit und Rechenschaftspflicht für die Anwendung des Pflegeprozesses, um eine individuell angemessene und kosteneffektive Klientenpflege und -betreuung anbieten zu können.

3.1 Assessments zur Auswahl von Pflegediagnosen

Im Folgenden werden Richtlinien/Instrumente vorgeschlagen, um Assessment-Informationssammlungen zu erstellen, welche die thematische Gliederung von Pflegediagnosen gemäß Doenges und Moorhouse widerspiegeln. Sie sollen einen Pflegefokus bilden und der Pflegeperson helfen, dergestalt über Pflegeplanung nachzudenken, dass der Klient im Mittelpunkt steht (nach dem Mind-Map, s. S. 99. Der leichteren Darstellung halber sind die Gliederungen hier alphabetisch geordnet, können aber je nach individuellem Bedarf auch nach Prioritäten oder in anderer Rangfolge angeordnet werden. Außerdem kann das Assessmentinstrument den Bedürfnissen spezieller Klientenpopulationen angepasst werden. Am Schluss dieses Abschnitts finden sich Auszüge aus Assessment-Instrumenten, die entsprechend den Bedürfnissen psychiatrischer und geburtshilflicher Settings adaptiert wurden [Weiterführende detaillierte Assessments und Assessment-Instrumente finden sich in Gupta (2012), Gordon (2013), Wilkinson (2012) und Reuschenbach/Mahler (2011). Anm. d. Hrsg.].

3.1.1 Medizinisches/chirurgisches Pflegeassessment für Erwachsene

Allgemeine Informationen

Name: ____________________

Alter: __________ Geschlecht: __________

Aufnahmedatum: ____ Aufnahmezeit: ____ Aufgenommen von: ____

Grund der Konsultation (primäre Beschwerden): __________

kulturelle Belange (beeinflusst durch Entscheidungen hinsichtlich der Gesundheitsversorgung, religiöse Belange, Schmerzen, Entbindung, Beteiligung der Familie, Kommunikation etc.): __________

Informationsquelle: __________

Verlässlichkeit der Quelle: (1–4, 4 = sehr verlässlich) __________

Aktivität und Ruhe

subjektiv (Angaben des Klienten)

Beruf: __________

Fähig zur Teilnahme an üblichen Aktivitäten/Hobbys: __________

Freizeitaktivitäten/Hobbys: __________

Gehen: ____ Gang (beschreiben): __________

Aktivitätsgrad (bewegungsarm bis sehr aktiv): __________

  tägliche körperl. Aktivität/Art: __________

Masse/Tonus/Kraft der Muskulatur (z. B. normal, erhöht, vermindert):

____

Anamnese der durch die Erkrankung verursachten Probleme/Einschränkungen (z. B. Immobilität, Unfähigkeit zum Transfer, Schwäche, Atemnot):

____

Gefühle (z. B. Erschöpfung, Ruhelosigkeit, Konzentrationsstörungen, Unzufriedenheit: __________

Entwicklungsfaktoren (z. B. verzögerte E./Alter): __________

Schlaf: Stunden: ______ Nickerchen: ______

  Schlafstörung: ____ b/d*: ____ Einschlafstörung: ____

  Durchschlafstörung: ____ Ausgeruht nach dem Erwachen: ____

  massive Schläfrigkeit: __________

Einschlafrituale: __________

Entspannungstechniken: __________

Schläft auf mehr als einem Kissen: __________

Sauerstoff (Art): ________ Wann? ________
Schlafmittel oder Phytotherapeutika zum Einschlafen/die den Schlaf hindern: ________

objektiv
Beobachtete Reaktion auf körperliche Belastung: Herzfrequenz: ________
Rhythmus (regelm./unregelm.): ________ RR: ________
Atemfrequenz: ________ Pulsoximetrie: ________
Geisteszustand (d. h. kognitive Störung, Rückzug/Lethargie): ________
____
Muskelmasse/-tonus: ________ Haltung (z. B. normal, gebeugt, Wirbelsäulenverkrümmung): ________
Tremor: ________ (Lokalisation:) ________
Bewegungsfähigkeit: ________ Kraft: ________
Deformierungen: ________
Verwenden von Mobilitätshilfen (Liste): ________

Kreislauf

subjektiv (Angaben des Klienten)
Vorgeschichte der Behandlung wegen (Datum): ________
Hypertonie: ________ Hirntrauma: ________
Apoplex: ________ Herzstörungen/-OP: ________
Herzklopfen: ________ Synkopen: ________
Husten/Hämoptyse: ________ Thrombose: ________
Blutungsneigung/-episoden: ________
Schmerzen in den Beinen bei Belastung: ________
Extremitäten: Taubheitsgefühl: ________ (Lokalisation:) ________
Kribbeln/Prickeln: ________ (Lokalisation:) ________
verzögerte Wundheilung (beschreiben): ________
Veränderung der Urinausscheidung (Häufigkeit/Menge): ________
anamnestisch bek. Rückenmarkverletzung/Dysreflexie: ________
Medikamente/Phytotherapeutika: ________

objektiv (Beobachtungen der Pflegenden/pflegerelevante Informationen aus der Krankengeschichte) Farbe (z. B. blass, zyanotisch, ikterisch, marmoriert, gerötet: ________
Haut: ________
Schleimhäute: ________ Lippen: ________
Nagelbett: ________ Konjunktiven: ________ Sklera: ________
Hautfeuchte (z. B. trocken, schwitzend): ________
RR*: r/l*: liegend: ________ r ________ l sitzend: r ________ l ________
stehend: r ________ l ________ Pulsstärke/-füllung: ________
Pulsdefizit: ________
Pulse (Palpation, 1 bis 4 [4 = am stärksten]): Carotis: ____ Temporalis: ____
Jugularis: ________
Radialis: ________ Femoralis: ________ Poplitea: ________
Tibialis: ________ Dorsalis pedis: ________

Herz (Palpation): Dämpfung: ____________ Nesselsucht: ____________
Herz (Auskultation): Frequenz: ____________ Rhythmus: ____________
Qualität: ____________ Reiben: ____________
Rasseln (Lokalisation/Geräusche): ____________
Gefäßgeräusche (Lokalisation): ____________
Halsvenenstauung: ____________
Atemgeräusche (Lokalisation, Beschreibung): ____________
Extremitäten: Temperatur: ____________ Farbe: ____________
kapillare Füllung (1–3 s): ____________
Homan-Zeichen: ____________ Varikosis (Lokalisation): ____________
Nagelveränderungen: ____________
Ödeme (Lokalisation, Schweregrad +1 bis +4): ____________
Haarverteilung/-qualität: ____________
trophische Hautveränderungen: ____________

Integrität der Person

subjektiv (Angaben des Klienten)
Familienstand: ____________
Äußern von Sorgen (z. B. Finanzen, Lebensweise, Rollenwechsel): ____________

____

Stressfaktoren: ____________
Äußern von Gefühlen: Wut: ____________ Angst: ____________
Furcht: ____________ Trauer: ____________
Hilflosigkeit: ____________ Hoffnungslosigkeit: ____________
Machtlosigkeit: ____________
kulturelle Faktoren/ethnische Bindungen: ____________
Religionszugehörigkeit: ____________ aktiv/praktizierend: ____________
Gebet/Meditation: ____________
religiöse/spirituelle Angelegenheiten: ____________
Wünscht Besuch eines Vertreters seiner Religionsgemeinschaft: ____________
Gefühl der Verbundenheit/Einklang mit sich selbst: ____________
Medikamente/ Phytotherapeutika: ____________

objektiv (Beobachtungen der Pflegenden/pflegerelevante Informationen aus der Krankengeschichte)
Emotionaler Zustand
ruhig: ____________ ängstlich: ____________ wütend: ____________
zurückgezogen: ____________ furchtsam: ____________ reizbar: ____________
widerwillig: ____________ euphorisch: ____________
beobachtete Körpersprache: ____________
beobachtete körperliche Reaktionen (z. B. Herzklopfen, Weinen, Veränderung der Stimmqualität/Lautstärke): ____________
Veränderungen im Energiefeld:
Temperatur: ____________ Farbe: ____________ Verteilung: ____________
Bewegung: ____________
Geräusche: ____________

Ausscheidung

subjektiv (Angaben des Klienten)

gewöhnliches Stuhlausscheidungsmuster: ______

Qualität des Stuhls (z. B. hart, weich, flüssig): ______

Farbe des Stuhls (z. B. braun, schwarz, gelb, lehmfarben, Teerstuhl): ______

______

letzte Defäkation und Qualität des Stuhls: ______

Blut im Stuhl: ______ Hämorrhoiden/Fistel: ______

Verstopfung: akute: ______ chronische: ______

Durchfall, akuter: ______ chronischer: ______

Stuhlinkontinenz: ______

Gebrauch von Abführmitteln: ______ Häufigkeit: ______

Einläufe/Suppositorien: ______ Häufigkeit: ______

gewöhnliches Urinausscheidungsmuster und Qualität des Urins: ______

______

Miktionsstörung: ______ Harndrang: ______

Häufigkeit: ______

Harnverhalt: ______ Blasenspasmen: ______ Brennen: ______

Urininkontinenz (Art/übliche Tageszeit): ______

Vorgeschichte (Nieren-/Blasenfunktionsstörung): ______

Diuretikaeinnahme: ______ Phytotherapeutik: ______

objektiv (Beobachtungen der Pflegenden/pflegerelevante Informationen aus der Krankengeschichte) Abdomen (Palpation): weich/fest: ______

______

Empfindlichkeit/Schmerzen (Quadrant): ______

Blähung: ______ tastbare Raumforderung: ______

Größe/Umfang: ______

Abdomen (Auskultation): Darmgeräusche (Lokalisation/Art: ______

______

CVA-Empfindlichkeit: ______

Blase tastbar: ______ Überlaufblase: ______

Analsphinktertonus (beschreiben): ______

Hämorrhoiden/Fistel: ______ Stuhl im Rektum: ______

Koteinklemmung: ______ okkultes Blut (+ oder –): ______

Vorhandensein/Anwendung eines Katheters oder einer Kontinenzhilfe:

______

Stoma (Art und Lokalisation beschreiben): ______

Ernährung/Flüssigkeit

subjektiv (Angaben des Klienten)

gewöhnliches Ernährungsmuster (Diät/Art): ______

Kalorien-/Kohlenhydrat-/Protein-/Fettzufuhr: g/d: ______

Mahlzeiten/Tag: ______

Zwischenmahlzeiten (Anzahl, Dauer): ______

Ernährungsmuster/-gehalt: F*: ______ M*: ______ A*: ______

Zwischenmahlzeiten: ______
Letzte Mahlzeit (Zeit/Zusammensetzung): ______
Lieblingsspeisen: ______
Nahrungsmittelallergien/-unverträglichkeiten: ______
Kulturell oder religiös bedingte Zubereitungsweisen von Nahrung/Ernährungstabus ______
üblicher Appetit: ______ Veränderungen des Appetits: ______
Körpergewicht: ______
Unerwartete/unerwünschte Zu-/Abnahme des KG*: ______
Übelkeit/Erbrechen: ______ (b/d:) ______
Sodbrennen, Verdauungsstörung: ______
(b/d:) ______ (gelindert durch:) ______
Kau-/Schluckprobleme: ______
Würg-/Schluckreflex vorhanden: ______
Gesichtsverletzung/-OP: ______
Apoplex/anderes neurologisches Defizit: ______
Zähne: normal: ______ Zahnprothese (Voll-/Teilprothese): ______
lockere bzw. fehlende Zähne/schlechter Zahnstatus: ______
Brennen/Zahnfleischbluten: ______
Diabetes: ______ kontrolliert durch Ernährung/Tabletten/Insulin: ______
Nahrungsmittelergänzung (Vitamine/Mineralien): ______
Medikamente/Phytotherapeutika: ______

objektiv (Beobachtungen der Pflegenden/pflegerelevante Informationen aus der Krankengeschichte)
aktuelles Körpergewicht: ______ Größe: ______ Statur: ______
Körperfett (%): ______
Hautturgor (z. B. straff, schlaff, dehydriert): ______
Schleimhäute (feucht/trocken): ______
Ödeme: generalisiert: ______ lageabhängig: ______ Fuß/Knöchel: ______
Lidödem: ______ abdominal (Aszites): ______
Halsvenenstauung: ______
Atemgeräusche (auskultieren)/ schwach/leicht: ______
Lokalisation: ______
Rasseln: ______
Pfeifen/Giemen: ______
Zustand der Zähne/des Zahnfleischs: ______
Aussehen der Zunge: ______
Mundschleimhaut: ______
Abdomen: Darmgeräusche (Quadrant/Art)
Hernien/Raumforderungen: ______
Urinstatus/-stix: ______
Serumglukosespiegel: ______

Körperpflege/Selbstversorgung (ADL)

subjektiv (Angaben des Klienten)

Selbstversorgungsaktivitäten (ADL): unabhängig/abhängig (Grad 1 = keine Unterstützung nötig, Grad 4 = vollkommen abhängig):

___

Mobilität: ___

Unterstützung nötig (beschreiben): ___ geleistet durch: ___

benötigte Hilfsmittel/Prothesen: ___

Ernährung: ___

Hilfe bei der Nahrungszubereitung: ___

Hilfe beim Umgang mit Besteck: ___

Körperpflege: ___

Beschaffen von Zubehör und Pflegemitteln: ___

Waschen des Körpers oder von Körpeteilen: ___

Kommt selbstständig in die Dusche/Badewanne: ___

bevorzugte Zeit zur Körperpflege/zum Baden: ___

Sich-Kleiden/Pflegen des Äußeren: ___

Kann Kleidung auswählen und sich selbst ankleiden: ___

Braucht Unterstützung bei (beschreiben): ___

Toilettenbenutzung: ___

Kommt allein zur Toilette/auf den Toilettenstuhl: ___

Braucht Unterstützung bei (beschreiben): ___

objektiv (Beobachtungen der Pflegenden/pflegerelevante Informationen aus der Krankengeschichte)

äußere Erscheinung: ___

Pflegen des Äußeren/pers. Gewohnheiten: ___

Zustand des Haupthaars/der Kopfhaut: ___ Körpergeruch: ___

Ungezieferbefall (z. B. Läuse, Milben): ___

Wahrnehmung/Kommunikation

subjektiv (Angaben des Klienten)

Anamnest. bekannt: Hirntrauma, Trauma, Apoplex (Residualeffekte): ___

___

Schwindel/Benommenheit/Ohnmachtsanfälle: ___

Kopfschmerz (Lokalisation/Art/Häufigkeit): ___

Kribbeln/Prickeln/Taubheitsgefühl/Schwäche (Lokalisation): ___

Anfälle: ___ frühere oder neue: ___

Typ (z. B. Grand mal, Fokalanfälle): ___

Häufigkeit: ___ Aura: ___ Z. n. Anfall: ___

Wie kontrolliert: ___

Auge: Sehverlust oder -veränderung: ___

letzte Untersuchung: ___ Glaukom: ___

Katarakt: ___ Augen-OP (Art/Datum): ___

Ohren: Hörverlust plötzlich/allmählich: ___

letzte Untersuchung: ___

Geruchssinn (Veränderungen): ______
Geschmackssinn: (Veränderungen): ______ Epistaxis: ______

objektiv (Beobachtungen der Pflegenden/pflegerelevante Informationen aus der Krankengeschichte)
geistiger Zustand (Dauer der Veränderung): ______
Orientierung/Desorientierung: Person: ______ Ort: ______
Zeit: ______ Situation: ______
Zutreffendes bitte ankreuzen:
wach: ______ schläfrig: ______ lethargisch: ______
stuporös: ______ komatös: ______
kooperativ: ______ agitiert/unruhig: ______ streitsüchtig: ______
befolgt Anweisungen: ______
Wahngedanken (beschreiben): ______
Halluzinationen (beschreiben): ______
Affekt (beschreiben): ______ Sprache: ______
Gedächtnis: Kurzzeitgedächtnis: ______ Langzeitgedächtnis: ______
Brille: ______ Kontaktlinsen: ______ Hörhilfe: ______
Pupille: Form: ______ Größe/Reaktion r/l*: ______
Gesichtslähmung: ______ Schlucken: ______
Koordination: ______ Gleichgewicht: ______
Gehen: ______
Tiefe Sehnenreflexe (vorhanden/fehlend/Lokalisation): ______
Tremor: ______ Lähmung: ______
Körperhaltung: ______
Brille: ______ Kontaktlinsen: ______ Hörgerät: ______

Schmerzen

subjektiv (Angaben des Klienten)
Hauptbeschwerde: ______ Lokalisation: ______
Intensität (Schmerzskala oder Bilder): ______
Qualität (z. B. stechend, ziehend, brennend): ______
Ausstrahlung: ______ Dauer: ______
Häufigkeit: ______
lindernde Faktoren (incl. nicht medikamentöse Maßnahmen/Therapien): ______
______
Begleitsymptome (z. B. Übelkeit, Schlafstörungen, Weinen): ______
______
Auswirkungen auf tägliche Aktivitäten: ______
Auswirkungen auf Beziehungen: ______
Beruf: ______ Lebensfreude: ______
zusätzlicher Schmerzfokus (beschreiben): ______
Medikamente: ______ Phytotherapeutika: ______

objektiv (Beobachtungen der Pflegenden/pflegerelevante Informationen aus der Krankengeschichte)
Grimassieren: ______ Schutzreflexe/Schonhaltung: ______

emotionale Reaktionen (z. B. Weinen, Rückzug, Wut): ___
eingeengte Wahrnehmung: ___
Veränderungen der Vitalzeichen (akute Schmerzen): RR: ___
Puls: ___ Atmung: ___

Atmung

subjektiv (Angaben des Klienten)
Dyspnö b/d: ___
auslösende Faktoren: ___
lindernde Faktoren: ___
Selbstreinigungsfunktion (Clearance) der Atemwege (z. B. spontan, Hilfsmittel): ___
Husten/beschreiben (z. B. hart, anhaltend, kruppartig): ___
produziert Sputum (Farbe/Beschaffenheit): ___
erfordert Absaugen: ___
Vorgeschichte (Jahr): Bronchitis: ___ Asthma: ___
Emphysem: ___ Tuberkulose: ___
Pneumonie: ___
Exposition ggü. giftigen Dämpfen/Allergenen, Infektionserregern, Giftstoffen/Pestiziden): ___
RaucherIn: ___ Pckg/Tag: ___ Pckg/Jahr: ___
Gebrauch von Atemhilfen: ___ Sauerstoff: ___
Sauerstoff (Art, Häufigkeit): ___
Medikamente/Phytotherapeutika: ___

objektiv (Beobachtungen der Pflegenden/pflegerelevante Informationen aus der Krankengeschichte)
Atmung (spontan/assistiert): ___ Tiefe: ___
Frequenz: ___
Thoraxexkursionen (z. B. gleich/ungleich): ___
Gebrauch der Atemhilfsmuskulatur: ___ Nasenflügelatmung: ___
Fremitus: ___
Atemgeräusche (vorhanden/nicht vorhanden; Rasseln, Giemen: ___
Ziegen-/Meckerstimme: ___
Farbe der Haut/Schleimhäute (z. B. blass, zyanotisch): ___
Trommelschlägelfinger: ___
Sputum-Charakteristika: ___
mentaler/geistiger Zustand (z. B. ruhig, ängstlich, unruhig): ___

Sicherheit

subjektiv (Angaben des Klienten)
Allergie/Sensibilität (Medikamente, Nahrungsmittel, Umwelt, Latex): ___
Art der Reaktion: ___
Exposition ggü. Infektionserregern (z. B. Masern, Grippe, Konjunktivitis):
___
Exposition ggü. Umweltverschmutzung, Toxinen, Giftstoffen/Pestiziden, Strahlung (Reaktionen beschreiben): ___

Auslandsaufenthalte: ________ wo/wann: ________
Impfungen: Tetanus: ________ Pneumonie: ________
Grippe: ______ MMR: ______ Polio: ______ Hepatitis: ______
HPV: ________
gestörtes/supprimiertes Immunsystem (Ursachen nennen): ________
Vorgeschichte: Geschlechtskrankheit: ______ (Datum/Typ): ______
Tests: ________
Hochrisikoverhalten: ________
Bluttransfusionen/Zahl: ________ wann: ________
Reaktion (beschreiben): ________
Verwendet regelmäßig den Sicherheitsgurt: ______ Helm: ______
andere Sicherheitsvorkehrungen: ________
Sicherheit am Arbeitsplatz/Gesundheitsfragen (beschreiben): ________
zurzeit berufstätig: ________
Vorgeschichte: Unfälle/Körperverletzungen: ________
Frakturen/Luxationen: ________
Arthritis/Gelenkinstabilität: ________
Rückenprobleme: ________
Hautptrobleme (z. B. Ausschläge, Läsionen, Muttermale, Raumforderungen in der Brust, vergr. Lymphknoten)/beschreiben: ________
verzögerte Wundheilung: ________
kognitive Einschränkungen (z. B. Desorientiertheit, Verwirrtheit): ________
____
sensorische Einschränkungen (z. B. Seh-/Hörstörung, Wärme-/Kältewahrnehung, Geschmacks-/Geruchssinn, Berührungsempfinden): ________
____
Prothesen: ________ Mobilitätshilfen: ________
Gewalttätigkeit (Episoden oder Neigung): ________

objektiv (Beobachtungen der Pflegenden/pflegerelevante Informationen aus der Krankengeschichte)
Körpertemperatur (z. B. oral, rektal, tympanisch): ________

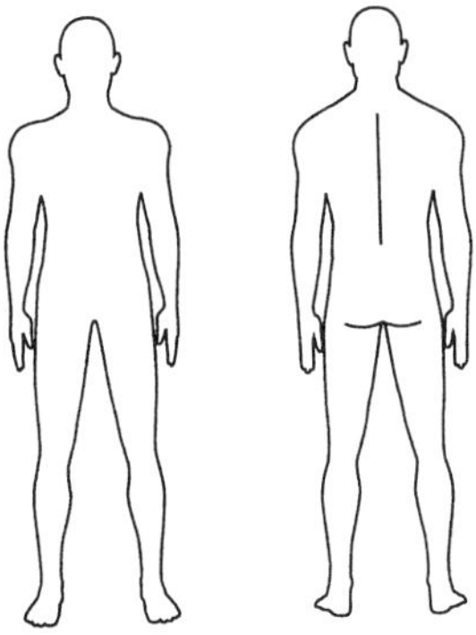

Hautintegrität (z. B. Narben, Ausschläge, Abschüfungen, Ulzera, Hämatome, Blasen, Verbrennungenn [Grad/%])/Lokalisation auf Diagramm (S. 57) markieren: ____
Muskel-Skelett-System: allgemeine Kraft: ____
Muskeltonus: ____ Gang: ____
Bewegungsfähigkeit: ____ Parästhesie/Lähmung: ____
Untersuchungsergebnisse (z. B. Kulturen, Immunfunktion, Tuberkulose, Hepatitis): ____

Sexualität (Element von «Soziale Interaktion»)

subjektiv (Angaben des Klienten)
sexuell aktiv: ____ Methode zur Geburtenkontrolle: ____
Gebrauch von Kondomen: ____
sexuelle Beschwerden/Schwierigkeiten (z. B. Schmerzen, Beziehung, Rolle): ____
kürzliche Veränderungen der Häufigkeit des Geschlechtsverkehrs/des sexuellen Interesses: ____

Frau: subjektiv (Angaben der Klientin)
Menstruation: Menarche (Alter): ____
Länge des Zyklus: ____ Dauer der Menstruation: ____
Vorlagen bzw. Tampons/Tag: ____
Letzte Menstruation: ____ Zwischenblutungen: ____
Fortpflanzung: Infertilität: ____
Art der Behandlung: ____
bestehende Schwangerschaft: ____ Para: ____ Gravida: ____
Termin: ____
Menopause: ____ letzte Menses: ____
Hysterektomie (Verfahren/Datum): ____
Probleme mit: Hitzewallungen: ____
vaginaler Gleitfähigkeit: ____ Ausfluss (vaginal): ____
Hormontherapie: ____
Medikamente gegen Osteoporose: ____
Brüste: praktiziert Brustselbstuntersuchung: ____
letzte Mammographie: ____
letzter PAP-Abstrich: ____

Frau: objektiv (Beobachtungen der Pflegenden/pflegerelevante Informationen aus der Krankengeschichte)
Brustuntersuchung: ____
Genitalwarzen/Läsionen: ____
Vaginalblutung/-ausfluss: ____

Mann: subjektiv (Angaben des Klienten)
Beschneidung: ____ Vasektomie: ____
Prostataleiden: ____
praktiziert Selbstuntersuchung: Brust: ____ Hoden: ____

letzte Koloskopie/Prostatauntersuchung: ____
letzte PSA-Bestimmung (Datum): ____
Medikamente/Phytotherapeutika: ____

Mann: objektiv (Beobachtungen der Pflegenden/pflegerelevante Informationen aus der Krankengeschichte)
Genitale: Penis: Zirkumzision: ____ Warzen/Läsionen: ____
Blutung/Ausfluss: ____
Hoden (z. B. Raumforderungen): ____ Vasektomie: ____
Brustuntersuchung: ____ sexuell übertr. Krankh.: ____

Soziale Interaktion

subjektiv (Angaben des Klienten)
Familienstand (ankreuzen): allein stehend: ____ verheiratet: ____
Lebt mit PartnerIn: ____ geschieden: ____ verwitwet: ____
Dauer der Beziehung: ____
Wahrnehmung der Beziehung: ____
Anliegen/Sorgen: ____
Rolle innerhalb der Familie: ____
Anzahl/Alter der Kinder: ____
Wahrnehmung der Beziehung zu anderen Familienmitgliedern: ____
____
erweiterte Familie: ____ andere Bezugspersonen: ____
ethnische/kulturelle Bindungen: ____
Stärke der ethnischen Identität: ____
Lebt in ethnischer Gemeinschaft: ____
Gefühle: Misstrauen: _ Zurückweisung: ____
Unglücklichsein: ____
Einsamkeit/Isolation: ____
Probleme in Bezug auf Krankheit/Kranksein/Zustand: ____
Kommunikationsprobleme (z. B. Sprache, eine andere Sprache, Hirntrauma): ____
Verwendet Sprech-/Kommunikationshilfen (auflisten): ____
Dolmetscher erforderlich: ____
primär gesprochene Sprache: ____
Genogramm (Diagramm auf eigener Seite): ____

objektiv (Beobachtungen der Pflegenden/pflegerelevante Informationen aus der Krankengeschichte)
Kommunikation/Sprache: klar: ____ verwaschen/undeutlich: ____
unverständlich: ____
aphasisch: ____
ungewöhnliches Sprachmuster/Beeinträchtigung: ____
Nutzung von Sprech-/Kommunikationshilfen: ____
Zustand nach Laryngektomie: ____
verbale/nonverbale Kommunikation mit Familie/Bezugspersonen:
familiäre Interaktions-/Verhaltensmuster: ____

Lehren/Lernen

subjektiv (Angaben des Klienten)

Kommunikation: Muttersprache (spezifizieren): ______
Fremdsprachenkenntnis: ______ Schreib-/Lesefähigkeit: ______
Bildungsniveau: ______
Lernbehinderung (spezifizieren): ______
kognitive Beeinträchtigungen: ______
Kultur/ethnische Zugehörigkeit: Geburtsort: ______
Falls Migrant, wie lange im Land: ______
Vorstellungen von Gesundheit/Krankheit, Praktiken, Bräuche: ______
Welches Familienmitglied trifftt Entscheidungen in der Gesundheitsversorgung/spricht für den Klienten: ______
Vorliegen einer Patientenverfügung: ______ Bearbeitungsstand: ______
Patientenanwaltschaft/Stellvertretung in Gesundheitsangelegenheiten: ______
______
Vertreter(in), Beauftragte(r): ______
Gesundheitsziele: ______
gegenwärtiges Gesundheitsproblem: Der Klient vesteht das Problem: ______
______
besondere gesundheitsbezogene Anliegen (Auswirkung von religiösen/kulturellen Praktiken auf Gesundheit): ______
familiäre Risikofaktoren (Beziehung aufzeigen): ______
Diabetes: ______ Schilddrüse: ______
Tuberkulose: ______ Herzerkrankung: ______
Schlaganfall: ______ Hypertonie: ______
Epilepsie/Krampfanfälle: ______ Nierenerkrankung: ______
Krebs: ______ psychische Störung/Depression: ______
andere: ______
verordnete Medikamente:
Medikament: ______
Dosis: ______ Einnahmezeit/-intervall: ______
regelmäßige Einnahme: ______ Zweck: ______
Nebenwirkungen/Probleme: ______
nicht verschreibungspflichtige Produkte (Häufigkeit): rezeptfreie Medikamente: ______
Vitamine: ______ Phytotherapeutika: ______
Drogen: ______
Alkohol (Menge/Häufigkeit): ______
Tabak: ______ Kautabak: ______
Aufnahmediagnose gemäß Gesundheitsdienstleister: ______
Gründe für die stationäre Aufnahme nach Angaben des Klienten: ______
______
Vorgeschichte der aktuellen Beschwerden: ______
Erwartungen des Klienten an den Aufenthalt: ______
Führt die stationäre Aufnahme zu Veränderungen der Lebensweise? Beschreiben: ______

vorhergehende Erkrankungen, Krankenhauseinweisungen/chirurgische Eingriffe: ___
Anzeichen für einen sich nicht verbessernden Zustand: ___
letzte körperliche Untersuchung: ___

Entlassungs-/Austrittsplanung

DRG* erwartete durchschnittliche Verweildauer (Tage, Stunden): ___
vorweggenommenes Entlassungsdatum: ___
Datum der Informationssammlung: ___
verfügbare Ressourcen: Personen: ___
Finanzen: ___ Gemeinde: ___
Gruppen: ___
soziale Gemeinschaft: ___
Bereiche, in denen Veränderung/Unterstützung notwendig sein wird: ___
___
Mahlzeitenzubereitung: ___ Einkaufen: ___
Transport: ___ Fortbewegung: ___
Medikamente/I. v.-Therapie Behandlungen: ___
Wundversorgung: ___ Hilfsmittel: ___
Selbstversorgung (spezifizieren): ___
Gesellschaftsleben: ___
Haushaltsführung/-hilfe (spezifizieren): ___
Wohnraumanpassung (spezifizieren): ___
vorweggenommene Veränderungen der Lebenssituation nach der Entlassung: ___
andere Lebensumgebung als zu Hause: ___
Überweisungen (Datum, Person/Institution, Dienstleister)
Sozialdienste: ___ Rehabilitationsdienste: ___
Ernährungsberatung: ___ häusliche Pflege: ___
ambulante Beatmung/Sauerstofftherapie ___ Ausrüstung: ___
Hilfsmittel: ___
andere: ___

*b/d	=	beeinflusst durch
*DRG	=	Diagnoses Related Group (Fallpauschale)
*F/M/A	=	Frühstück, Mittagessen, Abend-/Nachtessen
*g/d	=	Gramm/Tag
*KG	=	Körpergewicht
*OTC	=	over the counter, rezeptfrei
*PAP	=	Papanicolaou-Test
*Pckg/d	=	Packungen/Tag
*Pckg/J	=	Packungen/Jahr
*RR	=	Blutdruck
*r/l	=	rechts/links

3.1.2 Pflegeassessment für die psychiatrische Pflege (Auszug)

Integrität der Person

subjektiv (Angaben des Klienten)

Was für ein Mensch sind Sie? (positive/negative Eigenschaften) ________
Was denken Sie über ihren Körper? ________
Wie hoch würden Sie Ihr Selbstwertgefühl einschätzen (1 bis 10, 10 = sehr hoch) ________
Welche Ihrer Stimmungen sind aus Ihrer Sicht problematisch?
  Depression: ________ Schuldgefühle: ________
  Apathie: ________ unrealistische Vorstellungen: ________
  Distanziertheit: ________ Ausgegrenztsein: ________
  Stimmungsschwankungen (Auf-und-Ab der Gefühle): ________
Sind Sie ein nervöser Mensch? ________
Können Ihre Gefühle leicht verletzt werden? ________
Aussagen über Stress-/Belastungsfaktoren: ________
vorhergehende Muster im Umgang mit Stress: ________
finanzielle Sorgen: ________
Familienstand: ________
beruflicher Lebenslauf/Militär: ________
kulturelle/ethnische Faktoren: ________
Religion: ________ religiöse Praxis: ________
Lebensstil: ________ kürzliche Veränderungen: ________
einschneidende Verluste/Veränderungen (Datum): ________
Trauerstadium/Anzeichen des Verlustes: ________
Gefühle (Zutreffendes bitte ankreuzen): Hilflosigkeit: ________
  Hoffnungslosigkeit: ________
  Machtlosigkeit: ________ ruhig: ________ passiv: ________
  abhängig: ________ euphorisch: ________
  wütend/feindselig: ________ andere (spezifizieren): ________

objektiv (Beobachtungen der Pflegenden/pflegerelevante Informationen aus der Krankengeschichte)

emotionaler Zustand (Zutreffendes bitte ankreuzen)
  freundlich: ________ kooperativ: ________
  ausweichend: ________ furchtsam: ________ ängstlich: ________
  reizbar: ________ zurückgezogen: ________
Abwehrmechanismen:
  Projektion: ________ Verleugnen: ________ Ungeschehen-Machen: ________
  Rationalisieren: ________ Unterdrücken: ________
  Passivität/Aggressivität: ________ Sublimation: ________
  Somatisierung: ________ Regression: ________
  Identifikation: ________ Introjektion: ________
  Reaktionsbildung: ________ Isolation: ________
  Ersatzhandlung: ________ Verdrängung: ________

Konsistenz des Verhaltens: verbal: ______ nonverbal: ______
Charakteristika der Sprache: ______
langsam/schnell: ______ gehetzt: ______
Lautstärke: ______ Sprachstörungen: ______
Aphasie: ______
motorisches Verhalten: ______ Körperhaltung: ______
Unruhe: ______
Hypo-/Hyperaktivität: ______
Stereotype: ______ Tics/Tremor: ______
Beobachtete physiologische Reaktionen: ______

Wahrnehmung/Kommunikation

subjektiv (Angaben des Klienten)
traumähnliche Zustände: ______ Schlafwandeln: ______
automatisches Schreiben: ______
Vorstellung/Gefühl, eine andere Person zu sein: ______
unterschiedliche Wahrnehmungen als andere: ______
Fähigkeit, Anweisungen zu folgen: ______
Rechenaufgaben lösen: ______
sich selbst versorgen (ADL): ______
Ohnmachtsanfälle/Schwindel: ______
Black-outs/Denkblockaden/Gedächtnislücke: ______
Krampfanfälle: ______

objektiv (Beobachtungen der Pflegenden/pflegerelevante Informationen aus der Krankengeschichte)
geistiger Zustand (notiere Dauer der Veränderung)
Orientierung: Person: ______ Ort: ______ Zeit: ______
Zutreffendes bitte ankreuzen: wach: ______
schläfrig: ______ lethargisch: ______
stuporös: ______ komatös: ______
kooperativ: ______ streitsüchtig/aggressiv: ______
Wahngedanken: ______ Halluzinationen: ______
Affekte (andere): ______
Gedächtnis: Kurzzeitgedächtnis: ______ Arbeitsgedächtnis: ______
Langzeitgedächtnis: ______
Aufnahmefähigkeit: ______
Denkprozesse (eingeschätzt über sprachliche Äußerungen): ______
Sprechmuster (z. B. spontan, plötzliche Pausen)
Inhalt: ______ Themenwechsel: ______
Wahngedanken: ______ Halluzinationen: ______
illusionäre Verkennungen: ______
Sprachfluss: ______
klare, logische, folgerichtige Gedanken: ______
Ausdrucksweise: ______
Stimmung: ______
Affekte: ______ Angemessenheit: ______

Intensität: ______ Bandbreite: ______
Einsichtsfähigkeit: ______ Fehlannahmen: ______
Aufmerksamkeit/Rechenfähigkeit: ______
Urteilsfähigkeit: ______
Fähigkeit, Anweisungen zu folgen: ______
Problemlösung: ______
Brille: ______ Kontaktlinsen: ______ Hörhilfe: ______
Pupille: Form: ______ Größe/Reaktion r/l*: ______
Gesichtslähmung: ______ Schwellung: ______
Handgriff r/l*: ______
Körperhaltung: ______
Patellarsehnenreflex: ______ Lähmung: ______

3.1.3 Pränatales Pflegeassessment (Auszug)

Sicherheit

subjektiv (Angaben der Klientin)
Allergien/Sensibilität: ______
allergische Reaktion: ______
kürzliche Veränderungen des Immunsystems: ______
Grund: ______
Vorgeschichte: Geschlechtskrankheiten, gynäkologische Infektionen (Datum/Art): ______
Tests (Datum): ______
Risikoverhalten: ______
Bluttransfusionen/Zahl: ______ wann: ______
Reaktion: ______ Beschreibung: ______
Kinderkrankheiten: ______
Impfungen: ______ Tetanus: ______
Pneumonie: ______
Grippe: ______ Hepatitis: ______ MMR: ______
Polio: ______ HPV: ______
kürzliche Exposition ggü. Masern: ______
andere virale Infektionen: ______
Röntgen/Bestrahlung: ______ Haustiere: ______
kürzliche geburtshilfliche Probleme:
intragravidare Blutungen: ______ Nierenerkrankung: ______
Blutung: ______ Herzprobleme: ______
Diabetes: ______ Infektion/HWI*: ______
Blutgruppenunverträglichkeit: ______
Gebärmutteroperation: ______
Anämie: ______ Positive Antworten erläutern: ______
Zeit seit der letzten Schwangerschaft: ______
Art der Entbindung (vaginal/Kaiserschnitt): ______
Vorgeschichte: Unfälle/Körperverletzungen
Frakturen/Luxationen: ______ körperlicher Missbrauch: ______

Beschneidung: ______
Arthritis/instabile Gelenke
Rückenprobleme: ______
veränderte Muttermale: ______ vergrößerte Lymphknoten: ______
beeinträchtigte Sehfähigkeit: ______
beeinträchtigte Hörfähigkeit: ______
Prothesen: ______ Fortbewegungshilfsmittel: ______

objektiv (Beobachtungen der Pflegenden/pflegerelevante Informationen aus der Krankengeschichte)
Temperatur: ______ Schwitzen: ______
Hautzustand: ______ Narben: ______ Ausschläge: ______
Hautblutungen: ______ Vaginalwarzen/Läsionen: ______
allgemeine Kraft: ______ Muskeltonus: ______
Gang: ______ Bewegungsfähigkeit: ______
Parästhesie/Lähmung: ______
Fötus: Herzfrequenz: ______ Kindslage: ______
Auskultationsmethode: ______ Gebärmutterstand: ______
geschätzte Schwangerschaftswoche: ______
Kindsbewegungen: ______
Ballottement (Beweglichkeit des Kindskopfs): ______
fetale Untersuchungsergebnisse: ______ Datum: ______
Test: ______ Resultat: ______
Amnion-Fluid-Test: ______
Blutgruppe (Mutter/Vater): ______
Screening: Serologie: ______ Syphilis: ______
Sichelzellenanämie: ______ Röteln: ______
Hepatitis: ______ HIV: ______ AFP: ______
Untersuchungsergebnisse der Kulturen (vaginal/rektal): ______
Immunsystem-Testergebnis: ______
Blutgruppe: Mutter: ______ Vater: ______

Sexualität (Element von «Soziale Interaktion»)

subjektiv (Angaben der Klientin)
sexuelle Beschwerden/Schwierigkeiten: ______
Menarche (Alter): ______ Länge des Zyklus (Tage): ______
Dauer der Menstruation (Tage): ______
erster Tag der letzten Periode
Stärke: ______
Blutung/Krämpfe seit der letzten Periode: ______
vaginaler Ausfluss: ______
Vermutung der Frau über den Zeitpunkt der Empfängnis: ______
geschätzter Geburtstermin: ______
letzter PAP-Abstrich: ______ praktiziert Brustselbstuntersuchung: ______
Verhütungsmethode: ______
Geburtshilfe (Vorgeschichte): Gravida: ______ Para: ______
zum Termin: ______ Frühgeburt: ______ Abtreibung: ______

Lebendgeburt: ________ Mehrlingsgeburt: ________
Geburtshilfe (Vorgeschichte): Jahr: ________ Geburtsort: ________
Schwangerschaftsdauer (Wochen): ________
Dauer der Geburt (Stunden): ________
Art der Entbindung: ________
Lebend-/Totgeburt: ________
Geburtsgewicht Lebendgeburt: ________ Apgar-Score/Wert: ________
Komplikationen (Mutter/Fötus)

objektiv (Beobachtungen der Pflegenden/pflegerelevante Informationen aus der Krankengeschichte)
Becken: Vulva: ________ Perineum: ________
Vagina: ________ Zervix: ________
Uterus: ________ Adnexen: ________
Beckendurchmesser: ________
Querdurchmesser: ________ Beckenausgang (cm): ________
Form des Kreuzbeins: ________ Kreuzbeinbogen: ________
Steißbein: ________ SS-Einkerbung: ________
Lendenwirbel: ________
Raum im kl. Becken (ausreichend/nicht ausreichend): ________
Mitte: ________ Ausgang: ________
prognostizierter Geburtstermin: ________
Brustuntersuchung: ________ Brustwarzen: ________
Schwangerschaftstest: ________ Serologietest (Datum): ________
PAP-Abstrich-Ergebnise: ________

3.1.4 Intrapartales Pflegeassessment (Auszug)

Schmerzen

subjektiv (Angaben der Klientin)
Beginn der Wehen: ________
Regelmäßigkeit der Wehen (ab wann): ________
Art der Wehen: ________
Häufigkeit (min): ________ Dauer: ________
Lokalisation des Wehenschmerzes (ankreuzen):
ventral: ________ dorsal/sakral: ________
Grad des Unbehagens (ankreuzen): ________ leicht: ________
moderat: ________ schwer: ________
wie nachgelassen: Atem-/Entspannungstechniken: ________
Lagerung: ________ Rückeneinreibung: ________
Streichmassage: ________
andere: ________

objektiv (Beobachtungen der Pflegenden/pflegerelevante Informationen aus der Krankengeschichte)
Gesichtsausdruck: ________
eingeengte Perspektive/Wahrnehmung: ________

Körperbewegung: ______
Blutdruckveränderung: ______ Pulsveränderung: ______

Sicherheit

subjektiv (Angaben der Klientin)
Allergien/Sensibilität: ______
allergische Reaktion: ______
Vorgeschichte: Geschlechtskrankheiten (Datum/Typ): ______
Monat der ersten pränatalen Untersuchung: ______
kürzliche/vorherige geburtshilfliche Probleme/Behandlung:
intragravidare Blutungen: ______ Nierenerkrankung: ______
Blutung: ______ Herzprobleme: ______
Diabetes: ______ Infektion/HWI*: ______
Blutgruppenunverträglichkeit: ______
Gebärmutteroperation: ______
Anämie: ______
Zeit seit der letzten Schwangerschaft: ______
Art der Entbindung (vaginal/Kaiserschnitt): ______
Gesundheitszustand der anderen Kinder: ______
Bluttransfusionen/Zahl: ______ wann: ______
Reaktion: ______ Beschreibung: ______
Statur und Körperbau der Mutter: ______

objektiv (Beobachtungen der Pflegenden/pflegerelevante Informationen aus der Krankengeschichte)
Becken: ______
Frakturen/Luxationen: ______
Arthritis/instabile Gelenke: ______
Rückenprobleme: ______
Kyphose: ______ Skoliose: ______
Verletzung: ______ Operation: ______
Prothesen: ______ Fortbewegungshilfsmittel: ______
Temperatur: ______
Hautzustand: ______ Narben: ______ Hämatome: ______
Ausschläge: ______ Geschwüre: ______ Hautblutungen: ______
Parästhesie/Lähmung: ______
Fötus: Herzfrequenz: ______ Kindslage: ______
Auskultationsmethode: ______ Gebärmutterstand: ______
geschätzte Schwangerschaftswoche: ______
Kindsbewegungen: ______
fetales Assessment: Test: ______
Datum: ______ Ergebnis: ______
Geburtsfortgang: Weitung der Zervix: ______ Beckeneintritt: ______
Durchtritt des Feten durch den Geburtskanal: ______

* HWI = Harnwegsinfekt

Entwicklung: ______
Präsentation: ______ Lage: ______
Position: ______
Fruchtblase: intakt: ______ rupturiert/Zeitpunkt: ______
Nitrazin-Test (+/–): ______
Menge des Fruchtwassers: ______ Charakteristika: ______
Blutgruppe (Mutter/Vater): ______
Screening (ankreuzen): Sichelzellanämie: ______ Röteln: ______
Hepatitis: ______ HIV: ______
Tuberkulose: ______ HPV: ______
Serologie: Syphilis (+/–): ______
Mikrobiologische Untersuchung (zervikal/rektal) (+/–): ______
Vaginalwarzen/Läsionen: ______ perineale Varikosis: ______

3.1.5 Pflegediagnosen, gegliedert nach Doenges' thematischer Gliederung

1. Aktivität und Ruhe

Aktivitätsin**toleranz**
Aktivitätsin**toleranz**, Gefahr einer
Aktivitätsplanung, unwirksame
Beschäftigungsdefizit
Erholung, verzögerte postoperative
Fatigue
Gehfähigkeit, beeinträchtigte
Im**mobilität**ssyndroms, Gefahr eines
Lebensstil, bewegungsarmer
Mobilität, beeinträchtigte körperliche
Mobilität im Bett, beeinträchtigte
Mobilität mit dem Rollstuhl, beeinträchtigte
Schlaf, Bereitschaft für einen verbesserten
Schlafmangel
Schlafmuster, gestörtes
Schlafstörung
Transferfähigkeit, beeinträchtigte
Umhergehen, ruheloses

2. Kreislauf

Anpassungsvermögen, reduziertes intrakranielles
Blutungsgefahr
Durchblutungsstörung, Gefahr einer gastrointestinalen
Durchblutungsstörung, Gefahr einer kardialen

Durchblutungsstörung, periphere
Durchblutungsstörung, Gefahr einer renalen
Durchblutungsstörung, Gefahr einer zerebralen
Dysreflexie, autonome
Dysreflexie, Gefahr einer autonomen
Herzleistung, verminderte
Schockgefahr

3. Integrität der Person

Angst
Angst, Todes-
Coping, Bereitschaft für ein verbessertes
Coping, defensives
Coping, unwirksames
Energiefeldstörung
Entscheidungskonflikt
Entscheidungsfindung, Bereitschaft für eine verbesserte
Furcht
Hoffnung, Bereitschaft für gesteigerte
Hoffnungslosigkeit
Identität, gestörte persönliche
Konflikt, moralischer
Körperbildstörung
Kummer, chronischer
Machtlosigkeit
Machtlosigkeit, Gefahr einer
Menschenwürde, Gefahr einer beeinträchtigten
Posttraumatisches Syndrom
Posttraumatischen Syndroms, Gefahr eines
Religiosität, beeinträchtigte
Religiosität, Gefahr einer beeinträchtigten
Religiosität, Bereitschaft für eine vertiefte
Relokationsstresssyndrom (Ortswechselbedingtes Stresssyndrom)
Relokationsstresssyndroms, Gefahr eines (Ortswechselbedingtes Stresssyndrom)
Resilienz, Beeinträchtigte individuelle
Resilienz, Bereitschaft für eine verbesserte
Resilienz, Gefahr einer beeinträchtigten
Selbstbestimmung, Bereitschaft für eine verbesserte
Selbstfürsorge, Bereitschaft für eine verbesserte

Selbstkonzept, Bereitschaft für ein verbessertes
Selbstwertgefühl, chronisch geringes
Selbstwertgefühls, Gefahr eines situationsbedingten geringen
Selbstwertgefühl, situationsbedingtes geringes
Sinnfindung, Bereitschaft für eine verbesserte
Sinnkrise
Sinnkrise, Gefahr einer
Stressüberlastung
Trauern
Trauern, erschwertes
Trauerns, Gefahr eines erschwerten
Vergewaltigungssyndrom
Vergewaltigungssyndrom: gemischte Reaktion
Vergewaltigungssyndrom: stumme Reaktion
Verleugnung, unwirksame

4. Ausscheidung

Diarrhö
Gelbsucht, neonatale
Harnverhalt
Motilität, dysfunktionale gastrointestinale
Motilität, Gefahr einer dysfunktionalen gastrointestinalen
Obstipation
Obstipationsgefahr
Obstipation, subjektiv empfundene
Stuhlin**kontinenz**
Urinausscheidung, beeinträchtigte
Urinausscheidung, Bereitschaft für eine verbesserte
Urinin**kontinenz**, Drang-
Urinin**kontinenz**, Gefahr einer Drang-
Urinin**kontinenz**, funktionelle
Urinin**kontinenz**, Reflex-
Urinin**kontinenz**, Stress-
Urinin**kontinenz**, totale
Urinin**kontinenz**, Überlauf-

5. Ernährung/Flüssigkeit

Blutzuckerspiegels, Gefahr eines in**stabil**en
Elektrolytun**gleichgewicht**s, Gefahr eines
Ernährung, Bereitschaft für eine verbesserte
Ernährung, Mangel-

Ernährung, Über-
Ernährung, Gefahr einer Über-
Flüssigkeitsdefizit
Flüssigkeitsdefizits, Gefahr eines
Flüssigkeitshaushalt, Bereitschaft für einen verbesserten
Flüssigkeitsüberschuss
Flüssigkeitsvolumens, Gefahr eines unausgeglichenen
Leberfunktionsstörung, Gefahr einer
Mundschleimhaut, geschädigte
Saug-/Schluckstörung des Säuglings
Schluckstörung
Selbstversorgungsdefizit, Essen und Trinken
Stillen, erfolgreiches (Bereitschaft für ein verbessertes Stillen)
Stillen, unterbrochenes
Stillen, unwirksames
Zahnstatus, beeinträchtigter

6. Körperpflege/Selbstversorgung

Selbstvernachlässigung
Selbstversorgungsdefizit, Sich Kleiden
Selbstversorgungsdefizit, Körperpflege
Selbstversorgungsdefizit, Toilettenbenutzung

7. Wahrnehmung/Kommunikation

Denkprozesse, gestörte
Gedächtnisleistung, beeinträchtigte
Orientierungsstörung
Kindliches Verhalten, desorganisiertes
Kindlichen Verhaltens, Bereitschaft für eine verbesserte Organisation des
Kindlichen Verhaltens, Gefahr eines desorganisierten
Neglect
Verwirrtheit, akute
Verwirrtheit, Gefahr einer akuten
Verwirrtheit, chronische
Wahrnehmungsstörung, auditiv
Wahrnehmungsstörung, gustatorisch
Wahrnehmungsstörung, kinästhetisch
Wahrnehmungsstörung, olfaktorisch
Wahrnehmungsstörung, taktil
Wahrnehmungsstörung, visuell

8. Schmerz/Wohlbefinden

Schmerz, akuter
Schmerz, chronischer
Übelkeit
Wohlbefinden, beeinträchtigtes
Wohlbefinden, Bereitschaft für ein verbessertes

9. Atmung

Aspirationsgefahr
Atemvorgang, unwirksamer
Atemwegsclearance, unwirksame (Selbstreinigung der Atemwege)
Gasaustausch, beeinträchtigter
Spontanatmung, beeinträchtigte
Weaning, erschwertes

10. Sicherheit

Allgemeinzustands (Verkümmerung) des Erwachsenen, Verschlechterung des
Aspirationsgefahr
Erstickungsgefahr
Gesundheitsschädigung, Gefahr einer
Gesundheitsverhalten, gefahrengeneigtes
Gesundheitsverhalten, unwirksames
Gewalttätigkeit, Gefahr einer fremdgefährdenden
Gewalttätigkeit, Gefahr einer selbstgefährdenden **Haut**schädigung
Gewebeschädigung
Haushaltsführung, beeinträchtigte
Hautschädigung, Gefahr einer
Hyperthermie
Hypothermie
Immunisierungsstatus, Bereitschaft für einen verbesserten
Infektionsgefahr
Kindstodes, Gefahr eines plötzlichen
Körpertemperatur, Gefahr einer unausgeglichenen
Kontamination
Kontaminationsgefahr
Lagerungsschadens, Gefahr eines perioperativen
Latexallergische Reaktion
Latexallergischen Reaktion, Gefahr einer
Neurovaskulären Störung, Gefahr einer peripheren

Selbstschutz, unwirksamer
Selbstverletzung
Selbstverletzungsgefahr
Sturzgefahr
Suizidgefahr
Thermoregulation, unwirksame
Vergiftungsgefahr
Verletzungsgefahr
Verletzung, Gefahr einer vaskulären

11. Sexualität

Sexualverhalten, unwirksames
Sexuelle Funktionsstörung

12. Soziale Interaktion

Beziehung, Bereitschaft für eine verbesserte
Bindung, Gefahr einer beeinträchtigten
Coping, gefährdendes familiäres
Coping, verhindertes familiäres
Coping, unwirksames gemeinschaftliches
Coping, Bereitschaft für ein verbessertes familiäres
Coping, Bereitschaft für ein verbessertes gemeinschaftliches
Elterliche Fürsorge, beeinträchtigte
Elterlichen Fürsorge, Gefahr einer beeinträchtigten
Elterliche Fürsorge, Bereitschaft für eine verbesserte
Familienprozesse, beeinträchtigte
Familienprozesse, unterbrochene
Familienprozesse, Bereitschaft für verbesserte
Interaktion, beeinträchtigte soziale
Isolation, soziale
Kommunikation, beeinträchtigte verbale
Kommunikation, Bereitschaft für eine verbesserte
Mutter-Fötus-Dyade, Gefahr einer gestörten
Rollenkonflikt, elterlicher
Rollenüberlastung der pflegenden Bezugsperson
Rollenüberbelastung der pflegenden Bezugsperson, Gefahr einer
Rollenverhalten, unwirksames
Schwangerschafts-, Geburts- und Wochenbettverlauf, Bereitschaft für einen verbesserten
Vereinsamungsgefahr

13. Lehren und Lernen

Entwicklung, Gefahr einer verzögerten
Management der eigenen Gesundheit, Bereitschaft für ein verbessertes
Management der eigenen Gesundheit, unwirksames
Management eines Therapieprogramms, effektives
Management von Therapieprogrammen, unwirksames gemeinschaftliches
Management, unwirksames familiäres **Therapie-**
Non**compliance**
Wachstums, Gefahr eines unproportionalen
Wachstum und Entwicklung, verzögerte(s)
Wissensdefizit
Wissen, Bereitschaft für vermehrtes

Quelle: NANDA international (2010): Pflegediagnosen – Klassifikation 2009–2011. Kassel: Recom.
(Die diagnostischen Kernbegriffe wurden bei den jeweiligen Pflegediagnosen **fett** hervorgehoben. Anm. d. Hrsg.)

3.2 Fallbeispiel und Musterpflegeplan

3.2.1 Darstellung des Pflegeprozesses am Beispiel eines Klienten mit Diabetes mellitus

Das vorliegende Beispiel zeigt:

1. die pflegerische Situationseinschätzung beim Eintritt/bei der Aufnahme von Herrn Rudi Bürki
2. die aus der Situationseinschätzung abgeleiteten Pflegediagnosen
3. den Pflegeplan mit den Maßnahmen zu den Pflegediagnosen

Hintergrundinformationen

Eintrittssituation

Herr Bürki hat seit 8 Jahren einen nicht insulinabhängigen Diabetes mellitus. Er suchte den Arzt auf wegen einer seit 3 Wochen schlecht heilenden Wunde am linken Fuß
Bei der Eintrittsuntersuchung betrug der Blutzuckerwert: 13,5 mmol/l. Ketodiaburtest: Glucose 1 %, Keton ±
Eintrittsdiagnose: Hyperglykämie, Ulkus am linken Fuß

Ärztliche Verordnungen beim Eintritt:

Labor/Untersuchungen:

Notfallmäßig: venöse Blutgasanalyse, kapillärer Blutzucker

Regulär: großes Blutbild, Hb, Elektrolyte, EKG, Röntgen-Thorax, Wundabstrich auf Kultur/Resistenz und Gramfärbung

Wundversorgung:

Floxapen-Kapseln à 500 mg 6 stdl., beginnend nach Wundabstrich

3 × täglich Wunde reinigen und trocken verbinden (Isoton. Kochsalzlösung, siehe Ulkusstandard und -Protokoll)

Mobilisation:

Lehnstuhl nach Wunsch; linken Fuß durchblutungsfördernd tief lagern

Schmerzreserve: Ponstan Tbl. à 500 mg, max. 4-mal tgl.

Vitalzeichenkontrolle: 3-mal tgl.

Ernährung:

2400 Kalorien Diabetesdiät

Insulin (Neuverordnung):

- Protaphan HM 15 IE s. c. morgens
- Beginn mit der Instruktion zur eigenen Insulinverabreichung

Pflegerische Situationseinschätzung (Pflegeassessment)

Angaben zur Person des Klienten:

Name: Rudi Bürki

Alter: 71 Jahre

Geburtsdatum: 3. Mai 1936

Nationalität: Schweizer

Geschlecht: männlich

Eintritts-/Aufnahmedatum: 28. Juni 2007, 19.00 Uhr

Eintritts-/Aufnahme: von zu Hause

Ergebnisse von Beobachtung und Pflegeanamnese, nach der thematischen Gliederung von Doenges/Moorhouse:

Aktivität/Ruhe

Angaben des Klienten:

Beruf: Landwirt

Gewohnte Freizeitbeschäftigung: Lesen, Karten spielen. «Es bleibt

mir nicht viel Zeit. Nach meiner Arbeit bin ich meistens zu müde, um noch etwas zu tun.»
Einschränkungen wegen der Krankheit: «Wenn ich auswärts esse, muss ich darauf achten, was ich esse.»
Schlaf: 6–8 Stunden; Mittagsschlaf: nein; Schlafhilfen: keine
Schlaflosigkeit: «Keine Probleme, außer wenn ich spät abends Kaffee trinke. Fühle mich gewöhnlich ausgeruht, wenn ich um 4.30 Uhr erwache.»

Beobachtungen der Pflegenden/pflegerelevante Informationen aus der Krankengeschichte:
Beobachtete Reaktion bei Aktivität: Hinken, Schonung des linken Fußes beim Gehen
Geisteszustand: alert/aktiv
Neuromuskulärer Zustand: Muskelmasse/-tonus: beidseits gleich, Körperhaltung: aufrecht
Beweglichkeit der Gelenke: voll

Kreislauf

Angaben des Klienten:
Verzögerte Wundheilung: Läsion am linken Fuß seit 3 Wochen
Extremitäten: Taubheitsgefühl/Kribbeln: «Nach langem Gehen fühlen sich meine Füße kalt an und beginnen zu kribbeln. Es fühlt sich an, als würden mir Nadeln in die Fußsohlen gestochen.»
Bekannte Hyper-/Hypotonie: nein; Herzleiden: nein; Knöchelödem: nein; Claudicatio: nein; Phlebitis: nein
Husten/Auswurf: gelegentlich/weißliches Sputum
Veränderung der Häufigkeit des Wasserlösens/Urinmenge: häufigeres Wasserlösen in letzter Zeit, größere Menge

Beobachtungen der Pflegenden/pflegerelevante Informationen aus der Krankengeschichte:
Periphere Pulse: A. radialis 3+; A. poplitealis, A. dorsalis pedis, A. tibialis posterior allesamt 1+ RR:

re.	liegend: 146/90	sitzend: 140/86	stehend: 138/90
li.	liegend: 142/88	sitzend: 138/88	stehend: 138/84

Puls: apikal: 86/min Radialispuls: 86/min Qualität: gut fühlbar
Rhythmus: regelmäßig
Auskultation des Thorax: geringes Giemen klärt sich beim Husten, keine Geräusche/kein Reiben
Gestaute Halsvenen: nein

Extremitäten:

- Temperatur: Füße beidseits kühl, Beine warm
- Hautfarbe: Beine blass
- Kapilläre Füllung: beidseits verlangsamt an den Füßen (ca. 4 s)
- Homan-Zeichen: 0
- Varizen: wenige vergrößerte oberflächliche Venen in der Wadengegend
- Nägel: Fußnägel verdickt, gelb, brüchig
- Verteilung und Qualität der Haare: grobes Haar bis zur Wadenmitte, keine Haare auf Knöcheln und Zehen

Hautfarbe:

- Allgemein: rotwangig, braun gebrannte Arme
- Schleimhäute/Lippen: rosa
- Nagelbett: rosa
- Bindehaut und Skleren: weiß

Integrität der Person

Angaben des Klienten:

Stressfaktoren: «Normale Probleme eines Landwirtes: Wetter, Schädlinge, Banken usw.»

Umgang mit Stress: «Ich gehe meiner Arbeit nach, rede mit den Tieren, die verstehen ziemlich viel.»

Finanzielle Situation: keine Krankenversicherung, muss eine Hilfe für die Arbeit auf dem Hof organisieren

Zivilstand: verheiratet

Kulturelle Faktoren: kommt vom Land, osteuropäischer Herkunft, keine ethnischen Bindungen

Religion: protestantisch, praktizierend

Vor kurzem erfolgte Veränderungen im Leben: keine

Selbsteinschätzung: «Ich habe mein Leben meist im Griff, außer dem Wetter und jetzt den Diabetes.»

Besorgt über die eventuelle, angekündigte Umstellung «von Pillen auf Spritzen»

Beobachtungen der Pflegenden/pflegerelevante Informationen aus der Krankengeschichte:

Emotionaler Zustand: generell ruhig, scheint bisweilen frustriert

Beobachtete körperliche Reaktion(en): seufzt bisweilen tief/runzelt die Stirn, spielt mit einer Münze; angespannte Schultern, zuckt mit den Schultern, wirft die Hände hoch

Ausscheidung

Angaben des Klienten:

Stuhlgang: fast jeden Nachmittag
Letzter Stuhlgang: gestern Abend
Beobachtungen des Stuhls: geformt/braun
Blutungen: nein
Hämorrhoiden: nein
Obstipation: nein
Laxanzien: gelegentlich warmer Pflaumensaft
Urin: keine Probleme
Farbe des Urins: blassgelb

Beobachtungen der Pflegenden/pflegerelevante Informationen aus der Krankengeschichte:

Abdomen:

- schmerzempfindlich: nein
- weich/gespannt: weich
- palpable Masse: nein

Darmgeräusche in allen 4 Quadranten

Nahrung/Flüssigkeit

Angaben des Klienten:

Übliche Ernährung (Art): 2400 Kalorien («Schummelt» gelegentlich beim Nachtisch: «Meine Frau passt gut auf, und ich bin bereit, mehr zu lernen».)
Anzahl der Mahlzeiten/Tag: 3 + 1 Zwischenmahlzeit
Ernährungsmuster:

- Frühstück: Fruchtsaft, Toast, Schinken, koffeinfreier Kaffee
- Mittagessen: Fleisch, Kartoffeln, Gemüse, Obst, Milch
- Abendessen: ein halbes Fleisch-Sandwich, Suppe, Obst, koffeinfreier Kaffee
- Zwischenmahlzeit: Milch/Kekse. Übliches Getränk: entrahmte Milch, 2–3 Tassen koffeinfreier Kaffee, «viel Wasser» – mehrere große Gläser

Letzte Mahlzeit/Nahrungsaufnahme: Mittagessen: Roastbeef-Sandwich, Gemüsesuppe, Pfirsich mit Käse, koffeinfreier Kaffee
Verlust des Appetits: «Nie, aber in letzter Zeit bin ich nicht mehr so hungrig wie sonst.»
Übelkeit/Erbrechen: nein
Nahrungsmittelallergien: nein

Sodbrennen/Nahrungsmittelunverträglichkeit: Kohl bewirkt Blähungen, Kaffee nach dem Essen verursacht Sodbrennen
Kau-/Schluckstörungen: nein
Prothese: Teilprothese oberer Gaumen, sitzt gut
Übliches Gewicht: 79,6 kg
Kürzliche Veränderungen: Hat diesen Monat 2,7 kg abgenommen
Diuretikatherapie: nein

Beobachtungen der Pflegenden/pflegerelevante Informationen aus der Krankengeschichte:
Gewicht: 77,8 kg
Körpergröße: 1,70 m
Körperbau: stämmig
Hautturgor: gut/ledrig
Schleimhäute: feucht
Zustand der Zähne/des Zahnfleischs: gut, keine Reizerscheinungen/Blutung

- Aussehen der Zunge: mittig, rosig
- Schleimhäute: rosig, intakt

Atemgeräusche: etwas Giemen, bereinigt durch Husten
Darmgeräusche: aktiv in allen 4 Quadranten
Urin-Stix: 2 %
Fingerkuppe: 356 (Arztpraxis), 450 Zufallsmessung bei Aufnahme

Körperpflege/Selbstversorgung

Angaben des Klienten:

- Aktivitäten des täglichen Lebens: unabhängig in allen Bereichen
- Bevorzugte Zeit zum Duschen/Baden: duscht jeweils abends

Beobachtungen der Pflegenden/pflegerelevante Informationen aus der Krankengeschichte:
Äußere Erscheinung: sauber, gut rasiert, gepflegtes Haar, raue, trockene Hände, Haut an den Füßen trocken, rissig und schuppig
Kopfhaut und Augenbrauen: schuppige weiße Zonen
Körpergeruch: nein

Wahrnehmung/Kommunikation

Angaben des Klienten:
Kopfschmerzen: «Gelegentlich hinter den Augen, wenn ich mir zu viele Sorgen mache.»

Kribbeln/Taubheitsgefühl: 4- bis 5-mal/Woche in den Füßen (wie festgestellt)
Einschränkung des Sehvermögens: Sehverlust, weitsichtig. «Scheint ein wenig verschwommen jetzt.» Untersuchung: vor 2 Jahren
Einschränkung des Hörvermögens: re. «etwas», li. nein. Wurde nicht getestet
Nase: Epistaxis 0
Geruchssinn: «Kein Problem.»

Beobachtungen der Pflegenden/pflegerelevante Informationen aus der Krankengeschichte:
Geistiger Zustand: rege, auf Zeit, Ort, Situation und Person orientiert
Stimmungslage: besorgt
Kurz und Langzeitgedächtnis: klar und intakt
Sprache: klar/zusammenhängend, angemessen
Pupillenreaktion: Pupillen seitengleich, rund, reagieren auf Licht und Akkomodation/sind klein
Sehhilfe: Lesebrille
Hörgerät: nein
Händedruck/Loslassen: kräftig/gleichmäßig

Schmerz

Angaben des Klienten:
Primäre Lokalisation: li. Fuß
Lokalisation: Innenseite, li. Ferse
Intensität (1–10): 4–5
Qualität: dumpfe Schmerzen mit gelegentlichem scharfem Stechen
Häufigkeit/Dauer: «Hört nie auf.»
Ausstrahlung: nein
Auslösende Faktoren: Schuhe, längeres Gehen
Schmerzlinderung: Acetylsalicylsäure ohne Erfolg
Weitere Beschwerden: nach harter Arbeit/beim Tragen schwerer Lasten Rückenschmerzen, die mit Acetylsalicylsäure/Einreiben vergehen

Beobachtungen der Pflegenden/pflegerelevante/Informationen aus der Krankengeschichte:
Mimik: beim Belasten der Wundgegend Gesicht verziehen
Schonhaltung: zieht bei Schmerz den Fuß zurück

Eingeschränkte Wahrnehmung: nein
Emotionale Reaktion: angespannt, gereizt

Atmung

Angaben des Klienten:
Atemnot: nein
Husten: gelegentlicher Morgenhusten, weißlicher Auswurf
Emphysem: nein
Bronchitis: nein
Asthma: nein
Tuberkulose: nein
Raucher: ja
- Anzahl Päckchen/Tag: 1/2
- Anzahl Raucherjahre: mehr als 25

Atemhilfsmittel: nein

Beobachtungen der Pflegenden/pflegerelevante Informationen aus der Krankengeschichte:
Atemfrequenz: 22/min
Tiefe: unauffällig
Rhythmus: regelmäßig
Symmetrie: beidseits gleich
Geräusche: etwas Giemen, bereinigt durch Husten
Zyanose: nein
Trommelschlegelfinger: nein
Beobachtungen am Sputum: keine Probe vorhanden

Sicherheit

Angaben des Klienten:
Allergien: keine
Bluttransfusionen: nein
Geschlechtskrankheiten: nein
Legt beim Autofahren den Sicherheitsgurt an
Frakturen/Luxationen: li. Schlüsselbein in den 1960er-Jahren beim Sturz von einem Traktor
Arthritis/Gelenkbeschwerden: «Glaube, dass ich etwas in den Knien habe.»
Rückenbeschwerden: gelegentliche Kreuzschmerzen
Beinträchtigtes Sehvermögen: braucht eine Lesebrille
Schwerhörigkeit: re. leicht, kompensiert, indem er dem Sprechenden das «gute Ohr» zuwendet

Impfungen: zzt. Grippe, Pneumonie vor 3 Jahren, Tetanus vor ca. 8 Jahren

Beobachtungen der Pflegenden/pflegerelevante Informationen aus der Krankengeschichte:
Körpertemperatur: 37,4 °C (im Ohr gemessen)
Haut: Defekt am linken Fuß
Narben: inguinal rechts (OP)
Hautausschlag: nein
Hämatome: nein
Läsionen/Hauteinrisse: nein
Blasen: nein
Ulzerationen: eine Stelle am linken Innenknöchel, Durchmesser 2,5 cm, etwa 3 mm tief, Wundränder entzündet, Absondern von wenig übel riechendem, eitrigem, rötlichem Sekret
Kraft (allgemein): an allen Extremitäten gleich
Muskeltonus: kräftig
Bewegungsumfang: gut
Gang: schont linken Fuß
Parästhesien/Lähmungen: kribbelndes, leicht stechendes Gefühl in den Füßen nach ca. 500 m Gehen

Sexualität

Angaben des Klienten:
Sexuall aktiv: ja
Kondome: nein (monogam)
Ausfluss: nein
Prostatabeschwerden: nein
Vasektomie: nein
Letzte Proktoskopie: vor 2 Jahren
Prostatauntersuchung: vor 1 Jahr
Selbstuntersuchung (Brüste/Hoden): nein
Probleme/Beschwerden: «Ich habe keine Probleme, aber fragen Sie doch meine Frau.»

Beobachtungen der Pflegenden/pflegerelevante Informationen aus der Krankengeschichte:
Untersuchung:
- Brüste: keine Raumforderungen
- Hoden: vertagt
- Prostata: vertagt

Soziale Interaktion

Angaben des Klienten:

Zivilstand: seit 45 Jahren verheiratet; lebt mit Ehefrau

Probleme: keine

Familienangehörige: eine Tochter lebt in der Stadt, 50 km entfernt; eine weitere Tochter/Enkel wohnen im Ausland

Weitere Beziehungen: verschiedene Paare im selben Alter; treffen sich 2- bis 3-mal im Monat zum Kartenspiel

Rollen: betreibt den landwirtschaftlichen Betrieb selbstständig, ist Ehemann, Vater, Großvater

Probleme in Zusammenhang mit der Krankheit/dem Zustand: bislang keine

Bewältigungsformen: «Meine Frau und ich sprechen immer über unsere Probleme. Sie wissen doch: Das 11. Gebot lautet: Du sollst nicht zornig zu Bett gehen.»

Beobachtungen der Pflegenden/pflegerelevante Informationen aus der Krankengeschichte:

Sprache: klar, verständlich

Verbale/nonverbale Kommunikation mit Familie/Bezugsperson(en): spricht ruhig mit der Frau, hat Blickkontakt, ist in ihrer Anwesenheit entspannt

Familienbezogene Verhaltensweisen: Frau sitzt entspannt neben dem Bett, beide lesen und tauschen gelegentlich Gedanken aus

Lehren/Lernen

Angaben des Klienten:

Muttersprache: Deutsch

Zweitsprache: nein

Bildungsstand: Sekundarschule, Landwirtschaftsschule

Gesundheitsverständnis: «Kleinere Probleme kann ich selber lösen, ich gehe erst zum Arzt, wenn es unbedingt nötig ist.»

Vorliegen von Vorausverfügungen: ja, Ehefrau bringt sie mit

Patientenanwaltschaft/Stellvertretung in Gesundheitsangelegenheiten: Ehefrau

Familiäre Risikofaktoren:

- Diabetes: Onkel der Mutter
- Tuberkulose: Bruder, gestorben mit 27 Jahren
- Herzerkrankung: Vater starb mit 78 Jahren an einem Herzinfarkt
- Schlaganfall: Mutter starb mit 81 Jahren
- Hypertonie: Mutter

Verordnete Medikamente:
- Medikament: DiaBeta, 10 mg p.o. 2-mal/d
- Einnahme: 8.00/18.00 Uhr, letzte Einnahme heute: 8.00 Uhr Protaphan HM 15 IE s.c. morgens (neu)
- Glucophage, 500 mg p.o. 4-mal/d
- Zweck: Antidiabetika
- Regelmäßige Einnahme: ja
- Uringlukosekontrolle: vor einigen Monaten aufgehört, da die Diabur-Teststreifen ausgingen und die Werte immer negativ waren

Frei verkäufliche Medikamente: gelegentlich Acetylsalicylsäure

Alkoholkonsum (Menge/Häufigkeit): hier und da ein Bier unter Freunden

Einweisungsgrund aus der Sicht des Arztes: offene, nicht heilende Läsion am li. Fuß und hoher Blutzucker

Einweisungsgrund aus der Sicht des Klienten: «Eine offene Stelle am Fuß, und der Doktor macht sich Sorgen über meinen Blutzucker und meint, ich müsse nun auch diesen Test mit dem Stich in den Finger lernen.»

Vorgeschichte der momentanen Beschwerde(n): «Vor drei Wochen bildete sich eine Blase am Fuß beim Eintragen neuer Schuhe. Habe die Blase angestochen, hat sich aber nicht gebessert.»

Die Erwartungen des Klienten an den Spitalaufenthalt: «Aufklären der Infektion und Einstellung meines Diabetes.»

Weitere pflegerelevante Krankheiten und/oder frühere Spitalaufenthalte/Operationen: in den 1960er-Jahren, OP einer Leistenhernie re.

Belege für eine ausbleibende Besserung: Läsion am li. Fuß seit ca. 3 Wochen

Letzte körperliche Untersuchung: komplett vor 1 Jahr, Nachsorge beim niedergelassenen Arzt vor 5 Monaten

Entlassungs-/Austrittsplanung

Voraussichtlicher Entlassungstermin: 1.7.07 (3 Tage)

Ressourcen:

Personen: er selbst, Ehefrau

Finanziell: genügend Ersparnisse

Kommunale Unterstützung: Diabetes-Selbsthilfegruppe (hat bislang nicht teilgenommen)

Vermutliche Veränderungen der Lebensweise: stärkere Einbindung in das Bewältigen der Krankheit

Erforderliche Hilfen: braucht u. U. einige Tage eine Hilfe für den Hof

Unterweisung/Anleitung: Lehren von Insulininjektionen und neuen Medikationsplan sowie Wundpflege, Überprüfen der Ernährung, Ermutigen, das Rauchen aufzugeben

Überweisungen: Apotheke, Diabetessprechstunde

Geräte: Glukometer

Nachsorge: Primärversorger, 1 Woche nach Entlassung zur Evaluation der Wundheilung und potenziellen weiteren Ernährungsumstellung

3.2.2 Pflegediagnosen

1. *(P)* **Hautschädigung**
   (E) Mechanische Faktoren (Druck von neuem Schuh)
   Durchblutungsstörung
   Stoffwechselstörung (Diabetes)
   beeinträchtigte sensorische Empfindung
   (S) Zerstörte Hautschichten (Ulzeration: eine Stelle am linken Innenknöchel, Durchmesser 2,5 cm, etwa 3 mm tief, Wundränder entzündet, Absondern von wenig übel riechendem, eitrigem, rötlichem Sekret)

2. (P) **Gefahr eines instabilen Blutzuckerspiegels**
   (R) Mangelnde Einhaltung des Diabetesmanagements (Handlungsplan)
   Unzureichende Blutzzuckerkontrolle (Uringlukosekontrolle: vor einigen Monaten aufgehört, da die Diabur
   Teststreifen ausgingen und die Werte immer negativ waren)

3. (P) **Akute Schmerzen**
   (E) Verletzungsursachen (biologisch und physisch: Durchblutungsstörung und Druck bewirkte offene Wunde am li. Fuß)
   (S) Verbale Äusserung über Schmerzen (Intensität 4–5, Qualität: dumpfe Schmerzen mit gelegentlichem scharfem Stechen. Häufigkeit/Dauer: «Hört nie auf.»)
   Beobachtete Schmerzzeichen (Mimik: beim Belasten der Wundgegend Gesicht verziehen)
   Abwehrhaltung (zieht bei Wundpflege den Fuß zurück)

4. (P) **Periphere Durchblutungsstörung**
   (E) Fehlendes Wissen über Krankheitsverlauf (Diabetes)
   Diabetes Mellitus
   Rauchen
   (S) Verminderte Pulse (Kapilläre Füllung beidseits verlangsamt an den Füßen)
   Veränderte Hauteigenschaften (Blasse/kühle Füße, dicke und brüchige Nägel)
   Missempfindungen (Kribbeln/Taubheitsgefühl: 4- bis 5-mal/Woche in den Füßen)

5. (P) **Bereitschaft für ein verbessertes Management der eignenen Gesundheit**
   (E) Äussert den Wunsch, die Krankheit zu bewältigen (Bezug auf Diabetes, gab an, mehr über Durchblutung/Hautpflege, das Einhalten von Instruktionen zur häuslichen Blutzuckerüberwachung und Fußpflege sowie Zeichen/Symptome einer Hyperglykämie zu erkennen, lernen zu wollen)

3.2.3 Musterpflegeplan für einen Patienten mit Diabetes mellitus

Erste Pflegediagnose:

(P) Hautschädigung
(E) Mechanische Faktoren, Durchblutungsstörung, Stoffwechselstörung.
(S) Zerstörte Hautschichten.

Pflegeergebnis: Wundheilung: Sekundäre (NOC) – Indikatoren

Der Klient:
- ist frei von eitrigem Sekret innerhalb von 48 Stunden (30.6., 19.00 Uhr).
- zeigt Zeichen der Heilung mit sauberen/rosigen Wundrändern innerhalb von 60 Stunden (Austritt/Entlassung) (1.7., 7.00 Uhr)

Wundpflege (NIC)

Maßnahmen	Begründung
• Spülen der Wunde mit isoton. Kochsalzlösung 3-mal/ d	Säubert die Wunde, ohne empfindliches Gewebe zu schädigen
• Einschätzen der Wunde bei jedem Verbandwechsel, Dokumentieren der Wunde bei Aufnahme und Entlassung	Liefert Informationen über die Wirksamkeit der Therapie und lässt zusätzliche Erfordernisse erkennen
• Anwenden feuchter bis trockener steriler Verbände, Verwenden von Papierpflaster	Hält die Wunde sauber/minimiert Kreuzkontamination, Klebeband kann bei empfindlichem Gewebe zu Absrasionen führen

Infektionskontrolle (NIC)

Maßnahmen	Begründung
• Befolgen der Regeln zur Wundversorgung	Tragen von Handschuhen und korrekter Umgang mit kontaminierten Verbänden senkt die Wahrscheinlichkeit einer Infektionsausbreitung
• Gewinnen steriler Proben des Wundsekrets bei der Aufnahme	Kultur/Sensibilitätstests lassen pathogene Erreger und die Therapie der Wahl erkennen
• Verabreichen von Dicloxacillin, 500 mg p.o. alle 6 h, Beginn 22.00 Uhr, Achten auf Zeichen einer Überempfindlichkeit (d.h. Pruritus, Urtikaria, Exanthem)	Behandlung der Infektion/Prävention von Komplikationen, Nahrung stört die Resorption des Medikaments, das demnach um die Mahrzeiten herum gegeben werden muss Zwar ist eine Reaktion auf Penicillin anamnestisch nicht bekannt, jedoch muss jederzeit damit gerechnet werden

Zweite Pflegediagnose:

(P) Gefahr eines instabilen Blutzuckerspiegels
(R) Mangelnde Einhaltung des Diabetesmanagements (Handlungsplan)
Unzureichende Blutzuckerkontrolle

Pflegeergebnis: Blutzuckerkontrolle (NOC) – Indikatoren

Der Klient:

- zeigt eine Korrektur des Stoffwechselstatus, a/d einen Nüchternblutzucker von weniger als 150 mg/dl innerhalb von 36 Stunden (30.6., 7.00 Uhr)

Hyperglykämie-Management (NIC)

Maßnahmen	Begründung
• Bestimmen des Blutzuckers mittels Kapillarblutentnahme 4-mal/d	Bestimmen des Blutzuckerspiegels am Krankenbett ist ein zeitnahes Verfahren zur Überwachung der Effektivität der Therapie und liefert Hinweise zur Umstellung von Medikationen
• Verabreichen von Antidiabetika	Behandelt die zu Grunde liegende Stoffwechselstörung, senkt die Hyperglykämie und fördert die Heilung
• 10 E. Humulin N Insulin s.c. je vormittags und vor dem Schlafengehen nach Bestimmen des Blutzuckers mittels Kapillarblutentnahme 4-mal/d	Intermediärinsulin mit Wirkungseintritt n. 2–4 h, -spitze 4–10 h und -dauer 10–16 h. Erhöht den Transport von Glukose in die Zellen und fördert die Umwandlung von Glukose in Glykogen
• DiaBeta, 10 mg p.o. 2-mal/d	Senkt den Blutzucker durch Stimulation der Insulinfreisetzung aus dem Pankreas und Erhöhung der Sensibilität für Insulin an den Rezeptoren
• Glucophage, 500 mg p.o. 4-mal/d, Achten auf Nebenwirkungen	Glucophage senkt die Glukosespiegel im Serum durch Verringern der hepatischen Glukoseproduktion und der intestinalen Glukoseresorption sowie durch Erhöhen der Insulinempfind lichkeit. Durch die Einnahme zusammen mit DiaBeta ist der Klient u.U. in der Lage, das In-

	sulin abzusetzen, sobald die Zieldosierung (z. B. 2000 mg/d) erst einmal erreicht ist. Steigerung um 1 Tbl./Woche ist nötig, um die Nebenwirkungen von Diarrhö, Krämpfen und Erbrechen zu begrenzen, die zu Dehydratation und prärenaler Azotämie führen können
• Sorgen für eine Ernährung mit 2400 cal in 3 Mahlzeiten und 2 Zwischenmahlzeiten	Korrekte Ernährung senkt die Glukosespiegel/den Insulinbedarf, verhindert Hyperglykämieepisoden, kann Serumcholesterinspiegel senken und die Sättigung fördern
• Vereinbaren eines Termins bei einer Ernährungsberatung, um den Mahlzeitenplan neu zu gestalten und die Auswahl an Nahrungsmitteln zu evaluieren	Die Kalorienzahl ist nach der Neuverordnung unverändert geblieben, wurde jedoch auf 3 Mahlzeiten und 2 Zwischenmahlzeiten verteilt. Ernährungsalternativen (z. B. vermehrt Vit. C) können die Heilung fördern

Dritte Pflegediagnose:

(P) Akute Schmerzen
(E) Verletzungsursachen
(S) Verbale Äusserung über Schmerzen
Beobachtete Schmerzzeichen

Pflegeergebnis: Schmerzkontrolle (NOC) – Indikatoren

Der Klient:

- äußert, dass der Schmerz innerhalb einer Stunde nach Verabreichen von Analgetika (fortlaufend) auf ein Minimum zurückgegangen/verschwunden ist
- äußert bei der Entlassung, dass keine Schmerzkontrolle mehr stattfindet (1.7.)

Pflegeergebnis: Schmerz: Zermürbende Auswirkungen (NOC) – Indikatoren

Der Klient:
- geht bei der Entlassung normal, bei voller Belastung (1.7.)

Schmerzmanagement (NIC)

Maßnahmen	Begründung
• Bestimmen der Schmerzcharakteristika anhand der Beschreibung des Klienten	Setzt Ausgangswerte für die Einschätzung einer Besserung/Veränderung
• Anbringen eines Bettbogens über dem Fuß; Auffordern, beim Umhergehen einen locker sitzenden Pantoffel zu tragen	Vermeidet direkten Druck auf den Verletzungsbereich, der zu einer Vasokonstriktion mit vermehrten Schmerzen führen könnte
• Verabreichen von Darvocet-N, 100 mg p. o. alle 4 h nach Bedarf; Dokumentieren der Wirksamkeit	Sorgt für Linderung des Leidens, wenn dies durch andere Maßnahmen nicht gelingt

Vierte Pflegediagnose:

(P) **Periphere Durchblutungsstörung**
(E) Fehlendes Wissen über Krankheitsverlauf (Diabetes)
Diabetes Mellitus
Rauchen
(S) Verminderte Pulse

Pflegeergebnis: Wissen: Leben mit Diabetes (NOC) – Indikatoren

Der Klient:
- äußert innerhalb von 48 h (30.6., 19.00 Uhr), dass er die Beziehung zwischen einer chronischen Krankheit (Diabetes mellitus) und Kreislaufveränderungen versteht
- zeigt innerhalb von 48 h (30.6., 19.00 Uhr) dass er sich der Sicherheitsfaktoren/einer korrekten Fußpflege bewusst ist
- hält ein adäquates Hydratationsniveau aufrecht, um die Durchblutung zu maximieren, a/d ein ausgewogenes Verhältnis zwischen Ein- und Ausfuhr, feuchte Haut/Schleimhäute, adäquate Wiederauffüllung der Kapillaren von weniger als 3 s (dauerhaft)

Kardiovaskuläre Pflege: arterielle Insuffizienz (NIC)

Maßnahmen	Begründung
• Normstellung der Füße beim Sitzen in einem Sessel, Vermeiden von Hochlagerung der Beine, Bewegungsübungen (sogenanntes „Gefässpumpen“)	Reduziert die Unterbrechung der Durchblutung auf ein Minimum, verringert venöses Pooling und fördert Durchblutung
• Einschätzen auf Zeichen einer Dehydratation, Überwachen von Ein- und Ausfuhr, Anhalten, Flüssigkeit zu sich zu nehmen	Eine Glykosurie kann zur Dehydratation mit anschließendem Rückgang des zirkulierenden Volumens und weiterer Beeinträchtigung der peripheren Zirkulation führen
• Instruieren des Klienten, einengende Kleidung/Socken und schlecht sitzende Schuhe zu vermeiden	Eine gestörte Zirkulation und verminderte Schmerzwahrnehmung können eine Gewebeschädigung auslösen oder verschlimmern
• Bestärken in Sicherheitsvorkehrungen hinsichtlich des Gebrauchs von Heizkissen, Wärmflaschen, Fußbädern	Hitze erhöht den Stoffwechselbedarf in geschädigten Geweben. Eine Gefäßinsuffizienz verändert die Schmerzwahrnehmung und erhöht dabei die Verletzungsgefahr
• Empfehlen, das Rauchen einzustellen	Vasokonstriktion in Verbindung mit Rauchen und Diabetes beeinträchtigt die periphere Durchblutung
• Erörtern der Komplikationen einer Erkrankung infolge vaskulärer Veränderungen (d. h. Ulzeration, Gangrän, Veränderungen der Muskel- und Knochenstruktur)	Zwar lassen sich Komplikationen auch bei korrekter Kontrolle eines Diabetes mellitus nicht verhindern, jedoch kann deren Schweregrad auf ein Mindestmaß reduziert werden. Komplikationen eines diabetischen Fußes sind die führende Ursache von nicht durch Verletzungen bedingten Amputationen der unteren Extremität

Anmerkung: Trockene, rissige, schuppige Haut, kühle Füße und Schmerzen bei längerem Gehen sprechen für eine leichte bis mäßige Gefäßerkrankung (vegetative Neuropathie), welche die Reaktion auf eine Infektion einschränken, die Wundheilung beeinträchtigen und das Risiko knöcherner Deformitäten erhöhen kann

- Überprüfen einer korrekten Fußpflege, wie im Schulungsplan umrissen

Eine gestörte Durchblutung der unteren Extremitäten kann zu schweren/anhaltenden Komplikationen auf zellulärer Ebene führen

Fünfte Pflegediagnose:

(G) Bereitschaft für ein verbessertes Management der eignene Gesundheit
(E) Äussert den Wunsch, die Krankheit zu bewältigen

Pflegeergebnis: Wissen: Leben mit Diabetes (NOC) – Indikatoren

Der Klient:

- führt die häusliche Blutzuckerbestimmung innerhalb von 36 h (30.6., 7.00 Uhr) korrekt durch
- äußert innerhalb von 38 h (30.6., 9.00 Uhr) ein Grundwissen des Krankheitsprozesses und der Behandlung
- erklärt innerhalb von 28 h (30.6., 9.00 Uhr) die Gründe für Maßnahmen
- führt innerhalb von 60 h (1.7., 7.00 Uhr) die Verabreichung von Insulin korrekt durch

Edukation: Krankheitsprozess (NIC)

Maßnahmen

- Feststellen des Wissensstandes des Klienten, der Prioritäten des Lernbedarfs, des Wunsches/der Notwendig-

Begründung

Setzt eine Ausgangslinie und gibt der Anleitung/Planung eine Richtung. Die Verbesserung bei der Ehefrau sorgt für eine zu

keit, die Ehefrau in die Edukation einzubeziehen	sätzliche Ressource zur Erinnerung/zum Verstehen und kann bewirken, dass der Klient besser durchhält
• Sorgen für den Leitfaden «Diabetes verstehen» (29.6., vormittags), Vorführen des Films «Leben mit Diabetes» (29.6., 16.00 Uhr), wenn die Ehefrau zu Besuch ist. Aufnahme in die Gruppensitzung (30.6., vormittags), Überprüfen der Informationen und Feedback des Klienten/seiner Ehefrau	Bietet verschiedene Methoden des Zugangszu/Verstärkens von Informationen und verbessert die Gelegenheit zum Lernen/Verstehen
• Erörtern von Faktoren, welche die Diabeteskontrolle beeinflussen/verändern (z. B. Stress, Krankheit, körperliche Betätigung)	In Reaktion auf kurz- und langfristige Stressoren muss die medikamentöse Therapie/Ernährung u. U. umgestellt werden
• Überprüfen auf Zeichen/Symptome einer Hyperglykämie (z. B. Erschöpfung, Übelkeit/Erbrechen, Polyurie/Polydipsie). Erörtern, wie man diese Situation verhindert und evaluiert und wann ärztliche Hilfe in Anspruch genommen werden muss. Den Klienten geeignete Interventionen benennen lassen	Erkennen/Verstehen dieser Zeichen/Symptome und rechtzeitiges Intervenieren hilft dem Klienten, ein erneutes Auftreten zu vermeiden und Komplikationen zu verhindern
• Überprüfen von/Sorgen für Informationen über die Notwendigkeit von Routineuntersuchungen der Füße und einer korrekten Fußpflege (z. B. tägliches Inspizieren auf Verletzungen, Druckstellen, Verhornungen, Kallusbildung; korrektes Schneiden	Senkt das Risiko eines Gewebeschadens, fördert das Verstehen und Verhindern einer stasebedingten Ulkusbildung und von Schwierigkeiten bei der Wundheilung

der Fußnägel; tägliches Waschen, Auftragen einer guten Feuchtigkeitscreme [z. B. Eucerin, Keri, Nivea] 2-mal/d). Empfehlen, locker sitzende Socken und gut sitzende Schuhe zu tragen (neue Schuhe gut einlaufen) und Vermeiden, barfuß zu gehen. Bei einer Verletzung/Hautschädigung des Fußes Waschen mit Seife/Hautreinigungsmittel und Wasser, Abdecken mit sterilem Verband, tägliches Inspizieren der Wunde und Wechseln des Verbandes; Berichten über Rötung, Schwellung oder Sekretabsonderung	
• Unterweisen in der verordneten Insulintherapie	Es kann sich um die vorübergehende Behandlung einer Hyperglykämie bei einer Infektion oder um einen dauerhaften Ersatz für eine orale Therapie mit Antidiabetika handeln
• Humulin N Insulin s. c.	Intermediärinsulin mit einer Wirkungsdauer von im Allgemeinen 18–28 h und einer Spitzenwirkung von 6–12 h
• Gegenwärtig gebrauchtes Fläschchen bei Raumtemperatur lagern (falls innerhalb von 30 Tagen verbraucht	Kaltes Insulin wird schlecht resorbiert
• Zusätzliche Fläschchen im Kühlschrank lagern	Kühlung verhindert starke Temperaturschwankungen und verlängert die Haltbarkeit der Substanz
• Zum Mischen das Fläschchen rollen oder sanft schütteln, Blasenbildung vermeiden	Kräftiges Schütteln kann zur Schaumbildung führen, die wiederum eine korrekte Ent-

	nahme der Dosis beeinträchtigen und das Insulinmolekül schädigen kann **Anmerkung:** Neue Forschungsergebnisse sprechen dafür, dass ein Schütteln des Fläschchens beim Mischen der Suspension effektiver sein kann
• Auswählen der Injektionsstelle (z. B. über dem unteren Abdomen in Z-förmiger Verteilung)	Sorgt für gleichmäßige Resorption des Medikaments. Die Stelle ist für den Klienten im Allgemeinen zugänglich und die Z-förmige Verteilung reduziert den Gewebeschaden auf ein Minimum
• Demonstrieren und dann Beobachten des Klienten beim Aufziehen des Insulins in die Spritze, Ablesen der Markierungen auf der Spritze und Verabreichen der Dosis. Einschätzen der Akkuratesse	Kann mehrere Schulungssitzungen und Übung benötigen, bevor der Klient/seine Ehefrau sich beim Aufziehen und Verabreichen des Medikaments sicher fühlen
• Instruieren in Zeichen/Symptomen einer Insulireaktion/Hypoglykämie (d. h. Erschöpfung, Übelkeit, Kopfschmerz, Hunger, Schwitzen, Reizbarkeit, Zittrigkeit, Angst, Konzentrationsstörung)	Zu wissen, auf was man achten muss, und die geeignete Behandlung zu kennen (z. B. ½ Tasse Pampelmusensaft zur Sofortreaktion und eine Zwischenmahlzeit innerhalb ½ Stunde [z. B. 1 Scheibe Brot mit Erdnussbutter oder Käse, Obst und eine Scheibe Käse für eine nachhaltige Wirkung]) kann Komplikationen verhindern/auf ein Minimum reduzieren
• Sichten von Regeln für «Krankheitstage» (z. B. den Arzt rufen, wenn man zu krank ist, um normal zu essen/aktiv zu bleiben), Verwenden von Insulin nach	Die nötigen Maßnahmen im Falle einer leichten/schweren Erkrankung zu kennen fördert eine kompetente Selbstversorgung und senkt das Risiko einer Hyper-/Hypoglykämie

Verordnung, Führen von Aufzeichnungen in einem Krankentagebuch	
• Instruieren der Ehefrau in der Blutzuckerbestimmung mittels Kapillarblutentnahme, 4-mal/d, bis zum Erreichen stabiler Werte, danach 2-mal/d zu rotierenden Zeiten (z. B. nüchtern und vor dem Mittagessen, vor dem Abendessen und und dem Schlafengehen). Beobachten erneuter Demonstrationen der Prozedur	Die Überwachung per Blutzuckerbestimmung mittels Kapillarblutentnahme liefert akkurate und zeitnahe Informationen über den diabetischen Status. Durch wiederholtes Vorführen-Lassen wird korrektes Erlernen verifiziert.
• Empfehlen, dass der Klient ein Tagebuch über die Blutzuckerbestimmung mittels Kapillarblutentnahme, die Diabetes-Medikation, Dosierung/Injektionsort des Insulins, ungewöhnliche physiologische Reaktionen und die Nahrungsaufnahme führen möge. Umreißen der gewünschten Ziele (z. B. nüchtern 80–110 mg/dl, vor den Mahlzeiten 80–130 mg/dl	Sorgt für eine akkurate Dokumentation zur Überprüfung durch die Betreuungspersonen, um die Wirksamkeit der Therapie/Erfordernisse einzuschätzen
• Erörtern weiterer Fragen der Gesundheitsversorgung, wie Rauchgewohnheiten, Selbstuntersuchung auf Krebs (Brust/Hoden) und das Berichten von Veränderungen des allgemeinen Wohlbefindens	Unterstützt die Beteiligung des Klienten sowie das Bewusstsein und die Verantwortung für die eigene Gesundheit und fördert das Wohlbefinden **Anmerkung:** Rauchen erhöht tendenziell die Insulinresistenz des Klienten

3.3 Mind-/Concept-Mapping – ein weiterer Ansatz zur Planung der Versorgung des Klienten

Jürgen Georg

[Pflegende, die mit dem Pflegeprozess arbeiten sind es gewohnt in den linearen Schritten des Pflegeprozesses zu arbeiten. Demgegenüber erlauben es Mind-Maps oder so genannte «Concept Maps» den Fall eines Klienten zu visualisieren und Zusammenhänge zu erkennen.

Gedankenlandkarten. Pflegende, die Klientensituationen diagnostizieren, also unterscheidend beurteilen, verfügen über ein definiertes Wissen an Pflegediagnosen mit deren Hilfe sie unterscheiden können in welcher Form Klienten pflegebedürftig sind. Praktisch nutzen sie dazu fachsprachliche diagnostische Begriffe. Jede einzelne dieser Diagnosen besteht aus einem Netz von Merkmalen und Einflussfaktoren oder Risikofaktoren, die sich zum Gesamtbild einer Diagnose formen und die mithilfe des PES- oder PR-Formates formuliert werden können. Erfahrene Pflegende sind fähig, viele verschiedene dieser «Bilder» in Klientensituationen wieder zu erkennen oder eine Klientensituation mit diesen Bildern und Begriffsnetzen zu vergleichen. Jedes einzelne dieser Bilder füllt einen Teil ihrer gedanklichen Landkarte aus, die ihnen zur Orientierung und Differenzierung im Pflegealltag dient. Explizit gemacht, und geordnet dargestellt werden können diese kognitiven Netze aus fachsprachlichen Begriffen mit Hilfe von Pflegemodellen. Bei der NANDA stehen dabei *menschlicher Reaktionen* auf aktuelle und potentielle Gesundheitsprobleme im Mittelpunkt. Diese menschlichen Reaktionsmuster erstrecken sich z.B. auf Bereiche wie Gesundheitsförderung, Ernährung, Ausscheidung, Aktivität und Ruhe, sowie Wahrnehmung, Kognition und Selbstwahrnehmung. Das Geflecht aus Klassen und Bereichen bildet die Klassifikation der NANDA, die als NANDA-Taxonomie 2 bezeichnet wird. Sie bietet Pflegenden ein mögliche «Landkarte», um Pflegediagnosen systematisch zu ordnen und zu strukturieren und sich damit selbst in der Vielzahl der diagnostischen Begriffe zu orientieren.

Während diese Gedankenlandkarte in Form einer Pflegeklassifikation eine Orientierung im grossen Massstab bietet und das gesamte Wissen der Pflege über Pflegediagnosen umfasst, bedarf es für die Analyse einer einzelnen Klientensituation viel kleinerer «Karten» in einem überschaubareren Maßstab.

Klientenlandkarten. Während eine Pflegefachperson die Pflegebedürftigkeit eines Klienten einschätzt, sammelt, prüft und ordnet sie zahlreiche Informationen über den Klienten. Aus pflegediagnostischer Sicht sind diese Informationen Merkmale (cues), die es dahingehend zu deuten und zu erklären gilt, ob sie kennzeichnend für ein spezifisches menschliches Reaktionsmuster sind, das sich mit einer Pflegediagnose bezeichnen lässt. – Bildhaft gesprochen verdichten sich hier einzelne Farbtupfer zu Teilen eines Bildes. – Über die einzelne Diagnose hinaus müssen Pflegende bei komplexen Situationen darüber nachdenken, in welcher Beziehung die jeweiligen Diagnosen miteinander stehen. Erst aus diesem Beziehungsgeflecht ergibt sich erst allmählich ein vollständiges Bild der Gesamtsituation, d. h. erst aus der Zusammenschau der einzelnen Teilbilder komplettiert sich das ganze Bild. Aus dieser Gesamtschau heraus lassen sich dann im Pflegeprozess Ziele mit dem Klienten vereinbaren, wirksame Pflegeaktivitäten planen, ausführen und Ergebnisse bewerten. Beim herkömmlichen Pflegeprozess geht aufgrund der linearen und schrittweisen Darstellung der einzelnen Elemente des Prozesses mitunter der Blick für die Zusammenhänge verloren. Deswegen wurde nach Möglichkeiten gesucht, über die lineare Darstellung der Bewohnersituation im Pflegeprozess hinaus, die Zusammenhänge einer Klientensituation anschaulicher darzustellen (**s. Tab. 3-1**). Dazu wurden auch mit Hilfe von Techniken des «Mind Mappings», «Clusterings» und der «One-Page-Method» sogenannte Concept-Maps entwickelt.

Tabelle 3-1: Pflegeprozess (li) und Concept-Maps (re) im Vergleich

Pflegeassessment	Bildhafte Darstellung basierend auf Assessmentdaten
Pflegediagnose	Analyse der Daten Analyse der Beziehungen der Pflegediagnosen untereinander
Pflegeziel **Pflegeplan** **Pflegeintervention**	Erkennen von Zielen, Ergebnissen und Interventionen
Pflegeevaluation	Evaluation

Quelle: McHugh Schuster, P. (2008): Concept Mapping. Philadelphia: FAD.

Concept Maps erlauben es Assessmentdaten bildhaft darzustellen, zu analysieren und Pflegediagnosen daraus abzuleiten, sowie deren Beziehungen untereinander zu veranschaulichen (s. Abb. 3-1).

Diagnosen-Doku: Concept Map ➡ Concept Mapping

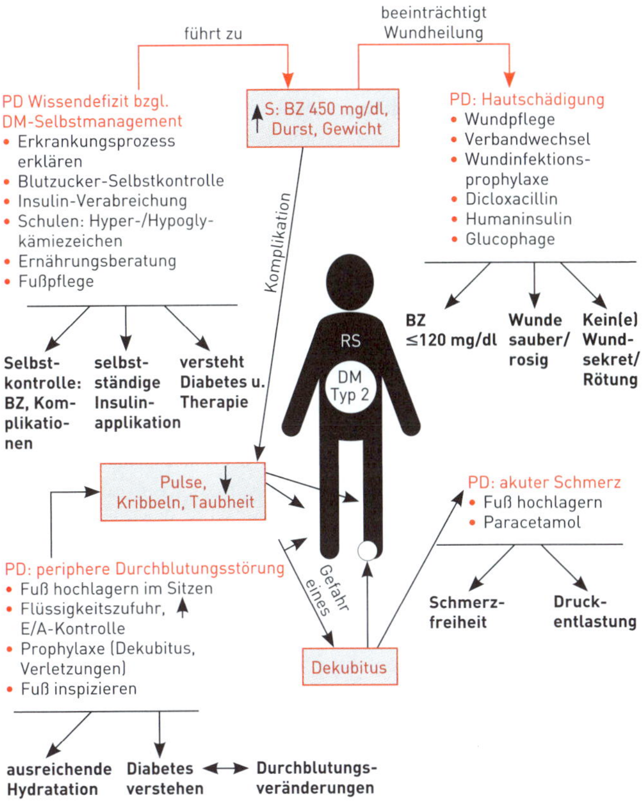

Abkürzungen: BZ = Blutzucker, DM = Diabetes Mellitus, PD = Pflegediagnose, S = Symptome
Farbcodierung: rot = Diagnosen; • = Interventionen; **fett** = Ergebnisse

Abbildung 3-1 zeigt ein/e Mind-/Concept-Map für den Klienten mit Diabetes mellitus Typ 2 aus der Fallbeschreibung in Kapitel 3.2.1.

Im Mittelpunkt steht dabei der Fall des Klienten einschliesslich allfälliger medizinischer Diagnosen. Ausgehend von dieser Situation stellt sich die Frage wie der Klient auf die Situation reagiert, bzw. wie sich seine jeweilige Erkrankung auf seine Lebensaktivitäten oder Gesundheitsverhaltensmuster auswirkt. Im Rahmen einer Concept-Map wird der Klient in der Bildmitte dargestellt und davon ausgehende Auswirkungen auf Lebensaktivitäten und Reaktionen um die Bildmitte gruppiert und Beziehungen des einzelnen Diagnosen und Symptome miteinander werden durch Pfeile dargestellt. Im vorliegenden Fall führte die Unkenntnis des Klienten über seine Erkrankung und den Umgang damit zu einer dauerhaften Erhöhung des Blutzuckerspiegels mit Durstgefühlen und steter Gewichtszunahme. Infolgedessen kam es auf lange Sicht zu peripheren Durchblutungsstörungen und Sensibilitätsstörungen mit Kribbeln und Taubheitsgefühlen. Aufgrund der Sensibilitätsstörungen traten immer wieder Verletzungen auf, die in der Folge, wegen des erhöhten Blutzuckerspiegels schlecht heilten. Gleichzeitig erhöhten diese Sensibilitätsstörungen die Gefahr eines Dekubitus oder führten auch zu einem manifesten Druckgeschwür mit akuten Schmerzen.

Wie in Abbildung 3-1 zu sehen erlaubt diese Form, Zusammenhänge zu veranschaulichen und Wechselwirkungen zu verdeutlichen. Concept-Maps eignen sich daher besonders, um diagnostische Fähigkeiten auszubilden und zu trainieren und um Fälle in Fallkonferenzen anschaulich darzustellen. Anm. d. Hrsg. Aus: Georg, J. (2010): *Concept Mapping. NOVA 41, 1: 46–48].*

Concept-Maps erstellen. Mind- oder Concept-Mapping beginnt im Zentrum der Seite mit einer Wiedergabe des Hauptbegriffs – des Klienten. (Dies hilft zu berücksichtigen, dass der Klient und nicht die medizinische Diagnose oder die Erkrankung im Mittelpunkt des Plans steht.) Von diesem Zentralgedanken ausgehend werden andere Hauptideen hinzugefügt, die sich auf den Klienten beziehen. Verschiedene Konzepte können durch geometrische Formen, durch Farbkodierung oder durch ihre Positionierung auf der Seite zu Gruppen angeordnet werden. Verbindungen zwischen den Gruppen oder innerhalb der Ideengruppen werden wiedergegeben durch Pfeile oder Linien mit angefügten beschreibenden Sätzen, die erklären, in welcher Weise die Gedanken miteinander verbunden sind. So lassen sich viele verschiedene Einzelinformationen *über* den Klienten unmittelbar *mit* diesem selbst verbinden.

Welche Information auch immer gewählt wird, sie wird zur ersten Schicht der Verbindungen – in Gruppen angeordnete Assessment-Daten, Pflegediagnosen oder Ergebnisse. So könnte ein Mind-Map beispielsweise mit Pflegediagnosen beginnen, dargestellt als die ersten «Äste», von denen jeder einzelne für sich auf der Karte aufgeführt wird. Als Nächstes könnte man die Zeichen und Symptome oder die Daten, welche die Diagnosen stützen, hinzufügen oder der Plan könnte mit den zu erreichenden Klientenergebnissen beginnen, zu denen dann Verbindungen zu den Pflegediagnosen hergestellt werden. Nach Abschluss des Plans sollte dieser eine Pflegediagnose (gestützt durch subjektive und objektive Assessment-Daten), Pflegeinterventionen, gewünschte Klientenergebnisse sowie jedwede Evaluationsdaten enthalten – alle in einer Weise miteinander verbunden, die zeigt, dass eine Beziehung zwischen ihnen besteht. Ganz entscheidend ist, sich klar zu machen, dass es für die Informationselemente keine vorgegebene Ordnung gibt, da eine Gruppe weder wichtiger ist als eine andere noch unter eine andere «subsumiert» wird. Es ist jedoch wichtig, dass sich die Informationselemente innerhalb eines Astes bei jedem Ast in der gleichen Reihenfolge finden .

4. Pflegediagnosen – Gegenstand und Hintergründe

Jürgen Georg, Chris Abderhalden

4.1 Übersicht

Das folgende Kapitel ordnet Pflegediagnosen in den Pflegeprozess ein, erläutert den Zusammenhang von Pflegeassessment und -diagnosen, definiert konzeptionell, kontextuell und strukturell was Pflegediagnosen sind und zeigt wie sich Pflegediagnosen anwenden lassen.

4.2 Pflegediagnosen und Pflegeprozess

Pflegediagnosen sind Teil des Pflegeprozesses. Der *Pflegeprozess* ist ein logischer, klientenzentrierter, zielgerichteter, universell anwendbarer und systematischer Denk- und Handlungsansatz, den Pflegende während ihrer Arbeit nutzen (vgl. Wilkinson, 2012). Im Rahmen dieses Prozesses werden aktuelle und potenzielle Gesundheitsprobleme, Entwicklungspotenziale und Ressourcen eingeschätzt, diagnostiziert sowie gezielte Interventionen geplant, ausgeführt und bewertet, um Ressourcen und Möglichkeiten zur Förderung der Gesundheit zu nutzen, zu entwickeln und aktuelle und potenzielle Gesundheitsprobleme und Krisen zu lösen, zu lindern oder Menschen bei deren Bewältigung zu unterstützen. Eine Pflegediagnose wird nach einem *Pflegeassessment* erstellt. Dabei schätzt die Pflegende systematisch Klienten ein, indem sie sie beobachtet, befragt und untersucht. Das Pflegeassessment klärt, ob ein Bedarf an pflegerischen Interventionen besteht, weil Aktivitäten, Beziehungen und existenzielle Erfahrungen des Lebens nicht mehr unabhängig ausgeführt, gestaltet oder bewältigt oder Gesundheitsverhaltensmuster nicht mehr funktionell ausgeführt werden können.

Die *Pflegediagnose* bildet den Ausgangspunkt, um mit Klienten und Angehörigen festzulegen, wie sie prioritär betreut und beraten werden möchten und um gemeinsame *Pflegeziele* und Kriterien für die Bewertung der Ergebnisse der Pflegeinterventionen zu vereinbaren. Ausgehend von den Einfluss- oder Risikofaktoren der Pflegediagnosen wird ein *Pflegeplan* zur pflegerischen Betreuung entwickelt, der geeignete und effektive *Pflegeinterventionen* auswählt und festlegt, um aktuelle Gesundheitsprobleme zu lösen, zu lindern oder zu bewältigen, um potenziellen Gesundheitsproblemen vorzubeugen und um dem Wunsch nach Gesundheitsförderung nachzukommen. Im Rahmen der *Pflegeinterventionen* werden Ressourcen genutzt, Maßnahmen ausgeführt und der Gesundheitszustand von Klienten und Angehörigen kontinuierlich eingeschätzt. Abschließend wird mittels *Pflegeevaluation* bewertet, ob die angestrebten Ziele erreicht wurden, das Assessment umfassend, die Diagnosen akkurat und die geplanten Interventionen effektiv waren.

Parallel zum Pflegeprozess läuft ein *Beratungs-* und *Entlassungsprozess* (s. Abbildung 4-3, S. 113). Während des *Beratungsprozesses* werden die Lernfähigkeiten und -motivation eingeschätzt, der Lernbedarf benannt, Lernziele vereinbart, ein Informations-, Schulungs- und Beratungsplan entwickelt, durchgeführt und bewertet. Im Rahmen des *Entlassungsprozesses* wird prognostiziert, ob der Klienten oder Angehörige nach der Entlassung noch von einer Pflegenden betreut oder beraten werden müssen. Während des Entlassungsprozesses werden mögliche Entlassungsprobleme erkannt und benannt, Entlassungsziele gemeinsam formuliert, ein Entlassungsplan entwickelt, ausgeführt und bewertet (vgl. Georg, 2007).

4.3 Pflegeassessment und Pflegediagnosen

Das *Pflegeassessment* ist der erste Schritt des Pflegeprozesses. Mittels eines Pflegeassessments schätzen Pflegende Klienten ein. Ohne diesen Schritt sind Pflegediagnosen nicht möglich oder leicht fehleranfällig. Der Begriff des Assessments wurde vom Englischen (engl. Assessment = Einschätzung, Beurteilung, Bewertung, Einstufung) übernommen. Bezogen auf die Pflege von Menschen geht es darum, Klienten und Familien systematisch einzuschätzen. Pflegende tun dies indem sie Klienten beobachten, befragen und körperlich untersuchen. Als Systematik dienen Strukturierungshilfen für pflegerische Informationen wie ABEDLs (Krohwinkel, 2008), funktionelle Gesundheitsverhaltensmuster (Gordon, 2013) oder die in diesem Buch beschriebene «thematische Gliederung». Pflegende schätzen in diesem Sinne systematisch die Ressourcen, gesundheitlichen Entwicklungspotenziale, Risiken und Pflegeprobleme und potenziellen Komplikationen ein. Sie erkennen damit aktuelle und potenzielle Gesundheitsprobleme und Entwicklungspotenziale bezüglich der unabhängigen Ausführung von Lebensaktivitäten, Gestaltung von Beziehungen und der Bewältigung existenzieller Erfahrungen des Lebens (ABEDLs) oder der funktionellen Ausführung gesundheitsbezogener Verhaltensmuster.

Pflegeassessments erfolgen zeitlich betrachtet *initial*, zu Beginn einer professionellen Pflegebeziehung, *fortlaufend* während des Pflegeprozesses und *rückwirkend*, um Pflegeergebnisse zu bewerten oder zu evaluieren. Ein Pflegeassessment kann übersichtsartiger *(Screening-Assessment)*, umfassender *(Basisassessment)* und/oder spezifischer *(Fokusassessment)* Form sein und es umfasst die *Elemente* des Beobachtens, Befragens und Untersuchens. *Ziel* des Pflegeassessments ist es, aktuelle und potenzielle Gesundheitsprobleme in Form von Pflegediagnosen zu erkennen sowie Ressourcen und Entwicklungspotenziale zum unabhängigen Ausführen von Aktivitäten des Lebens, zum Gestalten von Beziehungen und zum Bewältigen von existenziellen Erfahrungen des Lebens zu identifizieren (vgl. Georg, 2004 u. 2006a).

Allegorisch bildhaft gesprochen geht es bei einem Pflegeassessment darum, sich ein Bild vom Klienten zu machen in den man Stück für Stück einzelne Puzzleteile (Informationen) in einen Rahmen (Pflegemodell) zu einem Ganzen zusammenfügt (vgl. Georg, 2004).

Ein Pflegeassessment stellt, wie eingangs beschrieben, den ersten Schritt im Rahmen des Pflegeprozesses dar. Es bildet die Informationsbasis, aus der sich evtl. Pflegediagnosen, Ressourcen und potenzielle Komplikationen ableiten. Ohne ein systematisches Pflegeassessment ist es nicht möglich, akkurate und genaue Pflegediagnosen zu erstellen (Lunney 2007, Wilkinson 2012). Der Weg vom Pflegeassessment zur -diagnose wird in Form des *diagnostischen Prozesses* beschrieben. Im Rahmen des diagnostischen Prozesses werden, wie in **Abbildung 4-1** dargestellt, nach einem Beziehungsaufbau und Vertrauenbildungsprozess, Informationen über den Gesundheitszustand einer Person gesammelt, geprüft, geordnet, Muster erkannt, erste Eindrücke getestet und Informationen berichtet und

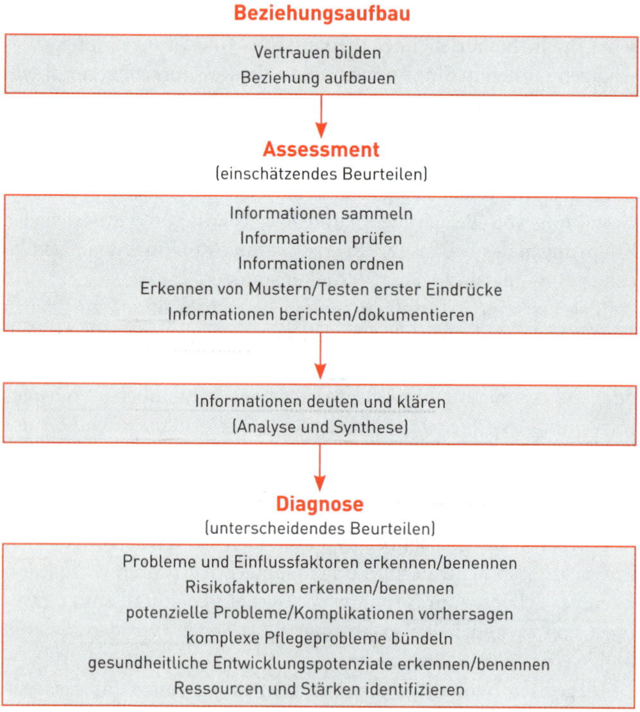

Abbildung 4-1: Der diagnostische Prozess und der Vertrauenbildungsprozess bzw. Beziehungsaufbau nach einem von Georg erweiterten Modell nach Alfaro-LeFevre (2013, S. 95) und Domenig (2007, S. 214).

dokumentiert, um über das Deuten und Erklären der Informationen zu einer Pflegediagnose zu gelangen (Alfaro-LeFevre, 2013). Alternativ zu diesem Modell, lässt sich der pflegediagnostische Prozess der Entscheidungsfindung und es kritischen Denkens auch mit einem von Müller Staub (2006) entwickelten Modell beschreiben, das die folgenden sechs Schritte **(Abb. 4-2)** umfasst:

1. Wahrnehmen von Problemen und Pflegebedarfen
2. Suchen von alternativen Erklärungen und Ausschließen von Pflegediagnosen
3. Synthetisieren bzw. Zusammenführen von Hypothesen und Vermutungen

Sechs-Schritte-Modell pflegediagnostischer Entscheidungsfindung und Kritischen Denkens

Die Identifikation von Pflegebedürfnissen schließt den Einsatz von Erfahrung, Expertise und Intuition der Pflegeperson mit ein

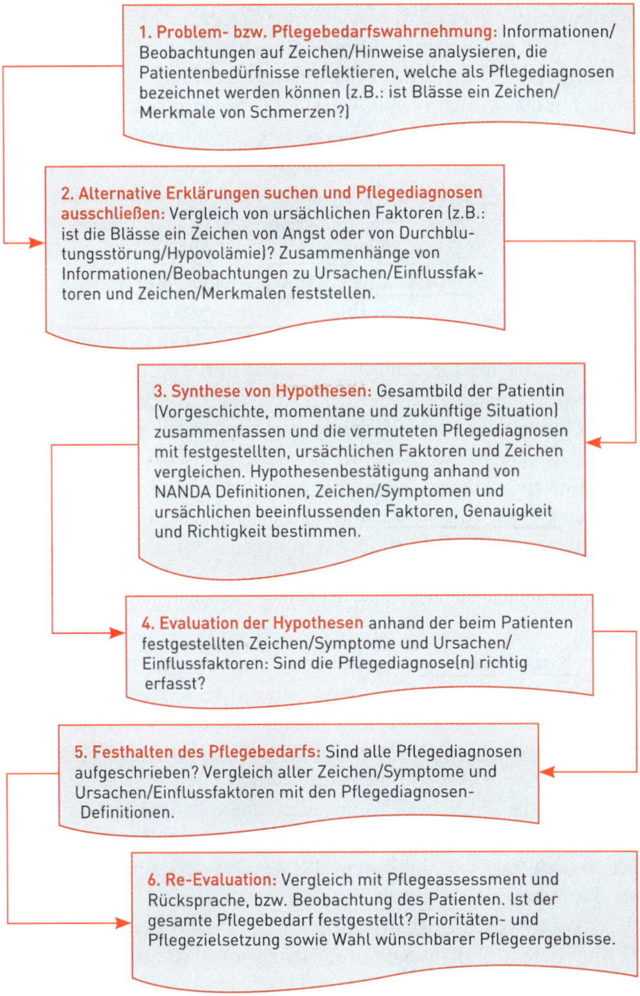

Abbildung 4-2: Sechs-Schritte-Modell pflegediagnostischer Entscheidungsfindung und kritischen Denkens (Müller Staub, 2006)

4. Evaluation oder Bewertung der Hypothesen bzw. Vermutungen
5. Festhalten des Pflegebedarfs
6. Re-Evaluation und Neubewertung.

Pflegeassessment und Pflegeevaluation (frz. évaluer = (ab)schätzen, berechnen) stellen einschätzende und bewertende Elemente am Anfang und am Ende des Pflegeprozesses dar. Beim Pflegeassessment handelt es sich primär um die initiale und fortlaufende Einschätzung der Pflegebedürftigkeit. Bei der Pflegeevaluation wird rückwirkend bewertet, ob Pflegediagnosen akkurat gestellt, Pflegeziele erreicht wurden und Pflegeinterventionen wirksam waren.

Hinsichtlich der Spezifität der gesammelten Informationen lassen sich drei Formen des Pflegeassessments – Screening-, Basisassessment und Fokusassessment – unterscheiden. Ein *Screening-Assessment* (engl. to screen sb/st = etwas genauer untersuchen, jemanden einer Auswahlprüfung unterziehen, jemanden auf etwas hin untersuchen, durchsieben) stellt eine initiale Einschätzung des Gesundheitszustandes eines Klienten dar, die dazu dient, sich einen ersten Eindruck über möglicherweise vorliegende Gesundheitsprobleme zu verschaffen. Man arbeitet mit einem groben Raster an geschlossenen Fragen, Beobachtungskriterien und Untersuchung und schaut was im «Sieb» hängen bleibt (vgl. Alfaro-LeFevre, 2012; Reuschenbach/Mahler, 2011). Als Muster für ein Screening-Assessment für alte Menschen können das geriatrische Screening in Nikolaus und Pientka (1999) und andere Screenings in Gupta (2013) dienen.

Ein *Basisassessment* stellt eine umfassende initiale Informationssammlung über den Gesundheitszustand eines Klienten mittels Gespräch, Beobachtung und Untersuchung dar. Es dient dazu, den Gesundheitszustand und die Pflegebedürftigkeit des Bewohners und/oder seiner Angehörigen umfassend einzuschätzen und eine professionelle Pflegebeziehung aufzubauen (vgl. Alfaro-LeFevre, 2013, Wilkinson, 2012). Informationen aus einem Basisassessment lassen sich mit verschiedenen Pflege- und Assessmentmodellen strukturieren, z. B.:

- Aktivitäten des täglichen Lebens [ATL], (Juchli 1997, s. S. 1389)
- Aktivitäten, Beziehungen und existenzielle Erfahrungen des Lebens [ABEDL], (Krohwinkel, 2008, s. S. 1399)
- Funktionelle Gesundheitsverhaltensmuster [FVM], (Gordon, 2012, s. S. 1354)

- Funktionelle Selbständigkeitsmessung [FIM], (IVAR, 1999)
- Lebensaktivitäten [LA], (Roper, Logan, Tierney, 2009, s. S. 1371)
- Menschliche Reaktionsmuster (NANDA-I, 2010, s. S. 1347)
- Pflegeabhängigkeit [PAS] (Dassen et al., 2011, vgl. S. 1380)
- RAI-Abklärungshilfen [RAPs/CAPs], (Garms-Homolová, Gilgen, 2000; Garms-Homolová, 2002, s. S. 1408)
- Selbstpflegeerfordernisse [SPE], (Orem, 1997, Taylor/Renpenning, 2013)
- Thematische Gliederung (Doenges et al., 2012, s. S. 1364)

Eine Zuordung der NANDA-I-Pflegediagnosen zu diesen Pflege- und Assessmentmodellen erfolgt in Kapitel 6, ab Seite 1341)

Ein *Fokusassessment* stellt eine spezifische Form der Informationssammlung dar. Sie erhebt weitergehende Informationen über ein spezifisches Problem oder einen spezifischen Zustand (vgl. Alfaro-LeFevre 2013, Wilkinson 2012, Carpenito-Moyet, 2013). Schlüsselfragen im Rahmen eines Fokusassessments sind:

- Was ist der gegenwärtige Status des Problems (liegen Kennzeichen, Symptome oder Risikofaktoren eines Problems vor)?
- Weisen die mit den Ausgangsinformationen verglichenen Daten darauf hin, dass sich das Problem gebessert, verschlechtert hat oder unverändert ist?
- Welche Faktoren beeinflussen das Problem; wie wurde bislang mit diesen Faktoren umgegangen?
- Wie sieht der Klient das Problem, wie wurde bislang damit umgegangen?

Hinweise auf Inhalte eines fokussierten Assessments geben Doenges/Moorhouse und Geissler-Murr in den Abschnitten «1. Pflegepriorität» bei den jeweiligen Pflegediagnosen dieses Buches.

Beispiele für Fokusassessments finden sich u. a. zu folgenden Themen: Atmung/Atemprobleme (Kraut/Kasper 2000), Dekubitus/-gefahr (Schröder/Kottner 2011), Hoffnung/Hoffnungslosigkeit (Farran et al. 1998), Inkontinenz (Hayder et al. 2012), Machtlosigkeit (Fitzgerald Miller 2003), Schlaf/Schlafstörung (Morgan/Closs 2000), Schmerz (Carr/Mann, 2009), Sturz/Sturzgefährdung (Tideiksaar, 2008), Wahrnehmung (Buchholz/Schürenberg, 2012).

Im Rahmen eines Fokusassessments können auch sog. *Pflegeassessmentinstrumente* genutzt werden (Reuschenbach/Mahler 2011), die zur Quantifizierung der Einschätzungsbefunde dienen und es mit Hilfe von Bewertungskriterien und/oder numerischen Einschätzungsskalen erlauben, den Ausprägungsgrad des jeweiligen Kriterium zu messen. Bekanntesten Skalen sind u.a. die Norton-Skala zur Einschätzung der Dekubitusgefahr (Schröder/Kottner 2012) oder der Bartel-Index zur Einschätzung der ADL-Selbstversorgungsfähigkeiten (Mahoney/Barthel, 1965). Weitere pflegerische Einschätzungsinstrumente finden sich in den Büchern über das Assessment älterer Menschen (Nikolaus/Pientka 1999 u. Gupta 2012) und in dem Werk über Assessmentinstrumente in der Pflege von Bartholomeyczik und Haleck (2004/9) sowie (Reuschenbach/Mahler 2011).

4.4 Pflegediagnosen und -diagnostik

Pflegediagnosen bilden den zweiten Schritt des Pflegeprozesses. Pflegediagnostisch geht es darum, den Gesundheitszustand eines Klienten unterscheidend zu beurteilen, zu erkennen und zu benennen. Die Liste der diagnostischen Begriffe umfasst z. Zt. 204 Pflegediagnosen (NANDA-I, 2010).

Was Pflegediagnosen sind, lässt sich auf drei Ebenen definieren. Erstens *konzeptionell*, d.h. was versteht man unter Pflege und wie definiert man den Gegenstand von Pflege (⇨ Pflegeverständnis). Zweitens *kontextuell*, in welchen Prozess sind Pflegediagnosen eingebettet und wie sind sie mit den anderen Elementen des Prozesses verknüpft (⇨ Pflegeprozess). Drittens *strukturell*, welche Arten von Pflegediagnosen gibt es und wie sind sie aufgebaut. – Die bekannteste Definition der NANDA International (2010) lautet:

«Eine **Pflegediagnose** ist eine klinische Beurteilung der Reaktion eines Individuums, einer Familie oder einer Gemeinde/Gemeinschaft auf aktuelle oder potenzielle Gesundheitsprobleme/Lebensprozesse. Pflegediagnosen bilden die Grundlage, um Pflegeinterventionen auszuwählen, um Ergebnissen zu erreichen für die Pflegende verantwortlich sind.»

Diese Definition fußt konzeptionell auf einem Pflegeverständnis des amerikanischen Pflegeverbandes (ANA, 1980). Die ANA versteht Pflege als «Diagnose und Behandlung menschlicher Reaktionsmuster auf aktuelle und potenzielle Gesundheitsprobleme». Nach diesem, für den deutschsprachigen Raum ungewöhnlichen, Verständnis sind auch «Gemeinden» Empfänger von Pflege. – Legt man zur Klärung des Pflegeverständnisses konzeptionell die Aktivitäten, Beziehungen und existenziellen Erfahrungen des Lebens (AEBDL) aus dem Modell der «fördernden Prozesspflege» von Monika Krohwinkel (2008) zu Grunde oder die funktionellen Gesundheitsverhaltensmuster von Marjory Gordon (2003, 2013) und definiert man *kontextuell* den Prozess, in den Pflegediagnosen eingebettet sind, als Pflegeprozess in dem aktuelle und potenzielle Gesundheitsprobleme eingeschätzt (Pflegeassessment), erkannt, benannt (Pflegediagnose) sowie gezielt (Pflegeziele) und geplant (Pflegeplan) gelöst (Pflegeintervention) und die Pflegeergebnisse bewertet (Pflegeevaluation) werden, dann kann man Pflegediagnosen auch folgendermaßen definieren:

«Eine **Pflegediagnose** ist eine unterscheidende Beurteilung, die von professionell Pflegenden nach einem Assessment – bestehend aus Beobachtung, Interview, körperlicher Untersuchung und Ressourceneinschätzung – gemacht wird. Diese Beurteilung bezieht sich auf die Art, die möglichen Einflussfaktoren und die Merkmale oder Risikofaktoren für aktuelle oder potenzielle Gesundheitsprobleme oder -syndrome und Entwicklungspotenziale von Individuen und Familien, deren Unabhängigkeit hinsichtlich der *Aktivitäten, Beziehungen und existenziellen Erfahrungen des Lebens (ABEDL)* [oder der *funktionellen Gesundheitsverhaltensmuster* gestört] beeinträchtigt oder entwicklungsfähig sind. Pflegende sind für das Stellen von Pflegediagnosen zuständig und verantwortlich. Pflegediagnosen bilden die Grundlage, um Interventionen auswählen, planen und durchführen zu können, und um gemeinsam vereinbarte Ziele und Ergebnisse erreichen und bewerten zu können (Georg, 2006b).»

Die *konzeptionelle Definition* von Pflegediagnosen wird im oberen Teil der **Abbildung 4-3** (S. 112) veranschaulicht. Pflegende betreuen, beraten und überwachen insbesondere Individuen und Familien über die gesamte Spanne des Lebenslaufs. Ziel ihrer Arbeit ist, die Gesundheit und das Wohlergehen von Individuen und Familien zu erhalten und zu fördern. Ein weiteres Ziel ist es Individuen und Familien dabei zu unterstützen, unabhängig und selbstbestimmt Aktivitäten auszuführen, Beziehungen zu gestalten und existenzielle Erfahrungen des Lebens zu bewältigen und bei vorübergehend beeinträchtigter Unabhängigkeit für Individuen und Familien zu sorgen, sie zu betreuen, zu beraten bis sie ihre Autono-

Zusammenhang zwischen Pflegemodellen (ABEDL, Funktionelle Gesundheitsverhaltensmuster) und Pflegeprozess (●). Die Kästchen (■) kennzeichnen die Elemente des parallel verlaufenden Beratungsprozesses. Die Schritte des Entlassungsprozesses (▶) werden durch einen Pfeil gekennzeichnet (Georg, 2006).

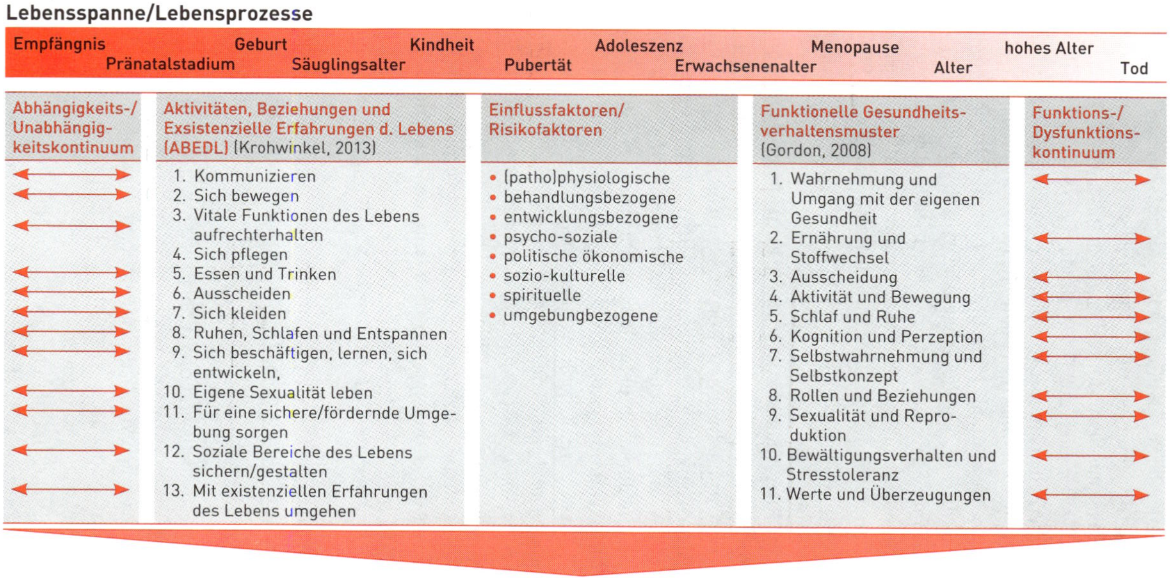

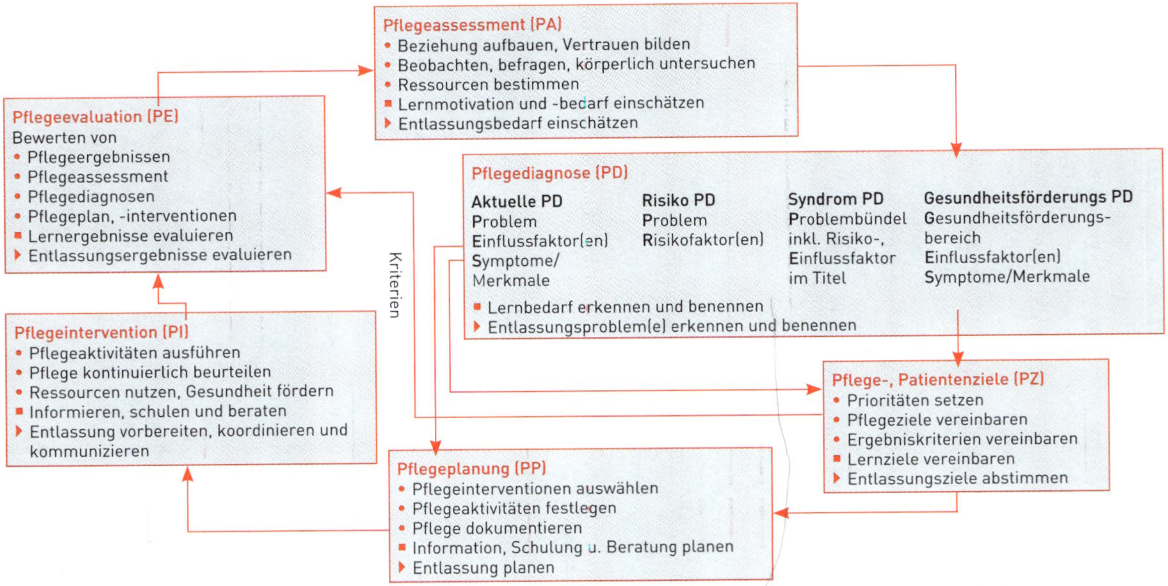

Abbildung 4-3: Pflegediagnosen, konzeptionelle, kontextuelle und strukturelle Ebene; Modelle (ABEDL, funktionelle Gesundheitsverhaltensmuster), Pflegeprozess, Beratungs- und Entlassungsprozess (© Georg, 2006, 2012)

mie wieder erlangen. Dabei greifen Pflegende auf ihr Wissen über (patho-)physiologische, behandlungs-, entwicklungs- und umgebungsbezogene, sowie psychosoziale, politisch-ökonomische, kulturelle und spirituelle Einfluss- und Risikofaktoren zurück, die das unabhängige Ausführen, Gestalten und Bewältigen von Aktivitäten, Beziehungen und existenziellen Erfahrungen des Lebens fördern oder behindern. Anders betrachtet sorgen Pflegende dafür, dass Individuen und Familien, ungestört funktionelle Gesundheitsverhaltensmuster ausleben und entwickeln können und sie erkennen, benennen und behandeln gestörte gesundheitsbezogene Verhaltensmuster in Form von Pflegediagnosen (vgl. Georg, 2006a).

Die *strukturelle Definition* einer Pflegediagnose beschreibt welche Diagnosen-Typen es gibt und wie diese aufgebaut sind und dokumentiert werden können. **Tabelle 4-1** gibt einen Überblick über die fünf verschiedenen Typen von Pflegediagnosen, ihre Definition und Struktur mit exemplarischen Formulierungen und Beispielen einzelner Diagnosen.

Offiziell werden die vier Pflegediagnosen-Typen der NANDA-I wie folgt definiert:

- «*Aktuelle Pflegediagnosen* beschreiben klinische Beurteilungen menschlicher Erfahrungen/Reaktionen auf Gesundheitszustände/Lebensprozesse, die bei Individuen, Familien oder Gemeinschaften vorkommen. Sie bestehen aus: Diganosetitel und -definition, bestimmende Merkmale (Kennzeichen und Symptome) und möglichen ursächlichen oder beeinflussenden Faktoren»
- «*Risiko-Pflegediagnosen* beschreiben klinische Beurteilungen menschlicher Erfahrungen/Reaktionen auf Gesundheitszustände/Lebensprozesse, die sich mit hoher Wahrscheinlichkeit bei verletzlichen (vulnerablen) Individuen, Familien oder Gemeinschaften entwickeln können. Sie bestehen aus: Diganosetitel, –definition und Risikofaktoren, die zu einer erhöhten Verletzlichkeit (Vulnerabilität) führen»
- «*Syndrom-Pflegediagnosen* beschreiben klinische Beurteilungen eines Bündels (cluster) von Pflegediagnosen, die zusammen vorkommen und am Besten gemeinsam mit ähnlichen Interventionen angegangen werden. Sie bestehen aus Diganosetitel und -definition und zwei oder mehr Pflegediagnosen, die als bestimmende Merkmale dienen. Beeinflussende Faktoren können

Tabelle 4-1: Pflegediagnosen – Typen, Definitionen, Aufbau, Dokumentation und Beispiele (Jürgen Georg)

Typen	Definition	Struktur	Beispiel	PD-Titel (Bsp.)
Aktuelle Pflegediagnosen	Die Beurteilung des Zustandes eines Individuums, einer Familie oder sozialen Gemeinschaft, der durch den Nachweis von Symptomen und Kennzeichen belegt werden konnte	dreiteilig; PES, **P**roblemtitel, **E**influssfaktor **S**ymptom und Merkmal	**P:** Selbstversorgungsdefizit, beeinflusst durch (b/d) **E:** einschränkte körperliche Mobilität, (a/d) **S:** Unfähigkeit, sich selbständig Rücken und Beine zu waschen	Selbstversorgungsdefizit, beeinträchtigte körperliche Mobilität, Inkontinenz, Körperbildstörung, akute Verwirrtheit, chronischer Schmerz, Machtlosigkeit
Risiko-Pflegediagnosen	Die Beurteilung eines Individuums, einer Familie oder sozialen Gemeinschaft als anfälliger für die Entwicklung eines Problems als andere in der gleichen Situation	zweiteilig; PR, **P**roblemtitel, **R**isikofaktor	**P:** Dekubitusgefahr, beeinflusst durch (b/d) **R:** lang anhaltende Druckeinwirkung infolge eingeschränkter Bewegung und auftretende Scherkräfte beim Lagern	Dekubitusgefahr, Infektionsgefahr, Verletzungsgefahr, Gefahr einer Rollenüberlastung pflegender Bezugspersonen, Sturzgefahr, Suizidgefahr
Syndrom-Pflegediagnose	Syndrom-Pflegediagnosen sind komplexe Bündelungen (cluster) einzelner Pflegediagnosen	einteilig; Pflegediagnosentitel gibt Hinweis auf die Ursache und Einflussfaktoren des Problems	Immobilitätssyndrom	Gefahr eines Immobilitätssyndroms, Vergewaltigungssyndrom, posttraumatisches Stresssyndrom, Relokationsstresssyndrom
Gesundheitsförderungs-Pflegediagnose	Die Beurteilung eines Individuums, oder einer Familie oder sozialen Gemeinschaft, die sich in einem Übergangsstadium zu einem höheren Gesundheitsniveau befinden und das/die eine Bereitschaft zur Gesundheitsförderung signalisiert/en	zweiteilig; GES meist mit Zusatz «Bereitschaft für ein verbessertes ...» **G**esundheitsförderungs-Diagnosentitel **E**influssfaktor **S**ymptom und Merkmal	**G:** Bereitschaft für eine verbesserte Ernährung, beeinflusst durch b/d **E:** geäußerten Wunsch, mehr über Nährstoffe und Nahrungsmittelgruppen zur Gesunderhaltung zu erfahren	Effektives Stillen, Bereitschaft für eine verbesserte/n Ernährung, Hoffnung, Schlaf oder Kommunikation
Verdachts-Pflegediagnosen	Die vorläufige Beurteilung des Zustandes eines Individuums, einer Familie oder sozialen Gemeinschaft, die noch durch den Nachweis von Merkmalen und Symptomen belegt werden muss	zweiteilig PE; Problemtitel, Einflussfaktor – «Verdacht auf», Abk.: «V. a. ...»	V. a.: Körperbildstörung, beeinflusst durch (b/d) E: veränderte äußere Erscheinung, sekundär beeinflusst durch Stomaanlage	

eingeschlossen werden, falls sie zur Klarheit der Diagnosen beitragen»

- «*Gesundheitsförderungs-Pflegediagnosen* beschreiben klinische Beurteilungen der Motivation und des Wunschs eines/r Individuums, Familie oder Gemeinschaft, Wohlbefinden zu erhöhen und menschliches Potiential zu aktualisieren; diese werden in der Bereitschaft, spezifische Gesundheitsverhalten zu verbessern, ausgedrückt und können in jedem Gesundheitszustand eingesetzt werden» (NANDA International, 2010).

4.4.1 Was ist das Ziel des Formulierens einer Diagnose?

Alle Pflegediagnosen (PDx) zusammen sollen eine informative, übersichtliche, anschauliche, individuelle Kurzbeschreibung oder Charakterisierung der Pflegesituation ergeben. – Die Liste aller Pflegediagnosen eines Klienten soll *den gesamten Bedarf an Pflege* umschreiben. Dazu gehören:

- der «banale», wenig problematische Bedarf an Hilfe bei einzelnen Alltagsaktivitäten
- der Bedarf an Unterstützung/Begleitung bei schwierigen, belastenden Problemen im psychosozialen Bereich (Krankheitserleben, Krankheitsverarbeitung etc.)
- die nötige Unterstützung beim Vermeiden gesundheitlicher Probleme bzw. beim Erlangen eines möglichst hohen Maßes an Wohlbefinden.

4.4.2 Wann werden Pflegediagnosen formuliert?

Erste Pflegediagnosen können formuliert werden, sobald erste Informationen über einen Klienten zur Verfügung stehen (Beobachtungen, Äußerungen der KlientInnen, Mitteilungen von Angehörigen etc.). Einige Diagnosen können aufgrund von Beobachtungen auch dann gestellt werden, wenn ein Gespräch mit dem Klienten unmöglich ist oder noch nicht stattgefunden hat. Beispiele dafür sind Pflegediagnosen, wie beeinträchtigte körperliche Mobilität, Schluckstörung, Verletzungsgefahr, Gefahr der fremdgefährdenden Gewalttätigkeit, akute Verwirrtheit u. a.). Andere Diagnosen können ohne entsprechende Äußerungen der KlientInnen und ohne eine sorgfältige Situationsabklärung *nicht* (oder nur in Ausnahmefällen) gestellt werden. Beispiele dafür sind Pflegediagnosen, wie soziale Isolation, Sinnkrise, Machtlosigkeit oder Hoffnungslosigkeit u.a.).

Erste Diagnosen können durchaus als «Verdachtsdiagnosen» *(Verdacht auf... [V.a.])* formuliert werden, oder einzelne Teile der Diagnosen (z.B. beeinflussende Faktoren/Ursachen) können als Vermutung festgehalten werden *(«unklare Ursache»). Die vollständige, definitive Liste der Pflegediagnosen* kann dann erstellt werden, wenn die Informationssammlung (Pflegeanamnese und -assement, Beobachtungen) abgeschlossen ist. *Weitere Pflegediagnosen* kommen im Verlauf der Pflege dazu, während andere wegfallen können, weil das Problem gelöst wurde. Pflegediagnosen müssen auch dann gestellt werden, wenn im Moment noch nicht klar ist, ob und wie dem Klienten geholfen werden kann!

4.4.3 Die PES-Struktur vollständiger Pflegediagnosen

Vollständige Pflegediagnosen werden nach dem PES-Format formuliert. PES bedeutet «**P**roblem – **E**influssfaktoren/Ursachen – **S**ymptome»[1]. Demgemäß bestehen sie aus folgenden drei Hauptelementen:

P	Problem	– Diagnosetitel und Definition (= betroffene Funktion und Beurteilung), evtl. mit Präzisierung
+	+	+
E	Einflussfaktoren	(Ursachen/beeinflussende Faktoren) oder Risikofaktoren
+	+	+
S	Symptome	Bestimmende Merkmale (Erscheinungsform) des Problems im konkreten Fall

Alternativ können auch die «3-W-Fragen» angewandt werden:

- *Was* ist das Problem (Diagnosetitel und Definition)?
- *Warum* tritt das Problem auf (Ursachen/beeinflussende Faktoren oder Risikofaktoren)?
- *Wie* sieht das Problem aus (Merkmale/Kennzeichen)?

1 Die Abkürzung kommt aus dem Englischen, wo PES für *problem, etiology, symptom* steht.

Beispiele:

Diagnosenbestandteil Problem	**Beispiel 1**	**Beispiel 2**
Diagnosename[2] (Funktion + Beurteilung)	Selbstversorgungs-defizit	Hautschädigung
Inhaltliche Präzisierung	Essen	(Beinstumpf re.)
Präzisierung bezüglich Grad/Ausmaß	Grad III	
Präzisierung zum Zeitverlauf	–	akut
evtl. Taxonomie-Nr.	00102	00046
Beeinflussende Faktoren	Neuromuskuläre Beeinträchtigung (re. Arm)	Mechanische Faktoren (z. B. Scherkräfte,Druck)
Bestimmende Merkmale	Unfähigkeit, Nahrung vom Gefäss in den Mund zu befördern	Zerstörte Hautschichten

4.4.4 In zehn Schritten zur Pflegediagnose

Wie Pflegende eine Pflegediagnose stellen können, lässt sich kurzgefasst in zehn Schritten beschreiben, die im folgenden Kasten dargestellt werden.

10 Schritte zur Pflegediagnose

1. Lernen Sie den Klienten* und seine Familie/Angehörige kennen, bauen Sie eine professionelle Beziehung und ein Vertrauensverhältnis zu ihm/ihnen auf.

* (schließt auch Bewohner, Klienten, Pflegeempfänger und Gäste beiderlei Geschlechts mit ein.)

1 Im Beispiel 1 besteht der Diagnosename aus der Funktion «Selbstversorgung» und der Beurteilung «Defizit», im Beispiel 2 ist die Funktion «Haut», die Beurteilung «Schädigung»; bei einigen Pflegediagnosen wird das problematische Phänomen direkt in einem Begriff benannt/beurteilt (z. B. Schmerz, Obstipation).

2. Sammeln Sie *direkte* Informationen von Klienten, indem Sie sie befragen, beobachten und untersuchen. Sammeln Sie *indirekt* Informationen von den Angehörigen, anderen Teammitgliedern oder aus den schriftlichen Unterlagen. – Was sind die wichtigsten Anliegen? Hauptsorgen? Pflege-/Hilfsbedürftigkeit? Krisenerfahrungen? Risiken? Ressourcen?
3. Fassen Sie die Informationen zusammen und ordnen Sie diese Ihrer Assessmentstruktur (z. B. Aktivitäten, Beziehungen und existenziellen Erfahrungen des Lebens [ABEDLs], Funktionelle Gesundheitsverhaltensmuster, Modell der integrierten Pflegeplanung) zu.
4. Identifizieren Sie allgemeine Probleme, fassen Sie die Informationen nochmals zusammen, sammeln Sie b. Bed. weitere Daten und formulieren Sie eine vermutete Pflegediagnose, die zutreffen könnte.
5. Wählen Sie dazu passende Pflegediagnosen aus und überprüfen Sie ob die Klientendaten mit der Definition und den Merkmalen oder Risikofaktoren der Pflegediagnose in diesem Buch übereinstimmen. Unterscheiden Sie welche Diagnosen nicht zutreffen und schließen Sie Diagnosen, deren Definitionen und Merkmale nicht passen, aus. Formulieren Sie eine diagnostische Aussage. Ordnen Sie die Diagnosen nach Prioritäten (Lebensgefahr? Behinderung? Schweregrad? Folgen? Klientenprioritäten? Ressourcen?)
6. Im Fall einer aktuellen Pflegediagnose formulieren Sie eine dreiteilige diagnostische Aussage:
   - **P**roblemtitel (evtl. mit Präzisierung von Grad und Stufe), beeinflusst durch (b/d)
   - **E**influssfaktoren, angezeigt durch (a/d)
   - **S**ymptome und Merkmale

   ⇨ **Was** hat der Klient? ⇨ **Warum** tritt das Problem auf? ⇨ **Wie** ist es erkennbar?
7. Im Fall einer Risiko-Pflegediagnose formulieren Sie eine zweiteilige diagnostische Aussage:
   - **P**roblemtitel, beeinflusst durch (b/d)
   - **R**isikofaktor(en)

   ⇨ **Welches** Problem könnte der Klient entwickeln? ⇨ **Warum** könnte es auftreten?

8. Im Fall einer Syndrom-Pflegediagnose formulieren Sie eine einteilige diagnostische Aussage:
   - **P**roblemtitel (dieser enthält bereits im Titel die Ursache des Problems, z.B: «*Immobilität*ssyndrom»)

   Listen Sie die Pflegediagnosen einzeln auf, die das Syndrom-Bündel bilden, wenn Sie daraus unterschiedliche Pflegemaßnahmen ableiten.

9. Im Falle einer Gesundheitsförderungs-Diagnose formulieren Sie eine dreiteilige diagnostische Aussage:
   - **G**esundheitsförderungs-Diagnosentitel (Bereitschaft für ein verbessertes ...), b/d
   - **E**influssfaktor, angezeigt durch (a/d)
   - **S**ymptome und Merkmale

10. Erstellen Sie eine Verdachtsdiagnose, falls Sie ein Problem vermuten, Ihnen aber Informationen fehlen, um zu belegen, dass eine Pflegediagnose vorliegt:
    Verdacht auf (**V. a.**): Pflegediagnosentitel
    Die Verdachtsdiagnose muss in der Folge belegt oder widerlegt werden (vgl. Georg, 2007).
    Überprüfen Sie fortlaufend, ob die Pflegediagnosen noch aktuell sind. Wenn nicht, verändern, ergänzen oder streichen Sie diese entsprechend.

4.4.5 Vorgehen beim Formulieren einer Pflegediagnose

Neben dieser Kurzbeschreibung des Weges zur Pflegediagnose, lässt sich das Vorgehen, um Pflegediagnosen zu formulieren ausführlicher wie folgt beschreiben. Zur Vorbereitung gehören folgende Aktivitäten:

- Machen Sie sich mit der Liste der NANDA-I-Diagnosen vertraut, indem Sie die Listen durchsehen (s. Kapitel 6).
- Machen Sie sich insbesondere auch vertraut mit der Einteilung der Diagnosen nach der NANDA-I-Taxonomie (Kapitel 6, S. 1347 ff.).
- Stellen Sie auf Grund von Beobachtungen und/oder Aussagen des Klienten Bereiche fest, in denen Probleme vorliegen, bzw.

Bereiche, in denen Bedarf an pflegerischer Unterstützung besteht (also «Pflegeprobleme»).

- Von solchen Problembereichen gelangen Sie mit folgenden Schritten zu einer vollständigen Pflegediagnose:

Schritt 1: Suchen Sie die Diagnosen, welche dem von Ihnen festgestellten Problem/Verhalten entsprechen könnten.
Beachten Sie dabei die Definition der Pflegediagnose, welche die Problemformulierung umschreibt.

- *Erstellen einer Liste mit den möglichen Diagnosen.*

Aktivitäten im Rahmen von Schritt 1:

- Suchen Sie in Kapitel 6 (Hilfen zum Auffinden einzelner Pflegediagnosen) in einer der Listen zunächst anhand der Überschriften die Gruppen, zu denen das festgestellte Problem gehören könnte (z. B. Ausscheidung, Atmung...).
- Suchen Sie innerhalb der Gruppe die Diagnosetitel, die zutreffen könnten.
- Erstellen Sie eine Liste der möglichen Pflegediagnosen, der «Verdachtsdiagnosen», die in der Folge voneinander zu unterscheiden sind (= Differenzialdiagnose).

Beachte: Wählen Sie möglichst alltagsnahe Diagnosen.

Einige der NANDA-I-Diagnosen sind relativ abstrakt (z. B. «*Hautschädigung*», «*Wahrnehmungsstörung*»). Es ist für die Praxis sinnvoller, möglichst konkrete, alltagsnahe Diagnosen zu nutzen (z. B. «*Selbstversorgungsdefizit Körperpflege*» o. ä.): Das Handlungsfeld der Pflege ist der konkrete Alltag. Pflege befasst sich mit den konkreten Erfahrungen/Reaktionen auf gesundheitliche Probleme, mit dem konkreten, alltäglichen Umgang mit gesundheitlichen Gefährdungen, mit Prävention im konkreten Alltagsleben.

Überlegen Sie deshalb bei einer festgestellten «abstrakten» Diagnose immer, wie sich diese Diagnose auf das konkrete Alltagsleben der Klientin/des Klienten auswirkt und formulieren Sie dann dieses Alltagsproblem als Pflegediagnose.

Beispiele:

- Ein Klient in einer psychiatrischen Klinik leidet unter der Wahnvorstellung, dass dem Essen Gift beigemischt wird. Er lehnt deshalb das Klinikessen ab. Es ist nun durchaus möglich, die Pflege-

diagnose «Gestörte Denkprozesse» zu stellen. Praktisch dürfte es aber sinnvoller sein zu fragen, wie sich diese gestörten Denkprozesse (bzw. die Wahnideen) auf das Alltagsleben auswirken. Da diese Auswirkung darin besteht, dass sich der Klient nicht mehr genügend ernährt, ist es praktisch sinnvoller, diese Folge der gestörten Denkprozesse als Pflegediagnose zu wählen: «*Gefahr einer Mangelernährung, beeinflusst durch (b/d) die Wahrnehmung, das Klinikessen sei vergiftet*».
- Wenn eine betagte Klientin auf einer medizinischen Abteilung sehr schlecht sieht, kann die Pflegediagnose «visuelle Wahrnehmungsstörung» gestellt werden. Auch in diesem Fall ist es sinnvoll zu überlegen, bei was die Patientin auf Grund ihrer Wahrnehmungsstörung beeinträchtigt ist. Diese Überlegung kann zu folgender, klinisch «praktischeren» Pflegediagnose führen: «*Sturzgefahr, beeinflusst durch (b/d) schwere Sehbehinderung*».

Beachte: Wählen Sie, wenn möglich, konkretere/detailliertere (taxonomisch tiefere) Diagnosen.

Die NANDA-I-Diagnosen sind in einer Taxonomie hierarchisch geordnet. Zu verschiedenen Diagnosen gibt es detailliertere Unterformen, die für die Praxis brauchbarer sind als die allgemeineren, übergeordneten.

Wählen Sie bei folgenden Diagnosen eine hierarchisch tiefere, wenn dies auf Grund von Definition und bestimmenden Merkmalen möglich ist: «beeinträchtigte Urinausscheidung», «unwirksamer Atemvorgang», «unwirksames Coping», «unwirksames Management der eigenen Gesundheit», «Störung des Selbstwertgefühls», «Wahrnehmungsstörung», «posttraumatisches Syndrom», «Vergewaltigungssyndrom».

Beispiele aus der neuen taxonomischen Ordnung (Taxonomie II) der NANDA-I-Diagnosen sind:

Bereich 3: Ausscheidung und Austausch
- **Klasse 1:** Harnwegssystem
  - **Diagnostisches Konzept:** Urinausscheidung
    - **PD:** beeinträchtigte Urinauscheidung
  - **Diagnostisches Konzept:** Harnverhalt
    - **PD:** Harnverhalt
  - **Diagnostisches Konzept:** Urininkontinenz
    - **PD:** Stressurininkontinenz

    - **PD:** Reflexurininkontinenz
    - **PD:** Drangurininkontinenz
    - **PD:** Gefahr der Drangurininkontinenz
    - **PD:** funktionelle Urininkontinenz

Bereich 11: Sicherheit/Schutz

- **Klasse 2:** Körperverletzung
  - **Diagnostisches Konzept:** Mundschleimhaut
    - **PD:** geschädigte Mundschleimhaut
  - **Diagnostisches Konzept:** Verletzung
    - **PD:** Verletzungsgefahr
    - **PD:** Gefahr eines perioperativen Lagerungsschadens
    - **PD:** Sturzgefahr
  - **Diagnostisches Konzept:** Hautintegrität
    - **PD:** Hautschädigung
    - **PD:** Gefahr einer Hautschädigung
  - **Diagnostisches Konzept:** Gewebeintegrität
    - **PD:** Gewebeschädigung
  - **Diagnostisches Konzept:** Zahnbildung
    - **PD:** beeinträchtigte Zahnbildung
  - **Diagnostisches Konzept:** Erstickung
    - **PD:** Erstickungsgefahr
  - **Diagnostisches Konzept:** Aspiration
    - **PD:** Aspirationsgefahr
  - **Diagnostisches Konzept:** Reinigungsfähigkeit der Atemwege
    - **PD:** unwirksame Atemwegsclearance (Selbstreinigung der Atemwege)
  - **Diagnostisches Konzept:** neurovaskuläre Funktion
    - **PD:** Gefahr einer peripheren neurovaskulären Störung
  - **Diagnostisches Konzept:** Selbstschutz
    - **PD:** unwirksamer Selbstschutz

Schritt 2: Suchen Sie die definitive Pflegediagnose durch Ausschließen oder Bestätigen der «Verdachtsdiagnosen».

- *Überprüfen anhand der Definitionen und Merkmale*

Aktivitäten im Rahmen von Schritt 2:

- Vergleichen Sie die konkrete Situation zunächst mit der Definition: Entspricht der Zustand/das Verhalten dieser Definition?

- Vergleichen Sie die zur Verfügung stehenden Informationen mit den bestimmenden Merkmalen. Sind die Merkmale im konkreten Fall vorhanden?
- Sind die *«Hauptmerkmale»* vorhanden (sofern solche gekennzeichnet sind)?

Schritt 3: Bringen Sie die bestätigten, definitiven Diagnosen in das PES-Format und präzisieren Sie sie, wenn sinnvoll, bezüglich:
1. Grad/Stufe/Ausmaß und/oder
2. konkreter Erscheinungsform und/oder
3. Akuität/Zeitverlauf.

- *Worum geht es genau? Wie stark ausgeprägt ist das Problem? Ist es akut, chronisch etc.?*

Präzisierung bezüglich Grad, Stufe und Intensität. Der Schritt 3 lässt sich bezüglich Grad, Stufe und Intensität einer Pflegediagnose wie folgt präzisieren. Das Grad oder Ausmaß sollte immer angegeben werden bei folgenden Pflegediagnosen: «*Angst*», «*Aktivitätsintoleranz*», «*eingeschränkte körperliche Mobilität*», «*Selbstversorgungsdefizit*». Zu diesen Diagnosen werden in Doenges/Moorhouse/Murr entsprechende Einstufungen angegeben.

Die Intensität kann aber auch mit selbstgewählten Eigenschaftswörten angegeben werden. Beispiele dafür sind kursiv markiert: «Angst *Stufe I*» oder «*geringfügige* Angst»; «Selbstversorgungsdefizit *b. Essen Grad IV*». Bei Selbstversorgungsdefizit, Aktivitätsintoleranz, eingeschränkter körperlicher Mobilität *Grad 0 bis IV* mit folgender Bedeutung:

Grad 0	Keine direkte Hilfe erforderlich
Grad I	Braucht Hilfsmittel oder Gerät
Grad II	Braucht Anleitung/Überwachung, leichte Hilfe
Grad III	Braucht Hilfsmittel und viel direkte Hilfe durch eine Person
Grad IV	Vollständige Abhängigkeit von direkter Hilfe und/oder direkte Hilfe durch zwei Personen.

Bei Angst *Stufe I bis IV* mit folgender Bedeutung:

Stufe I	Leichte Angst (Unruhe, Reizbarkeit, Schlafstörung, Nervosität, erhöhte Wachsamkeit)

Stufe II	Mäßige Angst (Zittern, erhöhte Puls-/Atemfrequenz, Wahrnehmung eingeschränkt, erhöhte Konzentration)
Stufe III	Starke Angst (Wahrnehmung vermindert, Funktionieren beeinträchtigt, Atemnot, Schwindel, Kopfschmerzen etc.)
Stufe IV	Panik (Desintegriertes Verhalten, Wahrnehmungsverzerrung, wirkt gelähmt, oder extreme Agitation, nicht aufnahmefähig).

Präzisierung bezüglich konkreter Erscheinungsform. Der Schritt 3 lässt sich bezüglich konkreter Erscheinungsformen wie folgt präzisieren. Inhaltliche Präzisierungen sollten immer angegeben werden bei folgenden Diagnosen: «Verletzungsgefahr», «unterbrochene Familienprozesse», «unwirksames Stillen», «Wahrnehmungsstörung», «unwirksames Management der eigenen Gesundheit», «Noncompliance», «Wissensdefizit», «Hautschädigung», «unwirksames Rollenverhalten», «Gefahr der Gewalttätigkeit», «Furcht», «Entscheidungskonflikt», «verzögerte/s Wachstum/Entwicklung», «erschwertes Trauern», «unwirksames Gesundheitsverhalten».

Beispiele mit kursiv hervorgehobenen Präzisierungen sind: «unwirksames Management der eigenen Gesundheit *bzgl. Neuroleptikaeinnahme*», «Noncompliance *bzgl. Teilnahme am Stationsprogramm)*», «*Ein*schlafstörung», «Hautschädigung – *Dekubitus Grad II, li Trochanter)*», «Verletzungsgefahr *(Sturz) oder Sturzgefahr*», «verändertes Rollenverhalten *bzgl. der Rolle als allein erziehende Mutter*», «Wissensdefizit *bzgl. Ernährung*», «Gefahr der Gewalttätigkeit *(Suizidalität) oder Suizidgefahr*», «Entscheidungskonflikt *bzgl. Auszug aus Elternwohnung*», «chronischer *Kopfschmerz*» etc.

Präzisierung bezüglich Akuität/Zeitverlauf. Akuitätsgrade beschreiben, wie akut oder vordinglich der Verlauf eines Problems ist, er kann *akut* oder *chronisch* sein. Zeitverläufe können als Dauer einer Periode oder eines Intervalls beschrieben werden. Neben akut und chronisch können sie mit den Begriffen *intermittierend* oder *kontinuierlich* beschrieben werden. Beispiele mit kursiv hervorgehobenen Präzisierungen sind: «*chronische* Schmerzen der linken Hüfte»; «*akute* Verwirrtheit», *kontinuierlich* auftretende subjektive Verstopfung», «*intermittierend* auftretende Geburtsschmerzen».

Schritt 4: Geben Sie ursächliche und/oder beeinflussende Faktoren oder Risikofaktoren bei Risikodiagnosen an.
- *Welche Ursache hat das Problem? In welchem Zusammenhang steht es? Wodurch wird es beeinflusst? Welche Risikofaktoren gibt es?*

Die ursächlichen/beeinflussenden Faktoren sollten als Ansatzpunkt für spätere Pflegeinterventionen dienen. Geben Sie deshalb als Ursache/beeinflussende Faktoren etwas an, das (mindestens theoretisch) beeinflussbar oder veränderbar ist. *Beispiele:* statt «*Sinnkrise, b/d Verlust der Gehfähigkeit*» wäre besser: «*Sinnkrise, b/d Schwierigkeiten, den Verlust der Gehfähigkeit zu bewältigen*». Der Verlust der Gehfähigkeit ist nicht zu ändern, der Bewältigungsvorgang hingegen ist grundsätzlich beeinflussbar.

Geben Sie als Ursache möglichst einen Sachverhalt an, der *pflegerisch* beeinflussbar ist. Verwenden Sie ohne Weiteres andere Pflegediagnosetitel als Ursache oder Einflussfaktor! Vermeiden Sie es, die medizinische Diagnose als Ursache für das Pflegeproblem anzugeben, weil dann eine Pflegediagnose vorliegt, die nicht durch die Pflege beeinflussbar ist. Erwähnen Sie die medizinische Diagnose aber in Klammern nach der Ursache, falls es zur Information wichtig ist, oder verwenden Sie die Formulierung «sekundär beeinflusst durch» (s/b/d). Wenn die medizinische Diagnose zunächst als Ursache der Pflegediagnose erscheint, fragen Sie sich, welche Folgen die Pflegediagnose hat, bzw. wie die Person auf die medizinische Diagnose reagiert. Nehmen Sie dann diese Folge oder *Reaktion* als Pflegediagnose. *Beispiel:* Statt «*chronische Schmerzen, beeinflusst durch (b/d) Arthritis*» ist es besser zu formulieren: «*eingeschränkte körperliche Mobilität bzgl. Transfer Bett-Toilette, b/d chronische Schmerzen, sekundär beeinflusst durch (s/b/d) Arthritis*». *Beispiel:* Statt «*Machtlosigkeit, b/d Schlaganfall*» ist es besser zu formulieren: «*Machtlosigkeit, b/d Unfähigkeit zu Sprechen, s/b/d Schlaganfall*».

Geben Sie die Ursache als Vermutung an, wenn sie nicht bekannt ist, z. B.: «*Verwirrtheit, eventuell beeinflusst durch (evtl. b/d) unvertraute Umgebung*».

Schritt 5: Geben Sie an, wie sich das Problem äußert.
- *Auf welchen Beobachtungen beruht die Problembeschreibung? Welche Äußerungen der Klientin waren ausschlaggebend?*

Machen Sie diese Angaben, wenn es nicht offensichtlich ist, wie sich das Problem zeigt. Geben Sie insbesondere bei Verhaltensproblemen oder psychosozialen Problemen an, ob die Diagnose auf Beobachtungen oder auf Aussagen der PatientInnen beruht! Geben Sie auch an, wenn die Diagnosenstellung auf Mitteilungen von Drittpersonen beruht (z.B. Angaben früherer BetreuerInnen, Angaben Angehöriger).

Schritt 6: Bringen Sie die Diagnose in eine sprachlich lesbare Form.

Bringen Sie die Diagnosenbestandteile in eine sprachlich sinnvolle Reihenfolge und lösen Sie alphabetisierende Anordnungen von Pflegediagnosen zu Sortierungszwecken sprachlich auf. Machen Sie zum Beispiel aus *«Suizid, Gefahr für, akut»* ⇨ *«akute Suizidgefahr»* oder aus *«Mobilität, beeinträchtigte körperliche»* ⇨ *«beeinträchtigte körperliche Mobilität»*.

4.4.6 Pflegediagnosen und Ressourcen

Ressourcen sind nicht automatisch integraler Bestandteil von Pflegediagnosen. Ausnahme sind die «Gesundheitsförderungs-Pflegediagnosen». Ressourcen sind aber essenziell, wenn es um die Lösung der Probleme geht. Sie dienen dabei als «Hilfen zur Selbsthilfe», als eigener Beitrag des Patienten zur Lösung der gesundheitlichen Probleme. Ressourcen müssen daher eingeschätzt werden, um auf der Interventionsebene zum Tragen zu kommen. Diese Umstände verdeutlich **Abbildung 4-4**.

Konzeptionell lässt sich eine ressourcenorientierte und gesundheitsfördernde Pflege auch als «positive Pflege» (Georg, 2011) bezeichnen. Eine ressourcenorientierte und gesundheitsfördernde Pflege lässt sich wie folgt beschreiben:

«Im Rahmen der ressourcenorientierten, gesundheitsförderlichen Pflege wenden professionell Pflegende systematisch den Pflege- und Beratungsprozess an. Im Pflegeprozess der ressourcenorientierten, gesundheitsförderlichen Pflege schätzen Pflegende Stärken und Ressourcen von Individuen, Familien und Gemeinden mit einem stärken- und ressourcenorientierten Assessment ein. Dabei und erkennen und benennen sie mögliche Gesundheitsförderungspflegediagnosen mit einer unterscheidenden Beurtei-

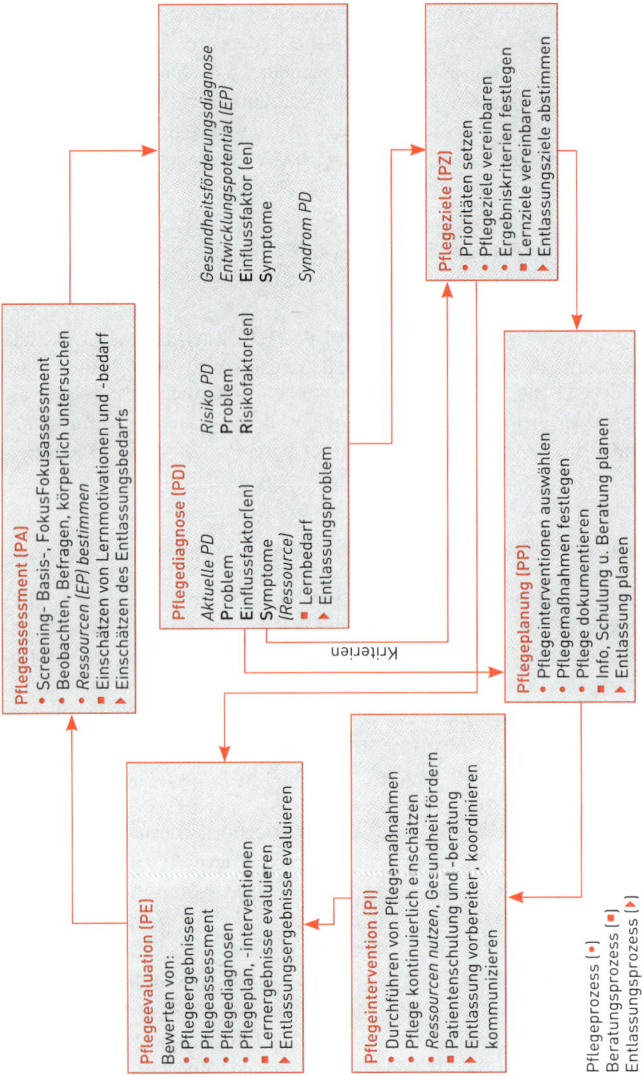

Abbildung 4-4: Ressourcen und Entwicklungspotentiale (EP) von Klienten einschätzen, erkennen, benennen und nutzen im Rahmen des Pflegeprozesses. (© Georg, 2006, 2012)

lung. Diese Beurteilung bezieht sich auf die möglichen Einfluss- und Schutzfaktoren und die Merkmale für Entwicklungspotenziale, Stärken, Ressourcen und Lernbedürfnisse von Individuen, Familien und Gemeinden deren Unabhängigkeit hinsichtlich der *Aktivitäten, Beziehungen und existenziellen Erfahrungen des Lebens (ABEDL)* oder der *funktionellen Gesundheitsverhaltensmuster* entwicklungsfähig sind. Pflegende sind für das Stellen von Pflegediagnosen zuständig und verantwortlich, die Stärken und Ressourcen fördern. Diese bilden die Grundlage, um Interventionen auswählen, planen und durchführen zu können, die Stärken und Ressourcen fördern und um gemeinsam vereinbarte Ziele und Ergebnisse erreichen und bewerten zu können, die Entwicklungspotentiale fördern und mehren» (Georg, 2006a, 2011).

Zusammengefasst können Pflegende Ressourcen und Entwicklungspotenziale von Klienten in folgenden Formen einschätzen, erkennen und nutzen:

- Einschätzen von Fähigkeiten, Entwicklungspotenzialen oder Schutzfaktoren im Rahmen eines ressourcenorientierten Assessments.
- Verwenden einer der NANDA-I-Gesundheitsförderungs-Diagnosen (z. B. «*Bereitschaft für eine verbesserte Ernährung*», «*Bereitschaft für ein verbessertes familiäres Coping*» oder «*Bereitschaft für eine verbesserte Sinnfindung*», wenn vom Klienten die Bereitschaft, die Motivation oder der Wunsch geäußert wurde, ein höheres Gesundheitsniveau zu erreichen. Die NANDA-I-Gesundheitsförderungs-Pflegediagnosen werden mit der Formulierung «Bereitschaft für ein(e) verbesserte(s) ...[Verhalten]» eingeleitet.
- Nutzen von Pflegeergebniskriterien aus der Pflegeergebnisklassifkation (NOC) von Johnson et al. (2005) und Moorheat et al. (2013), um Begriffe und Kriterien für positive Gesundheitszustände zu generieren.
- Ergänzen von Ressourcen zur Pflegediagnose nach dem PES-Ressourcen-Schema (PES-**R**), wenn dies von der Institution gefordert wird. Das PES-R-Schema ist jedoch nicht offizieller Gegenstand der in diesem Buch dargestellten Pflegediagnosen.
- Integrieren und Aufnehmen der im Assessment erkannten Ressource in den Pflegeplan. Nutzen bzw. erhalten der Ressourcen während der Durchführung der Pflegemassnahmen.

4.4.7 Prioritäten setzen: «Simplify your care plan»

Die meisten PatientInnen haben verschiedene, zum Teil sehr viele Probleme. Beim Planen der Pflege stellt sich die Frage, welche Probleme in die Pflegeplanung übernommen werden, ohne dass zu umfangreiche, unpraktische und komplizierte Pläne entstehen (wie seinerzeit in der Schule...). Sowohl Pflegende als auch PatientInnen neigen dazu, zu viel zu wollen. Aber niemand kann gleichzeitig viele wichtige Lebensprobleme bearbeiten! Sowohl Pflegende als auch PatientInnen müssen lernen, Prioritäten zu setzen, sich auf ein, zwei oder drei Probleme zu konzentrieren, anderes wegzulassen oder auf später zu verschieben. Dies gilt vor allem bei kurzen Pflegeverhältnissen bzw. kurzer Verweildauer im stationären Bereich. Beim Setzen von Prioritäten können zum einen die von Gordon (2013) formulierten Kriterien hilfreich sein:

- Ist die Situation lebensbedrohliche oder birgt sie die Gefahr in sich für den Patienten zu einer Verletzung oder Behinderung zu führen? Sind pflegerische Interventionen notwendig, um Lebensgefahren abzuwenden?
- Wie schwerwiegend ist der Zustand oder die Situation, welche Konsequenzen sind vorhersehbar?
- Welche Prioritäten hat der Klient, d.h. welche Probleme möchte er/sie vorrangig behandelt wissen
- Handelt es sich um einer Ressource oder Stärke des Klienten?

Zum anderen kann die von Tikki Küstenmacher (2004) entwickelte Methode des «Simplify your life» auch auf die Pflege als «Simplify your care plan» übertragen werden und eine Entbürokratisierung und Vereinfachung von Pflegeplänen inspirieren. «Simplify your care plan» ist ein einfaches Arbeitsinstrument zur Prioritätensetzung, mit dem in wenigen Schritten bestimmt werden kann, für welche Probleme ein Pflegeplan erstellt werden soll und für welche nicht. Es kann beispielsweise bei Fallbesprechungen verwendet werden. Das Ziel dabei ist, dass wir rasch möglichst einfache, praktische und übersichtliche Pflegepläne haben, mit denen wir auch arbeiten können. Das Instrument wurde von Chris Abderhalden im Rahmen von Praxisberatungen entwickelt und u.a in Abderhalden (2011) publiziert. Seine Entstehung war inspiriert vom Bestseller «Simplify your life» **(s. Abb. 4-5)**.

«Simplify your care plan» beruht darauf, dass es auf jeder Station eine Art Basisangebot gibt, also pflegerische Leistungen, die alle

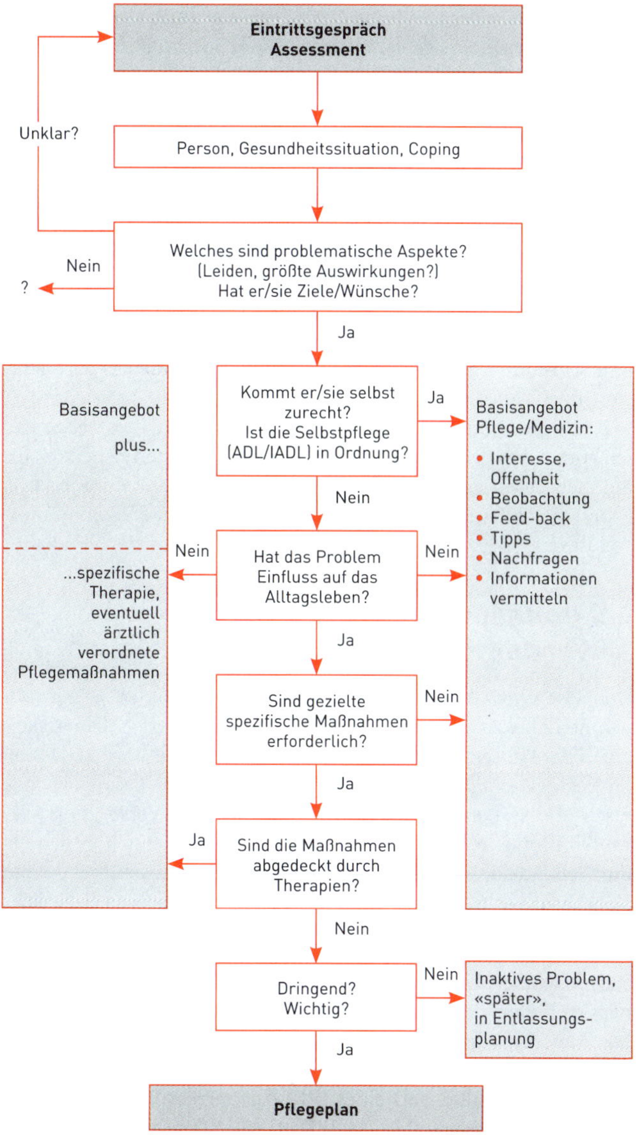

Abbildung 4-5: «Simplify your care plan» (Quelle: Abderhalden, 2011: 350)

PatientInnen selbstverständlich erhalten, die situativ geleistet wird und nicht besonders geplant werden muss oder in Form von Standardpflegeplänen vorliegt, auf die verwiesen werden kann. Zu diesem Basisangebot gehören das Abgeben von Informationen, regelmäßiges Nachfragen, Anbieten von Gesprächen, das Geben von Feed-back, Ratschlägen etc. Für viele – vor allem für eher kurzfristig bestehende – Probleme reicht dieses Basisangebot vollkommen, ohne dass etwas Spezifisches geplant wird. Es ist nicht sinnvoll, wenn in einem Plan als einzige Maßnahme «regelmäßige Gespräche anbieten» steht, weil das – hoffentlich – eine Selbstverständlichkeit für alle PatientInnen ist. Daneben gibt es Probleme, für die keine besondere Planung nötig ist, weil sich die PatientInnen bereits selbst um eine Lösung kümmern, weil sich andere (z. B. TherapeutInnen) auch schon damit befassen etc.

Erfahrungen mit dem Simplify-Vorgehen zeigen, dass lange Listen von ursprünglich vielleicht zehn problematischen Aspekten, für die theoretisch ein Plan erstellt werden könnte, auf ein oder zwei Probleme reduziert werden, bei denen eine explizite Planung sinnvoll ist.

4.5 Pflegeprozesses und -diagnosen anwenden

Den Pflegeprozess und Pflegediagnosen anzuwenden gelingt zunehmend besser, andererseits bestehen nach wie vor Schwierigkeiten in der Umsetzung, die im Folgenden dargestellt werden. Dessen ungeachtet erwarten Klienten und Angehörige, dass Pflegende rasch und systematisch die für ihre pflegerische Versorgung relevanten Probleme und Entwicklungspotenziale erkennen, benennen und behandeln, sie diesbezüglich beraten oder Hinweise geben und Vorkehrungen treffen wie mit ungelösten Problemen im Falle einer Entlassung umgegangen werden kann.

Umsetzungsprobleme. Die von Reinhardt (vgl. 2002) beschriebenen Probleme, den Pflegeprozess in der Praxis umzusetzen, bestehen weiterhin fort:

- Das Pflegeprozessmodell wird in der Praxis nur unzureichend vor dem Hintergrund eines pflegetheoretischen Modells (z. B. Fördernde Prozesspflege (ABEDL), ATL, Funktionelle Gesundheitsverhaltensmuster) reflektiert und angewendet.

- Die Schulung im Hinblick auf den Pflegeprozess ist theoretisch, aber noch nicht nachhaltig praktisch durchgeführt worden.
- Die Pflegeausbildung befähigt vielfach nicht zu einem praxistauglichen Umgang mit dem Pflegeprozess, bzw. im Praxiseinsatz fehlen vielfach zeitliche Ressourcen und Rollenmodelle, um für Auszubildende den Umgang mit dem Pflegeprozess zu einem selbstverständlichen Handwerkszeug zu machen.
- Die Kompetenzen der Verschriftlichung und Dokumentation sind in der Berufsgruppe noch nicht durchgängig vorhanden (Mosby, 2005).
- Die Kompetenzen des kognitiv-analytischen oder kritischen Denkens sind in der Berufsgruppe noch nicht durchgängig vorhanden (Lunney, 2007; Wilkinson 2012, Alfaro-LeFevre 2013).
- Die Pflegenden lehnen den mit der (handschriftlichen) Dokumentation des Pflegeprozesses verbundenen administrativen Mehraufwand ab, bzw. elektronische Pflegedokumentationssysteme sind noch nicht flächendeckend verbreitet, um die Dokumentation zu erleichtern.
- Die Pflegeprozess trifft in der Praxis vielfach noch auf funktionelle Ablauforganisationen, oder intransparente Qualitätskriterien, die dem patientenorientierten, beziehungsorientierten und problemlösungsorientierten Ansatz zuwiderlaufen.
- Die mit der Klassifikation von Pflegediagnosen/-phänomenen, -interventionen und -ergebnissen verbundene Chance, den Pflege*prozess* nun mit Inhalt zu füllen, aus dem sich Pflegende bei ihren täglichen Entscheidungen bedienen können, ist noch nicht ausreichend bekannt und bewusst.
- Durch sich weiterhin verknappende materielle und personelle Ressourcen im Gesundheitswesen, bei gleichzeitigem kontinuierlichem Anstieg und Verdichtung der Arbeitsbelastung stossen Konzepte, die nicht unmittelbar entlasten, vermehrt auf Ablehnung.

4.5.1 Einführung und Umsetzung von Pflegediagnosen

Die Einführung von Pflegediagnosen ist dort sinnvoll wo es «Probleme mit den Problemen» gibt. Auf die Frage ob im täglichen Umgang mit Pflegeproblemen Schwierigkeiten auftauchen, werden häufig Formulierungs-, Kommunikations-, Identifikations-, Rollen- und konzeptionelle Probleme angeführt (Georg in Collier

1998, S. V). Kurzum Probleme, die um die Fragen kreisen: «Was ist (k)ein Pflegeproblem?», «Wie erkenne ich umfassend die Probleme des Klienten?», «Wer hat hier eigentlich ein Problem, die Pflege oder der Klient/Angehörige?», «Ist es eine pflegerische Aufgabe ‹Diagnosen› zu benennen?», «Wie formuliere ich das Problem kurz, knapp, prägnant und für die Kollegen verständlich?».

Gibt es «Probleme mit den Problemen», dann kann die Frage: «Wie lauten die Pflegeprobleme, die Sie in Ihrer Pflegepraxis erkennen, benennen und behandeln können?» weiterhelfen, um sich mehr Klarheit über die Art, die Häufigkeit, die Zuordnung und das Verständnis von Pflegediagnosen zu verschaffen. Diese Probleme sollten von den Pflegenden direkt und ausführlich gesammelt werden. Diese Problemliste gilt es dahingehend zu prüfen, ob sie Formulierungen enthält, die keine Pflegediagnose darstellen. Die verbleibenden Probleme können dahingehend untersucht werden, welche Problemformulierungen identisch oder zumindest ähnlich sind. Diese Vorgehensweise hilft, bereits vereinheitlichte Begriffe wie «Sturzgefahr», «Schmerz», «Angst» zu erkennen und sie verweist auf häufig vorkommende Probleme.

Ob aktuelle, Risiko-, Syndrom- oder Gesundheitsförderungsdiagnosen vorliegen kann mit der Frage:

«Um welche Arten von Pflegediagnosen handelt es sich bei den vorliegenden Problemen?» geklärt werden. Formulierungen wie «Klient ist bewegungseingeschränkt, weil ..., wegen ..., aufgrund ..., durch ..., infolge ...» etc., geben einen Hinweis auf eine PES-Struktur und fortgeschrittene diagnostische Fähigkeiten. Weil damit Probleme hinsichtlich ihrer Ursachen analysiert werden. Solcherart vorzugehen und kritisch über Pflegeprobleme nachzudenken ist wesentlich für kognitiv-analytisches bzw. diagnostisches Denken und kann durch die drei «W's» einer Pflegediagnose gefördert werden:

«Was ist das Problem?», «Warum tritt das Problem auf, welche Faktoren beeinflussen die Entstehung des Problems?», «Wie sieht das Problem aus?» – Eine ausreichend große Zahl identifizierter Pflegediagnosen, kann gruppiert und zusammengefasst werden, z.B. in «Ausscheidungsprobleme» wie «Inkontinenz», «Harnverhalt», «Obstipation» und «Diarrhö». Derartige gruppierte oder klassifizierte Pflegeprobleme führen induktiv zu einer ordnenden Struktur für Pflegediagnosen. Pflegekonzepte wie LAs, ATLs, ABEDLs, Funktionelle Gesundheitsverhaltensmuster oder eben die in diesem Werk beschriebene thematische Gliederung können auch als Strukturierungshilfe genutzt werden.

Ausgehend von der identifizierten Liste der Pflegediagnosen, sollte man ich in einem ersten Schritt auf die häufigsten Pflegediagnosen in einem bestimmten Setting konzentrieren. Für den Bereich der Alten- und Langzeitpflege bieten die tabellarischen Angaben in **Tabelle 4-2** von Georg (2003), Georg/Müller-Staub (2005) und Heering (2012) eine Orientierung. Diese sollten genauer auf ihre Merkmale und ursächlichen oder beeinflussenden Faktoren untersucht und unterschieden werden. Dazu hilft die Frage «Welches sind die Merkmale und beeinflussenden Faktoren der vorliegenden häufigen Probleme?». Mit diesen Pflegediagnosen hoher Prävalenz sollten sich alle in dem jeweiligen Bereich tätigen Pflegende vertraut machen, so dass sie diese erkennen und angemessen intervenieren können. Auf der beiliegenden Pflegediagnosenkarte können die häufig vorkommenden Pflegediagnosen in einem pflegerischen Bereich markiert werden, um ein rasches Auffinden zu erleichtern.

Mit den für in Ihren Bereich relevanten Pflegediagnosen, können sich die Pflegenden mithilfe der publizierten Handbücher von Gordon (2013), dem hier vorliegenden Werk von Doenges (2013), Carpenito (2013) und NANDA-I (2010) vertraut machen.

Die Frage wer Pflegediagnosen erstellen sollte, ist berufspolitisch einfach zu beantworten: Gesundheits- und (Kinder)KrankenpflegerInnen bzw Pflegefachfrauen und -männer und AltenpflegerInnen. Die Qualität der Pflegediagnosen hängt jedoch von dem professionellen Wissen, der praktischen Erfahrung und einer gehörigen Portion kognitiv-analytischer Fähigkeiten der einzelnen Pflegeperson ab, die Lunney (2007) Alfaro LeFevre (2013) und Wilkinson (2012) als «kritisches Denken» (critical thinking) bezeichnen. Weitergehende diagnostische Fähigkeiten können theoretisch anhand von allmählich komplexer werdenden Fallstudien (Collier 1998, Lunney 2007, Wilkinson 2012), Pflegeassessmentübungen und mit problemorientiertem Lernen (Price, 2005) erworben werden. Intensive Schulungen zu einzelnen Pflegediagnosen, Einführungen in Pflegeassessmentelemente, -formen und -fertigkeiten, können die bestehenden Kenntnisse und Fähigkeiten vertiefen. Eine praktische Anleitung durch PflegediagnostikexpertInnen, um die Beobachtungsfähigkeit zu verfeinern, das analytische Denken zu schärfen und weitere Assessmentfähigkeiten zu schulen, fördert die praktische Einführung von Pflegediagnosen. Pflegediagnosen in einem

Tabelle 4-2: Häufige Pflegediagnosen in der Alten-/Langzeitpflege und Akutgeriatrie (Georg , Gordon, Heering 2012)

Häufige Pflegediagnosen in der Alten und Langzeitpflege (Georg 2003; Georg/Müller-Staub 2005)	**Häufige Pflegediagnosen in der Alten und Langzeitpflege** (Heering, 2012*)
• Aktivitätsintoleranz • Angst • Flüssigkeitsdefizit • Furcht (vor Abhängigkeit) • beeinträchtigte Gedächtnisleistung • beeinträchtigte Haushaltsführung • (Gefahr einer) Hautschädigung (Dekubitus/-gefahr) • Hoffnungslosigkeit • soziale Isolation • Machtlosigkeit • unwirksames Management der eigenen Gesundheit • Mangelernährung • beeinträchtigte körperliche Mobilität • Obstipation • Relokationsstresssyndrom • Rollenüberlastung einer pflegenden Bezugsperson • Selbstversorgungsdefizit (Körperpflege, Ernährung, sich kleiden, Toilettenbenutzung) • Schlafstörung (z.B: Einschlafstörung, Schlaf-Wach-Umkehr) • Akuter/chronischer Schmerz • Stressurininkontinenz • Stuhlinkontinenz • Sturzgefahr • Vereinsamungsgefahr • chronische Verwirrtheit • auditive/visuelle Wahrnehmungsstörung • Wissensdefizit	• Aktivitätsintoleranz • unwirksamer Atemvorgang • gefährdendes familiäres Coping • gestörte Denkprozesse • Flüssigkeitsdefizit • unausgeglichenes Flüssigkeitsvolumen • Flüssigkeitsüberschuss • beeinträchtigte Gedächtnisleistung • beeinträchtigte Haushaltsführung • (Gefahr einer) Hautschädigung (Dekubitus/-gefahr) • Gefahr eines Immobilitätssyndroms • unwirksames Management der eigenen Gesundheit • beeinträchtigte körperliche Mobilität • Noncompliance (Non-Adherence) • Rollenüberlastung einer pflegenden Bezugsperson • Selbstversorgungsdefizit (Körperpflege, Ernährung, sich kleiden, Toilettenbenutzung) • Schlafstörung • akuter/chronischer Schmerz • Stressurininkontinenz • Stuhlinkontinenz • Sturzgefahr • akute Verwirrtheit • chronische Verwirrtheit

* Heering C. (2012). Persönliche E-Mail-Kommunikation mit dem Autor

Pflegesystem der Bezugspflege oder ein Primary Nursing System (Mischo-Kelling, Schütz-Pazzini 2007) einzuführen, wäre ablauforganisatorisch passend und für eine kontinuierliche Pflegebeziehung förderlich. Um häufigen Pflegediagnosen leichter auf die Spur zu kommen ist es notwendig ein/e Pflegeassessmentformular/-datei zu entwickeln oder zu verbessern. Die konzeptionelle Arbeit zielt während der Einführung darauf, das Pflegeverständnisses zu klären, die Rolle der Pflegenden um die des «Diagnostizierenden» zu erweitern und die Pflegediagnosen in die jeweilige Unternehmensphilosophie (Pflegeleitbild) zu integrieren. Ferner sollten Pflegediagnosen als fester Bestandteil und zweiter Schritt des Pflegeprozesses vermittelt werden.

Eine in dieser skizzierten Form durchgeführte Einführung in das Konzept der Pflegediagnosen kann das professionelle Rollenverständnis der Pflegenden erweitern und pflegerische Probleme insgesamt besser benennbar, kontrollierbar, kommunizierbar, finanzierbar, beforschbar, lehrbar in (berufs)politische Forderungen und Richtlinien umsetzbar machen (vgl. Georg 2006b).

Literatur

Alfaro-LeFevre, R. (2013). Pflegeprozess und kritisches Denken. Bern: Huber.

American Nurses' Association (ANA) (1980). Nursing: a social policy statement. Kansas City, Missouri: ANA.

Bartholomeyczik S., Halek M. (Hrsg.) (2009). Assessmentinstrumente in der Pflege. Hannover: Schlütersche.

Brobst R. A., Georg, J. (2013). Der Pflegeprozess in der Praxis. Bern: Huber.

Buchholz T., Schürenberg A. (2013). Basale Stimulation in der Pflege alter Menschen. Bern: Huber.

Carpenito-Moyet L. J. (2013). Das Pflegediagnosen-Lehrbuch. Bern: Huber.

Carr E. C., Mann E. (2009). Schmerz und Schmerzmanagement. Bern: Huber.

Collier I., McCash K. E., Bartram J. M. (1998). Arbeitsbuch Pflegediagnosen. Wiesbaden: Ullstein Medical. [vgr.]

Dassen T., Lahmann N., Tannen A., Wilborn D., Schmitz G., Lützkendorf D., Kuntz S. (2011). Pflegeprobleme in Deutschland. Berlin: Institut für Medizin-/Pflegepädagogik und Pflegewissenschaft.

Doenges M. E., Moorhouse M. F., Geissler-Murr A. C. (2002). Pflegediagnosen und Pflegemaßnahmen. 3. A. Bern: Huber.

Doenges M. E., Moorhouse M. F., Geissler-Murr A. C. (2013). Pflegediagnosen und Pflegemaßnahmen. 4.A. Bern: Huber.

Farran C. J., Herth, K. A., Popovich, J. M. (1998). Hoffnung und Hoffnungslosigkeit. Wiesbaden: Ullstein Medical. [vgr.]

Fitzgerald-Miller, J. (2003). Coping fördern – Machtlosigkeit überwinden – Hilfen zur Bewältigung chronischen Krankseins. Bern: Huber.

Garms-Homolová V., Gilgen R., interRAI (Hrsg.) (2000): RAI 2.0 Resident Assessment Instrument – Beurteilung, Dokumentation und Pflegeplanung in der Langzeitpflege und geriatrischen Rehabilitation. Bern: Huber.

Garms-Homolovà V., interRAI (Hrsg.) (2002). Assessment für die häusliche Versorgung und Pflege – Resident Assessment Instrument – Home Care RAI HC 2.0. Bern: Huber.

Georg J., Müller Staub M. (2005). Pflegediagnosen aktuell – Interview mit Marjory Gordon. NOVA 36, 4: 18–20.

Hayder D., Kuno E., Müller M. (2012): Kontinenz – Inkontinenz – Kontinenzförderung. 2. A. Bern: Huber.

Georg J., Bähr M. (2002). Pflegediagnosen in der Alten- und Langzeitpflege. NOVA 33, 1: 11–13.

Georg J. (2003). Pflegeimage, Berufsbild, Pflegevisionen. NOVA 34, 5: 10–13

Georg J. (2004). Pflegeassessment in der Langzeitpflege. NOVA 35, 10: 15–19.

Georg J., Cignacco E. (2006a). Hebammendiagnosen. In: Cignacco, E. (2006): Hebammenarbeit. Bern: Huber.

Georg J. (2006). Pflegediagnosen. Jena: Fachhochschule Jena.

Georg, J. (2006a): Ressourcen erkennen und fördern – Gesundheitsförderungspflegediagnosen. NOVA 37, 11: 10–12.

Georg J. (2007). Prozessgestaltung in der Pflege. In: Haubrock M., Schär W. (2007). Betriebswirtschaft und Management. Bern: Huber, S. 514–530.

Georg, J. (2011): Positive Pflege. NOVAcura 42, 2: 18–20.

Gordon M. (2003). Handbuch Pflegediagnosen. München: U&F.

Gordon M. (2013). Handbuch Pflegediagnosen. Bern: Huber.

Gupta A. (2012). Pflegeassessmentinstrumente für alte Menschen. Bern: Huber.

Heering C. (2012). Persönliche E-Mail-Kommunikation mit dem Autor. Basel: FPS.

IVAR (Hrsg.) (1999). Manual FIM – Funktionale Selbständigkeitsmessung.

Juchli L. (1997). Pflege. Stuttgart: Thieme.

Johnson M., Maas M., Moorhead S. (Hrsg.) (2005): Pflegeergebnisklassifikation (NOC). Bern: Huber.

Krohwinkel M. (2008): Rehabilitierende Prozesspflege am Beispiel von Apoplexiekranken. Fördernde Prozesspflege als System – Entstehung, Entwicklung und Anwendung. 3. A. Bern: Huber.

Kraut D., Kasper M. (2000). Atmung und Atemtherapie. Bern: Huber.

Lunney M. (2007). Arbeitsbuch Pflegediagnostik. Bern: Huber.

Mahoney, F. I.; Barthel, D. W.: Functional Evaluation: The Barthel Index. Maryland State Medical Journal (1965) 14: 61–65

Marx A.; Poser M.; Theßeling A. (2012): Pflegetransparenzkriterien im Griff. Bern: Huber.

McCloskey-Dochterman J.; Bulechek G. M. (2013): Pflegeinterventionsklassifikation (NIC). Bern: Huber.

Mischo-Kelling M., Schütz-Pazzini P. (Hrsg.) (2007). Primäre Pflege in Theorie und Praxis. Bern: Huber.

Moorhead S., Johnson M., Maas M. L., Swanson E. (2013). Pflegeergebnisklassifikation (NOC). Bern: Huber.
Morgan K., Closs J. (2000). Schlaf, Schlafstörungen, Schlafförderung. Bern: Huber
MOSBY, Krämer U., Schnabel M. (Hrsg.) (2005). Pflegedokumentation – leicht gemacht. Bern: Huber.
NANDA international (2010): NANDA-Pflegediagnosen. Klassifikation und Definitionen 2009–2011. Kassel: Recom.
Orem D. E. (1997). Strukturkonzepte der Pflegepraxis. Wiesbaden/Berlin: Ullstein Mosby.
Niklaus T., Pientka L. (1999). Funktionelle Diagnostik. Wiebelsheim: Quelle & Meyer.
Price B. (2005): Problem- und forschungsorientiertes Lernen. Bern: Huber.
Reinhart M (2002). Umsetzung des Pflegeprozesses in der Praxis. In: Haubrock M., Schär, W. (2002). Betriebswirtschaft und Management im Krankenhaus. Bern: Huber, S. 418 ff.
Reuschenbach B., Mahler C. (Hrsg.) (2011). Pflegebezogene Assessmentintrumente. Bern: Huber.
Schröder G., Kottner J. (2011). Dekubitus und Dekubitusprophylaxe. Bern: Huber.
Tideiksaar R. (2008). Stürze und Sturzprävention. Bern: Huber.
Wilkinson J. M. (2012). Das Pflegeprozess-Lehrbuch. Bern: Huber.

Anmerkung: Dieser Beitrag basiert auf einer adaptierten, aktualisierten, erweiterten und modifizierten Fassung von Georg J. (2007). Prozessgestaltung in der Pflege. In: Haubrock M., Schär W. (2007). Betriebswirtschaft und Management. Bern: Huber, S. 514–530, sowie einem Exkurs von Jürgen Georg zu Pflegediagnosen und zur Pflegediagnostik in Marx/Poser/Theßeling (2012) über Pflegetransparenzkriterien. Ferner wurde der Beitrag von Chris Abderhalden aus Doenges et al. (2002: 901 ff.) integriert, gestrafft, aktualisiert und um das «Simplify your Care»-Modell erweitert.

5. Pflegediagnosen und Maßnahmen von A–Z

Anmerkung des deutschen Herausgebers

Der Buchstabe «**R**» in Verbindung mit einer Jahreszahl kennzeichnet das Jahr, in dem diese Pflegediagnose überarbeitet (***r***evised) wurde.

Weitere Angaben zur NANDA-Terminologie sind in Kapitel 6 enthalten.

Eine Darstellung der Textelemente, die den Pflegediagnosen jeweils vorangestellt sind finden sie auf der Folgeseite mit den Elementen:

- Pflegediagnosentitel [P]
- Englische Originalbezeichnung [Kode-Nummer in NANDA-I-Taxonomie II] [Jahr der Erstnennung der Pflegediagnose, Überarbeitungsjahr (R) und Evidenzniveau (LOE)]
- Klassifikatorische Zuordnung nach Domäne/Bereich und Klasse in der NANDA-I-Taxonomie II
- Der Diagnosentyp klärt, um welchen Diagnosetyp es sich handelt und in welcher Form diese Diagnose diagnostiziert werden sollte
  - PES = Problem, Einflussfaktor(en), Symptome
  - PR = Problem, Risikofaktor(en)
  - GES = Gesundheitsförderungsdiagnosentitel, Einflussfaktor, Symptome

- Zuordnungen der Pflegediagnosen zu verschiedenen Pflegemodellen finden sich im Kapitel 6
- Definition der Pflegediagnose nach NANDA-I.

❶ Neglect [P]

❸ ❹ ❺ ❻

❷ ***Unilateral neglect*** (00123) (1986, R 2006, LOE 2.1)

❼ *Domäne 5:* **Wahrnehmung/Kognition**

❽ *Klasse 1:* **Aufmerksamkeit**

❾ Diagnosetyp (Dokumentationsform): aktuelle Pflegediagnose (PES) Zuordnung der Pflegediagnose nach Pflegemodellen/-klassifikationen s. Kap. 6.

❿ **Definition:** Beeinträchtigung in der sensorischen und motorischen Reaktion, der kortikalen Repräsentation und räumlichen Wahrnehmung des Körpers und des unmittelbaren Umfelds, gekennzeichnet durch eine fehlende Aufmerksamkeit für eine Seite zugunsten einer Überaufmerksamkeit für die andere Seite. Ein linksseitiger Neglect ist schwer wiegender und anhaltender als ein rechtsseitiger Neglect.

❶ Pflegediagnosentitel [P]

❷ Englische Originalbezeichnung
❸ [Kode-Nummer in NANDA-I-Taxonomie II]
❹ [Jahr der Erstnennung der Pflegediagnose,
❺ Überarbeitungsjahr (R) und
❻ Evidenzniveau (LOE)]

Klassifikatorische Zuordnung nach
❼ Domäne/Bereich und
❽ Klasse in der NANDA-I-Taxonomie II

❾ Der Diagnosentyp klärt, um welchen Diagnosetyp es sich handelt und in welcher Form diese Diagnose diagnostiziert werden sollte
- PES = Problem, Einflussfaktor(en), Symptome
- PR = Problem, Risikofaktor(en)
- GES = Gesundheitsförderungsdiagnosentitel, Einflussfaktor, Symptome

❿ Definition der Pflegediagnose nach NANDA-I.

Abb. 5-1: Darstellung der Textelemente, die den Pflegediagnosenkopf bilden

Aktivitätsintoleranz [P]

A

Activity intolerance (00092) (1982)
Domäne 4: **Aktivität/Ruhe**
Klasse 4: **Kardiovaskuläre/Pulmonale Reaktionen**

Diagnosetyp (Dokumentationsform): aktuelle Pflegediagnose (PES)
Zuordnung der Pflegediagnose nach Pflegemodellen/-klassifikationen s. Kap. 6.

Definition: Ungenügende physiologische oder psychische Energie, um erforderliche oder erwünschte alltägliche Aktivitäten durchzuhalten oder abzuschließen

Beeinflussende Faktoren [od. Einflussfaktoren] [E]

- allgemeine Schwäche
- Bewegungsarme bzw. sitzende Lebensweise
- Bettruhe, Bettlägerigkeit [Inaktivität]
- Missverhältnis zwischen Sauerstoffangebot und -bedarf, [kardiovaskuläre/pulmonäre Veränderungen, beeinträchtigter Sauerstofftransport]
- Immobilität
- [kognitive Defizite/Gemütszustand; sekundär beeinflusst durch eine kardiologische/pulmonale Grundkrankheit oder eine Depression]
- [Schmerzen, Schwindel, extreme physische/psychische Belastung].

Bestimmende Merkmale [od. Symptome] [S]

subjektive

- Äußerungen über Müdigkeit
- Äußerungen über Schwäche
- Unbehagen [Brustschmerzen] bei körperlicher Anstrengung/Belastung
- Dyspnö bei körperlicher Anstrengung/Belastung
- [äußert, dass Aktivität nicht erwünscht ist und/oder kein Interesse daran besteht].

objektive

- abnorme Herzfrequenz als Reaktion auf Aktivität/Belastung

- abnorme Blutdruckveränderung als Reaktion auf Aktivität/Belastung
- EKG-Veränderungen auf Grund von Arrhythmien
- EKG-Veränderungen auf Grund einer Ischämie
- [Blässe, Zyanose]*.

Klassifikation der Funktionsstufen (Gordon, 1987)

Stufe I: Geht normales Schritttempo auf einer ebenen, unbegrenzten Strecke; steigt Treppen über eine oder mehrere Etagen, ist aber kurzatmiger als gewöhnlich.

Stufe II: Geht normales Schritttempo auf einer ebenen, etwa 150 m langen Strecke oder steigt eine Etagentreppe langsam, ohne anzuhalten.

Stufe III: Geht nicht mehr als 15 m, ohne anzuhalten; kann keine Etagentreppe steigen, ohne anzuhalten.

Stufe IV: Dyspnö (Atemnot, Kurzatmigkeit) und Erschöpfung auch im Ruhezustand.

Klientenbezogene Pflegeziele oder Evaluationskriterien

Der Klient

- erkennt negative Faktoren, welche die Belastungsgrenze (Aktivitätstoleranz) negativ beeinflussen und vermindert oder schaltet diese negativen Einflüsse nach Möglichkeit aus.
- nutzt bewährte Techniken und Hilfsmittel, um die Aktivitätstoleranz zu verbessern.
- nimmt bereitwillig an notwendigen/erwünschten Aktivitäten teil.
- berichtet über eine merkliche Zunahme der Aktivitätstoleranz und körperlichen Belastungsfähigkeit.
- zeigt weniger physiologische Zeichen der Aktivitätsintoleranz (z. B. Puls, Atmung und Blutdruck bleiben innerhalb der normalen Werte des Klienten).

---

* Informationen in eckigen Klammern wurden von den Autorinnen und den Herausgebern hinzugefügt, um die Anwendung von Pflegediagnosen zu verdeutlichen und zu verbessern.

Maßnahmen oder Pflegeinterventionen

1. Pflegepriorität: Erkennen ursächlicher/auslösender Faktoren:

- Beachten beeinflussender Faktoren, die zu Müdigkeit und Erschöpfung führen (z. B. Alter, Gebrechlichkeit, akute oder chronische Erkrankungen, Herzinsuffizienz, Hypothyreose, Tumore und Tumortherapien). E*rschöpfung beeinträchtigt sowohl die tatsächliche als auch die wahrgenommene Fähigkeit, sich an Aktivitäten zu beteiligen* [vgl. PDx: Fatigue].
- Beurteilen der derzeitigen tatsächlichen und wahrgenommenen Einschränkungen im Vergleich zum gewohnten/normalen Zustand. *Liefert eine Vergleichsbasis und Informationen über Edukations-/Interventionsbedarf in Bezug auf Lebensqualität.*
- Beachten von Äußerungen des Klienten über Schwäche, Müdigkeit, Erschöpfung, Schmerzen, Schwierigkeiten bei der Ausführung von Tätigkeiten und/oder Schlaflosigkeit. *Symptome können das Ergebnis der Aktivitätsintoleranz sein oder dazu beitragen.*
- Einschätzen von kardiopulmonalen Reaktionen auf körperliche Aktivitäten, inkl. der Vitalzeichen vor, während und nach der Aktivität. Achten auf beschleunigte Erschöpfung.
- Feststellen der Fähigkeit zu stehen und zu gehen sowie des Ausmaßes an notwendiger Unterstützung durch Personen und/oder Hilfsmittel, *um den aktuellen Status und die Bedürfnisse für eine Teilnahme an nötigen/gewünschten Aktivitäten festzustellen.*
- Erkennen des Bewegungsbedarfs in Vergleich zum Wunsch nach Bewegung (z. B. kann kaum Treppen steigen, möchte aber Tennis spielen).
- Einschätzen emotionaler/psychologischer Faktoren, die die gegenwärtige Situation beeinflussen *(z. B. kann Stress und/oder eine Depression die Auswirkungen einer Erkrankung verstärken, oder eine Depression kann das Ergebnis einer erzwungenen Inaktivität sein).*
- Beachten therapiebedingter Faktoren (z. B. Nebenwirkungen oder Interaktionen von Arzneimitteln).

2. Pflegepriorität: Unterstützen des Klienten, mit beeinflussenden Faktoren zurechtzukommen und Aktivitäten im Rahmen der individuellen Möglichkeiten auszuführen:

- Kontrollieren von Vitalzeichen und kognitiven Zeichen; Achten auf Blutdruck-, Puls- und Atemveränderungen, Blässe und/oder Zyanose sowie Verwirrtheit.

- Anpassen des Aktivitätsgrads, *um Überanstrengung zu vermeiden.* Reduzieren der Intensität oder Unterbrechen von Aktivitäten, die unerwünschte physiologische Veränderungen verursachen.
- Verabreichen/Überwachen zusätzlicher Sauerstoff- oder Arzneimittelgaben und Kontrollieren der Reaktionen auf die veränderte Behandlung.
- Schrittweises Steigern von Bewegung- und Aktivitätsgrad; Lehren von Methoden und Techniken, *um Energie zu sparen,* wie z. B. während eines 10-minütigen Spaziergangs 3 Minuten auszuruhen oder sich hinzusetzen, um das Haar zu bürsten, statt dabei zu stehen.
- Integrieren von Ruhephasen in die pflegerische Versorgung, *um Ermüdung und Erschöpfung zu verringern.*
- Vermitteln einer positiv-optimistischen Atmosphäre bei gleichzeitigem Anerkennen der Schwere der Situation für den Klienten. *Hilft Frustrationen zu minimieren und Energien zu kanalisieren.*
- Ermutigen des Klienten, Gefühle auszudrücken, die zum gegenwärtigen Zustand beitragen oder als Folge davon auftreten.
- Beteiligen des Klienten/der Bezugsperson an der Planung von Aktivitäten – so weit wie möglich.
- Unterstützen bei Aktivitäten sowie Bereitstellen von Hilfsmitteln und Kontrollieren ihres korrekten Gebrauchs (z. B. Unterarmgehstützen, Rollator/Gehbock, Rollstuhl, Sauerstoffgerät/-flasche), *um den Klienten vor Verletzungen zu schützen.*
- Durchführen von Maßnahmen zur Förderung des Wohlbefindens und Sorgen für Schmerzlinderung, *um die Fähigkeit, an Aktivitäten teilzunehmen, zu steigern* (vgl. PDx: Akuter Schmerz, Chronischer Schmerz).
- Vermitteln an andere Gesundheitsberufe (z. B. Ergo-, Physiotherapie, psychologische Beratung, Aktivierungstherapie und Spezialisten für Freizeitaktivitäten), soweit angezeigt, *um individuell angepasste Behandlungsformen zu entwickeln.*

3. Pflegepriorität: Fördern des Wohlbefindens (Beratung, Patientenedukation und Entlassungsplanung):

- Planen der größtmöglichen Aktivität im Rahmen der Möglichkeiten und Fähigkeiten des Klienten. *Fördert die Vorstellung, dass fortschreitende Fähigkeiten auf diesem Gebiet normal sind.*
- Überprüfen der Erwartungen des Klienten/der Bezugsperson(en), *um individuelle Ziele zu setzen.* Erforschen und Klären von Kon-

flikten und Differenzen, *um Übereinstimmung für den wirkungsvollsten Plan zu erreichen.*

- Anleiten des Klienten/der Bezugsperson(en), Reaktionen auf Aktivität zu kontrollieren und Zeichen/Symptome zu erkennen, *die eine Anpassung des Aktivitätsgrads erfordern.*
- Planen einer zunehmenden Steigerung der Aktivitäten/Teilnahme am Übungsprogramm im Rahmen der Belastungsfähigkeit des Klienten. *Bei fortschreitendem Training können sich sowohl die Aktivitätstoleranz als auch der Gesundheitszustand bessern.*
- Informieren des Klienten über täglich/wöchentlich sichtbare Fortschritte, *um die Motivation zu erhalten.*
- Unterstützen des Klienten, angemessene Sicherheitsmaßnahmen zu erlernen und zu demonstrieren, *um Unfälle zu verhüten.*
- Vermitteln von Kenntnissen über den Einfluss des Lebensstils und allgemeiner gesundheitsfördernder Faktoren auf die Aktivitätsintoleranz (z. B. Ernährung, ausreichende Flüssigkeitszufuhr, Einstellen des Rauchens, psychischer Zustand).
- Ermutigen des Klienten, eine positive Einstellung zu bewahren; Vorschlagen von entsprechenden Entspannungstechniken, wie Visualisieren und gelenkter Imagination, *um das Wohlbefinden zu fördern.*
- Ermutigen zur Teilnahme an Freizeitaktivitäten, geselligen Anlässen und zur Ausübung situationsangepasster Hobbys (vgl. PDx: Beschäftigungsdefizit).

Schwerpunkte der Pflegedokumentation

Pflegeassessment oder Neueinschätzung

- Grad der Aktivität, entsprechend der Klassifikation der Funktionsgrade
- ursächliche beeinflussende oder auslösende Faktoren
- Angaben des Klienten über Schwierigkeiten bei der Umstellung
- Vitalzeichen vor, während und nach einer Aktivität.

Planung

- Pflege-/Interventionsplan und beteiligte Personen.

Durchführung/Evaluation

- Reaktionen auf Interventionen/Patientenedukation und ausgeführte Pflegemaßnahmen
- Veränderungen des Pflegeplans auf der Grundlage der Befunde des Assessments und des Reassessments

- Patientenedukationsplan für Klienteninformation, -schulung und -beratung
- Zielerreichung/Fortschritte in Richtung gewünschter Ergebnisse.

Entlassungs- oder Austrittsplanung

- Erfordernisse der Entlassung, langfristiger Pflegebedarf nach Entlassung, vorgenommene Koordinationen und Vermittlungen, zusätzlich verfügbare personelle, kommunale und materielle Ressourcen
- spezifische, vorgenommene Vermittlungen, Nachsorgeplan sowie Verantwortlichkeiten für zu treffende Maßnahmen.

Empfohlene, exemplarische Pflegeinterventionen (NIC) und Pflegeergebnisse (NOC)

NIC: *Energiemanagement* [Energy Management], *Bewegungsförderung* [Activity and Exercise Management] (McCloskey-Dochterman, J.; Bulecheck, G. M., 2013)
NOC: *Aktivitätstoleranz* [Activity Tolerance] (Moorhead, S., Johnson, M.; Maas, M. L.; Swanson, E., 2013)

Literatur

Blech, J.: Heilen mit Bewegung. Fischer, Frankfurt 2011

Carpenito-Moyet, L. J.: Das Pflegediagnosen-Lehrbuch. Huber, Bern 2013

Georg, J.: Aktivitätsintoleranz bei alten Menschen. NOVA 36 (2005) 2: 17–19

King, C. P.; Hinds, P. S.: Lebensqualität – Pflege- und Patientenperspektiven. Huber, Bern 2001: 387 ff.

Mol, V. J.; Baker, C. A.: Activity intolerance in the geriatric stroke patient. Rehabilitation Nursing (1991) 16: 337–342

Stolte, K. M.: Pflegediagnosen in der Gesundheitsförderung und Patientenedukation. Huber, Bern 2013

Gefahr einer Aktivitätsintoleranz [P]

Risk for activity intolerance (00094) (1982)
Domäne 4: **Aktivität/Ruhe**
Klasse 4: **Kardiovaskuläre/Pulmonale Reaktionen**

Diagnosetyp (Dokumentationsform): Risikopflegediagnose (PR)
Zuordnung der Pflegediagnose nach Pflegemodellen/-klassifikationen s. Kap. 6.

Definition: Risiko, einen Mangel an ungenügender physiologischer oder psychischer Energie zu erfahren, um erforderliche oder erwünschte alltägliche Aktivitäten durchzuhalten oder abzuschließen.

Risikofaktoren [R]

- vorherige [Aktivitäts-] Intoleranz
- vorhandene Kreislaufprobleme; [Herzrhythmusstörungen]
- vorhandene Atemprobleme; [Herzrhythmusstörungen]
- reduzierte Kondition [schlechter Allgemeinzustand]; [Altern]
- Unerfahrenheit in der Ausübung der Aktivität
- [Diagnose einer fortschreitenden Krankheit oder eines behindernden Zustandes, Anämie]
- [Äußerung über Widerstreben/Unvermögen, die erwartete Aktivität auszuführen].

Klientenbezogene Pflegeziele oder Evaluationskriterien

Der Klient

- versteht, dass sein gegenwärtiger Zustand eine Abnahme der Belastungsfähigkeit zur Folge haben kann.
- nimmt an einem Aktivierungs-/Rehabilitationsprogramm teil, um die Leistungsfähigkeit zu verbessern.
- erkennt alternative Möglichkeiten, die helfen, das gegenwärtige Aktivitätsniveau aufrechtzuerhalten (z. B. «In-door-Gehtraining» bei schlechtem Wetter in Sportzentren).
- erkennt Zustände/Symptome, die eine erneute medizinische Beurteilung erfordern.

A

Maßnahmen oder Pflegeinterventionen

1. Pflegepriorität: Einschätzen von Faktoren, die die gegenwärtige Situation beeinflussen:

- Beachten aktueller medizinischer Diagnosen und/oder Therapien (z. B. erworbenes Immunschwächesyndrom [AIDS], chronisch-obstruktive Lungenerkrankung [COPD], Krebs, Herzinsuffizienz/andere Herzerkrankungen, Anämie, zahlreiche Medikamente/Behandlungsmodalitäten, große Operationen, Muskel-Skelett-Trauma, neurologische Erkrankungen oder Niereninsuffizienz), *die einen störenden Einfluss auf die Leistungsfähigkeit und das Aktivitätsniveau des Klienten haben könnten.*
- Befragen des Klienten/seiner Bezugsperson(en) nach dem üblichen Energieniveau, *um mögliche Probleme und/oder die Wahrnehmung des Klienten/seiner Bezugsperson(en) hinsichtlich seiner Energie und der Fähigkeit, nötige/gewünschte Aktivitäten durchzuführen, herauszufinden.*
- Identifizieren von Faktoren, wie Alter, funktioneller Abbau, schmerzhafte Leiden, Atemprobleme, Widerwille gegenüber Bewegung (Bewegungsresistenz), Seh- oder Hörstörungen, Klima oder Wetter, für körperliche Betätigung unsichere Wohngebiete und die Notwendigkeit von Assistenz bei der Fortbewegung, *die das gewünschte Aktivitätsniveau blockieren/stören könnten.*
- Bestimmen des momentanen Aktivitätsniveaus und der körperlichen Kondition durch Beobachten, Belastungstests oder mittels Klassifikation der Funktionsstufen (z. B. Gordon, 1987), soweit angemessen. *Liefert Ausgangswerte für den Vergleich und die Möglichkeit, Änderungen zu verfolgen.*

2. Pflegepriorität: Entwickeln und Umsetzen alternativer Möglichkeiten, um im Rahmen des eingeschränkten Zustandes aktiv zu bleiben:

- Entwickeln eines Bewegungsprogramms in Zusammenarbeit mit dem Klienten und anderen Gesundheitsberufen (z. B. Physio- und/oder Beschäftigungs-/Aktivierungstherapie), *da ein interdisziplinär konzipiertes und koordiniertes Programm größeren Erfolg verspricht.*
- Fördern und Einführen eines Programms zum Konditionsaufbau und Unterstützen der Teilnahme an Bewegungs-/Aktivitätsgruppen, *um eine Verschlechterung des Zustandes zu begrenzen oder zu verhindern.*

- Anleiten des Klienten zu ungewohnten Aktivitäten oder zu einer veränderten Ausführung gewohnter Aktivitäten, *um Energie zu sparen und Sicherheit zu fördern.*

3. Pflegepriorität: Fördern des Wohlbefindens (Beratung, Patientenedukation und Entlassungsplanung):

- Diskutieren des Zusammenhangs zwischen der Erkrankung/dem behindernden Zustand und der Unfähigkeit, erwünschte Aktivitäten auszuführen, mit dem Klienten/seiner Bezugsperson. *Diese Beziehungen zu verstehen, kann helfen, Einschränkungen zu akzeptieren oder Gelegenheiten zu einer Veränderung aufzeigen, die von praktischem Wert sind.*
- Informieren über Störfaktoren, die bei Aktivitäten auftreten können, wie etwa Rauchen, wenn jemand Atemprobleme hat, oder fehlendes Interesse/fehlende Motivation zu körperlicher Betätigung, *und die einer Modifikation zugänglich sein könnten.*
- Unterstützen des Klienten/der Bezugsperson(en) beim Planen evtl. notwendiger Veränderungen, wie z. B. den zusätzlichen Einsatz von Sauerstoff, *um die Fähigkeit des Klienten zu verbessern, an gewünschten Aktivitäten teilnehmen zu können.*
- Feststellen und Erörtern von Symptomen, bei deren Auftreten der Klient medizinische Hilfe/Beurteilung in Anspruch nehmen muss, *um rechtzeitig Gegenmaßnahmen einzuleiten.*
- Verweisen auf angemessene Ressourcen zur weiteren Unterstützung und Ausrüstung mit erforderlichen Hilfsmitteln, *um das gegenwärtige Aktivitätsniveau aufrechtzuerhalten.*

Schwerpunkte der Pflegedokumentation

Pflegeassessment oder Neueinschätzung

- erkannte oder potenzielle Risikofaktoren für das Individuum
- aktueller Stand der Aktivitätstoleranz und der Aktivitätsblockaden.

Planung

- Behandlungsoptionen inkl. Physiotherapie oder eines Trainingsplans, sonstige unterstützende Therapien und Gerätschaften/Vorrichtungen
- geplante Umstellungen der Lebensweise und beteiligte/verantwortliche Personen und Überwachungsmethoden
- Patientenedukationsplan für Klienteninformation, -schulung und -beratung.

A

Durchführung/Evaluation

- Reaktionen auf Interventionen/Patientenedukation und ausgeführte Pflegemaßnahmen
- Zielerreichung/Fortschritte in Richtung gewünschter Ergebnisse
- Veränderungen des Pflegeplans.

Entlassungs- oder Austrittsplanung

- Erfordernisse der Entlassung, langfristiger Pflegebedarf nach Entlassung, vorgenommene Koordinationen und Vermittlungen, zusätzlich verfügbare personelle, kommunale und materielle Ressourcen
- spezifische, vorgenommene Vermittlungen, Nachsorgeplan sowie Verantwortlichkeiten für zu treffende Maßnahmen.

Empfohlene, exemplarische Pflegeinterventionen (NIC) und Pflegeergebnisse (NOC)

NIC: *Energiemanagement* [Energy Management], *Bewegungsförderung* [Activity and Exercise Management] (McCloskey-Dochterman, J.; Bulecheck, G. M., 2013)
NOC: *Ausdauer* [Endurance] (Moorhead, S., Johnson, M.; Maas, M. L.; Swanson, E., 2013)

Literatur

Blech, J.: Heilen mit Bewegung. Fischer, Frankfurt 2011

Carpenito-Moyet, L. J.: Das Pflegediagnosen-Lehrbuch. Huber, Bern 2013

Fitzgerald Miller, J.: Chronisch Kranksein bewältigen – Machtlosigkeit überwinden. Huber, Bern 2003

Georg, J.: Aktivitätsintoleranz bei alten Menschen. NOVA 36 (2005) 2: 17–19.

Johnson, M.; Bulechek, G.; Howard, B.; McCloskey Dochterman, J.; Maas, M.; Moorhead, S.; Swanson, E.: NANDA, NOC and NIC Linkages (2. Ed.). Center for Nursing Classification & Clinical Effectiveness, University of Iowa. Mosby, St. Louis 2006

King, C. P.; Hinds, P. S.: Lebensqualität – Pflege- und Patientenperspektiven. Huber, Bern 2001: 387 ff.

Lunney, M.: Arbeitsbuch Pflegediagnostik: Pflegerische Entscheidungsfindung, kritisches Denken und diagnostischer Prozess – Fallstudien und Analysen. Deutschsprachige Ausgabe herausgegeben von Jürgen Georg & Maria Müller Staub. Huber, Bern 2007: 193; 196

Mol, V. J.; Baker, C. A.: Activity intolerance in the geriatric stroke patient. Rehabilitation Nursing (1991) 16: 337–342

A

Unwirksame Aktivitätsplanung [Aktivitätenplanung] [P]

Ineffective activity planning (00199) (2008, LOE 2.1)
Domäne 5: **Wahrnehmung/Kognition**
Klasse 4: **Kognition**

Diagnosetyp (Dokumentationsform): aktuelle Pflegediagnose (PES)
Zuordnung der Pflegediagnose nach Pflegemodellen/-klassifikationen s. Kap. 6.

Definition: Unfähigkeit, sich auf eine Reihe von zeitlich fest gelegten Aktivitäten unter bestimmten Bedingungen vorzubereiten

Beeinflussende Faktoren [od. Einflussfaktoren] [E]

- unrealistische Wahrnehmung von Ereignissen [oder]
- unrealistische Wahrnehmung von eigenen Fähigkeiten
- fehlende familiäre Unterstützung
- fehlende Unterstützung von Freunden
- beeinträchtigte Fähigkeit, Informationen zu verarbeiten
- Abwehr-/Fluchtverhalten bei Konfrontation mit Lösungsvorschlägen
- Hedonismus [motiviert durch Lust oder Schmerz].

Bestimmende Merkmale [od. Symptome] [S]

subjektive

- Äußerungen über Angst vor einer auszuführenden Aufgabe
- Äußerungen von Sorgen über eine auszuführende Aufgabe
- übermäßige Ängste vor einer auszuführenden Aufgabe.

objektive

- Misserfolgsgeprägtes Verhaltensmuster
- fehlende Planung
- fehlende Ressourcen
- fehlende aufeinander folgende/abgestimmte Organisation
- Prokrastination (Hinauszögerung [Aufschieben])
- nicht erreichte Ziele gewählter Aktivitäten.

A

Klientenbezogene Pflegeziele oder Evaluationskriterien

Der Klient (spezifischen Zeitrahmen beifügen)

- räumt Schwierigkeiten beim Einhalten des Aktivitätenplans ein.
- benennt negative Faktoren, die seine Fähigkeit, den Aktivitätenplan einzuhalten, beeinträchtigen.
- entwickelt einen eigenen Aktivitätenplan.
- berichtet über weniger Angst und Furcht vor dem Planen.
- ist sich der Hinauszögerung bewusst und erstellt einen Plan für den Umgang damit.

Maßnahmen oder Pflegeinterventionen

1. Pflegepriorität: Identifizieren ursächlicher/auslösender Faktoren:

- Herausarbeiten individueller Probleme beim Erstellen und Umsetzen des Aktivitätenplans. *Weist individuelle Schwierigkeiten aus (z. B. Angst hinsichtlich der zu wählenden Aktivität, mangelnde/fehlende Ressourcen, mangelndes/fehlendes Vertrauen in das eigene Handlungsvermögen).*
- Durchführen einer vollständigen körperlichen Untersuchung. *Unter Umständen liegen Probleme wie Allergien, Hypertonie und/oder Asthma zugrunde, die zur Erschöpfung und zu den Schwierigkeiten bei den Aufgaben beitragen.*
- Überprüfen des Medikationsplans *auf mögliche Nebenwirkungen, die sich negativ auf den Wunsch des Klienten auswirken, sich einer Aktivität zu widmen.*
- Einschätzen des Mentalstatus und Einsatz des Beck-Depressions-Inventars, soweit angezeigt.
- Herausarbeiten der persönlichen Werte des Klienten und seiner Selbstwahrnehmung inkl. Stärken und Schwächen.
- Feststellen des Kontrollbedürfnisses des Klienten; Furcht vor Abhängigkeit von Dritten (obwohl er u. U. Unterstützung von anderen benötigt) oder die Überzeugung, die Aufgabe nicht durchführen zu können. *Hinweis auf eine externe Kontrollüberzeugung, bei welcher der Klient der Ansicht ist, andere hätten die Kontrolle und Fähigkeit.*
- Identifizieren kultureller/religiöser Belange, *die sich u. U. darauf auswirken, wie Individuen mit Fragen des Lebens umgehen und darauf, wie sie ihre Fähigkeit sehen, Entscheidungen zu treffen und ihr eigenes Leben zu führen.*

- Erörtern des Bewusstseins für das Hinauszögern, den Perfektionsbedarf, die Versagensangst. *Auch wenn der Klient vielleicht nicht eingesteht, dass es sich um ein Problem handelt, kann dies ein Faktor für die Schwierigkeiten beim Planen, Auswählen und Durchhalten von Aktivitäten sein, die Spaß machen könnten.*
- Einschätzen der Fähigkeit des Klienten, Informationen zu verarbeiten. *Kann die Wahrnehmung der Welt und des eigenen Selbst beeinträchtigen.*
- Erörtern der Möglichkeit, dass der Klient u. U. durch die Lust am Vermeiden von Schmerz (Hedonismus) motiviert ist. Das Individuum sucht u. U. Aktivitäten, die Spaß machen, um schmerzhafte/schmerzliche Erlebnisse zu vermeiden.
- Achten auf Verfügbarkeit und Einsatz von Ressourcen.

2. Pflegepriorität: Unterstützen des Klienten beim Erkennen von und im Umgang mit individuellen Faktoren und Beginnen mit dem Planen geeigneter Aktivitäten:

- Ermutigen zum Äußern von Gefühlen, die zur Situation beitragen bzw. daraus resultieren. Wahren einer positiven Atmosphäre, ohne übermäßig fröhlich zu erscheinen.
- Erörtern der Selbstwahrnehmung des Klienten als wertlos und Erfolg und Glücklichsein nicht verdienend. *Bisweilen ist das zugrundeliegende Gefühl der Wunsch, perfekt zu sein, und wegen der Angst, es würde nicht perfekt, fällt es schwer, die Aufgabe zu vollenden (Perfektionismus).*
- Behutsames Konfrontieren des Klienten mit seinen ambivalenten, wütenden oder depressiven Gefühlen.
- Unterstützen des Klienten beim Umdeuten negativer Gedanken über sich selbst in eine positive Ansicht über das Geschehen.
- Beteiligen des Klienten/der Bezugsperson(en) an der Aktivität. *Die Unterstützung der Pflegeperson und der Familie zu haben hilft, Erfolg zu fördern.*
- Anleiten des Klienten, die gewünschte Aktivität in bestimmte Schritte herunterzubrechen. *Macht die Aktivität handlicher und mit Erreichen eines jeden Schrittes hat das Individuum mehr Selbstvertrauen, die Aufgabe abzuschließen.*
- Auffordern des Klienten, hinauszögernde Verhaltensweisen einzugestehen und sich für eine Umstellung zu entscheiden. *Hinauszögern ist ein erlerntes Verhalten und dient dem Individuum zu vielen Zwecken.*

- Begleiten des Klienten zu einer Aktivität eigener Wahl, indem man ihn ermutigt, gemeinsam teilzunehmen, falls angemessen. *Unterstützung durch die Betreuungsperson kann den Klienten befähigen, mit einer Teilnahme zu beginnen und Vertrauen zu fassen.*
- Unterstützen des Klienten beim Entwickeln von Entspannungsfertigkeiten, bei gelenkter Imagination bzw. beim Visualisieren und bei Achtsamkeit. *Die Anwendung dieser Techniken kann dem Klienten helfen, Stress überwinden zu lernen und in der Lage zu sein, die Schwierigkeiten des Lebens effektiver zu bewältigen.*
- Unterstützen des Klienten beim Erkunden der Vorstellung, dass das Streben nach Vergnügen (Hedonismus) die Motivation, ein Ziel zu erreichen, beeinträchtigt. *Manche Philosophen meinen, Vergnügen sei das einzig Gute für eine Person und das Individuum sehe die übrigen Aspekte des Lebens nicht, die Erreichtes beeinträchtigen.*

3. Pflegepriorität: Fördern von Wohlbefinden (Edukation/Entlassungskriterien):

- Unterstützen des Klienten beim Benennen von Zielen und Prioritäten im Leben
- Überprüfen der Behandlungsziele und Erwartungen des Klienten und seiner Bezugspersonen. *Hilft, das Besprochene und getroffene Entscheidungen zu klären; gibt Gelegenheit, Ziele bei Bedarf zu ändern.*
- Erörtern der Fortschritte beim Erlernen des Entspannens und beim produktiven Umgang mit Ängsten und Befürchtungen. *Wenn der Klient sieht, dass Fortschritte gemacht wurden, bessert sich das Gefühl der Wertlosigkeit und das individuum wird ermutigt, weiter auf die Ziele hinzuarbeiten.*
- Herausfinden kommunaler Ressourcen, wie etwa Sozialdienste, Seniorenzentren, oder Kurse, *um Gelegenheiten und Möglichkeiten für Aktivitäten und einen Wandel zu bieten.*
- Verweisen an eine kognitive Therapie, falls angezeigt. *Diese strukturierte Therapie kann dem Individuum helfen, Grundannahmen und unpraktische Überzeugungen herauszufinden, zu evaluieren und zu modifiizieren und den Umstellungsprozess zu beginnen.*

Schwerpunkte der Pflegedokumentation

Pflegeassessment oder Neueinschätzung

- spezifische Probleme des Klienten
- verursachende, beeinflussende oder auslösende Faktoren
- Klient äußert Schwierigkeiten beim Erstellen und Einhalten von Plänen.

Planung

- Pflege-/Interventionsplan und beteiligte Personen
- Patientenedukationsplan für Klienteninformation, -schulung und -beratung.

Durchführung/Evaluation

- Reaktionen auf Interventionen/Patientenedukation und ausgeführte Pflegemaßnahmen
- Zielerreichung/Fortschritte in Richtung gewünschter Ergebnisse
- Veränderungen des Pflegeplans.

Entlassungs- oder Austrittsplanung

- Erfordernisse der Entlassung, langfristiger Pflegebedarf nach Entlassung, vorgenommene Koordinationen und Vermittlungen, zusätzlich verfügbare personelle, kommunale und materielle Ressourcen
- spezifische, vorgenommene Vermittlungen, Nachsorgeplan sowie Verantwortlichkeiten für zu treffende Maßnahmen.

Exemplarische Pflegeinterventionen (NIC) und Pflegeergebnisse (NOC)

NIC: *Eigenverantwortungsförderung* [Self-Awareness Enhancement] (McCloskey-Dochterman, J.; Bulecheck, G. M., 2013)
NOC: *Motivation* [Motivation] (Moorhead, S., Johnson, M.; Maas, M. L.; Swanson, E., 2013)

Literatur

Carpenito-Moyet L. J.: Das Pflegediagnosen-Lehrbuch. Huber, Bern 2013

Georg, J.: Dinge auf die lange Bank schieben [PD ineffektive Aktivitätenplanung]. NOVA 41 (2010) 11/12: 22–23

Leyhausen, M. (2008): Vom Aufschieben zum Anschieben, Psychologie Heute 2: 72–73

Ramirez Basco, M.: Schluss mit Prokrastinieren. Wie Sie heute beginnen, mit dem Aufschieben aufzuhören. Huber, Bern 2012

A

Angst [P]

Anxiety (00146) (1973, 1982, 1998)
Domäne 9: **Coping/Stresstoleranz**
Klasse 2: **Coping-Reaktionen**

Diagnosetyp (Dokumentationsform): aktuelle Pflegediagnose (PES)
Zuordnung der Pflegediagnose nach Pflegemodellen/-klassifikationen s. Kap. 6.

Definition: Unbestimmtes Gefühl des Unbehagens oder der Bedrohung, das von einer autonomen Reaktion begleitet wird (häufig unbestimmte oder dem Individuum unbekannte Quelle); eine Besorgnis, die durch die vorweggenommene Gefahr hervorgerufen wird. Es ist ein Warnsignal für drohende Gefahr und ermöglicht dem Individuum, Maßnahmen zum Umgang mit der Gefahr einzuleiten.

Beeinflussende Faktoren [od. Einflussfaktoren] [E]

- [unbewusster Konflikt über grundsätzliche Werte und Lebensziele]
- *Veränderung der/des:*
  - ökonomischen Status
  - Umfelds
  - Gesundheitszustands
  - Interaktionsmuster
  - Rollenfunktion
  - Rollenstatus
- Exposition gegenüber Toxinen (Giften ausgesetzt sein)
- familiärer Bezug [Herkunft]
- Vererbung
- zwischenmenschliche Ansteckung
- zwischenmenschliche Übertragung
- Entwicklungsbedingte Krise
- situationsbedingte Krisen
- Stress
- Suchtmittelmissbrauch
- Todesdrohung [wahrgenommene oder aktuelle]
- *Bedrohung des/der:*
  - ökonomischen Status
  - Umwelt [Sicherheit]

 – Gesundheitszustands [fortschreitende, behindernde, terminale Erkrankung]
 – Interaktionsmuster
 – Rollenfunktion
 – Rollenstatus
 – Selbstkonzepts [wahrgenommene oder aktuelle], [unbewusster Konflikt]

[unbefriedigte Bedürfnisse]

- [positive oder negative Selbstbeeinflussung]
- [physiologische Faktoren wie Hyperthyreose, Lungenembolie, Herzrhythmusstörungen, Phäochromozytom, medikamentöse Therapie, z. B. mit Steroiden, usw.].

Bestimmende Merkmale [od. Symptome] [S]

subjektive

verhaltensbezogene Merkmale

- geäußerte Sorgen auf Grund der Veränderung von Lebensereignissen
- unsicheres Auftreten
- Schlafstörung.

emotionsbezogene Merkmale

- bedauernd
- verstört
- besorgt
- ängstlich
- Gefühle der Unzulänglichkeit
- Unsicherheit
- nervös
- beunruhigt
- schmerzhaft erhöhte Hilflosigkeit
- andauernde erhöhte Hilflosigkeit
- [Gefühl drohenden Untergangs]
- [Hoffnungslosigkeit].

kognitive Merkmale

- Furcht vor unspezifischen Konsequenzen
- Bewusstsein über die physiologischen Symptome.

physiologische Merkmale – Sympathikus

- trockener Mund

A

- Herzklopfen
- Schwäche
- Atembeschwerden
- Anorexie
- Diarrhö.

physiologische Merkmale – Parasympathikus

- Kribbeln in den Extremitäten
- Übelkeit
- Abdominalschmerz
- Diarrhö
- häufiges Wasserlassen/Wasserlösen
- verzögertes Wasserlassen/Wasserlösen
- Mattigkeit
- Schlafstörung
- [Brust-, Rücken-, Nackenschmerzen].

objektive

verhaltensbezogene Merkmale

- verminderter Blickkontakt
- Umherblicken
- Mustern
- Wachsamkeit
- bedeutungs- und ziellose Bewegung [Scharren mit den Füßen, Hand-, Armbewegungen]
- Herumzappeln
- Ruhelosigkeit
- verminderte Leistungsfähigkeit
- [Weinen/Weinerlichkeit]
- [Immobilität].

affektive Merkmale

- erhöhte Vorsichtigkeit
- selbstfokussiert
- Reizbarkeit
- übererregt
- seelischer Schmerz
- verunsichert.

kognitive Merkmale

- Beschäftigung
- beeinträchtigte Aufmerksamkeit
- Konzentrationsschwierigkeiten

- Vergesslichkeit
- verminderte Problemlösungsfähigkeit
- verminderte Lernfähigkeit
- Grübeln
- Neigung, andere zu beschuldigen
- Gedankenblockade
- Verwirrtheit
- eingeschränktes Wahrnehmungsfeld.

physiologische Merkmale

- zitternde Stimme
- Zittern
- Händezittern
- erhöhte Anspannung
- angespannte Gesichtszüge
- verstärkte Transpiration
- vermehrtes Schwitzen.

Sympathikus

- kardiovaskuläre Erregung
- Gesichtsrötung
- oberflächliche Vasokonstriktion
- erhöhter Puls
- verstärkte Atmung
- erhöhter Blutdruck
- Pupillenerweiterung
- Zuckungen
- gesteigerte Reflexe.

Parasympathikus

- Harndrang
- tiefer Blutdruck
- tiefer Puls.

Klientenbezogene Pflegeziele oder Evaluationskriterien

Der Klient

- macht einen entspannten Eindruck und teilt mit, dass sich die Angst auf ein erträgliches Maß reduziert hat.
- spricht Angstgefühle aus.
- erkennt sinnvolle Möglichkeiten, seine Angst auszudrücken und mit der Angst umzugehen.

- zeigt Problemlösefähigkeiten.
- nutzt Ressourcen/Unterstützungssysteme wirksam aus.

Maßnahmen oder Pflegeinterventionen

1. Pflegepriorität: Einschätzen des Ausmaßes der Angst:

- Überprüfen möglicher familiärer/physiologischer Faktoren, wie z. B. erblich bedingte Depressionsformen, ein psychiatrisches Leiden, floride Krankheiten (z. B. Schilddrüsenerkrankungen, Stoffwechselprobleme, Herz-Lungen-Krankheiten, Anämie, Arrhythmien), kurze Zeit zurückliegende/kontinuierliche Stressoren (z. B. Erkrankung/Tod eines Familienmitglieds, Ehekonflikt/Missbrauch oder Verlust des Arbeitsplatzes). *Diese Faktoren können Angst/Angststörungen verursachen/verstärken.*
- Feststellen der zurzeit verordneten Medikamente und der zuletzt eingenommenen freiverkäuflichen Präparate (z. B. Steroide, Schilddrüsenmedikamente, Substanzen zur Gewichtsreduktion oder Koffein). *Diese Medikamente können das Angstgefühl verstärken.*
- Erkennen, was der Klient in seiner Situation als Bedrohung wahrnimmt.
- Überwachen der Vitalzeichen (z. B. rascher oder unregelmäßiger Puls, beschleunigte Atmung/Hyperventilation, Blutdruckschwankungen, Schwitzen, Tremor oder Unruhe), *um körperliche Reaktionen in Verbindung mit körperlichen wie seelischen Leiden zu erkennen.*
- Beobachten von Verhaltensweisen, *die den Angstzustand des Klienten näher bestimmbar machen:*

geringfügige Angst:

- erhöhte Wachsamkeit, gesteigerte Wahrnehmung der Umgebung, Aufmerksamkeit ist auf Umgebung und unmittelbare Ereignisse fixiert
- unruhig, reizbar, leicht weckbar, Angaben über Schlaflosigkeit
- motiviert, sich in dieser Situation mit den vorhandenen Problemen zu befassen.

mäßige Angst:

- eingeschränktere Wahrnehmung, erhöhte Konzentration; lässt sich beim Lösen eines Problems/von Problemen nicht ablenken
- zittrige Stimme oder veränderter Tonfall
- Zittern, erhöhte Puls-/Atemfrequenz.

ausgeprägte Angst:

- Wahrnehmungsspektrum vermindert, Angst beeinträchtigt wirksames Funktionieren
- ist vom Gefühl des Missbehagens/drohenden Unheils eingenommen
- erhöhte Puls-/Atemfrequenz mit Klagen über Schwindel, Kribbeln, Kopfschmerzen usw.

panische Angst:

- gestörte Konzentrationsfähigkeit; desintegriertes Verhalten. Der Klient nimmt die Situation verzerrt wahr; kann, was geschieht, nicht richtig einordnen. Er erlebt möglicherweise Terror und Verwirrtheit, ist unfähig, zu sprechen oder sich zu bewegen (vor Schreck gelähmt).
- Achten auf Angaben Schlaflosigkeit oder übermäßiges Schlafen, Beschränkung/Vermeidung von Interaktionen mit anderen, Alkohol- oder Drogenmissbrauch, *da dies verhaltensbezogene Hinweise auf Rückzugsverhalten als Problemlösungsstrategie sein können.*
- Sichten der Ergebnisse diagnostischer Tests (z. B. Drogen-Screening, Herz-Kreislauf-Belastungstests, großes Blutbild und Körperchemie), *die physiologische Quellen der Angst aufzeigen können.*
- Beachten von Abwehrmechanismen (z. B. Verleugnen oder Regression), *welche die Problemlösungsfähigkeit einschränken.*
- Erkennen von Coping-Fertigkeiten, die der Klient gegenwärtig anwendet, wie z. B. Wut, Tagträumen, Vergesslichkeit, übermäßiges Essen, Rauchen, fehlendes Problemlösen.
- Überprüfen früherer Bewältigungsformen, *um festzustellen, welche in der jetzigen Situation hilfreich sein könnten.*

2. Pflegepriorität: Unterstützen des Klienten, seine Gefühle zu erkennen und zu beginnen, sich mit seinen Problemen auseinander zu setzen:

- Aufbauen einer therapeutischen Beziehung durch Empathie und bedingungslose positive Wertschätzung. *Beachte:* Die Pflegeperson muss sich beim Ausüben der Pflege ihrer eigenen Gefühle der Angst oder des Unbehagens bewusst sein, *um der ansteckenden Wirkung/der Übertragung der Angst zu entgehen.*
- Dasein für den Klienten zum Zuhören und für Gespräche.

- Ermutigen des Klienten, Gefühle zuzulassen und auszudrücken, z. B. Weinen (Traurigkeit), Lachen (Furcht, Abwehr), Fluchen (Furcht, Zorn).
- Unterstützen des Klienten, sein eigenes verbales und nonverbales Verhalten wahrzunehmen.
- Klären der Bedeutung von Gefühlen/Handlungen durch Feedback, Rückfragen und Überprüfung im Gespräch mit dem Klienten.
- Anerkennen von Angst/Furcht. Leugnen/bestreiten Sie nicht und versuchen Sie nicht, dem Klienten zu versichern, dass alles in Ordnung sein wird.
- Korrektes Informieren über die Situation. *Hilft dem Klienten, den Bezug zur Realität herzustellen.*
- Ehrlicher Umgang mit Kindern, ihnen nichts vormachen, Körperkontakt bieten (z. B. umarmen, wiegen), *um Angst zu mindern und Sicherheit zu bieten.*
- Sorgen für wohl tuende Maßnahmen (z. B. eine ruhige Umgebung, angenehme Musik, ein warmes Bad, Rückenmassage, Nacken- oder Bauchwickel).
- Anpassen der Pflegeinterventionen (z. B. orale an Stelle von intramuskulärer Medikation, Kombination von Blutentnahmen/Tropfenentnahme), *um Stress zu begrenzen und Kindern oder ängstlichen Erwachsenen gegenüber überwältigendes Verhalten zu vermeiden.*
- Vermeiden umweltbezogener Faktoren wie grelles Licht oder Verkehrslärm, die auf ältere Personen verwirrend/belastend wirken können.
- Akzeptieren des Klienten, so wie er ist. *Unter Umständen muss der Klient einfach dort stehen, wo er gegenwärtig steht, etwa im Stadium des Verleugnens nach Erhalt der Diagnose einer zum Tode führenden Erkrankung.*
- Dem Klienten Verhaltensweisen zugestehen; nicht als persönlich betroffen reagieren. *Unter Umständen reagiert die Pflegeperson unangemessen und dadurch eskaliert die Situation zu einer nichttherapeutischen Interaktion.*
- Unterstützen des Klienten, den Angstzustand auszunutzen, um die Situation zu bewältigen. *(Mäßige Angst schränkt die Wahrnehmung so ein, dass es dem Klienten ermöglicht wird, sich auf seine Probleme zu konzentrieren).*

Pflegeinterventionen bei panischen Angstzuständen (Panikattacken)

- Verweilen beim Klienten, Bewahren einer ruhigen, sichernden Haltung.
- Sprechen in kurzen Sätzen, Sich-Ausdrücken in einfachen Worten.
- Sorgen für eine nichtbedrohliche, beständige Umgebung/Atmosphäre; Minimieren von Außenreizen; Kontrollieren von Besuchern und deren Interaktionen mit dem Klienten, *um Auswirkungen der Übertragung von Gefühlen zu minimieren.*
- Grenzen setzen bei unangemessenen Verhaltensweisen und Unterstützen des Klienten, annehmbare Verhaltensweisen im Umgang mit der Angst zu entwickeln.

Beachte: Das Personal muss evtl. für Sicherheitskontrollen/eine sichere Umgebung sorgen, bis der Klient sich wieder unter Kontrolle hat.

- Schrittweise Steigerung von Aktivitäten/Interaktionen mit anderen, parallel zur Abnahme der Angst.
- Nutzen der kognitiven Therapie, *um Fehlinterpretationen von körperlichen Symptomen zu fokussieren und zu kontrollieren.*
- Verabreichen von Medikamenten (Anxiolytika/Sedativa) gemäß Verordnung.

3. Pflegepriorität: Fördern des Wohlbefindens (Beratung, Patientenedukation und Entlassungsplanung):

- Unterstützen des Klienten, auslösende Faktoren zu erkennen sowie Methoden kennen zu lernen, um lähmende und behindernde Angst zu bewältigen.
- Überprüfen von Ereignissen, Gedanken und Gefühlen, die dem Angstanfall vorausgegangen sind.
- Erkennen früherer, erfolgreicher Maßnahmen/Aktivitäten des Klienten bei Nervosität/Angst.
- Zusammenstellen einer Liste mit hilfreichen Ressourcen/Personen inkl. des Not-, Sorgentelefons oder der Krisenberatung, *um für fortlaufende/reechtzeitige Unterstützung zu sorgen.*
- Ermutigen des Klienten, ein Übungs-/Aktivitätsprogramm zu entwickeln, *das beim Abbau von Angstzuständen hilfreich sein kann, indem es Spannung abbaut.*

A

- Unterstützen der Entwicklung von Fähigkeiten (z.B. Bewusst-Machen negativer Gedanken durch Gedankenstoppen [«Stopp» sagen und durch positiven Gedanken ersetzen]), *um negative Selbstbeeinflussungen auszuschalten. Leichte Phobien scheinen besser auf Verhaltenstherapien zu reagieren.*
- Sichten von Strategien für den Umgang mit Angst auslösenden Situationen, wie Rollenspiele, Visualisierungstechniken zum Üben vorhersehbarer Ereignisse, Gebet/Meditation, *um auf Angst auslösende Situationen vorbereitet zu sein/damit zurechtzukommen.*
- Überprüfen der medikamentösen Therapie auf mögliche Arzneimittelinteraktionen speziell mit rezeptfreien Medikamenten, anderen verschreibungspflichtigen Medikamenten und Alkohol. Erörtern entsprechender Substitution von Medikamenten, Dosierung oder Einnahmezeiten, *um Nebenwirkungen auf ein Minimum zu reduzieren.*
- Überweisen an einen Arzt zur Überprüfung und Neueinstellung der Medikation. *Zu den Medikamenten, die oft Angstsymptome verursachen können, gehören Aminophyllin/Theophyllin, Anticholinergika, Levodopa, Salicylate und Steroide.*
- Vermitteln an eine Einzel- und/oder Gruppentherapie, soweit angemessen *bei chronischen Angstzuständen.*

Schwerpunkte der Pflegedokumentation

Pflegeassessment oder Neueinschätzung

- Ausmaß der Angst, auslösende/verstärkende Faktoren
- Beschreibung der ausgesprochenen und gezeigten Gefühle
- Bewusstheit für eigene Gefühle und Fähigkeit, diese auszudrücken
- Die Angst beeinflussender Suchtmittelgebrauch, soweit vorhanden.

Planung

- Schulungsplan und beteiligte Personen
- Patientenedukationsplan für Klienteninformation, -schulung und -beratung.

Durchführung/Evaluation

- Reaktionen auf Interventionen/Patientenedukation und ausgeführte Pflegemaßnahmen

- Zielerreichung/Fortschritte in Richtung gewünschter Ergebnisse
- Veränderungen des Pflegeplans.

Entlassungs- oder Austrittsplanung

- Erfordernisse der Entlassung, langfristiger Pflegebedarf nach Entlassung, vorgenommene Koordinationen und Vermittlungen, zusätzlich verfügbare personelle, kommunale und materielle Ressourcen
- spezifische, vorgenommene Vermittlungen, Nachsorgeplan sowie Verantwortlichkeiten für zu treffende Maßnahmen.

Empfohlene, exemplarische Pflegeinterventionen (NIC) und Pflegeergebnisse (NOC)

NIC: *Angstminderung* [Anxiety Reduction] (McCloskey-Dochterman, J.; Bulecheck, G. M., 2013)
NOC: *Kontrolle von Angst* [Anxiety Control] (Moorhead, S., Johnson, M.; Maas, M. L.; Swanson, E., 2013)

Literatur

Barnow, S. et al.: Von Angst bis Zwang. Huber, Bern 2008

Carpenito-Moyet L. J.: Das Pflegediagnosen-Lehrbuch. Huber, Bern 2013

Georg, J.: Angst bei alten Menschen. Pflegediagnosen und -interventionen. NOVA 33 (2002) 1: 14–18

Lunney, M.: Arbeitsbuch Pflegediagnostik: Pflegerische Entscheidungsfindung, kritisches Denken und diagnostischer Prozess – Fallstudien und Analysen. Deutschsprachige Ausgabe herausgegeben von Jürgen Georg & Maria Müller Staub. Huber, Bern 2007: 160; 177; 179; 193; 231; 234; 255; 259

Rachman, S.: Angst. Diagnose, Klassifikation und Therapie. Huber, Bern 2000

Schmidt-Traub, S.: Generalisierte Angstsstörung. Hogrefe, Göttingen 2008

Townsend, M. C.: Pflegediagnosen in der psychiatrischen Pflege. Huber, Bern 2012

A

Reduziertes intrakranielles Anpassungsvermögen [P]

Decreased adaptive intracranial capacity (00049) (1994)
Domäne 9: **Coping/Stresstoleranz**
Klasse 2: **Neurobehavioraler Stress**

Diagnosetyp (Dokumentationsform): aktuelle Pflegediagnose (PES)
Zuordnung der Pflegediagnose nach Pflegemodellen/-klassifikationen s. Kap. 6.

Definition: Intrakranielle liquordynamische Mechanismen, die normalerweise das erhöhte Liquorvolumen ausgleichen, sind beeinträchtigt, was zum wiederholten unverhältnismäßigen Anstieg des Hirndrucks (ICP) als Reaktion auf eine Reihe schädlicher und nichtschädlicher Reize führt

Beeinflussende Faktoren [od. Einflussfaktoren] [E]

- Hirnverletzungen
- anhaltende Steigerung des ICP von 10–15 mmHg
- reduzierte Hirndurchblutung ≤ 50–60 mmHg
- systemische Hypotonie mit intrakranieller Hypertonie.

Bestimmende Merkmale [od. Symptome] [S]

objektive

- wiederholte Steigerung von > 10 mmHg über einen Zeitraum von mehr als 5 Minuten nach verschiedenen externen Reizen
- überproportionale Steigerung des ICP infolge eines Reizes
- erhöhte ICP-P2-Welle
- Abweichung beim Volumendruck-Reaktions-Test (Volumen-Druck-Verhältnis 2, Druck-Volumen-Index < 10)
- ICP-Ausgangswert ≥ 10 mmHg
- große Amplitude der ICP-Wellen
- [veränderter Bewusstseinszustand – Koma]
- [Änderungen der Vitalzeichen/des Herzrhythmus].

Klientenbezogene Pflegeziele oder Evaluationskriterien

Der Klient

- zeigt stabile ICP-Werte, angezeigt durch eine Normalisierung der Druckwellen und Reaktionen auf Reize.
- zeigt verbesserte neurologische Zeichen.

Maßnahmen oder Pflegeinterventionen

1. Pflegepriorität: Erkennen ursächlicher/beeinflussender Faktoren:

- Bestimmen der Faktoren, die mit der individuellen Situation zusammenhängen (z. B. Ursache des Bewusstseinsverlustes/Komas, Begleitsymptome, frühzeitig Glasgow-Koma-Skala einsetzen).
- Überwachen und Dokumentieren von Veränderungen der ICP-Kurven und den entsprechenden Ereignissen (z. B. Absaugen, Umlagern, Alarm des Monitors, Familienbesuche), *um die Pflege entsprechend anzupassen.*

2. Pflegepriorität: Beachten des Beeinträchtigungsgrades:

- Einschätzen der Öffnungsreaktion sowie der Stellung und Bewegung der Augen, der Pupillen (Größe, Form, Seitengleichheit, Lichtreaktion), des Bewusstseinszustandes und des mentalen Zustandes (Glasgow-Koma-Skala), *um den neurologischen Ausgangsstatus des Klienten zu bestimmen und Veränderungen im Laufe der Zeit zu überwachen.*
- Beachten willkürlicher und unwillkürlicher motorischer Reaktionen (Haltungsstarre usw.) unter Vergleichen der rechten und linken Körperhälfte.
- Testen auf Vorliegen/Fehlen neurologischer Reflexe (z. B. Blinzeln, Husten, Würgen, Babinski), Nackensteife.
- Überwachen der Vitalzeichen und des Herzrhythmus vor/während/nach Aktivitäten.
- Sichten der Ergebnisse diagnostischer Bildgebung (z. B. CT-Scans), *um Lokalisation, Art und Schweregrad eines Gewebsschadens festzustellen.*

3. Pflegepriorität: Minimieren/Korrigieren ursächlicher Faktoren, Fördern der zerebralen Durchblutung:

- Oberkörperhochlagerung, soweit individuell angemessen. *Zwar empfehlen manche Forschende eine Oberkörperhochlagerung um bis zu 45 Grad, jedoch sprechen Studien aus jüngerer Zeit dafür, dass ein Anheben um 30 Grad den höchsten Nutzen bringt.*
- Lagern des Kopfes/Nackens in neutraler Position, Unterstützen der Kopflage mit einer/m kleinen Rolle/Kissen, *um den venösen Rückfluss zu maximieren.* Verhindern, dass der Kopf auf einem großen Kissen liegt oder Verhindern einer Hüftbeugung um mehr als 90 Grad.

- Vermindern übermäßiger Reize und Sorgen für beruhigende Maßnahmen (z. B. ruhige Umgebung, sanfte Stimme, Abspielen vertrauter Stimmen über den Kopfhörer, Rückenmassagen, sanfte Berührung je nach Reaktion), *um Stimulationen des ZNS zu verringern und Entspannung zu fördern.*
- Begrenzen schmerzhafter Eingriffe (z. B. Venenpunktionen, wiederholte neurologische Untersuchungen) auf das absolut Notwendige.
- Sorgen für Ruhezeiten zwischen den Pflegetätigkeiten und Begrenzen der Dauer von Pflegemaßnahmen. Senken des Licht-/Lärmpegels, Planen und Begrenzen der Tätigkeiten, *um eine ruhige Umgebung und regelmäßigen Schlaf (d. h. einen Tag-Nacht-Rhythmus) zu gewährleisten.*
- Reduzieren/Verhüten von Aktivitäten, die den intrathorakalen/abdominellen Druck erhöhen (z. B. Husten, Erbrechen, Pressen beim Stuhlgang). Vermeiden/Reduzieren von Fixationen. *Diese Faktoren können den ICP merklich ansteigen lassen.*
- Vorsichtiges Absaugen – nur bei Bedarf – bis knapp über das Ende des Endotrachealtubus hinaus, ohne die Trachealwand oder die Carina [Leiste an der unteren Gabelung der Luftröhre] zu berühren. Intratracheales Verabreichen von Lidocain gemäß einrichtungsinterner Verfahrensrichtlinie, *um den Hustenreflex zu reduzieren.* Hyperoxigenieren vor dem Absaugen, wenn angemessen, *um eine Hypoxie auf ein Mindestmaß zu reduzieren.*
- Erhalten der Durchlässigkeit des Urindrainagesystems, *um das Risiko einer Hypertonie, eines ICP-Anstiegs und einer begleitenden Dysreflexie bei Rückenmarkschädigung nach spinalem Schock zu senken.* Vgl. PDx: Autonome Dysreflexie.
- Wiegen des Klienten, soweit angezeigt. Berechnen der Flüssigkeitsbilanz in jeder Schicht/täglich, *um den Flüssigkeitsbedarf zu bestimmen, dem Klienten ausreichend Flüssigkeit zuzuführen und einen Flüssigkeitsüberschuss zu verhindern.*
- Einschränken der Flüssigkeitseinfuhr, soweit nötig. Verabreichen von Infusionen via Infusionspumpe/Kontrollvorrichtung, *um einem versehentlichen Flüssigkeitsbolus oder einer Gefäßüberlastung vorzubeugen.*
- Regulieren der Umgebungstemperatur/Umstellen der Bettwäsche, Verwenden von Kühlmatratzen, wenn angezeigt, *um den Stoffwechsel und Sauerstoffverbrauch bei Fieber oder therapeutischer Hypothermie zu reduzieren.*

- Abklären einer zunehmenden Unruhe, *um Auslöser festzustellen und frühestmöglich angemessene Korrekturmaßnahmen einzuleiten.*
- Sorgen für geeignete Sicherheitsmaßnahmen und Einleiten der Therapie von Krampfanfällen, *um Schäden sowie einen erhöhten Schädelinnendruck und Hypoxie zu verhindern.*
- Verabreichen von zusätzlichem Sauerstoff, soweit angezeigt, *um eine zerebrale Ischämie zu verhindern*; Hyperventilieren (soweit angezeigt nach festen Vorgaben), falls der Klient mechanisch beatmet wird. *Therapeutisches Hyperventilieren ($PaCO_2$ 28–35 mmHg) kann für kurze Zeit eingesetzt werden, um den erhöhten Schädelinnendruck zu senken, während andere Methoden der ICP-Kontrolle eingeleitet werden.*
- Verabreichen von Medikamenten (z. B. Antihypertensiva, Diuretika, Analgetika, Sedativa, Antipyretika, gefäßaktive Substanzen, Antiepileptika, Muskelrelaxanzien und Kortikosteroide) soweit angemessen, *um die zerebrale Homöostase aufrechtzuerhalten und die Symptome in Verbindung mit einer neurologischen Schädigung zu behandeln.*
- Vorbereiten des Klienten für eine Operation, soweit angezeigt (z. B. Ausräumen eines Hämatoms/raumfordernder Verletzungen), *um den Hirndruck zu senken und die zerebrale Durchblutung zu fördern.*

4. Pflegepriorität: Fördern des Wohlbefindens (Beratung, Patientenedukation und Entlassungsplanung):

- Besprechen spezifischer Situationen, die zu einem Hirndruckanstieg führen können, mit den pflegenden Angehörigen (z. B. Erstickungsanfälle, Schmerzen, Umlagern, Verstopfung, behinderter Urinabfluss) und Erörtern entsprechender Maßnahmen, *um kurzzeitige ICP-Anstiege zu verhindern oder zu verringern.*
- Erkennen von Zeichen/Symptomen, die auf einen Hirndruckanstieg hinweisen (bei Risikoklienten ohne ICP-Monitor), z. B. Unruhe, sich verschlechternde neurologische Reaktionen. Überprüfen angemessener Reaktionen.

Schwerpunkte der Pflegedokumentation

Pflegeassessment oder Neueinschätzung

- neurologische Befunde, getrennt nach rechter/linker Seite (z. B. Pupillen, motorische Reaktion, Reflexe, Unruhe, Nackensteife), Glasgow-Koma-Skala

A

- Reaktionen auf Aktivitäten/Ereignisse (z. B. Veränderungen der Druckwellen/Vitalzeichen)
- Auftreten/Merkmale von Krampfanfällen.

Planung

- Pflege-/Interventionsplan und beteiligte Personen
- Patientenedukationsplan für Klienteninformation, -schulung und -beratung.

Durchführung/Evaluation

- Reaktionen auf Interventionen/Patientenedukation und ausgeführte Pflegemaßnahmen
- Zielerreichung/Fortschritte in Richtung gewünschter Ergebnisse
- Veränderungen des Pflegeplans.

Entlassungs- oder Austrittsplanung

- Erfordernisse der Entlassung, langfristiger Pflegebedarf nach Entlassung, vorgenommene Koordinationen und Vermittlungen, zusätzlich verfügbare personelle, kommunale und materielle Ressourcen
- spezifische, vorgenommene Vermittlungen, Nachsorgeplan sowie Verantwortlichkeiten für zu treffende Maßnahmen.

Empfohlene, exemplarische Pflegeinterventionen (NIC) und Pflegeergebnisse (NOC)

NIC: *Hirnödem-Management* [Cerebral Edema Management] (McCloskey-Dochterman, J.; Bulecheck, G. M., 2013)
NOC: *Neurologischer Status* [Neurological Status] (Moorhead, S., Johnson, M.; Maas, M. L.; Swanson, E., 2013)

Literatur

Booth, B.; Bruera E. (Hrsg.): Palliative Care von Menschen mit Hirntumoren und Hirnmetastasen. Huber, Bern 2012

Carpenito-Moyet L. J.: Das Pflegediagnosen-Lehrbuch. Huber, Bern 2013

Larsen, R.: Anästhesie und Intensivmedizin für die Fachpflege. Springer, Berlin 2012

Lauber, A.; Schmalstieg, P. (Hrsg.): Wahrnehmen und beobachten. Thieme, Stuttgart 2012

Nydahl, P.; Bartoszek, G.: Basale Stimulation in der Intensivpflege. Elsevier, München 2012

Aspirationsgefahr [P]

Risk for aspiration (00039) (1988)
Domäne 11: **Sicherheit/Schutz**
Klasse 2: **Physische Verletzung**

Diagnosetyp (Dokumentationsform): Risikopflegediagnose (PR)
Zuordnung der Pflegediagnose nach Pflegemodellen/-klassifikationen s. Kap. 6.

Definition: Risiko, dass feste oder flüssige Stoffe und/oder Sekrete aus dem Magen-Darm-Trakt oder dem Mund-Rachen-Raum in die Trachea oder Bronchien gelangen

Risikofaktoren [R]

- reduzierter Bewusstseinszustand [Sedierung/Anästhesie]
- unterdrückter Husten[reflex]
- unterdrückter Würgereflex
- Schluckstörung [Unfähigkeit der Epiglottis und der echten Stimmbänder, sich zu bewegen, um die Trachea zu verschließen]
- gesichtschirurgischer Eingriff
- Trauma im Gesichtsbereich, [angeborene Fehlbildungen]
- chirurgischer Eingriff am Nacken
- Trauma im Nackenbereich, [angeborene Fehlbildungen]
- chirurgischer Eingriff in der Mundhöhle
- Trauma im Mundbereich, [angeborene Fehlbildungen]
- verdrahtete Kiefer
- Situationen, die eine Oberkörperhochlagerung verhindern [Schwäche, Lähmung]
- unvollständiger Verschluss des unteren Ösophagussphinkters [Hiatushernie oder eine andere Krankheit, welche den Antirefluxmechanismus beeinflusst]
- verzögerte Magenentleerung
- reduzierte gastrointestinale Motilität
- erhöhter Magendruck
- erhöhter Magenrestinhalt
- Tracheotomie
- liegender endo-trachealer Tubus [übermäßig oder ungenügend aufgeblasener Cuff des endotrachealen Tubus]
- Magen-Darm-Sonden

- Sondennahrung [-ernährung]
- Medikamentengabe.

Klientenbezogene Pflegeziele oder Evaluationskriterien

Der Klient

- aspiriert nicht, angezeigt durch geräuschfreies Atmen und klare Atemgeräusche; klare und geruchlose Sekrete.
- kennt die ursächlichen Faktoren/Risikofaktoren.
- zeigt Techniken, um eine Aspiration zu verhindern und/oder zu korrigieren.

Maßnahmen oder Pflegeinterventionen

1. Pflegepriorität: Einschätzen ursächlicher/beeinflussender Faktoren:

- Identifizieren eines gefährdeten Klienten entsprechend seiner Erkrankung/seines Krankheitsprozesses, wie unter den Risikofaktoren aufgelistet, *um festzustellen, wann eine Beobachtung und/oder Interventionen erforderlich ist/sind.*
- Beobachten des Bewusstseinszustands, der Aufmerksamkeit gegenüber der Umgebung und des kognitiven Funktionierens, *da Behinderungen in diesen Bereichen die Aspirationsgefahr für den Klienten erhöhen.*
- Beurteilen, ob neuromuskuläre Erkrankungen vorliegen und Beobachten, welche Muskelgruppen davon betroffen sind, welches Ausmaß die Behinderung hat und ob es sich um einen akuten oder progressiven Zustand handelt (z. B. Apoplex, Parkinson-Krankheit, Guillain-Barré-Syndrom, amyotrophe Lateralsklerose).
- Ermitteln der Schluckfähigkeit des Klienten und der Stärke seines Würge-/Hustenreflexes sowie der Menge und Konsistenz der Bronchialsekrete. *Hilft festzustellen, ob es Schutzmechanismen gibt und wie effektiv sie sind.*
- Beobachten von Hals- oder Gesichtsödemen. *Ein Klient nach einer OP im Kopf-/Halsbereich, einer Verletzung der Trachea oder des Thorax (z. B. durch eine Verbrennung des Oberkörpers oder Inhalation/Aspiration schädlicher chemischer Substanzen) ist besonders gefährdet durch eine Atemwegsobstruktion und das Unvermögen, Sekret abzuhusten.*

- Achten beim Verabreichen von Sondenkost *auf eine mögliche Regurgitation (Aufstossen von Nahrung) und/oder falsche Lage der Sonde.*
- Ermitteln der Lebensgewohnheiten des Klienten (z. B. Alkohol-, Tabakkonsum und sonstige ZNS-dämpfende Substanzen), *die das Bewusstsein und die Würge- und Schluckmuskulatur beeinflussen können.*
- Assistieren und Überprüfen diagnostischer Untersuchungen (z. B. Video-Fluoroskopie oder Endoskopie), *die durchgeführt werden, um Behinderungen/Störungen zu erkennen/ihren Grad festzustellen.*

2. Pflegepriorität: Unterstützen des Klienten bei der Korrektur von Faktoren, die zur Aspiration führen können:

- Überwachen der Anwendung von Sauerstoffmasken bei Klienten, bei denen die Gefahr des Erbrechens besteht. Unterlassen des Gebrauchs von Sauerstoffmasken bei komatösen Personen.
- Bereithalten einer Drahtschere/Schere in der Nähe des Klienten, deren Kiefer verdrahtet/verbunden ist, *um im Notfall jederzeit die Atemwege freimachen zu können.*
- Bereitstellen eines betriebsbereiten Absauggeräts am Bett/Stuhl des Klienten.
- Absaugen von Mundhöhle, Nasenraum und Trachealtubus nach Bedarf. Vermeiden des Auslösens eines Würge-/Brechreizes beim Absaugen oder bei der Mundpflege, *um Sekrete zu entfernen und gleichzeitig die Gefahr einer Sekretaspiration zu senken.*
- Vermeiden, einen beatmeten Klienten in flache Rückenlage zu bringen (vor allem, wenn er überdies Sondennahrung erhält). *Rückenlage und Sondennahrung haben sich als unabhängige Risikofaktoren einer Aspirationspneumonie erwiesen.*
- Mithelfen bei der Atemtherapie (Lagerungsdrainage des Thorax), *um zähflüssige, das Schlucken erschwerende Sekrete zu mobilisieren, die das Schlucken beeinträchtigen können.*
- Häufiges Auskultieren der Atemgeräusche, vor allem bei einem Klienten, der häufig oder nie hustet, oder bei einem beatmeten Klienten, der über eine Magensonde ernährt wird, *um Sekrete oder eine bislang unbemerkte Aspiration zu entdecken.*
- Hochlagern des Oberkörpers des Klienten so hoch und bequem wie möglich (z. B. aufrecht auf einen Stuhl setzen) zum Essen und Trinken und beim Verabreichen der Sondennahrung.

A

- Sorgen für eine Ruhephase vor dem Verabreichen von Nahrung. *Einem ausgeruhten Klienten fällt das Schlucken leichter.*
- Langsames Verabreichen von Nahrung, in kleinen Bissen; Auffordern des Klienten, langsam und gründlich zu kauen.
- Variieren der Stelle, an der die Nahrung in den Mund des Klienten eingegeben wird (z. B. Platzieren der Nahrung in die rechte Mundhöhle, wenn eine linksseitige Gesichtslähmung besteht).
- Sorgen für weiche Nahrung, die zusammenklebt/einen Bolus bildet (z. B. Aufläufe, Pudding, Eintöpfe), *um beim Schlucken zu unterstützen.*
- Feststellen, welche Flüssigkeitskonsistenz der Klient am besten verträgt. Zusätze von Andickungsmitteln zu Flüssigkeiten, falls angemessen. *Manche Personen schlucken angedickte Flüssigkeiten besser als Dünnflüssiges.*
- Bereitstellen sehr warmer oder sehr kalter Getränke, *welche die Temperaturrezeptoren im Mund stimulieren und helfen, einen Schluckreflex auszulösen.*
- Vermeiden des Herunterspülens von fester Nahrung mit Flüssigkeit.
- Kontrollieren der Sondenlage vor jeder Verabreichung der Sondenkost. Den Klienten nach Sättigung fragen und – falls angezeigt – Messen des Restmageninhalts (kurz vor dem Eingeben von Nahrung und mehrere Stunden danach), *um die Aspirationsgefahr zu senken.*
- Bestimmen der besten Ruheposition für den Säugling/das Kind (z. B. mit einem um 30° angehobenem Kopfteil und in Rechtsseitenlage nach dem Füttern). *Die Durchgängigkeit der Atemwege wird durch eine aufrechte Position gefördert und Rechtsseitenlage senkt die Wahrscheinlichkeit eines Regurgitierens in die Trachea.*
- Verabreichen von Medikamenten in flüssiger oder zermörserter Form, soweit angemessen.
- Reduzieren von Sedativa/Hypnotika auf ein Minimum, wann immer möglich. *Diese Substanzen können Husten und Schlucken beeinträchtigen.*
- Vermitteln an einen Arzt/Sprachtherapeuten für medizinische/chirurgische Interventionen und/oder Übungen, *um die Muskulatur zu kräftigen und Techniken zu erlernen, um das Schlucken zu verbessern/die Aspirationsgefahr zu senken.*

3. Pflegepriorität: Fördern des Wohlbefindens (Beratung, Patientenedukation und Entlassungsplanung):

- Überprüfen der individuellen Risikofaktoren mit dem Klienten/der Bezugsperson.
- Informieren des Klienten über die Folgen einer Aspiration für die Atmung. *Beachte: Schweres Husten und ausgeprägte Zyanose oder Veränderungen der Stimmqualität nach dem Schlucken zeigen den Beginn von Atemsymptomen einer Aspiration und erfordern sofortiges Intervenieren.*
- Instruieren über Sicherheitsvorkehrungen beim oralen Verabreichen des Essens oder Sondenernährung (vgl. PDx: Schluckstörung).
- Anleiten des Klienten/von Familienangehörigen in Absaugtechniken, vor allem, wenn der Klient unter starker Sekretbildung leidet oder sehr zähen Schleim bildet, *um die Sicherheit und Selbstständigkeit zu fördern.*
- Anleiten des Klienten/von Familienmitgliedern, Aktivitäten, die den intraabdominellen Druck erhöhen, nach dem Essen zu meiden/einzuschränken (z. B. Zerren/Ziehen/Pressen, anstrengende Übungen, enge/einschnürende Kleidung), *um eine Verzögerung des Nahrungstransports zu vermeiden und das Risiko einer Regurgitation (Aufstoßen von Mageninhalt) zu mindern.*

Schwerpunkte der Pflegedokumentation

Pflegeassessment oder Neueinschätzung

- Befunde des Assessments, Erkrankungen/Zustände, die zu Aspirationsproblemen führen könnten
- Kontrollieren der Sondenlage, Beobachtungen körperlicher Befunde.

Planung

- Pflege-/Interventionsplan zur Verhinderung des Aspirierens und Verringerung von Risikofaktoren sowie beteiligte Personen
- Patientenedukationsplan für Klienteninformation, -schulung und -beratung.

Durchführung/Evaluation

- Reaktionen auf Interventionen/Patientenedukation und ausgeführte Pflegemaßnahmen
- Nahrungsmittel/Flüssigkeiten, mit denen der Klient leicht/nur schwer zurechtkommt

A

- Menge und Häufigkeit der Zufuhr
- Zielerreichung/Fortschritte in Richtung gewünschter Ergebnisse
- Veränderungen des Pflegeplans.

Entlassungs- oder Austrittsplanung

- Erfordernisse der Entlassung, langfristiger Pflegebedarf nach Entlassung, vorgenommene Koordinationen und Vermittlungen, zusätzlich verfügbare personelle, kommunale und materielle Ressourcen
- spezifische, vorgenommene Vermittlungen, Nachsorgeplan sowie Verantwortlichkeiten für zu treffende Maßnahmen.

Empfohlene, exemplarische Pflegeinterventionen (NIC) und Pflegeergebnisse (NOC)

NIC: *Aspirationsprophylaxe* [Aspiration Precautions] (McCloskey-Dochterman, J.; Bulecheck, G. M., 2013)
NOC: *Kontrolle von Aspiration* [Aspiration Prevention] (Moorhead, S., Johnson, M.; Maas, M. L.; Swanson, E., 2013)

Literatur

Carpenito-Moyet L. J.: Das Pflegediagnosen-Lehrbuch. Huber, Bern 2013
Kamphausen, U.: Prophylaxen in der Pflege. Kohlhammer, Stuttgart 2011
Kirschnik, O.: Pflegetechniken von A–Z. Thieme, Stuttgart 2010

Unwirksamer Atemvorgang [P]

Ineffective breathing pattern (00032) (1980, 1996, 1998, 2010)
Domäne 4: **Aktivität/Ruhe**
Klasse 4: **Kardiovaskuläre/Pulmonale Reaktionen**

Diagnosetyp (Dokumentationsform): aktuelle Pflegediagnose (PES)
Zuordnung der Pflegediagnose nach Pflegemodellen/-klassifikationen s. Kap. 6.

Definition: Inspiration und/oder Exspiration, die nicht zu einer ausreichenden Belüftung der Lungen führen

Beeinflussende Faktoren [od. Einflussfaktoren] [E]

Neurologische Schädigung

- neuromuskuläre Schädigung
- neurologische Störung
- Rückenmarksverletzung
- neurologische Unreife
- muskuloskeletale Beeinträchtigung
- Knochendeformation
- Brustkorbdeformation
- Angst[, Panikattacken]
- Schmerzen
- beeinträchtigte Wahrnehmung
- kognitive Beeinträchtigung
- Fatigue [geschwächte Kondition]
- Ermüdung der Atemmuskulatur
- Körperposition/Lagehaltung
- Adipositas
- Hyperventilation
- Hypoventilationssyndrom [Veränderungen des normalen O_2 : CO_2-Verhältnisses (z. B. Lungenerkrankungen, pulmonale Hypertonie, Atemwegsobstruktion, O_2-Therapie bei COPD)].

Bestimmende Merkmale [od. Symptome] [S]

subjektive

- [Kurzatmigkeit].

objektive

- Dyspnö [Zyanose, abnorme arterielle Blutgaswerte]
- Orthopnö [Zyanose, abnorme arterielle Blutgaswerte]
- Bradypnö
- Tachypnö
- Veränderungen der Atemtiefe
- verlängerte Ausatmungsphase
- Atmen mit Lippenbremse
- vermindertes Atemminutenvolumen
- verminderte Vitalkapazität
- verminderter inspiratorischer Druck
- verminderter exspiratorischer Druck
- Einsatz der Atemhilfsmuskulatur
- Einnahme der 3-Punkte-Stellung/Kutscherstellung

A

- Veränderungen der Brustkorbbewegungen [paradoxe Atemmuster]
- Nasenflügelatmung [Atemgeräusche/Grunzen]
- vergrößerter Durchmesser des Brustkorbs.

Klientenbezogene Pflegeziele oder Evaluationskriterien

Der Klient

- eignet sich ein normales/wirksames Atemmuster an, angezeigt durch das Fehlen einer Zyanose und anderer Zeichen/Symptome einer Hypoxie, wobei die arteriellen Blutgase des Klienten im Normbereich/akzeptablen Bereich liegen.
- hat weder eine Zyanose noch andere Kennzeichen der Hypoxie und Blutgaswerte, die im Rahmen der normalen Werte des Klienten liegen.
- äußert, sich der ursächlichen Faktoren bewusst zu sein.
- leitet erforderliche Veränderungen des Lebensstils ein.
- zeigt angemessene Bewältigungsformen.

Maßnahmen oder Pflegeinterventionen

1. Pflegepriorität: Erkennen ursächlicher/auslösender Faktoren:

- Feststellen, ob Faktoren/Erkrankungen vorliegen, wie bei den möglichen ursächlichen und beeinflussenden Faktoren angemerkt, *die zu Beeinträchtigungen der Atmung führen würden.*
- Auskultieren des Thorax, *um die Art der Atemgeräusche und das Vorhandensein von Sekreten zu evaluieren.*
- Beobachten der Atemfrequenz und -tiefe, des Atemmusters: Tachypnö, Grunzen, Cheyne-Stokes-Atmung, sonstige unregelmäßige Atemmuster.
- Evaluieren von Husten (z.B. keuchend oder trocken), Vorhandensein von Sekreten, *was Obstruktionen anzeigen kann.*
- Assistieren bei/Sichten von Ergebnissen notwendiger Untersuchungen (z.B. Röntgen-Thorax, Lungenvolumen-/Flow-Untersuchungen, Lungenfunktionstests/Schlafstudien), *um Vorliegen und Schweregrad von Lungenerkrankungen festzustellen.*
- Sichten der Laborwerte *(z.B. Blutgaswerte [Sauerstoffsättigung, CO_2-Retention], Medikamentenblutspiegel und Atemfunktion [Vitalkapazität/Atemzugvolumen]).*

- Beachten emotionaler Reaktionen (z. B. Nach-Luft-Schnappen, Weinen, Kribbeln in den Fingern). *(Angst könnte eine Hyperventilation verursachen/beeinflussen).*
- Ermitteln begleitender Schmerzen/Beschwerden, *welche die Atemfunktion beeinträchtigen können.*

2. Pflegepriorität: Schaffen von Erleichterung durch Beeinflussen der ursächlichen Faktoren:

- Verabreichen von Sauerstoff in niedrigster indizierter Dosis und der für die Atmung gedachten Medikamente, *zur Behandlung der pulmonalen Grunderkrankung, Atemnot oder Zyanose.*
- Absaugen nach Bedarf, *um Sekret zu entfernen.*
- Assistieren bei einer Bronchoskopie oder beim Einlegen einer Thoraxdrainage, soweit angezeigt.
- Erhöhen des Kopfteils des Bettes und/oder Platzieren des Klienten auf einem Stuhl, soweit angemessen, *um die maximale Einatmung physiologisch/psychologisch zu erleichtern.*
- Auffordern des Klienten zu langsameren/tieferen Atemzügen, zum Gebrauch der Lippenbremse usw., *um die Situation «in den Griff» zu bekommen.*
- Den Klienten in eine Tüte atmen lassen, falls angemessen, *um eine Hyperventilation zu korrigieren. (Forschungsergebnissen zufolge ist dies u. U. ineffektiv und könnte in Wirklichkeit das Herz-Kreislauf-System belasten und die Sauerstoffsättigung senken, vor allem, wenn die Hyperventilation nicht allein angstbasiert ist).*
- Überwachen der Pulsoximetrie, soweit angezeigt, *um ein Gleichbleiben/eine Besserung der Sauerstoffsättigung zu verifizieren.*
- Bewahren einer ruhigen Haltung im Umgang mit dem Klienten/der bzw. den Bezugsperson(en), *um das Ausmaß der Angst zu begrenzen.*
- Unterstützen des Klienten beim Anwenden von Entspannungstechniken.
- Eingehen auf evtl. vorhandene Furcht/Angst des Klienten (vgl. PDx: Furcht und/oder Angst).
- Ermutigen des Klienten, eine möglichst bequeme Haltung einzunehmen. Häufiges Umlagern, wenn Immobilität ein Faktor ist.
- Ausüben von Gegendruck auf den Brustkorb bei Atemübungen/beim Husten, soweit angezeigt.
- Verabreichen von entsprechenden Schmerzmitteln, soweit ange-

A

messen, *um ein vertieftes Atmen und Abhusten zu erleichtern (vgl. PDx: Akuter Schmerz, Chronischer Schmerz).*
- Ermutigen des Klienten zu individuell angezeigter Mobilisation.
- Vermeiden übermäßiger Nahrungsaufnahme oder blähender Nahrungsmittel, *die zu einer Verdauungsstörung/abdominellem Druck führen können.*
- Bereitstellen von Hilfsmitteln/Ermutigen zu deren Gebrauch (z. B. Flaschen zum Hineinblasen, Atemtrainer, Peak-Flow-Messgeräte), *um eine vertiefte Atmung zu unterstützen.*
- Überwachen des Gebrauchs von Respirator/Zwerchfellstimulator, Schaukelbett, Apnö-Monitor usw., *falls eine Schlafapnö Atemprobleme verursachen sollte.*
- Sicherstellen, dass der Klient ein CPAP-Gerät hat und korrekt bedient, *wenn neuromuskuläre Beeinträchtigungen vorliegen.*
- Aufbewahren der Notfallausrüstung an schnell erreichbarem Ort und inkl. Beatmungs-/Trachealkanülen, die dem Alter/der Größe entsprechen (z. B. für Kleinkind, Kind, Adoleszenten oder Erwachsenen), *falls eine Atemunterstützung erforderlich werden könnte.*

3. Pflegepriorität: Fördern des Wohlbefindens (Beratung, Patientenedukation und Entlassungsplanung):
- Überprüfen der Ätiologie und möglicher Bewältigungsformen.
- Betonen der Bedeutung einer guten Körperhaltung und eines wirksamen Einsatzes der Atemhilfsmuskulatur, *um die Atemarbeit zu optimieren.*
- Anleiten zur bewussten, entsprechenden Kontrolle der Atemfrequenz, soweit angemessen.
- Unterstützen des Klienten beim Wiedererlernen von Atemübungen (z. B. Zwerchfell- und Bauchatmung, Einatmungsbegrenzung und Lippenbremse), soweit angezeigt.
- Empfehlen von Kräfte sparenden Techniken und zeitlicher Einteilung und Dosierung von Aktivitäten (timing/pacing).
- Vermitteln an ein allgemeines Übungsprogramm (z. B. Ausdauer der Arme und Beine sowie Krafttraining), *um das Funktionieren des Klienten auf ein Höchstmaß zu steigern.*
- Ermutigen des Klienten, ausreichende Ruhepausen zwischen den Selbstversorgungsaktivitäten einzuhalten, *um Erschöpfung zu begrenzen.*
- Erörtern des Zusammenhangs zwischen Rauchen und Atemfunktion.

- Auffordern des Klienten/der Bezugsperson(en) zum Erstellen eines Plans *zur Beendigung des Rauchens.* Vermitteln an Selbsthilfe-/Raucherentwöhnungsgruppen.
- Überprüfen von Umgebungsfaktoren (z.B. Exposition gegenüber Staub, hohen Pollenkonzentrationen, schlechtem Wetter, Parfüm, Tierkot und/oder Haushaltschemikalien, Passivrauchen, unzureichende häusliche Unterstützung für eine sichere Versorgung), *die gemieden werden müssen/eine Umstellung der Lebensweise oder der Umgebung erfordern, um die Auswirkungen auf die Atmung des Klienten zu begrenzen.*
- Raten zu regelmäßiger medizinischer Überprüfung bei einem Gesundheitsdienstleister der Primärversorgung, *um die Effektivität des aktuellen Therapieplans festzustellen und das allgemeine Wohlbefinden zu fördern.*
- Anleiten zum korrekten Gebrauch und zur Beachtung der nötigen Sicherheitsvorkehrungen einer häuslichen Sauerstofftherapie, soweit angezeigt.
- Vermitteln an Selbsthilfegruppen/Personen, die ähnliche Probleme erfahren haben.

Schwerpunkte der Pflegedokumentation

Pflegeassessment oder Neueinschätzung

- relevante Vorgeschichte des Problems
- Atemmuster, Atemgeräusche, Einsatz der Atemhilfsmuskulatur
- Laborwerte
- Einsatz von Atmungshilfen/respiratorischer Unterstützung, Einstellungen des Beatmungsgeräts usw.

Planung

- Pflege-/Interventionsplan und beteiligte Personen
- Patientenedukationsplan für Klienteninformation, -schulung und -beratung.

Durchführung/Evaluation

- Reaktionen auf Interventionen/Patientenedukation und ausgeführte Pflegemaßnahmen
- Beherrschen von Fertigkeiten, Grad der Unabhängigkeit
- Zielerreichung/Fortschritte in Richtung gewünschter Ergebnisse
- Veränderungen des Pflegeplans.

A

Entlassungs- oder Austrittsplanung

- Erfordernisse der Entlassung, langfristiger Pflegebedarf nach Entlassung, vorgenommene Koordinationen und Vermittlungen, zusätzlich verfügbare personelle, kommunale und materielle Ressourcen
- spezifische, vorgenommene Vermittlungen, Nachsorgeplan sowie Verantwortlichkeiten für zu treffende Maßnahmen.

Empfohlene, exemplarische Pflegeinterventionen (NIC) und Pflegeergebnisse (NOC)

NIC: *Atemunterstützung* [Ventilation Assistances] (McCloskey-Dochterman, J.; Bulecheck, G. M., 2013)

NOC: *Respiratorischer Status: Atemvorgang* [Respiratory Status: Ventilation] (Moorhead, S., Johnson, M.; Maas, M. L.; Swanson, E., 2013)

Literatur

Carpenito-Moyet L. J.: Das Pflegediagnosen-Lehrbuch. Huber, Bern 2013

Larsen, R.: Anästhesie und Intensivmedizin für die Fachpflege. Springer, Berlin 2012

Larsen, R.; Ziegenfuss, T.: Beatmung Indikationen – Techniken – Krankheitsbilder. Springer, Berlin 2012

Lunney, M.: Arbeitsbuch Pflegediagnostik: Pflegerische Entscheidungsfindung, kritisches Denken und diagnostischer Prozess – Fallstudien und Analysen. Deutschsprachige Ausgabe herausgegeben von Jürgen Georg & Maria Müller Staub. Huber, Bern 2007: 195; 250–253; 259–265

Unwirksame Atemwegsclearance [P]

(Selbstreinigung der Atemwege)

Ineffective airway clearance (00031) (1980, 1996, 1998)
Domäne 11: **Sicherheit/Schutz**
Klasse 2: **Physische Verletzung**

Diagnosetyp (Dokumentationsform): aktuelle Pflegediagnose (PES)
Zuordnung der Pflegediagnose nach Pflegemodellen/-klassifikationen s. Kap. 6.

Definition: Unfähigkeit, Sekrete oder Verlegungen/Obstruktionen der Atemwege zu beseitigen, um die Atemwege frei zu halten

Beeinflussende Faktoren [od. Einflussfaktoren] [E]

umgebungsbezogene

- Rauchen
- passives Rauchen
- Einatmen von Rauch.
- verlegte Atemwege (Obstruktion)
- Sekretstau
- Sekrete in den Bronchien
- Exsudat in den Alveolen
- übermäßiger Schleim
- Spasmus in den Atemwegen
- Fremdkörper in den Atemwegen
- Vorliegen eines künstlichen Atemweges.

physiologische

- chronisch obstruktive Lungenerkrankung (COPD)
- Asthma
- allergisch veränderte Atemwege
- Hyperplasie der Bronchialwände
- neuromuskuläre Störung
- Infektion.

Bestimmende Merkmale [od. Symptome] [S]

subjektive

- Dyspnö

A

objektive

- verminderte Atemgeräusche
- hinzukommende, abnorme Atemgeräusche [Knistern, Rasseln, Karcheln, Keuchen, Pfeifen, Giemen]
- unproduktiver Husten
- fehlender Husten
- übermäßiges Sputum
- veränderte Atemfrequenz
- veränderter Atemrhythmus
- Schwierigkeiten zu sprechen
- geweitete Augen
- Ruhelosigkeit
- Zyanose.

Klientenbezogene Pflegeziele oder Evaluationskriterien

Der Klient

- hat freie Atemwege.
- kann die Sekrete leicht aushusten/entfernen.
- zeigt keine/verminderte Anschoppung von Sekreten mit normaler und freier Atmung.
- äußert, Ursache(n) und Therapie zu verstehen.
- zeigt Verhaltensweisen, um das Freihalten der Atemwege zu verbessern.
- nimmt teil an der Behandlung im Rahmen der Möglichkeiten/Situation.
- erkennt mögliche Komplikationen und ergreift entsprechende Maßnahmen.

Maßnahmen oder Pflegeinterventionen

1. Pflegepriorität: Frei- und Offenhalten der Atemwege in angemessenem Ausmaß:

- Identifizieren der gefährdeten Personengruppe. *Personen mit gestörter Zilienfunktion (z. B. bei zystischer Fibrose), mit exzessiver oder abnormer Schleimproduktion (z. B. bei Asthma, Emphysem, Pneumonie, Dehydratation, mechanischer Beatmung), mit gestörter Hustenfunktion (z. B. mit neuromuskulären Erkrankungen/Zuständen, wie etwa Muskeldystrophie, Guillain-Barré-Syndrom), mit Anomalien des Schluckaktes (z. B. bei Apoplex, Krämpfen, Koma/*

Sedierung, Tumoren im Kopf- und Halsbereich, Verbrennungen/Verletzungen/OPs im Gesicht), Immobilität (z. B. Rückenmarktrauma, Entwicklungsverzögerung, Frakturen), Schwierigkeiten beim Stillen/Füttern eines Säuglings/Kindes (z. B. kongenitale, angeborene Fehlbildungen, Entwicklungsverzögerungen, geblähtes Abdomen) sind allesamt durch Probleme beim Freihalten der Atemwege gefährdet.

- Überwachen der Atmung und der Atemgeräusche unter Beachten der Frequenz und der Geräusche (z. B. Tachypnö, Stridor, Rasseln, Giemen), *die auf Atemnot und/oder eine Ansammlung von Sekret hindeuten.*
- Evaluieren des Husten-/Würgereflexes des Klienten und seiner Schluckfähigkeit, *um festzustellen, ob er die eigenen Atemwege zu schützen vermag.*
- Lagern des Kopfes entsprechend dem Alter/Zustand, *um bei einer ruhenden oder beeinträchtigten Person die Atemwege frei zu machen oder zu halten.*
- Assistieren bei geeigneten Untersuchungen (z. B. Lungenfunktions- oder Schlafstudien), *um ursächliche/begünstigende Faktoren zu identifizieren.*
- Nasales/tracheales/orales Absaugen nach Bedarf, *um die Atemwege von Sekreten zu befreien, wenn exzessives oder visköses Sekret die Atemwege blockiert oder der Klient weder effektiv schlucken noch husten kann.*
- Erhöhen des Kopfteils des Bettes, Lagewechsel alle 2 Stunden oder nach Bedarf, *um durch die Schwerkraft den Druck auf das Zwerchfell zu vermindern und die Drainage/Belüftung verschiedener Lungensegmente zu verbessern (Bronchialtoilette).*
- Beobachten von Säuglingen/Kindern auf eine Intoleranz gegenüber Fütterungsversuchen, abdominelle Blähungen und emotionale Stressoren, *welche die Atemwege beeinträchtigen könnten.*
- Legen eines oralen Tubus (in für den Erwachsenen oder das Kind korrekter Größe) bei Bedarf, *um die anatomische Lage der Zunge beizubehalten und den natürlichen Atemweg aufrechtzuerhalten, vor allem, wenn die Atemwege durch die Zunge/ein Larynxödem oder zähes Sekret blockiert werden können.*
- Assistieren bei Prozeduren zum Frei- bzw. Offenhalten der Atemwege (z. B. Bronchoskopie, Tracheostomie).
- Die Umgebung, entsprechend der individuellen Situation, allergenfrei halten (z. B. Staub, Daunenkissen, Rauch).

2. Pflegepriorität: Mobilisieren des Sekrets:

- Auffordern zu Atem- und Hustenübungen, Steigern der Wirksamkeit auf ein Höchstmaß durch Stützen des Thorax und Gegendruck auf die Wunde.
- Verabreichen von Schmerzmitteln, *um das Abhusten zu erleichtern* (Achtung: Überdosierung kann Atmung und Abhusten vermindern).
- Verabreichen von Expektoranzien/Bronchodilatatoren nach Verordnung.
- Erhöhen der Flüssigkeitszufuhr auf mindestens 2000 ml/24 h unter Berücksichtigung der Leistungsgrenze des Herzens (evtl. intravenöse Zufuhr bei einem akut kranken oder hospitalisierten Klienten). Auffordern zum Trinken von warmen an Stelle kalter Getränke, falls angemessen. Sorgen für eine zusätzliche Befeuchtung (Kalt-, Warmluftbefeuchter). *Hydratation kann helfen, visköses Sekret zu verflüssigen und dessen Beseitigung zu verbessern.*
- Überwachen des Klienten auf Zeichen/Symptome der Herzinsuffizienz (Karcheln, Ödeme, Gewichtszunahme).
- Sorgen für eine Lagerungsdrainage und Abklopfen, Asthmatiker ausgenommen.
- Unterstützen des Klienten im Umgang mit Atemhilfsmitteln und Atemtherapien (z. B. Intermittent Positive Pressure Breathing [IPPB], Giebelrohr, Positive-Exspiratory-Pressure-[PEP-]Maske, mechanische Beatmung, Oszillationsbeatmungsgerät, Techniken des assistierten und angeleiteten Abhustens). *Verschiedene Therapien/Modalitäten können erforderlich sein, um die Atemwege ausreichend frei zu machen/zu halten und Atemfunktion und Gasaustausch zu verbessern* (vgl. PDx: Unwirksamer Atemvorgang, Beeinträchtigter Gasaustausch, Beeinträchtigte Spontanatmung).
- Unterstützen des Reduzierens/Aufgebens des Rauchens, *um den Wiederaufbau der Flimmerhaare (ziliäre Clearance) zu ermöglichen.*
- Angemessen lagern (z. B. mit angehobenem Kopfteil des Bettes, in Seitenlage) und Abraten von ölhaltigen Produkten/Salben in der Nasengegend, *um ein Erbrechen mit Aspiration in die Lunge zu vermeiden.* (Vgl. PDx: Aspirationsgefahr, Schluckstörung.).

3. Pflegepriorität: Einschätzen von Veränderungen, Erkennen von Komplikationen:

- Auskultieren der Atemgeräusche und Beobachten der Atembewegungen, *um den Atemstatus zu ermitteln und Veränderungen festzustellen.*

- Überwachen der Vitalzeichen unter Beachten von Blutdruck- und Pulsveränderungen.
- Achten auf Zeichen der Atemnot (Erhöhung der Atemfrequenz, Unruhe/Angst, Einsatz der Atemhilfsmuskulatur)
- Beurteilen von Veränderungen der Schlafgewohnheiten unter Beachten von Schlaflosigkeit oder Schläfrigkeit während des Tages.
- Dokumentieren der Wirkung der medikamentösen Therapie und/oder des Auftretens von Nebenwirkungen oder von Wechselwirkungen mit Antibiotika, Steroide, Expektoranzien bzw. Bronchodilatatoren.
- Achten auf Zeichen/Symptome einer Infektion (z. B. zunehmende Atemnot mit Fieber sowie Veränderungen der Farbe, Menge und Beschaffenheit des Sputums), *um infektiöse Prozesse zu erkennen und rechtzeitiges Intervenieren zu fördern.*
- Entnehmen einer Sputumprobe, vorzugsweise vor Beginn der Antibiotikatherapie, *um die Eignung der Therapie zu verifizieren.*
- Regelmäßiges Überwachen/Dokumentieren von Serienaufnahmen des Thorax, der arteriellen Blutgasanalysen und der Pulsoximetermessungen.

4. Pflegepriorität: Fördern des Wohlbefindens (Beratung, Patientenedukation und Entlassungsplanung):

- Ermitteln des Wissensstandes des Klienten/der Bezugsperson(en) über beeinflussende Faktoren, den Therapieplan sowie spezifische Medikamente und therapeutische Maßnahmen. *Die Modalitäten im Umgang mit Sekret und dem Verbessern der Atmung variieren mit der Diagnose des Klienten.*
- Informieren des Klienten über die Notwendigkeit, das Sputum auszuhusten und auszuspucken, statt es hinunterzuschlucken, *um Veränderungen von Farbe/Menge beachten zu können für den Fall, dass medizinisch interveniert werden muss, um eine Infektion zu verhindern/zu behandeln.*
- Demonstrieren von bzw. Unterstützen des Klienten/seiner Bezugsperson(en) bei speziellen Techniken des Freimachens der Atemwege (z. B. forciertes Ausatmen oder Atemmuskeltraining, «Abklopfen» des Thorax), soweit angezeigt.
- Zeigen von präoperativen Atemübungen, Abhusten, Zeigen des

A

Einsatzes von Apparaten (z. B. IBBP, Giebelrohr), die angewendet werden müssen.
- Anhalten/Gelegenheit geben zu Ruhepausen, Begrenzen der Aktivitäten auf Verträglichkeit für die Atmung, *beugt einer Erschöpfung vor oder verringert ihr Ausmaß.*
- Vermitteln an Selbsthilfegruppen/-organisationen (z. B. Raucherentwöhnungsgruppen, Übungsgruppen für Klienten mit chronisch-obstruktiven Lungenkrankheiten, Beratungsstellen zur Gewichtsreduktion).
- Feststellen, ob der Klient über eine CPAP-Atemmaske verfügt und weiß, wie man damit umgeht, *für die Behandlung einer Schlafapnö, wenn angezeigt* (vgl. PDx: Schlafstörung, Schlafmangel).

Schwerpunkte der Pflegedokumentation

Pflegeassessment oder Neueinschätzung

- ursächliche/beeinflussende Faktoren für den individuellen Klienten
- Atemgeräusche, Vorhandensein/Qualität von Sekreten, Verwendung der Atemhilfsmuskulatur
- Charakteristika von Husten/Sputum
- Atemfrequenz, Pulsoximetrie/Sauerstoffsättigung, Vitalzeichen.

Planung

- Pflegeplan und an der Planung beteiligte Personen
- Plan zur Klientenanleitung, -schulung und -beratung.

Durchführung/Evaluation

- Reaktionen des Klienten auf Interventionen/Anleitung und durchgeführte Pflegehandlungen
- Einsatz von Atemhilfsmitteln/Hilfsmittel zur Offenhaltung der Atemwege
- Reaktion auf verabreichte Medikamente
- Zielerreichung/Fortschritte in Richtung gewünschter Ergebnisse
- Veränderungen des Pflegeplans.

Entlassungs- oder Austrittsplanung

- Langfristige Bedürfnisse nach Entlassung/Austritt sowie Verantwortlichkeiten für zu treffende Maßnahmen
- spezifische, vorgenommene Überweisungen.

A

Empfohlene, exemplarische Pflegeinterventionen (NIC) und Pflegeergebnisse (NOC)

NIC: *Atemwegsmanagement* [Airway Management] (McCloskey-Dochterman, J.; Bulecheck, G. M., 2013)

NOC: *Respiratorischer Status* [Respiratory Status: Airway Patency] (Moorhead, S., Johnson, M.; Maas, M. L.; Swanson, E., 2013)

Literatur

Carpenito-Moyet L. J.: Das Pflegediagnosen-Lehrbuch. Huber, Bern 2013

Georg, J.: Atemstörungen bei alten Menschen. NOVA 34 (2003) 3: 6–8

Kasper, M.; Kraut, D.: Atmung und Atemtherapie. Huber, Bern 2000

Lange, M.; Binasales CPAP – Pflege und System Multiplizität. Kinderkrankenschwester 26 (2007) 12: 504-508

Larsen, R.: Anästhesie und Intensivmedizin für die Fachpflege. Springer, Berlin 2012

Schaefer, I. L.; Dorschner, S.: Lebensqualität bedeutet, unabhängig handeln können: Wie erleben COPD-Patienten non-invasive Beatmung? Eine qualitative Studie. Pflege 18 (2005) 3: 159–168

Scheurer, K.: Non-invasive Ventilation bei Patienten mit chronischer respiratorischer Insuffizienz: Sichere Maskenanpassung. Pflege Zeitschrift 61 (2008) 6: 313–316

Beschäftigungsdefizit [P]

B

Deficient diversional activity (00097) (1980)
Domäne 4: **Aktivität/Ruhe**
Klasse 2: **Aktivität/Bewegung**

Diagnosetyp (Dokumentationsform): aktuelle Pflegediagnose (PES)
Zuordnung der Pflegediagnose nach Pflegemodellen/-klassifikationen s. Kap. 6.

Definition: Verminderte Anregung durch (oder Interesse oder Beteiligung an) Erholungs- oder Freizeitaktivitäten

Beeinflussende Faktoren [od. Einflussfaktoren] [E]

- umgebungsbedingter Mangel an Beschäftigungsmöglichkeiten [z.B. langfristige Hospitalisierung; häufige, langdauernde Behandlungen; Bindung ans Haus]
- [körperliche Einschränkungen, Bettlägerigkeit, Müdigkeit/Erschöpfung, Ortsfixierung, Schmerz]
- [situations-, entwicklungsbedingte Probleme, Mangel an Ressourcen]
- [psychischer Zustand, z.B. Depression].

Bestimmende Merkmale [od. Symptome] [S]

subjektive

- Äußerungen des Patienten über Langeweile (z.B. wünschte, es gäbe etwas zu tun, zu lesen etc.)
- gewohnte Hobbys können im Krankenhaus [Heim oder anderem Pflege-Setting] nicht durchgefuhrt werden
- [veränderte Fähigkeiten/körperliche Einschränkungen].

objektive

- [flacher Affekt, Desinteresse, Unaufmerksamkeit]
- [Unruhe, Weinen]
- [Lethargie, Zurückgezogenheit]
- [Feindseligkeit]
- [übermäßiges Essen oder fehlendes Interesse am Essen, Gewichtszunahme oder -verlust].

B

Klientenbezogene Pflegeziele oder Evaluationskriterien

Der Klient

- erkennt seine psychischen Reaktionen (z. B. Hoffnungs- und Hilflosigkeit, Wut, Depression) und versucht, angemessener zu reagieren.
- beschäftigt sich im Rahmen seiner Einschränkungen mit befriedigenden Aktivitäten.

Maßnahmen oder Pflegeinterventionen

1. Pflegepriorität: Ermitteln ursächlicher/auslösender Faktoren:

- Einschätzen des körperlichen, kognitiven, emotionalen und umgebungsbezogenen Zustandes des Klienten. *Würdigt die Realität eines Umgebungsentzugs, sobald er vorliegt, oder berücksichtigt das Potenzial eines Verlustes erwünschter Freizeitaktivitäten, um eine entsprechende Prävention/Frühinterventionen zu planen.*
- Beachten der Auswirkungen von Behinderung/Krankheit auf die Lebensweise (z. B. bei einem Kleinkind mit Leukämie, einem älteren Menschen mit Fraktur, einer Person mit schwerer Depression). *Sorgt für vergleichende Ausgangswerte für Assessments und Interventionen.*
- Beachten des Alters/Entwicklungsgrades, des Geschlechts, kultureller Faktoren und der Bedeutung einer bestimmten Aktivität im Leben des Klienten, *um dessen Teilnahme an etwas zu unterstützen, das das Selbstwertgefühl und die persönliche Erfüllung fördert.*
- Feststellen, wie weit der Klient tatsächlich in der Lage ist, an verfügbaren Aktivitäten teilzunehmen/sich dafür zu interessieren, unter Beachten der Aufmerksamkeitsspanne, körperlicher Einschränkungen und der Belastbarkeit, des Ausmaßes an Interesse/Verlangen und der Sicherheitsbedürfnisse. *Eine akute Erkrankung, Depression, Probleme der Mobilität, Schutzisolation oder eine sensorische Deprivation können die gewünschte Aktivität konterkarieren.*

2. Pflegepriorität: Motivieren und Anregen des Klienten, sich an der Lösungssuche zu beteiligen:

- Beginnen/Fortsetzen geeigneter Maßnahmen im Umgang mit Begleiterkrankungen, wie etwa Angst, Depression, Trauer, Demenz, Körperverletzungen, Isolation und Immobilität, Fehler-

B

nährung, akuten oder chronischen Schmerzen. *Diese stören die Fähigkeit des Individuums, sich in bedeutungsvollen Beschäftigungen zu engagieren.*

- Anerkennen der Realität der Situation und der Gefühle des Klienten, *um eine therapeutische Beziehung herzustellen und hoffnungsvolle Emotionen zu unterstützen.*
- Sichten der Anamnese lebenslanger gewohnter Aktivitäten und Hobbys, die dem Klienten Freude bereitet haben. Erörtern der Gründe, aus denen der Klient diese Aktivitäten heute nicht mehr durchführt und Feststellen, ob der Klient diese Aktivitäten wieder aufnehmen kann/würde.
- Ermutigen zu einer Mischung erwünschter Aktivitäten/Anregungen (z.B. Musik, Nachrichten, Lernmaterialien – Fernsehen/Video/DVD, Computer/Internetzugang, Bücher/sonstiges Lesematerial, Besuche, Spiele, Handarbeiten und Hobbys, sensorische Stimulation [z.B. Massage, Aromatherapie], Pflege der äußeren Erscheinung/Kosmetik, Kochen, Ausgehen, Gartenarbeit, Diskussionsgruppen, soweit angemessen). *Aktivitäten müssen dem Klienten persönlich etwas bedeuten, damit er die größtmögliche Befriedigung daraus zu ziehen vermag.*
- Beteiligen des Klienten an der zeitlichen und örtlichen Planung längerer Behandlungen, *um Entspannung zu fördern und das Gefühl von Langeweile zu verringern.*
- Ermutigen des Klienten, bei Planung und Auswahl der notwendigen und freiwilligen Aktivitäten mitzuhelfen. So möchte er vielleicht eine Lieblingssendung während einer Pflegemaßnahme anschauen, wenn die Maßnahme zu einem anderen Zeitpunkt eingeplant werden kann, *fördert beim Klienten das Gefühl von Kontrolle/Mitbestimmung.*
- Vornehmen von Änderungen des Zeitplans nicht ohne Absprache mit dem Klienten. *Es ist wichtig, dass die Pflegenden Vereinbarungen mit dem Klienten treffen und sich daran halten.*
- Sorgen für Umgebungswechsel (im Haus und, wenn möglich, auch außerhalb), *um für positive sensorische Stimulation zu sorgen; verringert das Gefühl der Langeweile, verbessert das Gefühl von Normalität und Kontrolle.*
- Feststellen, was zur Mobilisierung nötig ist (Rollstuhl, Gehbock, Wagen, freiwillige Helfer etc.).
- Sorgen für regelmäßige Veränderungen in der unmittelbaren Umgebung des Klienten, wenn er diese nicht verlassen kann

(z. B. Anschlagbretter entsprechend der Jahreszeit, farbliche Veränderungen, Möbelumstellungen, Bilder usw.).
- Vorschlagen, z. B. Vogelfutterstellen/-bäder oder Blumenfenster, ein Terrarium/Aquarium anzuschaffen, *um zur Beobachtung sowie zur Beteiligung und Anteilnahme beim Erkennen der Vogelarten, Auswahl der Pflanzensamen usw. anzuregen.*
- Akzeptieren feindseliger Gefühlsäußerungen bei gleichzeitigem Setzen von Grenzen bei aggressiven ausagierenden Handlungen. *Das Zugeständnis, Gefühle der Wut oder Hoffnungslosigkeit auszudrücken, ermöglicht den Beginn der Heilung. Destruktives Verhalten ist hingegen kontraproduktiv für Selbstwertgefühl und Problemlösung.*
- Hinzuziehen eines Freizeit-/Beschäftigungs-/Spiel-/Musik-/Ergotherapeuten, soweit angemessen, *um Hilfsmittel oder -material zu finden und zu beschaffen und/oder Aktivitäten der spezifischen Situation anzupassen.*

3. Pflegepriorität: Fördern des Wohlbefindens (Beraten, Klientenanleitung, Austritts-, Entlassungsvorbereitung):
- Abklären der Möglichkeiten für sinnvolle Aktivitäten unter Berücksichtigung der Stärken/Fähigkeiten der Person.
- Vermitteln an geeignete Selbsthilfegruppen, Vereine, Dienstleistungsorganisationen.
- Vgl. PD: Machtlosigkeit, soziale Isolation.

Schwerpunkte der Pflegedokumentation

Pflegeassessment oder Neueinschätzung
- spezifische Ergebnisse der Einschätzung inkl. Hindernisse für erwünschte Aktivitäten
- individuelle Entscheidungen zu Aktivitäten.

Planung
- Pflege-/Interventionsplan und beteiligte Personen
- Patientenedukationsplan für Klienteninformation, -schulung und -beratung.

Durchführung/Evaluation
- Reaktionen auf Interventionen/Patientenedukation und ausgeführte Pflegemaßnahmen
- Zielerreichung/Fortschritte in Richtung gewünschter Ergebnisse
- Veränderungen des Pflegeplans.

B

Entlassungs- oder Austrittsplanung

- Erfordernisse der Entlassung, langfristiger Pflegebedarf nach Entlassung, vorgenommene Koordinationen und Vermittlungen, zusätzlich verfügbare personelle, kommunale und materielle Ressourcen
- spezifische, vorgenommene Vermittlungen, Nachsorgeplan sowie Verantwortlichkeiten für zu treffende Maßnahmen.

Empfohlene, exemplarische Pflegeinterventionen (NIC) und Pflegeergebnisse (NOC)

NIC: *Freizeittherapie* [Recreation Therapy] (McCloskey-Dochterman, J.; Bulecheck, G. M., 2013)
NOC: *Freizeitgestaltung* [Leisure Participation] (Moorhead, S., Johnson, M.; Maas, M. L.; Swanson, E., 2013)

Literatur

Carpenito-Moyet L. J.: Das Pflegediagnosen-Lehrbuch. Huber, Bern 2013
Georg, J.: Beschäftigungsdefizit – Pflegeassessment, -diagnose und -interventionen. NOVA 34 (2003) 4: 36–39
Tschan, E.: Integrative Aktivierende Alltagsgestaltung. Konzept und Anwendung. Huber, Bern 2010

Bewegungsarmer Lebensstil [P]

Sedentary lifestyle (00168) (2004, LOE 2.1)
Domäne 4: **Aktivität/Ruhe**
Klasse 2: **Aktivität/Bewegung**

Diagnosetyp (Dokumentationsform): aktuelle Pflegediagnose (PES)
Zuordnung der Pflegediagnose nach Pflegemodellen/-klassifikationen s. Kap. 6.

Definition: Berichtet über eine Lebensweise, die durch ein niedriges körperliches Aktivitätsniveau gekennzeichnet ist

Beeinflussende Faktoren [od. Einflussfaktoren] [E]

- fehlendes Interesse
- fehlende Motivation

- fehlende Möglichkeiten [Ressourcen] (Zeit, Geld, Gesellschaft, Räumlichkeiten)
- fehlendes Training, um körperliche Beweglichkeit zu erreichen
- fehlendes Wissen über die Vorteile der körperlichen Bewegung für die Gesundheit.

Bestimmende Merkmale [od. Symptome] [S]

subjektive

- äußert Vorliebe für bewegungsarme Betätigungen/Beschäftigungen.

objektive

- wählt einen Tagesablauf ohne körperliche Bewegung
- zeigt physischen Konditionsabbau.

Klientenbezogene Pflegeziele oder Evaluationskriterien

Der Klient

- äußert, dass er die Bedeutung regelmäßiger körperlicher Betätigung für das allgemeine Wohlbefinden versteht.
- benennt notwendige Vorsichtsmaßnahmen/Sicherheitsbelange und Techniken der Selbstüberwachung.
- formuliert ein realistisches Übungsprogramm mit schrittweisem Anstieg der Aktivität.

Maßnahmen oder Pflegeinterventionen

1. Pflegepriorität: Einschätzen ursächlicher/beeinflussender Faktoren:

- Benennen von Zuständen/Erkrankungen, die zur Immobilität oder zum Beginn/zur Fortsetzung einer Inaktivität/bewegungsarmen Lebensweise beitragen können (z. B. Adipositas, Depression, multiple Sklerose, Arthritis, Parkinson-Krankheit, eine Operation, Hemi-/Paraplegie, chronische Schmerzen, Hirntrauma).
- Einschätzen des Entwicklungsgrades des Klienten, seiner motorischen Fertigkeiten, der Leichtigkeit und Kompetenz einer Bewegung, seiner Haltung und seines Gangs.
- Beachten emotionaler/verhaltensbezogener Reaktionen auf Probleme in Verbindung mit einer selbst oder durch Krankheit aufgezwungenen bewegungsarmen Lebensweise. *Gefühle von Frust-*

ration und Machtlosigkeit können das Erreichen von Zielen behindern.

B

- Feststellen der üblichen körperliche Betätigung und der Ernährungsgewohnheiten, körperlicher Einschränkungen, das Arbeitsumfeldes, der Familiendynamik sowie verfügbarer Ressourcen.

2. Pflegepriorität: Motivieren und Stimulieren der Beteiligung des Klienten:

- Etablieren einer therapeutischen Beziehung unter Würdigung der Realität der Situation und der Gefühle des Klienten. *Eine lebenslange Gewohnheit zu verändern kann schwierig sein, und u. U. fühlt sich der Klient angesichts seines Körpers entmutigt, das heißt er hat keine Hoffnung, die Situation in eine positive Erfahrung umzuwandeln.*
- Herausfinden, wie der Klient sein aktuelles Aktivitäts-/Betätigungsmuster sowie dessen Auswirkungen auf das Leben und kulturelle Erwartungen des Klienten/anderer Personen wahrnimmt.
- Feststellen der gegenwärtigen Fähigkeit des Klienten, an körperlicher Betätigung/Aktivitäten teilzunehmen, unter Beachten der Aufmerksamkeitsspanne, körperlicher Einschränkungen/Verträglichkeit, des Interesses/Verlangens und der Sicherheitsanforderungen. *Zeigt Barrieren auf, um die man sich kümmern muss.*
- Erörtern der Motivation für einen Wandel. *Bedenken von Bezugspersonen in Bezug auf Bedrohungen für die persönliche Gesundheit/Lebensdauer oder Akzeptanz durch Gleichaltrige im Teenager-Alter können hinreichen, um einen Klienten dazu zu bringen, sich zu verändern. Der Klient muss diesen Wandel jedoch selbst wünschen, um ihn aufrechterhalten zu können.*
- Überprüfen, ob regelmäßige körperliche Betätigung nötig ist und welchen Nutzen sie bringt. *Die Forschung bestätigt, dass körperliche Betätigung für den gesamten Körper vorteilhaft ist, indem sie z. B. die Energie steigert, die Koordination verbessert, einen Abbau der Muskelkraft verringert, die Zirkulation verbessert, den Blutdruck senkt, für eine gesündere Haut und einen straffen Körper sorgt, ein jugendliches Aussehen verlängert. Darüber hinaus hat sich gezeigt, dass körperliche Betätigung die kardiale Fitness sowohl bei trainierten als auch bei untrainierten Personen steigert.*
- Beteiligen des Klienten, der Bezugspersonen, der Eltern oder der Betreuungsperson(en) beim Entwickeln eines Übungsplans und

von Übungszielen nach individuellen Bedürfnissen, Wünschen und verfügbaren Ressourcen.

- Beginnen mit Aktivitäten auf dem gegenwärtigen Funktionsniveau des Klienten und Fortschreiten zu komplexeren Aktivitäten, soweit toleriert.
- Empfehlen einer Mischung von alters-/geschlechtsgemäßen Aktivitäten/Stimuli (z. B. Gymnastikkurse, Walking, Wandern, Jazz-Dance, Schwimmen, Radfahren, Skating, Bowling, Golf, Training mit Gewichten. *Aktivitäten müssen für den Klienten persönlich bedeutungsvoll sein, um den meisten Spaß daran zu haben und sich die Motivation für eine Fortsetzung des Programms zu bewahren.*
- Ermutigen zu einem Wechsel der Umgebung (im Inneren und im Freien, wo möglich) sowie zu regelmäßigen Veränderungen des persönlichen Umfeldes, wenn der Klient ans Haus gebunden ist.

3. Pflegepriorität: Fördern eines optimalen Funktionsniveaus und Verhindern eines Fehlschlags der körperlichen Betätigung:

- Unterstützen bei der Behandlung der Grunderkrankung, welche die Teilnahme an Aktivitäten beeinträchtigt, *um die Funktion in den Grenzen der Situation zu maximieren.*
- Kooperieren mit dem Spezialisten für physikalische Medizin oder dem Beschäftigungs-/Physiotherapeuten beim Sorgen für aktive oder passive Übungen des Bewegungsumfangs und isotonische Muskelkontraktionen. *Techniken wie ein Gangtraining, Krafttraining und Übungen zur Verbesserung des Gleichgewichts und der Koordination können zur Rehabilitation des Klienten hilfreich sein.*
- Einräumen von reichlich Zeit, um körperliche Aktivitäten in ausgewogenem Verhältnis mit ausreichenden Ruhephasen durchzuführen.
- Sorgen für Sicherheitsmaßnahmen, soweit durch die individuelle Situation angezeigt, darunter auch Umgebungsmanagement/Sturzprävention (vgl. PDx: Sturzgefahr).
- Reevaluieren der Leistungsfähigkeit/Einsatzbereitschaft in regelmäßigen Abständen. *Veränderungen der Kraft/Ausdauer signalisieren Bereitschaft für einen Fortschritt der Aktivitäten oder eine Abnahme der Belastung, wenn sich offene Erschöpfung zeigt. Bei schwankender Einsatzbereitschaft muss u. U. die Art der Aktivitäten verändert oder ein Trainingspartner beigestellt werden, um der Beteiligung neuen Schwung zu verleihen.*

B

- Erörtern von Abweichungen zwischen geplanten und durchgeführten Aktivitäten mit dem Klienten, unabhängig davon, ob er sich der Beobachtung bewusst ist oder nicht. Vorschlagen von Methoden für den Umgang mit dem identifizierten Problem. *Kann nötig sein, wenn der Klient Vermeidungs- oder Kontrollverhalten einsetzt oder sich auf Grund von Angst/Furcht der eigenen Fähigkeiten nicht bewusst ist.*
- Besprechen der Bedeutung einer ausreichenden Flüssigkeitszufuhr, vor allem bei heißem Wetter/anstrengender Aktivität.

4. Pflegepriorität: Fördern des Wohlbefindens (Beratung und Entlassungsplanung):

- Sichten der Komponenten körperlicher Fitness: 1) Muskelkraft und Ausdauer, 2) Flexibilität, 3) Körperzusammensetzung (Muskelmasse, Prozent Körperfett), 4) Herz-Kreislauf-Gesundheit. *Fitnessroutinen müssen alle Elemente einschließen, um maximalen Nutzen zu bringen/Konditionsabbau zu verhindern.*
- Instruieren in Sicherheitsmaßnahmen, soweit individuell angezeigt (z. B. Aufwärmen und Abkühlen, Messen des Pulses vor/während/nach der Aktivität, Tragen von Sicherheitskleidung beim Jogging/Reflektoren am Fahrrad, Blockieren der Bremsen am Rollstuhl vor einem Transfer, bedachtsamer Einsatz von Medikamenten, Überwachung soweit angezeigt).
- Empfehlen, ein Aktivitäten- bzw. Übungsbuch zu führen, in dem physische und psychische Reaktionen sowie Veränderungen von Gewicht, Ausdauer und Körpermasse eingetragen werden. *Sorgt für sichtbare Belege für einen Fortschritt bzw. das Erreichen des Ziels und für Ermutigung, mit dem Programm fortzufahren.*
- Ermutigen des Klienten, sich an körperlicher Betätigung als Teil des Wellness-Managements der ganzen Person zu beteiligen. Auffordern der Eltern, den Kindern ein positives Beispiel zu geben, indem sie sich an körperlicher Betätigung beteiligen und einen aktiven Lebensstil praktizieren.
- Identifizieren von kommunalen Ressourcen, ehrenamtlichen Tätigkeiten, Selbsthilfegruppen. *Fitnesspfade in der Gemeinde, Sportklubs etc. bieten kostenlose/kostengünstige Optionen. Altersentsprechende Wettkämpfe sorgen für Ziele, auf die sich zuarbeiten lässt.* Beachte: *Manche Menschen betätigen sich u. U. lieber allein, die meisten haben bei körperlicher Tätigkeit jedoch gerne unterstützende Gesellschaft.*

- Erörtern von Alternativen für ein Übungsprogramm unter geänderten Umständen (z. B. Gehen in einer überdachten Einkaufsstraße bei schlechtem Wetter, Nutzen der Trainingseinrichtungen eines Hotels auf Reisen, Wassergymnastik im örtlichen Schwimmbad, Beitritt zu einem Sportcenter.
- Fördern der individuellen Anteilnahme am gemeinschaftlichen Bewusstsein für das Problem und Erörtern von Lösungen. *Körperliche Inaktivität (und die damit einhergehenden Erkrankungen) ist ein erhebliches gesundheitspolitisches Problem, das eine enorme Anzahl von Menschen in allen Regionen der Welt betrifft. Das Problem und zukünftige Konsequenzen anzuerkennen, kann die Weltgemeinschaft in die Lage versetzen, effektive Maßnahmen zur Förderung körperlicher Aktivität und zur Verbesserung der öffentlichen Gesundheit zu entwickeln.*
- Einführen/Fördern etablierter Ziele zur Steigerung körperlicher Aktivität, *um landesweite Probleme in Bezug auf Adipositas und starke Barrieren gegen körperliche Aktivität, wie etwa Zeitmangel, fehlendes Training in einer körperlichen Aktivität oder mangelnde Methoden für einen Verhaltenswandel sowie fehlende Standardverfahrensweisen anzugehen.*

Schwerpunkte der Pflegedokumentation

Pflegeassessment oder Neueinschätzung

- individuelle Befunde inkl. des Funktionsgrades/der Fähigkeit zur Teilnahme an speziellen/gewünschten Aktivitäten
- Motivation zur Veränderung.

Planung

- Pflege-/Interventionsplan und beteiligte Personen
- Patientenedukationsplan für Klienteninformation, -schulung und -beratung.

Durchführung/Evaluation

- Reaktionen auf Interventionen/Patientenedukation und ausgeführte Pflegemaßnahmen
- Zielerreichung/Fortschritte in Richtung gewünschter Ergebnisse
- Veränderungen des Pflegeplans.

Entlassungs- oder Austrittsplanung

- Erfordernisse der Entlassung, langfristiger Pflegebedarf nach Entlassung, vorgenommene Koordinationen und Vermittlun-

gen, zusätzlich verfügbare personelle, kommunale und materielle Ressourcen

B

- spezifische, vorgenommene Vermittlungen, Nachsorgeplan sowie Verantwortlichkeiten für zu treffende Maßnahmen
- Quellen für und Wartung von Hilfsmitteln.

Empfohlene, exemplarische Pflegeinterventionen (NIC) und Pflegeergebnisse (NOC)

NIC: *Bewegungsförderung* [Exercise Promotion] (McCloskey-Dochterman, J.; Bulecheck, G. M., 2013)
NOC: *Wissen: vorgeschriebene Aktivität* [Knowledge: Prescribed Aktivity] (Moorhead, S., Johnson, M.; Maas, M. L.; Swanson, E., 2013)

Literatur

Blech, J.: Heilen mit Bewegung. Fischer, Frankfurt 2011
Carpenito-Moyet L. J.: Das Pflegediagnosen-Lehrbuch. Huber, Bern 2013
Georg, J.: Bewegungsmangel bei alten Menschen. NOVA 42 (2011) 1: 24–26
Georg, J.: Ein Alterungsproblem – Muskelschwund und Gebrechlichkeit. NOVA 42 (2011) 2: 54–55

Bereitschaft für eine verbesserte Beziehung [G]

Readiness for enhanced relationsship (00207) (2006, LOE 2.1)
Domäne 7: **Rollenbeziehungen**
Klasse 3: **Rollenverhalten**

Diagnosetyp (Dokumentationsform): Gesundheitsförderungspflegediagnose (GES)
Zuordnung der Pflegediagnose nach Pflegemodellen/-klassifikationen s. Kap. 6.

Definition: Ein Muster einer beiderseitigen Partnerschaft, das ausreichend ist, um gegenseitige Bedürfnisse zu erfüllen, und das gestärkt werden kann

Beeinflussende Faktoren [od. Einflussfaktoren] [E]

- Zu bearbeiten.

Bestimmende Merkmale [od. Symptome] [S]

subjektive

- äußert den Wunsch, die Kommunikation zwischen den Partnern zu verbessern
- äußert Zufriedenheit mit dem Austausch von Informationen und Gedanken zwischen den Partnern
- äußert Zufriedenheit mit der Befriedigung körperlicher und emotionaler Bedürfnisse durch den Partner
- äußert Zufriedenheit mit der einander ergänzenden Beziehung unter Partnern
- identifiziert den anderen als Schlüsselperson.

objektive

- zeigt gegenseitigen Respekt
- zeigt ausgewogene Autonomie und Zusammenarbeit zwischen den Partnern
- zeigt gegenseitige Unterstützung in täglichen Aktivitäten zwischen den Partnern
- zeigt Verständnis für die unzureichende Funktion des Partners (körperlich, sozial, psychologisch).
- erfüllt entwicklungsbedingte Anforderung [Ziele], die für die familiäre Lebensphase angemessen ist [sind].

Klientenbezogene Pflegeziele oder Evaluationskriterien

Der Klient

- äußert ein Verlangen, effektivere Kommunikationsfertigkeiten zu erlernen.
- äußert, dass er die aktuelle Beziehung mit dem Partner versteht.
- sucht Informationen, um emotionale und körperliche Bedürfnisse beider Partner zu verbessern.
- spricht mit dem Partner über Umstände, die sich verbessern lassen.
- erstellt realistische Pläne zur Stärkung der Beziehung.

Maßnahmen oder Pflegeinterventionen

1. Pflegepriorität: Einschätzen der aktuellen Situation und Feststellen von Bedürfnissen

- Feststellen der Familienstruktur (z.B. nur das Paar, Eltern und

B

Kinder, ältere und jüngere Familienmitglieder). *Entwicklungs-, situations- und gesundheits- bzw. krankheitsbezogene Lebensveränderungen können die Beziehung zwischen Partnern beeinträchtigen und erfordern Neuanpassung und Neudurchdenken von Wegen zur Verbesserung der Situation.*

- Erörtern, wie der Klient Bedürfnisse wahrnimmt und wie der Partner den Wunsch zur Verbesserung der Beziehung sieht.
- Identifizieren des Einsatzes effektiver Kommunikationsfertigkeiten. *Erfordert u. U. eine Verbesserung des Verständnisses von Worten, welche die Partner beim Besprechen sensibler Themen verwenden.*
- Unterstützen des Klienten beim Herausarbeiten von Gedanken und Gefühlen zu Beginn einer Diskussion mit dem Partner. *Ein Denksystem (als Parameter bezeichnet) bildet die Grundlage dafür, wie wir das Leben betrachten und erleben und bestimmt, wie wir unsere Welt wahrnehmen, es ist die Grundlage unserer Realität und existiert in unserem Unterbewusstsein.*
- Befragen der Partner, wie sie mit einem Konflikt umgehen.
- Herausfinden der Ansichten des Klienten über sexuelle Aspekte der Beziehung. *Mit dem Alter auftretende Veränderungen oder Erkrankungen, wie eine Hysterektomie oder erektile Dysfunktion, können die Beziehung beeinträchtigen und bedürfen zu ihrer Lösung spezieller Interventionen.*
- Identifizieren kultureller Faktoren in Bezug darauf, wie die Person ihre Rolle in der Beziehung sieht.
- Erörtern, wie die Familie als Ganzes funktioniert. *Beziehungen der Familienmitglieder untereinander, die persönliche Geschichte und die der Familie sowie die Situationsdynamik können das Funktionieren der Familie insgesamt verbessern.*

2. Pflegepriorität: Unterstützen des Klienten beim Verbessern der bestehenden Situation:

- Bewahren einer positiven Einstellung gegenüber dem Klienten. *Fördert eine sichere Beziehung, in der der Klient sich frei fühlen kann, um offen zu sprechen und eine positive Zukunft zu planen.*
- Das Paar Paradigmen im eigenen Denken erörtern lassen, deren es sich bewusst geworden ist und die seine Beziehung stören.
- Feststellen, wie sich jede Person als positiv oder negativ sieht. Das eigene Selbstbild beeinflusst das Verhalten und den Umgang mit anderen Menschen. Werden emotionale Bedürfnisse erfüllt, ge-

hen Menschen mit anderen positiv um, während unbefriedigte Bedürfnisse zu einem schwachen Selbstbild und Unsicherheit führen.
- Erörtern der Fertigkeiten emotionaler Intelligenz, die zur Aufrechterhaltung positiver Beziehungen nötig sind. *Dabei geht es um die Fähigkeit, eigene Emotionen zu erkennen und effektiv zu kontrollieren sowie die Emotionen anderer zu erkennen.*
- Unterstützen des Paares beim Erkennen, dass Probleme an der Oberfläche funktionsgestörter Beziehungen nicht die Probleme sind, mit denen man sich befassen muss. *Darunterliegende Emotionen beeinflussen unser Verhalten und Individuen sind sich ihrer oft nicht bewusst und beschäftigen sich weiter mit den oberflächlichen Konflikten.*
- Erkunden der emotionalen Bedürfnisse des Klienten. *Beziehungen werden oft motiviert durch unbewusste Wünsche nach Akzeptanz, Anerkennung und das Gefühl, gehegt und geschätzt zu werden.*
- Achten darauf, ob sich der Klient der nonverbalen Kommunikation bewusst ist. *Körpersprache, der Ton der Stimme, ein Rollen der Augen oder subtile Bewegungen übermitteln starke positive oder negative Botschaften, die erörtert und geklärt werden müssen.*
- Erörtern effektiver Konfliktlösungsfertigkeiten.
- Auffordern des Klienten, unabhängig von den Umständen ruhig und konzentriert zu bleiben. *Ein ruhiges Auftreten zu bewahren hilft dem Individuum, klarer zu denken und im Umgang mit der Situation rationaler zu sein.*
- Empfehlen wechselseitiger Überprüfung oder wechselseitigen Verifizierens dessen, was der Zuhörende meint, dass der Sprechende gesagt hat. *Klärt Kommunikation und ermöglicht dem Sprechenden, bei Bedarf auf die Wahrnehmung des Zuhörenden zu reagieren oder sie zu korrigieren.*
- Unterstützen der Partner beim Erlernen der Win-win-Methode der Konfliktlösung.
- Rollenspiel von Wegen, um Streitigkeiten zu entspannen und verletzte Gefühle wiederherzustellen. *Sorgt für eine realistische Situation, in der jede Person die eigene Sichtweise und die des Partners erkennen und neue Wege des Interagierens praktizieren kann.*
- Sorgen für eine offene Umgebung für die Partner, um sexuelle Belange und Fragen zu erörtern.
- Erörtern vorwurfsfreier Selbstenthüllung oder -offenbarung im Dialog. *Die Partner sprechen abwechselnd über eigene Bedürfnisse*

B

und Gefühle, ohne den anderen anzuklagen, was dazu führt, dass sie in einem Klima gegenseitiger Rücksichtnahme und gegenseitigen Respekts eine Lösung finden können.

3. Pflegepriorität: Fördern optimalen Funktionierens (Beratung, Patientenedukation und Entlassungsplanung):

- Sorgen für Informationen für die Partner unter Einsatz der Bibliotherapie und geeigneter Web-Seiten.
- Ermutigen des Paares, in ihrer Beziehung Humor und Verspieltheit einzusetzen. *Gemeinsames Lachen und Genießen des Lebens hilft, schwierige Zeiten zu bewältigen.*
- Erörtern, wie wichtig es ist, ein empathischer, verständnisvoller und vorurteilsloser Zuhörer zu sein, wenn einer von beiden Partnern ein Problem hat.
- Individuen helfen, die Fertigkeit des aktiven Zuhörens einzusetzen. *Dadurch wird vermieden, Ratschläge zu geben, und es hilft der anderen Person, eine eigene Lösung zu finden, und stärkt dabei ihr Selbstwertgefühl.*
- Vermitteln an Selbsthilfegruppen, Kurse in selbstbewusstem Auftreten und Elternkurse, soweit durch individuelle Bedürfnisse angezeigt.
- Einbeziehen von Familienmitgliedern in Gespräche, soweit erforderlich.
- Vermitteln von Unterstützung, soweit durch psychische oder physische Probleme des jeweiligen Individuums angezeigt.

Schwerpunkte der Pflegedokumentation

Pflegeassessment oder Neueinschätzung

- Ausgangsinformationen, Wahrnehmung des Individuums hinsichtlich der Situation und der eigenen Person
- Gründe für den Wunsch, die Beziehung zu verbessern
- Motivation für einen Wandel und daran geknüpfte Erwartungen.

Planung

- Pflege-/Interventionsplan und beteiligte Personen
- Patientenedukationsplan für Klienteninformation, -schulung und -beratung.

Durchführung/Evaluation

- Reaktionen auf Interventionen/Patientenedukation und ausgeführte Pflegemaßnahmen

- Zielerreichung/Fortschritte in Richtung gewünschter Ergebnisse
- Veränderungen des Pflegeplans.

Entlassungs- oder Austrittsplanung

- Erfordernisse der Entlassung, langfristiger Pflegebedarf nach Entlassung, vorgenommene Koordinationen und Vermittlungen, zusätzlich verfügbare personelle, kommunale und materielle Ressourcen
- spezifische, vorgenommene Vermittlungen, Nachsorgeplan sowie Verantwortlichkeiten für zu treffende Maßnahmen.

Exemplarische Pflegeinterventionen (NIC) und Pflegeergebnisse (NOC)

NIC: *komplexer Beziehungsaufbau, Verbesserung der Sozialisation* [Social Interaction Skills] [y] (McCloskey-Dochterman, J.; Bulecheck, G. M., 2013)

NOC: *Rollenverhalten, soziale Eingebundenheit* [Role Enhancement] (Moorhead, S., Johnson, M.; Maas, M. L.; Swanson, E., 2013)

Literatur

Carpenito-Moyet L. J.: Das Pflegediagnosen-Lehrbuch. Huber, Bern 2013

Peplau, H. E.: Zwischenmenschliche Beziehungen in der Pflege. Huber, Bern 2009

Sauter, D.; Abderhalden C.; Needham I.; Wolff, S.: Lehrbuch Psychiatrische Pflege. Huber, Bern 2011

Stolte K. M.: Pflegediagnosen in der Gesundheitsförderung und Patientenedukation. Huber, Bern 2013

B

Gefahr einer beeinträchtigten Bindung [P]

Risk for impaired attachment (00058) (1994)
Domäne 7: **Rollenbeziehungen**
Klasse 7: **Familienbeziehungen**

Diagnosetyp (Dokumentationsform): Risikopflegediagnose (PR)
Zuordnung der Pflegediagnose nach Pflegemodellen/-klassifikationen s. Kap. 6.

Definition: Unterbrechung des interaktiven Prozesses zwischen Eltern/Bezugsperson und dem Kind/Säugling, der die Entwicklung einer wechselseitig schützenden und fördernden Beziehung unterstützt

Risikofaktoren [R]

- Unfähigkeit der Eltern, die persönlichen Bedürfnisse zu befriedigen
- Angst verbunden mit der Elternrolle, [Eltern, die ihrerseits eine beeinträchtigte Bindung hatten]
- frühgeborenes Kind, das aufgrund einer veränderten Verhaltensorganisation unfähig ist, den Kontakt zu den Eltern zu initiieren
- krankes Kind, das aufgrund einer veränderten Verhaltensorganisation unfähig ist, den Kontakt zu den Eltern zu initiieren
- elterlicher Konflikt, der auf eine veränderte Verhaltensorganisation zurückzuführen ist
- physische Hindernisse
- fehlende Privatsphäre
- Suchtmittelmissbrauch
- Trennung
- [schwierige Schwangerschaft und/oder Geburt (tatsächlich oder wahrgenommen)]
- [Unsicherheit bezüglich der Vaterschaft, Schwangerschaft ist Folge von Vergewaltigung/sexuellem Missbrauch].

Klientenbezogene Pflegeziele oder Evaluationskriterien

B

Die Eltern

- erkennen Stärken und Bedürfnisse der Familie und gewichten sie.
- zeigen dem Kind gegenüber fürsorgliches und schützendes Verhalten.
- erkennen und nutzen Ressourcen, um den Bedürfnissen der Familienmitglieder gerecht zu werden.
- zeigen Verhaltensweisen, welche die Entwicklung des Kindes gezielt fördern.
- lassen sich in eine gegenseitig befriedigende Beziehung zum Kind ein.

Maßnahmen oder Pflegeinterventionen

1. Pflegepriorität: Einschätzen ursächlicher/beeinflussender Faktoren:

- Befragen der Eltern, um festzustellen, wie sie die Situation wahrnehmen, welches ihre individuellen Sorgen sind
- Einschätzen der Eltern-Kind-Interaktionen.
- Feststellen der Verfügbarkeit/Nutzung von Ressourcen inkl. erweiterter Familie, Selbsthilfegruppen, finanzieller Ressourcen.
- Beurteilen der Fähigkeit der Eltern, eine schützende Umgebung zu schaffen und mit dem Kind in Beziehung zu treten.

2. Pflegepriorität: Unterstützen der Verhaltensentwicklung des Kindes:

- Feststellen der Stärken und Gefährdungen des Kindes. *Jedes Kind wird mit einem ihm eigenen Temperament geboren, das die Interaktion mit den Eltern beeinflusst.*
- Unterweisen der Eltern bezüglich Wachstum und Entwicklung von Kindern, unter Berücksichtigung der Wahrnehmungen der Eltern. *Hilft, realistische oder unrealistische Erwartungen zu klären.*
- Unterstützen der Eltern beim Modifizieren des Umfelds, um eine stimulierende, entwicklungsfördernde Umgebung zu schaffen.
- Ausbilden von Verhaltensweisen, welche die Verhaltensorganisation des Kindes am besten unterstützen.
- Konsistente Reaktion positiver Zuwendung gegenüber dem Säugling/Kind.

B

3. Pflegepriorität: Fördern der bestmöglichen Wahrnehmung der Elternrolle durch die Eltern:

- Aufbauen einer therapeutischen Beziehung zwischen Pflegeperson und Klient. Sorgen für eine stetig warme, fördernde und nicht wertende Atmosphäre zu vermitteln.
- Unterstützen der Eltern im Erkennen von Stärken und Bedürfnissen der Familie und dabei, diese nach Priorität zu ordnen. *Fördert eine positive Sicht des Erreichten und die anwendung jener Fertigkeiten auf Bedürfnisse.*
- Unterstützen und Führen der Eltern beim Beurteilen von Ressourcen/Unterstützungsmöglichkeiten.
- Beteiligen der Eltern an Aktivitäten mit dem Kind, welche sie erfolgreich durchführen können. *Fördert das Selbstvertrauen und damit das Selbstkonzept.*
- Verstärken des positiven und fördernden Verhaltens der Eltern durch positives Feed-back und Anerkennung. *Verstärkt die Fortsetzung erwünschter Verhaltensweisen.*
- Minimieren der Anzahl von Betreuungspersonen, mit denen die Eltern Kontakt haben müssen, *um das Vertrauen in Beziehungen zu fördern.*

4. Pflegepriorität: Unterstützen der Eltern-Kind-Bindung in der Trennungsphase:

- Ermöglichen telefonischer Kontakte durch die Eltern, soweit angemessen.
- Sorgen für einen regelmäßigen Zeitpunkt der Anrufe, ggf. selbst die Initiative für Anrufe ergreifen, soweit angezeigt.
- Unterstützen der Eltern bei der Suche nach Übernachtungs-/Verpflegungsmöglichkeiten im Spital oder in der Umgebung des Spitals, wenn das Kind auswärts hospitalisiert ist.
- Sorgen dafür, dass die Eltern Fotos des Kindes oder Berichte des Kindes über Fortschritte erhalten.
- Empfehlen, dass die Eltern dem Kind Fotos oder ein Tonband von sich selbst geben.
- Erwägen einer Vereinbarung mit den Eltern, *um die gegenseitigen Erwartungen von Eltern/Betreuungsteam klar festzuhalten.*
- Empfehlen, dass die Eltern ein Tagebuch über die Entwicklung/Fortschritte des Kindes führen.
- Sorgen für eine «heimatliche» Umgebung, falls Situationen Besuche unter Begleitung/Überwachung erfordern.

5. Pflegepriorität: Fördern des Wohlbefindens (Beratung, Patientenedukation und Entlassungsplanung):

- Vermitteln an Einzelberatung, Familientherapien oder Suchtberatungsstellen/Suchttherapie o. ä., soweit angezeigt
- Feststellen, wo die Eltern Unterstützung erhalten könnten bezüglich Geld, Transport, Unterkunft etc.
- Entwickeln eines der Situation entsprechenden Unterstützungssystems (z. B. weitere Verwandtschaft, Freunde, Sozialdienste).
- Feststellen, welche Unterstützungsmöglichkeiten in der Gemeinde vorhanden sind (z. B. Kirche, Selbsthilfegruppen, Freiwilligengruppen, Tagesstätte/-pflege etc.).

Schwerpunkte der Pflegedokumentation

Pflegeassessment oder Neueinschätzung

- erkannte Verhaltensweisen von Eltern und Kind
- spezifische Risikofaktoren und individuelle Wahrnehmungen/Sorgen
- Interaktionen zwischen Eltern und Kind.

Planung

- Pflege-/Interventionsplan und beteiligte Personen
- Patientenedukationsplan für Klienteninformation, -schulung und -beratung.

Durchführung/Evaluation

- Reaktionen auf Interventionen/Patientenedukation und ausgeführte Pflegemaßnahmen
- Zielerreichung/Fortschritte in Richtung gewünschter Ergebnisse
- Veränderungen des Pflegeplans.

Entlassungs- oder Austrittsplanung

- Erfordernisse der Entlassung, langfristiger Pflegebedarf nach Entlassung, vorgenommene Koordinationen und Vermittlungen, zusätzlich verfügbare personelle, kommunale und materielle Ressourcen
- Einplanen von Hausbesuchen, um die Eltern zu unterstützen und um Sicherheit und Wohlbefinden des Säuglings/Kindes sicherzustellen
- spezifische, vorgenommene Vermittlungen, Nachsorgeplan sowie Verantwortlichkeiten für zu treffende Maßnahmen.

Empfohlene, exemplarische Pflegeinterventionen (NIC) und Pflegeergebnisse (NOC)

B

NIC: *Bindungsförderung* [Attachment Promotion] (McCloskey-Dochterman, J.; Bulecheck, G.M., 2013)
NOC: *Eltern-Kind-Bindung* [Parent-Infant Attachment] (Moorhead, S., Johnson, M.; Maas, M.L.; Swanson, E., 2013)

Literatur

Bowlby, J.: Bindung. Reinhardt, München 2006
Carpenito-Moyet L.J.: Das Pflegediagnosen-Lehrbuch. Huber, Bern 2013
Cignacco, E. (Hrsg.) (2006): Hebammenarbeit. Assessment, Diagnosen und Interventionen bei (patho)physiologischen und psychosozialen Phänomenen. Bern, Huber 2006

Blutungsgefahr [P]

Risk for bleeding (00206) (2008, LOE 2.1)
Domäne 4: **Aktivität/Ruhe**
Klasse 4: **Kardiovaskuläre/Pulmonale Reaktionen**

Diagnosetyp (Dokumentationsform): Risikopflegediagnose (PR)
Zuordnung der Pflegediagnose nach Pflegemodellen/-klassifikationen s. Kap. 6.

Definition: Risiko einer Reduzierung des Blutvolumens, das die Gesundheit beeinträchtigen könnte

Risikofaktoren [R]

- Aneurysma
- Beschneidung
- Wissensdefizit
- Verbrauchskoagulopathie
- anamnestisch bekannte Stürze
- gastrointestinale Krankheiten (z.B. Magengeschwür, Polypen, Varizen)
- beeinträchtigte Leberfunktion (z.B. Zirrhose, Hepatitis)
- angeborene Gerinnungsstörungen (z.B. Thrombozytopenie)

- Komplikationen nach der Geburt (z. B. Uterusatonie, Plazentaretention)
- schwangerschaftsbezogene Komplikationen (z. B. Placenta praevia, Molenschwangerschaft, Plazentaablösung)
- Trauma
- behandlungsbezogene Nebenwirkungen (z. B. Operation, Medikamente, Verabreichung von Blutprodukten mit unzureichenden Blutplättchen, Chemotherapie).

Klientenbezogene Pflegeziele oder Evaluationskriterien

Der Klient

- ist frei von Zeichen einer aktiven Blutung, wie Hämoptyse, Hämaturie oder Hämatemesis bzw. eines exzessiven Blutverlustes, **a/d** stabile Vitalzeichen, keine Blässe der Haut und Schleimhäute sowie den üblichen Geisteszustand und die übliche Urinausfuhr.
- zeigt Laborwerte für die Gerinnungszeiten und -faktoren innerhalb des individuellen Normbereichs.
- benennt individuelle Risiken und bedient sich angemessener Verhaltensweisen bzw. Veränderungen der Lebensweise, um die Häufigkeit von Blutungen zu verringern bzw. ganz zum Erliegen zu bringen.

Maßnahmen oder Pflegeinterventionen

1. Pflegepriorität:

- Einschätzen des Blutungsrisikos für den Klienten unter Berücksichtigung medizinischer Diagnosen bzw. Krankheitsprozesse, die zu einer Blutung führen können, entsprechend den unter «Risikofaktoren» genannten.
- Beachten der Art der Verletzung(en) des Klienten bei der Erstkonsultation wegen des Traumas. *Art und Ausmaß der Verletzung lassen sich u. U. nicht leicht bestimmen (z. B. kann unbeschädigte Haut eine erhebliche Verletzung mit innerer Blutung verbergen).*
- Feststellen, ob erbliche Faktoren vorliegen, Erheben einer genauen Anamnese bezüglich des Verdachts auf eine familiäre Blutungsstörung, wie etwa hereditäre hämorrhagische Teleangiektasie (HHT), Hämophilie oder Mangel an Gerinnungsfaktoren, Thrombozythämie usw. *Erbliche Blutungs- oder Gerinnungsstö-*

B

rungen prädisponieren den Klienten für Blutungskomplikationen, erfordern spezielle Tests und/oder eine Vermittlung zum Hämatologen.

- Achten auf das Geschlecht des Klienten. *Zwar kommen Blutungsstörungen sowohl bei Männern als auch bei Frauen vor, jedoch sind Frauen aufgrund des erhöhten Risikos eines Blutverlustes in Zusammenhang mit den Menses und Entbindungen stärker betroffen.*
- Identifizieren schwangerschaftsbedingter Faktoren, wie etwa Überdehnung des Uterus, Lazerationen oder Verletzungen des Geburtskanals oder eine Nachgeburtsverhaltung.
- Evaluieren des Medikationsplans des Klienten. *Medikamente wie nichtsteroidale Antiphlogistika (NSAIDs), Antikoagulanzien, Kortikosteroide und bestimmte Kräuter* (Ginkgo biloba, Weidenrinden, Mädesüß*) können den Klienten blutungsanfällig machen.*

2. Pflegepriorität:

- Überwachen des Perineums und des Standes des Fundus uteri bei einer Klientin post partum sowie von Wunden, Verbänden oder Drainagen bei einem Klienten mit einem Trauma, nach einer Operation oder nach anderen invasiven Prozeduren.
- Evaluieren und Markierungen von Begrenzungen des Weichteilgewebes umschlossener Stukturen, wie etwa der Beine und des Abdomens, *um die Ausweitung von Prellungen und Hämatomen zu dokumentieren.*
- Einschätzen der Vitalzeichen inkl. Blutdruck, Puls und Atmung. Messen des Blutdrucks im Liegen, Sitzen und Stehen, wie angezeigt, um auf eine orthostatische Hypotonie hin zu evaluieren; Evaluieren invasiver hämodynamischer Parameter, wenn vorhanden, *um festzustellen, ob ein intravaskuläres Flüssigkeitsdefizit besteht.*
- Testen aller Sekrete und Ausscheidungen auf okkultes Blut.
- Achten darauf, ob der Klient Schmerzen in bestimmten Bereichen angibt, ob der Schmerz zunimmt, diffus oder lokalisiert ist. *Dies kann helfen, eine Blutung in Gewebe, Organe oder körperhöhlen festzustellen.*
- Einschätzen der Hautfarbe und -feuchtigkeit, der Urinausfuhr, des Bewusstseinsgrades bzw. des Geisteszustandes. *Veränderungen dieser Zeichen können auf einen Blutverlust hindeuten, der die systemische Durchblutung oder eine lokale Organfunktion, wie etwa die der Nieren oder des Gehirns, beeinträchtigt.*

- Sichten der Labordaten (z. B. großes Blutbild, Anzahl und Funktion der Thrombozyten sowie weitere Gerinnungsfaktoren, wie Faktor I und II, Prothrombinzeit [PT], partielle Thromboplastinzeit [PTT], Fibrinogen).
- Vorbereiten des Klienten auf und Assistieren bei diagnostischen Untersuchungen, wie Röntgen-Aufnahmen, ein Computertomogramm (CT) oder ein Magnetresonanztomogramm (MRI), Ultraschall, *um Verletzungen oder Störungen festzustellen, die zu einer Blutung führen könnten.*

3. Pflegepriorität: Verhindern einer Blutung/potenzieller Ursachen eines exzessiven Blutverlustes:

- Anwenden direkten Drucks und Auflegen einer Kältepackung auf den Ort der Blutung, Einlegen einer Nasentamponade oder Durchführen einer Fundusmassage, soweit angemessen.
- Einschränken der Aktivität, Auffordern zu Bettruhe oder zum Sitzen auf einem Stuhl, bis die Blutung steht.
- Erhalten der Durchgängigkeit eines Gefäßzugangs *zur Verabreichung von Flüssigkeit oder Blutersatz, soweit angezeigt.*
- Unterstützung bei der Behandlung von Grunderkrankungen, die einen Blutverlust verursachen oder dazu beitragen, wie etwa die Behandlung systemischer Infektionen oder eine Ballontamponade von Varizen vor einer Sklerotherapie, Protonenpumpenhemmer oder Antibiotika bei Magenulkus, eine Operation bei einem inneren Abdominaltrauma oder einer Nachgeburtsverhaltung.
- Sorgen für spezielle Interventionen bei Risikoklienten, wie etwa Personen mit Knochenmarksuppression, unter Chemotherapie oder mit Urämie, *um Blutungen in Zusammenhang mit der Schädigung zu verhindern*:
  - engmaschiges Überwachen auf eine offene Blutung.
  - Beobachten auf diffuses Hervorsickern aus Drainagen, Wunden, Körperöffnungen ohne erkennbare Gerinnung.
  - Aufrechterhalten des Drucks oder Druckverbands, soweit angezeigt, für längere Zeit, *etwa über der Punktionsstelle einer Arterie.*
  - Durchführen eines Hämotests an Sekreten und Ausscheidungen auf okkultes Blut.
  - Schützen des Klienten vor Verletzungen wie Stürzen, versehentlichen oder absichtlichen Stößen oder Hautabschürfungen.

B

  - Verwenden einer weichen Zahnbürste oder von Toothettes® (Schwämmchen), *um die Gefahr einer Schädigung der Mundschleimhaut zu verringern.*
- Mitarbeiten beim Evaluieren des Bedarfs an Blutersatz oder an spezifischen Komponenten und Vorbereitet-Sein auf Notfallinterventionen.
- Vorbereitet-Sein auf das Verabreichen von Hämostatika, welche die Gerinnung fördern, indem sie die Gerinnungsfaktoren erhöhen, oder von Medikamenten zur Verhinderung einer Blutung, wie etwa Protonenpumpenhemmer zur Senkung des Risikos einer gastrointestinalen Blutung, und des Bedarfs einer Bluttransfusion.
- Sorgen für Informationen für den Klienten/die Familie über erbliche oder familiäre Störungen, die zu Blutungskomplikationen prädisponieren.
- Instruieren eines gefährdeten Klienten und seiner Familie über:
  - spezifische Zeichen einer Blutung, welche die Benachrichtung eines Gesundheitsdienstleisters erfordern, wie etwa der Austritt von hellem Blut an beliebiger Stelle, eine verlängerte Gerinnung oder ein Trauma bei einem Klienten mit bekannter faktorbedingter Blutungsneigung, Teerstühle, Schwäche, Schwindel und Synkope
  - die Notwendigkeit, Gesundheitsdienstleister zu informieren, wenn man Acetylsalicylsäure oder andere Gerinnungshemmer (z.B. Cumarin, Clopidogrel-bisulfat) einnimmt, vor allem, wenn ein elektiver chirurgischer Eingriff oder andere invasive Prozeduren geplant sind. *Diese Wirkstoffe werden wahrscheinlich einige Zeit vor dem elektiven Eingriff abgesetzt, um das Risiko eines exzessiven Blutverlustes zu senken*
  - die Bedeutung einer regelmäßigen Überprüfung des Medikationsplans des Klienten, *um Medikamente zu identifizieren, die Blutungsstörungen verursachen oder verschlimmern könnten*
  - die Notwendigkeit einer regelmäßigen medizinischen und labortechnischen Nachsorge unter Antikoagulanzien wie Cumarin, *um erforderliche Dosisumstellungen oder Belange der Klientenbetreuung herauszufinden, die der Überwachung und/oder Modifikation bedürfen*
  - Diätmaßnahmen *zur Förderung der Blutgerinnung, soweit angezeigt, wie etwa Vitamin-K-reiche Nahrungsmittel.*
  - die Notwendigkeit, bei diagnostizierten Lebererkrankungen

Alkohol zu meiden oder sich bei Vorliegen alkoholbedingter Varizen in eine Entziehungskur zu begeben

– Techniken des postpartalen Überprüfens des Fundusstandes bei einer Klientin und der Durchführung einer Fundusmassage, soweit angezeigt. Nach der Entlassung möge sich die Klientin bei einer hellroten oder einer dunkelroten, große Gerinnsel enthaltenden Blutung an einen Arzt wenden. *Dies kann Komplikationen eines Blutverlustes verhindern, vor allem, wenn die Klientin frühzeitig aus der Klinik entlassen wird.*

Schwerpunkte der Pflegedokumentation

Pflegeassessment oder Neueinschätzung

- individuelle Faktoren, die einen Blutverlust verstärken können – Art der Verletzungen, geburtshilfliche Komplikationen usw.
- Ausgangsvitalzeichen, Geisteszustand, Urinausfuhr und nachfolgende Assessments
- Ergebnisse von Laboruntersuchungen oder diagnostischen Prozeduren.

Planung

- Pflege-/Interventionsplan und beteiligte Personen
- Patientenedukationsplan für Klienteninformation, -schulung und -beratung.

Durchführung/Evaluation

- Reaktionen auf Interventionen/Patientenedukation und ausgeführte Pflegemaßnahmen
- Zielerreichung/Fortschritte in Richtung gewünschter Ergebnisse
- Veränderungen des Pflegeplans.

Entlassungs- oder Austrittsplanung

- Erfordernisse der Entlassung, langfristiger Pflegebedarf nach Entlassung, vorgenommene Koordinationen und Vermittlungen
- zusätzlich verfügbare personelle, kommunale und materielle Ressourcen
- spezifische, vorgenommene Vermittlungen, Nachsorgeplan sowie Verantwortlichkeiten für zu treffende Maßnahmen.

Exemplarische Pflegeinterventionen (NIC) und Pflegeergebnisse (NOC)

B

NIC: *Blutstillung* [Bleeding Percautions] (McCloskey-Dochterman, J.; Bulecheck, G. M., 2013)
NOC: *Ausmaß des Blutverlustes* [Blood Loss Severity] (Johnson, M. ; Maas, M. L.; Moorhead, S., 2005)

Literatur

Carpenito-Moyet L. J.: Das Pflegediagnosen-Lehrbuch. Huber, Bern 2013
Tappert F.; Schär W.: Erste Hilfe kompakt. Huber, Bern 2006
Larsen, R.: Anästhesie und Intensivmedizin für die Fachpflege. Springer, Berlin 2012

Gefahr eines instabilen Blutzuckerspiegels [P]

Risk for unstable blood glucose level (00179) (2006, LOE 2.1)
Domäne 2: **Ernährung**
Klasse 2: **Stoffwechsel**

Diagnosetyp (Dokumentationsform): Risikopflegediagnose (PR)
Zuordnung der Pflegediagnose nach Pflegemodellen/-klassifikationen s. Kap. 6.

Definition: Risiko einer Abweichung des Blutglukosespiegels vom Normbereich

Risikofaktoren [R]

- mangelnde Akzeptanz der Diagnose
- fehlendes Wissen über Diabetesmanagement (z. B. Handlungsplan)
- mangelndes Diabetesmanagement (z. B. Handlungsplan) [oder]
- mangelnde Einhaltung des Diabetesmanagements (z. B. Handlungsplan)
- unzureichende Blutzuckerkontrolle
- Medikationsmanagement

- Nahrungszufuhr
- Gewichtszunahme [oder]
- Gewichtsabnahme
- schnelle Wachstumsschübe
- Schwangerschaft
- körperlicher Gesundheitszustand
- körperliches Aktivitätsniveau
- Stress
- psychischer Gesundheitszustand
- Entwicklungszustand.

Klientenbezogene Pflegeziele oder Evaluationskriterien

Der Klient

- erkennt Faktoren, die zu schwankenden Blutzuckerwerten führen können.
- äußert, dass er die Bedürfnisse des Körpers und den Energiebedarf versteht.
- formuliert einen Plan für modifizierende Faktoren, um Verschiebungen des Blutzuckerspiegels zu verhindern/zu minimieren.
- hält den Blutzucker in einem zufrieden stellenden Bereich.

Maßnahmen oder Pflegeinterventionen

1. Pflegepriorität: Einschätzen ursächlicher/beeinflussender Faktoren:

- Feststellen individueller Faktoren, die zu schwankenden Blutzuckerwerten beitragen können, wie unter «Risikofaktoren» genannt: *anamnestisch bekannter Diabetes beim Klienten oder in seiner Familie, bekannter Diabetes mit schlechter Blutzuckerkontrolle, Essstörungen (z. B. pathologische Adipositas), geringe körperliche Betätigung sowie das Unvermögen, durch Wachstumsschübe in der Jugend/eine Schwangerschaft bedingte Veränderungen des Glukosebedarfs/der Blutzuckerkontrolle zu erkennen, können zu Problemen mit der Stabilität des Blutzuckers führen.*
- Herausfinden, was der Klient/seine Bezugsperson(en) über die Erkrankung und den Behandlungsbedarf wissen/davon verstehen.
- Herausarbeiten individueller Wahrnehmungen und Erwartungen an den Behandlungsplan.

- Beachten des Einflusses kultureller/religiöser Faktoren mit Auswirkung auf Ernährungspraktiken, auf die Übernahme von Verantwortung für die eigene Versorgung, auf Erwartungen an die Ergebnisse.
- Feststellen, inwieweit sich der Klient der Situation und des Umgangs damit bewusst ist und dafür verantwortlich fühlt. Alter, Reife, gegenwärtiger Gesundheitszustand und Entwicklungsstadium beeinflussen die Fähigkeit des Klienten, für seine eigene Sicherheit zu sorgen.
- Einschätzen der Unterstützung des Klienten durch die Familie/Bezugsperson(en). Unter Umständen braucht der Klient beim Umstellen der Lebensweise Unterstützung (z. B. Nahrungszubereitung/-verzehr, zeitliche Abstimmung der Nahrungsaufnahme und/oder körperlichen Belastung, Verabreichen von Medikamenten).
- Achten auf Verfügbarkeit/Einsatz von Ressourcen.

2. Pflegepriorität: Unterstützen des Klienten beim Entwickeln präventiver Strategien zur Vermeidung schwankender Blutzuckerwerte:

- Herausfinden, ob der Klient/seine Bezugsperson(en) in der Lage sind, das Blutzuckermessgerät des Klienten für den Hausgebrauch zu bedienen. *Alle verfügbaren Geräte werden zufrieden stellende Werte liefern, wenn sie richtig eingesetzt, gewartet und routinemäßig geeicht werden.*
- Sorgen für Informationen über ausgewogene Ernährung, Wirkstoffe gegen Diabetes und Energieverbrauch.
- Überprüfen der medizinischen Notwendigkeit regelmäßiger Diabetes-Screening-Tests. Tests wie Nüchternblutzucker, Blutzuckerbestimmung über den Tag und Bestimmung des HbA1c helfen, eine akute und langfristige Blutzuckerkontrolle festzulegen.
- Erörtern der häuslichen Blutzuckerüberwachung nach individuellen Parametern (z. B. 6-mal/d) an einem normalen Tag und häufiger in Zeiten von Stress, *um Schwankungen des Blutzuckers zu erkennen und damit umzugehen.*
- Überprüfen der üblichen Situationen des Klienten, die zu den täglichen, gelegentlichen oder krisenhaften Blutzuckerschwankungen beim Klienten beitragen. *Zu allen Zeiten können vielfältige Faktoren eine Rolle spielen, wie etwa ausgelassene Mahlzeiten, Wachstumsschübe bei Jugendlichen, eine Infektion/andere Krankheiten.*

- Überprüfen der Ernährung des Klienten, v. a. der Kohlenhydrataufnahme. *Das Glukosegleichgewicht wird bestimmt durch die Menge aufgenommener Kohlenhydrate, deren Bedarf in Gramm pro Tag bestimmt werden sollte.*
- Ermutigen des Klienten, Etiketten zu lesen und Nahrungsmittel auszuwählen, die mit einem niedrigen glykämischen Index (GI), hohem Ballaststoffanteil und niedrigem Fett angegeben werden. *Diese Nahrungsmittel bewirken einen geringeren Anstieg des Blutzuckers.*
- Erörtern, wie die antidiabetische Medikation des Klienten wirkt. *Medikamente und Arzneimittelkombinationen wirken auf verschiedene Weisen mit verschiedenen Formen von Blutzuckerkontrolle und Nebenwirkungen. Medikamentenwirkungen zu verstehen, kann dem Klienten helfen, hypoglykämische Reaktionen zu vermeiden/deren Auftreten zu verringern.*

Bei Klienten unter Insulin

- Betonen, wie wichtig es ist, das Verfallsdatum von Medikamenten zu überprüfen, Insulin auf Ausflockungen zu prüfen, wenn es normalerweise klar ist, und die korrekte Lagerung und Zubereitung zu überwachen (wenn Mischen erforderlich ist). *Wirkt sich auf die Resorbierbarkeit von Insulin aus.*
- Sichten der Arten des verwandten Insulins (z. B. rasch, kurz-, mittelfristig wirksam, Langzeitinsulin, vorgemischt) und der Art der Verabreichung (z. B. s. c., i. m., inhaliert, per Pumpe). Notieren der Verabreichungszeit bei kurz und lang wirksamen Insulinen. Den Klienten daran erinnern, dass in der Pumpe nur kurz wirksames Insulin verwendet wird. *Wirkt sich auf die zeitliche Abstimmung der Effekte aus und sorgt für Hinweise auf das potenzielle Auftreten von Blutzuckerschwankungen.*
- Regelmäßiges Überprüfen der Injektionsstelle. *Die Insulinresorption kann an gesunden Stellen von Tag zu Tag schwanken und ist geringer in fettreichen (lipohypertrophem) Gewebe.*
- Sicherstellen, dass alle Injektionen verabreicht werden. *Kinder, Jugendliche und ältere Klienten können Injektionen vergessen oder sind u. U. nicht in der Lage, sich selbst Injektionen zu verabreichen, müssen u. U. daran erinnert werden und brauchen Überwachung.*

3. Pflegepriorität: Fördern des Wohlbefindens (Beratung, Patientenedukation und Entlassungsplanung):

- Überprüfen individueller Risikofaktoren und Sorgen für Informationen, um den Klienten in seinem Bemühen um Vermeidung von Komplikationen zu unterstützen, wie sie etwa durch chronische Hyperglykämie und akute Hypoglykämie verursacht werden. *Beachte: Hyperglykämie wird meist durch Veränderungen des Nahrungsbedarfs, Inaktivität und/oder inadäquate Anwendung von Antidiabetika verursacht. Hypoglykämie ist die häufigste Komplikation einer antidiabetischen Therapie sowie von Stress und körperlicher Belastung.*
- Betonen der Konsequenzen von Handlungen/Entscheidungen – unmittelbaren und langfristigen.
- Bewegen des Klienten/der Familie/der Betreuungsperson, einen Plan für das Management des Blutzuckers zu formulieren, in dem die Lebensweise, Alter/Entwicklungsgrad enthalten sind.
- Konsultieren einer Ernährungsberaterin zu spezischem Ernährungsbedarf entsprechend der individuellen Situation (z.B. Wachstumsschub, Schwangerschaft, Veränderung des Aktivitätsgrades im Anschluss an eine Verletzung).
- Ermutigen des Klienten, ein Selbstüberwachungssystem zu entwickeln, um für ein Gefühl von Kontrolle zu sorgen und den Klienten in die Lage zu versetzen, den eigenen Fortschritt zu verfolgen und bei Entscheidungen mitzuwirken.
- Vermitteln an geeignete kommunale Ressourcen, eine Diabetesschulung und/oder Selbsthilfegruppen, bei Bedarf, *für eine Umstellung der Lebensweise, medizinische Betreuung, Vermittlung für eine Insulinpumpe oder ein Blutzuckermessgerät, finanzielle Unterstützung für Verbrauchsartikel etc.*

Schwerpunkte der Pflegedokumentation

Pflegeassessment oder Neueinschätzung

- Befunde in Bezug auf die individuelle Situation, Risikofaktoren, gegenwärtige Kalorienaufnahme/das Ernährungsverhalten, die Anwendung verordneter Medikamente, Überwachung der Erkrankung
- Verstehen individueller Risiken/potenzieller Komplikationen durch den Klienten/die Betreuungsperson

- Ergebnisse von Labortests/Blutzuckerbestimmung mittels Kapillarblutentnahme

Planung

- Pflege-/Interventionsplan und beteiligte Personen
- Patientenedukationsplan für Klienteninformation, -schulung und -beratung.

Durchführung/Evaluation

- Reaktionen auf Interventionen/Patientenedukation und ausgeführte Pflegemaßnahmen
- spezifische Maßnahmen und Umstellungen
- Zielerreichung/Fortschritte in Richtung gewünschter Ergebnisse
- Veränderungen des Pflegeplans.

Entlassungs- oder Austrittsplanung

- Erfordernisse der Entlassung, langfristiger Pflegebedarf nach Entlassung, vorgenommene Koordinationen und Vermittlungen, zusätzlich verfügbare personelle, kommunale und materielle Ressourcen
- spezifische, vorgenommene Vermittlungen, Nachsorgeplan sowie Verantwortlichkeiten für zu treffende Maßnahmen
- spezifische Vermittlungen.

Empfohlene, exemplarische Pflegeinterventionen (NIC) und Pflegeergebnisse (NOC)

NIC: *Hyperglykämie-Management* [Hyperglycemia Management] (McCloskey-Dochterman, J.; Bulecheck, G. M., 2013)
NOC: *Blutzuckerspiegel [Blood Glucose Level]* (Moorhead, S., Johnson, M.; Maas, M. L.; Swanson, E., 2013)

Literatur

Carpenito-Moyet L. J.: Das Pflegediagnosen-Lehrbuch. Huber, Bern 2013
Fehm-Wolfsdorf, G.: Diabetes mellitus. Hogrefe, Göttingen 2009
Teuschler, A.: Handbuch für das Diabetes-Team. Huber, Bern 2002
Waldhäusl, W.-K.; Gries, F. A.; Schwerbaum, W.: Diabetes in der Praxis. Springer, Heidelberg 2004

C

Defensives Coping [P]

Defensive coping (00071) (1998, R 2008, LOE 2.1)
Domäne 9: **Coping/Stresstoleranz**
Klasse 2: **Coping-Reaktionen**

Diagnosetyp (Dokumentationsform): aktuelle Pflegediagnose (PES)
Zuordnung der Pflegediagnose nach Pflegemodellen/-klassifikationen s. Kap. 6.

Definition: Wiederholte Projektion einer falsch-positiven Selbsteinschätzung als Selbstschutz gegen eine empfundene Bedrohung des positiven Selbstbildes

Beeinflussende Faktoren [od. Einflussfaktoren] [E]

- Konflikt zwischen der Selbstwahrnehmung und dem Wertesystem
- unzureichendes Unterstützungssystem
- Versagensangst
- Angst vor Demütigung
- Angst vor Konsequenzen
- fehlendes Durchhaltevermögen
- geringer Grad des Vertrauens in andere
- geringer Grad an Selbstvertrauen
- Unsicherheit
- unrealistische Erwartungen an sich selbst.

Bestimmende Merkmale [od. Symptome] [S]

subjektive

- Verleugnung offensichtlicher Probleme
- Verleugnung offensichtlicher Schwächen
- Schuldprojektion
- Projektion der Verantwortung
- Überempfindlichkeit gegenüber Kritik
- Überempfindlichkeit gegenüber Kränkungen
- Erhabenheit [Grandiosität]
- Rationalisierung von Misserfolgen
- [Nichtannehmen oder Zurückweisen von Hilfe].

C

objektive

- überhebliche Haltung anderen gegenüber
- Schwierigkeit, Beziehungen aufzubauen [Vermeidung enger, persönlicher Beziehungen]
- Schwierigkeit, Beziehungen aufrechtzuerhalten [Vermeidung enger, persönlicher Beziehungen]
- feindseliges Lachen [aggressives Verhalten]
- sich lächerlich [lustig] machen über andere [aggressives Verhalten]
- Schwierigkeit, die Wahrnehmung der Realität zu prüfen
- Realitätsverzerrung
- fehlende Teilnahme an der Therapie
- fehlende Teilnahme an der Behandlung
- fehlendes Durchhaltevermögen während der Therapie
- fehlendes Durchhaltevermögen während der Behandlung
- [Aufmerksamkeit suchendes Verhalten].

Klientenbezogene Pflegeziele oder Evaluationskriterien

Der Klient

- äußert, seine Probleme/Stressoren zu verstehen.
- erkennt Sorgen-/Problembereiche.
- zeigt, dass er die Verantwortung für das eigene Handeln, für Erfolge und Misserfolge tragen kann.
- beteiligt sich am Behandlungsprogramm/an der Therapie.
- hält Beziehungen aufrecht.

Maßnahmen oder Pflegeinterventionen

- Für zusätzliche Maßnahmen vgl. PDx: Unwirksames Coping

1. Pflegepriorität: Bestimmen der Ausmaßes der Beeinträchtigung:

- Ermitteln der Fähigkeit des Klienten, die gegenwärtige Situation sowie seine entwicklungsbedingte Handlungs- und Funktionsfähigkeit zu verstehen.
- Bestimmen des Ausmaßes der Angst und der Wirksamkeit derzeitiger Bewältigungsmechanismen.
- Durchführen/Überprüfen der Ergebnisse von Tests (z. B. Taylor Manifest Anxiety Scale [B-MAS], Marlowe-Crowne Social Desirability Scale [LMC]), soweit angezeigt, um die Coping-Stile zu erkennen.

- Ermitteln, welche Bewältigungsformen der Klient anwandte (z.B. Projektion, Vermeidung, Rationalisierung) und welchen Zweck sie haben (z.B. um ein niedriges Selbstwertgefühl zu überdecken), *um festzustellen, wie diese Verhaltensweisen die gegenwärtige Situation beeinflussen.*
- Beobachten von Interaktionen mit anderen, *um dabei auf Schwierigkeiten und die Fähigkeit des Klienten zu achten, zufrieden stellende Beziehungen aufzubauen.*
- Achten auf die Verfügbarkeit von Unterstützung durch die Familie/Freunde des Klienten in der aktuellen Situation. *Bezugspersonen wirken u. U. nicht unterstützend, wenn die Person Probleme verleugnet oder inakzeptables Verhalten zeigt.*
- Achten auf Zeichen von Grandiosität angesichts gegenteiliger Realitäten (z.B.: «Ich werde mir ein neues Auto kaufen», wenn der Betroffene arbeitslos ist oder die dafür erforderlichen finanziellen Mittel nicht hat).
- Einschätzen des körperlichen Zustandes. *Defensives Coping wird mit dem Rückgang/einer Veränderung des körperlichen Wohlbefindens und mit Krankheiten, v.a. chronischen Gesundheitsstörungen (z.B. chron. Herzinsuffizienz, Diabetes, chron. Erschöpfung) in Verbindung gebracht.*

2. Pflegepriorität: Unterstützen des Klienten im Umgang mit der gegenwärtigen Situation:

- Aufbauen einer therapeutischen Beziehung, *die es dem Klienten ermöglicht, in einem geschützten Rahmen neue Verhaltensweisen zu erproben.* Dem Klienten positiv und nicht wertend begegnen und Ich-Botschaften verwenden, *um sein Selbstwertgefühl zu fördern.*
- Unterstützen des Klienten/Betrachten der Notwendigkeit, das Problem anders anzugehen.
- Anwenden therapeutischer Kommunikationsfertigkeiten, wie aktives Zuhören, um dem Klienten zu helfen, alle Aspekte des Problems zu beschreiben.
- Anerkennen der individuellen Stärken und Eigenschaften des Klienten und deren bewusstes Berücksichtigen in der Pflegeplanung.
- Erklären der Rahmenbedingungen der Therapie, soweit angezeigt, und der Konsequenzen fehlender Kooperation.
- Setzen von Grenzen bei manipulierenden Verhaltensweisen,

stimmig sein beim Durchsetzen von Konsequenzen, wenn Regeln gebrochen und Grenzen «getestet» werden.

- Ermutigen des Klienten, die Kontrolle in möglichst vielen Situationen zu übernehmen, Einbeziehen des Klienten in Entscheidungen und Planungen, *um seine Autonomie zu erhalten.*
- Vermitteln einer Haltung von Akzeptanz und Respekt (bedingungslose positive Wertschätzung), *um Bedrohungen für das Selbstkonzept des Klienten zu vermeiden und sein vorhandenes Selbstwertgefühl zu erhalten.*
- Ermutigen zum Wahrnehmen und Äußern von Gefühlen.
- Bereitstellen gesunder Möglichkeiten, um feindselige Gefühle auf «unschädliche» Weise ausleben zu können (z. B. Boxübungen mit Sandsack). Den Klienten an einem Freizeitprogramm im Freien teilnehmen lassen.
- Dafür sorgen, dass der Klient Gelegenheit hat, mit anderen auf positive Weise zu interagieren, *um dabei das Selbstwertgefühl zu steigern.*
- Benennen und Erörtern von Reaktionen auf Situationen und fehlangepasste Coping-Fähigkeiten. Vorschlagen alternativer Reaktionen auf eine Situation, *um dem Klienten zu helfen, besser angepasste Coping-Strategien zu entwickeln.*
- Behutsames Konfrontieren des Klienten mit seinen Abwehrmechanismen (z. B. Verleugnung, Projektion), *um ihm zu helfen, Abwehrmechanismen zu erkennen, welche die Entwicklung befriedigender Beziehungen hindern.*
- Assistieren bei Behandlungen körperlicher Leiden, soweit angemessen.

3. Pflegepriorität: Fördern des Wohlbefindens (Beratung, Patientenedukation und Entlassungsplanung):

- Anwenden der kognitiven Verhaltenstherapie. *Hilft beim Verändern negativer Denkmuster, wenn sich der Klient rigider Gesundheitsüberzeugungen bedient, um ein geringes Selbstwertgefühl abzuwehren.*
- Ermutigen des Klienten, Entspannungs-, Visualisierungsmethoden und positive Selbstbestätigungen zu erlernen, *um neue Verhaltensweisen zu üben und beizubehalten.*
- Fördern der Teilnahme an Aktivitäten/Kursen, bei denen der Klient neue Fähigkeiten üben und neue Beziehungen aufbauen kann.

- Vermitteln an zusätzliche Ressourcen (z. B. Suchtklinik, Familientherapie/Eheberatung), soweit angezeigt.

C

Schwerpunkte der Pflegedokumentation

Pflegeassessment oder Neueinschätzung

- Ergebnisse der Einschätzung, gezeigtes Verhalten
- Wahrnehmung der Situation durch den Klienten, übliche Bewältigungsformen, Grad der Beeinträchtigung
- gesundheitliche Belange.

Planung

- Pflege-/Interventionsplan und beteiligte Personen
- Patientenedukationsplan für Klienteninformation, -schulung und -beratung.

Durchführung/Evaluation

- Reaktionen auf Interventionen/Patientenedukation und ausgeführte Pflegemaßnahmen
- Zielerreichung/Fortschritte in Richtung gewünschter Ergebnisse
- Veränderungen des Pflegeplans.

Entlassungs- oder Austrittsplanung

- spezifische, vorgenommene Vermittlungen, Nachsorgeplan sowie Verantwortlichkeiten für zu treffende Maßnahmen.

Empfohlene, exemplarische Pflegeinterventionen (NIC) und Pflegeergebnisse (NOC)

NIC: *Selbsteinschätzungsverbesserung* [Self-Awareness Enhancement] (McCloskey-Dochterman, J.; Bulecheck, G. M., 2013)
NOC: *Selbstwertgefühl* [Self-Esteem] (Moorhead, S., Johnson, M.; Maas, M. L.; Swanson, E., 2013)

Literatur

Baldegger, E.: Bewältigung/Coping. In: Käppeli, S.: Pflegekonzepte (Bd. 3), Huber, Bern 2000

Carpenito-Moyet L. J.: Das Pflegediagnosen-Lehrbuch. Huber, Bern 2013

Fitzgerald Miller, J.: Chronisch krank sein bewältigen – Machtlosigkeit überwinden. Huber, Bern 2003

Hill Rice, V. (Hrsg.): Stress und Coping: Lehrbuch für Pflegepraxis und -wissenschaft. Huber, Bern 2005

Morof-Lubkin, I.: Chronisch krank sein – Implikationen und Interventionen. Huber, Bern 2002
Sauter, D.; Abderhalden C.; Needham I.; Wolff, S.: Lehrbuch Psychiatrische Pflege. Huber, Bern 2011
Townsend, M. C.: Pflegediagnosen in der psychiatrischen Pflege. Huber, Bern 2012

Gefährdendes familiäres Coping [P]

Compromised family coping (00074) (1980, 1996)
Domäne 9: **Coping/Stresstoleranz**
Klasse 2: **Coping-Reaktionen**

Diagnosetyp (Dokumentationsform): aktuelle Pflegediagnose (PES)
Zuordnung der Pflegediagnose nach Pflegemodellen/-klassifikationen s. Kap. 6.

Definition: Gewöhnlich unterstützende Bezugsperson (Familienmitglied oder enger Freund) bietet ungenügende(s), ineffektive(s) oder einschränkende(s) Unterstützung, Wohlbefinden, Hilfestellung oder Ermutigung, die der Klient brauchen könnte, um Anpassungsaufgaben bezüglich gesundheitlicher Herausforderungen zu regeln, zu bewältigen oder zu meistern

Beeinflussende Faktoren [od. Einflussfaktoren] [E]

- parallele Situationen beeinflussen die Bezugsperson
- entwicklungsbedingte Krisen, die auf die Bezugsperson zukommen könnten
- situationsbedingte Krisen, mit denen sich die Bezugsperson konfrontiert sehen könnte
- lang andauernde Krankheit [oder fortschreitende Behinderung], die die unterstützenden Fähigkeiten der Bezugspersonen schwächt
- verbrauchte Unterstützungskapazität der Bezugspersonen
- unzureichende Information einer Bezugsperson
- unzureichendes Verständnis einer Information einer Bezugsperson
- falsche Information einer Bezugsperson
- falsches Verständnis einer Information einer Bezugsperson

- Mangel an gegenseitiger Unterstützung
- im Gegenzug wenig Unterstützung der Bezugsperson durch den Klienten, [unrealistische gegenseitige Erwartungen des Klienten/der Bezugsperson(en)]
- vorübergehende Beschäftigung einer Bezugsperson
- vorübergehende familiäre Desorganisation
- vorübergehende Veränderung der familiären Rollen
- [Fehlen von Fähigkeiten zur gemeinsamen Entscheidungsfindung]
- [verschiedene Koalitionen innerhalb der Familie].

Bestimmende Merkmale [od. Symptome] [S]

subjektive

- Klient äußert eine Beschwerde über die Reaktion der Bezugsperson auf das Gesundheitsproblem
- Klient äußert eine Sorge über die Reaktion der Bezugsperson auf das Gesundheitsproblem
- Bezugsperson zeigt eine unzureichende Wissensbasis, die ein effektives unterstützendes Verhalten beeinträchtigt
- Bezugsperson zeigt ein unzureichendes Verständnis, das ein [effektives] unterstützendes Verhalten beeinträchtigt
- Bezugsperson beschreibt die Beschäftigung mit der eigenen Reaktion (z. B. Furcht, vorweggenommene Trauer, Schuld, Angst) auf die Bedürfnisse des Klienten.

objektive

- Bezugsperson bemüht sich mit unbefriedigenden Ergebnissen um Hilfestellung
- Bezugsperson bemüht sich mit unbefriedigenden Ergebnissen um unterstützendes Verhalten
- Bezugsperson zeigt Schutzverhalten, das nicht im Verhältnis zu den Fähigkeiten des Klienten steht
- Bezugsperson zeigt Schutzverhalten, das nicht im Verhältnis zum Bedürfnis des Klienten nach Autonomie steht
- Bezugsperson beginnt eine eingeschränkte persönliche Kommunikation mit dem Klienten
- Bezugsperson zieht sich vom Klienten zurück
- [Bezugsperson hat plötzliche Gefühlsausbrüche, zeigt emotionale Labilität oder behindert notwendige pflegerische/medizinische Interventionen].

Familienbezogene Pflegeziele/Kriterien zur Evaluation

Die Familienmitglieder

C

- sprechen über oder erkennen eigene Möglichkeiten, mit der Situation umzugehen.
- reagieren angemessen auf den Klienten, indem sie bei Bedarf Unterstützung und Hilfe geben.
- bieten dem Klienten Gelegenheit, auf seine Art und Weise mit der Situation umzugehen.
- sprechen aus, die Erkrankung/Behinderung zu verstehen und die notwendigen Kenntnisse zu besitzen.
- drücken Gefühle ehrlich aus.
- erkennen das Bedürfnis nach Unterstützung von außen und bemühen sich darum.

Maßnahmen oder Pflegeinterventionen

1. Pflegepriorität: Einschätzen ursächlicher/beeinflussender Faktoren:

- Ermitteln zu Grunde liegender Situation(en), die einen Einfluss auf die Unfähigkeit der Familie haben könnte(n), dem Klienten die notwendige Unterstützung zu geben. *Achten auf Umstände, die vor der Erkrankung aufgetreten sind und sich nun stark auswirken könnten (z. B. ein während des Geschlechtsverkehrs aufgetretener Herzinfarkt und die Angst des Partners, jegliche Aktivitäten könnten eine Wiederholung hervorrufen).*
- Beachten kultureller Faktoren in der familiären Beziehung, die mit den Problemen zur Sorge um das kranke Familienmitglied zusammenhängen können.
- Beachten der Erkrankungsdauer (z. B. bei Krebs, multipler Sklerose oder anderen chronischen Krankheiten).
- Einschätzen, welche Informationen der Familie/Bezugsperson(en) zugänglich waren und wie sie verstanden wurden.
- Erörtern der Wahrnehmung der Situation durch die Familie. *Die Erwartungen von Klient/Familie könnten voneinander abweichen und realistisch sein oder nicht.*
- Ermitteln der Rolle des Klienten in der Familie und inwiefern die Erkrankung die Familienstruktur verändert hat.
- Beachten weiterer Faktoren neben der Erkrankung des Klienten,

welche die Fähigkeiten der Familienmitglieder darin beeinträchtigen, *die notwendige Unterstützung zu geben.*

2. Pflegepriorität: Unterstützen der Familie, Fähigkeiten wiederzuerlangen/zu entwickeln, um mit der gegenwärtigen Situation fertig zu werden:

- Beachten von Kommentaren, Bemerkungen und geäußerten Sorgen des Klienten/der Bezugsperson. Auf nonverbale Verhaltensweisen und/oder Reaktionen und deren Übereinstimmung (Kongruenz) mit den verbalen Äußerungen achten.
- Ermutigen von Familienmitgliedern, ihre Gefühle offen und klar auszudrücken.
- Erörtern der Hintergründe für gezeigtes Verhalten mit der Familie, *um ihnen zu helfen, Verhaltensweisen des Klienten zu verstehen/zu akzeptieren.*
- Unterstützen der Familie und des Klienten, um zu verstehen, «wessen Problem es ist» und wer für die Lösung verantwortlich ist. Vermeiden von Schuldzuweisungen.
- Ermutigen von Klient und Familie, Problemlösungsstrategien zu entwickeln, *um mit der Situation zurechtzukommen.*

3. Pflegepriorität: Fördern des Wohlbefindens (Beratung, Patientenedukation und Entlassungsplanung):

- Bereitstellen von Informationen über die Erkrankung/den Zustand des Klienten für die Familie/Bezugsperson(en).
- Möglichst häufiges Beteiligen von Klient/Familie an der Pflegeplanung. *Fördert die Zustimmung zum Pflegeplan und die weitere Beteiligung.*
- Unterstützen der Familie bei der Pflege des Klienten, soweit angemessen. *Eröffnet Wege, Unterstützung anzubieten und gleichzeitig die Unabhängigkeit des Klienten zu fördern (z. B. das Lieblingsessen besorgen, sich an Freizeitaktivitäten beteiligen).*
- Vermitteln an weitere Dienste (z. B. Beratungsstellen, Psychotherapie, Sozialamt, Seelsorge), soweit angezeigt.
- Vgl., soweit angemessen, PDx: Furcht, Angst, Todesangst, Unwirksames Coping, Bereitschaft für ein verbessertes familiäres Coping, Verhindertes familiäres Coping.

C

Schwerpunkte der Pflegedokumentation

Pflegeassessment oder Neueinschätzung

- Ergebnisse der Einschätzung inkl. des aktuellen/früheren Coping-Verhaltens, der emotionalen Reaktion auf die Situation/Stressoren sowie verfügbarer Unterstützungssysteme.

Planung

- Pflege-/Interventionsplan und beteiligte Personen
- Patientenedukationsplan für Klienteninformation, -schulung und -beratung.

Durchführung/Evaluation

- Reaktionen auf Interventionen/Patientenedukation und ausgeführte Pflegemaßnahmen
- Zielerreichung/Fortschritte in Richtung gewünschter Ergebnisse
- Veränderungen des Pflegeplans.

Entlassungs- oder Austrittsplanung

- Erfordernisse der Entlassung, langfristiger Pflegebedarf nach Entlassung, vorgenommene Koordinationen und Vermittlungen, zusätzlich verfügbare personelle, kommunale und materielle Ressourcen
- spezifische, vorgenommene Vermittlungen, Nachsorgeplan sowie Verantwortlichkeiten für zu treffende Maßnahmen.

Empfohlene, exemplarische Pflegeinterventionen (NIC) und Pflegeergebnisse (NOC)

NIC: *Förderung der Familienbeteiligung* [Family Involvement Promotion] (McCloskey-Dochterman, J.; Bulecheck, G. M., 2013)
NOC: *Copingverhalten der Familie* [Family Coping] (Moorhead, S., Johnson, M.; Maas, M. L.; Swanson, E., 2013)

Literatur

Baldegger, E.: Bewältigung/Coping. In: Käppeli, S.: Pflegekonzepte (Bd. 3), Huber, Bern 2000

Carpenito-Moyet L. J.: Das Pflegediagnosen-Lehrbuch. Huber, Bern 2013

Fitzgerald-Miller, J.: Coping fördern – Machtlosigkeit überwinden – Hilfen zur Bewältigung chronischen Krankseins. Huber, Bern 2003

Friedemann, M.-L.; Köhlen, C.: Familien und umweltbezogene Pflege. Huber, Bern 2010

Gehring, M. et al.: Familienbezogene Pflege. Huber, Bern 2002

Gerlach, A.; Georg, J.: Schadende Angehörige NOVA 40 (2009) 9: 32–34
Hill Rice, V. (Hrsg.): Stress und Coping. Huber, Bern 2005
Lunney, M.: Arbeitsbuch Pflegediagnostik: Pflegerische Entscheidungsfindung, kritisches Denken und diagnostischer Prozess – Fallstudien und Analysen. Deutschsprachige Ausgabe herausgegeben von Jürgen Georg & Maria Müller Staub. Huber, Bern 2007: 179; 208
Morof-Lubkin, I.: Chronisch krank sein – Implikationen und Interventionen. Huber, Bern 2002
Sauter, D.; Abderhalden C.; Needham I.; Wolff, S.: Lehrbuch Psychiatrische Pflege. Huber, Bern 2011
Townsend, M. C.: Pflegediagnosen in der psychiatrischen Pflege. Huber, Bern 2012
Wright, M.; Leahey, M.: Familienzentrierte Pflege. Huber, Bern 2009/14

Bereitschaft für ein verbessertes familiäres Coping [P]

Readiness for enhanced family coping (00075) (1980)
Domäne 9: **Coping/Stresstoleranz**
Klasse 2: **Coping-Reaktionen**

Diagnosetyp (Dokumentationsform): Gesundheitsförderungspflegediagnose (GES)
Zuordnung der Pflegediagnose nach Pflegemodellen/-klassifikationen s. Kap. 6.

Definition: Effektive Handhabung von Anpassungsaufgaben eines Familienmitglieds, das in die gesundheitlichen Herausforderungen des Klienten involviert ist und nun den Wunsch äußert und die Bereitschaft zeigt für eine bessere Gesundheit und Entwicklung für sich selbst und bezüglich des Klienten

Bestimmende Merkmale [od. Symptome] [S]

- [Die Grundbedürfnisse sind ausreichend erfüllt, so dass Ziele im Bereich der Selbstverwirklichung zu Tage treten können.]
- [Die Anpassungsarbeit ist erfolgreich geleistet worden, so dass Ziele im Bereich der Selbstverwirklichung zu Tage treten können.]
- [Entwicklungsstadium, situative Krise/Unterstützung].

Bestimmende Merkmale [od. Symptome] [S]

subjektive

- Familienmitglied versucht, die wachsende Auswirkung der Krise [auf ihre eigenen Werte, Prioritäten, Ziele oder Beziehungen] zu beschreiben.
- Individuum äußert Interesse, in Kontakt mit anderen zu treten, die eine ähnliche Situation erlebt haben.

objektive

- Familienmitglied bewegt sich in Richtung einer Gesundheitsförderung
- Familienmitglied bewegt sich in Richtung einer bereichernden Lebensweise
- wählt Erfahrungen, die das Wohlbefinden optimieren.

Familienbezogene Pflegeziele/Kriterien zur Evaluation

Das Familienmitglied

- spricht die Bereitschaft aus, ihren eigenen Anteil am Wachstum der Familie zu beobachten.
- äußert den Wunsch, Schritte zur Veränderung zu unternehmen.
- spricht über Gefühle des Selbstvertrauens und der Zufriedenheit bezüglich der erzielten Fortschritte.

Maßnahmen oder Pflegeinterventionen

1. Pflegepriorität: Einschätzen der Situation und der Anpassungsmechanismen der Familienmitglieder:

- Bestimmen der individuellen Situation und des Wachstumsstadiums, in der/dem die Familie steht. *Veränderungen können der Familie helfen, sich anzupassen, zu wachsen und zu gedeihen, wenn sie mit diesen Übergangsereignissen konfrontiert ist.*
- Herausfinden der Motivation für einen Wandel und der daran geknüpften Erwartungen.
- Beachten von Aussagen wie «Das Leben hat einen größeren Sinn für mich, seit dies passiert ist», um *Veränderungen der Wertvorstellungen zu erkennen.*
- Beobachten der familiären Kommunikationsmuster. Zuhören, wie die Familie über Hoffnungen, Pläne, Auswirkungen auf Beziehungen/Lebensumstände spricht.

- Identifizieren kultureller/religiöser Gesundheitseinstellungen und -erwartungen. *Zum Beispiel definieren Navajo-Eltern Familie u. U. als Kernfamilie, erweiterte Familie oder Clan und es ist wichtig zu erkennen, wer die primär mit dem Aufziehen von Kindern befassten Personen sind.*

2. Pflegepriorität: Fördern des Familienmitglieds beim Entwickeln/Stärken des Wachstumspotenzials:
- Einräumen von ausreichend Zeit, *um mit der Familie über ihre Sicht der Dinge zu sprechen.*
- Aufbauen einer Beziehung zur Familie/zum Klienten, *um Vertrauen/Wachstum zu ermöglichen.*
- Für ein Vorbild sorgen, mit dem sich die Familie identifizieren kann.
- Diskutieren, wie wichtig es ist, offen und ehrlich miteinander zu kommunizieren und keine Geheimnisse voreinander zu haben.
- Demonstrieren von Techniken (z.B. aktives Zuhören, Ich-Botschaften und Problemlösen), *um wirksame Kommunikationsformen zu fördern und neue Verhaltensweisen zu erlernen.*
- Setzen sozialer Ziele, Harmonie mit sich selbst, der Familie und der Gemeinschaft zu erreichen und zu bewahren.

3. Pflegepriorität: Fördern des Wohlbefindens (Beratung, Patientenedukation und Entlassungsplanung):
- Unterstützen des Familienmitglieds, den Klienten darin zu unterstützen, die eigenen Bedürfnisse im Rahmen des Möglichen und/oder der Grenzen der Krankheit/Situation zu erfüllen.
- Sorgen für Erfahrungen der Familie, *die helfen, Wege kennen zu lernen, um den Klienten zu begleiten/zu unterstützen.*
- Herausfinden anderer Klienten/Gruppen, die in einer ähnlichen Situation sind, und dem Klienten/Familie helfen, Kontakt aufzunehmen (Selbsthilfegruppen wie AO usw.). *Sorgt für nachhaltige Unterstützung, um gemeinsame Erfahrungen zu teilen, Probleme zu lösen und neue Verhaltensweisen zu erlernen.*
- Unterstützen des Familienmitglieds, neue, wirksame Möglichkeiten im Umgang mit ihren Gefühlen kennen zu lernen.
- Ermutigen des Familienmitglieds, persönliche Interessen/Hobbys/Freizeitaktivitäten zu verfolgen, *um das individuelle Wohlbefinden zu fördern und Coping-Fähigkeiten zu stärken.*

Schwerpunkte der Pflegedokumentation

Pflegeassessment oder Neueinschätzung

- angewandte Copingstrategien, Stand von Entwicklung/Wachstum
- Kommunikationsmuster in der Familie
- Motivation zu einem Wandel und Erwartungen an eine Veränderung.

Planung

- Pflege-/Interventionsplan und beteiligte Personen
- Patientenedukationsplan für Klienteninformation, -schulung und -beratung.

Durchführung/Evaluation

- Reaktionen des Klienten/seiner Familie auf Interventionen/Patientenedukation und ausgeführte Pflegemaßnahmen
- Zielerreichung/Fortschritte in Richtung gewünschter Ergebnisse
- Veränderungen des Pflegeplans.

Entlassungs- oder Austrittsplanung

- Erfordernisse der Entlassung, langfristiger Pflegebedarf nach Entlassung, vorgenommene Koordinationen und Vermittlungen, zusätzlich verfügbare personelle, kommunale und materielle Ressourcen
- spezifische, vorgenommene Vermittlungen, Nachsorgeplan sowie Verantwortlichkeiten für zu treffende Maßnahmen.

C

Empfohlene, exemplarische Pflegeinterventionen (NIC) und Pflegeergebnisse (NOC)

NIC: *Wissen: Unterstützung der Normalisierung* [Normalization Promotion] (McCloskey-Dochterman, J.; Bulecheck, G. M., 2013)
NOC: *Familienpartizipation an professioneller Pflege* [Family Participation in Professional Care] (Moorhead, S., Johnson, M.; Maas, M. L.; Swanson, E., 2013)

Literatur

Baldegger, E.: Bewältigung/Coping. In: Käppeli, S.: Pflegekonzepte (Bd. 3), Huber, Bern 2000
Carpenito-Moyet L. J.: Das Pflegediagnosen-Lehrbuch. Huber, Bern 2013
Friedemann, M.-L.; Köhlen, C.: Familien und umweltbezogene Pflege. Huber, Bern 2010

Fitzgerald-Miller, J.: Coping fördern – Machtlosigkeit überwinden – Hilfen zur Bewältigung chronischen Krankseins. Huber, Bern 2003
Gehring, M. et al.: Familienbezogene Pflege. Huber, Bern 2002
Hill Rice, V. (Hrsg.): Stress und Coping. Huber, Bern 2005
Lunney, M.: Arbeitsbuch Pflegediagnostik: Pflegerische Entscheidungsfindung, kritisches Denken und diagnostischer Prozess – Fallstudien und Analysen. Deutschsprachige Ausgabe herausgegeben von Jürgen Georg & Maria Müller Staub. Huber, Bern 2007: 179; 208
Morof-Lubkin, I.: Chronisch krank sein – Implikationen und Interventionen. Huber, Bern 2002
Sauter, D.; Abderhalden C.; Needham I.; Wolff, S.: Lehrbuch Psychiatrische Pflege. Huber, Bern 2011
Townsend, M.C.: Pflegediagnosen in der psychiatrischen Pflege. Huber, Bern 2012
Wright, M.; Leahey, M.: Familienzentrierte Pflege. Huber, Bern 2009

Verhindertes familiäres Coping [P]

Disabled family coping (00073) (1980, R 1996, R 2008, LOE 2.1)
Domäne 9: **Coping/Stresstoleranz**
Klasse 2: **Coping-Reaktionen**

Diagnosetyp (Dokumentationsform): aktuelle Pflegediagnose (PES)
Zuordnung der Pflegediagnose nach Pflegemodellen/-klassifikationen s. Kap. 6.

Definition: Verhalten einer Bezugsperson (Familienmitglied oder andere Bezugsperson) behindert seine oder ihre Fähigkeiten und die des Klienten, sich erfolgreich Aufgaben zur beiderseitigen Anpassung an die Gesundheitsprobleme zu stellen

Beeinflussende Faktoren [od. Einflussfaktoren] [E]

- Bezugsperson mit chronisch unausgedrückten Gefühlen (z.B. Schuld, Angst, Feindlichkeit, Verzweiflung)
- widersprüchliche Arten des Copings der Bezugsperson und des Klienten im Umgang mit den anstehenden [adaptiven] Aufgaben
- widersprüchliche Arten des Copings der Bezugspersonen
- höchst ambivalente Familienbeziehungen
- willkürlicher Umgang mit dem Widerstand der Familie gegenüber der Behandlung, [der tendenziell die Abwehr verstärkt und

es unmöglich macht, angemessen mit der zu Grunde liegenden Angst umzugehen]
- [familiäre Hochrisikosituationen wie allein erziehender oder minderjähriger Elternteil, Missbrauchssituation, Sucht, akute/chronische Behinderung, Familienmitglied mit terminaler Krankheit].

Bestimmende Merkmale [od. Symptome] [S]

subjektive

- [äußert Verzweiflung bezüglich der Reaktion der Familie/fehlenden Beteiligung/Anteilnahme].

objektive

- Psychosomatismus
- Intoleranz
- Zurückweisung
- Imstichlassen
- Verlassen
- Unruhe
- Aggression
- Feindseligkeit
- Depression
- Fortfahren mit der gewohnten Routine, ohne auf die Bedürfnisse des Klienten zu achten
- Nichtbeachtung der Bedürfnisse des Klienten
- nachlässige Versorgung des Klienten hinsichtlich der grundlegenden menschlichen Bedürfnisse
- nachlässige Versorgung des Klienten hinsichtlich der Krankheitsbehandlung
- nachlässige Beziehungen mit anderen Familienmitgliedern
- Familienverhalten führt zur Verschlechterung des Wohlbefindens
- Verzerrung der Realität hinsichtlich der Gesundheitsprobleme des Klienten
- beeinträchtigte Neuorganisation eines sinnvollen Lebens für sich selbst
- beeinträchtigte Individualisierung
- lang andauernde übermäßige Sorgen um den Klienten
- Übernahme der Krankheitssymptome des Klienten
- Entwicklung des Klienten hin zur Abhängigkeit.

Familienbezogene Pflegeziele/Kriterien zur Evaluation

C

Die Familienmitglieder

- sprechen ein realistischeres Verständnis und realistischere Erwartungen für den Klienten aus.
- kommen regelmäßig zu Besuch/nehmen Kontakt mit dem Klienten auf.
- nehmen innerhalb der Grenzen ihrer Möglichkeiten und den Bedürfnissen des Klienten konstruktiv an der Pflege des Klienten teil.
- drücken ihre Gefühle offen und ehrlich aus, soweit angemessen.

Maßnahmen oder Pflegeinterventionen

1. Pflegepriorität: Ermitteln der ursächlichen/beeinflussenden Faktoren:

- Ermitteln von Verhaltensweisen/Interaktionen der Familie vor der Erkrankung, *um eine vergleichende Ausgangswerte zu haben.*
- Erkennen gegenwärtiger Verhaltensweisen der Familienmitglieder (z. B. Rückzug – kein Besuch, kurze Besuche und/oder Nichtbeachten des Klienten während des Besuchs, Wut und Feindseligkeit gegenüber dem Klienten und anderen, Körperkontakt unter den Familienmitgliedern, Ausdruck von Schuldgefühlen).
- Erörtern der Wahrnehmungen der Familienmitglieder bezüglich der Situation. *Die Erwartungen des Klienten/der Familie können/können nicht realistisch sein.*
- Beachten kultureller Faktoren in der familiären Beziehung, welche mit den Problemen zur Sorge um das kranke Familienmitglied zusammenhängen können.
- Beachten anderer Faktoren, die für die Familie belastend sein könnten (z. B. finanzielle Sorgen, fehlende soziale Unterstützung – z. B. Auftreten einer Krankheit an einem fremden Ort). *Bietet Gelegenheit zu geeigneten Vermittlungen.*
- Ermitteln der Bereitschaft der Familienmitglieder, sich an der Pflege des Klienten zu beteiligen.

2. Pflegepriorität: Unterstützen der Familie bei der Bewältigung der gegenwärtigen Situation:

- Aufbauen eines Kontaktes zu verfügbaren Familienmitgliedern.

Fördert eine therapeutische Beziehung und Unterstützung für gemeinsame Problemlösungen.
- Anerkennen der schwierigen Lage, in der sich die Familie befindet, *um ein Aufkommen von Gefühlen der Scham und Schuld abzumildern.*
- Aktives Zuhören gegenüber Sorgen und dabei auf übertriebene/mangelnde Fürsorge achten, *was die Problemlösung bezüglich der Situation beeinträchtigen könnte.*
- Zulassen freier Gefühlsäußerungen inkl. Frustration, Wut, Feindseligkeit und Hoffnungslosigkeit. Destruktivem/unangemessenem Handeln klare Grenzen setzen, *um das Risiko gewalttätigen Verhaltens zu minimieren.*
- Genaues Informieren der Bezugsperson(en) von Anfang an.
- Vermitteln zwischen Familie und Gesundheitsdienstleistern, *um dem Klienten/der Familie den Therapieplan zu erklären.*
- Kurzes, einfaches und verständliches Informieren von Klient/Bezugsperson über Zweck und Alarmvorrichtungen, wenn technische Ausrüstungen wie z. B. Beatmungsgeräte eingesetzt werden. Benennen geeigneter Fachpersonen *zur kontinuierlichen Unterstützung/Problemlösung.*
- Einräumen ungestörter Zeiten für private Gespräche zwischen Klient und Familie.
- Einbeziehen von Bezugsperson(en) in den Pflegeplan und Sorgen für Anleitung, *um ihnen zu helfen, die notwendigen Fertigkeiten zur Versorgung des Klienten zu erlernen.*
- Begleiten der Familie während der Besuchszeiten, *um für Fragen, Sorgen und Unterstützung da zu sein*
- Unterstützen der Familienmitglieder, eine therapeutische Kommunikation zum Klienten aufzubauen.
- Überweisen des Klienten an Sicherheitsdienste, falls ein Risiko von Selbst- oder Fremdverletzungsgefahr besteht. *Den Klienten von Zuhause zu verlagern erhöht die individuelle Sicherheit und kann den Stress auf die Familie reduzieren, um eine therapeutische Intervention zu ermöglichen.*

3. Pflegepriorität: Fördern des Wohlbefindens (Beratung, Patientenedukation und Entlassungsplanung):
- Der Familie assistieren, Coping-Fertigkeiten zu erkennen und hilfreiche von behindernden Bewältigungsformen zum Umgang mit der Situation zu unterscheiden.

C

- Beantworten der Fragen der Familie in aufrichtiger und geduldiger Form. Bestätigen und Bekräftigen von Informationen, die sie von anderen Gesundheitsdienstleistern erhalten haben.
- Umdeuten negativer Aussagen in positive, *da positive Formulierungen zu unterstützenden Interaktionen beitragen und zu besseren Ergebnissen führen können.*
- Respektieren von gelegentlichen sozialen Rückzügen der Familie, *da die Situation so überwältigend sein kann, dass eine vorübergehende zeitliche Pause hilfreich sein kann, um sich wieder von neuem zu engagieren.*
- Ermutigen der Familie, in kleinen Schritten mit der Situation umzugehen und nicht gleich alles auf einmal lösen zu wollen.
- Unterstützen der Familie, gewohnte Dinge herauszufinden, die dem Klienten helfen könnten (z. B. ein Familienbild an der Wand), vor allem, wenn der Klient lange Zeit hospitalisiert ist, *um die Orientierung zu stärken und die Orientiertheit aufrecht zu erhalten*
- Vermitteln der Familie an geeignete unterstützende Einrichtungen (z. B. Familientherapie, Sozialamt, Spitalseelsorge usw.), bei Bedarf.
- Vgl., soweit angemessen, PDx: Trauern.

Schwerpunkte der Pflegedokumentation

Pflegeassessment oder Neueinschätzung

- Ergebnisse der Einschätzung, aktuelles/früheres Verhalten der direkt beteiligten Familienmitglieder und verfügbare Unterstützungssysteme
- emotionale Reaktionen auf die Situation/Stressoren
- spezifische gesundheitliche/therapeutische Herausforderungen.

Planung

- Pflege-/Interventionsplan und beteiligte Personen
- Patientenedukationsplan für Klienteninformation, -schulung und -beratung.

Durchführung/Evaluation

- Reaktionen auf Interventionen/Patientenedukation und ausgeführte Pflegemaßnahmen
- Zielerreichung/Fortschritte in Richtung gewünschter Ergebnisse
- Veränderungen des Pflegeplans.

C

Entlassungs- oder Austrittsplanung

- Erfordernisse der Entlassung, langfristiger Pflegebedarf nach Entlassung, vorgenommene Koordinationen und Vermittlungen, zusätzlich verfügbare personelle, kommunale und materielle Ressourcen
- spezifische, vorgenommene Vermittlungen, Nachsorgeplan sowie Verantwortlichkeiten für zu treffende Maßnahmen.

Empfohlene, exemplarische Pflegeinterventionen (NIC) und Pflegeergebnisse (NOC)

NIC: *Familientherapie* [Family Therapy] (McCloskey-Dochterman, J.; Bulecheck, G. M., 2013)

NOC: *Normalisierungsprozesse in der Familie* [Family Normalization] (Moorhead, S., Johnson, M.; Maas, M. L.; Swanson, E., 2013)

Literatur

Baldegger, E.: Bewältigung/Coping. In: Käppeli, S.: Pflegekonzepte (Bd. 3), Huber, Bern 2000

Carpenito-Moyet L. J.: Das Pflegediagnosen-Lehrbuch. Huber, Bern 2013

Fitzgerald-Miller, J.: Coping fördern – Machtlosigkeit überwinden – Hilfen zur Bewältigung chronischen Krankseins. Huber, Bern 2003

Friedemann, M.-L.; Köhlen, C.: Familien und umweltbezogene Pflege. Huber, Bern 2010

Gehring, M. et al.: Familienbezogene Pflege. Huber, Bern 2002

Gerlach, A.; Georg, J.: Schadende Angehörige NOVA 40 (2009) 9: 32–34.

Hill Rice, V. (Hrsg.): Stress und Coping. Huber, Bern 2005

Lunney, M.: Arbeitsbuch Pflegediagnostik: Pflegerische Entscheidungsfindung, kritisches Denken und diagnostischer Prozess – Fallstudien und Analysen. Deutschsprachige Ausgabe herausgegeben von Jürgen Georg & Maria Müller Staub. Huber, Bern 2007: 179; 208

Morof-Lubkin, I.: Chronisch krank sein – Implikationen und Interventionen. Huber, Bern 2002

Stolte K. M.: Pflegediagnosen in der Gesundheitsförderung und Patientenedukation. Huber, Bern 2013

Sauter, D.; Abderhalden C.; Needham I.; Wolff, S.: Lehrbuch Psychiatrische Pflege. Huber, Bern 2011

Townsend, M. C.: Pflegediagnosen in der psychiatrischen Pflege. Huber, Bern 2012

Wright, L. M.; Leahey M.: Familienzentrierte Pflege. Huber, Bern 2009

Bereitschaft für ein verbessertes gemeinschaftliches Coping [G]

C

Readiness for enhanced community coping (00076) (1994)
Domäne 9: **Coping/Stresstoleranz**
Klasse 2: **Coping-Reaktionen**

Diagnosetyp (Dokumentationsform): Gesundheitsförderungspflegediagnose (GES)
Zuordnung der Pflegediagnose nach Pflegemodellen/-klassifikationen s. Kap. 6.

Definition: Muster von gemeinschaftlichen Aktivitäten zur Anpassung und Problemlösung, die die Anforderungen und den Bedarf der Gemeinschaft ausreichend decken, aber in der Bewältigung aktueller und zukünftiger Probleme/Stressfaktoren verbessert werden können

Beeinflussende Faktoren [od. Einflussfaktoren] [E]

- [verfügbare soziale Unterstützung]
- [verfügbare Ressourcen zur Problemlösung]
- [Fähigkeiten und Ressourcen der Gemeinschaft, um Belastungen/Stressoren zu bewältigen].

Bestimmende Merkmale [od. Symptome] [S]

Eines oder mehrere Merkmale, die auf wirksames Coping hinweisen:

subjektive

- Vereinbarung, dass die Gemeinschaft verantwortlich für das Stressmanagement ist.

objektive

- aktives Vorbereiten der Gemeinschaft auf vorausgesagte Stressoren
- aktive Problemlösung der Gemeinschaft, wenn sie Problemen gegenübersteht
- gute Kommunikation unter den Gemeinschaftsmitgliedern
- gute Kommunikation zwischen der Gemeinschaft und größeren Gemeinschaften

- verfügbare Programme zur Erholung
- verfügbare Programme zur Entspannung
- ausreichende Ressourcen, um mit Stressoren umzugehen.

Gemeinschaftsbezogene Pflegeergebnisse/Kriterien zur Evaluation

Die Gemeinschaft

- erkennt positive und negative Faktoren, welche die aktuelle und zukünftige Problembewältigung beeinflussen.
- hat einen klaren Plan bereit, wie mit Problemen/Stressoren umgegangen werden soll.
- beschreibt das Vorgehen bei Problemen/Herausforderungen so, dass eine erfolgreiche Bewältigung zum Ausdruck kommt.
- berichtet über eine deutliche Steigerung der Fähigkeiten im Umgang mit Problemen/Stressoren.

Maßnahmen oder Pflegeinterventionen

1. Pflegepriorität: Erkennen bestehender Defizite oder Schwächen in der aktuellen oder zukünftigen Problem-/Stressbewältigung:

- Überprüfen des Gemeinde-/Gemeinschaftsplans bezüglich der Problem-/Stressbewältigung.
- Einschätzen der Auswirkungen von beeinflussenden Faktoren auf die Bewältigung von Problemen/Stressoren.
- Bestimmen der Stärken und Schwächen der Gemeinde/Gemeinschaft.
- Herausarbeiten der Defizite in den aktuellen Gemeinde-/Gemeinschaftsaktivitäten (z. B. Transport, Wasserbedarf, Straßen), *die sich durch Anpassung und Problemlösen verbessern lassen.*
- Evaluieren der kommunalen Aktivitäten bezüglich der Bewältigung von Problemen und Stressoren innerhalb der Gemeinde/Gemeinschaft und im Umgang mit der umgebenden Gesellschaft.

2. Pflegepriorität: Unterstützen der Gemeinde/Gemeinschaft in der Problem-/Stressbewältigung aktueller und zukünftiger Bedürfnisse:

- Definieren und Diskutieren aktueller Bedürfnisse und antizipierter oder projizierter Probleme. *Einvernehmen hinsichtlich des Ausmaßes/der Merkmale der Bedürfnisse ist für eine effektive Planung unerlässlich.*
- Setzen von Zielprioritäten, *um Zielerreichung zu ermöglichen.*

- Benennen der verfügbaren Ressourcen (z. B. Personen, Gruppen, Finanzierungsmöglichkeiten, Behörden und andere Gemeinschaften).
- Erstellen eines gemeinsamen Plans mit der politischen Gemeinde bezüglich des Vorgehens bei der Anpassung und beim Problemlösen zur Bewältigung von Problemen und Stressoren.
- Erkennen und Berücksichtigen der vernachlässigten/gefährdeten Risikogruppen innerhalb der Gemeinschaft. *Unterstützt die Kommunikation und den Einsatz der Gemeinde/Gemeinschaft als Ganzes.*

3. Pflegepriorität: Fördern des Wohlbefindens der sozialen Gemeinschaft:

- Unterstützen der Gemeinschaft, Partnerschaften innerhalb und außerhalb der Gemeinschaft zu bilden, *um eine langfristige Entwicklung und Wachstum der Gemeinde/Gemeinschaft zu fördern.*
- Unterstützen der Entwicklung von Plänen, *um diese Interaktionen weiterzuführen.*
- Festlegen von Mechanismen zur Selbstkontrolle der kommunalen Bedürfnisse und der Evaluation von Bemühungen. *Fördert proaktive an Stelle von reaktiven Reaktionen der Gemeinschaft.*
- Einsatz von multiplen Medien wie Fernsehen, Radio, Printmedien, Aushängeschildern, Internet-Foren, öffentliche Sprechzeiten, öffentlich zugängliche Berichte an leitende Gemeindemitglieder, *um die Gemeinde/Gemeinschaft über Planung, Erfordernisse und Ergebnisse zu informieren.*

Hinweise für die Pflegedokumentation

Pflegeassessment oder Neueinschätzung

- Ergebnisse der Einschätzung inkl. der Wahrnehmung der Situation durch die Gemeinde/Gemeinschaft
- ausgewiesene Bereiche von Sorgen, Stärken und Schwächen.

Planung

- Pflege-/Interventionsplan und beteiligte Personen
- Patientenedukationsplan für Klienteninformation, -schulung und -beratung.

Durchführung/Evaluation

- Reaktionen auf Interventionen/Patientenedukation und ausgeführte Pflegemaßnahmen

- Zielerreichung/Fortschritte in Richtung gewünschter Ergebnisse
- Veränderungen des Pflegeplans.

Entlassungs- oder Austrittsplanung

- kurz- und langfristige Pläne für den Umgang mit aktuellen, antizipierten und potenziellen Bedürfnissen, vorgenommene Koordinationen und Vermittlungen, zusätzlich verfügbare personelle, kommunale und materielle Ressourcen sowie Verantwortlichkeiten für zu treffende Maßnahmen
- spezifische, vorgenommene Vermittlungen, gebildete Koalitionen.

Empfohlene, exemplarische Pflegeinterventionen (NIC) und Pflegeergebnisse (NOC)

NIC: *Programmentwicklung, z. B. Gesundheitsvorsorge* [Program Development, e.g. Health Policy Monitoring] (McCloskey-Dochterman, J.; Bulecheck, G. M., 2013)
NOC: *Kompetenz einer Gemeinde/Gesundheitsniveau in der Gemeinde* [Community Competence/Community Health Status] (Moorhead, S., Johnson, M.; Maas, M. L.; Swanson, E., 2013)

Literatur

Carpenito-Moyet L. J.: Das Pflegediagnosen-Lehrbuch. Huber, Bern 2013

Fitzgerald-Miller, J.: Coping fördern – Machtlosigkeit überwinden – Hilfen zur Bewältigung chronischen Krankseins. Huber, Bern 2003

Hill Rice, V. (Hrsg.): Stress und Coping. Huber, Bern 2005

Sauter, D.; Abderhalden C.; Needham I.; Wolff, S.: Lehrbuch Psychiatrische Pflege. Huber, Bern 2011

Townsend, M. C.: Pflegediagnosen in der psychiatrischen Pflege. Huber, Bern 2012

Unwirksames gemeinschaftliches Coping [P]

C

Ineffective community coping (00077) (1994, R 1998)
Domäne 9: **Coping/Stresstoleranz**
Klasse 2: **Coping-Reaktionen**

Diagnosetyp (Dokumentationsform): aktuelle Pflegediagnose (PES)
Zuordnung der Pflegediagnose nach Pflegemodellen/-klassifikationen s. Kap. 6.

Definition: Muster von gemeinschaftlichen Aktivitäten zur Anpassung und Problemlösung, die die Anforderungen oder den Bedarf der Gemeinschaft nicht ausreichend decken

Beeinflussende Faktoren [od. Einflussfaktoren] [E]

- Defizite in den gemeinschaftlichen sozialen Unterstützungsdiensten
- Defizite in den gemeinschaftlichen sozialen Unterstützungsressourcen
- unangemessene Ressourcen für Problemlösungen
- unzureichende gemeinschaftliche Dienste (z. B. fehlendes medizinisches Notfallsystem, Transportsystem oder Katastrophendienste)
- Naturkatastrophen
- von Menschen verursachte Katastrophen
- fehlende gemeinschaftliche Dienste.

Bestimmende Merkmale [od. Symptome] [S]

subjektive

- Gemeinschaft erfüllt nicht die eigenen Erwartungen
- geäußerte Verwundbarkeit
- geäußerte gemeinschaftliche Machtlosigkeit
- Stressoren werden als übermäßig wahrgenommen.

objektive

- Defizite in der gemeinschaftlichen Mitwirkung
- übermäßige gemeinschaftliche Konflikte
- hohe Krankheitsrate

- vermehrte soziale Probleme (z. B. Morde, Vandalismus, Brandstiftung, Terrorismus, Raubüberfall, Kindestötung, Missbrauch, Scheidung, Arbeitslosigkeit, Armut, Militanz, psychische Krankheit).

Gemeinschaftsbezogene Pflegeziele/Kriterien zur Evaluation

Die Gemeinschaft

- erkennt positive und negative Faktoren, welche die Fähigkeit der Gemeinschaft beeinflussen, den eigenen Anforderungen oder Bedürfnissen zu entsprechen.
- erkennt Alternativen für ungeeignete Aktivitäten der Anpassung/Problemlösung.
- berichtet über eine messbare Zunahme der notwendigen/erwünschten Aktivitäten zur Verbesserung des Funktionierens der Gemeinde/Gemeinschaft.

Maßnahmen oder Pflegeinterventionen

1. Pflegepriorität: Einschätzen ursächlicher/beeinflussender Faktoren:

- Evaluieren der Aktivitäten der Gemeinschaft, *die der Erfüllung der kollektiven Bedürfnisse innerhalb der Gemeinde/Gemeinschaft oder zwischen dieser und der umgebenden Gesellschaft dienen.*
- Beachten der Berichte über das Funktionieren der Gemeinschaft (z. B. Transport, Finanzbedarf, Reaktion im Notfall), die Hinweise auf Schwachstellen oder Konflikte beinhalten.
- Feststellen der Effekte beeinflussender Faktoren auf die Aktivitäten der Gemeinschaft.
- Bestimmen des Vorhandenseins und der Nutzung von Ressourcen.
- Ermitteln unerfüllter Anforderungen oder Bedürfnisse, denen die Gemeinde/Gemeinschaft nicht gerecht wird.

2. Pflegepriorität: Unterstützen der Gemeinschaft beim Reaktivieren/Entwickeln von Fähigkeiten zum Umgang mit Bedürfnissen:

- Ermitteln der Stärken der Gemeinde/Gemeinschaft. *Sorgt für eine Grundlage, auf der zusätzliche effektive Coping-Strategien aufsetzen können.*

- Herausarbeiten der Ziele der Gemeinde/Gemeinschaft und Ordnen dieser Ziele nach Prioritäten.
- Ermutigen von Gemeindemitgliedern, sich Gruppen anzuschließen und sich an Aktivitäten zur Problemlösung zu beteiligen, *um die Bemühungen zu verstärken und die Unterstützungsbasis zu erweitern.*
- Entwickeln eines gemeinsamen Plans mit der Gemeinde/Gemeinschaft *für den Umgang mit Defiziten zur Unterstützung, um die ermittelten Ziele zu erreichen.*

3. Pflegepriorität: Fördern des Wohlbefindens in Bezug auf die Gesundheit der Gemeinde/Gemeinschaft:

- Erstellen von Plänen zur Gestaltung der Interaktionen innerhalb der Gemeinschaft selbst und zwischen der umgebenden Gesellschaft, *um kollektive Bedürfnisse zu erfüllen.*
- Unterstützen der Gemeinschaft, Partnerschaften innerhalb und außerhalb der Gemeinschaft einzugehen. *Fördert die langfristige Entwicklung der Gemeinschaft im Umgang mit aktuellen und zukünftigen Problemen.*
- Fördern der Beteiligung der Gemeinschaft an der Entwicklung eines umfassenden Katastrophenplans, um für jeden Notfall (z.B. Überflutung, Wirbelsturm, Austritt von Giftstoffen, Ausbruch einer Seuche) eine effektive Reaktion sicherzustellen. Für zusätzliche Maßnahmen vgl. PDx: Kontamination.
- Sorgen für Kanäle zur Verbreitung von Informationen an die Gemeinde/Gemeinschaft als Ganzes (z.B. Printmedien, Radio-/Fernsehberichte und Gemeindeanschlagbretter, öffentliche Sprechzeiten, Berichte an leitende Gemeindemitglieder, Behörden, Beratungsgremien) – dokumentiert und öffentlich zugänglich.
- Zugänglich-Machen von Information über verschiedene Informationskanäle und Anpassen an die unterschiedlichen Bildungsstände und unterschiedliche ethnische/kulturelle Gruppen der Gemeinschaft.
- Suchen und Evaluieren unterversorgter Populationen inkl. der Obdachlosen.

C

Schwerpunkte der Pflegedokumentation

Pflegeassessment oder Neueinschätzung

- Ergebnisse der Einschätzung inkl. Wahrnehmung der Probleme durch die Mitglieder der Gemeinde/Gemeinschaft
- Verfügbarkeit/Nutzung von Ressourcen.

Planung

- Pflege-/Interventionsplan und beteiligte Personen
- Patientenedukationsplan für Klienteninformation, -schulung und -beratung.

Durchführung/Evaluation

- Reaktionen kommunaler Entitäten auf Interventionen/Patientenedukation und ausgeführte Pflegemaßnahmen
- Zielerreichung/Fortschritte in Richtung gewünschter Ergebnisse
- Veränderungen des Pflegeplans.

Entlassungs- oder Austrittsplanung

- langfristige Pläne sowie Verantwortlichkeiten für zu treffende Maßnahmen.

Empfohlene, exemplarische Pflegeinterventionen (NIC) und Pflegeergebnisse (NOC)

NIC: *Gesundheitsentwicklung, Gemeinde* [Community Health Development] (McCloskey-Dochterman, J.; Bulecheck, G. M., 2013)
NOC: *Kompetenz einer Gemeinde* [Community Competence] (Moorhead, S., Johnson, M.; Maas, M. L.; Swanson, E., 2013)

Literatur

Carpenito-Moyet L. J.: Das Pflegediagnosen-Lehrbuch. Huber, Bern 2013
Fitzgerald-Miller, J.: Coping fördern – Machtlosigkeit überwinden – Hilfen zur Bewältigung chronischen Krankseins. Huber, Bern 2003
Hill Rice, V. (Hrsg.): Stress und Coping. Huber, Bern 2005
Sauter, D.; Abderhalden C.; Needham I.; Wolff, S.: Lehrbuch Psychiatrische Pflege. Huber, Bern 2011
Townsend, M. C.: Pflegediagnosen in der psychiatrischen Pflege. Huber, Bern 2012

Bereitschaft für ein verbessertes Coping [G]

C

Readiness for enhanced coping (00158) (2002, LOE 2.1)
Domäne 9: **Coping/Stresstoleranz**
Klasse 2: **Coping-Reaktionen**

Diagnosetyp (Dokumentationsform): Gesundheitsförderungspflegediagnose (GES)
Zuordnung der Pflegediagnose nach Pflegemodellen/-klassifikationen s. Kap. 6.

Definition: Ein Muster kognitiver und verhaltensbezogener Anstrengungen, um Anforderungen zu bewältigen, das für das Wohlergehen ausreichend ist und gestärkt werden kann

Beeinflussende Faktoren [od. Einflussfaktoren] [E]

- Zu bearbeiten.

Bestimmende Merkmale [od. Symptome] [S]

subjektive
- definiert Stressoren als handhabbar
- sucht soziale Unterstützung
- sucht Wissen über neue Strategien
- erkennt Selbstbestimmung an
- Bewusstsein für mögliche umgebungsbedingte Veränderungen.

objektive
- nutzt ein breites Spektrum an emotionsorientierten Strategien
- nutzt ein breites Spektrum an problemorientierten Strategien
- nutzt spirituelle Ressourcen.

Klientenbezogene Pflegeziele oder Evaluationskriterien

Der Klient
- schätzt die aktuelle Situation genau ein.
- benennt gegenwärtig angewandte Verhaltensweisen eines effektiven Copings.
- formuliert Gefühle, die sich mit dem Verhalten decken.

- erfüllt seelische Bedürfnisse, angezeigt durch angemessenes Äußern von Gefühlen, Benennen von Optionen und den Einsatz von Ressourcen.

Maßnahmen oder Pflegeinterventionen

1. Pflegepriorität: Feststellen des Bedarfs und des Wunsches nach Verbesserung:

- Evaluieren der Fähigkeit, Ereignisse zu verstehen, Sorgen für eine realistische Würdigung der Situation. *Liefert Informationen über die Wahrnehmung des Klienten, sein Denkvermögen und darüber, ob er sich der Fakten der Situation bewusst ist. Dies ist entscheidend für die Pflegeplanung.*
- Feststellen von Stressoren, die den Klienten gegenwärtig belasten. *Eine genaue Darstellung der Situation, in der sich der Klient befindet, liefert Informationen zur Planung von Interventionen, mit denen sich die Coping-Fertigkeiten verbessern lassen.*
- Herausfinden der Motivation für einen Wandel und der daran geknüpften Erwartungen.
- Benennen von Quellen sozialer Unterstützung, die dem Klienten zur Verfügung stehen. *Verfügbare Unterstützungssysteme, wie etwa die Familie und Freunde, können es dem Klienten ermöglichen, mit belastenden Ereignissen zurechtzukommen, und oft hilft es dem Klienten beim weiteren Verbessern der Coping-Fertigkeiten, wenn er sich bei einem empathischen Zuhörer ausspricht.*
- Überprüfen von Coping-Strategien, deren sich der Klient bewusst ist und die er gegenwärtig einsetzt. *Der Wunsch nach Verbesserung der eigenen Coping-Fertigkeit beruht auf einem Bewusstsein des gegenwärtigen Zustandes der belastenden Situation.*
- Feststellen des Alkoholkonsums, des Konsums anderer Drogen und der Rauchgewohnheiten sowie des Schlaf- und Essverhaltens. *Diese Substanzen beeinträchtigen die Fähigkeit, mit Angst umzugehen, sowie die Fähigkeit, mit Stressoren im Leben zurechtzukommen. Schlaf- und Essstörungen herauszuarbeiten, gibt Hinweise auf einen Veränderungsbedarf.*
- Fortlaufendes Einschätzen des Ausmaßes an Angst und Coping. *Liefert Ausgangsinformationen zur Entwicklung eines Pflegeplans, um die Coping-Fertigkeitenn zu verbessern.*
- Beachten des Sprachmusters und des Kommunikationsverhaltens. *Erlaubt es, die Verständnisfähigkeit einzuschätzen und liefert*

C

Informationen, um den Klienten in seinem Wunsch nach Verbesserung der Coping-Fähigkeiten voranzubringen.
- Evaluieren der Entscheidungsfindungsfertigkeit des Klienten. *Diese Fähigkeit eines Klienten zu verstehen, liefert einen Ausgangspunkt, um einen Plan zu erstellen und festzustellen, welche Informationen der Klient benötigt, um effektivere Coping-Fertigkeiten zu entwickeln.*

2. Pflegepriorität: Unterstützen des Klienten beim Entwickeln verbesserter Coping-Fertigkeiten:
- Aktives Zuhören und Klären der Wahrnehmungen des Klienten in Bezug auf seinen aktuellen Zustand. *Reflektieren der Aussagen und Gedanken des Klienten kann Möglichkeiten bieten, um Wahrnehmungen im Verhältnis zur Realität zu verstehen, um damit die Pflege zu planen und die Angemesssenheit/Wirksamkeit benötigter Interventionen zu bestimmen.*
- Überprüfen früherer Methoden des Umgangs mit Problemen im Leben. *Befähigt den Klienten, erfolgreiche Techniken herauszuarbeiten, die er früher eingesetzt hat, und fördert sein Selbstvertrauen in eigene Fähigkeiten.*
- Besprechen des Wunsches, besser mit Stressoren im Leben umgehen zu können. *Den Wunsch des Klienten nach neuen Informationen zur Verbesserung des Lebens zu verstehen hilft diesem festzustellen, was benötigt wird, um neue Coping-Fertigkeiten zu erlernen.*
- Erörtern, wie man herausfindet, was sich ändern lässt und was nicht. *Zu akzeptieren, dass sich manches nicht ändern lässt, erlaubt dem Klienten, die Energien auf das zu konzentrieren, was sich ändern lässt.*
- Unterstützen des Klienten beim Entwickeln von Problemlösungsfertigkeiten. *Den Prozess des Problemlösens zu erlernen, hilft beim erfolgreichen Auflösen potenziell belastender Situationen.*

3. Pflegepriorität: Fördern optimalen Wohlbefindens:
- Erörtern prädisponierender Faktoren in Zusammenhang mit der Art, wie jemand auf Stress reagiert. *Zu verstehen, dass genetische Einflüsse, frühere Erfahrungen und bestehende Erkrankungen/Zustände bestimmen, ob jemand angemessen oder fehladaptiert reagiert, gibt dem Klienten eine Grundlage, um auch weiterhin zu lernen, was er zur Verbesserung seines Lebens braucht.*

- Ermutigen des Klienten, ein Stressmanagementprogramm zu erstellen. *Ein individuell zugeschnittenes Entspannungs- und Meditationsprogramm, die Fürsorge für andere Menschen/für ein Haustier verbessert Coping-Fertigkeiten und stärkt den Klienten im Umgang mit kritischen Situationen.*
- Empfehlen, sich an Aktivitäten zu beteiligen die den Betreffenden interessieren, wie z.B. körperliche Betätigung/Sport, Musik und Kunst. *Jeder muss für sich entscheiden, welche Coping-Fertigkeiten zu ihm passen. Die meisten Menschen finden Vergnügen und Entspannung bei dieser Art von Aktivitäten.*
- Erörtern ehrenamtlicher Tätigkeit des Klienten in einem Bereich seiner Wahl. *Viele Menschen äußern sich zufrieden darüber, anderen zu helfen, und u. U. macht es auch diesem Klienten Freude.*
- Verweisen an Kurse und/oder Lesestoff, soweit angemessen. *Kann helfen, weiter zu lernen und das Ziel einer verbesserten Coping-Fähigkeit zu verfolgen.*

Schwerpunkte der Pflegedokumentation

Pflegeassessment oder Neueinschätzung

- Ausgangsinformationen, Wahrnehmung des Klienten in Bezug auf die Notwendigkeit, Fähigkeiten zu verbessern
- Coping-Fähigkeiten und frühere Arten und Weisen, mit Lebensproblemen umzugehen
- Motivation zu einem Wandel und Erwartungen an eine Veränderung.

Planung

- Pflege-/Interventionsplan und beteiligte Personen
- Patientenedukationsplan für Klienteninformation, -schulung und -beratung.

Durchführung/Evaluation

- Reaktionen auf Interventionen/Patientenedukation und ausgeführte Pflegemaßnahmen
- Zielerreichung/Fortschritte in Richtung gewünschter Ergebnisse
- Veränderungen des Pflegeplans.

Entlassungs- oder Austrittsplanung

- langfristige Bedürfnisse und Maßnahmen
- verfügbare Unterstützungssysteme, spezifische, vorgenommene Vermittlungen, Nachsorgeplan sowie Verantwortlichkeiten für zu treffende Maßnahmen.

Empfohlene, exemplarische Pflegeinterventionen (NIC) und Pflegeergebnisse (NOC)

C

NIC: *Copingverbesserung* [Coping Enhancement] (McCloskey-Dochterman, J.; Bulecheck, G. M., 2013)

NOC: *Coping* [Coping] (Moorhead, S., Johnson, M.; Maas, M. L.; Swanson, E., 2013)

Literatur

Carpenito-Moyet L. J.: Das Pflegediagnosen-Lehrbuch. Huber, Bern 2013

Fredrickson, B. L.; Joiner, T.: Positive Emotions trigger upward spirals toward emotional well-being. Psychological Science: A Journal of the American Psychological Association (2002) 13 (2): 172–175

Fitzgerald-Miller, J.: Coping fördern – Machtlosigkeit überwinden – Hilfen zur Bewältigung chronischen Krankseins. Huber, Bern 2003

Hill Rice, V. (Hrsg.): Stress und Coping. Huber, Bern 2005

Pender, N. J.; Murdaugh, C. L.; Parsons, M. A.: Stress management and health (chapter 10); Social support and health (chapter 11). In: Health promotion in nursing practice (4th ed.). Prentice Hall, Upper Saddle River, New York, pp. 217–255

Lunney, M.: Arbeitsbuch Pflegediagnostik: Pflegerische Entscheidungsfindung, kritisches Denken und diagnostischer Prozess – Fallstudien und Analysen. Deutschsprachige Ausgabe herausgegeben von Jürgen Georg & Maria Müller Staub. Huber, Bern 2007: 213–218

Rahe, R. H.; Taylor, C. B.; Tolles, R. L.; Newall, L. M.; Veach, T. L.; Bryson, S.: A novel stress and coping program reduces illness and healthcare utilization. Psychosomatic Medicine (2002) 64 (2): 278–286

Sauter, D.; Abderhalden C.; Needham I.; Wolff, S.: Lehrbuch Psychiatrische Pflege. Huber, Bern 2011

Townsend, M. C.: Pflegediagnosen in der psychiatrischen Pflege. Huber, Bern 2012

Unwirksames Coping [P]

Ineffective coping (00069) (1978, R 1998)
Domäne 9: **Coping/Stresstoleranz**
Klasse 2: **Coping-Reaktionen**

Diagnosetyp (Dokumentationsform): aktuelle Pflegediagnose (PES)
Zuordnung der Pflegediagnose nach Pflegemodellen/-klassifikationen s. Kap. 6.

Definition: Unfähigkeit, eine verlässliche Bewertung der Stressfaktoren durchzuführen; eine unangemessene Wahl von angewendeten Reaktionen und/oder die Unfähigkeit, vorhandene Ressourcen zu nutzen

C

Beeinflussende Faktoren [od. Einflussfaktoren] [E]

- situationsbedingte Krise
- Krise im Reifeprozess
- hohes Maß an Bedrohung
- unzureichende Gelegenheit, sich auf Stressoren einzustellen
- gestörte Muster der Bedrohungsbeurteilung
- unzureichendes Maß an Vertrauen in die Coping-Fähigkeit
- unzureichendes Maß der Kontrollwahrnehmung
- Unsicherheit
- unzureichende vorhandene [verfügbare] Ressourcen
- unangemessene soziale Unterstützung aufgrund der Eigenschaften der Beziehungen
- gestörte Muster des Spannungsabbaus
- Unfähigkeit, Kräfte für die Anpassung zu schonen
- Geschlechtsunterschiede bei Coping-Strategien
- [Überarbeitung, keine Ferien, zu viele Abgabetermine]
- [Schädigung des Nervensystems; kognitive, sensorische, wahrnehmungsbezogene Beeinträchtigung, Gedächtnisverlust]
- [starke, chronische Schmerzen].

Bestimmende Merkmale [od. Symptome] [S]

subjektive

- Äußerungen über die Unfähigkeit, nach Unterstützung zu fragen
- Äußerung einer Coping-Unfähigkeit
- Schlafstörung

- Fatigue
- Missbrauch chemischer Substanzen
- [Klagen über muskuläre/emotionale Anspannung, Appetitlosigkeit].

objektive

- fehlendes zielgerichtetes Verhalten
- fehlende Lösung eines Problems [inkl.]
  - Unfähigkeit, sich mit Informationen zu befassen
  - Schwierigkeit, Informationen zu organisieren [mangelndes selbstbewusstes Verhalten]
- Nutzung von Coping-Formen, die ein anpassendes Verhalten behindert [inkl. der Nutzung unangemessener Abwehrmechanismen und verbaler Manipulation]
- unangemessenes Problemlösungsverhalten
- Unfähigkeit, der Rollenerwartung zu entsprechen
- Unfähigkeit, Grundbedürfnisse zu befriedigen [inkl. des Auslassens von Mahlzeiten, keiner oder nur geringer körperlicher Betätigung, keiner Zeit für sich selbst/keine Ferien]
- verminderte Inanspruchnahme sozialer Unterstützung
- destruktives Verhalten anderen gegenüber
- schlechte Konzentration
- Veränderung der gewohnten Kommunikationsmuster
- hohe Krankheitsrate [inkl.] Hypertonie, Ulzera, Colon irritabile, häufige Kopf-/Nackenschmerzen]
- geht Risiken ein
- destruktives Verhalten sich selbst gegenüber [inkl. übermäßigen Essens/Rauchens/Trinkens von Alkohol, Missbrauch verordneter/rezeptfreier Medikamente, Gebrauch illegaler Drogen].

Klientenbezogene Pflegeziele oder Evaluationskriterien

Der Klient

- schätzt die momentane Situation akkurat ein.
- erkennt unwirksame Bewältigungsformen und ihre Folgen.
- äußert, sich seiner Bewältigungsfähigkeiten bewusst zu sein.
- äußert Gefühle, die mit seinem Verhalten übereinstimmen.
- erfüllt psychische Bedürfnisse, was durch passende Äußerungen von Gefühlen, Erkennen mehrerer Möglichkeiten und Nutzen von Ressourcen ersichtlich wird.

Maßnahmen oder Pflegeinterventionen

1. Pflegepriorität: Bestimmen des Ausmaßes der Beeinträchtigung:

- Ermitteln individueller Stressoren (z. B. familiärer, gesellschaftlicher Natur, am Arbeitsplatz, Lebensveränderungen oder im Pflege-/Gesundheitsversorgungsmanagement).
- Evaluieren der Fähigkeit, Ereignisse zu verstehen. Sorgen für eine realistische Einschätzung der Situation.
- Erkennen des Entwicklungsstandes beim täglichen Funktionieren *(Menschen neigen dazu, während einer Erkrankung/Krise in eine frühere Entwicklungsstufe zurückzufallen).*
- Einschätzen der momentanen funktionellen Leistungsfähigkeit und Beobachten, wie sie die Bewältigungsformen des Betroffenen beeinflusst.
- Einschätzen des Alkohol-, Medikamenten- und Suchtmittelkonsums, der Rauchgewohnheiten, des Schlaf- und Essverhaltens. *Diese Mechanismen werden oft angewandt, wenn die Person nicht effektiv mit den Stressoren zurechtkommt.*
- Ermitteln der Auswirkungen der Krankheit auf die sexuellen Bedürfnisse/Beziehungen.
- Kontinuierliches Ermitteln des Angstzustandes und der Bewältigungsformen.
- Beachten des Sprach- und Kommunikationsmusters. Achten auf negatives Denken/Katastrophendenken.
- Beobachten und Beschreiben des Verhaltens in objektiven Begriffen, Überprüfen der Beobachtungen.

2. Pflegepriorität: Einschätzen der Bewältigungsfähigkeiten und -formen:

- Ermitteln, ob der Klient die momentane Situation und ihren Einflusses auf Leben und Arbeit versteht.
- Aktiv Zuhören und Erkennen, wie der Klient das momentane Geschehen wahrnimmt.
- Evaluieren der Entscheidungsfähigkeit des Klienten.
- Feststellen früherer Methoden, mit Lebensproblemen umzugehen, *um erfolgreiche Strategien zu entdecken, die in der momentanen Situation genutzt werden können.*

3. Pflegepriorität: Unterstützen des Klienten im Umgang mit der gegenwärtigen Situation:

- Ansprechen des Klienten mit seinem Namen und Sich-Vergewissern, wie der Klient genannt werden möchte. *Die Verwendung des korrekten Namens hebt das Selbstwertgefühl und fördert Individualität und Selbstachtung.*

- Fördern der Kommunikation mit dem Pflegeteam/wichtigen Bezugspersonen.
- Realitätsorientierung bieten (z. B. Uhren, Kalender, Anschlagbretter) sowie häufiges Bezugnehmen auf Ort und Zeit, je nach Indikation. Platzieren benötigter/vertrauter Gegenstände in Sichtweite als visuelle Hinweise.
- Sorgen für eine kontinuierliche Pflege, in der die Betreuung, wenn immer möglich, durch dieselben Personen übernommen wird.
- Erklären von Krankheitsprozess/Prozeduren/Vorkommnissen in einfacher und verständlicher Form. Zeit zum Zuhören einsetzen. *Kann dem Klienten helfen, Gefühle auszudrücken, die Situation zu verstehen und ein Gefühl der Kontrolle zu entwickeln.*
- Sorgen für eine ruhige Umgebung. Platzieren von Apparaten möglichst weit außerhalb der Sichtweite des Klienten, *wenn die Ängstlichkeit durch Umgebungslärm oder den Anblick medizinischer Gerätschaften erhöht wird.*
- Planen der einzelnen Aktivitäten, damit Ruheperioden mit Pflegeinterventionen abwechseln. Allmähliche Steigerung von Aktivitäten.
- Unterstützen des Klienten bezüglich Freizeitgestaltung, Ablenkung, Erholung und Entspannungstechniken.
- Betonen positiver Reaktionen des Körpers, ohne den Ernst der Situation zu verneinen (z. B. stabiler Blutdruck bei blutendem Ulkus oder bessere Körperhaltung beim depressiven Klienten).
- Ermutigen des Klienten, neue Bewältigungsformen auszuprobieren und die Situation schrittweise zu bewältigen.
- Konfrontieren des Klienten im Fall von unangemessenem Verhalten, Aufzeigen der Diskrepanz zwischen Wort und Tat. *Stärkt die externe Kontrollüberzeugung, fördert die Sicherheit des Klienten.*
- Angemessene Unterstützung des Klienten, mit Veränderungen im Körpererleben umzugehen (vgl. PDx: Körperbildstörung).

4. Pflegepriorität: Sorgen für die Befriedigung psychischer Bedürfnisse:

- Dem Klienten höflich und mit Respekt begegnen. Sich sprachlich so ausdrücken, dass der Klient es versteht, Sorgen für sinnvolle

Gespräche während der Durchführung der Pflege. *Fördert eine therapeutische Beziehung.*

- Dem Klienten helfen zu lernen, wie man negative durch positive Gedanken ersetzt (d. h.: «Ich schaffe das. Ich habe mich in der Hand.»). Ausnutzen lehrreicher Momente.
- Dem Klienten zugestehen, auf seine Weise zu reagieren, ohne vom Pflegepersonal verurteilt zu werden. Unterstützen soweit angezeigt.
- Ermutigen, sich verbal über Befürchtungen, Ängste und Gefühlsäußerungen der Ablehnung, Depression und Wut zu äußern. Den Klienten wissen lassen, dass dies alles normale Reaktionen sind.
- Die Möglichkeit anbieten, sich über sexuelle Anliegen/Sorgen zu äußern.
- Dem Klienten beim Setzen von Grenzen im Ausleben seiner Gefühle helfen und ihm Wege aufzeigen, wie er seine Gefühle in annehmbarer Weise äußern kann. *(Fördert die interne Kontrollüberzeugung).*

C

5. Pflegepriorität: Fördern des Wohlbefindens (Beratung, Patientenedukation und Entlassungsplanung):

- Schnellstmögliches Vermitteln aktualisierter oder zusätzlicher Informationen (wenn bekannt) und den möglichen Krankheitsverlauf. *Wissen hilft, Ängste und Befürchtungen zu reduzieren und erlaubt es dem Klienten, sich mit der Realität auseinander zu setzen.*
- Schaffen und Fördern einer Atmosphäre realistischer Hoffnung.
- Informieren des Klienten über die Wirkung/Nebenwirkungen der Medikamente/Therapien.
- Betonen der Wichtigkeit der Nachsorge.
- Ermutigen und Unterstützen des Klienten, seine Lebensweise, berufliche Situation und Freizeitaktivitäten zu überdenken.
- Erörtern von Wegen im Umgang mit erkannten Stressoren (z. B. familiärer, gesellschaftlicher Natur, am Arbeitsplatz, Lebensveränderungen oder im Pflege-/Gesundheitsversorgungsmanagement).
- Einschätzen der Auswirkungen von Stressoren (z. B. Familie, soziale Situation, Arbeitsumfeld oder Pflege/Gesundheitsversorgung).
- Unterstützen einer schrittweisen Umsetzung notwendiger Veränderungen im Verhalten und in der Lebensweise und Fortfüh-

C

ren dieser Veränderungen. *Fördert die Zustimmung zum Pflegeplan.*

- Besprechen des zu erwartenden Vorgehens sowie der Anliegen des Klienten, ebenso Besprechen von Erwartungen nach einer OP, wenn eine Operation empfohlen wird.
- Vermitteln an externe Stellen und/oder professionelle Therapien, soweit indiziert/verordnet.
- Abklären des Bedürfnisses/Wunsches nach Seelsorge/Beratung und Organisieren der notwendigen Besprechungstermine.
- Sorgen, soweit angezeigt, bei sexuellen Anliegen/Sorgen für Informationen, Persönlichkeitsschutz und/oder Beratung. Privatsphäre ermöglichen, wenn der Klient nicht zu Hause ist.
- Beachte weitere PDx, soweit angezeigt (z. B. Schmerz [Akuter, Chronischer], Angst, Beeinträchtigte verbale Kommunikation, Gefahr einer selbstgefährdenden Gewalttätigkeit, Gefahr einer fremdgefährdenden Gewalttätigkeit).

Schwerpunkte der Pflegedokumentation

Pflegeassessment oder Neueinschätzung

- Ausgangsbefunde, spezifische Stressoren, Grad der Beeinträchtigung, Wahrnehmung der Situation durch den Klienten
- Coping-Fähigkeiten und frühere Formen, mit Lebensproblemen umzugehen.

Planung

- Pflege-/Interventionsplan und beteiligte Personen
- Patientenedukationsplan für Klienteninformation, -schulung und -beratung.

Durchführung/Evaluation

- Reaktionen auf Interventionen/Patientenedukation und ausgeführte Pflegemaßnahmen
- Dosis und Zeit der Medikamentengabe und Ansprechen des Klienten.
- Zielerreichung/Fortschritte in Richtung gewünschter Ergebnisse
- Veränderungen des Pflegeplans.

Entlassungs- oder Austrittsplanung

- Erfordernisse der Entlassung, langfristiger Pflegebedarf nach Entlassung, vorgenommene Koordinationen und Vermittlungen, zusätzlich verfügbare personelle, kommunale und materielle Ressourcen

- spezifische, vorgenommene Vermittlungen, Nachsorgeplan sowie Verantwortlichkeiten für zu treffende Maßnahmen.

Empfohlene, exemplarische, Pflegeinterventionen (NIC) und Pflegeergebnisse (NOC)

C

NIC: *Copingverbesserung* [Coping Enhancement] (McCloskey-Dochterman, J.; Bulecheck, G. M., 2013)
NOC: *Coping* [Coping] (Moorhead, S., Johnson, M.; Maas, M. L.; Swanson, E., 2013)

Literatur

Baldegger, E.: Bewältigung/Coping. In: Käppeli, S.: Pflegekonzepte (Bd. 3), Huber, Bern 2000

Carpenito-Moyet L. J.: Das Pflegediagnosen-Lehrbuch. Huber, Bern 2013

Fitzgerald-Miller, J.: Coping fördern – Machtlosigkeit überwinden – Hilfen zur Bewältigung chronischen Krankseins. Huber, Bern 2003

Hill Rice, V. (Hrsg.): Stress und Coping. Huber, Bern 2005

Lunney, M.: Arbeitsbuch Pflegediagnostik: Pflegerische Entscheidungsfindung, kritisches Denken und diagnostischer Prozess – Fallstudien und Analysen. Deutschsprachige Ausgabe herausgegeben von Jürgen Georg & Maria Müller Staub. Huber, Bern 2007: 179, 185, 190, 200, 203, 208, 231, 234, 250, 255, 259, 266

Morof-Lubkin, I.: Chronisch krank sein – Implikationen und Interventionen. Huber, Bern 2002

Sauter, D.; Abderhalden C.; Needham I.; Wolff, S.: Lehrbuch Psychiatrische Pflege. Huber, Bern 2011

Townsend, M. C.: Pflegediagnosen in der psychiatrischen Pflege. Huber, Bern 2012

Dekubitus [P]* (Stadium zu spezifizieren)

Diagnosetyp (Dokumentationsform): aktuelle Pflegediagnose (PES)
Zuordnung der Pflegediagnose nach Pflegemodellen/-klassifikationen s. Kap. 6.

D

Definition: Gewebeschädigung durch langandauernde Einwirkung von Druck auf das Körpergewebe durch Immobilität, meist über Knochenvorsprüngen oder an anderen gefährdeten Stellen.

Beeinflussende Faktoren [od. Einflussfaktoren] [E]

äußere

- lang anhaltender Druck durch Liegen oder Sitzen (Immobilität bzw. Bettlägerigkeit)
- Druck durch harte oder unangemessene Auflagen
- mechanische Faktoren (Scherkräfte, Druck, Zwangsruhigstellung), [Trauma: Verletzung/Operation].

innere

- veränderte Durchblutung
- Knochenvorsprünge
- Durchblutungs- und Stoffwechselstörungen
- Feuchtigkeit an der Haut durch Ausscheidungen oder Sekrete oder chemische Substanzen
- Inkontinenz
- Unterernährung (Flüssigkeitsmangel, Proteinmangel, Vitamin-C-Mangel)
- veränderter Ernährungszustand (Adipositas, Kachexie)
- Körperform und -gewicht
- veränderter Flüssigkeitshaushalt
- Veränderung des Turgors (Veränderung der Elastizität), [Ödeme]
- veränderte Hautsensibilität
- sensomotorische Einschränkungen
- immunologische Faktoren
- kognitive Beeinträchtigungen (z. B. durch Medikamente)
- entwicklungsbezogene Faktoren
- psychogene Faktoren.

* Diese Pflegediagnose ist nicht in der NANDA-I-Liste enthalten und wurde von Gerhard Schröder (Schröder/Kottner, 2012) nach Vorlagen aus Gordon (2013) ausgearbeitet.

Bestimmende Merkmale [od. Symptome] [S]

objektive

- persistierende (nicht wegdrückbare) Rötung, Ödem an der Druckstelle, Hautschädigung (Verletzungen der Hautoberfläche, Zerstörung der Hautschichten, meist über Knochenvorsprüngen) und/oder
- Zerstörung von Hautschichten der Lederhaut (Dermis)
- Schädigung der Hautoberfläche der Oberhaut (Epidermis)
- tiefer gehende Gewebsschädigungen von Muskulatur, Faszien, Sehnen oder Knochen.

D

subjektive

- Äußerungen über Schmerzen
- Unbehagen oder Taubheitsgefühle über Kochenvorsprüngen *ohne* äußerliche Hautschädigung (tiefer Dekubitus).

Stadium 1: Persistierende, umschriebene Hautrötung bei intakter Haut. Weitere klinische Zeichen können Ödembildung, Verhärtung und eine lokale Überwärmung sein.

Stadium 2: Teilverlust der Haut. Epidermis bis hin zu Anteilen der Dermis (Korium) sind geschädigt. Der Druckschaden ist oberflächlich und kann sich klinisch als Blase, Hautabschürfung oder flache Gewebeschädigung darstellen.

Stadium 3: Verlust aller Hautschichten und Schädigung oder Nekrose des subkutanen Gewebes, die bis auf die darunter liegende Faszie reichen kann. Der Dekubitus zeigt sich klinisch als tiefe, offene Gewebeschädigung.

Stadium 4: Verlust aller Hautschichten mit ausgedehnter Zerstörung, Gewebenekrose oder Schädigung von Muskeln, Knochen oder unterstützenden Strukturen (Sehnen, Gelenkkapsel).

(Quelle: nach National Pressure Ulcer Advisory Panel, 1989; Schröder/Kottner, 2012).

Klientenbezogene Pflegeziele oder Evaluationskriterien

Der Klient

- zeigt eine zeitlich normale und komplikationslose Heilung des Dekubitus.
- äußert Schmerzlinderung und/oder -kontrolle. Seine Angehörigen wissen über Ursachen und Entstehung eines Dekubitus Be-

scheid und wirken an Präventivmaßnahmen und am Behandlungsplan entsprechend ihren Möglichkeiten mit.
- erleidet keine zusätzlichen Komplikationen, wie Wundinfektion oder Sepsis.
- weist einen individuell optimalen Allgemein- und Ernährungszustand auf.
- zeigt die Fähigkeit, mit der Situation umzugehen und äußert Gefühle des Selbstvertrauens.

Maßnahmen oder Pflegeinterventionen zur Dekubitusbehandlung

1. Pflegepriorität: Einschätzen ursächlicher/beeinflussender Faktoren:
- Ermitteln der ursächlichen Faktoren.
- Beachten von verminderter Mobilität, Hautveränderungen, allgemeiner Schwäche, Veränderungen der Muskelmasse in Verbindung mit Alterungsprozessen und chronischen Erkrankungen, Vorliegen von Selbstversorgungsdefiziten und Inkontinenz.
- Ermitteln des Dekubitusverlaufs: Alter des Klienten bei Beginn der Hautschädigung, Zeitpunkt des Auftretens, Dauer, ursprüngliche Stelle, Merkmale der Schädigung und seither aufgetretene Veränderungen.
- Einschätzen der Blutversorgung (kapillaren Füllung) und Hautsensibilität (Nervenschädigung) der betroffenen Region, insbesondere bei Knochenvorsprüngen und in Hautfalten.
- Bestimmen des Ernährungszustandes und der wegen Mangelernährung gefährdeten Körperstellen (z. B. Druckstellen bei kachektischen und/oder älteren Klienten).
- Ermitteln der potenziellen Gefahren einer Schädigung (z. B. bei Verwendung von Fixationen, lang andauernder Immobilisierung).
- Beachten der zu den ursächlichen Faktoren gehörenden Laborwerte wie Hämoglobin/Hämatokrit, Blutzucker, Albumin/Protein.

2. Pflegepriorität: Ermitteln des Ausmaßes der Schädigung:
- Ermitteln der Vorgeschichte des Zustandes inkl. des Alters beim ersten Auftreten, Datum des ersten Auftretens, Dauer des Bestehens des Zustandes, Stelle des ersten Auftretens, Merkmale der

Schädigung, Veränderungen des Zustandes durch bisherige Maßnahmen.

- Beachten der Veränderungen der Hautfarbe und -beschaffenheit sowie des Hautturgors. An den Stellen mit der geringsten Pigmentierung (z.B. Augenbindehaut, Nagelbett, Mundschleimhaut, Zunge und Fußsohlen) ermitteln, ob Farbveränderungen vorhanden sind.
- Beschreiben der Hautschädigung nach: Art, Lokalisation, Größe (messen in Breite und Länge oder besser in cm^2 mittels digitaler Planimetrie), Stadium, ggf. Tiefe, Farbe des Dekubitus/der Umgebung, Beläge, Exsudat (Quantität und Qualität), Taschen, Wundheilungsphasen, Schmerzen.
- Fotografieren der Hautschädigung nach einheitlichem Standard (gleiche Lage des Klienten) allenfalls, *um den Zustand zu dokumentieren/um eine Vergleichsbasis zu haben.*
- Achten auf den Geruch der geschädigten Stelle.
- Einschätzen des Hautzustandes mit einem standardisierten Dekubituseinschätzungsinstrument, *um eine konsistente Terminologie für die Dokumentation zu verwenden.*

3. Pflegepriorität: Bestimmen der Auswirkungen und deren Bedeutung für den Klienten:

- Ermitteln der Einstellung des/der Betroffenen/Bezugsperson(en) gegenüber der Hautschädigung (z.B. kulturelle Wertvorstellungen, Stigma usw.), Beachten von Missverständnissen oder falschen Vorstellungen.
- Ermitteln des psychischen Befindens des Klienten, dabei Achten auf Depressionen, die auf Grund des Zustandes auftreten.
- Beachten, bei Menschen mit beeinträchtigtem Seh-, Hör- oder Sprechvermögen, *dass die Haut ein wichtiger Weg der Kommunikation ist. Eine Hautschädigung kann die Reaktionen des Klienten beeinflussen.*
- Beachten, dass bei einem Dekubitus meist Schmerzen vorhanden sind, *die der Betroffene wegen eingeschränkter Kommunikationsfähigkeit zumeist nicht adäquat ausdrücken kann.*

4. Pflegepriorität: Unterstützen des Klienten, den Hautzustand zu verbessern/den Dekubitus zu lindern und eine optimale Heilung zu fördern:

- Tägliches Inspizieren der Haut mit Beschreibung der beobachteten Hautschädigung und Veränderungen.

- Erstellen eines individuellen Bewegungsplans für den Klienten. Den Klienten mitentscheiden lassen und Berücksichtigen seiner Wünsche in Bezug auf Zeit, Aktivitäten, Lagerungsarten usw., *um sein Verständnis und seine Kooperation zu fördern.*
- Einsetzen von Lagerungshilfsmitteln, bei Bedarf (z. B. Schaumstoff-/Luftmatratzen, Polsterungen usw.), *wenn diese die Stelle von Druck entlasten und die Durchblutung des betreffenden Hautgebietes verbessern.*
- Fördern einer möglichst frühen Mobilisation. *Fördert die Durchblutung und vermindert Immobilitätsrisiken.*
- Unterstützen des natürlichen Heilungsprozesses des Körpers durch Wundreinigung, hygienisches Verbinden des Dekubitus, Verhindern einer Infektion.
- Regelmäßiges Messen und Fotografieren des Verlaufs der Wundheilung und Achten auf Zeichen einer Wundheilungskomplikation (z. B. Infektion, verzögerte Wundheilung Verlauf).
- Assisitieren beim Débridement oder bei der enzymatischen Therapie.
- Verwenden angemessener Hautschutzsubstanzen, Verbände, Drainagen für offene/exsudierende Hautstellen, *um die Dekubitusumgebung zu schützen.*
- Reduzieren/Vermeiden des Gebrauchs von Gummi-/Kunststoffmaterial (z. B. Bettgummi, Matratzenschoner). Sofortiges Entfernen von nassem/faltigem Bettzeug, *da Feuchtigkeit zu Hautmazerationen führen kann.*
- Entnehmen von Material aus dem geschädigten Hautgebiet für Kulturen sowie zur Resistenzprüfung/Gramfärbung, bei Bedarf, um eine spezifische Therapie zu empfehlen.
- Sorgen für eine ausgewogene Ernährung mit erhöhter Eiweißzufuhr, *um eine positive Stickstoffbilanz zu erreichen und die Heilung des Dekubitus zu fördern.*
- Regelmäßiges Überprüfen von Laborbefunden, die mit dem Allgemeinzustand und dem spezifischen Zustand des Klienten zu tun haben.
- Hinzuziehen eines Wundspezialisten, soweit angezeigt, *um dessen Unterstützung beim Planen der Behandlung problematischer und schwerer Hautschädigungen einzuholen.*

5. Pflegepriorität: Fördern des Wohlbefindens (Beratung, Patientenedukation und Entlassungsplanung):

- Besprechen der Bedeutung der Haut und der Maßnahmen zur Aufrechterhaltung einer normalen Hautfunktion.
- Besprechen der Wichtigkeit des frühzeitigen Erkennens von Hautveränderungen und/oder Komplikationen.
- Unterstützen von Klienten/Bezugsperson(en), die medizinische Behandlung zu verstehen und durchzuführen und ein Programm zur präventiven und täglichen Pflege aufzustellen. *Fördert die Zustimmung zum Behandlungsplan und verbessert die Ergebnisse.*
- Besprechen von Maßnahmen zur Verhinderung einer Infektion/Reinfektion gefährdeter Hautstellen.
- Achten auf gut sitzende Kleidung/Schuhe, Nutzen von speziellen Strümpfen und Einlegesohlen, *um im Falle einer verminderten Sensibilität und Durchblutung Druck zu reduzieren und den Tritt zu dämpfen.*
- Erkennen von Gefahren bei der Verwendung von Hilfsmitteln (z. B. Heizkissen).
- Den Klienten ermutigen, seine Gefühle zu äußern und darüber zu sprechen, wie/ob die Hautschädigung sein Körperbild/Selbstwertgefühl beeinflusst (vgl. PDx: Körperbildstörung, Selbstwertgefühl [div. PDx]).
- Dem Klienten helfen, die Trauerphasen zu durchleben und Gefühle zu ertragen, die mit der Situation verbunden sind.
- Anbieten von psychischer Unterstützung und Respekt gegenüber dem Klienten durch Körperkontakt, Gesichtsausdruck und Stimme/Tonfall.
- Unterstützen des Klienten, stressreduzierende/alternativtherapeutische Methoden zu erlernen, *um Gefühle der Macht- oder Hilflosigkeit zu kontrollieren.*
- Vermitteln an eine Diätberaterin, *um die Wundheilung zu fördern und das Wiederauftreten von Dekubiti zu verhindern.*

Schwerpunkte der Pflegedokumentation

Pflegeassessment oder Neueinschätzung

- Charakteristika der Hautschädigung/des Zustandes
- ursächliche/beeinflussende Faktoren
- Auswirkungen des Dekubitus auf den Klienten.

Planung

- Pflege-/Interventionsplan und beteiligte Personen
- Patientenedukationsplan für Klienteninformation, -schulung und -beratung.

Durchführung/Evaluation

D

- Reaktionen auf Interventionen/Patientenedukation und ausgeführte Pflegemaßnahmen
- Zielerreichung/Fortschritte in Richtung gewünschter Ergebnisse
- Veränderungen des Pflegeplans.

Entlassungs- oder Austrittsplanung

- Erfordernisse der Entlassung, langfristiger Pflegebedarf nach Entlassung, vorgenommene Koordinationen und Vermittlungen, zusätzlich verfügbare personelle, kommunale und materielle Ressourcen
- spezifische, vorgenommene Vermittlungen, Nachsorgeplan sowie Verantwortlichkeiten für zu treffende Maßnahmen.

Empfohlene, exemplarische Pflegeinterventionen (NIC) und Pflegeergebnisse (NOC)

NIC: *Wundpflege* [Wound Care], Dekubituspflege [Pressure Ulcer Care] (McCloskey-Dochterman, J.; Bulecheck, G. M., 2013)
NOC: *Haut-/Gewebeintegrität* [Tissue Integrity: Skin and Mucous Membranes] (Moorhead, S., Johnson, M.; Maas, M. L.; Swanson, E., 2013)

Literatur

Carpenito-Moyet L. J.: Das Pflegediagnosen-Lehrbuch. Huber, Bern 2013
Bender, S.: Körperpflegekunde. WVG, Stuttgart, 2009
Ellsässer, S.: Körperpflegekunde und Kosmetik. Springer, Berlin 2008
Georg, J.: Hautassessment – Hautveränderungen – Hautpflege bei alten Menschen. NOVA 35 (2004) 4: 28–31
Gordon, M.: Handbuch Pflegediagnosen. Huber, Bern 2013
Initiative Chronische Wunden: Leitlinie Dekubitus. Uslar 2005
Kamphausen, U.: Prophylaxen in der Pflege. Kohlhammer, Stuttgart 2011
Raab, Wolfgang; Kindl, Ursula: Pflegekosmetik. WVG, Stuttgart 2012
Schröder, G.; Kottner J.: Dekubitus und Dekubitusprophylaxe. Huber, Bern 2012

Dekubitusgefahr [P]*

Diagnosetyp (Dokumentationsform): Risikopflegediagnose (PR)
Zuordnung der Pflegediagnose nach Pflegemodellen/-klassifikationen s. Kap. 6.

D

Definition: Gefahr einer Gewebeschädigung durch langandauernde Einwirkung von Druck auf das Körpergewebe durch Immobilität sowie andere prädisponierende Faktoren (Gerhard Schröder).

Risikofaktoren [R]

äußere

- lang anhaltender Druck durch Liegen oder Sitzen (Immobilität bzw. Bettlägerigkeit)
- Druck durch harte oder unangemessene Auflagen
- mechanische Faktoren (Scherkräfte, Druck, Zwangsruhigstellung), [Trauma: Verletzung/Operation].

innere

- veränderte Durchblutung
- Knochenvorsprünge
- Durchblutungs- und Stoffwechselstörungen
- Feuchtigkeit an der Haut durch Ausscheidungen oder Sekrete oder chemische Substanzen
- Inkontinenz
- Unterernährung (Flüssigkeitsmangel, Proteinmangel, Vitamin-C-Mangel)
- veränderter Ernährungszustand (Adipositas, Kachexie)
- Körperform und -gewicht
- veränderter Flüssigkeitshaushalt
- Veränderung des Turgors (Veränderung der Elastizität), [Ödeme]
- veränderte Hautsensibilität
- sensomotorische Einschränkungen
- immunologische Faktoren

* Diese Pflegediagnose ist nicht in der NANDA-I-Liste enthalten und wurde von Gerhard Schröder (Schröder/Kottner, 2012) nach Vorlagen aus Gordon (2013) ausgearbeitet.

- kognitive Beeinträchtigungen (z. B. durch Medikamente)
- entwicklungsbezogene Faktoren
- psychogene Faktoren.

Klientenbezogene Pflegeziele oder Evaluationskriterien

D

Der Klient

- erkennt die individuellen Risikofaktoren.
- sieht die Notwendigkeit vorbeugender Maßnahmen ein, insbesondere die Förderung der Druckentlastung und Bewegung.
- zeigt Verhaltensweisen/Methoden, um eine Schädigung der Haut zu verhindern.

Maßnahmen oder Pflegeinterventionen zur Dekubitusprävention

1. Pflegepriorität: Einschätzen von Risikofaktoren

- Beachten von verminderter Mobilität, Hautveränderungen, allgemeiner Schwäche, Veränderungen der Muskelmasse in Verbindung mit den Alterungsprozessen und chronischen Erkrankungen, Vorliegen von Selbstversorgungsdefiziten, Inkontinenz und/oder Medikamenten/Behandlungen usw.
- Einschätzen der Blutversorgung (kapillaren Füllung) und Hautsensibilität (Nervenschädigung) der gefährdeten Regionen, insbesondere bei Knochenvorsprüngen und in Hautfalten.
- Bestimmen des Ernährungszustandes und der wegen Mangelernährung gefährdeten Körperstellen (z. B. Druckstellen bei kachektischen und/oder älteren Klienten).
- Ermitteln der potenziellen Gefahren einer Schädigung (z. B. bei Verwendung von Fixationen, lang andauernder Immobilisierung).
- Beachten der zu den ursächlichen Faktoren gehörenden Laborwerte wie Hämoglobin/Hämatokrit, Blutzucker, Albumin/Protein.
- Risikoeinschätzung mittels Risikoerkennungsskala (z. B. nach Braden oder Waterlow) kombiniert mit klinischer Expertise.

2. Pflegepriorität: Erhalten der Integrität der Haut:

- Achten auf gerötete/minderdurchblutete Stellen und unverzügliches Einleiten von Maßnahmen.

- Sorgen für regelmäßige Druckentlastung/Bewegung gemäß Pflegeplan. Unterstützende Teilnahme an aktiven/passiven Übungen im Bett/Stuhl.
- Sorgen für den Gebrauch von Polstern, Kissen, Superweich-, Luft-, Wassermatratzen usw., *um die Mikrozirkulation zu gewährleisten und den Druck zu reduzieren.*
- Meiden von Reibung und Scherkräften beim Lagern.
- Achten auf trockene Wäsche, Freihalten des Bettes von Falten, Krümeln usw.
- Sorgen für passende Kleidung/Decke, *um eine Vasokonstriktion zu vermeiden.*
- Routinemäßiges, tägliches Kontrollieren der Hautoberfläche und der druckgefährdeten Stellen, bei Rötung mittels «Fingertest» oder Dekubituslinse.
- Durchführen einer sorgfältigen Hautpflege, Verwenden einer milden alkalifreien Seife, behutsames und gründliches Abtrocknen. Verwenden eines Hautpflegemittels bei Bedarf.
- Sorgen für Sicherheitsmaßnahmen bei Mobilisation und anderen Therapien, die eine Hautschädigung verursachen können (z. B. durch passende Unterwäsche/Schuhe, beim Gebrauch von Heizkissen/Lampen, Fixationen).

3. Pflegepriorität: Fördern des Wohlbefindens (Beratung, Patientenedukation und Entlassungsplanung):

- Verdeutlichen des Zusammenhangs zwischen Immobilität und Dekubitus, *auf die Nebenwirkung der druckreduzierenden Matratzen und der Immobilitätszunahme eingehen.*
- Empfehlen der Weiterführung eines regelmäßigen Übungsprogramms (aktiv/passiv), *um die Zirkulation zu verbessern*
- Empfehlen, während des Sitzens die Beine hochzulagern, *um den venösen Rückfluss zu fördern und die Bildung von Ödemen zu vermeiden.*
- Besprechen der Wichtigkeit einer regelmäßigen Hautbeobachtung. Unterstützen des Klienten beim Erlernen der Selbstkontrolle und der wirksamen Hautpflege zur Prävention.
- Betonen der Wichtigkeit einer angemessenen Nahrungs-/Flüssigkeitszufuhr, *um einen guten Allgemeinzustand und Hautturgor zu erhalten.*
- Empfehlen der Einschränkung/Abstinenz von Tabakkonsum, *da er eine Vasokonstriktion verursachen kann.*

- Beraten von Klienten mit Diabetes mellitus und neurologischen Beeinträchtigungen in Bezug auf die Wichtigkeit der Hautpflege, vor allem der Beine.

Schwerpunkte der Pflegedokumentation

D

Pflegeassessment oder Neueinschätzung

- individuelle Ergebnisse der Einschätzung inkl. individueller Risikofaktoren (z. B. mittels Dekubitusrisikoskala).

Planung

- Pflege-/Interventionsplan und beteiligte Personen
- Patientenedukationsplan für Klienteninformation, -schulung und -beratung.

Durchführung/Evaluation

- Reaktionen auf Interventionen/Patientenedukation und ausgeführte Pflegemaßnahmen
- Zielerreichung/Fortschritte in Richtung gewünschter Ergebnisse
- Veränderungen des Pflegeplans.

Entlassungs- oder Austrittsplanung

- Erfordernisse der Entlassung, langfristiger Pflegebedarf nach Entlassung, vorgenommene Koordinationen und Vermittlungen, zusätzlich verfügbare personelle, kommunale und materielle Ressourcen
- spezifische, vorgenommene Vermittlungen, Nachsorgeplan sowie Verantwortlichkeiten für zu treffende Maßnahmen.

Empfohlene, exemplarische Pflegeinterventionen (NIC) und Pflegeergebnisse (NOC)

NIC: *Druckentlastung* [Pressure Management], Dekubitusprophylaxe [Pressure Ulcer Prevention], Hautassessment [Skin Surveillance], Dekubituspflege [Pressure Ulcer Care] (McCloskey-Dochterman, J.; Bulecheck, G. M., 2013)

NOC: *Risikokontrolle* [Risk Control] Haut-/Gewebeintegrität [Tissue Integrity: Skin and Mucous Membranes] (Moorhead, S., Johnson, M.; Maas, M. L.; Swanson, E., 2013)

Literatur

Bender, S.: Körperpflegekunde. WVG, Stuttgart, 2009
Carpenito-Moyet L. J.: Das Pflegediagnosen-Lehrbuch. Huber, Bern 2013
Deutsches Netzwerk für Qualitätsentwicklung in der Pflege: Expertenstandard zur Dekubitusprophylaxe in der Pflege (2. Aufl.). Osnabrück 2010.
Ellsässer, S.: Körperpflegekunde und Kosmetik. Springer, Berlin 2008
Georg, J.: Hautassessment – Hautveränderungen – Hautpflege bei alten Menschen. NOVA 35 (2004) 4: 28–31
Gordon, M.: Handbuch Pflegediagnosen. Huber, Bern 2013
Initiative Chronische Wunden: Leitlinie Dekubitus. Uslar 2005
Kamphausen, U.: Prophylaxen in der Pflege. Kohlhammer, Stuttgart 2011
Raab, Wolfgang; Kindl, Ursula: Pflegekosmetik. WVG, Stuttgart 2012
Schröder, G.; Kottner J.: Dekubitus und Dekubitusprophylaxe. Huber, Bern 2012

Gestörte Denkprozesse* [P]

Disturbed thought processes (00130) (1973, 1996, aus der Taxonomie 2009–2011 entfernt)
Domäne 5: **Wahrnehmung/Kognition**
Klasse 4: **Kognition**

Diagnosetyp (Dokumentationsform): aktuelle Pflegediagnose (PES)
Zuordnung der Pflegediagnose nach Pflegemodellen/-klassifikationen s. Kap. 6.

Definition: Störung der kognitiven Vorgänge und Aktivitäten

Beeinflussende Faktoren [od. Einflussfaktoren] [E]

Zu bearbeiten.

- [physiologische Veränderungen, Altern, Hypoxie, Kopfverletzung, Mangel-/Fehlernährung, Infektionen]
- [biochemische Veränderungen, Medikamente, Suchtmittelmissbrauch]
- [Schlafentzug]
- [psychische Konflikte, emotionale Veränderungen, Geisteskrankheiten].

* Von der NANDA zurzeit inaktiviert und in Bearbeitung

D

Bestimmende Merkmale [od. Symptome] [S]

subjektive

- [Beziehungsideen, Halluzinationen, Wahnvorstellungen].

objektive

- falsche Interpretation der Umgebung
- unangemessenes Denken
- Egozentrik
- Gedächtnismangel, [Konfabulation]
- Hypervigilanz [gesteigerte Wachheit]
- Hypovigilanz [einschränkte Wachheit]
- kognitive Dissonanz [beeinträchtigte Fähigkeit, Gedanken nachzuvollziehen, Entscheidungen zu treffen, Probleme zu lösen, abstrakt oder begrifflich zu denken, zu rechnen; ungeordnete Denkabläufe]
- Ablenkbarkeit, [veränderte Aufmerksamkeitsspanne]
- unangemessenes Sozialverhalten.

Klientenbezogene Pflegeziele oder Evaluationskriterien

Der Klient

- erkennt Veränderungen im Denken/Verhalten.
- äußert, die ursächlichen Faktoren zu verstehen, sofern diese bekannt sind und er sie versteht.
- erkennt Maßnahmen, um wirksam mit der Situation umzugehen.
- zeigt Verhaltensweisen/Umstellungen der Lebensweise, um Veränderungen des geistigen Zustandes vorzubeugen oder diese auf ein Mindestmaß zu beschränken.
- wahrt die gewohnte Realitätsorientierung.

Maßnahmen oder Pflegeinterventionen

1. Pflegepriorität: Einschätzen ursächlicher/auslösender Faktoren:

- Erkennen der vorhandenen Faktoren, z. B. akutes/chronisches organisches Psychosyndrom (kürzlich erlittener Schlaganfall/Alzheimer-Krankheit, [Multiinfarktdemenz], Hirntrauma/erhöhter Schädelinnendruck, transitorische ischämische Attacke, akute Infektionen vor allem bei älteren Menschen, Mangelernährung, Schlafentzug/sensorische Deprivation, chronische Geisteskrankheit, wie z. B. Schizophrenie.

- Erfassen des Konsums von Alkohol und Medikamenten/Suchtmitteln (rezeptpflichtige/nichtrezeptpflichtige Medikamente/illegale Suchtmittel). *Medikamente/Drogen können direkte Auswirkungen auf das Gehirn oder Nebenwirkungen, dosisabhängige Wirkungen und/oder kumulative Effekte haben, die das Denkmuster und die sensorische Wahrnehmung verändern.*
- Beachten des Medikamentenplans, *kann wichtig sein bei der Beurteilung von kumulativen Effekten/Wechselwirkungen.*
- Ermitteln der Nahrungszufuhr/des Ernährungszustands.
- Sichten der Laborwerte auf Anomalien wie metabolische Alkalose, Hypokaliämie, Anämie, erhöhten Ammoniakspiegel sowie Zeichen einer Infektion.

2. Pflegepriorität: Ermitteln des Ausmaßes der Beeinträchtigung:
- Assistieren beim Testen/Überprüfen der Ergebnisse von Evaluationen des Geisteszustandes nach Alter und Entwicklungskapazität unter Beachten des Ausmaßes einer Beeinträchtigung des Denkvermögens, des Gedächtnisses (Lang-/Kurzzeit), der persönlichen/örtlichen/zeitlichen Orientierung sowie des Einsichts- und Urteilsvermögens.
- Einschätzen der Aufmerksamkeitsspanne/Ablenkbarkeit und der Fähigkeit, Entscheidungen zu treffen und Probleme zu lösen. *Gibt Aufschluss über die Fähigkeit, an der Planung und Ausführung der Pflege mitzuwirken.*
- Überprüfen der Fähigkeit, Botschaften zu empfangen, zu senden und angemessen zu interpretieren.
- Beachten von Veränderungen im Verhalten (z. B. Selbstvernachlässigung, verlangsamte und/oder verwaschene Sprache).
- Achten auf Verfolgungsideen, Wahnvorstellungen und Halluzinationen.
- Befragen der Bezugs- bzw. Betreuungsperson(en), um das übliche Denkvermögen, die Dauer des Problems und andere sachdienliche Informationen zu erfassen. *Bietet einen Grundstock an Informationen und Vergleichsmöglichkeiten und die Möglichkeit, die Effektivität von interventionen zu evaluieren.*
- Ermitteln des Angstzustandes des Klienten in der gegebenen Situation.
- Assistieren beim genaueren Testen spezifischer kognitiver Fähigkeiten/aktiver Hirnfunktionen, soweit angemessen.

3. Pflegepriorität: Vorbeugen gegen eine weitere Verschlechterung, Fördern eines bestmöglichen Funktionierens:

- Assistieren bei der Therapie der zu Grunde liegenden Probleme wie Anorexia (nervosa/andere), Hirnverletzung, erhöhter Schädelinnendruck, Schlafstörungen, Störungen des biochemischen Gleichgewichts. *Die Kognition/das Denken bessern sich oft unter einer Behandlung/Korrektur medizinischer/psychiatrischer Störungen.*
- Schaffen alternativer Möglichkeiten, sich auszudrücken, wenn der Klient nicht in der Lage ist, verbal zu kommunizieren. Für damit verbundene Interventionen vgl. PDx: Beeinträchtigte verbale Kommunikation.
- Regelmäßiges Überwachen und Dokumentieren der Vitalzeichen, soweit angemessen.
- Durchführen regelmäßiger neurologischer/verhaltensbezogener Assessments, soweit angezeigt, und Vergleichen mit den Ausgangswerten. Achten auf Veränderungen des Bewusstseins und Kognitionsgrades (z.B. vermehrte Lethargie, Verwirrtheit, Benommenheit, Reizbarkeit, Veränderungen der Kommunikationsfähigkeit und/oder der Angemessenheit des Denkens und Verhaltens). *Ein frühzeitiges Entdecken von Veränderungen ermöglicht eine proaktive Veränderung des Pflegeplans.*
- Reorientieren des Klienten nach Bedarf über Zeit/Ort/Person. *Die Unfähigkeit, die Orientierung beizubehalten, ist Zeichen einer Verschlechterung.*
- Den Klienten regelmäßig seinen Namen aufschreiben lassen, diese Aufzeichnungen vergleichen und Unterschiede weiterleiten.
- Beachten von Verhaltensweisen, die auf Gewalttätigkeit schließen lassen und ggf. Ergreifen entsprechender Schritte (vgl. PDx: Gefahr einer selbstgefährdenden Gewalttätigkeit, Gefahr einer fremdgefährdenden Gewalttätigkeit).
- Sorgen für Sicherheitsvorkehrungen (z.B. Bettgitter, Polsterungen nach Bedarf, engmaschige Kontrollen, Vorsichtsmaßnahmen gegen Krampfanfälle), soweit angezeigt.
- Erstellen eines Plans mit Aktivitäts- und Ruheperioden. *Bietet dem Klienten Anregung und Stimulation, ohne ihn zu erschöpfen.*
- Überwachen der medikamentösen Therapie. Sicherstellen, dass dem behandelnden Arzt alle Medikamente bekannt sind, die der Klient einnimmt, und Achten auf mögliche Interaktionen/kumulative Effekte.

- Auffordern der Familie/Bezugsperson(en), an der laufenden Realitätsorientierung des Klienten teilzunehmen und für fortlaufende Impulse zu sorgen (z. B. aktuelle Neuigkeiten und Familienereignisse).
- Vermitteln an geeignete Spezialtherapien (z. B. kognitives Training/Gedächtnistraining, kognitive Anregung, Logopädie, psychosoziale Ressourcen, Biofeedback, Beratung).

4. Pflegepriorität: Unterstützen des Klienten/der Bezugsperson(en) beim Entwickeln von Bewältigungsformen, wenn der Zustand irreversibel ist:
- Ermöglichen, dass die Bezugs-/Betreuungspersonen Gelegenheit haben, Fragen zu stellen und Informationen zu erhalten.
- Wahren einer angenehmen, ruhigen Atmosphäre sowie behutsames und ruhiges Zugehen auf den Klienten, *da der Klient auf Überforderung ängstlich und aggressiv reagieren kann.*
- Geben einfacher Anweisungen unter Verwenden kurzer Wörter und einfacher Sätze.
- Aufmerksames Zuhören, *um dem Betroffenen Interesse und Wertschätzung zu vermitteln.*
- Reichlich Zeit lassen, um auf Fragen/Bemerkungen zu reagieren und einfache Entscheidungen zu treffen.
- Wahren einer realitätsorientierten Beziehung mit dem Klienten sowie einer entsprechenden Umgebung (Uhren, Kalender, persönliche Gegenstände, Dekorationen entsprechend den Jahreszeiten).
- Präzises und prägnantes Beschreiben der Realität, unlogisches Denken nicht in Frage stellen, *da dies zu defensiven Reaktionen führen kann.*
- Vermeiden von provokativen Stimuli, negativer Kritik, Streitereien und Konfrontationen, *um Kampf-/Fluchtreaktionen zu vermeiden.*
- Unterlassen, Aktivitäten und Kommunikation zu forcieren. *Der Klient könnte sich bedroht fühlen und sich zurückziehen oder herausfordernd reagieren.*
- Respektieren der Individualität und Privatsphäre des Klienten.
- Umsichtiges Vorgehen bei Körperkontakt, Respektieren persönlicher Bedürfnisse und kultureller Überzeugungen, dabei dennoch beachten, dass Körperkontakt in physischer und psychischer Hinsicht wichtig ist.

- Sorgen für eine ausgewogene Ernährung unter Berücksichtigen von Vorlieben des Klienten, wenn möglich. Ermutigen des Klienten, zu essen. Sorgen für eine angenehme Atmosphäre und Einräumen von genügend Zeit zum Essen. *Fördert eine ausreichende Nährstoffzufuhr und das allgemeine Wohlbefinden.*
- Unterstützen des Klienten/der Bezugsperson(en) beim Trauern über den Ich-Verlust/Verlust von Fähigkeiten (z. B. bei Alzheimer-Krankheit).
- Ermutigen zur Teilnahme an Wiedereingliederungsaktivitäten und -gruppen, soweit vorhanden.

5. Pflegepriorität: Fördern des Wohlbefindens (Beratung, Patientenedukation und Entlassungsplanung):

- Mithelfen, das für den jeweiligen Klienten weiterführende Therapie-/Reha-Programm herauszufinden, *um Erfolge zu sichern und weitere Fortschritte zu erzielen, wenn der Klient dazu im Satande ist.*
- Betonen der Wichtigkeit von Kooperation bei der Therapie.
- Fördern einer sozialen Eingliederung im Rahmen der individuellen Möglichkeiten.
- Erkennen von Problemen in Zusammenhang mit dem Altern, die sich verändern lassen, und Unterstützen des Klienten/der Bezugperson(en), die geeignete Hilfe/Zugang zu Ressourcen dafür zu finden. *Ermutigt dazu, ein Problem zu lösen, um die Situation zu verbessern, statt den Status Quo zu akzeptieren.*
- Unterstützen des Klienten/der Bezugsperson(en) beim Erstellen eines Pflegeplans, wenn das Problem fortschreitend/längerfristig ist. *Vorausplanen in Bezug auf häusliche Pflege, Transport, Assistenz bei Pflegeaktivitäten, sowie Unterstützung und Erholung für Betreuungspersonen verbessert die Versorgung des Klienten in der häuslichen. Umgebung.* Für diesbezügliche Interventionen vgl. PDx: Rollenüberlastung der pflegenden Bezugsperson.
- Vermitteln an kommunale Ressourcen (z. B. Tageszentren, Selbsthilfegruppen, Programme für Drogen-/Alkoholentzug, Programme zur Behandlung von Geisteskrankheiten).
- Für weitere Interventionen vgl., soweit angemessen, PDx: Akute Verwirrtheit, Chronische Verwirrtheit, Orientierungsstörung, Gedächtnisstörung, Selbstversorgungsdefizit, Trauern, Wahrnehmungsstörung (näher zu bestimmen: visuell, auditiv, kinästhetisch, gustatorisch, taktil, olfaktorisch).

Schwerpunkte der Pflegedokumentation

Pflegeassessment oder Neueinschätzung

- individuelle Befunde inkl. der Art des Problems, des aktuellen/früheren Funktionsniveaus, der Auswirkungen auf Selbstständigkeit und Lebensweise
- Ergebnisse von Tests/diagnostischen Untersuchungen und von Untersuchungen des Geisteszustandes/von kognitiven Evaluationen
- Unterstützung und Anteilnahme der Bezugsperson/Familie
- Verfügbarkeit/Nutzung von Ressourcen.

Planung

- Pflegeplan und an der Planung beteiligte Personen
- Plan für die Klienteninformation, -schulung und -beratung.

Durchführung/Evaluation

- Reaktion auf Interventionen/Anleitung und ausgeführte Pflegetätigkeiten
- Zielerreichung/Fortschritte in Richtung gewünschter Ergebnisse
- Veränderungen des Pflegeplans.

Entlassungs- oder Austrittsplanung

- langfristige Bedürfnisse/Überweisungen nach Entlassung/Austritt sowie Verantwortlichkeiten für zu treffende Maßnahmen
- verfügbare Ressourcen, spezifische, vorgenommene Überweisungen.

Empfohlene, exemplarische Pflegeinterventionen (NIC) und Pflegeergebnisse (NOC)

NIC: *Demenzmanagement* [Dementia Management] (McCloskey-Dochterman, J.; Bulechek, G. M., 2013)

NOC: *Kontrolle gestörten Denkens* [Distorted Thought Control] (Moorhead, S., Johnson, M.; Maas, M. L.; Swanson, E., 2013)

Literatur

Carpenito-Moyet L. J.: Das Pflegediagnosen-Lehrbuch. Huber, Bern 2013
Bowlby-Sifton. C.: Das Demenz-Buch. Huber, Bern 2011
Brooker, D.: Person-zentriert pflegen. Huber, Bern 2008
Georg, J.: Kognitive Pflege. NOVA 43 (2012) 10: 12–14
Held, C.: Was ist «gute» Demenzpflege? Huber, Bern 2013

Kitwood, T.: Demenz. Huber, Bern 2013
Lind, S.: Fortbildungsprogramm Demenzpflege. Huber, Bern 2011
Mace, N. L.; Rabins, P. V.: Der 36-Stunden Tag. Huber, Bern 2012
Sauter, D.; Abderhalden C.; Needham I.; Wolff, S.: Lehrbuch Psychiatrische Pflege. Huber, Bern 2011

Diarrhö [P]

Diarrhea (00013) (1975, R 1998)
Domäne 3: **Ausscheidung und Austausch**
Klasse 2: **Magen-Darm-Funktion**

Diagnosetyp (Dokumentationsform): aktuelle Pflegediagnose (PES)
Zuordnung der Pflegediagnose nach Pflegemodellen/-klassifikationen s. Kap. 6.

Definition: Passage von dünnem, unförmigem Stuhl

Beeinflussende Faktoren [od. Einflussfaktoren] [E]

psychologische

- hoher Stresslevel
- Angst.

situationsbedingte

- Missbrauch von Laxanzien
- Alkoholmissbrauch
- Giftstoffe
- Kontaminationen
- Nebenwirkungen der [von] Medikamente[n]
- Strahlung
- Sondennahrung
- Reisen.

physiologische

- Entzündung
- Reizung
- infektiöse Prozesse
- Parasiten
- Malabsorption.

Bestimmende Merkmale [od. Symptome] [S]

- mindestens 3-mal am Tag dünnflüssiger Stuhl
- hyperaktive Darmgeräusche.

subjektive

- Abdominalschmerz
- Stuhldrang
- Verkrampfen [Krämpfe].

objektive

- vermehrte Darmgeräusche
- mindestens drei wässrige Stühle pro Tag.

Klientenbezogene Pflegeziele oder Evaluationskriterien

Der Klient

- erlangt wieder eine normale Darmfunktion und behält sie bei.
- äußert, die ursächlichen Faktoren und Gründe der Behandlungsempfehlungen zu verstehen.
- hilft durch sein Verhalten mit, ursächliche Faktoren auszuschließen (z.B. durch richtige Nahrungszubereitung und Vermeiden von darmreizenden Nahrungsmitteln).

Maßnahmen oder Pflegeinterventionen

1. Pflegepriorität: Ermitteln der ursächlichen oder beeinflussenden Faktoren:

- Ermitteln des Beginns und Verlaufs des Durchfalls unter Beachten, ob er akut oder chronisch ist. *Eine akute Diarrhö – verursacht durch virale, bakterielle, parasitäre Infektionen (z.B. Norwalk-/Rotavirus, Salmonella, Giardia, Amöben), durch bakteriell bedingte Toxinaufnahme mit der Nahrung (z.B.* Staphylococcus aureus, Escherichia coli*), durch Medikamente (z.B. Antibiotika, Zytostatika, Colchicin, Laxanzien) und durch Sondenernährung – dauert ein paar Tage bis zu einer Woche. Eine chronische Diarrhö – verursacht durch ein Reizdarmsyndrom, infektiöse Darmerkrankungen (z.B. eine entzündliche Darmerkrankung), ein Kolonkarzinom und dessen Behandlung, schwere Obstipation, Malabsorptionsleiden, Laxanzienabusus, bestimmte endokrine Leiden (z.B. Hyperthyreose, Addison-Krankheit) – dauert stets länger als 3 Wochen.*

- Erheben der Anamnese/Betrachten des Stuhls auf Menge, Häufigkeit des Stuhlgangs (z. B. mehr als die übliche Anzahl Stuhlgänge pro Tag), Merkmale (z. B. ein wenig weiche bis hin zu wässrigen Stühlen) und auslösende Faktoren (z. B. Reisen, kurze Zeit zurückliegende Einnahme von Antibiotika, Aufenthalt in einem Zentrum für Tagespflege) in Bezug auf das Auftreten der Diarrhö.
- Beachten des Alters des Klienten. *Diarrhö bei einem Säugling/Kleinkind und bei einem älteren, geschwächten Klienten kann zu Komplikationen einer Dehydratation und zu Elektrolytstörungen führen.*
- Feststellen, ob eine Inkontinenz vorliegt (vgl. PDx: Stuhlinkontinenz).
- Achten auf Angaben über Schmerzen, die in Verbindung mit den Schüben auftreten.
- Auskultieren des Darms *auf Geräusche sowie deren Lokalisation und Charakteristika.*
- Achten auf Begleiterscheinungen, wie z. B. Fieber/Schüttelfrost, Bauchschmerzen/-krämpfe, blutige Stühle, emotionale Erregung, physische Überanstrengung usw.
- Erheben der Ernährungsanamnese und Beachten des Zustands bezüglich Ernährung, Flüssigkeit und Elektrolyten.
- Feststellen kürzlich erfolgter Auslandsaufenthalte, Umgebungswechsel, Veränderungen des Trinkwassers/der Ernährung, ähnliche Erkrankungen anderer Personen, *um mögliche verursachende Faktoren zu identifizieren.*
- Achten auf kürzlich durchgeführte gastrointestinale chirurgische Eingriffe, gleichzeitige/chronische Krankheiten und deren Behandlungen, Nahrungsmittel- und Medikamentenallergien, Laktoseintoleranz.
- Sichten der Laborbefunde von Stuhluntersuchungen *(z. B. Parasiten, Bakterienkulturen, Toxine, Fett, Blut) auf eine akute Diarrhö. Die Untersuchung einer chronischen Diarrhö kann Untersuchungen des oberen und unteren Gastrointestinaltrakts, die Stuhluntersuchung auf Parasiten und eine Koloskopie mit Biopsie etc. beinhalten.*

2. Pflegepriorität: Ausschalten ursächlicher Faktoren:

- Einschränken der Zufuhr fester Nahrung, soweit angezeigt, *um den Darm ruhen zu lassen/die Belastung des Darms zu senken.*

- Sorgen für eine Änderung der Ernährung, *um Durchfall auslösende Nahrungsmittel/Substanzen zu meiden.*
- Einschränken von Koffein und ballaststoffreichen Nahrungsmitteln, Meiden von Milch und Obst, soweit angemessen.
- Anpassen der Konzentration und Häufigkeit der Sondenernährung an den Zustand des Klienten, soweit angezeigt, *wenn die Diarrhö Begleiterscheinung einer Sondenernährung ist.*
- Einschätzen/Entfernen einer Koteinklemmung, vor allem bei einem älteren Klienten, *bei dem die Einklemmung von Diarrhö begleitet sein kann* (vgl. PDx: Obstipation, Stuhlinkontinenz).
- Empfehlen einer Umstellung der medikamentösen Therapie, soweit angezeigt (z. B. Auswahl des Antibiotikums).
- Unterstützen beim Behandeln von Grunderkrankungen (z. B. Infektion, Malabsorptionssyndrom, Nahrungsmittelunverträglichkeit, Krebs) und der Komplikationen einer Diarrhö. *Dies umfasst u. U. die Behandlung von Fieber, Schmerzen und infektiösen/toxischen Agenzien, Rehydratation, orales Refeeding etc.*
- Empfehlen der Anwendung von Entspannungstechniken (z. B. progressive Muskelentspannung, Visualisieren, Dampfkompresse) *zur Verminderung von Stress/Angst.*

3. Pflegepriorität: Aufrechterhalten des Wasser-/Elektrolythaushalts:

- Achten auf Vorliegen einer lageabhängigen Hypotonie, Tachykardie, Hydratation/Turgor der Haut und den Zustand der Schleimhäute, *die eine Dehydratation anzeigen können.*
- Wiegen der Windeln eines Säuglings, *um die Ausfuhr und den Flüssigkeitsbedarf zu bestimmen.*
- Sichten der Laborwerte auf Normabweichungen.
- Verabreichen von Antidiarrhoika soweit angezeigt, *um die Peristaltik zu vermindern und Flüssigkeitsverluste auf ein Minimum zu reduzieren.*
- Auffordern zur oralen Einnahme von elektrolythaltigen Flüssigkeiten (z. B. Säfte, Bouillon oder Fertigpräparate), soweit angemessen.
- Verabreichen von Flüssigkeit in enteraler Form oder per Infusion nach Verordnung.

4. Pflegepriorität: Erhalten des Hautzustandes:

- Unterstützen bei der Intimpflege nach jedem Stuhlgang, falls notwendig.

- Sorgen für prompten Windelwechsel und sanftes Säubern, *da bei Diarrhö rasch ein Hautschaden eintreten kann.*
- Auftragen einer hautschützenden Lotion/Salbe bei Bedarf.
- Sorgen für saubere, trockene Bettwäsche, falls erforderlich.
- Aussetzen der betroffenen Hautstelle/des Gesäßes gegenüber der Luft und, wenn notwendig, vorsichtiges Verwenden einer Wärmelampe, *um die Stelle trocken zu halten.*
- Vgl. PDx: Hautschädigung, Gefahr einer Hautschädigung.

5. Pflegepriorität: Wiederherstellen der normalen Darmfunktion:

- Erhöhen der oralen Flüssigkeitszufuhr und Rückkehr zu normaler Kost, soweit es vertragen wird.
- Unterstützen der Einnahme nichtreizender Flüssigkeiten.
- Erörtern einer möglichen Umstellung der Säuglingsernährung. *Diarrhö kann Folge einer Unverträglichkeit gegen eine bestimmte Fertignahrung sein bzw. dadurch verschlimmert werden.*
- Empfehlen von Produkten, *die zur Wiederherstellung einer normalen Darmflora (z. B. Natur- und probiotischer Yogurt, Symbioflor) beitragen.*
- Verabreichen von Medikamenten nach Verordnung *zur Behandlung der Infektion, zur Herabsetzung der Peristaltik und/oder zur Absorption von Wasser (Quellmittel).*
- Sorgen für Privatsphäre beim Stuhlgang und für psychologische Unterstützung, soweit nötig.

6. Pflegepriorität: Fördern des Wohlbefindens (Beratung, Patientenedukation und Entlassungsplanung):

- Überprüfen der ursächlichen Faktoren und entsprechenden Maßnahmen, *um ein Wiederauftreten zu verhüten.*
- Erörtern individueller Stressfaktoren und Bewältigungsformen.
- Überprüfen der Nahrungsmittelzubereitung, insbesondere Verweisen auf die entsprechende Garzeit sowie die richtige Kühlung und Lagerung, *um Bakterienwachstum/Kontamination zu verhindern.*
- Betonen der Bedeutung des Händewaschens, *um die Verbreitung von Infektionsursachen wie* Clostridium (C.) difficile *und* Staphylococcus (S.) aureus *zu verhindern.*
- Erörtern der Möglichkeit einer Dehydratation und der Wichtigkeit des Flüssigkeitsersatzes.
- Anregen des Gebrauchs von Inkontinenzprodukten, *je nach Schweregrad des Problems, zum Schutz von Bettwäsche/Mobiliar.*

Schwerpunkte der Pflegedokumentation

Pflegeassessment oder Neueinschätzung

- Ergebnisse der Einschätzung inkl. Charakteristika/Muster der Ausscheidung
- auslösende/erschwerende Faktoren
- Methoden zur Behandlung des Problems.

Planung

- Pflege-/Interventionsplan und beteiligte Personen
- Patientenedukationsplan für Klienteninformation, -schulung und -beratung.

Durchführung/Evaluation

- Reaktionen auf Interventionen/Patientenedukation und ausgeführte Pflegemaßnahmen
- Zielerreichung/Fortschritte in Richtung gewünschter Ergebnisse
- Veränderungen des Pflegeplans.

Entlassungs- oder Austrittsplanung

- Erfordernisse der Entlassung, langfristiger Pflegebedarf nach Entlassung, vorgenommene Koordinationen und Vermittlungen, zusätzlich verfügbare personelle, kommunale und materielle Ressourcen
- spezifische, vorgenommene Vermittlungen, Nachsorgeplan sowie Verantwortlichkeiten für zu treffende Maßnahmen.

Empfohlene, exemplarische Pflegeinterventionen (NIC) und Pflegeergebnisse (NOC)

NIC: *Diarrhömanagement* [Diarrhea Management] (McCloskey-Dochterman, J.; Bulecheck, G. M., 2013)

NOC: *Stuhlausscheidung/Defäkation* [Bowel Elimination] (Moorhead, S., Johnson, M.; Maas, M. L.; Swanson, E., 2013)

Literatur

Buchmann, P.; Degen, L.: Chronische Bauchbeschwerden. Huber, Bern 2010

Carpenito-Moyet L. J.: Das Pflegediagnosen-Lehrbuch. Huber, Bern 2013

Caspary, W.; Kist, M.; Stein, J.: Infektiologie des Magen-Darm-Traktes. Springer, Berlin/Heidelberg 2006

Sitzmann, F.: Hygiene daheim. Huber, Bern 2007

Sitzmann, F.: Hygiene kompakt. Huber, Bern 2012

D

Drangurininkontinenz [P]

Urge urinary incontinence (00019) (1986, R 2006, LOE 2.1)
Domäne 3: **Ausscheidung und Austausch**
Klasse 1: **Harntraktfunktion**

D

Diagnosetyp (Dokumentationsform): aktuelle Pflegediagnose (PES)
Zuordnung der Pflegediagnose nach Pflegemodellen/-klassifikationen s. Kap. 6.

Definition: Unwillkürlicher Urinabgang, der kurz nach einem starken Harndrang auftritt

Beeinflussende Faktoren [od. Einflussfaktoren] [E]

- verringerte Blasenkapazität
- Blaseninfektion
- atrophische Urethritis
- atrophische Vaginitis
- Alkoholaufnahme
- Koffeinzufuhr
- [erhöhte Flüssigkeitsszufuhr]
- Einnahme von Diuretika
- Kotstauung
- Detrusor-Hyperaktivität mit beeinträchtigter Blasenkontraktilität.

Bestimmende Merkmale [od. Symptome] [S]

subjektive

- berichtet von Harndrang
- berichtet von unwillkürlichem Urinabgang begleitet von Blasenkontraktionen
- berichtet von unwillkürlichem Urinabgang begleitet von Blasenspasmen
- berichtet von der Unfähigkeit, die Toilette rechtzeitig zu erreichen, um Urinabgang zu vermeiden.

objektive

- beobachtete Unfähigkeit, die Toilette rechtzeitig zu erreichen, um Urinabgang zu vermeiden.

Klientenbezogene Pflegeziele oder Evaluationskriterien

Der Klient

- äußert, dass er seinen Zustand versteht.
- zeigt Verhaltensweisen/Techniken, um die Situation zu kontrollieren/korrigieren.
- teilt mit, dass der Zeitabstand zwischen Harndrang und dem unkontrollierten Urinabgang zunimmt.
- uriniert 3- bis 4-stündlich in individuell angemessenen Mengen.

D

Maßnahmen oder Pflegeinterventionen

1. Pflegepriorität: Einschätzen ursächlicher/beeinflussender Faktoren:

- Achten auf das Vorliegen von Zuständen/Erkrankungen, die oft mit Harndrang einhergehen (z. B. Schlaganfall, multiple Sklerose, Parkinson-Krankheit, Rückenmarkverletzung, Alzheimer-Krankheit, entzündliche Beckenerkrankung (PID), Operationen im Abdomen/Beckenraum, kürzlicher/längerer Gebrauch eines Dauerkatheters) *und die die Blasenkapazität, den Muskeltonus im Beckenraum/der Blase/der Harnröhrenmuskulatur und/oder deren Innervation beeinträchtigen.*
- Befragen des Klienten über den Harndrang (ein mehr als normales Verlangen, die Blase zu entleeren). *Harndrang (manchmal auch als Syndrom der überaktiven Blase bezeichnet) ist ein plötzliches, zwingendes Bedürfnis, die Blase zu entleeren, das nur schwer zu unterdrücken ist und von Harnträufeln/Inkontinenz begleitet sein kann.*
- Beachten von Faktoren, welche die Fähigkeit beeinflussen können, rechtzeitig auf den Harndrang zu reagieren (z. B. eingeschränkte Mobilität, Schwächung, Beeinträchtigungen des Sensoriums und/oder der Wahrnehmung).
- Überprüfen der Medikation/des Substanzgebrauchs des Klienten (z. B. Diuretika, Antipsychotika, Sedativa, Koffein, Alkohol) *auf Wirkstoffe, welche die Urinproduktion erhöhen oder die Blase reizen.*
- Achten auf Zeichen und Symptome einer Blaseninfektion (z. B. trüber, übel riechender Urin, Brennen beim Wasserlassen, Bakteriurie) *in Verbindung mit akuten, schmerzhaften Harndrangsymptomen.*

- Vorbereiten von/Assistieren bei geeigneten Tests (z. B. Scans der Blase vor/nach der Miktion, Untersuchung des Beckens auf Strikturen, beeinträchtigte Sensibilität oder Muskulatur des Perineums, Urinanalyse, Uroflowmetrie, Entleerungsdrücke, Zystoskopie, Zystrogramm, *um den anatomischen und funktionellen Zustand von Blase und Urethra zu bestimmen.*
- Einschätzen auf begleitenden Stress oder eine funktionelle Inkontinenz. *Bei älteren Frauen findet sich oft eine Mischung von Stress- und Dranginkontinenz, während Personen mit Demenz oder zu Behinderung führenden neurologischen Erkrankungen eher Harndrang und funktionelle Inkontinenz haben.* (Für weitere Interventionen vgl. PDx: Stressurininkontinenz, Funktionelle Urininkontinenz.).

2. Pflegepriorität: Ermitteln des Ausmaßes der Störung/Beeinträchtigung:

- Dokumentieren der Häufigkeit der Blasenentleerung im Laufe einer typischen 24-Stunden-Periode.
- Erörtern des Grades des Harndrangs und der Dauer der Vorwarnzeit zwischen Eintritt des Harndrangs und Abgang von Urin.
- Herausfinden, ob der Klient Auslöser wahrnimmt (z. B. das Geräusch laufenden Wassers, Eintauchen der Hände in Wasser, Anblick des Zeichens für einen Ruheraum, Schlüssel-im-Schloss-Syndrom etc.).
- Messen der Urinportionen unter besonderer Beachtung von Mengen unter 100 ml oder über 550 ml. *Die Blasenkapazität kann beeinträchtigt sein oder Blasenkontraktionen, welche das Entleeren fördern, können unwirksam sein.* (Vgl. PDx: Harnverhalt [akuter, chronischer].).
- Herausfinden der Wirkung auf die Lebensweise (inkl. täglicher Aktivitäten, Gesellschaftsleben, Sexualität) und das Selbstwertgefühl.

3. Pflegepriorität: Assistieren bei der Behandlung/Verhütung der Inkontinenz:

- Kooperieren beim Behandeln der Grundursachen und/oder beim Management von Symptomen.
- Verabreichen von Medikamenten, soweit angezeigt (z. B. Antibiotika gegen Harnwegsinfekte oder Antimuskarinika [z. B. Oxybutynin, Tolterodin]), *um die Miktionsfrequenz zu senken und*

den Harndrang zu verringern, indem überaktive Detrusorkontraktionen blockiert werden.

- Sorgen für Unterstützung/Hilfsmittel, soweit angezeigt, für den in seiner Mobilität beeinträchtigten Klienten (z. B. Sorgen für Hilfsmittel zum Herbeirufen von Assistenz, Platzieren des Toilettenstuhls, des Urinals oder der Bettpfanne in Reichweite des Klienten).
- Anbieten von Unterstützung für den kognitiv beeinträchtigten Klienten (z. B. den Klienten nach einem festen Zeitplan auffordern, die Toilette aufzusuchen oder ihn dorthin bringen, *um die Häufigkeit von Inkontinenzepisoden zu verringern/das Wohlbefinden zu erhöhen*).
- Empfehlen von Veränderungen der Lebensweise:
  - Einstellen der Flüssigkeitszufuhr auf 1500–2000 ml/d zu geregeltem Tageszeiten (zu und zwischen den Mahlzeiten) und Einschränken der Flüssigkeit 2–3 Stunden vor dem Schlafengehen, *um ein vorhersagbares Entleerungsmuster zu fördern und Nykturie einzuschränken*
  - Modifizieren der Ernährung, soweit angezeigt (z. B. Reduzieren von Koffein, Zitrussäften, stark gewürzten Nahrungsmitteln, Scharfstoffen etc.), *um die Blasenreizung zu verringern*
  - Regeln des Stuhlgangs, *um Probleme der Urinausscheidung in Verbindung mit Obstipation/einer Koteinklemmung zu verhindern.*
- Auffordern des Klienten zur Teilnahme an Verhaltensinterventionen, falls in der Lage:
  - Erstellen eines Miktionsplans (Gewohnheits- und Blasentraining) auf der Grundlage des üblichen Entleerungsverhaltens des Klienten und mit allmählicher Steigerung des Zeitintervalls
  - Empfehlen, die Miktion durch Einsatz von Ablenkung (z. B. lange, tiefe Atemzüge), Selbstaufforderungen (z. B.: «Ich kann warten») und Kontraktionen der Beckenmuskulatur bei Exposition gegenüber Auslösern bewusst hinauszuzögern. *Verhaltenstechniken zur Unterdrückung des Harndrangs*
  - Auffordern zu regelmäßigen Übungen zur Kräftigung der Beckenbodenmuskulatur/Kegel-Übungen, soweit durch die jeweilige Erkrankung angezeigt
  - Instruieren des Klienten, vor dem Aufstehen aus dem Bett die Beckenbodenmuskulatur anzuspannen. *Hilft beim Verhindern eines Urinabgangs, da sich der Abdominaldruck verändert*

  - Anregen, den Harnstrahl zwei- oder mehrmals beim Urinieren zu lösen und einzuhalten, *um Muskeln, die am Miktionsvorgang beteiligt sind, für ein Übungstraining zu isolieren.*
- Vermitteln an Spezialisten/ein Behandlungsprogramm, soweit angezeigt, für zusätzliche/spezielle Interventionen (z. B. Biofeedback, Vaginalkonen, elektrische Stimulation/evtl. chirurgische Interventionen).

4. Pflegepriorität: Fördern des Wohlbefindens (Beratung, Patientenedukation und Entlassungsplanung):

- Ermutigen zu Maßnahmen für die Behaglichkeit (z. B. Inkontinenzhilfen/-unterwäsche, Tragen locker sitzender oder speziell angepasster Kleidung), *um sich langfristig auf Inkontinenzsymptome vorzubereiten, damit zurechtzukommen und das Sicherheitsgefühl/das Vertrauen in die Fähigkeit, sozial aktiv zu sein, zu stärken.*
- Betonen der Bedeutung von Intimpflege nach jedem Wasserlösen/-lassen, *um Hautreizungen/eine inkontinenzbedingte Dermatitis zu verhindern.*
- Erkennen von Zeichen/Symptomen, die auf Harnwegskomplikationen hinweisen und rechtzeitige medizinische Kontrolle erfordern.

Schwerpunkte der Pflegedokumentation

Pflegeassessment oder Neueinschätzung

- individuelle Befunde inkl. der Inkontinenzmuster sowie der Auswirkungen auf die Lebensweise und das Selbstwertgefühl.

Planung

- Pflege-/Interventionsplan und beteiligte Personen
- Patientenedukationsplan für Klienteninformation, -schulung und -beratung.

Durchführung/Evaluation

- Reaktionen auf Interventionen/Patientenedukation und ausgeführte Pflegemaßnahmen
- Zielerreichung/Fortschritte in Richtung gewünschter Ergebnisse
- Veränderungen des Pflegeplans.

Entlassungs- oder Austrittsplanung

- Erfordernisse der Entlassung, langfristiger Pflegebedarf nach Entlassung, vorgenommene Koordinationen und Vermittlun-

gen, zusätzlich verfügbare personelle, kommunale und materielle Ressourcen
- spezifische, vorgenommene Vermittlungen, Nachsorgeplan sowie Verantwortlichkeiten für zu treffende Maßnahmen.

Empfohlene, exemplarische Pflegeinterventionen (NIC) und Pflegeergebnisse (NOC)

NIC: *Toilettentraining* [Urinary Habit Training] (McCloskey-Dochterman, J.; Bulecheck, G. M., 2013)
NOC: *Urinkontinenz* [Urinary Incontinence] (Moorhead, S., Johnson, M.; Maas, M. L.; Swanson, E., 2013)

Literatur

Carpenito-Moyet L. J.: Das Pflegediagnosen-Lehrbuch. Huber, Bern 2013
Hayder, D.; Kuno E.; Müller M.: Kontinenz – Inkontinenz – Kontinenzförderung. 2. A. Bern, Huber 2012

Gefahr einer Dranguririnkontinenz [P]

Risk for urge urinary incontinence (00022) (1998)
Domäne 3: **Ausscheidung und Austausch**
Klasse 1: **Harntraktfunktion**

Diagnosetyp (Dokumentationsform): Risikopflegediagnose (PR)
Zuordnung der Pflegediagnose nach Pflegemodellen/-klassifikationen s. Kap. 6.

Definition: Risiko eines unwillkürlichen Urinabgangs verbunden mit einer plötzlichen, starken Empfindung eines Harndrangs

Risikofaktoren [R]

- Auswirkungen der Medikation
- Auswirkungen von Koffein
- Auswirkungen von Alkohol
- Detrusorhyperreflexie (z. B. durch Zystitis, Urethritis, Tumoren, Nierensteine, Störungen im zentralen Nervensystem oberhalb des pontinen Miktionszentrums)

- beeinträchtigte Blasenkontraktilität
- unwillkürliche Sphinkterrelaxation
- unzureichende Ausscheidungsgewohnheiten
- geringe Blasenkapazität.

D

Klientenbezogene Pflegeziele oder Evaluationskriterien

Der Klient

- benennt individuelle Risikofaktoren und geeignete Interventionen.
- zeigt Verhaltensweisen oder Änderungen der Lebensweise, um das Entstehen des Problems zu verhindern.

Maßnahmen oder Pflegeinterventionen

1. Pflegepriorität: Einschätzen des Potenzials für die Entstehung einer Inkontinenz:

- Identifizieren eines Klienten mit potenzieller Dranginkontinenz, wie unter «Risikofaktoren» benannt.
- Achten auf Zustände/Erkrankungen, die oft mit Harndrang einhergehen (z. B. Schlaganfall, multiple Sklerose, Parkinson-Krankheit, Rückenmarkverletzung, Alzheimer-Krankheit, Adipositas, entzündliche Beckenerkrankung (PID), Operationen im Abdomen/Beckenraum, Harnwegsinfekte), *die sich auf das Fassungsvermögen der Blase, den Muskeltonus im Beckenraum der Blase/der Harnröhre und/oder auf die Innervation auswirken.*
- Feststellen des Gebrauchs/Vorhandenseins von Blasenreizstoffen (z. B. erheblicher Konsum von Alkohol oder Koffein, was zu erhöhter Ausfuhr oder konzentriertem Urin führen kann).
- Überprüfen des Medikationsplans des Klienten (z. B. Diuretika, Antipsychotika, Sedativa) *auf Medikamente, welche die Urinproduktion erhöhen oder das Erkennen eines Harndrangs durch den Klienten/die Fähigkeit, darauf zu reagieren beeinträchtigen.*
- Überprüfen der Anamnese auf seit langem bestehende Gewohnheiten oder Erkrankungen (z. B. häufige freiwillige Miktionen, beeinträchtigte Mobilität, Einnahme von Sedativa), *welche die Blasenkapazität verringern können.*
- Beachten von Zuständen/Erkrankungen (z. B. Sensibilitätsstörung oder beeinträchtigte Mobilität, kognitive Beeinträchtigung/De-

menz, Erkrankungen des Zentralnervensystems), *welche die Fähigkeit, auf einen Harndrang zu reagieren, beeinträchtigen können.*
- Messen der entleerten Urinmenge, dabei vor allem Dokumentieren von Mengen unter 100 ml oder über 500 ml, *um das Fassungsvermögen der Blase und die Effektivität ihrer Kontraktionen festzustellen, um die Entleerung zu erleichtern.*
- Vorbereiten geeigneter Tests und Assistieren (z. B. Urinanalyse, nichtinvasiver Blasen-Scan, Zystometrie) *zur Evaluation des Entleerungsmusters und zum Erkennen des pathologischen Befundes.*

2. Pflegepriorität: Verhindern des Auftretens des Problems:
- Assistieren bei der Behandlung von Grunderkrankungen, die zur Drangurininkontinenz beitragen können.
- Herausfinden, ob sich der Klient des entstehenden Problems bewusst/darüber besorgt ist und ob seine Lebensweise beeinträchtigt werden könnte (z. B. Aktivitäten des täglichen Lebens, Gesellschaftsleben, Sexualverhalten).
- Regulieren der Flüssigkeitszufuhr zu bestimmten Zeiten (zu und zwischen den Mahlzeiten), *um ein vorhersehbares Entleerungsmuster zu fördern.*
- Festlegen eines Ausscheidungsplans (Gewohnheits-, Blasentraining), beruhend auf den üblichen Gewohnheiten des Klienten.
- Sorgen für Unterstützung/Hilfsmittel für Klienten mit eingeschränkter Mobilität, soweit angezeigt (z. B. durch Sorgen für Mittel zum Herbeirufen von Unterstützung, Platzieren von Toilettenstuhl, Bettflasche/-pfanne in Reichweite des Klienten).
- Anhalten zu regelmäßigen Übungen der Beckenbodenkräftigung (Kegel-Übungen oder Vaginalkonen).

3. Pflegepriorität: Fördern des Wohlbefindens (Patientenedukation und Entlassungsplanung):
- Sorgen für Informationen für den Klienten/die Bezugsperson(en) über die Möglichkeit einer Drangurininkontinenz und über Maßnahmen im Alltag, um sie zu verhindern/zu begrenzen.
- Empfehlen, die Aufnahme von Kaffee/Tee und Alkohol einzuschränken, *da sie eine Reizwirkung auf die Blase haben und die Diurese leicht fördern.*
- Anregen, locker sitzende oder speziell angepasste Kleidung zu tragen, *um die Reaktion auf einen Harndrang zu erleichtern.*
- Hervorheben der Bedeutung von Intimpflege nach jeder Entleerung, *um die Gefahr einer aufsteigenden Infektion zu verringern.*

D

Schwerpunkte der Pflegedokumentation

Pflegeassessment oder Neueinschätzung

- individuelle Befunde inkl. spezifischer Risikofaktoren und Entleerungsmuster.

Planung

- Pflege-/Interventionsplan und beteiligte Personen
- Patientenedukationsplan für Klienteninformation, -schulung und -beratung.

Durchführung/Evaluation

- Reaktionen auf Interventionen/Patientenedukation und ausgeführte Pflegemaßnahmen
- Zielerreichung/Fortschritte in Richtung gewünschter Ergebnisse
- Veränderungen des Pflegeplans.

Entlassungs- oder Austrittsplanung

- Erfordernisse der Entlassung, langfristiger Pflegebedarf nach Entlassung, vorgenommene Koordinationen und Vermittlungen, zusätzlich verfügbare personelle, kommunale und materielle Ressourcen
- spezifische, vorgenommene Vermittlungen, Nachsorgeplan sowie Verantwortlichkeiten für zu treffende Maßnahmen.

Empfohlene, exemplarische Pflegeinterventionen (NIC) und Pflegeergebnisse (NOC)

NIC: *Toilettentraining* [Urinary Habit Training] (McCloskey-Dochterman, J.; Bulecheck, G. M., 2013)
NOC: *Urinkontinenz* [Urinary Incontinence] (Moorhead, S., Johnson, M.; Maas, M. L.; Swanson, E., 2013)

Literatur

Carpenito-Moyet L. J.: Das Pflegediagnosen-Lehrbuch. Huber, Bern 2013
Hayder, D.; Kuno E.; Müller M.: Kontinenz – Inkontinenz – Kontinenzförderung. 2. A. Bern, Huber 2012

Gefahr einer gastrointestinalen Durchblutungsstörung [P]*

Risk for ineffective gastrointestinal perfusion (00202) (2008, LOE 2.1)
Domäne 4: **Aktivität/Ruhe**
Klasse 4: **Kardiovaskuläre/Pulmonale Reaktionen**

D

Diagnosetyp (Dokumentationsform): Risikopflegediagnose (PR)
Zuordnung der Pflegediagnose nach Pflegemodellen/-klassifikationen s. Kap. 6.

Definition: Risiko einer Verminderung der Blutzirkulation im Magen-Darm-Trakt

Risikofaktoren [R]

- akute gastrointestinale Hämorrhagie, [Hypovolämie]
- akute gastrointestinale Blutungen
- Trauma
- abdominales Kompartmentsyndrom
- vaskuläre Krankheit (z. B. periphere Gefäßerkrankung, aortoiliakale Verschlusskrankheit)
- Bauchaortenaneurysma
- schlechte [geringe] linksventrikuläre Leistungsfähigkeit
- Hämodynamische Instabilität
- Koagulopathie (z. B. Sichelzellenanämie)
- Verbrauchskoagulopathie
- auffällige Prothrombinzeit
- auffällige partielle Thromboplastinzeit
- [Emboli]
- gastrointestinale Krankheit (z. B. Zwölffingerdarm- oder Magengeschwür, ischämische Kolitis, ischämische Pankreatitis)
- Magenparese (z. B. Diabetes mellitus)
- gastroösophageale Varizen
- Leberfunktionsstörung
- Myokardinfarkt

* Diese Diagnose trug zuvor den Titel Ineffektive Gewebedurchblutung [Art ist näher zu bestimmen: gastrointestinal] (Ineffective Tissue Perfusion [Specify Type: Gastrointestinal])

- Nierenversagen[/-insuffizienz]
- Diabetes mellitus
- Schlaganfall
- Rauchen
- behandlungsbezogene Nebenwirkungen (z.B. kardiopulmonaler Bypass, Medikamente, Anästhesie, Magenoperation)
- Alter > 60 Jahre
- Anämien
- weibliches Geschlecht.

Klientenbezogene Pflegeziele oder Evaluationskriterien

Der Klient (spezifischen Zeitplan beifügen)

- zeigt eine adäquate Gewebedurchblutung, **a/d** aktive Darmgeräusche sowie Fehlen von Unterleibsschmerzen, Übelkeit und Erbrechen.
- äußert, dass er die Erkrankung, den Therapieplan und die Nebenwirkungen von Medikamenten versteht und weiß, wann er einen Gesundheitsdienstleister kontaktieren muss.
- zeigt Verhaltensweisen und Umstellungen der Lebensweise, um die Durchblutung zu verbessern.

Maßnahmen oder Pflegeinterventionen

1. Pflegepriorität: Identifizieren individueller Risikofaktoren/Bedürfnisse:

- Beachten von Erkrankungen, die den systemischen Kreislauf und die Durchblutung beeinträchtigen können, wie eine Funktionsstörung des linken Ventrikels, ein größeres Trauma mit Blutverlust und Hypotonie, ein septischer Schock usw. *Blutverlust und ein hypovolämischer oder hypotoner Schock können zu Minderdurchblutung des Magen-Darm-Trakts und Darmischämie führen.*
- Feststellen, ob Krankheiten vorliegen, wie Ösophagusvarizen, Pankreatitis, Abdominal- oder Thoraxtrauma, Anstieg des intraabdominellen Drucks, eine anamnestisch bekannte Darmverlegung oder Hernienstrangulation, *die eine lokale oder regionale Abnahme der gastrointestinalen Durchblutung verursachen könnten.*
- Erkennen eines Klienten mit anamnestisch bekannter Blutung oder Gerinnungsstörungen, etwa einer früheren Magen-Darm-

Blutung, mit einem Tumor, *um das Risiko potenzieller Blutungsstörungen darzustellen.*

- Beachten von Alter und Geschlecht des Klienten beim Assessment einer gestörten Magen-Darm-Durchblutung *(z. B. deuten Studien darauf hin, dass die Gefahr einer Magen-Darm-Blutung bei beiden Geschlechtern mit dem Alter steigt, dass jedoch das Risiko eines Aneurysmas der Bauchaorta bei Männern höher ist als bei Frauen). Frühgeborene oder Neugeborene mit niedrigem Geburtsgewicht sind dem Risiko einer nekrotisierenden Enterokolitis ausgesetzt.*
- Untersuchen von Angaben über Unterleibsschmerzen unter Beachten der Lokalisation, Intensität und Dauer.
- Sichten des Routine-Medikationsplans (z. B. NSAR; Cumarin; niedrig dosierte Acetylsalicylsäure, wie zur Prophylaxe bei bestimmten Herz-Kreislauf-Erkrankungen; Kortikosteroide). *Die Wahrscheinlichkeit einer Blutung steigt unter diesen Medikamenten.*
- Beachten eines anamnestisch bekannten Rauchens, *das eine Vasokonstriktion potenzieren kann, oder exzessiven Alkoholkonsums, der eine allgemeine Magenschleimhautentzündung verursachen und die Gefahr einer Magen-Darm-Blutung potenzieren kann, oder einer Leberbeteiligung und Ösophagusvarizenbildung.*
- Auskultieren des Abdomens zur Evaluierung der Peristaltik. *Hypoaktive oder fehlende Darmgeräusche können auf eine Magen-Darm-Verletzung, Darmperforation und -blutung hindeuten. Abdominales Murmeln kann auf eine Schädigung oder ein Aneurysma der Bauchaorta hinweisen.*
- Palpieren des Abdomens auf Blähung, Raumforderungen, vergrößerte Organe (z. B. Milz, Leber, Teile des Kolons); Auslösen von Schmerzen durch Berühren; Pulsieren der Aorta.
- Perkutieren des Abdomens auf eine fixe oder fluktuierende Dämpfung über Regionen, die normalerweise Luft enthalten. *Kann auf eine Blut- oder Flüssigkeitsansammlung hindeuten.*
- Messen und Überwachen des Bauchumfangs, soweit angezeigt. *Kann Darmstörungen, wie eine Verlegung, oder ein Organversagen (z. B. Herz, Leber oder Niere) mit intraabdomineller Flüssigkeits- und Gasansammlung widerspiegeln.*
- Beachten von Angaben über Übelkeit und Erbrechen in Verbindung mit Störungen des Stuhlgangs.
- Einschätzen eines Klienten/einer Klientin mit schwerem oder

D

lange anhaltendem Erbrechen, starkem Husten oder beim Heben, bei anstrengenden Tätigkeiten oder unter der Geburt, *die zu einem Riss der Ösophagus- oder Magenwand mit anschließender Blutung führen können.*

- Evaluieren der Farbe und Konsistenz des Stuhls. Testen auf okkultes Blut, soweit angezeigt.
- Testen des aus dem Magen Abgesaugten auf Blut, wenn ein Tubus zur Magendekompression und/oder Linderung von Erbrechen verwandt wird.
- Einschätzen der Vitalzeichen unter Beachten einer anhaltenden Hypotonie, *die zur Minderdurchblutung von Bauchorganen führen kann.*
- Sichten der Labor- und anderer diagnostischer Untersuchungen (z. B. großes Blutbild, Bilirubin, Leberenzyme, Elektrolyte, Stuhl (Guajak-Test), Angiographie der Aorta, Parazentese), *um Zustände oder Erkrankungen zu erkennen, welche die Durchblutung und Funktion von Magen und Darm beeinträchtigen können.*

2. Pflegepriorität: Reduzieren oder Korrigieren individueller Risikofaktoren:

- Kooperieren bei der Behandlung von Grunderkrankungen, *um Störungen zu korrigieren oder zu behandeln, welche die Durchblutung von Magen und Darm beeinträchtigen könnten.*
- Verabreichen von Flüssigkeiten und Elektrolyten, soweit angezeigt, *um Verluste auszugleichen und die Durchblutung und Zellfunktion von Magen und Darm aufrechtzuerhalten.*
- Verabreichen prophylaktisch verordneter Medikamente bei gefährdeten Klienten während der Krankheit und des Klinikaufenthalts (z. B. Antiemetika, Protonenpumpenhemmer, Antihistaminika, Anticholinergika, Antibiotika), *um das Potenzial stressbedingter Magen-Darm-Komplikationen zu senken.*
- Aufrechterhalten einer Dekompression von Magen oder Darm, soweit angezeigt; regelmäßiges Messen der Ausfuhr und Beachten der Merkmale des Drainierten.
- Sorgen für kleine, leicht verdauliche Mahlzeiten und Flüssigkeiten, soweit sie oral vertragen werden.
- Auffordern, nach Mahlzeiten zu ruhen, *um den Blutstrom zum Verdauungssystem zu maximieren.*
- Vorbereiten des Klienten auf eine Operation wie Magenresektion, -Bypass, mesenteriale Endarteriektomie.

- Für weitere Interventionen vgl. PDx: Dysfunktionale gastrointestinale Motilität, Übelkeit, Mangelernährung.

3. Pflegepriorität: Fördern des Wohlbefindens (Beratung, Patientenedukation und Entlassungsplanung):

- Erörtern individueller Risikofaktoren (z. B. Familienanamnese, Adipositas, Alter, Rauchen, Hypertonie, Diabetes, Gerinnungsstörungen) und potenzieller Ergebnisse einer Atherosklerose (z. B. systemische und periphere Gefäßerkrankungen). *Informationen, die der Klient braucht, um Entscheidungen über Risikofaktoren eines Heilverfahrens anhand von Informationen zu treffen und Umstellungen der Lebensweise anzugehen.*
- Herausarbeiten der nötigen Umstellungen der Lebensweise und dem Klienten assistieren, das Krankheitsmanagement in die Aktivitäten des täglichen Lebens zu integrieren.
- Auffordern des Klienten, das Rauchen aufzugeben, sich einer Raucher-Selbsthilfegruppe oder einem Raucherentwöhnungsprogramm anzuschließen.
- Erstellen eines Plans zur regelmäßigen körperlichen Betätigung, *um den Kreislauf anzuregen und das allgemeine Wohlbefinden zu fördern.*
- Betonen der Notwendigkeit routinemäßiger Nachsorgeuntersuchungen und labormedizinischer Überwachung, soweit angezeigt, *für ein effektives Krankheitsmanagement und mögliche Umstellungen des Therapieplans.*
- Betonen, wie wichtig es ist, die aktuelle Medikation mit einem Dienstleister der Primärversorgung zu erörtern: neu verordnete Medikamente und/oder die geplante Anwendung bestimmter Medikamente (z. B. NSAR inkl. Acetylsalicylsäure, Kortikosteroide, einige freiverkäufliche Medikamente, Nahrungsergänzungsmittel aus Kräutern), *die schädlich für die Darmschleimhaut sein oder eine Blutung auslösen können.*

Schwerpunkte der Pflegedokumentation

Pflegeassessment oder Neueinschätzung

- individuelle Befunde unter Beachten spezifischer Risikofaktoren
- Vitalzeichen, Hinreichen der Durchblutung
- Assessment des Abdomens, Merkmale von Erbrochenem, Mageninhalt und Stühlen.

Planung

- Pflege-/Interventionsplan und beteiligte Personen
- Patientenedukationsplan für Klienteninformation, -schulung und -beratung.

Durchführung/Evaluation

- Reaktionen auf Interventionen/Patientenedukation und ausgeführte Pflegemaßnahmen
- Zielerreichung/Fortschritte in Richtung gewünschter Ergebnisse
- Veränderungen des Pflegeplans.

Entlassungs- oder Austrittsplanung

- spezifische, vorgenommene Vermittlungen, Nachsorgeplan sowie Verantwortlichkeiten für zu treffende Maßnahmen
- verfügbare Ressourcen; spezifische, vorgenommene Vermittlungen.

Exemplarische Pflegeinterventionen (NIC) und Pflegeergebnisse (NOC)

NIC: *Prävention: Durchblutungsstörungsfolgen* [Circulatory Precautions] (McCloskey-Dochterman, J.; Bulecheck, G.M., 2013)
NOC: *Gewebedurchblutung abdominaler Organe* [Tissue Perfusion: Abdominal Organs] (Moorhead, S., Johnson, M.; Maas, M.L.; Swanson, E., 2013)

Literatur

Carpenito-Moyet L.J.: Das Pflegediagnosen-Lehrbuch. Huber, Bern 2013
Buchmann, P.; Degen, L.: Chronische Bauchbeschwerden. Huber, Bern 2010

Gefahr einer kardialen Durchblutungsstörung [P]*

Risk for decreased cardiac tissue perfusion (00200) (2008, LOE 2.1)
Domäne 4: **Aktivität/Ruhe**
Klasse 4: **Kardiovaskuläre/Pulmonale Reaktionen**

Diagnosetyp (Dokumentationsform): Risikopflegediagnose (PR)
Zuordnung der Pflegediagnose nach Pflegemodellen/-klassifikationen s. Kap. 6.

Definition: Gefahr einer Verminderung der Blutzirkulation in den Herzkranzgefäßen

Risikofaktoren [R]

- Spasmus der Herzkranzarterien [Koronarspasmus]
- Operation am Herzen
- Herztamponade
- Wissensdefizit über veränderbare Risikofaktoren (z. B. Rauchen, bewegungsarmer Lebensstil, Adipositas)
- [Hypertonie]
- Hyperlipidämie
- Antibabypille [Kontrazeptiva]
- Drogen-, Medikamentenmissbrauch
- erhöhtes C-reaktives Protein
- Hypoxämie
- Hypoxie
- Vorkommen koronarer Arterienerkrankung in der familiären Vorgeschichte [familienanamnestisch bekannte koronare Herzkrankheit]
- Diabetes mellitus
- Hypovolämie.

* Diese Diagnose trug zuvor den Titel Ineffektive Gewebedurchblutung [Art ist näher zu bestimmen: kardial] (Ineffective Tissue Perfusion [Specify Type: Cardiac])

Klientenbezogene Pflegeziele oder Evaluationskriterien

Der Klient

D

- zeigt eine adäquate Koronardurchblutung, soweit individuell angemessen (z. B. Vitalzeichen im Normbereich des Klienten, weder Thoraxschmerz noch Beschwerden).
- identifiziert individuelle Risikofaktoren.
- äußert, dass er den Therapieplan versteht.
- demonstriert Verhaltensweisen und Umstellungen der Lebensweise zur Beibehaltung oder Maximierung der Durchblutung (z. B. Einstellen des Rauchens, Entspannungstechniken, Übungs-/Ernährungsprogramm).

Maßnahmen oder Pflegeinterventionen

1. Pflegepriorität: Identifizieren individueller Risikofaktoren:

- Beachten von Zuständen/Erkrankungen wie dekompensierte Herzinsuffizienz, ein größeres Trauma mit Blutverlust, kürzlicher Koronar-Bypass oder Einsatz einer intraaortalen Ballonpumpe, chronische Anämie oder eine Sepsis, *die den systemischen Kreislauf, die Gewebeoxygenierung und die Organfunktion beeinträchtigen können.*
- Beachten von Alter und Geschlecht des Klienten beim Einschätzen des Risikos eines Koronarspasmus oder eines Myokardinfarkts. *Die Gefahr von Herzleiden steigt mit dem Alter. Zwar gelten Männer noch immer als stärker für einen Myokardinfarkt gefährdet und bekommen ihn früher im Leben, jedoch steigt auch die Mortalität von Frauen mit Koronarerkrankung.*
- Herausarbeiten von Problemen der Lebensweise, wie Adipositas, Rauchen, hohe Cholesterinwerte, exzessiver Alkoholkonsum, Drogen (z. B. Kokain) und Bewegungsmangel, *welche die Gefährdung des Klienten durch eine Koronarerkrankung und Durchblutungsstörung des Herzgewebes erhöhen können.*
- Feststellen von Atembeschwerden, wie etwa einer obstruktiven Schlafapnö mit Sauerstoffentsättigung, *die eine Minderbelüftung der Alveolen, eine respiratorische Azidose und Hypoxien bewirken kann, welche zu Herzrhythmusstörungen und gestörter Herzfunktion führen.*
- Feststellen, ob der Klient längeren oder ungewöhnlich hohen

Stress erfährt oder u.U. ein psychiatrisches Grundleiden (z.B. eine Angst- oder Panikstörung) hat.

- Sichten der Medikation des Klienten, *um den aktuellen Einsatz vasoaktiver Substanzen, wie Nitroglyzerin, Kalziumantagonisten und Betablockern, festzustellen, die unerwünschte Nebenwirkungen inkl. der Überlastung des Myokards und des Sauerstoffverbrauchs, haben können.*
- Sichten der diagnostischen Untersuchungen (z.B. EKG, Echokardiogramm, Angiographie, Pulsoximetrie, Sauerstoffsättigung, Doppler-Ultraschall, Kapnometrie und arterielle Blutgase; Elektrolyte, Blutharnstoff-Stickstoff/Kreatinin, Herzenzyme), *um Erkrankungen, die der Behandlung bedürfen, und/oder das Ansprechen auf Therapien zu erkennen.*

D

2. Pflegepriorität: Feststellen von Veränderungen des Herzzustands:

- Untersuchen von Angaben über Thoraxschmerz unter Beachten von Veränderungen der Schmerzcharakteristik, *um auf eine potenzielle Myokardischämie, eine unzureichende Systemoxygenierung oder insuffiziente Organdurchblutung hin zu evaluieren.*
- Überwachen der Vitalzeichen, vor allem unter Beachten von Blutdruckveränderungen inkl. Hyper- oder Hypotonie.
- Einschätzen der Herztöne und der Pulse auf Arrhythmien.
- Einschätzen auf Ruhelosigkeit, Erschöpfung, Veränderungen des Bewusstseinsgrades, verlangsamte kapilläre Rückfüllung sowie eine blasse, kühle Haut. *Zeichen und Symptome einer inadäquaten systemischen Durchblutung, welche die Herzfunktion beeinträchtigen kann.*
- Inspizieren auf blasse, marmorierte, kühle oder feuchte Haut und verminderte Pulse als *Hinweise auf eine systemische Vasokonstriktion infolge reduzierter Herzleistung.*
- Untersuchen von Angaben über Atembeschwerden oder eine Atemfrequenz außerhalb akzeptabler Parameter, *was auf Störungen des Sauerstoffaustauschs hinweisen kann.*

3. Pflegepriorität: Aufrechterhalten/Maximieren der Herzdurchblutung:

- Kooperieren bei der Behandlung von Grunderkrankungen.
- Sorgen für zusätzlichen Sauerstoff, soweit angezeigt, *um die Durchblutung des Herzens und des Körpergewebes zu verbessern oder aufrechtzuerhalten.*

- Verabreichen von Flüssigkeiten und Elektrolyten, soweit angezeigt, *um den Systemkreislauf und eine optimale Herzfunktion aufrechtzuerhalten.*
- Verabreichen von Medikamenten (z. B. Antihypertonika, Analgetika, Antiarrhythmika, Bronchodilatatoren, Fibrinolytika).
- Sorgen für Phasen ungestörter Ruhe und eine beruhigende Umgebung, *um die Myokardbelastung zu senken.*

4. Pflegepriorität: Fördern des Wohlbefindens (Beratung, Patientenedukation und Entlassungsplanung):

- Erörtern von Risikofaktoren (z. B. Familienanamnese, Adipositas, Alter, Rauchen, Hypertonie, Diabetes, Gerinnungsstörungen und potenzielle Ergebnisse einer Atherosklerose (z. B. systemische und kardiale Erkrankungen).
- Überprüfen auf veränderbare Risikofaktoren, *um den Klienten/die Bezugsperson beim Verstehen der Bereiche zu helfen, in denen er/sie Maßnahmen ergreifen oder Entscheidungen im Sinne eines gesunden Herzens treffen kann:*
  - Empfehlen, ein normales Körpergewicht zu wahren oder abzunehmen, wenn der Klient adipös ist. Überprüfen spezifischer Ernährungsbelange mit dem Klienten (z. B. Reduzieren von tierischem Fett und Fett aus Milchprodukten; mehr pflanzliche Nahrungsmittel – Obst, Gemüse, Olivenöl, Nüsse)
  - Auffordern, das Rauchen aufzugeben, falls angezeigt, unter Anbieten von Informationen über entsprechende Hilfen und Programme
  - Auffordern des Klienten zu regelmäßiger körperlicher Betätigung
  - Erörtern der kardialen Auswirkungen von Drogen, falls angezeigt (inkl. Kokain, Methamphetamin, Alkohol)
  - Erörtern von Coping und Stresstoleranz
  - Demonstrieren und Ermutigen zu Entspannungs- und Stressmanagenenttechniken
  - Auffordern des Klienten in Hochrisikokategorien (z. B. bei ausgeprägter Familienanamnese, Diabetes, anamnestisch bekanntem kardialen Ereignis), sich regelmäßig ärztlich untersuchen zu lassen.
- Sichten der Medikamente auf regelmäßiger Basis, *für das Management derjenigen, welche die Herzfunktion beeinträchtigen,*

oder derjenigen, die zur Blutdrucksenkung oder bei thrombembolischen Störungen gegeben werden.

- Vermitteln an Schulungs-/kommunale Ressourcen, soweit angezeigt. *Der Klient/die Bezugsperson kann von der Unterstützung profitieren, um sich herzgesünderen Aktivitäten zu widmen (z. B. Gewichtsabnahme, Einstellen des Rauchens, körperliche Betätigung).*
- Instruieren in häuslicher Blutdrucküberwachung, falls angezeigt; Raten zum Kauf eines entsprechenden Messgeräts. *Erleichtert das Management der Hypertonie, eines wichtigen Risikofaktors der Schädigung von Blutgefäßen, der zur koronaren herzkrankheit beiträgt.*

Schwerpunkte der Pflegedokumentation

Pflegeassessment oder Neueinschätzung

- individuelle Befunde unter Beachten spezifischer Risikofaktoren
- Vitalzeichen, Herzrhythmus, Vorliegen von Herzrhythmusstörungen.

Planung

- Pflege-/Interventionsplan und beteiligte Personen
- Patientenedukationsplan für Klienteninformation, -schulung und -beratung.

Durchführung/Evaluation

- Reaktionen auf Interventionen/Patientenedukation und ausgeführte Pflegemaßnahmen
- Zielerreichung/Fortschritte in Richtung gewünschter Ergebnisse
- Veränderungen des Pflegeplans.

Entlassungs- oder Austrittsplanung

- spezifische, vorgenommene Vermittlungen, Nachsorgeplan sowie Verantwortlichkeiten für zu treffende Maßnahmen
- verfügbare Ressourcen; spezifische, vorgenommene Vermittlungen.

Exemplarische Pflegeinterventionen (NIC) und Pflegeergebnisse (NOC)

NIC: *Prävention: kardiale Belastungsschäden* [Cardiac Precautions] (McCloskey-Dochterman, J.; Bulecheck, G. M., 2013)

NOC: *Gewebedurchblutung: kardiale* [Tissue Perfusion: Cardiac] (Moorhead, S., Johnson, M.; Maas, M. L.; Swanson, E., 2013)

Literatur

Bolanz, H.; Osswald, P.; Ritsert, H. (Hrsg.): Pflege in der Kardiologie/Kardiochirurgie. Elsevier, München 2007
Carpenito-Moyet L. J.: Das Pflegediagnosen-Lehrbuch. Huber, Bern 2013

D

Periphere Durchblutungsstörung [P]

Ineffective peripheral tissue perfusion (00204) (2008, R 2010 LOE 2.1)
Domäne 4: **Aktivität/Ruhe**
Klasse 4: **Kardiovaskuläre/Pulmonale Reaktionen**

Diagnosetyp (Dokumentationsform): aktuelle Pflegediagnose (PES)
Zuordnung der Pflegediagnose nach Pflegemodellen/-klassifikationen s. Kap. 6.

Definition: Verminderung der Blutzirkulation in der Peripherie, die die Gesundheit beeinträchtigen könnte

Beeinflussende Faktoren [od. Einflussfaktoren] [E]

- fehlendes Wissen über verstärkende Faktoren (z. B. Rauchen, bewegungsarmer Lebensstil, Trauma, Adipositas, Salzeinnahme [-zufuhr], Immobilität)
- fehlendes Wissen über Krankheitsverlauf (z. B. Diabetes, Hyperlipidämie, [peripheres Arterienleiden, chronische Veneninsuffizienz])
- Hypertonie
- bewegungsarmer Lebensstil
- Rauchen
- Diabetes mellitus.

Bestimmende Merkmale [od. Symptome] [S]

subjektive

- Schmerzen in den Extremitäten
- Claudicatio
- Missempfindungen [Parästhesien], [Sensibilitätsstörungen].

objektive

- verminderte Pulse [verminderte arterielle Pulse]
- fehlende Pulse [verminderte arterielle Pulse]
- Blutdruckveränderungen in den Extremitäten
- veränderte Hauteigenschaften (Farbe, Elastizität, Haare, Feuchtigkeit, Nägel, Gefühl [Sensibilität], Temperatur)
- Hautfarbe erblasst beim Anheben [der Extremität]
- keine Rückkehr der Farbe beim Absenken des Beines, [Hauterythem oder lagerungsabhängige Rötung bei chronisch trockener Haut, feine und grobe Schuppenbildung]
- Ödeme
- Kapillarfüllungszeit > 3 Sekunden
- Knöchel-Arm-Index < 0,90
- kürzere erreichte Distanzen im 6-Minuten-Gehtest
- kürzere schmerzfrei erreichte Distanzen im 6-Minuten-Gehtest
- veränderte motorische Funktion
- verzögerte periphere Wundheilung.
- Strömungsgeräusch der A. femoralis.

Klientenbezogene Pflegeziele oder Evaluationskriterien

Der Klient

- zeigt eine erhöhte Durchblutung, soweit individuell angemessen (z. B. warme und trockene Haut, vorhandene und kräftige periphere Pulse, Fehlen von Ödemen, Schmerzen und Beschwerden).
- äußert Verstehen der Erkrankung, des Therapieplans, der Nebenwirkungen der Medikamente und wann ein Gesundheitsdienstleister anzusprechen ist.
- zeigt Umstellungen der Lebensweise und des Verhaltens, um die Zirkulation zu verbessern (z. B. regelmäßige körperliche Betätigung, Einstellen des Rauchens, Gewichtsabnahme, Krankheitsmanagement).

Maßnahmen oder Pflegeinterventionen

1. Pflegepriorität: Einschätzen ursächlicher/beeinflussender Faktoren:

- Beachten der aktuellen Situation oder des Vorliegens von Zuständen/Erkrankungen, welche die Durchblutung aller Körpersysteme beeinflussen können (z. B. eine dekompensierte Herzinsuffizienz, Lungenkrankheiten, ein größeres Trauma, septischer oder hypovolämischer Schock, Koagulopathien, Sichelzell-Anämie) *und den systemischen Kreislauf/die Durchblutung beeinträchtigen können.*

- Feststellen früherer Erkrankungen in Zusammenhang mit einem Thrombus oder einer Embolie (z. B. Störungen der koronaren oder zerebralen Durchblutung, Schlaganfall, Hochgeschwindigkeitstrauma mit Frakturen, Unterleibs- oder orthopädische Operation, lange Phasen der Immobilität, entzündliche Krankheiten, chronisches Lungenleiden, Diabetes mit peripherer Vasopathie, Östrogentherapie, Tumoren und Tumortherapien, Zentralvenenkatheter), *um Klienten zu erkennen, die in höherem Maße für eine venöse Stase, Gefäßwandschäden und erhöhte Gerinnung gefährdet sind.*
- Erkennen von Hochrisikofaktoren oder -zuständen (z. B. Rauchen, nicht kontrollierte Hypertonie, Adipositas, Schwangerschaft, Tumoren im Beckenraum, Lähmung, Hypercholesterinämie, Varizen, Arthritis, Sepsis), die den Klienten einer höheren Gefahr von Gefäßleiden (inkl. Arterienverschluss und chronischer Veneninsuffizienz) mit entsprechenden Komplikationen aussetzen.
- Beachten des Sitzes von einschnürender Kleidung, Druckverbänden, Binden, eines Gipsverbands oder einer Zugvorrichtung, *welche die Durchblutung der Extremität einschränken können.*
- Herausfinden der Auswirkungen der Erkrankung auf das Funktionieren und die Lebensweise.

2. Pflegepriorität: Evaluieren des Grades der Beeinträchtigung:

- Vergleichen der Hauttemperatur und -farbe mit denen der Gegenseite, beim Assessment der Extremitätendurchblutung. *Hilft beim Differenzieren der Art der Störung (z. B. eine tiefe Rötung an beiden Händen, ausgelöst durch vibrierendes Gerät in Verbindung mit einem Raynaud-Syndrom; Ödem, Rötung und Schwellung der Wade eines Beins in Verbindung mit einer lokalen Thrombophlebitis).*
- Einschätzen des Vorliegens, der Lokalisation und des Ausmaßes der Schwellung oder Ödembildung. Messen des Extremitätenumfangs unter Beachten von Unterschieden zur Gegenseite. *Nützlich beim Erkennen oder Quantifizieren des Ödems der betroffenen Seite.*
- Messen der kapillären Rückfüllung, *um festzustellen, ob die systemische Durchblutung adäquat ist.*

- Beachten des Ernährungs- und Hydratationsstatus des Klienten. *Eine Mangelernährung an Proteinen und Energieträgern sowie eine Gewichtsabnahme machen ischämisches Gewebe anfälliger für Schäden. Dehydratation senkt das Blutvolumen und beeinträchtigt die periphere Durchblutung.*
- Inspizieren der Hautbeschaffenheit der unteren Extremitäten (z. B. atrophisch, glänzend, fehlende Behaarung oder trockene/schuppige, gerötete Haut) sowie Hautschäden oder -ulzerationen, *die häufige Begleiterscheinungen einer reduzierten peripheren Durchblutung darstellen.*
- Palpieren der Arterienpulse (jeweils beidseits: A. femoralis, A. poplitealis, A. dorsalis pedis und A. tibialis posterior) mit einem Hand-Doppler, soweit angezeigt, *um das Ausmaß des Durchblutungshindernisses zu bestimmen.*
- Beachten, ob Aktivität die Pulse verändert *(ein Klient mit Claudicatio intermittens z. B. kann palpable Pulse haben, die nach Umhergehen verschwinden).*
- Feststellen der beidseitigen Gleichheit und Intensität der Pulse (z. B. stark, normal, vermindert oder fehlend) und Vergleichen mit der nichtbetroffenen Extremität, *um die Verteilung und Qualität des Blutstroms und den Erfolg/das Versagen einer Therapie zu evaluieren.*
- Evaluieren von Angaben über Extremitätenschmerz unter Beachten von Begleitsymptomen (z. B. Krämpfe oder Schweregefühl, Beschwerden beim Gehen, fortschreitende Temperatur- oder Farbveränderungen, Parästhesien).
- Feststellen der Zeit der stärksten Ausprägung der Symptome (tags oder nachts), auslösender/verschlimmernder Ereignise (z. B. Gehen) und lindernde Faktoren (z. B. Ruhe, Sitzen mit hängenden Beinen, orale Analgetika), *um Störungen wie eine chronische Claudicatio intermittens gegenüber einer akuten, anhaltenden Ischämie, b/d Verlust der arteriellen Durchblutung, isolieren und abgrenzen zu helfen.*
- Einschätzen der motorischen und sensorischen Funktion. *Probleme mit dem Gehen, Überempfindlichkeit oder Verlust der Sensibilität sowie Taubheitsgefühl und Kribbeln sind Veränderungen, die eine neurovaskuläre Funktionsstörung oder Extremitätenischämie aufzeigen können.*
- Prüfen auf Schmerzempfindlichkeit oder Schmerzen in den Waden bei Dorsoflexion (Strecken) des Fußes (Homann-Zeichen),

D

D

Schwellung und Rötung. *Indikatoren einer tiefen Venenthrombose, wobei letztere oft auch ohne Homann-Zeichen auftritt.*
- Sichten der Laboruntersuchungen, wie Gerinnungszeiten, Hb/Hkt und Nieren- oder Herzfunktionstests, sowie diagnostischer Untersuchungen (z. B. Doppler-Ultraschalluntersuchung, Magnetresonanzangiographie [MRA], Venogramm, Kontrastangiographie, Knöchel-Arm-Index in Ruhe, segmentale Arteriendruckmessungen am Bein).

3. Pflegepriorität: Maximieren der Gewebedurchblutung:
- Kooperieren bei der Behandlung von Grunderkrankungen wie Diabetes, Hypertonie, Herz-Kreislauf-Erkrankungen, Blutkrankheiten, Traumata, Hypovolämie und Hypoxämie, *um den systemischen Kreislauf und die Organdurchblutung zu maximieren.*
- Verabreichen von Medikamenten, wie Gerinnungshemmern, Thrombolytika und/oder Antibiotika, *um die Gewebedurchblutung oder Organfunktion zu verbessern.*
- Verabreichen von Flüssigkeiten, Nährstoffen und Sauerstoff, soweit angezeigt, *um einen optimalen Blutstrom sowie eine optimale Organdurchblutung und -funktion zu fördern.*
- Assistieren bei oder Vorbereiten von medizinischen Prozeduren, wie etwa dem Setzen eines endovaskulären Stents, chirurgischen Revaskularisierungsverfahren oder einer Thrombektomie, *um die periphere Durchblutung zu verbessern.*
- Assistieren beim Anbringen von Kompressionverbänden (Pütter), elastischem Pflaster oder Klettbandagen, mit Medikamenten imprägnierten Schichtverbänden (z. B. Unna-Zinkleimverband), Mehrschicht-Bandagierungsplänen, Vorrichtungen zur intermittierenden Kompression sowie maßgefertigten Kompressionsstrümpfen, soweit angezeigt, *um bei einem durch venöse Stase bedingten Ulkus für stufenweise Kompression der unteren Extremität zu sorgen.*
- Vermitteln an einen Wundpflegespezialisten bei arteriellen oder venösen Ulzera zu spezifischeren Wundpflegeinterventionen.
- Sorgen für Interventionen *zur Förderung der peripheren Durchblutung und Einschränkung von Komplikationen in Zusammenhang mit einer schlechten Durchblutung und Gewebeschäden.*
  - Auffordern zum frühzeitigen Umhergehen, wenn möglich, und Empfehlen regelmäßiger körperlicher Betätigung

- Empfehlen von oder Sorgen für Übungen von Fuß und Knöchel, wenn der Klient nicht frei gehen kann *um die Muskelpumpe zu aktivieren*
- Sorgen für Druck reduzierende Vorrichtungen bei einem immobilisierten Klienten (z. B. Luftmatratze, Schaum- oder Schaffellpolster, Bett- oder Fußbogen)
- Anwenden von Wechseldruckvorrichtungen und/oder elastischen Kompressionsstrümpfen an den unteren Extremitäten
- Dem Klienten assistieren beim Umlagern in zeitlich abgestimmten Intervallen oder Geben entsprechender Instruktionen, statt Schmerzen als Signal zum Umlagern zu nutzen
- Anheben des Beins im Sitzen; Vermeiden starker Beugungen in der Hüfte oder den Knien
- Vermeiden, bei einer Thrombose das Bein zu massieren; vermeiden von Verletzungen der unteren Extremitäten
- Vermeiden oder sorgfältiges Überwachen der Anwendung von Wärme oder Kälte, wie etwa einer Wärmflasche, eines Heizkissens oder einer Kältepackung. Vermeiden lokaler Überwärmung
- Für weitere Interventionen vgl., soweit angemessen, PDx: Gefahr einer peripheren neurovaskulären Störung, Gefahr einer Hautschädigung, Gewebeschädigung, Wahrnehmungsstörung (näher zu bestimmen: visuell, auditiv, kinästhetisch, gustatorisch, taktil, olfaktorisch).

4. Pflegepriorität: Fördern des Wohlbefindens (Beratung, Patientenedukation und Entlassungsplanung):

- Erörtern relevanter Risikofaktoren (z. B. Familienanamnese, Adipositas, Alter, Rauchen, Hypertonie, Diabetes, Gerinnungsstörungen) und potenzieller Ergebnisse einer Atherosklerose (z. B. systemische und periphere Gefäßerkrankungen). *Informationen, die der Klient braucht, um Entscheidungen über Risikofaktoren eines Heilverfahrens anhand von Informationen zu treffen und Umstellungen der Lebensweise anzugehen.*
- Herausarbeiten der nötigen Umstellungen der Lebensweise und dem Klienten assistieren, das Krankheitsmanagement in die Aktivitäten des täglichen Lebens zu integrieren. *Fördert Selbstständigkeit, stärkt das Selbstkonzept hinsichtlich der Fähigkeit zum Umgang mit Veränderung und der Bewältigung der eigenen Bedürfnisse.*

- Betonen der Notwendigkeit eines regelmäßigen Übungsprogramms, *um die Durchblutung zu verbessern und das allgemeine Wohlbefinden zu fördern.*
- Vermitteln an eine Ernährungsberaterin für eine ausgewogene, an gesättigten Fetten und Cholesterin arme Ernährung oder andere Modifikationen, soweit angezeigt.
- Erörtern der Pflege hängender Gliedmaßen und Fußpflege, soweit angemessen. *Bei beeinträchtigter Zirkulation setzen Sensibilitätsveränderungen den Klienten der Gefahr von Läsionen oder Ulzera aus, die oft nur langsam heilen.*
- Abraten von langem Sitzen oder Stehen, vom Tragen enger Kleidung und vom Übereinanderschlagen der Beine im Sitzen, *was die Zirkulation einschränkt und zu venöser Stase und Ödemen führt.*
- Sorgen für Schulung in den Zusammenhängen zwischen Rauchen und peripherer Durchblutung, soweit angezeigt. *Rauchen trägt zur Entstehung und Progression einer peripheren Gefäßkrankheit bei und geht bei der Thrombangiitis obliterans (Winiwarter-Buerger-Syndrom) mit höheren Amputationsraten einher.*
- Schulen des Klienten/der Bezugsperson in dokumentierbaren Symptomen inkl. Veränderungen der Schmerzstärke, Gehbeschwerden und nicht heilenden Wunden, *um Gelegenheit zur rechtzeitigen Evaluation und Intervention zu geben.*
- Betonen der Notwendigkeit regelmäßiger medizinischer und labortechnischer Nachsorge, *um das Fortschreiten der Erkrankung und das Ansprechen auf Therapien zu überwachen.*
- Sichten des Medikationsplans und Überprüfen auf mögliche schädliche Nebenwirkungen mit dem Klienten/der Bezugsperson. *Der Klient kann unter verschiedenen Medikamenten zur Behandlung eines bestimmten Gefäßleidens stehen (z. B. Thrombozytenhemmer, Wirkstoffe zur Senkung der Blutviskosität oder Cholesterinsenker). Viele dieser Medikamente haben schädliche Nebenwirkungen und erfordern eine Patientenschulung und fortlaufende medizinische Überwachung.*
- Betonen, wie wichtig es ist, Acetylsalicylsäure, einige freiverkäufliche Substanzen und Nahrungsergänzungsmittel sowie Alkohol zu meiden, wenn man Antikoagulanzien nimmt.
- Vermitteln an kommunale Ressourcen, wie Raucherentwöhnungskurse, Programme zur Gewichtsabnahme und Sportgruppen, *um für Unterstützung von Umstellungen der Lebensweise zu sorgen.*

Schwerpunkte der Pflegedokumentation

Pflegeassessment oder Neueinschätzung

- Befunde des Assessments unter Beachten von Art, Ausmaß und Dauer der Störung sowie der Auswirkungen auf die Selbstständigkeit und die Lebensweise
- Merkmale von Schmerz, Auslöser und was den Schmerz lindert
- Pulse und Blutdruck ober- und unterhalb der vermuteten Läsion, soweit angemessen.

Planung

- Pflege-/Interventionsplan und beteiligte Personen
- Patientenedukationsplan für Klienteninformation, -schulung und -beratung.

Durchführung/Evaluation

- Reaktionen auf Interventionen/Patientenedukation und ausgeführte Pflegemaßnahmen
- Zielerreichung/Fortschritte in Richtung gewünschter Ergebnisse
- Veränderungen des Pflegeplans.

Entlassungs- oder Austrittsplanung

- Erfordernisse der Entlassung, langfristiger Pflegebedarf nach Entlassung, vorgenommene Koordinationen und Vermittlungen, zusätzlich verfügbare personelle, kommunale und materielle Ressourcen
- spezifische, vorgenommene Vermittlungen, Nachsorgeplan sowie Verantwortlichkeiten für zu treffende Maßnahmen.

Exemplarische Pflegeinterventionen (NIC) und Pflegeergebnisse (NOC)

NIC: *Kardiovaskuläre Pflege: venöse Herzinsuffizienz* [Circulatory Care: Arterial [or] venous Insufficiency] (McCloskey-Dochterman, J.; Bulecheck, G. M., 2013)

NOC: *Periphere Gewebedurchblutung* [Tissue Perfusion: Peripheral] (Johnson, M. ; Maas, M. L.; Moorhead, S., 2005)

Literatur

Bolanz, H.; Osswald, P.; Ritsert, H. (Hrsg.): Pflege in der Kardiologie/Kardiochirurgie. Elsevier, München 2007

Carpenito-Moyet L. J.: Das Pflegediagnosen-Lehrbuch. Huber, Bern 2013

Panfil, E.; Schröder, G.: Pflege von Menschen mit chronischen Wunden. Huber, Bern 2013

Gefahr einer renalen Durchblutungsstörung [P]*

Risk for ineffective renal perfusion (00203) (2008, LOE 2.1)
Domäne 4: **Aktivität/Ruhe**
Klasse 4: **Kardiovaskuläre/Pulmonale Reaktionen**

D

Diagnosetyp (Dokumentationsform): Risikopflegediagnose (PR)
Zuordnung der Pflegediagnose nach Pflegemodellen/-klassifikationen s. Kap. 6.

Definition: Risiko einer Verminderung der Blutzirkulation in den Nieren, die die Gesundheit beeinträchtigen könnte

Risikofaktoren [R]

- Hypovolämie [Unterbrechung des Blutstroms]
- vaskuläre Embolie/Vaskulitis
- Hypertonie
- maligne Hypertonie
- Hyperlipidämie
- Nierenerkrankung (polyzystische Niere)
- Polynephritis
- Exposition gegenüber Toxinen (Giften ausgesetzt sein)
- bilaterale kortikale Nekrose
- Diabetes mellitus
- Malignom
- Herzoperation(en)
- kardiopulmonaler Bypass
- Hypoxämie
- Hypoxie
- metabolische Azidose
- Polytrauma
- abdominales Kompartmentsyndrom
- Verbrennungen
- Infektion (z. B. Sepsis, örtlich begrenzte Infektion)

* Diese Diagnose trug zuvor den Titel Ineffektive Gewebedurchblutung [Art ist näher zu bestimmen: renal] (Ineffective Tissue Perfusion [Specify Type: Renal])

- systemisches inflammatorisches Response-Syndrom (SIRS)
- behandlungsbezogene Nebenwirkungen (z. B. Medikation)
- höheres Alter
- Glomerulonephritis bei Frauen
- Nierenarterienstenose
- Rauchen.

Klientenbezogene Pflegeziele oder Evaluationskriterien

Der Klient

- zeigt eine adäquate Nierendurchblutung, **a/d** eine individuell angemessene Urinausfuhr, eine ausgewogene Ein- und Ausfuhr sowie Fehlen einer Ödembildung oder unangemessenen Gewichtszunahme.
- äußert, dass er die Erkrankung, den Therapieplan und die Nebenwirkungen von Medikamenten versteht und weiß, wann er einen Gesundheitsdienstleister kontaktieren muss.
- zeigt Verhaltensweisen und Umstellungen der Lebensweise, um die Durchblutung zu verbessern (z. B. Einstellen des Rauchens, Blutzuckerkontrolle bei Diabetes, Umgang mit Medikamenten).

Maßnahmen oder Pflegeinterventionen

1. Pflegepriorität: Einschätzen ursächlicher/beeinflussender Faktoren:

- Feststellen einer anamnestisch bekannten oder bestehenden schweren Hypotonie und Hypoxämie oder eines Schocks (kardiogen, hypovolämisch, obstruktiv oder septisch), eines stumpfen oder penetrierenden Traumas, einer Operation mit exzessiver Blutung oder hohem Blutverlust, längere Dehydratation, eines schlecht eingestellten Diabetes usw. *Erkrankungen/Zustände mit herabgesetzter Durchblutung und Ischämie der Nieren.*
- Beachten eines anamnestisch bekannten oder bestehenden abrupten Einsetzens einer schweren Hypertonie, einer anhaltenden Hypertonie (RR 160/100 mmHg) oder einer gegen korrekt dosierte Antihypertonika resistenten Hypertonie, *wobei jeder dieser Zustände den Klienten der Gefahr eines Nierenschadens in Verbindung mit renovaskulärer Hypertonie aussetzt.*
- Einschätzens des Hydrierungsstatus. *Eine Dehydratation senkt die glomeruläre Filtrationsrate (GFR).*

- Auskultieren auf ein Geräusch über jeder Nierenarterie auf der Medioklavikularlinie des Abdomens, *das für eine Nierenarterienstenose spräche, die mit Niereninsuffizienz einhergeht.*
- Bestimmen des üblichen Miktionsrhythmus und Untersuchen von Angaben über Abweichungen, wie etwa eine geringe Ausfuhr oder den Bedarf an Diuretika, *was für Probleme bei der Nierendurchblutung sprechen kann.*
- Beachten der Farbe des Urins – hell (verdünnt)/dunkel (konzentriert) – und Messen seines spezifischen Gewichts, soweit angezeigt, *um den Hydratationsstatus und die Urinkonzentrationsfähigkeit der Nieren zu evaluieren.*
- Überwachen der Flüssigkeitseinfuhr, der Urinausfuhr und des Körpergewichts auf regelmäßiger Basis, *um für ein nichtinvasives Assessment der Herz-Kreislauf- und der Nierenfunktion zu sorgen.*
- Beachten des Geisteszustands und des Verhaltens. *Negative Veränderungen können die Folge von Flüssigkeitsverlagerungen, einer Akkumulation von Toxinen sowie Störungen des Säure-Basen- und/oder Elektrolythaushalts sein, wenn es zur Störung der Nierenfunktion kommt.*
- Sichten der Laboruntersuchungen (z. B. großes Blutbild, Blutharnstoff-Stickstoff-Spiegel, Eiweiß, spezifisches Gewicht, 24-h-Kreatinin-Clearance, Glucose, Elektrolyte), *um die Nierenfunktion zu evaluieren.*
- Sichten der diagnostischen Untersuchungen, soweit angezeigt, inkl. Doppler-Ultraschall, Computertomographie, Renographie, i. v.-Pyelogramm oder Magneresonanztomographie, um Größe, Durchblutung und Funktion der Nieren zu evaluieren.
- Sichten des Medikationsplans auf Medikamente, *deren potenzielle Nebenwirkungen oder toxischen Effekte die Nierendurchblutung erheblich verändern könnten (z. B. ACE-Hemmer, NSAR, Röntgenkontrastmittel, Methotrexat).*

2. Pflegepriorität: Reduzieren oder Korrigieren individueller Risikofaktoren:

- Kooperieren bei der Behandlung von Grunderkrankungen (z. B. Angioplastie mit Einsetzen eines Stents, chirurgische Revaskularisierungsverfahren, Flüssigkeiten, Elektrolyte, Nährstoffe, Antibiotika, Thrombolytika, Sauerstoff), *um die Gewebedurchblutung/Organfunktion zu verbessern.*

- Verabreichen von Medikamenten (z. B. vasoaktive Substanzen inkl. Antihypertonika, Insulin), soweit angezeigt, *um eine Grunderkrankung zu behandeln und die Nierendurchblutung und -funktion zu verbessern.*
- Vorsichtig-Sein beim Verabreichen nephrotoxischer Substanzen, vor allem bei Dehydratation, *um die Gefahr einer akuten oder chronischen Niereninsuffizienz zu senken.*
- Sorgen für Flüssigkeits- und Nahrungseinschränkungen, soweit angezeigt, unter gleichzeitigem Sorgen für eine adäquate Kalorien- und Flüssigkeitszufuhr, *um die Bedürfnisse des Körpers zu befriedigen, ohne die Nierenfunktion zu überlasten.*
- Für weitere Interventionen vgl. PDx: Flüssigkeitsdefizit [oder] Flüssigkeitsüberschuss, Beeinträchtigte Urinausscheidung.

3. Pflegepriorität: Fördern des Wohlbefindens (Beratung, Patientenedukation und Entlassungsplanung):

- Erörtern individueller Risikofaktoren (z. B. Familienanamnese, Adipositas, Alter, Rauchen, Hypertonie, Diabetes, Gerinnungsstörungen) und potenzieller Ergebnisse einer Atherosklerose (z. B. systemische und periphere Gefäßerkrankungen). *Informationen, die der Klient braucht, um Entscheidungen über Risikofaktoren eines Heilverfahrens anhand von Informationen zu treffen und Umstellungen der Lebensweise zu erwägen, um das Einsetzen von Komplikationen zu verhindern oder – bei bestehender Erkrankung – Symptome zu managen.*
- Herausarbeiten der nötigen Umstellungen der Lebensweise und Unterstützen des Klienten beim Integrieren des Krankheitsmanagements in die Aktivitäten des täglichen Lebens. *Fördert Selbstständigkeit, verbessert das Selbstkonzept in Bezug auf die Fähigkeit, mit Veränderungen zurechtzukommen und eigene Bedürfnisse zu managen.*
- Betonen der Notwendigkeit, den Blutdruck zu behandeln, wenn der Klient hyperton ist. Instruieren hinsichtlich der antihypertensiven Medikation (z. B. ACE-Hemmer, Diuretika, Betablocker) und der Notwendigkeit, sie verordnungsgemäß und unter ärztlicher Nachsorge einzunehmen, *um Herz-Kreislauf-Komplikationen und ein langsames Fortschreiten der Nierenfunktionsstörung zu verhindern.*
- Instruieren in häuslicher Blutdrucküberwachung, falls angezeigt; Raten zum Kauf eines entsprechenden Messgeräts; Vermitteln an

kommunale Ressourcen, soweit angezeigt. *Erleichtert das Management der Hypertonie, eines wichtigen Risikofaktors der Schädigung von Blutgefäßen und Organfunktionen.*

- Auffordern des Klienten, das Rauchen einzustellen und sich einem Raucherentwöhnungsprogramm anzuschließen. *Rauchen verursacht eine Vasokonstriktion, welche die Nierenfunktion stört.*
- Sichten spezifischer Anforderungen an Flüssigkeitszufuhr und Ernährung mit dem Klienten/der Bezugsperson (z. B. Senken von Cholesterin, Kohlenhydraten oder Kochsalz), soweit angezeigt durch die individuelle Situation, *um die Kreislaufgesundheit und Nierenfunktion zu verbessern.*
- Auffordern zu regelmäßiger medizinischer und labormedizinischer Nachsorge, *um für Überwachung und frühzeitiges Intervenieren bei Grunderkrankungen zu sorgen und die Wirksamkeit therapeutischer Interventionen zu evaluieren.*
- Vermitteln an spezifische Selbsthilfegruppen und Beratung, soweit angemessen, *um beim Problemlösen zu helfen, ein Rollenvorbild zu liefern und die Coping-Fähigkeit zu erhöhen.*

Schwerpunkte der Pflegedokumentation

Pflegeassessment oder Neueinschätzung

- Befunde des Assessments/erkannte Risikofaktoren
- Ausgangswerte der Nierenfunktion
- Ein- und Ausfuhr und Körpergewicht, soweit angezeigt.

Planung

- Pflege-/Interventionsplan und beteiligte Personen
- Patientenedukationsplan für Klienteninformation, -schulung und -beratung.

Durchführung/Evaluation

- Reaktionen auf Interventionen/Patientenedukation und ausgeführte Pflegemaßnahmen
- Zielerreichung/Fortschritte in Richtung gewünschter Ergebnisse
- Veränderungen des Pflegeplans.

Entlassungs- oder Austrittsplanung

- Erfordernisse der Entlassung, langfristiger Pflegebedarf nach Entlassung, vorgenommene Koordinationen und Vermittlungen, zusätzlich verfügbare personelle, kommunale und materielle Ressourcen

- spezifische, vorgenommene Vermittlungen, Nachsorgeplan sowie Verantwortlichkeiten für zu treffende Maßnahmen.

Exemplarische Pflegeinterventionen (NIC) und Pflegeergebnisse (NOC)

D

NIC: *Elektrolytmanagement* [Fluid/Electrolyte Management] (McCloskey-Dochterman, J.; Bulecheck, G. M., 2013)
NOC: *Gewebedurchblutung: abdominale Organe* [Kidney Function] (Moorhead, S., Johnson, M.; Maas, M. L.; Swanson, E., 2013)

Literatur

Breuch, G.: Fachpflege Nephrologie und Dialyse. Elsevier, München 2008
Carpenito-Moyet L. J.: Das Pflegediagnosen-Lehrbuch. Huber, Bern 2013

Gefahr einer zerebralen Durchblutungsstörung [P]*

Risk for ineffective cerebral tissue perfusion (00201) (2008, LOE 2.1)
Domäne 4: **Aktivität/Ruhe**
Klasse 4: **Kardiovaskuläre/Pulmonale Reaktionen**

Diagnosetyp (Dokumentationsform): Risikopflegediagnose (PR)
Zuordnung der Pflegediagnose nach Pflegemodellen/-klassifikationen s. Kap. 6.

Definition: Risiko einer Verminderung der Blutzirkulation im Gehirn

Risikofaktoren [R]

- Schädeltrauma
- zerebrales Aneurysma
- Gehirntumor
- Karotisstenose
- Arteriosklerose der Aorta
- [Arteriendissektion]

* Diese Diagnose trug zuvor den Titel *Ineffektive Gewebedurchblutung [Art ist näher zu bestimmen: zerebral] (Ineffective Tissue Perfusion [Specify Type: Cerebral])*

- Vorhofflimmern
- Sick-Sinus-Syndrom
- Vorhofmyxom
- Thrombose des linken Herzohrs
- kürzlicher Myokardinfarkt
- akinetisches linksventrikuläres Segment
- dilatative Kardiomyopathie
- Mitralstenose
- mechanische Herzklappenprothese
- infektiöse Endokarditis
- Embolie
- Koagulopathie (z. B. [bei] Sichelzellenanämie)
- Verbrauchskoagulopathie
- auffällige partielle Thromboplastinzeit
- auffällige Prothrombinzeit
- Hypertonie
- Hypercholesterolämie [Hypercholesterinämie]
- behandlungsbezogene Nebenwirkungen (z. B. kardiopulmonaler Bypass, Medikamente)
- Suchtmittelmissbrauch
- Thrombolysetherapie.

Klientenbezogene Pflegeziele oder Evaluationskriterien

Der Klient (spezifischen Zeitplan anfügen)

- zeigt neurologische Zeichen innerhalb seines Normbereichs.
- äußert, dass er die Erkrankung, den Therapieplan und die Nebenwirkungen von Medikamenten versteht und weiß, wann er einen Gesundheitsdienstleister kontaktieren muss.
- demonstriert Verhaltensweisen und Umstellungen der Lebensweise, um die Durchblutung zu verbessern (z. B. Einstellen des Rauchens, Entspannungstechniken, körperliche Übungen und ein Ernährungsprogramm.

Maßnahmen oder Pflegeinterventionen

1. Pflegepriorität: Einschätzen ursächlicher/beeinflussender Faktoren:

- Feststellen, ob anamnestisch Erkrankungen in Zusammenhang mit einem Thrombus oder Embolus, etwa ein Schlaganfall, eine komplizierte Schwangerschaft, die Sichelzell-Krankheit und/ oder Frakturen bekannt sind, *um einen stärker durch verminderte Hirndurchblutung,* ***b/d*** *Blutung und/oder Gerinnungsstörungen, gefährdeten Klienten zu erkennen.*

- Beachten der aktuellen Situation oder des Vorliegens von Erkrankungen (z. B. dekompensierte Herzinsuffizienz, ein größeres Trauma, Sepsis, Hypertonie), *die mehrere Körpersysteme und den systemischen Kreislauf/die Durchblutung beeinträchtigen können.*
- Herausfinden des Potenzials akuter Erkrankungen mit neurologischen Folgen (thrombotischer Hirninfarkt, Hirnverletzung, Tumoren, Blutung, anoxischer Hirnschaden infolge eines Herzstillstands sowie toxische oder virale Enzephalopathien). *Diese Zustände/Erkrankungen verändern die Beziehung zwischen intrakraniellem Volumen und Druck, indem sie letzteren potenziell erhöhen und die Hirndurchblutung senken.*
- Untersuchen von Angaben des Klienten über Kopfschmerzen, vor allem, wenn sie von einer Reihe progredienter neurologischer Ausfälle begleitet werden. *Kann zerebrale Minderdurchblutungen in Zusammenhang mit Erkrankungen wie Schlaganfall, transienter ischämischer Attacke (TIA), Hirntrauma oder arteriovenösen Fehlbildungen des Gehirns begleiten.*
- Herausfinden, ob beim Klienten anamnestisch Herzprobleme bekannt sind (z. B. ein kürzlicher Myokardinfarkt, Herzinsuffizienz, Funktionsstörungen der Herzklappen, chronisches Vorhofflimmern).
- Evaluieren des Blutdrucks. *Eine chronische oder schwere akute Hypertonie kann Spasmen der Hirngefäße und einen Schlaganfall auslösen. Niedriger Blutdruck oder eine schwere Hypotonie verursacht eine unzureichende Durchblutung des Gehirns.*
- Verifizieren der korrekten Einnahme von Antihypertonika.
- Überprüfen des Medikationsplans unter Beachten der Einnahme von Antikoagulanzien, Antithrombotika und sonstigen Medikamenten, *die zu einer intrakraniellen Blutung führen können.*
- Sichten der Pulsoxymetrie und der arteriellen Blutgase. *Hypoxie geht mit Minderdurchblutung des Gehirns einher.*
- Sichten der Laboruntersuchungen, *um Krankheiten, die das Risiko einer Gerinnung oder Blutung erhöhen, oder Zustände, die zur Minderdurchblutung des Gehirns beitragen, zu erkennen.*
- Sichten der Ergebnisse diagnostischer Untersuchungen (z. B. Röntgenaufnahmen, Herzleistung, Ultraschall oder andere bild-

D

gebende Verfahren wie Echokardiographie, Computertomographie, Angiographie).

2. Pflegepriorität: Maximieren der Gewebedurchblutung:

- Kooperieren bei der Behandlung von Grunderkrankungen, soweit angezeigt.
- Wiederherstellen oder Aufrechterhalten eines ausgewogenen Flüssigkeitshaushalts, *um die Herzleistung auf ein Höchstmaß zu steigern und eine zerebrale Minderdurchblutung durch Hypovolämie zu verhindern.*
- Behandeln von Herzrhythmusstörungen durch Medikamente und Einsetzen eines Herzschrittmachers.
- Einschränken von Flüssigkeiten, Verabreichen von Diuretika, soweit angezeigt, *um eine hypertoniebedingte Minderdurchblutung des Gehirns und ein Hirnödem zu vermeiden.*
- Beibehalten der Position des Kopfendes am Bett (z.B. 0, 15, 30 Grad), soweit angezeigt, *um eine optimale Durchblutung des Gehirns zu fördern.*
- Veranbreichen vasoaktiver Substanzen, soweit angezeigt, *um die Herzleistung zu erhöhen und/oder einen adäquaten Blutdruck zu erreichen, um die Hirndurchblutung aufrechtzuerhalten.*
- Verabreichen sonstiger Medikamente, soweit angezeigt *(z. B. Steroide, die ein Ödem verringern können, Antihypertonika gegen hohen Blutdruck, Antikoagulanzien zur Verhinderung einer Hirnembolie).*
- Vorbereiten des Klienten auf eine Operation, soweit angezeigt (z.B. eine Karotisendarteriektomie, Ausräumen eines Hämatoms oder einer raumfordernden Läsion), *um die Hirndurchblutung zu verbessern.*
- Für weitere Interventionen vgl. PDx: Verminderte Herzleistung, Reduziertes intrakranielles Anpassungsvermögen.

3. Pflegepriorität: Fördern des Wohlbefindens (Beratung, Patientenedukation und Entlassungsplanung):

- Überprüfen modifizierbarer Risikofaktoren inkl. Hypertonie, Rauchen, Ernährung, körperliche Aktivität, exzessiver Alkoholkonsum und Gebrauch illegaler Drogen, soweit angezeigt. *Informationen, die für den Klienten notwendig sind, um über Risikofaktoren eines Heilverfahrens auf der Grundlage von Informationen zu entscheiden und sich Umstellungen der Lebensweise zu widmen, soweit angemessen.*

- Erörtern der Auswirkungen unveränderlicher Risikofaktoren, wie Familienanamnese, Alter, ethnische Zugehörigkeit. *Auswirkungen und wechselseitige Beziehungen aller Risikofaktoren untereinander kann den Klienten ermutigen, sich um das zu kümmern, was sich ändern lässt, um das generelle Wohlbefinden zu verbessern und die individuelle Gefährdung zu verringern.*
- Unterstützen des Klienten beim Integrieren des Krankheitsmanagements in die Aktivitäten des täglichen Lebens. *Fördert Selbstständigkeit, verbessert das Selbstkonzept in Bezug auf die Fähigkeit, mit Veränderungen zurechtzukommen und eigene Bedürfnisse zu managen.*
- Betonen der Notwendigkeit routinemäßiger Nachsorgeuntersuchungen und labormedizinischer Überwachung, soweit angezeigt, *für ein effektives Krankheitsmanagement und mögliche Umstellungen des Therapieplans.*
- Vermitteln an Schulungs- und kommunale Ressourcen, soweit angezeigt. *Der Klient/die Bezugsperson kann von Unterweisung und Unterstützung, die durch Einrichtungen geleistet wird, profitieren, um sich gesunden Aktivitäten zu widmen (z. B. sein Gewicht reduzieren, das Rauchen aufgeben, körperliche Betätigung).*

Schwerpunkte der Pflegedokumentation

Pflegeassessment oder Neueinschätzung

- Befunde des Assessments unter Beachten spezifischer Risikofaktoren
- Vitalzeichen, Blutdruck, Herzrhythmus
- Medikationsplan
- diagnostische Untersuchungen, Ergebnisse von Laboruntersuchungen.

Planung

- Pflege-/Interventionsplan und beteiligte Personen
- Patientenedukationsplan für Klienteninformation, -schulung und -beratung.

Durchführung/Evaluation

- Reaktionen auf Interventionen/Patientenedukation und ausgeführte Pflegemaßnahmen
- Zielerreichung/Fortschritte in Richtung gewünschter Ergebnisse
- Veränderungen des Pflegeplans.

Entlassungs- oder Austrittsplanung

- Erfordernisse der Entlassung, langfristiger Pflegebedarf nach Entlassung, vorgenommene Koordinationen und Vermittlungen, zusätzlich verfügbare personelle, kommunale und materielle Ressourcen
- spezifische, vorgenommene Vermittlungen, Nachsorgeplan sowie Verantwortlichkeiten für zu treffende Maßnahmen.

Exemplarische Pflegeinterventionen (NIC) und Pflegeergebnisse (NOC)

NIC: *Prävention: Durchblutungsstörungsfolgen* (Cerebral Perfusion Promotion) (McCloskey-Dochterman, J.; Bulecheck, G. M., 2013)
NOC: *Zerebrale Gewebedurchblutung* (Tissue Perfusion: Cerebral) (Moorhead, S., Johnson, M.; Maas, M. L.; Swanson, E., 2013)

Literatur

Carpenito-Moyet L. J.: Das Pflegediagnosen-Lehrbuch. Huber, Bern 2013
Hafner, M.; Meier, A.: Geriatrische Krankheitslehre Teil I Psychiatrische und neurologische Syndrome. Huber, Bern 2005

Autonome Dysreflexie [P] (Hyperreflexie*)

***Dysreflexia, autonomic* (00009) (1988)**
Domäne 5: **Coping/Stresstoleranz**
Klasse 3: **Neurobehavioraler Stress**

Diagnosetyp (Dokumentationsform): aktuelle Pflegediagnose (PES)
Zuordnung der Pflegediagnose nach Pflegemodellen/-klassifikationen s. Kap. 6.

Definition: Eine lebensbedrohende, ungehemmte, autonome Reaktion des Nervensystems auf einen schädlichen Reiz, nach einer Rückenmarkverletzung, in Höhe von Th7 oder oberhalb Th7.

* Umgangssprachliche Umschreibung, die dem besseren Verständnis dienen soll [Anm. d. dt. Hrsg.]

Beeinflussende Faktoren [od. Einflussfaktoren] (E)

- Blasenüberdehnung, Blähung [Kathetereinlage, Verstopfung, Spülung]
- Hautreizung
- Wissensdefizit von Klient und Betreuungsperson
- [Sexuelle Erregung, Menstruation, Schwangerschaft, Wehen und Entbindung]
- [Extreme in der Umgebungstemperatur]

Bestimmende Merkmale [od. Symptome] [S]

Ein Mensch mit einer Rückenmarkverletzung in Höhe von Th7 oder darüber:

subjektive

- Kopfschmerzen (ein diffuser Schmerz in unterschiedlichen Kopfbereichen und nicht beschränkt auf einen von einem bestimmten Nerv innervierten Kopfbereich)
- Parästhesien, Frösteln, verschwommenes Sehen, Thoraxschmerzen, metallischer Geschmack im Mund, verstopfte Nase

objektive

- Paroxysmale Hypertonie (plötzlich auftretender periodisch erhöhter Blutdruck bei einem systolischen Druck von mehr als 140 mmHg und einem diastolischen Druck von mehr als 90 mmHg)
- Brady- oder Tachykardie
- Schweißsekretion (oberhalb der Rückenmarkverletzung), rote Hautflecken (oberhalb der Rückenmarkverletzung), Blässe (unterhalb der Rückenmarkverletzung)
- Horner-Syndrom (Pupillenverengung, partielles Herabhängen des Oberlides, Enophthalmus und manchmal eine fehlende Schweißsekretion auf der betroffenen Gesichtshälfte), Bindehautschwellung
- Pilomotorischer Reflex (Gänsehaut nach Kühlung der Haut)

Klientenbezogene Pflegeziele oder Evaluationskriterien

Der Klient/die Pflegeperson

- erkennt Risikofaktoren
- erkennt Zeichen/Symptome der Dysreflexie
- wendet präventive/korrigierende Maßnahmen an

- erlebt keine Anfälle einer Dysreflexie oder fordert medizinische Hilfe rechtzeitig an

Maßnahmen oder Pflegeinterventionen

1. Pflegepriorität: Einschätzen der auslösenden Risikofaktoren:

- Ermitteln, ob eine Blasenüberdehnung/Darmblähung, Blasenkrämpfe/Nierensteine oder eine Infektion vorhanden sind. *Die häufigsten Auslöser einer autonomen Dysreflexie sind eine Blasenreizung oder -überdehnung mit Harnverhalt oder Infektion, ein blockierter Katheter, ein überfüllter Sammelbeutel oder Noncompliance mit dem intermittierenden Katheterisieren*
- Einschätzen auf Blähungen, Koteinklemmung und Probleme mit dem Darmmanagement. *Eine Reizung oder Überdehung des Darms geht mit Obstipation oder Koteinklemmung einher; digitale Stimulation, Suppositorien/Einläufe während eines Defäkationsmanagementprogramms; Hämorrhoiden/Fissuren und/oder Magen-Darm-Infektion, wie etwa bei Ulzera oder Appendizitis*
- Beobachten der Haut/des Gewebes auf Druckstellen, vor allem nach längerem Sitzen. *Zu den haut-/gewebereizenden Erscheinungen gehören direkter Druck (z. B. ein Gegenstand auf dem Stuhl oder im Schuh, Strumpfhalter, Hüfthalter, Orthesen), Wunden (z. B. Hämatome, Abschürfungen, Lazerationen, Druckulzera), eingewachsene Zehennägel, eng sitzende Kleidung, Sonnenbrand/andere Verbrennungen)*
- Fragen nach dem Geschlechtsleben und/oder feststellen, ob es um Fragen der Fortpflanzung geht. Überstimulation/Vibration, Geschlechtsverkehr/Ejakulation, Kompresion des Skrotums, Dysmenorrhö und/oder Schwangerschaft (v. a. Wehen und Entbindung) sind bekannte Auslöser
- Informieren des Klienten/Gesundheitsdienstleisters über zusätzliche Auslöser im Laufe der Versorgung. *Der Klient neigt zu körperlichen Erkrankungen/Behandlungen (z. B. Unverträglichkeit gegenüber Temperaturextremen, tiefe Venenthrombose, Nierensteine, Frakturen/andere Traumata; chirurgische, zahnmedizinische und diagnostische Prozeduren), von denen alle eine autonome Dysreflexie aulösen können*

2. Pflegepriorität: Sorgen für eine Früherkennung und sofortige Maßnahmen:

- Beurteilen, ob mit der Dysreflexie zusammenhängende Beschwerden/Symptome (z. B. starke Kopfschmerzen, Thoraxschmerzen, verschwommenes Sehen, Gesichtsrötungen, Übelkeit, metallischer Mundgeschmack, Horner-Syndrom) zu erkennen sind. *Eine autonome Dysreflexie ist potenziell lebensbedrohend und erfordert sofortiges Intervenieren*

- Sofortiges Korrigieren/Ausschalten des ursächlichen Reizes, wenn möglich (z.B. durch sofortiges Katheterisieren oder Wiederherstellen des Harnflusses, falls dieser blockiert ist, Entfernen einer Koteinklemmung oder Einstellen der digitalen Stimulation, Reduzieren des Drucks auf die Haut durch Umlagern oder Entfernen beengender Kleidung, Schutz vor Temperaturextremen
- Erhöhen des Bettkopfteils so weit, wie es vertragen wird oder Aufrichten des Klienten in eine sitzenden Stellung mit herabhängenden Beinen, *um den Blutdruck zu senken*
- Häufiges Überwachen des Blutdrucks während eines Anfalls. Regelmäßige Blutdruckkontrollen, auch nach Abklingen der Symptome, *um den Effekt der Interventionen zu evaluieren*
- Verabreichen von Medikamenten nach Bedarf *zur Blockierung einer übermäßigen autonomen Reizleitung, zur Normalisierung der Pulsfrequenz und zur Reduktion der Hypertonie*
- Sorgfältiges Anpassen der Antihypertonikadosis bei Kindern, älteren Menschen oder Schwangeren. *(Hilft, Krämpfe zu verhindern und den Blutdruck im gewünschten Bereich zu halten)*

3. Pflegepriorität: Fördern des Wohlbefindens (Beratung, Patientenedukation und Entlassungsplanung):

- Besprechen von Warnzeichen und präventive Maßnahmen mit dem Klienten/Bezugsperson(en). *Wissen kann das Einhalten von Präventivmaßnahmen fördern und bei Bedarf promptes Intervenieren bewirken. Anmerkung: Wenn weder die Ursache zu finden noch die Situation rasch zu beheben ist, rufen Sie sofort den Arzt für weitere Interventionen, um die Gefahr ernster Komplikationen zu senken*
- Anleiten von Klient/Familie in präventiver Versorgung *(z.B. sichere und rechtzeitige Darm- und Blasenpflege, Prävention eines Druckgeschwürs, Pflege bestehender Hautdefekte und Prävention einer Infektion)*
- Anleiten der Bezugsperson/Betreuungsperson, bei einem akuten Anfall den Blutdruck zu messen, und Erörtern eines Plans zur Überwachung und Behandlung einer Hypertonie in solchen Situationen

- Überprüfen der korrekten Anwendung/Verabreichung der Medikamente, falls angezeigt. *Unter Umständen hat der Klient sowohl Medikamente für Notfälle als auch zur Vorbeugung einer autonomen Dysreflexie*
- Empfehlen, ein Notfallmedaillon/einen Ausweis bei sich zu tragen, mit Informationen über die typischen Zeichen/Symptome des Klienten und die üblichen Behandlungsmethoden. *Liefert Gesundheitsdienstleistern im Notfall lebenswichtige Informationen*
- Überweisen zur Beratung/Behandlung in sexuellen und reproduktionsmedizinischen Fragen, falls angezeigt
- Siehe PD Gefahr einer autonomen Dysreflexie

Schwerpunkte der Pflegedokumentation

Pflegeassessment oder Neueinschätzung

- Individuelle Ergebnisse inkl. früherer Episoden von Dysreflexie, auslösender Faktoren und individueller Zeichen/Symptome

Planung

- Pflegeplan und an der Planung beteiligte Personen
- Plan für die Klientenanleitung, -edukation und -beratung

Durchführung/Evaluation

- Reaktionen des Klienten auf Interventionen/Anleitung und ausgeführte Pflegetätigkeiten
- Zielerreichung/Fortschritte in Richtung gewünschter Ergebnisse
- Veränderungen des Pflegeplans

Entlassungs- oder Austrittsplanung

- Langfristige Bedürfnisse nach Entlassung/Austritt sowie Verantwortlichkeiten für zu treffende Maßnahmen

Empfohlene, exemplarische Pflegeinterventionen (NIC) und Pflegeergebnisse (NOC)

NIC: Dysreflexiemanagement [Dysreflexia Management] (siehe McCloskey/Dochterman/Bulecheck, 2013)

NOC: Neurologischer Status: autonomes Nervensystem [Neurological Status: Autonomic] (siehe Moorhead et al. 2013)

Literatur

Carpenito-Moyet, L. J.: Das Pflegediagnosen-Lehrbuch. Huber, Bern 2013

Haas, U. (Hrsg.): Pflege von Menschen mit Querschnittlähmungen. Bern, Huber 2012

Gefahr einer autonomen Dysreflexie (P)

Dysreflexia, autonomic risk for **(00010) (1998; R 2000)**
Domäne 5: **Coping/Stresstoleranz**
Klasse 3: **Neurobehavioraler Stress**

Diagnosetyp (Dokumentationsform): Risikopflegediagnose (PR)
Zuordnung der Pflegediagnose nach Pflegemodellen/-klassifikationen s. Kap. 6.

Definition: Das Risiko einer lebensbedrohenden, ungehemmten, autonomen Reaktion des sympathischen Nervensystems nach einem spinalen Schock, bei einer Person mit einer Rückenmarkverletzung oder Schädigung in Höhe von Th6 oder oberhalb Th6 (wie es bei Klienten mit einer Schädigung in Höhe von Th7 und Th8 gezeigt wurde).

Risikofaktoren [R]

- Rückenmarkverletzung in Höhe von Th6 oder in Höhe oder oberhalb von Th6 *und* mindestens einer der folgenden schädigenden Reize:

Muskuloskelettale und Hautreize

- Kutane Stimulation (z. B. Druckgeschwür, eingewachsene Nägel, Verbände, Verbrennungen, Ausschläge), Sonnenbrand, Wunden
- Druck auf hervorstehende Körperpartien oder Genitalien, Bewegungsübungen, Spasmen
- Frakturen, [heterotropher Knochen]

Gastrointestinale Reize

- Obstipation, schmerzhafte Defäkation, Koteinklemmung, Darm(über)dehnung, Hämorrhoiden
- Digitale Darmstimulation, Suppositorien, Einläufe
- Erkrankungen des Gastrointestinaltraktes, ösophagealer Reflux, Magenulzera, Gallensteine

Urologische Reize

- Blasen(über)dehnung, Blasenspasmus
- Nichtzusammenwirken zwischen Detrusor und Sphinkter

- Katheterisierung, Anwendung von Geräten im Blasenbereich oder chirurgischer Eingriff, Operation, Nierensteine
- Harnwegsinfektion, Zystitis, Urethritis, Epididymitis (Nebenhodenentzündung)

Regulatorische Reize

- Temperaturschwankungen, Temperaturextreme

Situative Reize

- Lagerung, chirurgischer Eingriff, [diagnostische Prozeduren]
- Einengende Kleidungsstücke (Strumpfbänder, Socken, Schuhe)
- Medikamentenreaktionen (Dekongestionsmittel, Sympatikomimetika, Vasokonstriktoren, Schmerzmittelentzug)
- [Chirurgische oder diagnostische Prozeduren]

Neurologischer Reiz

- Schmerzhafter starker Reiz unter der Rückenmarkverletzung

Kardiopulmonale Reize

- Lungenembolie, tiefe Beinvenenthrombose

Reize über die Sexualorgane

- Geschlechtsverkehr, Ejakulation, [Überstimulation durch Vibrator, Kompression des Skrotums]
- Menstruation, Schwangerschaft, Wehen und Entbindung, Ovarialzyste

Klientenbezogene Pflegeziele oder Evaluationskriterien

Der Klient

- erkennt vorliegende Risikofaktoren
- wendet präventive/korrigierende Maßnahmen an
- erlebt kleine Anfälle einer Dysreflexie

Maßnahmen oder Pflegeinterventionen

1. Pflegepriorität: Einschätzen der vorliegenden Risikofaktoren:

- Überwachen hinsichtlich potenziell auslösender Faktoren, einschließlich: *urologischer Faktoren* (z.B. Blasen(über)dehnung, Harnwegsinfektion, Nierensteine), *gastrointestinaler Faktoren* (z.B. Darm[über]blähung, Hämorrhoiden, digitale Stimulation), *Hautreizungen* (z.B. Druckgeschwüre, Temperaturextreme, Verbandwechsel), *Reizungen über die Sexualorgane* (z.B. sexuelle Aktivitäten, Menstruation, Schwangerschaft, Entbindung) und verschiedene andere Faktoren (z.B. Lungenembolie, Medikamentenreaktionen, tiefe Beinvenenthrombose)

2. Pflegepriorität: Verhüten des Auftretens einer autonomen Dysreflexie:

- Überwachen der Vitalzeichen, Beachten von Veränderungen des Blutdrucks, der Herzfrequenz und Körpertemperatur, insbesondere in Zeiten physischen Stresses, *um Entwicklungen zu erkennen und rechtzeitig eingreifen zu können*
- Anleiten zu angemessenen Interventionen (z.B. regelmäßige Katheterisierung/regelmäßiger Stuhlgang, angemessene Abpolsterung der Haut und Schutz des Gewebes, gute Lagerung bei häufigen druckreduzierenden Maßnahmen, häufiges Überprüfen auf beengende Kleidung/Strumpfhalter, Routinepflege der Finger- und Fußnägel, Temperaturkontrolle, Vorbeugen gegen Sonnenbrand/andere Verbrennungen, Compliance bei präventiver Medikation, falls angewandt), *um ein Auftreten zu verhindern/den Schweregrad zu verringern*
- Anleiten aller Betreuungspersonen zur Sorge für eine regelmäßige Stuhl- und Urinausscheidung und eine sofortige und langfristige Dekubitusprophylaxe. *Diese Probleme sind am häufigsten mit einer Dysreflexie assoziiert*
- Verabreichen von Antihypertensiva, wenn einem Risikoklienten eine Routine-Erhaltungsdosis verordnet wurde, *wie es erfolgen könnte, wenn das Einwirken eines schädigenden Reizes (z.B. chronisches Druckgeschwür im Sakralbereich, Fraktur oder akuter postoperative Schmerzen) nicht verhindert werden kann*
- Vgl. PD: autonome Dysreflexie

3. Pflegepriorität: Fördern des Wohlbefindens (Beratung, Patientenedukation und Entlassungsplanung):

- Besprechen von Warnzeichen und präventiven Maßnahmen mit dem Klienten/der bzw. den Bezugsperson(en) (z.B. plötzliche, starke, klopfende Kopfschmerzen, gerötetes Gesicht, Blutdruckanstieg, paroxysmale akute Hypertonie, Blutandrang in der Nase,

Angst, verschwommenes Sehen, metallischer Geschmack im Mund, Schwitzen, rote Hautflecken [Flushs oberhalb der Rückenmarksverletzung], «Gänsehaut», Bradykardie, Herzrhythmusstörungen). *Eine autonome Dysreflexie kann sich rasch innerhalb von Minuten entwickeln und muss rasch behandelt werden*

D

- Überprüfen der korrekten Anwendung/Verabreichung der Medikamente, falls eine vorbeugende Medikation vorgesehen ist
- Unterstützen des Klienten bzw. mit der Familie klären, an wen sie sich in einer Notfallsituation wenden können (z. B. ärztlicher Dienst, Rettungsdienst, Gemeindepflege)

Schwerpunkte der Pflegedokumentation

Pflegeassessment oder Neueinschätzung

- Individuelle Risikofaktoren
- Frühere Episoden, auslösende Faktoren und individuelle Zeichen/Symptome

Planung

- Pflegeplan und an der Planung beteiligte Personen
- Plan für die Klientenanleitung, -edukation und -beratung

Durchführung/Evaluation

- Reaktionen des Klienten auf Interventionen/Anleitung und ausgeführte Pflegetätigkeiten, Verstehen der Anleitung
- Zielerreichung/Fortschritte in Richtung gewünschter Ergebnisse
- Veränderungen des Pflegeplans

Entlassungs- oder Austrittsplanung

- Langfristige Bedürfnisse nach Entlassung/Austritt sowie Verantwortlichkeiten für zu treffende Maßnahmen

Empfohlene, exemplarische Pflegeinterventionen (NIC) und Pflegeergebnisse (NOC)

NIC: Dysreflexiemanagement [Dysreflexia Management] (siehe McCloskey-Dochterman/Bulecheck, 2013)

NOC: Risikokontrolle [Risk Control] (siehe Moorhead et al. 2013)

Literatur

Carpenito-Moyet, L. J.: Das Pflegediagnosen-Lehrbuch. Huber, Bern 2013

Haas, U. (Hrsg.): Pflege von Menschen mit Querschnittlähmungen. Huber, Bern 2012

Gefahr eines Elektrolyungleichgewichts [P]

Risk for electrolyte imbalance (00195) (2008, LOE 2.1)
Domäne 2: **Ernährung**
Klasse 5: **Flüssigkeitszufuhr**

Diagnosetyp (Dokumentationsform): Risikopflegediagnose (PR)
Zuordnung der Pflegediagnose nach Pflegemodellen/-klassifikationen s. Kap. 6.

Definition: Risiko einer Veränderung des Serum-Elektrolyt-Spiegels, die die Gesundheit beeinträchtigen könnte

E

Risikofaktoren [R]

- unausgeglichener Flüssigkeitshaushalt (z. B. Dehydration, Wasservergiftung)
- Diarrhö
- Erbrechen
- endokrine Störung
- renale Störung
- beeinträchtigte Regulationsmechanismen (z. B. Diabetes insipidus: Syndrom der verminderten Sekretion des antidiuretischen Hormons)
- therapeutische Nebenwirkungen (z. B. Medikationen, Drainagen).

Klientenbezogene Pflegeziele oder Evaluationskriterien

Der Klient

- zeigt Laborwerte innerhalb individuell normaler Grenzen.
- ist frei von Komplikationen eines Elektrolytungleichgewichts.
- benennt individuelle Risiken und nutzt geeignete Verhaltensweisen oder Umstellungen der Lebensweise an, um Störungen des Elektrolyhaushalts zu verringern oder zu verhindern.

Maßnahmen oder Pflegeinterventionen

1. Pflegepriorität: Einschätzen verursachender/beeinflussender Faktoren:

- Identifizieren eines Klienten mit bestehender oder kürzlich diagnostizierter Krankheit, die normalerweise mit Elektrolytungleichgewichten einhergeht, wie etwa die Unfähigkeit, zu essen oder zu trinken, eine febrile Erkrankung, eine aktive Blutung oder einen sonstigen Flüssigkeitsverlust, darunter Erbrechen, Diarrhö, Magen-Darm-Drainage, Verbrennungen.
- Einschätzen der spezifischen Gefährdung des Klienten unter Beachten chronischer Krankheitsprozesse, die zu Elektrolytungleichgewichten führen können, darunter Nierenerkrankungen, Erkrankungen des Stoffwechsels oder des Endokriniums, chronischer Alkoholismus, Tumoren oder deren Therapie sowie Erkrankungen, die zu Hämolyse führen, wie etwa ein massives Trauma, mehrfache Bluttransfusionen und die Sichelzellkrankheit.
- Beachten des Alters und Entwicklungsniveaus des Klienten, die beide das Risiko eines Elektrolytungleichgewichts erhöhen können. *Diese Risikogruppe kann sehr junge oder sehr alte Menschen umfassen: Personen, die weder ihre eigenen Bedürfnisse befriedigen noch ihren Gesundheitszustand überwachen können, darunter Klienten, die aus unbekannter Ursache oder für unbekannte Dauer bewusstlos sind, Traumaopfer usw.* Beachte: *Ältere Menschen neigen stärker zu Störungen des Elektrolythaushalts, b/d Störungen des Flüssigkeitshaushalts, Mehrfachmedikation inkl. Diuretika, Medikamente für Herz und Blutdruck, Appetitschwäche oder mangelndes Interesse an Essen und Trinken, fehlende/mangelnde angemessene Überwachung der Ernährung und/oder Medikation zu Hause usw.*
- Überprüfen der Medikamente des Klienten, *in Bezug auf diejenigen, die mit Elektrolytungleichgewicht einhergehen, wie z. B. Diuretika, Laxanzien, Kortikosteroide, Barbiturate und einige Antibiotika.*

2. Pflegepriorität: Identifizieren eines potenziellen Elektrolytmangels:

- Einschätzen des Geisteszustands unter Beachten von Angaben über Veränderungen durch den Klienten/die Betreuungsperson – veränderte Aufmerksamkeitsspanne, Erinnern kurze Zeit zurückliegender Ereignisse, sonstige kognitive Funktionen. *Können mit einem Elektrolytungleichgewicht einhergehen, z. B. als häufigstes Problem einer Hypernatriämie.*

- Überwachen der Herzfrequenz und des Herzrhythmus durch Palpieren und Auskultieren. *Tachykardie, Bradykardie und andere Rhythmusstörungen gehen mit einem Ungleichgewicht des Kalium-, Calcium- und Magnesiumspiegels einher. Schwache, fadenförmige Pulse können mit Hypokaliämie einhergehen.*
- Auskultieren der Atemgeräusche, Einschätzen der Frequenz und Tiefe der Atemzüge sowie der Leichtigkeit der Atemarbeit; Beobachten der Farbe der Nagelbetten und Schleimhäute, Beachten der Pulsoxymetrie- und Blutgaswerte, soweit angezeigt. *Bestimmte Störungen des Elektrolythaushalts, wie etwa Hypokaliämie, können eine Ateminsuffizienz verursachen oder verschlimmern.*
- Sichten des Elektrokardiogramms (EKG). *Weil das EKG elektrophysiologische, anatomische, metabolische und hämodynamische Veränderungen widerspiegelt, dient es routinemäßig zur Diagnose von Elektrolyt- und Stoffwechselstörungen, von Myokardischämie, Herzrhythmusstörungen, strukturellen Veränderungen des Myokards und Medikamentenwirkungen.*
- Einschätzen gastrointestinaler Symptome unter Beachten des Vorliegens, Fehlens und der Art von Darmgeräuschen, des Vorliegens einer akuten oder chronischen Diarrhö, anhaltenden Erbrechens, einer hohen Ausfuhr aus einer Magensonde. *Jede Störung der Magen-Darm-Funktion birgt die Möglichkeit eines Elektrolytungleichgewichts.*
- Überprüfen der Nahrungszufuhr des Klienten. Achten auf Anorexie, Erbrechen oder eine kürzliche Diät oder unübliche Ernährung; Suchen nach chronischer Mangelernährung.
- Evaluieren der motorischen Kraft und Funktion unter Beachten der Gangsicherheit, der Kraft des Händedrucks und der Reaktivität eines Reflux, *die Hinweise auf ein Elektrolytungleichgewicht geben können.*
- Einschätzen der Flüssigkeitsein- und -ausfuhr. Viele Faktoren, wie etwa die Unfähigkeit zu trinken, eine starke Diurese oder chronische Niereninsuffizienz, ein Trauma und eine Operation beeinträchtigen die Ausgewogenheit des Flüssigkeitshaushalts eines Individuums, indem sie Transport, Funktion und Ausscheidung von Elektrolyten stören.
- Sichten von Laborbefunden auf abnorme Ergebnisse. *Zu den Elektrolyten gehören Natrium, Kalium, Calcium, Chlorid, Bikarbonat und Magnesium. Diese chemischen Stoffe sind für viele Körper-*

funktionen, wie das Flüssigkeitsgleichgewicht, die Bewegung von Flüssigkeit innerhalb von oder zwischen Körperkompartments, die Nervenleitung oder die Muskelkontraktion inkl. Herz sowie für die Blutgerinnung und das pH-Gleichgewicht essenziell.

- Einschätzen spezifischer Unausgewogenheiten:
  - Natrium (Na^+): *vorherrschendes extrazelluläres Kation, kann die Zellmembran nicht frei durchqueren.*
  - Sichten der Laborergebnisse – Normbereich bei Erwachsenen 135–145 mmol/l. *Erhöhte Natriumwerte (Hypernatriämie) können auftreten, wenn der Klient infolge unzureichender Flüssigkeitszufuhr oder eines Wasserverlustes ein Defizit an Gesamtkörperwasser hat, und können mit einem niedrigen Kaliumspiegel, metabolischer Azidose und Hypoglykämie einhergehen.*
  - Überwachen auf körperliche oder geistige Störungen, die die Flüssigkeitsaufnahme beeinträchtigen können. *Ein beeinträchtigtes Durstgefühl, das Unvermögen, Durst zu äußern oder die benötigten Flüssigkeiten zu bekommen, kann zu Hypernatriämie führen.*
  - Beachten des Vorliegens medizinischer Erkrankungen, die den Natriumspiegel beeinträchtigen können. *Hyponatriämie kann mit Erkrankungen wie der dekompensierten Herzinsuffizienz, Leber- und Niereninsuffizienz, Pneumonie, metabolischer Azidose und mit Darmerkrankungen einhergehen, die ein längeres Absaugen des Magen-Darm-Trakts erfordern. Hypernatriämie kann aus einfachen Erkrankungen, wie einer fieberhaften, zu Flüssigkeitsverlust oder verringerter Flüssigkeitsaufnahme führenden Krankheit, resultieren, oder durch komplizierte Erkrankungen, etwa der Nieren und des Endokriniums, entstehen, welche die Natriumzufuhr und -ausscheidung beeinträchtigen.*
  - Beachten des Vorliegens kognitiver Funktionsstörungen, wie Verwirrtheit, Unruhe, abnorme Sprache *(was Ursache oder Wirkung eines Natriumungleichgewichts sein kann).*
  - Einschätzen von Schwankungen des orthostatischen Blutdrucks, Tachykardie, einer niedrigen Urinausfuhr oder anderen klinischen Befunden, wie gereralisierte Schwäche, eine geschwollene Zunge, Gewichtsabnahme, Krampfanfälle. *Zeichen, die für eine Hypernatriämie sprechen.*
  - Einschätzen auf Übelkeit, Unterleibskrämpfe, Lethargie, Schwankungen des orthostatischen Blutdrucks – wenn auch das Flüssigkeitsvolumen zurückgegangen ist; Verwirrtheit, he-

rabgesetzter Bewusstseinsgrad oder Kopfschmerzen. *Zeichen und Symptome, die für eine Hyponatriämie sprechen, die unbehandelt zu Krampfanfällen und zum Koma führen kann.*

- Überprüfen des Medikationsplans. *Medikamente wie Anabolika, Angiotensin, Cisplatin und Mannitol können den Natriumspiegel erhöhen. Diuretika, Laxanzien, Theophyllin und Trimeterin können ihn senken.*
- Kalium (K^+): *häufigstes intrazelluläres Kation, Aufnahme mit der Nahrung, Ausscheidung über die Nieren.*
- Sichten der Laborergebnisse – Normbereich bei Erwachsenen 3,5–5,0 mmol/l.
- Beachten des Vorliegens medizinischer Erkrankungen, die den Kaliumspiegel beeinträchtigen können. *Eine metabolische Azidose, Verbrennungen oder starke Quetschungen, eine massive Hämolyse, Diabetes, Nierenleiden/-insuffizienz, Krebs sowie die Anlage zur Sichelzell-Krankheit gehen mit Hyperkaliämie einher. Fasten, Diarrhö oder Absaugen von Magensaft, Alkalose, intravenöse Bolusgabe von Kalium sowie die Transfusion von Vollblut oder Zellkonzentraten erhöhen die Gefahr einer Hypokaliämie.*
- Identifizieren von Zuständen oder Situationen, *die die Gefahr einer Hyperkaliämie verstärken, darunter eine unübliche, stark kaliumhaltige Ernährung, natriumarme Nahrungsmittel oder kaliumhaltige Nahrungsergänzungsmittel, wie freiverkäufliche Kräutermittel oder Salzersatzmittel.*
- Überwachen des EKGs, soweit angezeigt.
- Abnorme Kaliumwerte – zu hohe wie zu niedrige – gehen mit EKG-Veränderungen einher.
- Evaluieren von Angaben über Unterleibskrämpfe, Erschöpfung, gesteigerte Darmmotilität, Muskelzuckungen und -krämpfe, gefolgt von Muskelschwäche. Beachten des Vorliegens geschwächter Reflexe, einer aufsteigenden schlaffen Lähmung der Beine und Arme. *Zeichen und Symptome, die für eine Hyperkaliämie sprechen.*
- Beachten des Vorliegens einer Anorexie, eines gedehnten Abdomens, verminderter Darmgeräusche, einer lagerungsabhängigen Hypotonie sowie von Muskelschwäche und schlaffer Lähmung. *Können Zeichen einer Hypokaliämie sein.*
- Überprüfen des Medikationsplans. *Der Einsatz Kalium sparender Diuretika und anderer Medikamente, wie NSAR, Angiotensin-Converting-Enzyme-Hemmer (ACE-Hemmer) sowie be-*

E

stimmter Antibiotika, wie Pentamidin, können den Kaliumspiegel erhöhen. Medikamente wie Albuterol, Terbutalin oder manche Diuretika können ihn senken.

- Calcium (Ca^{2+}): *häufigstes Kation im Körper, ist an fast allen lebenswichtigen Prozessen beteiligt; wirkt mit Natrium an der Steuerung der Depolarisation und der Erzeugung von Aktionspotenzialen.*
- Sichten der Laborergebnisse – der Normbereich für Erwachsene beträgt 8,5–10,5 mg/dl/2,2–2,6 mmol/l.
- Beachten des Vorliegens medizinischer Erkrankungen, die den Calciumspiegel beeinträchtigen können. *Azidose, Addison-Krankheit, Tumoren (z. B. Knochentumore, Lymphome, Leukämien), Hyperparathyreose, Lungenerkrankungen (z. B. Tuberkulose, Histoplasmose), Thyreotoxikose und Polyzythämie können zu einem erhöhten Calciumspiegel führen. Chronische Diarrhö, Darmkrankheiten wie Colitis ulcerosa sowie Pankreatitis, Alkoholismus, Niereninsuffizienz oder eine Erkrankung der Nierentubuli, eine kürzlich durchgeführte orthopädische Operation oder die Knochenheilung, eine anamnestisch bekannte Schilddrüsenoperation oder -bestrahlung oder eine Bestrahlung des oberen mittleren Thorax und Halses sowie eine Psychose können zu erniedrigten Calciumspiegeln führen.*
- Überwachen auf exzessives Wasserlassen (Polyurie), Obstipation, Lethargie, Muskelschwäche, Anorexie, Kopfschmerzen und Koma, *die mit Hyperkalzämie einhergehen können.*
- Überwachen auf Herzrhythmusstörungen, Hypotonie und Herzinsuffizienz; Muskelkrämpfe, Gesichtsspasmen positives Chvostek-Zeichen; Taubheitsgefühl und Kribbeln; Muskelzuckungen – positives Trousseau-Zeichen, Krampfanfälle oder Tetanie *sprechen für eine Hyperkalzämie.*
- Überprüfen des Medikationsplans. *Medikamente wie Anabolika, einige Antazida, Lithium, orale Kontrazeptiva, die Vitamine A und D sowie Amoxapin können den Calciumspiegel erhöhen. Medikamente wie Albuterol, Antikonvulsiva, Glukokortikoide, Insulin, Phosphate, Trazodon, die übermäßige Einnahme von Laxanzien und eine Langzeittherapie mit Antikonvulsiva können den Calciumspiegel senken.*
- Magnesium (Mg^{2+}): *Als zweithäufigstes intrazelluläres Kation nach Kalium kontrolliert Magnesium die Resorption oder Funktion von Natrium, Kalium, Calcium und Phosphor.*

- Sichten der Laborergebnisse – der Normbereich für Erwachsene beträgt 0,65–1,05 mmol/l.
- Beachten des Vorliegens medizinischer Erkrankungen, die den Magnesiumspiegel beeinträchtigen können. *Diabetische Azidose, ein multiples Myelom, Niereninsuffizienz, Eklampsie, Asthma, gastrointestinale Hypomotilität; Nebenniereninsuffizienz, ausgedehnte Weichteilverletzung, schwere Verbrennungen, Schock, Sepsis und Herzstillstand gehen mit Hypermagnesiämie einher. Erkrankungen/Zustände, die zu einer verminderten Aufnahme führen – Verhungern, Alkoholismus, Stillen; exzessive Verluste über den Magen (Diarrhö, Erbrechen, Absaugen des Magensaftes, Malabsorption, Verluste über die Nieren (u. a. erbliche tubuläre Defekte) und verschiedene andere Ursachen, wie Calcium-Anomalien, chronische metabolische Azidose und diabetische Ketoazidose, können zu Hypomagnesiämie führen.*
- Beachten der Funktion des Magen-Darm-Trakts und der Nieren. *Die hauptsächlichen Kontrollfaktoren von Magnesium sind die Absorption im Magen-Darmtrakt und die Ausscheidung über die Nieren. Bei beeinträchtigter Absorption können sich gleichzeitig niedrige Magnesium-, Kalium-, Calcium- und Phosphorspiegel zeigen. Hohe Magnesium-, Calcium-, Phosphor- und Kaliumspiegel gleichzeitig zeigen sowie hohe Magnesium-, Calcium-, Phosphor- und Kaliumspiegel treten im Zusammenhang mit einer Nierenkrankheit häufig gemeinsam auf.*
- Überwachen auf Übelkeit, Erbrechen, Schwäche, Vasodilatation, *die für eine leichte bis mäßige Erhöhung des Magnesiumspiegels (< 3,5–5,0 mg/dl) sprechen.*
- Überwachen des EKGs, soweit angezeigt. *Das Vorliegen eines Herzblocks, vor allem, wenn er von Ateminsuffizienz und Stupor begleitet ist, spricht für eine schwere Hypermagnesiämie (> 10,0 mg/dl). Hypomagnesiämie kann zu potenziell tödlichen ventrikulären Rhythmusstörungen, Koronarvasospasmus und plötzlichem Tod führen.*
- Überprüfen des Medikationsplans. *Acetylsalicylsäure und Progesteron können den Magnesiumspiegel erhöhen; Albuterol, Digoxin, Diuretika, orale Kontrazeptiva, Aminoglykoside, Protonenpumpenhemmer, Immunsuppressiva, Cisplatin und Cyclosporine sind einige der Medikamente, die den Magnesiumspiegel senken können.*

3. Pflegepriorität: Verhindern eines Elektrolytungleichgewichts:

- Kooperieren bei der Behandlung von Grunderkrankungen, *um die Auswirkungen eines durch Krankheit oder eine gestörte Organfunktion bedingten Elektrolytungleichgewichts zu verhindern oder abzuschwächen.*
- Sorgen für oder Empfehlen von ausgewogener Ernährung unter Verwenden des bestmöglichen Zugangs zur Nahrungsaufnahme. Überwachen der Zufuhr, des Gewichts und der Darmfunktion. *Elektrolyte und andere Mineralien zu bekommen und anzuwenden hängt davon ab, ob der Klient sie regelmäßig und rasch zur Verfügung hat. Dazu gehören auch oral, enteral oder parenteral aufzunehmende Nahrung und Nahrungsergänzungen.*
- Messen und Dokumentieren aller Flüssigkeitsverluste, darunter Erbrechen, Diarrhö sowie Ausfluss aus Wunden oder Fisteln. *Der Verlust elektrolytreicher Flüssigkeiten kann zu Unausgewogenheiten führen.*
- Aufrechterhalten eines ausgewogenen Flüssigkeitshaushalts, *um eine Dehydratation und Flüssigkeitsverschiebungen zu verhindern.*
- Anwenden einer Pumpe oder eines Kontrollgeräts beim intravenösen Verabreichen von Elektrolytlösungen, *um die Medikation in der gewünschten Geschwindigkeit zu verabreichen und unerwartete Effekte einer zu raschen oder langsamen Verabreichung zu vermeiden.*

4. Pflegepriorität: Fördern des Wohlbefindens (Überlegungen zur Patientenedukation/Entlassung):

- Erörtern laufender Belange bei Klienten mit chronischen Krankheiten, wie etwa einem Nierenleiden, Diabetes, Krebs; Personen unter Mehrfachmedikation und/oder Klienten, die beschließen, Medikamente anders als verordnet einzunehmen. *Frühzeitiges Intervenieren kann helfen, ernste Konmplikationen zu verhindern.*
- Konsultieren einer Ernährungsberaterin oder eines Ernährungsfachmanns für spezifischen Schulungsbedarf. *Zu lernen, wie man Nahrungsmittel, welche die Elektrolyzufuhr erhöhen, in die Ernährung einbaut, oder wie man Nahrungs- oder Würzalternativen herausfindet, steigert die Unabhängigkeit des Klienten und erhöht die Wahrscheinlichkeit eines Erfolgs.*
- Unterweisen des Klienten/der Betreuungsperson, Medikamente nach Verordnung einzunehmen bzw. zu verabreichen, vor allem Diuretika, Antihypertonika und Kardiaka, *um das Potenzial von*

Komplikationen in Verbindung mit medikamenteninduzierten Störungen des Elektrolythaushalts zu verringern.
- Unterweisen des Klienten/der Bezugsperson in Symptomen, die gemeldet werden müssen. *Beispielsweise könnte eine plötzliche Veränderung des Geisteszustands oder Verhaltens 2 Tage nach Beginn der Therapie mit einem neuen Diuretikum auf eine Hyponatriämie hindeuten. Oder ein älterer Mensch kann unter Digitalis (gegen Vorhofflimmern) und einem Diuretikum eine Hypokaliämie entwickeln.*
- Sorgen für Informationen über Calciumsubstitution, soweit angezeigt. *Es ist Allgemeinwissen, vor allem Frauen zur Einnahme von Calcium zu instruieren, um eine Osteoporose zu verhindern. Die Calciumabsorption kann jedoch ohne die Vitamine D und K sowie Magnesium nicht stattfinden. Ein Klient, der Calcium einnimmt, benötigt u. U. zusätzliche Informationen oder Resourcen.*
- Überprüfen der Medikation des Klienten bei jeder Visite und Erörtern derselben mit dem Primärversorger *wegen einer möglichen Umstellung der Dosierung oder des jeweiligen Medikaments.*

E

Schwerpunkte der Pflegedokumentation

Pflegeassessment oder Neueinschätzung
- erkannte oder potenzielle Risikofaktoren für das Individuum
- Befunde des Assessments inkl. Vitalzeichen, Geisteszustand, Muskelkraft und -reflexe, Vorliegen von Erschöpfung, Atemnot
- Ergebnisse der Laboruntersuchungen und der diagnostischen Untersuchungen.

Planung
- Pflege-/Interventionsplan und beteiligte Personen
- Patientenedukationsplan für Klienteninformation, -schulung und -beratung.

Durchführung/Evaluation
- Reaktionen auf Interventionen/Patientenedukation und ausgeführte Pflegemaßnahmen
- Zielerreichung/Fortschritte in Richtung gewünschter Ergebnisse
- Veränderungen des Pflegeplans.

Entlassungs- oder Austrittsplanung
- Erfordernisse der Entlassung, langfristiger Pflegebedarf nach Entlassung, vorgenommene Koordinationen und Vermittlun-

gen, zusätzlich verfügbare personelle, kommunale und materielle Ressourcen
- spezifische, vorgenommene Vermittlungen, Nachsorgeplan sowie Verantwortlichkeiten für zu treffende Maßnahmen.

Exemplarische Pflegeinterventionen (NIC) und Pflegeergebnisse (NOC)

NIC: *Säure-Basen-Management/Elektrolytmanagement* [Electrolyt Management] (McCloskey-Dochterman, J.; Bulecheck, G.M., 2013)
NOC: *Elektrolyt- und Säure-/Basenhaushalt* [Electrolyt & Acid Base Balance] (Johnson, M. ; Maas, M.L.; Moorhead, S., 2005)

Literatur

Carpenito-Moyet L.J.: Das Pflegediagnosen-Lehrbuch. Huber, Bern 2013
Larsen, R.: Anästhesie und Intensivmedizin für die Fachpflege. Springer, Berlin 2012

Beeinträchtigte elterliche Fürsorge [P]

Impaired parenting (00056) (1978, R 1998)
Domäne 7: **Rollenbeziehungen**
Klasse 1: **Fürsorgerollen**

Diagnosetyp (Dokumentationsform): aktuelle Pflegediagnose (PES)
Zuordnung der Pflegediagnose nach Pflegemodellen/-klassifikationen s. Kap. 6.

Definition: Unfähigkeit der Hauptbezugsperson(en), eine Umgebung zu schaffen, zu erhalten oder wiederherzustellen, in der ein Kind optimal wachsen und sich entwickeln kann

Beeinflussende Faktoren [od. Einflussfaktoren] [E]

Säugling/Kind

- Frühgeburt
- Mehrlingsgeburt
- nicht das gewünschte Geschlecht

- Krankheit
- Trennung vom Elternteil
- schwieriges Temperament
- Streit wegen elterlichen Erwartungen
- behindernde Bedingungen [behindernde/r Erkrankung/Zustand]
- Entwicklungsverzögerung
- veränderte Wahrnehmungsfähigkeiten
- Aufmerksamkeitsdefizit-/Hyperaktivitätsstörung (ADHS).

wissensbezogene

- fehlendes Wissen über Kindesentwicklung
- fehlendes Wissen über die Aufrechterhaltung der Gesundheit des Kindes
- fehlendes Wissen über elterliche Fähigkeiten
- Unfähigkeit, auf Signale des Säuglings zu reagieren
- unrealistische Erwartungen [an sich selbst, den Säugling, den Partner]
- Mangel an Bildung
- eingeschränkte kognitive Funktion
- Mangel an kognitiver Bereitschaft für die Elternschaft
- Mangelnde Kommunikationsfähigkeiten
- bevorzugung körperlicher Bestrafung.

physiologische

- körperliche Krankheit.

psychologische

- junge Eltern
- fehlende pränatale Vorsorge
- schwierige Geburt
- große Anzahl von Schwangerschaften
- kurz aufeinander folgende Schwangerschaften
- Schlafunterbrechung
- Schlafmangel
- Depression
- Vorgeschichte einer psychischen Krankheit
- Vorgeschichte des Suchtmittelmissbrauchs
- Behinderung.

soziale

- vorhandene Belastung (z. B. finanziell, juristisch, kürzliche Krise, kulturelle Veränderung [Umzug in ein anderes Land oder innerhalb desselben Landes])

E

- berufliche Probleme
- Arbeitslosigkeit
- finanzielle Schwierigkeiten
- Umzüge
- ärmliches [schwaches] häusliches Umfeld
- situationsbedingt geringes Selbstwertgefühl
- chronisch geringes Selbstwertgefühl
- Mangel an familiärem Zusammenhalt
- Ehekonflikt
- Veränderungen im Familienzusammenhalt
- unzureichende Kinderbetreuung
- Rollenbelastung [Rollenüberlastung]
- allein erziehender Elternteil
- Vater des Kindes ist nicht einbezogen
- Mutter des Kindes ist nicht einbezogen
- mangelndes elterliches Vorbild [Rollenmodell]
- fehlendes elterliches Rollenmodell [Vorbild]
- fehlende Wertschätzung der Elternschaft
- Unfähigkeit, die Bedürfnisse des Kindes über die eigenen zu stellen
- ungeplante Schwangerschaft
- ungewollte Schwangerschaft
- niedrige sozioökonomische Schicht
- Armut
- fehlende Ressourcen
- fehlende Transportmöglichkeiten
- mangelhafte Problemlösungsfähigkeiten
- unangepasste [fehlangepasste] Coping-Strategien
- fehlende soziale Unterstützungsnetzwerke
- soziale Isolation
- Vorgeschichte eines ausgeübten Missbrauchs
- Vorgeschichte von erlebtem Missbrauch
- juristische Probleme.

Bestimmende Merkmale [od. Symptome] [S]

subjektive

Eltern

- Äußerungen über die Unfähigkeit, die Bedürfnisse des Kindes zu befriedigen

- Äußerungen über die Unfähigkeit, das Kind unter Kontrolle zu haben
- negative Äußerungen über das Kind
- Äußerungen von Frustration
- Äußerungen über eine rollenbezogene Unzulänglichkeit.

objektive

Säugling oder Kind

- häufige Erkrankungen
- häufige Unfälle
- Gedeihstörung
- geringe Schulbildung
- geringe kognitive Entwicklung
- geringe soziale Kompetenz
- Verhaltensstörungen
- Vorkommen von Traumata (z. B. physisch und psychologisch)
- Vorkommen von Missbrauch
- fehlende Bindung
- fehlende Trennungsangst
- Weglaufen.

Eltern

- mangelnde Mutter-Kind-Interaktion
- mangelnde Eltern-Kind-Interaktion
- geringe Eltern-Kind-Interaktion
- wenig Liebkosungen
- ungenügende Bindung
- ungenügende Erhaltung der Gesundheit des Kindes
- unsichere häusliche Umgebung
- ungenügende Organisation der Kinderbetreuung
- ungenügende Stimulation (z. B. visuell, taktil, auditiv)
- ungenügende pflegerische [fürsorgerische] Fertigkeiten
- inkonsistentes Verhaltensmanagement
- Unflexibilität, die Bedürfnisse des Kindes zu befriedigen
- häufig strafend
- Zurückweisung des Kindes
- Feindseligkeit gegenüber dem Kind
- Vernachlässigung des Kindes
- Kindsmissbrauch
- Vernachlässigung des Kindes
- Verlassenheit [Aussetzen des Kindes].

Klientenbezogene Pflegeziele oder Evaluationskriterien

Die Eltern

- äußern realistische Kenntnisse und Erwartungen an die Elternrolle.
- äußern, die individuelle Situation zu akzeptieren.
- nehmen an entsprechenden Kursen (z. B. Elternkurse) teil.
- erkennen eigene Stärken, individuelle Bedürfnisse sowie Methoden/Ressourcen, um diese zu befriedigen.
- zeigen angemessene Verhaltensweisen, die Bindung/elterliche Pflege bezeugen.

Maßnahmen oder Pflegeinterventionen

1. Pflegepriorität: Einschätzen ursächlicher/beeinflussender Faktoren:

- Achten auf Familienkonstellation, z. B. beide Eltern, allein stehend, erweiterte Familie oder Kind, das bei anderen Verwandten (z. B. den Großeltern) lebt.
- Ermitteln des Entwicklungsstandes in der Familie (z. B. neues Kind, Jugendliche, ein Kind, das von zu Hause auszieht/dorthin zurückkehrt).
- Beurteilen der Beziehungen in der Familie untereinander und mit anderen Personen.
- Einschätzen der Fähigkeit des Elternteils(e), elterliche Fürsorge zu übernehmen. Berücksichtigen der intellektuellen, seelischen und körperlichen Stärken und Schwächen. *Elternteile mit auffälligen Beeinträchtigungen brauchen u. U. mehr Ausbildung und Unterstützung.*
- Beobachten des Bindungsverhaltens zwischen Elternteil und Kind. Feststellen, welche kulturelle Bedeutung Verhaltensweisen haben (vgl. PDx: Gefahr einer beeinträchtigten Bindung).
- Achten auf Faktoren beim Kind (z. B. Geburtsschäden, Hyperaktivität), *welche die Eltern-Kind-Bindung und die Betreuungsbedürfnisse beeinflussen können.*
- Herausfinden von Körperbehinderungen der Eltern (z. B. Sehschwäche, Schwerhörigkeit, Tetraplegie, schwere Depression). *Kann die Fähigkeit, für ein Kind zu sorgen, stören/verändern und spricht für individuellen Bedarf an Assistenz/Unterstützung.*

- Feststellen des Vorhandenseins/der Effektivität von Unterstützungssystemen, Vorbildern, einer erweiterten Familie und kommunaler Ressourcen für die Eltern.
- Achten auf Abwesenheit von zu Hause/mangelnde Überwachung durch einen Elternteil (z. B. lange Arbeitszeiten/Arbeitsstelle außerhalb der Wohngemeinde, mehrfache Verpflichtungen, wie z. B. Arbeit und gleichzeitige Weiterbildung).

2. Pflegepriorität: Fördern der Entwicklung von Fähigkeiten zur elterlichen Fürsorge:

- Schaffen einer Atmosphäre, in der Beziehungen aufgebaut und die Bedürfnisse jedes Beteiligten erfüllt werden können. *Lernen verläuft erfolgreicher, wenn sich die Beteiligten sicher fühlen.*
- Sich genügend Zeit nehmen, um die Sorgen/Befürchtungen der Eltern anzuhören.
- Betonen der positiven Aspekte der Situation, Bewahren einer optimistischen/positiven Haltung gegenüber den Fähigkeiten der Eltern und den Möglichkeiten zur Besserung der Situation.
- Achten auf die Haltung der Teammitglieder gegenüber dem Elternteil/Kind und spezifischen Problemen/Behinderungen (z. B. muss ein behinderter Elternteil als Individuum beachtet und darf nicht anhand einer Norm beurteilt werden). *Negative Einstellungen schädigen das Fördern positiver Ergebnisse.*
- Ermutigen zum Äußern von Gefühlen wie Hilflosigkeit, Ärger, Frustration. Setzen klarer Grenzen für inakzeptables Verhalten. *Wer die Kontrolle verliert, entwickelt ein geringes Selbstwertgefühl.*
- Anerkennen der Schwierigkeit der Situation und der Normalität der Gefühle. *Erleichtert es, die Situation zu akzeptieren*
- Erkennen von Trauerphasen, wenn das Kind behindert oder anders als erwartet ist (z. B. Mädchen statt Knabe, unförmiger Kopf/auffälliges Muttermal). Den Eltern Zeit lassen, ihre Gefühle zu äußern und mit dem «Verlust» fertig zu werden.
- Ermutigen der Eltern, Elternbildungskurse zu besuchen (z. B. PEKIP, Triple P). *Unterstützt beim Verbessern der Befähigung als Eltern durch Entwickeln von Kommunikations- und Problemlösungstechniken.*
- Betonen der gemeinsamen elterlichen Fürsorge statt von Fähigkeiten der Mutter/des Vaters allein. *Jede Rolle trägt geschlechterspezifisch etwas zur Elternrolle bei, jedoch können förderliche Handlungen durch beide Elternteile wahrgenommen werden.*

3. Pflegepriorität: Fördern des Wohlbefindens (Beratung, Elternberatung und Entlassungsplanung):

- Einbeziehen aller verfügbaren Familienmitglieder in den Lernprozess.
- Sorgen für situationsgerechte Informationen inkl. Zeitmanagement, Setzen von Grenzen und Methoden des Stressabbaus. *Erleichtert die zufrieden stellende Umsetzung des Plans/Entwicklung neuer Verhaltensweisen.*
- Erörtern der Überzeugungen der Eltern in Bezug auf das Großziehen von Kindern, Bestrafung und Belohnung, Unterweisung. *Das Benennen dieser Überzeugungen gibt Gelegenheit, darüber zu informieren, das Kind nicht zu schlagen und/oder anzuschreien, und welche Maßnahmen sich ersetzen lassen, um als Eltern effektiver zu sein.*
- Aufbau situationsgerechter Unterstützungssysteme (z. B. erweiterte Familie, Freunde, Sozialberatung, Haushaltshilfe).
- Unterstützen der Eltern, die Zeit einzuteilen und auf positive Art und Weise Kräfte zu sparen. *Ermöglicht, mit aufkommenden Schwierigkeiten wirkungsvoller umzugehen.*
- Ermutigen der Eltern/des Elternteils, positive Möglichkeiten zur Erfüllung eigener Bedürfnisse zu finden (z. B. Abendessen außer Haus, Zeit für eigene Interessen und füreinander/fürs Ausgehen). *Fördert das allgemeine Wohlbefinden, hilft Eltern, effektiver zu sein, und verhindert die Entwicklung eines Burn-out.*
- Vermitteln an entsprechende Hilfs-/Therapiegruppen, soweit angezeigt.
- Feststellen, welche Institutionen es in der Gemeinde gibt (z. B. Kinderhort/-garten), *um die individuellen Bedürfnisse zu unterstützen und Unterstützung/Ruhezeiten zu gewähren.*
- Dokumentieren und Ergreifen der notwendigen Maßnahmen, soweit juristisch/professionell indiziert, wenn die Sicherheit des Kindes auf dem Spiel steht. *Eltern/Betreuungspersonen, die sich körperlicher Bestrafung als Mittel bedienen, damit ein Kind sich wie gewünscht benimmt, laufen verstärkt Gefahr missbräuchlichen Verhaltens und der Möglichkeit einer Depression im Kindesalter.*
- Vgl. PDx: Unwirksames Coping, Gefährdendes familiäres Coping, Gewalttätigkeit (div. PDx), Situationsbedingtes geringes Selbstwertgefühl, Unterbrochene Familienprozesse.

Schwerpunkte der Pflegedokumentation

Pflegeassessment oder Neueinschätzung

- individuelle Befunde inkl. der elterlichen Fürsorgefähigkeiten und Abweichungen von Erwartungen an normales elterliches Verhalten, der Zusammensetzung der Familie und der Entwicklungsstadien
- Vorhandensein/Nutzung von Unterstützungssystemen und Ressourcen in der Gemeinde.

Planung

- Pflege-/Interventionsplan und beteiligte Personen
- Patientenedukationsplan für Klienteninformation, -schulung und -beratung.

Durchführung/Evaluation

- Reaktionen der Eltern/des Elternteils bzw. des Kindes auf Interventionen/Patientenedukation und ausgeführte Pflegemaßnahmen
- Zielerreichung/Fortschritte in Richtung gewünschter Ergebnisse
- Veränderungen des Pflegeplans.

Entlassungs- oder Austrittsplanung

- Erfordernisse der Entlassung, langfristiger Pflegebedarf nach Entlassung, vorgenommene Koordinationen und Vermittlungen, zusätzlich verfügbare personelle, kommunale und materielle Ressourcen
- spezifische, vorgenommene Vermittlungen, Nachsorgeplan sowie Verantwortlichkeiten für zu treffende Maßnahmen.

Empfohlene, exemplarische Pflegeinterventionen (NIC) und Pflegeergebnisse (NOC)

NIC: *Unterstützung der elterlichen Fürsorge* [Parenting Promotion] (McCloskey-Dochterman, J.; Bulecheck, G. M., 2013)
NOC: *Rollenerfüllung* [Role Performance] (Moorhead, S., Johnson, M.; Maas, M. L.; Swanson, E., 2013)

Literatur

Carpenito-Moyet, L. J.: Das Pflegediagnosen-Lehrbuch. Huber, Bern 2013
Friedemann, M. L.: Familien- und umgebungsbezogene Pflege. Huber, Bern 2010
Lunney, M.: Arbeitsbuch Pflegediagnostik: Pflegerische Entscheidungsfindung,

kritisches Denken und diagnostischer Prozess – Fallstudien und Analysen. Deutschsprachige Ausgabe herausgegeben von Jürgen Georg & Maria Müller Staub. Huber, Bern 2007: 231; 266

Sauter, D.; Abderhalden C.; Needham I.; Wolff, S.: Lehrbuch Psychiatrische Pflege. Huber, Bern 2011

Stolte, K. M.: Pflegediagnosen in der Gesundheitsförderung und Patientenedukation. Huber, Bern 2013

Townsend, M. C.: Pflegediagnosen in der psychiatrischen Pflege. Huber, Bern 2012

Wright, L. M.; Leahey, M.: Familienzentrierte Pflege. Lehrbuch für Familien-Assessment und Interventionen. Huber, Bern 2009

Gefahr einer beeinträchtigten elterlichen Fürsorge [P]

Risk for impaired parenting (00057) (1978, R 1998)
Domäne 7: **Rollenbeziehungen**
Klasse 1: **Fürsorgerollen**

Diagnosetyp (Dokumentationsform): Risikopflegediagnose (PR)
Zuordnung der Pflegediagnose nach Pflegemodellen/-klassifikationen s. Kap. 6.

Definition: Risiko der Hauptbezugsperson(en), die Unfähigkeit zu entwickeln, eine Umgebung zu schaffen, zu erhalten oder wiederherzustellen, in der ein Kind optimal wachsen und sich entwickeln kann

Risikofaktoren [R]

Säugling/Kind

- Frühgeburt
- Mehrlingsgeburt
- nicht das gewünschte Geschlecht
- Krankheit
- Trennung vom Elternteil
- schwieriges Temperament
- Streit wegen elterlichen Erwartungen
- behindernde Bedingungen [behindernde/r Erkrankung/Zustand]

- Entwicklungsverzögerung
- veränderte Wahrnehmungsfähigkeiten
- Aufmerksamkeitsdefizit-/Hyperaktivitätsstörung (ADHS).

wissensbezogene

- fehlendes Wissen über Kindesentwicklung
- fehlendes Wissen über die Aufrechterhaltung der Gesundheit des Kindes
- fehlendes Wissen über elterliche Fähigkeiten
- Unfähigkeit, auf Signale des Säuglings zu reagieren
- unrealistische Erwartungen [an sich selbst, den Säugling, den Partner]
- Mangel an Bildung
- eingeschränkte kognitive Funktion
- Mangel an kognitiver Bereitschaft für die Elternschaft
- Mangelnde Kommunikationsfähigkeiten
- bevorzugung körperlicher Bestrafung.

physiologische

- körperliche Krankheit.

psychologische

- junge Eltern
- fehlende pränatale Vorsorge
- schwierige Geburt
- große Anzahl von Schwangerschaften
- kurz aufeinander folgende Schwangerschaften
- Schlafunterbrechung
- Schlafmangel
- Depression
- Vorgeschichte einer psychischen Krankheit
- Vorgeschichte des Suchtmittelmissbrauchs
- Behinderung.

soziale

- vorhandene Belastung (z. B. finanziell, juristisch, kürzliche Krise, kulturelle Veränderung [Umzug in ein anderes Land oder innerhalb desselben Landes])
- berufliche Probleme
- Arbeitslosigkeit
- finanzielle Schwierigkeiten
- Umzüge

- ärmliches [schwaches] häusliches Umfeld
- situationsbedingt geringes Selbstwertgefühl
- chronisch geringes Selbstwertgefühl
- Mangel an familiärem Zusammenhalt
- Ehekonflikt
- Veränderungen im Familienzusammenhalt
- unzureichende Kinderbetreuung
- Rollenbelastung [Rollenüberlastung]
- allein erziehender Elternteil
- Vater des Kindes ist nicht einbezogen
- Mutter des Kindes ist nicht einbezogen
- mangelndes elterliches Vorbild [Rollenmodell]
- fehlendes elterliches Rollenmodell [Vorbild]
- fehlende Wertschätzung der Elternschaft
- Unfähigkeit, die Bedürfnisse des Kindes über die eigenen zu stellen
- ungeplante Schwangerschaft
- ungewollte Schwangerschaft
- niedrige sozioökonomische Schicht
- Armut
- fehlende Ressourcen
- fehlende Transportmöglichkeiten
- mangelhafte Problemlösungsfähigkeiten
- unangepasste [fehlangepasste] Coping-Strategien
- fehlende soziale Unterstützungsnetzwerke
- soziale Isolation
- Vorgeschichte eines ausgeübten Missbrauchs
- Vorgeschichte von erlebtem Missbrauch
- juristische Probleme.

Klientenbezogene Pflegeziele oder Evaluationskriterien

Die Eltern

- äußern, sich der individuellen Risikofaktoren bewusst zu sein.
- erkennen eigene Stärken sowie individuelle Bedürfnisse und Methoden/Ressourcen zu deren Befriedigung.
- zeigen Veränderungen des Verhaltens/der Lebensweise, um das Risiko für das Problem herabzusetzen oder die Auswirkung der Risikofaktoren zu reduzieren/auszuschalten.

- nehmen teil an Aktivitäten/Kursen zur Förderung der persönlichen Entwicklung und Reifung.
- Für Maßnahmen und Hinweise zur Dokumentation vgl. PDx: Beeinträchtigte elterliche Fürsorge, Gefahr einer beeinträchtigten Bindung.

Empfohlene, exemplarische Pflegeinterventionen (NIC) und Pflegeergebnisse (NOC)

NIC: *Unterstützung der elterlichen Fürsorge/Rolle* [Parenting Promotion] (McCloskey-Dochterman, J.; Bulecheck, G. M., 2013)
NOC: *Rollenerfüllung* [Parenting Performance] (Moorhead, S., Johnson, M.; Maas, M. L.; Swanson, E., 2013)

Literatur

Carpenito-Moyet, L. J.: Das Pflegediagnosen-Lehrbuch. Huber, Bern 2013
Friedemann, M. L.: Familien- und umgebungsbezogene Pflege. Huber, Bern 2010
Lunney, M.: Arbeitsbuch Pflegediagnostik: Pflegerische Entscheidungsfindung, kritisches Denken und diagnostischer Prozess – Fallstudien und Analysen. Deutschsprachige Ausgabe herausgegeben von Jürgen Georg & Maria Müller Staub. Huber, Bern 2007: 231; 266
Sauter, D.; Abderhalden C.; Needham I.; Wolff, S.: Lehrbuch Psychiatrische Pflege. Huber, Bern 2011
Townsend, M. C.: Pflegediagnosen in der psychiatrischen Pflege. Huber, Bern 2012
Wright, L. M.; Leahey, M.: Familienzentrierte Pflege. Lehrbuch für Familien-Assessment und Interventionen. Huber, Bern 2009

Bereitschaft für eine verbesserte elterliche Fürsorge [P]

Readiness for enhanced parenting (00164) (2002, LOE 2.1)
Domäne 7: **Rollenbeziehungen**
Klasse 1: **Fürsorgerollen**

Diagnosetyp (Dokumentationsform): Gesundheitsförderungspflegediagnose (GES)
Zuordnung der Pflegediagnose nach Pflegemodellen/-klassifikationen s. Kap. 6.

Definition: Ein Muster zur Bereitstellung eines Umfelds für Kinder oder andere abhängige Personen, das ausreicht, Wachstum und Entwicklung zu fördern und gestärkt werden kann

Beeinflussende Faktoren [od. Einflussfaktoren] [E]

- Zu bearbeiten.

Bestimmende Merkmale [od. Symptome] [S]

subjektive

- äußert die Bereitschaft, die elterliche Fürsorge zu verbessern
- Kinder äußern Zufriedenheit mit dem häuslichen Umfeld
- andere abhängige Person(en) äußert/äußern Zufriedenheit mit dem häuslichen Umfeld.

objektive

- emotionale Unterstützung der Kinder
- emotionale Unterstützung von (einer) anderen abhängigen Person(en)
- Erkennbarkeit von Bindung/Zuneigung
- Bedürfnisse der Kinder werden befriedigt (z.B. physische und emotionale)
- Bedürfnisse der anderen abhängigen Person(en) werden befriedigt (z.B. physische und emotionale)
- zeigt realistische Erwartungen an Kinder
- zeigt realistische Erwartungen an andere abhängige Person(en).

Klientenbezogene Pflegeziele oder Evaluationskriterien

Der Klient

- formuliert realistische Informationen über/Erwartungen an die Elternrolle.
- benennt eigene Stärken, individuelle Bedürfnisse und Methoden/Ressourcen, um sie zu befriedigen.
- beteiligt sich an Aktivitäten zur Verbesserung der Fertigkeiten als Elternteil.
- zeigt ein verbessertes Verhalten als Elternteil.

E

Maßnahmen oder Pflegeinterventionen

1. Pflegepriorität: Feststellen der Notwendigkeit/Motivation zur Verbesserung:

- Herausfinden der Motivation zu Veränderungen und der daran geknüpften Erwartungen.
- Beachten der Familienkonstellation (z.B. zwei Elternteile, Alleinerziehende/r, erweiterte Familie, bei anderen Familienmitgliedern – wie etwa den Großeltern – lebendes Kind oder Beziehung einer abhängigen Person). *Den Aufbau der Familie zu verstehen liefert Informationen über den Bedarf an Unterstützung, der zur Verbesserung ihrer Familienbande nötig ist.*
- Feststellen des Entwicklungsstadiums der Familie (z.B. neues Kind, Jugendliche/r, ein Kind, welches das Haus verlässt/dorthin zurückkehrt, Ruhestand). *Diese Reifungskrisen bringen Veränderungen in die Familie, die Gelegenheit bieten können, um die Fertigkeiten als Eltern und die Interaktionen innerhalb der Familie zu verbessern.*
- Einschätzen der Familienbeziehungen und Identifizieren von Bedürfnissen einzelner Mitglieder, dabei Beachten spezieller Belange, wie etwa angeborenen Leiden, Krankheit, Hyperaktivität. *Die Familie ist ein System, und wenn Mitglieder beschließen, die Fertigkeiten als Eltern zu verbessern, betreffen die Veränderungen alle Teile des Systems. Das Herausarbeiten spezieller Situationen und Beziehungen kann helfen, einen Plan für einen effektiven Wandel zu entwickeln.*
- Einschätzen des Ausmaßes elterlicher Fähigkeiten unter Berücksichtigung der intellektuellen, emotionalen und physischen Stärken und Schwächen der Person. *Zeigt Bereiche von Schulungsbe-*

darf, Fähigkeitstraining und Informationsbedarf, auf denen ein Plan zur Verbesserung der Elternrolle aufbauen kann.

- Beobachten des Bindungsverhaltens zwischen Eltern(teil) und Kind/Kindern unter Berücksichtigung des kulturellen Hintergrundes, der erwartetes Verhalten beeinflussen kann. *Verhaltensweisen, wie Blickkontakt, Kontakt von Angesicht zu Angesicht und mit einem Säugling in hoher Stimmlage zu sprechen, sind in der amerikanischen Kultur Zeichen für Bindungsverhalten, in einer anderen Kultur jedoch u. U. ungeeignet. Man geht davon aus, dass unvollständiges oder fehlendes Bonding in der Folge die Eltern-Kind-Interaktionen beeinträchtigt .*
- Feststellen des Vorhandenseins und der Effektivität von Unterstützungssystemen, Rollenmodellen, einer erweiterten Familie und kommunaler Ressourcen für die Eltern/den Elternteil. *Eltern, die ihre Fähigkeiten und das Familienleben verbessern möchten, können von Rollenmodellen profitieren, die ihnen beim Entwickeln ihrer eigenen Art der Elternrolle helfen.*
- Beachten kultureller/religiöser Einflüsse auf die Elternrolle, auf Erwartungen an die eigene Person/das Kind sowie auf das Gefühl von Erfolg/Misserfolg. *Erwartungen können je nach der Kultur variieren. So sind z. B. Kinder für Eltern arabischer Herkunft heilig, aber die Kindererziehung beruht eher auf negativer als auf positiver Verstärkung und die Eltern sind mit Mädchen strenger als mit Jungen. Diese Überzeugungen können den Wunsch nach Verbesserung der Elternrolle beeinträchtigen, wenn es zum Konflikt zwischen beiden Aspekten kommt.*

2. Pflegepriorität: Fördern der Verbesserung von Fähigkeiten als Eltern:

- Schaffen eines Umfelds, in dem Beziehungen gestärkt werden können. *In einem sicheren Umfeld, in dem Individuen Gedanken und Gefühle offen zum Ausdruck bringen können, gestalten sich das Lernen und positive Interaktionen zwischen den Familienmitgliedern optimal und stärken damit Beziehungen.*
- Nehmen Sie sich Zeit, den Angelegenheiten und Belangen der Eltern/des allein erziehenden Elternteils zuzuhören. *Fördert das Gefühl, wichtig zu sein und gehört zu werden und bringt akkurate Informationen über die Bedürfnisse der Familie, um die Beziehungen zu verbessern.*
- Ermutigen, Gefühle wie Frustration/Wut zu äußern, und gleich-

zeitig inakzeptablem Verhalten Grenzen setzen. *Das Benennen von Gefühlen fördert das Selbstverständnis und stärkt Bindungen zu anderen in der Familie. Inakzeptables Verhalten führt zu vermindertem Selbstwertgefühl und kann zu Problemen in den Familienbeziehungen führen.*

- Stärkeres Betonen der Elternrolle statt der Fähigkeiten als Vater oder Mutter. *Auf Grund des Geschlechts bringt jede/r etwas in die Elternrolle ein; Aufgaben des Er- und Aufziehens können indessen von beiden Elternteilen wahrgenommen werden und die Familienbeziehungen verbessern.*
- Ermutigen zur Teilnahme an Kursen zu einzelnen Fähigkeiten/Fertigkeiten, wie z.B. zu einem Eltern-/Familienbildungskurs. *Unterstützt beim Entwickeln von Kommunikationsfähigkeiten, wie aktivem Zuhören, Ich-Botschaften und Problemlösungstechniken, und fördert ein Umfeld, in dem alle Beteiligten gewinnen.*

E

3. Pflegepriorität: Fördern optimalen Wohlbefindens:

- Beteiligen aller Familienmitglieder am Lernen. *Das Famliensystem profitiert, wenn sich alle Familienmitglieder an der Erweiterung ihrer Fähigkeiten beteiligen, um die familiären Beziehungen zu verbessern.*
- Ermutigen der Eltern, positive Ansätze zur Befriedigung eigener Bedürfnisse zu benennen. *Aktivitäten, wie auszugehen/sich zu verabreden, sich Zeit zu nehmen für eigene Interessen oder füreinander, fördern das allgemeine Wohlbefinden und können Familienbeziehungen und das Funktionieren der Familie verbessern.*
- Sorgen für Informationen, soweit angezeigt, inkl. Zeitmanagement und Techniken zur Stressbewältigung. *etwas über positive Elternfähigkeiten zu lernen, Wachstum und Erwartungen an die Entwicklung zu verstehen und Wege zum Abbau von Stress und Angst zu entdecken, fördern die Fähigkeit des Individuums, mit Problemen umzugehen, die im Laufe familiärer Beziehungen auftreten können.*
- Erörtern aktueller «Familienregeln» unter Herausarbeiten veränderungsbedürftiger Bereiche. *Regeln werden u.U. von Erwachsenen gesetzt statt durch einen demokratischen Prozess, an dem alle Familienmitglieder beteiligt sind, was zu Konflikten und heftigen Konfrontationen führt. Positive Familienregeln unter Beteiligung aller Familienmitglieder festzulegen kann eine effektive, funktionale Familie fördern.*

- Erörtern der Notwendigkeit einer langfristigen Planung und von Möglichkeiten, damit die Familie die gewünschten positiven Beziehungen wahren kann. *Jedes Lebensstadium bringt seine eigenen Herausforderungen und eigenes Wissen und Verständnis mit sich und sich auf jedes Stadium vorzubereiten macht es Familienmitgliedern möglich, diese Stadien in positiver Weise zu durchlaufen, dabei die Einheit der Familie zu fördern und unvermeidbare Konflikte so zu lösen, dass jeder Beteiligte gewinnt.*

Schwerpunkte der Pflegedokumentation

Pflegeassessment oder Neueinschätzung

- individuelle Befunde inkl. des Ausmaßes elterlicher Fähigkeiten, der Erwartungen an die Elternrolle, des Aufbaus der Familie und der Entwicklungsstadien
- Verfügbarkeit/Nutzung von Unterstützungssystemen und kommunalen Ressourcen
- Motivation für einen Wandel und daran geknüpfte Erwartungen.

Planung

- Plan zur Verbesserung und beteiligte Personen
- Patientenedukationsplan für Klienteninformation, -schulung und -beratung.

Durchführung/Evaluation

- Reaktionen der Familienmitglieder auf Interventionen/Patientenedukation und ausgeführte Pflegemaßnahmen
- Zielerreichung/Fortschritte in Richtung gewünschter Ergebnisse
- Veränderungen des Pflegeplans.

Entlassungs- oder Austrittsplanung

- Erfordernisse der Entlassung, langfristiger Pflegebedarf nach Entlassung, vorgenommene Koordinationen und Vermittlungen, zusätzlich verfügbare personelle, kommunale und materielle Ressourcen
- spezifische, vorgenommene Vermittlungen, Nachsorgeplan sowie Verantwortlichkeiten für zu treffende Maßnahmen.

Exemplarische, empfohlene Pflegeinterventionen (NIC) und Pflegeergebnisse (NOC)

NIC: *Schulung elterlicher Fürsorge: Familie mit Kindern* [Parenting Education: Childbearing Family] (McCloskey-Dochterman, J.; Bulecheck, G. M., 2013)

NOC: *Wissen: Sicherheit des Kindes* [Parenting Performance] (Moorhead, S., Johnson, M.; Maas, M. L.; Swanson, E., 2013)

Literatur

Bell, R. P., McGrath, J. M.: Implementing a research based kangaroo care program in the NICU. Nursing Clinics of North America (1996) 31(2): 387–403

Carpenito-Moyet L. J.: Das Pflegediagnosen-Lehrbuch. Huber, Bern 2013

Friedemann, M. L.: Familien- und umgebungsbezogene Pflege. Huber, Bern 2010

Gielen, A. C.; McDonald, E. M.; Wilson, M. E.: Effects of improved access to safety counceling, products and home visits on parents' safety practices: Results of a randomized trial. Archives of Pediatric Adolescent Medicine (2002) 156 (1): 33–45

Long, A.; McCarney, S.; Smyth, G.: The effectiveness of parenting programmes facilitated by health visitors. Journal of Advanced Nursing (2001) 34 (5): 611–620

Lunney, M.: Arbeitsbuch Pflegediagnostik: Pflegerische Entscheidungsfindung, kritisches Denken und diagnostischer Prozess – Fallstudien und Analysen. Deutschsprachige Ausgabe herausgegeben von Jürgen Georg & Maria Müller Staub. Huber, Bern 2007: 142, 144, 255, 219, 234, 243

Stolte, K. M.: Pflegediagnosen in der Gesundheitsförderung und Patientenedukation. Huber, Bern 2013

Wright, L. M.; Leahey M.: Familienzentrierte Pflege. Huber, Bern 2009

Energiefeldstörung [P]

Disturbed energy field (00050) (1994, R 2004, LOE 2.1)
Domäne 4: **Aktivität/Ruhe**
Klasse 3: **Energiehaushalt**

Diagnosetyp (Dokumentationsform): aktuelle Pflegediagnose (PES)
Zuordnung der Pflegediagnose nach Pflegemodellen/-klassifikationen s. Kap. 6.

Definition: Unterbrechung des Energieflusses, der einen Menschen umgibt, die zu einer Disharmonie von Körper, Geist und/oder Seele führt

Beeinflussende Faktoren [od. Einflussfaktoren] [E]

- Verlangsamung oder Blockierung der Energieflüsse sekundär bedingt durch:

pathophysiologische Faktoren

- Krankheit
- Schwangerschaft
- Verletzung.

behandlungsbezogene Faktoren

- Immobilität
- Schwangerschaft [Wehen] und Geburt
- perioperatives Erlebnis [Erleben perioperativer Prozesse und Situationen]
- Chemotherapie.

situationsbezogene Faktoren

- Schmerzen
- Furcht
- Angst
- Trauern.

Reifefaktoren

- altersbedingte Entwicklungsschwierigkeiten
- altersbezogene Entwicklungskrise.

Bestimmende Merkmale [od. Symptome] [S]

objektive

- Wahrnehmung von Veränderungen des Energieflussmusters, wie z. B.:
  - Bewegung (Welle, Spitze, Kribbeln, Verdichtung, Fließen)
    Geräusche (Klänge, Worte)
  - Temperaturveränderungen (Wärme, Kälte)
  - visuelle Veränderungen (Bild, Farbe)
  - Störungen im Energiefeld (Leere, Loch, Spitze, Anschwellen, Blockade, Stauung, verringerter Fluss im Energiefeld).

Klientenbezogene Pflegeziele oder Evaluationskriterien

Der Klient

- erkennt Angstgefühle und Stress an.

- teilt Zeichen der Entspannung und des Wohlbefindens mit.
- zeigt eine Abnahme der Ernsthaftigkeit/Häufigkeit der Symptome.

Maßnahmen oder Pflegeinterventionen

1. Pflegepriorität: Erkennen ursächlicher/beeinflussender Faktoren:

- Betrachten der gegenwärtigen Situation/Sorgen des Klienten. Sorgen für Gelegenheit für den Klienten, über seinen Zustand, seine Geschichte, seinen emotionalen Zustand oder andere relevante Informationen zu sprechen. Beachten der Körpersprache, der Stimmlage, der zum Ausdruck von Gefühlen/Themen gewählten Worte.
- Klären der Motivation und Erwartungen des Klienten über die Therapie. *Zwar kann sich die innere Einstellung auf den Erfolg einer Therapie auswirken, jedoch ist therapeutische Berührung oft auch dann erfolgreich, wenn der Klient skeptisch ist. Neueren Studien zufolge führt therapeutische Berührung zu positiven Ergebnissen, indem sie das Ausmaß an Angst- und Schmerzwahrnehmung verminderte und das Gefühl von Wohlbefinden/Lebensqualität verbessert. Therapeutische Berührung kann auch zur Abschwächung der Verhaltenssymptome einer Demenz (z. B. manuelle Manipulationen/Unruhe, Vokalisationen, Auf-und-ab-Laufen) von Vorteil sein.*
- Beachten des Gebrauchs von Medikamenten oder anderem Drogenkonsum (z. B. Alkohol). *Therapeutische Berührung kann hilfreich sein, indem sie das Angstniveau bei Personen reduziert, die einen Alkoholentzug durchlaufen.*
- Durchführen/Überprüfen der Ergebnisse von Tests, soweit angezeigt, wie etwa dem Test für Angst (STAI) u. a. Gefühlszustände, *um das Ausmaß der Angst des Klienten zu bestimmen.*

2. Pflegepriorität: Einschätzen des Energiefeldes:

- Entwickeln einer therapeutischen Pflegeperson-Klient-Beziehung, bei der anfänglich die Rolle des Heilers/der Führungsperson akzeptiert wird, soweit der Klient dies wünscht.
- Den Klienten aufrecht sitzen oder sich hinlegen lassen, mit ungekreuzten Armen, die Beine nicht übereinander geschlagen. Verwenden von Kissen oder anderen Hilfsmitteln zur Unterstützung, um Wohlbehagen und Entspannung zu fördern.

- Zentrieren des eigenen Selbst physisch und psychisch, *um den Geist zu beruhigen und die Aufmerksamkeit auf die heilende Absicht zu richten.*
- Langsames Bewegen der Hände im Abstand von 10–12 cm über der Haut des Klienten zum Einschätzen des Zustands des Energiefeldes und des Flusses der Energie entlang des Körpers.
- Erkennen der Bereiche, des Ungleichgewichts oder Behinderungen im Energiefeld (d. h. Asymmetrien, Gefühle der Hitze/Kälte, Prickeln, Stauungen oder Druck).

3. Pflegepriorität: Ausführen therapeutischer Interventionen:

- Erklären des Prozesses der therapeutischen Berührung (*therapeutic touch*, TT) und Beantworten anstehender Fragen, *um unrealistische Erwartungen zu verhindern. Der Schwerpunkt der TT liegt grundsätzlich auf Heilung und Ganzheitlichkeit, nicht auf der Behandlung von Zeichen/Symptomen von Krankheiten.*
- Erörtern von Ergebnissen der Evaluation mit dem Klienten.
- Unterstützen des Klienten mit Übungen zur Förderung des «Zentrierens» und zur Stärkung des Selbstheilungspotenzials und des Wohlbefinden und zur Verringerung von Angst.
- Einleiten eines Ruhefindungsprozesses durch langsames Bewegen der Hände im Abstand von 10–12 cm über der Haut des Klienten, *um Störungen des Energieflusses innerhalb des Systems und zwischen Klient und Pflegeperson zu zerstreuen.*
- Sich-Konzentrieren auf Bereiche erkannter Störungen, indem die Hände über oder auf der Haut gehalten werden und/oder indem eine Hand in den Rücken und eine Hand auf die Vorderseite des Körpers gelegt wird. *Erlaubt dem Körper des Klienten, nach Bedarf Energie zu ziehen/neu anzuordnen.* Gleichzeitiges Konzentrieren auf die Absicht, den Klienten bei der Heilung zu unterstützen.
- Verkürzen der Behandlung auf 2–3 min, soweit angemessen. *Kinder, ältere Menschen, Patienten mit Kopfverletzungen und andere, schwer behinderte Personen sind im Allgemeinen empfindlicher gegen eine Überlastung von Energiefeldern.*
- Sprechen bei Entspannungsanleitungen/Suggestion mit beruhigender Stimme (z. B. angenehme Bilder, andere Visualisierungen, tiefe Atmung), *um das Gefühl der Entspannung zu verstärken.*
- Verwenden manueller Massage/Anwenden von Akupressur während des Vorgangs, soweit angemessen.

- Achten auf Veränderungen der Energieempfindlichkeit. Stoppen, wenn das Energiefeld im Gleichgewicht und Entspannung eingetreten ist.
- Halten der Füße des Klienten am Schluss der Therapie, für ein paar Minuten, *um die «Verankerung der Körperenergie» zu unterstützen.*
- Einräumen von Zeit nach der Prozedur, *um dem Klienten eine friedliche Ruhepause zu ermöglichen.*

4. Pflegepriorität: Fördern des Wohlbefindens (Beratung, Patientenedukation und Entlassungsplanung):

- Erlauben einer angemessenen Periode der Abhängigkeit, damit der Klient seine inneren Ressourcen stärken kann.
- Ermutigen zur Fortsetzung des therapeutischen Prozesses.
- Unterweisen in der Anwendung stressabbauender Praktiken (z.B. Zentrierung/Meditation, Entspannungsübungen), *um die Harmonie zwischen Seele, Körper und Geist zu fördern.*
- Erörtern der Bedeutung des Integrierens von Techniken zur Unterstützung/Förderung des Wohlbefindens in den Alltag, *um das Gefühl von Wohlbefinden beizubehalten/zu verstärken.*
- Den Klienten jeden Schritt nachvollziehen und den vollständigen Prozess von TT nach einer Sitzung demonstrieren lassen, wenn der Klient zur Übernahme der Verantwortung für den Selbstheilungsprozess bereit ist.
- Fördern der Terilnahme an einer Unterstützungsgruppe, *in der die Mitglieder einander beim Praktizieren und Erlernen der Techniken der therapeutischen Berührung helfen können.*
- Nachdrückliches Vermitteln, dass therapeutische Berührung eine Komplementärintervention darstellt und Betonen, wie wichtig es ist, rechtzeitig eine Evaluation/Fortsetzung anderer verordneter Behandlungsmodalitäten anzustreben, soweit angemessen.
- Vermitteln an andere Ressourcen zur individuellen Unterstützung des Wohlbefindens insgesamt (z.B. Psychotherapie, Seelsorge, medizinische Behandlung für bestimmte Krankheitsprozesse, Hospiz), *damit sich die Person um ein umfassendes Wohlbefinden kümmern/einen friedlichen Tod erleichtern kann.*

E

Hinweise für die Pflegedokumentation

Pflegeassessment oder Neueinschätzung

- Ergebnisse des Assessments inkl. der Merkmale und Unterschiede im Energiefeld
- Wahrnehmung des Problems/Therapiebedarfs aus der Sicht des Klienten.

Planung

- Pflege-/Interventionsplan und beteiligte Personen
- Patientenedukationsplan für Klienteninformation, -schulung und -beratung.

Durchführung/Evaluation

- Veränderungen des Energiefeldes
- Reaktionen auf Interventionen/Patientenedukation und ausgeführte Pflegemaßnahmen
- Zielerreichung/Fortschritte in Richtung gewünschter Ergebnisse
- Veränderungen des Pflegeplans.

Entlassungs- oder Austrittsplanung

- Erfordernisse der Entlassung, langfristiger Pflegebedarf nach Entlassung, vorgenommene Koordinationen und Vermittlungen, zusätzlich verfügbare personelle, kommunale und materielle Ressourcen
- spezifische, vorgenommene Vermittlungen, Nachsorgeplan sowie Verantwortlichkeiten für zu treffende Maßnahmen.

Empfohlene, exemplarische Pflegeinterventionen (NIC) und Pflegeergebnisse (NOC)

NIC: *Therapeutische Berührung* [Therapeutic Touch] (McCloskey-Dochterman, J.; Bulecheck, G. M., 2013)

NOC: *Wohlbefinden* [Well-Being] (Moorhead, S., Johnson, M.; Maas, M. L.; Swanson, E., 2013)

Literatur

Bißwanger-Heim, T.; Ernst, E.: Asiatische Heilkunde. Stiftung Warentest, Berlin 2012

Carpenito-Moyet L. J.: Das Pflegediagnosen-Lehrbuch. Huber, Bern 2013

Kolcaba, K.: Pflegekonzept Comfort. Theorie und Praxis der Förderung von Wohlbefinden und Wohbehagen in der Pflege. Huber, Bern 2013

Sayre-Adams, J.: Therapeutische Berührung. Ullstein Mosby, Berlin/Wiesbaden 1997 [vrgr.]

Bereitschaft für eine verbesserte Entscheidungsfindung [G]

Readiness for enhanced decision-making (00184) (2006, LOE 2.1)
Domäne 5: **Wahrnehmung/Kognition**
Klasse 4: **Kognition**

Diagnosetyp (Dokumentationsform): Gesundheitsförderungspflegediagnose (GES)
Zuordnung der Pflegediagnose nach Pflegemodellen/-klassifikationen s. Kap. 6.

Definition: Ein Verhaltensmuster des Auswählens von Handlungsweisen, das ausreichend ist für das Erreichen kurz- und langfristiger gesundheitsbezogener Ziele und gestärkt werden kann

Beeinflussende Faktoren [od. Einflussfaktoren] [E]

- Zu bearbeiten.

Bestimmende Merkmale [od. Symptome] [S]

subjektive

- Äußerungen über den Wunsch, die Entscheidungsfindung zu verbessern
- Äußerungen über den Wunsch, die Übereinstimmung zwischen Entscheidungen und persönlichen Werten zu verbessern
- Äußerungen über den Wunsch, die Übereinstimmung zwischen Entscheidungen und den Zielen zu verbessern
- Äußerungen über den Wunsch, die Übereinstimmung zwischen Entscheidungen und soziokulturellen Werten zu verbessern
- Äußerungen über den Wunsch, die Übereinstimmung zwischen Entscheidungen und soziokulturellen Zielen zu verbessern
- Äußerungen über den Wunsch, zuverlässige Fakten für die Entscheidungsfindung zu nutzen
- Äußerungen über den Wunsch, die Risiko- und Nutzen-Analyse von Entscheidungen besser abzuwägen
- Äußerungen über den Wunsch, das Verständnis über die Bedeutung der Wahlmöglichkeiten zu verbessern
- Äußerungen über den Wunsch, die Wahl von Entscheidungsfindungen besser zu verstehen.

Klientenbezogene Pflegeziele oder Evaluationskriterien

Der Klient

- erklärt Auswahlmöglichkeiten für eine Entscheidung.
- benennt Risiken und Nutzen von Entscheidungen.
- bringt Überzeugungen hinsichtlich der Bedeutung von Entscheidungen zum Ausdruck.
- trifft Entscheidungen, die sich mit persönlichen und soziokulturellen Werten/Zielen decken.
- verwendet verlässliche Fakten beim Entscheiden.

Maßnahmen oder Pflegeinterventionen

1. Pflegepriorität: Einschätzen ursächlicher/beeinflussender Faktoren:

- Feststellen der normalen Fähigkeit, mit den eigenen Angelegenheiten zurechtzukommen. *Liefert Ausgangswerte, um den Entscheidungsfindungsprozess des Klienten zu verstehen und das Wachstum zu messen.*
- Achten auf Äußerungen von Entscheidung, Zuverlässigkeit und Verfügbarkeit unterstützender Personen.
- Aktives Zuhören/Identifizieren eines oder mehrer Gründe, aus denen der Klient die Fähigkeiten zur Entscheidungsfindung verbessern möchte und was er sich von einer Veränderung erwartet. *Sobald der Klient Gründe für eine Verbesserung artikuliert/klärt, gibt dies dem Wandel eine Richtung.*
- Achten auf körperliche Zeichen der Erregung. Steigert die Energie für das Ringen um Verbesserung und persönliches Wachstum.
- Erörtern der Bedeutung des Lebens/der Gründe, aus denen man lebt, des Glaubens an Gott oder eine höhere Macht und wie dies alles mit dem Wunsch nach Verbesserung zusammenhängt.

2. Pflegepriorität: Unterstützen des Klienten dabei, sich zu verbessern/Problemlösungsfertigkeiten effektiv einzusetzen:

- Fördern eines sicheren und hoffnungsvollen Umfelds. *Gibt dem Klienten Gelegenheit, seine Angelegenheiten/Gedanken offen zu erörtern.*
- Dem Klienten Gelegenheiten bieten, die eigene innere Kontrolle im Entscheidungsfindungsprozess zu erkennen. *Personen mit in-*

terner Kontrollüberzeugung glauben, dass sie einen gewissen Grad an Kontrolle über die Ergebnisse haben und ihre eigenen Handlungen/ Entscheidungen bestimmen helfen, was in ihrem Leben geschieht.

- Ermutigen zum Äußern von Ideen, Sorgen und speziellen zu treffenden Entscheidungen.
- Klären der Ziele der Person und Ordnen nach Prioritäten unter Beachten möglicher Konflikte oder Herausforderungen, auf die man stoßen könnte.
- Herausarbeiten positiver Aspekte dieser Erfahrung unter Ermutigen des Klienten, sie als Gelegenheit zum Lernen zu sehen.
- Unterstützen des Klienten beim Auffinden von Fakten (z. B. in der Bibliothek oder auf zuverlässigen Internet-Seiten).
- Überprüfen des Problemlösungsprozesses und der Durchführung einer Risiko-Nutzen-Analyse von Entscheidungen.
- Kinder ermutigen, altersentsprechende Entscheidungen zu treffen. *Frühzeitiges Lernen, Probleme zu lösen, hebt das Selbstwertgefühl und steigert die Fähigkeit, Coping-Fertigkeiten einzusetzen.*
- Erörtern und Klären spiritueller Überzeugungen, dabei vorurteilsloses Akzeptieren der Wertvorstellungen des Klienten.

3. Pflegepriorität: Fördern optimalen Wohlbefindens:

- Benennen von Gelegenheiten für den Einsatz von Konfliktlösungsfertigkeiten, dabei Hervorheben jedes einzelnen Schrittes im Verlauf.
- Sorgen für positives Feed-back für die jeweiligen Bemühungen. *Verstärkt die Anwendung von Fertigkeiten und Lernanstrengungen.*
- Ermutigen der Familie/Bezugsperson(en) zur Beteiligung am Entscheidungsfindungsprozess, soweit gewünscht/angemessen, *um allen Familienangehörigen beim Verbessern von Konfliktlösungsfertigkeiten zu helfen.*
- Anregen zur Teilnahme an Kursen für Stressmanagement und Selbstsicherheit, soweit angemessen.
- Vermitteln an andere Ressourcen, soweit nötig (z. B. einen Geistlichen, eine Fachpflegeperson für Psychiatrie/einen Psychiater, Familien-/Paartherapie).

Schwerpunkte der Pflegedokumentation

Pflegeassessment oder Neueinschätzung

- Einschätzen der Befunde/Verhaltensreaktionen
- Motivation zur Veränderung und Erwartungen an einen Wandel

- am Verbessern der Konfliktfertigkeiten beteiligte Personen
- persönliche Werte und Überzeugungen.

Planung

- Pflege-/Interventionsplan und beteiligte Personen
- Patientenedukationsplan für Klienteninformation, -schulung und -beratung.

Durchführung/Evaluation

- Reaktionen auf Interventionen/Patientenedukation und ausgeführte Pflegemaßnahmen
- Fähigkeit, Gefühle zu äußern, Optionen zu erkennen, Ressourcen einzusetzen
- Zielerreichung/Fortschritte in Richtung gewünschter Ergebnisse
- Veränderungen des Pflegeplans.

Entlassungs- oder Austrittsplanung

- Erfordernisse der Entlassung, langfristiger Pflegebedarf nach Entlassung, vorgenommene Koordinationen und Vermittlungen, zusätzlich verfügbare personelle, kommunale und materielle Ressourcen, Verantwortlichkeiten für zu treffende Maßnahmen
- spezifische, vorgenommene Vermittlungen, Nachsorgeplan sowie Verantwortlichkeiten für zu treffende Maßnahmen.

Empfohlene, exemplarische Pflegeinterventionen (NIC) und Pflegeergebnisse (NOC)

NIC: *Entscheidungsfindungsunterstützung* (Decision-Making Support) (McCloskey-Dochterman, J.; Bulecheck, G. M., 2013)
NOC: *Entscheidungsfähigkeit* (Decision-Making) (Moorhead, S., Johnson, M.; Maas, M. L.; Swanson, E., 2013)

Literatur

Alfaro LeFevre R.: Pflegeprozess und kritisches Denken. Huber, Bern 2013
Carpenito-Moyet L. J.: Das Pflegediagnosen-Lehrbuch. Huber, Bern 2013
Fitzgerald-Miller, J.: Coping fördern – Machtlosigkeit überwinden – Hilfen zur Bewältigung chronischen Krankseins. Huber, Bern2003
Georg, J.: Kognitive Pflege. NOVA 43 (2012) 10: 12–14
Georg, J.: Entscheidungskonflikte bei alten Menschen. NOVA 35 (2004) 6: 14–16
Stolte, K. M.: Pflegediagnosen in der Gesundheitsförderung und Patientenedukation. Huber, Bern 2013

Entscheidungskonflikt [P]

Decisional conflict (00083) (1998, 2006, LOE 2.1)
Domäne 10: **Lebensprinzipien**
Klasse 3: **Übereinstimmung von Werten/Glauben/Handlung**

Diagnosetyp (Dokumentationsform): aktuelle Pflegediagnose (PES)
Zuordnung der Pflegediagnose nach Pflegemodellen/-klassifikationen s. Kap. 6.

Definition: Unsicherheit über die Richtung anstehender Handlungen, wenn zwischen konkurrierender Handlungen gewählt werden soll, die Risiko, Verlust und Infragestellung von Werten und Glauben beinhalten

Beeinflussende Faktoren [od. Einflussfaktoren] [E]

- unklare persönliche Werte
- unklarer persönlicher Glaube
- wahrgenommene Bedrohung des Wertesystems
- fehlende Erfahrung mit Entscheidungsfindungen
- Störung der Entscheidungsfindung
- fehlende relevante Informationen
- Informationen aus verschiedenen Quellen
- abweichende Informationsquellen
- moralische Verpflichtungen, die Handeln erfordern
- moralische Verpflichtungen, die Handeln untersagen
- moralische Prinzipien, die unvereinbare Handlungsrichtungen hervorbringen
- moralische Regeln, die unvereinbare Handlungsrichtungen hervorbringen
- moralische Werte, die unvereinbare Handlungsrichtungen hervorbringen
- Defizit des Unterstützungssystems
- [Alter, Entwicklungsstand]
- [Familiensystem, soziokulturelle Faktoren]
- [kognitiver, emotionaler, entsprechender funktionaler Status].

Bestimmende Merkmale [od. Symptome] [S]

subjektive

- äußert Unsicherheit über die getroffenen Entscheidungen
- äußert, dass über unerwünschte Konsequenzen alternativer Handlungen nachgedacht wird
- äußert das Gefühl, während der Entscheidungsfindung zu leiden
- Infragestellen von moralischen Prinzipien während der Entscheidungsfindung
- Infragestellen von moralischen Regeln während der Entscheidungsfindung
- Infragestellen von moralischen Werten während der Entscheidungsfindung
- Infragestellen von persönlichen Werten während der Entscheidungsfindung
- Infragestellen des persönlichen Glaubens [persönlicher Überzeugungen] während der Entscheidungsfindung.

E

objektive

- Schwanken zwischen verschiedenen Wahlmöglichkeiten
- verzögerte Entscheidungsfindung
- Fokussierung auf sich selbst
- physische Zeichen des Leids oder der Anspannung (z. B. erhöhte Herzfrequenz, erhöhte Muskelspannung, Ruhelosigkeit).

Klientenbezogene Pflegeziele oder Evaluationskriterien

Der Klient

- äußert, positive und negative Aspekte der Entscheidungsmöglichkeiten/Alternativen zu erkennen.
- anerkennt Gefühle der Angst und Verzweiflung in Zusammenhang mit der Auswahl/schwierigen Entscheidungsfindung.
- erkennt, welche persönlichen Überzeugungen/Werte in Frage gestellt sind.
- trifft Entscheidung(en) und äußert, mit der getroffenen Wahl zufrieden zu sein.
- erfüllt seine psychischen Bedürfnisse, angezeigt durch angemessene Gefühlsäußerungen, Erkennen der eigenen Möglichkeiten und Nutzen von Ressourcen.
- zeigt ein entspanntes und ruhiges Verhalten, frei von körperlichen Zeichen von Stress.

Maßnahmen oder Pflegeinterventionen

1. Pflegepriorität: Einschätzen ursächlicher/beeinflussender Faktoren:

- Bestimmen der üblichen Fähigkeit, die eigenen Angelegenheiten zu regeln. Klären, wer juristisch berechtigt ist, zu Gunsten des Kindes/älteren Menschen/beeinträchtigten Individduums zu intervenieren (z. B. Elternteil/EhepartnerIn, sonstige Verwandte, für die Patientenanwaltschaft/Stellvertretung in Gesundheitsangelegenheiten benannte Person oder ein gerichtlich benannter Betreuer/Fürsprecher). *Das Zerbrechen einer Familie/Familienkonflikte können einen Entscheidungsprozess komplizieren.*
- Achten auf Zeichen der Unentschlossenheit, der Abhängigkeit von anderen, Verfügbarkeit/Einbeziehung von Bezugspersonen (z. B. fehlende/widersprüchliche Ratschläge). Feststellen, inwieweit andere Personen vom Klienten abhängig sind und/oder inwieweit Fragen der Co-Abhängigkeit eine Rolle spielen.
- Aktives Zuhören/Benennen der Gründe für die Unentschlossenheit. *Hilft dem Klienten, das Problem zu klären und auf eine Lösung hinzuarbeiten.*
- Feststellen der Wirksamkeit gegenwärtig angewandter Bewältigungsformen.
- Ermitteln des Vorliegens/der Intensität körperlicher Zeichen von Angst (z. B. erhöhter Puls, Muskelverspannung).
- Achten auf Äußerungen über das Unvermögen, Sinn im Leben/einen Grund zum Leben zu finden, sowie auf Gefühle der Nutzlosigkeit oder der Entfremdung von Gott und Anderen in der Umgebung (vgl. PDx: Sinnkrise, falls angezeigt).
- Überprüfen der Informationen, die der Klient über die Gesundheitsversorgungsentscheidung hat. *Akkurate und klar verstandene Informationen über die Situation helfen dem Klienten, die für ihn selbst beste Entscheidung zu treffen.*

2. Pflegepriorität: Den Klienten bei der Entwicklung von Fähigkeiten zur Problemlösung unterstützen:

- Fördern einer sicheren und hoffnungsvollen Umgebung, falls notwendig, während der der Klient seine innere Selbstkontrolle wiedererlangt.
- Ermutigen des Klienten, Konflikte und Sorgen zu äußern.

E

E

- Akzeptieren verbaler Äußerungen von Wut oder Schuldgefühlen unter Setzen von Grenzen bei destruktivem Verhalten, *um die Sicherheit des Klienten zu fördern.*
- Klären und Prioritäten-Setzen für individuelle Ziele unter Beachten, welcher Stellenwert dem «Konflikt» in diesem Prozess eingeräumt wird. *Die Auswahlmöglichkeiten haben u. U. riskante, unsichere Ergebnisse, erfordern u. U. eine Bewertung oder erzeugen im Vorhinein Bedauern darüber, dass man eine positive Entscheidung verwerfen und negative Konsequenzen akzeptieren muss.*
- Erkennen von Stärken und Vorliegen positiver Bewältigungsformen (z. B. Anwendung von Entspannungstechniken, Bereitschaft zur Gefühlsäußerung).
- Herausarbeiten positiver Aspekte dieser Erfahrung und Unterstützen des Klienten, diese als Lernangebot zu betrachten, *um neue, kreative Lösungen zu entwickeln.*
- Korrigieren möglicher Fehlauffassungen des Klienten und Verhelfen zu sachlichen Informationen. *Sorgt für eine verbesserte Entscheidungsfindung.*
- Sorgen dafür, dass der Klient Gelegenheit hat, einfache Entscheidungen bei Aktivitäten der Selbstpflege und anderen Aktivitäten des täglichen Lebens zu treffen. Akzeptieren, wenn der Klient derartige Entscheidungen ablehnt. Allmähliches Erhöhen der Komplexität der Entscheidungen, soweit toleriert.
- Ermutigen eines Kindes, entwicklungsbedingt angemessene Entscheidungen hinsichtlich der eigenen Versorgung zu treffen. *Fördert das Selbstwertgefühl des Kindes, verbessert seine Fähigkeit, Coping-Fertigkeiten zu lernen/zu üben.*
- Erörtern zeitlicher Faktoren, Setzen von Zeitgrenzen für kleine Schritte und Berücksichtigen von Konsequenzen, wenn Entscheidungen nicht sofort getroffen werden können, *um die Lösung des Konflikts zu erleichtern.*
- Aufzählen-Lassen von Alternativen in einem Brainstorming. Einbeziehen der Familie in diesen Prozess, soweit angezeigt (z. B. Verlegung eines Elternteils in ein Pflegeheim, Intervention bei einem suchtmittelabhängigen Familienmitglied). Vgl. PDx: Beeinträchtigte Familienprozesse, Gefährdendes familiäres Coping, Moralischer Konflikt.
- Einüben des Problemlösungsverfahrens anhand der gegenwärtigen Situation/Entscheidung.
- Erörtern oder Klären von kulturellen Fragen/Glaubensfragen

unter Akzeptieren der Wertvorstellungen des Klienten, ohne darüber zu urteilen.

3. Pflegepriorität: Fördern des Wohlbefindens (Beratung, Patientenedukation und Entlassungsplanung):

- Fördern von Gelegenheiten, die Fähigkeiten zur Konfliktbewältigung anzuwenden, unter Benennen jedes Einzelschrittes während der Durchführung durch den Klienten.
- Geben von positiven Rückmeldungen für Erfolge und Fortschritte. *Fördert die Fortsetzung des gewünschten Verhaltens.*
- Fördern der Beteiligung der Familie/Bezugsperson(en), soweit erwünscht/verfügbar, *um dem Klienten Unterstützung zu geben.*
- Ermutigen zum Besuch von Kursen zum Stressabbau oder Selbstbehauptungstraining.
- Vermitteln an andere Ressourcen, bei Bedarf (z. B. einen Geistlichen, eine Fachpflegeperson für Psychiatrie/einen Psychiater, Familien-/Paartherapie).

E

Schwerpunkte der Pflegedokumentation

Pflegeassessment oder Neueinschätzung

- Ergebnisse des Assessments, Verhaltensreaktionen, Grad der Beeinträchtigung in der gewohnten Lebensweise
- am Konflikt beteiligte Personen
- persönliche Werte und Überzeugungen.

Planung

- Pflege-/Interventionsplan und beteiligte Personen
- Patientenedukationsplan für Klienteninformation, -schulung und -beratung.

Durchführung/Evaluation

- Reaktionen des klienten und beteiligten Individuums auf Interventionen/Patientenedukation und ausgeführte Pflegemaßnahmen
- Fähigkeit, Gefühle zu äußern, Optionen zu erkennen, Ressourcen einzusetzen
- Zielerreichung/Fortschritte in Richtung gewünschter Ergebnisse
- Veränderungen des Pflegeplans.

Entlassungs- oder Austrittsplanung

- Erfordernisse der Entlassung, langfristiger Pflegebedarf nach Entlassung, vorgenommene Koordinationen und Vermittlun-

gen, zusätzlich verfügbare personelle, kommunale und materielle Ressourcen
- spezifische, vorgenommene Vermittlungen, Nachsorgeplan sowie Verantwortlichkeiten für zu treffende Maßnahmen.

Empfohlene, exemplarische Pflegeinterventionen (NIC) und Pflegeergebnisse (NOC)

E

NIC: *Entscheidungsfindungsunterstützung* [Decision-Making Support] (McCloskey-Dochterman, J.; Bulecheck, G. M., 2013)
NOC: *Entscheidungsfindung* [Decision Making] (Moorhead, S., Johnson, M.; Maas, M. L.; Swanson, E., 2013)

Literatur

Alfaro LeFevre R.: Pflegeprozess und kritisches Denken. Huber, Bern 2013
Carpenito-Moyet L. J.: Das Pflegediagnosen-Lehrbuch. Huber, Bern 2013
Fitzgerald-Miller, J.: Coping fördern – Machtlosigkeit überwinden – Hilfen zur Bewältigung chronischen Krankseins. Huber, Bern 2003
Georg, J.: Kognitive Pflege. NOVA 43 (2012) 10: 12–14
Georg, J.: Entscheidungskonflikte bei alten Menschen. NOVA 35 (2004) 6: 14–16
Stolte, K. M.: Pflegediagnosen in der Gesundheitsförderung und Patientenedukation. Huber, Bern 2013

Gefahr einer verzögerten Entwicklung [P]

Risk for delayed development (00112) (1998)
Domäne 13: **Wachstum/Entwicklung**
Klasse 2: **Entwicklung**

Diagnosetyp (Dokumentationsform): Risikopflegediagnose (PR)
Zuordnung der Pflegediagnose nach Pflegemodellen/-klassifikationen s. Kap. 6.

Definition: Risiko einer Verzögerung von mindestens 25 % einer oder mehrerer sozialer oder selbstregulierender Verhaltensweisen oder der kognitiven, sprachlichen, grob- oder feinmotorischen Fertigkeiten

Risikofaktoren [R]

pränatale

- Alter der Mutter < 15 Jahre
- Alter der Mutter > 35 Jahre
- ungeplante Schwangerschaft
- ungewollte Schwangerschaft
- fehlende pränatale Versorgung und Vorsorge
- späte pränatale Vorsorge
- unzureichende pränatale Vorsorge und Versorgung
- unangemessene Ernährung
- Armut
- Analphabetismus
- genetische Störungen
- endokrine Störungen
- Infektionen
- Suchtmittelmissbrauch.

individuelle

- Frühgeburt
- angeborene Störungen
- genetische Störungen
- beeinträchtigtes Sehvermögen
- Hörbeeinträchtigung
- häufige Mittelohrentzündungen
- unangemessene Ernährung
- Gedeihstörung
- chronische Krankheit
- Chemotherapie
- Bestrahlungstherapie
- Gehirnschädigung (z. B. Blutung in der postnatalen Phase, Schütteln des Säuglings, Missbrauch, Unfall)
- Krampfanfälle
- positive[r] Drogentest[s]
- Suchtmittelmissbrauch
- Bleivergiftung
- Pflegekind
- adoptiertes Kind
- Verhaltensstörungen
- Abhängigkeit von technischen Geräten
- Naturkatastrophen.

umgebungsbezogene

- Armut
- Gewalt.

Pflegender[/Pflegende]

- starke Lernbehinderung
- Lernunfähigkeit
- Missbrauch
- psychische Krankheit.

Klientenbezogene Pflegeziele oder Evaluationskriterien

Der Klient

- zeigt altersentsprechende, im Rahmen seiner Fähigkeiten mögliche motorische, soziale, selbststeuernde, kognitive und sprachliche Fertigkeiten.

Eltern/Betreuer

- äußern ihr Verständnis für altersentsprechende Entwicklungen/ Erwartungen.
- erkennen individuelle Risikofaktoren für Entwicklungsverzögerungen, -abweichungen und geplante/planen Präventionsmaßnahmen.
- formulieren Pläne zur Prävention einer Fehlentwicklung.
- setzen Interventionen/Veränderungen der Lebensweise in Gang, die eine geeignete Entwicklung fördern.

Maßnahmen oder Pflegeinterventionen

1. Pflegepriorität: Einschätzen ursächlicher/beeinflussender Faktoren:

- Feststellen, welche Erkrankung(en)/Zustände zu Entwicklungsabweichungen beitragen könnten (z. B. genetisch bedingte Erkrankungen [z. B. Trisomie 21, Zerebralparese] oder Komplikationen einer Hochrisikoschwangerschaft [z. B. Frühreife, extremes Alter der Mutter, Substanzmissbrauch der Mutter, Hirnverletzung/-schaden], schwere chronische Erkrankung, Infektionen, psychische Erkrankung, Armut, Schütteltrauma/Kindesmissbrauch, Gewalttätigkeit, Gedeihstörung, unzureichende Ernährung und/oder andere, wie in den Risikofaktoren genannt.
- Kooperieren bei der multidisziplinären Evaluation zur Einschätzung der Entwicklung des Klienten in folgenden Bereichen:

Grobmotorik, Feinmotorik, kognitive, soziale/emotionale, adaptive und kommunikative Entwicklung, *um Bereiche eines potenziellen Interventionsbedarfs festzustellen.*

- Identifizieren kultureller Überzeugungen, Normen und Werte, *da sie sich auf die Sichtweise der Situation durch die Eltern/Betreuungsperson auswirken können.*
- Herausfinden der Art der notwendigen Fähigkeiten und Fertigkeiten der Eltern/Betreuer zur Versorgung und Entwicklungsförderung.
- Beachten der Schwere/Eindringlichkeit der Situation (z.B. Möglichkeit einer langfristigen Belastung, die zu Missbrauch/Vernachlässigung führt, gegenüber kurzfristiger Belastung/Unterbrechung in einer Krisen- oder Übergangssituation).
- Bewerten der Umgebung, in der eine langfristige Versorgung angeboten werden wird, *um kontinuierliche Dienstleistungen/andere Bedürfnisse des Kindes und der Betreuungsperson festzustellen.*

E

2. Pflegepriorität: Unterstützen bei Vorbeugen gegen und/oder Begrenzen von Entwicklungsverzögerungen:

- Vermeiden von Anschuldigungen beim Diskutieren der beeinflussenden Faktoren. *Anschuldigungen fördern negative Gefühle und tragen nichts zur Lösung der Situation bei.*
- Beachten des chronologischen Alters und Überprüfen der Erwartungen an eine «normale» Entwicklung in diesem Alter, *um die Entwicklungserwartungen bestimmen zu helfen.*
- Überprüfen erwarteter Fähigkeiten/Aktivitäten unter Einsatz entsprechender Referenzliteratur und/oder Testmethoden (z.B. Zeichnungen, Denver-Skala, Bender-Visual-Motor-Gestalt-Test). *Sorgt für eine Richtschnur zur vergleichenden Messung während der Forschritte des Kindes/Individuums.*
- Konsultieren professioneller Ressourcen (z.B. Physio-/Ergo-/Sprachtherapeut, Rehabilitation, häusliche Pflege, Sozialdienste, Ernährungsberatung, Sonderschullehrer, Familientherapeut, Quellen für technische und adaptive Ausrüstung, Berufsberater), *um einen Entwicklungsplan zu gestalten, individuellen Bedürfnissen zu entsprechen und herauszufinden, ob Interventionen durch einrichtungsbasierte oder kommunal basierte Dienste in Frage kommen.*
- Auffordern zu realistischer Setzung kurzfristiger Ziele, um Entwicklungspotenzial auszuschöpfen. *Kleine, überschaubare Fortschritte sind leichter zu erreichen.*

- Ermitteln des Bedarfs an Hilfsmitteln/Ausrüstungsgegenständen (z. B. pädagogisches/Wachstum stimulierende Computerprogramme, Kommunikationshilfsmittel).

3. Pflegepriorität: Fördern des Wohlbefindens (Beratung, Patientenedukation und Entlassungsplanung):

E

- Sorgen für Informationen über normale Entwicklung, soweit angemessen, einschließlich sachdienlicher Quellenangaben.
- Auffordern zur Teilnahme an Bildungsprogrammen (z. B. Kurse/Beratung für Eltern, Spielgruppen für Kinder, Seminare über belastende Lebenssituationen und Altern).
- Auffinden entsprechender Ressourcen in der Wohngemeinde, soweit angemessen: Frühinterventionsprogramme, Freizeit-/Selbsthilfegruppen für Senioren, Talentförderungsprogramme und geschützte Werkstätten, Dienstleister für körperbehinderte Kinder, Magazine, Lieferanten von Sanitärfachgeschäften. *Bietet zusätzliche Unterstützung, um der Familie bei der Durchführung des Behandlungsprogramms zu helfen.*

Schwerpunkte der Pflegedokumentation

Pflegeassessment oder Neueinschätzung

- Ergebnisse des Assessments/individuelle Bedürfnisse inkl. Entwicklungsstand und des Potenzials einer Besserung
- Wissen der Betreuungspersonen über die Situation und die eigene Rolle.

Planung

- Pflege-/Interventionsplan und beteiligte Personen
- Patientenedukationsplan für Klienteninformation, -schulung und -beratung.

Durchführung/Evaluation

- Reaktionen auf Interventionen/Patientenedukation und ausgeführte Pflegemaßnahmen
- Reaktion der Betreuungsperson auf die Schulung
- Zielerreichung/Fortschritte in Richtung gewünschter Ergebnisse
- Veränderungen des Pflegeplans.

Entlassungs- oder Austrittsplanung

- Erfordernisse der Entlassung, langfristiger Pflegebedarf nach Entlassung, vorgenommene Koordinationen und Vermittlun-

gen, zusätzlich verfügbare personelle, kommunale und materielle Ressourcen
- spezifische, vorgenommene Vermittlungen, Nachsorgeplan sowie Verantwortlichkeiten für zu treffende Maßnahmen, Quellen für Hilfsmittel, Edukationsinstrumente.

Empfohlene, exemplarische Pflegeinterventionen (NIC) und Pflegeergebnisse (NOC)

NIC: *Entwicklungsförderung: Adoleszent* [Developmental Enhancement: Adolescent] [oder] Entwicklungsförderung: Kind [Developmental Enhancement: Child] (McCloskey-Dochterman, J.; Bulecheck, G. M., 2013)
NOC: *Kindesentwicklung* [Alter spezifizieren] [Child Development: (specify age)] (Moorhead, S., Johnson, M.; Maas, M. L.; Swanson, E., 2013)

Literatur

Carpenito-Moyet L. J.: Das Pflegediagnosen-Lehrbuch. Huber, Bern 2013
Flammer, A.; Alsacker, F.: Entwicklungspsychologie der Adoleszenz. Bern, Huber 2002
Hasselhorn, M.; Silbereisen, R. K.: Entwicklungspsychologie des Säuglings- und Kindesalters. Göttingen, Hogrefe 2008
Pinquart, M.; Schwarzer, G.; Zimmermann, P.: Entwicklungspsychologie – Kindes- und Jugendalter. Göttingen, Hogrefe 2011

Bereitschaft für eine verbesserte Ernährung [G]

Readiness for enhanced nutrition (00163) (2002, LOE 2.1)
Domäne 1: **Gesundheitsförderung**
Klasse 2: **Gesundheitsmanagement**

Diagnosetyp (Dokumentationsform): Gesundheitsförderungspflegediagnose (GES)
Zuordnung der Pflegediagnose nach Pflegemodellen/-klassifikationen s. Kap. 6.

Definition: Ein Muster der Nahrungszufuhr, das den Stoffwechselbedarf ausreichend deckt und gestärkt werden kann

Beeinflussende Faktoren [od. Einflussfaktoren] [E]

- Zu bearbeiten.

Bestimmende Merkmale [od. Symptome] [S]

subjektive

- äußert Kenntnis über eine Auswahl an gesunden Nahrungsmitteln
- äußert Kenntnis über eine Auswahl an gesunden Getränken
- äußert Bereitschaft, die Ernährung zu verbessern
- isst regelmäßig
- Einstellung gegenüber dem Essen entspricht den Gesundheitszielen
- Einstellung gegenüber dem Trinken entspricht den Gesundheitszielen.

objektive

- nimmt ausreichende Nahrung zu sich
- nimmt ausreichende Flüssigkeit zu sich
- richtet sich nach einem geeigneten Ernährungsstandard (z. B. Nahrungsmittelpyramide oder Richtlinien der Deutsche Gesellschaft für Ernährung)
- sichere Zubereitung der Nahrung
- sichere Zubereitung von Getränken
- sichere Lagerung von Nahrungsmitteln und Flüssigkeiten.

Klientenbezogene Pflegeziele oder Evaluationskriterien

Der Klient

- zeigt Verhaltensweisen, die geeignet sind, ein angemessenes Körpergewicht zu erreichen/beizubehalten.
- zeigt keine Zeichen einer Mangelernährung.
- ist in der Lage, Nahrungsmittel sicher zuzubereiten und zu lagern.

Maßnahmen oder Pflegeinterventionen

1. Pflegepriorität: Feststellen des aktuellen Ernährungszustands und Essverhaltens:

- Überprüfen der Kenntnisse des Klienten hinsichtlich des aktuellen Ernährungsbedarfs und der Art und Weise, wie er diese Bedürfnisse befriedigt. *Liefert Ausgangswerte für die weitere Schulung und weitere Interventionen.*

- Einschätzen des Essverhaltens und der Auswahl der Nahrungsmittel/Flüssigkeiten in Bezug auf gesundheitliche Risikofaktoren und Gesundheitsziele. *Hilft beim Herausfinden spezifischer Stärken und Schwächen, die angesprochen werden können.*
- Verifizieren, ob alters- und entwicklungsbedingte Bedürfnisse erfüllt werden. *Diese Faktoren unterscheiden sich zwar von Altersgruppe zu Altersgruppe, sind jedoch lebenslang vorhanden. So brauchen z. B. ältere Erwachsene dieselben Nährstoffe wir jüngere, aber in geringerer Menge und unter besonderer Berücksichtigung bestimmter Komponenten, wie Kalzium, Ballaststoffe, Vitamine, Eiweiß und Wasser. Säuglinge/Kinder brauchen kleinere Mahlzeiten und für ein gutes Wachstum und eine gute Entwicklung muss stets auf die benötigten Nährstoffe geachtet werden, während man zugleich mit den Vorlieben und Essgewohnheiten des Kindes zurechtkommen muss.*
- Evaluieren des Einflusses kultureller/religiöser Faktoren, *um festzustellen, was der Klient unter normalen Ernährungspraktiken versteht, um Vorlieben/Einschränkungen bei Nahrungsmitteln und das Essverhalten herauszufinden, das sich bestärken und/oder verändern lässt, falls angezeigt.*
- Einschätzen, wie der Klient Nahrung, deren Zubereitung und den Akt des Essens wahrnimmt, *um festzustellen, was der Klient für normale Ernährungspraktiken hält, und um Vorlieben und Einschränkungen bei Nahrungsmitteln sowie Essverhalten herauszufinden, das gestärkt und/oder verändert werden kann, soweit angezeigt.*
- Einschätzen, wie der Klient Nahrungsmittel, deren Zubereitung sowie den Akt des Essens wahrnimmt, *um festzustellen, welche Gefühle und Emotionen er in Bezug auf Nahrung und sein Selbstbild hat.*
- Erfragen eines (möglichen) negativen Feed-backs seitens der Bezugsperson(en). *Kann Kontrollproblematiken aufdecken, die das Engagement des Klienten bezüglich eines Wandels beeinträchtigen können.*
- Feststellen des Verhaltensmusters von Hunger und Gesättigtsein. *Hilft beim Herausfinden von Stärken und Schwächen des Essverhaltens sowie des Veränderungspotenzials. So muss eine zum Zunehmen neigende Person eine große Mahlzeit u. U. nicht am Abend,*

E

sondern zu einer anderen Tageszeit zu sich nehmen oder lernen, welche Nahrungsmittel die Zufriedenheit erhöhen.

- Einschätzen der Fähigkeit des Klienten, Nahrungsmittel sicher zu lagern und zuzubereiten, *um festzustellen, ob u. U. Gesundheitsinformationen oder -ressourcen nötig sind.*

E

2. Pflegepriorität: Unterstützen des Klienten/seiner Bezugsperson(en) beim Entwickeln eines Plans zur Befriedigung individueller Bedürfnisse:

- Bestimmen der Motivation zu Veränderung und der daran geknüpften Erwartungen.
- Unterstützen beim Zugang zu Ergebnissen individueller Tests und deren Überprüfung (z. B. Körpergewicht/-größe, Körperfett in Prozent, Blutfette, Glukose, großes Blutbild, Gesamteiweiß), *um festzustellen, ob der Klient gesund ist und/oder um Ernährungsumstellungen herauszuarbeiten, die hilfreich sein können, um Gesundheitsziele zu erreichen.*
- Unterstützen eines vorteilhaften Essverhaltens/günstiger Essgewohnheiten des Klienten (z. B. Kontrolle der Portionsgröße, regelmäßige Mahlzeiten, Verringern von fettreicher Nahrung oder Fastfood, spezielle Ernährungsprogramme, Trinken von Wasser und gesunden Getränken). *Positives Feed-back fördert die Fortführung gesunder Lebensgewohnheiten und neue Verhaltensweisen.*
- Erörtern von Belohnungen, die nichts mit Nahrung zu tun haben.
- Sorgen für Instruktionen/Wiederholen von Informationen über spezielle Bedürfnisse. *Stärkt den Entscheidungsfindungsprozess und fördert die Verantwortlichkeit für die Befriedigung der eigenen Bedürfnisse.*
- Auffordern, die Etiketten an Nahrungsmitteln zu lesen, und Unterweisen in der Bedeutung der Angaben, soweit angezeigt, *um dem Klienten bzw. seiner/seinen Bezugsperson(en) bei einer gesunden Auswahl zu helfen.*
- Überprüfen einer sicheren Zubereitung und Lagerung, *um durch Nahrungsmittel bedingte Erkrankungen zu vermeiden.*
- Konsultieren einer Ernährungsberaterin/eines Arztes bzw. entsprechende Vermittlung, soweit angezeigt. *Unter Umständen profitiert der Klient/seine Bezugsperson(en) von einer Beratung über spezielle Ernährungs-/Diätfragen oder benötigt regelmäßige*

Nachsorge, um festzustellen, ob der Bedarf auch gedeckt wird, wenn er ein ärztlich verordnetes Programm zu durchlaufen ist.
- Entwickeln eines Systems der Selbstüberwachung, *um ein Gefühl von Kontrolle zu vermitteln, den Klienten seinen eigenen Fortschritt verfolgen zu lassen und ihn bei Entscheidungen zu unterstützen.*

3. Pflegepriorität: Fördern optimalen Wohlbefindens:
- Überprüfen individueller Risikofaktoren und Liefern zusätzlicher Informationen/Antworten zu entsprechenden Punkten. *Unterstützt den Klienten in seiner Motivation und Entscheidungsfindung.*
- Sorgen für Bibliotherapie und Unterstützen des Klienten/seiner Bezugsperson(en) beim Auffinden und Evaluieren von Ressourcen, auf die er/sie selbst zurückgreifen kann/können. *Beim Nutzen des Internets oder anderer als der herkömmlichen Quellen sowie bei ungesicherten Quellen muss der Klient zurückhaltend sein und die Zuverlässigkeit der Quelle/Information prüfen, bevor er auf dieser Grundlage handelt.*
- Anhalten zu Vielfalt und Mäßigung im Ernährungsplan, *um Langeweile zu verringern und den Klienten zu ermutigen, beim Essen und in Bezug auf Nahrung gesunde Entscheidungen zu treffen.*
- Erörtern von Nahrungsergänzungen, freiverkäuflichen Produkten, Kräuterpräparaten. *Unter Umständen herrscht Unklarheit hinsichtlich der Notwendigkeit/Anwendung dieser Produkte in einem ausgewogenen Ernährungsprogramm.*
- Unterstützen des Klienten beim Herausfinden/Einschätzen kommunaler Ressourcen, soweit angezeigt. *Unter Umständen kann er von Unterstützung, wie Lebensmittelmarken, -tafeln, Budgetberatung, Essen auf Rädern, kommunalen Nahrungsverteilern und/oder anderen Unterstützungsprogrammen, profitieren.*

Schwerpunkte der Pflegedokumentation

Pflegeassessment oder Neueinschätzung
- Befunde des Assesments inkl. der Art, in der der Klient seine Bedürfnisse und seinen Wunsch/seine Erwartungen hinsichtlich einer Verbesserung wahrnimmt
- individuelle kulturelle/religiöse Einschränkungen, persönliche Vorlieben
- Verfügbarkeit und Nutzung von Ressourcen.

Planung

- Pflege-/Interventionsplan und beteiligte Personen
- Patientenedukationsplan für Klienteninformation, -schulung und -beratung.

Durchführung/Evaluation

- Reaktionen auf Interventionen/Patientenedukation und ausgeführte Pflegemaßnahmen
- Zielerreichung/Fortschritte in Richtung gewünschter Ergebnisse
- Veränderungen des Pflegeplans.

Entlassungs- oder Austrittsplanung

- Erfordernisse der Entlassung, langfristiger Pflegebedarf nach Entlassung, vorgenommene Koordinationen und Vermittlungen, zusätzlich verfügbare personelle, kommunale und materielle Ressourcen
- spezifische, vorgenommene Vermittlungen, Nachsorgeplan sowie Verantwortlichkeiten für zu treffende Maßnahmen.

Empfohlene, exemplarische Pflegeinterventionen (NIC) und Pflegeergebnisse (NOC)

NIC: *Ernährungsmanagement* [Nutrition Management] (McCloskey-Dochterman, J.; Bulecheck, G. M., 2013)

NOC: *Gesundheitsförderndes Verhalten* [Health Promoting Behavior] (Moorhead, S., Johnson, M.; Maas, M. L.; Swanson, E., 2013)

Literatur

Carpenito-Moyet L. J.: Das Pflegediagnosen-Lehrbuch. Huber, Bern 2013

Leitzmann, C. et al.: Ernährung in Prävention und Therapie. Hippokrates, Stuttgart 2009

Pudel, V.: Ratgeber Übergewicht. Göttingen, Hogrefe 2009

Stolte, K. M.: Pflegediagnosen in der Gesundheitsförderung und Patientenedukation. Huber, Bern 2013

Erstickungsgefahr [P]

Risk for suffocation (00036) (1980)
Domäne 11: **Sicherheit/Schutz**
Klasse 2: **Physische Verletzung**

Diagnosetyp (Dokumentationsform): Risikopflegediagnose (PR)
Zuordnung der Pflegediagnose nach Pflegemodellen/-klassifikationen s. Kap. 6.

Definition: Besonderes Risiko einer unbeabsichtigten Erstickung (eines ungenügenden Angebots an Luft zum Einatmen)

Risikofaktoren [R]

innere [betroffene Person]

- reduzierte olfaktorische Wahrnehmung
- reduzierte motorische Fähigkeiten
- fehlende Sicherheitserziehung
- fehlende Sicherheitsvorkehrungen
- kognitive Schwierigkeiten
- emotionale Schwierigkeiten [z.B. veränderter Bewusstseins-/Geisteszustand]
- Krankheitsverlauf
- Wundheilungsverlauf.

äußere [umweltbedingte]

- Kissen im Bett des Säuglings
- Saugflasche im Bett des Säuglings
- um den Hals des Säuglings hängender Schnuller
- Spielen mit Plastiktüten
- Einführen von kleinen Gegenständen in die Atemwege
- Kinder unbeaufsichtigt im Wasser lassen
- ausrangierte Kühlschränke, bei denen die Türen nicht abmontiert wurden
- laufende Automotoren in geschlossenen Garagen [oder defektes Auspuffsystem]
- Ölheizungen ohne Abluftvorrichtung
- Gasleck im Haushalt
- Rauchen im Bett
- niedrig hängende Wäscheleine
- Schlucken von großen Nahrungsbissen.

Klientenbezogene Pflegeziele oder Evaluationskriterien

Der Klient/der jeweilige Elternteil

- erläutert sein Wissen über Umweltgefahren.
- nennt Maßnahmen, die der Situation entsprechen.
- bereinigt gefährliche Situationen, um einer Erstickung vorzubeugen oder die Gefahr zu reduzieren.
- demonstriert die Fähigkeit zur Herz-Lungen-Wiederbelebung (CPR).

Maßnahmen oder Pflegeinterventionen

1. Pflegepriorität: Einschätzen ursächlicher/beeinflussender Faktoren:

- Achten auf innere/äußere Risikofaktoren in der individuellen Situation (z. B. Krampfanfälle, Asthma, ein gebrechlicher älterer Mensch, beeinträchtigte Kognition/Bewusstseinsstörung, riskantes Verhalten von Teenagern, wie etwa das Erstickungsspiel, Schnüffeln von Lösungsmitteln, Gefahrenquellen im Haus oder in dessen Umgebung [z. B. verlassene Großgeräte, Swimmingpool], ungenügende Beaufsichtigung von Kleinkindern).
- Ermitteln der Kenntnisse des Klienten/der Bezugsperson(en) über Sicherheitsfaktoren/Risiken in der Umgebung.
- Feststellen des Ausmaßes von Bewusstheit/Besorgtheit und der Motivation des Klienten/der Bezugsperson(en), Sicherheitsrisiken auszuschalten und die individuelle Situation zu verbessern.
- Erfassen des neurologischen Status und Beachten der Faktoren, welche die Atemwege oder den Schluckvorgang beeinträchtigen können (z. B. Schlaganfall, Zerebralparese, multiple Sklerose, amyotrophe Lateralsklerose).
- Feststellen der Art der antiepileptischen Medikation und Ermitteln, wie gut die Epilepsie unter Kontrolle ist.
- Achten auf Klagen über Schlafstörungen und Erschöpfung, *die auf eine Schlafapnö (Obstruktion der Atemwege) hindeuten können.*
- Einschätzen auf Allergien (z. B. gegen Medikamente, Nahrungsmittel, Auslöser aus der Umgebung), *auf die das Individuum eine schwere/anaphylaktische Reaktion entwickeln könnte, die zum Atemstillstand führen würde.*

2. Pflegepriorität: Ausschalten/Vermindern von Risikofaktoren:

- Benennen von und Auffordern zu Sicherheitsmaßnahmen (z. B. Vorsichtsmaßnahmen im Hinblick auf Krampfanfälle, engmaschiges Überwachen eines Kindes im Krabbelalter, nicht im Bett rauchen, Platzieren der Saugflasche, Laufenlassen des Automotors in der geschlossenen Garage), *um die Gefahr von Verletzungen zu beseitigen/auf ein Minimum zu reduzieren.*
- Empfehlen, kleine Spielzeuge, Münzen, Schnüre/Bänder und Plastiktüten außer Reichweite von Säuglingen/Kleinkindern zu lagern. Vermeiden von Matratzenschonern aus Plastik oder flauschigen Kissen im Bettchen, *um die Gefahr versehentlicher Erstickung zu verringern.*
- Korrektes Lagern und Absaugen sowie Anwenden von Atemhilfsmitteln, soweit angezeigt, bei einer komatösen Person oder einem Klienten mit Schluckstörungen oder obstruktiver Schlafapnö, *um die Atemwege zu schützen/offen zu halten.*
- Sorgen für Ernährungsumstellungen, soweit durch spezifische Bedürfnisse angezeigt (z. B. Entwicklungsniveau, Vorliegen/Ausmaß einer Schluckbehinderung, beeinträchtigte Kognition), *um die Aspirationsgefahr zu senken.*
- Überwachen der medikamentösen Therapie (z. B. Antikonvulsiva, Analgetika, Sedativa) unter Beachten der Möglichkeit einer Übersedierung.
- Sprechen mit dem Klienten/den Bezugsperson(en) über erkannte Sicherheitsrisiken im Umfeld/am Arbeitsplatz und Methoden zur Lösung der Probleme.
- Betonen der Notwendigkeit einer regelmäßigen Inspektion und Instandhaltung gasbetriebener Geräte/Öfen und der Auspuffsysteme von Autos, *um eine Kohlenmonoxidexposition zu verhindern.*

3. Pflegepriorität: Fördern des Wohlbefindens (Beratung, Patientenedukation und Entlassungsplanung):

- Überprüfen erkannter Sicherheitsrisiken in der individuellen Situation und Methoden zu ihrer Behebung
- Entwickeln eines Plans mit dem Klienten/der Betreuungsperson für das langfristige Management der Situation, um Verletzungen zu vermeiden. *Stärkt das Einhalten des Plans und optimiert dabei die Ergebnisse.*
- Sprechen mit dem Klienten über die Wichtigkeit, Speisen vor dem Schlucken sorgfältig zu kauen, kleine Bissen zu sich zu neh-

men und beim Sprechen während des Essens/Trinkens vorsichtig zu sein. *Die Gefahr des Verschluckens durch mangelnde Spannung in der Rachenmuskulatur und verminderte Urteilsfähigkeit ansprechen, die als Folge von Alkoholgenuss beim Essen eintreten kann.*

- Betonen der Wichtigkeit, bei beginnendem Würgen Hilfe anzufordern. Statt vom Tisch wegzugehen, ruhig bleiben und auf den Hals deuten um sicher zu stellen, dass jemand den Notfall erkennt.
- Empfehlen von Erste-Hilfe-Kursen zum Erlernen der Methoden der Herz-Lungen-Wiederbelebung, von Schlägen auf den Thorax und des Heimlich-Handgriffs, um blockierte Atemwege frei zu machen.
- Kooperieren in der kommunalen Gesundheitserziehung in Bezug auf Gefahrenquellen für Kinder (z. B. geeignete Größe von Spielzeug für Kleinkinder), Erörtern der Gefahren des «Schnüffelns» [von Lösungsmitteln] und von Erstickungs-/Erhängungsspielen bei Kindern im Alter unter 10 Jahren, Brandschutzübungen, Regeln für die Badewanne, Erkennen einer Depression/von Suizidgesten bei Jugendlichen, *um das Potenzial einer versehentlichen/beabsichtigten Erstickung zu senken.*
- Unterstützen von Personen beim Erlernen, Hinweise auf Verpackungen zu lesen und Sicherheitsrisiken zu erkennen.
- Sich-Einsetzen für die Sicherheit von Schwimmbädern, für den Gebrauch geprüfter Schwimmausrüstungen, für eine korrekte Einzäunung/ein regelrechtes Alarmsystem bei häuslichen Swimmingpools.
- Erörtern der Sicherheitsaspekte beim Gebrauch von Heizgeräten, gasbetriebenen Geräten, alten/entsorgten Geräten.
- Vgl. PDx: Ungenügende Atemwegsclearance (Selbstreinigung der Atemwege), Aspirationsgefahr, Unwirksamer Atemvorgang, Beeinträchtigte elterliche Fürsorge.

Schwerpunkte der Pflegedokumentation

Pflegeassessment oder Neueinschätzung

- individuelle Risikofaktoren inkl. des Geisteszustands und des Umfangs der Kenntnisse der Person
- Ausmaß der Besorgtheit und der Motivation zu Veränderungen
- Gerätschaften/Ausrüstungbedarf für die Atmung.

Planung

- Pflege-/Interventionsplan und beteiligte Personen
- Patientenedukationsplan für Klienteninformation, -schulung und -beratung.

Durchführung/Evaluation

- Reaktionen auf Interventionen/Patientenedukation und ausgeführte Pflegemaßnahmen
- Zielerreichung/Fortschritte in Richtung gewünschter Ergebnisse
- Veränderungen des Pflegeplans.

Entlassungs- oder Austrittsplanung

- Erfordernisse der Entlassung, langfristiger Pflegebedarf nach Entlassung, vorgenommene Koordinationen und Vermittlungen, zusätzlich verfügbare personelle, kommunale und materielle Ressourcen
- spezifische, vorgenommene Vermittlungen, Nachsorgeplan sowie Verantwortlichkeiten für zu treffende Maßnahmen.

Empfohlene, exemplarische Pflegeinterventionen (NIC) und Pflegeergebnisse (NOC)

NIC: *Atemwegsmanagement* [Airway Management] (McCloskey-Dochterman, J.; Bulecheck, G. M., 2013)
NOC: *Risikokontrolle* [Risk Control] (Moorhead, S., Johnson, M.; Maas, M. L.; Swanson, E., 2013)

Literatur

Carpenito-Moyet L. J.: Das Pflegediagnosen-Lehrbuch. Huber, Bern 2013

Georg, J.: Abwehrgeschwächt und atmungsgefährdet. NOVAcura 39 (2008) 10: 10–13

Kamphausen, U.: Prophylaxen in der Pflege. Kohlhammer, Stuttgart 2011

Kirschnik, O.: Pflegetechniken von A–Z. Thieme: Stuttgart 2010

Beeinträchtigte Familienprozesse [P]*

Dysfunctional family processes (00063) (1994)
Domäne 7: **Rollenbeziehungen**
Klasse 2: **Familienbeziehungen**

Diagnosetyp (Dokumentationsform): aktuelle Pflegediagnose (PES)
Zuordnung der Pflegediagnose nach Pflegemodellen/-klassifikationen s. Kap. 6.

F

Definition: Chronisch desorganisierte psychosoziale, geistige und physiologische Funktionen im Familienverbund, die zum Konflikt, zur Verleugnung von Problemen, zu Widerstand gegenüber Veränderung, zu unwirksamer Problemlösung und einer Reihe von sich selbst aufrechterhaltenden Krisen führen

Beeinflussende Faktoren [od. Einflussfaktoren] [E]

- Alkoholmissbrauch, [suchterzeugende Substanzen]
- familiäre Vorgeschichte von Alkoholismus
- familiäre Vorgeschichte von Widerstand gegenüber einer Behandlung
- unzureichende Coping-Fähigkeiten
- suchtgefährdete Persönlichkeit
- fehlende Problemlösungsfähigkeiten
- biochemische Einflüsse
- genetische Prädisposition.

Bestimmende Merkmale [od. Symptome] [S]

subjektive

Gefühle

- Angst/Ängstlichkeit
- Anspannung
- Leid
- verringertes Selbstwertgefühl
- Gefühl der Wertlosigkeit
- andauernde Abneigung/Unmut/Verbitterung

* Diese Diagnose trug zuvor den Titel «Gestörte Familienprozesse: Alkoholismus» (Dysfunctional family processes: alcoholism)

- Wut
- unterdrückter Zorn
- Frustration
- Schamgefühl
- Verlegenheit
- Kränkung
- Traurigkeit
- Schuld
- emotionale Isolation
- Einsamkeit
- Verlassenheit
- Machtlosigkeit
- Unsicherheit
- Hoffnungslosigkeit
- Zurückweisung
- Verantwortung für das Verhalten des Alkoholikers
- Verletzbarkeit
- Misstrauen
- Depression
- Feindseligkeit
- Furcht/Angst
- Verwirrtheit
- Unzufriedenheit
- Verlust
- anders sein als andere
- Missverstanden
- emotionale Kontrolle durch andere
- nicht geliebt werden
- mangelnde Identität
- verwirrte Zuneigungsbekundungen und Mitleidsgefühle
- Verlassenheit
- Launenhaftigkeit
- Erfolglosigkeit.

Rollen und Beziehungen

- Verleugnung der Familie
- Verschlechterung der Familienbeziehungen
- gestörte Familiendynamik
- unzureichende Kommunikation unter den Ehepartnern
- Eheprobleme

- gestörte Intimität
- veränderte Rollenfunktion
- unterbrochene Familienrollen
- inkonsistente elterliche Fürsorge/Erziehung
- geringe Wahrnehmung der elterlichen Unterstützung
- chronische Familienprobleme
- Fehlen von Beziehungsfähigkeiten
- fehlender Zusammenhalt
- unterbrochene Familienrituale
- Zurückweisungsmuster
- ökonomische Probleme
- vernachlässigte Verpflichtungen.

objektive

Gefühle

- unterdrückte Emotionen.

Rollen und Beziehungen

- verschlossene Kommunikationssysteme
- triangulierende Familienbeziehungen
- verringerte Fähigkeit der Familienmitglieder, zu einer Beziehung zu finden, die gemeinsames Wachstum und Reifung ermöglicht
- Familie zeigt keinen Respekt für die Individualität ihrer Mitglieder
- Familie zeigt keinen Respekt für die Autonomie ihrer Mitglieder.

verhaltensbezogene

- Alkoholmissbrauch
- Suchtmittelmissbrauch außer Alkohol
- Nikotinabhängigkeit
- Ermöglichung, das Verhaltensmuster des Trinkens von Alkoholika aufrechtzuerhalten [Substanzgebrauch]
- unzureichendes Verständnis des Alkoholismus
- fehlendes Wissen über Alkoholismus [Substanzmissbrauch]
- besondere Familienanlässe sind auf Alkoholkonsum fokussiert
- Rationalisierung [Rationalisieren]
- Verleugnung von Problemen
- Ablehnung, Hilfe zu holen
- Unfähigkeit, Hilfe angemessen anzunehmen
- unangemessene Äußerung von Wut
- Beschuldigen
- Kritisieren
- verbaler Kindesmissbrauch

- verbaler Missbrauch des Elternteils
- verbaler Missbrauch des Ehepartners
- Lügen
- gebrochene Versprechen
- mangelnde Verlässlichkeit
- Manipulation
- Abhängigkeit
- Unfähigkeit, viele verschiedene Gefühle zu akzeptieren
- Unfähigkeit, viele verschiedene Gefühle auszudrücken
- Schwierigkeit mit intimen Beziehungen
- verringerter körperlicher Kontakt
- strenge Selbstbeurteilung
- Schwierigkeit, Spaß zu haben
- Selbstbeschuldigung
- Isolation
- nicht bewältigte Trauer
- Suche nach Bestätigung
- Suche nach Anerkennung
- beeinträchtigte Kommunikation
- kontrollierende Kommunikation
- widersprüchliche Kommunikation
- paradoxe Kommunikation
- Machtkämpfe
- unwirksame Problemlösungsfähigkeiten
- mangelnder Umgang mit Konflikten
- Ausrichtung auf Spannungsabbau anstatt auf Zielerreichung
- Unruhe
- eskalierender Konflikt
- Chaos
- beeinträchtigte Konzentration [Konzentrationsstörung]
- beeinträchtigte schulische/akademische Leistungen der Kinder
- Versagen beim Bewältigen oder Ausführen von entwicklungsbedingten Aufgaben
- Schwierigkeit mit den Übergängen von Lebensphasen
- Unfähigkeit, die emotionalen Bedürfnisse der Familienmitglieder zu befriedigen
- Unfähigkeit, die Sicherheitsbedürfnisse der Familienmitglieder zu befriedigen
- Unfähigkeit, die spirituellen Bedürfnisse der Familienmitglieder zu befriedigen

- Unfähigkeit, sich der Veränderung anzupassen
- Unreife
- stressbezogene körperliche Krankheiten
- Unfähigkeit, Hilfe [Gesundheit] anzunehmen
- Unfähigkeit, konstruktiv mit den traumatischen Erfahrungen umzugehen.

F

Familienbezogene Pflegeziele/Kriterien zur Evaluation

Die Familienmitglieder

- zeigen Verständnis für die Dynamik der gegenseitigen Abhängigkeit (Co-Abhängigkeit).
- beteiligen sich an individuellen/familiären Behandlungsprogrammen.
- erkennen unwirksames Coping-Verhalten und Konsequenzen von Entscheidungen/Handlungen.
- ergreifen Maßnahmen zur Veränderung des selbst-destruktiven Verhaltens/verändern Verhaltensweisen, die zum Trinken/Drogenkonsum des Klienten beitragen.
- zeigen eine Verbesserung ihrer Fähigkeiten als Eltern.

Maßnahmen oder Pflegeinterventionen

1. Pflegepriorität: Erkennen ursächlicher/beeinflussender Faktoren:

- Einschätzen der aktuellen Funktionsfähigkeit der Familie.
- Herausfinden, ob die Familie die aktuelle Situation versteht, Achten auf den Erfolg früherer Behandlungen.
- Erörtern der Familiengeschichte, Erkennen der Rollenverteilung der Familienmitglieder und der Umstände, die mit dem Drogenkonsum verbunden sind.
- Feststellen des Verlaufs von früheren Unfällen/gewalttätigem Verhalten innerhalb der Familie und der Sicherheitsvorkehrungen.
- Diskutieren über aktuelle/frühere Methoden im Umgang mit schwierigen Situationen. *Lässt u. U. Methoden erkennen, die in der aktuellen Situation nützlich wären.*
- Bestimmen des Umfangs und Verstehens befähigender Verhaltensweisen, welche die einzelnen Familienmitglieder zeigen.
- Identifizieren sabotierenden Verhaltens gegenüber Familienmit-

gliedern. *Sekundäre Krankheitsgewinne (bewusst oder unbewusst) können die Erholung behindern.*
- Beobachten überbetreuender Verhaltensweisen seitens der Familie, des Klienten und der Pflegeperson, wie häufiges Hilfeersuchen, Entschuldigungen für das Nichteinhalten von Vereinbarungen, Gefühle von Ärger/Irritationen Dritter. *Befähigende Verhaltensweisen können die Akzeptanz und Lösung von Problemen komplizieren.*

2. Pflegepriorität: Die Familie unterstützen, um destruktives Verhalten ändern zu können:
- Treffen von Abmachungen über gegenseitige Verhaltensweisen/Verantwortlichkeiten von Pflegenden und Klienten. *Erhöht das Verständnis für das, was von jedem Individuum erwartet wird, auf ein Maximum.*
- Untersuchen auf Verleugnung und sabotierendes Verhalten und Konfrontieren der Familienmitglieder damit. *Hilft den einzelnen Familienmitgliedern, Blockadehaltungen zu erkennen und zu überwinden.*
- Erörtern des Nutzens von Ärger, Rationalisieren und/oder Projektion sowie der Art und Weise, in der sie das Lösen von Problemen stören.
- Ermutigen der Familie, mit Wut und Zorn umzugehen, *um einer Eskalation von Gewalt vorzubeugen.*
- Bestimmen der Stärken der Familie, der Entwicklungsmöglichkeiten sowie individueller und familiärer Erfolge.
- Wertfrei bleiben im Kontakt mit den einzelnen Familienmitgliedern und der alkohol-/drogenabhängigen Person.
- Anbieten von Informationen über Auswirkungen von Sucht auf Stimmung/Persönlichkeit der beteiligten Person. *Hilft den Familienmitgliedern, negative Verhaltensweisen zu verstehen und damit zurechtzukommen, ohne wertend zu sein oder wütend zu reagieren.*
- Unterscheiden zwischen destruktiven Aspekten befähigenden Verhaltens und echter Motivation, der abhängigen Person zu helfen.
- Erkennen manipulierender Verhaltensweisen und Erörtern der Wege, um dies zu vermeiden/zu verhindern. *Ziel von Manipulation ist es, andere zu kontrollieren, wenn Familienmitglieder jedoch Eigenverantwortung akzeptieren und aufhören zu manipulieren, ergeben sich neue, gesunde Verhaltensweisen.*

3. Pflegepriorität: Fördern des Wohlbefindens (Familienberatung und Entlassungsplanung):

- Sorgen für gesicherte Informationen für den Klienten/die Familie über die Auswirkungen des Suchtverhaltens (inkl. Nikotin/Nikotinersatz) auf die Familie und darüber, was nach der Entlassung passieren wird.
- Sorgen für Informationen über befähigende Verhaltensweisen, über die Merkmale suchterhaltenden Verhaltens bei Abhängigen wie bei Co-Abhängigen.
- Erörtern, wie wichtig es ist, Lebensaktivitäten, Arbeit/Freizeit neu zu strukturieren. *Frühere suchtfördernde Lebensweisen/Beziehungen unterstützten den Substanzgebrauch und müssen verändert werden, um einen Rückfall zu verhindern.*
- Ermutigen, Familienfeste ohne Alkoholkonsum zu feiern, *um das Risiko eines Rückfalls zu verringern.*
- sorgen für Unterstützung für die Familienmitglieder unter Ermutigen zur Beteiligung an Selbsthilfegruppen. *Die Teilnahme an einer Gruppe liefert Informationen darüber, wie andere mit Problemen umgehen, bietet Rollenvorbilder und gibt der Person Gelegenheit, neue Fertigkeiten im Bereich Gesundheit anzuwenden.*
- Ermutigen zur Beteiligung an Selbsthilfegruppen (z.B. Anon, AA) oder an Familientherapiegruppen, *um beständige Unterstützung und Hilfe bei der Problemlösung zu bieten.*
- Ermöglichen von Bibliotherapie, bei Bedarf.
- Zusätzlich, soweit angemessen, vgl. PDx: Unterbrochene Familienprozesse, Gefährdendes familiäres Coping, Verhindertes familiäres Coping.

F

Schwerpunkte der Pflegedokumentation

Pflegeassessment oder Neueinschätzung

- Befunde des Assessments inkl. der Anamnese bislang verwandter Substanzen sowie der familiären Risikofaktoren/Sicherheitsbelange
- Zusammensetzung und Beteiligung der Familie
- Ergebnisse einer früheren Beteiligung an der Therapie.

Planung

- Pflege-/Interventionsplan und beteiligte Personen
- Patientenedukationsplan für Klienteninformation, -schulung und -beratung.

Durchführung/Evaluation

- Reaktionen der Familienmitglieder auf Interventionen/Patientenedukation und ausgeführte Pflegemaßnahmen
- Zielerreichung/Fortschritte in Richtung gewünschter Ergebnisse
- Veränderungen des Pflegeplans.

Entlassungs- oder Austrittsplanung

- Erfordernisse der Entlassung, langfristiger Pflegebedarf nach Entlassung, vorgenommene Koordinationen und Vermittlungen, zusätzlich verfügbare personelle, kommunale und materielle Ressourcen
- spezifische, vorgenommene Vermittlungen, Nachsorgeplan sowie Verantwortlichkeiten für zu treffende Maßnahmen.

Empfohlene, exemplarische Pflegeinterventionen (NIC) und Pflegeergebnisse (NOC)

NIC: *Suchtmittelmissbrauchsbehandlung* [Substance Use Treatment] (McCloskey-Dochterman, J.; Bulecheck, G. M., 2013)
NOC: *Beteiligung der Familie an der professionellen Versorgung* [Family Support during Treatment] (Moorhead, S., Johnson, M.; Maas, M. L.; Swanson, E., 2013)

Literatur

Carpenito-Moyet, L. J.: Das Pflegediagnosen-Lehrbuch. Huber, Bern 2013
Friedemann, M.-L.; Köhlen, C.: Familien und umweltbezogene Pflege. Huber, Bern 2010
Gehring, M. et al.: Familienbezogene Pflege. Huber, Bern 2002
Loth, C. et al.: Professionelle Suchtkrankenpflege. Huber, Bern 2002
Sauter, D.; Abderhalden C.; Needham I.; Wolff, S.: Lehrbuch Psychiatrische Pflege. Huber, Bern 2011
Townsend, M. C.: Pflegediagnosen in der psychiatrischen Pflege. Huber, Bern 2012
Wright, L. M.; Leahey, M.: Familienzentrierte Pflege. Lehrbuch für Familien-Assessment und Interventionen. Huber, Bern 2009

Bereitschaft für verbesserte Familienprozesse [G]

Readiness for enhanced family processes (00159) (2002, LOE 2.1)
Domäne 7: **Rollenbeziehungen**
Klasse 2: **Familienbeziehungen**

F

Diagnosetyp (Dokumentationsform): Gesundheitsförderungspflegediagnose (GES)
Zuordnung der Pflegediagnose nach Pflegemodellen/-klassifikationen s. Kap. 6.

Definition: Ein Verhaltensmuster der Familie, das funktioniert, um das Wohlbefinden der Familienmitglieder zu unterstützen und das gestärkt werden kann

Bestimmende Merkmale [od. Symptome] [S]

subjektive

- äußert die Bereitwilligkeit, die Familiendynamik zu verbessern
- angemessene Kommunikation
- Beziehungen sind generell gut
- familiäre Aufgaben werden vollendet
- das Energieniveau der Familie unterstützt die Aktivitäten des täglichen Lebens
- Familie passt sich an Veränderung an.

objektive

- die Funktion [das Funktionieren] der Familie befriedigt die Bedürfnisse der Familienmitglieder
- Aktivitäten unterstützen das Wachstum der Familienmitglieder
- Aktivitäten unterstützen die Sicherheit der Familienmitglieder
- familiäre Rollen sind den Entwicklungsstufen angemessen
- familiäre Rollen passen sich den entwicklungsbedingten Phasen an
- Belastbarkeit der Familie ist offensichtlich
- Respekt für die Familienmitglieder ist offensichtlich
- Grenzen der Familienmitglieder werden eingehalten
- bestehendes Gleichgewicht zwischen Autonomie und Zusammenhalt
- Verflochtensein mit der Gemeinschaft.

Klientenbezogene Pflegeziele oder Evaluationskriterien

Der Klient

- äußert Gefühle frei und angemessen.
- verbalisiert Verständnis für den Wunsch nach verbesserter Familiendynamik.
- demonstriert individuelle Anteilnahme am Problemlösen, um die Kommunikation innerhalb der Familie zu verbessern.
- würdigt Bewusstsein und Repekt für/vor Grenzen von Familienmitgliedern.

Maßnahmen oder Pflegeinterventionen

1. Pflegepriorität: Feststellen des Zustandes der Familie:

- Feststellen, wie sich die Famile zusammensetzt: Eltern, Kinder, männlich/weiblich, erweiterte Familie. *In der heutigen Gesellschaft gibt es viele Formen von Familie, wie etwa die biologische Familie, die Kernfamilie, Alleinerziehende, Stieffamilie, Bürgerfamilie und gleichgeschlechtliche Paare oder Familien. Besser ließe sich eine Familie vielleicht durch die Attribute Zuneigung, starke emotionale Bande, ein Zugehörigkeitsgefühl und die Dauerhaftigkeit der Zugehörigkeit bestimmen.*
- Identifizieren der beteiligten Familienmitglieder und wie sie Familie definieren. *Stellt Familienmitglieder heraus, die beim Entwickeln des Pflegeplans zur Verbesserung des familiären Funktionierens unmittelbar beteiligt/berücksichtigt werden müssen.*
- Beachten des Entwicklungsstadiums der Familie (z.B. Alleinstehende/r, junger Erwachsener, frisch Verheiratete, Familie mit kleinen Kindern, Familie mit Jugendlichen/erwachsenen Kindern/im späteren Leben).
- Herausfinden der Motivation für die Veränderung und der daran geknüpften Erwartungen.
- Beobachten von Kommunikationsmustern in der Familie. Werden Gefühle zum Ausdruck gebracht? Geschieht dies offen? Wer spricht mit wem? Wer trifft Entscheidungen? Für wen? Wer besucht wen und wann? Welche Interaktion besteht zwischen den Familienmitgliedern? *Lässt Schwächen erkennen, die angesprochen werden sollten, legt aber auch Stärken offen, die zur Verbesserung der Familienkommunikation genutzt werden können.*

- Einschätzen von Grenzen der Familienmitglieder. Teilen sie die Familienidentität und haben nur ein geringes Gefühl für Identität? Scheinen sie emotional untereinander verbunden? *Individuen müssen sich gegenseitig respektieren und Grenzen müssen klar sein, damit die Familienmitglieder die Freiheit haben, für sich selbst verantwortlich zu sein.*
- Herausfinden von «Familienregeln», die in der Familie respektiert werden. *Familien interagieren im Laufe der Zeit auf bestimmte Weise und entwickeln Verhaltensmuster, die in dieser Familie als «die Art, wie es bei uns zugeht» akzeptiert werden. «Funktionale Familienregeln» sind konstruktiv und fördern die Bedürfnisse eines jeden Familienmitglieds.*
- Beachten der Richtung, welche die Energie nimmt. *Bemühungen um Problemlösung und das Auflösen differierender Meinungen können zweckgerichtet oder aber auch zersplittert und ineffektiv sein.*
- Feststellen kultureller und/oder religiöser Faktoren mit Einfluss auf die Interaktionen in der Familie. *Erwartungen hinsichtlich sozioökonomischer Überzeugungen können in verschiedenen Kulturen jeweils unterschiedlich ausfallen. So können z. B. traditionelle Ansichten über Ehe und Familienleben in amerikanischen Familien italienischer und hispanischer Abstammung stark durch den römischen Katholizismus beeinflusst sein. In manchen Kulturen gilt der Vater als Autoritätsfigur und die Mutter kümmert sich um den häuslichen Bereich. Diese Überzeugungen können sich unter Stress/durch Hinzukommen eines Familienmitglieds/persönliches Wachstum verändern.*
- Beachten des Gesundheitszustandes verheirateter Personen. *Jüngeren Berichten zufolge erhöht die Ehe die Lebenserwartung um immerhin fünf Jahre.*

2. Pflegepriorität: Unterstützen der Familie beim Verbessern von Interaktionen:

- Schaffen einer Beziehung zwischen Pflegeperson und Familie. *Fördert eine warme, fürsorgliche Atmosphäre, in der sich Familienangehörige ihre Gedanken und Gefühle offen und vorurteilslos mitteilen können.*
- Anerkennen von Realitäten und möglichen Schwierigkeiten einer individuellen Situation. *Bestärkt darin, dass in den familiären Interaktionen ein gewisses Maß an Konflikten zu erwarten ist, das dazu dienen kann, Wachstum zu fördern.*

- Betonen der Bedeutung eines kontinuierlichen, offenen Dialogs zwischen den Familienmitgliedern. *Fördert, dass Gefühle und Meinungen kontinuierlich offen und ehrlich geäußert werden und unterstützt ein effektives Problemlösen.*
- Unterstützen der Familie beim Erkennen und Ermutigen zur Anwendung von früher erfolgreichem Coping-Verhalten. *Fördert das Erkennen früherer Erfolge und das Vertrauen in die eigenen Fähigkeiten, zu lernen und Interaktionen in der Familie zu verbessern.*
- Würdigen von Unterschiedlichkeiten zwischen Familienmitgliedern durch offenen Dialog darüber, wie es zu diesen gekommen ist. *Vermittelt, dass Unterschiedlichkeiten zwischen Individuen akzeptiert werden, und hilft zu schauen, wie sie sich nutzen lassen, um die Familie zu stärken.*
- Herausarbeiten, welche effektiven Fertigkeiten als Eltern bereits genutzt werden und Herausfinden zusätzlicher Formen des Umgangs mit schwierigem Verhalten. *Ermöglicht einzelnen Familienmitgliedern zu erkennen, dass einiges von dem, was getan wurde, bereits hilfreich war, und ermutigt sie, neue Fertigkeiten zu erlernen, um mit Interaktionen in der Familie effektiver umzugehen.*

F

3. Pflegepriorität: Fördern optimalen Wohlbefindens:

- Erörtern von Techniken des Stressmanagements und Ermutigen zu deren Anwendung. *Entspannungsübungen, Visualisieren und ähnliche Fertigkeiten können dazu dienen, den Angstabbau und die Fähigkeit zum Umgang mit Stress im Leben zu fördern.*
- Ermutigen zur Teilnahme am Erlernen der Umkehr von Rollenaktivitäten. *Hilft den Beteiligten, Einblicke in die Gefühle und Perspektiven/Sichtweisen einer anderen Person zu gewinnen und sie zu verstehen.*
- Beteiligen von Familienmitgliedern an Zielsetzungen und an der Zukunftsplanung der Familie. *An der Entscheidungsfindung Beteiligte setzen sich im Alltag stärker dafür ein, einen Plan durchzuführen, um famliäre Beziehungen zu verbessern.*
- Sorgen für Schulungsmaterial und Informationen. *Verbessert das Lernen und unterstützt damit das Entstehen positiver Beziehungen zwischen den Familienmitgliedern.*
- Unterstützen der Familienmitglieder beim Erkennen von Situationen, die Probleme machen und zu Stress/Angst führen können. *Vorausdenken kann beim Vorwegnehmen hilfreicher Maßnahmen*

helfen, um mit einem Konflikt und dessen widrigen Folgen zurechtzukommen/ihn zu verhindern.
- Vermitteln an Kurse/Selbsthilfegruppen, soweit angemessen. *Familien-Effektivitäts- und Selbsthilfegruppen, Psychologie und religiöse Zugehörigkeit einer Familie können Rollenmodelle und neue Informationen liefern, um die Interaktionen innerhalb der Familie zu verbessern.*

F

Schwerpunkte der Pflegedokumentation

Pflegeassessment oder Neueinschätzung
- Befunde des Assessments inkl. der Zusammensetzung der Famile, ihres Entwicklungsstadiums und der Rollenerwartungen
- kulturelle/religiöse Werte und Überzeugungen in Bezug auf Familie und die Art ihres Funktionierens
- Kommunikationsmuster innerhalb der Familie
- Motivation für die Veränderung und daran geknüpfte Erwartungen.

Planung
- Pflege-/Interventionsplan und beteiligte Personen
- Patientenedukationsplan für Klienteninformation, -schulung und -beratung.

Durchführung/Evaluation
- Reaktionen jedes Individuums auf Interventionen/Patientenedukation und ausgeführte Pflegemaßnahmen
- Zielerreichung/Fortschritte in Richtung gewünschter Ergebnisse
- Umstellungen der Lebensweise
- Veränderungen des Pflegeplans.

Entlassungs- oder Austrittsplanung
- Erfordernisse der Entlassung, langfristiger Pflegebedarf nach Entlassung, vorgenommene Koordinationen und Vermittlungen, zusätzlich verfügbare personelle, kommunale und materielle Ressourcen
- spezifische, vorgenommene Vermittlungen, Nachsorgeplan sowie Verantwortlichkeiten für zu treffende Maßnahmen.

Empfohlene, exemplarische Pflegeinterventionen (NIC) und Pflegeergebnisklassifikation (NOC)

NIC: *Familienunterstützung* [Family Support] (McCloskey-Dochterman, J.; Bulecheck, G.M., 2013)
NOC: *Funktionsfähigkeit der Familie* [Family Functioning] (Moorhead, S., Johnson, M.; Maas, M.L.; Swanson, E., 2013)

Literatur

Carpenito-Moyet, L.J.: Das Pflegediagnosen-Lehrbuch. Huber, Bern 2013
Friedemann, M.-L.; Köhlen, C.: Familien und umweltbezogene Pflege. Huber, Bern 2010
Gehring, M. et al.: Familienbezogene Pflege. Huber, Bern 2002
Sauter, D.; Abderhalden C.; Needham I.; Wolff, S.: Lehrbuch Psychiatrische Pflege. Huber, Bern 2011
Stolte, K.M.: Pflegediagnosen in der Gesundheitsförderung und Patientenedukation. Huber, Bern 2013
Wright, L.M.; Leahey, M.: Familienzentrierte Pflege. Lehrbuch für Familien-Assessment und Interventionen. Huber, Bern 2009

F

Unterbrochene Familienprozesse [P]

Interrupted family processes (00060) (1982, R 1998)
Domäne 7: **Rollenbeziehungen**
Klasse 2: **Familienbeziehungen**

Diagnosetyp (Dokumentationsform): aktuelle Pflegediagnose (PES)
Zuordnung der Pflegediagnose nach Pflegemodellen/-klassifikationen s. Kap. 6.

Definition: Veränderung in den familiären Beziehungen und/oder im Funktionieren der Familie

Beeinflussende Faktoren [od. Einflussfaktoren] [E]

- entwicklungsbedingter Übergang [z.B. ökonomisch, Rollenwechsel, Krankheit, Unfall, behindernde/teure Therapien]
- entwicklungsbedingte Krisen [z.B. ökonomisch, Rollenwechsel, Krankheit, Unfall, behindernde/teure Therapien]

- situationsbedingter Übergang [z. B. Verlust oder Hinzukommen eines Familienmitglieds, Adoleszenz, Wegzug der Kinder von zu Hause]
- situationsbedingte Krisen [z. B. Verlust oder Hinzukommen eines Familienmitglieds, Adoleszenz, Wegzug der Kinder von zu Hause]
- Veränderung des Gesundheitszustands eines Familienmitglieds
- Verschiebung der Familienrollen
- Machtverschiebung bei den Familienmitgliedern
- Veränderung der finanziellen Situation der Familie
- Veränderung des familiären sozialen Status
- Interaktion mit der Gemeinschaft.

Bestimmende Merkmale [od. Symptome] [S]

subjektive

- Veränderungen der Machtallianzen
- Veränderungen der Zufriedenheit mit der Familie
- Veränderungen der Konfliktäußerungen innerhalb der Familie
- Veränderung in der Effektivität beim Erfüllen/Beenden von zugewiesenen Aufgaben
- Veränderungen des stressreduzierenden Verhaltens
- Veränderungen der Äußerungen über Konflikte mit öffentlichen Ressourcen
- Veränderungen der Äußerungen über Isolation von öffentlichen Ressourcen
- Veränderungen der somatischen Beschwerden
- [Die Familienmitglieder sind im Unklaren darüber, wie sie sich verhalten sollen, bekunden Schwierigkeiten, mit der Situation zurechtzukommen].

objektive

- Veränderungen in den zugewiesenen Aufgaben
- Veränderungen der Mitwirkung an Problemlösungen [oder]
- Veränderungen der Mitwirkung an Entscheidungsfindungen
- Veränderungen der Kommunikationsmuster
- Veränderungen der wechselseitigen Unterstützung
- Veränderungen in der Verfügbarkeit für eine affektive Reaktion
- Veränderung in der Verfügbarkeit von emotionaler Unterstützung
- Veränderungen der Muster

- Veränderungen der Rituale
- Veränderungen in der Intimität.

Familienbezogene Pflegeziele/Kriterien zur Evaluation

Die Familienmitglieder

- drücken ihre Gefühle frei und angemessen aus.
- beteiligen sich individuell an Problemlösungsprozessen, um geeignete Maßnahmen zur Bewältigung der Situation/Krise zu finden.
- richten ihre Kräfte gezielt darauf aus, eine Lösung der Krise zu planen.
- äußern, die Krankheit/Verletzung, Behandlung und Prognose zu verstehen.
- lassen das erkrankte Familienmitglied die Situation auf seine Weise bewältigen, damit es größere Unabhängigkeit erlangt.

Maßnahmen oder Pflegeinterventionen

1. Pflegepriorität: Ermitteln ursächlicher/beeinflussender Faktoren entsprechend der individuellen Situation:

- Feststellen vorliegender pathophysiologischer Prozesse, Erkrankungen/Verletzungen, einer Entwicklungskrise.
- Ermitteln des gegenwärtigen Entwicklungsstadiums der Familie (z. B. Heirat, Geburt eines Kindes, Jugendliche, die das Elternhaus verlassen). *Liefert Ausgangswerte für das Erstellen eines Plans.*
- Beachten der Zusammensetzung der Familie: Eltern, Kinder, männlich/weiblich, Verfügbarkeit der erweiterten Familie.
- Beobachten des Kommunikationsmusters in der Familie: Werden Gefühle ausgesprochen? Unbefangen? Wer spricht mit wem? Wer trifft Entscheidungen? Für wen? Wer kommt zu Besuch? Wann? Wie läuft die Interaktion zwischen den Familienmitgliedern ab? *Hilft nicht nur, um Schwächen/Problemfelder zu identifizieren, sondern auch Stärken, die zur Lösung von Problemen eingesetzt werden können.*
- Ermitteln der Grenzen und Abgrenzungen unter den Familienmitgliedern: Identifizieren sich die Mitglieder mit der Familie und/oder haben sie wenig Eigenidentität? Wirken sie emotional distanziert, ist keine Verbundenheit spürbar? *Antworten auf diese Fragen helfen beim Herausarbeiten spezifischer Probleme, die angesprochen werden müssen.*

- Ermitteln der Rollenerwartungen der Familienmitglieder. Welche Stellung hat das Mitglied, das krank ist (z. B. Hauptverantwortliche/r für Erziehung/Einkommen), und wie wirkt sich die Krankheit auf die Rolle der anderen aus?
- Ermitteln der «Familienregeln» (z. B. wie die Erwachsenen finanzielle Sorgen und Krankheit usw. von den Kindern fernhalten).
- Erkennen der Effektivität der Fähigkeiten zur elterlichen Fürsorge und diesbezüglicher Erwartungen der Eltern.

- Beurteilen, wie Energie eingesetzt wird. Sind die Bemühungen um Beseitigung/Lösung von Problemen zielgerichtet oder ungeordnet?
- Achten auf Aussagen der Verzweiflung/Hilflosigkeit (z. B.: «Ich weiß nicht, was ich tun soll»), *um das Ausmaß der Belastung und des Unvermögens im Umgang mit dem Geschehen einzuschätzen.*
- Beachten kultureller und/oder religiöser Faktoren, *welche die Wahrnehmungen und Erwartungen der Familie beeinflussen könnten.*
- Ermitteln der Verfügbarkeit/Nutzung von Unterstützungssystemen außerhalb der Familie.

2. Pflegepriorität: Unterstützen der Familie im Umgang mit der Situation/Krise:

- Behandeln der Familienangehörigen auf warmherzige, einfühlsame und respektvolle Weise.
- Anerkennen der Schwierigkeiten und Realitäten *bestärkt die gleichzeitige Betonung, dass ein gewisses Maß an Konflikten zu erwarten ist und genutzt werden kann, um das Wachstum zu fördern.*
- Ermutigen zum Ausdruck von Wutreaktionen. Vermeiden, diese persönlich zu nehmen, da der Klient gewöhnlich nur auf die Situation, die er nicht oder nur wenig kontrollieren kann, wütend ist. *Wahrt Grenzen zwischen Pflegeperson und Familie.*
- Betonen der Wichtigkeit eines ständigen, offenen Dialoges unter den Familienmitgliedern, *um den fortlaufenden Problemlösungsprozess zu erleichtern.*
- Vermitteln mündlicher und schriftlicher Informationen, bei Bedarf wiederholen.
- Helfen, dass die Familie früher erfolgreich angewandte Bewältigungsformen erkennen kann, und Fördern dieser Bewältigungsformen.

- Empfehlen regelmäßiger und häufiger Kontakte unter den Familienangehörigen.
- Ermutigen der Familie, sich an interdisziplinären Teamsitzungen/Gruppentherapie zu beteiligen, Treffen entsprechender Arrangements, soweit angemessen.
- Beteiligen der Familie an Gemeindeaktivitäten entsprechend ihren Interessen/ihrer Wahl.

3. Pflegepriorität: Fördern des Wohlbefindens (Familienberatung und Entlassungsplanung):

- Fördern von Stressbewältigungstechniken (z. B. angemessener Ausdruck von Gefühlen, Entspannungsübungen).
- Sorgen für Lern- und Informationsmaterial, *um der Familie beim Lösen der gegenwärtigen Krise zu helfen.*
- Bei Bedarf Verrmitteln an Kurse/Selbsthilfegruppen (z. B. Elternberatung, krankheitsspezifische Selbsthilfegruppen wie Insuliner, Multiple-Sklerose-Gesellschaft, Seelsorge, psychologische Beratung/Familientherapie), soweit angezeigt.
- Unterstützen der Familie, Situationen zu erkennen, die Furcht/Angst auslösen (vgl. PDx: Furcht, Angst).
- Einbeziehen der Familie in die Zukunftsplanung und gemeinsame Zielsetzung, *fördert die Bereitschaft, sich für Ziele einzusetzen und den Plan fortzuführen.*
- Ermitteln geeigneter Beratungsstellen in der Gemeinde (z. B. Essen auf Rädern, Gemeindepflege, Selbsthilfegruppen) für eine sofortige und langfristige Unterstützung.

Schwerpunkte der Pflegedokumentation

Pflegeassessment oder Neueinschätzung

- Befunde des Assessments inkl. Zusammensetzung und Entwicklungsstand der Familie sowie Rollenerwartungen
- Kommunikationsmuster in der Familie.

Planung

- Pflege-/Interventionsplan und beteiligte Personen
- Patientenedukationsplan für Klienteninformation, -schulung und -beratung.

Durchführung/Evaluation

- Reaktionen auf Interventionen/Patientenedukation und ausgeführte Pflegemaßnahmen

- Zielerreichung/Fortschritte in Richtung gewünschter Ergebnisse
- Veränderungen des Pflegeplans.

Entlassungs- oder Austrittsplanung

- Erfordernisse der Entlassung, langfristiger Pflegebedarf nach Entlassung, vorgenommene Koordinationen und Vermittlungen, zusätzlich verfügbare personelle, kommunale und materielle Ressourcen
- spezifische, vorgenommene Vermittlungen, Nachsorgeplan sowie Verantwortlichkeiten für zu treffende Maßnahmen.

Empfohlene, exemplarische Pflegeinterventionen (NIC) und Pflegeergebnisse (NOC)

NIC: *Familienprozesserhaltung* [Family Process Maintenance] (McCloskey-Dochterman, J.; Bulecheck, G. M., 2013)
NOC: *Funktionsfähigkeit der Familie* [Family Functioning] (Moorhead, S., Johnson, M.; Maas, M. L.; Swanson, E., 2013)

Literatur

Carpenito-Moyet L. J.: Das Pflegediagnosen-Lehrbuch. Huber, Bern 2013

Friedemann, M.-L.; Köhlen, C.: Familien und umweltbezogene Pflege. Huber, Bern 2010

Gehring, M. et al.: Familienbezogene Pflege. Huber, Bern 2002

Lunney, M.: Arbeitsbuch Pflegediagnostik: Pflegerische Entscheidungsfindung, kritisches Denken und diagnostischer Prozess – Fallstudien und Analysen. Deutschsprachige Ausgabe herausgegeben von Jürgen Georg & Maria Müller Staub. Huber, Bern 2007: 219, 234

Wright, L. M.; Leahey, M.: Familienzentrierte Pflege. Lehrbuch für Familien-Assessment und Interventionen. Huber, Bern 2009

Fatigue [P]

Fatigue (00093) (1988, R 1998)
Domäne 4: **Aktivität/Ruhe**
Klasse 3: **Energiehaushalt**

Diagnosetyp (Dokumentationsform): aktuelle Pflegediagnose (PES)
Zuordnung der Pflegediagnose nach Pflegemodellen/-klassifikationen s. Kap. 6.

Definition: Ein überwältigendes, anhaltendes Gefühl der Erschöpfung und eine verminderte Fähigkeit, körperliche und geistige Arbeit auf gewohntem Niveau zu leisten

Beeinflussende Faktoren [od. Einflussfaktoren] [E]

psychologische

- Stress
- Angst
- langweiliger Lebensstil
- Depression.

umgebungsbezogene

- Lärm
- Lichtverhältnisse
- Luftfeuchtigkeit
- Temperatur.

situationsbedinte

- Erwerbstätigkeit
- kritische [negative] Lebensereignisse.

physiologische

- vermehrte körperliche Anstrengung
- Schlafmangel
- Schwangerschaft
- Krankheitszustände
- Mangelernährung
- Anämie
- schlechter Allgemeinzustand
- [veränderte chemische Vorgänge im Körper (z. B. durch Medikamente, Drogenentzug, Chemotherapie)].

Bestimmende Merkmale [od. Symptome] [S]

subjektive

- Äußerung über einen überwältigenden Energiemangel
- Äußerung über einen fortwährenden Energiemangel
- Unfähigkeit, die Alltagsroutine zu bewältigen
- Unfähigkeit, das übliche Aktivitätsniveau aufrechtzuerhalten
- [wahrgenommenes] Bedürfnis nach zusätzlicher Energie[, um Routinetätigkeiten durchzuführen und abzuschließen]
- gesteigertes Ruhebedürfnis
- Müdigkeit
- Unfähigkeit, die Energie trotz Schlaf zu regenerieren
- Schuldgefühle, den Pflichten nicht nachzukommen
- beeinträchtigte Libido
- Zunahme an Klagen über körperliche Beschwerden.

F

objektive

- Lethargie
- Teilnahmslosigkeit
- schläfrig
- Energiemangel
- beeinträchtigtes Konzentrationsvermögen
- Desinteresse in Bezug auf die Umgebung
- In-sich-gekehrt-Sein
- verringerte Leistungsfähigkeit, [erhöhte Unfallneigung].

Klientenbezogene Pflegeziele oder Evaluationskriterien

Der Klient

- berichtet über einen besseres Gefühl von Energie.
- erkennt den Grund der Erschöpfung und Faktoren, die er selbst beeinflussen kann.
- führt die Aktivitäten des täglichen Lebens aus und nimmt, je nach Fähigkeit, an erwünschten Aktivitäten teil.
- beteiligt sich am empfohlenen Therapieprogramm.

Maßnahmen oder Pflegeinterventionen

1. Pflegepriorität: Einschätzen ursächlicher/beeinflussender Faktoren:

- Identifizieren körperlicher und/oder psychischer Erkrankungen/Zustände (z.B. Schwangerschaft, infektiöse Prozesse, Blutverlust/Anämie, Bindegewebserkrankungen [z. B. multiple Sklerose, Lupus erythematodes], Trauma/chronische Schmerzsyndrome [z. B. Arthritis], Erkrankungen des Herz-Kreislauf-Systems, Tumore und Tumortherapien, Hepatitis, Aids, Major-Depression, Angstzustände, Substanzgebrauch/-missbrauch).

- Achten auf Alter, Geschlecht und Entwicklungsstadium. *Zwar zeigen einige Studien eine Prävalenz der Erschöpfung bei jungen Mädchen, jedoch kann dieser Zustand bei jeder Person in jedem Alter eintreten.*
- Überprüfen des Medikationsplans/der Einnahme der Medikamente. *Bestimmte Medikamente, darunter verschreibungspflichtige (v. a. Betablocker, Zytostatika) und freiverkäufliche, sowie Nahrungsergänzungen auf Kräuterbasis und Kombinationen von Medikamenten und/oder Substanzen, verursachen und/oder verstärken bekanntermaßen eine Erschöpfung.*
- Herausfinden, was der Klient für die Ursache seiner Erschöpfung hält.
- Einschätzen der Vitalzeichen, *um den Flüssigkeitsstatus und die kardiopulmonale Reaktion auf Belastung zu evaluieren.*
- Feststellen des Vorliegens/Ausmaßes von Schlafstörungen. *Erschöpfung kann eine Folge von Schlafentzug sein und/oder durch Schlafentzug verstärkt werden.*
- Achten auf kurze Zeit zurückliegende Veränderungen der Lebensweise, darunter Konflikte (z. B. erweiterte Verantwortlichkeiten/Anforderungen von Seiten Dritter, beruflich bedingte Konflikte), Fragen der Reifung (z. B. Jugendliche/r mit Essstörung) und Entwicklungsfragen (Elternschaft, Verlust eines Ehepartners/einer Bezugsperson).
- Ermitteln von psychischen Faktoren und Persönlichkeitsmerkmalen, die einen Einfluss auf die Klagen über Müdigkeit haben können.
- Beurteilen der Aspekte einer «erlernten Hilflosigkeit», die sich möglicherweise durch Selbstaufgabe äußert. *Kann einen «Müdigkeitszyklus», beeinträchtigtes Leistungsvermögen, erhöhte Angst und Müdigkeit aufrechterhalten.*

2. Pflegepriorität: Bestimmen des Ausmaßes der Erschöpfung und deren Folgen:

- Bitten um Beschreibungen der Erschöpfung durch den Klienten/die Bezugspersonen (d. h. Mangel an Energie oder Kraft, Müdigkeit, seit langem anhaltende Schwäche). Achten auf Vorliegen zusätzlicher Anzeichen (z. B. Reizbarkeit, Konzentrationsschwäche, Entscheidungsschwäche, Probleme mit Freizeit/Entspannung, Beziehungsprobleme), *um beim Evaluieren der Auswirkungen auf das Leben des Klienten zu helfen.*

- Den Klienten bitten, die Erschöpfung und ihre Auswirkungen auf die Fähigkeit zur Teilnahme an gewünschten Aktivitäten durch den Klienten zu bewerten (Skala von 1 bis 10).
- Erörtern der Veränderungen der Lebensweise/Einschränkungen, die durch die Erschöpfung verursacht werden.
- Befragen der Eltern/der Betreuungsperson zu spezifischen Veränderungen, die bei dem Kind/der älteren Person beobachtet wurden. *Diese Personen sind u. U. nicht in der Lage, Gefühle zu äußern oder bedeutungsvolle Informationen von sich zu geben.*
- Beachten der Energieverteilung über den Tag (d. h. Spitzen/Tiefpunkte). *Hilft beim Bestimmen der Verteilung/zeitlichen Planung von Aktivitäten.*
- Messen der physiologischen Reaktion auf Aktivität (z. B. bei Änderungen des Blutdrucks, der Herz-/Atemfrequenz).
- Evaluieren des Bedarfs an individueller Unterstützung/Hilfsmitteln.
- Überprüfen der Verfügbarkeit und des gegenwärtigen Gebrauchs von Unterstützungssystemen/Ressourcen.
- Durchführen von Tests/Überprüfen der Ergebnisse, wie etwa des Multidimensional Assessment of Fatigue (MAF), der Piper Fatigue Scale, des Global Fatigue Index, soweit angemessen. *Kann helfen, die Manifestation, Art, Dauer und emotionale Bedeutung der Erschöpfung zu bestimmen.*

3. Pflegepriorität: Unterstützen des Klienten, die Müdigkeit zu bewältigen und entsprechend den individuellen Fähigkeiten und Grenzen damit zurechtzukommen:

- Akzeptieren der Realität der Klientenberichte über die Erschöpfung. Keinesfalls Unterschätzen der Auswirkungen auf die Lebensqualität, die der Klient erlebt. *So tendieren z. B. Patienten mit multipler Sklerose auch nach minimalem Energieverbrauch zu häufiger und schwerer Erschöpfung und benötigen längere Erholungszeiten. Patienten nach einer Poliomyelitis erfahren oft einen kumulativen Erschöpfungseffekt, wenn sie ihre Tätigkeiten nicht aufteilen und sich bei ersten Anzeichen von Erschöpfung nicht ausruhen).*

- Planen realistischer Aktivitätsziele mit dem Klienten und Ermutigen, voranzuschreiten. *Steigert die Bereitschaft, optimale Ergebnisse zu fördern.*
- Planen von Interventionen, um dem Klienten ausreichende Ruhephasen zu ermöglichen. Einplanen von Aktivitäten in Phasen, wenn der Klient die meiste Energie hat, *um dessen Beteiligung auf ein Höchstmaß zu steigern.*
- Beteiligen des Klienten/derBezugsperson(en) an der Zeitplanung.
- Ermutigen des Klienten, alles, was möglich ist, selbst auszuführen (z.B. persönliche Pflege, Aufstehen, Spazierengehen). Steigern der Aktivität, soweit es vertragen wird.
- Instruieren in Methoden des Energieeinsparens:
  - Sitzen statt Stehen bei der täglichen Pflege/anderen Aktivitäten
  - mehrere kleine statt einer großen Last tragen
  - Kombinieren und Vereinfachen von Aktivitäten
  - häufige kurze Ruhepausen bei Aktivitäten
  - Aufgaben delegieren
  - um Hilfe bitten/Hilfe annehmen
  - «Nein» oder «Später» sagen
  - vor Beginn einer Aktivität die entsprechenden Schritte planen, damit alles benötigte Material zur Hand ist.
- Ermutigen zum Gebrauch von Hilfsmitteln (z.B. Rollator, Behindertenparkplatz, Aufzug, Rucksack zum Tragen von Gegenständen) soweit erforderlich, *um die aktiv verbrachte Zeit auszuweiten/Energie für andere Aufgaben zu bewahren.*
- Unterstützen des Klienten bei der persönlichen Pflege, Einstellen der Betthöhe auf die unterste Position, Wegräumen von Hindernissen, Unterstützen bei der Mobilisation, soweit angezeigt.
- Vermeiden/Einschränken von Temperatur- und Feuchtigkeitsextremen, *die sich negativ auf das Energieniveau auswirken können.*
- Sorgen für Aktivitäten zur Erholung/Beschäftigung, Vermeiden von Über- wie Unterstimulation (kognitiv und sensorisch). *Die Beteiligung an angenehmen Aktivitäten kann die Energie neu fokussieren und Gefühle von Unglücklichsein, Trägheit und Wertlosigkeit verringern, die eine Erschöpfung begleiten können.*
- Erörtern von Routinen, die zu einem erholsamen Schlaf beitragen (vgl. PDx: Gestörtes Schlafmuster).
- Anhalten zu einer stark nährstoffhaltigen, leicht zuzubereiten-

den/zu konsumierenden Nahrung und zum Vermeiden von Koffein sowie stark zuckerhaltigen Nahrungsmitteln/Getränken, *um die Energie zu steigern.*
- Instruieren im Umgang mit Stress/Implementieren von Fertigkeiten des Stressmanagements (Visualisieren, Entspannung und Biofeedback), soweit angemessen.
- Verrmitteln an ein umfassendes Rehabilitationsprogramm, physikalische Therapie/Beschäftigungstherapie für festgelegte tägliche Übungen und Aktivitäten, *um die Belastbarkeit, Kraft und Muskeltonus zu verbessern und das Wohlbefinden zu steigern.*

4. Pflegepriorität: Fördern des Wohlbefindens (Beratung, Patientenedukation und Entlassungsplanung):
- Erörtern des Therapieplans mit Hinweis auf die individuellen ursächlichen Faktoren (z. B. körperliche und/oder psychische Krankheiten) und Unterstützen des Klienten, die Beziehung zwischen Erschöpfung und Krankheit zu verstehen.
- Unterstützen des Klienten/seiner Bezugsperson(en), unter Berücksichtigung der jeweiligen persönlichen Fähigkeiten einen Aktivitäts- und Übungsplan zu erstellen. Betonen, dass unbedingt genügend Zeit für die Durchführung aller Tätigkeiten vorgesehen werden soll.
- Instruieren des Klienten, aktivitätsbedingte Reaktionen sowie Zeichen/Symptome zu überwachen, *die eine Veränderung des Aktivitätsgrades erfordern.*
- Empfehlen allgemeiner gesundheitsfördernder Maßnahmen (z. B. gesunde Ernährungsweise, ausreichende Flüssigkeitszufuhr, angemessene Vitamin-/Eisenzufuhr).
- Sorgen für eine entsprechende Sauerstoffgabe, soweit angezeigt. *Anämie und Hypoxie reduzieren das zelluläre Sauerstoffangebot und tragen zur Erschöpfung bei.*
- Ermutigen des Klienten, die Fähigkeit zur Selbstbehauptung zu entwickeln, Prioritäten in Zielsetzung/Aktivitäten zu setzen und zu lernen, «nein» zu sagen. Falls angemessen, das Burn-out-Syndrom mit Maßnahmen besprechen, die der Klient ergreifen kann, um seine Situation zu verändern.
- Unterstützen des Klienten, geeignete Bewältigungsformen zu erkennen. *Fördert das Gefühl, Kontrolle zu haben, und steigert das Selbstwertgefühl*
- Benennen von Selbsthilfegruppen/kommunalen Ressourcen.

- Verrmitteln auf Beratungsmöglichkeiten/Psychotherapie, soweit angezeigt.
- Benennen von Ressourcen als Hilfe für Routinearbeiten (z. B. Essen auf Rädern, Haushaltshilfen/Haus- und Gartenpflege).

Schwerpunkte der Pflegedokumentation

Pflegeassessment oder Neueinschätzung

- Äußerungsformen der Erschöpfung und andere Befunde des Assessments
- Grad der Beeinträchtigung/Auswirkung auf die gewohnten Lebensweise
- Erwartungen des Klienten/seiner Bezugsperson(en) bezüglich individueller Fähigkeiten/der jeweiligen Erkrankung.

Planung

- Pflege-/Interventionsplan und beteiligte Personen
- Patientenedukationsplan für Klienteninformation, -schulung und -beratung.

Durchführung/Evaluation

- Reaktionen auf Interventionen/Patientenedukation und ausgeführte Pflegemaßnahmen
- Zielerreichung/Fortschritte in Richtung gewünschter Ergebnisse
- Veränderungen des Pflegeplans.

Entlassungs- oder Austrittsplanung

- Erfordernisse der Entlassung, langfristiger Pflegebedarf nach Entlassung, vorgenommene Koordinationen und Vermittlungen, zusätzlich verfügbare personelle, kommunale und materielle Ressourcen
- spezifische, vorgenommene Vermittlungen, Nachsorgeplan sowie Verantwortlichkeiten für zu treffende Maßnahmen.

Empfohlene, exemplarische Pflegeinterventionen (NIC) und Pflegeergebnisse (NOC)

NIC: *Energiemanagement* [Energy Management] (McCloskey-Dochterman, J.; Bulecheck, G. M., 2013)

NOC: *Ausdauer* [Endurance] (Moorhead, S., Johnson, M.; Maas, M. L.; Swanson, E., 2013)

Literatur

Carpenito-Moyet L. J.: Das Pflegediagnosen-Lehrbuch. Huber, Bern 2013

Georg, J.: Erschöpfung bei alten Menschen. – Pflegeassessment, -diagnose und -interventionen. NOVA 33 (2002) 3: 6–10

Glaus Hartmann, M.: Ermüdung/Erschöpfung. In: Käppeli, S. (Hrsg.): Pflegekonzepte (Bd. 2). Huber, Bern 1999

Glaus, A.; Frei, I. A.; Knipping, C.; Ream, E.; Browns, N.: Was Krebskranke von den Informationen über Fatigue halten. Pflege 15 (2002) 5: 187–194

King, C. R.; Hinds, P. S.: Lebensqualität. Pflege- und Patientenperspektiven. Huber, Bern 2001: 363 f.

Margulies, A. et al.: Onkologische Krankenpflege (3. Aufl.). Springer, Berlin/Heidelberg 2010

Reif, K.; de Vries, U.; Petermann, F.; Görres, S.: Wege aus der Erschöpfung. Huber, Bern 2011

de Vries, U.; Reif, K; Petermann, F.; Görres, S.: Fatigue individuell bewältigen. Huber, Bern 2011

[Isotonisches] Flüssigkeitsdefizit [P]

Deficient fluid volume (00027) (1978, R 1996)
Domäne 2: **Ernährung**
Klasse 5: **Flüssigkeitszufuhr**

[**Beachte:** Diese Diagnose wurde strukturiert, um das isotonische Flüssigkeitsdefizit unter Ausschluss von Zuständen mit Veränderung des Natriumspiegels anzusprechen. Für Bedürfnisse eines Klienten in Zusammenhang mit einem Flüssigkeitsdefizit in Zusammenhang mit einem veränderten Natriumspiegel siehe PDx: [Hyper-/hypotonisches Flüssigkeitsdefizit].

Diagnosetyp (Dokumentationsform): aktuelle Pflegediagnose (PES)
Zuordnung der Pflegediagnose nach Pflegemodellen/-klassifikationen s. Kap. 6.

Definition: Verminderung des intravaskulären, interstitiellen und/oder intrazellulären Flüssigkeitsvolumens. Dieser Zustand bezieht sich auf Dehydratation, Wasserverlust ohne Veränderung des Natriumgehalts

Beeinflussende Faktoren [od. Einflussfaktoren] [E]

- aktiver Verlust [z. B. Blutung, Magen-Darm-Ableitung/-Drainage, akute/prolongierte Diarrhö, Wunden, abdomineller Tumor, Verbrennungen, Fisteln, Aszites (drittes Kompartment), hyperosmotische Röntgenkontrastmittel]
- Versagen regulatorischer Mechanismen [z. B. Fieber/thermoregulatorische Reaktion, Schädigung der Nierentubuli].

Bestimmende Merkmale [od. Symptome] [S]

subjektive

- Durst
- Schwächegefühl.

objektive

- reduzierte Urinausscheidung
- erhöhte Urinkonzentration
- reduzierte Venenfüllung
- reduziertes Pulsvolumen [oder]
- reduzierter Pulsdruck
- plötzlicher Gewichtsverlust (außer im dritten Raum [Kompartment])
- reduzierter Blutdruck
- erhöhte Pulsfrequenz
- erhöhte Körpertemperatur
- reduzierte Gewebespannung [reduzierter Turgor] der Zunge
- reduzierte Hautspannung [reduzierter Hautturgor]
- trockene Haut
- trockene Schleimhäute
- Veränderung des psychischen Zustands
- erhöhter Hämatokrit [Hkt].

Klientenbezogene Pflegeziele oder Evaluationskriterien

Der Klient

- hält ein funktionell genügendes Flüssigkeitsvolumen aufrecht, angezeigt durch individuell ausreichende Urinausscheidung bei normalem spezifischem Gewicht, stabile Vitalzeichen, feuchte Schleimhäute, einen guten Hautturgor und prompte kapilläre Füllung und Rückgang von Ödemen (z. B. Aszites).

- äußert, die ursächlichen Faktoren und den Zweck der individuellen therapeutischen Maßnahmen sowie der Medikamente zu verstehen.
- zeigt durch sein Verhalten, dass er seine Flüssigkeitsaufnahme überwacht und korrigiert, soweit angezeigt.

Maßnahmen oder Pflegeinterventionen

1. Pflegepriorität: Einschätzen ursächlicher/beeinflussender Faktoren:

- Beachten möglicher Diagnosen, die ein Flüssigkeitsdefizit bewirken können (z. B. Diarrhö, Colitis ulcerosa, Verbrennungen, Leberzirrhose, abdominelles Karzinom) und andere Faktoren (z. B. Blutung/Ausfluss aus Wunden/Fisteln oder Absauggeräte, Wasserentzug/Flüssigkeitsrestriktion, Erbrechen, Dialyse, verminderter Bewusstseinsgrad, längere körperliche Belastung, erhöhter Stoffwechsel infolge von Fieber, heißes/feuchtes Klima, übermäßige Einnahme von Diuretika/Koffein/Alkohol.
- Bestimmen von Auswirkungen des Alters. *Ältere Menschen sind wegen einer verminderten Reaktionsfähigkeit und Wirksamkeit der Kompensationsmechanismen stärker gefährdet (z. B. sind die Nieren weniger effektiv in der Rückresorption von Natrium und Wasser). Säuglinge und Kinder haben einen relativ hohen Körperwasseranteil und können ihre Flüssigkeitszufuhr weniger gut kontrollieren.*

2. Pflegepriorität: Beurteilen des Ausmaßes des Flüssigkeitsdefizits:

- Einschätzen des durch ein Trauma/einen Eingriff verursachten Flüssigkeitsverlusts und Achten auf mögliche Wege eines unmerklichen Verlustes.
- Kontrollieren der Vitalzeichen unter Beachten eines niedrigen Blutdrucks/einer schweren Hypotonie, einer hohen Herzfrequenz und fadenförmiger peripherer Pulse. *Diese Veränderungen der Vitalzeichen gehen mit einem Flüssigkeitsverlust und/oder einer Hypovolämie einher.*
- Beachten von Klagen und körperlichen Zeichen einer Dehydratation (z. B. dürftiger, konzentrierter Urin, fehlender Tränenfluss beim Weinen [Säugling/Kind], trockene, klebrige Schleimhäute, fehlendes Schwitzen, verzögerte kapilläre Rückfüllung, schlechter Hautturgor, Verwirrtheit, Schläfrigkeit/Lethargie, Muskelschwäche, Schwindel/Benommenheit, Kopfschmerzen).
- Bestimmen des üblichen und des aktuellen Körpergewichts.

- Messen des Bauchumfangs bei Aszites oder Flüssigkeitseinlagerung im dritten Kompartment, Einschätzen auf periphere Ödembildung.
- Sichten der Laborresultate (z. B. Hb/Hkt, Elektrolyte, Gesamteiweiß/Albumin, Blutharnstoffstickstoff/Kreatinin).

3. Pflegepriorität: Korrigieren/Ersetzen der Verluste, um die pathophysiologischen Mechanismen rückgängig zu machen:

- Stoppen des Blutverlusts (z. B. Magenspülung mit Wasser [Zimmertemperatur] oder kalter Kochsalzlösung, Verabreichung von Medikamenten) und Vorbereiten für den chirurgischen, endoskopischen Eingriff.
- Festlegen des Flüssigkeitsbedarfs für 24 Stunden sowie der Art der Zufuhr. *Verhindert überhöhte/zu niedrige Flüssigkeitszufuhr.*
- Beachten der Vorlieben des Klienten in Bezug auf Getränke und flüssigkeitsreiche Nahrungsmittel.
- Stellen von Getränken in Reichweite des Klienten und Ermutigen zu regelmäßigem Trinken, soweit angemessen.
- Verabreichen von Infusionen, soweit angezeigt, Ersetzen von Blutprodukten und Plasmaexpander nach Verordnung.
- Sorgen für eine angemessene freie Flüssigkeit durch enterale Ernährung, Anpassen der Konzentration und Häufigkeit an die Bedürfnisse des Klienten.
- Kontrollieren der Luftfeuchtigkeit und Umgebungstemperatur, soweit angemessen, v. a. bei ausgedehnten Verbrennungen oder bei Anstieg/Abnahme von Fieber. Wechseln auf dünnere(s) Bettzeug/Kleidung, Sorgen für lauwarme fiebersenkende Waschungen. Unterstützen bei Hyperthermie, soweit verordnet, *um hohes Fieber und eine erhöhte Stoffwechselrate zu senken* (vgl. PDx: Hyperthermie).
- Sorgen für eine genaue Ein- und Ausfuhrkontrolle (Bilanz) und tägliches Bestimmen des Körpergewichts, Kontrollieren des spezifischen Gewichts des Urins.
- Überwachen der Vitalzeichen (liegend/sitzend/stehend) sowie der blutigen Druckmessungen, soweit angezeigt (z. B. ZVD, PAP/PCWP = zentralvenöser Druck, Pulmonalarteriendruck, Wedge-Druck).

4. Pflegepriorität: Fördern des Wohlbehagens und der Sicherheit:

- Durchführen eines häufigen Lagewechsels, *um den Druck auf empfindliche Haut und empfindliches Gewebe zu reduzieren.*

- Baden des Klienten jeden zweiten Tag, Sorgen für eine optimale Hautpflege mit rückfettenden und harnstoffhaltigen Hautpflegemitteln.
- Sorgen für häufige Mund- und Augenpflege, *um zu verhindern, dass die Augen durch Austrocknung Schaden erleiden.*
- Häufiges Wechseln von Verbänden, Einsetzen von Wunddrainagen und Sekretauffangbeuteln, *um die Haut zu schützen und den Flüssigkeitsverlust zu messen.*
- Sorgen für Sicherheitsmaßnahmen, wenn der Klient verwirrt ist.
- Verabreichen der Medikamente nach Verordnung *(z. B. Antiemetika oder Antidiarrhoika, um die Verluste über den Magen/Darm zu senken, Antipyretika zur Senkung des Fiebers).*
- Vgl. PDx: Diarrhö.

F

5. Pflegepriorität: Fördern des Wohlbefindens (Beratung, Patientenedukation und Entlassungsplanung):

- Erörtern von Faktoren, die mit dem Auftreten des Flüssigkeitsdefizits zusammenhängen, bzw. von Wegen, auf denen der Klient eine Dehydratation verhindern kann, soweit angezeigt.
- Unterstützen des Klienten/der Bezugsperson(en) beim Erlernen des Erstellens einer Flüssigkeitsbilanz.
- Empfehlen, Kaffee, Alkohol und Zucker einzuschränken, soweit angezeigt, um die Effekte der Diurese zu verringern.
- Überprüfen der Medikamenteneinnahme, Achten auf Wechsel-/Nebenwirkungen.
- Beachten der Zeichen/Symptome, die eine weitere Evaluation und Nachkontrolle erfordern.

Schwerpunkte der Pflegedokumentation

Pflegeassessment oder Neueinschätzung

- Befunde des Assessments inkl. des Ausmaßes des Flüssigkeitsdefizits und gegenwärtiger Quellen für die Zufuhr
- Ein-/Ausfuhr, Bilanz, Veränderungen des Körpergewichts/der Ödeme, spezifisches Gewicht des Urins und Vitalzeichen
- Ergebnisse diagnostischer Untersuchungen.

Planung

- Pflege-/Interventionsplan und beteiligte Personen
- Patientenedukationsplan für Klienteninformation, -schulung und -beratung.

Durchführung/Evaluation

- Reaktionen auf Interventionen/Patientenedukation und ausgeführte Pflegemaßnahmen
- Zielerreichung/Fortschritte in Richtung gewünschter Ergebnisse
- Veränderungen des Pflegeplans.

Entlassungs- oder Austrittsplanung

- Erfordernisse der Entlassung, langfristiger Pflegebedarf nach Entlassung, vorgenommene Koordinationen und Vermittlungen, zusätzlich verfügbare personelle, kommunale und materielle Ressourcen
- spezifische, vorgenommene Vermittlungen, Nachsorgeplan sowie Verantwortlichkeiten für zu treffende Maßnahmen.

Empfohlene, exemplarische Pflegeinterventionen (NIC) und Pflegeergebnisse (NOC)

NIC: *Hypovolämiemanagement* [Hypovolemia Management] (McCloskey-Dochterman, J.; Bulecheck, G. M., 2013)
NOC: *Flüssigkeitshaushalt* [Hydration] (Moorhead, S., Johnson, M.; Maas, M. L.; Swanson, E., 2013)

Literatur

Carpenito-Moyet L. J.: Das Pflegediagnosen-Lehrbuch. Huber, Bern 2013
Georg, J.: Flüssigkeitsdefizite und Trinkförderung – Pflegeassessment, -diagnose und -interventionen. NOVA 34 (2003) 7: 11–13
Larsen, R.: Anästhesie und Intensivmedizin für die Fachpflege. Springer, Berlin 2012

[Hyper-/hypotonisches Flüssigkeitsdefizit] [P]

Beachte: Die NANDA hat die PDx Flüssigkeitsdefizit nur auf Zustände einer isotonischen Dehydratation reduziert. Bei Klienten, die an einer Dehydratation mit Natriumverlust leiden, haben die Autorinnen diese differenzierende Diagnose geschaffen.

Diagnosetyp (Dokumentationsform): aktuelle Pflegediagnose (PES)
Zuordnung der Pflegediagnose nach Pflegemodellen/-klassifikationen s. Kap. 6.

Definition: [Ein Verlust intravasaler, intrazellulärer oder interstitieller Flüssigkeit. Dieser Zustand bezieht sich auf Dehydratation mit einer Veränderung des Natriumspiegels.]

Beeinflussende Faktoren [od. Einflussfaktoren] [E]

- [hypertone Dehydratation: unkontrollierter Diabetes mellitus/insipidus, hyperosmolares nichtketotisches diabetisches Koma, vermehrte Aufnahme hypertonischer Flüssigkeiten/Infusionstherapie, die Unfähigkeit, auf den Durstreflex zu reagieren, unangemessene Zufuhr an freiem Wasser (hyperosmolare enterale Ernährung), Niereninsuffizienz/-versagen)]
- [hypotone Dehydratation: chronische Krankheit, Mangelernährung, übermäßiger Gebrauch hypotoner Infusionslösungen, Niereninsuffizienz].

Bestimmende Merkmale [od. Symptome] [S]

subjektive

- [Klagen über Müdigkeit, Nervosität, Erschöpfung]
- [Durst].

objektive

- [erhöhte Urinausscheidung, schwach konzentrierter Urin (anfänglich) und/oder verminderte Urinausscheidung/Oligurie]
- [Gewichtsabnahme]
- [verminderte venöse Füllung, lagerungsbedingte Hypotonie]
- [erhöhte Pulsfrequenz, verminderte/s Pulsvolumen/-druck]
- [verminderter Hautturgor, trockene Haut/Schleimhäute]

- [erhöhte Körpertemperatur]
- [veränderter Bewusstseinszustand (z. B. Verwirrtheit)]
- [Eindickung des Blutes, verändertes Serumnatrium].

Klientenbezogene Pflegeziele oder Evaluationskriterien

Der Klient

- hält ein funktionell ausreichendes Flüssigkeitsvolumen aufrecht, angezeigt durch individuell ausreichende Urinausscheidung bei normalem spezifischem Gewicht, stabile Vitalzeichen, feuchte Schleimhäute, guten Hautturgor, Rückgang der Ödeme.
- äußert, ursächliche Faktoren und den Zweck der individuellen therapeutischen Maßnahmen sowie der Medikamente zu verstehen.
- zeigt durch sein Verhalten, dass er seine Flüssigkeitsaufnahme überwacht und, wenn nötig, korrigiert, falls der Zustand chronisch ist.

Maßnahmen oder Pflegeinterventionen

1. Pflegepriorität: Einschätzen ursächlicher/beeinflussender Faktoren:

- Beachten möglicher Erkrankungen/Prozesse, die zu Defiziten führen können: 1) Flüssigkeitsverlust (z. B. Diarrhö/Erbrechen, exzessives Schwitzen, Hitzschlag, diabetische Ketoazidose, Verbrennungen, andere nässende Wunden, Verlegung im Magen-Darm-Bereich, Diuretika mit Natriumverlust, rasche Atmung/mechanische Beatmung, chirurgische Drainagen, 2) eingeschränkte Zufuhr (z. B. Wundsein im Mund- und Rachen, ein für Essen/Trinken von anderen abhängiger Klient, Nüchtern-Status, 3) Flüssigkeitsverschiebungen (z. B. Aszites, Ergüsse, Verbrennungen, Sepsis), 4) Umgebungsfaktoren (z. B. Isolation, freiheitsbeschränkende Maßnahmen [Fixierungen], eine schlecht funktionierende Klimaanlage, extreme Hitze).
- Bestimmen der Auswirkungen des Alters. *Sehr junge und hochaltrige Menschen werden rasch von einem Volumenmangel betroffen und sind am wenigsten in der Lage, einen Bedarf zu äußern. So haben z. B. ältere Menschen oft einen geschwächten Durstreflex und/oder sind sich eines Wassermangels u. U. nicht bewusst. Säug-*

linge/Kleinkinder und andere Personen, die nicht sprechen können, können Durst nicht beschreiben.
- Bewerten des Ernährungsstatus, Beachten der aktuellen Flüssigkeitsaufnahme, Gewichtsveränderungen, Probleme mit der oralen Flüssigkeitszufuhr, Nutzung von Nahrungsergänzungen, Sondenkost; Messen des subkutanen Fetts und der Muskelmasse.

2. Pflegepriorität: Beurteilen des Ausmaßes des Flüssigkeitsdefizits:
- Ermitteln der Vitalzeichen inkl. Temperatur (oft erhöht), Puls (u. U. erhöht) und Atmung. Beachten der Stärke der peripheren Pulse.
- Messen des Blutdrucks (kann erniedrigt sein), wenn möglich liegend, sitzend, stehend und Durchführen blutiger Druckmessungen (z. B. ZVD, PAP/PCWP = zentralvenöser Druck, pulmonalarterieller Druck/Wedge-Druck), soweit angezeigt.
- Achten auf körperliche Symptome (z. B. trockene Schleimhäute, schwacher Hautturgor, verzögerte kapilläre Rückfüllung).
- Achten auf Veränderungen des üblichen Geisteszustandes/Verhaltens sowie üblicher funktioneller Fähigkeiten (z. B. Verwirrtheit, Stürze, Verlust der Fähigkeit zu gewohnten Aktivitäten, Lethargie, Schwindel/Benommenheit). *Diese Zeichen sprechen für eine Dehydratation, die ausreicht, um eine verminderte Hirndurchblutung und/oder ein Elektrolytungleichgewicht hervorzurufen.*
- Überwachen der Urinausscheidung und -farbe, Messen der Menge und des spezifischen Gewichts. Messen oder Schätzen weiterer Flüssigkeitsverluste (z. B. über den Magen, die Atmung, Wunden), *um den Substitutionsbedarf genauer zu bestimmen.*
- Sichten der Laborresultate (z. B. Hb/Hkt, Elektrolyte [Natrium, Kalium, Chlorid, Bikarbonat], Blutharnstoffstickstoff, Kreatinin, Gesamteiweiß/Albumin).

3. Pflegepriorität: Korrigieren/Ersetzen von Flüssigkeitsverlusten, um pathophysiologische Mechanismen rückgängig zu machen:
- Assistieren bei der Behandlung von Grunderkrankungen, die eine Dehydratation verursachen oder dazu beitragen, sowie von Störungen des Elektrolythaushalts.
- Verabreichen von Flüssigkeiten und Elektrolyten, soweit angezeigt. *Zur Substitution verwandte Flüssigkeiten hängen ab von 1) der Art der vorliegenden Dehydratation (z. B. hyperton/hypoton) und 2) vom Ausmaß des Flüssigkeitsmangels, abhängig vom Alter*

und vom Gewicht sowie von der Erkrankung, die das Flüssigkeitsdefizit verursacht.
- Festlegen des Flüssigkeitsbedarfs für 24 Stunden sowie der Art der Zufuhr (z. B. i. v./p. o., enteral per Sonde). *Eine stetige Rehydratation über einen gewissen Zeitraum verhindert überhöhte/zu niedrige Flüssigkeitswerte.*
- Beachten der Vorlieben des Klienten bezüglich Getränken und flüssigkeitsreichen Nahrungsmitteln
- Einschränken der Zufuhr von Alkohol/koffeinhaltigen Getränken, *die tendenziell diuretisch wirken.*
- Sorgen für eine nahrhafte Ernährung auf angemessenem Weg. Verabreichen von ausreichend freiem Wasser zusammen mit der Sondenernährung.
- Sorgen für eine genaue Ein- und Ausfuhrkontrolle, Berechnen der 24-Stunden-Bilanz und tägliches Messen des Körpergewichts.

F

4. Pflegepriorität: Fördern von Behaglichkeit und Sicherheit:
- Seltener baden, Verwenden eines milden Reinigungsmittels/milder Seife und Sorgen für optimale Hautpflege mit geeigneten Feuchthaltefaktoren (Harnstoff, Hyaluronsäure), *um die Haut intakt zu halten und zu starke Austrocknung zu verhindern.*
- Sorgen für häufige Mund- und Augenpflege, *um austrocknungsbedingte Schäden zu vermeiden.*
- Häufiges Umlagern, *um den Druck auf empfindliche, ausgetrocknete Haut und Gewebe zu reduzieren.*
- Sorgen für Sicherheitsmaßnahmen, wenn der Klient verwirrt ist.
- Substituieren von Elektrolyten, soweit verordnet.
- Verabreichen oder Absetzen von Medikamenten, soweit angezeigt, falls der Krankheitsprozess oder Medikamente zur Dehydratation beitragen.

5. Pflegepriorität: Fördern des Wohlbefindens (Beratung, Patientenedukation und Entlassungsplanung):
- Erörtern der Faktoren, die mit dem Auftreten des Flüssigkeitsdefizits zusammenhängen, soweit individuell angemessen. *Frühzeitiges Erkennen von Risikofaktoren kann Auftreten und Schweregrad von Komplikationen in Verbindung mit einer Hypovolämie verringern.*
- Erkennen und Anleiten, wie spezifische Ernährungsbedürfnisse eines Klienten befriedigt werden können.

- Anleiten des Klienten/der Bezugsperson(en) im Erstellen und Dokumentieren einer Flüssigkeitsbilanz und im Überwachen des Hydrierungsstatus.
- Erkennen von Maßnahmen, die der Klient selbst ergreifen kann, um Flüssigkeitsdefizite zu beheben.
- Überprüfen des Medikationsplans und der Medikamenteneinnahme/entsprechendes Unterweisen, Beachten entsprechender Wechsel-/Nebenwirkungen.
- Unterweisen in Zeichen und Symptomen, die eine sofortige/weitere Beurteilung und Nachkontrolle erfordern.

Schwerpunkte der Pflegedokumentation

Pflegeassessment oder Neueinschätzung

- individuelle Befunde inkl. Faktoren mit Einfluss auf die Regulation der Körperflüssigkeit und das Ausmaß des Flüssigkeitsdefizits
- Ein-/Ausfuhr, Flüssigkeitsbilanz, Gewichtsveränderungen, spezifisches Gewicht des Urins und Vitalzeichen
- Ergebnisse von Tests/Laboruntersuchungen.

Planung

- Pflege-/Interventionsplan und beteiligte Personen
- Patientenedukationsplan für Klienteninformation, -schulung und -beratung.

Durchführung/Evaluation

- Reaktionen auf Interventionen/Patientenedukation und ausgeführte Pflegemaßnahmen
- Zielerreichung/Fortschritte in Richtung gewünschter Ergebnisse
- Veränderungen des Pflegeplans.

Entlassungs- oder Austrittsplanung

- Erfordernisse der Entlassung, langfristiger Pflegebedarf nach Entlassung, vorgenommene Koordinationen und Vermittlungen, zusätzlich verfügbare personelle, kommunale und materielle Ressourcen
- spezifische, vorgenommene Vermittlungen, Nachsorgeplan sowie Verantwortlichkeiten für zu treffende Maßnahmen.

Empfohlene, exemplarische Pflegeinterventionen (NIC) und Pflegeergebnisse (NOC)

NIC: *Flüssigkeitshaushaltsmanagement* [Fluid/Electrolyte Management] [Fluid Management] (McCloskey-Dochterman, J.; Bulecheck, G. M., 2013)
NOC: *Flüssigkeitshaushalt* [Fluid Balance] (Moorhead, S., Johnson, M.; Maas, M. L.; Swanson, E., 2013)

Literatur

Carpenito-Moyet L. J.: Das Pflegediagnosen-Lehrbuch. Huber, Bern 2013
Georg, J.: Flüssigkeitsdefizite und Trinkförderung – Pflegeassessment, -diagnose und -interventionen. NOVA 34 (2003) 7: 11–13
Larsen, R.: Anästhesie und Intensivmedizin für die Fachpflege. Springer, Berlin 2012

Gefahr eines Flüssigkeitsdefizits [P]

Risk for deficient fluid volume (00028) (1978)
Domäne 2: **Ernährung**
Klasse 5: **Flüssigkeitszufuhr**

Diagnosetyp (Dokumentationsform): Risikopflegediagnose (PR)
Zuordnung der Pflegediagnose nach Pflegemodellen/-klassifikationen s. Kap. 6.

Definition: Risiko einer vaskulären, zellulären oder intrazellulären Dehydratation

Risikofaktoren [R]

- Altersextreme
- Gewichtsextreme
- Flüssigkeitsverlust über unphysiologische Wege (z. B. liegende Sonden)
- Wissensdefizit
- Faktoren, die den Flüssigkeitsbedarf beeinflussen (z. B. hypermetabolischer Zustand)

- Medikation (z. B. Diuretika)
- übermäßiger Verlust über die physiologischen Wege (z. B. Diarrhö)
- Abweichungen beim Zugang zu Flüssigkeiten:
  - Abweichungen bei der Flüssigkeitszufuhr
  - Abweichungen bei der Flüssigkeitsabsorption.

F

Klientenbezogene Pflegeziele oder Evaluationskriterien

Der Klient

- nennt individuelle Risikofaktoren und geeignete Interventionen.
- zeigt Verhaltens- und Lebensstilveränderungen, die einem Flüssigkeitsdefizit vorbeugen.

Maßnahmen oder Pflegeinterventionen

1. Pflegepriorität: Einschätzen ursächlicher/beeinflussender Faktoren:

- Beachten möglicher Erkrankungen/Prozesse, die zu Defiziten führen können: 1) Flüssigkeitsverlust (z. B. Diarrhö/Erbrechen, exzessives Schwitzen, Hitzschlag, diabetische Ketoazidose, Verbrennungen, sonstige nässende Wunden, Verlegung im Magen-Darm-Bereich, Diuretika mit Natriumverlust, rasche Atmung/mechanische Beatmung, chirurgische Drainagen, 2) eingeschränkte Zufuhr (z. B. Wundsein im Mund- und Rachen, ein für Essen/Trinken von anderen abhängiger Klient, Nüchtern-Status, 3) Flüssigkeitsverschiebungen (z. B. Aszites, Ergüsse, Verbrennungen, Sepsis), 4) Umweltfaktoren (z. B. Isolation, freiheitsbeschränkende Maßnahmen [Fixierungen]), eine schlecht funktionierende Klimaanlage, extreme Hitze).
- Bestimmen der Auswirkungen des Alters. *Sehr junge und extrem alte Menschen werden rasch von einem Volumenmangel betroffen und sind am wenigsten in der Lage, einen Bedarf zu äußern. So haben z. B. ältere Menschen oft einen geschwächten Durstreflex und/oder sind sich eines Wassermangels u. U. nicht bewusst. Säuglinge/Kleinkinder und andere Personen, die nicht sprechen können, können Durst nicht beschreiben.*
- Achten auf den Bewusstseinsgrad/das Denkvermögen des Klienten, *um die Fähigkeit zu evaluieren, Bedürfnisse auszudrücken.*

- Evaluieren des Ernährungszustandes unter Beachten der aktuellen Nahrungsaufnahme, der Art der Ernährung (z. B. Klient ist nüchtern oder auf Diät gesetzt). Achten auf Probleme (z. B. beeinträchtigter Geisteszustand, Übelkeit, Fieber, Gesichtsverletzungen, Immobilität, zu wenig Zeit zur Flüssigkeitsaufnahme), *die sich negativ auf die Flüssigkeitsaufnahme auswirken können.*
- Sichten der Laborresultate (z. B. Hb/Hkt, Elektrolyte, Blutharnstoffstickstoff/Kreatinin).

2. Pflegepriorität: Vorbeugen eines Flüssigkeitsdefizits:

- Überwachen der Flüssigkeitsbilanz, dabei Achten auf Veränderungen der Ein- und Ausfuhr, *um ein akkurates Bild des Flüssigkeitsstatus sicherzustellen.*
- Wiegen des Klienten und Vergleichen des Gewichts mit früheren Angaben. Durchführen von Reihenmessungen, *um Trends festzustellen.*
- Einschätzen des Turgors der Haut/Mundschleimhaut.
- Überwachen der Vitalzeichen auf Veränderungen (z. B. orthostatische Hypotonie, Tachykardie, Fieber).
- Erstellen eines Plans mit individuellem Flüssigkeitsbedarf/Zeitplan für Flüssigkeitszufuhr/-ersatz, Verteilen der Flüssigkeiten auf 24 Stunden.
- Fördern der oralen Flüssigkeitsaufnahme:
  - Decken des Bedarfs an Wasser und anderen Flüssigkeiten (bis zu 2,5 l/d oder eine von der Gesundheitsfachperson entsprechend dem Alter und Gewicht sowie der Erkrankung festgelegte Menge)
  - Anbieten von Flüssigkeiten zwischen den Mahlzeiten und regelmäßig über den Tag hinweg
  - Sorgen für Flüssigkeiten in einer handlichen Tasse, Flasche oder mit einem Strohhalm
  - Einräumen von ausreichend Zeit zum Essen und Trinken zu den Mahlzeiten
  - Sicherstellen, dass ein immobiler/fixierter Klient Unterstützung erhält
  - Anbieten einer Vielfalt an Flüssigkeiten in kleinen, häufigen Darreichungen, dabei versuchen, die Lieblingsgetränke des Klienten in bevorzugter Temperatur (z. B. gekühlt oder heiß) zu integrieren

  – Einschränken von Flüssigkeiten mit tendenziell diuretischem Effekt (z. B. Alkohol)
  – Fördern der Aufnahme stark wasserhaltiger Nahrungsmittel (z. B. Eis am Stiel, Gelatine, Suppe, Eierpunsch, Wassermelone) und/oder Elektrolytersatz-Drinks (z. B. Apfelschorle), soweit angemessen.
- Sorgen für zusätzliche Flüssigkeiten (Sondenernährung, Infusionen), soweit angezeigt. *Flüssigkeiten können auf diese Weise gegeben werden, wenn der Klient außer Stande ist, Flüssigkeiten oral zu sich zu nehmen, eines Eingriffs wegen nüchtern bleiben muss oder notfallmäßig rasch Flüssigkeit verabreicht werden muss.*
- Verabreichen von Medikamenten, soweit angezeigt (z. B. Antiemetika, Antidiarrhoika, Antipyretika).

3. Pflegepriorität: Fördern des Wohlbefindens (Beratung, Patientenedukation und Entlassungsplanung):
- Erörtern individueller Risikofaktoren/potenzieller Probleme und spezifischer Maßnahmen (z. B. geeignete Kleidung/entsprechendes Bettzeug für Kinder und ältere Menschen bei heißer Witterung, Kühlgerät/Ventilator für eine angenehme Umgebung, Optionen der Flüssigkeitssubstitution/Zeitplan.
- Überprüfen der korrekten Anwendung der Medikamente, *die eine Dehydratation auslösen/verschlimmern können.*
- Auffordern des Klienten, die Trinkmenge bei körperlicher Belastung oder heißer Witterung zu erhöhen sowie Trinkmenge/Anzahl und Menge der Ausscheidungen täglich zu notieren.
- Vgl. PDx: Flüssigkeitsdefizit [isotone Dehydratation], Flüssigkeitsdefizit [hypotone/hypertone Dehydratation].

Schwerpunkte der Pflegedokumentation

Pflegeassessment oder Neueinschätzung
- individuelle Befunde inkl. individueller Faktoren mit Einfluss auf den Flüssigkeitsbedarf/die Anforderungen an die Flüssigkeiten
- Ausgangsgewicht, Vitalzeichen
- Ergebnisse von Laboruntersuchungen
- spezifische Vorlieben für Getränke.

Planung
- Pflege-/Interventionsplan und beteiligte Personen
- Patientenedukationsplan für Klienteninformation, -schulung und -beratung.

Durchführung/Evaluation

- Reaktionen auf Interventionen/Patientenedukation und ausgeführte Pflegemaßnahmen
- Zielerreichung/Fortschritte in Richtung gewünschter Ergebnisse
- Veränderungen des Pflegeplans.

Entlassungs- oder Austrittsplanung

- Erfordernisse der Entlassung, langfristiger Pflegebedarf nach Entlassung, vorgenommene Koordinationen und Vermittlungen, zusätzlich verfügbare personelle, kommunale und materielle Ressourcen
- spezifische, vorgenommene Vermittlungen, Nachsorgeplan sowie Verantwortlichkeiten für zu treffende Maßnahmen.

Empfohlene, exemplarische Pflegeinterventionen (NIC) und Pflegeergebnisse (NOC)

NIC: *Flüssigkeitshaushaltsüberwachung* [Fluid Monitoring] (McCloskey-Dochterman, J.; Bulecheck, G. M., 2013)
NOC: *Flüssigkeitshaushalt* [Fluid Balance] (Moorhead, S., Johnson, M.; Maas, M. L.; Swanson, E., 2013)

Literatur

Carpenito-Moyet L. J.: Das Pflegediagnosen-Lehrbuch. Huber, Bern 2013
Georg, J.: Flüssigkeitsdefizite und Trinkförderung – Pflegeassessment, -diagnose und -interventionen. NOVA 34 (2003) 7: 11–13
Larsen, R.: Anästhesie und Intensivmedizin für die Fachpflege. Springer, Berlin 2012

Bereitschaft für einen verbesserten Flüssigkeitshaushalt [G]

Readiness for enhanced fluid balance (00160) (2002, LOE 2.1)
Domäne 2: **Ernährung**
Klasse 5: **Flüssigkeitszufuhr**

Diagnosetyp (Dokumentationsform): Gesundheitsförderungspflegediagnose (GES)
Zuordnung der Pflegediagnose nach Pflegemodellen/-klassifikationen s. Kap. 6.

Definition: Ein Gleichgewicht zwischen dem Flüssigkeitsvolumen und der chemischen Zusammensetzung der Körperflüssigkeiten, das ausreichend ist, den körperlichen Bedarf zu decken und gestärkt werden kann

Beeinflussende Faktoren [od. Einflussfaktoren] [E]

- Zu bearbeiten.

Bestimmende Merkmale [od. Symptome] [S]

subjektive

- Äußern der Bereitschaft zur Verbesserung des Flüssigkeitshaushalts
- kein übermäßiger Durst.

objektive

- stabiles Gewicht
- kein Hinweis auf Ödeme
- feuchte Schleimhäute
- Zufuhr ausreichend für den Tagesbedarf
- strohfarbener Urin, spezifisches Gewicht innerhalb normaler Grenzen, Urinausfuhr entspricht der Flüssigkeitsaufnahme
- spezifisches Gewicht des Urins innerhalb des Normbereichs
- Urinausscheidung entspricht der Zufuhr
- guter Gewebeturgor
- [keine Zeichen einer] Dehydratation.

Klientenbezogene Pflegeziele oder Evaluationskriterien

Der Klient

- hält das Flüssigkeitsvolumen auf funktionalem Niveau, angezeigt durch adäquate Urinausfuhr, stabile Vitalzeichen, feuchte Schleimhäute und einen guten Hautturgor.
- zeigt Verhaltensweisen zur Überwachung eines ausgewogenen Flüssigkeitshaushalts.
- hat keinen Durst.
- zeigt keine Flüssigkeitsüberlastung (z. B. Fehlen von Ödemen und akzidentellen Geräuschen beim Auskultieren der Lunge).

Maßnahmen oder Pflegeinterventionen

1. Pflegepriorität: Bestimmen des Potenzials an Störungen des Flüssigkeitshaushalts und der Art, in der der Klient damit umgeht:

- Achten auf Faktoren, die den Flüssigkeitshaushalt gefährden können: 1) Diagnosen/Krankheitsprozesse (z. B. Hyperglykämie, Colitis ulcerosa, COPD, Verbrennungen Leberzirrhose, Erbrechen, Diarrhö, Blutungen) oder Situationen (z. B. eine Therapie mit Diuretika, heißes/feuchtes Klima, längere körperliche Betätigung Überhitzung/Fieber und die diuretische Wirkung von Kaffee/Alkohol), die zu einem Flüssigkeitsmangel führen können, oder 2) Erkrankungen/Situationen, die den Flüssigkeitsüberschuss verstärken (z. B. Niereninsuffizienz, Herzinsuffizienz, Apoplex, Hirntraumata, Nieren-/Nebenniereninsuffizienz, psychogene Polydipsie, akuter Stress, chirurgische Eingriffe/Anästhesie und eine übermäßige oder rasche intravenöse Infusion von Flüssigkeiten). *Der Flüssigkeitshaushalt des Körpers wird geregelt durch die Zufuhr (Nahrung und Flüssigkeiten), die Ausfuhr (Niere, Gastrointestinaltrakt, Haut und Lunge) und durch hormonelle Steuerungsmechanismen. Das Gleichgewicht wird in einem relativ engen Rahmen gewahrt und kann durch zahlreiche Faktoren leicht gestört werden.*
- Bestimmen möglicher Auswirkungen des Alters und des Entwicklungsstadiums. *Ältere Menschen haben weniger Körperflüssigkeit als jüngere, ihr Durstgefühl sowie die Wirksamkeit von Kompensationsmechanismen sind vermindert. So gelingt es beispielsweise den Nieren in geringerem Maße, Natrium und Wasser rückzugewinnen. Säuglinge und Kinder haben, relativ gesehen, einen höheren Pro-*

zentsatz an Gesamtkörperwasser, ihre Stoffwechselrate ist höher und oft können sie ihre Flüssigkeitszufuhr weniger kontrollieren als Erwachsene.
- Evaluieren von Umgebungsfaktoren, die den Flüssigkeitshaushalt beeinträchtigen könnten. *Personen mit eingeschränkter Mobilität, schwachen Sehfähigkeit oder bettlägerige Personen können ihren Bedarf nicht ohne Weiteres decken und bitten u. U. nur ungern um Unterstützung. Auch für Personen, die in ihrem Arbeitsumfeld stark eingeschränkt sind oder im Außenbereich arbeiten, kann es schwieriger sein, ihren Flüssigkeitsbedarf zu decken.*
- Einschätzen der Vitalzeichen (z. B. Körpertemperatur, Blutdruck, Herzfrequenz), Feuchtigkeit der Haut und Schleimhäute sowie Urinausfuhr. Wiegen, soweit angezeigt. *Prädiktoren des Flüssigkeitshaushalts, die bei einem gesunden Klienten im Normbereich liegen sollten.*

2. Pflegepriorität: Verhindern von Störungen des Flüssigkeitshaushalts:
- Überwachen der Ein- und Ausfuhr (z. B. Häufigkeit der Blasenentleerungen/des Vorlagenwechsels), soweit angemessen, dabei gleichzeitig Berücksichtigen nicht spürbarer Verluste (z. B. Schwitzen in heißer Umgebung, Anwendung von Sauerstoff/permanentes Tracheostoma) und «versteckter» Quellen der Zufuhr (z. B. stark wasserhaltige Nahrungsmittel), *um ein genaues Bild des Hydratationsstatus sicherzustellen.*
- Wiegen des Klienten und Vergleichen mit den letzten Messungen *liefern einen Ausgangswert für die zukünftige Überwachung.*
- Erstellen und Überprüfen eines Plans für den individuellen Flüssigkeitsbedarf und dessen Deckung – gemeinsam mit dem Klienten. *Die aktive Teilnahme an der Planung des eigenen Bedarfs erhöht die Wahrscheinlichkeit, dass der Plan eingehalten wird.*
- Auffordern zu regelmäßiger oraler Flüssigkeitsaufnahme (z. B. zwischen den Mahlzeiten, zusätzlich bei Hitze oder körperlicher Betätigung), *um die Flüssigkeitsaufnahme zu maximieren und den Flüssigkeitshaushalt im Gleichgewicht zu halten.*
- Verteilen der Flüssigkeitsaufnahme auf 24 Stunden bei Flüssigkeitseinschränkung. *Verhindert Höhen und Tiefen des Flüssigkeitslevels und den damit verbundenen Durst.*
- Verabreichen von Medikamenten bzw. Erörtern ihres bedachten Einsatzes, soweit indiziert (z. B. Antiemetika, Antidiarrhoika,

Antipyretika und Diuretika). *Medikamente können indiziert sein, um eine Störung des Flüssigkeitshaushalts zu verhindern, wenn die Person erkrankt.*

3. Pflegepriorität: Fördern optimalen Wohlbefindens:

- Erörtern der individuellen Erkrankungen/Faktoren des Klienten, die zu Störungen des Flüssigkeitshaushalts führen könnten, soweit individuell angemessen (etwa das Verhindern von Hyperglykämieepisoden), *damit der Klient/seine Bezugsperson korrigierende Maßnahmen ergreifen kann.*
- Benennen von und Instruieren in Wegen zur Deckung eines spezifischen Flüssigkeitsbedarfs. So könnte der Klient z. B. eine Flasche Wasser mitnehmen, wenn er zum Sport geht, oder – bei Flüssigkeitsrestriktion – bestimmte Mengen zur Aufnahme über 24 Stunden hinweg abmessen, *um die Flüssigkeitszufuhr zeitlich zu regeln.*
- Empfehlen, die Zufuhr von Koffein und Alkohol einzuschränken, soweit angezeigt. *Verhindert einen unpassenden diuretischen Effekt und die Dehydratation.*
- Instruieren des Klienten/seiner Bezugsperson(en) im Messen und Dokumentieren der Ein- und Ausfuhr, falls in der häuslichen Betreuung erforderlich. *Ein Mittel zur Überwachung des Status und zur Anpassung der Therapie an sich verändernde Erfordernisse.*
- Erstellen eines Plans zum regelmäßigen Wiegen, *um Veränderungen des Hydrierungsstatus überwachen zu helfen.*
- Ggf. Benennen von Maßnahmen, die der Klient ergreifen kann, um einen gestörten Flüssigkeitshaushalt auszugleichen. *Hält dazu an, Verantwortung für die Selbstpflege/-versorgung zu übernehmen.*
- Überprüfen diätetischer Erfordernisse/Einschränkungen und sicherer Salzersatzprodukte, soweit angemessen. *Hilft Flüssigkeitsretention und Ödembildung zu verhindern.*
- Überprüfen des Medikationsplans und der Verabreichung, entsprechendes Instruieren sowie Erörtern des Potenzials an Wechsel- und Nebenwirkungen, die den Flüssigkeitshaushalt stören könnten.
- Instruieren in Zeichen und Symptomen, welche die Notwendigkeit sofortiger/weiterer Evaluation und Nachsorge anzeigen, *um Komplikationen zu verhindern und/oder ein frühzeitiges Intervenieren zu ermöglichen.*

Schwerpunkte der Pflegedokumentation

Pflegeassessment oder Neueinschätzung

- individuelle Befunde inkl. von Faktoren, welche die Fähigkeit zum Umgang mit (Regulieren von) Körperflüssigkeiten beeinträchtigen
- Ein- und Ausfuhr, Flüssigkeitshaushalt, Veränderungen des Körpergewichts, Vitalzeichen.

Planung

- Pflege-/Interventionsplan und beteiligte Personen
- Patientenedukationsplan für Klienteninformation, -schulung und -beratung.

Durchführung/Evaluation

- Reaktionen auf Interventionen/Patientenedukation und ausgeführte Pflegemaßnahmen
- Zielerreichung/Fortschritte in Richtung gewünschter Ergebnisse
- Veränderungen des Pflegeplans.

Entlassungs- oder Austrittsplanung

- Erfordernisse der Entlassung, langfristiger Pflegebedarf nach Entlassung, vorgenommene Koordinationen und Vermittlungen, zusätzlich verfügbare personelle, kommunale und materielle Ressourcen
- spezifische, vorgenommene Vermittlungen, Nachsorgeplan sowie Verantwortlichkeiten für zu treffende Maßnahmen.

Empfohlene, exemplarische Pflegeinterventionen (NIC) und Pflegeergebnisse (NOC)

NIC: *Flüssigkeitshaushaltsüberwachung* [Fluid Monitoring] (McCloskey-Dochterman, J.; Bulecheck, G. M., 2013)

NOC: *Flüssigkeitshaushalt* [Fluid Balance] (Moorhead, S., Johnson, M.; Maas, M. L.; Swanson, E., 2013)

Literatur

Carpenito-Moyet L. J.: Das Pflegediagnosen-Lehrbuch. Huber, Bern 2013

Stolte K. M.: Pflegediagnosen in der Gesundheitsförderung und Patientenedukation. Huber, Bern 2012

Gefahr eines unausgeglichenen Flüssigkeitsvolumens [P]

Risk for imbalanced fluid volume (00025) (1998, R 2008, LOE 2.1)
Domäne 2: **Ernährung**
Klasse 5: **Flüssigkeitszufuhr**

Diagnosetyp (Dokumentationsform): Risikopflegediagnose (PR)
Zuordnung der Pflegediagnose nach Pflegemodellen/-klassifikationen s. Kap. 6.

Definition: Risiko einer Reduzierung, eines Anstiegs oder einer schnellen Verschiebung von intravaskulärer, interstitieller und/oder intrazellulärer Flüssigkeit, einhergehend mit Körperflüssigkeitsverlust, -anstieg oder beidem

Risikofaktoren [R]

- abdominale Operation
- intestinale Obstruktion
- Pankreatitis
- Aszites
- Verbrennungen
- Sepsis
- traumatische Verletzung (z. B. gebrochene Hüfte)
- eine Apherese wird ausgeführt.

Klientenbezogene Pflegeziele oder Evaluationskriterien

Der Klient

- zeigt eine adäquate Flüssigkeitsbilanz, angezeigt durch stabile Vitalzeichen, palpable Pulse, einen normalen Hautturgor, feuchte Schleimhäute, individuell angemessene Harnmenge, Fehlen einer exzessiven Gewichtsfluktuation (Ab-/Zunahme) und Fehlen eines Ödems.

Maßnahmen oder Pflegeinterventionen

1. Pflegepriorität: Erkennen ursächlicher/beeinflussender Faktoren:

- Beachten potenzieller Quellen eines Flüssigkeitsverlusts/einer

Flüssigkeitsaufnahme (z.B. Krankheiten wie Diabetes insipidus, hyperosmolares, nichtketotisches Syndrom, Darmverlegung, Herz-/Nieren-/Leberinsuffizienz, Sepsis), größere invasive Eingriffe [z.B. eine Operation], Anästhesie, präoperatives Erbrechen und Dehydratation, nässende Wunden, (übermäßige) Einnahme bestimmter Medikamente [z.B. Diuretika, Laxanzien, Antikoagulanzien], Infusionen und Infusionsbesteck, totale parenterale Ernährung.

- Beachten des Alters des Klienten, des Hydrierungsgrades und der Kognition. *Liefert Informationen über die Fähigkeit zur Toleranz von Fluktuationen des Flüssigkeitslevels und über die Gefahr, eine Störung zu verursachen oder nicht darauf zu reagieren (z.B. nimmt ein verwirrter Klient u.U. nur unzureichend Flüssigkeit auf, unterbricht Schlauchverbindungen und verstellt die Infusionsgeschwindigkeit).*
- Sichten von Labordaten, Röntgenaufnahmen des Thorax, *um Veränderungen des Elektrolyt- oder Flüssigkeitsstatus festzustellen.*

2. Pflegepriorität: Verhindern von Fluktuationen/Unausgewogenheiten der Flüssigkeitsmenge:

- Messen und Dokumentieren der Einfuhr:
  – alle Quellen (z.B. p.o., i.v., Antibiotika, Additive, zusammen mit Medikamenten aufgenommene Flüssigkeit.
- Messen und Dokumentieren der Ausfuhr:
  – Überwachen der Urinausfuhr (stündlich oder n. Bed.). Dokumentieren einer Urinausfuhr von <30 ml/h oder 0,5 ml kgKG/h, *da dies auf einen Flüssigkeitsmangel oder eine Herz- bzw. Niereninsuffizienz hindeuten kann*
  – Beobachten der Farbe aller Ausscheidungen, *um auf eine Blutung hin zu evaluieren*
  – Messen/Schätzen der Menge an flüssigem Stuhl, Wiegen von Windeln/Vorlagen, soweit angezeigt
  – Messen von Erbrochenem und der Ausfuhr über Drainagen (z.B. Magen-/Thorax-/Wunddrainagen)
  – Schätzen/Berechnen nicht wahrnehmbarer Flüssigkeitsverluste, *um sie in die Substitutionsberechnungen aufzunehmen.*
- Berechnen der 24-h-Flüssigkeitsbilanz (Einfuhr > Ausfuhr oder Ausfuhr > Einfuhr).
- Täglich oder wenn indiziert wiegen, Evaluieren von Veränderungen, *soweit sie mit dem Flüssigkeitsstatus zusammenhängen.*

- Messen des Blutdrucks, Berechnen des Pulsdrucks. *Der Pulsdruck weitet sich, bevor der systolische Blutdruck als Reaktion auf einen Flüssigkeitsverlust sinkt.*
- Überwachen der Reaktion der Vitalzeichen auf Aktivitäten. *Bei Flüssigkeitsmangel oder -überschuss steigen Blutdruck/Herzfrequenz und Atemfrequenz anfänglich oft an.*
- Einschätzen klinischer Zeichen der Dehydrierung (z.B. Hypotonie, trockene Haut/Schleimhäute, verzögerte kapilläre Rückfüllung) oder des Flüssigkeitsüberschusses (z.B. peripheres/lagerungsabhängiges Ödem, akzidentelle Atemgeräusche, erweiterte Halsvenen).
- Achten auf erhöhte Lethargie, Hypotonie, Muskelkrämpfe. *Es können Elektrolytungleichgewichte vorliegen.*
- Ansetzen oraler Flüssigkeitsaufnahme, wenn möglich unter Berücksichtigung persönlicher Vorlieben.
- Bei Bedarf Einhalten einer Flüssigkeits-/Natriumrestriktion.
- Verabreichen intravenöser Flüssigkeiten nach Verordnung unter Verwenden von Infusionspumpen, *um Flüssigkeiten exakt und in der gewünschten Geschwindigkeit zu verabreichen und eine Unter-/Überinfusion zu verhindern.*
- Abkleben von Schlauchverbindungen in Längsrichtung, *um die Gefahr einer Entkopplung und eines Flüssigkeitsverlusts zu verringern.*
- Verabreichen von Diuretika, Antiemetika und Antidiarrhoika nach Verordnung.
- Assistieren bei rotierenden Tourniquets (falls eingesetzt, während man auf das Ansprechen auf Medikamente wartet), Dialyse oder Ultrafiltration *zur Korrektur einer Flüssigkeitsüberlastung.*

F

3. Pflegepriorität: Fördern des Wohlbefindens (Beratung und Entlassungsplanung):

- Erörtern individueller Risikofaktoren/potenzieller Probleme und spezifischer Interventionen, *um einen Flüssigkeitsmangel/-überschuss zu verhindern/einzugrenzen.*
- Anleiten des Klienten/der Bezugsperson(en) im Messen und Aufzeichnen der Ein- und Ausfuhr, soweit angezeigt.
- Überprüfen von/Anleiten in Medikations-/Ernährungsplänen (z.B. zur totalen parenteralen Ernährung), *um die Aufmerksamkeit für potenzielle Komplikationen und den geeigneten Umgang damit zu schärfen.*

- Identifizieren von Zeichen und Symptomen für die Notwendigkeit einer sofortigen Evaluation/einer unmittelbaren Nachsorge.
- Für weitere Interventionen vgl. PDx: [Flüssigkeitsdefizit: hyper-/hypotonisch] oder [Flüssigkeitsdefizit: isotonisch], Flüssigkeitsüberschuss.

Schwerpunkte der Pflegedokumentation

F

Pflegeassessment oder Neueinschätzung

- individuelle Befunde inkl. individueller Faktoren mit Einfluss auf den Flüssigkeitsbedarf/die Flüssigkeitsanforderungen
- Ausgangsgewicht, Vitalzeichen
- Ergebnisse von Labortests/diagnostischen Untersuchungen
- Vorlieben des Klienten für spezielle Flüssigkeiten.

Planung

- Pflege-/Interventionsplan und beteiligte Personen
- Patientenedukationsplan für Klienteninformation, -schulung und -beratung.

Durchführung/Evaluation

- Reaktionen auf Interventionen/Patientenedukation und ausgeführte Pflegemaßnahmen
- Zielerreichung/Fortschritte in Richtung gewünschter Ergebnisse
- Veränderungen des Pflegeplans.

Entlassungs- oder Austrittsplanung

- Erfordernisse der Entlassung, langfristiger Pflegebedarf nach Entlassung, vorgenommene Koordinationen und Vermittlungen, zusätzlich verfügbare personelle, kommunale und materielle Ressourcen
- spezifische, vorgenommene Vermittlungen, Nachsorgeplan sowie Verantwortlichkeiten für zu treffende Maßnahmen.

Empfohlene, exemplarische Pflegeinterventionen (NIC) und Pflegeergebnisse (NOC)

NIC: *Flüssigkeitshaushaltsüberwachung* [Fluid Monitoring] (McCloskey-Dochterman, J.; Bulecheck, G. M., 2013)
NOC: *Flüssigkeitshaushalt* [Fluid Balance] (Moorhead, S., Johnson, M.; Maas, M. L.; Swanson, E., 2013)

Literatur

Carpenito-Moyet L. J.: Das Pflegediagnosen-Lehrbuch. Huber, Bern 2013
Larsen, R.: Anästhesie und Intensivmedizin für die Fachpflege. Springer, Berlin 2012

Flüssigkeitsüberschuss [P]

Excess fluid volume (00026) (1982, R 1996)
Domäne 2: **Ernährung**
Klasse 5: **Flüssigkeitszufuhr**

Diagnosetyp (Dokumentationsform): aktuelle Pflegediagnose (PES)
Zuordnung der Pflegediagnose nach Pflegemodellen/-klassifikationen s. Kap. 6.

Definition: Erhöhte isotonische Flüssigkeitsretention

F

Beeinflussende Faktoren [od. Einflussfaktoren] [E]

- beeinträchtigte Regulationsmechanismen [z. B. Syndrom eines unangemessenen antidiuretischen Hormons, verminderte Plasmaeiweiße wie bei Mangelernährung, Fisteln mit Eiweißverlusten, Brandwunden, Organversagen]
- übermäßige Flüssigkeitszufuhr
- übermäßige Natriumzufuhr
- [medikamentöse Therapien, wie z. B. mit Chlorprobamid, Tolbutamid, Vincristin, Tryptilinen und Carbamazepin].

Bestimmende Merkmale [od. Symptome] [S]

subjektive

- Orthopnö [Atembeschwerden]
- Angst.

objektive

- Ödeme
- Anasarka
- Gewichtszunahme innerhalb eines kurzen Zeitraums
- Einfuhr übersteigt Ausfuhr
- Oligurie

- hinzukommende, abnorme [akzidentelle] Atemgeräusche [Karcheln, Rasseln]
- Veränderungen des Atemmusters
- Dyspnö
- erhöhter Zentralvenendruck
- Jugularvenenstauung
- positiver hepatojugulärer Reflux
- Herzton S3
- Lungenstauung
- Pleuraerguss
- veränderter Pulmonalarteriendruck [Veränderungen des Pulmonalarteriendrucks]
- Blutdruckveränderungen
- Veränderung des psychischen Zustands
- Unruhe
- Veränderung des spezifischen Gewichts
- reduziertes Hämoglobin
- reduzierter Hämatokrit
- Azotämie (Anstieg von Harnstoff-, Kratininwerten im Blut)
- veränderte Elektrolytwerte.

Klientenbezogene Pflegeziele oder Evaluationskriterien

Der Klient

- zeigt ein stabilisiertes Flüssigkeitsvolumen mit ausgeglichener Bilanz, Vitalzeichen innerhalb der normalen Werte des Klienten, stabilem Gewicht und keine Anzeichen für Ödeme.
- äußert Verständnis für die individuellen Nahrungs-/Flüssigkeitseinschränkungen.
- zeigt durch sein Verhalten, dass er den Flüssigkeitszustand überwachen und einen erneuten Flüssigkeitsüberschuss verringern kann.
- zählt Symptome auf, die weiter evaluiert werden müssen.

Maßnahmen oder Pflegeinterventionen

1. Pflegepriorität: Einschätzen ursächlicher/beeinflussender Faktoren:

- Achten auf Erkrankungen/Situationen, die einen Flüssigkeitsüberschuss potenzieren (z. B. Herzinsuffizienz, Hirnverletzungen, Nieren-/Nebenniereninsuffizienz, psychogene Polydipsie, akuter Stress, chirurgische Eingriffe/Narkosen, übermäßige oder zu rasch einlaufende Infusionen, Abnahme oder Verlust von Serumeiweißen).

- Beachten der Menge/Häufigkeit der Flüssigkeitszufuhr aus allen Quellen: p. o., i. v., Beatmungsgerät usw.
- Überprüfen der Salz- und Eiweißzufuhr (Ernährung, Medikamente, Infusionen).

2. Pflegepriorität: Beurteilen des Ausmaßes des Flüssigkeitsüberschusses:

- Vergleichen des aktuellen Gewichts mit dem Eintrittsgewicht und/oder früheren Gewichtsangaben.
- Messen der Vitalzeichen und, wenn möglich, blutige Druckmessungen (z. B. ZVD, PAP/PCWP), falls verfügbar.
- Auskultieren der Atemgeräusche, *um Rasselgeräusche, Stauungen zu erkennen.*
- Beachten des Auftretens einer Dyspnö (unter Belastung, nächtlich usw.).
- Auskultieren der Herztöne, *auf 3. Herzton, ventrikulären Galopp achten.*
- Einschärten auf gestaute Halsvenen/hepatikojugularen Reflux.
- Achten auf Ödeme (geschwollene Augenlider, lageabhängige Ödeme an Knöcheln/Füßen nach dem Gehen oder im Sitzen, am Steißbein und an der Unterseite der Oberschenkel im Liegen), Anasarka.
- Messen des Bauchumfangs, *um Flüssigkeitsretention/Ödembildung zu erkennen.*
- Beobachten des Ausscheidungsrhythmus und der Menge beim Wasserlösen (z. B. Nykturie, Oligurie).
- Evaluieren der Bewusstseinslage *auf Persönlichkeitsveränderungen oder Verwirrtheitszustände.*
- Einschätzen der neuromuskulären Reflexe, *um das Vorliegen von Elektrolytschwankungen, wie etwa einer Hypernatriämie, festzustellen.*
- Einschätzen des Appetits, Achten auf Übelkeit/Erbrechen.
- Beobachten der Haut und Schleimhäute *auf das Vorliegen eines Dekubitus/Ulkus.*
- Achten auf Fieber. *Der Klient könnte verstärkt infektionsgefährdet sein.*

- Sichten der Laborwerte (z. B. Blutharnstoffstickstoff/Kreatinin, Hb/Hkt, Serumalbumin, Eiweiße und Elektrolyte, Osmolarität/Natriumausscheidung und spezifisches Gewicht des Urins und Thoraxröntgenaufnahme, *um den Grad der Flüssigkeits- und Elektrolytstörungen und das Ansprechen auf Therapien zu evaluieren.*

F

3. Pflegepriorität: Fördern der Mobilisierung des Ausscheidens überschüssiger Flüssigkeit:
- Einschränken der Salz- und Flüssigkeitszufuhr, soweit angezeigt.
- Erstellen einer genauen Dokumentation der Ein-/Ausfuhr, 24-h-Bilanz (plus/minus).
- Festlegen einer angemessenen Flüssigkeitszufuhr (p. o., i. v.) über 24 Stunden, um eine *überhöhte, zu niedrige Flüssigkeitszufuhr und Durst zu verhindern.*
- Bestimmen des Gewichts, täglich oder nach einem anderen festen Zeitplan, soweit angezeigt. *Sorgt für vergleichende Ausgangswerte und ggf. Evaluieren der Wirksamkeit einer Diuretikatherapie (das heißt, wenn Ein- und Ausfuhr eine negative Bilanz von einem Liter ergeben, sollte eine Gewichtsabnahme von einem Kilo notiert werden).*
- Verabreichen von Medikamenten (z. B. Diuretika, Kardiotonika, Steroidersatz, Volumenexpander [Plasma oder Albumin]).
- Hochlagern ödematöser Extremitäten, häufiger Lagewechsel, *um Druckgeschwüre zu verhindern und die Gefahr eines Hautschadens zu senken.*
- Oberkörperhochlagerung des Klienten bei beeinträchtigter Atmung, soweit angemessen, *um die Atemhilfsmuskulatur und Zwerchfellatmung zu verbessern.*
- Fördern einer frühen Mobilisierung.
- Sorgen für eine ruhige Umgebung, Einschränken äußerer Einflüsse.
- Treffen von Sicherheitsvorkehrungen bei Verwirrtheit/Behinderung.
- Assistieren bei ärztlichen Untersuchungen/Therapien (z. B. Dialyse).

4. Pflegepriorität: Bewahren der Unversehrtheit von Haut und Schleimhäuten:
- Vgl. PDx: Hautschädigung, Geschädigte Mundschleimhaut.

5. Pflegepriorität: Fördern des Wohlbefindens (Beratung, Patientenedukation und Entlassungsplanung):

- Überprüfen von Ernährungseinschränkungen und ungefährlichen Arten des Salzersatzes (z. B. Zitronensaft oder Gewürze wie Oregano).
- Erörtern der Wichtigkeit der Flüssigkeitseinschränkungen und «versteckter» Zufuhrmöglichkeiten, wie Nahrungsmittel mit hohem Wasseranteil.
- Instruieren des Klienten/der Familie im Gebrauch einer Miktionsdokumentation, Ein-/Ausfuhr.
- Bei Bedarf Konsultieren der Ernährungsberatung.
- Vorschlagen von Maßnahmen (z. B. häufige Mundpflege, Kaugummi/Lutschtabletten, Lippenpomade), *um die Beschwerden bei eingeschränkter Flüssigkeitszufuhr zu verringern.*
- Überwachen der medikamentösen Therapie (und Nebenwirkungen), um die Urinausfuhr zu erhöhen und/oder mit einer Hypertonie, Nierenerkrankung oder Herzinsuffizienz zurechtzukommen.
- Betonen der Notwendigkeit von Bewegung und/oder häufigem Lagewechsel, *um eine Venostase und Schäden des Gewebes zu verhindern.*
- Benennen von «Warnzeichen», welche die Benachrichtigung einer Fachperson erfordern, *um eine rechtzeitige Evaluation/Intervention sicherzustellen.*

Schwerpunkte der Pflegedokumentation

Pflegeassessment oder Neueinschätzung

- Befunde des Assessments unter Beachten beitragender Erkrankungen und des Ausmaßes der Flüssigkeitsretention (Vitalzeichen, Menge, Vorhandensein und Lokalisation eines Ödems und Gewichtsveränderungen)
- Ein-/Ausfuhr, Flüssigkeitsbilanz
- Ergebnisse von Laboruntersuchungen/diagnostischen Untersuchungen.

Planung

- Pflege-/Interventionsplan und beteiligte Personen
- Patientenedukationsplan für Klienteninformation, -schulung und -beratung.

Durchführung/Evaluation

- Reaktionen auf Interventionen/Patientenedukation und ausgeführte Pflegemaßnahmen
- Zielerreichung/Fortschritte in Richtung gewünschter Ergebnisse
- Veränderungen des Pflegeplans.

Entlassungs- oder Austrittsplanung

- Erfordernisse der Entlassung, langfristiger Pflegebedarf nach Entlassung, vorgenommene Koordinationen und Vermittlungen, zusätzlich verfügbare personelle, kommunale und materielle Ressourcen
- spezifische, vorgenommene Vermittlungen, Nachsorgeplan sowie Verantwortlichkeiten für zu treffende Maßnahmen.

Empfohlene, exemplarische Pflegeinterventionen (NIC) und Pflegeergebnisse (NOC)

NIC: *Hypervolämiemanagement* [Hypervolemia Management] (McCloskey-Dochterman, J.; Bulecheck, G. M., 2013)
NOC: *Flüssigkeitshaushalt* [Fluid Balance] (Moorhead, S., Johnson, M.; Maas, M. L.; Swanson, E., 2013)

Literatur

Bolanz, H.; Osswald, P.; Ritsert, H. (Hrsg.): Pflege in der Kardiologie/Kardiochirurgie. Elsvier, München 2007
Carpenito-Moyet L. J.: Das Pflegediagnosen-Lehrbuch. Huber, Bern 2013
Larsen, R.: Anästhesie und Intensivmedizin für die Fachpflege. Springer, Berlin 2012

Furcht [spezifiziere Fokus] [P]

Fear (00148) (1980, R 1996, R 2000)
Domäne 9: **Coping/Stresstoleranz**
Klasse 2: **Coping-Reaktionen**

Diagnosetyp (Dokumentationsform): aktuelle Pflegediagnose (PES)
Zuordnung der Pflegediagnose nach Pflegemodellen/-klassifikationen s. Kap. 6.

Definition: Reaktion auf eine wahrgenommene Bedrohung, die bewusst als Gefahr erkannt wird

Beeinflussende Faktoren [od. Einflussfaktoren] [E]

- immanenter Ursprung (z. B. plötzlicher Lärm, Höhe, Schmerz, Verlust körperlicher Unterstützung)
- angeborene Auslöser (Neurotransmitter)
- phobischer Auslöserreiz
- erlernte Reaktion (z. B. Konditionierung, Prägung durch andere oder Identifikation mit anderen)
- mangelndes Vertrauen in die Umgebung [Unvertrautheit mit der Art der Umgebung]
- Verlust des Unterstützungssystems während einer potentiellen Stresssitution [z. B. Spitalaufenthalt, Spitalbehandlungen/Therapien]
- Sprachbarriere
- Wahrnehmungsbeeinträchtigung.

Bestimmende Merkmale [od. Symptome] [S]

subjektive

- Aussage über Besorgnis
- Aussage über Aufregung
- Aussage, sich zu fürchten
- Aussage über Panik
- Aussage über Schrecken
- Aussage über Beunruhigung
- Aussage, sich geängstigt zu haben
- Aussage über verminderte Selbstsicherheit
- Aussage über erhöhte Anspannung
- Aussage über Nervosität.

kognitive

- Benennung des Furcht auslösenden Objekts
- Reiz wird als Bedrohung empfunden.

physiologische

- Anorexie
- Übelkeit
- Fatigue
- trockener Mund
- [Herzklopfen].

objektive

kognitive

- verminderte Leistungsfähigkeit
- verminderte Lernfähigkeiten [oder]
- verminderte Problemlösungsfähigkeit.

Verhalten

- erhöhte Wachsamkeit
- Vermeidungsverhalten
- angriffiges Verhalten
- Impulsivität
- eingeschränkter Fokus auf die Ursache der Furcht.

physiologische

- erhöhter Puls
- Erbrechen
- Diarrhö
- Muskelanspannung
- erhöhte Atemfrequenz
- Dyspnö
- erhöhter systolischer Blutdruckwert
- Blässe
- verstärkte Transpiration
- Pupillenerweiterung.

Klientenbezogene Pflegeziele oder Evaluationskriterien

Der Klient

- anerkennt und spricht über seine Befürchtungen, unterscheidet dabei gesunde von ungesunden Befürchtungen.

- äußert genaue Kenntnisse über die Sicherheit/das Sicherheitsgefühl bezüglich der momentanen Situation.
- zeigt Verständnis durch Anwenden wirksamer Bewältigungsformen (z. B. systematisches Problemlösen) und von Ressourcen.
- zeigt angemessene Gefühlsreaktionen und verminderte Furcht.

Maßnahmen oder Pflegeinterventionen

1. Pflegepriorität: Einschätzen des Ausmaßes der Furcht und der tatsächlichen Bedrohung, die der Klient wahrnimmt:

- Herausfinden, wie der Klient/die Bezugsperson(en) das Geschehen wahrnimmt und versteht, wie es sich auf sein Leben auswirkt. *Furcht ist ein Abwehrmechanismus zum Selbstschutz, kann jedoch – unkontrolliert – das Leben des Klienten behindern.*
- Bestimmen des Entwicklungsniveaus des Klienten. *Hilft beim Verstehen üblicher/typischer Furcht (z. B. hat ein Kleinkind oft andere Arten von Furcht als ein Jugendlicher oder eine Person, die an Demenz leidet).*
- Beachten des Grades an Fähigkeitsbeeinträchtigung (z. B. «starr vor Furcht»; Unvermögen, die notwendigen Maßnahmen zu ergreifen).
- Vergleichen von verbalen und nonverbalen Reaktionen, *um kongruente oder inkongruente Vorstellungen von der Situation festzustellen.*
- Achten auf Zeichen der Abwehr/Depression.
- Achten auf mögliche sensorische Defizite, z. B. Schwerhörigkeit. *Betrifft die Wahrnehmung und Umgebungsinterpretation.*
- Beobachten der Konzentrationsfähigkeit und worauf die Aufmerksamkeit gerichtet wird.
- Beachten der subjektiven Erlebnisse, die der Klient schildert und bei denen es sich um Wahnvorstellungen/Halluzinationen handeln könnte, *als Unterstützung beim Bestimmen, wie der Klient die Umgebung/Stimuli interpretiert.*
- Achten auf und Einschätzen eines möglichen Gewaltpotenzials.
- Kontrolle der Vitalzeichen und physiologischer Reaktionen auf die Situation.

Ermitteln der Familiendynamik (vgl. PDx: Unterbrochene Familienprozesse, Bereitschaft für ein verbessertes familiäres Coping, Gefährdendes familiäres Coping, Verhindertes familiäres Coping, Angst).

2. Pflegepriorität: Unterstützen des Klienten/seiner Bezugspersonen im Umgang mit der Furcht/der Situation:

- Bleiben beim Klienten oder Organisieren, dass jemand anderes anwesend ist. *Versorgen des Klienten mit der gewohnten/gewünschten Unterstützung kann Furcht vermindern.*
- Erörtern der Wahrnehmungen/Befürchtungen des Klienten. Aktives Zuhören gegenüber den Sorgen des Klienten. *Fördert eine Atmosphäre des Fürsorgens und erlaubt Erklärungen/das Korrigieren falscher Vorstellungen.*
- Geben mündlicher und schriftlicher Informationen. Sprechen in einfachen Sätzen und konkreten Begriffen. *Fördert das Verständnis und das Behalten von Informationen.*
- Anerkennen der Normalität von Furcht, Schmerzen, Verzweiflung und Zulassen, dass Gefühle entsprechend/frei ausgedrückt werden können. *Fördert eine Haltung des Fürsorgens, öffnet die Tür für Diskussionen über Gefühle und/oder das Ansprechen der Realität der Situation.*
- Einräumen von Gelegenheiten für Fragen und deren ehrliches Beantworten. *Fördert die Entwicklung einer therapeutischen Beziehung zwischen Pflegenden und Klienten.*
- Sorgen für Anwesenheit/Körperkontakt (z.B. Umarmen, Refokussieren der Aufmerksamkeit, Wiegen eines Kindes), soweit angemessen, wenn schmerzhafte Prozeduren absehbar sind, *um Befürchtungen zu lindern und Sicherheit zu bieten.*
- Modifizieren von Prozeduren, wenn möglich (z.B. Ersetzen oral verabreichter durch intramuskulär verabreichte Medikamente, Verbinden von Blutentnahmen/Blutzuckerbestimmung mittels Kapillarblutentnahme. *Um den Stress zu verringern, sollte eine furchtsame Person nicht überrumpelt werden.*
- Klären von Umgebungsfaktoren, wie lauten Geräuschen, greller Beleuchtung, Verlegung der Person ohne Wissen der Familie/Bezugsperson(en), Fremde im Pflegebereich/unvertraute Personen, viel Kommen und Gehen, *was vor allem bei sehr jungen oder älteren Menschen Stress auslösen/verstärken kann.*
- Präsentieren objektiver Informationen, wenn verfügbar, und den Klienten freien Gebrauch davon machen lassen. Vermeiden, die Wahrnehmungen des Klienten zur Situation in Frage zu stellen. *Begrenzt Konflikte, wenn die Furchtreaktion das rationale Denken beeinträchtigen kann.*
- Fördern der Mitbestimmung des Klienten, wenn möglich, und

ihm helfen, diejenigen Dinge zu erkennen und zu akzeptieren, über die er keine Kontrolle haben kann, *stärkt die interne Kontrollüberzeugung.*

- Ermutigen zur Kontaktaufnahme zu einer gleichgestellten Person, die eine ähnlich furchtauslösende Situation erfolgreich bewältigt hat. *Liefert ein Rollenvorbild und der Klient glaubt wahrscheinlich eher anderen Menschen, die ähnliche Erfahrungen gemacht haben.*

3. Pflegepriorität: Unterstützen des Klienten beim Lernen, die eigenen Reaktionen für die Problemlösung zu nutzen:

- Anerkennen von Furcht als möglichen Selbstschutz.
- Erkennen der Verantwortung des Klienten für die Problemlösung und zugleich Bestätigen, dass die Pflegeperson zur Unterstützung bereit ist, falls gewünscht/erforderlich. *Fördert das Gefühl von Kontrolle.*
- Bestimmen interner/externer Hilfsquellen/Ressourcen (z. B. Bewusstsein für/Nutzen von effektive(n) Bewältigungsformen in der Vergangenheit; Bezugsperson(en), die zur Unterstützung verfügbar ist/sind).
- Dem Klienten das Vorgehen entsprechend seiner Aufnahme- und Handlungsfähigkeit erklären. Den Informationsbedarf des Klienten berücksichtigen, *um Verwirrung und ein Übermaß an Informationen zu vermeiden.*
- Den Zusammenhang zwischen Krankheit und Symptomen erklären, soweit angemessen.
- Überprüfen des Gebrauchs der Anxiolytika und Bestärken der Einnahme gemäß Verordnung.

4. Pflegepriorität: Fördern des Wohlbefindens (Beratung, Patientenedukation und Entlassungsplanung):

- Unterstützen von Plänen, die den Klienten befähigen, mit der Realität umzugehen. *Unterstützt beim Herausarbeiten von Bereichen, in denen Kontrolle ausgeübt werden kann, und von Bereichen, in denen dies nicht möglich ist, dadurch Befähigen des Klienten, mit furchtauslösenden Situationen/Gefühlen umzugehen.*
- Unterweisen des Klienten beim Erlernen von Entspannungstechniken/Visualisieren und gelenkter Imagination.
- Ermutigen zu regelmäßiger körperlicher Aktivität. Unterstützen des Klienten/Vermitteln an einen Physiotherapeuten, um (in den Grenzen der Leistungsfähigkeit) ein Übungsprogramm zu erstel-

len. *Sorgt für ein gesundes Ventil für die durch Furcht erzeugte Energie und fördert Entspannung.*
- Sorgen für angemessenen Umgang mit sensorischen Defiziten (z. B. artikulierte Aussprache, vorsichtiges, der Situation angepasstes Berühren).
- Vermitteln an Selbsthilfegruppen, Gemeindefürsorgestellen/-organisationen zur weiterführenden Betreuung, soweit angezeigt. *Ermöglicht laufende Unterstützung bei persönlichen Bedürfnissen.*

Schwerpunkte der Pflegedokumentation

Pflegeassessment oder Neueinschätzung

- Befunde des Assessments unter Beachten individueller Faktoren, welche die aktuelle Situation beeinflussen, Quelle der Furcht
- Manifestationen der Furcht.

Planung

- Pflege-/Interventionsplan und beteiligte Personen
- Patientenedukationsplan für Klienteninformation, -schulung und -beratung.

Durchführung/Evaluation

- Reaktionen auf Interventionen/Patientenedukation und ausgeführte Pflegemaßnahmen
- Zielerreichung/Fortschritte in Richtung gewünschter Ergebnisse
- Veränderungen des Pflegeplans.

Entlassungs- oder Austrittsplanung

- Erfordernisse der Entlassung, langfristiger Pflegebedarf nach Entlassung, vorgenommene Koordinationen und Vermittlungen, zusätzlich verfügbare personelle, kommunale und materielle Ressourcen
- spezifische, vorgenommene Vermittlungen, Nachsorgeplan sowie Verantwortlichkeiten für zu treffende Maßnahmen.

Empfohlene, exemplarische Pflegeinterventionen (NIC) und Pflegeergebnisse (NOC)

NIC: *Angstminderung* [Anxiety Reduction] (McCloskey-Dochterman, J.; Bulecheck, G. M., 2013)

NOC: *Kontrolle von Angst* [Fear Self-Control] (Moorhead, S., Johnson, M.; Maas, M. L.; Swanson, E., 2013)

Literatur

Barnow, S. et al.: Von Angst bis Zwang. Huber, Bern 2008
Brogle, E.; Leuenberger, M.: Angst erkennen und lindern. Krankenpflege (2001) 6: 14–17
Carpenito-Moyet L. J.: Das Pflegediagnosen-Lehrbuch. Huber, Bern 2013
Georg, J.: Angst bei alten Menschen. Pflegediagnosen und -interventionen. NOVA 33 (2002) 1: 14–18
Lunney, M.: Arbeitsbuch Pflegediagnostik: Pflegerische Entscheidungsfindung, kritisches Denken und diagnostischer Prozess – Fallstudien und Analysen. Deutschsprachige Ausgabe herausgegeben von Jürgen Georg & Maria Müller Staub. Huber, Bern 2007: 160, 169, 172, 174
Rachman, S.: Angst. Diagnose, Klassifikation und Therapie. Huber, Bern 2000
Sauter, D.; Abderhalden C.; Needham I.; Wolff, S.: Lehrbuch Psychiatrische Pflege. Huber, Bern 2011
Schmidt-Traub, S.: Generalisierte Angstsstörung. Hogrefe, Göttingen 2008
Townsend, M. C.: Pflegediagnosen in der psychiatrischen Pflege. Huber, Bern 2012

Beeinträchtigter Gasaustausch [P]

Impaired gas exchange (00030) (1980, R 1996, R 1998)
Domäne 3: **Ausscheidung und Austausch**
Klasse 4: **Respiratorische Funktion**

Diagnosetyp (Dokumentationsform): aktuelle Pflegediagnose (PES)
Zuordnung der Pflegediagnose nach Pflegemodellen/-klassifikationen s. Kap. 6.

G

Definition: Überschüssige oder zu geringe Sauerstoffanreicherung und/oder Kohlendioxydausscheidung an der alveolokapillären Membran

Beeinflussende Faktoren [od. Einflussfaktoren] [E]

- unausgeglichenes Ventilations-Perfusions-Verhältnis [wie bei verändertem Blutstrom (z. B. Lungenembolie, erhöhter Gefäßwiderstand), Gefäßspasmus, Herzversagen, hypovolämischer Schock]
- Veränderungen der alveolokapillären Membran [z. B. akutes Atemnotsyndrom (ARDS), chronische Zustände, wie z. B. bei chronisch-obstruktiven Lungenkrankheiten, Staublunge, atemdepressive Medikamente, Hirnverletzungen, Asbestose/Silikose]
- [veränderte Sauerstoffzufuhr (z. B. bei Höhenkrankheit)]
- [veränderte Sauerstoffbindungskapazität des Blutes (z. B. bei Sichelzellanämie/anderer Anämie, Kohlenmonoxidvergiftung)].

Bestimmende Merkmale [od. Symptome] [S]

subjektive

- Dyspno
- Sehstörungen
- Kopfschmerz beim Aufwachen
- [Gefühl unmittelbarer Bedrohung].

objektive

- Verwirrtheit, [mentale Funktionseinschränkung]
- Ruhelosigkeit
- Reizbarkeit
- [Agitiertheit]

- Somnolenz, [Lethargie]
- auffällige arterielle Blutgaswerte
- auffälliger arterieller pH-Wert
- Hypoxie
- Hypoxämie
- Hyperkapnie
- reduziertes Kohlendioxyd
- Zyanose (nur bei Neugeborenen)
- auffällige Hautfarbe (z. B. blass, fahl)
- auffällige Atmung (z. B. Frequenz, Rhythmus, Tiefe)
- Nasenflügelatmung
- Tachykardie
- Diaphorese
- [Polyzythämie].

Klientenbezogene Pflegeziele oder Evaluationskriterien

Der Klient

- zeigt eine verbesserte Ventilation und ausreichende Sauerstoffversorgung des Gewebes, belegt durch arterielle Blutgase im Rahmen der normalen Werte des Klienten.
- weist keine Symptome eines beeinträchtigten Gasaustauschs (vgl. «Bestimmende Merkmale oder Kennzeichen») auf.
- äußert, die ursächlichen Faktoren und entsprechende Maßnahmen zu verstehen.
- beteiligt sich im Rahmen seiner Möglichkeiten/Situation an der Behandlung (z. B. Atemübungen, wirksames Abhusten, Sauerstofftherapie).

Maßnahmen oder Pflegeinterventionen

1. Pflegepriorität: Einschätzen ursächlicher/beeinflussender Faktoren:

- Achten auf Faktoren, wie in «Bestimmende Merkmale oder Kennzeichen», vgl. PDx: Unwirksame Atemwegsclearance (Selbstreinigung der Atemwege), Unwirksamer Atemvorgang.

2. Pflegepriorität: Ermitteln des Ausmaßes der Beeinträchtigung:

- Beobachten der Atemfrequenz/-tiefe, Gebrauch der Atemhilfsmuskulatur, Lippenbremse, Achten auf Bereiche von Blässe/Zya-

nose, z. B. periphere (Nagelbetten) versus zentrale (um den Mund) Blässe oder generell aschgraue Farbe.
- Auskultieren von Atemgeräuschen, Achten auf Bereiche mit verminderten Atemgeräuschen und Fremitus.
- Achten auf den Charakter und die Effektivität des Hustenvorgangs (z. B. die Fähigkeit, die Atemwege sekretfrei zu machen).
- Einschätzen des Bewusstseinsgrades und Beurteilen von Veränderungen des Denkens. Achten auf Zeichen von Somnolenz, Ruhelosigkeit, Kopfschmerzen beim Aufstehen.
- Überwachen der Vitalzeichen und des Herzrhythmus.
- Evaluieren per Pulsoximeter, um die Oxigenierung zu bestimmen, Evaluieren des Lungenvolumens und der forcierten Vitalkapazität, *um eine Ateminsuffizienz festzustellen.*
- Kontrollieren weiterer sachdienlicher Untersuchungsergebnisse, wie arterielle Blutgase, großes Blutbild, Röntgenaufnahme des Thorax.
- Einschätzen des Energieniveaus und der Aktivitätstoleranz.
- Beachten der Auswirkungen der Krankheit auf das Selbstwertgefühl/Körperbild.

3. Pflegepriorität: Beheben/Vermindern vorhandener Störungen:
- Anheben des Kopfteils des Bettes/korrektes Lagern des Klienten. Absaugen von Sekret und Sorgen für Hilfsmittel, soweit angezeigt, *um die Atemwege frei zu halten.*
- Auffordern zu häufigem Lagewechsel, Vollatem-/Hustenübungen. Einsetzen des Giebelrohrs, Physiotherapie des Thorax, IPPB usw., soweit angezeigt. *Fördert eine optimale Ausdehnung des Brustkorbs und den Abfluss von Sekret.*
- Sorgen für zusätzlichen Sauerstoffzufuhr in niedrigster, anhand der Laborergebnisse und der Symptome/Situation des Klienten indizierter Konzentration.
- Überwachen auf eine Kohlendioxidnarkose (z. B. Bewusstseinsveränderung, Veränderungnen der O_2- und CO_2-Blutgaswerte, Rötung der Haut, verlangsamte Atmung, Kopfschmerzen), *die bei Klienten mit langandauernder Sauerstofftherapie auftreten kann.*
- Sorgen für eine ausreichende Flüssigkeitsbilanz, *um die Sekretmobilisation zu erleichtern*, jedoch Vermeiden einer Überwässerung.
- Vorsichtiges Anwenden von Beruhigungsmitteln, *um eine Atemdepression zu vermeiden.*

- Sicherstellen einer regelrechten Notfallausrüstung inkl. Intubations-/Tracheotomie-Set und Absaugkathetern entsprechend dem Alter und der Größe des Klienten (Kleinkind/Kind/Erwachsener).
- Vermeiden von Gesichtsmasken bei älteren, ausgezehrten Klienten, *da der Sauerstoff wegen des schlechten Sitzes um die Maske herum austreten und diese selbst die Agitiertheit des Klienten steigern kann.*
- Sorgen für angemessene Ruhe/Aktivität entsprechend der Toleranz des Klienten. Sorgen für eine ruhige/erholsame Umgebung. *Hilft, den Sauerstoffbedarf und -verbrauch zu senken.*
- Psychologisches Unterstützen des Klienten, aktives Zuhören bei seinen Fragen/Sorgen, *um Angst zu reduzieren.*
- Verabreichen von Medikamenten, soweit angezeigt (z. B. inhalative/systemische Kortikosteroide, Antibiotika, Bronchodilatatoren, Methylxanthine, Expektoranzien), *um zu Grunde liegende Gesundheitsprobleme zu behandeln.*
- Überwachen der Wirkungen/Nebenwirkungen/Interaktionen der medikamentösen Therapie und entsprechendes Unterweisen des Klienten.
- Minimieren des Blutverlusts bei Untersuchungen (z. B. Blutentnahmen, Hämodialyse usw.), *um negative Effekte einer Anämie zu begrenzen.*
- Assistieren bei Prozeduren (z. B. Transfusion, Phlebotomie, Bronchoskopie), *um die Atemfunktion und die Sauerstoffbindungskapazität zu verbessern.*
- Überwachen/Anpassen der Beatmung beim Gebrauch von Beatmungsgeräten bzw. Verändern der Einstellung der Geräte (z. B. FiO_2, Atemzugvolumen, Ein-/Ausatmungsfrequenz, Seufzer, PEEP usw.), soweit angezeigt, wenn mechanisch beatmet wird.
- Freihalten der Umgebung von Allergenen und Pollen, *um Reizungen der Atemwege durch Staub und chemische Substanzen zu vermeiden.*

4. Pflegepriorität: Fördern des Wohlbefindens (Beratung, Patientenedukation und Entlassungsplanung):

- Überprüfen der Risikofaktoren, besonders in Zusammenhang mit Umwelt-/Arbeitsbedingungen, *um die Risikoprävention und -überwachung zu fördern.*
- Erörtern der Implikationen des Rauchens in Zusammenhang mit der Erkrankung/dem Zustand.

- Ermutigen des Klienten und seiner Bezugsperson(en), das Rauchen aufzugeben und an Entwöhnungsprogrammen teilzunehmen, *um Gesundheitsgefährdungen zu verringern und/oder einen weiteren Abbau der Lungenfunktion zu verhindern.*
- Erklären der Gründe, falls Allergietests angezeigt sind. Erörtern der individuellen medikamentösen Therapie und Möglichkeiten im Umgang mit den Nebenwirkungen.
- Unterweisen in Entspannungsübungen und stressreduzierenden Techniken, soweit angemessen.
- Betonen der Notwendigkeit angemessener Ruhe und Ermutigen des Klienten zu Aktivitäten (z. B. Ausdauer-, Kraft- und Flexibilitätstraining der Arme und Beine), *um eine Dyspnö zu verringern und die Lebensqualität zu verbessern.*
- Betonen, wie wichtig die Ernährung ist, *um Leistungsfähigkeit zu verbessern und die Atemarbeit zu verringern.*
- Sichten der Techniken zur Reduktion des Sauerstoffbedarfs (z. B. Sitzen statt Stehen bei Tätigkeiten, kleine Portionen essen; langsamere, gezieltere Bewegungen durchführen).
- Erörtern der Arbeitssituation/-aktivitäten, *um den Bedarf einer Arbeitsplatzveränderung/beruflichen Rehabilitation einzuschätzen.*
- Erörtern einer häuslichen Sauerstofftherapie und notwendiger Sicherheitsmaßnahmen, soweit angezeigt.
- Benennen von und Vermitteln an Bezugsquellen/Lieferanten für Sauerstoff und die notwendigen Hilfsmittel sowie Eruieren zusätzlicher, individuell geeigneter Unterstützungsmöglichkeiten, wie z. B. Essen auf Rädern etc., *um die Unabhängigkeit des Klienten zu fördern.*

Schwerpunkte der Pflegedokumentation

Pflegeassessment oder Neueinschätzung

- Befunde des Assessments inkl. Atemfrequenz, Merkmale der Atemgeräusche, Häufigkeit, Menge und Aussehen von Sekreten, Auftreten von Zyanose, Laborbefunde und des Geisteszustands
- Erkrankungen/Zustände, welche die Sauerstoffversorgung beeinträchtigen können.

Planung

- Pflege-/Interventionsplan und beteiligte Personen
- Patientenedukationsplan für Klienteninformation, -schulung und -beratung.

Durchführung/Evaluation

- Reaktionen auf Interventionen/Patientenedukation und ausgeführte Pflegemaßnahmen
- Zielerreichung/Fortschritte in Richtung gewünschter Ergebnisse
- Veränderungen des Pflegeplans.

Entlassungs- oder Austrittsplanung

- Erfordernisse der Entlassung, langfristiger Pflegebedarf nach Entlassung, vorgenommene Koordinationen und Vermittlungen, zusätzlich verfügbare personelle, kommunale und materielle Ressourcen
- spezifische, vorgenommene Vermittlungen, Nachsorgeplan sowie Verantwortlichkeiten für zu treffende Maßnahmen.

Empfohlene, exemplarische Pflegeinterventionen (NIC) und Pflegeergebnisse (NOC)

NIC: *Atmungsüberwachung* [Respiratory Monitoring] (McCloskey-Dochterman, J.; Bulecheck, G. M., 2013)

NOC: *Respiratorischer Status: Gasaustausch* [Respiratory Status: Gas Exchange] (Moorhead, S., Johnson, M.; Maas, M. L.; Swanson, E., 2013)

Literatur

Carpenito-Moyet L. J.: Das Pflegediagnosen-Lehrbuch. Huber, Bern 2013

Georg, J.: Atemstörungen bei alten Menschen. NOVA 34 (2003) 3: 6–8

Larsen, R.: Anästhesie und Intensivmedizin für die Fachpflege. Springer, Berlin 2012

Larsen, R.; Ziegenfuss, T.: Beatmung Indikationen – Techniken – Krankheitsbilder. Springer, Berlin 2012

Lunney, M.: Arbeitsbuch Pflegediagnostik: Pflegerische Entscheidungsfindung, kritisches Denken und diagnostischer Prozess – Fallstudien und Analysen. Deutschsprachige Ausgabe herausgegeben von Jürgen Georg & Maria Müller Staub. Huber, Bern 2007: 101, 104, 105, 159, 162, 259

Schaefer, I. L.; Dorschner, S.: Lebensqualität bedeutet, unabhängig handeln können: Wie erleben COPD-Patienten non-invasive Beatmung? Eine qualitative Studie. Pflege 18 (2005) 3: 159–168

Scheurer, K.: Non-invasive Ventilation bei Patienten mit chronischer respiratorischer Insuffizienz: Sichere Maskenanpassung. Pflege Zeitschrift 61 (2008) 6: 313–316

Teising, D.: Neonatologische und pädiatrische Intensivpflege. Springer, Heidelberg/Berlin 2000

Beeinträchtigte Gedächtnisleistung [P]

Impaired memory (00131) (1994)
Domäne 5: **Wahrnehmung/Kognition**
Klasse 4: **Kognition**

Diagnosetyp (Dokumentationsform): aktuelle Pflegediagnose (PES)
Zuordnung der Pflegediagnose nach Pflegemodellen/-klassifikationen s. Kap. 6.

G

Definition: Unfähigkeit, sich an Teile von Informationen oder Verhaltensweisen zu erinnern oder diese abzurufen

Beeinflussende Faktoren [od. Einflussfaktoren] [E]

- Hypoxie
- Anämie
- unausgeglichener Flüssigkeits- und Elektrolythaushalt
- reduzierte Herzleistung
- neurologische Störungen [z. B. Hirnverletzung/-erschütterung]
- übermäßige Störungen durch die Umgebung, [manischer Zustand, Dämmerzustand, traumatisches Ereignis]
- [Suchtmittelgebrauch/-missbrauch, Medikamentenwirkung]
- [Alter].

Bestimmende Merkmale [od. Symptome] [S]

subjektive

- [berichtetes] Erleben von Vergesslichkeit
- Unfähigkeit, sich an Ereignisse zu erinnern
- Unfähigkeit, sich an sachliche Informationen [oder vertraute Personen, Orte, Gegenstände] zu erinnern.

objektive

- [beobachtetes Erleben von Vergesslichkeit]
- Unfähigkeit zu bestimmen, ob eine Handlung ausgeführt wurde
- Unfähigkeit, neue Fertigkeiten zu erlernen
- Unfähigkeit, neue Fertigkeiten zu behalten
- Unfähigkeit, neue Informationen zu erlernen
- Unfähigkeit, neue Informationen im Gedächtnis zu behalten
- Unfähigkeit, eine bereits gelernte Fertigkeit auszuführen
- vergisst, eine Handlung zu einer geplanten Zeit auszuführen.

Klientenbezogene Pflegeziele oder Evaluationskriterien

Der Klient

- äußert, dass er sich des Gedächtnisproblems bewusst ist.
- setzt, wenn möglich, Methoden ein, die ihm das Erinnern wesentlicher Dinge erleichtern.
- akzeptiert die Einschränkungen durch seinen Zustand und nutzt Ressourcen effektiv.

Maßnahmen oder Pflegeinterventionen

1. Pflegepriorität: Einschätzen ursächlicher/auslösender Faktoren und des Ausmaßes der Beeinträchtigung:

- Feststellen von physischen/biochemischen Faktoren/Umweltfaktoren (z. B. systemische Infektionen, Hirnverletzung, Lungenerkrankung mit Hypoxie, Mehrfachmedikation, toxische Substanzen, Gebrauch/Missbrauch von Alkohol/anderen Drogen, traumatisches Ereignis, Entfernen aus einem bekannten Umfeld), die mit der beeinträchtigten Gedächtnisleistung in Verbindung stehen können.
- Achten auf das Alter des Klienten und die Möglichkeit einer Depression. *Depressive Erkrankungen, die das Gedächtnis und die Konzentration beeinträchtigen, kommen bei älteren Menschen besonders häufig vor, Beeinträchtigungen können jedoch bei depressiven Personen jeden Alters auftreten.*
- Kooperieren mit Ärzten und Psychiatern beim Evaluieren von Orientierung, Aufmerksamkeitspanne, der Fähigkeit zum Befolgen von Anweisungen, Botschaften zu senden/zu empfangen sowie der Angemessenheit der Reaktion, *um das Vorliegen und/oder den Schweregrad einer Beeinträchtigung zu bestimmen.*
- Durchführen oder Sichten der Ergebnisse kognitiver Tests (z. B. Blessed Information-Memory-Concentration-[BIMC-]Test, Mini-Mental-Status-Test [MMSE], *um das Gesamtbild des Zustands des Klienten und seiner Prognose abzurunden.*
- Evaluieren der Fertigkeit zur Ausführung von Handlungen, wie z. B. die tägliche Selbstversorgung, Autofahren etc.
- Herausfinden, wie der Klient und seine Familie/Bezugsperson(en) Probleme sehen (z. B. praktische Probleme bezüglich Vergesslichkeit, Konzentration, Rolle, Verantwortlichkeiten), *um die Bedeutung/Auswirkung des Problems einzuschätzen.*

2. Pflegepriorität: Maximieren des Funktionsniveaus:

- Assistieren beim Behandeln von Grunderkrankungen (z. B. Störungen des Elektrolythaushalts, Reaktion auf Medikamente, Drogenintoxikation), *wo eine Behandlung Gedächtnisprozesse verbessern kann.*
- Orientieren/Reorientieren des Klienten, soweit erforderlich. Sich vorstellen bei jedem Kontakt mit dem Klienten, um dessen Sicherheits- und Behaglichkeitsbedürfnissen zu entsprechen. Für weitere Interventionen vgl. PDx: Akute Verwirrtheit, Chronische Verwirrtheit.
- Einsetzen angepasster Methoden von Gedächtnishilfen und Gedächtnistraining (z. B. Kalender, Listen, Gedächtnisspiele, Erinnerungshilfen, Computer).
- Anleiten des Klienten/der Familie bzw. Bezugsperson(en), wie sie Gedächtnisübungen durchführen können: z. B. Informationen zur Person wiedergeben, Erinnerungsarbeit, geographische Orte wiedererkennen (Stimulationstherapie) etc.
- Ermutigen zum Äußern von Gefühlen, Frustration, Hilflosigkeit usw. Refokussieren der Aufmerksamkeit auf Bereiche, die unter Kontrolle sind oder in denen Fortschritte zu verzeichnen sind, *um Gefühle von Machtlosigkeit/Hoffnungslosigkeit abzubauen.*
- Sorgen für/Betonen der Wichtigkeit der Aufteilung von Lernaktivitäten in einzelne Schritte und des Einschaltens ausreichender Erholungsphasen, *um Erschöpfung zu vermeiden, welche die kognitiven Fähigkeiten weiter beeinträchtigen kann.*
- Beobachten des Verhaltens des Klienten und Unterstützen im Anwenden von Techniken zur Stressreduktion (z. B. Musiktherapie, Lesen, Fernsehen, Spiele, gesellschaftliche Ereignisse), *um Frustration zu vermindern und Lebensfreude zu erhöhen.*
- Strukturieren der Methoden zur Anleitung der Interventionen entsprechend dem Funktionsniveau und/oder den Entwicklungsmöglichkeiten des Klienten.
- Bestimmen der Reaktionen des Klienten auf Medikamente, die zur Verbesserung von Aufmerksamkeit, Konzentration, Gedächtnis und Stimmung verabreicht werden. *Medikamente zur Steigerung der kognitiven Leistung können wirksam sein, jedoch müssen die Vorteile dagegen abgewogen werden, ob die Lebensqualität verbessert wird, wenn man Nebenwirkungen/Kosten der Medikamente berücksichtigt.*

3. Pflegepriorität: Fördern des Wohlbefindens (Beratung, Patientenedukation und Entlassungsplanung):

- Unterstützen des Klienten/der Bezugsperson(en) beim Entwickeln von Kompensationsstrategien (z.B. Menüplanung mit einer Einkaufsliste, rechtzeitiges Ausführen von Aufgaben auf einem Tagesplan, Checklisten an der Haustür zur Sicherstellung, dass Lampen/der Ofen vor dem Verlassen des Hauses ausgemacht wurden), *um eine funktionale Lebensweise und die Sicherheit zu verbessern.* Für zusätzliche Interventionen vgl. PDx: Akute Verwirrtheit, Chronische Verwirrtheit.
- Vermitteln an/Ermutigen zur Nachbetreuung durch Beratung, Reha-Programme, Berufsberatung, soziale/finanzielle Unterstützungssysteme, *um mit anhaltenden/schwierigen Problemen besser zurecht zu kommen.*
- Unterstützen des Klienten im Umgang mit funktionellen Einschränkungen (wie z.B. Verlust des Führerscheins) und Suchen nach Ressourcen, *um persönliche Bedürfnisse trotzdem zu befriedigen und die Selbstständigkeit auf ein Höchstmaß zu steigern.*

Schwerpunkte der Pflegedokumentation

Pflegeassessment oder Neueinschätzung

- individuelle Befunde, Testresultate und Wahrnehmung der Bedeutung des Problems
- aktuelle Auswirkung auf Lebensweise und Unabhängigkeit.

Planung

- Pflege-/Interventionsplan und beteiligte Personen
- Patientenedukationsplan für Klienteninformation, -schulung und -beratung.

Durchführung/Evaluation

- Reaktionen auf Interventionen/Patientenedukation und ausgeführte Pflegemaßnahmen
- Zielerreichung/Fortschritte in Richtung gewünschter Ergebnisse
- Veränderungen des Pflegeplans.

Entlassungs- oder Austrittsplanung

- Erfordernisse der Entlassung, langfristiger Pflegebedarf nach Entlassung, vorgenommene Koordinationen und Vermittlungen, zusätzlich verfügbare personelle, kommunale und materielle Ressourcen

- spezifische, vorgenommene Vermittlungen, Nachsorgeplan sowie Verantwortlichkeiten für zu treffende Maßnahmen.

Empfohlene, exemplarische Pflegeinterventionen (NIC) und Pflegeergebnisse (NOC)

NIC: *Gedächtnistraining* [Memory Training] (McCloskey-Dochterman, J.; Bulecheck, G. M., 2013)

NOC: *Gedächtnisleistung* [Memory] (Moorhead, S., Johnson, M.; Maas, M. L.; Swanson, E., 2013)

G

Literatur

Carpenito-Moyet L. J.: Das Pflegediagnosen-Lehrbuch. Huber, Bern 2013

Folstein, M. F.: Mini Mental State Examination (MMSE). Journal of Psychiatric Research. (1975) 12: 189–198

Georg, J.: Der Dingsda aus Dingenskirchen – Beeinträchtigte Gedächtnisleistung im Alter (4) . NOVAcura 39 (2008) 11: 14–17

Kandel, E.: Auf der Suche nach dem Gedächtnis – Die Entstehung einer neuen Wissenschaft des Geistes. Pantheon/Random House, München 2007

Lind, S.: Demenzkranke Menschen pflegen. Huber, Bern 2003

Mace, N. L.; Rabins, P. V.: Der 36-Stunden-Tag. Huber, Bern 2012

Markowitsch, H.: Dem Gedächtnis auf der Spur. Vom Erinnern und Vergessen. WBG, Darmstadt 2009

Markowitsch, H.: Das Gedächtnis. Entwicklung, Funktion, Störungen. München, Beck 2009

Markowitsch H. J.; Welzer, H.: Das autobiographische Gedächtnis. Klett-Cotta, Stuttgart 2006

Markowotsch, H. J.: Wie viel Gedächtnisverlust verträgt das Gehirn (DVD), uniauditorium 2008

Parkin, A. J.: Erinnern und Vergessen. Huber, Bern 2000

Pritzel, M.; Brand, M.; Markowitsch, H. J.: Gehirn und Verhalten. Stuttgart, Spektrum 2003

Squire, L.; Kandel, E. R.: Gedächtnis. Die Natur des Erinnerns. Heidelberg, Spektrum 2009

Thöne-Otto, A.; Markowitsch, H. J.: Gedächtnisstörungen nach Hirnschäden. Göttingen, Hogrefe 2004

Beeinträchtigte Gehfähigkeit [P]

Impaired walking (00088) (1998, R 2006, LOE 2.1)
Domäne 4: **Aktivität/Ruhe**
Klasse 2: **Aktivität/Bewegung**

Diagnosetyp (Dokumentationsform): aktuelle Pflegediagnose (PES)
Zuordnung der Pflegediagnose nach Pflegemodellen/-klassifikationen s. Kap. 6.

Definition: Einschränkung, sich unabhängig zu Fuß in der Umgebung zu bewegen

Beeinflussende Faktoren [od. Einflussfaktoren] [E]

- ungenügende Muskelkraft
- neuromuskuläre Beeinträchtigung
- muskuloskeletale Beeinträchtigung (z. B. Kontrakturen)
- begrenzte Ausdauer
- Konditionsabbau
- Angst [Furcht] zu stürzen
- Beeinträchtigung des Gleichgewichts
- beeinträchtigtes Sehvermögen
- Schmerzen
- Adipositas
- depressive Stimmungslage
- kognitive Beeinträchtigung
- Wissensdefizit
- umgebungsbedingte Einschränkungen (z. B. Treppen, Steigungen, unebene Flächen, ungesicherte Hindernisse, lange Strecken, fehlende Hilfsmittel oder -personen, freiheitsbeschränkende Maßnahmen).

Bestimmende Merkmale [od. Symptome] [S]

subjektive oder objektive

- beeinträchtigte Fähigkeit, erforderliche Strecken zu gehen
- beeinträchtigte Fähigkeit, aufwärts zu gehen
- beeinträchtigte Fähigkeit, abwärts zu gehen
- beinträchtigte Fähigkeit, auf unebenen Flächen zu gehen
- beeinträchtigte Fähigkeit, über Bordsteine zu steigen
- beeinträchtigte Fähigkeit, Treppen zu steigen.

Klientenbezogene Pflegeziele oder Evaluationskriterien

Der Klient

- ist in der Lage, sich nach Bedarf/wie gewünscht in den Grenzen seiner Fähigkeit oder mit geeigneten Hilfen in seiner Umgebung zu bewegen.
- bringt zum Ausdruck, dass er die Situation/Risikofaktoren und geeignete Sicherheitsmaßnahmen versteht.

G

Maßnahmen oder Pflegeinterventionen

1. Pflegepriorität: Einschätzen ursächlicher/beeinflussender Faktoren:

- Erkennen der Erkrankung/der Diagnosen, die zu den Gehschwierigkeiten beitragen (z. B. fortgeschrittenes Alter, akute Krankheit, Schwäche/chronische Krankheit [z. B. Herz-Kreislauf-Erkrankungen, Krebs, Nierenerkrankung], kurze Zeit zurückliegende(s) Operation/Trauma, Osteoarthritis, rheumatoide Arthritis, Gicht-Arthritis, Bein-/Hüft-/Knietrauma oder andere Erkrankungen [z. B. Frakturen, Sehnen- oder Bandverletzungen, Amputation], Gleichgewichtsstörungen [z. B. Innenohrinfektionen/Hirnverletzung/Schlaganfall], Nervenerkrankungen [z. B. multiple Sklerose, Parkinson-Krankheit, Zerebralparese], Rückenmarkanomalien [Erkrankung, Trauma, Degeneration], Neuropathien [z. B. periphere/diabetische/alkoholische Neuropathie], degenerative Muskelerkrankungen [z. B. Muskeldystrophie, Myositis], Beeinträchtigungen der Sehfähigkeit, Erkrankungen des Fußes [z. B. Plantarwarzen, Hühneraugen, eingewachsene Zehennägel, Dekubitus], Störungen der kognitiven Funktionen).
- Beachten der besonderen Symptome des Klienten in Bezug auf das Gehen (z. B. mangelnde Fähigkeit zur Belastung der Extremität, Unfähigkeit, die übliche Distanz zurückzulegen, Humpeln, Stolpern, steifes Bein, Schmerzen im Bein, Nachziehen der Füße, asymmetrischer oder unsteter Gang).
- Bestimmen der Fähigkeit, Anweisungen zu folgen, und Beachten der emotionalen und verhaltensbezogenen Reaktionen, welche die Situation beeinträchtigen können.

2. Pflegepriorität: Einschätzen der funktionellen Fähigkeit:

- Bestimmen des Behinderungsgrades in Bezug auf die vorgeschlagene Funktionsskala (0 bis 4) unter Beachten, dass eine

Behinderung vorübergehend, von Dauer oder fortschreitend, progredient sein kann.

- Assistieren bei/Überprüfen von Resultaten der Mobilitätstestung (z. B. Messen der Zeit, die für eine bestimmte Distanz benötigt wurde, Entfernung, die in einer bestimmten Zeit zurückgelegt wurde [Ausdauer], Analyse der Gliedmaßenbewegung, der Beinkraft und der Gehgeschwindigkeit, Überwachen der Gehaktivitäten) *zur Differenzialdiagnose und um therapeutischen Interventionen eine Richtung zu geben.*
- Beachten von emotionalen Reaktionen/Verhaltensreaktionen des Klienten/der Bezugsperson(en) auf Mobilitätsprobleme.

3. Pflegepriorität: Fördern eines sicheren, optimalen Niveaus der Unabhängigkeit beim Gehen:

- Assistieren bei der Behandlung der Grunderkrankung, welche die Funktionsstörung verursacht, soweit durch die individuelle Situation angezeigt.
- Konsultieren eines Physio-/Beschäftigungstherapeuten oder des Reha-Teams *zur Entwicklung eines individuellen Mobilitäts-/Gehprogramms und zur Darstellung/Entwicklung geeigneter Hilfsmittel (z. B. Schuheinlage, Beinschiene zur korrekten Ausrichtung des Fußes beim Gehen, Vier-Punkt-Gehstock, Gehrahmen).*
- Demonstrieren des Gebrauchs der Hilfsmittel/Unterstützen des Klienten beim Vertrautwerden mit den Hilfsmitteln (z. B. Gehstock, Unterarmgehstützen, Gehgips/-stiefel, Rollator, Prothese, Elektroroller).
- Sorgen für Unterstützung, falls angezeigt (z. B. beim Gehen auf unebenen Oberflächen, bei einem schwachen Klienten, der eine Entfernung zurücklegen muss oder bei dem das Sehvermögen, die Koordination oder die Körperhaltung beeinträchtigt sind).
- Zeitliches Planen von Aktivitäten des Gehens/körperlicher Übungen mit eingestreuten adäquaten Ruhepausen, *um Erschöpfung zu verringern.*
- Sorgen für reichlich Zeit, um mobilitätsbezogene Aufgaben durchzuführen, *um die Sturzgefahr zu verringern und mit Erschöpfung oder Schmerzen zurechtzukommen.*
- Ermutigen und zu aktiven und passiven Übungen. Steigern des Übungsgrades, soweit der Klient dazu in der Lage ist, *um Kraft und Ausdauer zu erhöhen.*

- Sorgen für Sicherheitsmaßnahmen, soweit angezeigt, inkl. Haut-/Gewebepflege, Anpassung des Umfeldes/Sturzprävention.

4. Pflegepriorität: Fördern des Wohlbefindens (Patientenedukation und Entlassungsplanung):

- Beteiligen des Klienten/der Bezugsperson(en) an der Versorgung, Unterstützen beim Lernen von Wegen des Managements von Defiziten, *um die Sicherheit von Klient und Bezugsperson/betreuenden Angehörigen und Laien zu erhöhen.*
- Ausweisen geeigneter Ressourcen für den Erhalt und die Wartung von Hilfsmitteln, Ausrüstung und Modifikationen der Umgebung, *um die Mobilität zu fördern.*
- Instruieren des Klienten/der Bezugsperson(en) in Sicherheitsmaßnahmen (z. B. Erhalten sicherer Wege, ordentliche Beleuchtung/Handläufe an Treppen etc.), soweit individuell angezeigt, *um die Sturzgefahr zu verringern.*

Schwerpunkte der Pflegedokumentation

Pflegeassessment oder Neueinschätzung

- individuelle Befunde inkl. des Funktionsgrades/der Fähigkeit zur Teilnahme an spezifischen/gewünschten Aktivitäten
- Ausrüstungs-/Hilfsmittelbedarf.

Planung

- Pflege-/Interventionsplan und beteiligte Personen
- Patientenedukationsplan für Klienteninformation, -schulung und -beratung.

Durchführung/Evaluation

- Reaktionen auf Interventionen/Patientenedukation und ausgeführte Pflegemaßnahmen
- Zielerreichung/Fortschritte in Richtung gewünschter Ergebnisse
- Veränderungen des Pflegeplans.

Entlassungs- oder Austrittsplanung

- Erfordernisse der Entlassung, langfristiger Pflegebedarf nach Entlassung, vorgenommene Koordinationen und Vermittlungen, zusätzlich verfügbare personelle, kommunale und materielle Ressourcen
- spezifische, vorgenommene Vermittlungen, Nachsorgeplan sowie Verantwortlichkeiten für zu treffende Maßnahmen
- Quellen für die Beschaffung und Wartung von Hilfsmitteln.

Empfohlene, exemplarische Pflegeinterventionen (NIC) und Pflegeergebnisse (NOC)

NIC: *Bewegungstherapie: Fortbewegungsfähigkeit* [Exercise Therapy: Ambulation] (McCloskey-Dochterman, J.; Bulecheck, G.M., 2013)
NOC: *Fortbewegung: Gehen* [Ambulation: Walking] (Moorhead, S., Johnson, M.; Maas, M.L.; Swanson, E., 2013)

Literatur

Carpenito-Moyet L.J.: Das Pflegediagnosen-Lehrbuch. Huber, Bern 2013
Gläser, S. A.: Sturzprophylaxe. Schulz-Kirchner, Idstein 2009
Georg, J.: Balance- und Gangstörungen bei alten Menschen. NOVA 38 (2007) 7/8: 12–14
Götz-Neumann, K.: Gehen verstehen – Ganganalyse in der Physiotherapie. Thieme, Stuttgart 2011
Jansenberger, H.: Sturzprävention in Therapie und Training. Thieme, Stuttgart 2011
Marshall, M.; Allan, K.: «Ich muss nach Hause» – Ruhelos umhergehende Menschen mit einer Demenz verstehen. Huber, Bern 2011
Peters, A.-Petra; Fröbel, C.: Sturzprophylaxe. Kohlhammer, Stuttgart 2012
Pierobon, A.; Funk, M.: Sturzprävention bei älteren Menschen. Thieme, Stuttgart 2007
Lord, S.R.; Sherrington, C.; Menz, H.B.: Falls in Older People. Cambridge University Press, Cambridge 2001
Runge, M.; Rehfeld, G.: Mobil bleiben – Pflege bei Gehstörungen und Sturzgefahr. Schlüthersche, Hannover 2001 [vgr.]
Runge, M.: Gehstörungen, Stürze, Hüftfrakturen. Steinkopf, Darmstadt 1998
Tideiksaar, R.: Stürze und Sturzprävention für Pflegeassistentinnen. Huber, Bern 2008
Tideiksaar, R.: Stürze und Sturzprävention. Huber, Bern 2008
Tinetti, M.E.: Performance oriented assessment of mobility problems in elderly patients. JAGS 34 (1986):119–126
Winkler, J.; Regelin, P.: Standfest und stabil. In Balance bleiben. Meyer & Meyer, Aachen 2011
Ziganek-Soehlke, F.: STUBS – Sturzprophylaxe durch Bewegungsschulung. Pflaum, München 2008

Neonatale Gelbsucht [P]*

Neonatal jaundice (00194) (2008, R 2010 LOE 2.1)
Domäne 2: **Ernährung**
Klasse 4: **Stoffwechsel**

Diagnosetyp (Dokumentationsform): aktuelle Pflegediagnose (PES)
Zuordnung der Pflegediagnose nach Pflegemodellen/-klassifikationen s. Kap. 6.

Definition: Gelber oranger Farbton der Haut und Schleimhäute des Neugeborenen, der ab 24 Stunden nach der Geburt aufgrund von unkonjugiertem Bilirubin im Kreislauf auftritt

Beeinflussende Faktoren [od. Einflussfaktoren] [E]

- Alter des Neugeborenen 1–7 Tage
- Fütterungsmuster noch nicht voll entwickelt
- auffälliger Gewichtsverlust (> 7–8 % beim gestillten Neugeborenen; 15 % beim reifgeborenen Säugling)
- verzögerte Passage des Stuhls (Mekoniums)
- Säugling hat Anpassungsschwierigkeiten beim Übergang in die extrauterine Phase.

Bestimmende Merkmale [od. Symptome] [S]

objektive

- gelb-orange Hautfarbe
- gelbe Skleren
- gelbe Schleimhäute
- auffälliges Blutprofil (Hämolyse; totales Serumbilirubin > 2 mg/dl; geerbte Störung; totales Serumbilirubin im Hochrisikobereich auf einem Alter-in-Stunden-spezifischen Nomogramm)
- auffällige Hämatombildung.

* [Neugeborenenikterus]

Klientenbezogene Pflegeziele oder Evaluationskriterien

Der Säugling (spezifischen Zeitplan beifügen)

- zeigt mit dem Verschwinden des Ikterus abnehmende Bilirubinspiegel.
- ist frei von einer Beteiligung des zentralen Nervensystems (ZNS) oder von Komplikationen in Zusammenhang mit der Therapie.

Der Elternteil/die Betreuungsperson (spezifischen Zeitplan beifügen)

- äußert Verstehen der Ursache, der Behandlung und möglicher Ergebnisse einer Hyperbilirubinämie.
- demonstriert eine angemessene Pflege und Versorgung des Säuglings.

Maßnahmen oder Pflegeinterventionen

1. Pflegepriorität: Einschätzen ursächlicher/beeinflussender Faktoren:

- Bestimmen der Blutgruppe von Mutter und Kind. AB0-Inkompatibilitäten beeinträchtigen 20 % aller Schwangerschaften.
- Beachten von Geschlecht, ethnischer Zugehörigkeit und Geburtsort. *Die Gefahr eines Neugeborenenikterus ist größer bei Männern, Säuglingen ostasiatischer Herkunft oder bei Abstammung von amerikanischen Ureinwohnern sowie bei in großer Höhe Lebenden.*
- Überprüfen des Geburtsberichts auf spezifische Risikofaktoren, wie etwa niedriges Geburtsgewicht oder intrauterine Wachstumsverzögerung, Frühgeburtlichkeit, abnorme Stoffwechselprozesse, Gefäßverletzungen, Sepsis oder Polyzythämie
- Beachten, ob bei der Entbindung Instrumente oder eine Saugglocke angewandt wurden. Einschätzen des Säuglings auf das Vorliegen eines Geburtstraumas, einer Geburtsgeschwulst und exzessiver Ekchymosen oder Petechien. *Die Resorption von in der Kopfhaut des Säuglings eingeschlossenem Blut kann die Menge des freigesetzten Hämoglobins erhöhen.*
- Überprüfen des Zustands des Säuglings bei der Geburt unter Beachten eines Reanimationsbedarfs oder des Nachweises von exzessiven Ekchymosen oder Petechien, Kältestress, Asphyxie oder Azidose. *Asphyxie und Azidose senken die Affinität von Bilirubin*

zu Albumin und erhöhen damit den Anteil ungebundenen zirkulierenden (indirekten) Bilirubins, das die Blut-Hirn-Schranke überschreiten und toxisch sein kann.

- Evaluieren des mütterlichen und pränatalen Ernährungsstandes; Beachten einer möglichen neonatalen Hypoproteinämie, vor allem bei einem Frühgeborenen. *Ein Gramm Albumin enthält 16 mg unkonjugiertes Bilirubin, daher erhöht ein Albuminmangel (Hypoproteinämie) beim Neugeborenen die Gefahr eines Ikterus.*
- Einschätzen des Säuglings auf Zeichen einer Hypoglykämie (z. B. Zittrigkeit, Reizbarkeit und Lethargie). Bestimmen des Blutzuckerspiegels (kapillär, Lanzettstich in die Ferse), soweit angezeigt. *Eine Hypoglykämie erfordert die Nutzung von Fettspeichern für Energie freisetzende Fettsäuren, die mit Bilirubin um die Bindungsorte am Albumin konkurrieren.*
- Feststellen, ob erfolgreich mit dem Stillen begonnen wurde und ob es ausreicht. *Eine schwache Kalorienzufuhr und Dehydratation in Verbindung mit unwirksamem Stillen erhöhen das Risiko einer Hyperbilirubinämie.*
- Evaluieren des Säuglings auf Blässe, Ödem oder Hepatosplenomegalie. *Diese Zeichen können mit einem Hydrops fetalis, einer Rhesus-Inkompatibilität und einer In-utero-Hämolyse fetaler Erythrozyten einhergehen.*
- Evaluieren auf einen Ikterus bei Tageslicht unter Beachten der Skleren und der Mundschleimhaut, einer Gelbfärbung der Haut unmittelbar nach dem Abblassen und spezifischer beteiligter Körperteile. Einschätzen der Mundschleimhaut, des posterioren Anteils des harten Gaumens sowie der Bindehautsäcke bei dunkelhäutigen Neugeborenen.
- Beachten des Alters des Kindes beim Einsetzen des Ikterus. Hilft beim Differenzieren der Art des Ikterus (d. h. physiologisch, muttermilchinduziert oder pathologisch). *Ein psysiologischer Ikterus erscheint gewöhnlich zwischen dem 2. und 3., ein muttermilchinduzierter zwischen dem 4. und 7. Lebenstag und ein pathologischer innerhalb der ersten 24 Lebensstunden oder wenn das Gesamtserumbilirubin um mehr als 5 mg/dl tgl. ansteigt.*

2. Pflegepriorität: Evaluieren des Grades der Störung:

- Sichten der Laboruntersuchungen inkl. Gesamtserumbilirubin und Albuminspiegel, Hämoglobin und Hämatokrit sowie Retikulozytenzahl.

- Berechnen der Bilirubin-Albumin-Bindungskapazität im Plasma. *Hilft beim Bestimmen des Risikos eines Kernikterus und des Behandlungsbedarfs.*
- Einschätzen des Säuglings auf das Fortschreiten von Zeichen und Verhaltensänderungen in Zusammenhang mit einer Bilirubintoxizität. *Zur Toxizität im Frühstadium gehören Neurodepression/ Lethargie, schwaches Saugen, schrilles Schreien, verminderte oder fehlende Reflexe; das Spätstadium umfasst Hypotonie, Neurohyperreflexie/Zuckungen, Krämpfe, Opisthotonus, Fieber.*
- Evaluieren des Aussehens von Haut und Urin unter Beachten einer bräunlich-schwarzen Färbung. Eine seltene Nebenwirkung der Fototherapie sind überschießende Pigmentveränderungen (Bronze-Baby-Syndrom), die 2–4 Monate anhalten können, aber keine schädlichen Folgeerscheinungen haben.

3. Pflegepriorität: Korrektur der Hyperbilirubinämie und Verhindern der damit einhergehenden Komplikationen:

- Warm- und Trockenhalten des Säuglings; häufiges Überwachen der Haut- und Körperkerntemperatur. *Verhindert Kältestresss und die Freisetzung von Fettsäuren, die um die Bindungsorte am Albumin konkurrieren und damit den Spiegel des zirkulierenden Bilirubins erhöhen.*
- Frühzeitiger Beginn mit oraler Nahrungseingabe innerhalb von 4–6 Stunden nach der Geburt, vor allem, wenn der Säugling gestillt wird. *Schafft eine funktionierende Darmflora, die für die Reduktion von Bilirubin und Urobilinogen aus dem Darm nötig ist.*
- Ermutigen zu häufigem Stillen: 8- bis 12-mal tgl. Assistieren der Mutter beim Abpumpen der Brüste nach Bedarf, *um die Milchproduktion aufrechtzuerhalten.*
- Verabreichen kleiner Mengen von Muttermilchersatz (L-Asparaginsäure oder enzymatisch hydrolysiertes Kasein) über 24–48 Stunden, soweit angezeigt. *Der Einsatz von Nahrungszusätzen wird zurzeit auf eine Hemmung der Beta-Glucuronidase hin untersucht, die zu vermehrter Ausscheidung von Bilirubin mit dem Stuhl führt; die Ergebnisse sind nicht eindeutig.*
- Einsetzen des Bilirubinometers. *Sorgt für eine nichtinvasive Messung des Ikterus.*
- Beginnen mit der Fototherapie nach festgelegten Verfahrensweisen mit über dem Säugling angebrachten Leuchtröhren, einem faseroptischen Kissen oder einer entsprechenden Decke (nicht

bei Neugeborenen mit Rhesus-Kankheit). *Primärtherapie für Neugeborene mit unkonjugierter Bilirubinämie.*

- Auflegen von Augenklappen während der Fototherapiesitzungen unter Sicherstellen eines korrekten Sitzes, um Netzhautschäden zu vermeiden. Abnehmen der Augenklappen beim Stillen und bei sonstigen Aktivitäten der Pflege und Versorgung, soweit angemessen, *um für visuelle Stimulation und für Interaktion mit den Betreuungspersonen/Eltern zu sorgen.*
- Vermeiden des Auftragens von Lotion oder Öl auf die Haut des Säuglings unter Fototherapie, *um Hautreizungen oder -schädigungen zu verhindern.*
- Umlagern des Säuglings alle 2 Stunden, *um sicherzustellen, dass alle Bereiche der Haut dem Licht ausgesetzt werden, sofern keine faseroptische Decke oder ein faseroptisches Kissen verwandt wird.*
- Abdecken des männlichen Genitales mit einem kleinen Polster, *um hitzebedingte Schäden der Hoden zu verhindern.*
- Überwachen der Gewichtsabnahme, der Ausfuhr und des spezifischen Gewichts von Urin sowie des Flüssigkeitsverlusts aus Durchfällen des Säuglings in Verbindung mit der Fototherapie, *um zu bestimmen, ob die Flüssigkeitszufuhr ausreicht.* Beachte: *Unter Umständen schläft der Säugling unter der Fototherapie länger; erhöhte Gefahr einer Dehydratation.*
- Verabreichen von Immunglobulin intravenös bei Neugeborenen mit Rh- oder AB0-Isoimmunisierung. *Die Hämolyserate bei Rhesus-Krankheit oder anderen Fällen eines immunhämolytischen Ikterus überschreitet gewöhnlich den Abbau durch die Fototherapie. Intravenös verabreichtes Immunglobulin hemmt Antikörper, die eine Zerstörung von Erythrozyten auslösen, und hilft damit, die Bilirubinspiegel zu erhöhen.*
- Verabreichen eines enzyminduzierenden Wirkstoffs (Phenobarbital), soweit angemessen. *Kann gelegentlich verwandt werden, um die Leberenzyme und damit die Bilirubin-Clearance zu stimulieren.*
- Assistieren beim Vorbereiten und Durchführen einer Austauschtransfusion. *Letztere ist gelegentlich erforderlich in Fällen einer schweren hämolytischen Anämie, die auf andere Therapieoptionen nicht ansprechen, oder bei akuter Bilirubinenzephalopathie, a/d Hypertonie, Durchbiegen des Rückens («arching»), Retrocollis spasmodicus (krampfbedingtes Rückwärtsbeugen des Kopfes), Opisthotonus, Fieber, schrilles Schreien.*

- Dokumentieren der Ereignisse während einer Transfusion unter sorgsamem Verzeichnen der entnommenen und der injizierten Blutmenge (gewöhnlich je 7–20 ml).

4. Pflegepriorität: Fördern des Wohlbefindens (Beratung, Patientenedukation und Entlassungsplanung):

- Sorgen für Informationen über die Arten des Ikterus und pathophysiologische Faktoren sowie zukünftige Implikationen einer Hyperbilirubinämie. *Fördert das Verstehen, korrigiert falsche Vorstellungen und kann Furcht und Schuldgefühle verringern.*
- Sichten der Mittel zur Einschätzung des Zustands des Säuglings (Stillperioden, Ein- und Ausfuhr, Stühle, Körpertemperatur und fortlaufendes Wiegen, falls Waage verfügbar) sowie zur Überwachung steigender Bilirubinspiegel (z. B. Beobachten des Abblassens der Haut über Knochenvorspüngen oder Verhaltensänderungen), vor allem, wenn der Säugling frühzeitig entlassen werden soll. *Beachte: Ein Fortbestehen des Ikterus bei flaschenernährten Säuglingen über 2, bei gestillten Kindern über 3 Wochen bedarf weiterer Evaluation.*
- Aushändigen einer 24-h-Notfallrufnummer und des Namens einer Kontaktperson an die Eltern unter Betonen, wie wichtig es ist, eine Zunahme des Ikterus und Verhaltensänderungen zu melden.
- Vermitteln an eine Stillberaterin, *um den Stillvorgang zu verstärken oder wieder in Gang zu bringen.*
- Arrangieren der geeigneten Vermittlung für ein häusliches Fototherapieprogramm, falls nötig.
- Sorgen für eine schriftliche Erläuterung der häuslichen Fototherapie, der Sicherheitsvorkehrungen und potenzieller Probleme. *Die häusliche Fototherapie wird nur bei voll ausgetragenen Säuglingen nach den ersten 48 Lebensstunden empfohlen, wenn der Serumbilirubinspiegel zwischen 14 und 18 mg/dl liegt und die Konzentration des direkten Bilirubins nicht ansteigt.*
- Treffen geeigneter Vorkehrungen für die Nachsorgetestung des Serumbilirubins im selben Labor. *Die Behandlung wird abgesetzt, sobald die Bilirubinkonzentration unter 14 mg/dl gesunken ist. Eine unbehandelte oder chronische Hyperbilirubinämie kann zu Dauerschäden, wie etwa einem Hörverlust im hohen Frequenzbereich, Zerebralparese oder geistiger Retardierung führen.*
- Erörtern potenzieller langfristiger Wirkungen einer Hyperbiliru-

binämie und der Notwendigkeit fortlaufender Assessments und frühzeitigen Intervenierens. *Zu den mit einem Kernikterus verbundenen neurologischen Schäden gehören Zerebralparese, geistige Entwicklungsverzögerung, sensorische Störungen, verzögerte Sprache, schwache Muskelkoordination, Lernbehinderungen, Tod.*

Schwerpunkte der Pflegedokumentation

Pflegeassessment oder Neueinschätzung

- Befunde des Assessments, Risiko- oder beeinflussende Faktoren
- Ausreichen der Zufuhr – Grad der Hydratation, Art und Anzahl der Stühle
- Laborergebnisse und Entwicklung der Biliriubinspiegel.

Planung

- Pflege-/Interventionsplan und beteiligte Personen
- Patientenedukationsplan für Klienteninformation, -schulung und -beratung.

Durchführung/Evaluation

- Reaktionen auf Interventionen/Patientenedukation und ausgeführte Pflegemaßnahmen
- Zielerreichung/Fortschritte in Richtung gewünschter Ergebnisse
- Veränderungen des Pflegeplans.

Entlassungs- oder Austrittsplanung

- Erfordernisse der Entlassung, langfristiger Pflegebedarf nach Entlassung, vorgenommene Koordinationen und Vermittlungen, zusätzlich verfügbare personelle, kommunale und materielle Ressourcen
- spezifische, vorgenommene Vermittlungen, Nachsorgeplan sowie Verantwortlichkeiten für zu treffende Maßnahmen.

Exemplarische Pflegeinterventionen (NIC) und Pflegeergebnisse (NOC)

NIC: *Phototherapie: Neugeborenes* [Phototherapy: Neonate] (McCloskey-Dochterman, J.; Bulecheck, G.M., 2013)

NOC: *Anpassung des Neugeborenen* [Newborn Adaptation] (Johnson, M. ; Maas, M.L.; Moorhead, S., 2005)

Literatur

Carpenito-Moyet L. J.: Das Pflegediagnosen-Lehrbuch. Huber, Bern 2013
Hoehl, M.; Kullick, P.: Gesundheits- und Kinderkrankenpflege. Thieme, Stuttgart 2012
Teising D.; Jipp, H.: Neonatologische und pädiatrische Intensiv- und Anästhesiepflege. Springer, Berlin 2012

Bereitschaft für ein verbessertes Management der eigenen Gesundheit [G]

Readiness for enhanced self health management (00162) **(2002 eingereicht als** *Readiness for Enhanced Thearapeutic Regimen Management*, **umbenannt R 2008)**
Domäne 1: **Gesundheitsförderung**
Klasse 2: **Gesundheitsmanagement**

Diagnosetyp (Dokumentationsform): Gesundheitsförderungspflegediagnose (GES)
Zuordnung der Pflegediagnose nach Pflegemodellen/-klassifikationen s. Kap. 6.

Definition: Verhaltensmuster zur Steuerung und Integration eines Therapieprogramms zur Behandlung einer Krankheit und deren Folgen in das tägliche Leben, das geeignet ist, spezifische Gesundheitsziele zu erreichen und das gestärkt werden kann

Beeinflussende Faktoren [od. Einflussfaktoren] [E]

- Zu bearbeiten.

Bestimmende Merkmale [od. Symptome] [S]

subjektive

- äußert den Wunsch, die Krankheit zu bewältigen (z. B. Behandlung, Prävention von Krankheitsfolgen)
- äußert geringe Probleme mit dem verordneten Therapieplan
- beschreibt eine Abnahme der Risikofaktoren.

objektive

- die Entscheidungen im täglichen Leben sind zielgerecht angepasst (z. B. Behandlung, Prävention)
- kein unerwartetes schnelles Fortschreiten der Krankheitssymptome.

Klientenbezogene Pflegeziele oder Evaluationskriterien

Der Klient

G

- übernimmt Verantwortung für den Therapieplan
- zeigt ein proaktives Management durch Antizipieren, Vorwegnehmen und Planen für Eventualitäten der Erkrankung bzw. mögliche Komplikationen
- erkennt und nutzt zusätzliche Ressourcen, soweit angemessen
- bleibt frei von möglichen Komplikationen/einem Fortschreiten von Krankheitsfolgen/-begleiterscheinungen

Maßnahmen oder Pflegeinterventionen

1. Pflegepriorität: Feststellen der Motivation für kontinuierliches Wachstum:

- Verifizieren des Grades an Kenntnissen/Verständnis des Klienten bezüglich Zustand und Behandlungsbedarf. Beachten spezifischer Gesundheitsziele. *Gibt Gelegenheit, Genauigkeit und Vollständigkeit der Wissensgrundlage für zukünftiges Lernen zu sichern.*
- Feststellen des aktuellen Gesundheitszustands des Klienten und Wahrnehmung potenzieller Bedrohungen der Gesundheit.
- Aktiv Zuhören bei Sorgen, um Probleme im Hintergrund (z. B. physische oder emotionale Stressoren, äußere Faktoren wie Umweltschadstoffe oder sonstige Gefahrenquellen) zu identifizieren, *welche die Fähigkeit des Klienten beeinträchtigen könnten, die eigene Gesundheit zu kontrollieren.*
- Herausfinden der Überzeugungen des Klienten in Bezug auf Gesundheit und seine Fähigkeit, sie zu bewahren. *Die Überzeugung, die gewünschte Maßnahme durchführen zu können, ist ein prognostischer Faktor für die Leistungsfähigkeit.*
- Feststellen der Erwartungen des Individuums hinsichtlich des langfristigen Behandlungsbedarfs und antizipierter Veränderungen.

- Feststellen der aktuell genutzten Ressourcen, *um festzustellen, ob sich etwas verändern lässt (z. B. zusätzliche Stunden Haushaltshilfe, Zugang zu einem Fallmanager zur Unterstützung bei komplexen oder Langzeitversorgungsprogrammen).*

- **2. Pflegepriorität:** Unterstützen des Klienten/der Bezugspersonen bei der Entwicklung eines Plans zur Erfüllung individueller Bedürfnisse:
- Anerkennen der Stärken des Klienten im aktuellen Gesundheitsmanagement und Aufbauen darauf beim Planen der Zukunft.
- Feststellen notwendiger Schritte zur Erreichung der angestrebten gesundheitlichen Ziele. *Den Prozess zu verstehen stärkt die Einsatzbereitschaft und erhöht die Wahrscheinlichkeit, die Ziele zu erreichen.*
- Erkunden von Gesundheitsbereichen mit dem Klienten bzw. der/den Bezugsperson(en), über die jedes Individuum Kontrolle hat, und Erörtern von Barrieren gesunder Praktiken (z. B. Fast-Food statt selbst zu kochen, fehlende/mangelnde Zeit oder kein Zugang zu einer Essgelegenheit oder Fehlen einer sicheren Umgebung zum Sporttreiben). *Identifiziert Maßnahmen, die das Individuum ergreifen kann, um die Verbesserung von Gesundheitspraktiken zu planen.*
- Akzeptieren der Einschätzung des Klienten bezüglich eigener Stärken/Schwächen und gleichzeitige Zusammenarbeit beim Verbessern seiner Fähigkeiten. *Fördert das Selbstwertgefühl und das Selbstvertrauen zur Fortsetzung der Anstrengungen.*
- Integrieren der kulturellen Werte/religiösen Überzeugungen des Klienten, die das Erreichen des Ziels unterstützen.
- Vermitteln von Informationen und Bibliotherapie. Unterstützen des Klienten/seiner Bezugsperson(en), Ressourcen zu erkennen, zu denen er/sie selbst Zugang hat/haben. *Beim Nutzen des Internets oder anderer als der herkömmlichen Quellen sowie bei ungesicherten Quellen muss der Klient zurückhaltend sein und die Zuverlässigkeit der Quelle/Information prüfen, bevor er auf dieser Grundlage handelt.*
- Anerkennen der individuellen Anstrengungen/Fähigkeiten, um eine Entwicklung in Richtung Zielerreichung zu verstärken. *Dies sorgt für positive Verstärkung und macht Mut, weiter auf gewünschte Ziele hinzuarbeiten.*

3. Pflegepriorität: Fördern optimalen Wohlbefindens:

- Dem Klienten/der Pflegeperson Wahlmöglichkeiten sowie Mitwirkungsmöglichkeiten bei der Planung und Ausführung zusätzlicher Aufgaben/Verantwortlichkeiten verschaffen.
- Ermutigen zu körperlicher Betätigung, Entspannungsübungen, Yoga, Meditation, Visualisieren und gelenkter Imagination, *um bei der Stressbewältigung zu helfen und die allgemeine Gesundheit und das Wohlbefinden zu fördern.*
- Unterstützen beim Umsetzen von Strategien zur Überwachung von Fortschritten/Reaktionen auf die Behandlung. *Fördert proaktives Problemlösen.*
- Benennen zusätzlicher kommunaler Ressourcen/Selbsthilfegruppen (z. B. Ernährungsberatung/Programm zur Gewichtsreduktion, Raucherentwöhnungsprogramm). *Sorgt für zusätzliche Gelegenheiten der Rollenmodellbildung, des Fertigkeitentrainings, des antizipatorischen, vorwegnehmenden Problemlösens usw.*
- Instruieren in individuell geeignetem Gesundheitsverhalten (z. B. Selbstuntersuchung der Brust und Mammographie, der Selbstuntersuchung der Hoden und der Prostatauntersuchung, Impfungen und Grippe-Immunisierungen, regelmäßige medizinische und zahnmedizinische Untersuchungen).

Schwerpunkte der Pflegedokumentation

Pflegeassessment oder Neueinschätzung

- Befunde des Assessments inkl. der Dynamik der individuellen Situation
- individuelle Stärken/zusätzliche Bedürfnisse
- kulturelle Werte, religöse Überzeugungen.

Planung

- Pflege-/Interventionsplan und beteiligte Personen
- Patientenedukationsplan für Klienteninformation, -schulung und -beratung.

Durchführung/Evaluation

- Reaktionen auf Interventionen/Patientenedukation und ausgeführte Pflegemaßnahmen
- Zielerreichung/Fortschritte in Richtung gewünschter Ergebnisse
- Veränderungen des Pflegeplans.

Entlassungs- oder Austrittsplanung

- Erfordernisse der Entlassung, langfristiger Pflegebedarf nach Entlassung, vorgenommene Koordinationen und Vermittlungen, zusätzlich verfügbare personelle, kommunale und materielle Ressourcen
- spezifische, vorgenommene Vermittlungen, Nachsorgeplan sowie Verantwortlichkeiten für zu treffende Maßnahmen.

Empfohlene, exemplarische Pflegeinterventionen (NIC) und Pflegeergebnisse (NOC)

NIC: *Verhaltensmodifikationsunterstützung* [Self-Modification Assistance] (McCloskey-Dochterman, J.; Bulecheck, G. M., 2013); *Gesundheitssystemorientierung* [Health System Guidance] (McCloskey/Dochterman/Bulecheck, 2009), *Symptomkontrolle [Symptom Control]* (McCloskey/Dochterman/Bulecheck, 2009)
NOC: *Wissen: Gesundheitsförderung* [Health Seeking Behavior] (Moorhead, S., Johnson, M.; Maas, M. L.; Swanson, E., 2013);

Literatur

Carpenito-Moyet L. J.: Das Pflegediagnosen-Lehrbuch. Huber, Bern 2013
Georg, J.: Positive Patientenedukation – Patientenedukation, Pflegediagnosen und positive Pflege. PADUA 7 (2012) 2: 87–93
Georg J. (2011). Positive Pflege. NOVAcura 42, 2: 18–20
Klug Redman, B.: Selbstmanagement chronisch Kranker. Huber, Bern 2008
Klug Redman, B.: Patientenedukation. Huber, Bern 2009
Stolte, K. M.: Pflegediagnosen in der Gesundheitsförderung und Patientenedukation. Huber, Bern 2013

Unwirksames Management der eigenen Gesundheit [P]

Ineffective self health management (00078) (1994, R 2008, R 2010 LOE 2.1)
Domäne 1: **Gesundheitsförderung**
Klasse 2: **Gesundheitsmanagement**

Diagnosetyp (Dokumentationsform): aktuelle Pflegediagnose (PES)
Zuordnung der Pflegediagnose nach Pflegemodellen/-klassifikationen s. Kap. 6.

Definition: Verhaltensmuster zur Steuerung und Integration eines Therapieprogramms zur Behandlung einer Krankheit und deren Folgen in das tägliche Leben, das nicht geeignet ist, spezifische Gesundheitsziele zu erreichen

Beeinflussende Faktoren [od. Einflussfaktoren] [E]

- Komplexität des Gesundheitssystems
- Komplexität des Therapieprogramms
- Entscheidungskonflikte
- wirtschaftliche Schwierigkeiten
- überzogene Ansprüche (z.B. eigene Ansprüche, Ansprüche seitens der Familie)
- Familienkonflikt
- Verhaltensmuster der Familie bezüglich Gesundheit und Pflege
- unzureichende Anzahl von Handlungshinweisen
- Wissensdefizit
- Art der Therapie/Behandlung:
  - wahrgenommene Hindernisse
  - wahrgenommener Schweregrad
  - wahrgenommene Anfälligkeit
  - wahrgenommene Vorteile
- Machtlosigkeit
- Mangel an sozialer Unterstützung.

Bestimmende Merkmale [od. Symptome] [S]

subjektive

- äußert den Wunsch, die Krankheit und das Therapieprogramm zu bewältigen

- äußert Schwierigkeiten mit dem angeordneten Therapieprogramm.

objektive

- Unvermögen, das Behandlungsprogramm in das tägliche Leben [die tägliche Routine] einzubauen
- Unvermögen, Maßnahmen zu ergreifen, die die Risikofaktoren reduzieren
- unwirksame Entscheidungen im täglichen Leben, um Gesundheitsziele zu erreichen
- trifft im täglichen Leben Entscheidungen, die das Erreichen von Gesundheitszielen verunmöglichen
- [unerwartet beschleunigte Entwicklung der Krankheitssymptome].

Klientenbezogene Pflegeziele oder Evaluationskriterien

Der Klient

- äußert die Akzeptanz der Notwendigkeit/den Wunsch, das Handeln zu verändern, um gemeinsam festgelegte Gesundheitsziele zu erreichen.
- äußert, dass er Faktoren/Hindernisse versteht, die mit der individuellen Situation zusammenhängen.
- beteiligt sich an der Lösung der Probleme, welche die Integration der Therapieempfehlungen behindern.
- zeigt Verhaltensweisen/Veränderungen der Lebensweise, die notwendig sind, um die Therapieempfehlungen einzuhalten.
- erkennt/nutzt vorhandene Ressourcen.

Maßnahmen oder Pflegeinterventionen

1. Pflegepriorität: Erkennen individueller Risikofaktoren/spezifischer Bedürfnisse:

- Ermitteln des Wissensstandes/Verständnisses des Klienten über den Zustand und die erforderliche Therapie, *damit dieser Entscheidungen hinsichtlich seiner Selbstversorgung auf der Grundlage von Informationen treffen kann.*
- Feststellen der Gesundheitsziele und Muster der Gesundheitsversorgung des Klienten/der Familie.
- Identifizieren kultureller Werte und/oder religiöser Überzeugungen, welche die Sichtweise des Klienten hinsichtlich der Situation

und seine Bereitschaft zu notwendigen Veränderungen beeinträchtigen.

- Herausarbeiten der Kontrollüberzeugung des Klienten: intern (Äußerungen von Eigenverantwortung und Fähigkeit zur Kontrolle von Ergebnissen [«Ich habe nicht mit dem Rauchen aufgehört»] oder extern (Äußerungen fehlender Kontrolle über sich selbst und das Umfeld [«Nie klappt etwas», «Was für ein Pech, Lungenkrebs zu bekommen»]).
- Identifizieren individueller Wahrnehmungen und Erwartungen hinsichtlich der Therapie.
- Betrachten der Komplexität der Therapie (z. B. Anzahl der erwarteten Aufgaben, wie etwa Einnahme von Medikamenten 4-mal oder 1-mal täglich) und Evaluieren, wie schwierig diese Aufgaben für den Klienten sein könnten (z. B. zwingendes Einstellen des Rauchens oder Einhalten einer strikten Dialysediät, auch wenn man sich wohl fühlt etc.). *Diese Faktoren spielen oft eine Rolle, wenn sich ein Klient nicht am Behandlungsplan beteiligt.*
- Beachten, welche Ressourcen zur Hilfeleistung, Pflege und Erholung vorhanden und nutzbar sind.

G

2. Pflegepriorität: Unterstützen des Klienten/der Bezugsperson(en) beim Entwickeln von Strategien zum Therapiemanagement:

- Anwenden therapeutischer Gesprächsformen, *um den Klienten bei der Problemlösung zu unterstützen.*
- Abklären, inwieweit der Klient an einer gemeinsamen Zielvereinbarung teilnimmt oder nicht.
- Nutzen der Kontrollüberzeugung des Klienten zur Entwicklung eines individuellen Plans für die Anpassung an die Therapie (z. B. Ermutigen eines Klienten mit interner Kontrollüberzeugung, die Kontrolle über seine Versorgung zu übernehmen, und eines Klienten mit externer Kontrollüberzeugung, mit kleinen Aufgaben zu beginnen und sich zu steigern, soweit toleriert).
- Benennen notwendiger Schritte zur Erreichung erwünschter Ziele.
- Akzeptieren der Selbsteinschätzung des Klienten bezüglich seiner Stärken/Einschränkungen, während gemeinsam an der Verbesserung seiner Fähigkeiten gearbeitet wird. Bestätigen der Überzeugung, dass der Klient die Situation bewältigen und/oder sich ihr anpassen kann.

- Positives Bestärken erreichter Leistungen, *um zur Beibehaltung neuer Verhaltensweisen zu ermutigen.*
- Sorgen für Informationen/Ermutigen des Klienten, sich selbst Ressourcen zu suchen. Bekräftigen früherer Instruktionen und ihrer Begründungen unter Verwenden verschiedener Lehr-/Lernmethoden wie Rollenspiel, Demonstration, schriftliches Material.

3. Pflegepriorität: Fördern des Wohlbefindens (Beratung, Patientenedukation und Entlassungsplanung):

- Betonen, wie wichtig die Kenntnisse des Klienten sowie seine Einsicht in die Notwendigkeit einer Therapie/Medikation und die Konsequenzen von Handlungen/Entscheidungen sind.
- Fördern der Teilnahme des Klienten/der Bezugsperson(en) am Planungsprozess. *Fördert die Bindung an den Plan und optimiert die Ergebnisse.*
- Unterstützen des Klienten, Strategien zur Überwachung der Behandlung zu entwickeln. *Fördert die frühe Erkennung von Veränderungen, erlaubt proaktives Handeln.*
- Mobilisieren der Unterstützungssysteme inkl. Familie/Bezugsperson(en), soziale und finanzielle Hilfen.
- Vermitteln an eine Beratungsstelle/Therapie (Einzel- und Gruppentherapie), soweit angezeigt.
- Ermitteln häuslicher oder kommunaler Pflegedienste *zur Lagebeurteilung, pflegerischen Nachbetreuung und Klientenschulung in der häuslichen Umgebung.*

Schwerpunkte der Pflegedokumentation

Pflegeassessment oder Neueinschätzung

- Befunde inkl. der der individuellen Situation zu Grunde liegenden Dynamik, der Wahrnehmung von Problemen/Bedürfnissen durch den Klienten, der Kontrollüberzeugung
- Kulturelle Werte, religiöse Überzeugungen
- Familiäre Beteiligung und Bedürfnisse
- Individuelle Stärken/Einschränkungen
- Vorhandensein/Nutzung von Ressourcen

Planung

- Pflege-/Interventionsplan und beteiligte Personen
- Patientenedukationsplan für Klienteninformation, -schulung und -beratung

Durchführung/Evaluation

- Reaktionen auf Interventionen/Patientenedukation und ausgeführte Pflegemaßnahmen
- Zielerreichung/Fortschritte in Richtung gewünschter Ergebnisse
- Veränderungen des Pflegeplans

Entlassungs- oder Austrittsplanung

- Erfordernisse der Entlassung, langfristiger Pflegebedarf nach Entlassung, vorgenommene Koordinationen und Vermittlungen, zusätzlich verfügbare personelle, kommunale und materielle Ressourcen
- Spezifische, vorgenommene Vermittlungen, Nachsorgeplan sowie Verantwortlichkeiten für zu treffende Maßnahmen

Empfohlene, exemplarische Pflegeinterventionen (NIC) und Pflegeergebnisse (NOC)

NIC: *Verhaltensmodifikationsunterstützung* [Self-Modification Assistance] (McCloskey-Dochterman, J.; Bulecheck, G. M., 2013)
NOC: *Behandlungsverhalten: Krankheit oder Verletzung* [Treatment Behaviour: Illness or Injury] (Moorhead, S., Johnson, M.; Maas, M. L.; Swanson, E., 2013)

Literatur

Carpenito-Moyet L. J.: Das Pflegediagnosen-Lehrbuch. Huber, Bern 2013

Georg J.: Patientenedukation – Diagnosen und Interventionen. NOVAcura 43 (2012) 1: 22–25

Georg J.: Positive Pflege. NOVAcura 42 (2011) 2: 18–20

Georg, J.: Positive Patientenedukation – Patientenedukation, Pflegediagnosen und positive Pflege. PADUA 7 (2012) 2: 87–93

Klug Redman, B.: Selbstmanagement chronisch Kranker. Huber, Bern 2008

Klug Redman, B.: Patientenedukation. Huber, Bern 2009

London, F.: Informieren, Schulen, Beraten – Praxishandbuch zur Patientenedukation. Huber, Bern 2010

Stolte, K. M.: Pflegediagnosen in der Gesundheitsförderung und Patientenedukation. Huber, Bern 2013

Gefahr einer Gesundheitsschädigung [P]

Risk for injury (00035) (1978)
Domäne 11: **Sicherheit/Schutz**
Klasse 2: **Physische Verletzung**

Diagnosetyp (Dokumentationsform): Risikopflegediagnose (PR)
Zuordnung der Pflegediagnose nach Pflegemodellen/-klassifikationen s. Kap. 6.

G

Definition: Risiko einer Körperschädigung infolge von Umwelteinflüssen, die die individuelle Anpassungsfähigkeit und die Abwehrressourcen beeinflussen

Risikofaktoren [R]

innere

- physische (z. B. verletzte Haut, veränderte Mobilität)
- Gewebehypoxie
- Mangelernährung
- auffälliges Blutbild (z. B. Leukozytose/Leukopenie, veränderte Gerinnungsfaktoren, Thrombozytopenie, Sichelzellenanämie, Thalassämie, reduziertes Hämoglobin)
- biochemische Störung
- beeinträchtigte sensorische Wahrnehmung
- Eingliederungsschwierigkeiten
- Fehlfunktion/Störung der Effektor-T-Lymphozyten
- Immun-/Autoimmunstörung
- psychologische (emotionale Orientierung)
- entwicklungsbezogenes Alter (physiologisch, psychosozial).

äußere

- biologische (z. B. Impfstatus der Gemeinschaft, Mikroorganismen)
- chemische (z. B. Gifte, Schadstoffe, Medikamente, pharmazeutische Wirkstoffe, Alkohol, Nikotin, Konservierungsmittel, Kosmetika, Färbemittel)
- physikalische (z. B. Aufbau, Struktur und Anordnung der Gemeinschaft, des Gebäudes und/oder der Ausstattung)
- menschliche (z. B. nosokomiale Faktoren, Personalbesetzung oder kognitive, affektive, psychomotorische Faktoren)

- Nutzung von Verkehrsmitteln
- ernährungsbedingte (z. B. Vitamine, Art der Nahrung).

Klientenbezogene Pflegeziele oder Evaluationskriterien

Der Klient

- äußert, die individuellen Risikofaktoren zu kennen und zu verstehen, und unternimmt Schritte, um die Situation(en) zu verbessern.
- zeigt Verhaltensweisen, Änderungen in der Lebensweise, um die Risikofaktoren zu vermindern und sich vor Verletzung zu schützen.
- verändert bei Bedarf seine Umgebung, um die Sicherheit zu erhöhen.
- ist frei von Verletzungen.

Maßnahmen oder Pflegeinterventionen

Beim Überblicken dieser Pflegediagnose ist es offensichtlich, dass es viele Überschneidungen mit anderen Diagnosen gibt. Wir haben uns dafür entschieden, allgemeine Maßnahmen vorzustellen. Obwohl es Gemeinsamkeiten zwischen Verletzungssituationen gibt, schlagen wir vor, dass sich der Leser auf andere entsprechende Pflegediagnosen bezieht, wie z. B. Aktivitätsintoleranz, Aspirationsgefahr, Gefahr einer unausgeglichenen Körpertemperatur, Verminderte Herzleistung, Akute Verwirrtheit, Chronische Verwirrtheit, Kontaminationsgefahr, Sturzgefahr, Orientierungsstörung, Beeinträchtigter Gasaustausch, Beeinträchtigte Haushaltsführung, Beeinträchtigte körperliche Mobilität, Beeinträchtigte elterliche Fürsorge, Gefahr einer beeinträchtigten elterlichen Fürsorge, Mangelernährung, Überernährung, Vergiftungsgefahr, Hautschädigung, Gefahr einer Hautschädigung, Schlafmangel, Erstickungsgefahr, Gestörte Denkprozesse, Periphere Durchblutungsstörung, Infektionsgefahr, Verletzungsgefahr, Gefahr einer selbstgefährdenden Gewalttätigkeit, Gefahr einer fremdgefährdenden Gewalttätigkeit, Ruheloses Umhergehen.

1. Pflegepriorität: Ausmaß/Ursache des individuellen Risikos beurteilen:

- Durchführen gründlicher Assessments zu Sicherheitsfragen, wenn man die Pflege des Klienten plant und/oder ihn auf die

Entlassung aus der Pflege vorbereitet. *Diese Fragen nicht akkurat einzuschätzen und zu intervenieren oder weiter zu vermitteln, können den Klienten unnötigen Risiken aussetzen und der Gesundheitsfachperson Probleme in Bezug auf Vernachlässigung bereiten.*

- Herausfinden von Wissen über Sicherheitsbedarf/Verletzungsprävention und die Motivation, Verletzungen im häuslichen Bereich, in der Gemeinde und am Arbeitsplatz zu verhindern.
- Achten auf Alter, Geschlecht, Entwicklungsstand, Entscheidungsfähigkeit sowie Kompetenz/Denkniveau des Klienten. *Wirkt sich auf die Fähigkeit des Klienten aus, sich selbst und/oder andere zu schützen, und beeinflusst die Wahl von Interventionen und/oder Unterweisung.*
- Einschätzen von Gemütszustand, Bewältigungsfähigkeiten, Persönlichkeitsformen (z.B. Temperament, Aggressivität, impulsives Verhalten, Grad der Selbstachtung, *die zu unvorsichtigem/erhöhtem Risikoverhalten, ohne Berücksichtigung der Konsequenzen, führen können.*
- Beurteilen der körperlichen Kraft, grob- und feinmotorischen Koordination, *um die Sturzgefahr zu bestimmen.*
- Beachten des sozioökonomischen Status/der Verfügbarkeit und des Einsatzes von Ressourcen.
- Beurteilen der emotionalen und verhaltensbezogenen Reaktion des Betroffenen auf Gewalt in der Umgebung (z.B. zu Hause, in der Nachbarschaft, unter Gleichaltrigen, in den Medien). *Kann die Sichtweise des Klienten und seine Achtung vor der eigenen Sicherheit/der Sicherheit anderer beeinträchtigen.*
- Bestimmen des Potenzials für missbräuchliches Verhalten durch Familienmitglieder, Bezugsperson(en), Gleichaltrige.
- Achten auf Anzeichen einer Verletzung und deren Alter (z.B. neue, kurze Zeit zurückliegende und alte Quetschungen/blaue Flecken, Vorgeschichte von Frakturen, häufige Fehlzeiten in der Schule/am Arbeitsplatz), *um festzustellen ob Evaluationsbedarf im Hinblick auf absichtliche Verletzungen/Missbrauch im Beziehungsumfeld/Lebensumfeld des Klienten besteht.*

2. Pflegepriorität: Beim Reduzieren oder Korrigieren individueller Risikofaktoren Unterstützung geben:

- Sorgen für eine Gesundheitsversorgung im Rahmen einer Kultur der Sicherheit (z.B. Einhalten von Pflegestandards und Sicherheitsvorschriften einer Einrichtung), *um Irrtümer zu vermeiden,*

die zu Verletzungen des Klienten führen, die Sicherheit des Klienten zu fördern und als Rollenvorbild für Sicherheitsverhalten des Klienten/der Bezugsperson(en) zu gelten:
  - Einstellen des Bettes/Stuhls in niedrigster Position bei geblockten Rädern
  - Sicherstellen, dass der Weg zum Bad nicht durch Hindernisse verlegt und gut beleuchtet ist
  - Hilfsmittel (z.B. Gehrahmen, Gehstock, Brille, Hörgerät) in Reichweite legen
  - Instruieren des Klienten/der Bezugsperson(en), bei Bedarf Unterstützung anzufordern. Sicherstellen, dass der Schwesternruf in Reichweite liegt und der Klient weiß, wie man damit umgeht
  - Überwachen der Umgebung auf potenziell unsichere Zustände und Modifizieren, soweit erforderlich
  - Verabreichen von Medikamenten und Infusionen unter Anwendung des Systems der «Fünf-R-Regel» (richtiger Patient, richtiges Medikament, richtige Darreichungsform, richtige Dosierung, richtige Zeit)
- Informieren und Anleiten des Klienten/der Bezugsperson(en) in Bezug auf alle Behandlungen und Medikamente etc.
- Für weitere Interventionen siehe die zuvor genannten Pflegediagnosen.
- Erstellen eines Pflegeplans mit der Familie, um die individuellen Bedürfnisse des Klienten und der Bezugsperson zu erfüllen.
- Dem Klienten/der Bezugsperson zu Informationen über Krankheiten/Zustände verhelfen, die zu erhöhter Verletzungsgefahr führen können (z.B. Schwäche, Demenz, eine Kopfverletzung, Immunsuppression, Mehrfachmedikation, Alkohol/andere Drogen, Exposition gegenüber Umweltchemikalien/anderen Gefahrenquellen).
- Benennen von Maßnahmen/Sicherheitsvorrichtungen, *um eine sichere Umgebung/individuelle Sicherheit zu fördern.* Bei Bedarf Ergo- oder Physiotherapie hinzuziehen.
- Demonstrieren von/Ermutigen zu Techniken, um Emotionen wie Wut und Feindseligkeit zu verringern/mit Stress umzugehen und Emotionen zu bewältigen.
- Überprüfen der Folgen früher ermittelter Risikofaktoren, die der Klient nur widerwillig modifiziert (z.B. Krebs in der Mundregion bei Jugendlichen, die Tabak kauen; Auftreten von Spontanabor-

ten, fötalem Alkoholsyndrom und Entzugserscheinungen bei Neugeborenen, deren Mutter während der Schwangerschaft Tabak, Alkohol und andere Drogen zu sich nahm; ein Sturz, bedingt durch das Unterlassen, ein Hilfsmittel zu gebrauchen; Kinder im Krabbelalter, die an ein Medizinschränkchen geraten; Komatrinken beim Skilaufen; gesundheitliche/juristische Implikationen des Gebrauchs illegaler Drogen; zu viele Arbeitsstunden, um eine Maschine/ein Fahrzeug noch sicher führen zu können).

- Erörtern der Wichtigkeit der Selbstkontrolle bei Zuständen/Emotionen, *die eine Verletzung begünstigen können (z. B. Müdigkeit, Wut, Reizbarkeit).*
- Empfehlen der Teilnahme an Selbsthilfeprogrammen, um das Selbstvertrauen zu erhöhen (z. B. Selbstbehauptungstraining, positives Selbstbild, Bestärken der Selbstachtung/des Selbstwertgefühls).
- Einschätzen der häuslichen Umgebung/klären von Sicherheitsfragen, wie etwa das Einschließen von Medikamenten/giftigen Substanzen, das Verschließen der Außentür, *um den Klienten daran zu hindern, umherzugehen (Wandering), während die Bezugsperson mit anderen Aktivitäten im Haushalt beschäftigt ist,* oder Feuerzeuge/Rauchutensilien zu entfernen und die Drehknöpfe am Herd abzumontieren, *damit ein verwirrter Klient nicht den Herd einschaltet und unbeaufsichtigt zurücklässt.*
- Überprüfen von Erwartungen, die Betreuungspersonen gegenüber Kindern, geistig behinderten und/oder betagten Familienmitgliedern haben.
- Erörtern des Bedarfs und der Beschaffungsmöglichkeiten für Beaufsichtigung (z.B. Vorschulprogramme, Hausaufgabenhilfe, Tagespflege für ältere Menschen).
- Sprechen über Sorgen in der Kindererziehung, Praktiken der Diszplinerhaltung.

3. Pflegepriorität: Fördern des Wohlbefindens (Beratung, Patientenedukation und Entlassungsplanung):

- Identifizieren individueller Bedürfnisse/Ressourcen für die Sicherheitsschulung, wie etwa Kurse in erster Hilfe/kardiopulmonaler Reanimation, Kurse für Babysitter, Sicherheit im Umgang mit Wasser oder Waffen, Einstellen des Rauchens, Drogenmissbrauchsprogramm, Umgang mit dem Körpergewicht und mit körperlicher Betätigung, Sicherheitskurse in Industrie und Gemeinde.

- Sorgen für Telefonnummern und andere Kontaktadressen, soweit individuell angezeigt (z. B. Arzt, Notruf 112, Vergiftungszentrum, Polizei 110, Gefahrstoffbeseitigung).
- Vermitteln, bei Bedarf, an andere Beratungsstellen (z. B. Lebensberatung, Psychotherapie, Budgetberatung, Elternbildungskurse).
- Sorgen für Bibliotherapie und schriftliche Informationen *zur späteren Sichtung und zum Lernen im eigenen Tempo.*
- Fördern von Aufklärungskampagnen auf Gemeindeebene, die das Bewusstsein für Sicherheitsmaßnahmen erhöhen und auf vorhandene Beratungsstellen hinweisen sollen, die dem Einzelnen zugänglich sind (z. B. korrekter Einsatz von Kindersitzen/Fahrradhelmen, Informationen über häusliche Gefahrenquellen, Sicherheit bei Feueralarm, Sturzprävention, kardiopulmonale Reanimation/erste Hilfe).
- Fördern des Bewusstseins der Gemeinschaft in Bezug auf Probleme der Gebäudekonstruktion, Ausrüstung sowie Verkehrsmittel und Arbeitsbedingungen, die zu Unfällen beitragen.
- Feststellen, welche Ressourcen in der Gemeinde/bei Nachbarn/Freunden vorhanden sind, um betagten/behinderten Menschen zu helfen, Wartungsarbeiten zu erledigen (z. B. Treppen und Wege von Eis befreien).

Schwerpunkte der Pflegedokumentation

Pflegeassessment oder Neueinschätzung

- individuelle Risikofaktoren unter Beachten aktueller körperlicher Befunde (z. B. Quetschungen/blaue Flecken, Schnitte)
- Wissen des Klienten/der Betreuungsperson über Risikofaktoren/Sicherheitsfragen
- Verfügbarkeit und Nutzung von Ressourcen.

Planung

- Pflege-/Interventionsplan und beteiligte Personen
- Patientenedukationsplan für Klienteninformation, -schulung und -beratung.

Durchführung/Evaluation

- Reaktionen auf Interventionen/Patientenedukation und ausgeführte Pflegemaßnahmen
- Zielerreichung/Fortschritte in Richtung gewünschter Ergebnisse
- Veränderungen des Pflegeplans.

Entlassungs- oder Austrittsplanung

- Erfordernisse der Entlassung, langfristiger Pflegebedarf nach Entlassung, vorgenommene Koordinationen und Vermittlungen, zusätzlich verfügbare personelle, kommunale und materielle Ressourcen
- spezifische, vorgenommene Vermittlungen, Nachsorgeplan sowie Verantwortlichkeiten für zu treffende Maßnahmen.

Empfohlene, exemplarische Pflegeinterventionen (NIC) und Pflegeergebnisse (NOC)

NIC: *Sicherheitsförderung* [Surveillance: Safety] (McCloskey-Dochterman, J.; Bulecheck, G. M., 2013)
NOC: *Sicherheitsverhalten: Persönliches* [Safety Behavior: Personal] (Moorhead, S., Johnson, M.; Maas, M. L.; Swanson, E., 2013)

Literatur

Carpenito-Moyet L. J.: Das Pflegediagnosen-Lehrbuch. Huber, Bern 2013
Georg, J.: Protektive Systeme alter Menschen. NOVAcura 43 (2012) 9: 19–21
Kamphausen, U.: Prophylaxen in der Pflege. Kohlhammer, Stuttgart 2011

Gefahrengeneigtes Gesundheitsverhalten [P]*

Risk-prone health behavior (00188) (1986, R 1998, R 2006, R 2008, LOE 2.1)
Domäne 9: **Coping/Stresstoleranz**
Klasse 2: **Coping-Reaktionen**

Diagnosetyp (Dokumentationsform): aktuelle Pflegediagnose (PES)
Zuordnung der Pflegediagnose nach Pflegemodellen/-klassifikationen s. Kap. 6.

Definition: Beeinträchtigte Fähigkeit, den Lebensstil/die Verhaltensweisen derart zu verändern, dass der Gesundheitszustand verbessert wird

* Diese Diagnose trug zuvor den Titel *Beeinträchtigte Anpassung (Impaired adjustment).*

Beeinflussende Faktoren [od. Einflussfaktoren] [E]

- übermäßiger Alkoholkonsum
- unzureichendes Verständnis
- unzureichende soziale Unterstützung
- geringe Selbstwirksamkeit
- niedriger sozioökonomischer Status
- mehrere Stressoren
- negative Einstellung gegenüber der Gesundheitsfürsorge
- Rauchen.

G

Bestimmende Merkmale [od. Symptome] [S]

subjektive

- zeigt fehlende Akzeptanz der Veränderung des Gesundheitszustands
- Versagen, ein optimales Kontrollgefühl zu erreichen.

objektive

- Versagen, Handlungen zu ergreifen, die Gesundheitsproblemen vorbeugen
- spielt Veränderung des Gesundheitszustands herunter.

Klientenbezogene Pflegeziele oder Evaluationskriterien

Der Klient

- zeigt zunehmendes Interesse, sich aktiv an der Selbstversorgung zu beteiligen.
- entwickelt die Fähigkeit, die Verantwortung für eigene Bedürfnisse zu übernehmen, wenn möglich.
- erkennt belastende Situationen, die zu beeinträchtigter Anpassung führen können, und gezielte Gegenmaßnahmen.
- beginnt, seine Lebensweise so zu verändern, dass eine Anpassung an die momentanen Lebensumstände möglich wird.
- erkennt und nutzt angemessene Unterstützungssysteme.

Maßnahmen oder Pflegeinterventionen

1. Pflegepriorität: Einschätzen des Grades der Funktionseinschränkung:

- Ausführen einer körperlichen Untersuchung und/oder eines psychosozialen Assessments, *um das Ausmaß der Einschränkung des aktuellen Zustands zu bestimmen.*

- Achten auf die Wahrnehmung des Unvermögens/des Widerwillens des Klienten, sich an gegenwärtig ablaufende Situationen anzupassen.
- Gemeinsames Prüfen früherer und gegenwärtiger Unterstützungssysteme (Familie, Kirche, Gruppen, Organisationen etc.), *um hilfreiche Ressourcen zu identifizieren.*
- Erkunden von Gefühlsäußerungen des Klienten/der Bezugsperson(en), die für Anpassungsschwierigkeiten sprechen (z. B. überwältigende Angst, Furcht, Wut, Besorgnis, passives und/oder aktives Verleugnen).
- Achten auf Interaktionsformen von Kindern mit ihren Bezugspersonen. *Die Entwicklung von Bewältigungsverhalten ist in diesem Alter begrenzt, Bezugspersonen bieten in dieser Situation Unterstützung und wirken als Rollenvorbild.*
- Feststellen, ob bei Kindern Probleme in der Schule auftreten, sich Kinder von der Familie und Bezugsgruppe zurückziehen oder ob sie gewalttätiges Verhalten gegen sich oder andere zeigen.

G

2. Pflegepriorität: Erkennen ursächlicher/beeinflussender Faktoren, die zur Veränderung des Gesundheitsverhaltens führen:

- Achten auf die Wahrnehmung des Klienten hinsichtlich der Faktoren, die zur momentanen Beeinträchtigung geführt haben. Beachten des Beginns, der Dauer, des Vorkommens/Nichtvorkommens körperlicher Beschwerden und von Rückzugsverhalten.
- Gemeinsames Prüfen früherer Lebensumstände und Rollenveränderungen, *um bereits eingesetzte Bewältigungsfähigkeiten zu erkennen.*
- Achten auf Substanzgebrauch/-missbrauch (z. B. Rauchen, Alkohol, verschreibungspflichtige Medikamente, Drogen von der Straße), *die als Coping-Mechanismus dienen, eine Gesundheitsstörung ausbrechen lassen oder das Erfassen der Situation seitens des Klienten beeinträchtigen können.*
- Feststellen ob Ressourcen nicht vorhanden sind oder nicht genutzt werden.
- Überprüfen vorhandener Dokumente oder anderer Ressourcen, um gegenwärtige Lebenserfahrungen zu erfassen (z. B. Krankengeschichte, Aussagen von Bezugspersonen, Berichte des leitenden Arztes). *Bei körperlich und/oder emotional extrem belastenden Situationen wird der Klient Umstände, die zur gegenwärtigen Situation geführt haben, eventuell nicht angemessen einschätzen können.*

3. Pflegepriorität: Unterstützen des Klienten im Umgang mit und der Bewältigung der Behinderung/Einschränkung:

- Organisieren einer interdisziplinären Fallbesprechung mit dem Klienten und nachgeordneten Diensten, *die sich auf beeinflussende Faktoren der beeinträchtigten Anpassung konzentriert und bei der ein Plan zum Umgang mit der Situation erstellt werden soll.*
- Anerkennen der Bemühungen des Klienten sich anzupassen: «Sie haben Ihr Bestes getan...». *Verringert Schuld- und Schamgefühle und defensive Reaktionsweisen.*
- Teilen von Informationen mit Bezugspersonen/-gruppen von Jugendlichen, wenn die Erkrankung das Körperbild beeinflusst, soweit angezeigt. *Gleichaltrige* (peers) *sind die wichtigste Unterstützung für die Altersgruppe der Jugendlichen/Adoleszenten.*
- Erklären des Krankheitsprozesses, der Krankheitsursachen und der Prognose in angemessener Form und Fördern des Fragenstellens, *um das Verständnis der Situation zu fördern.*
- Sorgen für ein offenes, gesprächsförderndes Klima, *sodass mit Gefühlen, welche durch die Funktionseinschränkungen ausgelöst wurden, realistisch und offen umgegangen werden kann.*
- Nutzen therapeutischer Kommunikationsfähigkeiten (aktives Zuhören, Anerkennung, Schweigen, Ich-Botschaften).
- Diskutieren/Evaluieren früherer Ressourcen, die zur Bewältigung vorheriger Lebenskrisen hilfreich waren (Rehabilitation, Berufserfahrungen, psychosoziale Unterstützungsdienstleistungen).
- Gemeinsames Planen des Vorgehens, um die dringlichsten Bedürfnisse zu erfüllen (z.B. körperliche Sicherheit und Hygiene, psychische Unterstützung durch Berufs- und Bezugspersonen) und Unterstützen beim Ausführen des Plans. *Bietet einen Anfang, um mit der gegenwärtigen Situation umgehen, den Plan vorantreiben und die Ergebnisse bewerten zu können.*
- Untersuchen früher angewandter Bewältigungsstrategien und der Möglichkeit, sie auf die aktuelle Situation anzuwenden. Anpassen oder Entwickeln neuer Bewältigungsformen.
- Gemeinsames Erkennen und Lösen von Frustrationsquellen in der täglichen Pflege und Versorgung. *Die Auseinandersetzung mit kleineren Problemen ermöglicht dem Klienten, die beeinträchtigte Anpassung aus einer weniger bedrohlichen Perspektive wahrzunehmen: Konzept der kleinen Schritte.*
- Beteiligen der Bezugsperson(en) bei der längerfristigen Planung emotionaler, psychischer und sozialer Bedürfnisse.

4. Pflegepriorität: Fördern des Wohlbefindens (Beratung, Patientenedukation und Entlassungsplanung):

- Erkennen von Stärken, die der Klient in der gegenwärtigen Lebenssituation wahrnimmt – mit Konzentration auf die Gegenwart, *da Ungewissheiten der Zukunft zu überwältigend sein könnten.*
- Vermitteln an andere Ressourcen/Gesundheitsberufe bei der längerfristigen Pflegeplanung (z. B. Ergotherapie, berufliche Rehabilitation), soweit angezeigt.
- Unterstützen von Klienten/Bezugsperson(en), um passende Alternativen und entsprechende Veränderungen in der Kontrollüberzeugung zu erkennen.
- Unterstützen/Anleiten von Bezugspersonen, geeignete Methoden zur Hilfeleistung im Umgang mit gegenwärtigen Bedürfnissen zu erlernen (vgl. PDx, die sich speziell mit Einschränkungen des Klienten befassen).
- Planen und zeitliches Abstimmen von Lernsituationen in geeignetem Tempo und zu sinnvollen Zeiten, *um die Bedürfnisse des Klienten zu befriedigen.* Geben von Feed-back während und nach Beratungssitzungen (z. B. bei der Selbstkatheterisierung, Bewegungsübungen, Wundversorgung, bei therapeutischer Kommunikation), *um die Merkfähigkeit und das Selbstbewusstsein zu fördern.*

G

Schwerpunkte der Pflegedokumentation

Pflegeassessment oder Neueinschätzung

- Gründe/Grad der beeinträchtigten Adaptation
- Wahrnehmung der Situation durch Klienten/Angehörige
- Auswirkungen des Verhaltens auf die gesundheitliche Situation/Krankheit.

Planung

- Pflege-/Interventionsplan und beteiligte Personen
- Patientenedukationsplan für Klienteninformation, -schulung und -beratung.

Durchführung/Evaluation

- Reaktionen auf Interventionen/Patientenedukation und ausgeführte Pflegemaßnahmen
- Zielerreichung/Fortschritte in Richtung gewünschter Ergebnisse
- Veränderungen des Pflegeplans.

Entlassungs- oder Austrittsplanung

- personelle, kommunale und materielle Ressourcen und pezifische, vorgenommene Vermittlungen.

Empfohlene, exemplarische Pflegeinterventionen (NIC) und Pflegeergebnisse (NOC)

NIC: *Copingverbesserung* [Coping Enhancement] (McCloskey-Dochterman, J.; Bulecheck, G. M., 2013)

NOC: *Akzeptanz: Gesundheitszustand* [Acceptance: Health Status] (Moorhead, S., Johnson, M.; Maas, M. L.; Swanson, E., 2013)

G

Literatur

Carpenito-Moyet L. J.: Das Pflegediagnosen-Lehrbuch. Huber, Bern 2013

Fitzgerald Miller, J.: Coping fördern – Machtlosigkeit überwinden: Hilfen zur Bewältigung chronischen Krankseins. Huber, Bern 2003

Hill Rice, V. (Hrsg.): Stress und Coping: Lehrbuch für Pflegepraxis und -wissenschaft. Huber, Bern 2005

Käppeli, S. (Hrsg.): Pflegekonzepte 3. – Phänomene im Erleben von Krankheit und Umfeld. Huber, Bern 2000

Morof-Lubkin, I.: Chronisch Kranksein. Implikationen und Interventionen für Pflege- und Gesundheitsberufe. Huber, Bern 2002

Unwirksames Gesundheitsverhalten [P]

Ineffective health maintenance (00099) (1982)
Domäne 1: **Gesundheitsförderung**
Klasse 2: **Gesundheitsmanagement**

Diagnosetyp (Dokumentationsform): aktuelle Pflegediagnose (PES)
Zuordnung der Pflegediagnose nach Pflegemodellen/-klassifikationen s. Kap. 6.

Definition: Unfähigkeit, Hilfen zur Gesunderhaltung zu erkennen, zu organisieren und/oder herauszufinden

[Diese Diagnose enthält Komponenten anderer Pflegediagnosen. Wir empfehlen, Interventionen zum Gesundheitsverhalten unter der «Basis»-Pflegediagnose zu subsumieren, wenn ein einzelner ursächlicher/beeinflussender Faktor identifiziert wird.]

Beeinflussende Faktoren [od. Einflussfaktoren] [E]

- mangelnde Kommunikationsfähigkeiten [schriftlich, verbal und/oder nonverbal]
- nicht erreichte Entwicklungsstufen
- Unfähigkeit, angemessene Entscheidungen [Beurteilungen] zu treffen
- Beeinträchtigung der Wahrnehmung
- kognitive Beeinträchtigung
- verminderte feinmotorische Fertigkeiten [oder]
- verminderte grobmotorische Fertigkeiten
- fehlende feinmotorische Fertigkeiten [oder]
- fehlende grobmotorische Fertigkeiten
- unzureichendes individuelles Coping [oder]
- unzureichendes familiäres Coping
- erschwertes Trauern
- Sinnkrise
- unzureichende Ressourcen (z. B. Ausstattung, finanzielle Mittel).

Bestimmende Merkmale [od. Symptome] [S]

subjektive

- fehlendes ausgedrücktes Interesse an der Verbesserung des gesundheitsbezogenen Verhaltens
- [dokumentierte Zwangshandlungen].

objektive

- erwiesenes Wissensdefizit über grundlegende Gesundheitspraktiken
- Unfähigkeit, Verantwortung für das Erreichen grundlegender Gesundheitspraktiken zu übernehmen
- anamnestisch bekannter Mangel an gesundheitsorientiertem Verhalten
- erwiesene mangelnde Anpassung an Umgebungsveränderungen
- beeinträchtigte Unterstützung im persönlichen Bereich
- [beobachtete Zwangshandlungen].

Klientenbezogene Pflegeziele oder Evaluationskriterien

Der Klient

- erkennt zur Gesundheitserhaltung notwendige Handlungen.

- äußert, die Faktoren, welche die aktuelle Situation beeinflussen, zu verstehen.
- übernimmt, wenn möglich, die im Rahmen seiner Fähigkeiten Verantwortung für die Gesundheitserhaltung.
- übernimmt Veränderungen der Lebensweise, welche die individuellen Ziele der Gesundheitserhaltung unterstützen.

Wichtige Bezugspersonen/pflegende Angehörige

- äußern, die gegenwärtige Situation adäquat bewältigen zu können, Sorgen für Unterstützung/Überwachung, soweit angezeigt.

Maßnahmen oder Pflegeinterventionen

1. Pflegepriorität: Einschätzen ursächlicher/beeinflussender Faktoren:

- Identifizieren von Risikofaktoren in der persönlichen und Familienanamnese des Klienten. Beachten gesundheitsbezogener Wertvorstellungen und religiöser/kultureller Überzeugungen und Erwartungen in Bezug auf die Gesundheitsversorgung.
- Einschätzen des kognitiven, emotionalen, körperlichen Funktionsniveaus des Klienten. Bestimmen, ob Entwicklungsbehinderungen vorliegen.
- Feststellen, ob die Beeinträchtigung eine akute Situation mit plötzlichen Beginn, eine fortschreitende Erkrankung/ein langfristiges Gesundheitsproblem oder die Exazerbation/Komplikation einer chronischen Krankheit darstellt. *Kann intensivere/länger dauernde Unterstützung erfordern.*
- Beachten des Alters des Klienten (z. B. ein sehr junger oder ein älterer Mensch) und des Grades an Abhängigkeit/Unabhängigkeit. *Kann von vollständig abhängig (funktionsgestört) bis teilweise oder relativ unabhängig und nur in einem einzelnen Bereich unterstützungsbedürftig reichen.*
- Evaluieren auf Substanzgebrauch/-missbrauch (z. B. Alkohol/andere Drogen). *Beeinträchtigt den Wunsch/die Fähigkeit des Klienten, sich selbst zu helfen.*
- Beachten kürzlich aufgetretener Veränderungen der Lebensweise (z. B. ein Mann, der nach dem Tod seiner Gattin nicht in der Lage ist, für seine eigene Gesundheit und die Gesundheit seiner Familie zu sorgen, Verlust der Unabhängigkeit, sich verändernde Unterstützungssysteme).

- Beachten, in welcher Umgebung der Klient lebt (z. B. Langzeitpflegeheim, ans Haus gebunden, obdachlos).
- Beachten des Wunsches/des Fähigkeitsgrades, den Bedürfnissen nach Gesundheitserhaltung zu entsprechen und die ADL der Selbstversorgung durchzuführen.
- Ermitteln des Grades der Anpassung, des Wissens und der Fertigkeiten zur Gesunderhaltung unter Beachtung von Sicherheits- und Umgebungsfaktoren. *Bestimmt den Ausgangspunkt für die Planung und Interventionen, um dem Klienten beim Herangehen an seine Bedürfnisse zu helfen.*
- Einschätzen der Fähigkeit und des Wunsches des Klienten, zu lernen. Feststellen von Lernbarrieren (z. B. kann nicht lesen, spricht/versteht eine nichtdominante Sprache, ist von Trauer oder Stress überwältigt, hat kein Interesse am Thema).
- Einschätzen der Kommunikationsfertigkeiten/-fähigkeit/des Bedarfs eines Dolmetschers. Benennen einer Unterstützungsperson, die Informationen anfordert/entgegenzunehmen bereit ist.
- Beachten, wie der Klient professionelle Dienstleistungen in Anspruch nimmt (z. B. angemessen oder nicht angemessen/nicht existent).

2. Pflegepriorität: Unterstützen von Klienten/Pflegeperson(en), das gewünschte Gesundheitsverhalten aufrechtzuerhalten und damit zurechtzukommen:

- Erörtern von Überzeugungen hinsichtlich der Gesundheit und der Gründe dafür, dass der verordnete Pflegeplan nicht eingehalten wird, mit dem Klienten/den Bezugspersonen. *Lässt die Ansicht des Klienten in Bezug auf die gegenwärtige Situation und das Potenzial für einen Wandel erkennen.*
- Evaluieren der Umgebung, *um einen Adaptationsbedarf des Individuums festzustellen.*
- Planen und Organisieren der Selbstversorgung, gemeinsam mit dem Klienten/Bezugsperson(en), *ermöglicht, bestehende Behinderungen zu berücksichtigen und die Pflege entsprechend den Wünschen des Klienten/der Bezugsperson(en) anzupassen.*
- Hinzuziehen umfassender Gesundheitsfachteams, soweit verfügbar/angezeigt (z. B. Atemwegsliga, psychiatrische Dienste, Stomaberatung, Krebsliga, Ernährungsberatung, Suchtberatung).
- Sorgen für angeleitete Antizipation, *um die normalen Gesundheitsgewohnheiten in Zeiten von Wohlbefinden aufrechtzuerhalten*

und Wege ausfindig machen, wie sich der Klient anpassen kann, wenn sich sein Zustand während fortschreitender chronischer Erkrankung/langfristiger gesundheitlicher Probleme verschlechtert.

- Fördern sozialer Kontakte und Integration, *um das Unterstützungssystem zu verbessern, für angenehme Anregung zu sorgen und eine dauerhafte Regression zu verhindern.*
- Sorgen für Kommunikation und Koordination zwischen dem Pflegeteam im Spital und in der Gemeinde, *um für eine kontinuierliche Pflege zu sorgen.*
- Überprüfen der Einnahme verordneter Medikamente, *um um Schwierigkeiten beim Einhalten zu beseitigen und den Pflegeplan ggf. zu verändern.*

3. Pflegepriorität: Fördern des Wohlbefindens (Beratung, Patientenedukation und Entlassungsplanung):

- Sorgen für Informationen über eine bedarfsgerechte individuelle Gesundheitspflege unter Anwendung des bevorzugten Lernstils des Klienten/der Bezugsperson(en) (z. B. Bilder, Worte, Videos, Internet), *um dem Klienten dabei zu helfen, die eigene Situation zu verstehen und sein Interesse/seine Beteiligung an einer Verbesserung des eigenen Gesundheitsbedarfs zu verstärken.*
- Einschränken der Menge gleichzeitig angeboter Informationen, vor allem, wenn es sich um einen älteren oder kognitiv/von seiner Entwicklung her beeinträchtigten Klienten handelt. *Gibt dem Klienten Zeit, neue Informationen zu verarbeiten und zu speichern.*
- Unterstützen von Klienten/Bezugsperson(en), realistische gesundheitsbezogene Ziele zu entwickeln. Alle am Planungsprozess Beteiligten erhalten eine Kopie des Pflegeplans, *um ggf. darauf Bezug nehmen und sich an dessen Anpassung beteiligen zu können.*
- Unterstützen des Klienten/der Bezugsperson(en) beim Entwickeln von Fähigkeiten des Stressmanagements
- Herausfinden von Wegen, Dinge den gegenwärtigen Umständen anzupassen, *um den sich ändernden Bedürfnissen/Fähigkeiten und Umgebungsbelangen des Klienten zu entsprechen.*
- Erkennen von Zeichen und Symptomen, die weiteres Screening und Nachkontrolle/-betreuung erfordern.
- Vermitteln an kommunale Hilfsorganisationen (z. B. Haushaltshilfe, Essen auf Rädern, Fachpflege, Heimpflege, Elternberatung, Rotes Kreuz, Seniorenberatung, Caritas) bei Bedarf.
- Vermitteln an Sozialdienste *zur Unterstützung bei finanziellen/*

rechtlichen/Unterkunftsproblemen oder in rechtlichen Angelegenheiten.

- Vermitteln an Unterstützungs-/Selbsthilfegruppen (z. B. Seniorenvereinigungen, Heilsarmee, Rotes Kreuz, Sprechstunden für Obdachlose, Anonyme Alkoholiker).
- Organisieren von Hospizpflege für Klienten mit terminaler Krankheit.

Schwerpunkte der Pflegedokumentation

Pflegeassessment oder Neueinschätzung

G

- Befunde des Assessments inkl. individueller Fähigkeiten und der Beteiligung der Familie, Unterstützungssysteme, Verfügbarkeit von Ressourcen
- kulturelle/religiöse Überzeugungen und Wertvorstellungen hinsichtlich der Gesundheitsversorgung.

Planung

- Pflege-/Interventionsplan und beteiligte Personen
- Patientenedukationsplan für Klienteninformation, -schulung und -beratung.

Durchführung/Evaluation

- Reaktionen auf Interventionen/Patientenedukation und ausgeführte Pflegemaßnahmen
- Zielerreichung/Fortschritte in Richtung gewünschter Ergebnisse
- Veränderungen des Pflegeplans.

Entlassungs- oder Austrittsplanung

- Erfordernisse der Entlassung, langfristiger Pflegebedarf nach Entlassung, vorgenommene Koordinationen und Vermittlungen, zusätzlich verfügbare personelle, kommunale und materielle Ressourcen
- spezifische, vorgenommene Vermittlungen, Nachsorgeplan sowie Verantwortlichkeiten für zu treffende Maßnahmen.

Empfohlene, exemplarische Pflegeinterventionen (NIC) und Pflegeergebnisse (NOC)

NIC: *Gesundheitssystemorientierung* [Health System Guidance] (McCloskey-Dochterman, J.; Bulecheck, G. M., 2013)

NOC: *Gesundheitsförderndes Verhalten* [Health Promoting Behaviour] (Moorhead, S., Johnson, M.; Maas, M. L.; Swanson, E., 2013)

Literatur

Carpenito-Moyet, L. J.: Das Pflegediagnosen-Lehrbuch. Huber, Bern 2013

Stolte, K. M.: Pflegediagnosen in der Gesundheitsförderung und Patientenedukation. Huber, Bern 2013

Georg J.: Patientenedukation – Diagnosen und Interventionen. NOVAcura 43 (2012) 1: 22–25

Georg, J.: Positive Patientenedukation – Patientenedukation, Pflegediagnosen und positive Pflege. PADUA 7 (2012) 2: 87–93

Klug Redman, B.: Selbstmanagement chronisch Kranker. Huber, Bern 2008

Klug Redman, B.: Patientenedukation. Huber, Bern 2009

London, F.: Informieren, Schulen, Beraten – Praxishandbuch zur Patientenedukation. Huber, Bern 2010

Stolte, K. M.: Pflegediagnosen in der Gesundheitsförderung und Patientenedukation. Huber, Bern 2013

Gefahr einer fremdgefährdenden Gewalttätigkeit [P]

Risk for other-directed violence (00138) (1980, 1996)
Domäne 11: **Sicherheit/Schutz**
Klasse 3: **Gewalt**

Diagnosetyp (Dokumentationsform): Risikopflegediagnose (PR)
Zuordnung der Pflegediagnose nach Pflegemodellen/-klassifikationen s. Kap. 6.

Definition: Risiko, dass eine Person Verhaltensweisen zeigt, die Anderen physischen, emotionalen und/oder sexuellen Schaden zufügen können

Risikofaktoren [R]

Vorgeschichte

- Vorgeschichte der Gewalt gegenüber anderen (z. B. Schlagen, Treten, Spucken, Kratzen, mit Gegenständen auf andere werfen, Beißen, versuchte Vergewaltigung, Vergewaltigung, sexuelle Belästigung, Urinieren/Defäkieren auf eine Person)
- Vorgeschichte der Androhung von Gewalt (z. B. verbale Drohungen gerichtet gegen Eigentum, verbale Drohung gegen Personen,

soziale Drohungen, Fluchen, Drohzettel/-briefe, drohende Gesten, sexuelle Drohungen)
- Vorgeschichte des gewalttätigen asozialen [antisozialen] Verhaltens (z. B. Stehlen, beharrliches Leihen, beharrliche Forderungen nach Privilegien, Drängen auf das Unterbrechen von Besprechungen, Essensverweigerung, Verweigerung der Medikamenteneinnahme, Nichtbeachtung von Instruktionen)
- [indirekte Gewalt (z. B. Zerreißen von Kleidungsstücken, Urinieren/Defäzieren auf den Boden, mit den Füßen stampfen, Temperamentausbruch, Herumrennen auf dem Korridor, Herumbrüllen, Beschmieren von Wänden, Gegenstände von der Wand reißen, mit Gegenständen werfen, Fensterscheiben zertrümmern, Türen zuknallen, sexuelle Anmache)]
- Missbrauchserfahrung in der Kindheit [oder]
- Miterleben von familiärer Gewalt
- neurologische Beeinträchtigung (z. B. Nachweis im EEG, CT, MRT, neurologischer Befund, Kopfverletzung, Krampfanfälle), [Temporallappenepilepsie]
- kognitive Einschränkung (z. B. Lernstörung, Aufmerksamkeitsdefizit-/Hyperaktivitätsstörung (ADHS), reduzierte intellektuelle Funktionen), [organisches Hirnsyndrom]
- Tierquälerei
- Brandstiftung
- pränatale Komplikationen
- perinatale Komplikationen
- Vorgeschichte des Suchtmittelmissbrauchs
- pathologische Intoxikation [toxische Reaktion auf Medikamente]
- psychotische Symptomatik (z. B. auditorisch, visuell, Befehlshalluzinationen, paranoide Wahnvorstellungen; lose, abschweifende Gedanken oder unlogische Gedankenprozesse), [Panikzustände, Wutausbrüche, katatoner/manischer Erregungszustand]
- Verkehrsdelikte (z. B. häufige Verkehrsverstöße, Gebrauch des Kraftfahrzeugs, um Ärger abzubauen)
- suizidales Verhalten
- Impulsivität
- Zugang zu Waffen
- Körpersprache (z. B. starre Körperhaltung, Ballen der Fäuste und Anspannung des Kiefers, Hyperaktivität, Auf- und Abschreiten, Atemlosigkeit, bedrohende Haltung)

- [hormonelle Störung (z. B. Postmenopausesyndrom, postpartale Depression/Psychose)]
- [geäußerte/r Absicht/Wunsch, anderen direkt oder indirekt Schaden zuzufügen]
- [fast ununterbrochene gewalttätige Gedanken].

Anmerkung: Die NANDA hat die Diagnose «Gewalt» unterteilt in ihre beiden Komponenten «Gefahr einer fremdgefährdenden Gewalttätigkeit» und «Gefahr einer selbstgefährdenden Gewalttätigkeit». Die Interventionen sind indessen im Allgemeinen an beiden Situationen ausgerichtet und wurden im Anschluss an die Definition und stützenden Daten der beiden Diagnosen in einem Block belassen.

Empfohlene, exemplarische Pflegeinterventionen (NIC) und Pflegeergebnisse (NOC)

NIC: *Aggressionskontrolle* [Anger Control Assistance] (McCloskey-Dochterman, J.; Bulecheck, G. M., 2013)
NOC: *Kontrolle von Aggression* [Aggression Control] (Moorhead, S., Johnson, M.; Maas, M. L.; Swanson, E., 2013)

Literatur

Carpenito-Moyet, L. J.: Das Pflegediagnosen-Lehrbuch. Huber, Bern 2013
Georg, J.: Misshandlung alter Menschen – Pflegeassessment, -diagnose und -interventionen. NOVA 34 (2003) 6: 18–23
Glaus Hartmann, M.: Aggression/Gewalt. In: Käppeli, S.: Pflegekonzepte (Bd. 3). Huber, Bern 2000
Sauter, D.; Abderhalden C.; Needham I.; Wolff, S.: Lehrbuch Psychiatrische Pflege. Huber, Bern 2011
Townsend, M. C.: Pflegediagnosen in der psychiatrischen Pflege. Huber, Bern 2012
Walter, G.; Nau, J.; Oud, N.: Aggression und Aggressionsmanagement. Huber, Bern 2012

Gefahr einer selbstgefährdenden Gewalttätigkeit [P]

Risk for self-directed violence (00140) (1994)
Domäne 11: **Sicherheit/Schutz**
Klasse 3: **Gewalt**

Diagnosetyp (Dokumentationsform): Risikopflegediagnose (PR)
Zuordnung der Pflegediagnose nach Pflegemodellen/-klassifikationen s. Kap. 6.

Definition: Risiko für Verhaltensweisen einer Person, sich selbst physischen, emotionalen und/oder sexuellen Schaden zuzufügen

Risikofaktoren/[Indikatoren] [R]

- 15–19 Jahre alt
- über 45 Jahre alt
- Familienstand (ledig, verwitwet, geschieden)
- berufliche Probleme (z. B. arbeitslos, kürzlicher Verlust des Arbeitsplatzes/beruflicher Misserfolg)
- Berufstätigkeit (Führungskraft, Geschäftsführer/Selbstständiger, Fachkraft, angelernter Arbeiter)
- konfliktreiche zwischenmenschliche Beziehungen
- familiärer Hintergrund (z. B. chaotisch oder konfliktreich, Suizid innerhalb der Familie)
- sexuelle Orientierung (bisexuell [aktiv], homosexuell [inaktiv])
- physische Gesundheitsprobleme (z. B. Hypochondrie, chronische oder terminale Krankheit)
- psychische Gesundheitsprobleme (z. B. starke Depression [bipolare Störung], Psychose, starke Persönlichkeitsstörung, Alkoholismus oder Drogenmissbrauch)
- emotionale Probleme (z. B. Hoffnungslosigkeit, [gehobene oder gedrückte Stimmungslage], Verzweiflung, gesteigerte Angst, Panik, Wut, Feindseligkeit)
- mehrere Suizidversuche in der Vorgeschichte
- Suizidgedanken (häufig, intensiv, anhaltend)
- Planung eines Suizids (deutlich und klar bezüglich Letalität, Methode, der zur Verfügung stehenden Mittel)
- fehlende persönliche Ressourcen (z. B. geringe Leistungen, geringe Einsicht, fehlender und schlecht kontrollierter Affekt)

- fehlende soziale Ressourcen (z. B. schlechte Verhältnisse, sozial isolierte, teilnahmslose Familie)
- verbale Hinweise (z. B. über den Tod sprechen, «es wäre besser ohne mich», Fragen nach tödlichen Medikamentendosen)
- verhaltensbezogene Hinweise (z. B. Schreiben aussichtsloser Liebesbriefe, Richten wütender Botschaften an eine Bezugsperson, die die Person abgelehnt hat, Weggeben persönlicher Gegenstände, Abschließen einer großen Lebensversicherung)
- autoerotische sexuelle Handlungen.

Klientenbezogene Pflegeziele oder Evaluationskriterien

Der Klient

- erkennt die Realität der Situation an.
- äußert, zu verstehen, weshalb dieses Verhalten auftritt.
- erkennt auslösende Faktoren.
- äußert eine realistische Selbsteinschätzung/ein erhöhtes Selbstwertgefühl.
- nimmt an der Pflege und Selbstversorgung teil und erfüllt die eigenen Bedürfnisse auf selbstbewusste Weise.
- zeigt Selbstkontrolle, angezeigt durch entspannte Körperhaltung, gewaltfreies Verhalten.
- nutzt Ressourcen und das soziale Beziehungsnetz auf wirksame Art.

Maßnahmen oder Pflegeinterventionen

(Gilt für «fremdgefährdende» und für «selbstgefährdende» Gewalttätigkeit.)

Anmerkung: Die NANDA hat die Diagnose «Gewalt» unterteilt in ihre beiden Komponenten «Gefahr einer fremdgefährdenden Gewalttätigkeit» und «Gefahr einer selbstgefährdenden Gewalttätigkeit». Die Interventionen sind indessen im Allgemeinen an beiden Situationen ausgerichtet und wurden im Anschluss an die Definition und stützenden Daten der beiden Diagnosen in einem Block belassen.

1. Pflegepriorität: Einschätzen ursächlicher/beeinflussender Faktoren:

- Ermitteln der ursächlichen Dynamik der Situation gemäß den «Risikofaktoren» (s. o.).
- Feststellen, wie der Klient selbst die Situation wahrnimmt. Achten auf Abwehrmechanismen (z. B. Verleugnung, Projektion).
- Achten auf frühe Anzeichen von Leid/erhöhter Angst (z. B. Reizbarkeit, mangelnde Kooperation, forderndes Verhalten, Körperhaltung/Ausdruck). *Kann auf Kontrollverlust hindeuten und eine Intervention zu diesem Zeitpunkt kann die Eskalation verhindern.*
- Erkennen von Zuständen/Erkrankungen, wie z. B. akutes/chronisches organisches Psychosyndrom, Panikzustand, Hormonstörung (z. B. PMS, Wochenbettpsychose), medikamenteninduzierte, postoperative und nach Krampfanfällen auftretende Verwirrtheit, Hirntrauma. *Diese Erkrankungen/Zustände beeinträchtigen u. U. die Fähigkeit, das eigene Verhalten unter Kontrolle zu halten, und bedürfen spezifischer Interventionen.*
- Beachten der Laborresultate (z. B. Blutalkoholgehalt, Blutzucker, arterielle Blutgase, Elektrolyte, Nierenfunktionswerte).
- Beachten von Zeichen einer Selbsttötungs-/Tötungsabsicht (z. B. eigene Wahrnehmung von Todesgedanken/Angstgefühlen während des Zusammenseins mit dem Klienten, Warnungen des Klienten: «Es spielt ja keine Rolle», «Ich wäre lieber tot» («Sie wären besser tot»), Stimmungsschwankungen, gefahrengeneigtes, unfallprovozierendes bzw. selbstzerstörerisches Verhalten, Suizidversuche, Besitz von Alkohol und anderen Suchtmitteln bei bekannter Suchtmittelkrankheit) (vgl. PDx: Suizidgefahr).
- Beachten von suizidalem, homozidalem, gewalttätigem Verhalten in der Familienanamnese. *Kinder, die in Heimen aufwachsen, wo Gewalt akzeptiert ist, neigen auch als Erwachsene dazu, Gewalt als Mittel zur Problemlösung einzusetzen.*
- Direktes Fragen nach Absichten in Richtung Gewalttätigkeit/Suizid, wenn der Klient seinen Gedanken/Gefühlen gemäß handeln möchte, *um gewalttätige Absichten zu erkennen.*
- Feststellen, ob Gegenstände/Möglichkeiten vorhanden sind, mit deren Hilfe Gewalt/Selbsttötung verübt werden kann.
- Einschätzen der Bewältigungsformen des Klienten. *Beachte: Der Klient glaubt, es gebe keine andere Möglichkeit als Gewalt, vor allem, wenn sein familiärer Hintergrund Gewalt beinhaltet.*
- Erkennen von Risikofaktoren und Einschätzen von Hinweisen

auf Kindesmisshandlung/Vernachlässigung: unerklärliche/häufige Verletzungen, Gedeih- und Entwicklungsstörungen usw.

2. Pflegepriorität: Unterstützen des Klienten beim Übernehmen von Verantwortung für impulsives Verhalten und für sein Gewaltpotenzial:

G

- Aufbau einer therapeutischen Beziehung zwischen Pflegeperson/Klient. Sorgen für eine kontinuierliche Betreuung durch die gleiche Pflegeperson, wenn möglich. *Vermittelt ein Gefühl des Vertrauens, das es dem Klienten erlaubt, Gefühle offen zu diskutieren.*
- Direktes Kommunizieren, offen und eindeutig, *um manipulatives Verhalten nicht zu unterstützen.*
- Erörtern möglicher Motivationsquellen für eine Veränderung (z.B. wiederholtes Scheitern von Beziehungen, Verlust des Arbeitsplatzes, Probleme mit der Polizei/Justiz). *Krisensituationen können einen Anreiz für Veränderungen darstellen, die Intervention muss jedoch rechtzeitig erfolgen, um nachhaltige Wirkung zu zeigen.*
- Dem Klienten zu erkennen helfen, dass sein eigenes Handeln u.U. eine Reaktion auf eigene Ängste *(z.B. Angst vor eigenem Verhalten, Kontrollverlust)*, Abhängigkeit oder das Gefühl der Machtlosigkeit ist.
- Sich Zeit nehmen, den Gefühlsäußerungen des Klienten zuzuhören. Anerkennen der Realität seiner Gefühle und Versichern, dass Gefühlserlebnisse/-äußerungen in Ordnung sind (vgl. PDx: Selbstwertgefühl [div. PDx]).
- Konfrontieren des Klienten mit seiner Tendenz, die Situation/das eigene Verhalten herunterzuspielen. *In Situationen häuslicher Gewalt empfindet der Betreffende u.U. Reue und sagt, es würde nicht wieder passieren.*
- Überprüfen von Faktoren (Gefühlen/Ereignissen), die den gewaltsamen Verhaltensweisen vorausgegangen sind.
- Erörtern der Auswirkungen des Verhaltens auf andere/der Konsequenzen des Handelns.
- Anerkennen, dass Selbsttötung/Mord eine reale Verhaltensmöglichkeit ist. Erörtern der Folgen des Handelns, wenn es tatsächlich ausgeführt würde. Fragen, wie es dem Klienten bei der Lösung seiner Probleme helfen würde. *Gibt dem Klienten Gelegenheit, die Realität von Entscheidungen und ihren potenziellen Ergebnissen zu betrachten.*

- Akzeptieren des Zorns des Klienten, ohne mit Emotionen zu reagieren. Dem Klienten gewähren, zornige Gefühle auf annehmbare Weise zu äußern, und ihn wissen lassen, dass das Pflegeteam da ist, um ihm zu helfen, sich unter Kontrolle zu halten. *Fördert Akzeptanz und Gefühl der Sicherheit.*
- Unterstützen des Klienten, angemessenere Lösungen/Verhaltensweisen zu erkennen (z. B. körperliche Aktivitäten/Übungen), *um das Gefühl der Angst und die damit verbundenen physischen Symptome abzubauen.*
- Dem Klienten Möglichkeiten geben, etwas zu tun/zu unternehmen und negative Formulierungen wie: «Tu das nicht», «Das darf man nicht» vermeiden.

3. Pflegepriorität: Unterstützen des Klienten bei der Selbstkontrolle:

- Abschließen verbindlicher Vereinbarungen mit dem Klienten über seine Sicherheit/die Sicherheit anderer.
- Dem Klienten so viel Kontrolle/Entscheidungsmöglichkeiten geben, wie dies angesichts der Einschränkungen der Situation möglich ist. *Fördert das Selbstbewusstsein und stärkt das Vertrauen in die Fähigkeit, Verhalten verändern zu können.*
- Ehrlich bei Information und im Umgang mit dem Klienten sein. *Schafft Vertrauen, indem es die therapeutische Beziehung stärkt, und verhindert manipulatives Verhalten.*
- Darstellen aktueller/früherer Erfolge und Stärken. Erörtern der Wirksamkeit verwendeter Bewältigungsformen und möglicher Veränderungen (vgl. PDx: Unwirksames Coping). *Der Klient ist sich oft der positiven Aspekte des Lebens nicht bewusst und einmal erkannt können diese eine Basis für Veränderungen darstellen.*
- Unterstützen des Klienten, zwischen Realität und Halluzinationen/Wahnvorstellungen zu unterscheiden.
- Dem Klienten mit positiver Einstellung/Haltung begegnen, als habe er die Kontrolle und sei für das eigene Verhalten verantwortlich. Denken Sie jedoch daran, dass sich der Klient möglicherweise nicht unter Kontrolle hat, vor allem, wenn er unter dem Einfluss von Suchtmitteln (inkl. Alkohol) steht.
- Distanz wahren und den Klienten nicht berühren, wenn sich aus der Situation erkennen lässt, dass er keine Nähe erträgt (z. B. posttraumatische Reaktion).
- Ruhig bleiben, Setzen von Grenzen für unangemessenes Verhalten (inkl. der Konsequenzen) auf feste Weise.

- Hinweisen des Klienten darauf, in Sichtweite des Personals/der Betreuungsperson zu bleiben.
- Verabreichen verordneter Medikamente (z. B. Anxiolytika, Neuroleptika) darauf achten, den Klienten nicht zu stark zu sedieren. *Die Chemie des Gehirns wird durch Gewalt in früher Kindheit verändert und reagiert erwiesenermaßen auf Serotonin sowie auf damit verbundene Neurotransmittersysteme, die beim Beherrschen aggressiver Impulse eine Rolle spielen.*
- Überwachen auf Interaktionen und kumulative Effekte (z. B. Antikonvulsiva/Tranquilizer) bei der medikamentösen Therapie.
- Geben positiver Rückmeldungen bei Bemühungen des Klienten. *Ermutigt zur Fortsetzung erwünschten Verhaltens.*
- Erkunden von Todesfantasien, falls solche ausgedrückt werden (z. B.: «Ich werde hinunterschauen und sie leiden sehen, sie werden es bereuen», «Sie werden froh sein, mich loszuwerden») oder nicht endgültige Todesvorstellungen (z. B.: «Ich kann wieder zurückkommen»).

G

4. Pflegepriorität: Unterstützen des Klienten/der Bezugsperson(en), die bestehende Situation zu korrigieren/besser damit umzugehen:

- Abstimmen der Maßnahmen auf die betroffene(n) Person(en), gemäß Alter/Beziehung zum Klienten usw.
- Bewahren einer ruhigen, sachlichen und wertfreien Haltung. *Verringert Abwehrreaktionen.*
- Benachrichtigen möglicher Opfer von Morddrohungen/-absichten entsprechend den rechtlichen/ethischen Vorschriften.
- Erörtern der Situation mit der misshandelten/geschlagenen Person, Informieren über die Wahl und die Wirksamkeit verschiedener Maßnahmen, die ergriffen werden können.
- Dem Betroffenen zu verstehen helfen, dass Gefühle des Zorns und der Rache angemessen sind, in der Situation ausgedrückt, aber nicht ausgelebt werden dürfen (vgl. PDx: Posttraumatisches Syndrom, weil die psychischen Reaktionen sehr ähnlich sein können).
- Ermitteln verfügbarer Ressourcen (z. B. Frauennotruf, Frauenhäuser, soziale Dienste).

5. Pflegepriorität: Gewährleisten/Fördern von Sicherheit im Falle von gewalttätigem Verhalten:

- Sorgen für eine sichere, ruhige Umgebung und Entfernen gefährlicher Gegenstände aus der Umgebung des Klienten, die dazu dienen könnten, sich selbst oder anderen Schaden zuzufügen.

- Einhalten von Distanz zu einem Klienten, der um sich schlägt/zuschlägt; Ausweichen, Maßnahmen zur Kontrolle der Situation einleiten.
- Rufen von zusätzlichem Personal/Sicherheitsbeamten.
- Annäherung an einen aggressiven, angreifenden Klienten nur von vorne, außer Reichweite bleiben, bestimmt/sicher auftreten, «Kommandohaltung» einnehmen, Arme am Körper.
- Dem Klienten sagen: «Stopp!» *Dies kann ausreichen, um den Klienten bei der Kontrolle des eigenen Verhaltens zu helfen.*
- Direkten, kontinuierlichen Blickkontakt halten, soweit angemessen.
- Mit leiser, aber bestimmter Stimme sprechen.
- Dem Klienten das Gefühl geben, dass die Betreuungsperson die Situation im Griff hat, *um ein Sicherheitsgefühl zu vermitteln.*
- Offenhalten eines Weges für Personal und Klient und in dauernder Bereitschaft sein, sich schnell zu bewegen.
- Verwenden von Fixierungen beim Festhalten des Klienten oder Isolieren des Klienten, soweit notwendig, bis er die Selbstkontrolle wiedererlangt hat.
- Verabreichen der verordneten Medikation, *um dem Klienten zu helfen, bis er die Selbstkontrolle wiedererlangt.*

6. Pflegepriorität: Fördern des Wohlbefindens (Beratung, Patientenedukation und Entlassungsplanung):

- Fördern der Beteiligung des Klienten an der Pflegeplanung, entsprechend der Situation. Ermöglichen, seine Bedürfnisse nach Unterhaltung zu befriedigen *Menschen sind oft der Ansicht, kein Recht haben auf Vergnügen/auf schöne Dinge im Leben zu haben und müssen lernen, sich etwas Gutes zu gönnen.*
- Unterstützen des Klienten, sich selbstsicher statt manipulativ, unsicher oder aggressiv zu verhalten. *Fördert Verhaltensweisen, die den Klienten helfen, positive soziale Aktivitäten mit anderen einzugehen.*
- Sprechen mit der(n) Bezugsperson(en) über die Gründe für das Verhalten des Klienten. Feststellen, wie wichtig den Beteiligten die Aufrechterhaltung der Beziehung ist.
- Entwickeln von Strategien als Hilfestellung für die Eltern, damit sie lernen, ihre Elternrolle wirksamer zu erfüllen (z. B. Elternbildungskurse, sinnvoller Umgang mit Frustrationen usw.). *Positive*

Beziehungen zu entwickeln hilft Kindern ganz erheblich, Impulskontrolle zu erlernen.
- Identifizieren von Unterstützungssystemen (z. B. Familie/Freunde, kirchliche Vertreter usw.). *Neben dem Klienten müssen auch die Personen aus seinem Umfeld lernen, positive Rollenmodelle zu sein und ein breiteres Spektrum von Fertigkeiten zu präsentieren, um Probleme zu lösen.*
- Bei Bedarf Vermitteln an offizielle Stellen (z. B. Einzel-/Gruppenpsychotherapie, Drogenentzugsprogramm, soziale Dienste, Frauenhäuser, Elternkurse).
- Vgl. PDx: Beeinträchtigte elterliche Fürsorge, Familiäres Coping (div. PDx), Posttraumatisches Syndrom.

Schwerpunkte der Pflegedokumentation

Pflegeassessment oder Neueinschätzung
- individuelle Befunde inkl. der Art des Problems (z. B. Suizidalität/Fremdgefährdung), verhaltensbedingte Risikoverhalten und Ausmaß der Impulskontrolle, Pläne/Mittel zur Ausführung der Gewaltvorhaben
- Wahrnehmung der Situation durch den Klienten, Motivation zur Veränderung
- Gewalt in der Familienanamnese
- Verfügbarkeit/Nutzung von Ressourcen.

Planung
- Pflege-/Interventionsplan und beteiligte Personen
- Einzelheiten des Kontrakts hinsichtlich einer Gewalttätigkeit gegenüber sich selbst/Dritten
- Patientenedukationsplan für Klienteninformation, -schulung und -beratung.

Durchführung/Evaluation
- Maßnahmen zur Förderung der Sicherheit inkl. Benachrichtigung gefährdeter Parteien
- Reaktionen auf Interventionen/Patientenedukation und ausgeführte Pflegemaßnahmen
- Zielerreichung/Fortschritte in Richtung gewünschter Ergebnisse
- Veränderungen des Pflegeplans.

Entlassungs- oder Austrittsplanung
- Erfordernisse der Entlassung, langfristiger Pflegebedarf nach

Entlassung, vorgenommene Koordinationen und Vermittlungen, zusätzlich verfügbare personelle, kommunale und materielle Ressourcen
- spezifische, vorgenommene Vermittlungen, Nachsorgeplan sowie Verantwortlichkeiten für zu treffende Maßnahmen.

Empfohlene, exemplarische Pflegeinterventionen (NIC) und Pflegeergebnisse (NOC)

Fremdgefährdende Gewalttätigkeit

NIC: *Aggressionskontrolle* [Anger Control Assistance] (McCloskey-Dochterman, J.; Bulecheck, G. M., 2013)

NOC: *Kontrolle von Aggression* [Aggression Self-Control] (Moorhead, S., Johnson, M.; Maas, M. L.; Swanson, E., 2013)

Selbstgefährdende Gewalttätigkeit

NIC: *Verhaltensmanagement: Selbstverletzendes Verhalten* [Behavior Management Self-Harm[(McCloskey-Dochterman, J.; Bulecheck, G. M., 2013)

NOC: *Einschränkung von Selbstverletzung* [Impulse Self-Control] (Moorhead, S., Johnson, M.; Maas, M. L.; Swanson, E., 2013)

Literatur

Carpenito-Moyet, L. J.: Das Pflegediagnosen-Lehrbuch. Huber, Bern 2013

Glaus Hartmann, M.: Aggression/Gewalt. In: Käppeli, S.: Pflegekonzepte (Bd. 3). Huber, Bern 2000

Georg, J.: Selbstvernachlässigung alternder Menschen. NOVA 37 (2006) 10: 28–31

Georg, J.: Misshandlung alter Menschen – Pflegeassessment, -diagnose und -interventionen. NOVA 34 (2003) 6: 18–23

Sauter, D.; Abderhalden C.; Needham I.; Wolff, S.: Lehrbuch Psychiatrische Pflege. Huber, Bern 2011

Townsend, M. C.: Pflegediagnosen in der psychiatrischen Pflege. Huber, Bern 2012

Walter, G.; Nau, J.; Oud, N.: Aggression und Aggressionsmanagement. Huber, Bern 2012

Gewebeschädigung [P]

Impaired tissue integrity (00044) (1986, 1998)
Domäne 11: **Sicherheit/Schutz**
Klasse 2: **Physische Verletzung**

Diagnosetyp (Dokumentationsform): aktuelle Pflegediagnose (PES)
Zuordnung der Pflegediagnose nach Pflegemodellen/-klassifikationen s. Kap. 6.

Definition: Schädigung der Schleimhaut, der Hornhaut, der Haut oder des subkutanen Gewebes

Beeinflussende Faktoren [od. Einflussfaktoren] [E]

- veränderte Durchblutung
- ernährungsbezogene Faktoren (z. B. Defizit oder Überschuss), [Funktionsstörung des Stoffwechsels/Endokriniums]
- Flüssigkeitsdefizit
- Flüssigkeitsüberschuss
- beeinträchtigte körperliche Mobilität
- chemische Reizmittel [inkl. Körperausscheidungen, Sekrete, Medikamente]
- Strahlung [inkl. therapeutischer Bestrahlung]
- extreme Temperaturen
- mechanische Faktoren (z. B. Druck, Scherkräfte, Reibung) , [Operation]
- Wissensdefizit
- [Infektion].

Bestimmende Merkmale [od. Symptome] [S]

objektive

- beschädigtes Gewebe (z. B. Hornhaut, Schleimhaut, Haut, Subkutis)
- zerstörtes Gewebe.

Klientenbezogene Pflegeziele oder Evaluationskriterien

Der Klient

- äußert, seinen Zustand und die ursächlichen Faktoren zu verstehen.

- erkennt Maßnahmen, die dem spezifischen Zustand angemessen sind.
- zeigt Verhaltensweisen/Umstellungen der Lebensweise, um die Heilung zu fördern und Komplikationen/ein Wiederauftreten zu verhindern.
- weist eine beobachtbare Besserung der Wundheilung auf.

Maßnahmen oder Pflegeinterventionen

1. Pflegepriorität: Erkennen ursächlicher/beeinflussender Faktoren:

- Identifizieren der Grunderkrankung/des dem Gewebeschaden zu Grunde liegenden pathologischen Zustands (z. B. diabetische Neuropathie, periphere arterielle Erkrankungen, Sensibilitäts-/Wahrnehmungsdefizite, kognitive Beeinträchtigung/Schwächung bei einem älteren Menschen, emotionale/psychische Probleme, Entwicklungsverzögerung, Operation/Trauma, eine zu Behinderung führende Krankheit, langfristige Immobilität). *Gibt Anregungen für Behandlungsoptionen und den Wunsch/die Fähigkeit zum Selbstschutz, erlaubt Aussagen über die Möglichkeit eines erneuten Auftretens des Gewebeschadens.*
- Herausfinden spezifischer Verhaltensweisen, wie etwa Gefahrenquellen im Beruf/Sport oder Expositionen gegenüber Toxinen, Lebensweisen (z. B. unsichere Sexualpraktiken) oder die Notwendigkeit/Anwendung von Fixierungen oder Prothesen (z. B. Gliedmaßenprothesen, künstliches Auge, Kontaktlinsen, Zahnprothesen, Atemtubus, Dauerkatheter).
- Achten auf schlechte Hygiene/Gesundheitspraktiken (z. B. fehlende Reinlichkeit, häufige Einläufe, schlechte Zahnpflege), *welche die Gesundheit des Gewebes beeinträchtigen können.*
- Feststellen des Ernährungszustands/der Auswirkung einer Mangelernährung auf die Situation (z. B. Druckstellen bei einem dünnen und/oder älteren Klienten, Adipositas, Bewegungsmangel, langsame/ausbleibende Heilung).
- Einschätzen der Umgebung des Zuhauses/Arbeitsplatzes sowie kürzlicher Reisen. *Manche Gebiete eines Landes oder einer Stadt können für bestimmte Krankheitsbedingungen/Umweltschadstoffe empfänglicher sein.*
- Beachten des ethnischen Hintergrunds, der Familienanamnese in Bezug auf genetische, soziokulturelle und/oder religiöse Fak-

toren, *die das Individuum für bestimmte Krankheiten anfällig machen oder die Behandlung beeinträchtigen.*

- Achten auf Anzeichen einer Beteiligung tiefer Organe/tief liegender Gewebe bei einem Klienten mit einer Wunde *(z. B. kann eine Fistel durch das Integument Haut- und Subkutangewebe mit Ausfluss auf eine zusätzliche Knocheninfektion hindeuten).*
- Einschätzen der Blutversorgung und Sensibilität (Nervenschäden) des betroffenen Bereichs. Evaluieren der Pulse/Berechnen des Knöchel-Arm-Index, *um eine tatsächliche/potenzielle Beeinträchtigung der Durchblutung der unteren Extremitäten zu evaluieren. Ein Wert unter 0,9 erfordert engermaschiges Überwachen/aggressivere Interventionen (z. B. eine engmaschige Blutzuckermessung und Gewichtskontrolle bei einem diabetischen Klienten).*
- Entnahme von Proben aus dem Exsudat/den Läsionen für die Gram-Färbung, Kultur/Sensibilitätsprüfung etc., falls angemessen.

G

2. Pflegepriorität: Einschätzen des Ausmaßes der Beeinträchtigung:

- Sammeln von Hintergrundinformationen über den Zustand (z. B. Druck, venös oder diabetisch bedingte Wunde, Augen- oder Mundläsionen), ferner, ob der Zustand akut oder rezidivierend ist; ursprüngliche Lokalisation/Merkmale der Wunde; Dauer des Problems und Veränderungen im Laufe der Zeit.
- Einschätzen von Haut/Geweben, knöchernen Vorsprüngen, Druckbereichen und Wunden, *um Ausgangswerte für einen Vergleich zu haben:*
  - Achten auf Farbe, Textur und Turgor
  - Einschätzen von Bereichen mit der geringsten Pigmentierung auf Farbveränderungen (z. B. Sklera, Bindehaut, Nagelbetten, Wangenschleimhaut, Zunge, Handinnenflächen und Fußsohlen)
  - Achten auf Vorliegen, Lokalisation und Grad eines Ödems (z. B. 4 +, eindrückbar)
  - Dokumentieren der Größe (Tiefe, Ausdehnung), Farbe, Lokalisation, Temperatur, Textur von Wunden/Läsionen
  - Bestimmen des Grades/der Tiefe der Verletzung/Schädigung des Integuments (Epidermis, Dermis und/oder darunter liegendes Gewebe), des Ausmaßes einer Tunnel-/Taschenbildung, falls vorhanden. *Beachte:* Läsionen der Schleimhäute

oder des Unterhautgewebes lassen sich u. U. nicht vollständig abgrenzen.
  - Benennen des Stadiums von Ulzera/einer Wunde (I bis IV) und Klassifizieren von Verbrennungen mit einem geeigneten Messinstrument
  - Dokumentieren von Wunden/Läsionen/Verbrennungen anhand von Zeichnungen und/oder Fotos, soweit angemessen
  - Achten auf weitere hervorstechende Merkmale des umgebenden Gewebes (z. B. Exsudat, Granulation, Zyanose/Blässe, gespannte, durchscheinende Haut)
  - Beschreiben von Wundausfluss (z. B. Menge, Farbe, Geruch).
- Assistieren bei diagnostischen Abklärungen (z. B. Röntgenaufnahmen, bildgebende Scans, Biopsien, Débridement). *Kann notwendig sein, um das Ausmaß der Schädigung zu bestimmen.*
- Ermitteln psychischer Auswirkungen des Zustands auf den Klienten/die Bezugsperson(en). *Können verheerend sein für das Körper-/Selbstbild und das Selbstwertgefühl des Klienten, vor allem, wenn die Erkrankung schwer/entstellend oder chronisch sowie kostenträchtig und belastend für die Bezugs-/Betreuungsperson(en) ist.*

3. Pflegepriorität: Unterstützen des Klienten, die Schädigung zu beheben/auf ein Mindestmaß zu reduzieren und die Heilung zu fördern:
- Verändern/Eliminieren von Faktoren, die den Zustand begünstigen, wenn möglich. Assistieren bei der Behandlung des ursächlichen Zustands, soweit angemessen.
- Tägliches oder bedarfsgerechtes Beobachten der Läsionen/Wunden auf Veränderungen (z. B. Zeichen einer Infektion oder weiterer Komplikationen). *Fördert ein rechtzeitiges Eingreifen oder die Modifikation des Behandlungsplans.*
- Fördern einer optimalen Ernährung mit qualitativ hochwertiger Eiweißzufuhr und ausreichend Kalorien, Vitaminen und Mineralstoffen, *um die Heilung zu begünstigen.*
- Sorgen für angemessene Ruhe- und Schlafphasen, *um den Stoffwechselbedarf einzuschränken, ein Maximum an Energie für die Heilung verfügbar zu machen und dem Bedürfnis nach Behaglichkeit (Comfort) zu entsprechen.*
- Begrenzen/Vermeiden des Konsums von Koffein/Alkohol und der Einnahme von Medikamenten, die den REM-Schlaf beeinträchtigen.

- Sorgen für/Assistieren bei der Mundpflege (z. B. durch Unterweisen in Mund-/Zahnhygiene, Vermeiden von Hitze- und Kälteextremen, Verändern der Position eines Endotrachealtubus/einer Magensonde, Befeuchten der Lippen), *um Schleimhautschäden zu verhindern.*
- Unterstützen einer frühen Mobilisation. Ermutigen zu/Unterstützen bei Positionswechseln sowie aktiven/passiven und unterstützten Übungen, *um die Zirkulation zu unterstützen und allzu hohen Druck auf das Gewebe zu verhindern.*
- Sorgen für geeignete Schutz-/Hilfsmittel (z. B. Augenkompressen/Brillen, Fersenpolster, Polster/Kissen, therapeutische Betten und Matratzen, Schienen, Verbände für chronische Ulzera, Kompressionsbinden etc.).

- Wahren der Asepsis beim Reinigen/Verbinden/Behandeln der Läsionen. *Senkt die Gefahr einer Kreuzkontamination.*
- Überwachen von Laboruntersuchungen (z. B. großes Blutbild, Elektrolyte, Glukose, Kulturen), *auf Veränderungen, die eine Heilung oder Infektion bzw. Komplikationen anzeigen.*
- Schützen des Klienten vor Gefahren aus der Umgebung, wenn Sehschwäche/Schwerhörigkeit oder kognitive Defizite seine Sicherheit beeinträchtigen.
- Raten zum Einstellen des Rauchens/Vermitteln an Ressourcen, falls angezeigt. *Rauchen führt zu Vasokonstriktion, welche die Heilung stört.*

4. Pflegepriorität: Fördern des Wohlbefindens (Beratung, Patientenedukation und Entlassungsplanung):

- Ermutigen des Klienten, seine Gefühle und Erwartungen in Bezug auf die gegenwärtige Situation und eine mögliche Wiederherstellung von Struktur und Funktion zu äußern.
- Unterstützen des Klienten/der Familie beim Erkennen und Implementieren effektiver und erfolgreicher Coping-Mechanismen, *um Schmerzen/Unbehagen zu verringern und die Lebensqualität zu verbessern.*
- Erörtern der Bedeutung des frühzeitigen Erkennens und Meldens von Veränderungen des Zustands und ungewöhnlichen körperlichen Beschwerden/Veränderungen der Schmerzmerkmale. *Fördert frühzeitiges Intervenieren/senkt das Komplikationspotenzial.*
- Betonen der Notwendigkeit einer ausreichenden Nahrungsaufnahme/Flüssigkeitszufuhr, *um das Heilungspotenzial zu optimieren.*

- Anleiten zum Verbandwechseln (Technik, Häufigkeit) und zu sachgemäßer Entsorgung von gebrauchtem Verbandmaterial, *um der Verbreitung von Infektionen vorzubeugen.*
- Erörtern der therapeutischen Maßnahmen (z. B. korrekte Applikation äußerlich zu verwendender Sprays, Lotionen, Salben oder Bäder).
- Betonen der Bedeutung von Nachsorge, soweit angemessen (z. B. Spezialsprechstunde für den diabetischen Fuß, Spezialist/Sprechstunde für Wundpflege, Stomatherapeut).
- Herausarbeiten erforderlicher Veränderungen der Lebensweise, des Berufs oder des Umfelds, *die durch die Einschränkungen infolge der Erkrankung/des Zustands zwingend notwendig werden oder durch die verursachende Faktoren vermieden werden sollen.*
- Vermitteln an kommunale/private Ressourcen, soweit angezeigt.
- Je nach individueller Situation vgl. PDx: Hautschädigung, Geschädigte Mundschleimhaut, Gefahr eines perioperativen Lagerungsschadens, Beeinträchtigte körperliche Mobilität, Beeinträchtigte Mobilität im Bett, Wahrnehmungsstörung (visuell), Periphere Durchblutungsstörung, Verletzungsgefahr, Infektionsgefahr.

Schwerpunkte der Pflegedokumentation

Pflegeassessment oder Neueinschätzung

- individuelle Befunde inkl. der Krankheitsanamnese, der Merkmale der Wunde/Läsion und Belege für eine Beteiligung anderer Organe/Gewebe
- Auswirkungen auf die Lebensweise/funktionelle Gesundheit
- Verfügbarkeit/Nutzung von Ressourcen.

Planung

- Pflege-/Interventionsplan und beteiligte Personen
- Patientenedukationsplan für Klienteninformation, -schulung und -beratung.

Durchführung/Evaluation

- Reaktionen auf Interventionen/Patientenedukation und ausgeführte Pflegemaßnahmen
- Zielerreichung/Fortschritte in Richtung gewünschter Ergebnisse
- Veränderungen des Pflegeplans.

Entlassungs- oder Austrittsplanung

- Erfordernisse der Entlassung, langfristiger Pflegebedarf nach Entlassung, vorgenommene Koordinationen und Vermittlungen, zusätzlich verfügbare personelle, kommunale und materielle Ressourcen
- spezifische, vorgenommene Vermittlungen, Nachsorgeplan sowie Verantwortlichkeiten für zu treffende Maßnahmen.

Empfohlene, exemplarische Pflegeinterventionen (NIC) und Pflegeergebnisse (NOC)

NIC: *Wundpflege* [Wound Care] (McCloskey-Dochterman, J.; Bulecheck, G. M., 2013)

NOC: *Gewebeintegrität: Haut und Schleimhäute* [Tissue Integrity: Skin and Mucous Membranes] (Moorhead, S., Johnson, M.; Maas, M. L.; Swanson, E., 2013)

Literatur

Bender, S.: Körperpflegekunde. WVG, Stuttgart, 2009

Brobst, W.; Vasel-Biergans, A.: Wundmanagement. WVG, Stuttgart 2009

Carpenito-Moyet, L. J.: Das Pflegediagnosen-Lehrbuch. Huber, Bern 2013

Georg, J.: Hautassessment – Hautveränderungen – Hautpflege bei alten Menschen. NOVA 35 (2004) 4: 28–31

Panfil, E.-M.; Schröder, G.: Pflege von Menschen mit chronischen Wunden. Huber, Bern 2013

Peyrefitte, G.: Anatomie und Physiologie der Haut. Huber, Bern 2012

Protz, K.; Timm, J. H.: Moderne Wundversorgung. Elsevier, München 2011

Schröder, G.; Kottner J.: Dekubitus und Dekubitusprophylaxe. Huber, Bern 2012

Harnverhalt [akuter, chronischer] [P]

Urinary retention (00023) (1986)
Domäne 3: **Ausscheidung und Austausch**
Klasse 1: **Harntraktfunktion**

Diagnosetyp (Dokumentationsform): aktuelle Pflegediagnose (PES)
Zuordnung der Pflegediagnose nach Pflegemodellen/-klassifikationen s. Kap. 6.

Definition: Unvollständige Entleerung der Blase

Beeinflussende Faktoren [od. Einflussfaktoren] [E]

- hoher urethraler Druck
- Hemmung des Reflexbogens
- hoher Sphinktertonus
- Blockade [z.B. gutartige Prostatahyperplasie, perineale Schwellung, Trauma]
- [Gewöhnung des Reflexbogens]
- [Infektionen, neurologische Krankheiten]
- [Einnahme von Medikamenten, die als Nebenwirkung eine Retention verursachen können (z.B. Atropin, Belladonna, Psychopharmaka, Antihistaminika, Opiate)].

Bestimmende Merkmale [od. Symptome] [S]

subjektive

- Gefühl einer vollen Blase
- Tröpfeln
- Dysurie.

objektive

- Blasendehnung
- Entleeren geringer Mengen [oder]
- häufiges Entleeren
- ausbleibende Urinausscheidung
- Restharn [150 ml und mehr]
- Überlaufinkontinenz
- [verminderter Harnstrahl].

Klientenbezogene Pflegeziele oder Evaluationskriterien

Der Klient

- äußert Einsicht in die ursächlichen Faktoren und geeigneten Maßnahmen entsprechend der individuellen Situation.
- demonstriert Methoden/Techniken, um eine Retention zu vermindern/zu verhüten.
- entleert in ausreichenden Mengen ohne palpable Blasendehnung, die Restharnmengen betragen weniger als 50 ml, kein Tröpfeln/Überlauf.

H

Maßnahmen oder Pflegeinterventionen

Akuter Zustand

1. Pflegepriorität: Einschätzen ursächlicher, beeinflussender Faktoren:

- Achten auf das Vorliegen pathologischer Zustände (z. B. Harnwegsinfekt, neurologische Erkrankungen/Trauma, Steinbildung, Prostatahyperplasie).
- Untersuchen von Angaben über einen plötzlichen Verlust der Fähigkeit, Wasser zu lassen, über große Schwierigkeiten beim Wasserlassen, Schmerzen beim Wasserlassen, Blut im Urin. *Kann auf einen Harnwegsinfekt oder eine Obstruktion der Harnwege hindeuten.*
- Gewinnen von Urinproben/Sichten der Ergebnisse der Urinanalyse (z. B. Vorliegen von roten/weißen Blutkörperchen, Nitraten, Glukose, Bakterien) und der Blutkultur, soweit angezeigt, *um festzustellen, ob eine behandelbare Krankheit vorliegt.*
- Überprüfen der Medikamente unter Beachten derjenigen, die einen Harnverhalt verursachen/verschlimmern können (z. B. psychotrope Substanzen, Anästhetika, Opiate, Sedativa, Alpha- und Betablocker, Anticholinergika, Antihistaminika, Neuroleptika).
- Untersuchen auf Koteinklemmung, Schwellung einer OP-Wunde, postpartales Ödem, Scheiden- oder Rektumtamponade, vergrößerte Prostata oder andere Faktoren (z. B. kurze Zeit zurückliegendes Entfernen eines Dauerkatheters mit Schwellung/Spasmus der Urethra), *die eine Blockade der Harnröhre bewirken können.*
- Bestimmen des Grades der Angst *(z. B. schämt sich der Klient vielleicht zu sehr, um vor anderen Wasser zu lösen/lassen).*

2. Pflegepriorität: Ermitteln des Ausmaßes der Störung/Behinderung:

- Sicherstellen, ob der Klient eine Wahrnehmung für den Füllungszustand der Blase hat, Einschätzen des Grades der Beschwerden. *Wahrnehmung und Beschwerden können je nach der Grundursache des Harnverhalts schwanken.*
- Feststellen, ob in den letzten 6–8 Stunden eine größere Menge Urin ausgeschieden worden ist, ob es zu häufigen/kleinen Miktionen kommt, ob Harnträufeln (Überlauf) eintritt.
- Palpieren des Blasenniveaus.
- Achten auf Menge und Art der Flüssigkeit, die kürzlich eingenommen wurde.
- Vorbereiten von/Assistieren bei der urodynamischen Testung (z. B. Zystometrie *zur Messung von Blasendruck und -volumen*, Blasen-Scan *zur Messung des Retentionsvolumens und/oder Restharns*, Wert des intravesikalen/abdominalen Drucks, bei dem Harnverlust beobachtet wird).

3. Pflegepriorität: Assistieren bei der Behandlung/Verhütung der Inkontinenz:

- Lindern der Schmerzen durch Verabreichen von Schmerzmedikamenten und Maßnahmen, *um eine zu Grunde liegende Schwellung zu reduzieren/ursächliche Faktoren zu behandeln.*
- Dem Klienten assistieren, sich aufrecht auf die Bettpfanne/den Nachtstuhl zu setzen oder ihn aufstehen lassen, *um eine funktionelle Haltung zum Entleeren einzunehmen.*
- Sorgen für Intimsphäre.
- Anwenden von Eis, Bestreichen der Innenseite der Oberschenkel, Wasser ins Waschbecken/Lavabo laufen lassen oder Gießen von warmem Wasser über den Damm, *um den Reflexbogen zu stimulieren.*
- Entfernen der Blockade, wenn möglich (z. B. Vaginaltamponade, Stuhlverhalt). Vorbereiten des Klienten für invasivere Therapieverfahren (z. B. Operation/Prostatektomie).
- Intermittierendes Katheterisieren oder Dauerkatheter, *um die akute Retention zu beheben.*
- Entleeren der Blase mit einem Blasenkatheter nach den für die Einrichtung geltenden Vorschriften. *Die Quellen sind uneinheitlich hinsichtlich der Notwendigkeit einer fraktionierten Drainage in Steigerungen von jeweils 200 ml, um das Auftreten einer Hämaturie, Synkope zu verhindern.*

- Vermeiden des Wiederauftretens des Harnverhalts durch Behandlung der ursächlichen/beeinflussenden Faktoren, wenn möglich (z.B. Auflegen von Eis auf das Perineum, *um eine Schwellung zu verhindern*, Stuhlerweicher/Laxanzien, Umstellen der Medikation/Dosierung).

4. Pflegepriorität: Fördern des Wohlbefindens (Beratung, Patientenedukation und Entlassungsplanung):

- Ermutigen des Klienten, Probleme sofort zu melden, *um eine Therapie unverzüglich einleiten zu können.*
- Betonen der Notwendigkeit einer ausreichenden Flüssigkeitszufuhr.

H

Chronischer Zustand

1. Pflegepriorität: Einschätzen ursächlicher/beeinflussender Faktoren:

- Überprüfen der Anamnese auf Diagnosen (z.B. angeborene Defekte, neurologische Erkrankungen [z.B. multiple Sklerose, Poliomyelitis], Prostatavergrößerung/-OP, Verletzung/Vernarbung des Geburtskanals, Rückenmarkverletzung mit Schädigung des zweiten motorischen Neurons), *die auf eine Atrophie/Funktionsstörung des Detrusormuskels und/oder chronische Überdehnung auf Grund einer Abflussbehinderung hinweisen.*
- Ermitteln, ob schwache oder fehlende sensible und/oder motorische Impulse vorhanden sind (z.B. nach Schlaganfall, Verletzungen des Rückenmarks oder bei Diabetes mellitus).
- Ermitteln der üblichen Flüssigkeitsaufnahme.
- Achten auf Nebenwirkungen von Psychopharmaka, Antihistaminika, Atropin, Belladonna usw.

2. Pflegepriorität: Einschätzen des Ausmaßes der Störung/Beeinträchtigung:

- Messen der Urinmenge und Bestimmen des Restharns.
- Ermitteln der Häufigkeit und des Zeitpunkts des Wasserlösens und/oder Tröpfelns.
- Achten auf die Qualität des Harnstrahls (Stärke, Größe).
- Palpieren des Blasenniveaus.
- Feststellen, ob Blasenkrämpfe vorhanden sind.
- Beachten der Auswirkung des Zustands auf die Lebensweise.
- Vorbereiten von/Assistieren bei der urodynamischen Testung (z.B. Zystometrogramm *zur Messung von Blasendruck und -volu-*

men, Blasen-Scan *zur Messung des Retentionsvolumens und/oder-Restharns*, Wert des intravesikalen/abdominalen Drucks, bei dem Harnverlust beobachtet wird).

3. Pflegepriorität: Assistieren bei der Behandlung/Verhütung der Inkontinenz:

- Kooperieren bei der Behandlung von Grunderkrankungen.
- Dem Klienten empfehlen, nach einem Zeitplan oft auszuscheiden, *um den Blasendruck niedrig zu halten.*
- Aufrechterhalten einer stetigen Flüssigkeitszufuhr, *um Bakterien auszuschwemmen/Infektionen zu vermeiden und die Steinbildung einzuschränken.*
- Anpassen von Flüssigkeitsmenge und Timing, *um eine Blasenüberdehnung zu vermeiden.*
- Demonstrieren und Instruieren des Klienten und der Bezugsperson(en) in Bezug auf die Anwendung des Credé-Handgriffs, *um das Entleeren der Blase zu erleichtern.*
- Den Klienten auffordern, das Valsalva-Manöver anzuwenden, *um den intraabdominalen Druck zu erhöhen,* soweit angemessen.
- Erstellen eines Programms zum/zur regelmäßigen Wasserlösen/Selbstkatheterisierung, *um einen Reflux und erhöhten renalen Druck zu vermeiden.*
- Vermitteln zur Abklärung fortgeschrittener/forschungsbasierter Therapien (z. B. implantiertes Gerät zur sakralen/tibialen/pelvinen Stimulation) *zur Langzeitbetreuung des Harnverhalts.*

4. Pflegepriorität: Fördern des Wohlbefindens (Beratung, Patientenedukation und Entlassungsplanung):

- Etablieren eines Zeitplans für die Entleerung der Blase (Miktionsprotokoll), entweder durch normales Ausscheiden oder durch Katheterisieren.
- Betonen der Notwendigkeit einer genügenden Flüssigkeitszufuhr inkl. der Einnahme von urinansäuernden Fruchtsäften oder Vitamin C, *um Bakterienwachstum und Steinbildung einzudämmen.*
- Anleiten von Klienten/Bezugsperson(en) in der Technik des hygienischen intermittierenden Selbstkatheterisierens.
- Achten auf Zeichen/Symptome einer Komplikation, die eine medizinische Einschätzung/Behandlung erfordert.

Schwerpunkte der Pflegedokumentation

Pflegeassessment oder Neueinschätzung

- individuelle Befunde inkl. der Art des Problems, des Ausmaßes der Behinderung, des Vorliegens einer Inkontinenz.

Planung

- Pflege-/Interventionsplan und beteiligte Personen
- Patientenedukationsplan für Klienteninformation, -schulung und -beratung.

Durchführung/Evaluation

- Reaktionen auf Interventionen/Patientenedukation und ausgeführte Pflegemaßnahmen
- Zielerreichung/Fortschritte in Richtung gewünschter Ergebnisse
- Veränderungen des Pflegeplans.

Entlassungs- oder Austrittsplanung

- Erfordernisse der Entlassung, langfristiger Pflegebedarf nach Entlassung, vorgenommene Koordinationen und Vermittlungen, zusätzlich verfügbare personelle, kommunale und materielle Ressourcen
- spezifische, vorgenommene Vermittlungen, Nachsorgeplan sowie Verantwortlichkeiten für zu treffende Maßnahmen.

Empfohlene, exemplarische Pflegeinterventionen (NIC) und Pflegeergebnisse (NOC)

NIC: *Harnretentionspflege* [Urinary Retention Care] (McCloskey-Dochterman, J.; Bulecheck, G. M., 2013)

NOC: *Urinausscheidung* [Urinary Elimination] (Moorhead, S., Johnson, M.; Maas, M. L.; Swanson, E., 2013)

Literatur

Carpenito-Moyet L. J.: Das Pflegediagnosen-Lehrbuch. Huber, Bern 2013

Hayder, D.; Kuno E.; Müller M.: Kontinenz – Inkontinenz – Kontinenzförderung. 2. A. Huber, Bern 2012

Sökeland, J.; Rübben, I.: Taschenlehrbuch Urologie. Thieme, Stuttgart 2007

Beeinträchtigte Haushaltsführung [P]

Impaired home maintenance (00098) (1980)
Domäne 1: **Gesundheitsförderung**
Klasse 2: **Gesundheitsmanagement**

Diagnosetyp (Dokumentationsform): aktuelle Pflegediagnose (PES)
Zuordnung der Pflegediagnose nach Pflegemodellen/-klassifikationen s. Kap. 6.

Definition: Unfähigkeit, selbstständig für eine sichere, entwicklungsfördernde, unmittelbare Umgebung zu sorgen

Beeinflussende Faktoren [od. Einflussfaktoren] [E]

- Erkrankung
- Verletzung
- unzureichende Familienorganisation
- unzureichende Familienplanung
- unzureichende finanzielle Mittel
- beeinträchtigte Funktionsweise
- fehlende Vorbilder
- ungewohnter Umgang mit Nachbarschaftshilfe
- fehlendes Wissen
- unzulängliche Unterstützungssysteme.

Bestimmende Merkmale [od. Symptome] [S]

subjektive

- Haushaltsmitglieder äußern, dass sie Schwierigkeiten haben, ein gemütliches [sicheres] Heim zu schaffen [beizubehalten].
- Haushaltsmitglieder bitten um Unterstützung in der Haushaltsführung.
- Haushaltsmitglieder sprechen von Schulden.
- Haushaltsmitglieder sprechen von finanziellen Schwierigkeiten.

objektive

- unordentliche Umgebung [oder]
- schmutzige Umgebung
- widerliche Gerüche
- ungeeignete Temperatur im Haushalt
- Vorhandensein von Ungeziefer

- wiederholtes Auftreten von unhygienischen Zuständen
- wiederholt auftretende Infektionen aufgrund mangelnder Hygiene
- Mangel an notwendiger Ausstattung
- nicht verfügbare Kochausrüstung
- mangelhafte Kleidung
- mangelhafte Bettwäsche
- fehlende Kleidung
- fehlende Bettwäsche
- überforderte Familienmitglieder.

H

Klientenbezogene Pflegeziele oder Evaluationskriterien

Der Klient

- erkennt die individuellen Faktoren, die mit der Schwierigkeit zusammenhängen, eine sichere Umgebung zu bewahren.
- formuliert einen Plan zur Ausschaltung von Gesundheits- und Sicherheitsrisiken.
- nimmt – als Ausdruck einer veränderten Lebensweise – Verhaltensweisen an, die eine gesunde/entwicklungsfördernde Umgebung schaffen und aufrechterhalten.
- wendet Ressourcen angemessen und wirksam an.

Maßnahmen oder Pflegeinterventionen

1. Pflegepriorität: Einschätzen ursächlicher/beeinflussender Faktoren:

- Herausfinden, ob körperliche Leiden/Geisteskrankheiten bzw. ein entsprechendes Potenzial vorliegen (z. B. fortgeschrittenes Alter, chronische Krankheiten, Hirntrauma/sonstiges Trauma, schwere Depression/sonstige Geisteskrankheit, mehrere Personen in einem Haushalt, die außer Stande sind, Haushaltsaufgaben wahrzunehmen), *welche die funktionellen Fähigkeiten des Klienten/der Bezugspersonen im Pflegen des eigenen Zuhause stören.*
- Achten darauf, ob persönliche und/oder Umgebungsfaktoren vorliegen (z. B. ein Familienmitglied mit vielfältigen Pflegeaufgaben, Substanzmissbrauch, fehlende Familie/Unterstützungssysteme, selbstvernachlässigende Lebensweise, Zufriedenheit mit der häuslichen Umgebung/kein Wunsch nach Veränderung).

- Feststellen von Problemen im Haushalt und des Ausmaßes von Unbehagen/unsicheren Bedingungen, die vom Klienten/von den Bezugspersonen wahrgenommen werden. *Sicherheitsprobleme sind u. U. offensichtlich (z. B. fehlendes heißes Wasser, unhygienische Räumlichkeiten), während andere Probleme u. U. subtiler und schwieriger zu bewältigen sind (z. B. fehlende finanzielle Mittel für Reparaturarbeiten zuhause oder fehlendes Wissen über die Lagerung von Nahrungsmitteln/Bekämpfung von Ratten und Mäusen).*
- Einschätzen des kognitiven, emotionalen, körperlichen Funktionierens des Klienten/der Bezugsperson(en), *um Bedürfnisse und Fähigkeiten im Umgang mit Aufgaben im Haushalt herauszufinden.*
- Erkennen von Wissensdefiziten/Fehlinformationen.
- Erörtern der häuslichen Umgebung/Hausbesuche, soweit angemessen, *um die Fähigkeit zur (instrumentellen Selbstversorgung abzuklären und Gesundheits- und Sicherheitsrisiken ausfindig zu machen.*
- Erkennen der Unterstützungssysteme, die dem Klienten/den Bezugspersonen zur Verfügung stehen, *um Bedürfnisse festzustellen und Vermittlungen zu initiieren (z. B. Begleitung, Tagespflege, Haushaltshilfe, Bodenpflege, Hilfe bei Erledigungen im Außenbereich).*
- Ermitteln der finanziellen Ressourcen, um die Bedürfnisse der individuellen Situation abzudecken.

H

2. Pflegepriorität: Unterstützen des Klienten/seine Bezugsperson(en), eine sichere, gesundheits-/entwicklungsfördernde Umgebung aufrechtzuerhalten:

- Koordinieren der multidisziplinären Zusammenarbeit vor der Entlassung des Klienten, soweit angemessen.
- Unterstützen des Klienten/der Bezugsperson(en) beim Erstellen eines Plans, um eine saubere, gesunde Umgebung zu bewahren (z. B. Aufteilen von Haushalts-/Unterhaltsarbeiten unter Familienmitgliedern, Hinzuziehen von Hauswirtschafts- und Reinigungsdiensten, Kammerjäger, Müllabfuhr etc.).
- Unterstützen des Klienten/der Bezugsperson(en) bei Auswahl und Anschaffung notwendiger Hilfsmittel (z. B. Hebevorrichtungen, Nachtstuhl, Sicherheitsgriffe, Hilfsmittel zum Putzen, strukturelle Umbauten), *um individuelle Bedürfnisse zu befriedigen.*
- Identifizieren verfügbarer Ressourcen für eine angemessene Unterstützung (z. B. Hauspflegekraft, Budgetberatung, Haushalts-

hilfe, Essen auf Rädern, Physio-/Beschäftigungstherapie, Sozialdienste).

3. Pflegepriorität: Fördern des Wohlbefindens (Beratung, Patientenedukation und Entlassungsplanung):

- Erörtern von Gefahrenquellen aus der Umgebung, *die sich negativ auf die Gesundheit oder die Fähigkeit zur Durchführung gewünschter Aktivitäten auswirken können.*
- Entwickeln eines langfristigen Plans für den Umgang mit Aufgaben im Umfeld (z. B. Hilfspersonal für Reinigungsarbeiten/Wäschewaschen, Hauswirtschaft, Müllabfuhr, Kammerjäger).
- Benennen von Wegen für den Zugang/Einsatz kommunaler Ressourcen und Unterstützungssysteme (z. B. erweiterte Familie, Nachbarn).
- Vgl. PDx: Wissensdefizit, Selbstversorgungsdefizit (div. PDx), Unwirksames Coping, Gefährdendes familiäres Coping, Rollenüberlastung der pflegenden Bezugsperson, Verletzungsgefahr.

Schwerpunkte der Pflegedokumentation

Pflegeassessment oder Neueinschätzung

- Ergebnisse der Einschätzung inkl. individueller Faktoren/Umgebungsfaktoren
- Vorhandensein und Nutzung von Unterstützungssystemen.

Planung

- Pflege-/Interventionsplan und beteiligte Personen
- Patientenedukationsplan für Klienteninformation, -schulung und -beratung.

Durchführung/Evaluation

- Reaktionen auf Interventionen/Patientenedukation und ausgeführte Pflegemaßnahmen
- Zielerreichung/Fortschritte in Richtung gewünschter Ergebnisse
- Veränderungen des Pflegeplans.

Entlassungs- oder Austrittsplanung

- Erfordernisse der Entlassung, langfristiger Pflegebedarf nach Entlassung, vorgenommene Koordinationen und Vermittlungen, zusätzlich verfügbare personelle, kommunale und materielle Ressourcen
- spezifische, vorgenommene Vermittlungen, Nachsorgeplan sowie Verantwortlichkeiten für zu treffende Maßnahmen.

Empfohlene, exemplarische Pflegeinterventionen (NIC) und Pflegeergebnisse (NOC)

NIC: *Haushaltsführungsunterstützung* [Home Maintenance Assistance] (McCloskey-Dochterman, J.; Bulecheck, G.M., 2013)
NOC: *Selbstversorgung: instrumentelle Aktivitäten des täglichen Lebens* (IADL) [Self-Care: Instrumental Activities of Daily Living (IADL)] (Moorhead, S., Johnson, M.; Maas, M.L.; Swanson, E., 2013)

Literatur

Carpenito-Moyet L.J.: Das Pflegediagnosen-Lehrbuch. Huber, Bern 2013
Blask-Sosnowski, U; Lömers, R.; Cuylen, M.; et al.: Perspektive Hauswirtschaft. Europaverlag, Haan 2012
Blunier, E.: Lehrbuch Assistenz Gesundheit und Soziales. Huber, Bern 2013
Georg, J.: Alltagsbeeinträchtigungen. NOVAcura 39 (2008) 12: 24–26
Georg, J.: Selbstversorgung, -fürsorge oder Selbstpflege. NOVAcura 43 (2009) 3: 18–20
Meulemans, M.; Moris, L.: Berufsfeld Hauswirtschaft. Textilpflege und Reinigung. Bildungsverlag Eins, Köln 2008
NN: Hauswärts. Schulverlag plus, Bern 2011
Schlieper, C.: Arbeitsbuch Hauswirtschaft. H&T, Hamburg 2009
Van Dijk, E.: Berufsfeld Hauswirtschaft. Ernährung und Nahrungszubereitung. Bildungsverlag Eins, Köln 2008

H

Hautschädigung [P]

Impaired skin integrity (00046) (1975, R 1998)
Domäne 11: **Sicherheit/Schutz**
Klasse 2: **Physische Verletzung**

Diagnosetyp (Dokumentationsform): aktuelle Pflegediagnose (PES)
Zuordnung der Pflegediagnose nach Pflegemodellen/-klassifikationen s. Kap. 6.

Definition: Veränderte Epidermis (Oberhaut) und/oder Dermis (Lederhaut)

Beeinflussende Faktoren [od. Einflussfaktoren] [E]

äußere

- Hyperthermie
- Hypothermie
- chemische Substanz
- Strahlung
- Medikamente
- körperliche Immobilisierung
- Luftfeuchtigkeit
- Feuchtigkeit [Ausscheidungen, Sekrete]
- mechanische Faktoren (z. B. Scherkräfte, Druck, freiheitseinschränkende Maßnahmen), [Trauma: Verletzung/Operation]
- Altersextreme.

innere

- veränderter Ernährungszustand (z. B. Fettleibigkeit, Kachexie)
- Stoffwechselstörungen
- Veränderungen des Flüssigkeitshaushalts
- hervortretende Knochen
- Veränderung des Turgors, [Ödeme]
- beeinträchtigte sensorische Empfindung
- veränderte Pigmentierung
- entwicklungsbezogene Faktoren
- immunologische Defizite
- Durchblutungsstörungen (z. B. AvK)
- [psychogene Faktoren].

Bestimmende Merkmale [od. Symptome] [S]

subjektive

- [Klagen über Juckreiz (Hautjucken), Schmerz, Gefühllosigkeit im betroffenen Gebiet/in der Umgebung].

objektive

- zerstörte Hautschichten
- Schädigung der Hautoberfläche (Epidermis)
- Eindringen in Körperstrukturen
- Schädigung der Hautoberfläche der Oberhaut (Epidermis)
- Zerstörung von Hautschichten der Lederhaut (Dermis)
- Schädigung von Körperstrukturen.

Klientenbezogene Pflegeziele oder Evaluationskriterien

Der Klient

- zeigt eine zeitlich normale und komplikationslose Heilung von Hautläsionen/Wunden/Druckgeschwüren.
- weist einen optimalen Allgemein- und Ernährungszustand auf.
- beteiligt sich an präventiven Maßnahmen und am Behandlungsplan.
- äußert vermehrtes Selbstwertgefühl und zeigt die Fähigkeit, mit der Situation umzugehen.

Maßnahmen oder Pflegeinterventionen

1. Pflegepriorität: Einschätzen ursächlicher/beeinflussender Faktoren:

- Ermitteln der ursächlichen Faktoren (z. B. Hautkrebs/andere Krebsarten, Verbrennung, Sklerodermie, Lupus erythematodes, Psoriasis, Akne, allergische Reaktion, Diabetes, berufsbedingte Schäden, Familienanamnese, Verletzungen, chirurgische Eingriffe/Amputation, Bestrahlungstherapie, übertragbare Krankheiten).
- Beachten von allgemeiner Schwäche, verminderter Mobilität, Hautveränderungen, Veränderungen der Muskelmasse in Verbindung mit Alterungsprozessen, chronischen Erkrankungen, Inkontinenz/Selbstversorgungsdefiziten.
- Einschätzen der Blutversorgung (kapilläre Füllung) und Hautsensibilität (Nervenschädigung) der betroffenen Region. Berechnen des Knöchel-Arm-Index, *um die aktuelle/potenzielle Beeinträchtigung der Beindurchblutung zu evaluieren.* Beachte: *Ein Wert unter 0,9 zeigt die Notwendigkeit engmaschigen Überwachens/aggressiveren Intervenierens (z. B. engermaschige Blutzuckerbestimmung und Gewichtskontrolle bei einem diabetischen Klienten) auf.*
- Bestimmen des Ernährungszustands und der Möglichkeit einer verzögerten Heilung oder eines durch Mangelernährung exazerbierten Gewebeschadens (z. B. Druckstellen bei kachektischen und/oder älteren Klienten).
- Überprüfen der Medikation/des Therapieplans (z. B. Anwendung von Steroiden, Chemotherapie, Bestrahlung).
- Evaluieren eines Klienten mit gestörtem Denken, Entwicklungsverzögerung, Fixierungen, langfristiger Immobilität, *um*

die Gefahr einer Verletzung und Sicherheitsanforderungen zu klären.

- Sichten von Laborergebnissen entsprechend den verursachenden Faktoren (z. B. Untersuchungen von Hb/Hkt, Blutzucker, Infektionserreger [Viren, Bakterien, Pilze], Albumin/Protein). *Ein Albumin unter 3,5 korreliert mit verminderter Wundheilung/vermehrtem Dekubitus.*
- Gewinnen von Proben aus nässenden Wunden, soweit angemessen, zur Kultur/Sensibilitätsprüfung/Gram-Färbung, *um die geeignete Therapie herauszufinden.*

H

2. Pflegepriorität: Ermitteln des Ausmaßes der Schädigung:

- Ermitteln der Vorgeschichte des Zustands inkl. Alter beim ersten Auftreten, Datum des ersten Auftretens, Dauer des Bestehens des Zustands, Stelle des ersten Auftretens/Merkmale der Schädigung, Dauer des Problems und Veränderungen des Zustands im Laufe der Zeit.
- Beachten von Hautfarbe, -beschaffenheit und -turgor. An den Stellen mit der geringsten Pigmentierung (z. B. Augenbindehaut, Nagelbett, Mundschleimhaut, Zunge und Fußsohlen) ermitteln, ob Farbveränderungen vorhanden sind.
- Palpieren der Hautläsionen auf Größe, Form, Festigkeit, Beschaffenheit, Temperatur und Hydratation.
- Bestimmen von Grad/Tiefe der Verletzung/Schädigung der Haut, des Integuments (d. h. Epidermis, Kutis und/oder darunter liegende Gewebe).
- Messen der Länge, Breite und Tiefe der Hautulzeration/-wunde. Beachten von Gewebetaschen, falls vorhanden
- Inspizieren der Wundumgebung auf Erytheme, Verhärtungen, Mazerationen.
- Fotografieren der Läsion, soweit angemessen, *um den Zustand zu dokumentieren/um für die Zukunft eine Vergleichsbasis zu haben.*
- Achten auf den Geruch der Hautschädigung/-läsion/-wunde.
- Einschätzen des Wundzustands mit einem standardisierten Wundeinschätzungsinstrument. *Sorgt für eine konsistente Terminologie für die Wunddokumentation.*

3. Pflegepriorität: Bestimmen der Auswirkungen und der Bedeutung des Zustands für den Klienten:

- Ermitteln der Einstellung des Betroffenen/der Bezugsperson(en) gegenüber der Erkrankung (z. B. kulturelle Wertvorstellungen, Stigma usw.). Beachten falscher Vorstellungen. *Zeigt Bereiche, die im Schulungsplan angesprochen werden müssen, und einen potenziellen Vermittlungsbedarf.*

- Ermitteln der Auswirkung auf das Leben (z. B. Arbeit, Freizeit, erhöhte Anforderungen an Betreuungspersonen).
- Ermitteln des psychischen Befindens des Klienten, soweit angezeigt, dabei Achten auf etwaige Sexualprobleme auf Grund des Zustands.
- Achten auf Menschen mit beeinträchtigtem Seh-, Hör- oder Sprechvermögen. *Die Haut ist ein wichtiger Weg der Kommunikation für diese Population und ein Hautdefekt kann deren Reaktionen beeinflussen.*

4. Pflegepriorität: Unterstützen des Klienten, den Gesundheitszustand zu verbessern/die Krankheit zu lindern und eine optimale Heilung zu fördern:

- Tägliches Inspizieren der Haut mit Beschreibung der beobachteten Wund-/Läsionsmerkmale und beobachtete Veränderungen.
- Regelmäßiges Messen/Fotografieren des Verlaufs der Wundheilung und Achten auf Zeichen einer Komplikation (z. B. Infektion, Wunddehiszenz), *um den Fortschritt der Wundheilung zu überwachen.*
- Sauber-/Trockenhalten der Wunde, sorgfältiges Verbinden der Wunde, Stützen der Inzisionsstelle (z. B. durch Steristrips, Gegendruck beim Husten), Verhüten einer Infektion, Umgang mit Inkontinenz und Stimulation der Durchblutung des umgebenden Gewebes, *um den natürlichen Heilungsprozess des Körpers zu unterstützen.*
- Assistieren beim Débridement/bei der Enzymtherapie, soweit angezeigt (z. B. bei Verbrennungen, schwerem Dekubitus), *um nicht lebensfähiges, kontaminiertes oder infiziertes Gewebe zu entfernen.*
- Verwenden angemessener Hautschutzplatten, -pasten, Wundverbände, Drainagen und Hautschutzmittel für offene/sezernierende Wunden und Stomata, *um die Wundumgebung zu schützen.*
- Anlegen eines geeigneten Verbandes (z. B. haftender/nicht haftender Film, Hydrofaser oder -gel, Acryl, Hydropolymere), *für die Wundheilung und um den Bedürfnissen des Klienten und der Betreuungsperson/des Pflege-Settings optimal zu entsprechen.*

- Wahren einer der Wunde angemessenen feuchten Umgebung (z. B. Aussetzen von Läsionen/Ulzera gegenüber Luft und Licht, wenn überschießende Feuchtigkeit die Heilung behindert, oder Verwenden von Okklusivverbänden zur Wahrung einer feuchten Umgebung für das autolytische Débridement einer Wunde, soweit angezeigt.
- Reduzieren/Vermeiden des Gebrauchs von Kunststoffmaterial (z. B. Matratzenschoner). Sofortiges Entfernen von nassem/faltigem Bettzeug. *Feuchtigkeit verstärkt Hautschäden.*
- Verwenden von Papierpflaster oder eines nichthaftenden Verbandes auf empfindlicher Haut und sanftes Entfernen desselben. Verwenden von Schlauchverband, Gaze o. ä. zur Befestigung von Verbänden und Dränagen.
- Planen eines individuellen Umlagerungsplans für den Klienten. Den Klienten mitentscheiden lassen und Berücksichtigen seiner Wünsche in Bezug auf Zeit, Aktivitäten, Lagerungsarten usw., *um sein Verständnis und seine Kooperation zu fördern.*
- Einsetzen geeigneter Polsterungs-/Lagerungshilfen (z. B. Luft-/Wassermatratzen, Gel-Kissen, gepolsterte Schuhe), soweit angezeigt, *um geschädigtes Gewebe von Druck zu entlasten und die Durchblutung des Areals zu verbessern.* Vermeiden eines Schaffells, *das Wärme/Feuchtigkeit zurückhalten kann.*
- Fördern einer möglichst frühen Mobilisation. *Fördert die Durchblutung und vermindert Immobilitätsrisiken.*
- Sorgen für eine optimale Ernährung inkl. Vitamine (z. B. A, C, D, E) und erhöhter Eiweißzufuhr, *um eine positive Stickstoffbilanz zur Heilung von Druckgeschwüren, Läsionen und Wunden zu erreichen und eine allgemein gute Gesundheit zu erhalten.*
- Regelmäßiges Überprüfen von Laborbefunden, die mit dem Allgemeinzustand und dem Zustand des spezifischen Problems zu tun haben.
- Hinzuziehen eines Wund-/Stomaspezialisten, soweit angezeigt, *um dessen Unterstützung beim Planen der Behandlung problematischer oder potenziellm schwerer Wunden einzuholen.*

5. Pflegepriorität: Fördern des Wohlbefindens (Beratung, Patientenedukation und Entlassungsplanung):

- Erörtern der Bedeutung der Haut und Maßnahmen zur Aufrechterhaltung einer normalen Hautfunktion. Das Integument ist das größte multifunktionale Organ des Körpers.

- Erörtern der Bedeutung frühzeitigen Erkennens von Hautveränderungen und/oder Komplikationen.
- Unterstützen des Klienten/der Bezugsperson(en), die medizinische Behandlung zu verstehen, ihr zu folgen und ein Programm zur präventiven und täglichen Pflege aufzustellen. *Fördert die Zustimmung zum Behandlungsplan und optimiert die Ergebnisse.*
- Betonen der Bedeutung gut sitzender Kleidung/Schuhe, Nutzen von speziellen Strümpfen und Einlegesohlen *bei verminderter Sensibilität und Durchblutung.*
- Erkennen von Gefahren beim Verwenden von Ausrüstungsgegenständen/Hilfsmitteln (z.B. Heizkissen, Stomaversorgungen, Polsterungen bei Schienen).
- Den Klienten ermutigen, seine Gefühle zu äußern und darüber zu sprechen, wie/ob die Krankheit sein Körperbild/Selbstwertgefühl beeinflusst (vgl. PDx: Körperbildstörung, Situationsbedingtes geringes Selbstwertgefühl).
- Dem Klienten helfen, die Trauerphasen durchzuleben und Gefühle zu ertragen, die mit der individuellen Situation verbunden sind.
- Anbieten psychischer Unterstützung und Respekt vor dem Klienten durch Körperkontakt, Gesichtsausdruck und Stimme/Tonfall.
- Unterstützen des Klienten, stressreduzierende/alternativtherapeutische Methoden zu erlernen, *um Gefühle der Hilflosigkeit zu kontrollieren und die Situation zu meistern.*
- Vermitteln an eine Diätassistentin oder eine Gesundheitsfachperson für Diabetes, *um die Wundheilung zu fördern und das Wiederauftreten diabetischer Ulzera zu verhindern.*

Schwerpunkte der Pflegedokumentation

Pflegeassessment oder Neueinschätzung

- Charakteristika der Läsion(en)/des Zustands, Ulkusklassifikation
- ursächliche/beeinflussende Faktoren
- Auswirkungen des Zustands.

Planung

- Pflege-/Interventionsplan und beteiligte Personen
- Patientenedukationsplan für Klienteninformation, -schulung und -beratung.

Durchführung/Evaluation

- Reaktionen auf Interventionen/Patientenedukation und ausgeführte Pflegemaßnahmen
- Zielerreichung/Fortschritte in Richtung gewünschter Ergebnisse
- Veränderungen des Pflegeplans.

Entlassungs- oder Austrittsplanung

- Erfordernisse der Entlassung, langfristiger Pflegebedarf nach Entlassung, vorgenommene Koordinationen und Vermittlungen, zusätzlich verfügbare personelle, kommunale und materielle Ressourcen
- spezifische, vorgenommene Vermittlungen, Nachsorgeplan sowie Verantwortlichkeiten für zu treffende Maßnahmen.

Empfohlene, exemplarische Pflegeinterventionen (NIC) und Pflegeergebnisse (NOC)

NIC: *Dekubituspflege* [Pressure Ulcer Care], Wundpflege [Wound Care] (McCloskey-Dochterman, J.; Bulecheck, G. M., 2013)
NOC: *Gewebeintegrität: Haut und Schleimhäute* [Tissue Integrity: Skin and Mucous Membranes] (Moorhead, S., Johnson, M.; Maas, M. L.; Swanson, E., 2013)

Literatur

Bender, S.: Körperpflegekunde. WVG, Stuttgart, 2009
Brobst, W.; Vasel-Biergans, A.: Wundmanagement. WVG, Stuttgart 2009
Carpenito-Moyet L. J.: Das Pflegediagnosen-Lehrbuch. Huber, Bern 2013
Georg, J.: Hautassessment – Hautveränderungen – Hautpflege bei alten Menschen. NOVA 35 (2004) 4: 28–31
Georg, J.: Altershaut erkennen und pflegen. NOVA 39 (2008) 3: 17–20
Georg, J.: Haut auf Haut – Intertrigo bei alten Menschen. NOVA 42 (2011) 4: 40–42
Panfil, E.-M.; Schröder, G.: Pflege von Menschen mit chronischen Wunden. Huber, Bern 2013
Peyrefitte, G.: Anatomie und Physiologie der Haut. Huber, Bern 2012
Protz, K.; Timm, J. H.: Moderne Wundversorgung. Elsevier, München 2011
Schröder, G.; Kottner, J.: Dekubitus und Dekubitusprophylaxe. Huber, Bern 2012
Schürer, N.; Kresken, J.: Die Trockene Haut. WVG: Stuttgart 2000
Thio, B.: Praxishandbuch Pruritus. Hautjucken einschätzen, erkennen und behandeln. Bern, Huber 2013

Gefahr einer Hautschädigung [P]

Risk for impaired skin integrity (00047) (1975, R 1998, R 2010)
Domäne 11: **Sicherheit/Schutz**
Klasse 2: **Physische Verletzung**

Diagnosetyp (Dokumentationsform): Risikopflegediagnose (PR)
Zuordnung der Pflegediagnose nach Pflegemodellen/-klassifikationen s. Kap. 6.

Definition: Risiko einer Veränderung der Epidermis (Oberhaut) und/oder Dermis (Lederhaut)

Risikofaktoren [R]

äußere

- chemische Substanz
- Strahlung
- Hypothermie
- Hyperthermie
- körperliche Immobilisierung
- Ausscheidungen
- Sekrete
- Luftfeuchtigkeit
- Feuchtigkeit
- mechanische Faktoren (z.B. Scherkräfte, Druck, freiheitseinschränkende Maßnahmen)
- Altersextreme.

innere

- Medikamente
- veränderter Ernährungszustand (z.B. Fettleibigkeit, Kachexie)
- beeinträchtigter Stoffwechsel
- [Flüssigkeitsstatus]
- hervortretende Knochen
- Veränderungen des Hautturgors, [Ödeme]
- beeinträchtigte Durchblutung
- beeinträchtigte sensorische Empfindung
- veränderte Pigmentierung
- entwicklungsbedingte Faktoren
- psychogene Faktoren
- immunologische Faktoren.

Klientenbezogene Pflegeziele oder Evaluationskriterien

Der Klient

- erkennt individuelle Risikofaktoren.
- äußert Einsicht in die Behandlung/Therapie.
- zeigt Verhaltensweisen/Techniken, um eine Hautschädigung zu verhindern.

Maßnahmen oder Pflegeinterventionen

1. Pflegepriorität: Einschätzen ursächlicher/beeinflussender Faktoren:

H

- Routinemäßiges Einschätzen der Haut unter Beachten von Feuchtigkeit, Farbe und Elastizität. Überprüfen der Anamnese früherer Hautprobleme (z. B. allergische Reaktionen, Ausschläge, leichtes Entstehen von Hämatomen/Hautrissen), *die auf eine besondere Verletzlichkeit hindeuten könnten,* mit dem Klienten/der Bezugsperson.
- Achten auf Zustände/Situationen, *welche die Haut schädigen können* (z. B. altersbedingte Veränderungen der Haut- und Muskelmasse, allgemeine Schwächung, beeinträchtigte Mobilität, schlechter Ernährungszustand, chronische Erkrankungen/Immunsuppression, Inkontinenz, Selbstversorgungsdefizite und/oder unerwünschte Wirkungen von Medikamenten/Behandlungen).
- Einschätzen auf eine verminderte Durchblutung der unteren Extremitäten. Berechnen des Knöchel-Arm-Index, soweit angemessen (diabetischer Klient oder andere Klienten mit gestörter Durchblutung der Beine). *Ein Wert unter 0,9 zeigt die Notwendigkeit dichten Überwachens/aggressiveren Intervenierens (z. B. engermaschige Blutzuckerbestimmung und Gewichtskontrolle bei einem diabetischen Klienten) auf.*
- Sichten sachdienlicher Ergebnisse von Laboruntersuchungen (z. B. Hb/Hkt, Blutzucker, Infektionserreger [Viren, Bakterien, Pilze], Albumin/Protein). *Beachte: Ein Albumin unter 3,5 korreliert mit verminderter Wundheilung/vermehrtem Dekubitus.*

2. Pflegepriorität: Erhalten der Integrität der Haut auf optimalem Niveau:

- Vorsichtiges Behandeln des Klienten (vor allem bei Säuglingen, Kleinkindern, älteren Menschen). *Die Epidermis von Säuglingen und sehr kleinen Kindern ist dünn und hat nur wenig Unterhautfett, das sich mit zunehmendem Alter entwickelt. Die Haut des älteren Klienten ist ebenfalls dünn, weniger elastisch und neigt zu Verletzungen, wie etwa Hämatomen und Rissen.*

- Routinemäßiges Kontrollieren der Hautoberfläche und der druckgefährdeten Stellen, vor allem bei Klienten mit eingeschränkter Mobilität.
- Achten auf gerötete/minderdurchblutete Stellen oder Exantheme und unverzügliches Einleiten von Maßnahmen. *Senkt die Wahrscheinlichkeit eines Fortschreitens zum Hautschaden.*
- Durchführen sorgfältigster Hautpflege, Verwenden einer milden, alkalifreien Seife, behutsames und gründliches Abtrocknen. Verwenden eines Hautpflegemittels, soweit angezeigt.
- Massieren knöcherner Vorsprünge und Einsatz korrekter Techniken des Lagerns, Umlagerns, Anhebens und Transfers beim Bewegen des Klienten, *um Verletzungen durch Reibung oder Scherkräfte zu vermeiden.*
- Regelmäßiges Umlagern im Bett/Stuhl. Ermutigen des Klienten, sich frühzeitig am Umhergehen sowie an aktiven und passiven Übungen des Bewegungsumfangs zu beteiligen.
- Sorgen für passende Kleidung/Decke, Schützen vor Durchzug, *um eine Vasokonstriktion zu vermeiden.*
- Achten auf trockenes, faltenfreies Bettzeug, Benutzen hautfreundlichen Gewebes [und Freihalten des Bettes von Krümeln].
- Sorgen für Schutz durch Polster, Kissen, Schaumstoffmatratzen, Wasserbett etc., *um die Durchblutung zu steigern und den Druck zu begrenzen/auszuschalten.*
- Verwenden von Papierpflaster oder eines nichthaftenden Verbandes auf empfindlicher Haut und sanftes Entfernen desselben. Verwenden von Schlauchverband, Gaze o. ä. zur Befestigung von Verbänden und Drainagen.
- Sorgen für Sicherheitsmaßnahmen beim Mobilisieren und anderen Therapien, die Hautschäden verursachen können (z. B. durch unpassende Unterwäsche/Schuhe, Heizkissen/Lampen, Fixationen).
- Sorgen für präventive Hautpflege bei einem inkontinenten Klienten: häufiges Wechseln der Inkontinenzhilfen/Windeln, Säubern des Perineums täglich und Auftragen von Salbe nach jeder Inkontinenzepisode, *um den Kontakt mit reizauslösenden Substanzen (Urin, Stuhl, Feuchtigkeit) auf ein Mindestmaß zu reduzieren.*

3. Pflegepriorität: Fördern des Wohlbefindens (Beratung, Patientenedukation und Entlassungsplanung):

- Sorgen für Informationen für den Klienten/die Bezugsperson(en) über die Bedeutung regelmäßiger Hautbeobachtung und effektiver Hautpflege für das Verhindern von Problemen.
- Betonen der Wichtigkeit einer angemessenen Nahrungs-/Flüssigkeitszufuhr, *um einen guten Allgemeinzustand und Hautturgor zu erhalten.*
- Empfehlen der Weiterführung eines regelmäßigen Übungsprogramms (aktiv/passiv), *um die Durchblutung zu verbessern.*
- Empfehlen, während des Sitzens die unteren Extremitäten hochzulagern, *um den venösen Rückfluss zu fördern und die Bildung von Ödemen zu vermeiden.*
- Empfehlen, den Tabakkonsum einzuschränken/einzustellen, *der eine Vasokonstriktion verursachen kann.*
- Empfehlen der Anwendung von Eis, kolloidalen Bädern, Lotionen (mentholhaltigen Präparaten), *um den plagenden Juckreiz zu lindern.*
- Empfehlen, die Nägel kurz zu schneiden oder Handschuhe zu tragen, *um die Gefahr einer Hautschädigung durch Kratzen bei schwerem Juckreiz zu mindern.*
- Erörtern, wie wichtig es ist, in bestimmten Situationen direktes Sonnenlicht zu meiden (z. B. bei systemischem Lupus, Einnahme von Tetrazyklinen/psychotropen Substanzen, Bestrahlung), und welches Risiko für das Entstehen von Hautkrebs besteht.
- Raten zu regelmäßigem Gebrauch von Sonnenschutzmitteln, vor allem bei einem Kleinkind, einem Klienten mit heller Haut (zu Sonnenbrand neigend) oder einem Klienten unter Mehrfachmedikation etc., *um den mit einer Sonnenexposition verbundenen Hautschaden (kurz und langfristig) zu begrenzen.*
- Beraten von Klienten mit Diabetes mellitus und neurologischen Beeinträchtigungen in Bezug auf die Wichtigkeit der Hautpflege, vor allem der unteren Extremitäten.
- Regelmäßiges Einschätzen unter Verwenden eines Instruments wie der Braden-Skala, *um Veränderungen des Risikostatus und die Notwendigkeit von Umstellungen des Pflegeplans festzustellen.*
- Vermitteln an eine Ernährungsberatung oder eine Diabetes-Fachberatung, *um Einzelheiten im Ernährungsbedarf festzustellen/ den Diabetes korrekt unter Kontrolle zu halten.*

Schwerpunkte der Pflegedokumentation

Pflegeassessment oder Neueinschätzung

- individuelle Befunde inkl. individueller Risikofaktoren.

Planung

- Pflege-/Interventionsplan und beteiligte Personen
- Patientenedukationsplan für Klienteninformation, -schulung und -beratung.

Durchführung/Evaluation

- Reaktionen auf Interventionen/Patientenedukation und ausgeführte Pflegemaßnahmen
- Zielerreichung/Fortschritte in Richtung gewünschter Ergebnisse
- Veränderungen des Pflegeplans.

Entlassungs- oder Austrittsplanung

- Erfordernisse der Entlassung, langfristiger Pflegebedarf nach Entlassung, vorgenommene Koordinationen und Vermittlungen, zusätzlich verfügbare personelle, kommunale und materielle Ressourcen
- spezifische, vorgenommene Vermittlungen, Nachsorgeplan sowie Verantwortlichkeiten für zu treffende Maßnahmen.

Empfohlene, exemplarische Pflegeinterventionen (NIC) und Pflegeergebnisse (NOC)

NIC: *Dekubitusprophylaxe* [Skin Surveillance] (McCloskey-Dochterman, J.; Bulecheck, G. M., 2013)
NOC: *Risikokontrolle* [Risk Control] (Moorhead, S., Johnson, M.; Maas, M. L.; Swanson, E., 2013)

Literatur

Bender, S.: Körperpflegekunde. WVG, Stuttgart, 2009
Brobst, W.; Vasel-Biergans, A.: Wundmanagement. WVG, Stuttgart 2009
Carpenito-Moyet, L. J.: Das Pflegediagnosen-Lehrbuch. Huber, Bern 2013
Georg, J.: Hautassessment – Hautveränderungen – Hautpflege bei alten Menschen. NOVA 35 (2004) 4: 28–31
Georg, J.: Altershaut erkennen und pflegen. NOVA 39 (2008) 3: 17–20.
Georg, J.: Haut auf Haut – Intertrigo bei alten Menschen. NOVA 42 (2011) 4: 40–42.
Panfil, E.-M.; Schröder, G.: Pflege von Menschen mit chronischen Wunden. Huber, Bern 2013

Peyrefitte, G.: Anatomie und Physiologie der Haut. Huber, Bern 2012
Schröder, G.; Kottner J.: Dekubitus und Dekubitusprophylaxe. Huber, Bern 2012
Schürer, N.; Kresken, J.: Die Trockene Haut. WVG: Stuttgart 2000
Thio, B.: Praxishandbuch Pruritus. Hautjucken einschätzen, erkennen und behandeln. Bern, Huber 2013

Verminderte Herzleistung [P]

H

Decreased cardiac output (00029) (1975, R 1996, R 2000)
Domäne 4: **Aktivität/Ruhe**
Klasse 4: **Kardiovaskuläre/Pulmonale Reaktionen**

Diagnosetyp (Dokumentationsform): aktuelle Pflegediagnose (PES)
Zuordnung der Pflegediagnose nach Pflegemodellen/-klassifikationen s. Kap. 6

Definition: Das vom Herzen ausgeworfene Blut genügt den metabolischen Anforderungen des Körpers nicht

Beeinflussende Faktoren [od. Einflussfaktoren] [E]

- veränderte Herzfrequenz [Überleitung]
- veränderter Rhythmus [Überleitung]
- verändertes Schlagvolumen:
  - veränderte Vorlast [z. B. verminderter venöser Rückstrom]
  - veränderte [z. B. verminderter Gefäßwiderstand]
  - veränderte Kontraktilität [z. B. Ruptur des Ventrikelsptums, Ventrikelaneurysma, Papillarmuskelruptur, Klappenerkrankung].

Bestimmende Merkmale [od. Symptome] [S]

subjektive

veränderte(r) Herzfrequenz/Herzrhythmus

- Herzklopfen.

veränderte Vorlast

- Müdigkeit.

veränderte Nachlast

- Dyspnö.

veränderte Kontraktilität

- Orthopnö
- paroxysmale nächtliche Dyspnö.

verhaltensbezogen/emotional

- Angst.

objektive

veränderte(r) Herzfrequenz/Herzrhythmus

- Arrhytmien
- Tachykardie
- Bradykardie
- Veränderungen im EKG.

veränderte Vorlast

- Jugularvenenstauung
- Ödeme
- Gewichtszunahme
- erhöhter Zentralvenendruck (ZVD)
- verminderter ZVD
- erhöhter pulmonal-arterieller Verschlussdruck (PAWP)
- verminderter pulmonal-arterieller Wedge-Druck (PAWP)
- Herzgeräusche.

veränderte Nachlast

- Dyspnö
- feuchtkalte Haut
- Veränderungen der Hautfarbe [Haut und Schleimhäute] [Zyanose, Blässe]
- verlängerte kapillare Rückfüllung
- verminderte periphere Pulse
- Schwankungen in den Blutdruckmesswerten
- verminderter systemischer Gefäßwiderstand (SVR)
- erhöhter systemischer Gefäßwiderstand (SVR)
- verminderter pulmonaler Gefäßwiderstand (PVR)
- erhöhter pulmonaler Gefäßwiderstand (PVR)
- Oligurie.

veränderte Kontraktilität

- Rasseln
- Husten
- verminderte Herzauswurfleistung
- verminderter Schlagvolumenindex (SVI)

- verminderter Herzindex
- verminderter linksventrikulärer Schlagarbeitsindex (LSWI)
- Herzgeräusche S3
- Herzgeräusche S4.

verhaltensbezogen/emotional
- Ruhelosigkeit.

Klientenbezogene Pflegeziele oder Evaluationskriterien

Der Klient

- zeigt eine verbesserte hämodynamische Stabilität (z. B. Blutdruck, Herzzeitvolumen, renale Durchblutung/Urinausscheidung, periphere Pulse).
- berichtet über weniger Anfälle von Atemnot, Engegefühl und Arrhythmien.
- zeigt eine Zunahme der Aktivitätstoleranz.
- äußert, dass er das Krankheitsgeschehen, individuelle Risikofaktoren und den Behandlungsplan versteht.
- nimmt an Aktivitäten teil, welche die Belastung des Herzens senken (z. B. Stressbewältigungsprogramm oder Medikationsplan, Gewichtsabnahme, Plan für ausgewogene Ruhe und Aktivität, korrekte Anwendung von zusätzlichem Sauerstoff, Einstellen des Rauchens).
- Erkennt Zeichen der kardialen Dekompensation, verändert seine Aktivitäten und sucht entsprechende Hilfe.

Maßnahmen oder Pflegeinterventionen

1. Pflegepriorität: Einschätzen ursächlicher/beeinflussender Faktoren:

- Herausfinden von Risikoklienten anhand der aufgelisteten möglichen «ursächlichen/beeinflussenden Faktoren» sowie von Personen mit Erkrankungen, die das Herz belasten. *Akute/chronische Erkrankungen (z. B. Mehrfachtrauma, Niereninsuffizienz, Hirnstammtrauma, einer Rückenmarkverletzung bei Th8 oder oberhalb davon, Alkohol- oder Drogenmissbrauch/-überdosis, Schwangere mit Hyperonie) können den Kreislauf beeinträchtigen und das Herz erheblich belasten.*
- Einschätzen des Risikos und der Art eines beginnenden Schock-

zustands: hämatogen, septisch, kardiogen, vaskulär und psychogen.

- Überprüfen von Labordaten (z. B. Herzmarker, großes Blutbild, Elektrolyte, BGA, Blut-Harnstoffstickstoff/Kreatinin, Herzenzyme und Blutkulturen, etwa aus Blut, Wunden, Sekreten).

2. Pflegepriorität: Ermitteln des Ausmaßes der Beeinträchtigung:

- Evaluieren von Berichten/Belegen des Klienten über extreme Erschöpfung, Aktivitätsintoleranz, plötzliche oder progrediente Gewichtszunahme, Anschwellen von Extremitäten und fortschreitende Kurzatmigkeit, *um Zeichen einer schlechten Ventrikelfunktion und/oder eines drohenden Herzversagens einzuschätzen.*
- Bestimmen der Vitalzeichen/hämodynamischen Werte inkl. des kognitiven Status. Achten auf die Reaktion der Vitalzeichen auf Aktivitäten/die Prozeduren und auf die Zeit bis zur Rückkehr zu den Ausgangswerten. *Liefert Ausgangswerte für den Vergleich, um Trends zu verfolgen und die Reaktion auf Interventionen zu evaluieren.*
- Erfassen von Zeichen einer drohenden Dekompensation/eines beginnenden Schocks unter Beachten einer herabgesetzten Kognition, eines instabilen, niedrigen Blutdrucks, invasiver hämodynamischer Parameter, Tachypnö, einer erschwerten Atmung, veränderter Atemgeräusche (z. B. Rasseln, Giemen), Distanzgeräusche oder veränderte Herztöne (z. B. Schwirren, Rhythmusstörungen) und einer verminderten Urinausfuhr. *Frühzeitiges Erkennen von Veränderungen dieser Parameter fördert rechtzeitiges Intervenieren, um das Ausmaß der kardialen Funktionsstörung zu begrenzen.*
- Achten auf das Vorliegen eines Pulsus paradoxus, vor allem bei Distanzgeräuschen. *Kann auf eine Herztamponade hindeuten.*
- Sichten diagnostischer Untersuchungen (z. B. Belastungstests, EKG, Ultraschall, Herzkatheteruntersuchung, Röntgen-Thorax, Elektrolyte, großes Blutbild). *Hilft beim Feststellen der zu Grunde liegenden Ursache.*

3. Pflegepriorität: Minimieren und Korrigieren der ursächlichen Faktoren. Maximieren des Herzzeitvolumens:

Akutstadium

- Unterbringen des Klienten in Bettruhe oder einem Stuhl in bequemer Lage. Bei Stauungen ist Oberkörperhochlagerung vorzuziehen. Bei Schock können die Beine um 20–30 Grad angehoben werden. *Senkt den Sauerstoffverbrauch und die Gefahr einer Dekompensation.*

- Verabreichen von Sauerstoff bei hohen Strömungsraten über eine Maske oder ein Beatmungsgerät, soweit angezeigt, *um den für die Herzfunktion/Gewebsdurchblutung verfügbaren Sauerstoff zu erhöhen.*
- Häufiges Kontrollieren der Vitalzeichen, *um die Reaktion auf Aktivitäten/Interventionen zu beobachten.*
- Regelmäßiges blutiges Druckmessen, soweit angezeigt (z. B. arterieller Druck, Zentralvenendruck, Pulmonalarteriendruck, Wedge-Druck, linker Vorhofdruck), Herzzeitvolumen.
- Kontinuierliches Überwachen des Herzrhythmus, *um die Wirksamkeit von Medikamenten und/oder Hilfsmitteln (z. B. implantierter Schrittmacher/Defibrillator) zu überwachen.*
- Verabreichen von Blut-/Flüssigkeitsersatz, Antibiotika, Diuretika, inotrope Medikamente, Antiarrhythmika, Steroide, Vasopressoren und/oder Vasodilatatoren. *Beobachten der therapeutischen, paradoxen oder toxischen Wirkungen der medikamentösen Therapie.*
- Einschränken oder Verabreichen von Flüssigkeit (i. v., p. o.), soweit angezeigt. Sorgen für ausreichend Flüssigkeit/freies Wasser entsprechend den Bedürfnissen des Klienten.
- Einschätzen der Urinausfuhr stündlich oder regelmäßig, täglich wiegen, Flüssigkeitsbilanz erstellen, *um den Therapieplan rechtzeitig ändern zu können.*
- Engmaschiges Überwachen der Infusionsmenge pro Zeiteinheit, bei Bedarf Infusionspumpen verwenden, *um Bolusgabe oder Überinfundierung zu vermeiden.*
- Vermindern von Stimuli, Sorgen für eine ruhige Umgebung, *um adäquate Ruhe zu fördern.*
- Aktivitäten und Assessments planen, *um kontinuierliche Schlafperioden zu maximieren.*
- Unterstützen des Klienten bei der Selbstversorgung oder Übernehmen dieser Aufgaben.
- Vermeiden, wenn möglich, einen verwirrten Klienten zu fixieren *(könnte Erregung und Herzbelastung steigern).*
- Verabreichen der verordneten Beruhigungs- und Schmerzmittel mit Vorsicht, *um die erwünschte Wirkung ohne nachteiligen Einfluss auf die hämodynamischen Werte zu erreichen.*

- Offenhalten der venösen/arteriellen Zugänge. Sichern der Verbindungsstücke, *um eine Luftembolie und/oder Ausblutung zu verhindern.*
- Wahren der Asepsis während invasiver Eingriffe. Sorgen für Wundpflege, soweit angezeigt.
- Verändern der Umgebung/Bettwäsche und Verabreichen von Antipyretika oder kühlende Maßnahmen, *sodass die Körpertemperatur nahezu im Normalbereich bleibt.*
- Instruieren des Klienten, Aktivitäten zu vermeiden/einzuschränken, die eine Valsalva-Reaktion auslösen können (z. B. isometrische Übungen, rektale Stimulation, Pressen beim Stuhlgang, krampfartiger Husten). *Sie können den Herzdruck verändern und/oder den Blutfluss hindern.*
- Anhalten des Klienten, ein-/auszuatmen während Aktivitäten, welche die Gefahr eines Valsalva-Effektes erhöhen, Absaugen/Auslösen des Hustenreflexes bei einem intubierten Klienten einschränken, Verabreichen von Stuhlerweichern bei Bedarf.
- Sorgen für psychologische Unterstützung. Ruhig bleiben, wahrheitsgetreue Beantwortung von Fragen des Klienten. *Ehrlichkeit kann Sicherheit vermitteln, wenn die Besorgnis für den Klienten offensichtlich ist.*
- Dafür sorgen, dass der Klient über Untersuchungsabläufe und seine Mitwirkung informiert ist.
- Assistieren bei speziellen Eingriffen, bei Bedarf (z. B. beim Legen eines venösen/arteriellen Zugangs, eines intraarteriellen Ballonkatheters, eines Schrittmachers, einer Perikardpunktion oder Kardioversion).
- Erklären der Einschränkungen bezüglich Diät und Flüssigkeitszufuhr.
- Vgl. PDx: Durchblutungsstörung (div. PDx), Autonome Dysreflexie.

4. Pflegepriorität: Förden des venösen Rückflusses:

Postakutphase, chronisches Stadium

- Sorgen für genügende Ruhe, dabei den Klienten möglichst bequem lagern.
- Verabreichen von Analgetika, soweit angezeigt, *um Behaglichkeit/Ruhe zu fördern.*
- Ermutigen zur Anwendung von Entspannungstechniken *zur Angstreduktion.*

- Hochlagern der Beine im Sitzen, bei Bedarf einen Bauchgurt verwenden, *um den venösen Rückstrom zu verbessern.* Verwenden eines Kipptischs, bei Bedarf, *um eine orthostatische Hypotonie zu verhindern.*
- Sorgen für Hautpflege, ein Schaffell oder Spezialmatratzen (z. B. Luftmatratze, Wasserbett, Gel- oder Schaumstoffmatratze) und Assistieren beim häufigen Umlagern, *um ein Druckgeschwür zu verhindern.*
- Hochlagern ödematöser Extremitäten und Meiden beengender Bekleidung. Wenn Stützstrümpfe angezeigt/verordnet sind, darauf achten, dass sie individuell angepasst werden.
- Steigern der Aktivität entsprechend dem individuellen Gesundheitszustand/der physiologischen Reaktion.

5. Pflegepriorität: Aufrechterhalten eines angemessenen Ernährungszustands und Flüssigkeitshaushalts:

- Sorgen für Diäteinschränkungen: häufige kleinere Mahlzeiten, bei Bedarf eine salzarme, leicht verdauliche, kalorien- und fettarme Kost, soweit angezeigt.
- Achten auf Äußerungen über Appetitlosigkeit/Übelkeit und, wenn nötig, mit der oralen Zufuhr zurückhaltend sein.
- Verabreichen von Flüssigkeiten und Elektrolyten (evtl. Flüssigkeitseinschränkung, Elektrolyt-, Kaliumersatz), soweit angezeigt, *um Arrhythmien zu verhindern.*
- Überwachen der Ein- und Ausfuhr und Erstellen einer Flüssigkeitsbilanz.

6. Pflegepriorität: Fördern des Wohlbefindens (Beratung, Patientenedukation und Entlassungsplanung):

- Beachten der vorhandenen individuellen Risikofaktoren (z. B. Rauchen, Stress, Übergewicht usw.) und Abklären/Beraten des Klienten in Bezug auf Maßnahmen zur Reduktion der ursächlichen Faktoren.
- Überprüfen von Einzelheiten der medikamentösen Therapie, der Diät, des Übungs- und Aktivitätsprogramms. Betonen der Notwendigkeit langfristiger medizinischer Betreuung der Herzerkrankung.
- Erörtern der Symptome mit dem Klienten, die er unbedingt einem Gesundheitsdienstleister berichten muss (z. B. Muskelkrämpfe, Kopfschmerzen, Schwindelgefühl, Hautallergien, Zeichen einer Medikamentenüberdosierung und/oder eines

Elektrolytverlustes (v.a. Kalium), *diese Zeichen könnten auf eine Arzneimittelvergiftung oder einen Elektolytverlust, insbesondere von Natrium hinweisen.*

- Überprüfen und Achten auf «Warnsignale», die eine sofortige Benachrichtigung des Arztes erfordern (z.B. nicht nachlassende oder vermehrte Schmerzen, Funktionsrückgang, Dyspnö, Ödeme usw.), *was ein Zeichen einer sich verschlechternden Herzfunktion/einer Herzinsuffizienz sein kann.*
- Anleiten des Klienten, einen Lagewechsel vorsichtig vorzunehmen, den Klienten am Bettrand sitzen lassen, bevor er aufsteht, *um die Gefahr einer Orthostase zu vermindern.*
- Informieren über Zeichen einer Besserung, z.B. vermindertes Ödem, bessere Vitalzeichen/Kreislauf, *zur Verstärkung von Verhaltensänderungen.*
- Anleiten des Klienten zur häuslichen Selbstkontrolle des Gewichts, Pulses und/oder Blutdrucks, *um Veränderungen zu erkennen und rechtzeitig Interventionen einleiten zu können.*
- Vereinbaren eines Termins bei einer Ernährungsberatung, *um einen individuell geeigneten Ernährungsplan festzulegen/anzupassen.*
- Fördern der Besuche von Bezugspersonen, die für positive soziale Interaktion sorgen.
- Fördern einer beruhigenden Atmosphäre durch Entspannungstechniken, Massage, beruhigende Musik, ruhige Aktivitäten.
- Instruieren, soweit angezeigt, in Stressbewältigungstechniken inkl. eines geeigneten Übungsprogramms.
- Nennen von Selbsthilfegruppen zur Gewichtsabnahme, Raucherentwöhnung usw., *um für Unterstützung beim Wandel zu sorgen.*
- Vgl. PDx: Aktivitätsintoleranz, Beschäftigungsdefizit, Unwirksames Coping, Gefährdendes familiäres Coping, Sexualstörung, Akuter Schmerz, Chronischer Schmerz, Mangelernährung, Überernährung, Flüssigkeitsüberschuss, Flüssigkeitsdefizit (div. PDx), soweit angezeigt.

Schwerpunkte der Pflegedokumentation

Pflegeassessment oder Neueinschätzung

- Basiswerte und Folgebefunde sowie hämodynamische Parameter, Herztöne, Atemgeräusche, EKG, Vorhandensein/Stärke peripherer Pulse, Haut-/Gewebezustand, Nierenleistung, Denkvermögen.

Planung

- Pflege-/Interventionsplan und beteiligte Personen
- Patientenedukationsplan für Klienteninformation, -schulung und -beratung.

Durchführung/Evaluation

- Reaktionen auf Interventionen/Patientenedukation und ausgeführte Pflegemaßnahmen
- Status und Disposition bei Entlassung
- Zielerreichung/Fortschritte in Richtung gewünschter Ergebnisse
- Veränderungen des Pflegeplans.

Entlassungs- oder Austrittsplanung

- Erfordernisse der Entlassung, langfristiger Pflegebedarf nach Entlassung, vorgenommene Koordinationen und Vermittlungen, zusätzlich verfügbare personelle, kommunale und materielle Ressourcen
- spezifische, vorgenommene Vermittlungen, Nachsorgeplan sowie Verantwortlichkeiten für zu treffende Maßnahmen.

Empfohlene, exemplarische Pflegeinterventionen (NIC) und Pflegeergebnisse (NOC)

NIC: *Hämodynamische Regulation* [Hemodynamic Regulation] (McCloskey-Dochterman, J.; Bulecheck, G. M., 2013)
NOC: *Effektivität der Herzauswurfleistung* [Cardiac Pump Effectiveness] (Moorhead, S., Johnson, M.; Maas, M. L.; Swanson, E., 2013)

Literatur

Bolanz, H.; Osswald, P.; Ritsert, H. (Hrsg.): Pflege in der Kardiologie/Kardiochirurgie. Elsevier, München 2007

Carpenito-Moyet L. J.: Das Pflegediagnosen-Lehrbuch. Huber, Bern 2013

Larsen, R.: Anästhesie und Intensivmedizin für die Fachpflege. Springer, Berlin 2012

Johnson M.; Lehmann J.: Kardio-Palliative Care. Huber, Bern 2013

Strömberg, A.: Von Pflegepersonen geleitete Herzinsuffizienzambulanzen: Die zehnjährigen Erfahrungen in Schweden. Pflege 17: 237–242

Bereitschaft für gesteigerte Hoffnung [G]

Readiness for enhanced hope (00185) (2006, LOE 2.1)
Domäne 10: **Lebensprinzipien**
Klasse 1: **Werte**

Diagnosetyp (Dokumentationsform): Gesundheitsförderungspflegediagnose (GES)
Zuordnung der Pflegediagnose nach Pflegemodellen/-klassifikationen s. Kap. 6.

Definition: Ein Muster von Erwartungen und Wünschen, das für die Mobilisierung der eigenen Energie ausreicht und gestärkt werden kann

Beeinflussende Faktoren [od. Einflussfaktoren] [E]

- Zu bearbeiten.

Bestimmende Merkmale [od. Symptome] [S]

subjektive

- äußert den Wunsch, die Hoffnung zu verstärken
- äußert den Wunsch, den Glauben an das Mögliche zu verstärken
- äußert den Wunsch, die Übereinstimmung von Erwartungen und Wünschen zu verbessern
- äußert den Wunsch, die Fähigkeit zu verbessern, sich erreichbare Ziele zu setzen
- äußert den Wunsch, Probleme besser zu lösen, um Ziele zu erreichen
- äußert den Wunsch, vermehrt dem Sinn des Lebens nachzugehen
- äußert den Wunsch, die Verbundenheit mit anderen zu verstärken
- äußert den Wunsch, die Spiritualität zu verstärken.

Klientenbezogene Pflegeziele oder Evaluationskriterien

Der Klient

- benennt und verbalisiert Gefühle in Zusammenhang mit Erwartungen und Wünschen.

- formuliert seinen Glauben an Möglichkeiten in der Zukunft.
- erörtert die aktuelle Situation und den Wunsch, vermehrt zu hoffen.
- setzt sich kurzfristige Ziele, die zu Verhaltensänderungen führen, um das Verlangen nach verstärkter Hoffnung zu erfüllen.

Maßnahmen oder Pflegeinterventionen

1. Pflegepriorität: Feststellen des Bedarfs und des Verlangens nach Verbesserung:

- Sichten der Familien-/Sozialanamnese, um frühere Situationen herauszufinden (z. B. Krankheit, emotionale Konflikte, Alkoholismus), die zu der Entscheidung geführt haben, das eigene Leben zu verbessern.
- Bestimmen des aktuellen körperlichen Zustands des Klienten/der Bezugsperson(en). *Ein Behandlungsplan kann die Fähigkeit beeinflussen, positive Gefühle der Hoffnung zu fördern.*
- Herausfinden, wie der Klient seinen aktuellen Zustand und seine Erwartungen/Ziele für die Zukunft (z. B. allgemeines Wohlbefinden, Wohlstand, Unabhängigkeit) wahrnimmt.
- Herausarbeiten spiritueller Überzeugungen/kultureller Werte, die das Gefühl von Hoffnung beeinflussen und dem Leben Bedeutung verleihen.
- Beachten des Grades der Beteiligung an Aktivitäten/Beziehungen mit Dritten. *Oberflächliche Interaktionen mit Dritten können das Gefühl von Verbundenheit einschränken und die Freude an Beziehungen schwächen.*
- Feststellen, wie stark sich der Klient einsetzt, was er sich von den Veränderungen erwartet und wie sich Erwartungen und Wünsche decken.

2. Pflegepriorität: Unterstützen des Klienten beim Erreichen von Zielen und beim Stärken der Hoffnung:

- Schaffen einer therapeutischenn Beziehung, indem dem Klienten Achtung erwiesen und Hoffnung entgegengebracht wird. *Stärkt das Gefühl, etwas wert zu sein, und das Gefühl von Wohlsein und regt den Klienten an, seine Ziele weiterzuverfolgen.*
- Unterstützen des Klienten beim Erkennen von Bereichen, die er unter Kontrolle hat, und von Bereichen, die sich seiner Kontrolle entziehen. *Um möglichst effektiv zu sein, muss der Klient seine Energie in denjenigen Bereichen einsetzen, über die er Kontrolle*

hat/in denen er etwas verändern kann, und die übrigen Bereiche loslassen.
- Unterstützen des Klienten beim Entwickeln handhabbarer kurzfristiger Ziele.
- Benennen von Aktivitäten, um Ziele zu erreichen und die Planung gegen Unvorhergesehenes zu erleichtern. *Hilft dem Klienten, mit der Situation in handhabbaren Schritten zurechtzukommen, erhöht damit die Chancen auf Erfolg und verstärkt das Gefühl von Kontrolle.*
- Erkunden des Ineinander-Verwobenseins von ungelösten Emotionen, Ängsten, Befürchtungen und Schuldgefühlen. *Bietet Gelegenheit, Themen anzusprechen, welche die Fähigkeit des Individuums zur Verbesserung der Lebenssituation einschränken können.*
- Unterstützen des Klienten, sich gegenwärtiges Coping-Verhalten und Abwehrmechanismen einzugestehen, die ihm nicht helfen, seinen Zielen näher zu kommen. *Ermöglicht dem Klienten, sich auf Coping-Mechanismen zu konzentrieren, die beim Problemlösen erfolgreicher sind.*
- Den Klienten dazu anhalten, sich auf Fortschritt statt auf Perfektion zu konzentrieren. *Wenn der Klient akzeptieren kann, dass Perfektion schwierig ist und im Allgemeinen nicht im Zentrum steht, und dass es mehr darum geht, das gewünschte Ziel zu erreichen, kann er das von ihm Erreichte u. U. auch mit Stolz betrachten.*
- Einbinden des Klienten in die Pflege und gründliches Erklären aller Prozeduren, wobei Fragen wahrheitsgemäß beantwortet werden. *Stärkt das Vertrauen und die Beziehung, fördert die Hoffnung auf ein positives Ergebnis.*
- Äußern von Hoffnung gegenüber dem Klienten und Auffordern der Bezugsperson(en) und anderer Mitglieder des Gesundheitsteams, desgleichen zu tun. *Stärkt die Hoffnung beim Klienten und dessen Überzeugung, dass ein gutes Ergebnis möglich ist.*
- Benennen von Wegen zur Stärkung des Verbundenheitsgefühls oder der Eintracht mit Dritten, *um das Gefühl der Zugehörigkeit und Verbundenheit zu unterstützen, das wiederum Gefühle von Ganzheit und Hoffnung fördert.*

3. Pflegepriorität: Fördern optimalen Wohlbefindens:
- Demonstrieren von Entspannungstechniken, gelenkter Imagination und Meditation und Auffordern zu deren Anwendung.
- Sorgen für positives Feed-back für Maßnahmen, die ergriffen

werden, um Problemlösungsfertigkeiten zu verbessern und erreichbare Ziele zu setzen. *Würdigt die Bemühungen des Klienten und bestärkt Erreichtes.*
- Erkunden, wie Überzeugungen dem Alltag Bedeutung und Wert verleihen. *Mit zunehmendem Wissen des Klienten über diese Dinge nimmt auch die Hoffnung auf die Zukunft zu.*
- Ermutigen des Klienten, ein Resumé seines Lebens zu ziehen, *um eigene Erfolge zu würdigen, Gelegenheiten für einen Wandel zu erkennen und Bedeutung im Leben zu klären.*
- Bennen von Wegen, auf denen der Klient seine Spiritualität ausdrücken/stärken kann. *Es gibt viele Möglichkeiten, Spiritualität durch Verbundenheit mit sich selbst/anderen Menschen zu stärken (z. B. durch ehrenamtliche Tätigkeit, Mentoring, Teilnahme an religiösen Aktivitäten).* Vgl. PDx: Bereitschaft für eine verbesserte Sinnfindung.
- Ermutigen des Klienten, sich Gruppen mit ähnlichen oder neuen Interessen anzuschließen. *Sein Wissen zu erweitern und neue Freundschaften zu schließen erweitert den Horizont der betreffenden Person.*
- Vermitteln an kommunale Ressourcen/Selbsthilfegruppen, spirituelle Berater, soweit angezeigt.

Schwerpunkte der Pflegedokumentation

Pflegeassessment oder Neueinschätzung
- Befunde des Assessments inkl. der Wahrnehmungen des Klienten hinsichtlich der gegenwärtigen Situation und Beziehungen sowie des Wunsches nach Verbesserung im Leben
- Motivation für einen Wandel und Erwartungen an Veränderungen.

Planung
- Pflege-/Interventionsplan und beteiligte Personen
- Patientenedukationsplan für Klienteninformation, -schulung und -beratung.

Durchführung/Evaluation
- Reaktionen auf Interventionen/Patientenedukation und ausgeführte Pflegemaßnahmen
- Zielerreichung/Fortschritte in Richtung gewünschter Ergebnisse
- Veränderungen des Pflegeplans.

Entlassungs- oder Austrittsplanung

- Erfordernisse der Entlassung, langfristiger Pflegebedarf nach Entlassung, vorgenommene Koordinationen und Vermittlungen, zusätzlich verfügbare personelle, kommunale und materielle Ressourcen
- spezifische, vorgenommene Vermittlungen, Nachsorgeplan sowie Verantwortlichkeiten für zu treffende Maßnahmen.

Empfohlene, exemplarische Pflegeinterventionen (NIC) und Pflegeergebnisse (NOC)

NIC: *Entwicklungserleichterung: spirituell* [Spiritual Growth Facilitation] (McCloskey-Dochterman, J.; Bulecheck, G. M., 2013)
NOC: *Hoffnung* [Hope] (Moorhead, S., Johnson, M.; Maas, M. L.; Swanson, E., 2013)

H

Literatur

Bloch, E.: Das Prinzip Hoffnung Bd. 1–3, Suhrkamp, Frankfurt 1959
Carpenito-Moyet, L. J.: Das Pflegediagnosen-Lehrbuch. Huber, Bern 2013
Cutcliffe, J. R.: The Inspiration of Hope in Bereavement Counselling. J. Kingsley, London 2004
Ersek, M.: The Meaning of Hope in the Dying. In: Rolling Ferrel, B.; Coyle, N.: Textbook of Palliative Care. Oxford University Press, New York, 2001
Farran, C. J.; Herth, K. A.; Popovich, J. M.: Hoffnung und Hoffnungslosigkeit. Ullstein Medical, Wiesbaden 1999 [vgr.]
Fitzgerald Miller, J.: Chronisch Kranksein bewältigen – Machtlosigkeit überwinden. Huber, Bern 2003
Georg, J.: Hoffnung und Hoffnungslosigkeit. Pflegen psychosozial 2 (2011) 4: 8–11.
Houldin, A. D.: Pflegekonzepte in der onkologischen Pflege. Huber, Bern 2003
Morof-Lubkin, I.: Chronisch Kranksein. Huber, Bern 2002
Sauter, D.; Abderhalden C.; Needham I.; Wolff, S.: Lehrbuch Psychiatrische Pflege. Huber, Bern 2011
Schröck, R.; Drerup, E.: Bangen und Hoffen. Lambertus, Freiburg 2001
Stolte, K. M.: Pflegediagnosen in der Gesundheitsförderung und Patientenedukation. Huber, Bern 2013

H

Hoffnungslosigkeit [P]

Hopelessness (00124) (1986)
Domäne 6: **Selbstwahrnehmung**
Klasse 1: **Selbstkonzept**

Diagnosetyp (Dokumentationsform): aktuelle Pflegediagnose (PES)
Zuordnung der Pflegediagnose nach Pflegemodellen/-klassifikationen s. Kap. 6.

Definition: Ein subjektiver Zustand, in dem ein Individuum begrenzte oder keine Alternativen oder persönliche Wahlmöglichkeiten sieht und unfähig ist, Energie für sich selbst zu mobilisieren

Beeinflussende Faktoren [od. Einflussfaktoren] [E]

- anhaltende Aktivitätseinschränkung verursacht Isolation [, die Isolation verursacht]
- verschlechterter körperlicher Zustand [ein sich verschlechternder körperlicher Zustand]
- lang andauernder Stress
- Verlassenheit
- verlorener Glaube [Verlust des Glaubens] an spirituelle Kraft
- verlorener Glaube [Verlust des Glaubens] an transzendente Werte.

Bestimmende Merkmale [od. Symptome] [S]

subjektive

- verbale Hinweise (z. B. mutloser Inhalt, «Ich kann nicht», Seufzen) [Glaube, dass sich nichts ändern wird, dass Probleme immer bestehen bleiben].

objektive

- Passivität
- reduzierte Verbalisierung
- reduzierter Affekt
- reduzierter Appetit
- reduzierte Reaktion auf Reize
- [verminderte kognitive Funktionsfähigkeit, Probleme mit Entscheidungen/dem Denken, Regression]
- fehlende Beteiligung an der eigenen Versorgung

- gestörtes Schlafmuster [erhöhte/verminderte Schlafdauer]
- [Sich-]Abwenden während Gesprächen
- Achselzucken als Antwort in Gesprächen
- fehlende Eigeninitiative [sozialer Rückzug]
- Schließen der Augen
- [Teilnahmslosigkeit/Desinteresse gegenüber Bezugsperson(en) (Kinder, Partner)]
- [Wutausbrüche]
- [Substanzmissbrauch].

Klientenbezogene Pflegeziele oder Evaluationskriterien

Der Klient

- erkennt und äußert Gefühle.
- erkennt und wendet Bewältigungsformen an, um den Gefühlen der Hoffnungslosigkeit entgegenzuwirken.
- beteiligt sich an den Aktivitäten des täglichen Lebens (ATL) und hat die Kontrolle darüber (im Rahmen der individuellen Situation).
- setzt aufbauende Nahziele fest, um Verhaltensveränderungen/positive Zukunftsaussichten zu entwickeln, zu begünstigen und aufrechtzuerhalten.
- beteiligt sich an Freizeitbeschäftigungen nach eigener Wahl.

Maßnahmen oder Pflegeinterventionen

1. Pflegepriorität: Erkennen ursächlicher/beeinflussender Faktoren:

- Überprüfen der familiären/sozialen und körperlichen Anamnese auf Probleme, wie z. B. unzureichende Bewältigungsformen in der Vergangenheit, gestörte familiäre Beziehungsmuster, seelische Probleme, Sprach-/Kulturbarrieren *(die zu einem Isolationsgefühl führen)*, vor kurzem aufgetretene oder länger andauernde Erkrankung des Klienten oder eines Familienmitgliedes, mehrfache soziale und/oder körperliche Traumata/Schockzustände des Klienten oder der Familienmitglieder.
- Beachten der momentanen familiären/sozialen/körperlichen Situation des Klienten (z. B. neu diagnostizierte chronische/terminale Krankheit, Sprach-/Kulturbarrieren, Fehlen eines Unter-

stützungssystems, kürzlich erlittener Verlust der Arbeitsstelle, Verlust des geistigen/religiösen Glaubens, kürzlich aufgetretene Mehrfachtraumata, Alkoholismus/Substanzmissbrauch).

- Herausarbeiten kultureller/spiritueller Werte und Sprachbarrieren, *die sich auf Überzeugungen in Bezug auf die eigene Fähigkeit, die Situation zu verändern, auswirken können.*
- Ermitteln von Bewältigungsformen und Abwehrmechanismen, die der Klient zeigt.
- Erörtern des Problems eines Alkohol-/Drogenmissbrauchs. *Unter Umständen hat der Klient keine Hoffnung, das Verhalten einzustellen, und glaubt, es sei unmöglich.*
- Feststellen von Suizidgedanken und eines entsprechenden Plans des Klienten. *Hoffnungslosigkeit ist ein Symptom von Suizidgedanken.*

H

2. Pflegepriorität: Einschätzen des Ausmaßes der Hoffnungslosigkeit:

- Beobachten von Verhaltensweisen, die auf Hoffnungslosigkeit hinweisen (siehe «Bestimmende Merkmale [oder Symptome] [S]»).
- Feststellen früher genutzter Bewältigungsformen und der Wahrnehmung ihres Nutzens durch den Klienten einst und jetzt.
- Beobachten und Erörtern von Abwehrmechanismen (sinnvollen oder nichtsinnvollen), wie etwa Zunahme der Schlafdauer, Drogenkonsum (inkl. Alkohol), Krankheitsverhalten, Essstörungen, Verleugnung, Vergesslichkeit, Tagträumen, ineffektive organisatorische Bemühungen, Hintergehen der selbst festgelegten Ziele, Regression.

3. Pflegepriorität: Unterstützen des Klienten beim Wahrnehmen seiner Gefühle und Beginnen, mit den Problemen umzugehen (die vom Klienten wahrgenommen werden):

- Herstellen einer therapeutischen/förderlichen Beziehung, in der der Klient positiv gesehen wird. *Unter Umständen hat der Klient dann Vertrauen, wagt, Gefühle zu zeigen, fühlt sich verstanden und angehört).*
- Ausfüllen von Beck´s Depressionsskala. Erklären aller Tests/Prozeduren. Beteiligen des Klienten am Erstellen des Pflegeplans. Wahrheitsgemäßes Beantworten von Fragen. *Stärkt das Vertrauen und die therapeutische Beziehung, indem es den Klienten in die Lage versetzt, frei über seine Sorgen zu sprechen.*

- Erörtern erster Zeichen von Hoffnungslosigkeit (z. B. Aufschieben, erhöhtes Schlafbedürfnis, verminderte körperliche Aktivität und Rückzug von sozialen/familiären Aktivitäten).
- Ermutigen des Klienten, Gefühle und Empfindungen zu formulieren und zu erkunden (z. B. Zorn, Hilflosigkeit, Ohnmacht, Verwirrung, Mutlosigkeit, Isolation, Trauer).
- Kindern Gelegenheit geben, Gefühle «auszuagieren» (z. B. Puppen oder Formen von Gestaltung für Kinder im Vorschulalter, Gespräche unter Gleichaltrigen für Jugendliche). *Sorgt für Einsichten in Wahrnehmungen und kann Coping-Strategien eine Richtung geben.*
- Verwickeln von Teenagern in Gespräche und Arrangieren von Aktivitäten mit ihnen. *Eltern können im Leben ihrer Kinder Wesentliches bewirken, indem sie Zeit mit ihnen verbringen, sensible Themen ansprechen und sie an verschiedene Orte mitnehmen.*
- Ausdrücken von Hoffnung und Ermutigen von Bezugspersonen und anderen Teammitgliedern, dasselbe zu tun. *Der Klient selbst kann möglicherweise an der Situation nichts Positives erkennen.*
- Unterstützen des Klienten, kurzfristige Ziele zu identifizieren. Fördern von Aktivitäten zur Zielerreichung und Erleichtern einer kontinuierlichen längerfristigen Planung. *Fördert, die Situation in bewältigbaren Schritten anzugehen, verbessert die Erfolgschancen und die Wahrnehmung, die Situation kontrollieren zu können.*
- Diskutieren der gegenwärtigen Optionen und Auflisten der Aktivitäten, die geeignet wären, die Situation zu kontrollieren. Korrigieren falscher Vorstellungen beim Klienten.
- Sich bemühen, Situationen zu vermeiden, die in der Wahrnehmung des Klienten zu Gefühlen der Isolation oder zu Kontrollverlust führen könnten.
- Fördern der Mitbestimmung des Klienten beim Festsetzen der Zeit, des Ortes, der Häufigkeit von Therapiesitzungen. Einbeziehen von Familienangehörigen in die Therapie, soweit angemessen.
- Unterstützen des Klienten beim Erkennen von Bereichen, die er kontrollieren kann, gegenüber denen, die er nicht kontrollieren kann.
- Fördern der Risikobereitschaft in Situationen, die der Klient meistern kann.
- Dem Klienten helfen, Bewältigungsformen zu entwickeln, die

erlernt und erfolgreich angewendet werden können, *um der Hoffnungslosigkeit entgegenzuwirken.*
- Fördern einer strukturierten/kontrollierten Steigerung der körperlichen Aktivität. *Fördert das Wohlbefinden.*
- Demonstrieren und Fördern von Entspannungsübungen, Anwendung von gelenkter Imagination
- Erörtern des sicheren Gebrauchs verordneter Antidepressiva inkl. der erwarteten Wirkungen, der Nebenwirkungen und der Wechselwirkungen mit anderen Medikamenten.

4. Pflegepriorität: Fördern des Wohlbefindens (Beratung, Patientenedukation und Entlassungsplanung):
- Geben von positivem Feed-back für Maßnahmen, mit Gefühlen der Hoffnungslosigkeit umzugehen und sie zu überwinden. *Bestärkt darin, die gewünschten Verhaltensweisen fortzuführen.*
- Unterstützen von Klient/Familie, sich der Faktoren/Situationen bewusst zu werden, die zu Gefühlen der Hoffnungslosigkeit führen können. *Bietet Gelegenheit, solche Situationen zu vermeiden/zu modifizieren.*
- Erleichtern der Einbeziehung persönlicher Verluste ins tägliche Leben. *Fördert die Trauerarbeit und eine Lösung der Gefühle.*
- Ermutigen des Klienten/der Familie, in der unmittelbaren Gemeinschaft Unterstützungssysteme zu entwickeln.
- Unterstützen des Klienten, sich spiritueller Kraftquellen bewusst zu werden, sie zu nähren und zu entwickeln (vgl. PDx: Sinnkrise).
- Einführen des Klienten in eine Selbsthilfegruppe, bevor die individuelle Therapie beendet ist, *um den therapeutischen Prozess fortzusetzen.*
- Betonen der Notwendigkeit einer fortgesetzten Überwachung des Medikationsplans durch eine Gesundheitsfachperson.
- Vermitteln an andere Ressourcen zur Unterstützung (z. B. Fachpersonen, soziale Dienste, Seelsorger).

Schwerpunkte der Pflegedokumentation

Pflegeassessment oder Neueinschätzung
- Befunde des Assessments inkl. des Grades der Beeinträchtigung, der Anwendung von Coping-Strategien und der Nutzung von Unterstützungssystemen.

Planung

- Pflege-/Interventionsplan und beteiligte Personen
- Patientenedukationsplan für Klienteninformation, -schulung und -beratung.

Durchführung/Evaluation

- Reaktionen auf Interventionen/Patientenedukation und ausgeführte Pflegemaßnahmen
- Zielerreichung/Fortschritte in Richtung gewünschter Ergebnisse
- Veränderungen des Pflegeplans.

Entlassungs- oder Austrittsplanung

- Erfordernisse der Entlassung, langfristiger Pflegebedarf nach Entlassung, vorgenommene Koordinationen und Vermittlungen, zusätzlich verfügbare personelle, kommunale und materielle Ressourcen
- spezifische, vorgenommene Vermittlungen, Nachsorgeplan sowie Verantwortlichkeiten für zu treffende Maßnahmen.

Empfohlene, exemplarische Pflegeinterventionen (NIC) und Pflegeergebnisse (NOC)

NIC: *Hoffnungsvermittlung* [Hope Instillation] (McCloskey-Dochterman, J.; Bulecheck, G. M., 2013)
NOC: *Kontrolle von Depressionen* [Depression Self-Control] (Moorhead, S., Johnson, M.; Maas, M. L.; Swanson, E., 2013)

Literatur

Bloch, E.: Das Prinzip Hoffnung Bd. 1–3, Suhrkamp, Frankfurt 1959

Carpenito-Moyet, L. J.: Das Pflegediagnosen-Lehrbuch. Huber, Bern 2013

Cutcliffe, J. R.: The Inspiration of Hope in Bereavement Counselling. J. Kingsley, London 2004

Ersek, M.: The Meaning of Hope in the Dying. In: Rolling Ferrel, B.; Coyle, N.: Textbook of Palliative Care. Oxford University Press, New York, 2001

Farran, C. J.; Herth, K. A.; Popovich, J. M.: Hoffnung und Hoffnungslosigkeit. Ullstein Medical, Wiesbaden 1999 [vgr.]

Fitzgerald Miller, J.: Chronisch Kranksein bewältigen – Machtlosigkeit überwinden. Huber, Bern 2003

Georg, J.: Hoffnung und Hoffnungslosigkeit. Pflegen psychosozial 2 (2011) 4: 8–11

Houldin, A. D.: Pflegekonzepte in der onkologischen Pflege. Huber, Bern 2003

Morof-Lubkin, I.: Chronisch Kranksein. Huber, Bern 2002

Sauter, D.; Abderhalden C.; Needham I.; Wolff, S.: Lehrbuch Psychiatrische Pflege. Huber, Bern 2011
Schröck, R.; Drerup, E.: Bangen und Hoffen. Lambertus, Freiburg 2001
Stolte, K. M.: Pflegediagnosen in der Gesundheitsförderung und Patientenedukation. Huber, Bern 2013

Hyperthermie [P]

Hyperthermia (00007) (1986)
Domäne 11: **Sicherheit/Schutz**
Klasse 6: **Thermoregulation**

Diagnosetyp (Dokumentationsform): aktuelle Pflegediagnose (PES)
Zuordnung der Pflegediagnose nach Pflegemodellen/-klassifikationen s. Kap. 6.

Definition: Erhöhte Körpertemperatur oberhalb des Normbereichs

Beeinflussende Faktoren [od. Einflussfaktoren] [E]

- einer heißen Umgebung ausgesetzt sein
- unangemessene Kleidung
- übermäßige Aktivität
- Dehydration
- reduzierte Schweißbildung
- Medikamente
- Narkose
- erhöhter Stoffwechsel
- Krankheit
- Verletzung.

Bestimmende Merkmale [od. Symptome] [S]

subjektive

- [Kopfschmerzen].

objektive

- Anstieg der Körpertemperatur über den Normbereich
- gerötete Haut
- fühlbare Überwärmung

- Tachypnö
- Tachykardie, [schwankender Blutdruck]
- Fieberkrämpfe
- Krampfanfälle [Muskelsteife/Faszikulationen]
- [Verwirrtheit].

Klientenbezogene Pflegeziele oder Evaluationskriterien

Der Klient

- hält eine Kerntemperatur innerhalb der normalen Werte aufrecht.
- ist frei von Komplikationen (z. B. irreversibler Hirnschaden/neurologischer Schaden, akute Niereninsuffizienz).
- erkennt die zu Grunde liegende Ursache/beeinflussende Faktoren/Wichtigkeit der Therapie sowie Zeichen/Symptome, die weitere Abklärung oder eine Intervention erfordern.
- zeigt durch sein Verhalten, dass er die normale Körpertemperatur überwachen und aufrechterhalten kann.
- hat keine Krampfanfälle.

Maßnahmen oder Pflegeinterventionen

1. Pflegepriorität: Einschätzen ursächlicher/beeinflussender Faktoren:

- Feststellen, welches die zu Grunde liegende Ursache ist (z. B. übermäßige Wärmebildung auf Grund einer Überfunktion der Schilddrüse, maligne Hyperpyrexie, beeinträchtigte Hitzeabgabe [z. B. Hitzschlag], Exsikkose, gestörte vegetative Funktion nach Durchtrennung des Rückenmarks, gestörte Funktion des Hypothalamus, wie bei einer Infektion des Zentralnervensystems, Hirnverletzungen, Medikamentenüberdosierung, Infektionen).
- Beachten des Alters und Entwicklungsstandes des Klienten. *Kinder sind anfälliger für einen Hitzschlag. Ältere oder beeinträchtigte Personen sind u. U. unfähig, die Symptome der Hyperthermie zu erkennen und entsprechend zu handeln.*

2. Pflegepriorität: Ermitteln des Ausmaßes und der Auswirkungen der erhöhten Körpertemperatur:

- Kontrollieren der Kerntemperatur. *Beachte:* Die rektale und orale Temperaturmessung entspricht am genauesten der Kerntemperatur, bei Frühgeborenen kann aber auch tympanisch gemessen werden.

- Einschätzen der neurologischen Reaktionen unter Beachten des Bewusstseinszustands und der Orientiertheit, Reaktionen auf Reize, Pupillenreaktion, Auftreten von Haltungsstarre oder Krampfanfällen.
- Überwachen von Blutdruck und – wenn möglich – arteriellem Mitteldruck (MAP), pulmonalarteriellem Druck (PAP), Wedge-Druck (PCWP) und zentralvenösem Druck (ZVD). *Es ist möglich, dass eine zentrale Hypertonie und eine periphere oder hypostatische Hypotonie auftreten.*
- Überwachen von Herzfrequenz und -rhythmus. *Arrhythmien und Änderungen im EKG durch Elektrolytverschiebungen, Dehydratation, spezifische Wirkung der Katecholamine und direkte Wirkung der Hyperthermie auf das Blut und das Herzgewebe sind häufig.*
- Überwachen der Atmung. *Zu Beginn kann eine Hyperventilation auftreten, die kompensatorische Atmung kann jedoch allmählich durch Krampfanfälle und einen erhöhten Stoffwechsel (Schock und Azidose) beeinträchtigt werden.*
- Auskultieren der Atemgeräusche, Achten auf knarrende/rasselnde Atemgeräusche.
- Bilanzieren aller Flüssigkeitsverluste, wie z. B. Urin *(Oligurie und/oder Niereninsuffizienz können auf Grund der Hypotonie, Exsikkose, Schock und Gewebenekrose auftreten)*, Erbrechen und Durchfall, Wunden/Fisteln, Verluste über die Haut *(erhöhen den Flüssigkeits- und Elektrolytverlust)*.
- Beachten des Auftretens/Fehlens von Schwitzen, während der Körper durch Verdunstung, Wärmeleitung und Diffusion die Wärmeabgabe steigert). *Die Verdunstung wird durch hohe Luftfeuchtigkeit und hohe Umgebungstemperatur vermindert, ebenso durch körperliche Faktoren, welche die Fähigkeit zu schwitzen herabsetzen (z. B. durch gestörte Funktion der Schweißdrüsen, Durchtrennung des Rückenmarks, zystische Fibrose, Exsikkose, Vasokonstriktion).*
- Überwachen der Laborresultate, z. B. arterielle Blutgasanalysen, Elektrolyte, Herz- und Leberenzyme *(können auf eine Gewebeschädigung hinweisen)*, Blutzucker, Urinanalyse *(Myoglobinurie, Proteinurie und Hämoglobinurie können Zeichen einer Gewebenekrose sein)* und Gerinnungsstatus *(Möglichkeit einer intravasalen Gerinnungsstörung)*.

3. Pflegepriorität: Assistieren bei Maßnahmen zur Senkung der Körpertemperatur/Wiederherstellung der normalen Körper-/Organfunktionen:

- Verabreichen fiebersenkender Medikamente, p.o./rektal/i.v. (z.B. Acetylsalicylsäure, Paracetamol), gemäß Verordnung. Acetylsalicylsäure weder bei Kindern einsetzen, *da sie zum Reye-Syndrom führen kann*, noch bei Personen mit einer Gerinnungsstörung oder unter Antikoagulanzientherapie.
- Sorgen für die Abkühlung der Körperoberfläche mit Hilfe von:
  - Entkleiden *(Wärmeverlust durch Wärmestrahlung und -leitung)*
  - einer kühlen Umgebung und/oder Ventilatoren *(Wärmeabgabe durch Konvektion)*
  - Eiswasser-/lauwarme Waschungen oder Tauchbäder *(Wärmeabgabe durch Verdunsten und Wärmeleitung)*
  - einer fiebersenkenden Ganzkörperwäsche [mit Pfefferminztee-Zusatz] und Wadenwickel *(Wärmeabgabe durch Verdunsten und Wärmeleitung)*
  - lokalen Eispackungen, v.a. in der Leisten- und Achselgegend *(Gebiete, die gut durchblutet sind)* und/oder Anwendung einer Hypothermiedecke
  - *Beachte:* Bei Kindern wird lauwarmes Wasser statt einer Alkoholanwendung bevorzugt. *Waschungen mit Alkohol sind kontraindiziert, da sie die periphere Vasokonstriktion und ZNS-Depression verstärken. Waschungen mit Eiswasser/Tauchbäder können Zittern bewirken und dadurch die Wärmebildung fördern).*
- Überwachen des Gebrauchs einer Heizdecke und Umwickeln der Extremitäten mit Handtüchern, *um das Zittern auf ein Minimum zu reduzieren.* Ausschalten der Heizdecke, wenn die Körperkerntemperatur innerhalb von 1–3 °C der gewünschten Temperatur liegt, *um ein allmähliches Abnehmen zu ermöglichen.*
- Verabreichen der verordneten Medikamente (z.B. Chlorpromazin oder Diazepam), *um Frösteln, Schüttelfrost bzw. Krampfanfälle zu kontrollieren.*
- Bedecken der Extremitäten mit Socken, Handschuhen oder Tüchern, wenn eine Hypothermiedecke verwendet wird, *um das Frösteln zu kontrollieren.*
- Unterstützen bei Methoden der inneren Kühlung zur Behandlung einer malignen Hyperthermie, *um ein rasches Abkühlen des Körperkerns zu fördern.*

- Fördern der Sicherheit des Klienten (z.B. Freihalten der Atemwege, gepolsterte Bettgitter, Kälteschutz der Haut, etwa bei Verwenden einer Heizdecke. Beachten der Sicherheitsvorschriften von Geräten.
- Sorgen für zusätzlichen Sauerstoff, *um den vermehrten Bedarf und Verbrauch auszugleichen.*
- Verabreichen verordneter Medikamente, *um die zu Grunde liegende Ursache zu behandeln*, z.B. Antibiotika *(bei einer Infektion)*, Dantrolen *(bei maligner Hyperthermie)*, Betablocker *(bei einer thyreotoxischen Krise).*
- Ersetzen der Flüssigkeitsverluste, *um einer Dehydratation vorzubeugen.*
- Dem Klienten Bettruhe ermöglichen, *um den Stoffwechsel/Sauerstoffbedarf herabzusetzen.*
- Sorgen für eine hochkalorische Ernährung, Sondenkost oder parenterale Ernährung, *um den erhöhten Stoffwechsel zu berücksichtigen.*

H

4. Pflegepriorität: Fördern des Wohlbefindens (Beratung, Patientenedukation und Entlassungsplanung):

- Überprüfen spezifischer Risikofaktoren/Ursachen, wie etwa Grunderkrankungen (Hyperthyreose, Dehydratation, neurologische Erkrankungen, Übelkeit/Erbrechen, Sepsis), bestimmte Medikamente (Diuretika, Blutdruckmedikation), Alkohol/andere Drogen [Kokain/Amphetamine], Umweltfaktoren (körperliche Belastung oder Arbeit in heißer Umgebung, fehlende Klimaanlage, fehlende Akklimatisation), Reaktion auf eine Narkose (maligne Hyperthermie), weitere Risikofaktoren (Salz- oder Wasserentzug, allein stehender älterer Mensch).
- Feststellen, welche Faktoren der Klient möglicherweise selbst beeinflussen kann, wie z.B. Behandlung der Grunderkrankung (z.B. Schilddrüsenmedikamente), Hitzeschutz (z.B. passende Kleidung, Einschränkung der Aktivität, Arbeiten im Freien auf kühlere Tageszeit verschieben, Einsatz von Ventilatoren/Klimaanlagen, wann immer möglich) und Beachten erblicher Faktoren *(z.B. kommt die maligne Hyperthermie als Narkosereaktion familiär gehäuft vor).*
- Instruieren von Eltern, kleine Kinder nicht unbeaufsichtigt im Auto zu lassen, *um einen Hitzschlag/hyperthermiebedingten Tod zu verhindern.*

- Erörtern der Wichtigkeit einer vermehrten Flüssigkeitszufuhr, *um einer Dehydratation vorzubeugen.*
- Beachten der Zeichen/Symptome einer Hyperthermie (z. B. gerötete Haut [*flush*], erhöhte Körpertemperatur, erhöhte Atem- und Herzfrequenz). *Diese Zeichen erfordern Sofortmaßnahmen.*
- Abraten von heißen Bädern/Saunen, soweit angemessen *(z. B. bei multipler Sklerose, Herzkrankheiten, während der Schwangerschaft: wegen der Gefahr einer Kreislaufüberbelastung bzw. Schädigung des Fötus).*
- Benennen kommunaler Ressourcen, v. a. für ältere Klienten, um spezifische Bedürfnisse anzugehen *(z. B. Sorgen für Ventilatoren für den individuellen Gebrauch und Kühlräume, gewöhnlich in einem Gemeindezentrum, bei Hitzewellen, täglicher Telefonkontakt, um das Wohlbefinden einzuschätzen).*

Schwerpunkte der Pflegedokumentation

Pflegeassessment oder Neueinschätzung

- Körpertemperatur und andere Befunde des Assessments inkl. Vitalzeichen und Bewusstseinszustand.

Planung

- Pflege-/Interventionsplan und beteiligte Personen
- Patientenedukationsplan für Klienteninformation, -schulung und -beratung.

Durchführung/Evaluation

- Reaktionen auf Interventionen/Patientenedukation und ausgeführte Pflegemaßnahmen
- Zielerreichung/Fortschritte in Richtung gewünschter Ergebnisse
- Veränderungen des Pflegeplans.

Entlassungs- oder Austrittsplanung

- Erfordernisse der Entlassung, langfristiger Pflegebedarf nach Entlassung, vorgenommene Koordinationen und Vermittlungen, zusätzlich verfügbare personelle, kommunale und materielle Ressourcen.
- spezifische, vorgenommene Vermittlungen, Nachsorgeplan sowie Verantwortlichkeiten für zu treffende Maßnahmen.

Empfohlene, exemplarische Pflegeinterventionen (NIC) und Pflegeergebnisse (NOC)

NIC: *Temperaturregulation* [Temperature Regulation] (McCloskey-Dochterman, J.; Bulecheck, G. M., 2013)

NOC: *Wärmeregulation* [Thermoregulation] (Moorhead, S., Johnson, M.; Maas, M. L.; Swanson, E., 2013)

Literatur

Bachmann, R. M.; Schleimkofer: Natürlich gesund mit Kneipp, TRIAS, Stuttgart 2012

Carpenito-Moyet L. J.: Das Pflegediagnosen-Lehrbuch. Huber, Bern 2013

Georg, J.: Vitalfunktion: Temperaturregulation bei alten Menschen. NOVA 39 (2008) 2: 20–23

Larsen, R.: Anästhesie und Intensivmedizin für die Fachpflege. Springer, Berlin 2012

Sonn, A.; Baumgärtner, U.; Merk, B.: Wickel und Auflagen. Thieme, Stuttgart 2010

Tappert F.; Schär W.: Erste Hilfe kompakt. Huber, Bern 2006

Thüler, M.: Wohltuende Wickel in der Kranken und Gesundheitspflege. Eigenverlag, Worb 2003

Uhlemayr, U.: Bärenstarke Wickel. Urs-Verlag, München 2011

Hypothermie [P]

Hypothermia (00006) (1986, 1988)
Domäne 1: **Sicherheit/Schutz**
Klasse 6: **Thermoregulation**

Diagnosetyp (Dokumentationsform): aktuelle Pflegediagnose (PES)
Zuordnung der Pflegediagnose nach Pflegemodellen/-klassifikationen s. Kap. 6.

Definition: Körpertemperatur unterhalb des Normbereichs

Beeinflussende Faktoren [od. Einflussfaktoren] [E]

- einer kühlen Umgebung ausgesetzt sein, [d. h. ihr länger ausgesetzt sein, z. B. bei Obdachlosigkeit, Liegen in kaltem Wasser, Beinahe-Ertrinken, künstlicher Hypothermie/Bypass-OP]
- unangemessene Kleidung
- Wärmeverlust über die Haut in einer kühlen Umgebung

- reduzierte Fähigkeit zu zittern
- Altersextreme
- [zu Behinderung führende] Krankheit
- Verletzung
- Schädigung des Hypothalamus
- Mangelernährung
- reduzierter Stoffwechsel
- Inaktivität
- Alkoholkonsum
- Medikamente [Überdosierung].

Bestimmende Merkmale [od. Symptome] [S]

objektive

- Körpertemperatur unterhalb des Normbereichs
- Schüttelfrost
- Piloerektion [Gänsehaut]
- kühle Haut
- Blässe
- verzögerte Kapillarfüllung
- zyanotische Nagelbetten
- Hypertonie
- Tachykardie
- [Kerntemperatur 35 °C: erhöhte Atemfrequenz, eingeschränktes Urteilsvermögen, Frösteln]
- [Kerntemperatur 35–34 °C: Bradykardie oder Tachykardie, Reizbarkeit des Myokards/Arrhythmien, Muskelsteife, Frösteln, Lethargie/Verwirrtheit, verminderte Koordination]
- [Kerntemperatur 34–30 °C: Hypoventilation, Bradykardie, generalisierte Steifigkeit, metabolische Azidose, Koma]
- [Kerntemperatur unter 30 °C: keine messbaren Vitalzeichen, Herzfrequenz spricht nicht auf medikamentöse Therapie an, komatös, zyanotisch, erweiterte Pupillen, Atemstillstand, Fehlen von Reflexen, kein Frösteln (erscheint tot)].

Klientenbezogene Pflegeziele oder Evaluationskriterien

Der Klient

- hat eine Kerntemperatur im Rahmen der normalen Werte.
- zeigt keine Zeichen einer Komplikation, wie z. B. Herzinsuffizienz, Ateminsuffizienz, Pneumonie, Thromboembolien.

- erkennt die zu Grunde liegende Ursache/begünstigende Faktoren, die er beeinflussen kann.
- äußert, die spezifischen Maßnahmen zur Verhütung einer Hypothermie zu verstehen.
- zeigt durch sein Verhalten, dass er die normale Körpertemperatur aufrechterhalten kann.

Maßnahmen oder Pflegeinterventionen

1. Pflegepriorität: Einschätzen ursächlicher/beeinflussender Faktoren:

- Beachten der zu Grunde liegenden Ursachen (z. B. Aufenthalt im Freien bei kaltem Wetter/winterliche Aktivitäten im Freien, Kontakt mit kaltem Wasser, Operation, offene Wunden/exponierte innere Organe, großflächige Verbrennungen, mehrere schnelle Transfusionen von Blut aus der Blutbank, Therapie der Hyperthermie).
- Beachten beeinflussender Faktoren:
- – Alter des Klienten (z. B. Frühgeburt, Kind, ältere Person)
- – zusätzliche medizinische Probleme (z. B. Hirnstammverletzung, Beinahe-Ertrinken, Sepsis, Hypothyreose)
- – sonstige Faktoren (z. B. Alkohol, Gebrauch/Missbrauch anderer Drogen, Obdachlosigkeit)
- – Lebensbedingungen
- – Wohnverhältnisse/Beziehungsnetz (z. B. betagter/geistig beeinträchtigter Klient, der allein lebt).

2. Pflegepriorität: Verhindern einer weiteren Abnahme der Körpertemperatur:

- Entfernen der nassen Kleidung. Einwickeln in warme Decken, zusätzliche Kleidung, sofern angemessen
- Dem Säugling eine Strickmütze aufsetzen.
- Vermeiden der intraoperativen Ansammlung von Spül- und Desinfektionsflüssigkeiten unter dem Klienten. Hautbereiche außerhalb des Operationsfeldes abdecken.
- Vermeiden von Zugluft, Anheben der Umgebungstemperatur.
- Den Säugling unter einen Wärmestrahler/in einen Inkubator legen und die Körpertemperatur engmaschig überwachen.
- Vermeiden von Wärmelampen und Wärmflaschen. *Eine Wiedererwärmung der Körperoberfläche kann infolge einer Vasodilatation an der Körperoberfläche in einen Schockzustand münden.*

- Bereitstellen warmer Getränke, falls der Klient schlucken kann.
- Temperieren der Blutkonserven bei Bedarf.
- Verabreichen warmer Lösungen i. v., soweit angemessen.

3. Pflegepriorität: Beurteilen der Auswirkungen der erniedrigten Körpertemperatur:

- Messen der Kerntemperatur mit einem speziellen Thermometer, das Temperaturen unter 34 °C anzeigt.
- Einschätzen der Atemarbeit: *Atemfrequenz, Atemzugvolumen sind bei erniedrigtem Stoffwechsel und respiratorischer Azidose vermindert.*
- Auskultieren der Lunge, Achten auf Begleitgeräusche *(Lungenödem, Atemwegsinfekte und Lungenembolie sind mögliche Komplikationen einer Hypothermie).*
- Überwachen von Herzfrequenz und -rhythmus. *Kältestress bewirkt Veränderungen im Herzreizleitungssystem. Die Folge kann eine Bradykardie sein, die nicht auf Atropin anspricht, oder ein Vorhofflimmern, atrioventrikuläre Blocks, eine ventrikuläre Tachykardie.* Anmerkung: *Ein Kammerflimmern tritt meist auf, wenn die Kerntemperatur auf 28 °C oder darunter sinkt.*
- Überwachen des Blutdrucks unter Achten auf eine Hypotonie. *Kann auf Grund einer Vasokonstriktion und eines Flüssigkeitsverlusts ins Gewebe als Folge eines Kälteschadens auftreten, der die Permeabilität des Kapillarsystems beeinflusst.*
- Messen der Urinausscheidung. *Oligurie/Nierenversagen können als Folge verlangsamter Nierendurchblutung und/oder hypothermischer osmotischer Diurese auftreten.*
- Beachten der Auswirkungen auf das zentrale Nervensystem (z. B. Veränderungen des Gemütszustands, verlangsamtes Denken, Amnesie, Bewusstseinsveränderungen), oder auf das periphere Nervensystem (z. B. Lähmungen bei 31 °C, erweiterte Pupillen unter 30 °C, Null-Linien-EEG bei 20 °C).
- Beachten der Laborresultate, wie z. B. arterielle Blutgasanalysen *(respiratorische oder metabolische Azidose)*, Elektrolyte, Gesamtblutbild *(erhöhter Hämatokrit, verminderte Leukozytenzahl)*, Herzenzyme *(ein Myokardinfarkt kann durch Elektrolytverschiebungen, Ausschüttung von Katecholaminen, Hypoxie oder Azidose verursacht werden)*, Gerinnungsstatus, Blutzucker, Medikamentenspiegel *(kumulativer Effekt der Medikamente).*

4. Pflegepriorität: Wiederherstellen der normalen Körpertemperatur/Organfunktionen:

- Unterstützen von Maßnahmen zur Erhöhung der Kerntemperatur (z. B. Verabreichen erwärmter intravenöser Lösungen, Lavagen für Magen, Bauchhöhle, Blase mit erwärmter Lösung oder kardiopulmonaler Bypass, soweit angezeigt).
- Erhöhen der Kerntemperatur nicht schneller als 1–2 °C pro Stunde, *um eine/n plötzliche/n Vasodilatation/Blutdruckabfall/erhöhte metabolische Belastung des Herzens zu vermeiden (Schock durch zu rasche Aufwärmung).*
- Unterstützen beim Erwärmen der Körperoberfläche mit warmen Decken, warmer Umgebungstemperatur/Heizkörpern, Heizdecken. Bedecken von Kopf/Nacken und Thorax, die Extremitäten bleiben unbedeckt, *um die periphere Vasokonstriktion aufrechtzuerhalten. Bei schwerer Hypothermie ist es wichtig, die Kerntemperatur vor der Oberflächenerwärmung zu erhöhen, um zu vermeiden, dass durch Vasodilatation an der Oberfläche zusätzlich zum Schock durch Aufwärmen kaltes Blut über Shunts zum Herzen zurückgelangt).*
- Schützen der Haut/des Gewebes durch Umlagern, bei Bedarf Lotionen/Salben auftragen und direkten Kontakt mit Heizapparaten/-decken meiden. *Beeinträchtigte Zirkulation kann eine schwere Gewebeschädigung bewirken.*
- Den Klienten ruhig halten, behutsam anfassen, *um ein Kammerflimmern zu verhindern.*
- Beginnen der Herzmassage, zunächst mit der halben Normalfrequenz *(schwere Hypothermie verursacht eine verlangsamte Reizleitung und ein unterkühltes Herz spricht evtl. nicht auf Medikamente, Schrittmacherbehandlung und Defibrillation an).*
- Achten auf freie Atemwege und, falls nötig, Assistieren beim Intubieren.
- Verabreichen von erwärmtem und befeuchtetem Sauerstoff, soweit angewandt.
- Abschalten der Heizdecke, wenn die Kerntemperatur 1–3 °C unterhalb der erwünschten Temperatur liegt, *um eine Hyperthermie zu vermeiden.*
- Verabreichen von Infusionen mit Vorsicht, *um eine Überbelastung zu verhüten, während sich das Gefäßbett erweitert (ein unterkühltes Herz kann ein erhöhtes Volumen nur verlangsamt verarbeiten).*
- Vermeiden einer zu intensiven medikamentösen Therapie *(wenn sich der Körper wieder aufwärmt, die Organfunktionen zurückkeh-*

H

ren, und die Stoffwechselabnormitäten korrigiert werden, kommen vorher verabreichte Medikamente überschießend zur Wirkung).

- Eintauchen von Händen/Füßen in warmes Wasser, Anlegen warmer Wickel, sobald sich die Körpertemperatur stabilisiert hat. Legen von steriler Gaze zwischen Zehen und Finger und Umwickeln der Hände und Füße mit reichlich Gaze.
- Durchführen von Bewegungsübungen, Sorgen für Unterstützen, Umlagern, Auffordern zum Ab-/Aushusten, Vollatemübungen, Vermeiden von einengender Kleidung/Fixationen, *um eine Zirkulationsstörung zu verhindern.*
- Sorgen für eine ausgewogene, hochkalorische Ernährung, *um die Glykogenreserve wiederherzustellen und einen ausgewogenen Ernährungszustand zu erreichen.*

5. Pflegepriorität: Fördern des Wohlbefindens (Beratung, Patientenedukation und Entlassungsplanung):

- Überprüfen spezifischer Risikofaktoren/Ursachen einer Hyperthermie. Beachten, dass eine Hyperthermie *zufällig* (siehe «Beeinflussende Faktoren [oder Einflussfaktoren] [E]») oder *absichtlich* (etwa bei induzierter Hyperthermie nach Herzstillstand oder Hirnverletzungen) auftreten kann. In beiden Fällen sind Interventionen erforderlich, um den Klienten vor Nebenwirkungen zu schützen.
- Erörtern der Frühsymptome/Zeichen einer beginnenden Unterkühlung (z.B. Bewusstseinsveränderungen, Somnolenz, beeinträchtigte Koordination, verwaschene Sprache), *um sie frühzeitig zu erkennen und rechtzeitig Interventionen einleiten zu können.*
- Feststellen, welche Faktoren der Klient beeinflussen kann (soweit vorhanden), wie etwa Schutz vor Umgebungseinflüssen/ausreichende Heizung zuhause, sich kleiden in mehreren Schichten, Decken, Minimieren des Wärmeverlustes am Kopf mit einem Hut/Schal, geeignete Kleidung für kalte Witterung, Alkohol/andere Drogen meiden, soweit eine Kälteexposition absehbar ist, Risiko einer zukünftigen Kälteempfindlichkeit etc.

Schwerpunkte der Pflegedokumentation

Pflegeassessment oder Neueinschätzung

- Befunde des Assessments inkl. des Ausmaßes der Systembeteiligung, Atemfrequenz, EKG-Kurven, kapillärer Wiederauffüllung und Bewusstseinszustand
- Temperaturkurve.

Planung

- Pflege-/Interventionsplan und beteiligte Personen
- Patientenedukationsplan für Klienteninformation, -schulung und -beratung.

Durchführung/Evaluation

- Reaktionen auf Interventionen/Patientenedukation und ausgeführte Pflegemaßnahmen
- Zielerreichung/Fortschritte in Richtung gewünschter Ergebnisse
- Veränderungen des Pflegeplans.

Entlassungs- oder Austrittsplanung

- Erfordernisse der Entlassung, langfristiger Pflegebedarf nach Entlassung, vorgenommene Koordinationen und Vermittlungen, zusätzlich verfügbare personelle, kommunale und materielle Ressourcen
- spezifische, vorgenommene Vermittlungen, Nachsorgeplan sowie Verantwortlichkeiten für zu treffende Maßnahmen.

Empfohlene, exemplarische Pflegeinterventionen (NIC) und Pflegeergebnisse (NOC)

NIC: *Hypothermiebehandlung* [Hypothermia Treatment] (McCloskey-Dochterman, J.; Bulecheck, G. M., 2013)
NOC: *Wärmeregulation* [Thermoregulation] (Moorhead, S., Johnson, M.; Maas, M. L.; Swanson, E., 2013)

Literatur

Bachmann, R. M.; Schleimkofer: Natürlich gesund mit Kneipp, TRIAS, Stuttgart 2012

Carpenito-Moyet L. J.: Das Pflegediagnosen-Lehrbuch. Huber, Bern 2013

Georg, J.: Vitalfunktion: Temperaturregulation bei alten Menschen. NOVA 39 (2008) 2: 20–23

Larsen, R.: Anästhesie und Intensivmedizin für die Fachpflege. Springer, Berlin 2012

Sonn, A.; Baumgärtner, U.; Merk, B.: Wickel und Auflagen. Thieme, Stuttgart 2010

Tappert F.; Schär W.: Erste Hilfe kompakt. Huber, Bern 2006

Gestörte persönliche Identität [P]

Disturbed personal identity (00121) (1978, R 2008, LOE 2.1)
Domäne 6: **Selbstwahrnehmung**
Klasse 1: **Selbstkonzept**

Diagnosetyp (Dokumentationsform): aktuelle Pflegediagnose (PES)
Zuordnung der Pflegediagnose nach Pflegemodellen/-klassifikationen s. Kap. 6.

Definition: Unfähigkeit, eine integrierte und vollständige Selbstwahrnehmung aufrechtzuerhalten

Beeinflussende Faktoren [od. Einflussfaktoren] [E]

- geringes Selbstwertgefühl
- beeinträchtigte Familienprozesse
- situationsbedingte Krisen
- Wachstumsphasen
- Entwicklungsphasen
- Wechsel der sozialen Rolle
- Einnahme von toxischen Chemikalien
- Inhalation von toxischen Chemikalien
- Einnahme von psychoaktiven Drogen
- kulturelle Brüche
- Diskriminierung oder Vorurteile
- manische Phasen
- multiple Persönlichkeitsstörung
- psychiatrische Erkrankungen (z. B. Psychosen, Depression, dissoziative Störung)
- organisches Psychosyndrom
- Indoktrination durch einen Kult.

Bestimmende Merkmale [od. Symptome] [S]

subjektive

- Körperbildstörung
- wahnhafte Selbstbeschreibung
- schwankende Gefühle sich selbst gegenüber
- Gefühl des Fremdseins
- Gefühl von Leere

- Unsicherheit über Ziele
- Unsicherheit über kulturelle Werte (z. B. Glauben, Religion und moralische Fragen)
- Unsicherheit über ideologische Werte (z. B. Glauben, Religion und moralische Fragen)
- Geschlechtsverwirrung
- unfähig, zwischen inneren und äußeren Reizen zu unterscheiden.

objektive

- widersprüchliche Persönlichkeitszüge
- gestörte Beziehungen
- unwirksames Coping
- unzureichendes [unwirksames] Rollenverhalten.

Klientenbezogene Pflegeziele oder Evaluationskriterien

Der Klient

- erkennt die Bedrohung der persönlichen Identität an.
- integriert die Bedrohung auf eine gesunde, positive Art (z. B. verminderte Angstzustände, macht Zukunftspläne).
- äußert, erfolgte Veränderungen zu akzeptieren.
- erklärt sich für fähig, sich selbst als Person wahrzunehmen und zu akzeptieren [langfristiges Ziel].

Maßnahmen oder Pflegeinterventionen

1. Pflegepriorität: Einschätzen ursächlicher/beeinflussender Faktoren:

- Bestimmen des Ausmaßes der Selbstbedrohung, die der Klient wahrnimmt, und wie er mit der Situation umgeht.
- Bestimmen, wie rasch die Bedrohung aufgetreten ist. *Ein plötzlich aufgetretenes Ereignis (z. B. ein traumatisches Ereignis, das zu einer Veränderung des Körperbildes führt) kann eher bedrohlich sein.*
- Den Klient das eigene Körperbild definieren lassen. *(Das Körperbild ist die Grundlage der persönlichen Identität und die Wahrnehmung des Klienten wirkt sich darauf aus, wie Veränderungen gesehen werden, kann das Erreichen von Idealen und Erwartungen verhindern und kann sich negativ auswirken. [Erickson´s Stadien der psychosozialen Entwicklung beschreiben eine Identitätskrise im*

Teenager-Alter als Ringen zwischen Gefühlen von Identität versus Rollenverwirrung.]

- Beobachten von körperlichen Zeichen eines Panikzustands, wie etwa Herzklopfen, Schwitzen, Zittern, Brust- oder Leibschmerzen, Übelkeit (vgl. PDx: Angst)
- Beachten des Alters des Klienten. *Jugendliche können Schwierigkeiten mit der Entwicklung persönlicher/geschlechtlicher Identität haben, während es älteren Personen schwer fallen kann, die Bedrohung der Identität, z. B. den Verlust des Gedächtnisses zu akzeptieren/damit umzugehen.*
- Einschätzen der Verfügbarkeit und Nutzung von Unterstützungssystemen. Achten auf die Reaktionen der Familie/wichtigen Bezugsperson(en).
- Beobachten auf Zeichen eines Rückzugs/automatisierte Verhaltensweisen, Regression, allgemeine Desorganisiertheit des Verhaltens oder Selbstverletzung bei Jugendlichen/Erwachsenen, verspätete Entwicklung, Vorliebe für einsames Spielen, unübliche Selbst- oder Autostimulation bei Kindern.
- Achten auf Halluzinationen/Wahnvorstellungen, Verzerrungen der Realitätswahrnehmung.

2. Pflegepriorität: Unterstützen des Klienten im Umgang mit der Bedrohung:

- Sich Zeit nehmen, dem Klienten zuzuhören, ihn ermutigen, seine Gefühle – auch Angst und Feindseligkeit – auszudrücken.
- Schaffen einer ruhigen Umgebung. *Hilft dem Klienten, ruhig zu bleiben und auch weiterhin in der Lage zu sein, wichtige Fragen in Zusammenhang mit der Identitätskrise zu besprechen.*
- Anwenden von Prinzipien der Krisenintervention, *um das innere Gleichgewicht des Klienten wiederherzustellen, wenn möglich.*
- Erörtern der Bindung des Klienten an eine Identität. *Wer sich stark an eine Identität gebunden hat, fühlt sich mit sich selbst tendenziell besser und ist glücklicher als jemand, der dies nicht getan hat.*
- Unterstützen des Klienten beim Entwickeln von Strategien für den Umgang mit der Bedrohung der eigenen Identität. *Hilft, Angst zu reduzieren sowie Selbstwahrnehmung und Selbstvertrauen zu fördern.*
- Den Klienten an Aktivitäten teilnehmen lassen, die ihm helfen, sich als ein Individuum zu erkennen (z. B. Gebrauch eines Spiegels als visuelles Feed-back, taktile Stimulation).

- Sorgen für einfache Entscheidungen, konkrete Aufgaben, beruhigende Aktivitäten.
- Dem Klienten erlauben, sich schrittweise mit der Situation auseinander zu setzen, *da er u. U. wegen Stressüberlastung überfordert ist, mit dem Großen/Ganzen zurechtzukommen.*
- Ermutigen des Klienten, ein individuelles Trainingsprogramm zu entwickeln/daran teilzunehmen (Walking ist ein ausgezeichnetes Anfangsprogramm).
- Bei Bedarf konkrete Hilfeleistung geben (z. B. bei den Aktivitäten des täglichen Lebens, bei der Ernährung).
- Sorgen für Gelegenheiten, den Reifeprozess zu fördern. Bedenken, dass der Klient in dissoziiertem Zustand Lernschwierigkeiten haben wird.
- Aufrechterhalten der Realitätsorientierung, ohne den Klienten mit seinen irrationalen Überzeugungen zu konfrontieren. *Der Klient kann defensiv werden und Gelegenheiten, andere Möglichkeiten zu sehen, blockieren.*
- Umsichtiges Einsetzen von Humor, soweit angemessen.
- Erörtern der Möglichkeiten, mit Problemen der Geschlechtlichkeit umzugehen (z. B. Therapie/Geschlechtsumwandlung, wenn der Klient transsexuell ist).
- Vgl. PDx: Körperbildstörung, Selbstwertgefühl (div. PDx), Sinnkrise.

3. Pflegepriorität: Fördern des Wohlbefindens (Beratung, Patientenedukation und Entlassungsplanung):

- Sorgen für genaue Informationen über die Bedrohung und mögliche Konsequenzen für den Betroffenen. *Hilft dem Klienten, positive Entscheidungen für die Zukunft zu treffen.*
- Unterstützen des Klienten und der Bezugsperson(en), Bedrohung anzuerkennen und in die Zukunftsplanung zu integrieren (z. B. Tragen einer Identitätskarte bei Personen, die zu geistiger Verwirrtheit neigen, Veränderung der Lebensweise, um einer Geschlechtsumwandlung des transsexuellen Klienten Rechnung zu tragen).
- Vermitteln an entsprechende Stellen (z. B. Tagespflegeprogramm, Beratung/Psychotherapie, Geschlechtsidentität).

Schwerpunkte der Pflegedokumentation

Pflegeassessment oder Neueinschätzung

- Befunde des Assessments unter Beachten des Ausmaßes der Beeinträchtigung
- Art der Bedrohung und Wahrnehmung durch den Klienten
- Grad der Bindung an die eigene Identität.

Planung

- Pflege-/Interventionsplan und beteiligte Personen
- Patientenedukationsplan für Klienteninformation, -schulung und -beratung.

Durchführung/Evaluation

- Reaktionen auf Interventionen/Patientenedukation und ausgeführte Pflegemaßnahmen
- Zielerreichung/Fortschritte in Richtung gewünschter Ergebnisse
- Veränderungen des Pflegeplans.

Entlassungs- oder Austrittsplanung

- Erfordernisse der Entlassung, langfristiger Pflegebedarf nach Entlassung, vorgenommene Koordinationen und Vermittlungen, zusätzlich verfügbare personelle, kommunale und materielle Ressourcen
- spezifische, vorgenommene Vermittlungen, Nachsorgeplan sowie Verantwortlichkeiten für zu treffende Maßnahmen.

Empfohlene, exemplarische Pflegeinterventionen (NIC) und Pflegeergebnisse (NOC)

NIC: *Selbsteinschätzungsverbesserung* [Self-Esteem Enhancement] (McCloskey-Dochterman, J.; Bulecheck, G. M., 2013)

NOC: *Identität* [Identity] (Moorhead, S., Johnson, M.; Maas, M. L.; Swanson, E., 2013)

Literatur

Bergener, M. et al.: Gerontopsychiatrie. Stuttgart, WVG 2005

Carpenito-Moyet L. J.: Das Pflegediagnosen-Lehrbuch. Huber, Bern 2013

Georg, J.: Gestörte persönliche Identität bei alten Menschen. NOVA 37 (2006) 9: 25–27

Held, C.: Was ist «gute» Demenzpflege. Huber, Bern 2013

Sauter, D.; Abderhalden C.; Needham I.; Wolff, S.: Lehrbuch Psychiatrische Pflege. Huber, Bern 2011

Townsend, M.C.: Pflegediagnosen in der psychiatrischen Pflege. Huber, Bern 2012

Widäng, I.; Fridlund, B.J. M.: Women patients' conceptions of integrity within health care: a phenomenographic study. Journal of Advanced Nursing (2008) 61 (5): 540–554

Gefahr eines Immobilitätssyndroms [P]

Risk for disuse syndrome (00040) (1988)
Domäne 4: **Aktivität/Ruhe**
Klasse 2: **Aktivität/Bewegung**

Diagnosetyp (Dokumentationsform): Syndrompflegediagnose
Zuordnung der Pflegediagnose nach Pflegemodellen/-klassifikationen s. Kap. 6.

Definition: Risiko einer Verschlechterung der Körpersysteme aufgrund einer angeordneten oder unvermeidbaren muskuloskelettalen Inaktivität

Risikofaktoren [R]

- starke Schmerzen, [chronische Schmerzen]
- Lähmung [andere neuromuskuläre Schädigung]
- mechanische oder verordnete Immobilisierung
- veränderter Bewusstseinszustand
- [chronische körperliche oder psychische Krankheit]
- [einzelne Pflegediagnosen, die in Verbindung mit einem Immobilitätssyndrom auftreten können werden unter der 2. Pflegepriorität ausgeführt. Anm. d. Hrsg.]

Klientenbezogene Pflegeziele oder Evaluationskriterien

Der Klient

- weist intakte Haut/Gewebe auf oder erlangt eine komplikationslose Wundheilung.
- bewahrt/erlangt wirksame Ausscheidungsgewohnheiten.
- ist frei von Zeichen infektiöser Vorgänge im Körper.
- zeigt Freiheit von einer Lungenstauung bei klaren Atemgeräuschen.

- weist eine angemessene periphere Durchblutung mit stabilen Vitalzeichen auf, die Haut ist warm und trocken, die peripheren Pulse sind tastbar.
- bewahrt/erlangt optimale kognitive, neurosensorische, muskuloskelettale Funktionen.
- bewahrt den gewohnten Realitätssinn.
- äußert, ein Gefühl der Kontrolle über die gegenwärtige Situation und das zukünftige Geschehen zu haben.
- erkennt und integriert auf realistische Weise die Veränderung in sein Selbstkonzept und Körperbild, ohne sein Selbstwertgefühl zu schmälern.

Maßnahmen oder Pflegeinterventionen

1. Pflegepriorität: Beurteilen, ob Komplikationen, die bei den Risikofaktoren aufgelistet sind, entstehen können:

- Identifizieren der Grunderkrankungen/der zu Grunde liegenden pathologische Zustände (z. B. Krebs, Trauma, Frakturen mit Gips, Vorrichtungen zur Immobilisierung, Operation, chronische Krankheitszustände, Mangelernährung, neurologische Erkrankungen [z. B. Schlaganfall/eine andere Hirnverletzung, Postpoliosyndrom, multiple Sklerose, Rückenmarkverletzung], chronische Schmerzzustände, Einnahme prädisponierender Medikamente [z. B. Steroide]), *durch die Probleme in Verbindung mit Aktivität und Immobilität verursacht/verstärkt werden.*
- Feststellen der spezifischen und potenziellen Probleme, darunter das Alter des Klienten, Denkvermögen, Mobilität und Belastbarkeitsstatus sowie die Frage, ob die gegenwärtige Erkrankung akut/kurzfristig ist oder längerfristig/von Dauer sein kann. *Altersbedingte physiologische Veränderungen in Zusammenhang mit Einschränkungen infolge von Krankheit/Bettlägerigkeit prädisponieren ältere Menschen zu Konditionsverlust und funktionalem Abbau.*
- Einschätzen/Dokumentieren des funktionalen Status des Klienten, darunter Kognition, Seh- und Hörvermögen, soziale Unterstützung, psychisches Wohlbefinden, Fähigkeiten bei der Durchführung von ADL/IADL *als vergleichende Ausgangswerte. Evaluieren der Reaktionen auf die Behandlung und um präventive Interventionen oder notwendige Dienstleistungen zu erkennen.*
- Evaluieren der Verletzungsgefahr für den Klienten. *Das Risiko ist*

höher bei Klienten mit kognitiven Schwierigkeiten, ohne sicheres oder anregendes Umfeld, mit inadäquatem/unsicherem Gebrauch von Mobilitätshilfen und/oder mit Sensibilitäts- und Wahrnehmungsproblemen.

- Ermitteln der individuellen Ressourcen/Unterstützungssysteme des Klienten.
- Beurteilen, ob der Klient und die Familie die Situation einschätzen können und fähig sind, die Pflege für eine längere Zeitspanne zu übernehmen.

2. Pflegepriorität: Erkennen individuell angemessener präventiver/verbessernder Maßnahmen:

Haut

- Beobachten des Hautzustands über hervorstehenden Knochen.
- Häufiges Umlagern zur Druckentlastung, je nach individuellem Bedarf und Situation, *um den Druck zu lindern.*
- Durchführen einer sorgfältigen Hautpflege täglich und nach Bedarf, gutes Abtrocknen der Haut, sanftes Massieren und Anwenden von Lotion, *um die Durchblutung zu fördern.*
- Einsetzen druckentlastender Hilfsmittel (z.B. Superweichlagerung, Gelkissen, Wasserkissen, luftgefüllte Matratzen oder Kissen).
- Ermitteln des Ernährungszustands und Dokumentieren der Nahrungsaufnahme.
- Sorgen für eine wiederholte Klienteninstruktion bezüglich Ernährung, Umlagern, Körperpflege.
- Vgl. PDx: Hautschädigung, Gewebeschädigung.

Ausscheidung

- Fördern einer ausgewogenen Ernährung mit hohem Nahrungsfaseranteil und ausreichender Flüssigkeitszufuhr inkl. Fruchtsäfte, *um die Stuhlkonsistenz und Kolonpassage zu verbessern.*
- Trinken von 250 ml Kronsbeerensaft (Cranberrys) täglich, um die Gefahr eines Harnwegsinfektes zu senken.
- Fördern optimaler Mobilität, so früh wie möglich.
- Beurteilen, ob Stuhlweichmacher/Quellmittel angezeigt sind.
- Konsequentes Durchführen eines Stuhl-/Blasentrainings, soweit angezeigt.
- Überwachen der Menge und Qualität des Urins, Achten auf Anzeichen einer Infektion.

- Vgl. PDx: Obstipation, Diarrhö, Stuhlinkontinenz, Beeinträchtigte Urinausscheidung, Harnverhalt.

Atmung

- Beobachten von Atemgeräuschen und Eigenschaften der Sekrete, um Komplikationen (z. B. Pneumonie) frühzeitig zu erkennen.
- Sorgen für regelmäßiges Umlagern, Ab-/Aushusten, Vollatmung, *um das Beseitigen von Sekret zu fördern und eine Atelektase zu verhindern.*
- Absaugen zur Reinigung der Atemwege, bei Bedarf, *um die Atemwege zu reinigen und freizuhalten.*
- Fördern des Gebrauchs eines Atemtrainers (z. B. Medi-Flow).
- Anleiten zu Lagerungen für die Sekretentleerung/Lagerungsdrainage.
- Unterstützen/Instruieren von Familienangehörigen und Betreuungspersonen in manuell assistierten Techniken des Abhustens/Übungen zur Käftigung des Zwerchfells, *um die Atmung bei einer Rückenmarkverletzung zu optimieren.*
- Abraten vom Rauchen, Empfehlen der Teilnahme an einem Entwöhnungsprogramm, soweit angezeigt.
- Vgl. PDx: Unwirksame Atemwegsclearance (Selbstreinigung der Atemwege), Unwirksamer Atemvorgang.

Durchblutung (Gewebe)

- Überwachen des Denkvermögens und des Geisteszustands. *Veränderungen können den Status der kardialen Gesundheit und die Beeinträchtigung der zerebralen Oxigenierung widerspiegeln oder ein Zeichen für den mentalen/emotionalen Zustand sein und sowohl die Sicherheit als auch die Selbstversorgung negativ beeinflussen.*
- Kontrollieren der Kern- und Hauttemperatur. Verfolgen der Entwicklung der Zyanose, von Veränderungen/des Wechsels im Bewusstsein/des kognitiven Zustands, *um Veränderungen der Sauerstoffversorgung zu erkennen.*
- Routinemäßiges Evaluieren der Kreislauf-/Nervenfunktion betroffener Körperteile. Achten auf Veränderungen der Temperatur, Farbe, Sensibilität und Bewegungsfähigkeit.
- Einsetzen von Hilfsmitteln zur Förderung der vaskulären Zirkulation (z. B. Wickeln der Beine, ATS-Stützstrümpfe), *um den venösen Rückstrom zu verstärken.*
- Ermutigen zu/Sorgen für ausreichend Flüssigkeit, *um eine Dehydratation und Kreislaufstase zu verhindern.*

- Überwachen des Blutdrucks, wenn möglich vor, während und nach einer Aktivität, stehend, sitzend und liegend, *um die Reaktionen auf eine Aktivität und deren Verträglichkeit festzustellen.*
- Helfen beim Umlagern, bei Bedarf. Stufenweises Erhöhen des Kopfteils. Einsetzen, bei Bedarf, eines Kipptischs. *Eine orthostatische Hypotonie kann zu Verletzungen führen.*
- Bewahren einer korrekten Körperhaltung, Vermeiden einengender Kleidung/Fixierungen, *um eine Gefäßstauung zu verhindern.*
- Sorgen für Bewegungsübungen im Bett/Stuhl. Umhergehen so rasch und oft wie möglich, unter Verwendung von Mobilitätshilfen und bei häufigen Ruhepausen, *um dem Klienten zu helfen, auch weiterhin aktiv zu sein und inaktivitätsbedingte Kreislaufprobleme zu verhindern.*
- Vermitteln an einen Physiotherapeuten *zur Kräftigung, um eine optimale Beweglichkeit wiederherzustellen und Kreislaufprobleme zu verhindern.*
- Vgl. PDx: Durchblutungsstörung, Gefahr einer peripheren neurovaskulären Störung.

Mobilität, Beweglichkeit, Kraft, Ausdauer (muskulär)

- Durchführen passiver und aktiver Bewegungsübungen mit dem Klienten mit Hilfe der Physio-/Ergotherapie (z. B. zur Kräftigung der Muskulatur).
- Maximieren der Beteiligung an der Selbstversorgung.
- Schrittweises Gestalten regelmäßiger Aktivitäten, soweit möglich, *um die Kraft/Ausdauer nach Möglichkeit zu verbessern.*
- Anwenden funktioneller Lagerungsschienen, soweit angemessen.
- Beurteilen des Einflusses der Schmerzen bei Mobilitätsproblemen.
- Durchführen eines Schmerzlinderungsprogramms, soweit individuell angezeigt.
- Einschränken/enges Überwachen der Anwendung von Fixierungen und möglichst geringes Immobilisieren des Klienten. Regelmäßiges Abnehmen von Fixierungen und Unterstützen bei Bewegungsübungen.
- Vgl. PDx: Aktivitätsintoleranz, Beeinträchtigte körperliche Mobilität, Akuter Schmerz, Chronischer Schmerz.

Sensibilität/Wahrnehmung

- Orientieren des Klienten, wenn nötig, über Zeit, Ort, Person und Situation; Sorgen für Orientierungshilfen (z. B. Uhr, Kalender).

- Sorgen für eine angemessen stimulierende Umgebung (z. B. Musik, Fernseher/Radio, Uhr, Kalender, persönliche Gegenstände und Besuche).
- Ermutigen des Klienten, an Freizeitaktivitäten/einem regelmäßigen Übungsprogramm teilzunehmen, soweit vertragen.
- Unterstützen des Gebrauchs von Schlafhilfen/Einschlafritualen, *um einen normalen Schlaf und eine normale Erholung zu fördern.*
- Vgl. PDx: Chronische Verwirrtheit, Wahrnehmungsstörung (näher zu bestimmen: visuell, auditiv, kinästhetisch, gustatorisch, taktil, olfaktorisch), Gestörtes Schlafmuster, Soziale Isolation, Beschäftigungsdefizit.

Selbstwertgefühl, Kontrollempfindungen, Machtlosigkeit

- Erklären/Erörtern aller pflegerischen Maßnahmen mit dem Klienten.
- Sorgen für/Unterstützen bei gemeinsamen Zielsetzungen unter Beteiligung der Bezugsperson(en), *vermittelt ein Gefühl der Kontrolle und fördert die Akzeptanz der Plans.*
- Sorgen für eine kontinuierliche Pflege durch dieselben Personen, wenn irgend möglich.
- Sicherstellen, dass der Klient seine Bedürfnisse ausreichend mitteilen kann (z. B. Rufglocke in Reichweite, schriftliche Mitteilungsmöglichkeiten, Übersetzungshilfe/Dolmetscher).
- Ermutigen, Gefühle zu äußern und Fragen zu stellen.
- Vgl. PDx: Machtlosigkeit, Beeinträchtigte verbale Kommunikation, Selbstwertgefühl (div. PDx), Unwirksames Rollenverhalten.

Körperbild

- Orientieren des Klienten über körperliche Veränderungen durch mündliche Beschreibungen, schriftliche Informationen, ihn zur Betrachtung der Veränderungen und zu Gesprächen darüber ermutigen, *um Akzeptanz zu fördern.*
- Fördern der Beziehungen zu Gleichaltrigen/Gleichgesinnten und Rückkehr zu gewohnten Aktivitäten im Rahmen der individuellen Möglichkeiten.
- Vgl. PDx: Körperbildstörung, Situationsbedingtes geringes Selbstwertgefühl, Soziale Isolation, Störung der persönlichen Identität.

3. Pflegepriorität: Fördern des Wohlbefindens (Beratung, Patientenedukation und Entlassungsplanung)

- Fördern von Selbstversorgung und von durch Bezugsperson(en) unterstützten Aktivitäten, *um Unabhängigkeit zu erlangen/zu bewahren.*
- Vermitteln/Erörtern von Kenntnissen bezüglich individueller Bedürfnisse/Problembereiche (z.B. den Geisteszustand des Klienten, das Lebensumfeld, den Ernährungsbedarf), *um die Sicherheit zu erhöhen und die Effekte der Inaktivität zu verhindern/einzuschränken.*
- Fördern regelmäßiger Maßnahmen, wie isometrische/isotone Übungen, aktive oder passive Bewegungsübungen, *um die Folgen der Immobilität zu verringern und eine maximale Bewegungsfunktion zu erhalten.*
- Erörtern von Zeichen/Symptomen, die eine medizinische Kontrolle/Intervention erfordern, *um rechtzeitig intervenieren zu können.*
- Ermitteln/Erkennen von Hilfsangeboten in der Gemeinde (z.B. finanzielle Hilfen, Beratung, Hauswirtschaftspflege, Tageskliniken, Ferienlager, Transportmöglichkeiten).
- Vermitteln an angemessene Rehabilitation/häusliche Pflege.
- Beachten möglicher Bezugsstellen für Hilfsmittel/benötigte Geräte.

Schwerpunkte der Pflegedokumentation

Pflegeassessment oder Neueinschätzung

- Befunde des Assessments, v.a. individuelle Problembereiche, funktioneller Status, Grad der Unabhängigkeit, Unterstützungssysteme/verfügbare Ressourcen.

Planung

- Pflege-/Interventionsplan und beteiligte Personen
- Patientenedukationsplan für Klienteninformation, -schulung und -beratung.

Durchführung/Evaluation

- Reaktionen auf Interventionen/Patientenedukation und ausgeführte Pflegemaßnahmen
- Veränderungen des Funktionsgrades
- Zielerreichung/Fortschritte in Richtung gewünschter Ergebnisse
- Veränderungen des Pflegeplans.

Entlassungs- oder Austrittsplanung

- Erfordernisse der Entlassung, langfristiger Pflegebedarf nach Entlassung, vorgenommene Koordinationen und Vermittlungen, zusätzlich verfügbare personelle, kommunale und materielle Ressourcen
- spezifische, vorgenommene Vermittlungen, Nachsorgeplan sowie Verantwortlichkeiten für zu treffende Maßnahmen.

Empfohlene, exemplarische Pflegeinterventionen (NIC) und Pflegeergebnisse (NOC)

NIC: *Bewegungsförderung* [Exercise Promotion] (McCloskey-Dochterman, J.; Bulecheck, G. M., 2013)
NOC: *Konsequenzen von Immobilität: Physiologische* [Immobility Consequences: Physiological] (Moorhead, S., Johnson, M.; Maas, M. L.; Swanson, E., 2013)

Literatur

Carpenito-Moyet L. J.: Das Pflegediagnosen-Lehrbuch. Huber, Bern 2013

Carr, E.; Mann, E.: Schmerz und Schmerzmanagement. Huber, Bern 2010

Fitzgerald-Miller, J.: Chronisch Kranksein bewältigen – Machtlosigkeit überwinden. Huber, Bern 2003

Georg, J.: Mobilität und beeinträchtigte körperlichen Mobilität. – Pflegeassessment, -diagnose und -interventionen. NOVA 33 (2002) 5: 6–9

Georg, J.: Syndrom-Pflegediagnosen. – Wenn alles zusammenkommt. NOVA 38 (2007) 1: 10–12

Götz-Neumann, K.: Gehen verstehen – Ganganalyse in der Physiotherapie. Thieme, Stuttgart 2011

Morof-Lubkin, I.: Chronisch Kranksein. Implikationen und Interventionen für Pflege- und Gesundheitsberufe. Huber. Bern 2002

Zegelin, A.: Festgenagelt. Der Prozess des Bettlägerigwerdens. Huber, Bern 2013

Zeller-Forster, F.: Immobilität. In: Käppeli, S. (Hrsg.): Pflegekonzepte (Bd. 2). Huber, Bern 1999

Bereitschaft für einen verbesserten Immunisierungsstatus [G]

Readiness for enhanced immunzation status (00186) (2006, LOE 2.1)
Domäne 1: **Gesundheitsförderung**
Klasse 2: **Gesundheitsmanagement**

Diagnosetyp (Dokumentationsform): Gesundheitsförderungspflegediagnose (GES)
Zuordnung der Pflegediagnose nach Pflegemodellen/-klassifikationen s. Kap. 6.

Definition: Verhaltensmuster, das mit lokalen, nationalen und/oder internationalen Immunisierungsstandards zur Vorbeugung von Infektionskrankheiten übereinstimmt und ausreicht, um eine Person, eine Familie oder eine Gemeinschaft zu schützen und gestärkt werden kann

Mögliche ursächliche oder beeinflussende Faktoren

- Zu bearbeiten.

Merkmale, Kennzeichen oder Symptome

subjektive

- äußert den Wunsch, das Wissen über Impfstandards zu verbessern
- äußert den Wunsch, den Impfstatus zu verbessern
- äußert den Wunsch, Anbieter von Impfungen besser zu identifizieren
- äußert den Wunsch, die Dokumentation im Impfzeugnis/-pass zu verbessern
- äußert den Wunsch, potenzielle mit Impfungen verbundene Probleme besser zu erkennen
- äußert den Wunsch, das Verhalten zu verbessern, um Infektionskrankheiten zu vermeiden.

Klientenbezogene Pflegeziele oder Evaluationskriterien

Der Klient

- äußert sich, Impfempfehlungen zu verstehen.

- erstellt einen Plan, um die geeigneten Impfungen durchführen zu lassen.
- benennt/übernimmt Verhaltensweisen zur Senkung des Infektionsrisikos.
- führt und aktualisiert Impfdokumentationen.

Die Gemeinschaft

- sorgt für Informationen für die Gemeinschaft in Bezug auf Impfbedarf/-empfehlungen.
- identifiziert unterversorgte Populationen, die geimpft werden müssen, und klärt Wege, den Bedarf zu decken.
- entwickelt in Zeiten erhöhter Bedrohung bzw. eines Krankheitsausbruchs einen Plan zur Massenimpfung.

Maßnahmen oder Pflegeinterventionen

1. Pflegepriorität: Feststellen des aktuellen Immunstatus:

- Einschätzen der Impfanamnese des Klienten. Die Antworten können je nach Alter (vom Kind bis zum Erwachsenen), kulturellen Einflüssen, Dauer und Ziele von Reisen, Einstellungen innerhalb der Familie gegenüber Impfungen sowie Erkrankungen erheblich schwanken. *So sollten z. B. manche Impfungen weder bei Kindern mit bestimmten Tumoren noch bei Personen unter Immunsuppressiva oder mit schwerer Allergie gegen Hühnereiweiß durchgeführt werden.*
- Ermitteln der Motivation bzw. der Erwartungen an eine Veränderung.
- Feststellen, ob ein erwachsener Klient in einem Hochrisikobereich arbeitet oder sich häufig dort aufhält, z. B. in einer Arztpraxis, in der häuslichen Pflege, in Heimen oder Ambulanzen für Obdachlose oder Immigranten oder in einer Einrichtung des Strafvollzugs, *um eine eventuelle Exposition zu prüfen und neue Impfstoffe oder Auffrischimpfungen zu bestimmen, die der Klient u. U. benötigt.*
- Eingehen auf Bedenken des Klienten bzw. seiner Bezugspersonen. So könnte sich dieser z. B. fragen, ob die jährliche Grippeimpfung wirklich etwas nützt oder ob für Impfungen in der Kindheit jetzt im Erwachsenenalter Auffrischimpfungen nötig sind. Eltern machen sich u. U. Gedanken über die Versorgung mit Impfstoffen. *Hilft, Pläne zu klären und mit falschen Vorstellungen und Mythen aufzuräumen.*

- Ermitteln/Erörtern von Erkrankungen, die den Klienten u. U. von bestimmten Impfungen ausschließen (z. B. anamnestisch bekannte unerwünschte Wirkungen, bestehendes Fieber/eine bestehende Erkrankung, Schwangerschaft, eine Tumortherapie oder Immunsuppression).
- Sichten des kommunalen Plans für den Umgang mit Impfungen/einem Krankheitsausbruch. *Lässt Stärken und Schwächen erkennen.*

2. Pflegepriorität: Unterstützen des Klienten/seiner Bezugspersonen bzw. der Gemeinde beim Entwickeln/Verbessern des Plans, um dem ermittelten Bedarf gerecht zu werden:

- Überprüfen des Wissens/Informationsstandes der Eltern in Bezug auf Impfungen, die empfohlen/obligat sind, wenn ihr Kind in die Schule kommt (z. B. Hepatitis B, Rotaviren, Haemophilus influenzae, Mumps/Masern/Röteln, Windpocken und Hepatitis A vor dem Besuch des Kindergartens; Tetanus/Diphtherie/Pertussis, humane Papillomaviren im Jugendalter; Meningitis bei Beginn des Studiums bei Personen, die in Wohnheimen leben möchten), *um den Status zu dokumentieren, Auffrischimpfungen zu planen und/oder geeignete Intervalle für Nachimpfungen zu besprechen.*
- Untersuchen/Erörtern des protektiven Nutzens einer jeden Vakzine, der Art ihrer Verabreichung, erwarteter Nebenwirkungen und potenzieller negativer Auswirkungen, *damit der Klient/seine Bezugspersonen Entscheidungen auf der Grundlage von Informationen treffen können.*
- Erörtern der geeigneten zeitlichen Abstände für alle empfohlenen Impfungen sowie der Nach- und Auffrischimpfungen für Kinder ab der Geburt bis zum 18. Lebensjahr.
- Überprüfen, was der Klient bei der Vorbereitung einer Fernreise braucht, um zu ermitteln, ob im geographischen Zielgebiet des Klienten Krankheiten herrschen, die durch eine Impfung zu verhindern wären, um bei Bedarf Impfstoff zu beschaffen.
- Informieren über Ausnahmen, falls der Klient/seine Bezugsperson dies wünscht. *Manche Staaten gestatten medizinisch, religiös, persönlich und philosophisch begründete Ausnahmen, wenn die Eltern nicht wünschen, dass ihr Kind an Impfprogrammen teilnimmt.* Vermitteln an die geeigneten Versorgungseinrichtungen zur weiteren Erörterung/Intervention.

- Definieren und Erörtern aktueller Bedarfe sowie geplanter oder projektierter Belange kommunaler Gesundheitsförderungsprogramme. *Entscheidend für eine effektive Planung ist Einigkeit hinsichtlich des Umfangs und der Parameter.*
- Setzen von Prioritäten hinsichtlich der Ziele, *um deren Erreichen zu fördern.*
- Herausfinden kommunaler Ressourcen *(z. B. Personen, Gruppen, finanzielle und staatliche Ressourcen sowie Ressourcen anderer Gemeinden).*
- Suchen und Einbinden unterversorgter/gefährdeter Gruppen in der Gemeinde. *Unterstützt die Kommunikation und Einsatzbereitschaft der Gemeinde insgesamt.*

3. Pflegepriorität: Fördern optimalen Wohlbefindens:

- Sichten der Gründe für das Fortsetzen von Impfprogrammen. *Viren und Bakterien, die durch Impfungen verhinderbare Kankheiten verursachen, gibt es auch weiterhin. Sie können auf ungeschützte Personen übertragen werden, womit der medizinische, soziale und wirtschaftliche Aufwand steigt.*
- Sorgen für zuverlässige Impfinformationen in schriftlicher Form oder als Web-Seiten *(z. B. Broschüren/Info-Blätter des Gesundheitsamtes und von Fachorganisationen [STIKO]).*
- Ausweisen kommunaler Ressourcen für Impfungen (z. B. das Gesundheitsamt oder den Hausarzt).
- Erörtern des Umgangs mit häufigen Nebenwirkungen (z. B. Muskelschmerzen, Exanthem, Fieber, Schwellung an der Stelle der Impfung).
- Unterstützen der Entwicklung kommunaler Pläne zur Aufrechterhaltung/Verstärkung der Bemühungen, *um den Durchimpfungsgrad der Bevölkerung zu erhöhen.*
- Etablieren von Mechanismen der Selbstüberwachung der kommunalen Bedarfe und des Evaluierens der Bemühungen.
- Nutzen vielfältiger Wege (z. B. Fernsehen, Radio, Printmedien, schwarze Bretter, Info-Seiten im Internet, fortlaufende und öffentlich zugängliche Berichte an führende Persönlichkeiten/Gruppen in der Gemeinde, *um die Gemeinde über den Impfbedarf und Krankheitsprävention auf dem Laufenden zu halten.*

Schwerpunkte der Pflegedokumentation

Pflegeassessment oder Neueinschätzung

- Befunde des Assessments bezüglich des Impfstatus, der Risiken/potenzieller Krankheitsexposition
- erkannte kritische Bereiche, Stärken/Einschränkungen
- Verstehen des Impfbedarfs/der Sicherheit und der Krankheitsprävention
- Motivation für eine Veränderung und daran geknüpfte Erwartungen.

Planung

- Pflege-/Interventionsplan und beteiligte Personen
- Patientenedukationsplan für Klienteninformation, -schulung und -beratung.

Durchführung/Evaluation

- Reaktionen auf Interventionen/Patientenedukation und ausgeführte Pflegemaßnahmen
- Reaktion kommunaler Entitäten auf die ausgeführten Pflegemaßnahmen
- Zielerreichung/Fortschritte in Richtung gewünschter Ergebnisse
- Veränderungen des Pflegeplans.

Entlassungs- oder Austrittsplanung

- Erfordernisse der Entlassung, langfristiger Pflegebedarf nach Entlassung, vorgenommene Koordinationen und Vermittlungen, zusätzlich verfügbare personelle, kommunale und materielle Ressourcen
- kurz- und langfristige Pläne für den Umgang mit aktuellen, antizipierten und potenziellen kommunalen Bedarfen sowie Verantwortlichkeiten für die Durchführung
- spezifische, vorgenommene Vermittlungen, Nachsorgeplan sowie Verantwortlichkeiten für zu treffende Maßnahmen.

Empfohlene, exemplarische Pflegeinterventionen (NIC) und Pflegeergebnisse (NOC)

NIC: *Immunisierungs-/Impfmanagement* [Immunization/Vaccination Management] (McCloskey-Dochterman, J.; Bulecheck, G.M., 2013)

NOC: *Immunisierungsverhalten* [Immunization Behavior] (Moorhead, S., Johnson, M.; Maas, M.L.; Swanson, E., 2013)

Literatur

Carpenito-Moyet L. J.: Das Pflegediagnosen-Lehrbuch. Huber, Bern 2013
Hofmann, F.: Impfen. Wissen was stimmt. Herder, Freiburg 2011
Ludwig, M. S., Günther, S., Wildner, M., Liebl, B.: Ein Konzept zur Verbesserung des Impfschutzes in Bayern. Gesundheitswesen, Bayerisches Landesamt für Gesundheit und Lebensmittelsicherheit (2007) Oct; 69(10): 571–576
Rink, L.; Kruse, A.; Haase, H.: Immunologie für Einsteiger. Spektrum, Heidelberg 2011
Robert Koch Institut. Empfehlungen der ständigen Impfkommision [STIKO]. http://www.rki.de/DE/Content/Infekt/Impfen/impfen.html (Zugriff: 1-2013)
Stolte, K. M.: Pflegediagnosen in der Gesundheitsförderung und Patientenedukation. Huber, Bern 2013
Thomas, A.: Check up, Hautkrebs-Screening und Impfungen: Präventionskonzepte der Allgemeinpraxis. MMW Fortschritte der Medizin (2008) Nov 20; 150 (47): 10

Infektionsgefahr [P]

Risk for infection (00004) (1986, R 2010)
Domäne 11: **Sicherheit/Schutz**
Klasse 1: **Infektion**

Diagnosetyp (Dokumentationsform): Risikopflegediagnose (PR)
Zuordnung der Pflegediagnose nach Pflegemodellen/-klassifikationen s. Kap. 6.

Definition: Risiko des Eindringens von pathogenen Organismen

Risikofaktoren [R]

- chronische Krankheit
  - Adipositas
  - Diabetes mellitus ((NANDA 2011–2014))
  - [unzureichende Kenntnisse], fehlendes Wissen, um sich vor pathogenen Keimen zu schützen
- unzureichende primäre Abwehrmechanismen
  - verletzte Haut [z. B. intravenöser Katheterplatzierung, invasive Eingriffe]
  - traumatisiertes Gewebe (z. B. Trauma, Gewebezerstörung
  - verminderte ziliäre Clearance

  - Flüssigkeitsstau,
  - Veränderung des pH-Werts von Sekreten
  - veränderte Peristaltik
  - Rauchen
  - prolongierter (hoher) Blasensprung
  - vorzeitiger Blasensprung
- unzureichende sekundäre Abwehrmechanismen
  - [niedriges] vermindertes Hämoglobin
  - Leukopenie
  - unterdrückte Entzündungsreaktionen
  - ungenügende [erworbene Immunität] durch Impfung
  - Immunsuppression (z. B., ungenügende erworbene Immunität; pharmazeutische Wirkstoffe einschließlich Immunsuppressoren, Steroide, monoklonale Antikörper, Immunomodulatoren)
  - Leukopenie
  - erhöhte Exposition gegenüber pathogenen Erregern in der Umgebung
  - Ausbrüche
- Mangelernährung
- invasive Eingriffe.

Klientenbezogene Pflegeziele oder Evaluationskriterien

Der Klient

- äußert, die individuellen ursächlichen Faktoren/Risikofaktoren zu kennen.
- nennt Maßnahmen, um das Infektionsrisiko herabzusetzen oder einer Infektion vorzubeugen.
- zeigt Techniken/Veränderungen in der Lebensweise, um eine sichere Umgebung zu fördern.
- erreicht eine normale Wundheilung ohne Eiterbildung oder Rötung und ist fieberfrei.

Maßnahmen oder Pflegeinterventionen

1. Pflegepriorität: Einschätzen ursächlicher/beeinflussender Faktoren:

- Achten auf Risikofaktoren, die eine Infektion begünstigen (z. B. Altersextreme, immungeschwächter Wirt, Haut-/Gewebewunden, Gemeinschaften oder Personen in engen Wohnverhältnissen und/oder mit gemeinsamer Nutzung von Gegenständen [z.B. Schlafsäle, Heim/Einrichtung der Langzeitpflege, Tagespflege, Justizvollzugsanstalt], langanhaltende Krankheit/Hospitalisierung, mehrfache Operationen/invasive Prozeduren, Dauerkatheter, i.v. zu verabreichende Medikamente, versehentliche oder absichtliche Umweltexposition [z.B. bioterroristischer Akt]).

- Achten auf Zeichen einer Infektion an Einstichtstellen invasiver Zugänge, Nähten, OP- und anderen Wunden.
- Einschätzen und Dokumentieren des Zustands der Haut im Bereich der Eintrittsstellen von Nägeln, Drähten und Klammern unter Beachten von Entzündungszeichen und Sekretabsonderung.
- Achten auf Zeichen/Symptome einer Sepsis (systemische Infektion): Fieber, Schüttelfrost, Schwitzen, veränderte Bewusstseinslage, positive Blutkulturen.
- Entnehmen entsprechender Gewebe-/Blutproben zur Beobachtung und zum Anlegen von Kulturen/Durchführen von Sensibilitätstests.

2. Pflegepriorität: Vermindern/Beheben der bestehenden Risikofaktoren:

- Betonen der Wichtigkeit der korrekten Händehygiene bei allen Pflegepersonen/Betreuenden und pflegenden Angehörigen. *Hauptmaßnahme zur Vermeidung nosokomialer Infektionen/Kontaminationen.*
- Überwachen der Besucher/Betreuungspersonen eines Klienten auf Atemwegserkrankungen. Anbieten von Masken und Tüchern für den Klienten/die Bezugspersonen, die husten/niesen, *um Expositionen zu begrenzen und damit eine Kreuzinfektion zu reduzieren.*
- Aufstellen von deutlich sichtbaren Warnhinweisen in Einrichtungen der Gesundheitsversorgung, mit denen Klienten/Bezugspersonen angewiesen werden, Gesundheitsfachpersonal darüber zu informieren, wenn sie Symptome von Atemwegsinfektionen/grippeähnliche Symptome haben.
- Eltern kranker Kinder auffordern, sie aus Einrichtungen der Kinderversorgung und der Schule fern zu halten, bis sie 24 Stunden fieberfrei sind.

- Veranlassen einer Isolation, soweit angezeigt (z. B. bei der Wundversorgung/Hauttransplantationen, Atemwegsinfektionen, Umkehrisolation). Schulen des Personals in Prozeduren der Infektionsprophylaxe und -kontrolle. *Senkt das Risiko von Kreuzinfektionen.*
- Betonen des korrekten Gebrauchs vom Personenschutzausrüstung durch das Personal/Besucher, wie von einrichtungsinternen Vorgaben bestimmt.
- Durchführen von/Unterweisen in täglicher Mundpflege. Dazu gehört auch der Gebrauch antiseptischer Mundspülungen bei Personen in Einrichtungen der Akut-/Langzeitpflege, *die hochgradig durch nosokomiale Infektionen gefährdet sind.*
- Empfehlen von präoperativem Duschen/präoperativer Hautreinigung (z. B. bei orthopädischen oder plastischen Eingriffen), soweit angezeigt, *um eine bakterielle Besiedelung zu reduzieren.*
- Achten auf sterile Verhältnisse/Techniken bei allen invasiven Prozeduren (z. B. intravenöse Zugänge, Blasenkatheter, intratracheales Absaugen).
- Füllen von Luftbefeuchtern/Verneblern mit *sterilem* statt mit destilliertem Wasser oder Leitungswasser. Vermeiden von Raumbefeuchtern, solange das Gerät nicht täglich sterilisiert und mit sterilem Wasser gefüllt wird.
- Verwenden von Wärme- und Feuchtigkeitsaustauschern statt eines beheizten Befeuchters mit mechanischer Lüftung.
- Unterstützen bei der frühestmöglichen Beatmungsentwöhnung, *um das Risiko einer beatmungsassoziierten Pneumonie zu reduzieren.*
- Auswählen des passenden Materials für den Gefäßzugang, beruhend auf der voraussichtlichen Behandlungsdauer und der zu infundierenden Lösung/Medikamente sowie Anwenden der besten verfügbaren aseptischen Insertionstechniken. Reinigen der Einstichstelle entsprechend den Vorgaben der Einrichtung mit einer geeigneten Lösung, *um die Möglichkeit einer Infektion der Blutbahn über den Katheter zu verringern.*
- Wechseln von Operationsverbänden/anderen Wundverbänden, soweit angezeigt, unter Anwenden der korrekten Technik für den Wechsel/das Entsorgen kontaminierten Materials.
- Trennen von sich berührenden Hautoberflächen, wenn die Haut Exkoriationen zeigt, wie etwa bei Herpes zoster. Verwenden von Handschuhen beim Versorgen offener Läsionen, um die Autoin-

okulation/Übertragung von Viruskrankheiten (z. B. Herpes simplex, Hepatitis, Aids) auf ein Minimum zu reduzieren.

- Abdecken eines Verbands/Gipses im Perinealbereich/in der Beckenregion mit Plastikfolie, wenn ein Steckbecken verwandt wird, *um eine Kontamination zu verhindern.*
- Ermutigen zu Frühmobilisation, Vollatmung, Abhusten, Lagewechsel und frühzeitigem Entfernen eines Endotrachealtubus und/oder einer Nasensonde, um Atemwegssekrete zu lösen und Aspiration/Atemwegsinfekte zu verhindern.
- Anleiten und Unterstützen des Klienten bei Atemtherapien mit Hilfsmitteln (z. B. IPPB, Tri-Flow), *um Pneumonien zu verhindern.*
- Sorgen für eine ausreichende Flüssigkeitszufuhr. Den Klienten sitzend/stehend Wasser lösen lassen und wenn nötig katheterisieren, *um Blasenüberdehnungen/einem Harnstau vorzubeugen.*
- Sorgen für eine regelmäßige Katheter- und Intimpflege *reduziert das Risiko aufsteigender Harnwegsinfekte.*
- Assistieren bei Untersuchungen (z. B. Wund-/Gelenkpunktionen, Inzision und Drainage von Abszessen sowie Bronchoskopie), soweit angezeigt.
- Verabreichen/Überwachen der medikamentösen Therapie (z. B. Antibiotika, Spülung bei Osteomyelitis/Wundinfekt, direkte Instillation eines Antibiotikums in Gewebe, lokale Antibiotikaapplikation) und Beobachten der Reaktion des Klienten, *um die Effektivität der Therapie/das Auftreten von Nebenwirkungen zu dokumentieren.*
- Prophylaktisches Verabreichen von Antibiotika und Impfungen, soweit angezeigt.

3. Pflegepriorität: Fördern des Wohlbefindens (Beratung, Patientenedukation und Entlassungsplanung):

- Überprüfen des individuellen Ernährungsbedarfs, der körperlichen Betätigungen und des Ruhebedürfnisses.
- Anleiten des Klienten/der Bezugsperson(en), die Integrität der Haut zu schützen, Hautläsionen zu behandeln und das Ausbreiten von Infektionen zu vermeiden.
- Betonen der Wichtigkeit, Virustatika/Antibiotika nach Anweisung (z. B. Dosis, Therapiedauer) einzunehmen. *Frühzeitiges Absetzen einer Behandlung, wenn sich der Klient wohl fühlt, kann zu einer Reinfektion und antibiotikaresistenten Stämmen führen.*

- Erörtern, wie wichtig es ist, Antibiotika nicht aus «Restbeständen» einzunehmen, sofern nicht eindeutig durch eine Gesundheitsfachperson angewiesen. *Eine unangemessene Anwendung kann zur Entwicklung von antibiotikaresistenten Stämmen/Sekundärinfekten führen.*
- Erörtern der Wirkung des Rauchens in Bezug auf Atemwegsinfektionen.
- Fördern von Safersex und Beachten der Meldepflichten bei sexuellen Kontakten von Personen mit sexuell übertragbaren Krankheiten, *um die weitere Ausbreitung von HIV/geschlechtlich übertragbaren Krankheiten zu verhindern.*
- Sorgen für Informationen/Einbinden in geeignete kommunale und nationale Schulungsprogramme, *um das Bewusstsein für/die Prävention von übertragbaren Erkrankungen zu verstärken.*
- Erörtern von Vorsichtsmaßnahmen mit einem Klienten, der eine Fernreise unternehmen möchte, und Verweisen auf Impfungen, *um die Inzidenz/Übertragung globaler Infektionen zu verringern.*
- Hinweisen auf Impfkampagnen für Kinder. Erwachsene darauf aufmerksam machen, sich impfen zu lassen/ihren Impfschutz zu erneuern.
- Präoperativ den Klienten instruieren, *um die Gefahr einer postoperativen Infektion zu vermindern (z. B. Atemübungen als Pneumonieprophylaxe, Wundpflege, Meiden von Kontakten mit infektiösen Klienten).*
- Erörtern der prophylaktischen Verwendung von Antibiotika (z. B. vor einer Zahnbehandlung bei Klienten mit einer Vorgeschichte von rheumatischem Fieber/einer Herzklappenerkrankung).
- Ermutigen zur Konsultation einer Gesundheitsfachperson zur prophylaktischen Therapie, soweit angezeigt, nach einer Exposition gegenüber Personen mit einer ansteckenden Erkrankung (z. B. Tuberkulose, Hepatitis, Influenza).
- Ausfindig-Machen möglicher Ressourcen (z. B. Rehabilitation für Suchtkranke, Spritzentauschmöglichkeiten, Möglichkeit zum freien Bezug von Präservativen, soweit angemessen).
- Vgl. PDx: Bereitschaft für einen verbesserten Immunisierungsstatus, Gefahr eines Immobilitätssyndroms, Beeinträchtigte Haushaltsführung, Unwirksames Gesundheitsverhalten.

Schwerpunkte der Pflegedokumentation

Pflegeassessment oder Neueinschätzung

- individuelle Risikofaktoren inkl. aktuelle/zurückliegende Antibiotikatherapien
- Wunden und/oder Einstichstellen, Art von Drainage/Körpersekretionen
- Zeichen/Symptome einer Infektion.

Planung

- Pflege-/Interventionsplan und beteiligte Personen
- Patientenedukationsplan für Klienteninformation, -schulung und -beratung.

Durchführung/Evaluation

- Reaktionen auf Interventionen/Patientenedukation und ausgeführte Pflegemaßnahmen
- Zielerreichung/Fortschritte in Richtung gewünschter Ergebnisse
- Veränderungen des Pflegeplans.

Entlassungs- oder Austrittsplanung

- Erfordernisse der Entlassung, langfristiger Pflegebedarf nach Entlassung, vorgenommene Koordinationen und Vermittlungen, zusätzlich verfügbare personelle, kommunale und materielle Ressourcen
- spezifische, vorgenommene Vermittlungen, Nachsorgeplan sowie Verantwortlichkeiten für zu treffende Maßnahmen.

Empfohlene, exemplarische Pflegeinterventionen (NIC) und Pflegeergebnisse (NOC)

NIC: *Infektionsprävention* [Infection Protection] (McCloskey-Dochterman, J.; Bulecheck, G. M., 2013)

NOC: *Immunstatus* [Immune Status] (Moorhead, S., Johnson, M.; Maas, M. L.; Swanson, E., 2013)

Literatur

Carpenito-Moyet L. J.: Das Pflegediagnosen-Lehrbuch. Huber, Bern 2013

Kerwa, K., Just, M., Wulf, H.: Anästhesiologie, Intensiv- und Notfallmedizin, Schmerztherapie (2009) Mar; 44 (3): 182–183

Lunney, M.: Arbeitsbuch Pflegediagnostik: Pflegerische Entscheidungsfindung, kritisches Denken und diagnostischer Prozess – Fallstudien und Analysen.

Deutschsprachige Ausgabe herausgegeben von Jürgen Georg & Maria Müller Staub. Huber, Bern 2007: 255
Ochel, U. A.: Patientenschutz durch Hygiene: Bundesaktion der Hygienefachpersonen und Chirurgen. Chirurg (2008) Apr; Suppl:142
Sitzmann, F.: Hygiene kompakt. Huber, Bern 2012
Sitzmann, F.: Hygiene daheim. Huber, Bern 2007

Beeinträchtigte soziale Interaktion [P]

Impaired social interaction (00052) (1986)
Domäne 7: **Rollenbeziehungen**
Klasse 3: **Rollenverhalten**

Diagnosetyp (Dokumentationsform): aktuelle Pflegediagnose (PES)
Zuordnung der Pflegediagnose nach Pflegemodellen/-klassifikationen s. Kap. 6.

Definition: Ungenügende oder übermäßige Quantität oder unzureichende Qualität des sozialen Austauschs

Beeinflussende Faktoren [od. Einflussfaktoren] [E]

- fehlende Möglichkeiten, die Gemeinsamkeiten zu verstärken (z. B. Wissen, Fertigkeiten)
- Kommunikationshindernisse [inkl. Kopfverletzung, Schlaganfall, andere neurologische Zustände, welche die Kommunikationsfähigkeit beeinträchtigen]
- gestörtes Selbstkonzept
- fehlende Bezugspersonen
- eingeschränkte Bewegungsfähigkeit [z. B. neuromuskuläre Krankheit]
- therapeutische Isolation
- soziokulturelle Unstimmigkeiten
- Hindernisse in der Umgebung
- gestörte Denkprozesse.

Bestimmende Merkmale [od. Symptome] [S]

subjektive

- Unbehagen in gesellschaftlichen Situationen

- Unfähigkeit, ein zufriedenstellendes Gefühl sozialer Bindung zu vermitteln (z. B. Zugehörigkeit, Anteilnahme, Interesse, eine gemeinsame Vergangenheit)
- Unfähigkeit, ein zufriedenstellendes Gefühl sozialer Bindung zu empfinden (z. B. Zugehörigkeit, Anteilnahme, Interesse, eine gemeinsame Vergangenheit)
- Berichte der Familie über veränderte Interaktionen (z. B. Stil, Muster).

objektive

- Anwenden erfolgloser Verhaltensweisen bei sozialen Interaktionen
- beeinträchtigte Interaktion mit anderen.

Klientenbezogene Pflegeziele oder Evaluationskriterien

Der Klient

- äußert, dass ihm die Faktoren bewusst sind, welche die Störungen der sozialen Interaktionen verursachen oder fördern.
- erkennt Gefühle, die zu unbefriedigenden sozialen Interaktionen führen.
- ist daran beteiligt, positive Veränderungen in sozialem Verhalten und zwischenmenschlichen Beziehungen zu bewirken.
- belohnt sich selbst für erreichte Veränderungen.
- baut ein wirksames soziales Netz auf, nutzt verfügbare Ressourcen angemessen.

Maßnahmen oder Pflegeinterventionen

1. Pflegepriorität: Ermitteln ursächlicher/begünstigender Faktoren:

- Sichten der Sozialanamnese mit dem Klienten und weit genug zurückschauen, um festzustellen, wann Veränderungen in sozialem Verhalten oder in den Beziehungen aufgetreten sind/begonnen haben: Verlust oder längerfristige Krankheit eines geliebten Menschen, erfolglose Beziehungen, Stellenverlust, Verlust der finanziellen oder politischen (Macht-)Position, Veränderung der Stellung in der Familienhierarchie (Stellenverlust, Altern, Krankheit), schlechtes Coping und schlechte Anpassung an eine Entwicklungsphase im Leben, wie etwa Ehe, Geburt/Adoption/Auszug eines Kindes.

- Herausfinden ethnischer/kultureller oder religiöser Aspekte in der Situation des Klienten, *weil sie die Wahl von Verhaltensweisen beeinflussen und sogar Interaktionen mit anderen vorgeben können.*
- Sichten der medizinischen Anamnese unter Beachten von Stressoren wie körperliche/längerfristige Krankheiten (z. B. Schlaganfall, Krebs, multiple Sklerose, Kopfverletzung, Alzheimer-Krankheit), psychische Krankheiten (z. B. Schizophrenie), Medikamente/Suchtmittel, zu Behinderung führende Unfälle, Lernbehinderungen (z. B. Schwierigkeiten der sensorischen Integration, Asperger-Syndrom, Erkrankung des autistischen Spektrums) und seelische Behinderungen.
- Feststellen, welche Verhaltensmuster in der Familie bezüglich Beziehungen und sozialem Verhalten bestehen. Erkunden möglicher fester Vorgaben für Verhaltenserwartungen gegenüber den Kindern und wie der Klient davon betroffen war. *Kann zu konformem oder rebellischem Verhalten führen. Eltern sind wichtig, um ihren Kindern soziale Fertigkeiten (z. B. Teilen, Sich-Abwechseln, andere aussprechen lassen, ohne zu unterbrechen) beizubringen.*
- Beobachten des Klienten in Gegenwart der Familie/Bezugsperson(en), *um vorherrschende Interaktionsmuster festzustellen.*
- Ermutigen des Klienten, Gefühle des Unbehagens bezüglich sozialer Situationen auszudrücken. Herausarbeiten ursächlicher Faktoren, sich wiederholende Auslöser und Barrieren der Nutzung von Unterstützungssystemen, soweit vorhanden.

2. Pflegepriorität: Einschätzen des Ausmaßes der Beeinträchtigung:

- Ermutigen des Klienten, seine Wahrnehmungen des Problems und seiner Ursachen in Worte zu fassen. Aktiv zuhören unter Beachten von Zeichen der Hoffnungslosigkeit, Machtlosigkeit, Furcht, Angst, Trauer, Wut, des Ungeliebtseins oder des Nichtliebenswert-Seins, Probleme mit der sexuellen Identität, Hass (gezielt oder ungezielt).
- Beobachten und objektives Beschreiben von sozialen/zwischenmenschlichen Verhaltensweisen unter Beachten von Sprachmuster, Körpersprache (a) im therapeutischen Umfeld, (b) unter normalen Lebensumständen, wie in der Familie, bei der Arbeit, im sozialen Umfeld und in der Freizeit. *Hilft beim Identifizieren der Art und des Umfangs von Problemen des Klienten.*

- Ermitteln, wie der Klient Coping-Fertigkeiten und Abwehrmechanismen einsetzt. *Beeinflusst die Fähigkeit, in soziale Situationen involviert zu werden.*
- Beurteilen, ob der Klient das Opfer von destruktivem Verhalten oder aber der Agierende gegen sich selbst und andere ist (vgl. PDx: Gefahr einer selbstgefährdenden Gewalttätigkeit, Gefahr einer fremdgefährdenden Gewalttätigkeit). *Kommunikationsprobleme führen zu Frustration und Wut, verringern die Coping-Fertigkeiten des Individuums und können zu destruktivem Verhalten führen.*
- Rücksprache mit der Familie, Bezugsperson(en), Freunden, Vorbildern/Rollenmodellen, Mitarbeitern, falls angezeigt, *um beobachtete Verhaltensänderungen des Klienten und deren Auswirkungen auf andere festzustellen.*
- Beachten der Auswirkungen von Veränderungen des sozioökonomischen Status, ethnischer/religiöser Praktiken.

3. Pflegepriorität: Unterstützen des Klienten/der Bezugsperson(en) beim Erkennen der beeinträchtigten sozialen/zwischenmenschlichen Interaktionen und beim Bewirken positiver Veränderungen:

- Aufbauen einer therapeutischen Beziehung durch positive Wertschätzung des Betroffenen, aktives Zuhören und Sorgen für einen geschützten Rahmen, um sich mitteilen zu können.
- Den Klienten die Verhaltensweisen auflisten lassen, die Unbehagen verursachen. *Einmal erkannt, kann der Klient entscheiden, sich zu verändern, während er lernt, auf sozial akzeptable Weise zuzuhören und zu kommunizieren.*
- Die Familie/Bezugsperson(en) Verhaltensweisen des Klienten auflisten lassen, die ihnen Mühe bereiten. *Die Familie muss verstehen, dass der Klient außer Stande ist, soziale Fertigkeiten anzuwenden, die er nicht gelernt hat.*
- Überprüfen/Auflisten negativer Verhaltensweisen, die früher von Betreuern, Mitarbeitern usw. beobachtet worden sind.
- Vergleichen der Listen und Beurteilen des Realitätsgehalts der Wahrnehmungen. Unterstützen des Klienten, bei Verhaltensweisen, die geändert werden sollen, Prioritäten zu setzen.
- Herausfinden und Durchspielen von Möglichkeiten mit dem Klienten, um zuvor gemeinsam vereinbarte Veränderungen bei den sozialen Interaktionen/Verhaltensweisen zu erreichen.
- Durchführen von Rollenspielen zufällig ausgewählter sozialer Si-

tuationen im therapeutisch kontrollierten Rahmen einer «sicheren» Therapiegruppe. Die Gruppe positive und negative Verhaltensweisen des Klienten aufzählen lassen und Erörtern dieser Verhaltensweisen sowie notwendiger Veränderungen.

- Durchführen von Rollenspielen mit verändertem Verhalten und Erörtern der Wirkung. Beteiligen der Familie/Bezugsperson(en), soweit angezeigt. *Fördert das Vertrautwerden mit neuen Verhaltensweisen.*
- Geben positiver Rückmeldungen bei positiven sozialen Verhaltensweisen und Interaktionen. *Ermutigt zur Fortsetzung gewünschter Verhaltensweisen/zu weiteren Bemühungen um Veränderung.*
- Teilnehmen an multidisziplinären klientzentrierten Fallbesprechungen, um die Fortschritte des Klienten zu evaluieren. Beteiligen aller an der Betreuung beteiligten Familienangehörigen, Bezugspersonen und der Therapiegruppe.
- Mit den Klienten daran arbeiten, grundlegende negative Selbstbilder zu korrigieren, *da diese oft ein Hindernis für positive soziale Interaktion darstellen. Erfolglose Versuche, mit anderen in Verbindung zu treten, können für das Selbstwertgefühl und das emotionale Wohlbefinden verheerend sein.*
- Einbeziehen neurologisch beeinträchtigter Klienten in individuelle und/oder Gruppeninteraktionen/spezielle Kurse, soweit die Situation dies zulässt.
- Vermitteln an eine Familientherapie, soweit angezeigt, *denn soziale Verhaltensweisen und zwischenmenschliche Beziehungen betreffen nicht nur den Einzelnen.*

4. Pflegepriorität: Fördern des Wohlbefindens (Beratung, Patientenedukation und Entlassungsplanung):

- Auffordern des Klienten, ein Tagebuch zu führen, in dem die sozialen Interaktionen jedes Tages überprüft und die dabei empfundenen Gefühle des Wohlbefindens/Unbehagens mit ihren möglichen Ursachen festgehalten werden können. *Hilft dem Klienten, die Verantwortung für seine Verhaltensweise(n) zu erkennen und neue Fertigkeiten zu lernen, die der Verbesserung sozialer Interaktionen dienen können.*
- Unterstützen des Klienten beim Entwickeln positiver sozialer Fertigkeiten durch Üben der Fähigkeiten in realen sozialen Situationen in Begleitung einer Unterstützungsperson. Sorgen für po-

sitives Feed-back während der Interaktionen mit dem Klienten.

- Suchen kommunaler Programme zur Einbindung des Klienten, in denen positive Verhaltensweisen gefördert werden, um deren Erreichen der Klient bemüht ist.
- Ermutigen zum Besuch von Kursen, zum Lesen von Literatur, zur Teilnahme an Selbsthilfegruppen in der Wohngemeinde und an Vorträgen über Selbsthilfe, um das negative Selbstbild, das zu gestörten sozialen Interaktionen führt, abzuschwächen.
- Einbinden des Klienten in ein Programm auf Musikbasis, soweit verfügbar. *Es besteht ein direkter Zusammenhang zwischen dem musikalischen Bereich des Gehirns und dem Sprachbereich und die Anwendung solcher Programme kann zu besseren Kommunikationsfertigkeiten führen.*
- Fördern einer laufenden Familien- oder Individualtherapie, solange diese einen Reifeprozess und positive Veränderung bewirkt. Achten Sie jedoch auf die Möglichkeit, dass die Therapie als Krücke genutzt wird.
- Sorgen für eine gelegentliche Nachkontrolle *zur Bestätigung positiver Verhaltensweisen nach Abschluss der professionellen Beziehung.*
- Vermitteln an/Hinzuziehen eine(r) klinisch spezialisierten psychiatrischen Fachpflegeperson als zusätzliche Hilfe, soweit angezeigt.

Schwerpunkte der Pflegedokumentation

Pflegeassessment oder Neueinschätzung

- individuelle Befunde inkl. Faktoren, welche die Interaktion beeinflussen, der Art der sozialen Kontakte, der Besonderheiten des individuellen Verhaltens und der Art der Lernbehinderung
- kulturelle/religiöse Überzeugungen und Erwartungen
- Wahrnehmungen/Reaktion Dritter.

Planung

- Pflege-/Interventionsplan und beteiligte Personen
- Patientenedukationsplan für Klienteninformation, -schulung und -beratung.

Durchführung/Evaluation

- Reaktionen auf Interventionen/Patientenedukation und ausgeführte Pflegemaßnahmen

- Zielerreichung/Fortschritte in Richtung gewünschter Ergebnisse
- Veränderungen des Pflegeplans.

Entlassungs- oder Austrittsplanung

- Erfordernisse der Entlassung, langfristiger Pflegebedarf nach Entlassung, vorgenommene Koordinationen und Vermittlungen, zusätzlich verfügbare personelle, kommunale und materielle Ressourcen
- kommunale Ressourcen, spezifische, vorgenommene Vermittlungen, Nachsorgeplan sowie Verantwortlichkeiten für zu treffende Maßnahmen.

Empfohlene, exemplarische Pflegeinterventionen (NIC) und Pflegeergebnisse (NOC)

NIC: *Verhaltensförderung: soziale Fähigkeiten* [Socialization Enhancement] (McCloskey-Dochterman, J.; Bulecheck, G.M., 2013)
NOC: *Soziale Interaktionsfähigkeiten* [Social Interaction Skills] (Moorhead, S., Johnson, M.; Maas, M.L.; Swanson, E., 2013)

Literatur

Beer, U.: Alleinsein. Centaurus, Freiburg 2012
Carpenito-Moyet L.J.: Das Pflegediagnosen-Lehrbuch. Huber, Bern 2013
Elzer, M.; Sciborski, C.: Kommunikative Kompetenzen in der Pflege. Theorie und Praxis der verbalen und nonverbalen Interaktion. Huber, Bern 2007
Sauter, D.; Abderhalden C.; Needham I.; Wolff, S.: Lehrbuch Psychiatrische Pflege. Huber, Bern 2011
Townsend, M.C.: Pflegediagnosen in der psychiatrischen Pflege. Huber, Bern 2012

Soziale Isolation [P]

Social isolation (00053) (1982)
Domäne 12: **Wohlbefinden**
Klasse 3: **Soziales Wohlbefinden**

Diagnosetyp (Dokumentationsform): aktuelle Pflegediagnose (PES)
Zuordnung der Pflegediagnose nach Pflegemodellen/-klassifikationen s. Kap. 6.

Definition: Von einem Individuum erlebtes Gefühl des Alleinseins, das als von anderen auferlegt und als negativer oder bedrohlicher Zustand empfunden wird

I

Beeinflussende Faktoren [od. Einflussfaktoren] [E]

- Faktoren, die zu fehlenden zufriedenstellenden Beziehungen beitragen (z.B. Verzögerung im Ausführen entwicklungsbedingter Aufgaben)
- unreife Interessen
- Veränderungen des psychischen Zustands
- Veränderungen in der physischen Erscheinung
- veränderter Zustand des Wohlbefindens
- nicht akzeptiertes soziales Verhalten
- nicht akzeptierte soziale Werte
- unangemessene persönliche Ressourcen
- Unfähigkeit, sich auf zufriedenstellende persönliche Beziehungen einzulassen
- [traumatische Ereignisse oder Vorfälle, die körperlichen und/oder seelischen Schmerz verursachen].

Bestimmende Merkmale [od. Symptome] [S]

subjektive

- drückt Gefühle des von anderen auferlegten Alleinseins aus
- erlebt das Gefühl der Verschiedenheit gegenüber anderen
- drückt Gefühle aus, zurückgewiesen zu werden
- drückt Werte aus, die von der dominanten kulturellen Gruppe nicht akzeptiert werden
- Unfähigkeit, die Erwartungen anderer zu erfüllen
- unzureichende Lebensinhalte

- Interessen entsprechen nicht dem Entwicklungsstand
- fühlt sich unsicher in der Öffentlichkeit.

objektive
- Fehlen einer unterstützenden Bezugsperson/unterstützender Bezugspersonen – [Familie, Freunde, Gruppe]
- trauriger Affekt
- abgestumpfter Affekt
- Verhalten entspricht nicht dem Entwicklungsstand
- projiziert Feindseligkeit
- Hinweis auf [Belege für] Behinderung (z. B. physisch, psychisch)
- Krankheit
- unkommunikativ
- zurückgezogen
- fehlender Blickkontakt
- Beschäftigung mit den eigenen Gedanken
- sich wiederholende Handlungen
- bedeutungslose Handlungen
- will allein sein
- lebt in einer Subkultur
- zeigt Verhalten, das von der dominanten kulturellen Gruppe nicht akzeptiert wird.

Klientenbezogene Pflegeziele oder Evaluationskriterien

Der Klient
- erkennt Ursachen und Handlungsweisen, um die Isolation zu durchbrechen.
- spricht die Bereitschaft aus, Beziehungen zu anderen Menschen aufzunehmen/einzugehen.
- nimmt an Aktivitäten/Programmen entsprechend seinem Vermögen/seinen Wünschen teil.
- äußert ein erhöhtes Selbstwertgefühl.

Maßnahmen oder Pflegeinterventionen

1. Pflegepriorität: Einschätzen ursächlicher/beeinflussender Faktoren:
- Ermitteln der Faktoren, wie unter «Beeinflussende Faktoren [oder Einflussfaktoren] [E]» genannt, sowie weiterer Aspekte

(z. B. höheres Alter, weibliches Geschlecht, Jugendalter, Zugehörigkeit zu einer ethnischen Minderheit, finanziell/bildungsmäßig benachteiligt).

- Achten auf dem Beginn einer körperlichen/geistigen Erkrankung und darauf, ob die Genesung absehbar oder die Erkrankung chronisch/progredient ist. *Kann sich auf den Wunsch des Klienten auswirken, sich zu isolieren.*
- Durchführen einer körperlichen Untersuchung, dabei identifizierte Krankheiten besonders beachten. *Isolierte Personen scheinen für Gesundheitsstörungen, vor allem für koronare Herzkrankheit, anfällig zu sein, auch wenn über die Gründe dafür wenig bekannt ist.*
- Erkennen von Hindernissen für soziale Kontakte (z. B. körperliche Immobilität, beeinträchtigte Sinneswahrnehmung, ans Haus gebunden sein, Inkontinenz). *Unter Umständen ist der Klient nicht in der Lage auszugehen, es bringt ihn in Verlegenheit, mit anderen zusammen zu sein und er steht einer Lösung dieser Probleme zögernd gegenüber.*
- Herausfinden von Implikationen kultureller Werte/religiöser Überzeugungen für den Klienten, *weil diese sich auf die Auswahl des Verhaltens auswirken und u. U. sogar konkrete Vorgaben für die Interaktionen mit anderen bewirken können.*
- Einschätzen von Faktoren im Leben des Klienten, die das Gefühl der Hilflosigkeit begünstigen können (z. B. Verlust eines Partners/Elternteils). *Unter Umständen zieht sich der Klient zurück und unterlässt es, sich an Freunde zu wenden, die er zuvor u. U. hatte.*
- Herausfinden, wie der Klient das Gefühl der Isolation wahrnimmt. Unterscheiden der Isolation von Einsamkeit und Alleinsein, *die annehmbar oder gewünscht sein können.*
- Ermitteln der Gefühle des Klienten in Bezug auf sich selbst, das Gefühl, die Situation unter Kontrolle zu haben, Gefühle der Hoffnung.
- Achten auf die Anwendung/Effektivität von Coping-Fertigkeiten.
- Ermitteln verfügbarer Unterstützungssysteme des Klienten inkl. Vorhandensein einer/Beziehungen zur erweiterten Familie.
- Feststellen, ob Suchtmittel (legal/illegal) konsumiert werden. *Möglichkeit einer Beziehung zwischen ungesundem Verhalten und sozialer Isolation oder dem Einfluss anderer auf das Individuum.*

- Erkennen der Verhaltensreaktionen auf Isolation (z. B. übermäßiger Schlaf, Tagträumen, Alkohol-/Drogenmissbrauch), *welche die Isolation wiederum potenzieren.*
- Überprüfen der Anamnese und Erheben von Informationen bezüglich traumatischer Ereignisse (vgl. PDx: Posttraumatisches Syndrom).

2. Pflegepriorität: Mildern der Umstände, die zum Isolationsgefühl des Klienten beitragen:

- Aufbau einer therapeutischen Beziehung zwischen Pflegeperson und Klient. *Fördert die Vertrauensbildung und erlaubt dem Klienten, frei über sensible Themen zu sprechen.*
- Sich Zeit für den Klienten nehmen und Benennen anderer Ressourcen (z. B. ehrenamtliche Helfer, Sozialarbeiter, Seelsorger).
- Erstellen eines Aktionsplans mit dem Klienten: Betrachten verfügbarer Ressourcen, Unterstützen risikofreudiger Verhaltensweisen bei sozialen Interaktionen, Management persönlicher Ressourcen, angemessene medizinische Betreuung/Selbstpflege usw. *Den Umgang mit Angelegenheiten des Alltags zu lernen kann das Selbstvertrauen steigern und Wohlbefinden in sozialen Settings fördern.*
- Bekanntmachen des Klienten mit Personen mit ähnlichen Interessen und anderen unterstützenden Menschen. *Sorgt für Rollenvorbilder, ermutigt zum Problemlösen und ggf. zum Gewinnen von Freunden, die das Gefühl von Isolation des Klienten lindern.*
- Positiv bestärken, wenn der Klient auf eine andere Person(en) zugeht. *Bestärkt die Weiterführung unternommener Anstrengungen.*
- Sorgen für einen Platz in einer geschützten Gemeinschaft, wenn nötig.
- Unterstützen des Klienten beim Finden von Lösungen bei kurzfristiger oder erzwungener Isolation (z. B. Maßnahmen bei übertragbaren Krankheiten inkl. der gefährdeten Person).
- Fördern von freien Besuchen nach Möglichkeit und/oder Telefonkontakten, *um die Beziehungen zu anderen Menschen zu erhalten.*
- Sorgen für Stimuli in der Umgebung (z. B. offene Vorhänge, Bilder, Fernsehen und Radio).
- Unterstützen der Teilnahme an erholsamen/interessanten Aktivitäten in einer Umgebung, die der Klient als sicher ansieht.

- Erkennen von Ressourcen bei Fremdsprachigkeit, wie z. B. Dolmetscher, Zeitungen, Radioprogramme, soweit angemessen.

3. Pflegepriorität: Fördern des Wohlbefindens (Beratung, Patientenedukation und Entlassungsplanung):

- Unterstützen des Klienten beim Erlernen oder Verbessern von Fähigkeiten (z. B. Problemlösungsverfahren, Kommunikation, soziale Fertigkeiten, Selbstwertgefühl, ADL).
- Ermutigen und Unterstützen des Klienten, nach Wunsch Kurse zu besuchen (z. B. über sicheres Auftreten, Berufsausbildung, Sexualberatung).
- Involvieren von Kindern und Jugendlichen in Programme/Aktivitäten, *um Sozialisationsfähigkeiten und den Kontakt zu Gleichaltrigen zu fördern.*
- Dem Klienten helfen, zwischen Isolation und freiwilliger/m Einsamkeit/Alleinsein zu unterscheiden, und Informieren über Wege, nicht in einen unerwünschten Zustand zu geraten.
- Beteiligen des Klienten an Programmen, die auf Beseitigung und Prävention erkannter Ursachen des Problems ausgerichtet sind (z. B. Dienstleistungen für Senioren, täglicher Telefonkontakt, Wohngemeinschaften, Haustiere, Tagesheime, kirchliche Ressourcen). *Soziale Isolation scheint zuzunehmen und kann durch Zeit-Stressoren, Fernsehen/Internet oder Erschöpfung bedingt sein, was dazu führt, dass Personen plötzlich feststellen, dass sie keinen engen Freund haben, mit dem sie ganz persönliche Gedanken teilen können.*
- Vermitteln an spezielle Therapien, soweit angemessen, *um die Trauerarbeit zu unterstützen, Beziehungen zu festigen usw.*

Schwerpunkte der Pflegedokumentation

Pflegeassessment oder Neueinschätzung

- individuelle Befunde inkl. auslösender Faktoren, der Auswirkungen auf die Lebensweise/Beziehungen und das alltägliche Funktionieren
- die Wahrnehmung des Klienten bezüglich der Situation
- kulturelle/religiöse Faktoren
- Verfügbarkeit/Nutzung von Ressourcen und Unterstützungssystemen.

Planung

- Pflege-/Interventionsplan und beteiligte Personen
- Patientenedukationsplan für Klienteninformation, -schulung und -beratung.

Durchführung/Evaluation

- Reaktionen auf Interventionen/Patientenedukation und ausgeführte Pflegemaßnahmen
- Zielerreichung/Fortschritte in Richtung gewünschter Ergebnisse
- Veränderungen des Pflegeplans.

Entlassungs- oder Austrittsplanung

- Erfordernisse der Entlassung, langfristiger Pflegebedarf nach Entlassung, vorgenommene Koordinationen und Vermittlungen, zusätzlich verfügbare personelle, kommunale und materielle Ressourcen
- spezifische, vorgenommene Vermittlungen, Nachsorgeplan sowie Verantwortlichkeiten für zu treffende Maßnahmen.

Empfohlene, exemplarische Pflegeinterventionen (NIC) und Pflegeergebnisse (NOC)

NIC: *Verhaltensförderung: soziale Fähigkeiten* [Social Enhancement] (McCloskey-Dochterman, J.; Bulecheck, G. M., 2013)
NOC: *Soziale Eingebundenheit* [Social Involvement] (Moorhead, S., Johnson, M.; Maas, M. L.; Swanson, E., 2013)

Literatur

Beer, U.: Alleinsein. Centaurus, Freiburg 2012

Carpenito-Moyet L. J.: Das Pflegediagnosen-Lehrbuch. Huber, Bern 2013

Georg, J.: Einsamkeit – Vereinsamungsgefahr bei alten Menschen. NOVA 35 (2004) 9: 9–11

Georg, J.: Soziale Isolation bei älteren Frauen. NOVA 37 (2006) 7/8: 14–17

Lunney, M.: Arbeitsbuch Pflegediagnostik: Pflegerische Entscheidungsfindung, kritisches Denken und diagnostischer Prozess – Fallstudien und Analysen. Deutschsprachige Ausgabe herausgegeben von Jürgen Georg & Maria Müller Staub. Huber, Bern 2007: 196; 203; 225; 243; 246

Sauter, D.; Abderhalden C.; Needham I.; Wolff, S.: Lehrbuch Psychiatrische Pflege. Huber, Bern 2011

Townsend, M. C.: Pflegediagnosen in der psychiatrischen Pflege. Huber, Bern 2012

Beeinträchtigte verbale Kommunikation [P]

Impaired verbal communication (00051) (1983, R 1996, R 1998)
Domäne 5: **Wahrnehmung/Kognition**
Klasse 5: **Kommunikation**

Diagnosetyp (Dokumentationsform): aktuelle Pflegediagnose (PES)
Zuordnung der Pflegediagnose nach Pflegemodellen/-klassifikationen s. Kap. 6.

Definition: Verminderte, verzögerte oder fehlende Fähigkeit, ein System von Zeichen zu empfangen, zu verarbeiten, weiterzugeben und/oder zu nutzen

Beeinflussende Faktoren [od. Einflussfaktoren] [E]

K

- verminderte Hirndurchblutung
- Gehirntumor
- anatomischer Defekt (z. B. Gaumenspalte, Veränderungen des neuromuskulär-visuellen Systems, des auditorischen Systems, des Sprechapparats)
- Abweichungen im Bezug zum Entwicklungsalter
- körperliches Hindernis (z. B. Tracheostoma, Intubation)
- physiologische Zustände [z. B. Dyspnö]
- verändertes zentrales Nervensystem
- Schwächung des muskuloskeletalen Systems
- psychologische Einschränkungen (z. B. Psychose, fehlende Reize)
- emotionale Zustände [Depression, Panik, Wut]
- Stress
- Hindernisse in der Umgebung
- kulturelle Unterschiede
- fehlende Informationen
- Nebenwirkungen der Medikation
- verändertes Selbstwertgefühl
- verändertes Selbstkonzept
- veränderte Wahrnehmungen
- fehlende Bezugspersonen.

Bestimmende Merkmale [od. Symptome] [S]

subjektive

- [Berichte des Klienten über Schwierigkeiten, sich zu äußern].

objektive

- Unfähigkeit, die Sprache des Pflegenden [die lokal vorherrschende Sprache] zu sprechen
- spricht mit Schwierigkeiten
- Schwierigkeit, Sätze zu formulieren
- Stottern
- undeutliche Aussprache
- spricht nicht
- nicht sprechen können
- bewusste Weigerung zu sprechen
- Schwierigkeit, Wörter [oder Sätze] zu artikulieren (z. B. Stimmlosigkeit, Stammeln, Dysarthrie)
- Schwierigkeit, Gedanken sprachlich auszudrücken (z. B. Aphasie, Dysphasie, Apraxie, Dyslexie)
- unangemessene Ausdrucksweise, [unaufhörliches Sprechen, lose Gedankenverknüpfungen, Ideenflucht]
- Schwierigkeit, das übliche Kommunikationsmuster zu verstehen
- Schwierigkeit, das übliche Kommunikationsmuster aufrechtzuerhalten
- fehlender Blickkontakt
- Schwierigkeit der selektiven Aufmerksamkeit
- partielle Sehstörung
- totale Sehstörung
- Schwierigkeit, Mimik einzusetzen
- Unfähigkeit, Mimik einzusetzen
- Schwierigkeit, Körpersprache einzusetzen
- Unfähigkeit, Körpersprache einzusetzen
- Dyspnö
- Desorientierung in Bezug auf Personen
- räumliche Desorientierung
- zeitliche Desorientierung
- Formulierungsschwierigkeiten
- [Gebrauch von nonverbalen Zeichen (z. B. Gesichtsausdruck, Gesten, Hilfe suchende Blicke, Sich-Abwenden)]
- [Unfähigkeit, die Sprache zu modulieren]

- [Aussage entspricht nicht dem beabsichtigten Inhalt]
- [Frustration, Wut, Feindseligkeit].

Klientenbezogene Pflegeziele oder Evaluationskriterien

Der Klient

- äußert oder gibt zu erkennen, die Kommunikationsschwierigkeiten zu verstehen und damit umgehen zu können.
- eignet sich eine Kommunikationsform an, durch die sich Bedürfnisse mitteilen lassen.
- nimmt an Kommunikationstraining teil (z. B. Schweigen zulassen, Annehmen, «Spiegeln»/Reflektieren, aktives Zuhören und Ich-Botschaften).
- zeigt übereinstimmende verbale/nonverbale Kommunikation.
- nutzt Ressourcen angemessen aus.

Maßnahmen oder Pflegeinterventionen

1. Pflegepriorität: Einschätzen ursächlicher/beeinflussender Faktoren:

- Überprüfen, ob ein neurologisches Problem vorliegt, *das die Sprache beeinflussen kann, z. B. Schlaganfall, Tumor, multiple Sklerose, Hör- oder Sehfehler usw.*
- Beachten der Resultate neurologischer Untersuchungen wie EEG, CT, MRT sowie von Sprech- und Sprachtests.
- Ermitteln, ob es sich um eine motorische (expressiv: Verlust der Fähigkeit zur Sprachartikulation) oder sensorische (rezeptiv: unfähig, Wörter zu verstehen, nimmt dies aber nicht wahr) Aphasie handelt oder ob es sich um eine Überleitungsstörung (verlangsamt im Verstehen, benutzt falsche Wörter, ist sich dessen aber bewusst) und/oder eine globale Aphasie handelt (gänzlicher Verlust des Sprachverständnisses und des Sprechens). Evaluieren des Ausmaßes der Beeinträchtigung.
- Evaluieren des psychischen Zustands. Achten auf psychiatrisch relevante Zustände (z. B. manisch-depressives, schizoides/affektives Verhalten), Beurteilen der psychischen Reaktion auf die Sprachbehinderung und den Willen, andere Formen der Kommunikation herauszufinden.
- Achten darauf, ob eine Intubation/Tracheotomie oder andere körperliche Hemmnisse für das eingeschränkte Sprechvermögen

verantwortlich sind (z. B. Lippen-Kiefer-Gaumenspalte, Kieferverdrahtung).
- Einschätzen der Umweltfaktoren, welche die Kommunikation behindern können (z. B. Lärmpegel im Raum).
- Feststellen, welche Sprache der Klient spricht und welchen kulturellen Hintergrund er hat.
- Ermitteln der Art des Sprechens, wie unter «Bestimmende Merkmale [oder Symptome] [S]» aufgeführt.
- Beachten des Ausmaßes der Angst. Achten auf verärgertes, feindseliges Verhalten, Frustration.
- Befragen der Eltern, um das Sprachentwicklungsniveau und das Sprachverständnis des Kindes festzustellen.
- Beachten von Sprachmustern, Kommunikationsformen und dem Gebrauch von Gesten zwischen Eltern und Kind.

K

2. Pflegepriorität: Unterstützen des Klienten, sich eine Kommunikationsform anzueignen, um Bedürfnisse, Wünsche, Ideen, Fragen auszudrücken:
- Sich vor dem Kommunizieren vergewissern, dass der Klient Ihnen seine Aufmerksamkeit widmet.
- Ermitteln der Fähigkeit, zu lesen und zu schreiben. Evaluieren des muskuloskelettalen Zustands inkl. der Fingerfertigkeit (z. B. die Fähigkeit, einen Stift zu halten und zu schreiben).
- Informieren anderer Gesundheitsdienstleister über die Kommunikationsdefizite des Klienten (z. B. Taubheit, Aphasie, künstliche Beatmung) und über die nötigen Kommunikationshilfen (z. B. Schreibbrett, Zeichnen, Ja/Nein-Antworten, Gesten, Bildertafel), *um die Frustration des Klienten auf ein Minimum zu reduzieren und das Verstehen zu fördern (Aphasie).*
- Hinzuziehen eines Dolmetschers, evtl. schriftliche Übersetzung oder Bildertafel, *wenn schriftliche Kommunikation nicht möglich ist oder der Klient eine andere Sprache als der Gesundheitsdienstleister spricht.*
- Ermöglichen einer Hör- und Sehuntersuchung, *um die entsprechenden Hilfsmittel zu beschaffen.*
- Sicherstellen, dass das Hörgerät getragen wird und die Batterien geladen und eingesetzt sind, und/oder dass die Brille bei Bedarf getragen wird, *um die Kommunikation zu erleichten/zu verbessern.* Dem Klienten helfen, die Hilfsmittel zu benutzen und sich an deren Gebrauch zu gewöhnen.

- Reduzieren von Umgebungslärm, der das Verstehen beeinträchtigen kann. Sorgen für ausreichende Beleuchtung, vor allem, wenn der Klient von den Lippen lesen muss oder zu schreiben versucht.
- Aufbauen einer Beziehung zum Klienten, dabei den verbalen/nonverbalen Aussagen des Klienten aufmerksam zuhören. *Vermittelt Interesse und Engagement.*
- Blickkontakt halten, sich vorzugsweise in Augenhöhe des Klienten begeben. Beachten, dass bei gewissen Kulturen (z. B. amerikanische Ureinwohner, Inder, Chinesen, Araber, Ureinwohner der Appalachen) direkter Blickkontakt unangebracht ist.
- Die Kommunikation einfach gestalten, in kurzen Sätzen sprechen, angemessene Worte verwenden, alle Formen ausprobieren, um Informationen zu erhalten: visuelle, auditive und kinästhetische.
- Bewahren einer ruhigen Haltung. Dem Klienten genügend Zeit zum Antworten lassen. Herunterspielen von Fehlern und Vermeiden häufiger Korrekturen. *Patienten mit Aphasie können leichter sprechen, wenn sie ausgeruht und entspannt sind und wenn sie jeweils nur mit einer Person sprechen.*
- Ermitteln der Bedeutung der Wörter, die der Klient benutzt, sowie die Übereinstimmung von verbaler und nonverbaler Kommunikation.
- Sich-Vergewissern, ob die nonverbale Mitteilung verstanden wurde, nicht voreilig interpretieren, *denn es könnten Fehlinterpretationen sein.* Ehrlich sein, sich Hilfe holen, falls man den Klienten nicht versteht.
- Individuelles Anpassen von Techniken, bei denen der Atem zur Entspannung der Stimmbänder, zu repetitiven Sprechübungen (wie Zählen), zum Singen und zur melodischen Intonation dient. *Unterstützung aphasischer Klienten beim Wiedererlernen des Sprechens.*
- Erkennen der Bedürfnisse des Klienten und Verbleiben beim Klienten, bis eine wirksame Kommunikation wiederhergestellt ist und/oder sich der Klient sicher/behaglich fühlt.
- Einplanen, entsprechend der Behinderung, anderer möglicher Kommunikationsformen (z. B. Schreibtafel/Computer, Buchstaben/Bildtafel/Augensignale, Zeichensprache, Schreibmaschine, Computer usw.).
- Herausfinden und Einsetzen früher erfolgreicher Methoden, falls die Situation chronisch ist oder wiederholt auftritt.

- Sorgen für eine Realitätsorientierung, indem einfache, direkte und ehrliche Rückmeldungen gegeben werden.
- Sorgen für Umweltstimuli, falls nötig, *um den Kontakt mit der Realität zu erhalten* oder eine Angst auslösende Reizüberflutung zu verhindern, *die das Problem verschärfen könnte.*
- Wenn ein Vertrauensverhältnis aufgebaut wurde, *den Klienten mittels Konfrontationstechniken auf Diskrepanzen zwischen seinen verbalen und nonverbalen Botschaften aufmerksam machen und diese mit ihm klären.*

3. Pflegepriorität: Fördern des Wohlbefindens (Beratung, Patientenedukation und Entlassungsplanung):

- Erörtern der erhaltenen Informationen bezüglich Zustand, Prognose und Therapie mit dem Klienten bzw. der/den Bezugsperson(en).
- Betonen, dass Sprachverlust nicht gleichzeitig Intelligenzverlust bedeutet.
- Erörtern individueller Methoden des Umgangs mit der Behinderung.
- Empfehlen des Bereitstellens eines Kassettenrekorders mit abspielbereiter Notfallmitteilung neben dem Telefon. Die Mitteilung sollte enthalten: Name, Adresse, Zugangs- bzw. Lagebeschreibung, Telefonnummer sowie wichtige Informationen (z. B. Art des Atemwegszugangs und die Tatsache, dass die Person nicht sprechen kann) *und die Bitte um sofortige Notfallhilfe.*
- Unterstützen des Klienten beim Erlernen und Anwenden therapeutischer Kommunikationsregeln (z. B. positives Feed-back, aktives Zuhören und Ich-Botschaften). *Verbessert die allgemeinen Kommunikationsfertigkeiten.*
- Integrieren der Familie/anderer Bezugsperson(en) so oft wie möglich in die Planung der Pflege. *Fördert die Beteiligung und Bereitschaft zur Kommunikation mit nahe stehenden Personen.*
- Vermitteln an weitere Dienste (z. B. Sprach-/Sprechtherapie, Gruppentherapie, Einzel-/Familienberatung und/oder psychiatrische Hilfe).
- Vgl. PDx: Unwirksames Coping, Verhindertes familiäres Coping (soweit angezeigt), Angst, Furcht.

Schwerpunkte der Pflegedokumentation

Pflegeassessment oder Neueinschätzung

- Befunde des Assessments, sachdienliche anamnestische Informationen (physisch/psychologisch/kulturelle Interessen)
- Bedeutung nonverbaler Zeichen, Ausmaß der Angst des Klienten.

Planung

- Pflege-/Interventionsplan und beteiligte Personen
- Patientenedukationsplan für Klienteninformation, -schulung und -beratung.

Durchführung/Evaluation

- Reaktionen auf Interventionen/Patientenedukation und ausgeführte Pflegemaßnahmen
- Zielerreichung/Fortschritte in Richtung gewünschter Ergebnisse
- Veränderungen des Pflegeplans.

Entlassungs- oder Austrittsplanung

- Erfordernisse der Entlassung, langfristiger Pflegebedarf nach Entlassung, vorgenommene Koordinationen und Vermittlungen, zusätzlich verfügbare personelle, kommunale und materielle Ressourcen
- spezifische, vorgenommene Vermittlungen, Nachsorgeplan sowie Verantwortlichkeiten für zu treffende Maßnahmen.

Empfohlene, exemplarische Pflegeinterventionen (NIC) und Pflegeergebnisse (NOC)

NIC: *Kommunikationsverbesserung: Sprachbehinderung* [Communication Enhancement: Speech Deficit] (McCloskey-Dochterman, J.; Bulecheck, G. M., 2013)

NOC: *Kommunikationsfähigkeit* [Communication] (Moorhead, S., Johnson, M.; Maas, M. L.; Swanson, E., 2013)

Literatur

Carpenito-Moyet L. J.: Das Pflegediagnosen-Lehrbuch. Huber, Bern 2013

Bühlmann, J.: Die Beeinträchtigung der verbalen Kommunikation durch Sprach- und Stimmstörungen. In: Käppeli, S.: Pflegekonzepte (Bd. 3). Huber, Bern 2000

Elzer, M.; Sciborski, C.: Kommunikative Kompetenzen in der Pflege. Theorie und Praxis der verbalen und nonverbalen Interaktion. Huber, Bern 2007

Georg, J.: Beeinträchtigte Kommunikation bei alten Menschen. NOVA 37 (2006) 4: 15–17

Lunney, M.: Arbeitsbuch Pflegediagnostik: Pflegerische Entscheidungsfindung, kritisches Denken und diagnostischer Prozess – Fallstudien und Analysen. Deutschsprachige Ausgabe herausgegeben von Jürgen Georg & Maria Müller Staub. Huber, Bern 2007: 243

Sachweh, S.: «Noch ein Löffelchen» – Effektive Kommunikation mit alten Menschen. Huber Bern 2012

Sauter, D.; Abderhalden C.; Needham I.; Wolff, S.: Lehrbuch Psychiatrische Pflege. Huber, Bern 2011

Stefanoni, S.; Alig, B.: Pflegekommunikation. Gespräche im Pflegeprozess. Huber, Bern 2009

Townsend, M. C.: Pflegediagnosen in der psychiatrischen Pflege. Huber, Bern 2012

Bereitschaft für eine verbesserte Kommunikation [G]

Readiness for enhanced communication (00157) (2002, LOE 2.1)
Domäne 5: **Wahrnehmung/Kognition**
Klasse 5: **Kommunikation**

Diagnosetyp (Dokumentationsform): Gesundheitsförderungspflegediagnose (GES)
Zuordnung der Pflegediagnose nach Pflegemodellen/-klassifikationen s. Kap. 6.

Definition: Ein Muster des Informations- und Ideenaustauschs mit anderen, das für die Erfüllung der eigenen Bedürfnisse und das Erreichen der Lebensziele ausreicht und gestärkt werden kann

Beeinflussende Faktoren [od. Einflussfaktoren] [E]

- Zu entwicklen

Bestimmende Merkmale [od. Symptome] [S]

subjektive

- äußert die Bereitschaft, die Kommunikation zu verbessern
- äußert Gedanken
- äußert Gefühle

- äußert Zufriedenheit mit der Fähigkeit, Ideen mit anderen zu teilen
- äußert Zufriedenheit mit der Fähigkeit, Informationen mit anderen zu teilen.

objektive

- fähig, eine Sprache zu sprechen
- fähig, in einer Sprache zu schreiben
- bildet Wörter
- bildet Satzteile
- bildet Sätze
- nutzt nonverbale Hinweise richtig
- deutet nonverbale Hinweise richtig.

Klientenbezogene Pflegeziele oder Evaluationskriterien

Der Klient

- formuliert oder zeigt, dass er den Kommunikationsprozess versteht.
- erarbeitet Wege zur Verbesserung der Kommunikation.

Maßnahmen oder Pflegeinterventionen

1. Pflegepriorität: Einschätzen, wie der Klient mit Kommunikation/Herausforderungen zurechtkommt:

- Herausfinden der Umstände, die dazu führen, dass der Klient die Kommunikation verbessern möchte. *An Kommunikation sind viele Faktoren beteiligt, und das Herausarbeiten spezifischer Bedürfnisse/Erwartungen hilft, realistische Ziele zu entwickeln und die Wahrscheinlichkeit eines Erfolgs zu bestimmen.*
- Evaluieren des Geisteszustands. *Desorientiertheit und psychotische Zustände können die Sprache und das Kommunizieren von Gedanken, Bedürfnissen und Wünschen beeinträchtigen.*
- Bestimmen des Niveaus der Sprachentwicklung und des Sprachverständnisses des Klienten. *Sorgt für Ausgangsinformationen, um einen Plan zur Verbesserung zu entwickeln.*
- Feststellen der Fähigkeit, die bevorzugte Sprache zu lesen und zu schreiben. *Evaluieren der Spracherfassung sowie des Muskel-Skelett-Systems, darunter auch der manuellen Geschicklichkeit (z. B. die Fähigkeit, einen Stift zu halten und zu schreiben), liefert Informationen über die Situation des Klienten. Ein Schulungsplan kann*

Sprachfertigkeiten ansprechen. Neuromuskuläre Störungen benötigen zur Besserung ein individuelles Programm.

- Feststellen des Herkunftslandes, der vorherrschenden Sprache, ob der Klient erst kürzlich eingewandert ist und welche kulturelle, ethnische Gruppe er als seine bezeichnet. *Eine vor kurzem eingewanderte Person identifiziert sich u. U. mit ihrem Heimatland und dessen Menschen, Sprache, Überzeugungen und Gesundheitspraktiken, was sich im neuen Land negativ auf die Sprachfertigkeiten und die Fähigkeit zur Verbesserung von Interaktionen auswirkt.*
- Herausfinden, ob ein Dolmetscher benötigt/gewünscht wird. *Übersetzungs- und Dolmetschdienstleistungen müssen auf Grund gesetzlicher Bestimmungen angeboten werden. Ein ausgebildeter, professioneller Dolmetscher, der präzise übersetzt und über ein Grundwissen an medizinischer Terminologie und Ethik der Gesundheitsversorgung verfügt, ist vorzuziehen, um die Zufriedenheit des Klienten wie des Versorgers zu erhöhen.*

- Feststellen des Behaglichkeitsgrades im Ausdrücken von Gefühlen und Begrifflichkeiten in einer Sprache, in der der Sprechende nicht bewandert ist. *Bedenken hinsichtlich der Sprachfertigkeiten können die Wahrnehmung der eigenen Kommunikationsfähigkeit beeinträchtigen.*
- Beachten jedweder körperlicher Beeinträchtigungen einer effektiven Kommunikation (z. B. Blom-Singer-Tracheostomie-Ventil, Schienung einer Kieferfraktur) oder physiologischer/neurologischer Zustände/Erkrankungen (z. B. schwere Kurzatmigkeit, neuromuskulär bedingte Schwäche, Apoplex, Hirntrauma, Schwerhörigkeit, Lippen-Kiefer-Gaumen-Spalte, Gesichtstrauma). *Unter Umständen ringt der Klient mit dem Sprech-/Sprachverständnis oder hat Probleme bei der Stimmproduktion (Tonlage, Lautstärke, Qualität), welche die Aufmerksamkeit eher auf die Stimme als auf das Gesagte ziehen. Diese Barrieren müssen angegangen werden, damit der Klient seine Kommunikationsfertigkeiten verbessern kann.*
- Klären der Bedeutung von Worten, die der Klient verwendet, um wichtige Aspekte des Lebens und der Gesundheit/des Wohlbefindens (z. B. Schmerzen, Kummer, Angst) zu beschreiben. *Worte lassen sich leicht fehlinterpretieren, wenn Sender und Empfänger unterschiedliche Vorstellungen hinsichtlich ihrer Bedeutung haben. Neu zu formulieren, was man gehört hat, kann klären, ob eine Aussage verstanden oder fehlinterpretiert wurde.*

- Feststellen, ob emotionale Labilität besteht (z. B. Wutausbruch) und wie oft die Verhaltensinstabilität auftritt. *Emotionale/psychiatrische Dinge können Kommunikation beeinträchtigen und das Verständnis erschweren.*
- Evaluieren, ob sich verbale und nonverbale Botschaften decken. *Kommunikation wird verstärkt, wenn verbale und nonverbale Botschaften übereinstimmen/kongruent sind.*
- Evaluieren, ob Bedarf an/der Wunsch nach Bildern oder schriftlicher Kommunikation und Instruktionen als Teil des Behandlungsplans bestehen. *Alternative Methoden der Kommunikation können dabei helfen, dass sich der Klient verstanden fühlt, und die Zufriedenheit mit der Interaktion fördern.*

2. Pflegepriorität: Verbessern der Fähigkeit des Klienten, Gedanken, Bedürfnisse und Vorstellungen zu kommunizieren:

- Wahren einer ruhigen Haltung ohne Eile. Sorgen für genügend Zeit, damit der Klient reagieren/antworten kann. *Eine Atmosphäre, in der der Klient die Freiheit hat, ohne Angst vor Kritik zu sprechen, bietet Gelegenheit, alle Fragen und Belange in Verbindung mit Entscheidungen zu erkunden, um die Kommunikationsfertigkeiten zu verbessern.*
- Achten Sie auf den Sprechenden. Seien Sie ein aktiver Zuhörer. *Aktives Zuhören vermittelt Akzeptanz und Respekt gegenüber dem Klienten, indem Vertrauen geschaffen und Offenheit und eine ehrliche Ausdrucksweise gefördert werden. Kommuniziert den Glauben daran, dass der Klient eine fähige und kompetente Person ist.*
- Setzen Sie sich, halten Sie Blickkontakt, soweit kulturell angemessen, vorzugsweise auf der Höhe des Klienten, und verbringen Sie Zeit mit ihm. *Übermittelt die Botschaft, dass die Pflegeperson Zeit zur Kommunikation hat und daran interessiert ist.*
- Beobachten der Körpersprache, Augenbewegungen und des Verhaltens. *Kann unausgesprochene Sorgen/Bedenken übermitteln. Bei Schmerzen könnte der Klient z. B. mit Tränen, Grimassen, einer steifen Haltung, Sich-Abwenden oder einem Wutausbruch reagieren.*
- Unterstützen des Klienten, nichttherapeutische Kommunikation zu erkennen und deren Abwehr zu erlernen. *Diese Barrieren sind schädlich für eine offene Kommunikation und sie zu vermeiden lernen maximiert die Effektivität der Kommunikation zwischen dem Klienten und anderen Personen.*

- Ggf. Sorgen für einen Dolmetscher, der auch Gebärdensprache beherrscht. *Kann erforderlich werden, um Worte oder sprachliche Begrifflichkeiten besser zu verstehen oder um sicherzustellen, dass die Kommunikation korrekt interpretiert wird.*
- Anregen zum Gebrauch von Block und Bleistift, Schreibbrett, Buchstaben-/Bildertafel beim Interagieren oder als Schnittstelle in neuen Situationen. *Bei Körperbehinderungen des Klienten, welche die verbale Kommunikation beeinträchtigen, können alternative Mittel klare Begrifflichkeiten liefern, die für beide Seiten verständlich sind.*
- Zugang zu einem Computer mit Spracherkennung bekommen/gewähren. *Der Einsatz dieser Mittel kann hilfreicher sein, wenn die Kommunikationsbehinderungen länger bestehen und/oder wenn der Klient daran gewöhnt ist, damit zu arbeiten.*
- Respektieren der kulturellen Kommunikationsbedürfnisse des Klienten. *Verschiedene Kulturen können Überzeugungen diktieren, was normal ist und was nicht. Das heißt, in manchen Kulturen gilt Blickkontakt als respektlos, unhöflich oder als Eingriff in die Privatsphäre, Schweigen und Tonlage der Stimme haben verschiedene Bedeutungen und umgangssprachliche Ausdrücke können Verwirrung stiften.*
- Ermutigen zum Gebrauch von Brille, Hörhilfe, Zahnprothese, elektronischen Sprechhilfen, je nach Bedarf. *Diese Hilfsmittel maximieren die sensorische Wahrnehmung/Sprachbildung und können das Verstehen und Sprachmuster verbessern.*
- Reduzieren von Ablenkung und Hintergrundgeräuschen (z.B. Schließen der Tür, Abschalten von Radio und Fernsehen). *Eine ablenkende Umgebung kann die Kommunikation stören, die Aufmerksamkeit für Aufgaben schwächen sowie das Sprechen und die Kommunikation erschweren. Lärm zu verringern kann beiden Seiten helfen, deutlich zu hören und dadurch das Verstehen verbessern.*
- Assoziieren von Worten mit Gegenständen – unter Einsatz von Wiederholung und Redundanz – Zeigen auf Gegenstände und oder Demonstrieren gewünschter Handlungen. *Die Körpersprache des Sprechenden kann dazu dienen, dass der Klient besser versteht.*
- Sorgsamer Einsatz von Konfrontationsfertigkeiten, falls angemessen, im Rahmen einer bestehenden Pflegeperson-Klient-Beziehung. *Kann zur Klärung von Diskrepanzen zwischen verbalen und nonverbalen Signalen dienen und dem Klienten ermöglichen, Bereiche zu betrachten, die der Veränderung bedürfen.*

3. Pflegepriorität: Fördern optimaler Kommunikation:

- Erörtern effektiver Kommunikationswege für den Klienten mit der Familie/Bezugsperson(en) und anderen Betreuungspersonen. *Identifizieren positiver Aspekte aktueller Kommunikationsfertigkeiten lässt Familienangehörige lernen und in ihrem Wunsch nach Verbesserung der Interaktionsmöglichkeiten vorankommen.*
- Ermutigen des Klienten/der Bezugsperson(en), sich mit neuen Kommunikationstechiken vertraut zu machen bzw. solche zu entwickeln. *Stärkt die Beziehungen innerhalb der Familie und das Selbstwertgefühl aller, da sie unabhängig von dem Problem, das die Interaktionsfähigkeit beeinträchtigen könnte (z. B. eine fortschreitende Erkrankung), kommunizieren können.*
- Bestärken des Klienten/der Bezugsperson(en) im Erlernen und Anwenden therapeutischer Kommunikationsfertigkeiten des Würdigens, des aktiven Zuhörens und der Ich-Botschaften. *Verbessert die allgemeinen Kommunikationsfertigkeiten, setzt einen Schwerpunkt auf Akzeptanz und vermittelt Respekt, wodurch sich die Familienbeziehungen bessern können.*
- Vermitteln an geeignete Ressourcen (z. B. Sprachtherapeuten, Sprechkurse, Einzel-/Familienberatung, und/oder psychiatrische Beratung). *Kann vonnöten sein, um Belastungen überwinden zu helfen, während die Familie dem gewünschten Ziel einer verbesserten Kommunikation zustrebt.*

K

Schwerpunkte der Pflegedokumentation

Pflegeassessment oder Neueinschätzung

- Befunde des Assessments, sachdienliche anamnestische Informationen (d. h. physische, psychische, kulturelle Belange)
- Bedeutung nonverbaler Hinweise, Ausmaß der Angst des Klienten.

Planung

- Pflege-/Interventionsplan und beteiligte Personen
- Patientenedukationsplan für Klienteninformation, -schulung und -beratung.

Durchführung/Evaluation

- Reaktionen auf Interventionen/Patientenedukation und ausgeführte Pflegemaßnahmen
- Zielerreichung/Fortschritte in Richtung gewünschter Ergebnisse
- Veränderungen des Pflegeplans.

Entlassungs- oder Austrittsplanung

- Erfordernisse der Entlassung, langfristiger Pflegebedarf nach Entlassung, vorgenommene Koordinationen und Vermittlungen, zusätzlich verfügbare personelle, kommunale und materielle Ressourcen
- spezifische, vorgenommene Vermittlungen, Nachsorgeplan sowie Verantwortlichkeiten für zu treffende Maßnahmen.

Empfohlene, exemplarische Pflegeinterventionen (NIC) und Pflegeergebnisse (NOC)

NIC: *Kommunikationsverbesserung* [zu spezifizieren] [Communication Enhancement (specify)] (McCloskey-Dochterman, J.; Bulecheck, G. M., 2013)
NOC: *Kommunikationsfähigkeit* [Communication] (Moorhead, S., Johnson, M.; Maas, M. L.; Swanson, E., 2013)

K

Literatur

Bühlmann, J.: Die Beeinträchtigung der verbalen Kommunikation durch Sprach- und Stimmstörungen. In: Käppeli, S.: Pflegekonzepte (Bd. 3). Huber, Bern 2000

Carpenito-Moyet L. J.: Das Pflegediagnosen-Lehrbuch. Huber, Bern 2013

Elzer, M.; Sciborski, C.: Kommunikative Kompetenzen in der Pflege. Theorie und Praxis der verbalen und nonverbalen Interaktion. Huber, Bern 2007

Forchuck, C.; Westwell, J.; Martin, M.; Bamber-Azzapardi, W.; Kosterewa-Tolman, D.; Hux, M.: The developing nurse-client relationship: Nurse's perspectives. Journal of the American Psychiatric Nurses Association (2000) 6: 3–10

Gilbert, D. A.: Relational message themes in nurse's listening behavior during brief patient-nurse interactions. Scholarly Inquiry for Nursing Practice (1998) 12: 5–21

Riegel, B.; Moser, D.; Daugherty, J.; Sornborger, K.; Saarmann, L.: Can we talk? Developing a social support nursing intervention for couples. Clinical Nurse Specialist: The Journal for Advanced Nursing Practice (2002) 16: 211–218

Sachweh, S.: «Noch ein Löffelchen» – Effektive Kommunikation mit alten Menschen. Huber Bern 2012

Sauter, D.; Abderhalden C.; Needham I.; Wolff, S.: Lehrbuch Psychiatrische Pflege. Huber, Bern 2011

Stefanoni, S.; Alig, B.: Pflegekommunikation. Gespräche im Pflegeprozess. Huber, Bern 2009

Stolte, K. M.: Pflegediagnosen in der Gesundheitsförderung und Patientenedukation. Huber, Bern 2013

Townsend, M. C.: Pflegediagnosen in der psychiatrischen Pflege. Huber, Bern 2012

Kontamination [P]

Contamination (00181) (2006, LOE 2.1)
Domäne 11: **Sicherheit/Schutz**
Klasse 4: **Umweltgefahren**

Diagnosetyp (Dokumentationsform): aktuelle Pflegediagnose (PES)
Zuordnung der Pflegediagnose nach Pflegemodellen/-klassifikationen s. Kap. 6.

Definition: Umweltschadstoffen in einem Maße ausgesetzt zu sein, das ausreicht, um nachteilige Gesundheitsfolgen zu verursachen.

Beeinflussende Faktoren [od. Einflussfaktoren] [E]

externe

- chemische Verunreinigung der Nahrung
- chemische Verunreinigung des Wassers
- Vorliegen atmosphärischer Schadstoffe
- unzureichende kommunale Dienste (Müllentsorgung, Abwasserkläranlagen)
- geographische Lage (Leben in einem Gebiet mit einem hohen Maß an Schadstoffen)
- Spielen im Freien, wo Umweltgifte/Schadstoffe eingesetzt werden
- individuelle Hygienemaßnahmen
- Hygienemaßnahmen im Haushalt
- Leben in Armut (erhöht das Potenzial, verschiedenen Schadstoffen ausgesetzt zu sein, fehlender Zugang zur Gesundheitsversorgung und schlechte Ernährung)
- Nutzung von Umweltgiften/Schadstoffen im Haus (z. B. Pestizide, Chemikalien, Tabakrauch in der Umgebung)
- verlangsamter Schadstoffabbau in Häusern (der Abbau von Schadstoffen ist ohne Sonnenstrahlung und Regen verlangsamt)
- Bodenbeläge (Teppiche beinhalten mehr Schadstoffrückstände als glatte Bodenoberflächen)
- Entfernen von Farbe im Beisein von Kleinkindern
- Entfernen von Putz im Beisein von Kleinkindern
- Lackieren ohne Schutzmaßnahmen
- Streichen ohne Schutzmaßnahmen
- fehlende Schutzkleidung

- unsachgemäßer Gebrauch von Schutzkleidung
- Lack in schlecht belüfteten Räumen
- ungeschützter Kontakt mit Schwermetallen (z. B. Chrom, Blei)
- ungeschützter Kontakt mit Chemikalien (z. B. Arsen)
- Strahlung ausgesetzt sein (Berufstätigkeit innerhalb der Radiologie, Anstellung in der Atomindustrie und Elektrizitätswerken, Leben in der Nähe von Atomanlagen und Elektrizitätswerken)
- einer Katastrophe ausgesetzt sein (natürliche oder menschenbedingte)
- dem Bioterrorismus ausgesetzt sein
- Belastung durch die Einnahme radioaktiven Materials (z. B. belastete Nahrung/Wasser)
- Streichen in schlecht belüfteten Räumen.

interne

- Alter (Kinder, die jünger als 5 Jahre alt sind, ältere Erwachsene)
- Gestationsalter während der Belastung
- entwicklungsbedingte Eigenschaften der Kinder
- weibliches Geschlecht
- Schwangerschaft
- Ernährungsfaktoren (z. B. Adipositas, Vitamin- oder Mineralmangel)
- bereits vorliegende Krankheiten
- Rauchen
- zusätzliche Belastungen
- vorherige Strahlenbelastung.

Bestimmende Merkmale [od. Symptome] [S]

Die definierenden Kennzeichen hängen von der auslösenden Substanz ab. Substanzen bewirken eine Vielzahl individueller Organreaktionen und systemische Reaktionen.

subjektive/objektive

Pestizide

- Hauptkategorien der Pestizide: Insektizide, Herbizide, Fungizide, Antimikrobiotika, Rodentizide
- Hauptpestizide: Organophosphate, Carbamate, Organochloride, Pyrethrum, Arsen, Glycophosphate, Bipyridyle, Chlorophenoxy
- Auswirkungen der Pestizide auf die Haut
- Auswirkungen der Pestizide auf den Gastrointestinaltrakt
- Auswirkungen der Pestizide auf das neurologische System

- Auswirkungen der Pestizide auf die Lunge
- Auswirkungen der Pestizide auf die Nieren.

Chemikalien

- Die wichtigsten chemischen Substanzen: auf Petroleum basierende Substanzen, Anticholinesterase[n,] Typ-I-Wirkstoffe wirken auf proximale tracheobronchialen Bereich der Atemwege, Typ-II-Wirkstoffe wirken auf die Alveolen ein, Typ-III-Wirkstoffe haben systemische Auswirkungen
- Auswirkungen der Chemikalien auf die Haut
- Auswirkungen der Chemikalien auf den Gastrointestinaltrakt
- Auswirkungen der Chemikalien auf das Immunsystem
- Auswirkungen der Chemikalien auf das neurologische System
- Auswirkungen der Chemikalien auf die Lunge
- Auswirkungen der Chemikalien auf die Nieren.

biologische Stoffe

- Auswirkungen biologischer Schadstoffe auf die Haut
- Auswirkungen biologischer Schadstoffe auf den Gastrointestinaltrakt
- Auswirkungen biologischer Schadstoffe auf das neurologische System
- Auswirkungen biologischer Schadstoffe auf die Lunge
- Auswirkungen biologischer Schadstoffe auf die Nieren [Toxine von lebenden Organismen – Bakterien, Pilze oder Viren].

Umweltverschmutzung

- Auswirkungen der Umweltverschmutzung auf das neurologische System
- Auswirkungen der Umweltverschmutzung auf die Lunge (Hauptbereiche: Luft, Wasser, Boden; Hauptsubstanzen: Asbest, Radon, Tabak, Schwermetall, Blei, Lärm, Abgase).

Abfälle

- Auswirkungen von Abfällen auf die Haut
- Auswirkungen von Abfällen auf den Gastrointestinaltrakt
- Auswirkungen von Abfällen auf die Leber
- Auswirkungen von Abfällen auf die Lunge (Müllkategorien: Abfall, ungeklärtes Abwasser, Industriemüll).

radioaktive Strahlung

- äußere Belastung durch direkten Kontakt mit radioaktivem Material

- Auswirkungen radioaktiver Strahlung auf das Immunsystem
- genetische Auswirkungen radioaktiver Strahlung
- Auswirkungen radioaktiver Strahlung auf das neurologische System
- onkologische Auswirkungen radioaktiver Strahlung.

Klientenbezogene Pflegeziele oder Evaluationskriterien

Der Klient

- ist frei von Schädigungen/Verletzungen.
- äußert, dass er die individuellen Faktoren, welche zur Schädigung/Verletzung geführt haben, versteht und plant, die Situation zu korrigieren, wo möglich.
- verändert sein Umfeld, soweit angezeigt, um die Sicherheit zu erhöhen.

Der Klient/die Gemeinschaft

- identifiziert Gefahrenquellen, die zur Exposition/Kontamination führen.
- korrigiert Gefahrenquellen aus dem Umfeld, soweit erkannt.
- demonstriert die notwendigen Maßnahmen, um die Sicherheit der Gemeinschaft zu fördern.

Beim Betrachten dieser Pflegediagnose wird deutlich, dass sie sich mit anderen Pflegediagnosen überschneidet. Wir haben uns dafür entschieden, allgemeine Interventionen darzustellen. Zwar gibt es zwischen den jeweiligen Kontaminationen Gemeinsamkeiten, jedoch schlagen wir vor, dass der Leser andere Primärdiagnosen betrachtet, sofern angezeigt, wie etwa Unwirksame Atemwegsclearance (Selbstreinigungsfunktion der Atemwege), Unwirksamer Atemvorgang, Beeinträchtigter Gasaustausch, Beeinträchtigte Haushaltsführung, Infektionsgefahr, Verletzungsgefahr, Vergiftungsgefahr, Hautschädigung, Gefahr einer Hautschädigung, Erstickungsgefahr, Durchblutungsstörungen (div. PDx), Trauma.

Maßnahmen oder Pflegeinterventionen

1. Pflegepriorität: Evaluieren des Ausmaßes und Grades der Exposition:

- Herausfinden: 1) welchen Kontaminanten der Klient ausgesetzt war (z. B. chemische, biologische; Luftverschmutzung), 2) Art der Exposition (z. B. Inhalation, orale Aufnahme, topisch), 3) ob die Exposition zufällig oder beabsichtigt war, 4) Sofort-/Spätreaktionen. *Legt fest, welche Maßnahmen von allen Notfallhelfern/anderen Gesundheitsdienstleistern zu treffen sind.* Beachte: *Vorsätzliche Exposition gegenüber gefährlichen Materialien erfordert Benachrichtigung der Ordnungsbehörden zur weiteren Untersuchungen und ggf. Strafverfolgung.*

- Feststellen von Alter und Geschlecht: *Kinder unter 5 Jahren sind stärker durch die schädlichen Auswirkungen einer Schadstoffexposition gefährdet, weil sie 1) auf Grund ihrer geringeren Körpergröße eine höher konzentrierte Schadstoff-«Dosis» abbekommen als Erwachsene, weil sie 2) mehr Zeit im Freien verbringen als die meisten Erwachsenen, was ihre Exposition gegenüber Luft- und Bodenschadstoffen erhöht, weil sie 3) mehr Zeit auf dem Boden verbringen, was ihre Exposition gegenüber Toxinen in Teppichböden und schädlichen Substanzen in niedrigen Schränken erhöht, weil sie 4) pro Kilogramm Körpergewicht mehr Wasser und Nahrung aufnehmen als Erwachsene, wodurch das Körpergewicht-Schadstoff-Verhältnis steigt, und weil 5) die sich entwickelnden Organsysteme eines Feten/Säuglings und Kleinkindes geschädigt werden können. Bei älteren Erwachsenen kommt es zu einem normalen Abbau der Funktionen des Immunsystems, der Haut, des Herzens, der Nieren, der Leber und Lungen sowie zu einem Anstieg der Fettgewebsmasse und zu einem Rückgang der fettfreien Körpermasse. Frauen haben im Allgemeinen einen höheren Fettanteil im Körper, wodurch die Wahrscheinlichkeit steigt, dass sich mehr fettlösliche Toxine ansammeln als bei Männern.*
- Feststellen, wo es zur Exposition kam (z. B. zu Hause, am Arbeitsplatz). *Unter Umständen bedarf es individueller/kommunaler Interventionen, um das Problem zu modifizieren/zu korrigieren.*
- Beachten des sozioökonomischen Status/der Verfügbarkeit von Ressourcen. *Ein Leben in Armut erhöht die Möglichkeit vielfältiger Expositionen, eines verzögerten oder fehlenden Zugangs zu Gesundheitsversorgung und einer schlechten allgemeinen Gesundheit, wodurch der Schweregrad unerwünschter Wirkungen einer potenziellen Exposition steigt.*
- Bestimmen von Faktoren in Verbindung mit einer bestimmten Kontamination:
  – *Pestizide:* Feststellen, ob der Klient kontaminierte Nahrungsmittel (z. B. Obst, Gemüse, Fleisch von kommerziell aufge-

zogenen Tieren) zu sich genommen oder ob er etwas eingeatmet hat (z. B. Aerosol von Insektensprays) oder ob er sich in der Nähe von Feldern aufgehalten hat, auf denen gesprüht wurde

- *Chemikalien:* Feststellen, ob der Klient Umweltschadstoffe zu Hause oder am Arbeitsplatz verwendet (z. B. Pestizide, Chemikalien, chlorhaltige Haushaltsreiniger) und ob er Schutzkleidung entweder überhaupt nicht oder in unangebrachter Weise trägt
- *biologische Kontaminanten:* feststellen, ob der Klient u. U. biologischen Komponenten (Bakterien, Viren, Pilze), Bakterientoxinen (z. B. Botulinustoxin) oder pflanzlichen Giftstoffen (z. B. Rhizin) ausgesetzt war. *Eine Exposition infolge eines terroristischen Aktes kommt wohl selten vor, jedoch können Personen bakteriellen Wirkstoffen oder Toxinen durch kontaminierte/schlecht zubereitete Nahrungsmittel ausgesetzt sein*
- *Luft-/Wasserverschmutzung:* Feststellen, ob der Klient gegenüber Schadstoffen aus der Luft empfindlich ist oder ihnen ausgesetzt war (z. B. Radon, Benzol [aus Benzin], Kohlenmonoxid, Autoabgase [zahlreiche Chemikalien], Chlorfluorkohlenwasserstoffe [Kühlmittel, Lösungsmittel], Ozon/Smogpartikel [Säuren, organische Chemikalien, Rauchpartikel, Fabriken wie Papiermühlen])
  Untersuchen der Möglichkeit einer häusliche Exposition gegenüber Luftschadstoffen – Kohlenmonoxid (z. B. schlechte Belüftung, vor allem in den Wintermonaten [schwache Heizsysteme/Verwenden eines Holzkohlengrills im Innenbereich, Laufenlassen des Motors in der Garage], Rauchen von Zigaretten/Zigarren im Innenbereich, Ozon [viel Zeit im Freien verbringen, wie etwa spielende Kinder, Erwachsene mit mäßiger bis anstrengender Arbeit oder Freizeitaktivitäten])
- *Müll:* Feststellen, ob der Klient in einem Bereich lebt, indem sich Haushaltsmüll oder sonstiger Müll angesammelt hat, ob er ungeklärten Abwässern oder Industrieabfällen ausgesetzt ist, *die Boden und Wasser kontaminierten können*
- *Strahlung:* Herausfinden, ob der Klient oder ein Mitglied seines Haushalts zufällig einer Strahlung ausgesetzt waren (z. B. Beschäftigung in der Radiologie, Arbeiten in einem Unternehmen der Kernindustrie oder in einem Elektrizitätswerk/Leben in der Nähe).

- Achten auf Zeichen und Symptome eines infektiösen Geschehens und einer Sepsis (z.B. Erschöpfung, Krankheitsgefühl, Kopfschmerzen, Fieber, Schüttelfrost, Schwitzen, Hautausschlag, veränderter Bewusstseinsgrad. *Erstsymptome mancher Erkrankungen können eine Grippe imitieren und fehldiagnostiziert werden, wenn Gesundheitsdienstleister nicht eine Reihe von Verdachtsmöglichkeiten parat haben.*
- Beachten des Vorhandenseins und des Grades chemischer Verbrennungen und der geleisteten Erstversorgung.
- Diagnostische Untersuchungen veranlassen/dabei assistieren, soweit angezeigt. *Liefert Informationen über Art und Grad eine Exposition bzw. einer Organbeteiligung/-schädigung.*
- Herausarbeiten der psychischen Reaktion (z.B. Wut, Schock, akute Angst, Verwirrtheit, Verleugnung) auf eine zufällige oder massenhafte Exposition. *Dies sind zwar normale Reaktionen, können jedoch wiederkehren und zu einer posttraumatischen Belastungsstörung führen, wenn nicht adäquat damit umgegangen wird.*
- Alarmieren/Informieren der entsprechenden Behörden über das Vorliegen/die Exposition gegenüber einer Kontamination, soweit angemessen. Je nach Auslöser muss lokalen, regionalen oder nationalen Einrichtungen (z.B. die Landesgesundheitsämter oder das Bundesgesundheitsamt) gemeldet werden.

2. Pflegepriorität: Unterstützen beim Behandeln der Auswirkungen einer Exposition:

- Implementieren eines koordinierten Dekontaminationsplans (z.B. Entfernen von Kleidung, Duschen mit Wasser und Seife), soweit angezeigt, im Anschluss an eine Konsultation mit einem Toxikologen, mit einem Spezialistenteam für Gefahrenstoffe sowie mit einem Beauftragten für Industriehygiene und -sicherheit, *um weiteren Schaden vom Klienten abzuwenden und Gesundheitsdienstleister zu schützen.*
- Sicherstellen der Verfügbarkeit/des Einsatzes von Personenschutzausrüstung (z.B. hoch effiziente Partikelfiltermasken, spezielle Kleidung und Barrierematerial inkl. Handschuhe/Gesichtsmaske, *um vor Exposition gegenüber biologischen, chemischen und radioaktiven Gefahrenquellen zu schützen.*
- Sorgen für die Isolation oder das Zusammenfassen von Einzelpersonen zu Gruppen mit derselben Diagnose/Exposition, soweit die Ressourcen dies erfordern. *Begrenzte Ressourcen erfor-*

dern u. U. zwingend ein offenes Umfeld, wobei jedoch die Notwendigkeit zur Kontrolle der Infektionsausbreitung weiter besteht. Lediglich Pest, Pocken und viral bedingte hämorrhagische Fieber erfordern mehr als Standardmaßnahmen zur Infektionskontrolle.

- Sorgen für/Assistieren bei therapeutischen Interventionen, soweit individuell angemessen. *Spezifische Bedarfe des Klienten und das Ausmaß an Versorgung zu einem bestimmten Zeitpunkt/an einem bestimmten Ort bestimmen die Reaktion.*
- Vermitteln einer Schwangeren zu individuell angemessenen diagnostischen Prozeduren/Screenings. *Hilft, die Effekte einer Teratogenexposition zu bestimmen, ermöglicht Entscheidungen/Vorbereitungen auf der Grundlage von Informationen.*
- Untersuchen der Muttermilch einer stillenden Klientin im Anschluss an eine Strahlenexposition. Je nach Art und Ausmaß der Exposition muss das Stillen u. U. kurz unterbrochen oder, in Einzelfällen, abgestillt werden.
- Kooperieren mit/Vermitteln an geeignete Einrichtungen (z. B. Gesundheitsämter auf Kreis-, Landes- oder Bundesebene und andere Einrichtungen des öffentlichen Gesundheitswesens, militärische Forschungszentren), *um sich auf den massenhaften Anfall von Kontaminationsopfern vorzubereiten/damit kompetent umzugehen.*

3. Pflegepriorität: Fördern des Wohlbefindens (Beratung, Patientenedukation und Entlassungsplanung):

Klient/Betreuungsperson

- Benennen des individuellen Sicherheitsbedarfs und von Präventionsmaßnahmen gegen Verletzung/Krankheit im häuslichen Bereich, auf kommunaler Ebene und am Arbeitsplatz.
- Aufstellen von Überwachungsgeräten für Kohlenmonoxid und Radon im häuslichen Bereich, soweit angemessen.
- Überprüfen des individuellen Ernährungsbedarfs, eines angemessenen Übungsprogramms und des Ruhebedarfs. *Entscheidende Komponenten des Wohlbefindens und der Genesung.*
- Reparieren/Ersetzen/Korrigieren unsicherer Gegenstände/Situationen im Haushalt (z. B. Lagern von Lösungsmitteln in Mineralwasserflaschen, abbröckelnde/abblätternde Farbe oder Gips, Filtern von unsauberem Wasser aus Wasserhähnen).
- Hervorheben der Bedeutung einer Überwachung von Säuglin-

gen/Kleinkindern oder von Personen mit kognitiven Einschränkungen.

- Anhalten zum Entfernen/Säubern von Teppichböden, vor allem für Kleinkinder und für Personen mit Atemwegserkrankungen. *Teppichböden enthalten etwa 100-mal so viele feine Staubpartikel wie blanker Boden und können Metalle und Pestizide enthalten.*
- Benennen kommerzieller Reinigungsressourcen, soweit angemessen, *für eine sichere Säuberung kontaminierter Gegenstände/Oberflächen.*
- Installieren von Entfeuchtern in feuchten Bereichen, *um Schimmelbildung zu verzögern.*
- Auffordern zu rechtzeitigem Reinigen/Ersetzen von Luftfiltern in Backöfen und/oder Klimaanlagen. *Eine gute Belüftung verringert Luftverschmutzung im Innenbereich durch Teppichböden, Geräte, Farben, Lösungsmittel, Reinigungsmittel und Pestizide.*
- Erörtern von Schutzmaßnahmen an bestimmten Tagen mit schlechten Luftverhältnissen (z. B. Einschränken/Vermeiden von Aktivitäten im Außenbereich), *vor allem bei empfindlichen Gruppen (z. B. Kinder, die im Außenbereich aktiv sind, Erwachsene mit mäßigen bis anstrengenden Tätigkeiten im Außenbereich und Personen mit Atemwegserkrankungen).*
- Überprüfen der Auswirkungen des Passivrauchens und Verweisen auf die Bedeutung, das Rauchen zu Hause/im Auto einzustellen, *wo wahrscheinlich auch andere Personen exponiert sind.*
- Empfehlen einer regelmäßigen Inspektion von Quell-/Leitungswasser, *um mögliche Kontaminationen zu erkennen.*
- Auffordern des Klienten/der Betreuungsperson, einen Katastrophenplan für die eigene Person/die Familie zu entwickeln, um die notwendigen Vorräte zusammenzutragen, mit der die eigene Person/die Familie während eines kommunalen Notfalls versorgt werden kann, um etwas darüber zu erfahren, wie bestimmte Bedrohungen für die öffentliche Gesundheit den Klienten und die Maßnahmen betreffen könnten, *um das Risiko für Gesundheit und Sicherheit zu senken.*
- Instruieren des Klienten, für aktuelle Informationen für die Gemeinde stets auf lokale Behörden und Gesundheitsexperten zurückzugreifen und ihren Rat zu befolgen.
- Vermitteln an einen Berater/Selbsthilfegruppen *für fortlaufende Unterstützung im Umgang mit einem traumatischen Ereignis/den Nachwirkungen einer Exposition.*

- Sorgen für Bibliotherapie/schriftliche Ressourcen und geeignete Web-Seiten zur späteren Sichtung und für späteres Lernen im eigenen Tempo.
- Vermitteln an ein Raucherentwöhnungsprogramm, soweit erforderlich.

Gemeinschaft

- Fördern kommunaler Schulungsprogramme in verschiedenen Modalitäten/Sprachen/Kulturen und für verschiedene Bildungsgrade, die darauf ausgerichtet sind, das Bewusstsein für Sicherheitsmaßnahmen und verfügbare Ressourcen bei Individuen/der Gemeinschaft zu erhöhen.
- Sichten der jeweiligen Arbeitsvorschriften (Berufsgenossenschaft).
- Vermitteln an Ressourcen, die Informationen über die Luftqualität liefern (z. B. Pollenkalender, Smog-Tage).
- Ermutigen von Angehörigen der Gemeinschaft/Gruppen, sich in Problemlösungsaktivitäten zu engagieren.
- Sicherstellen, dass es einen umfassenden Katastrophenplan in der Gemeinschaft gibt, um jedem Notfall (z. B. Überflutung, Austritt von Giftstoffen, Ausbruch einer Seuche, Freisetzen von Strahlung) effektiv begegnen zu können. Dazu gehören auch eine Kommandokette, Ausrüstung, Kommunikation, Training, Dekontaminationsbereiche sowie Sicherheitspläne.

Schwerpunkte der Pflegedokumentation

Pflegeassessment oder Neueinschätzung

- Einzelheiten einer spezifischen Exposition inkl. Ort und Umstände
- Verstehen individueller Risiken/Sicherheitsbelange seitens des Klienten/der Betreuungsperson

Planung

- Pflege-/Interventionsplan und beteiligte Personen
- Patientenedukationsplan für Klienteninformation, -schulung und -beratung.

Durchführung/Evaluation

- Reaktionen auf Interventionen/Patientenedukation und ausgeführte Pflegemaßnahmen
- Zielerreichung/Fortschritte in Richtung gewünschter Ergebnisse
- Veränderungen des Pflegeplans.

Entlassungs- oder Austrittsplanung

- Erfordernisse der Entlassung, langfristiger Pflegebedarf nach Entlassung, vorgenommene Koordinationen und Vermittlungen, zusätzlich verfügbare personelle, kommunale und materielle Ressourcen
- spezifische, vorgenommene Vermittlungen, Nachsorgeplan sowie Verantwortlichkeiten für zu treffende Maßnahmen.

Empfohlene, exemplarische Pflegeinterventionen (NIC) und Pflegeergebnisse (NOC)

NIC: *Umweltrisikoprävention* [Environmental Risk Protection] (McCloskey-Dochterman, J.; Bulecheck, G. M., 2013)
NOC: *Risikokontrolle in der Gemeinde: Infektionskrankheiten* [Community Disaster Readiness] (Moorhead, S., Johnson, M.; Maas, M. L.; Swanson, E., 2013)

K

Literatur

Carpenito-Moyet L. J.: Das Pflegediagnosen-Lehrbuch. Huber, Bern 2013
Ochel, U. A.: Patientenschutz durch Hygiene: Bundesaktion der Hygienefachpersonen und Chirurgen. Chirurg (2008) Apr; Suppl:142
Sitzmann, F.: Hygiene kompakt. Huber, Bern 2012
Sitzmann, F.: Hygiene daheim. Huber, Bern 2007

Kontaminationsgefahr [P]

Risk for contamination (00180) (2006, LOE 2.1)
Domäne 11: **Sicherheit/Schutz**
Klasse 4: **Umweltgefahren**

Diagnosetyp (Dokumentationsform): Risikopflegediagnose (PR)
Zuordnung der Pflegediagnose nach Pflegemodellen/-klassifikationen s. Kap. 6.

Definition: Besonderes Risiko, Umweltschadstoffen in einem Maße ausgesetzt zu sein, das ausreicht, um nachteilige Gesundheitsfolgen zu verursachen

Risikofaktoren [R]

externe

- chemische Verunreinigung der Nahrung
- chemische Verunreinigung des Wassers
- Vorliegen atmosphärischer Schadstoffe
- unzureichende kommunale Dienste (Müllentsorgung, Abwasserkläranlagen)
- geographische Lage (Leben in einem Gebiet mit einem hohen Maß an Schadstoffen)
- Spielen im Freien, wo Umweltgifte/Schadstoffe eingesetzt werden
- individuelle Hygienemaßnahmen
- Hygienemaßnahmen im Haushalt
- Leben in Armut (erhöht das Potenzial, verschiedenen Schadstoffen ausgesetzt zu sein, fehlender Zugang zur Gesundheitsversorgung und schlechte Ernährung)
- Nutzung von Umweltgiften/Schadstoffen im Haus (z.B. Pestizide, Chemikalien, Tabakrauch in der Umgebung)
- verlangsamter Schadstoffabbau in Häusern (der Abbau von Schadstoffen ist ohne Sonnenstrahlung und Regen verlangsamt)
- Bodenbeläge (Teppiche beinhalten mehr Schadstoffrückstände als glatte Bodenoberflächen)
- Entfernen von Farbe im Beisein von Kleinkindern
- Entfernen von Putz im Beisein von Kleinkindern
- Lackieren ohne Schutzmaßnahmen
- Streichen ohne Schutzmaßnahmen
- fehlende Schutzkleidung
- unsachgemäßer Gebrauch von Schutzkleidung
- Lack in schlecht belüfteten Räumen
- ungeschützter Kontakt mit Schwermetallen (z.B. Chrom, Blei)
- ungeschützter Kontakt mit Chemikalien (z.B. Arsen)
- Strahlung ausgesetzt sein (Berufstätigkeit innerhalb der Radiologie, Anstellung in der Atomindustrie und Elektrizitätswerken, Leben in der Nähe von Atomanlagen und Elektrizitätswerken)
- einer Katastrophe ausgesetzt sein (natürliche oder menschenbedingte)
- dem Bioterrorismus ausgesetzt sein
- Belastung durch die Einnahme radioaktiven Materials (z.B. belastete Nahrung/Wasser)
- Streichen in schlecht belüfteten Räumen.

interne

- Alter (Kinder, die jünger als 5 Jahre alt sind, ältere Erwachsene)
- Gestationsalter während der Belastung
- entwicklungsbedingte Eigenschaften der Kinder
- weibliches Geschlecht
- Schwangerschaft
- Ernährungsfaktoren (z. B. Adipositas, Vitamin- oder Mineralmangel)
- bereits vorliegende Krankheiten
- Rauchen
- zusätzliche Belastungen
- vorherige Strahlenbelastung.

Klientenbezogene Pflegeziele oder Evaluationskriterien

Der Klient

- äußert, dass er die individuellen Faktoren, die u. U. zu einer Schädigung/Verletzung führen, versteht und unternimmt Schritte, um die Situation zu korrigieren, wo möglich.
- zeigt Verhaltensweisen/Veränderungen der Lebensweise, um Risikofaktoren zu verringern und sich vor Schäden zu schützen.
- verändert sein Umfeld, soweit angezeigt, um die Sicherheit zu erhöhen.
- ist frei von Schädigungen/Verletzungen.
- unterstützt kommunale Maßnahmen des Katastrophenschutzes..

Der Klient/die Gemeinschaft

- identifiziert Gefahrenquellen, die zur Exposition/Kontamination führen könnten.
- korrigiert Gefahrenquellen aus dem Umfeld, soweit erkannt.
- demonstriert die notwendigen Maßnahmen, um die Sicherheit der Gemeinschaft/den Katastrophenschutz zu fördern.

Maßnahmen oder Pflegeinterventionen

1. Pflegepriorität: Evaluieren des Gefahrenausmaßes und der Gefahrenquelle im häuslichen Bereich/in der Gemeinde/am Arbeitsplatz:

- Herausfinden der Art von Kontaminante(n) und der Expositionswege, die den Klienten und/oder die Gemeinschaft potenziell bedrohen (z. B. Schadstoffe in der Luft, im Boden, im Wasser, in

K

der Nahrung; chemische, biologische Schadstoffe; Strahlung, wie unter den «Risikofaktoren [R]» genannt. *Bestimmt den Ablauf der Maßnahmen, die der Klient/die Gemeinschaft zu treffen hat.*

- Achten auf Alter und Geschlecht des Klienten/der Grundgemeinschaft (z.B. ein kommunaler Gesundheitsposten, der primär arme Kinder oder ältere Menschen versorgt; eine Schule in der Nähe einer großen Fabrik; eine Familie, die in einer Smog-Zone lebt). *Es hat sich erwiesen, dass Kleinkinder, ältere Menschen und Frauen gegenüber einer Toxinexposition empfindlicher sind.* Vgl. PDx: Kontamination.
- Feststellen, in welcher Gegend der Klient zu Hause ist/arbeitet (z.B. Leben in einer Gegend, in der gewöhnlich Herbizide auf den Feldern versprüht werden, Arbeiten in einem Kernkraftwerk, Kontraktarbeiter/Soldat in einer Kampfzone). *Unter Umständen bedarf es einer individuellen oder kommunalen Intervention, um die Risiken zufälliger/beabsichtigter Expositionen zu verringern.*
- Achten auf den sozioökonomischen Status/die Verfügbarkeit und den Einsatz von Ressourcen. *Leben in Armut (erhöht die Gefahr der Mehrfachexposition, eines fehlenden Zugangs zu Gesundheitsversorgung und schlechter Ernährung).*
- Feststellen, inwieweit der Klient/die Bezugsperson(en) die Gefahr und angemessene Schutzmaßnahmen verstehen.

2. Pflegepriorität: Unterstützen des Klienten beim Reduzieren/Korrigieren individueller Risikofaktoren:

- Unterstützen des Klienten beim Entwickeln eines Plans für den individuellen Sicherheitsbedarf und zur Verletzungs-/Krankheitsprävention zu Hause, in der Gemeinde und am Arbeitsplatz.
- Überprüfen der Auswirkungen des Passivrauchens und Verweisen auf die Bedeutung, das Rauchen zu Hause/im Auto einzustellen, *wo wahrscheinlich auch andere Personen exponiert sind.*
- Anhalten zum Entfernen/Säubern von Teppichböden, vor allem für Kleinkinder und für Personen mit Atemwegserkrankungen. *Teppichböden enthalten etwa 100-mal so viele feine Staubpartikel wie blanker Boden und können Metalle und Pestizide enthalten.*
- Auffordern zu rechtzeitigem Reinigen/Ersetzen von Luftfiltern in Backöfen und/oder Klimaanlagen. *Eine gute Belüftung verringert Luftverschmutzung im Innenbereich durch Teppichböden, Geräte, Farben, Lösungsmittel, Reinigungsmittel und Pestizide.*

- Empfehlen einer regelmäßigen Inspektion von Quell-/Leitungswasser, *um mögliche Kontaminationen zu erkennen.*
- Aufstellen von Überwachungsgeräten für Kohlenmonoxid und Radon im häuslichen Bereich, soweit angemessen.
- Installieren von Entfeuchtern in feuchten Bereichen, *um Schimmelbildung zu verzögern.*
- Überprüfen eines korrekten Umgangs mit Haushaltschemikalien:
  - Lesen der Etiketten. Wissen um die primären Gefahrenquellen (z. B. bei im Haushalt oft verwandten Reinigungsmitteln und Produkten für den Garten)
  - Befolgen der Anweisungen auf dem Etikett (z. B. Vermeiden des Einsatzes bestimmter Chemikalien auf Oberflächen für die Nahrungszubereitung, kein Sprühen von Chemikalien im Garten an windigen Tagen)
  - Verwenden der für den jeweiligen Bedarf am wenigsten gefährlichen Produkte, vorzugsweise Mehrzweckprodukte, *um die Anzahl der verschiedenen verwandten/gelagerten Chemikalien zu verringern.* Verwenden von Produkten, die als «ungiftig» bezeichnet werden, wo immer möglich
  - Verwenden einer Form des Produkts, die das Expositionsrisiko am stärksten senkt (z. B. Creme statt Flüssigkeit oder Aerosol)
  - ständiges Tragen von Schutzkleidung, Handschuhen und Schutzbrille. Chemikalien unter keinen Umständen mischen und in gut belüfteten Bereichen anwenden
  - Lagern von Chemikalien in verschlossenen Schränken. Lagern von Chemikalien in etikettierten Originalbehältern, kein Umfüllen in andere Behältnisse, *um Kinder vor dem schädlichen Inhalt zu warnen.*
- Überprüfen des korrekten Umgangs mit Nahrungsmitteln/der korrekten Lagerung/korrekter Kochtechniken.
- Betonen, wie wichtig es für Schwangere und Stillende ist, die Richtlinien für den Verzehr von Fisch/Wild, wie sie von verschiedenen Behörden und Organisationen herausgegeben werden, zu befolgen. *Der Verzehr von nicht kommerziell erworbenem Fisch/Wild kann eine erhebliche Schadstoffquelle darstellen.*

3. Pflegepriorität: Fördern des Wohlbefindens (Beratung, Patientenedukation und Entlassungsplanung):

häuslicher Bereich

- Erörtern allgemeiner Sicherheitsbelange mit dem Klienten/der Bezugsperson.
- Hervorheben der Bedeutung einer Überwachung von Säuglingen/Kleinkindern oder von Personen mit kognitiven Einschränkungen.
- Betonen, wie wichtig es ist, an deutlich sichtbarer Stelle Notrufnummern von Vergiftungszentren anzubringen.
- Auffordern, einen Erste-Hilfe-Kurs zu machen und die Herz-Kreislauf-Wiederbelebung zu erlernen.
- Erörtern von Schutzmaßnahmen für bestimmte «Smog-Tage» (z. B. Einschränken/Vermeiden von Aktivitäten im Freien).
- Überprüfen entsprechender Sicherheitsregularien am Arbeitsplatz. Betonen der Notwendigkeit, entsprechende Schutzkleidung zu tragen.
- Auffordern des Klienten/der Betreuungsperson, einen Katastrophenplan für die eigene Person/die Familie zu entwickeln, um die notwendigen Vorräte zusammenzutragen, mit der die eigene Person/die Familie während eines kommunalen Notfalls versorgt werden kann, um etwas darüber zu erfahren, wie bestimmte Bedrohungen für die öffentliche Gesundheit den Klienten und die Maßnahmen betreffen könnten, *um das Risiko für Gesundheit und Sicherheit zu senken.*
- Sorgen für Bibliotherapie/schriftliche Ressourcen und geeignete Web-Seiten zur späteren Sichtung und für späteres Lernen im eigenen Tempo.
- Vermitteln an ein Raucherentwöhnungsprogramm, soweit erforderlich.

K

Gemeinschaftlicher/kommunaler Bereich

- Fördern von Schulungsprogrammen *für ein zunehmendes Bewusstsein für Sicherheitsmaßnahmen sowie individuell/kommunal verfügbare Ressourcen.*
- Sichten entsprechender berufsgenossenschaftlicher und anderer Arbeitsrichtlinien, *um den Arbeitsplatz und die Gemeinde zu schützen.*
- Sicherstellen, dass es einen umfassenden Katastrophenplan in der Gemeinschaft gibt, um jedem Notfall (z. B. Überflutung, Austritt von Giftstoffen, Ausbruch einer Seuche, Freisetzen von Strahlung) effektiv begegnen zu können. Dazu gehören auch eine

Kommandokette, Ausrüstung, Kommunikation, Training, Dekontaminationsbereiche sowie Sicherheitspläne.
- Vermitteln an geeignete Einrichtungen (z. B. Gesundheitsamt, Technisches Hilfswerk), um sich auf Notfälle mit zahlreichen Verletzten vorzubereiten/sie zu bewältigen.

Schwerpunkte der Pflegedokumentation

Pflegeassessment oder Neueinschätzung

- Wissen/Kenntnisse des Klienten/der Betreuungsperson über individuelle Risiken/Sicherheitsbelange.

Planung

- Pflege-/Interventionsplan und beteiligte Personen
- Patientenedukationsplan für Klienteninformation, -schulung und -beratung.

Durchführung/Evaluation

- individuelle Reaktionen auf Interventionen/Patientenedukation und ausgeführte Pflegemaßnahmen
- spezifische Maßnahmenund Veränderungen
- Zielerreichung/Fortschritte in Richtung gewünschter Ergebnisse
- Veränderungen des Pflegeplans.

Entlassungs- oder Austrittsplanung

- Erfordernisse der Entlassung, langfristiger Pflegebedarf nach Entlassung, vorgenommene Koordinationen und Vermittlungen, zusätzlich verfügbare personelle, kommunale und materielle Ressourcen
- spezifische, vorgenommene Vermittlungen, Nachsorgeplan sowie Verantwortlichkeiten für zu treffende Maßnahmen.

Empfohlene, exemplarische Pflegeinterventionen (NIC) und Pflegeergebnisse (NOC)

NIC: *Umweltrisikoprävention* [Environmental Risk Protection] (McCloskey-Dochterman, J.; Bulecheck, G. M., 2013)
NOC: *Risikokontrolle in der Gemeinde: Infektionskrankheiten* [Community Disaster Readiness] (Moorhead, S., Johnson, M.; Maas, M. L.; Swanson, E., 2013)

Literatur

Carpenito-Moyet L. J.: Das Pflegediagnosen-Lehrbuch. Huber, Bern 2013

Ochel, U. A.: Patientenschutz durch Hygiene: Bundesaktion der Hygienefachpersonen und Chirurgen. Chirurg (2008) Apr; Suppl:142.

Sitzmann, F.: Hygiene kompakt. Huber, Bern 2012

Sitzmann, F.: Hygiene daheim. Professionelle Hygiene in der stationären und häuslichen Alten- und Langzeitpflege. Huber, Bern 2007

K

Körperbildstörung [P]

Disturbed body image (00118) (1973, 1998)
Domäne 6: **Selbstwahrnehmung**
Klasse 3: **Körperbild**

Diagnosetyp (Dokumentationsform): aktuelle Pflegediagnose (PES)
Zuordnung der Pflegediagnose nach Pflegemodellen/-klassifikationen s. Kap. 6.

Definition: Verwirrung bezüglich des mentalen Bildes über das eigene physische Selbst

Beeinflussende Faktoren [od. Einflussfaktoren] [E]

- biophysikalische Faktoren, Krankheit, Verletzung, Operation, [Verstümmelung, Schwangerschaft]
- Behandlung einer Krankheit [Veränderung durch biochemische Substanzen (Medikamente, Suchtmittel), Abhängigkeit von einer Maschine]
- psychosoziale Faktoren
- kulturelle/spirituelle Faktoren
- kognitive/perzeptive Faktoren
- Entwicklungsbezogene, reifungsbedingte Veränderungen [entwicklungsbedingte Veränderungen des Äußeren]
- [Bedeutung des Körperteiles oder der Körperfunktion in Zusammenhang mit Alter, Geschlecht, Entwicklungsstufe oder Grundbedürfnissen].

Bestimmende Merkmale [od. Symptome] [S]

subjektive

- Äußerungen über Gefühle, die eine veränderte Sichtweise auf den eigenen Körper widerspiegeln (z. B. Aussehen, Struktur oder Funktion)
- Äußerungen über Wahrnehmungen, die eine veränderte Sichtweise auf die äußere Erscheinung widerspiegeln
- Äußerung über eine Veränderung der Lebensweise
- Furcht vor [Zurückweisung/]den Reaktionen anderer
- Fokussierung auf das frühere Aussehen
- Fokussierung auf die frühere Funktion
- Fokussierung auf vergangene Stärken
- negative Gefühle über den Körper (z. B. Gefühl der Hilflosigkeit, Hoffnungslosigkeit, Machtlosigkeit); [Depersonalisierung/Grandiosität]
- starke Auseinandersetzung mit der Veränderung
- starke Auseinandersetzung mit dem Verlust
- Ablehnung, die reale Veränderung zu überprüfen und zu bestätigen
- Betonung der verbliebenen Stärken
- überzogene Darstellung von erbrachten Leistungen
- Personalisierung des Verlustes durch Namensgebung
- Personalisierung des Körperteils durch Namensgebung
- Depersonalisation des Verlustes durch den Gebrauch unpersönlicher Fürworte
- Depersonalisation des Körperteils durch unpersönliche Fürwörter.

objektive

- Verhalten, das auf eine Rückmeldung oder Bestätigung zum eigenen Körper gerichtet ist
- vermeidendes Verhalten bezüglich des eigenen Körpers
- beobachtendes Verhalten bezüglich des eigenen Körpers
- nonverbale Reaktion auf eine reale Veränderung des Körpers (z. B. Aussehen, Struktur, Funktion)
- nonverbale Reaktion auf eine wahrgenommene Veränderung des Körpers (z. B. Aussehen, Struktur, Funktion)
- fehlender Körperteil
- reale Veränderung der Struktur
- reale Veränderung der Funktion

- schaut den Körperteil nicht an
- berührt den Körperteil nicht
- Trauma in Bezug auf den nicht funktionierenden Körperteil
- veränderte Fähigkeit, die räumliche Beziehung zwischen dem Körper und dem Umfeld einzuschätzen
- Erweiterung der Körpergrenzen, um Objekte aus der Umgebung einzuschließen
- absichtliches Verbergen von Körperteilen [oder]
- absichtliches zur Schau stellen eines Körperteils
- unabsichtliches Verbergen des Körperteils [oder]
- unabsichtliches zur Schau stellen des Körperteils
- Veränderung in der sozialen Einbindung
- Verhalten, das eine Rückmeldung oder Bestätigung zum eigenen Körper sucht
- beobachtendes Verhalten bezüglich des eigenen Körpers
- [Aggression, geringe Frustrationstoleranz].

Klientenbezogene Pflegeziele oder Evaluationskriterien

Der Klient

- äußert, die körperlichen Veränderungen zu verstehen.
- erkennt und integriert in angemessener Weise die Veränderung in sein Selbstkonzept, ohne seine Selbstachtung zu schmälern.
- spricht über die Annahme seiner selbst in der Situation (z. B. chronisch progressive Krankheit, Amputation, verminderte Unabhängigkeit, gegenwärtiges Gewicht, Auswirkungen der Therapie).
- berichtet über eine Verminderung der Angst und über Anpassung an das tatsächliche/veränderte Körperbild.
- bemüht sich um Informationen und strebt nach weiterer persönlicher Reifung.
- erkennt sich als Person an, die für sich selbst verantwortlich ist.
- benutzt Hilfsmittel/Prothesen auf angemessene Weise.

Maßnahmen oder Pflegeinterventionen

1. Pflegepriorität: Einschätzen ursächlicher/beeinflussender Faktoren:

- Erörtern bestehender pathophysiologischer Zustände und/oder Situationen, die Auswirkungen auf den Klienten haben und, wenn angebracht, Verwenden zusätzlicher Pflegediagnosen, soweit angemessen, etwa wenn die Veränderung des Körperbildes mit einem neurologischen Ausfall (z. B. zerebrovaskulärer Insult) zusammenhängt, vgl. PDx: Neglect; bei Vorliegen starker, anhaltender Schmerzen vgl. PDx: Chronischer Schmerz; bei Verlust sexueller Bedürfnisse/Fähigkeiten vgl. PDx: Sexualstörung.

- Bestimmen, ob der Zustand dauerhaft ist und keine Hoffnung auf Veränderung besteht (kann mit anderen PDx assoziiert sein, wie Selbstwertgefühl [zu spezifizieren] oder Gefahr einer beeinträchtigten Eltern-Kind-Bindung, wenn das Kind betroffen ist). *Es lässt sich immer etwas tun, um die Akzeptanz zu verbessern und es ist wichtig, auf die Möglichkeit zu setzen, mit der Behinderung ein gutes Leben führen zu können.*
- Einschätzen von psychischen/physischen Auswirkungen der Krankheit auf den Gemütszustand des Klienten (z. B. bei Erkrankungen des endokrinen Systems, Steroidtherapie).
- Ermitteln des Wissensstandes des Klienten und des Ausmaßes der Angst im Zusammenhang mit der Situation, *was auf die Akzeptanz oder Nichtakzeptanz der Situation hindeuten kann.*
- Achten auf Verhaltensweisen, die auf eine übertriebene Sorge um den Körper und seine Vorgänge hinweisen.
- Den Klienten sich selbst beschreiben lassen, darauf achten, was positiv/negativ gewertet wird. Beachten, was der Klient glaubt, wie ihn andere wahrnehmen.
- Erörtern mit dem Klienten, was der Verlust/die Veränderung für ihn bedeutet. *Ein kleiner Verlust kann eine große Auswirkung haben (z. B. der Gebrauch eines Katheters oder die Verabreichung eines Einlaufs für Kontinenz). Für manche Menschen kann es schwieriger sein, mit der Veränderung der Funktion (z. B. Immobilität bei älteren Menschen) als mit der Veränderung der äußeren Erscheinung umzugehen. Oder die Veränderung kann gravierend sein, wie etwa Narben im Gesicht eines Kindes.*
- Anwenden entwicklungsgemäßer Kommunikationstechniken, um die Ausdrucksformen eines Kindes in Bezug auf sein Körperbild genau ermitteln zu können (z. B. Puppenspiel, konstruktiver Dialog mit Kleinkind). *Die der Entwicklung entsprechende Befähigung muss als Richtschnur für die Interaktion dienen, um akkurate Informationen zu erhalten.*
- Achten auf Zeichen des Trauerns und Zeichen einer schweren

oder lang dauernden Depression, *um den Bedarf nach zusätzlicher Beratung oder medikamentöser Therapie einzuschätzen.*

- Beachten des ethnischen Hintergrundes und kulturell/religiös geprägter Wahrnehmungen und Überlegungen. *Kann beeinflussen, wie die Person mit dem Geschehenen umgeht.*
- Erkennen sozialer Aspekte der Krankheit (z. B. von sexuell übertragbaren Krankheiten, Sterilität, chronischen Zuständen).
- Beobachten von Interaktionen des Klienten mit seiner/seinen Bezugsperson(en). *Verzerrungen des Körperbildes können von Familienmitgliedern unbewusst verstärkt werden und/oder ein sekundärer Krankheitsgewinn kann den Fortschritt hemmen.*

2. Pflegepriorität: Coping-Fähigkeiten des Klienten ermitteln:

- Einschätzen des momentanen Anpassungsgrades und des Fortschritts des Klienten.
- Achten auf die Kommentare/Reaktionen des Klienten zur Situation. *Je nach individuellen Bewältigungsformen empfinden Personen Situationen unterschiedlich belastend, abhängig von ihren Coping-Fähigkeiten und früheren Erfahrungen.*
- Achten auf Rückzugsverhalten und Verleugnung. *Dies kann eine normale Reaktion auf die Situation oder ein Hinweis auf eine psychische Krankheit (z. B. Schizophrenie) sein* (vgl. PDx: Unwirksame Verleugnung).
- Achten auf den Konsum von Suchtmitteln/Alkohol, *was auf unwirksame Bewältigungsformen hindeuten kann.*
- Feststellen früher verwendeter Bewältigungsformen und deren Wirksamkeit.
- Ermitteln von Ressourcen in Person, Familie, Gemeinschaft, die dem Klienten zur Verfügung stehen.

3. Pflegepriorität: Unterstützen von Klienten/Bezugsperson(en) beim Bewältigen und Annehmen von Problemen, die als Folge des veränderten Körperbildes mit dem Selbstkonzept entstehen:

- Aufbauen einer therapeutischen Beziehung zwischen Pflegeperson und Klient, um eine Haltung der Anteilnahme zu vermitteln und eine Vertrauensbasis herzustellen.
- Häufiges Sehen nach dem Klienten und ihm mit Wertschätzung begegnen, *gibt Gelegenheit zum Gespräch und zu aktivem Zuhören bei Sorgen, Anliegen und Fragen des Klienten.*
- Mithelfen, zu Grunde liegende Probleme zu beheben, *um eine optimale Genesung zu fördern.*

- Unterstützen des Klienten bei der persönlichen Pflege/Selbstversorgung und gleichzeitiges Fördern persönlicher Fähigkeiten und persönlicher Unabhängigkeit.
- Arbeiten mit dem Selbstbild/-konzept des Klienten bezüglich Anstrengungen und Fortschritten, ohne Werturteile zu fällen (z. B.: «Sie sollten raschere Fortschritte machen», «Sie versuchen es nicht genügend, sind zu bequem, zu schwach»). *Positives Bestärken ermutigt den Klienten, in seinem Bemühen/Streben nach Verbesserung fortzufahren.*
- Erörtern von Sorgen über Verstümmelung, die Prognose, Ablehnung etc., wenn sich der Klient mit einer Operation oder einer Behandlung bzw. Krankheit mit ungewissem Ausgang konfrontiert sieht, *um sich daraus ergebende Realitäten anzusprechen und emotionale Unterstützung anzubieten.*
- Anerkennen und Akzeptieren der Gefühle von Abhängigkeit, Trauer und Feindseligkeit.
- Fördern des Sprechens über vorhergesehene persönliche Konflikte und Probleme der Arbeit, die entstehen könnten. Versuchen, in Rollenspielen verschiedener Art, mit solchen Situationen umzugehen.
- Ermutigen des Klienten/der Bezugsperson(en), einander ihre Gefühle mitzuteilen.
- Ausgehen von der Annahme, dass alle Menschen auf Veränderungen im Aussehen empfindlich reagieren, jedoch Vermeiden von Stereotypisierungen.
- Sensibilisieren von Pflegenden, Gesichtsausdruck und Körpersprache unter Kontrolle zu halten, da in Bezug auf das Aussehen des Klienten Akzeptanz und nicht Zurückweisung ausgedrückt werden soll.
- Auffordern der Angehörigen, den Klienten als normalen Menschen und nicht als Behinderten zu behandeln.
- Ermutigen des Klienten, seinen betroffenen Körperteil anzusehen/zu berühren, um damit zu beginnen, die Veränderungen in das Körperbild zu integrieren.
- Zugestehen, das der Klient die Körperveränderung verleugnet, ohne dies jedoch zu verstärken oder abzuwehren (z. B. kann sich der Klient zu Beginn weigern, die Kolostomie anzuschauen. Die Pflegeperson sagt: «Ich werde Ihnen nun den Kolostomiebeutel wechseln» und mit der Aufgabe beginnen). *Ermöglicht dem Klienten, sich im eigenen Tempo an die Veränderung anzupassen.*

- Setzen von Grenzen bei fehlangepassten und/oder destruktiven Verhaltensweisen, Unterstützen des Klienten beim Erkennen positiver Verhaltensweisen, *die zur Genesung beitragen.*
- Sorgen für angemessene Informationen entsprechend dem Bedürfnis/Wunsch des Klienten. Wiederholen früherer Informationen.
- Erörtern der Möglichkeit von Prothesen, plastischer Chirurgie, Physio-/Ergotherapie, wie es sich aus der individuellen Situation ergibt.
- Dem Klienten helfen, sich so zu kleiden, *dass körperliche Veränderungen möglichst wenig sichtbar sind und das Aussehen verbessert wird.*
- Erörtern der Gründe einer infektionsbedingten Isolation und entsprechender Maßnahmen, wenn eine Pflegende im Zimmer ist, sich Zeit nehmen, sich hinsetzen und mit dem Klienten sprechen/ihm zuhören, *um das Gefühl der Isolation und des Alleinseins zu vermindern.*

4. Pflegepriorität: Fördern des Wohlbefindens (Beratung, Patientenedukation und Entlassungsplanung):

- Schnellstmöglich mit einer Beratung/anderen Therapien beginnen (z. B. Biofeedback/Entspannung), *um frühzeitig und nachhaltig Unterstützung anzubieten.*
- Schrittweises Informieren entsprechend der Aufnahmefähigkeit des Klienten, *um die Aufnahme von Informationen zu erleichtern.* Klären von Missverständnissen. Wiederholen/Bekräftigen von Informationen, die von anderen Teammitgliedern gegeben wurden.
- Beteiligen des Klienten an Entscheidungsprozessen und Problemlösungsaktivitäten.
- Unterstützen des Klienten, die verordneten Therapien in die Alltagsaktivitäten zu integrieren (z. B. während der Haushaltsarbeiten Übungen zu machen). *Fördert die Fortsetzung des Behandlungsprogramms.*
- Feststellen und Planen der notwendigen Veränderungen zu Hause und am Arbeitsplatz, *um den individuellen Bedürfnissen zu entsprechen und die Unabhängigkeit zu fördern.*
- Unterstützen des Klienten, Strategien zu erlernen, um Gefühlen Ausdruck zu verleihen und mit ihnen umzugehen.
- Geben von positiven Rückmeldungen bei erzielten Leistungen (z. B. Tragen von Make-up, Benutzen einer Prothese).

- Vermitteln, bei Bedarf, an geeignete Selbsthilfe-/Unterstützungsgruppen, Beratungsstellen, Therapien.

Schwerpunkte der Pflegedokumentation

Pflegeassessment oder Neueinschätzung

- Beobachtungen, Vorkommen von maladaptivem Verhalten, emotionale Veränderungen, Phase des Trauerprozesses, Form des Trauerns, Grad der Unabhängigkeit
- Wunden, Verbände, Art lebenserhaltender Apparate (z. B. Beatmungs-/Dialysegerät)
- Bedeutung des Verlustes/der Veränderung für den Klienten
- verfügbare Unterstützungssysteme (z. B. Bezugsperson[en], Freunde, Gruppen).

Planung

- Pflege-/Interventionsplan und beteiligte Personen
- Patientenedukationsplan für Klienteninformation, -schulung und -beratung

K

Durchführung/Evaluation

- Reaktionen auf Interventionen/Patientenedukation und ausgeführte Pflegemaßnahmen
- Zielerreichung/Fortschritte in Richtung gewünschter Ergebnisse
- Veränderungen des Pflegeplans.

Entlassungs- oder Austrittsplanung

- Erfordernisse der Entlassung, langfristiger Pflegebedarf nach Entlassung, vorgenommene Koordinationen und Vermittlungen, zusätzlich verfügbare personelle, kommunale und materielle Ressourcen
- spezifische, vorgenommene Vermittlungen (z. B. Reha-Zentrum, kommunale Ressourcen), Nachsorgeplan sowie Verantwortlichkeiten für zu treffende Maßnahmen.

Empfohlene, exemplarische Pflegeinterventionen (NIC) und Pflegeergebnisse (NOC)

NIC: *Körperbildverbesserung* [Body Image Enhancement] (McCloskey-Dochterman, J.; Bulecheck, G. M., 2013)
NOC: *Körperbild* [Body Image] (Moorhead, S., Johnson, M.; Maas, M. L.; Swanson, E., 2013)

Literatur

Abt-Zegelin, A.; Georg, J.: Körperbildstörungen – Eine Aufgabe für die Pflege. Die Schwester/Der Pfleger 39 (2000) 12: 1028–1031

Abt-Zegelin, A.; Georg, J.: «Sieht man was?» – Körperbildstörungen in der Pflege. Dr. med. Mabuse 32 (2007) 168 (Juli/August) 32–34

Böhme, G.: Der Leib. In: Anthropologie in pragmatischer Hinsicht. Suhrkamp, Frankfurt 1985

Carpenito-Moyet L. J.: Das Pflegediagnosen-Lehrbuch. Huber, Bern 2013

Eicher, M.: Marquard, S. (Hrsg.): Brustkrebs. Lehrbuch für Breast Cancer Nurses, Pflegende und Gesundheitsberufe. Huber, Bern 2008

Georg, J.: Ekel und Körperbild. NOVA 33 (2002) 9: 21–23

Georg, J.: Das Körperbild verbessern – Körperrealität, -ideal und -präsentation verbessern. NOVA 36 (2005) 12: 12–13

Joraschky, P.; Loew, T.; Röhricht, F.: Körpererleben und Körperbild. Schattauer, Stuttgart 2008

Price, B.: Altered Body Image. NT clinical monographs Nr. 29. Emap Healthcare, London 1999

Salter, M.: Körperbild und Körperbildstörungen. Huber, Bern 1998

Schubert, A.: Das Körperbild. Klett-Cotta, Stuttgart 2009

Vock, S.; Legenbauer, T.: Körperbildtherapie bei Anorexia und Bulimia Nervosa. Hogrefe, Göttingen 2010

Gefahr einer unausgeglichenen Körpertemperatur [P]

Risk for imbalanced body temperature (00005) (1986, R 2000)
Domäne 11: **Sicherheit/Schutz**
Klasse 6: **Thermoregulation**

Diagnosetyp (Dokumentationsform): Risikopflegediagnose (PR)
Zuordnung der Pflegediagnose nach Pflegemodellen/-klassifikationen s. Kap. 6.

Definition: Risiko, dass die Körpertemperatur nicht im Normbereich aufrechterhalten werden kann

Risikofaktoren [R]

- Altersextreme
- Gewichtsextreme

- extreme Umgebungstemperaturen
- Kleidung ist der Umgebungstemperatur nicht angemessen
- Dehydration
- Inaktivität
- übermäßige Aktivität
- gefäßverengende Medikamente
- gefäßerweiternde Medikamente
- Sedierung [Gebrauch oder Überdosis gewisser Medikamente oder Folge von Narkosewirkung]
- Krankheiten, die die Temperaturregulation beeinflussen [z. B. systemische oder lokalisierte Infektionen, Neoplasien, Tumore, kollagene/vaskuläre Erkrankung]
- Verletzungen, die die Temperaturregulation beeinflussen
- veränderte Stoffwechselrate.

Klientenbezogene Pflegeziele oder Evaluationskriterien

Der Klient

- kann eine normale Körpertemperatur aufrechterhalten.
- äußert, die individuellen Risikofaktoren und angemessene Maßnahmen zu verstehen.
- zeigt durch sein Verhalten, dass die Körpertemperatur überwacht und angemessen aufrechterhalten werden kann.

Maßnahmen oder Pflegeinterventionen

1. Pflegepriorität: Erkennen von ursächlichen Faktoren/Risikofaktoren:

- Ermitteln, inwieweit die gegenwärtige Erkrankung die Folge von Umgebungsfaktoren, Operation, Infektion oder Verletzung ist. *Hilft, das Spektrum potenziell erforderlicher Interventionen zu bestimmen (z. B. einfach zusätzliche warme Decken nach einer Operation oder Hypothermietherapie nach einem Hirntrauma.*
- Überwachen der Laborwerte (z. B. Infektionsnachweis, Schilddrüsentests oder andere endokrine Tests, Medikamentenblutspiegel), *um mögliche innere Ursachen der Temperaturschwankungen zu erkennen.*
- Achten auf das Alter des Klienten (z. B. Frühgeburt, Kleinkind oder Betagter), *da dies einen unmittelbaren Einfluss auf die Fähigkeit zur Regulation und Erhaltung der Körpertemperatur sowie auf*

die Fähigkeit zur Reaktion auf Veränderungen der Umgebungstemperatur haben kann.

- Ermitteln des Ernährungszustands des Klienten, *um einen Stoffwechseleffekt auf die Körpertemperatur festzustellen und Nahrungsmittel oder einen Nährstoffmängel zu identifizieren, die den Stoffwechsel beeinträchtigen.*

2. Pflegepriorität: Verhindern einer abnormen Temperaturveränderung:

- Kontrollieren/Erhalten der Umgebungstemperatur (z. B. durch Sorgen für Wärme-/Kälteanwendungen, wie Heizungen/Lüfter, soweit angezeigt).
- Überwachen des Gebrauchs von Heizkissen, Heizdecken, Eisbeuteln und Wärmeschutzdecken, vor allem bei Klienten, die sich nicht selbst schützen können.
- Angemessenes Einkleiden des Klienten oder entsprechende Absprache mit dem Klienten/der bzw. den Betreuungspersonen (z. B. Kleidung in mehreren Schichten, Mütze/Hut und Handschuhe bei kühler/kalter Witterung, leichte und lockere Kleidung bei warmem Wetter, wasserundurchlässige/-abweisende Kleidung für den Außenbereich.
- Bedecken des Kopfes des Kindes mit einer Pudelmütze, Platzieren des Kindes unter ausreichend Decken. Platzieren des Neugeborenen unter einen Wärmestrahler. *Der Wärmeverlust bei Säuglingen ist am größten über den Kopf sowie durch Schwitzen und Abstrahlung.*
- Einschränken der Bekleidung/Entfernen der Decke bei einem Frühgeborenen im Inkubator, *um eine Überwärmung im klimakontrollierten Umfeld zu vermeiden.*
- Kontrollieren der Kerntemperatur. *Die Messung im Tympanon ist u. U. vorzuziehen, da sie die genaueste nichtinvasive Messmethode ist, ausgenommen bei Säuglingen, wo eine Hautelektrode bevorzugt wird.*
- Wiederherstellen und Aufrechterhalten der normalen Kerntemperatur des Klienten. *Unter Umständen sind Interventionen erforderlich, um eine Hypo- oder Hyperthermie zu behandeln* (vgl. PDx: Hypothermie, Hypothermie).
- Empfehlen von Umstellungen der Lebensweise, wie etwa Einstellen des Rauchens, Normalisieren des Körpergewichts, nahrhafte Mahlzeiten und regelmäßige körperliche Betätigung, *um den Stoffwechsel maximal an den individuellen Bedarf anzupassen.*

- Vermitteln gefährdeter Personen an entsprechende Beratungsstellen in der Gemeinde (z.B. Sozialamt, Altershilfe, Notschlafstellen), *um Hilfsangebote zur Befriedigung individueller Bedürfnisse zu machen.*

3. Pflegepriorität: Das Wohlbefinden fördern (Beratung, Patientenedukation und Entlassungsplanung):
- Erörtern des potenziellen Problems/der individuellen Risikofaktoren mit dem Klienten bzw. seiner/seinen Bezugsperson(en).
- Überprüfen von Fragen des Alters und des Geschlechts, soweit angemessen. *Ältere/geschwächte Personen, Babys und Kleinkinder fühlen sich bei höheren Umgebungstemperaturen typischerweise wohler. Frauen wird schneller kühl als Männern, was mit der Körpergröße oder Unterschieden im Stoffwechsel und der Fließgeschwindigkeit des Blutes zu den Extremitäten, um die Körpertemperatur zu regeln, zu tun haben kann.*
- Anleiten in angemessenen Maßnahmen der Selbstpflege (z.B. Kleidung zusätzlich an- oder ausziehen, eine Wärmequelle zusätzlich an- oder ausschalten, Überprüfen des Medikationsplans mit dem Arzt, um die Medikamente herauszufinden, die die Thermoregulation beeinflussen können. Evaluieren der häuslichen Umgebung/der Unterkunft im Hinblick auf die Fähigkeit, mit Wärme und Kälte zurechtzukommen, Sich-Kümmern um den Ernährungs- und Hydratationszustand), *um vor den erkannten Risikofaktoren zu schützen.*
- Prüfen, wie versehentliche Temperaturveränderungen verhindert werden können (z.B. Unterkühlung als Folge von übermäßiger Kühlung bei der Fiebersenkung oder zu warme Umgebung für einen Klienten, der nicht mehr schwitzen kann).

Schwerpunkte der Pflegedokumentation

Pflegeassessment oder Neueinschätzung
- festgestellte ursächliche Faktoren/Risikofaktoren
- Messwerte der Kerntemperatur, Initial- und Folgewerte nach Bedarf
- Untersuchungs-, Laborresultate.

Planung
- Pflege-/Interventionsplan und beteiligte Personen
- Patientenedukationsplan für Klienteninformation, -schulung

und -beratung inkl. der besten umgebungstemperatur und Wegen zur Verhinderung von Hypo- oder Hyperthermie.

Durchführung/Evaluation

- Reaktionen auf Interventionen/Patientenedukation und ausgeführte Pflegemaßnahmen
- Zielerreichung/Fortschritte in Richtung gewünschter Ergebnisse
- Veränderungen des Pflegeplans.

Entlassungs- oder Austrittsplanung

- Erfordernisse der Entlassung, langfristiger Pflegebedarf nach Entlassung, vorgenommene Koordinationen und Vermittlungen, zusätzlich verfügbare personelle, kommunale und materielle Ressourcen
- spezifische, vorgenommene Vermittlungen, Nachsorgeplan sowie Verantwortlichkeiten für zu treffende Maßnahmen.

Empfohlene, exemplarische Pflegeinterventionen (NIC) und Pflegeergebnisse (NOC)

NIC: *Temperaturregulation* (Temperature Regulation) (McCloskey-Dochterman, J.; Bulecheck, G. M., 2013)

NOC: *Wärmeregulation* [Thermoregulation] (Moorhead, S., Johnson, M.; Maas, M. L.; Swanson, E., 2013)

Literatur

Bachmann, R. M.; Schleimkofer: Natürlich gesund mit Kneipp, TRIAS, Stuttgart 2012

Carpenito-Moyet L. J.: Das Pflegediagnosen-Lehrbuch. Huber, Bern 2013

Georg, J.: Vitalfunktion: Temperaturregulation bei alten Menschen. NOVA 39 (2008) 2: 20–23

Larsen, R.: Anästhesie und Intensivmedizin für die Fachpflege. Springer, Berlin 2012

Sonn, A.; Baumgärtner, U.; Merk, B.:. Wickel und Auflagen. Thieme, Stuttgart 2010

Tappert F.; Schär W.: Erste Hilfe kompakt. Huber, Bern 2006

Chronischer Kummer [P]

Chronic sorrow (00137) (1998)
Domäne 9: **Coping/Stresstoleranz**
Klasse 2: **Coping-Reaktionen**

Diagnosetyp (Dokumentationsform): aktuelle Pflegediagnose (PES)
Zuordnung der Pflegediagnose nach Pflegemodellen/-klassifikationen s. Kap. 6.

Definition: Zyklisches, wiederkehrendes und potenziell fortschreitendes Muster einer allgegenwärtigen erlebten Traurigkeit (eines Elternteils, eines Pflegenden oder eines chronisch kranken oder behinderten Individuums) als Reaktion auf einen beständigen Verlust während des Verlaufs einer Krankheit oder einer Behinderung

Beeinflussende Faktoren [od. Einflussfaktoren] [E]

K

- Tod einer geliebten Person
- erlebt chronische Krankheit (z. B. physische oder psychische)
- erlebt chronische Behinderung (z. B. physische oder psychische)
- Krisen im Umgang mit der Krankheit
- Krisen im Umgang mit der Behinderung
- Krisen, die sich auf die Entwicklungsphasen beziehen
- verpasste Gelegenheiten
- verpasste Meilensteine (wichtige Ereignisse)
- endloses Pflegen.

Bestimmende Merkmale [od. Symptome] [S]

subjektive

- drückt negative Gefühle aus (z. B. Wut, Missverstanden werden, Verwirrtheit, Depression, Enttäuschung, Leere, Furcht, Frustration, Schuld, Selbstbeschuldigung, Hilflosigkeit, Hoffnungslosigkeit, Einsamkeit, geringes Selbstwertgefühl, wiederkehrender Verlust, Überwältigung)
- drückt Gefühle der Traurigkeit aus (z. B. periodisch, wiederkehrend)
- drückt Gefühle aus, die die Fähigkeit, das höchste Niveau des Wohlbefindens zu erreichen, beeinträchtigen
- drückt Gefühle aus, die die Fähigkeit, das höchste Niveau des sozialen Wohlbefindens zu erreichen, beeinträchtigen.

Klientenbezogene Pflegeziele oder Evaluationskriterien

Der Klient

- erkennt das Vorhandensein/die Auswirkungen von Sorgen an.
- zeigt Fortschritte im Umgang mit Trauer.
- nimmt seinen Fähigkeiten entsprechend an der Arbeit und/oder an Selbstversorgungsaktivitäten (ADL) teil.
- formuliert ein Gefühl des Fortschritts in Richtung auf ein Lösen der Sorgen und Hoffnung auf die Zukunft.

Maßnahmen oder Pflegeinterventionen

1. Pflegepriorität: Erkennen ursächlicher/beeinflussender Faktoren:

- Feststellen aktueller/kürzlicher Ereignisse oder Bedingungen, die zur geistigen Verfassung des Klienten, wie unter «Beeinflussende Faktoren [oder Einflussfaktoren] [E]» aufgeführt, beitragen (z. B. Tod einer geliebten Person, chronische körperliche oder geistige Krankheit/Behinderung etc.).
- Suchen nach Hinweisen auf Traurigkeit (z. B. Seufzer, in die Weite gerichteter Blick, ungepflegtes Erscheinungsbild, Unaufmerksamkeit im Gespräch, Ablehnen von Nahrung). *Chronischer Kummer hat einen zyklischen Effekt und reicht von Zeiten sich vertiefenden Kummers bis hin zu Zeiten einer gewissen Erleichterung.*
- Bestimmen des Funktionsgrades, der Fähigkeit zur Selbstversorgung.
- Achten auf Vermeidungsverhalten (z. B. Wut, Rückzug, Verleugnung).
- Herausarbeiten kultureller Faktoren/religiöser Konflikte. *Die Familie findet sich u. U. in einen Konflikt zwischen Sorge und Wut auf Grund einer Veränderung entgegen den Erwartungen (z. B. Neugeborenes mit einer Behinderung, wenn ein perfektes Kind erwartet wurde, während gleichzeitig die religiöse Überzeugung lautet, alle Kinder seien Geschenke Gottes und das Individuum/die Eltern bekäme[n] nie mehr, als es/sie bearbeiten könnte[n]).*
- Feststellen der Reaktion der Familie/Bezugsperson auf die Situation des Klienten, Assessment der Bedürfnisse der Familie/Bezugsperson. *Unter Umständen fällt es der Familie auf Grund ihres eigenen Kummers/eigener Verlustgefühle schwer, mit dem Kind/der*

kranken Personen umzugehen, und es gelingt besser, wenn ihre Bedürfnisse erfüllt werden.
- Vgl., soweit angemessen, PDx: Erschwertes Trauern, Rollenüberlastung der pflegenden Bezugsperson, Unwirksames Coping.

2. Pflegepriorität: Unterstützen des Klienten beim Durchgang durch den Kummer:
- Ermutigen zum Verbalisieren der Situation *(hilfreich zu Beginn der Auflösung und Annahme).* Aktives Zuhören bei Gefühlen sowie Präsent- und Verfügbar-Sein zur Unterstützung/Hilfe.
- Ermutigen, Wut/Furcht/Angst zum Ausdruck zu bringen. Vgl. geeignete Pflegediagnosen.
- Anerkennen der Gefühle von Schuld/Selbstbezichtigung inkl. der Feindseligkeit gegenüber geistlicher Macht (vgl. PDx: Gefahr einer Sinnkrise). *Werden Gefühle gewürdigt, steht es dem Klienten frei, Schritte in Richtung einer Auflösung zu unternehmen.*
- Sorgen für Trost und Präsenz/Verfügbarkeit sowie für Fürsorge bezüglich körperlicher Bedürfnisse.
- Erörtern der Bewältigungsformen, in denen das Individuum mit früheren Verlusten umgegangen ist. Bestärken im Einsatz früher erfolgreicher Coping-Strategien.
- Anleiten im/Ermutigen zum Anwenden von Visualisieren und Entspannungsübungen.
- Erörtern der Gabe von Medikamenten, wenn eine Depression die Fähigkeit zum Umgang mit dem Leben stört. *Unter Umständen profitiert der Klient von der kurzfristigen Anwendung eines Antidepressivums, um ihm im Umgang mit der Situation zu helfen.*
- Unterstützen der Bezugsperson im Umgang mit der Reaktion des Klienten. *Die Familie/Bezugsperson versagt u. U. nicht, sondern ist intolerant.*
- Einbeziehen der Familie/Bezugsperson in realistische Zielsetzungen zur Erfüllung der Bedürfnisse des Individuums.

3. Pflegepriorität: Fördern des Wohlbefindens (Beratung, Patientenedukation und Entlassungsplanung):
- Erörtern wirkungsvoller Formen des Umgangs mit schwierigen Situationen.
- Den Klienten familiäre, religiöse und kulturelle Faktoren aufzeigen lassen, die für ihn von Bedeutung sind. *Hilft u. U., den Verlust oder die belastende Situation in eine Perspektive zu rücken und die Auflösung von Trauer/Kummer zu fördern.*

- Ermutigen zur Teilnahme an üblichen Aktivitäten sowie zu normaler Betätigung und üblichem gesellschaftlichen Leben innerhalb der Grenzen des körperlichen oder seelischen Zustands. Das Beibehalten gewohnter Aktivitäten kann Menschen davor bewahren, dass sich die Sorgen/Depression vertiefen/vertieft.
- Einführen des Begriffs der Achtsamkeit (Leben im Augenblick). *Fördert Gefühle von Kompetenz und die Überzeugung, dass sich mit diesem Augenblick zurechtkommen lässt.*
- Vermitteln an andere Quellen (z. B. seelsorgerische Betreuung, Beratung, Psychotherapie, Kurzzeitpflege, Selbsthilfegruppen). *Sorgt bei Bedarf für zusätzliche Hilfe beim Lösen der Situation/ Fortsetzen der Trauerarbeit.*

Schwerpunkte der Pflegedokumentation

Pflegeassessment oder Neueinschätzung

- körperliche/emotionale Reaktion auf den Konflikt, Äußerungen von Traurigkeit
- kulturelle Fragen/religiöse Konflikte
- Reaktionen der Familie/Bezugsperson.

Planung

- Pflege-/Interventionsplan und beteiligte Personen
- Patientenedukationsplan für Klienteninformation, -schulung und -beratung.

Durchführung/Evaluation

- Reaktionen auf Interventionen/Patientenedukation und ausgeführte Pflegemaßnahmen
- Zielerreichung/Fortschritte in Richtung gewünschter Ergebnisse
- Veränderungen des Pflegeplans.

Entlassungs- oder Austrittsplanung

- Erfordernisse der Entlassung, langfristiger Pflegebedarf nach Entlassung, vorgenommene Koordinationen und Vermittlungen, zusätzlich verfügbare personelle, kommunale und materielle Ressourcen
- spezifische, vorgenommene Vermittlungen, Nachsorgeplan sowie Verantwortlichkeiten für zu treffende Maßnahmen.

Empfohlene, exemplarische Pflegeinterventionen (NIC) und Pflegeergebnisse (NOC)

NIC: *Hoffnungsvermittlung* [Hope Instillation] (McCloskey-Dochterman, J.; Bulecheck, G. M., 2013)

NOC: *Ausmass von Depression* [Depression Level] (Moorhead, S., Johnson, M.; Maas, M. L.; Swanson, E., 2013)

Literatur

Carpenito-Moyet L. J.: Das Pflegediagnosen-Lehrbuch. Huber, Bern 2013
Domenig, D. (Hrsg.): Transkulturelle Kompetenz. Huber, Bern 2007
Fitzgerald Miller, J.: Chronisch Kranksein bewältigen – Machtlosigkeit überwinden. Huber, Bern 2003
Forsyth, J. P.; Eifert, G. H: Mit Ängsten und Sorgen erfolgreich umgehen. Göttingen, Hogrefe 2010
Houldin, A. D.: Pflegekonzepte in der onkologischen Pflege. Huber, Bern 2003
Knuf, A.: Ruhe da oben. Arbor, Freiburg 2012
Müller, M.; Schnegg, M.: Unwiederbringlich – Vom Sinn der Trauer. Herder, Freiburg 2001
Orsillo, S.;Roemer, L.: Der Achtsame Weg durch die Angst. Wie wir andauernde Sorgen und Grübelei hinter uns lassen. Freiburg, Arbor 2012
Reed, F. C.: Pflegekonzept Leiden. Bern: Huber 2013
Rischer, A.: Sorgen und Grübeln: Zwei Seiten einer Medaille. Ein Konzeptvergleich von Worry und Rumination. University of Bamberg, Bamberg 2008
Schröck, R.; Drerup, E.: Bangen und Hoffen – Beiträge der Pflegeforschung zu existenziellen Erfahrungen kranker Menschen und ihrer Angehörigen. Lambertus, Freiburg 2001
Teismann, T.; Hanning, S.; von Brachel, R.; Willutzki, U.: Kognitive Verhaltenstherapie depressiven Grübelns. Springer, Berlin 2012
Vef-Georg, G.: Sich sorgen. NOVA 40 (2009) 4: 27–28

Latexallergische Reaktion [P]

***Latex allergy response* (00041)** (1998, R 2006, LOE 2.1)
Domäne 11: **Sicherheit/Schutz**
Klasse 5: **Abwehrprozesse**

Diagnosetyp (Dokumentationsform): aktuelle Pflegediagnose (PES)
Zuordnung der Pflegediagnose nach Pflegemodellen/-klassifikationen s. Kap. 6.

Definition: Hypersensible Reaktion auf natürliche Latexgummiprodukte

Beeinflussende Faktoren [od. Einflussfaktoren] [E]

- allergische Reaktion auf Naturlatexprodukte [Überempfindlichkeit gegen das Eiweiß von natürlichem Latex].

L

Bestimmende Merkmale [od. Symptome] [S]

subjektive

lebensbedrohliche Reaktionen, die innerhalb 1 Stunde nach Kontakt mit Latexproteinen auftreten:

- Druckgefühl in der Brust [Kurzatmigkeit].

gastrointestinale Kennzeichen:

- Abdominalschmerz
- Übelkeit.

orofaziale Kennzeichen:

- Juckreiz in den Augen
- nasaler Juckreiz
- Juckreiz im Gesicht
- oraler Juckreiz
- verstopfte Nase.

generalisierte Kennzeichen:

- allgemeines Unbehagen/Unwohlsein
- zunehmende Beschwerden über Hitzegefühl im ganzen Körper.

Typ-IV-Reaktionen, die nach 1 Stunde nach Kontakt mit Latexproteinen auftreten:

- Reaktionen auf Additive (Thiurame, Carbamate) verursachen Beschwerden.

objektive

lebensbedrohliche Reaktionen, die innerhalb 1 Stunde nach Kontakt mit Latexproteinen auftreten:

- Kontakturtikaria entwickelt sich zu generalisierten Symptomen
- Lippenödem
- Zungenödem
- Ödeme des Gaumenzäpfchens
- Rachenödem
- Dyspnö
- Stridor
- Bronchospasmus
- Atemstillstand
- Hypotonie
- Synkope
- Herzstillstand.

orofaziale Kennzeichen:

- Ödeme der Skleren
- Lidödeme
- Erythem der Augen
- Tränen der Augen
- Erythem der Nase
- Gesichtserythem
- Rhinorrhö (Fließschnupfen).

generalisierte Kennzeichen:

- Hitzewallung
- generalisierte Ödeme
- Ruhelosigkeit.

Typ-IV-Reaktionen, die nach 1 Stunde nach Kontakt mit Latexproteinen auftreten:

- Ekzem
- Reizung
- Rötung.

Klientenbezogene Pflegeziele oder Evaluationskriterien

Der Klient

- ist frei von Zeichen einer Überempfindlichkeitsreaktion.
- bringt zum Ausdruck, dass er individuelle Risiken/Verantwortlichkeiten beim Vermeiden einer Exposition verstanden hat.

L

- erkennt Zeichen/Symptome, die eine sofortige Intervention erfordern.

Maßnahmen oder Pflegeinterventionen

1. Pflegepriorität: Einschätzen beeinflussender/ursächlicher Faktoren:

- Identifizieren von Personen in Hochrisikokategorien, wie etwa Personen mit anamnestisch bekannter Nahrungsmittellergie (z.B. gegen Bananen, Avocado, Haselnuss, Kiwi, Papaya, Pfirsich, Nektarinen) und mit früheren Allergien, Asthma und Hautkrankheiten (z.B. Ekzem und sonstige Dermatitis); Personen, die beruflich gegenüber Latexprodukten exponiert sind (z.B. in der Gesundheitsversorgung Tätige, PolizistInnen/Angehörige der Feuerwehr; in der medizinischen Notversorgung Tätige); Personen, die mit Nahrungsmitteln zu tun haben; Friseure/Friseusen, Reinigungspersonal, ArbeiterInnen in Fabriken, in denen latexhaltige Produkte hergestellt werden; Personen mit Neuralrohrdefekt (z.B. Spina bifida) oder angeborenen Harnwegserkrankungen, die häufige Operationen oder Katheterisierungen erfordern (z.B. Blasenekstrophie). *Die schwersten Reaktionen treten tendenziell auf, wenn Latexprotein bei invasiven Prozeduren mit innerem Gewebe sowie mit der Schleimhaut von Mund, Vagina, Harnröhre oder Rektum in Berührung kommt.*
- Erörtern einer kurze Zeit zurückliegenden Exposition, z.B. das Aufblasen von Luftballons oder das Verwenden gepuderter Handschuhe (dies könnte eine Akutreaktion auf das Puder sein), Gebrauch eines Diaphragmas aus Latex/von Kondomen (kann beide Partner betreffen).
- Beachten eines positiven Prick-Tests, wenn die Haut des Klienten mit Latexextrakten getestet wird. *Empfindlicher, spezifischer und schneller Test, der bei Personen mit Verdacht auf Überempfindlichkeit wegen der Gefahr einer Anaphylaxie vorsichtig eingesetzt werden sollte.*
- Durchführen eines Provokations-/Patch-Tests, falls angemessen, *um bei einem Klienten mit bekannter Typ-IV-Überempfindlichkeit spezifische Allergene zu identifizieren.*
- Vermerken der Reaktion auf den Radioallergosorbenttest (RAST) oder enzymgebundene Tests auf latexspezifisches IgE (ELISA). *Einzig sicherer Test bei einem Klienten mit anamnestisch bekannten lebensbedrohenden Reaktionen.*

2. Pflegepriorität: Ergreifen von Maßnahmen, um die allergische Reaktion abzuschwächen/zu begrenzen bzw. die Exposition gegenüber dem Allergen zu vermeiden:

- Feststellen der aktuellen Symptome des Klienten und Vermerken von Angaben über Ausschlag, Urtikaria, Juckreiz, Augensymptome, Ödem, Diarrhö, Übelkeit, Mattigkeit.
- Feststellen, wie viel Zeit seit der Exposition vergangen ist (z. B. sofortiges oder verzögertes Einsetzen, etwa nach 24–48 Stunden).
- Prüfen der Haut (gewöhnlich der Hände, kann aber überall sein) auf trockene, krustige, harte Schwellungen, horizontale Risse. *Es kann sich hier um eine Reizerscheinungen verursachende Kontaktdermatitis (die schwächste/häufigste Art der Überempfindlichkeitsreaktion) oder um Zeichen einer allergischen Kontaktdermatitis (einer schwereren Form der Haut-/Gewebsreaktion mit verzögertem Beginn) handeln.*
- Assistieren beim Behandeln der Kontaktdermatitis/Typ-IV-Reaktion, die die häufigste Reaktion ist (z. B. Waschen der betroffenen Haut mit milder Seife und Wasser, ggf. Anwendung einer topischen Kortikoidsalbe und zukünftiges Meiden von Latex). [Informieren des Klienten, dass die häufigste Ursache Latexhandschuhe sind, dass aber auch viele andere Produkte Latex enthalten und die Erkrankung verschlimmern könnten.]
- Engmaschige Überwachung auf Zeichen systemischer Reaktionen (z. B. Atemnot, Giemen, Hypotonie, Zittern, Thoraxschmerz, Tachykardie, Herzrhythmusstörungen). *Zeichen einer anaphylaktischen Reaktion, die zum Herzstillstand führen können.*
- Entsprechende Behandlung beim Auftreten einer schweren/lebensbedrohenden Reaktion, soweit angemessen, darunter Antihistaminika, Epinephrin, Flüssigkeiten i. v., Kortikosteroide, Sauerstoff und/oder künstliche Beatmung, soweit indiziert.
- Sicherstellen, dass entsprechend den empfohlenen Richtlinien und Standards eine latexfreie Umgebung (z. B. im OP/in der Klinik) und latexfreie Produkte verfügbar sind, darunter Verbrauchsmaterialien und Geräte (z. B. puderfreie, latexproteinarme Produkte und latexfreie Gegenstände: Handschuhe, Spritzen, Katheter, Schläuche, Pflaster, Thermometer, Elektroden, Sauerstoffschläuche/-sonden, Unterlagen, Aufbewahrungsbeutel, Windeln, Sauger von Fläschchen), soweit angemessen.
- Schulen aller Gesundheitsfachpersonen in Wegen zur Verhinderung einer unbeabsichtigten Exposition (z. B. Latexwarnhinweise

im Zimmer des Klienten, Dokumentieren einer Latexallergie in der Patientenakte) und in Notfallbehandlungsmaßnahmen, falls erforderlich.

3. Pflegepriorität: Fördern des Wohlbefindens (Patientenedukation):

- Instruieren des Klienten/seiner Bezugsperson(en), die Umgebung auf latexhaltige Produkte abzusuchen und regelmäßig zu überprüfen und diese Produkte ggf. zu ersetzen.
- Sorgen für Listen mit Produkten, durch die sich die latexhaltigen Produkte ersetzen lassen (z. B. Werkzeuge mit Gummigriff/Spielzeuge/Schläuche, gummihaltige Unterlagen, Unterwäsche, Teppiche, Schuhsohlen, das Mouse-Pad eines Computers, Radiergummi, Gummibänder).
- Betonen der Notwendigkeit, einen Allergikerpass mit sich zu führen und jede neue Gesundheitsfachperson über die Überempfindlichkeit zu informieren, um vermeidbare Expositionen zu verringern.
- Dem Klienten raten, sich der Möglichkeit begleitender Nahrungsmittelallergien bewusst zu sein.
- Instruieren des Klienten/der Familie/von Bezugspersonen über Zeichen einer Reaktion und die Notfallbehandlung. *Fördert das Problembewusstsein und erleichtert rechtzeitiges Intervenieren.*
- Sorgen für eine Überprüfung des Arbeitsplatzes/Empfehlungen zur Expositionsverhinderung.
- Vermitteln an spezielle Stellen (z. B. Selbsthilfegruppen, Berufsgenossenschaft) für weitere Informationen und Unterstützung.

Schwerpunkte der Pflegedokumentation

Pflegeassessment oder Neueinschätzung

- Befunde des Assessments, einschlägige Anamnese des Kontakts mit Latexprodukten und der Häufigkeit der Exposition
- Art und Ausmaß der Symptomatologie.

Planung

- Pflege-/Interventionsplan und beteiligte Personen
- Patientenedukationsplan für Klienteninformation, -schulung und -beratung.

Durchführung/Evaluation

- Reaktionen auf Interventionen/Patientenedukation und ausgeführte Pflegemaßnahmen

- Zielerreichung/Fortschritte in Richtung gewünschter Ergebnisse
- Veränderungen des Pflegeplans.

Entlassungs- oder Austrittsplanung

- Erfordernisse der Entlassung, langfristiger Pflegebedarf nach Entlassung, vorgenommene Koordinationen und Vermittlungen, zusätzlich verfügbare personelle, kommunale und materielle Ressourcen.

Empfohlene, exemplarische Pflegeinterventionen (NIC) und Pflegeergebnisse (NOC)

NIC: Prävention: *Latexallergie* [Latex Precautions] (McCloskey-Dochterman, J.; Bulecheck, G. M., 2013)
NOC: *Kontrolle von Überempfindlichkeit des Immunsystems* [Immune Hypersensitivity Control] (Moorhead, S., Johnson, M.; Maas, M. L.; Swanson, E., 2013)

Literatur

Carpenito-Moyet L. J.: Das Pflegediagnosen-Lehrbuch. Huber, Bern 2013
Sitzmann, F.: Hygiene daheim. Professionelle Hygiene in der stationären und häuslichen Alten- und Langzeitpflege. Huber, Bern 2007
Sitzmann, F.: Hygiene kompakt. Huber, Bern 2012
Weskott, M.: Prävention der Latexallergie in Krankenhaus und Praxis. BOD, Martin Weskott 2002

L

Gefahr einer latexallergischen Reaktion [P]

Risk for latex allergy response (00042) (1998, R 2006, LOE 2.1)
Domäne 11: **Sicherheit/Schutz**
Klasse 5: **Abwehrprozesse**

Diagnosetyp (Dokumentationsform): Risikopflegediagnose (PR)
Zuordnung der Pflegediagnose nach Pflegemodellen/-klassifikationen s. Kap. 6.

Definition: Risiko einer hypersensiblen Reaktion auf natürliche Latexgummiprodukte

Risikofaktoren [R]

- Anamnestisch bekannte Reaktionen auf Latex [z. B. Luftballons, Kondome, Handschuhe]
- Allergien auf Bananen
- Allergien auf Avocados
- Allergien auf Südfrüchte
- Allergien auf Kiwis
- Allergien auf (Ross-)Kastanien
- Allergien auf Weihnachtssterne [*Euphorbia sp.*]
- anamnestisch bekannte Allergien
- anamnestisch bekanntes Asthma
- Berufe mit täglichem Latexkontakt (z. B. medizinische, zahnmedizinische Berufe, Pflegeberufe)
- mehrere chirurgische Eingriffe, vor allem seit der Kindheit.

Klientenbezogene Pflegeziele oder Evaluationskriterien

Der Klient

- erkennt und korrigiert potenzielle Risikofaktoren im Umfeld.
- zeigt geeignete Änderungen der Lebensweise, um das Risiko einer Exposition zu verringern.
- identifiziert Ressourcen zur Unterstützung beim Schaffen eines sicheren Umfelds.
- erkennt die Notwendigkeit einer Unterstützung, um Reaktionen/Komplikationen zu beschränken, und strebt danach.

Maßnahmen oder Pflegeinterventionen

1. Pflegepriorität: Einschätzen ursächlicher/beeinflussender Faktoren:

- Identifizieren von Personen in Hochrisikokategorien, wie etwa Personen mit anamnestisch bekannter Nahrungsmittellergie (z. B. gegen Banane, Avocado, Haselnuss, Kiwi, Papaya, Pfirsich, Nektarine) und mit früheren Allergien, Asthma und Hautkrankheiten (z. B. Ekzem und einer anderen Dermatitis); Personen, die beruflich gegenüber Latexprodukten exponiert sind (z. B. in der Gesundheitsversorgung Tätige, PolizistInnen/Angehörige der Feuerwehr; in der medizinischen Notversorgung Tätige); Personen, die mit Nahrungsmitteln zu tun haben; Friseure/Friseusen, Reinigungspersonal, ArbeiterInnen in Fabriken, in denen latex-

haltige Produkte hergestellt werden; Personen mit Neuralrohrdefekt (z. B. Spina bifida) oder kongenitalen Harnwegserkrankungen, die häufige Operationen oder Katheterisierungen erfordern (z. B. Blasenekstrophie). *Die schwersten Reaktionen treten tendenziell auf, wenn Latexprotein bei invasiven Prozeduren mit innerem Gewebe sowie mit der Schleimhaut von Mund, Vagina, Harnröhre oder Rektum in Berührung kommt.*
- Prüfen, ob der Klient durch Katheter, I. v.-Schläuche, Eingriffe am Zahnapparat oder andere Eingriffe im Setting der Gesundheitsversorgung mit Latex in Berührung kommen könnte. *Zwar werden in vielen medizinischen Einrichtungen und von vielen Gesundheitsdienstleistern latexfreie Instrumente und Geräte verwendet, jedoch findet sich Latex in vielen medizinischen Verbrauchsartikeln und/oder im gesamten Umfeld der Gesundheitsversorgung und kann den Klienten und Gesundheitsdienstleister gefährden.*

2. Pflegepriorität: Unterstützen beim Korrigieren von Faktoren, die zur Latexallergie führen könnten:
- Erörtern der Notwendigkeit, eine Exposition gegenüber Latex zu meiden, wenn Verdacht auf Überempfindlichkeit besteht.
- Empfehlen/Unterstützen des Klienten/der Familie beim Überprüfen des Umfelds und Entfernen aller latexhaltigen medizinischen Produkte oder Haushaltswaren.
- Schaffen einer latexfreien Umgebung (z. B. Ersetzen durch latexfreie Produkte wie Gummihandschuhe, I. v.-Schläuche aus PVC, latexfreies Klebeband, Thermometer, latexfreie Elektroden, latexfreie Sauerstoffsonden), *um die Sicherheit des Klienten zu erhöhen, indem die Exposition verringert wird.*
- Beschaffen von Listen mit latexfreien Produkten und Verbrauchsartikeln für den Klienten/die versorgende Person, wenn angemessen, *um in die Exposition zu begrenzen.*
- Sich-Vergewissern, dass Einrichtungen Vorgehensweisen und Verfahren eingeführt haben, um Sicherheit zu schaffen und die Gefahr für Beschäftigte und Klienten zu verringern.
- Fördern einer guten Hautpflege, wenn Latexhandschuhe als Barriere bei bestimmten Erkrankungen (z. B. HIV) oder bei einer Operation gewünscht werden. Verwenden puderfreier Handschuhe, Händewaschen sofort nach Ausziehen der Handschuhe, Meiden von Handcremes auf Ölbasis. *Senkt dermale und respira-*

torische Exposition gegenüber Latexprotein, die sich an das Puder in Handschuhen binden.

3. Pflegepriorität: Fördern des Wohlbefindens (Beratung und Entlassungsplanung):

- Erörtern von Wegen, eine Exposition gegenüber Latexprodukten zu vermeiden, mit dem Klienten/der Bezugs- bzw. Betreuungsperson.
- Instruieren des Klienten/der versorgenden Personen über mögliche Überempfindlichkeitsreaktionen und wie man die Symptome einer Latexallergie erkennt (z. B. Hautausschlag, Nesselsucht, Hautrötung, Jucken, Symptome an Nase, Augen oder Stirnhöhlen, Asthma und [selten] Schock).
- Identifizieren von Maßnahmen, die beim Auftreten von Reaktionen zu ergreifen sind.
- Bei Bedarf Vermitteln an einen Facharzt für Allergologie *zur Testung, falls angemessen.* Durchführen des Provokations-/Patch-Tests mit Handschuhen auf der Haut: *Nesselsucht, Juckreiz, gerötete Bereiche deuten auf Empfindlichkeit hin.*

Schwerpunkte der Pflegedokumentation

Pflegeassessment oder Neueinschätzung

- Befunde des Assessments bzw. der einschlägigen Anamnese eines Kontakts mit Latexprodukten/Häufigkeit der Exposition.

Planung

- Pflege-/Interventionsplan und beteiligte Personen
- Patientenedukationsplan für Klienteninformation, -schulung und -beratung.

Durchführung/Evaluation

- Reaktionen auf Interventionen/Patientenedukation und ausgeführte Pflegemaßnahmen.

Entlassungs- oder Austrittsplanung

- Erfordernisse der Entlassung
- spezifische, vorgenommene Vermittlungen.

Empfohlene, exemplarische Pflegeinterventionen (NIC) und Pflegeergebnisse (NOC)

NIC: *Prävention: Latexallergie* [Latex Precautions] (McCloskey-Dochterman, J.; Bulecheck, G. M., 2013)

NOC: *Kontrolle von Überempfindlichkeit des Immunsystems* [Immune Hypersensitivity Control] (Moorhead, S., Johnson, M.; Maas, M. L.; Swanson, E., 2013)

Literatur

Carpenito-Moyet L. J.: Das Pflegediagnosen-Lehrbuch. Huber, Bern 2013
Sitzmann, F.: Hygiene daheim. Professionelle Hygiene in der stationären und häuslichen Alten- und Langzeitpflege. Huber, Bern 2007
Sitzmann, F.: Hygiene kompakt. Huber, Bern 2012
Weskott, M.: Prävention der Latexallergie in Krankenhaus und Praxis. BOD, Martin Weskott 2002

Gefahr einer Leberfunktionsstörung [P]

Risk for impaired liver function (00178) (2006, R 2008, LOE 2.1)
Domäne 2: **Ernährung**
Klasse 4: **Stoffwechsel**

Diagnosetyp (Dokumentationsform): Risikopflegediagnose (PR)
Zuordnung der Pflegediagnose nach Pflegemodellen/-klassifikationen s. Kap. 6.

Definition: Risiko einer Reduzierung der Leberfunktion, die die Gesundheit beeinträchtigen könnte

Risikofaktoren [R]

- Virusinfektion (z. B. Hepatitis A, Hepatitis B, Hepatitis C, Epstein-Barr-Virus)
- HIV-Koinfektion
- hepatotoxische Medikation (z. B. Paracetamol, Statine)
- Suchtmittelmissbrauch (z. B. Alkohol, Kokain).

Klientenbezogene Pflegeziele oder Evaluationskriterien

Der Klient

- äußert, dass er individuelle Risikofaktoren, die zur Möglichkeit eines Leberschadens/einer Leberinsuffizienz beitragen, versteht.

- zeigt Verhaltensweisen/Änderungen der Lebensweise, um Risikofaktoren zu verringern und sich vor Schaden zu schützen.
- ist frei von Zeichen einer Leberinsuffizienz, angezeigt durch die Ergebnisse von Leberfunktionstests im Normbereich und das Fehlen eines Ikterus, einer Lebervergrößerung oder eines gestörten Geisteszustands.

Maßnahmen oder Pflegeinterventionen

1. Pflegepriorität: Ermitteln individueller Risikofaktoren/Bedürfnisse:

- Feststellen, ob eine Krankheit/Zustände vorliegt/vorliegen, wie unter den «Risikofaktoren [R]» genannt. Achten darauf, ob das Problem akut (z. B. eine Virushepatitis, Paracetamol-Überdosis) oder chronisch ist (z. B. alkoholische Leberzirrhose). *Beeinflusst die Wahl der Interventionen.*
- Beachten, ob der Klient in einem Hochrisikoberuf arbeitet (z. B. Aufgaben, die Kontakt mit Blut/blutkontaminierten oder anderen Körperflüssigkeiten oder scharfen Gegenständen/Nadeln beinhalten). *Birgt ein hohes Risiko einer Exposition gegenüber Hepatitis B und C.*
- Einschätzen einer Exposition gegenüber kontaminierter Nahrung oder schlechten Sanitärpraktiken durch Angestellte der Nahrungsmittelindustrie. *Birgt das Risiko einer Exposition gegenüber enteralen Viren (Hepatitis A und E).*

L

2. Pflegepriorität: Unterstützen des Klienten beim Reduzieren oder Korrigieren individueller Risikofaktoren:

- Schulen des Klienten in Wegen der Expositionsprophylaxe, *um die Inzidenz von HBV- und HCV-Infektionen zu senken/einen Leberschaden zu beschränken.*
- Sichten der Ergebnisse von Labortests (z. B. abnorme Leberfunktionstests, Medikamententoxizität, positive Werte auf Hepatitis B. etc.)/von diagnostischen Untersuchungen, *die das Vorliegen eines hepatotoxischen Zustands anzeigen und medizinischer Behandlung bedürfen.*
- Assistieren bei der Behandlung der Grunderkrankung, *um die Organfunktion zu unterstützen und einen Leberschaden auf ein Mindestmaß zu begrenzen.*
- Betonen, wie wichtig es ist, verantwortungsbewusst mit dem Trinken umzugehen oder Alkohol zu meiden, soweit angezeigt,

um die Inzidenz einer Zirrhose/den Schweregrad eines Leberschadens/einer Leberinsuffizienz zu senken.

- Auffordern des Klienten mit Leberfunktionsstörung, fette Speisen zu meiden. Fett stört eine normale Funktion der Leberzellen und kann diese zusätzlich/auf Dauer schädigen, wenn sie sich nicht mehr regenerieren können.
- Vermitteln an eine Ernährungsberatung, soweit angezeigt, für den Ernährungsbedarf, darunter auch die Eiweißaufnahme, Vitamine etc., um die Heilung zu fördern.
- Erörtern des sicheren Gebrauchs der Medikamente, die der Klient einnimmt (z.B. Paracetamol, NSAR, Nahrungsergänzungen auf Kräuterbasis/Vitamine, Phenobarbital, Cholesterinsenker wie etwa Statine, bestimmte Antibiotika [z.B. Sulfonamide, INH], bestimmte herz-kreislauf-wirksame Medikamente [z.B. Amiodaron, Hydralazin], Antidepressiva [z.B. Trizyklika]), *von denen bekannt ist, dass sie lebertoxisch wirken, und zwar entweder allein, in Kombination oder in einer Überdosierung.*
- Benennen von Zeichen/Symptomen, die die sofortige Benachrichtigung einer Gesundheitsfachperson erfordern (z.B. zunehmender Bauchumfang, rasche Gewichtsabnahme/-zunahme, vermehrte periphere Ödeme, Dyspnö, Fieber, Blut im Stuhl oder im Urin, verstärkte Blutung jeder Art, Ikterus). *Indikatoren einer schweren Leberfunktionsstörung, möglicherweise eines Organversagens.*
- Vermitteln an einen Spezialisten/ein Leberbehandlungszentrum, so weit angezeigt. *Kann für jemanden mit chronischer Lebererkrankung bei Dekompensation oder bei einem Klienten mit Hepatitis und einer anderen Begleiterkrankung (z.B. HIV) oder einer nebenwirkungsbedingten Unverträglichkeit der Behandlung von Vorteil sein.*

L

3. Pflegepriorität: Fördern des Wohlbefindens (Beratung, Patientenedukation und Entlassungsplanung):

- Auffordern des Klienten, bei Schmerzen routinemäßig Paracetamol einzunehmen, Etiketten zu lesen, die Wirkungsstärke von Medikamenten festzustellen, die Anzahl der Einnahmen über 24 Stunden zu notieren, sich mit «verborgenen» Paracetamolquellen vertraut zu machen, die Alkoholzufuhr einzuschränken, *um die Gefahr eines Leberschadens zu verringern/einen Leberschaden zu vermeiden.*

- Betonen der Bedeutung von Handhygiene und des Meidens frischer Produkte, der Verwendung von Wasser in Flaschen und der Vermeidung von rohem Fleisch/Muscheln *(wenn der Klient in eine Gegend reist, wo Hepatitis A endemisch ist oder Krankheiten, die durch Nahrungsmittel/Wasser übertragen werden, ein Risiko darstellen).*
- Instruieren in Maßnahmen zum Schutz vor Blut/anderen Körperflüssigkeiten, zum sicheren Umgang mit scharfen Gegenständen, Safersex-Praktiken, Vermeiden der gemeinsamen Nutzung von Injektionsnadeln, Vermeiden von Tattoos/Piercings, *um eine Hepatitisexposition beruflicher und nicht beruflicher Natur zu vermeiden.*
- Erörtern der Notwendigkeit einer Impfung/entsprechenden Vermittlung, soweit angezeigt (z. B. Mitarbeiter in der Gesundheitsversorgung und der öffentlichen Sicherheit, Kinder unter 18 Jahren, Interkontinentalreisende, Drogenkonsumenten, Homosexuelle, Patienten mit Gerinnungsstörungen oder einer Lebererkrankung, jede Person, die im Haushalt einer infizierten Person lebt), *um die Exposition/Übertragung einer Hepatitis durch Blut/Blutflüssigkeiten zu verhindern/das Risiko eines Leberschadens zu begrenzen.*
- Erörtern, ob eine Impfprophylaxe angemessen ist. *Zwar besteht der beste Schutz gegen Hepatitis B und C darin, sich vor der Exposition zu schützen, jedoch sollte eine Postexpositionsprophylaxe unmittelbar eingeleitet werden, um die Schwere einer Infektion zu begrenzen/Infektion zu verhindern.*
- Sorgen für Informationen über die Verfügbarkeit von Gammaglobulin, ISG, H-BIG, Hepatitis-B-Impfstoff über das Gesundheitsamt oder den Hausarzt.
- Betonen der Notwendigkeit der Nachsorge (bei einem Patienten mit chronischem Leberleiden) und des Einhaltens des Therapieplans.
- Vermitteln an kommunale Ressourcen, ein Programm zur Behandlung der Drogen-/Alkoholabhängigkeit, soweit angezeigt.

Schwerpunkte der Pflegedokumentation

Pflegeassessment oder Neueinschätzung

- Befunde des Assessments inkl. individueller Risikofaktoren
- Ergebnisse von Labortests/diagnostischen Untersuchungen.

Planung

- Pflege-/Interventionsplan und beteiligte Personen
- Patientenedukationsplan für Klienteninformation, -schulung und -beratung.

Durchführung/Evaluation

- Reaktionen auf Interventionen/Patientenedukation und ausgeführte Pflegemaßnahmen
- Zielerreichung/Fortschritte in Richtung gewünschter Ergebnisse
- Veränderungen des Pflegeplans.

Entlassungs- oder Austrittsplanung

- langfristiger Pflegebedarf, Nachsorgeplan sowie Verantwortlichkeiten für zu treffende Maßnahmen
- spezifische, vorgenommene Vermittlungen.

Empfohlene, exemplarische Pflegeinterventionen (NIC) und Pflegeergebnisse (NOC)

NIC: *Suchtmittelmissbrauchsbehandlung* [Substance Use Treatment] (McCloskey-Dochterman, J.; Bulecheck, G. M., 2013)
NOC: *Behandlungsverhalten: Krankheit oder Verletzung* [Treatment Behavior: Illness or Injury] (Moorhead, S., Johnson, M.; Maas, M. L.; Swanson, E., 2013)

Literatur

Carpenito-Moyet L. J.: Das Pflegediagnosen-Lehrbuch. Huber, Bern 2013
Georg, J.: Stoffwechselbezogene Pflegediagnosen. NOVAcura 39 (2008) 7/8: 32–35
Maier, K.-P.: Hepatitis – Hepatitisfolgen. Bern, Huber 2010

Machtlosigkeit [spezifiziere Grad] [P]

Powerlessness (00125) (1982, R 2010)
Domäne 6: **Selbstwahrnehmung**
Klasse 1: **Selbstkonzept**

Diagnosetyp (Dokumentationsform): aktuelle Pflegediagnose (PES)
Zuordnung der Pflegediagnose nach Pflegemodellen/-klassifikationen s. Kap. 6.

Definition: Wahrnehmung, dass das eigene Handeln ein Ergebnis nicht entscheidend beeinflussen wird; wahrgenommener Mangel an Kontrolle über eine aktuelle Situation oder ein unmittelbares Geschehen

Beeinflussende Faktoren [od. Einflussfaktoren] [E]

- institutionelle Umgebung [z. B. Verlust von Privatsphäre, Entzug persönlicher Besitztümer, Kontrolle über Therapien]
- unbefriedigende zwischenmenschliche Interaktion [z. B. Machtmissbrauch, Gewalt, Beziehung mit Missbrauch]
- [krankheitsbezogene Therapieprogramme, z. B. chronische/behindernde Erkrankungen]
- [von Hilflosigkeit geprägte Lebensweise, z. B. wiederholte Misserfolge, Abhängigkeit].

M

Bestimmende Merkmale [od. Symptome] [S]

subjektive

leichte Machtlosigkeit

- [Äußerungen von Unsicherheit angesichts schwankender Energielevels].

mäßige Machtlosigkeit

- Äußerung von Unzufriedenheit wegen der Unfähigkeit, frühere Aktivitäten [Aufgaben] auszuführen [und wahrzunehmen]
- Äußerung von Zweifel, über das Rollenverhalten, [Rollen wahrnehmen zu können]
- berichtet von Entfremdung
- [Furcht vor Entfremdung von Betreuenden]
- [Widerwille, wahre Gefühle auszudrücken]
- [Groll, Wut]
- berichtet von Scham [Schuldgefühlen].

schwere Machtlosigkeit

- berichtet von mangelnder Kontrolle [z. B. über Selbstversorgung, Situation, Ergebnis]
- Depression wegen physischer Verschlechterung.

objektive

leichte Machtlosigkeit

- [Passivität].

mäßige Machtlosigkeit

- Abhängigkeit von anderen, die zu Reizbarkeit führen kann
- [Unfähigkeit, sich Informationen über die Behandlung zu beschaffen]
- [Passivität]
- keine Partizipation [Teilnahme] an der Behandlung [Pflege], wenn Gelegenheit dazu geboten wird
- [kein Mitwirken an der Entscheidungsfindung, wenn Gelegenheit dazu geboten wird]
- [beobachtet keine Fortschritte in der Situation]
- [verteidigt nicht die Handlungen der Selbstversorgung und -fürsorge, wenn diese in Frage gestellt werden].

schwere Machtlosigkeit

- [Apathie: Rückzug, Resignation, Weinen].

Klientenbezogene Pflegeziele oder Evaluationskriterien

Der Klient

- äußert ein Gefühl von Kontrolle über die gegenwärtige Situation und den Ausgang zukünftiger Angelegenheiten.
- fällt Entscheidungen, welche die Pflege betreffen, und ist daran beteiligt.
- stellt Bereiche fest, über die er die Kontrolle hat.
- anerkennt die Tatsache, dass es Bereiche gibt, über die er keine Kontrolle hat.

Maßnahmen oder Pflegeinterventionen

1. Pflegepriorität: Einschätzen ursächlicher/beeinflussender Faktoren:

- Erkennen situationsbedingter Umstände (z. B. fremde Umgebung, Immobilität, Diagnose einer terminalen/chronischen Krankheit, fehlendes Unterstützungssystem, fehlendes Wissen bezüglich der Situation).

- Feststellen, was der Klient über seine Situation und den Behandlungsplan weiß und wie er diese wahrnimmt.
- Feststellen, wie der Klient auf die Therapie reagiert. Kennt der Klient die Zusammenhänge und versteht er, dass all dies in seinem Interesse geschieht oder ist er fügsam und hilflos?
- Identifizieren der Kontrollüberzeugung des Klienten: interne Kontrollüberzeugung (Ausdruck von Eigenverantwortung und der Fähigkeit, die Resultate kontrollieren zu können: «Ich habe nicht mit dem Rauchen aufgehört»), oder externe Kontrollüberzeugung (Äußerungen über fehlende Selbstkontrolle und fehlende Kontrolle über die Umgebung: «Nichts gelingt mir», «Was für ein Pech, an Lungenkrebs zu erkranken»).
- Beachten kultureller Faktoren/religiöse Überzeugungen, die dazu beitragen können, wie der Klient mit der Situation umgeht.
- Einschätzen, wie der Klient sein Leben bis dahin gemeistert hat. *Ein passives Individuum hat u. U. mehr Schwierigkeiten damit, selbstbewusst zu sein und für seine Rechte einzustehen.*
- Feststellen von Veränderungen in Beziehungen zu wichtigen Bezugspersonen. *Ein Konflikt in der Familie, der Verlust eines Familienmitglieds oder eine Scheidung kann zu Gefühlen von Machtlosigkeit und einer verringerten Fähigkeit beitragen, mit der Situation umzugehen.*
- Feststellen des Vorhandenseins und des Gebrauchs von Ressourcen.
- Überprüfen der Tätigkeiten der Betreuungspersonen: Unterstützen sie die Selbstkontrolle/Eigenverantwortung des Klienten?

2. Pflegepriorität: Einschätzen des Ausmaßes der vom Klienten wahrgenommenen Machtlosigkeit:

- Hören auf Aussagen des Klienten: «Es ist ihnen egal», «Es spielt doch sowieso keine Rolle», «Machen Sie Witze?»
- Achten auf Aussagen, die auf ein «Aufgeben» hindeuten, wie: «Es wird sowieso nichts nützen».
- Achten auf verbale und nonverbale Verhaltensreaktionen des Klienten, wie Zeichen von Furcht, Interesse oder Apathie, Agitiertheit, Rückzug.
- Beobachten fehlender Kommunikation, eines flachen Affekts und fehlenden Blickkontakts.

- Feststellen, ob manipulatives Verhalten angewendet wird und Ermitteln der Reaktionen des Klienten und der Pflegepersonen. *Manipulation wird zur Bewältigung von Machtlosigkeit benutzt auf Grund von Misstrauen gegenüber anderen, Angst vor Nähe, Suche nach Anerkennung und nach Bestätigung der eigenen Geschlechtlichkeit.*

3. Pflegepriorität: Unterstützen des Klienten beim Erkennen von Faktoren, über die er Kontrolle hat, sowie beim Vermindern von hilflosem Verhalten:

- Zeigen, dass man sich um den Klienten als Person sorgt.
- Sich Zeit nehmen, sich die Gedanken und Sorgen des Klienten anhören und ihn auffordern, Fragen zu stellen.
- Akzeptieren des Ausdrucks von Gefühlen inkl. Wut und Hoffnungslosigkeit.
- Vermeiden von Diskussionen oder logischen Argumenten bei einem Klienten ohne Hoffnung. *Der Klient wird nicht glauben, dass sich etwas verändern kann.*
- Umgehen mit Manipulationsverhalten durch offene und ehrliche Kommunikation und indem man den Klienten wissen lässt, dass dies ein besserer Weg ist, Bedürfnisse erfüllt zu bekommen.
- Ausdrücken von Hoffung für den Klienten. *Es gibt immer Hoffnung auf etwas.*
- Erkennen der Stärken/Vorteile des Klienten sowie früher erfolgreich angewandter Coping-Strategien. *Hilft dem Klienten, seine eigene Fähigkeit für den Umgang mit einer schwierigen Situation zu erkennen.*
- Dem Klienten zu erkennen helfen, was er selbst für sich tun kann. Erkennen, was der Klient kontrollieren/nicht kontrollieren kann.
- Ermutigen des Klienten dazu, in seiner Situation auch weiterhin eine Perspektive zu sehen.

4. Pflegepriorität: Fördern der Unabhängigkeit des Klienten:

- Einbeziehen der Kontrollüberzeugung des Klienten beim Erstellen des Pflegeplans (z.B. beim Klienten mit interner Kontrollüberzeugung: ihn ermutigen, die Kontrolle über seine Pflege zu übernehmen; beim Klienten mit externer Kontrollüberzeugung: mit kleinen Aufgaben beginnen und diese steigern, soweit dies vertragen wird).
- Treffen von Zielvereinbarungen mit dem Klienten. *Fördert Akzeptanz des Plans und verbessert Ergebnisse.*

- Geäußerte Entscheidungen und Wünsche mit Respekt aufnehmen. Vermeiden kritischer, bevormundender Verhaltens- und Kommunikationsweisen.
- Dem Klienten ermöglichen, so viel zu kontrollieren, wie es seine Kraft und Einschränkungen durch die Pflege zulassen.
- Offenes Erörtern von Bedürfnissen mit dem Klienten und Vereinbaren fester Routinen, um die erkannten Bedürfnisse zu erfüllen. *Reduziert Manipulation auf ein Minimum.*
- Einschränken von Verhaltensregeln auf ein Minimum und Begrenzen der Dauerüberwachung auf das zur Gewährleistung der Sicherheit notwendige Mindestmaß, *um dem Klienten das Gefühl der Selbstkontrolle zu geben.*
- Unterstützen der Anstrengungen des Klienten beim Entwickeln realistischer Schritte zur Umsetzung des Plans, zur Zielerreichung und dazu, sich seine Erwartungen zu bewahren.
- Sorgen für positives Bestärken des erwünschten Verhaltens.
- Lenken der Gedanken des Klienten über die Gegenwart hinaus in die Zukunft, falls angemessen.
- Sich häufig um den Klienten kümmern, um seine Wünsche zu erfüllen und zu zeigen, dass jemand für ihn da ist.
- Einbeziehen der Bezugsperson(en) in die Pflege des Klienten, soweit angemessen.

5. Pflegepriorität: Fördern des Wohlbefindens (Beratung, Patientenedukation und Entlassungsplanung):

- Anleiten zu angst- und stressreduzierenden Techniken und Ermutigen zu deren Anwendung.
- Sorgen für exakte mündliche und schriftliche Informationen über das Geschehen und Erörtern mit Klienten/Bezugsperson(en). Wiederholen so oft wie nötig.
- Unterstützen des Klienten beim Setzen realistischer Ziele für die Zukunft.
- Unterstützen des Klienten beim Erlernen von Fähigkeiten zur Selbstbehauptung. *Ich-Botschaften, aktives Zuhören und Problemlösen ermutigen den Klienten, in seinem Leben mehr Kontrolle auszuüben.*
- Vermitteln an einen Beschäftigungstherapeuten/Berufsberater, soweit angezeigt. *Erleichtert die Rückkehr in eine produktive Rolle entsprechend den individuellen Möglichkeiten.*
- Ermutigen des Klienten zu einer produktiven und positiven

Denkweise und dazu, die Verantwortung für die Wahl der eigenen Gedanken zu übernehmen.
- Gestalten des Problemlösens mit dem Klienten/der bzw. den Bezugsperson(en). *Das Ergebnis wird mit größerer Wahrscheinlichkeit akzeptiert, wenn alle beteiligten Parteien dorthin gelangen, und die Beteiligung an Lösungen, bei denen alle Seiten gewinnen, fördert das Selbstwertgefühl.*
- Vorschlagen einer regelmäßigen Überprüfung der eigenen Bedürfnisse/Ziele.
- Vermitteln an Selbsthilfe-/Unterstützungsgruppen, Beratungsstellen, Therapie usw., soweit angezeigt.

Schwerpunkte der Pflegedokumentation

Pflegeassessment oder Neueinschätzung

- individuelle Befunde unter Beachten des Grades an Machtlosigkeit, der Kontrollüberzeugung und der individuellen Wahrnehmung der Situation
- spezifische kulturelle/religiöse Faktoren
- Verfügbarkeit/Nutzung von Unterstützungssystemen und Ressourcen.

M

Planung

- Pflege-/Interventionsplan und beteiligte Personen
- Patientenedukationsplan für Klienteninformation, -schulung und -beratung.

Durchführung/Evaluation

- Reaktionen auf Interventionen/Patientenedukation und ausgeführte Pflegemaßnahmen
- spezifische Ziele und Erwartungen
- Zielerreichung/Fortschritte in Richtung gewünschter Ergebnisse
- Veränderungen des Pflegeplans.

Entlassungs- oder Austrittsplanung

- Erfordernisse der Entlassung, langfristiger Pflegebedarf nach Entlassung, vorgenommene Koordinationen und Vermittlungen, zusätzlich verfügbare personelle, kommunale und materielle Ressourcen
- spezifische, vorgenommene Vermittlungen, Nachsorgeplan sowie Verantwortlichkeiten für zu treffende Maßnahmen.

Empfohlene, exemplarische Pflegeinterventionen (NIC) und Pflegeergebnisse (NOC)

NIC: *Eigenverantwortungsförderung* [Self-Responsibility Facilitation] (McCloskey-Dochterman, J.; Bulecheck, G. M., 2013)
NOC: *Resilienz: persönliche* [Personal Resiliency] (Moorhead, S., Johnson, M.; Maas, M. L.; Swanson, E., 2013)

Literatur

Carpenito-Moyet L. J.: Das Pflegediagnosen-Lehrbuch. Huber, Bern 2013
Fitzgerald-Miller, J.: Chronisch Kranksein bewältigen – Machtlosigkeit überwinden. Huber, Bern 2003
Georg, J.: Machtlosigkeit bei alten Menschen. NOVA 35 (2004) 2: 14–17
Seligmann, M. E. P.: Erlernte Hilflosigkeit. Belz, Weinheim 1999
Siegwart, H.: Macht. In: Käppeli, S. (Hrsg.): Pflegekonzepte (Bd. 3). Huber, Bern 2000
Zeller-Forster, F.: Hilflosigkeit. In: Käppeli, S. (Hrsg.): Pflegekonzepte (Bd. 1). Huber, Bern 1998

M

Gefahr einer Machtlosigkeit [P]

Risk for powerlessness (00152) (2000, R 2010)
Domäne 6: **Selbstwahrnehmung**
Klasse 1: **Selbstkonzept**

Diagnosetyp (Dokumentationsform): Risikopflegediagnose (PR)
Zuordnung der Pflegediagnose nach Pflegemodellen/-klassifikationen s. Kap. 6.

Definition: Risiko eines wahrgenommenen Mangels an Kontrolle über eine Situation und/oder über die eigenen Fähigkeiten, ein Ergebnis entscheidend zu beeinflussen

Risikofaktoren [R]

physiologische

- Angst
- Krankheit [Hospitalisierung, Intubation, Beatmung, Absaugen]
- Sterben
- akute Verletzungen

- fortschreitende stark einschränkende Erkrankung [Kräfte raubender Krankheitsprozess (z. B. Rückenmarksverletzung, Multiple Sklerose)]
- Altern [z. B. verminderte körperliche Kraft, verminderte Mobilität].
- Schmerzen.

psychosoziale

- Pflegen [Versorgung einer pflegebedürftigen Person]
- Wissensdefizit [z. B. über die Erkrankung oder das Gesundheitssystem]
- wirtschaftlich benachteiligt [sein]
- krank sein
- unwirksames Coping-Verhalten
- fehlende soziale Unterstützung
- soziale Ausgrenzung
- stigmatisierende Erkrankung
- stigmatisierender Zustand
- situationsbedingtes geringes Selbstwertgefühl
- chronisch geringes Selbstwertgefühl
- [unvorhersehbarer Krankheitsverlauf]
- [von Abhängigkeit geprägte Lebensweise]
- [Körperbildstörung].

Klientenbezogene Pflegeziele oder Evaluationskriterien

Der Klient

- drückt ein Gefühl der Kontrolle über die gegenwärtige Situation und ein Gefühl der Hoffnung über den Ausgang zukünftiger Angelegenheiten aus.
- äußert positive Würdigung der eigenen Person in der aktuellen Situation.
- fällt Entscheidungen, welche die Pflege betreffen, und ist daran beteiligt.
- stellt Bereiche fest, über die er Kontrolle hat.
- erkennt an, dass es Bereiche gibt, über die er keine Kontrolle hat.

Maßnahmen oder Pflegeinterventionen

1. Pflegepriorität: Einschätzen ursächlicher/beeinflussender Faktoren:

- Erkennen situationsbedingter Umstände (z.B. akute Erkrankung, plötzliche Hospitalisation, Diagnose einer zum Tod oder zu Behinderung führenden/chronischen Erkrankung, sehr junge Person, alter Mensch mit verminderter körperlicher Kraft und Mobilität, fehlendes Wissen über die Erkrankung und das Gesundheitssystem).
- Feststellen, was der Klient über seine Situation und den Behandlungsplan weiß und wie er dies wahrnimmt.
- Erkennen der Kontrollüberzeugung des Klienten: interne Kontrollüberzeugung (Ausdruck von Eigenverantwortung und der Fähigkeit, die Resultate kontrollieren zu können), oder externe Kontrollüberzeugung (Äußerungen über fehlende Selbstkontrolle und fehlende Kontrolle über die Umgebung). *Kann sich auf die Bereitschaft auswirken, Verantwortung für den Umgang mit der Situation zu übernehmen.*
- Einschätzen des Selbstwertgefühls des Klienten und Ermitteln, wie der Klient sein Leben bis dahin gemeistert hat. *Ein passives Individuum hat u. U. mehr Schwierigkeiten damit, selbstbewusst zu sein und für seine Rechte einzustehen.*
- Beachten begleitender kultureller Faktoren/religiöser Überzeugungen mit Wirkung auf das Selbstbild des Klienten.
- Feststellen des Vorhandenseins und Gebrauchs von Ressourcen.
- Achten auf Aussagen des Klienten, die auf ein Gefühl der Machtlosigkeit schließen lassen (z.B.: «Sie können mir nicht wirklich helfen», «Es spielt sowieso keine Rolle»). *Spricht für Sorgen über die eigene Macht/Fähigkeit zur Kontrolle der Situation.*
- Achten auf Kongruenz der verbalen und nonverbalen Reaktionen des Klienten sowie auf Äußerungen von Furcht, Interesse, Apathie, Agitiertheit oder Rückzug.
- Feststellen, ob manipulatives Verhalten angewendet wird und Ermitteln der Reaktionen des Klienten und der Pflegepersonen. *Manipulation wird auf Grund von Furcht und Misstrauen zur Bewältigung von Machtlosigkeit genutzt.*

2. Pflegepriorität: Unterstützen des Klienten, Bedürfnisse zu klären, und Stärken der Fähigkeit, diese zu befriedigen:

- Sich Zeit nehmen, um dem Klienten zuzuhören, wie er die Situation wahrnimmt. *Zeigt, dass man sich um den Klienten als Person sorgt.*

- Ermutigen des Klienten, Fragen zu stellen.
- Akzeptieren des Äußerns von Gefühlen inkl. Wut und der Weigerung, den Dingen auf den Grund zu gehen. *Gefühle frei äußern zu können, ermöglicht dem Klienten, das Geschehen zu sortieren und zu einem positiven Schluss zu gelangen.*
- Ausdrücken von Hoffung für den Klienten und Ermutigen zum Überprüfen früherer Erfahrungen mit erfolgreichen Strategien.
- Unterstützen des Klienten beim Erkennen, was er selbst für sich tun kann und welche Situationen er kontrollieren/nicht kontrollieren kann.

3. Pflegepriorität: Fördern des Wohlbefindens (Beratung, Patientenedukation und Entlassungsplanung):

- Ermutigen des Klienten, produktiv und positiv zu denken und Verantwortung für eigene Entscheidungen, Handlungen und Reaktionen zu übernehmen. *Kann das Machtgefühl und ein positives Selbstwertgefühl stärken.*
- Sorgen für akkurate mündliche und schriftliche Instruktionen über das Geschehen und darüber, was realistischerweise geschehen könnte. *Stärkt das Lernen und fördert eine Betrachtung im eigenen Tempo.*
- Einbeziehen der Kontrollüberzeugung des Klienten/der Bezugsperson(en) beim Entwickeln des Pflegeplans (z. B. beim Klienten mit interner Kontrollüberzeugung: ihn ermutigen, die Kontrolle über seine Pflege zu übernehmen; beim Klienten mit externer Kontrollüberzeugung: mit kleinen Aufgaben beginnen und diese steigern, soweit dies vertragen wird).
- Unterstützen der Anstrengungen des Klienten beim Entwickeln realistischer Schritte zur Umsetzung des Plans, zur Zielerreichung und dazu, sich seine Erwartungen zu bewahren.
- Nennen von Büchern/Kursen als Ressourcen für Selbstsicherheitstraining und Stressabbau, soweit angemessen.
- Ermutigen des Klienten, sich aktiv und langfristig um seine Gesundheit zu kümmern und die eigenen Bedürfnisse/Ziele regelmäßig zu überprüfen.
- Vermitteln an Selbsthilfegruppen/Organisationen für chronische Krankheiten/Behinderung (z. B. Multiple-Sklerose-Gesellschaft) oder an eine Beratung/Therapie, soweit angemessen.

Schwerpunkte der Pflegedokumentation

Pflegeassessment oder Neueinschätzung

- Individuelle Befunde unter Beachten des Machtlosigkeitspotenzials, der Kontrollüberzeugung und der individuellen Wahrnehmung der Situation
- Kulturelle/religiöse Faktoren
- Verfügbarkeit/Einsatz von Ressourcen

Planung

- Pflege-/Interventionsplan und beteiligte Personen
- Patientenedukationsplan für Klienteninformation, -schulung und -beratung

Durchführung/Evaluation

- Reaktionen auf Interventionen/Patientenedukation und ausgeführte Pflegemaßnahmen
- Zielerreichung/Fortschritte in Richtung gewünschter Ergebnisse
- Veränderungen des Pflegeplans

Entlassungs- oder Austrittsplanung

M

- Erfordernisse der Entlassung, langfristiger Pflegebedarf nach Entlassung, vorgenommene Koordinationen und Vermittlungen, zusätzlich verfügbare personelle, kommunale und materielle Ressourcen
- Spezifische, vorgenommene Vermittlungen, Nachsorgeplan sowie Verantwortlichkeiten für zu treffende Maßnahmen

Empfohlene, exemplarische Pflegeinterventionen (NIC) und Pflegeergebnisse (NOC)

NIC: *Eigenverantwortungsförderung* [Self-Responsibility Facilitation] (McCloskey-Dochterman, J.; Bulecheck, G. M., 2013)
NOC: *Selbstbestimmte Versorgung* [Personal Autonomy] (Moorhead, S., Johnson, M.; Maas, M. L.; Swanson, E., 2013)

Literatur

Carpenito-Moyet L. J.: Das Pflegediagnosen-Lehrbuch. Huber, Bern 2013

Fitzgerald Miller, J.: Chronisch Kranksein bewältigen – Machtlosigkeit überwinden. Huber, Bern 2003

Seligmann, M. E. P.: Erlernte Hilflosigkeit. Belz, Weinheim 2010

Zeller-Forster, F.: Hilflosigkeit. In: Käppeli, S. (Hrsg.): Pflegekonzepte (Bd. 1). Huber, Bern 1998

Mangelernährung [P]

Imbalanced nutrition: Less than body requirements (00002) (1975, R 2000)
Domäne 6: **Ernährung**
Klasse 1: **Nahrungsaufnahme**

Diagnosetyp (Dokumentationsform): aktuelle Pflegediagnose (PES)
Zuordnung der Pflegediagnose nach Pflegemodellen/-klassifikationen s. Kap. 6.

Definition: Nährstoffzufuhr, die den Stoffwechselbedarf nicht deckt

Beeinflussende Faktoren [od. Einflussfaktoren] [E]

- Unfähigkeit, Nahrung zu sich zu nehmen
- Unfähigkeit, Nahrung zu verdauen
- Unfähigkeit, Nährstoffe aufzunehmen
- biologische Faktoren
- psychologische Faktoren
- ökonomische Faktoren
- [erhöhter Stoffwechselbedarf, z. B. bei Verbrennungen]
- [fehlende Informationen, Fehlinformation, falsche Vorstellungen].

Bestimmende Merkmale [od. Symptome] [S]

subjektive

- Bericht über Nahrungszufuhr, die unter der empfohlenen täglichen Menge liegt
- Mangel an Nahrungsmitteln
- fehlendes Interesse am Essen
- Abneigung gegen das Essen
- Bericht über verändertes Geschmacksempfinden
- das Gefühl, keine Nahrung zu sich nehmen [verdauen] zu können
- Sättigungsgefühl sofort nach der Nahrungsaufnahme
- Bauchschmerzen
- Bauchkrämpfe
- fehlende Informationen

M

- Fehlinformationen
- falsche Vorstellungen
- [Anmerkung: Die Autorinnen betrachten diese Merkmale/Symptome eher als beeinflussende Faktoren/Einflussfaktoren denn als bestimmende Merkmale/Symptome.].

objektive

- Körpergewicht liegt 20 % oder mehr unter dem Idealgewicht [in Bezug auf Größe und Körperbau], [vermindertes Unterhautfett/verminderte Muskelmasse]
- Gewichtsverlust bei angemessener Nahrungsaufnahme
- übermäßige Darmgeräusche
- Diarrhö
- Steatorrhö [Fettstuhl]
- Schwäche der Schluck- und Kaumuskulatur
- geringer Muskeltonus
- entzündete Wangentasche [Mundhöhle]
- blasse Schleimhäute
- kapillare Fragilität (Gefäßbrüchigkeit)
- [ausgeprägter] Haarausfall [oder vermehrter Körperhaarwuchs (Lanugo)]
- [Aussetzen der Menstruation]
- [abnorme Laborbefunde (z. B. vermindertes Albumin, Gesamteiweiß, Eisenmangel, Elektrolytungleichgewicht)].

Klientenbezogene Pflegeziele oder Evaluationskriterien

Der Klient

- weist eine zielgerichtete, steigende Gewichtszunahme auf.
- weist eine Normalisierung der Laborwerte auf und ist frei von Zeichen der Unterernährung, wie unter «Merkmale, Kennzeichen und Symptome» genannt.
- äußert, die ursächlichen Faktoren, sofern bekannt, und die notwendigen Maßnahmen zu verstehen.
- zeigt Veränderungen des Verhaltens und der Lebensweise, um das angemessene Gewicht wiederzuerlangen und/oder beizubehalten.

Maßnahmen oder Pflegeinterventionen

1. Pflegepriorität: Einschätzen ursächlicher/beeinflussender Faktoren:

- Erkennen eines durch Mangelernährung gefährdeten Klienten (z.B. in einer Einrichtung lebender älterer Mensch; Klient mit chronischer Erkrankung; Kind oder Erwachsener in Armut bzw. in einem Bereich mit niedrigen Einkommen; Klient mit Kiefer-/Gesichtsverletzungen; Darm-OP/nach einer Intervention wegen Malabsorption, nach Reduktions-OP zur Gewichtsabnahme; hypermetabolische Zustände [z.B. Verbrennung, Hyperthyreose]; Malabsorptionssyndrome, Laktoseintoleranz, zystische Fibrose, Pankreas-Erkrankung, Einschränkung der Nahrungszufuhr über längere Zeit, vorangegangene Mangelernährung).
- Feststellen, ob der Klient Nahrung kauen, schlucken und schmecken kann. Evaluieren der Zähne und des Zahnfleischs auf schwache Mundgesundheit und Feststellen, ob die Prothese sitzt, soweit angezeigt. *Faktoren, welche die Aufnahme und/oder Verdauung von Nahrungsmitteln verhindern können.*
- Feststellen des Vorhandenseins und der Nutzung finanzieller Ressourcen und Unterstützungssysteme. Bestimmen der Möglichkeiten zur Beschaffung und Aufbewahrung verschiedenartiger Nahrungsmittel.
- Erörtern von Essgewohnheiten inkl. Vorlieben, Unverträglichkeiten/Abneigungen, *um die Vorlieben/Abneigungen des Klienten anzusprechen.*
- Erfassen von Medikamenteninteraktionen, Auswirkungen von Krankheiten, Allergien, Abführmitteln, Diuretika, *die den Appetit oder die Nahrungsaufnahme beeinflussen können.*
- Bestimmen der Auswirkungen kultureller, ethnischer oder religiöser Wünsche/Einflüsse, *welche die Auswahl von Nahrungsmitteln beeinflussen können.*
- Einschätzen psychologischer Einflussfaktoren/psychologisches Assessment, soweit angezeigt, *um Unterschiede/Übereinstimmungen bezüglich des Körperideals und der Körperrealität zu erkennen.*
- Beachten des Auftretens von Amenorrhö, Karies, geschwollenen Speicheldrüsen und Klagen über ständige Halsschmerzen. *Sprechen für Bulimie/könnten die Fähigkeit zu essen beeinträchtigen.*
- Überprüfen des üblichen Aktivitätsmusters/Bewegungspro-

gramms, Beachten sich wiederholender Aktivitäten (ständiges Hin- und Herlaufen), unangemessener Bewegung (z.B. übermäßiges Joggen). *Kann ein Hinweis auf zwanghafte Natur der Gewichtskontrolle sein.*

2. Pflegepriorität: Einschätzen des Ernährungsmangels:

- Einschätzen des Gewichts, Messen/Berechnen des Körperfetts und der Muskelmasse über die Trizepshautfalte und den mittleren Bizepsumfang oder andere anthropometrische Messgrößen, *um Ausgangswerte zu schaffen.*
- Achten auf das Fehlen von Unterhautfett/Muskelschwund, Haarausfall, eingerissene Nägel, verzögerte Wundheilung, Zahnfleischbluten, aufgetriebenes Abdomen etc., die auf Eiweißmangelernährung hindeuten.
- Auskultieren der Darmgeräusche. Beachten der Eigenschaften des Stuhls (Farbe, Menge, Häufigkeit usw.).
- Unterstützen beim Einschätzen des Ernährungszustands unter Verwenden von Screening-Instrumenten (z.B. Mini Nutritional Assessment [MNA]/ein ähnliches Instrument).
- Sichten der indizierten Laborwerte (z.B. Serumalbumin/Präalbumin, Transferrin, Aminosäurenprofil, Eisen, Blutharnstoffstickstoff, Stickstoffbilanz, Glukose, Leberfunktion, Elektrolyte, Lymphozytengesamtzahl, indirekte Kalorimetrie).
- Assistieren bei diagnostischen Untersuchungen (z.B. Schilling-Test, D-Xylose-Test, 72-Stunden-Fettstuhl, Magen-Darm-Untersuchungen).

3. Pflegepriorität: Aufstellen eines Diätplanes, der den individuellen Bedürfnissen entspricht:

- Beachten von Alter, Körperbau, Kraft, des Niveaus an Aktivität/Ruhe etc. *Hilft, den Ernährungsbedarf zu bestimmen.*
- Evaluieren der gesamten Nahrungszufuhr pro Tag. Führen eines Tagebuchs der Kalorienzufuhr, Verteilung und Essenszeiten, *um mögliche Ursachen einer Mangelernährung/für Änderungen aufzudecken, die bei der Nahrungszufuhr des Klienten vorgenommen werden könnten.*
- Berechnen des Grundumsatzes unter Verwenden der Harris-Benedict-Formel oder einer ähnlichen Berechnungsgrundlage und Einschätzen des Energie- und Eiweißbedarfs.
- Assistieren beim Behandeln ursächlicher Faktoren (z.B. Krebs, Malabsorptionssyndrom, beeinträchtigtes Denken, Depression,

Medikamente, die sich auf den Appetit auswirken, Modediäten, Anorexie).

- Konsultieren der Ernährungsberatung, soweit indiziert, *um eine interdisziplinäre Versorgung einzuleiten.*
- Sorgen für entsprechende Anpassungen der Ernährung, soweit angezeigt, z. B.:
  - Verweisen auf Ernährungsressourcen, um geeignete Wege zur Optimierung der Eiweiß-, Kohlenhydrat-, Fett- und Kalorienzufuhr des Klienten herauszufinden, und zwar innerhalb seines Essstils/Nahrungsbedarfs
  - mehrere kleine Mahlzeiten und Zwischenmahlzeiten täglich
  - mechanisch weiche oder gemischte Sondenkost
  - appetitanregende Mittel (z. B. Wein), soweit angezeigt
  - hochkalorische, nährstoffreiche Nahrungsergänzungen, wie z. B. flüssige Sondenernährung
  - vorgefertigte Sondennahrung, parenterale Ernährungslösungen.
- Verabreichen von Medikamenten, soweit angezeigt:
  - verdauungsfördernde Mittel/Enzyme
  - Vitamin-/Mineral-(Eisen-)Zusätze inkl. Multivitamin-Kautabletten
  - Medikamente (z. B. Antazida, Anticholinergika, Antiemetika, Antidiarrhoika).
- Feststellen, ob der Klient bei bestimmten Mahlzeiten mehr Kalorien bevorzugt/verträgt.
- Verwenden von Mitteln zur Geschmacksverbesserung (z. B. Zitrone und Kräuter) bei eingeschränkter Salzzufuhr, *um den Appetit und die Zufriedenheit mit dem Essen zu steigern.*
- Empfehlen der Verwendung von Zucker/Honig in Getränken bei guter Verträglichkeit von Kohlenhydraten.
- Den Klienten bitten, sich ansprechend aussehende Nahrungsmittel auszuwählen/durch ein Familienmitglied bringen zu lassen, *um den Appetit anzuregen.*
- Vermeiden von Nahrungsmitteln, die individuell bedingt Unverträglichkeiten/erhöhte Magenmotilität verursachen (z. B. blähende, heiße/kalte, scharfe Nahrungsmittel, koffeinhaltige Getränke, Milchprodukte usw.), entsprechend den individuellen Bedürfnissen.
- Einschränken von Ballaststoffen, *die eine zu frühe Sättigung bewirken können.*

- Fördern einer angenehmen, erholsamen Umgebung, wenn möglich auch in Gesellschaft, *um die Nahrungsaufnahme zu erhöhen.*
- Verhindern/Verhüten von unangenehmen, ekelerregenden Gerüchen/Anblicken, *die eine negative Auswirkung auf den Appetit/das Essen haben können.*
- Unterstützen bei/Durchführen der Mundpflege vor/nach den Mahlzeiten und zur Schlafenszeit.
- Empfehlen von Lutschtabletten usw., *um bei Mundtrockenheit den Speichelfluss zu fördern.*
- Fördern einer ausreichenden, rechtzeitigen Flüssigkeitszufuhr. Einschränken der Flüssigkeitszufuhr eine Stunde vor den Mahlzeiten *kann ein verfrühtes Sättigungsgefühl vermindern.*
- Regelmäßig das Gewicht bestimmen und die Ergebnisse in einer Kurve auftragen, *um die Effektivität der Bemühungen zu dokumentieren.*
- Entwickeln individueller Strategien, wenn es sich um ein mechanisches Problem (z.B. Kieferverdahtung) oder eine Parese nach einem Schlaganfall handelt. Konsultieren eines Beschäftigungstherapeuten, *um geeignete Hilfsmittel zu benennen,* oder eines Sprachtherapeuten, *um die Schluckfähigkeit zu verbessern* (vgl. PDx: Schluckstörung).
- Vermitteln an ein strukturiertes (verhaltensbezogenes) Programm zur Ernährungstherapie (z.B. dokumentierte Zeit/Dauer des Essens, pürierte Nahrung/Sondenernährung, parenterale Ernährung) nach festen Verfahrensweisen, *vor allem, wenn das Problem in Anorexia nervosa oder Bulimie besteht.*
- Empfehlen/Unterstützen eines Krankenhausaufenthalts, bei Bedarf, *um bei schwerer Mangelernährung/lebensbedrohenden Situationen eine kontrollierte Umgebung zu gewährleisten.*
- Vermitteln an Sozialdienste/andere kommunale Ressourcen *für eine mögliche Unterstützung bei den Einschränkungen des Klienten beim Erwerb/Zubereiten von Nahrungsmitteln.*

4. Pflegepriorität: Fördern des Wohlbefindens (Beratung, Patientenedukation und Entlassungsplanung):

- Betonen der Wichtigkeit einer ausgewogenen Ernährung. Sorgen für Informationen über individuelle Ernährungsbedürfnisse und Möglichkeiten, diese angesichts finanzieller Einschränkungen zu erfüllen.
- Entwickeln eines Programms zur Verhaltensänderung unter

Einbeziehen des Klienten, entsprechend der individuellen Situation.
- Sorgen für positive, liebevolle Zuwendung und Anerkennen der «inneren Stimme», die den Klienten mit einer Essstörung leitet.
- Entwickeln einer beständigen, realistischen Zielsetzung bezüglich der Gewichtszunahme gemeinsam mit dem Klienten.
- Wiegen in regelmäßigen Abständen und Dokumentieren der Ergebnisse, *um die Effektivität des Ernährungsprogramms zu überwachen.*
- Konsultieren der Ernährungsberatung/des Unterstützungsteams, soweit notwendig, *für langfristige Bedürfnisse.*
- Entwickeln eines regelmäßigen Gymnastik-/Stressabbauprogramms.
- Überwachen der medikamentösen Therapie, der Nebenwirkungen und potenzieller Interaktionen mit anderen (rezeptfreien) Medikamenten.
- Erörtern der medizinischen Verordnungen und Geben von Informationen/Hilfestellung, soweit erforderlich.
- Unterstützen des Klienten, Ressourcen zu erkennen/zu bekommen (z. B. ein Weg, um sich nährstoffreiche, kostengünstige Nahrungsmittel zu verschaffen, Lebensmittelgutscheine, Essen auf Rädern, Suppenküchen und/oder weitere geeignete Unterstützungsangebote).
- Vermitteln, bei Bedarf, an DentalhygienikerIn/Zahnarzt oder sonstige professionelle Versorgung, Beratungsstellen/sozialpsychiatrische Pflege, Familientherapie, soweit angezeigt.
- Sorgen für/Intensivieren von Patientenedukation in Bezug auf prä- und postoperative Ernährung bei einem geplanten chirurgischen Eingriff.
- Anleiten des Klienten/der Bezugsperson(en) beim Erlernen, Nahrung zu zerkleinern und/oder Sondenkost zu verabreichen.
- Vermitteln, wenn nötig, an die Gemeindepflege *für die Einleitung/Überwachung der ambulanten (par)enteralen Ernährung.*

Schwerpunkte der Pflegedokumentation

Pflegeassessment oder Neueinschätzung

- Befunde des Erstassessments und weiterer Pflegeassessments inkl. Zeichen/Symptome, wie unter «Beeinflussende Merkmale [oder Symptome] [S]» und Laborbefunde genannt

- Kalorienzufuhr
- individuelle kulturelle/religiöse Einschränkungen, persönliche Vorlieben
- Verfügbarkeit/Nutzung von Ressourcen
- persönliches Verstehen/persönliche Wahrnehmung des Problems.

Planung

- Pflege-/Interventionsplan und beteiligte Personen
- Patientenedukationsplan für Klienteninformation, -schulung und -beratung.

Durchführung/Evaluation

- Reaktionen auf Interventionen/Patientenedukation und ausgeführte Pflegemaßnahmen
- Ergebnisse des regelmäßigen Wiegens
- Zielerreichung/Fortschritte in Richtung gewünschter Ergebnisse
- Veränderungen des Pflegeplans.

Entlassungs- oder Austrittsplanung

- Erfordernisse der Entlassung, langfristiger Pflegebedarf nach Entlassung, vorgenommene Koordinationen und Vermittlungen, zusätzlich verfügbare personelle, kommunale und materielle Ressourcen
- spezifische, vorgenommene Vermittlungen, Nachsorgeplan sowie Verantwortlichkeiten für zu treffende Maßnahmen.

Empfohlene, exemplarische Pflegeinterventionen (NIC) und Pflegeergebnisse (NOC)

NIC: *Ernährungsmanagement* [Nutrition Management] (McCloskey-Dochterman, J.; Bulecheck, G. M., 2013)

NOC: *Ernährungsstatus* [Nutritional Status] (Moorhead, S., Johnson, M.; Maas, M. L.; Swanson, E., 2013)

Literatur

Bartholomeyczik, S.; Hardenacke, D.: Prävention von Mangelernährung in der Pflege. Schlütersche, Hannover 2010

Biesalski, H. K.: Ernährungsmedizin. Thieme, Stuttgart 2010

Bruch, H.: Der golder Käfig. Das Rätsel der Magersucht. Fischer, Frankfurt 2010

Carpenito-Moyet L. J.: Das Pflegediagnosen-Lehrbuch. Huber, Bern 2013

Expertenstandard Ernährungsmanagement zur Sicherstellung und Förderung der oralen Ernährung in der Pflege, Entwicklung-Konsentierung-Implementierung. DNQP, Osnabrück 2010
Georg, J.: Leben auf Sparflamme – Mangelernährung bei alten Menschen. NOVA 41 (2010) 3: 30–31
Hartge, R.: Kwashiorkor. Die blaue Eule Essen 2011
Leitzmann, C. et al.: Ernährung in Prävention und Therapie. Hippokrates, Stuttgart 2009
Löser, C.: Unter- und Mangelernährung. Thieme, Stuttgart 2010
Pudel, V.: Ratgeber Übergewicht. Göttingen, Hogrefe 2009
Schlieper, C.: Ernährung heute. Verlag Handwerk und Technik, Hamburg 2011
Tannen, A.; Schütz, T.: Mangelernährung. Kohlhammer, Stuttgart 2011

Gefahr einer beeinträchtigten Menschenwürde [P]

Risk for compromised human dignity (00174) (2006, LOE 2.1)
Domäne 6: **Selbstwahrnehmung**
Klasse 1: **Selbstkonzept**

Diagnosetyp (Dokumentationsform): Risikopflegediagnose (PR)
Zuordnung der Pflegediagnose nach Pflegemodellen/-klassifikationen s. Kap. 6.

Definition: Risiko eines wahrgenommenen Verlusts von Respekt und Ehre

Risikofaktoren [R]

- Verlust der Kontrolle über Körperfunktionen
- Entblößung des Körpers
- wahrgenommene Demütigung
- wahrgenommenes Eindringen in die Privatsphäre
- Bekanntgabe von vertraulichen Informationen
- Stigmatisierung
- Verwendung nicht erklärter medizinischer Begriffe
- wahrgenommene menschenunwürdige Behandlung
- wahrgenommene Einmischung des Gesundheitspersonals
- unzureichende Beteiligung an der Entscheidungsfindung
- kulturelle Unvereinbarkeit.

Klientenbezogene Pflegeziele oder Evaluationskriterien

Der Klient

- äußert, dass er sich des spezifischen Problems bewusst ist.
- benennt positive Wege zum Umgang mit der Situation.
- demonstriert Problemlösungsfertigkeiten.
- äußert das Gefühl von Würde in der Situation.

Maßnahmen oder Pflegeinterventionen

1. Pflegepriorität: Evaluieren der Quelle/des Gefährdungsgrades:

- Feststellen der Wahrnehmungen des Klienten und spezifischer Faktoren, die zu einem Gefühl von Würdeverlust führen könnten. *Menschliche Würde ist die Gesamtheit der Einzigartigkeit des Individuums – Geist, Körper und Seele.*
- Feststellen der Bezeichnungen/Begriffe, die vom Personal, von Freunden/der Familie verwendet werden und den Klienten stigmatisieren. *Menschenwürde wird sowohl durch unsensible als auch durch inadäquate Gesundheitsversorgung und fehlende Beteiligung des Klienten an Pflegeentscheidungen bedroht.*
- Feststellen kultureller Überzeugungen/Wertvorstellungen und der Bedeutung, die sie für den Klienten haben. *Manche Menschen halten an ihrer Ausgangskultur fest, vor allem in Zeiten von Stress, was zu Konflikten mit den aktuellen Umständen führen kann.*
- Benennen von Zielen für die Gesundheitsversorgung/entsprechende Erwartungen.
- Beachten der Verfügbarkeit der Familie/Freunde zur Unterstützung und Ermutigung.
- Feststellen der Reaktion der Familie/Bezugsperson(en) auf die Situation des Klienten.

2. Pflegepriorität: Unterstützen des Klienten/der Betreuungsperson beim Reduzieren oder Korrigieren individueller Risikofaktoren:

- Befragen des Klienten, mit welchem Namen er angesprochen werden möchte. *Der Name einer Person ist für ihre Identität wichtig und mit ihm wird die eigene Individualität anerkannt. Viele ältere Menschen ziehen es vor, in formeller Weise angesprochen zu werden (z. B. Herr oder Frau).*

- Aktiv Zuhören bei Gefühlen und Verfügbar-Sein zur Unterstützung, soweit gewünscht, *sodass die Sorgen und Belange des Klienten angesprochen werden können.*
- Sorgen für Privatsphäre beim Erörtern sensibler/persönlicher Belange.
- Auffordern der Familie/Bezugsperson(en), den Klienten mit Respekt und Verständnis zu behandeln, vor allem, wenn dieser älter und u. U. bereits reizbar und schwierig im Umgang ist. *Jeder Mensch sollte unabhängig von seiner individuellen Leistungsfähigkeit/Gebrechlichkeit mit Respekt und Würde behandelt werden.*
- Verwenden verständlicher Begriffe beim Sprechen mit dem Klienten/der Familie über die Erkrankung/Prozeduren/Behandlungen. *Die meisten Laien verstehen medizinische Begriffe nicht und zögern möglicherweise zu fragen, was sie bedeuten.*
- Respektieren der Bedürfnisse und Wünsche des Klienten nach einem ruhigen Gespräch in Privatsphäre oder nach Schweigen.
- Einbinden von Klient und Familie in die Entscheidungsfindung, vor allem bei Fragen des Lebensendes. *Hilft den Personen, sich respektiert/geschätzt und als Teilnehmer am Pflegeprozess zu fühlen.*
- Schützen der Privatsphäre des Klienten beim Leisten persönlicher Pflege/während Prozeduren. Sicherstellen, dass der Klient bei der Pflege adäquat bedeckt ist, *um unnötige Exposition/Verlegenheit zu verhindern.*
- Säubern des Klienten unmittelbar nach einem Erbrechen, einer Blutung oder einer Inkontinenz. Sprechen mit sanfter Stimme und Beruhigen des Klienten dahingehend, dass sich diese Dinge nicht verhindern lassen und sich Pflegepersonen gerne um dieses Problem kümmern.
- Einbinden in der Ethikkommission der Einrichtung/des Ortes, soweit angemessen, *um eine Mediation/Lösung von Problemen zu erleichtern.*

3. Pflegepriorität: Fördern des Wohlbefindens (Beratung, Patientenedukation und Entlassungsplanung):

- Erörtern der Persönlichkeitsrechte des Klienten. *Zwar verfügen Kliniken und andere Pflegeeinrichtungen über eine Patienten-Charta, jedoch wird die Menschenwürde in der US-amerikanischen Verfassung [bzw. dem Grundgesetz] weiter gefasst.*
- Erörtern/Unterstützen der Zukunftsplanung unter Berücksichtigung der Wünsche und Rechte des Klienten.

- Einbinden benannter familiärer, religiöser und kultureller Faktoren, die für den Klienten bedeutsam sind.
- Vermitteln an andere Ressourcen (z. B. einen Geistlichen, Beratung, organisierte Selbsthilfegruppen, Kurse), soweit angemessen.

Schwerpunkte der Pflegedokumentation

Pflegeassessment oder Neueinschätzung

- Befunde des Assessments inkl. individueller Risikofaktoren, der Wahrnehmungen des Klienten und Bedenken hinsichtlich einer Einbindung in die Versorgung/Pflege
- individuelle kulturelle/religiöse Überzeugungen, Wertvorstellungen, Gesundheitsversorgungsziele
- Reaktionen/Beteiligung der Familie/Bezugsperson(en).

Planung

- Pflege-/Interventionsplan und beteiligte Personen
- Patientenedukationsplan für Klienteninformation, -schulung und -beratung.

Durchführung/Evaluation

- Reaktionen auf Interventionen/Patientenedukation und ausgeführte Pflegemaßnahmen
- Zielerreichung/Fortschritte in Richtung gewünschter Ergebnisse
- Veränderungen des Pflegeplans.

Entlassungs- oder Austrittsplanung

- Erfordernisse der Entlassung, langfristiger Pflegebedarf nach Entlassung, vorgenommene Koordinationen und Vermittlungen, zusätzlich verfügbare personelle, kommunale und materielle Ressourcen
- spezifische, vorgenommene Vermittlungen, Nachsorgeplan sowie Verantwortlichkeiten für zu treffende Maßnahmen.

Empfohlene, exemplarische Pflegeinterventionen (NIC) und Pflegeergebnisse (NOC)

NIC: *Emotionale Unterstützung* [Emotional Support] (McCloskey-Dochterman, J.; Bulecheck, G. M., 2013)

NOC: *Klientenzufriedenheit: Rechtsschutz: Schutz von Rechten* [Client Satisfaction: Protection of Rights] (Moorhead, S., Johnson, M.; Maas, M. L.; Swanson, E., 2013)

Literatur

Carpenito-Moyet L. J.: Das Pflegediagnosen-Lehrbuch. Huber, Bern 2013
Georg, J.: Gefahr einer beeinträchtigten Menschenwürde. NOVAcura 43 (2012) 8: 19–21
Schnell, M. W.: Ethik als Schutzbereich. Huber, Bern 2009

Beeinträchtigte Mobilität im Bett [P]

Impaired bed mobility (00091) (1998, R 2006, LOE 2.1)
Domäne 4: **Aktivität/Ruhe**
Klasse 2: **Aktivität/Bewegung**

Diagnosetyp (Dokumentationsform): aktuelle Pflegediagnose (PES)
Zuordnung der Pflegediagnose nach Pflegemodellen/-klassifikationen s. Kap. 6.

Definition: Einschränkung der unabhängigen Positionsveränderung im Bett

Beeinflussende Faktoren [od. Einflussfaktoren] [E]

- neuromuskuläre Beeinträchtigung
- muskuloskeletale Beeinträchtigung
- ungenügende Muskelkraft
- Konditionsabbau
- Adipositas
- umgebungsbedingte Einschränkungen (d. h. Bettgröße, Bettenart, Behandlungsgeräte, freiheitsbeschränkende Maßnahmen)
- Schmerzen
- Sedativa
- fehlendes Wissen
- kognitive Beeinträchtigung.

Bestimmende Merkmale [od. Symptome] [S]

subjektive

- [angegebene Schwierigkeiten beim Durchführen von Aktivitäten].

objektive

- beeinträchtigte Fähigkeit, sich von einer Seite auf die andere zu drehen
- beeinträchtigte Fähigkeit, sich aus der Rückenlage in die Sitzposition zu bringen
- beeinträchtigte Fähigkeit, sich aus der Sitzposition in die Rückenlage zu bringen
- beeinträchtigte Fähigkeit, seine Position im Bett zu verändern
- beeinträchtigte Fähigkeit, sich aus der Rückenlage in die Bauchlage zu bringen
- beeinträchtigte Fähigkeit, sich aus der Bauchlage in die Rückenlage zu bringen
- beeinträchtigte Fähigkeit, sich aus der Rückenlage in die Sitzposition mit gestreckten Beinen zu bringen
- beeinträchtigte Fähigkeit, sich aus der Sitzposition mit gestreckten Beinen in die Rückenlage zu bringen.

Klientenbezogene Pflegeziele oder Evaluationskriterien

Der Klient

- formuliert seine Bereitschaft zur Teilnahme an einem Umlagerungsprogramm.
- äußert, dass er die Situation/Risikofaktoren, individuelle Therapiepläne und Sicherheitsmaßnahmen versteht.
- zeigt Techniken/Verhaltensweisen, die ein sicheres Umlagern ermöglichen.
- bewahrt Funktionsstellung und unversehrte Haut, angezeigt durch ein Fehlen von Kontrakturen, Spitzfuß, Dekubitus usw.
- bewahrt oder erhöht Stärke und Funktion des betroffenen und/oder kompensatorischen Korperteils.

Maßnahmen oder Pflegeinterventionen

1. Pflegepriorität: Erkennen ursächlicher/beeinflussender Faktoren:

- Feststellen von Diagnosen, die zur Immobilität beitragen (z. B. multiple Sklerose, Arthritis, Parkinson-Krankheit, Hemi-/Para-/Tetraplegie, Frakturen/Polytrauma, Verbrennungen, Kopfverletzung, Geisteskrankheit, Depression, Demenz).
- Beachten individueller Risikofaktoren und der aktuellen Situa-

tion, wie etwa Operation, Gips, Amputation, Streckverband, Schmerzen, Alter, allgemeine Schwäche/Gebrechlichkeit.
- Bestimmen des Grades der Wahrnehmungsbeeinträchtigung/kognitiven Beeinträchtigung und/oder der Fähigkeit, Anweisungen zu folgen.

2. Pflegepriorität: Einschätzen der funktionellen Fähigkeit:
- Bestimmen der Funktionslevel-Klassifikation von 1 bis 4 (1 = bedarf des Einsatzes von Geräten oder Hilfsmitteln, 2 = bedarf zur Unterstützung der Hilfe durch andere Personen, 3 = bedarf der Hilfe durch eine andere Person und durch Hilfsmittel, 4 = abhängig, nimmt nicht an Aktivität teil).
- Beachten kognitiver/emotionaler/verhaltensbezogener Zustände/Belange mit Auswirkung auf die Mobilität.
- Achten auf das Vorliegen von Komplikationen in Zusammenhang mit der Immobilität (vgl. PDx: Gefahr eines Immobilitätssyndroms).

3. Pflegepriorität: Fördern eines optimalen Funktionsniveaus und Verhindern von Komplikationen:
- Sicherstellen, dass ein abhängiger Klient in das der Situation am besten angemessene Bett platziert wird (z. B. korrekte Größe, stützende Oberfläche und Mobilitätsfunktionen), *um die Beweglichkeit zu fördern und die Sicherheit des Umfeldes zu steigern.*
- Häufiges Umlagern eines abhängigen Klienten unter Verwenden der Lagerungsmöglichkeiten des Bettes und der Matratze, um Bewegungen zu unterstützen, neu lagern in guter Ausrichtung des Körpers unter Anwendung geeigneter Unterstützungshilfen.
- Instruieren des Klienten und der Betreuungspersonen in Methoden, ihn abhängig von spezifischen Situationen und Mobilitätsbedürfnissen zu bewegen.
- Beobachten der Haut auf gerötete Bereiche/Einwirkung von Scherkräften. Sorgen für geeignete Druckreduzierung bzw. Oberflächenstützmatratze, *um Reibung zu verringern, einen sicheren Druck auf die Haut/Gewebedruck zu erhalten und Feuchtigkeit abzuleiten.* Sorgen für regelmäßige Hautpflege, soweit angemessen.
- Unterstützen beim Benutzen der Bettpfanne und beim Aufsetzen oder Verwenden eines bariatrischen Bettes oder eines Bettes mit konvertierbarem Fußteil, durch den es zum Stuhl wird, um die *Ausscheidung zu erleichtern.*

- Nach Bedarf Verabreichen von Medikamenten zur Schmerzlinderung vor einer Aktivität, um maximale Anstrengung/Teilnahme an der Aktivität zu ermöglichen.
- Achten auf Veränderungen der Kraft, mehr oder weniger Selbstversorgung durchzuführen, *um die Versorgung entsprechend anzupassen.*
- Unterstützen bei Aktivitäten der Körperpflege, des Stuhlgangs und der Nahrungsaufnahme, soweit angezeigt
- Sorgen für Freizeitaktivitäten, soweit angemessen.
- Sicherstellen, dass sich das Telefon/die Bettklingel in Reichweite befindet, *um Sicherheit zu fördern und rechtzeitig reagieren zu können.*
- Sorgen für individuell geeignete Methoden, *um adäquat mit dem Klienten zu kommunizieren.*
- Sorgen für Schutz der Extremitäten (Polster, Übungen etc.). Für zusätzliche Interventionen siehe PDx: Hautschädigung, Gefahr einer peripheren neurovaskulären Störung.
- Einbinden eines Physio-/Beschäftigungstherapeuten und Anbietern von Reha-Leistungen in das Erstellen eines Bewegungsprogramms und die Suche nach Hilfsmitteln.

4. Pflegepriorität: Fördern des Wohlbefindens (Beratung, Patientenedukation und Entlassungsplanung):

- Beteiligen des Klienten/von Bezugspersonen beim Festlegen des Aktivitätenplans. *Fördert die Akzeptanz und Umsetzung des Plans, maximiert Ergebnisse.*
- Ermutigen zur Fortführung von Übungen, *um eine Zunahme an Muskelkraft/-beherrschung zu erhalten/zu verstärken.*
- Auffinden und Ausweisen von Quellen für Hilfsmittel. Demonstrieren des sicheren Gebrauchs und der richtigen Wartung.

Schwerpunkte der Pflegedokumentation

Pflegeassessment oder Neueinschätzung

- individuelle Befunde inkl. des Funktionsgrades/der Fähigkeit zur Teilnahme an speziellen/gewünschten Aktivitäten.

Planung

- Pflege-/Interventionsplan und beteiligte Personen.

Durchführung/Evaluation

- Reaktionen auf Interventionen/Patientenedukation und ausgeführte Pflegemaßnahmen

- Zielerreichung/Fortschritte in Richtung gewünschter Ergebnisse
- Veränderungen des Pflegeplans.

Entlassungs- oder Austrittsplanung

- Erfordernisse der Entlassung, langfristiger Pflegebedarf nach Entlassung, vorgenommene Koordinationen und Vermittlungen, zusätzlich verfügbare personelle, kommunale und materielle Ressourcen
- spezifische, vorgenommene Vermittlungen
- Bezugsquellen für/Wartung von Hilfsmittel(n).

Empfohlene, exemplarische Pflegeinterventionen (NIC) und Pflegeergebnisse (NOC)

NIC: *Immobilitätspflege* [Bed Rest Care] (McCloskey-Dochterman, J.; Bulecheck, G. M., 2013)
NOC: *Körperposition: Selbstinitiiert* [Body Position: Self-Initiated] (Moorhead, S., Johnson, M.; Maas, M. L.; Swanson, E., 2013)

Literatur

Carpenito-Moyet L. J.: Das Pflegediagnosen-Lehrbuch. Huber, Bern 2013
Haas, Ute (Hrsg.): Pflege von Menschen mit Querschnittlähmung – Probleme, Bedürfnisse, Ressourcen und Interventionen. Huber, Bern 2012
Klein Tarolli, E.: Bewegtes «Lagern». Zimmermann, Stuttgart, 2012
Klein Tarolli, E.: Ideenhandbuch Positionsunterstützung, Zimmermann, Stuttgart, 2009
Steigele, W.: Bewegung, Mobilisation und Lagerung in der Pflege. Springer, Berlin 2012

Beeinträchtigte körperliche Mobilität [P]

Impaired physical mobility (00085) (1973, R 1998)
Domäne 4: **Aktivität/Ruhe**
Klasse 2: **Aktivität/Bewegung**

Diagnosetyp (Dokumentationsform): aktuelle Pflegediagnose (PES)
Zuordnung der Pflegediagnose nach Pflegemodellen/-klassifikationen s. Kap. 6.

Definition: Einschränkung der unabhängigen, zielgerichteten Bewegung des Körpers oder von einer oder mehreren Extremität(en)

Beeinflussende Faktoren [od. Einflussfaktoren] [E]

- bewegungsarmer Lebensstil
- Aktivitätsintoleranz
- Inaktivität
- Konditionsabbau
- reduzierte Ausdauer
- begrenzte kardiovaskuläre Ausdauer
- reduzierte Muskelkraft
- reduzierte Muskelkontrolle
- reduzierte Muskelmasse
- Gelenksteife
- Kontrakturen
- Integritätsverlust knöcherner Strukturen
- Schmerzen
- Unwohlsein/Beschwerden
- neuromuskuläre Beeinträchtigung
- muskuloskeletale Beeinträchtigung
- beeinträchtigte Wahrnehmung
- kognitive Beeinträchtigung
- Entwicklungsverzögerung
- depressive Stimmung
- Angst
- Mangelernährung
- veränderter Zellstoffwechsel
- Body-Mass-Index liegt über dem altersentsprechenden 75-%-Perzentil

M

- fehlendes Wissen über den Wert der körperlichen Aktivität
- kulturbedingte Einstellung zu altersgerechten Aktivitäten
- fehlende Unterstützung durch die Umgebung (z. B. physische oder soziale)
- verordnete Bewegungseinschränkungen
- Medikation
- Widerstreben, Bewegung einzuleiten.

Bestimmende Merkmale [od. Symptome] [S]

subjektive

- [Klagen über Schmerzen/Unbehagen bei Bewegung, Unwilligkeit gegenüber Bewegung].

objektive

- begrenzte Bewegungsfähigkeit
- begrenzte Fähigkeit, grobmotorische Fertigkeiten auszuüben
- begrenzte Fähigkeit, feinmotorische Fertigkeiten auszuüben
- Schwierigkeit, sich zu drehen
- verlangsamte Bewegungen
- ruckartige Bewegungen
- unkoordinierte Bewegungen
- bewegungsinduzierter Tremor
- verminderte (langsamere) Reaktionsfähigkeit
- posturale Instabilität
- Veränderungen des Gangbilds
- findet Ersatz für eigene Bewegung (z. B. vermehrte Aufmerksamkeit gegenüber Aktivitäten anderer, Kontrollverhalten, Konzentration auf Aktivitäten, die vor der Krankheit/Behinderung ausgeführt werden konnten)
- Belastungsdyspnö.

Empfohlene Klassifikation des Funktionsniveaus*:

0 vollständige Unabhängigkeit
1 braucht Hilfsmittel oder Gerät
2 braucht Hilfe, Überwachung oder Anleitung einer Person
3 braucht Hilfe einer Person und Hilfsmittel oder Geräte
4 Abhängigkeit, macht nicht aktiv mit.

* Kodierung nach Jones, E. et al.: «Patientenklassifikation bei der Langzeitpflege: Handbuch», HEW, Publikation Nr. HRA-74–3107, November 1974

Klientenbezogene Pflegeziele oder Evaluationskriterien

Der Klient

- äußert, die Situation/Risikofaktoren sowie den individuellen Behandlungsplan und Sicherheitsmaßnahmen zu verstehen.
- zeigt Techniken/Verhaltensweisen, die ein Wiederaufnehmen von Aktivitäten ermöglichen.
- beteiligt sich an ATL und gewünschten Aktivitäten.
- bewahrt Funktionsfähigkeit des Bewegungsapparates und Unversehrtheit der Haut, angezeigt durch das Fehlen von Kontrakturen, Spitzfuß, Dekubitus usw.
- bewahrt oder erhöht die Kraft oder Funktionsfähigkeit des betroffenen und/oder kompensierenden Körperteils.

Maßnahmen oder Pflegeinterventionen

1. Pflegepriorität: Erkennen ursächlicher/beeinflussender Faktoren:

- Erkennen von Diagnosen, welche die zur Immobilität beitragen (z. B. multiple Sklerose, Arthritis, Parkinson-Krankheit, Hemiparese/Paraplegie, Depression).
- Beachten der Umstände, wie eine Operation, Frakturen, Amputation, Drainagen (z. B. Thorax), Katheter und Infusionen, *welche die Bewegung einschränken können.*
- Erfassen des Ausmaßes der Schmerzen anhand der Beschreibungen des Klienten.
- Feststellen der Wahrnehmung des Klienten bezüglich notwendiger Aktivität/Bewegung.
- Beachten der verminderten Agilität/eines essenziellen Tremors in Zusammenhang mit dem Alter.
- Bestimmen des Ausmaßes Wahrnehmungsbeeinträchtigung und der kognitiven Beeinträchtigung sowie der Fähigkeit, Anweisungen zu befolgen.
- Einschätzen des Ernährungszustands und der Angaben des Klienten über das Energieniveau.

2. Pflegepriorität: Ermitteln der Funktionsfähigkeit:

- Ermitteln des Ausmaßes der Bewegungseinschränkung mit Hilfe der oben empfohlenen Klassifikation.
- Beobachten der Bewegungen des Klienten, wenn sich dieser nicht

bewusst ist, dass er beobachtet wird, *um Unstimmigkeiten zwischen Aussagen und Realität zu erkennen.*

- Beobachten der psychischen Reaktion(en)/des Verhaltens bei Problemen der Immobilität *Gefühle der Frustration/Machtlosigkeit können das Erreichen der gesteckten Ziele behindern.*
- Achten auf Komplikationen, die durch Immobilität hervorgerufen werden (z. B. Pneumonie, Ausscheidungsprobleme, Kontrakturen, Dekubitus, Angst). Vgl. PDx: Gefahr eines Immobilitätssyndroms.

3. Pflegepriorität: Fördern eines optimalen Funktionsniveaus und des Verhüten von Komplikationen:

- Den Klienten möglichst bequem lagern/ihn dabei unterstützen, und zwar nach einem regelmäßigen Zeitplan, wie es die individuelle Situation erfordert (inkl. häufiger Gewichtsverlagerung, wenn der Klient rollstuhlabhängig ist), *um die Atmung zu erleichtern und einen Dekubitus zu vermeiden.*
- Instruieren im Gebrauch von Bettgittern, Bettgalgen, Bettleitern, Aufrichtebügeln, Hilfsmitteln *für den Lagewechsel/Transfers.*
- Stützen betroffener Körperteile/Gelenke durch Kissen/Rollen, Fußstützen/Schuhe, Luftmatratze, Wasserbett usw., *um die Funktionsstellung beizubehalten und die Gefahr von Dekubitus zu senken.*
- Assistieren bei der Behandlung der Grunderkrankung, welche die Schmerzen und/oder die Funktionsstörung verursacht.
- Verabreichen von Analgetikagabe vor Aktivitäten, bei Bedarf, *um maximale Leistung/Beteiligung zu ermöglichen.*
- Sorgen für tägliche Hautpflege, auch in Bereichen, die Druck ausgesetzt sind.
- Einplanen angemessener Ruhepausen zwischen Aktivitäten und Besuchen, *um Erschöpfung zu reduzieren.*
- Ermutigen zur Teilnahme an der Selbstversorgung sowie an beruflichen Aktivitäten und Freizeitaktivitäten. *Fördert das Selbstwertgefühl und ein Gefühl der Unabhängigkeit.*
- Dem Klienten genügend Zeit einräumen, um bewegungsbezogene Aufgaben auszuführen.
- Herausarbeiten Energie sparender Bewegungsmuster für die ATL/ADL. *Begrenzt Erschöpfung, maximiert Teilnahme.*
- Erörtern von Abweichungen im Bewegungsmuster mit dem Klienten, die auftreten, wenn er sich beobachtet/unbeobachtet

fühlt. Erörtern von Methoden, mit den erkannten Problemen umzugehen.
- Sorgen für Sicherheitsmaßnahmen entsprechend der individuellen Situation inkl. Veränderungen der Umgebung/Sturzprävention.
- Hinzuziehen eines Physio-/Ergotherapeuten, soweit angezeigt, *um ein individuelles Bewegungsprogramm zu entwickeln und passende Hilfsmittel zu finden.*
- Ermutigen zu ausreichender Nahrungs- und Flüssigkeitszufuhr. *Fördert Wohlbefinden und maximiert Energieproduktion.*

4. Pflegepriorität: Fördern des Wohlbefindens (Beratung, Patientenedukation und Entlassungsplanung):
- Ermutigen des Klienten/der Bezugsperson(en), sich möglichst oft an Entscheidungen zu beteiligen. *Fördert Akzeptanz des Plans und verbessert die Ergebnisse.*
- Überprüfen der Sicherheitsmaßnahmen, soweit individuell angezeigt (z. B. Gebrauch von Heizkissen, Rollstuhlarretierung vor Transfer, Entfernen/Sichern lose verlegter Teppiche).
- Einbeziehen des Klienten und der Bezugsperson(en) in die Pflege, ihnen dabei helfen, Probleme der Bewegungseinschränkung zu meistern.
- Demonstrieren der Anwendung von Steh- und Gehhilfen (z. B. Gehrahmen, Rollator, Schienen, Prothesen). Den Klienten/die Gesundheitsfachperson Wissen über das Hilfsmittel/seinen sicheren Gebrauch demonstrieren lassen. Benennen geeigneter Ressourcen, um Hilfsmittel/Prothesen zu erhalten und zu warten. Ermitteln des Bedarfs an Hilfsmitteln. *Fördert Unabhängigkeit und erhöht die Sicherheit.*
- Überprüfen des Ernährungsbedarfs. Herausfinden geeigneter Nahrungsergänzungen (Vitamine, Spurenelemente, Mineralien, Kräuter).

Schwerpunkte der Pflegedokumentation

Pflegeassessment oder Neueinschätzung
- individuelle Befunde inkl. Funktionsniveau/Fähigkeit, sich an spezifischen/erwünschten Aktivitäten zu beteiligen.

Planung
- Pflege-/Interventionsplan und beteiligte Personen

- Patientenedukationsplan für Klienteninformation, -schulung und -beratung.

Durchführung/Evaluation

- Reaktionen auf Interventionen/Patientenedukation und ausgeführte Pflegemaßnahmen
- Zielerreichung/Fortschritte in Richtung gewünschter Ergebnisse
- Veränderungen des Pflegeplans.

Entlassungs- oder Austrittsplanung

- Erfordernisse der Entlassung, langfristiger Pflegebedarf nach Entlassung, vorgenommene Koordinationen und Vermittlungen, zusätzlich verfügbare personelle, kommunale und materielle Ressourcen
- spezifische, vorgenommene Vermittlungen, Nachsorgeplan sowie Verantwortlichkeiten für zu treffende Maßnahmen
- Bezugsquellen für/Wartung von Hilfsmittel(n).

Empfohlene, exemplarische Pflegeinterventionen (NIC) und Pflegeergebnisse (NOC)

NIC: *Bewegungstherapie: (zu spezifizieren)* [Exercise Therapy: (specify)] (McCloskey-Dochterman, J.; Bulecheck, G. M., 2013)
NOC: *Mobilitätsgrad* [Mobility Level] (Moorhead, S., Johnson, M.; Maas, M. L.; Swanson, E., 2013)

Literatur

Carpenito-Moyet L. J.: Das Pflegediagnosen-Lehrbuch. Huber, Bern 2013

Fitzgerald-Miller, J.: Chronisch Kranksein bewältigen – Machtlosigkeit überwinden. Huber, Bern 2003

Georg, J.: Mobilität und beeinträchtigte körperlichen Mobilität. – Pflegeassessment, -diagnose und -interventionen. NOVA 33 (2002) 5: 6–9

Georg, J.: Balance- und Gangstörungen bei alten Menschen. NOVA 38 (2007) 7/8: 12–14

Götz-Neumann, K.: Gehen verstehen – Ganganalyse in der Physiotherapie. Thieme, Stuttgart 2011

Haas, Ute (Hrsg.): Pflege von Menschen mit Querschnittlähmung – Probleme, Bedürfnisse, Ressourcen und Interventionen. Huber, Bern 2012

Klein Tarolli, E.: Bewegtes «Lagern». Zimmermann, Stuttgart, 2012

Marshall, M.; Allan, K.: «Ich muss nach Hause» – Ruhelos umhergehende Menschen mit einer Demenz verstehen. Huber, Bern 2011

Morof-Lubkin, I.: Chronisch Kranksein. Implikationen und Interventionen für Pflege- und Gesundheitsberufe. Huber, Bern 2002

Runge, M.; Rehfeld, G.: Mobil bleiben – Pflege bei Gehstörungen und Sturzgefahr. Schlüthersche, Hannover 2001 [vgr.]
Runge, M.: Gehstörungen, Stürze, Hüftfrakturen. Steinkopf, Darmstadt 1998
Steigele, W.: Bewegung, Mobilisation und Lagerung in der Pflege. Springer, Berlin 2012
Tideiksaar, R.: Stürze und Sturzprävention für Pflegeassistentinnen. Huber, Bern 2008
Tideiksaar, R.: Stürze und Sturzprävention. Huber, Bern 2008
Tinetti, M. E.: Performance oriented assessment of mobility problems in elderly patients. JAGS 34 (1986):119–126
Zegelin, A.: «Festgenagelt» Der Prozess des Bettlägerigwerdens. Huber, Bern 2013
Winkler, J.; Regelin, P.: Standfest und stabil. In Balance bleiben. Meyer & Meyer, Aachen 2011
Ziganek-Soehlke, F.: STUBS – Sturzprophylaxe durch Bewegungsschulung. Pflaum, München 2008

Beeinträchtigte Mobilität mit dem Rollstuhl [P]

Impaired wheelchair mobility (00089) (1998, R 2006, LOE 2.1)
Domäne 4: **Aktivität/Ruhe**
Klasse 2: **Aktivität/Bewegung**

Diagnosetyp (Dokumentationsform): aktuelle Pflegediagnose (PES)
Zuordnung der Pflegediagnose nach Pflegemodellen/-klassifikationen s. Kap. 6.

Definition: Einschränkung der unabhängigen Benutzung des Rollstuhls in der Umgebung

Beeinflussende Faktoren [od. Einflussfaktoren] [E]

- neuromuskuläre Beeinträchtigung
- muskuloskeletale Beeinträchtigung (z. B. Kontrakturen)
- ungenügende Muskelkraft
- begrenzte Ausdauer
- Konditionsabbau
- Adipositas
- beeinträchtigtes Sehvermögen
- Schmerzen

- depressive Stimmungslage
- kognitive Beeinträchtigung
- fehlendes Wissen
- umgebungsbedingte Einschränkungen (z. B. Treppen, Steigungen, unebene Flächen, ungesicherte Hindernisse, lange Strecken, fehlende Hilfsmittel oder -personen, Art des Rollstuhls).

Bestimmende Merkmale [od. Symptome] [S]

- beeinträchtigte Fähigkeit, den manuell betriebenen Rollstuhl über Bordsteine zu fahren
- beeinträchtigte Fähigkeit, den motorisierten Rollstuhl über Bordsteine zu fahren
- beeinträchtigte Fähigkeit, den manuell betriebenen Rollstuhl auf ebenem Untergrund zu fahren
- beeinträchtigte Fähigkeit, den motorisierten Rollstuhl auf ebenem Untergrund zu fahren
- beeinträchtigte Fähigkeit, den manuell betriebenen Rollstuhl auf unebenem Untergrund zu fahren
- beeinträchtigte Fähigkeit, den motorisierten Rollstuhl auf unebenem Untergrund zu fahren
- beeinträchtigte Fähigkeit, den manuell betriebenen Rollstuhl auf einer ansteigenden Strecke zu fahren
- beeinträchtigte Fähigkeit, den motorisierten Rollstuhl auf einer Steigung zu fahren
- beeinträchtigte Fähigkeit, den manuell betriebenen Rollstuhl auf einer abfallenden Strecke zu fahren
- beeinträchtigte Fähigkeit, den motorisierten Rollstuhl auf einer abfallenden Strecke zu fahren
- [beeinträchtigte Fähigkeit, einen manuell oder elektrisch betriebenen Rollstuhl in Kurven zu steuern*].

Klientenbezogene Pflegeziele oder Evaluationskriterien

Der Klient

- bewegt sich sicher in seinem Umfeld und steigert dabei die Unabhängigkeit auf ein Höchstmaß.
- erkennt und nutzt Ressourcen angemessen.

* Spezifiziere den Grad an Unabhängigkeit anhand einer standardisierten Funktionsskala (vgl. PDx: Beeinträchtigte körperliche Mobilität)

Die Betreuungsperson
- sorgt für sichere Mobilität im Umfeld und in der Gemeinde.

Maßnahmen oder Pflegeinterventionen

1. Pflegepriorität: Erkennen ursächlicher/beeinflussender Faktoren:
- Feststellen der Diagnose, welche die Immobilität bedingt (z.B. amyotrophe Lateralsklerose, Rückenmarkverletzung, spastische Zerebralparese, Hirntrauma), sowie des Funktionsgrades des Klienten und seiner individuellen Fähigkeiten.
- Identifizieren von Faktoren in vom Klienten frequentierten Umfeldern, die zur Unzugänglichkeit beitragen (z.B. unebene Böden/Oberflächen, fehlende Rampen, starke Steigungen/starkes-Gefälle, enge Türen/Räume).
- Ermitteln des Zugangs zu und der Eignung von öffentlichen und/oder privaten Transportmitteln.

2. Pflegepriorität: Fördern eines optimalen Funktionsgrades und Verhindern von Komplikationen:

M

- Feststellen, ob die zu Grunde liegende kognitive, emotionale und körperliche Beeinträchtigung des Klienten (z.B. eine Hirnverletzungen, Schmerzen, Depression, Sehschwäche) behandelt/betreut wird, *um den Wunsch/die Motivation zur Teilnahme an Aktivitäten im Rollstuhl auf ein Höchstmaß zu steigern.*
- Sicherstellen, dass der Rollstuhl die Basismobilität gewährleistet, um die Funktion zu maximieren.
- Sorgen für die Sicherheit des Klienten/entsprechendes Instruieren des Klienten, während er sich in einem Rollstuhl befindet (z.B. Adaptionskissen, Stützen für alle Körperteile, Hilfsmittel für das Umlagern und den Transfer, Höhenverstellung).
- Beachten der Ebenheit von Oberflächen, um die der Klient verhandeln muss, und Vermitteln an geeignete Quellen zur Modifikation. Hindernisse aus den Wegen räumen.
- Empfehlen/Arrangieren von Veränderungen in der häuslichen Umgebung, am Arbeitplatz, in der Schule, in Freizeit-Settings, die der Klient frequentiert, *um für ein sicheres und geeignetes Umfeld zu sorgen.*
- Bestimmen des Bedarfs an Hilfspersonen und deren Fähigkeiten. Sorgen für Training und Unterstützung, soweit indiziert.

- Überwachen, wie der Klient Joystick, «Sip and puff» (Mundsteuerung), mechanische Schnappschalter usw. nutzt, *um für die notwendige Ausrüstung zu sorgen, wenn sich sein Zustand/seine Fähigkeiten ändert bzw. ändern.*
- Überwachen des Klienten auf Nebeneffekte der Immobilität (z.B. Kontrakturen, Muskelatrophie, Venenthrombose, Druckgeschwüre). Für zusätzliche Interventionen vgl. PDx: Immobilitätssyndrom, Gefahr einer peripheren Durchblutungsstörung.

3. Pflegepriorität: Fördern des Wohlbefindens (Beratung und Entlassungsplanung):

- Ausweisen von/Vermitteln an Hersteller medizinischer Geräte, *um den Rollstuhl des Klienten nach Größe, korrektem Sitzwinkel, Stabilität an Steigungen/Abhängen sowie mit Zubehör (z. B. Seitenteile, Kopfstützen, Fersenschleifen, Verlängerungen der Bremsgriffe und Werkzeug-Sets an die Fähigkeiten des Klienten anzupassen (z. B. «Sip and puff», Kopfbewegung, Schnappschalter etc.).*
- Größtmögliches Ermutigen des Klienten/der Bezugspersonen zur Teilnahme an der Entscheidungsfindung. *Fördert Akzeptanz und Umsetzung des Plans, maximiert Ergebnisse.*
- Beteiligen des Klienten/der Bezugspersonen an der Versorgung durch Unterstützen beim Umgang mit Immobilitätsproblemen. *Fördert die Unabhängigkeit.*
- Aufzeigen/Liefern von Informationen zu individuell geeigneten Sicherheitsmaßnahmen.
- Vermitteln an Selbsthilfegruppen zur jeweiligen Erkrankung/Behinderung, unabhängige/politische Aktionsgruppen. *Sorgt für Rollenbildung, unterstützt beim Problemlösen.*
- Aufzeigen kommunaler Ressourcen, *um für fortlaufende Unterstützung zu sorgen.*

Schwerpunkte der Pflegedokumentation

Pflegeassessment oder Neueinschätzung

- individuelle Befunde inkl. des Funktionsgrades/der Fähigkeit zur Teilnahme an speziellen/gewünschten Aktivitäten
- Art des Rollstuhls/des Ausrüstungsbedarfs.

Planung

- Pflege-/Interventionsplan und beteiligte Personen
- Patientenedukationsplan für Klienteninformation, -schulung und -beratung.

Durchführung/Evaluation

- Reaktionen auf Interventionen/Patientenedukation und ausgeführte Pflegemaßnahmen
- Zielerreichung/Fortschritte in Richtung gewünschter Ergebnisse
- Veränderungen des Pflegeplans.

Entlassungs- oder Austrittsplanung

- Erfordernisse der Entlassung, langfristiger Pflegebedarf nach Entlassung, vorgenommene Koordinationen und Vermittlungen, zusätzlich verfügbare personelle, kommunale und materielle Ressourcen
- spezifische, vorgenommene Vermittlungen, Nachsorgeplan sowie Verantwortlichkeiten für zu treffende Maßnahmen
- Quellen für/Wartung von Hilfsmittel(n).

Empfohlene, exemplarische Pflegeinterventionen (NIC) und Pflegeergebnisse (NOC)

NIC: *Lagerung: Rollstuhl* [Positioning: Wheelchair] (McCloskey-Dochterman, J.; Bulecheck, G. M., 2013)

NOC: *Fortbewegung: Rollstuhl* [Ambulation: Wheelchair] (Moorhead, S., Johnson, M.; Maas, M. L.; Swanson, E., 2013)

Literatur

Carpenito-Moyet L. J.: Das Pflegediagnosen-Lehrbuch. Huber, Bern 2013

Haas, Ute (Hrsg.): Pflege von Menschen mit Querschnittlähmung – Probleme, Bedürfnisse, Ressourcen und Interventionen. Huber, Bern 2012

Steigele, W.: Bewegung, Mobilisation und Lagerung in der Pflege. Springer, Berlin 2012

Moralischer Konflikt [P]

Moral distress (00175) (2006, LOE 2.1)
Domäne 6: **Lebensprinzipien**
Klasse 3: **Übereinstimmung von Werten/Glauben/Handlung**

Diagnosetyp (Dokumentationsform): aktuelle Pflegediagnose (PES)
Zuordnung der Pflegediagnose nach Pflegemodellen/-klassifikationen s. Kap. 6.

Definition: Reaktion auf die Unfähigkeit, die gewählte ethische/moralische Entscheidung/Handlung durchzuführen

Beeinflussende Faktoren [od. Einflussfaktoren] [E]

- Konflikt zwischen Entscheidungsträgern [z.B. Familie, Gesundheitsdienstleistern, Versicherungen]
- widersprüchliche Informationen begleiten die ethische Entscheidungsfindung
- widersprüchliche Informationen begleiten die moralische Entscheidungsfindung
- kulturelle Konflikte
- Entscheidungen über die Behandlung
- Entscheidungen am Lebensende
- Verlust der Autonomie
- zeitliche Einschränkung für die Entscheidungsfindung
- physische Distanz zum Entscheidungsträger.

M

Bestimmende Merkmale [od. Symptome] [S]

objektive

- drückt Leid [Beklemmung] aus (z.B. Machtlosigkeit, Schuld, Frustration, Angst, Selbstzweifel, Furcht) wegen der Schwierigkeit, nach seinen moralischen Prinzipien zu handeln.

Klientenbezogene Pflegeziele oder Evaluationskriterien

Der Klient

- äußert, dass er die Ursachen für den Konflikt in der eigenen Situation versteht.
- ist sich der eigenen moralischen Wertvorstellungen, die mit dem

gewünschten/erforderlichen Verlauf der Maßnahmen im Widerstreit stehen, bewusst.

- benennt positive Wege/Maßnahmen, die nötig sind, um mit der Situation zurechtzukommen.
- drückt ein Gefühl von Zufriedenheit mit/Akzeptieren der Lösung aus.

Maßnahmen oder Pflegeinterventionen

1. Pflegepriorität: Herausarbeiten der Ursache/Situation, in der moralische Verzweiflung eintritt:

- Feststellen der Wahrnehmungen des Klienten und spezifischer Faktoren, die zu einem Gefühl von Verzweiflung aller an der Situation beteiligten Parteien führen. *Moralischer Konflikt kreist um ein Verringern des Ausmaßes an erlittenem Leid, wobei die Beteiligten gewöhnlich mit Entscheidungen darüber ringen, «was getan werden kann», um eine Erkrankung zu verhindern, zu bessern oder zu heilen, oder was – oft unter finanziellen Einschränkungen oder bei knappen Ressourcen – in einer bestimmten Situation «getan werden sollte».*
- Beachten des Gebrauchs von Sarkasmus, Vermeidungsverhalten, Apathie, Weinen oder Äußerungen von Depression/Bedeutungsverlust. *Unter Umständen verstehen Personen ihre Gefühle von Unwohlsein/Verzweiflung nicht und wissen auch nicht, dass die emotionale Basis für einen moralischen Konflikt [moralische Verzweiflung] Wut ist.*
- Herausfinden der Reaktion der Familie/Bezugsperson(en) auf die Situation/Entscheidungen des Klienten bezüglich der Gesundheitsversorgung.
- Identifizieren von Zielen/Erwartungen bezüglich der Gesundheitsversorgung. *Neue Behandlungsoptionen/neue technologische Möglichkeiten können das Leben verlängern oder aus persönlicher Sicht den Tod hinausschieben und dabei die Möglichkeit eines Konflikts mit anderen inkl. Gesundheitsdienstleistern erhöhen.*
- Feststellen kultureller Überzeugungen/Wertvorstellungen und deren Bedeutung für den Klienten. *Kulturelle Vielfalt kann dazu führen, dass die Ansichten/Erwartungen von Klienten, Bezugspersonen/Familienangehörigen und Gesundheitsdienstleistern voneinander abweichen. Lassen sich Spannungen zwischen widersprüchlichen Wertvorstellungen nicht lösen, erfahren die Personen einen moralischen Konflikt [moralische Verzweiflung].*

- Beachten von Haltungen und Ausdrucksformen der Unzufriedenheit seitens der Betreuungspersonen/des Personals. *Unter Umständen fühlt sich der Klient unter Druck gesetzt/missbilligt, wenn sich seine eigenen Ansichten nicht mit den Erwartungen derjenigen decken, die als kenntnisreicher oder als Autoritätsperson wahrgenommen werden. Darüber hinaus spüren Gesundheitsdienstleister u. U. ihrerseits einen moralischen Konflikt moralische Verzweiflung], während sie erbetene Maßnahmen/Interventionen durchführen.*
- Bestimmen des Ausmaßes an emotionalem und körperlichem Leid (z.B. Erschöpfung, Kopfschmerzen, Vergesslichkeit, Wut, Schuldgefühl, Widerwillen), das Personen erleben und das sich auf ihre Funktionsfähigkeit auswirkt. *Ein moralischer Konflikt [moralische Verzweiflung] kann sehr destruktiv sein, die Fähigkeit zur Durchführung täglicher Aufgaben/zur Versorgung der eigenen oder einer anderen Person beeinträchtigen und zu einer Glaubenskrise führen.*
- Einschätzen der Schlafgewohnheiten der betroffenen Parteien. *Belege sprechen dafür, dass Schlafentzug die körperliche Gesundheit und das emotionale Wohlbefinden einer Person schädigen kann, indem er die Fähigkeit behindert, Emotion und Kognition zu integrieren, um moralische Urteile zu leiten.*
- Verwenden eines Untersuchungsinstruments für moralische Verzweiflung, wie etwa den Moral Distress Assessment Questionnaire (MDAQ), *um den Grad der Beteiligung messen zu helfen und mögliche Maßnahmen zur Verbesserung der Situation herauszuarbeiten.*
- Beachten der Verfügbarkeit der Familie/Freunde zur Unterstützung und Ermutigung.

2. Pflegepriorität: Unterstützen des Klienten/beteiligter Personen, Problemlösungsfertigkeiten zu entwickeln/effektiv einzusetzen:

- Ermutigen der Beteiligten, die Erfahrung, die zu moralischer Sensibilität geführt hat, zu erkennen und zu benennen. *Bringt Sorgen und persönliche Belange ans Tageslicht, sodass man sich damit beschäftigen kann.*
- Anwenden von Fertigkeiten, wie aktives Zuhören, Ich-Botschaften und Problemlösen, um der Person/den Personen dabei zu helfen, *Gefühle von Angst und Konflikt zu klären.*
- Sich Zeit nehmen zu Unterstützung und zum Sorgen für Informationen nach Wunsch, *um Personen beim Verstehen des ethi-*

schen Dilemmas, das zum moralischen Konflikt [zu moralischer Verzweiflung] geführt hat, zu helfen.

- Sorgen für Privatsphäre beim Erörtern sensibler/persönlicher Belange.
- Herausfinden von Coping-Verhalten, das der Klient schon früher erfolgreich eingesetzt hat und das ihm im Umgang mit der gegenwärtigen Situation helfen kann.
- Sorgen für Zeit zur vorurteilslosen Erörterung philosophischer Belange/Fragen über die Auswirkung des Konflikts, der zum moralischen Hinterfragen der gegenwärtigen Situation führt.
- Herausarbeiten von Rollenvorbildern (z. B. andere Personen, die ähnliche Probleme in ihrem Leben erlebt haben). *Das Teilen gemeinsamer Erfahrungen, das Herausfinden von Optionen kann hilfreich sein, um mit der gegenwärtigen Situation zurechtzukommen.*
- Einbeziehen der Ethikkommission der Einrichtung/der lokalen Ethikkommission oder eines Ethikers, soweit angemessen, *um anzuleiten, Empfehlungen auszusprechen und die Mediation/Lösung von Fragen zu erleichtern.*

M

3. Pflegepriorität: Fördern des Wohlbefindens (Beratung, Patientenedukation und Entlassungsplanung):

- Engagieren aller Parteien, soweit angemessen, beim Entwickeln eines Planes zum Umgang mit dem Konflikt. *Den eigenen moralischen Konflikt [die eigene moralische Verzweiflung] aufzulösen erfordert Veränderungen oder Kompromisse bei gleichzeitiger Wahrung der Integrität und Authentizität.*
- Einbinden benannter familiärer, religiöser und kultureller Faktoren, die für den Klienten bedeutsam sind
- Vermitteln an geeignete Ressourcen zur Unterstützung/Anleitung (z. B. ein Geistlicher, Beratung organisierte Selbsthilfegruppen, Kurse), soweit angezeigt.
- Unterstützen von Personen beim Erkennen, dass das Befolgen ihrer moralischen Entscheidungen sie u. U. mit dem Rechtssystem in Konflikt bringt und Vermitteln an eine geeignete Stelle für eine juristische Beurteilung/um juristische Optionen zu nennen.

Schwerpunkte der Pflegedokumentation

Pflegeassessment oder Neueinschätzung

- individuelle Befunde inkl. der Art des moralischen Konflikts [der moralischen Verzweiflung] und der daran beteiligten Personen

- körperliche/emotionale Reaktionen auf den Konflikt [die Verzweiflung]
- individuelle kulturelle/religiöse Überzeugungen und Wertvorstellungen, Gesundheitsversorgungsziele
- Reaktionen/Beteiligung der Familie/Bezugsperson(en).

Planung

- Pflege-/Interventionsplan und beteiligte Personen
- Patientenedukationsplan für Klienteninformation, -schulung und -beratung.

Durchführung/Evaluation

- Reaktionen auf Interventionen/Patientenedukation und ausgeführte Pflegemaßnahmen
- Zielerreichung/Fortschritte in Richtung gewünschter Ergebnisse
- Veränderungen des Pflegeplans.

Entlassungs- oder Austrittsplanung

- Erfordernisse der Entlassung, langfristiger Pflegebedarf nach Entlassung, vorgenommene Koordinationen und Vermittlungen
- verfügbare personelle, kommunale und materielle Ressourcen
- spezifische, vorgenommene Vermittlungen.

Empfohlene, exemplarische Pflegeinterventionen (NIC) und Pflegeergebnisse (NOC)

NIC: *Entscheidungsfindungsunterstützung* [Decision-Making Support] (McCloskey-Dochterman, J.; Bulecheck, G. M., 2013)
NOC: *Entscheidungsfähigkeit* [Decision Making] (Moorhead, S., Johnson, M.; Maas, M. L.; Swanson, E., 2013)

Literatur

Carpenito-Moyet L. J.: Das Pflegediagnosen-Lehrbuch. Huber, Bern 2013
Schnell, Martin W.: Ethik als Schutzbereich. Huber, Bern 2007
Schnell, M.; Heinritz, Ch.:Forschungsethik. Huber, Bern 2006

Dysfunktionale gastrointestinale Motilität [P]

Dysfunctional gastrointestinal motility (00196) (2008, LOE 2.1)
Domäne 3: **Ausscheidung und Austausch**
Klasse 2: **Magen-Darm-Funktion**

Diagnosetyp (Dokumentationsform): aktuelle Pflegediagnose (PES)
Zuordnung der Pflegediagnose nach Pflegemodellen/-klassifikationen s. Kap. 6.

Definition: Erhöhte, reduzierte, unzureichende oder fehlende peristaltische Aktivität des gastrointestinalen Systems

Beeinflussende Faktoren [od. Einflussfaktoren] [E]

- Altern
- Frühgeburt
- chirurgischer Eingriff
- Mangelernährung
- enterale Ernährung
- pharmazeutische Wirkstoffe (z. B. Narkotika/Opiate, Laxanzien, Antibiotika, Anästhesie)
- Nahrungsmittelunverträglichkeit (z. B. Gluten, Laktose)
- Aufnahme von Verunreinigungen (z. B. Nahrung, Wasser)
- bewegungsarmer Lebensstil
- Immobilität
- Angst.

Bestimmende Merkmale [od. Symptome] [S]

subjektive

- Abwesenheit von Blähungen
- Bauchkrämpfe
- [Bauchschmerz]
- Diarrhö
- Schwierigkeiten bei der Stuhlpassage
- Übelkeit
- Regurgitation.

objektive

- veränderte Darmgeräusche (z. B. fehlende, stark verminderte, stark vermehrte)

- Abdominaldehnung
- beschleunigte Magenentleerung
- [Diarrhö]
- vermehrter Magenrestinhalt
- gallenfarbiger Magenrestinhalt
- trockener Stuhl
- Erbrechen
- harter Stuhl.

Klientenbezogene Pflegeziele oder Evaluationskriterien

Der Klient

- stellt einen normalen Rhythmus des Stuhlgangs wieder her und behält ihn bei.
- äußert Verstehen der ursächlichen Faktoren und der Rationale für den Behandlungsplan.
- zeigt angemessene Verhaltensweisen, um bei der Beseitigung ursächlicher Faktoren zu helfen.

Maßnahmen oder Pflegeinterventionen

1. Pflegepriorität: Einschätzen ursächlicher/beeinflussender Faktoren:

- Beachten bestehender Krankheiten (z. B. dekompensierte Herzinsuffizienz, ein größeres Trauma, chronische Krankheiten, Sepsis), welche den Systemkreislauf/die Durchblutung beeinträchtigen, *und zu einer Minderdurchblutung des Magen-Darm-Trakts und dessen kurz- oder langfristiger Funktionsstörung führen können.*
- Feststellen von Erkrankungen/Störungen, die zur lokalen oder diffusen Verringerung der gastrointestinalen Durchblutung führen können, wie etwa Ösophagusvarizen, eine Magen-Darm-Blutung, Pankretitis, eine intraperitoneale Blutung, *um einen Klienten zu erkennen, der stärker durch eine unwirksame Gewebsdurchblutung gefährdet ist.*
- Beachten des Vorliegens chronischer/langfristiger Erkrankungen/Störungen, wie etwa einer gastrointestinalen Refluxkrankheit, einer Hiatushernie, eines entzündlichen Darms (Colitis ulcerosa, Enteritis regionalis), einer Malabsorption (z. B. Dumping-Syndrom, Zöliakie) oder eines Kurzdarmsyndroms, wie es nach der operativen Entfernung von Teilen des Dünndarms auftreten

kann. *Diese Krankheiten/Zustände gehen mit verstärkter, verminderter oder unwirksamer Peristaltik einher.*

- Beachten des Alters und entwicklungsbedingter Fragen des Klienten. *Kinder neigen zu Infektionen, die eine Gastroenteritis, a/d Erbrechen und Diarrhö, verursachen. Ältere Menschen haben Probleme in Zusammenhang mit einer reduzierten Mobilität, wie etwa Obstipation. Frühgeborene oder Neugeborene mit niedrigem Geburtsgewicht laufen Gefahr einer nekrotisierenden Enterokolitis.*
- Überprüfen des Medikationsplans des Klienten. *Medikamente (z. B. Laxanzien, Antibiotika, Opiate, Sedativa, Eisenpräparate) können Darmstörungen verursachen oder verschlimmern. Außerdem steigt die Wahrscheinlichkeit einer Blutung durch die Einnahme von Medikamenten wie NSAR, Kumarin und Clopidogrel-bisulfat.*
- Beachten von Fragen der Lebensweise, welche die Funktion des Magen-Darm-Trakts beeinflussen können, wie z. B. regelmäßiger Wettkampfsport (z. B. Langlauf und Fahrradrennen), schlechte sanitäre Lebensbedingungen, Reisen in Gegenden mit kontaminierter Nahrung oder kontaminiertem Wasser.
- Herausfinden, ob der Klient Angst, Stress oder andere psychogene Faktoren zeigt (z. B. Anorexie oder Bulimie), *welche die Magen-Darm-Funktion beeinträchtigen können.*
- Sichten der Laborwerte und anderer diagnostischer Untersuchungen, *zur Evaluation auf Magen-Darm-Störungen, wie Blutung, Entzündung, Toxizität und Infektion, oder Unterstützung beim Erkennen von Raumforderungen, einer Dilatation/Obstruktion, einem abnormen Defäkationsrhythmus und abnormer Winde usw.*

2. Pflegepriorität: Feststellen des Ausmaßes der Funktionsstörung/Organbeteiligung:

- Einschätzen der Vitalzeichen, Achten auf einen niedrigen Blutdruck, erhöhte Herzfrequenz, Fieber. *Kann eine Minderdurchblutung oder beginnende Sepsis signalisieren. Fieber bei gleichzeitigem hellroten Blut im Stuhl kann auf eine ischämische Kolitis hindeuten.*
- Herausfinden, ob Unterleibsschmerz vorliegt und welche Merkmale er hat. *Schmerz ist ein häufiges Symptom von Erkrankungen des Magen-Darm-Trakts und kann in Bezug auf Lokalisation, Dauer und Intensität schwanken.*

- Hinterfragen von von Angaben über Schmerzen, die in keinem Verhältnis zum Trauma stehen. *Kann für die Entstehung eines abdominellen Kompartmentsyndroms sprechen.*
- Inspizieren des Abdomens unter Beachten der Kontur. *Eine Erweiterung des Darms führt zur Flüssigkeitsansammlung (Speichel, Magen-/Pankreassaft, Galle und Darmsekret) sowie von Gasen, die durch Bakterien gebildet werden, aus geschluckter Luft bestehen oder von Nahrung oder Flüssigkeit stammen, die der Klient zu sich genommen hat.*
- Auskultieren des Abdomens. *Hypoaktive Darmgeräusche können Frühzeichen einer Darmverlegung, eines Reizdarms oder einer Magen-Darm-Blutung sein.*
- Palpieren des Abdomens, um Raumforderungen, vergrößerte Organe (z. B. Milz, Leber oder Teile des Kolons) festzustellen; Auslösen von Schmerzen durch Berühren, Pulsieren der Aorta.
- Messen des Bauchumfangs und Vergleichen mit dem normalen Bauchumfang des Klienten, *um die Entwicklung bzw. das Fortschreiten des Geblähtseins zu überwachen.*
- Beachten der Häufigkeit und Merkmale von Darmbewegungen. *Darmbewegungen müssen beim gesamten Assessment berücksichtigt werden, da sie zu Grunde liegende Störungen bzw. die Auswirkungen eines pathologischen Zustands zeigen können.*
- Achten auf das Vorliegen von Übelkeit, mit oder ohne Erbrechen, und deren Beziehung zur Nahrungsaufnahme oder zu anderen Ereignissen, soweit angezeigt. *Die Anamnese kann wichtige Informationen über die Ursache (z. B. Schwangerschaft, Gastroenteritis, Tumoren, Magen-OP, Myokardinfarkt, Hepatitis, systemische Infektionen, kontaminierte Nahrung, Toxizität von Medikamenten) liefern.*
- Evaluieren des aktuellen Ernährungszustands des Klienten unter Beachten seiner Fähigkeit, Nahrung aufzunehmen und zu verdauen. *Die Gesundheit hängt ab von der Zufuhr, Verdauung und Resorption von Nährstoffen, die sich mit der Magen-Darm-Funktion wechselseitig beeinflussen.*
- Messen des intraabdominellen Drucks, soweit angezeigt. *Ein Gewebsödem oder freie Flüssigkeit, die sich in der Bauchhöhle sammelt, führt zu indraabdominellem Überdruck, der unbehandelt zu einem abdominellen Kompartmentsyndrom mit Organversagen im Endstadium führen kann.*

3. Pflegepriorität: Korrigieren/Bessern einer bestehenden Funktionsstörung:

- Mitarbeiten bei der Behandlung von Grunderkrankungen, *um Krankheiten in Verbindung mit der aktuellen Magen-Darm-Funktionsstörung des Klienten einzudämmen oder zu behandeln.*
- Ruhenlassen des Magen-Darm-Trakts, soweit angezeigt: *nüchtern bleiben, nur Flüssigkeiten, Dekompression von Magen oder Darm, um die Darmblähung und die Gefahr des Erbrechens zu verringern.*
- Regelmäßiges Messen der Ausfuhr des Magen-Darm-Trakts und Notieren des Ausgeführten, *um Flüssigkeitsverluste und Substitutionsbedarf zu bestimmen.*
- Verabreichen von Flüssigkeiten und Elektrolyten, soweit angezeigt, *um Verluste auszugleichen und Durchblutung und Funktion des Magen-Darm-Trakts zu verbessern.*
- Auffordern, umherzugehen, falls der Klient dazu in der Lage ist. *Fördert die allgemeine Durchblutung und regt Peristaltik und Darmfunktion an.*
- Zusammenarbeit mit einer Ernährungsberaterin oder einem Ernährungsfachmann, *um auf dem bestmöglichen Weg – oral, enteral, parenteral – für eine Ernährung zu sorgen, deren Nährstoffgehalt hinreicht.*
- Sorgen für kleine Portionen leicht verdaulicher Nahrung und Flüssigkeiten, wenn die orale Zufuhr vertragen wird.
- Auffordern, nach Mahlzeiten zu ruhen, *um den Blustrom ins Verdauungssystem zu maximieren.*
- Behandeln von Schmerzen mit Medikamenten gemäß Verordnung und mit nicht medikamentösen Interventionen, wie Lagerungen, Rückenein- und abreibung, Heizkissen (soweit nicht kontraindiziert), *um die Muskelentspannung zu fördern und Beschwerden zu lindern.*
- Melden von Veränderungen der Art und Intensität der Schmerzen an den Arzt, *da dies eine Verschlechterung der Krankheit anzeigen kann, die intensivere Interventionen erfordert.*
- Kooperieren mit dem Arzt bei der medikamentösen Behandlung. *Dosisumstellungen, das Absetzen bestimmter Substanzen oder ein alternativer Darreichungsweg können erforderlich sein, um die Belastbarkeit und/oder Funktion des Magen-Darm-Trakts des Klienten zu verbessern.*
- Vorbereiten des Klienten auf Prozeduren und eine Operation, soweit angezeigt. *Kann vielfälige Interventionen erfordern, um die*

Störung zu behandeln, die zu einer schweren Funktionsstörung des Magen-Darm-Trakts beiträgt oder sie beeinflusst.

4. Pflegepriorität: Fördern des Wohlbefindens (Beratung, Patientenedukation und Entlassungsplanung):

- Sorgen für Informationen über die Ursache der Magen-Darm-Störung und über Behandlungspläne unter Einsatz der für den Klienten besten Lernmethoden inkl. schriftlicher Informationen, Bibliographie und sonstiger Ressourcen für das Lernen nach der Entlassung.
- Erörtern nomaler Variationen im Rhythmus des Stuhlgangs, *um unnötige Sorgen lindern zu helfen, geplante Interventionen zu initiieren oder einfach nur rechtzeitig medizinische Versorgung aufzusuchen; kann den exzessiven Laxanziengebrauch verhindern oder dem Klienten verstehen helfen, wann Umstellungen der Nahrung, Flüssigkeit oder Medikamente nötig sind, um eine Obstipation zu verhindern.*
- Ermutigen, Gefühle hinsichtlich der Prognose und langfristiger Auswirkungen der Erkrankung zu erörtern. *Stress, Angst und Depression können die Nahrungs- und Flüssigkeitsaufnahme, die körperliche Betätigung und die Magen-Darm-Funktion beeinträchtigen.*
- Erörtern des Wertes von Entspannungs- und Ablenkungstechniken, falls der Verdacht besteht, dass Angst eine Rolle bei der Magen-Darm-Funktionsstörung spielt.
- Herausarbeiten notwendiger Umstellungen der Lebensweise und Unterstützen des Klienten, das Krankheitsmanagement in die Aktivitäten des täglichen Lebens zu integrieren. *Fördert Unabhängigkeit und die Fähigkeit, mit den eigenen Bedürfnissen selbst zurechtzukommen.*
- Sichten spezifischer Ernährungsumstellungen und -einschränkungen mit dem Klienten.
- Vorschlagen gesünderer Varianten der Zubereitung von Nahrungsmitteln, soweit angezeigt: gekocht statt frittiert, Zusetzen von Gewürzen statt Salz, Hinzufügen ballaststoffreicherer Nahrungsmittel, laktosefreie Milchprodukte – *wenn diese Faktoren den Magen-Darm-Trakt beeinträchtigen.*
- Erörtern einer für die individuelle Situation geeigneten Flüssigkeitsaufnahme. *Wasser ist für die allgemeine Gesundheit und die Funktion des Magen-Darm-Trakts nötig. Unter Umständen braucht*

der Klient Ermutigung, um die Aufnahme zu erhöhen oder geeignete Flüssigkeiten auszuwählen, wenn die Zufuhr aus bestimmten medizinischen Gründen eingeschränkt ist.

- Empfehlen, das normale Körpergewicht oder – bei einer adipösen Person – eine Gewichtsreduktion beizubehalten, *um Risiken in Zusammenhang mit Magen-Darm-Erkrankungen, wie die gastroösophageale Refluxkrankheit oder ein Gallenblasenleiden, zu verringern.*
- Hervorheben der Vorteile regelmäßiger körperlicher Betätigung für das Fördern einer normalen Magen-Darm-Funktion.
- Empfehlen, das Rauchen einzustellen. *Die Gefahr des Auftretens oder der Verschlimmerung bestimmter Magen-Darm-Erkrankungen (z. B. Enteritis regionalis), kann durch Rauchen zunehmen.*
- Erörtern des Medikationsplans inkl. der Gründe für ein Versagen der verordneten Langzeit-Erhaltungstherapie und dessen Folgen. *Nichtadhärenz kann die Wirksamkeit der Therapie und die Lebensqualität des Klienten negativ beeinflussen.*
- Betonen, wie wichtig es ist, unter Antikoagulanzien die Einnahme von NSAR (u. a. Acetylsalicylsäure), Kortikosteroiden, einigen freiverkäuflichen Medikamenten, kaliumhaltigen Vitaminen, Paraffinöl oder Alkohol zu vermeiden. *Diese Medikamente können der Darmschleimhaut schaden und die Blutungsgefahr erhöhen.*
- Für weitere Interventionen vgl. PDx: Obstipation, Diarrhö, Stuhlinkontinenz.

M

Schwerpunkte der Pflegedokumentation

Pflegeassessment oder Neueinschätzung

- individuelle Befunde des Assessments unter Beachten von Art, Ausmaß und Dauer der Störung und der Auswirkungen auf die Unabhängigkeit und Lebensweise
- Ernährungsverhalten, Nahrungsaufnahme in letzter Zeit, Nahrungsmittelunverträglichkeiten
- Häufigkeit und Merkmale des Stuhls
- Merkmale einer Schmerzhaftigkeit des Abdomens oder von Schmerzen, Auslöser und was die Schmerzen lindert.

Planung

- Pflege-/Interventionsplan und beteiligte Personen
- Patientenedukationsplan für Klienteninformation, -schulung und -beratung.

Durchführung/Evaluation

- Reaktionen auf Interventionen/Patientenedukation und ausgeführte Pflegemaßnahmen
- Zielerreichung/Fortschritte in Richtung gewünschter Ergebnisse
- Veränderungen des Pflegeplans.

Entlassungs- oder Austrittsplanung

- Erfordernisse der Entlassung, langfristiger Pflegebedarf nach Entlassung, vorgenommene Koordinationen und Vermittlungen, zusätzlich verfügbare personelle, kommunale und materielle Ressourcen
- spezifische, vorgenommene Vermittlungen, Nachsorgeplan sowie Verantwortlichkeiten für zu treffende Maßnahmen.

Exemplarische Pflegeinterventionen (NIC) und Pflegeergebnisse (NOC)

NIC: *Defäkationsmanagement* [Bowel Management] (McCloskey-Dochterman, J.; Bulecheck, G. M., 2013)
NOC: *Magen-Darm-Funktion* [Gastrointestinal function] (Johnson, M. ; Maas, M. L.; Moorhead, S., 2005)

Literatur

Buchmann, P.; Degen, L.: Chronische Bauchbeschwerden. Bern, Huber 2010
Carpenito-Moyet L. J.: Das Pflegediagnosen-Lehrbuch. Huber, Bern 2013
Georg, J.: Gastrointestinale Motilitätsstörungen. NOVAcura 42 (2011) 4: 36–39

Gefahr einer dysfunktionalen gastrointestinalen Motilität [P]

Risk for dysfunctional gastrointestinal motility (00197) (2008, LOE 2.1)
Domäne 3: **Ausscheidung und Austausch**
Klasse 2: **Magen-Darm-Funktion**

Diagnosetyp (Dokumentationsform): Risikopflegediagnose (PR)
Zuordnung der Pflegediagnose nach Pflegemodellen/-klassifikationen s. Kap. 6.

Definition: Risiko einer erhöhten, reduzierten, unzureichenden oder fehlenden peristaltischen Aktivität des gastrointestinalen Systems

Risikofaktoren [R]

- Altern
- abdominale Operation
- reduzierte gastrointestinale Durchblutung
- Nahrungsmittelunverträglichkeit (z. B. Gluten, Laktose)
- Veränderung der Nahrung
- Veränderung des Wassers
- unhygienische Zubereitung von Nahrungsmitteln
- pharmazeutische Wirkstoffe (z. B. Antibiotika, Laxanzien, Narkotika/Opiate, Protonenpumpeninhibitoren)
- gastroösophageale [-intestinale] Refluxkrankheit
- Diabetes mellitus
- Infektion (z. B. bakterielle, parasitäre, virale)
- bewegungsarmer Lebensstil
- Immobilität
- Stress
- Angst
- Frühgeburt.

M

Klientenbezogene Pflegeziele oder Evaluationskriterien

Der Klient

- behält einen normalen Defäkationsrhythmus bei.
- äußert Verstehen individueller Risikofaktoren und Vorteile der Bewältigung des Zustands.

- Benennt präventive Interventionen zur Verringerung des Risikos und Förderung einer normalen Stuhlausscheidung.

Maßnahmen oder Pflegeinterventionen

1. Pflegepriorität: Erkennen ursächlicher/beeinflussender Faktoren:

- Achten auf das Vorliegen von Zuständen/Erkrankungen, die den Systemkreislauf oder die Durchblutung beeinträchtigen, wie z. B. eine dekompensierte Herzinsuffizienz, ein größeres Trauma mit Blutverlust, Sepsis, Schock, *die zu einer minderdurchblutungsbedingten Funktionsstörung des Magen-Darm-Trakts führen können.*
- Feststellen, ob Krankheiten (z. B. Ösophagusvarizen, Pankreatitis), Aufnahme/Verschlucken eines Fremdkörpers oder Adhäsionen infolge einer früheren Operation vorliegen, *welche die Peristaltik beeinträchtigen können.*
- Einschätzen der aktuellen Situation des Klienten in Zusammenhang mit der Magen-Darm-Anamnese. *Unter Umständen gab es bei dem Klienten einen einzelnen Vorfall, der ihn zum Risikofall machte (z. B. ein stumpfes Abdominaltrauma, anamnestisch bekannte Hernienstrangulation).*
- Auskultieren des Abdomens, *um die Peristaltik zu evaluieren und beginnende Darmleiden zu erkennen.*
- Palpieren des Abdomens, um Raumforderungen, vergrößerte Organe (z. B. Milz, Leber oder Teile des Kolons) festzustellen; Auslösen von Schmerzen durch Berühren, Pulsieren der Aorta, *anhand derer sich eine Störung im Magen-Darm-System erkennen ließe.*
- Beachten/Notieren der Häufigkeit und Merkmale von Stuhlgängen. *Letztere sind an sich nicht notwendigerweise diagnostisch, können aber helfen, eine Differenzialdiagnose zu stellen.*
- Herausfinden, ob Unterleibsschmerz vorliegt und welche Merkmale er hat. *Schmerz ist ein häufiges Symptom von Erkrankungen des Magen-Darm-Trakts, wobei Lokalisation und Art helfen, zu Grunde liegende Störungen zu erkennen.*
- Einschätzen der Vitalzeichen, Achten auf niedrigen Blutdruck, erhöhte Herzfrequenz, Fieber. *Kann eine Minderdurchblutung oder beginnende sonstige Störung signalisieren.*
- Evaluieren des aktuellen Ernährungszustands des Klienten unter Beachten seiner Fähigkeit, Nahrung aufzunehmen und zu verdauen.
- Beachten des Alters und entwicklungsbedingter Fragen des Klienten. *Kinder neigen zu Infektionen, die eine Gastroenteritis, a/d*

Erbrechen und Diarrhö, verursachen. Ältere Menschen haben Probleme in Zusammenhang mit einer reduzierten Mobilität (z. B. Obstipation durch langsamere Peristaltik, unzureichende Zufuhr an Ballaststoffen und Flüssigkeit, chronischer Laxanziengebrauch). Frühgeborene oder Neugeborene mit niedrigem Geburtsgewicht laufen Gefahr einer nekrotisierenden Enterokolitis.

- Beachten von Fragen der Lebensweise, *welche die Funktion des Magen-Darm-Trakts beeinflussen können, z. B. regelmäßiger Wettkampfsport (z. B. Langlauf und Fahrradrennen), Anorexie oder Bulimie.*
- Herausfinden, ob der Klient Angst, Stress oder andere psychogene Faktoren zeigt.
- Überprüfen des Medikationsplans des Klienten. *Medikamente (z. B. Laxanzien, Antibiotika, Opiate, Sedativa, Eisenpräparate) können Darmstörungen verursachen oder verschlimmern.*
- Sichten der Laborwerte und anderer diagnostischer Untersuchungen, *um Faktoren zu identifizieren, welche die Funktion des Magen-Darm-Trakts beeinträchtigen können.*

M

2. Pflegepriorität: Reduzieren und Korrigieren individueller Risikofaktoren:

- Erörtern normaler Abweichungen des Stuhlgangsmusters, *damit der Klient geplante Interventionen initiieren oder rechtzeitig medizinische Versorgung anstreben kann.*
- Kooperieren in der Behandlung von Grunderkrankungen.
- Praktizieren und Fördern der Händehygiene und anderer Vorsichtsmaßnahmen gegen Infektionen, *um die Übertragung von Infektionen, die Magen-Darm-Erkrankungen verursachen oder verbreiten können, zu verhindern.*
- Ruhenlassen des Magen-Darm-Trakts, soweit angezeigt: *nüchtern bleiben, nur Flüssigkeiten, Dekompression von Magen oder Darm, um die Darmblähung und die Gefahr des Erbrechens zu verringern.*
- Verabreichen von Flüssigkeiten und Elektrolyten, soweit angezeigt.
- Verabreichen verordneter Prophylaktika, *um potenzielle Magen-Darm-Komplikationen, wie Blutung, Magenschleimhautulzera, virale Diarrhöen, zu verringern.*
- Kooperieren mit einer Diätassistentin oder einem Ernährungsfachberater, *um für eine an Nährstoffen hinreichende und auf dem*

bestmöglichen Weg (z. B. oral, enteral, parenteral) verabreichte Diät zu sorgen.

- Betonen der Bedeutung von und Asstieren beim Umhergehen, vor allem nach einer Operation, *um die Peristaltik anzuregen und Magen-Darm-Komplikationen in Verbindung mit Immobilität verringern zu helfen.*
- Erörtern von Entspannungs- und Ablenkungstechniken, falls der Verdacht besteht, dass Angst eine Rolle bei der Magen-Darm-Funktionsstörung spielt.

3. Pflegepriorität: Fördern des Wohlbefindens (Beratung, Patientenedukation und Entlassungsplanung):

- Überprüfen von Maßnahmen zur Wahrung der Darmgesundheit:
  - Zuführen von Ballaststoffen mit der Nahrung und/oder Stuhlerweicher
  - der Person angemessene Flüssigkeitszufuhr
  - Schaffen oder Aufrechterhalten regelmäßiger Stuhlgewohnheiten inkl. des Bedarfs an Privatsphäre, der regelmäßigen Unterstützung beim Gang zur Toilette usw., soweit angezeigt.
  - Betonen der Vorteile regelmäßiger körperlicher Betätigung für eine normale Funktion des Magen-Darm-Trakts.
- Erörtern von Diätempfehlungen mit dem Klienten/der Bezugsperson. *Unter Umständen beschließt der Klient, die Auswahl seiner Nahrungsmittel und Essgewohnheiten anzupassen, um gastrointestinale Komplikationen zu vermeiden.*
- Unterweisen in gesünderen Varianten der Nahrungsmittelzubereitung, soweit angezeigt, *wenn diese Faktoren die Gesundheit des Magen-Darm-Trakts beeinträchtigen können.*
- Empfehlen, das normale Körpergewicht oder – bei einer adipösen Person – eine Gewichtsreduktion beizubehalten, *um Risiken in Zusammenhang mit Magen-Darm-Erkrankungen, wie die gastroösophageale Refluxkrankheit oder ein Gallenblasenleiden, zu verringern.*
- Kooperieren mit dem Arzt bei der medikamentösen Behandlung. *Dosisumstellungen, das Absetzen bestimmter Substanzen oder ein alternativer Darreichungsweg können erforderlich sein, um die Belastbarkeit und/oder Funktion des Magen-Darm-Trakts des Klienten zu verbessern.*

- Betonen, wie wichtig es ist, die aktuelle Medikation mit dem Arzt zu erörtern: neu verordnete Medikamente und/oder die geplante Anwendung bestimmter Medikamente (z. B. NSAR inkl. Acetylsalicylsäure, Kortikosteroide, einige freiverkäufliche Medikamente, Nahrungsergänzungsmittel aus Kräutern), *die schädlich für die Darmschleimhaut sein können.*
- Empfehlen, das Rauchen einzustellen. *Die Gefahr des Auftretens oder der Verschlimmerung bestimmter Magen-Darm-Erkrankungen (z. B. Enteritis regionalis), kann durch Rauchen zunehmen.*
- Überprüfen auf Krankheiten, die durch Nahrungsmittel und Wasser übertragen werden, Kontamination und Hygienefragen, soweit angezeigt, und Vornehmen der nötigen Nachsorgevermittlungen.
- Vermitteln an geeignete Ressourcen (z. B. Sozialdienste, Gesundheitsamt) *zur Nachsorge, falls der Klient der Gefahr ausgesetzt ist, Nahrung oder Wasser aus kontaminierten Quellen aufzunehmen, oder von einer Schulung zur Nahrungszubereitung und -lagerung profitieren könnte.*
- Empfehlen und/oder Vermitteln an einen Arzt, um Impfungen vorzunehmen, soweit angezeigt. Die Gesundheitsbehörden geben Empfehlungen für Reisende und/oder Personen in Hochrisikogegenden oder für Situationen, in denen eine Person kontaminierter Nahrung bzw. kontaminiertem Wasser ausgesetzt sein könnte.

Schwerpunkte der Pflegedokumentation

Pflegeassessment oder Neueinschätzung

- individuelle Befunde unter Beachten spezifischer Risikofaktoren
- Ernährungsverhalten, kürzliche Nahrungsaufnahme, Nahrungsmittelunverträglichkeiten
- Häufigkeit und Merkmale von Stühlen.

Planung

- Pflege-/Interventionsplan und beteiligte Personen
- Patientenedukationsplan für Klienteninformation, -schulung und -beratung.

Durchführung/Evaluation

- Reaktionen auf Interventionen/Patientenedukation und ausgeführte Pflegemaßnahmen
- Zielerreichung/Fortschritte in Richtung gewünschter Ergebnisse
- Veränderungen des Pflegeplans.

Entlassungs- oder Austrittsplanung

- Erfordernisse der Entlassung, langfristiger Pflegebedarf nach Entlassung, vorgenommene Koordinationen und Vermittlungen, zusätzlich verfügbare personelle, kommunale und materielle Ressourcen
- spezifische, vorgenommene Vermittlungen, Nachsorgeplan sowie Verantwortlichkeiten für zu treffende Maßnahmen.

Exemplarische Pflegeinterventionen (NIC) und Pflegeergebnisse (NOC)

NIC: *Defäkationsmanagement* [Bowel Management] (McCloskey-Dochterman, J.; Bulecheck, G. M., 2013)
NOC: *Magen- Darm- Funktion* ■ [Gastrointestinal function] (Johnson, M. ; Maas, M. L.; Moorhead, S., 2005)

Literatur

Buchmann, P.; Degen, L.: Chronische Bauchbeschwerden. Bern, Huber 2010
Carpenito-Moyet L. J.: Das Pflegediagnosen-Lehrbuch. Huber, Bern 2013
Georg, J.: Gastrointestinale Motilitätsstörungen. NOVAcura 42 (2011) 4: 36–39

M

Geschädigte Mundschleimhaut [P]

Impaired oral mucous membrane (00045) (1982, R 1998)
Domäne 11: **Sicherheit/Schutz**
Klasse 2: **Physische Verletzung**

Diagnosetyp (Dokumentationsform): aktuelle Pflegediagnose (PES)
Zuordnung der Pflegediagnose nach Pflegemodellen/-klassifikationen s. Kap. 6.

Definition: Schädigung der Lippen und/oder des weichen Gewebes der Mundhöhle

Beeinflussende Faktoren [od. Einflussfaktoren] [E]

- Dehydration
- Nahrungskarenz länger als 24 Stunden
- Mangelernährung
- reduzierter Speichelfluss

- Nebenwirkungen von Medikamenten
- verminderter Hormongehalt [-spiegel] (Frauen)
- Mundatmung
- fehlendes Wissen über angemessene Mundhygiene
- unwirksame Mundhygiene
- Hindernisse bei der Mundpflege
- Hindernisse beim Zugang zur professionellen Versorgung
- mechanische Faktoren (z.B. schlecht sitzende Zahnprothese, Zahnklammer, Sonden [endotracheal/nasogastral], chirurgischer Eingriff in der Mundhöhle)
- Verlust der Unterstützungsstrukturen [unterstützender Strukturen]
- Trauma
- Lippenspalte [oder]
- Gaumenspalte
- Chemische Reizmittel (z.B. Alkohol, Tabak, säurehaltige Nahrung, Medikamente, regelmäßige Einnahme von Inhalaten oder anderen giftigen Substanzen)
- Chemotherapie
- Immunsuppression
- Immunreduktion
- reduzierte Thrombozytenzahl
- Infektion
- Bestrahlungstherapie [Strahlentherapie]
- Stress
- Depression.

Bestimmende Merkmale [od. Symptome] [S]

subjektive

- Xerostomie [Mundtrockenheit]
- oraler Schmerz
- Beschwerden im Mundraum
- berichtet über einen schlechten Geschmack im Mund
- vermindertes Geschmacksempfinden
- Schwierigkeiten beim Essen
- Schwierigkeiten beim Schlucken.

objektive

- belegte Zunge
- glatte, atrophische Zunge

- Landkartenzunge
- blasse Mundschleimhaut
- blasses Zahnfleisch
- Stomatitis
- Hyperämie
- Zahnfleischhyperplasie
- Makroplasie
- Bläschen
- Knötchen
- Papeln
- weiße Flecken/Leukoplakie
- weiße Beläge
- schwammartige Flecken
- weißes, quarkähnliches Exsudat
- orale Läsionen
- orale Geschwüre
- Fissuren
- Blutungen
- Cheilitis
- Abschuppung
- Schleimhautabtragung
- eitriger Ausfluss
- eitrige Exsudate
- Vorliegen von Krankheitserregern
- vergrößerte Mandeln
- Ödeme
- Mundgeruch, [Zahnkaries]
- Rückgang des Zahnfleischs
- Taschen tiefer als 4 mm
- rote Gewebeverdichtung (z. B. Hämangiome) [oder]
- bläuliche Gewebeverdichtung (z. B. Hämangiome)
- Schwierigkeiten beim Sprechen.

Klientenbezogene Pflegeziele oder Evaluationskriterien

Der Klient

- äußert, die ursächlichen Faktoren zu verstehen.
- erkennt, welche speziellen Maßnahmen notwendig sind, um eine gesunde Mundschleimhaut zu begünstigen.

- demonstriert Maßnahmen/Methoden zur Wiederherstellung/ Aufrechterhaltung einer gesunden Mundschleimhaut.
- berichtet über/demonstriert eine Verminderung der Symptome/ Beschwerden, wie unter «Bestimmende Merkmale [oder Symptome] [S]» genannt.

Maßnahmen oder Pflegeinterventionen

1. Pflegepriorität: Erkennen ursächlicher/beeinflussender Faktoren mit Auswirkungen auf die Gesundheit des Mundes und der Mundhöhle:

- Achten auf das Vorliegen einer Erkrankung/eines Traumas (z. B. Gingivitis/Parodontose, Ulzera der Mundhöhle, Mundinfektionen durch Bakterien/Viren/Pilze, Frakturen des Gesichts, Tumoren/Tumortherapien, schwächende Allgemeinerkrankungen), *welche die Gesundheit des Mundgewebes beeinträchtigen.*
- Feststellen der Ernährungs-/Flüssigkeitszufuhr sowie dokumentierte Veränderungen (z. B. vermeiden zu essen, Veränderung des Geschmacksempfindens, mühevolles Kauen, häufiges Schlucken selbst bei kleinen Bissen, ungeklärte Gewichtsabnahme), *die Probleme mit der Mundschleimhaut aufzeigen können.*
- Beachten des Tabak- (auch Kautabak) und Alkoholkonsums, *welche die Schleimhaut für Infektionen, Zellschäden und Tumoren anfällig machen können.*
- Einschätzen auf Mundtrockenheit, zähflüssigen oder fehlenden Speichel und Anomalien der Zungenoberfläche.
- Achten auf abgebrochene, scharfkantige Zähne. Achten auf den Sitz der Zahnprothese und anderer Prothesen.
- Ermitteln des Medikamentengebrauchs und möglicher Nebenwirkungen, *welche die Gesundheit und Integrität der Mundschleimhaut beeinträchtigen.*
- Feststellen von Allergien gegen Nahrungsmittel/Medikamente oder andere Substanzen.
- Ermitteln, wie weit der Klient fähig ist, sich selbst zu versorgen und über Hilfsmittel/Unterstützung verfügt. *Das Alter des Klienten sowie sein gegenwärtiger Gesundheitszustand wirken sich auf die Fähigkeit zur Selbstversorgung aus.*
- Überprüfen der Mundhygiene: Häufigkeit und Methode (Bürste/ Zahnseide/Munddusche), professionelle Dentalhygiene.

2. Pflegepriorität: Behandeln erkannter/entstehender Probleme:

- Regelmäßiges Inspizieren der Mundhöhle und des Rachens auf Entzündungen, wunde Stellen, Läsionen und/oder Blutungen. Feststellen, ob der Klient Schmerzen hat oder ihm das Schlucken Schmerzen bereitet.
- Fördern einer adäquaten Flüssigkeitszufuhr, *um Mundtrockenheit und Dehydratation vorzubeugen.*
- Auffordern zum Konsum von Produkten gegen Zahnstein, sauren Nahrungsmitteln und Zitrusfrüchten sowie sauren Getränken, Kaugummi oder Lutschbonbons, *um den Speichelfluss zu fördern.*
- Einfetten der Lippen und Sorgen für ein kommerzielles, zur Lippenpflege geeignetes Präparat.
- Sorgen für eine erhöhte Luftfeuchtigkeit mit Hilfe eines Verneblers oder Luftbefeuchters, bei Bedarf, wenn der Klient durch den Mund atmet.
- Sorgen für Ernährungsumstellungen (z. B. Nahrungsmittel von angenehmer Beschaffenheit, Temperatur, Festigkeit), *um Beschwerden zu verringern/die Aufnahme zu verbessern,* und für adäquate Nährstoffe und Vitamine, *um die Heilung zu fördern.*
- Meiden scharf gewürzter Nahrungsmittel/Flüssigkeiten, extremer Temperaturen. Sorgen für eine weiche oder pürierte Kost, soweit erforderlich.
- Verwenden von Zitronen-/Glycerinstäbchen mit Vorsicht, sie können reizen, wenn die Schleimhaut verletzt ist [und austrocknend wirken].
- Sorgen für/Unterstützen bei der Mundpflege, soweit angezeigt:
  - Anbieten von/Sorgen für Mundspülungen mit Leitungswasser oder Kochsalzlösung, verdünnte alkoholfreie Mundspülungen
  - Sorgen für sanfte Zahnfleischmassage und Bürsten der Zunge mit einer weichen Zahnbürste, einem Schwamm/Wattestäbchen *(begrenzt die Reizung der Schleimhaut/des Zahnfleischs)*
  - Unterstützen beim/Auffordern zum Zähneputzen und Behandeln mit Zahnseide, *wenn der Klient zur Selbstversorgung nicht in der Lage ist*
  - Überprüfen des sicheren Gebrauchs elektrisch oder batteriebetriebener Mundpflegegeräte (z. B. Zahnbürste, Plaqueentferner etc.), soweit angezeigt
  - Unterstützen bei/Sorgen für Prothesenpflege, soweit angezeigt (z. B. Herausnehmen und Reinigen nach den Mahlzeiten und zur Schlafenszeit).

- Sorgen für anästhesierende Lutschpastillen, bei Bedarf, visköses Lidocain (Xylocain), Sucralfatsuspension, soweit angezeigt, *um für Schutz zu sorgen und Beschwerden/Schmerzen im Mund zu verringern.*
- Verabreichen verordneter Antibiotika, *wenn eine Infektion vorliegt.*
- Routinemäßiges Wechseln der Lage eines Endotrachealtubus, nach Verordnung, sorgfältiges Polstern/Schützen von Zähnen/Prothesen, *um den Druck auf das Gewebe auf ein Mindestmaß zu reduzieren.*
- Meiden von Alkohol, Rauchen/Tabakkauen bei Parodontose, Xerostomie oder anderen Beschwerden im Mundbereich, *da diese zu weiteren Schleimhautreizungen/-schäden führen können.*
- Vermitteln zur Beurteilung von Zahnprothesen/anderen Prothesen, strukturellen Defekten, *wenn Beeinträchtigungen sich negativ auf die Mundgesundheit auswirken.*

3. Pflegepriorität: Fördern des Wohlbefindens (Beratung, Patientenedukation und Entlassungsplanung):

- Überprüfen der Gewohnheiten bei der Mund-/Zahnpflege und Gabe entsprechend notwendiger/erwünschter Informationen, um Defizite zu korrigieren/zur korrekten Mund-/Zahnpflege anzuhalten.
- Anleiten der Eltern zur Mund-/Zahnpflege für ihre Kinder/Kleinkinder (z. B. sichere Nutzung eines Schnullers, Putzen von Zähnen und Gaumen, Vermeiden von Süßgetränken und Süßigkeiten, Erkennen und Behandeln von Mundsoor. *Fördert die rechtzeitige Ausführung einer guten Mund- und Zahnhygiene und rechtzeitige Interventionen bei behandelbaren Problemen.*
- Erörtern einer speziellen Mundpflege, die während und nach Krankheiten/Verletzungen oder operativen Korrekturen (z. B. OP: Lippen-Kiefer-Gaumen-Spalte) erforderlich ist, um die Heilung zu erleichtern.
- Feststellen, ob spezielle Geräte notwendig sind, *um die Mundpflege selbstständig durchführen zu können,* und Demonstrieren ihrer Handhabung.
- Beachten von Äußerungen zu Sorgen über das Aussehen und Versorgen des Klienten mit genauen Informationen über Behandlungsmöglichkeiten/-resultate. Erörtern der Auswirkungen des Zustands auf das Selbstwertgefühl/Körperbild, dabei Achten

auf Rückzug von gewohnten sozialen Aktivitäten, aus Beziehungen und/oder auf Zeichen/Äußerungen von Machtlosigkeit.
- Überprüfen des Informationsstandes zur medikamentösen Therapie, zur Verwendung von Lokalanästhetika
- Fördern von Gewohnheiten, welche die körperliche und geistige Gesundheit positiv beeinflussen. *Eine veränderte Immunabwehr kann sich auf die Mundschleimhaut auswirken.*
- Ernährungsberatung, *um Defizite auszugleichen, Schleimhautreizung/Parodontitis zu reduzieren und Zahnkaries vorzubeugen.*
- Betonen der Wichtigkeit, nachts kein «Beruhigungsfläschchen» mit Milch zu geben. Nachts Schnuller oder Wasser bevorzugen, *um ein «Flaschensyndrom» und Zahnschäden zu verhindern.*
- Empfehlen regelmäßiger Zahnkontrollen/professioneller Dentalhygiene.
- Erkennen von Ressourcen in der Gemeinde (niedrigpreisige Zahnkliniken [Uni], Programme für das Einstellen des Rauchens, Tumorinformationsdienste/-selbsthilfegruppen, Essen auf Rädern, Nahrungsmittelkarten, Haushaltshilfe).

M

Schwerpunkte der Pflegedokumentation

Pflegeassessment oder Neueinschätzung

- Zustand der Mundschleimhaut, Mund-/Zahnpflege-Gewohnheiten und Hindernisse/Störungen dabei
- Verfügbarkeit von Mundhygieneausrüstung/-produkten
- Wissen über korrekte Mundhygiene/-pflege
- Verfügbarkeit/Nutzung von Ressourcen.

Planung

- Pflege-/Interventionsplan und beteiligte Personen
- Patientenedukationsplan für Klienteninformation, -schulung und -beratung.

Durchführung/Evaluation

- Reaktionen auf Interventionen/Patientenedukation und ausgeführte Pflegemaßnahmen
- Zielerreichung/Fortschritte in Richtung gewünschter Ergebnisse
- Veränderungen des Pflegeplans.

Entlassungs- oder Austrittsplanung

- Erfordernisse der Entlassung, langfristiger Pflegebedarf nach Entlassung, vorgenommene Koordinationen und Vermittlun-

gen, zusätzlich verfügbare personelle, kommunale und materielle Ressourcen
- spezifische, vorgenommene Vermittlungen, Nachsorgeplan sowie Verantwortlichkeiten für zu treffende Maßnahmen.

Empfohlene, exemplarische Pflegeinterventionen (NIC) und Pflegeergebnisse (NOC)

NIC: *Mund-/Zahnpflege, therapeutische* [Oral Health Restoration] (McCloskey-Dochterman, J.; Bulecheck, G. M., 2013)
NOC: *Selbstversorgung: Mund-/Zahnpflege* [Oral Hygiene] (Johnson, M.; Maas, M. L.; Moorhead, S., 2013)

Literatur

Carpenito-Moyet L. J.: Das Pflegediagnosen-Lehrbuch. Huber, Bern 2013
Evers, G. C. M.; Claes, M.; Sermeus, W.: Häufigkeit von Mundpflege bei Krebspatienten in belgischen Krankenhäusern. Pflege 15 (2002) 4: 163–167
Gottschalk, T.: Mundhygiene und spezielle Mundpflege. Huber, Bern 2007
Gottschalk, T.; Dassen, T.; Zimmer, S.: Assessment-Instrumente zur pflegerischen Beurteilung des Mundes. Ein Literaturreview. Pflege 16 (2003) 5: 273–282
Gottschalk, T.; Dassen, T.; Zimmer, S.: Untersuchung einiger häufig gebrauchter Mittel, Instrumente und Methoden zur Mundpflege hinsichtlich einer evidenzbasierten Anwendung. Pflege 16 (2003) 5: 91–102
Gottschalk, T.; Dassen, T.: Welche Entscheidungsbefugnisse besitzen Pflegende bei der Mundpflege? Pflege 16 (2003) 2: 83–89
Gottschalk, T.; Dassen, T.: Welche Mittel werden zur Behandlung von Mundproblemen in der Literatur beschrieben? Pflege 15 (2002) 3: 137–145
Hehemann, H.: Was ist Mundpflege bei onkologischen Patienten. 10 (1997) 4: 199–205

Gefahr einer gestörten Mutter-Fötus-Dyade [P]

Risk for disturbed maternal/fetal dyad (00209) (2008, LOE 2.1)
Domäne 8: **Sexualität**
Klasse 3: **Fortpflanzung**

Diagnosetyp (Dokumentationsform): aktuelle Pflegediagnose (PES)
Zuordnung der Pflegediagnose nach Pflegemodellen/-klassifikationen s. Kap. 6.

Definition: Risiko einer Unterbrechung der symbiotischen Beziehung zwischen Mutter und Fötus aufgrund begleitender krankhafter oder schwangerschaftsbezogener Zustände

Risikofaktoren [R]

- Komplikationen in der Schwangerschaft (z. B. vorzeitiger Riss der Membrane [vorzeitiger Blasensprung], Placenta praevia oder Plazentalösung, Vorerkrankung, Asthma, Mehrlingsschwangerschaft)
- beeinträchtigter Sauerstofftransport (z. B. Anämie, Herzkrankheit, Asthma, Hypertonie, Krämpfe, vorzeitige Wehen, Blutung)
- beeinträchtigter Glukosestoffwechsel (z. B. Diabetes, Steroideinnahme)
- physischer Missbrauch
- Suchtmittelmissbrauch (z. B. Tabak, Alkohol, Drogen)
- behandlungsbedingte Nebenwirkungen (z. B. Medikation, Operation, Chemotherapie).

M

Klientenbezogene Pflegeziele oder Evaluationskriterien

Die Klientin

- äußert, dass sie die individuelle(n) Risikofaktoren oder Krankheit(en), welche die Schwangerschaft beeinträchtigen können, versteht.
- unternimmt die notwendigen Umstellungen der Lebensweise und täglicher Aktivitäten, um mit den Gefährdungen zurechtzukommen.
- beteiligt sich an Screening-Verfahren, soweit angezeigt.

- benennt Zeichen/Symptome, die der medizinischen Evaluation oder Intervention bedürfen.
- zeigt ein fetales Wachstum innerhalb normaler Grenzen und trägt die Schwangerschaft bis zum Termin aus.

Maßnahmen oder Pflegeinterventionen

1. Pflegepriorität: Identifizieren individueller Risiko-/Einflussfaktoren:

- Überprüfen der Anamnese früherer Schwangerschaften auf das Vorliegen von Komplikationen, wie etwa vorzeitigen Blasensprung, Placenta praevia, Fehlgeburt oder Verlust der Schwangerschaft durch vorzeitige Eröffnung des Muttermundes, vorzeitige Wehen oder Frühgeburt, frühere Geburtsdefekte, Hyperemesis gravidarum oder wiederholte Harnwegs- oder Scheideninfektionen.
- Erheben einer Anamnese der pränatalen Screening-Untersuchungen sowie des Ausmaßes und der zeitlichen Abstimmung der Pflege und Versorgung. *Fehlende/mangelnde pränatale Versorgung kann sowohl die Mutter als auch den Föten gefährden.*
- Beachten von Zuständen/Erkrankungen, die Gefäßveränderungen/eine verminderte Plazentadurchblutung verstärken (z. B. Diabetes, schwangerschaftsbedingte Hypertonie, Herzerkrankungen, Rauchen) oder die Sauerstofftransportkapazität verändern (z. B. Asthma, Anämie, Rhesus-Inkompatibilität, Hämorrhagie). *Das Ausmaß der mütterlichen Gefäßbeteiligung und die Reduktion der Sauerstofftransportkapazität haben direkten Einfluss auf den uteroplazentaren Kreislauf und den Gasaustausch.*
- Beachten des Alters der Mutter. *Ein Alter der Mutter über 35 Jahre geht mit dem erhöhten Risiko eines Spontanaborts, einer Früh- oder Totgeburt sowie fetaler Chromosomenanomalien und Fehlbildungen und einer Intrauteringravidität einher. Bei schwangeren Jugendlichen (> 15 Jahre) sind die häufigsten Hochrisikoerkrankungen eine schwangerschaftsinduzierte Hypertonie, Anämie, gestörte Wehen, ein Missverhältnis zwischen dem Kopf des Kindes und dem Beckendurchmesser der Mutter sowie ein niedriges Geburtsgewicht und Frühgeburt.*
- Herausfinden des aktuellen Ernährungsverhaltens und der Ernährungspraktiken. *Die Klientin kann mangelerernährt, adipös oder untergewichtig sein (Gewicht < 45,5 kg oder > 91 kg).*

- Einschätzen auf schwere, nicht nachlassende Übelkeit und Erbrechen, vor allem, wenn beides nach dem 1. Trimenion fortbesteht (Hyperemesis gravidarum).
- Beachten einer anamnestisch bekannten Exposition gegenüber Teratogenen, Infektionskrankheiten (z.B. Tuberkulose, Influenza, Masern); Hochrisikoberuf; Exposition gegenüber toxischen Substanzen wie Blei, organischen Lösungsmitteln, Kohlenmonoxid; Einnahme verschiedener freiverkäuflicher oder verschreibungspflichtiger Medikamente; Substanzgebrauch oder -missbrauch (inkl. illegaler Drogen und Alkohol).
- Identifizieren familiärer und kultureller Einflüsse auf die Schwangerschaft. *Die Familienanamnese enthält u. U. zahlreiche Geburten oder angeborene Leiden, einen Missbrauch zwischen den Generationen, fehlende/mangelnde Unterstützung oder finanzielle Mittel. Anhand des kulturellen Hintergrundes lassen sich ggf. Gesundheitsrisiken in Zusammenhang mit der Nationalität (z.B. die Sichelzell-Krankheit bei Menschen afrikanischer Herkunft oder die Tay-Sachs-Krankheit bei Menschen osteuropäisch-jüdischer Abstammung) oder mit religiös bedingten Ernährungsgewohnheiten (z.B. Ausschluss von Milchprodukten oder fehlende Röteln-Impfung der Mutter) feststellen, die sich auf die Gesundheit der Mutter und die Entwicklung des Föten auswirken können.*
- Sichten der Laboruntersuchungen. *Ein niedriges Hämoglobin spricht für eine Anämie, die mit Hypoxie einhergeht. Die Blut- und Rhesus-Gruppe können Kompatibilitätsrisiken erkennen lassen. Eine erhöhte Serumglukose kann bei einem Schwangerschaftsdiabetes beobachtet werden. Erhöhte Leberfunktionswerte sprechen für eine hypertoniebedingte Leberbeteiligung. Ein Absinken der Thrombozytenzahl kann mit schwangerschaftsinduzierter Hypertonie und dem HELLP-Syndrom (Hämolyse, erhöhte Leberenzyme, niedrige Thrombozyten) einhergehen. Untersuchungen der Ernährung können verminderte Spiegel für Serumproteine, Elektrolyte, Mineralien oder Vitamine aufdecken, die für die Gesundheit der Mutter und die fetale Entwicklung essenziell sind.*
- Überprüfen der Vaginal-, Zervikal- oder Rektalkulturen und der Ergebnisse der Serologie. *Kann sexuell übertragene Krankheiten (STDs) aufdecken und einen aktiven oder Trägerstatus für Hepatitis, HIV und AIDS erkennen lassen.*
- Assistieren beim Screening auf und Identifizieren von genetischen oder chromosomalen Leiden. *Krankheiten wie etwa die*

Phenylketonurie oder die Sichelzell-Krankheit erfordern eine spezielle Behandlung, um negative Auswirkungen auf das fetale Wachstum zu verhindern.

- Untersuchen der aktuellen häuslichen Situation. *Möglicherweise besteht anamnesisch eine instabile Beziehung oder eine inadquate/fehlende Unterbringung, welche die Sicherheit und das allgemeine Wohlbefinden beeinträchtigen.*

2. Pflegepriorität: Überwachen des Zustands der Mutter/des Feten:

- Wiegen der Klientin und Vergleichen des aktuellen Gewichts mit dem prägraviden Gewicht. Lassen Sie die Klientin ihr Gewicht zwischen den Konsultationen dokumentieren. *Untergewichtige Klientinnen sind der Gefahr einer Anämie, einer unzureichenden Protein- und Kalorienzufuhr, eines Vitamin- oder Mineralmangels und einer schwangerschaftsinduzierten Hypertonie (PIH) ausgesetzt. Übergewichtige Frauen tragen ein erhöhtes Risiko einer PIH, eines Schwangerschaftsdiabetes und einer Hyperinsulinämie des Säuglings.*
- Einschätzen der fetalen Herzfrequenz unter Beachten der Geschwindigkeit und Regelmäßigkeit. Die Klientin die Kindsbewegungen täglich überwachen lassen, soweit angezeigt. Tachykardie bei einem altersgerecht entwickelten Kind kann auf einen Kompensationsmechanismus gegen erniedrigte Sauerstoffspiegel und/oder das Vorliegen einer Sepsis hindeuten. Vor der Bradykardie schwächt sich die Aktivität des Feten ab.
- Testen des Urins auf Ketonkörper. *Zeigt eine inadäquate Glukosenutzung und Fettabbau für Stoffwechselprozesse an.*
- Sorgen für Informationen und Assistieren bei Prozeduren, soweit angezeigt, z. B.:
  - Amniozentese: *Kann zu genetischen Zwecken durchgeführt werden oder um die Reife der fetalen Lunge einzuschätzen. Die spektralphotometrische Analyse der Flüssigkeit kann durchgeführt werden, um nach 26 Schwangerschaftswochen Bilirubin nachzuweisen.*
  - Ultraschalluntersuchung: *Einschätzen des fetalen Gestationsalters, Nachweis multipler oder fetaler Anomalien. Lokalisieren der Plazenta (und von Amnionflüssigkeitstaschen vor einer eventuellen Amniozentese), Überwachen von Klientinnen mit dem Risiko einer verminderten oder inadäquaten Plazentadurchblutung (wie etwa Jugendliche, Klientinnen über 35 Jahre*

sowie Klientinnen mit Diabetes, schwangerschaftsinduzierter Hypertonie, Herz- oder Nierenleiden, Anämie oder Atemwegserkrankungen).

  - Biophysikalisches Profil: *Einschätzen des fetalen Wohlbefindens durch Ultraschallevaluation, um den Amnionflüssigkeitsindex (AFI), die fetale Herzfrequenz, die Reaktivität ohne Belastung, die Atemexkursionen, Körperbewegungen (große Gliedmaßen) und den Muskeltonus (Beugung und Streckung) zu testen.*
  - Kontraktionsstresstest (CST): *Ein positiver CST mit Spätdezerlationen zeigt eine Hochrisikoklientin und einen Feten mit möglicherweise reduzierten uteroplazentaren Reserven.*
- Screening auf Missbrauch während der Schangerschaft. *Pränataler Missbrauch korreliert mit einer geringen Gewichtszunahme der Mutter, Infektionen, Anämie, einem bis zum 3. Trimenon verzögerten Aufsuchen der Pränatalvorsorge und Frühgeburt.*
- Screening auf vorzeitige Uteruskontraktionen, die mit einer Weitung des Muttermundes verbunden sein können.

3. Pflegepriorität: Korrigieren/Verbessern des Wohlbefindens von Mutter und Fetus:

- Unterweisen der Klientin in dokumentierbaren Symptomen und Überwachen auf ungewöhnliche Symptome bei jeder pränatalen Vorsorgeuntersuchung (z. B. Vaginalblutung, Kopfschmerzen in Verbindung mit Verschwommensehen und Anschwellen der Knöchel, Mattigkeit, anhaltendes Erbrechen). *Gibt Gelegenheit zu frühzeitiger Intervention im Falle von Komplikationen.*
- Assistieren bei der Behandlung medizinischer Grunderkrankungen, die der Mutter bzw. dem Feten potenziell schaden können.
- Einschätzen der wahrgenommenen Auswirkungen einer Komplikation auf die Klientin und ihre Familienmitglieder. Ermutigen, Sorgen und Bedenken zu äußern. *Die Belastung der Familie steigt bei einer Hochrisikoschwangerschaft, in der man sich hauptsächlich um die Gesundheit von Mutter und Kind sorgt.*
- Erleichtern einer positiven Adaptation an die Familie. *Hilft beim Erreichen der psychischen Aufgaben in einer Schwangerschaft.*
- Erstellen eines Ernährungsplans mit der Klientin, der für die nötigen Nährstoffe (Kalorien, Proteine, Vitamine und Mineralien) sorgt.
- Fördern der Zufuhr von mindestens 2 l koffeinfreier Flüssigkei-

ten pro Tag, *um eine Dehydratation zu verhindern, die ein optimales Funktionieren des Uterus und der Plazenta stören und die Reizbarkeit des Uterus erhöhen könnte.*

- Ermutigen der Klientin zur Teilnahme an individuell geeigneten Anpassungen und Selbstpflegetechniken, wie etwa dem Einplanen von Ruhephasen 2- bis 3-mal täglich, dem Vermeiden von Überbelastung oder dem Heben schwerer Gegenstände sowie dem Ausfrechterhalten des Kontakts zur Familie und zum Alltag, falls Bettruhe erforderlich sein sollte.
- Überprüfen des Medikationsplans. *Eine Behandlung in der Schwangerschaft wegen einer chronischen Krankheit muss zur Sicherheit für Mutter und Kind u. U. umgestellt werden.*
- Überprüfen, ob Ressourcen verfügbar sind und genutzt werden.
- Verabreichen von Rh-Immunglobulin (RhIgG) in der 28 Schwangerschaftswoche für die Rh-negative Klientin mit Rh-positivem Partner oder nach einer Amniozentese, soweit angezeigt.
- Auffordern zu modifizierter oder vollständiger Bettruhe soweit angezeigt. *Das Ausmaß der Aktivität muss evtl. modifiziert werden, abhängig von den Symptomen der Uterusaktivität, der Veränderungen des Muttermundes oder einer Blutung. Seitenlage erhöht die Durchblutung der Nieren und der Plazenta, wodurch ein Hypotoniesyndrom in Rückenlage wirksam verhindert wird.*
- Sorgen für zusätzlichen Sauerstoff, soweit angemessen. *Erhöht den Sauerstoff, der dem Feten zur Verfügung steht, vor allem bei schwerer Anämie und Sichelzell-Krise.*
- Vorbereiten von und Assistieren bei einer intrauterinen fetalen Austauschtransfusion, soweit durch die Titer angezeigt (Kleinhauer-Beck-Test).

4. Pflegepriorität: Fördern des Wohlbefindens (Beratung, Patientenedukation und Entlassungsplanung):

- Betonen der Normalität einer Schwangerschaft, Konzentration auf Meilensteine einer Schwangerschaft, «Countdown bis zur Geburt». *Vermeidet oder schränkt die Wahrnehmung einer «Krankenrolle» ein. Fördert das Gefühl der Hoffnung, dass Modifikationen oder Einschränkungen einem lohnenswerten Zweck dienen.*
- Erörtern der Implikationen einer vorbestehenden Erkrankung und ihrer potenziellen Auswirkungen auf die Schwangerschaft. *Unter Umständen hat die Schwangerschaft keinerlei Auswirkun-*

gen, kann aber auch den Schweregrad von Symptomen chronischer Krankheiten verringern oder steigern.

- Sorgen für Informationen des Abnehmens während der Schwangerschaft und über den Ernährungsbedarf der Klientin und des Feten. *Eine pränatale Einschränkung der Kalorienzufuhr und eine daraus resultierende Gewichtsabnahme kann zu einem Nährstoffmangel oder zur Ketonämie führen, mit negativen Auswirkungen auf das fetale ZNS und der Möglichkeit einer Intrauteringravidität.*
- Auffordern, das Rauchen einzustellen, Vermitteln an ein kommunales Programm oder eine Selbsthilfegruppe, soweit indiziert. *Schwere unerwünschte Wirkungen des Rauchens auf den Feten können reduziert werden, wenn die Mutter schon frühzeitig während der Schwangerschaft mit dem Rauchen aufhört, und das Ergebnis einer Schwangerschaft lässt sich immer noch verbessern, wenn sie es bis zur 32. Schwangerschaftswoche tut.*
- Unterstützen der Klientin/des Paars beim Planen der Restrukturierung von Rollen und Aktivitäten, die durch die Komplikation der Schwangerschaft erforderlich werden.
- Die Klientin neue Verhaltensweisen und therapeutische Techniken demonstrieren lassen. *Während der Schwangerschaft kann die Beherrschung der Krankheit spezifisch modifizierte oder neue Verhaltensweisen erfordern.*
- Der Klientin empfehlen, Tonus und Kontraktionen des Uterus 1- bis 2-mal täglich zu kontrollieren, soweit angezeigt, *um die Irritabilität des Uterus oder Frühzeichen einsetzender Wehen zu überwachen.*
- Auffordern zur engmaschigen Überwachung der Blutzuckerspiegel, soweit angezeigt. *Klientinnen mit Typ-I-Diabetes (IDDM) müssen den Blutzuckerspiegel im Allgemeinen 4- bis 12-mal täglich überwachen, weil der Insulinbedarf 2- oder 3-mal über den prägraviden Ausgangswert ansteigen kann.*
- Demonstrieren der Technik und der speziellen Geräte, wenn die fetale Herzfrequenz zu Hause gemessen wird.
- Identifizieren von Gefahrensignalen, die die sofortige Benachrichtigung eines Gesundheitsdienstleisters erfordern (z. B. vorzeitiger Blasensprung, vorzeitige Wehen, Ausfluss oder Blutung aus der Scheide).
- Überprüfen, ob Ressourcen verfügbar sind und genutzt werden. *Vorhandensein oder Fehlen stützender Ressourcen kann darüber*

entscheiden, ob die Klientin und ihre Familie mit der Situation zurechtkommen können.

- Vermitteln an kommunale Dienstleister (z.B. häusliche Pflegekraft, Sozialdienst) oder Ressourcen. *Kommunale Unterstützung ist u.U. erforderlich für das fortlaufende Assessment des medizinischen Problems, des Zustands der Familie, des Coping-Verhaltens und finanzieller Belastungen.*
- Vermitteln an eine Beratung, wenn die Familie das positive Coping und Wachstum nicht durchhält. *Kann nötig sein, um Wachstum zu fördern und den Zerfall der Familie zu verhindern.*

Schwerpunkte der Pflegedokumentation

Pflegeassessment oder Neueinschätzung

- Befunde des Assessments inkl. Gewicht, Schwangerschaftszeichen, Sicherheitsfragen
- spezifische Risikofaktoren, Begleiterkrankungen und Therapiepläne
- Ergebnisse von Screening-Tests (Labor) und diagnostischen Untersuchungen
- Teilnahme an der Schwangerschaftsvorsorge
- kulturelle Überzeugungen und Praktiken.

Planung

- Pflege-/Interventionsplan und beteiligte Personen
- kommunale Ressourcen für Gerätschaften und Verbrauchsmaterialien
- spezifische Vermittlungen
- Patientenedukationsplan für Klienteninformation, -schulung und -beratung.

Durchführung/Evaluation

- Reaktionen der Klientin/des Feten auf Interventionen und ausgeführte Pflegemaßnahmen
- Reaktionen der Klientin auf die Patientenedukation (Information, Schulung und Beratung)
- Zielerreichung/Fortschritte in Richtung gewünschter Ergebnisse
- Veränderungen des Pflegeplans.

Exemplarische Pflegeinterventionen (NIC) und Pflegeergebnisse (NOC)

NIC: *Risikoschwangerschaftspflege* [High-Risk Pregnancy Care] (McCloskey-Dochterman, J.; Bulecheck, G. M., 2013)
NOC: *Gesundheitsverhalten in der Schwangerschaft* [Prenatal Health Behavior] (Johnson, M. ; Maas, M. L.; Moorhead, S., 2013)

Literatur

Carpenito-Moyet L. J.: Das Pflegediagnosen-Lehrbuch. Huber, Bern 2013
Cignacco, E.: (Hrsg.): Hebammenarbeit. Assessment, Diagnosen und Interventionen bei (patho)physiologischen und psychosozialen Phänomenen. Huber, Bern 2006

Neglect [P]

Unilateral neglect (00123) (1986, R 2006, LOE 2.1)
Domäne 5: **Wahrnehmung/Kognition**
Klasse 1: **Aufmerksamkeit**

Diagnosetyp (Dokumentationsform): aktuelle Pflegediagnose (PES)
Zuordnung der Pflegediagnose nach Pflegemodellen/-klassifikationen s. Kap. 6.

Definition: Beeinträchtigung in der sensorischen und motorischen Reaktion, der kortikalen Repräsentation und räumlichen Wahrnehmung des Körpers und des unmittelbaren Umfelds, gekennzeichnet durch eine fehlende Aufmerksamkeit für eine Seite zugunsten einer Überaufmerksamkeit für die andere Seite. Ein linksseitiger Neglect ist schwer wiegender und anhaltender als ein rechtsseitiger Neglect.

Beeinflussende Faktoren [od. Einflussfaktoren] [E]

- Hirnschaden aufgrund von zerebrovaskulären Problemen
- Hirnschaden aufgrund von neurologischen Erkrankungen
- Hirnschaden aufgrund eines Traumas
- Hirnschaden aufgrund eines Tumors
- linksseitige Hemiplegie nach Apoplexie in der rechten Gehirnhälfte
- Hemianopsie.

Bestimmende Merkmale [od. Symptome] [S]

subjektive

- [Angaben über das Gefühl, dass jener Körperteil gar nicht zu einem selbst gehöre].

objektive

- merkliches Abschweifen* der Augen [wie magnetisch hingezogen] auf die nicht vernachlässigte Seite zu Reizen und Aktivitäten auf dieser Seite
- merkliches Abschweifen* des Kopfs [wie magnetisch hingezogen] auf die nicht vernachlässigte Seite zu Reizen und Aktivitäten auf dieser Seite
- merkliches Abschweifen* des Rumpfes [wie magnetisch hingezo-

gen] auf die nicht vernachlässigte Seite zu Reizen und Aktivitäten auf dieser Seite

- kann die Augen nicht zur vernachlässigten Halbseite bewegen, trotz wahrgenommener Reize in diesem Bereich
- kann den Kopf nicht zur vernachlässigten Halbseite bewegen, trotz wahrgenommener Reize in diesem Bereich
- kann die Extremitäten nicht zur vernachlässigten Halbseite bewegen, trotz wahrgenommener Reize in diesem Bereich
- kann den Rumpf nicht zur vernachlässigten Halbseite bewegen, trotz wahrgenommener Reize in diesem Bereich
- kann Personen nicht wahrnehmen, die sich von der vernachlässigten Seite her nähern
- Verschiebung der Geräusche [Wahrnehmung] auf die nicht vernachlässigte Seite
- scheint sich der Lagerung [Stellung im Raum] der vernachlässigten Extremität nicht bewusst zu sein
- fehlende Sicherheitsvorkehrungen in Bezug auf die vernachlässigte Seite
- kann die Nahrung von dem Tellerbereich nicht aufnehmen, der sich auf der vernachlässigten Körperseite befindet
- kann die vernachlässigte Seite nicht ankleiden
- kann die äußere Erscheinung der vernachlässigten Seite nicht pflegen [Kämmen, Schminken, Rasieren]
- Schwierigkeit, sich an Details der mental repräsentierten vertrauten Ereignisse zu erinnern, die auf der vernachlässigten Seite liegen
- beim Schreiben wird nur eine vertikale Hälfte der Papierseite benutzt
- kann keine Zeilen auf der Papierhälfte wegstreichen, die sich auf der vernachlässigten Körperseite befinden
- beim Lesen Ersetzen von Buchstaben, um alternative Wörter zu bilden, die dem eigentlich intendierten Wort in der Länge ähnlich sind
- verzerrte Zeichnung auf der Papierhälfte, die sich auf der vernachlässigten Körperseite befindet
- nicht Vervollständigen der Zeichnung auf der Papierhälfte, die sich auf der vernachlässigten Körperseite befindet
- anhaltende/stetige visuell-motorische Handlungen auf der nicht vernachlässigten Seite
- Verlagerung der Schmerzwahrnehmung auf die nicht vernachlässigte Seite.

Klientenbezogene Pflegeziele oder Evaluationskriterien

Der Klient/die Betreuungsperson

- erkennt das Vorliegen einer Beeinträchtigung der sensorisch-perzeptuellen Wahrnehmung an.
- erkennt Anpassungsmöglichkeiten/Schutzmaßnahmen für die individuelle Situation.
- zeigt Verhaltensweisen, Änderungen der Lebensweise, die notwendig sind, um die körperliche Sicherheit zu fördern.

Der Klient

- spricht eine positiv realistische Selbsteinschätzung aus, unter Einbezug der gegenwärtigen Störung.
- führt die persönliche Pflege entsprechend den eigenen Möglichkeiten aus.

Maßnahmen oder Pflegeinterventionen

1. Pflegepriorität: Ermitteln ursächlicher/auslösender Faktoren:

- Identifizieren der Ursache, die der veränderten sensorischen/motorischen/verhaltensbezogenen Wahrnehmung zu Grunde liegt, wie unter «Beeinflussende Faktoren [oder Einflussfaktoren] [E]» angemerkt.
- Feststellen, wie der Klient/die Bezugsperson(en) ein Problem/Veränderungen wahrnehmen, Beachten von Unterschieden in der Wahrnehmung.
- Messen von Sehfähigkeit und Gesichtsfeld.
- Einschätzen der sensorischen bewussten Wahrnehmung (z.B. Reaktion auf Kälte-/Wärmereiz, stumpfe/spitze Reize), Beachten von Problemen der Bewusstheit bzgl. Bewegungen und Lageveränderungen.
- Beobachten des Klientenverhaltens, wie unter «Bestimmende Merkmale [oder Symptome] [S]» dargestellt, *um den Grad der Beeinträchtigung festzustellen.*
- Einschätzen der Fähigkeit, zwischen rechts und links zu unterscheiden.
- Beachten von körperlichen Merkmalen [und Folgen] eines Neglects (z.B. Nichtbeachten der betroffenen Gliedmaßen, Hautreizungen, Verletzungen).
- Ergründen und Ermutigen, Gefühle zu äußern, *um die Bedeutung*

N

des Verlusts/der Störung/der Veränderung für den Klienten zu erkennen und welche Folgen dies für die selbstständige Ausführung von Selbstversorgungsaktivitäten hat.

- Sichten der Ergebnisse von Tests zur Erhebung der Ursache und/oder Art des Neglect-Syndroms (z. B. sensorische, motorische, repräsentative, persönliche, räumliche oder verhaltensbezogene Unaufmerksamkeit). *Hilft beim Unterscheiden zwischen Neglect infolge von Gesichtsfeldsausfällen, beeinträchtigter Aufmerksamkeit sowie beeinträchtigter Planungsfähigkeit oder einer beeinträchtigten Fähigkeit des räumlichen Sehens.*

2. Pflegepriorität: Fördern optimalen Wohlbefindens und optimaler Sicherheit für den Klienten in seinem Umfeld:

- Zusammenarbeiten bei Behandlungsstrategien, die auf das Trainieren der Aufmerksamkeit für die vernachlässigte Körperseite ausgerichtet sind:
  – Sich-Annähern an den Klienten während der Akutphase von der nichtbetroffenen Seite. Dem Klienten erklären, dass eine Seite nicht wahrgenommen wird, Wiederholen dieser Information bei Bedarf
  – Ausschalten störender Reize bei der Arbeit mit dem Klienten, *um Ablenkungen zu verringern*
  – Auffordern des Klienten, den Kopf und die Augen vollständig zu wenden und den Blick über seine Umgebung «wandern zu lassen», *um den Verlust des Gesichtsfeldes zu kompensieren*
  – Stellen von Nachttisch und Gegenständen, die der Klient braucht, (z. B. Glocke, Taschentücher) in das funktionelle Gesichtsfeld
  – Aufstellen von Möbeln und Geräten dergestalt, dass der Gehweg des Klienten nicht blockiert wird. Die Türen ganz offen oder vollständig geschlossen halten
  – Entfernen von Gegenständen aus dem Umfeld, die eine Gefahr darstellen können (z. B. Fußschemel, frei verlegter Teppich)
  – Orientieren des Klienten über seine räumliche Umgebung so oft wie nötig und Sicherstellen einer adäquaten Beleuchtung der Umgebung, *um die Interpretation des Klienten von Umgebungsreizen zu verbessern*
  – Überwachen auf Haltung/anatomische Ausrichtung (Körpersymmetrie), Druckstellen/Hautreizungen/-verletzungen und lageabhängige Ödeme der/des betroffenen Körperteile/s. *Ein*

N

erhöhtes Verletzungs-/Dekubitusrisiko erfordert eine engmaschige Kontrolle und rechtzeitige Intervention.
  - Beim Bewegen des Klienten beschreiben, wo sich die betroffenen Bereiche des Körpers befinden
  - Schützen des/der betroffenen Körperteils(e) vor Dekubitus/Verletzungen/Verbrennungen und Unterstützen des Klienten, dafür selbst Verantwortung zu übernehmen
  - Unterstützen bei ADL unter Maximieren des Selbstversorgungspotenzials. Unterstützen des Klienten, sich zu baden, Lotion auf die betroffene Seite aufzutragen usw.
  - Für zusätzliche Interventionen vgl. PDx: Wahrnehmungsstörung (näher zu bestimmen: visuell, auditiv, kinästhetisch, gustatorisch, taktil, olfaktorisch).
- Zusammenarbeiten mit Physio-/Beschäftigungstherapeuten beim Fördern aufgabenspezifischer Aktivitäten (z. B. visuelles Scannen, Umgebungsanpassung, Umgebungshinweise und Schulung des Klienten/der Familie). *Konzentriert sich auf die funktionale Adaptation.*

3. Pflegepriorität: Fördern des Wohlbefindens (Beratung, Patientenedukation und Entlassungsplanung):

N

- Auffordern des Klienten, die betroffene Seite anzuschauen und anzufassen, *um die Bewusstheit für den betroffenen Körperteil zu fördern.*
- Den betroffenen Körperteil während der Pflege über die Mittellinie hinaus ins Gesichtsfeld des Klienten bringen, *damit der Klient ihn visuell wahrnehmen kann.*
- Sorgen für taktiles Stimulieren der betroffenen Körperseite (durch Berühren oder Streicheln) und Kommunizieren über die betroffene Seite statt beide Seiten gleichzeitig zu simulieren.
- Besorgen verschiedener Gegenstände von unterschiedlichem Gewicht, Beschaffenheit und Größe, die der Klient anfassen kann, *um für taktile Stimulation zu sorgen.*
- Unterstützen des Klienten, die betroffene Extremität sorgfältig zu platzieren. Anleiten, die Extremität selbst routinemäßig zu platzieren und regelmäßig zu kontrollieren. Erinnerungshilfen anhand visueller Hinweise geben. Wenn der Klient eine Seite des Körpers vollkommen ignoriert, Fördern der Lagerung, *um die Wahrnehmung zu verbessern (z. B. so, dass er die betroffene Seite anschauen muss).*

- Ermutigen des Klienten, auch bei einem Fremdkörpergefühl den betroffenen Körperteil/die Körperseite zu akzeptieren.
- Verwenden eines Spiegels, um dem Klienten zu helfen, seine Haltung auszurichten, *indem er beide Seiten wahrnehmen kann.*
- Verwenden beschreibender Begriffe, um Körperteile zu bezeichnen, statt von «rechts» und «links» zu sprechen, z. B.: «Heben Sie dieses Bein» (Zeigen/Berühren des Beines) oder: «Heben Sie das betroffene Bein».
- Ermutigen des Klienten/der Bezugspersonen/der Familienmitglieder, die Situation und ihre Auswirkung auf das Leben/die Zukunft zu erörtern. *Kann helfen, die Realität von Veränderungen zu verbalisieren und gibt Gelegenheit, zum Erkunden von Lösungen für Probleme und spezielle Bedürfnisse.*
- Anerkennen und Akzeptieren der Gefühle von Mutlosigkeit, [Machtlosigkeit] Trauer, Wut. *Wenn Gefühle offen geäußert werden, kann der Klient damit umgehen und Fortschritte machen.* Vgl., soweit angemessen, PDx: Trauern; [Machtlosigkeit].
- Den Klienten darauf hinweisen, dass eine Behinderung besteht, die kompensiert werden muss
- Vermeiden, sich am Verleugnen/Nicht-wahrhaben-Wollen des Klienten zu beteiligen.
- Ermutigen der Familienmitglieder und Bezugspersonen, den Klienten als normal und nicht als invalide zu behandeln, den Klienten auch an Familienaktivitäten teilnehmen lassen.
- Platzieren wichtiger Gegenstände (z. B. Fernseher, Bilder, Haarbürste) auf die betroffene Seite, wenn der Klient in der postakuten Phase die Körpermittellinie zu überschreiten beginnt, *um zu einer Fortsetzung des Verhaltens zu ermutigen.*
- Auffordern des Klienten, rehabilitative Dienstleistungen zu nutzen, *um die Unabhängigkeit im Ausüben von Tätigkeiten zu erhöhen.*
- Ermitteln zusätzlicher Ressourcen, um den individuellen Bedürfnissen zu entsprechen (z. B. Essen auf Rädern, Haushilfe), *um die Unabhängigkeit maximal zu steigern und es dem Klienten zu ermöglichen, in seine Gemeinde/Gemeinschaft zurückzukehren.*
- Sorgen für Informationsmaterial/Web-Seiten, *um die Anleitung zu unterstützen und Lernen im eigenen Tempo zu fördern.*

Schwerpunkte der Pflegedokumentation

Pflegeassessment oder Neueinschätzung

- individuelle Befunde inkl. des Ausmaßes der Wahrnehmungsveränderung, Grad der Behinderung, Auswirkungen auf die Unabhängigkeit/Beteiligung an ADL/ATL
- Testergebnisse.

Planung

- Pflege-/Interventionsplan und beteiligte Personen
- Patientenedukationsplan für Klienteninformation, -schulung und -beratung.

Durchführung/Evaluation

- Reaktionen auf Interventionen/Patientenedukation und ausgeführte Pflegemaßnahmen
- Zielerreichung/Fortschritte in Richtung gewünschter Ergebnisse
- Veränderungen des Pflegeplans.

Entlassungs- oder Austrittsplanung

- Erfordernisse der Entlassung, langfristiger Pflegebedarf nach Entlassung, vorgenommene Koordinationen und Vermittlungen, zusätzlich verfügbare personelle, kommunale und materielle Ressourcen
- spezifische, vorgenommene Vermittlungen, Nachsorgeplan sowie Verantwortlichkeiten für zu treffende Maßnahmen.

Empfohlene, exemplarische Pflegeinterventionen (NIC) und Pflegeergebnisse (NOC)

NIC: *Neglectmanagement* [Unilateral Neglect Management] (McCloskey-Dochterman, J.; Bulecheck, G. M., 2013)

NOC: *Achtsamkeit gegenüber betroffener Seite* [Headfulness of Affected Side] (Moorhead, S., Johnson, M.; Maas, M. L.; Swanson, E., 2013)

Literatur

Dammshäuser, B.: Bobath-Konzept in der Pflege. Elsevier, München 2012

Kerkhoff, G.: Neglect und assoziierte Störungen. Hogrefe, Göttingen 2004

Kerkhoff, G.; Neumann, G.; Neu, J.: Ratgeber Neglect. Hogrefe, Göttingen 2008

Moronta, R.: Neglecttherapie. Trainingsmanual zur Behandlung eines linksseitigen Neglects. modernes Leben, Dortmund 2008

Nydahl, P.; Bartoszek, G.: Basale Stimulation. Wege in der Pflege Schwerstkranker. Elsevier, München 2012

Vielbrock, H.; Forst, B.: Bobath. Thieme, Stuttgart 2007

Noncompliance [Unwirksame Adhärenz] [zu spezifizieren] [P]

Noncompliance (00079) (1973, R 1996, R 1998)
Domäne 10: **Lebensprinzipien**
Klasse 3: **Übereinstimmung von Werten/Glauben/Handlung**

Diagnosetyp (Dokumentationsform): aktuelle Pflegediagnose (PES)
Zuordnung der Pflegediagnose nach Pflegemodellen/-klassifikationen s. Kap. 6.

Definition: Verhalten einer Person und/oder der pflegenden Bezugsperson entspricht nicht dem gesundheitsfördernden oder therapeutischen Plan, den die Person (und/oder die Familie und/oder die Gemeinschaft) und der professionell Pflegende/Arzt vereinbart haben. Obwohl ein vereinbarter Plan zur Gesundheitsförderung oder Therapie vorliegt, ist das Verhalten der Person oder der pflegenden Bezugsperson nicht oder teilweise adhärent und kann zu (teilweise) unwirksamen Ergebnissen führen.

Beeinflussende Faktoren [od. Einflussfaktoren] [E]

Gesundheitsversorgungsplan

- Dauer
- Kosten
- finanzielle Flexibilität des Plans
- Intensität
- Komplexität.

Individuelle Faktoren

- persönliche Fähigkeiten
- entwicklungsbezogene Fähigkeiten
- relevantes Wissen über das Therapieverhalten
- relevante Fertigkeiten für das Therapieverhalten
- Motivation
- Wertesystem des Individuums
- Gesundheitsverständnis [-überzeugungen]
- kulturelle Einflüsse
- spirituelle Werte
- Bezugspersonen
- [veränderte Denkprozesse wie bei Depression, Paranoia]

- [Schwierigkeiten, Verhaltensweisen zu verändern, wie bei einer Suchtmittelabhängigkeit]
- [Verleugnung, sekundärer Krankheitsgewinn].

Gesundheitssystem

- individueller Gesundheitsschutz
- Glaubwürdigkeit des Gesundheitsanbieters
- Beziehung zwischen Klient und Gesundheitsanbieter
- Kontinuität des Gesundheitsanbieters
- regelmäßiges Nachsorgeangebot des Anbieters
- Vergütung [Rückerstattung] des Gesundheitsanbieters
- Kommunikationsfähigkeiten des Gesundheitsanbieters
- Lehrfähigkeiten [Schulungsfähigkeiten] des Gesundheitsanbieters
- Zugang zur Versorgung
- Zweckmäßigkeit der Versorgung
- Zufriedenheit mit der Versorgung.

Netzwerk

- Beteiligung der Mitglieder am Gesundheitsplan
- sozialer Nutzen des Plans
- wahrgenommene Überzeugungen der Bezugspersonen.

Bestimmende Merkmale [od. Symptome] [S]

objektive

- Verhalten weist auf ein Scheitern im Einhalten hin
- objektive Tests (z. B. physiologische Messgrößen, Ermittlung von physiologischen Markern)
- Nichterzielen von Fortschritten
- nachweisliche Entwicklung von Komplikationen
- nachweisliche Verschlimmerung der Symptome
- Nichteinhalten von Terminen.

Klientenbezogene Pflegeziele oder Evaluationskriterien

Der Klient

- äußert, seine Krankheit und den Pflegeplan/die Therapie genau zu verstehen.
- trifft Entscheidungen auf Grund eines genauen Informationsstandes.

- äußert, denen wechselseitig vereinbarten Behandlungsplan und die Ziele einhalten zu wollen.
- nimmt Ressourcen in angemessener Form in Anspruch.
- macht Fortschritte in Richtung der erwünschten Ziele/Ergebnisse.

Maßnahmen oder Pflegeinterventionen

1. Pflegepriorität: Ermitteln der Gründe für die Änderung/Missachtung der Therapie/Therapieempfehlungen:

- Feststellen mit der Klientin/Bezugsperson, wie sie die Situation (Krankheit/Therapie) wahrnimmt/was sie darüber weiß.
- Aktiv zuhören, worüber der Klient klagt und welche Bemerkungen er macht. *Hilft, herauszufinden, wie der Klient über den Behandlungsplan denkt (z. B. kann er sich Sorgen über Nebenwirkungen der Medikamente oder über den Erfolg von Prozeduren/einer Transplantation machen).*
- Beachten, welche Sprache gesprochen, gelesen und verstanden wird.
- Beachten des Entwicklungsstandes und des Alters des Klienten.
- Einschätzen des Ausmaßes von Angst, der Kontrollüberzeugung, des Gefühls der Machtlosigkeit usw.
- Feststellen, wer (z.B. der Klient, die Bezugspersonen, andere) den Medikationsplan verwaltet und ob der/die Betreffende weiß, was die Medikamente jeweils sind und warum sie verordnet werden.
- Herausfinden, auf welche Weise der Klient sich daran erinnert, Medikamente einzunehmen, und wie viele Dosen in den letzten 72 Stunden, in der letzten Woche, in den letzten 2 Wochen bzw. im vergangenen Monat ausgelassen wurden.
- Identifizieren von Faktoren, welche die Einnahme der Medikamente stören oder zu mangelnder Adhärenz führen (z.B. Depression, [Gedächtnisprobleme] aktiver Alkoholkonsum/Konsum anderer Drogen, niedriger Bildungsgrad, mangelnde Unterstützung, fehlender Glaube an eine Wirksamkeit der Therapie). *Vergesslichkeit ist der am häufigsten genannte Grund für das Nichteinhalten eines Therapieplans.*
- Beachten der Krankheitsdauer. *Klienten neigen dazu, bei lang andauernden, schwächenden Krankheiten passiv und abhängig zu werden.*

- Klären des Wertesystems: kulturelle/religiöse Werte, Gesundheits-/Krankheitsvorstellungen des Klienten.
- Erfassen sozialer Merkmale, demographischer und bildungsmäßiger Faktoren und der Persönlichkeit des Klienten.
- Verifizieren der psychologischen Bedeutung des Verhaltens (z.B. Verleugnung). Beachten der Frage eines möglichen sekundären Krankheitsgewinns – *Familiendynamik, Schule/Arbeitsplatz, juristische Aspekte können die Entscheidung des Klienten unbewusst beeinflussen.*
- Ermitteln des Vorhandenseins/der Nutzung von Unterstützungssystemen/Ressourcen.
- Sich-im-Klaren-Sein über die Einstellung der Fachpersonen gegenüber dem Klienten (Haben sie einen persönlichen Gewinn durch die Kooperation/Genesung des Klienten? Wie ist das Verhalten des Klienten/der Fachperson, wenn der Klient als «unkooperativ» eingestuft wird?). *Einige Gesundheitsfachpersonen können Behandlungsfortschritte des Klienten fördern, wohingegen die Einstellungen anderer Gesundheitsfachpersonen gegenüber dem Klienten Fortschritte in der Behandlung behindern können.*

N

2. Pflegepriorität: Unterstützen des Klienten/der Bezugsperson(en) beim Entwickeln von Strategien, wirksam mit der Situation fertig zu werden:

- Aufbauen einer therapeutischen Beziehung zum Klienten. *Fördert Vertrauen und schafft eine Atmosphäre, in der der Klient/die Bezugsperson offen ihre Sichtweisen und Anliegen äußern können. Das Assessment der Adhärenz ist am erfolgreichsten, wenn es in positiver, vorurteilsfreier Atmosphäre stattfindet.*
- Ermitteln, inwieweit der Klient an der Zielsetzung beteiligt ist oder nicht. *Klienten werden Ziele eher verfolgen, wenn sie an deren Entwicklung beteiligt waren.*
- Überprüfen der Therapiestrategien. Ermitteln der therapeutischen Maßnahmen, die zur Erreichung der Ziele am wichtigsten sind, und derjenigen Maßnahmen, die am ehesten eingehalten werden. *Setzt Prioritäten und hilft, die Probleme in konfliktbeladenen Bereichen zu lösen.*
- Treffen von Abmachungen mit dem Klienten, sich an der Pflege/Therapie zu beteiligen. *Fördert Akzeptanz und Durchhaltevermögen.*
- Ermutigen des Klienten zur Selbstversorgung, Hilfestellung ge-

ben, wenn nötig. Akzeptieren der Beurteilung des Klienten betreffs seiner eigenen Kräfte/Grenzen, während gemeinsam daran gearbeitet wird, die Fähigkeiten zu verbessern.

- Sorgen für Kontinuität in der Pflege/Versorgung innerhalb und außerhalb des Spitals, auch bei längerfristiger Planung. *Fördert das Vertrauen und erleichtert die Zielerreichung.*
- Geben von Informationen und Hilfestellung, damit der Klient weiß, wo und wie er sich allein zurechtfinden kann. *Fördert die Unabhängigkeit und ermutigt zur informierten Entscheidungsfindung.*
- Informieren des Klienten in ihm gemäßen Schritten unter Verwenden mündlicher, schriftlicher und audiovisueller Methoden entsprechend seiner Aufnahmefähigkeit. *Den Lernstil des Klienten zu nutzen, erleichtert das Lernen, indem es den Klienten in die Lage versetzt, Diagnose und Behandlungsplan zu verstehen.*
- Den Klienten die Instruktionen/erhaltenen Informationen mit seinen Worten wiedergeben lassen. *Hilft, zu überprüfen, ob der Klient die Instruktionen verstanden hat und um Missverständnisse zu erkennen.*
- Akzeptieren der Entscheidung/Ansicht des Klienten, auch wenn diese selbstzerstörerisch erscheint. *Vermeiden einer Konfrontation, wenn es um Überzeugungen/Glaubensfragen geht.*
- Festsetzen von Teilzielen oder eines modifizierten Behandlungsplans, soweit notwendig (z. B. ist ein Klient mit COPD, der ein Päckchen Zigaretten pro Tag raucht, vielleicht damit einverstanden, dies zu reduzieren). *Kann die Lebensqualität verbessern, was wiederum zur Erreichung weiter gesteckter Ziele ermutigt.*

3. Pflegepriorität: Fördern des Wohlbefindens (Beratung, Patientenedukation und Entlassungsplanung):

- Betonen, wie wichtig Kenntnisse und Einsichten der Klienten für die Behandlung/medikamentöse Therapie sind und welche Konsequenzen sie auf Handlungen/Entscheidungen haben.
- Gemeinsames Entwickeln einer Form der Selbstkontrolle, *um ein Gefühl der Selbstbestimmung zu schaffen und ihm damit zu ermöglichen, den eigenen Fortschritt zu beobachten und mitzuhelfen, Entscheidungen zu treffen.*
- Vorschlagen, ein Medikationserinnerungssystem zu verwenden. *Es hat sich gezeigt, dass es die Adhärenz des Klienten um einen signifikanten Prozentsatz merklich steigert.*

- Sorgen für ein Unterstützungssystem, *um die Einhaltung der getroffenen Vereinbarungen zu fördern.* Ermutigen des Klienten, ein positives Verhalten weiterzuführen, besonders wenn er dessen Vorteile zu sehen beginnt.
- Vermitteln an eine Beratung/Therapie und/oder andere geeignete Ressourcen.
- Vgl. PDx: Unwirksames Coping, Gefährdendes familiäres Coping, Wissensdefizit (zu spezifizieren), Angst, Unwirksames Management der eigenen Gesundheit.

Schwerpunkte der Pflegedokumentation

Pflegeassessment oder Neueinschätzung

- individuelle Befunde/Abweichungen vom verordneten Behandlungsplan und Begründungen des Klienten in seinen eigenen Worten
- Konsequenzen, die das Verhalten bis heute hatte.

Planung

- Pflege-/Interventionsplan und beteiligte Personen
- Patientenedukationsplan für Klienteninformation, -schulung und -beratung.

Durchführung/Evaluation

- Reaktionen auf Interventionen/Patientenedukation und ausgeführte Pflegemaßnahmen
- Zielerreichung/Fortschritte in Richtung gewünschter Ergebnisse
- Veränderungen des Pflegeplans.

Entlassungs- oder Austrittsplanung

- Erfordernisse der Entlassung, langfristiger Pflegebedarf nach Entlassung, vorgenommene Koordinationen und Vermittlungen, zusätzlich verfügbare personelle, kommunale und materielle Ressourcen
- spezifische, vorgenommene Vermittlungen, Nachsorgeplan sowie Verantwortlichkeiten für zu treffende Maßnahmen.

Empfohlene, exemplarische Pflegeinterventionen (NIC) und Pflegeergebnisse (NOC)

NIC: *Gemeinsame Zielsetzung* [Mutual Goal Setting] (McCloskey-Dochterman, J.; Bulecheck, G. M., 2013)

NOC: *Complianceverhalten* [Compliance Behaviour] (Moorhead, S., Johnson, M.; Maas, M. L.; Swanson, E., 2013)

Literatur

Carpenito-Moyet L. J.: Das Pflegediagnosen-Lehrbuch. Huber, Bern 2013

Georg J.: Patientenedukation – Diagnosen und Interventionen. NOVAcura 43 (2012) 1: 22–25

Georg, J.: Positive Patientenedukation – Patientenedukation, Pflegediagnosen und positive Pflege. PADUA 7 (2012) 2: 87–93

Georg, J.: Fehlende Kooperationsbereitschaft bei alten Menschen. NOVA 37 (2005) 1: 29–31

Klug Redman, B.: Selbstmanagement chronisch Kranker. Huber, Bern 2008

Klug Redman, B.: Patientenedukation. Huber, Bern 2009

London, F.: Informieren, Schulen, Beraten – Praxishandbuch zur Patientenedukation. Huber, Bern 2010

Stolte, K.M.: Pflegediagnosen in der Gesundheitsförderung und Patientenedukation. Huber, Bern 2013

Winkler, M.: Compliance/Noncompliance. In: Käppeli, S.: Pflegekonzepte (Bd. 3). Huber, Bern 2000

Obstipation [P]

Constipation (00011) (1975, R 1998)
Domäne 3: **Ausscheiden und Austausch**
Klasse 2: **Magen-Darm-Funktion**

Diagnosetyp (Dokumentationsform): aktuelle Pflegediagnose (PES)
Zuordnung der Pflegediagnose nach Pflegemodellen/-klassifikationen s. Kap. 6.

Definition: Verringerung der normalen Ausscheidungsfrequenz begleitet von erschwerter oder unvollständiger Stuhlpassage und/oder Passage von sehr hartem, trockenem Stuhl

Beeinflussende Faktoren [od. Einflussfaktoren] [E]

funktionell

- unregelmäßige Stuhlentleerungsgewohnheiten
- unangemessene Toilettenbenutzung (z. B. richtiger Zeitpunkt, Körperhaltung zum Ausscheiden, Intimsphäre)
- ungenügende physische Aktivität
- Bauchmuskelschwäche
- kürzlich erfolgte Änderungen in der Umgebung
- Verleugnung aus Gewohnheit
- Gewohnheit, Stuhldrang nicht zu beachten [Defäkationsaufschub].

psychologisch

- emotionaler Stress
- Depression
- geistige Verwirrtheit.

pharmakologisch

- Antilipidämika
- Überdosis an Laxanzien
- Kalziumkarbonat
- aluminiumhaltige Antazida
- nicht-steroidale antiinflammatorische Wirkstoffe [nichtsteroidale Antiphlogistika]
- Opiate
- Anticholinergika
- Diuretika
- Eisensalze

- Phenothiazine
- Sedativa
- Sympathomimetika
- Wismutsalze
- Antidepressiva
- Kalziumkanalblocker [Kalziumantagonisten]
- Antikonvulsiva.

mechanisch

- Hämorrhoiden
- Schwangerschaft
- Adipositas
- rektaler Abszess
- rektales Geschwür
- rektaler Prolaps
- rektale Analfissuren
- rektale Analstrikturen
- Rektozele
- Prostatavergrößerung
- postoperative Obstruktion
- neurologische Beeinträchtigung
- Morbus Hirschsprung
- Tumoren
- unausgeglichene Elektrolytwerte.

physiologisch

- schlechte Essgewohnheiten
- Veränderung der gewohnten Nahrung
- verändertes Essverhalten
- ungenügende Zufuhr von Ballaststoffen
- ungenügende Flüssigkeitszufuhr
- Dehydration
- unzureichender Gebisszustand
- unzureichende Mundpflege
- reduzierte gastrointestinale Motilität.

Bestimmende Merkmale [od. Symptome] [S]

subjektive

- Veränderung im Stuhlausscheidungsmuster
- Unfähigkeit, Stuhl auszuscheiden
- verringerte Häufigkeit

- verringertes Stuhlvolumen
- erhöhter abdomineller Druck
- rektales Völlegefühl
- Gefühl des rektalen Drucks
- Abdominalschmerz
- Schmerz bei der Stuhlentleerung
- Übelkeit
- Erbrechen
- Verdauungsstörung
- Kopfschmerz
- generalisierte Fatigue.

objektive

- harter, geformter Stuhl
- Pressen bei der Stuhlentleerung [beim Stuhlgang]
- hypoaktive Darmgeräusche
- hyperaktive Darmgeräusche
- Borborygmen (Magenknurren)
- gedehntes Abdomen
- Bauchdeckenspannung mit tastbarem Muskelwiderstand
- Bauchdeckenspannung ohne tastbaren Muskelwiderstand
- tastbare Masse im Abdomen
- tastbare Masse im Rektum
- dumpfes abdominelles Klopfgeräusch
- weicher, pastenähnlicher Stuhl im Rektum
- sickernder, flüssiger Stuhl
- hellrotes Blut im Stuhl
- starke Flatulenz
- Anorexie
- untypische Merkmale bei älteren Menschen (z. B. Veränderung des psychischen Zustands, Urininkontinenz, unerklärliche Stürze, erhöhte Körpertemperatur).

Klientenbezogene Pflegeziele oder Evaluationskriterien

Der Klient

- erlangt (wieder) normale Stuhlgewohnheiten.
- äußert Verständnis für die beeinflussenden Faktoren und angemessene Maßnahmen und Lösungen für seine individuelle Situation.

- zeigt eine Veränderung des Lebensstils, wie sie hinsichtlich der ursächlichen oder beeinflussenden Faktoren erforderlich ist.
- nimmt an einem Obstipationstrainingsprogramm teil, soweit angezeigt.

Maßnahmen oder Pflegeinterventionen

1. Pflegepriorität: Erkennen ursächlicher/beeinflussender Faktoren:

- Überprüfen der medizinischen und chirurgischen Anamnese sowie der Sozialanamnese auf Erkrankungen, die mit Obstipation einhergehen (z.B. gestörtes Denken, Stoffwechselkrankheiten, endokrine und neurologische Leiden, eine Operation, Darmerkrankungen [z.B. Reizdarmsyndrom, Darmverlegung oder Tumoren], Schwangerschaft, fortgeschrittenes Alter, Immobilität).
- Überprüfen der Ernährungsgewohnheiten. *Achten auf Ballaststoffmangel.*
- Beachten des allgemeinen Gesundheitszustands der Mundhöhle/des Zahnstatus, *der sich auf die Nahrungszufuhr auswirken kann.*
- Bestimmen der Flüssigkeitszufuhr, *um den Hydratationsstatus festzustellen.*
- Überprüfen der Medikamente/des Medikationsplans (z.B. Opioide, Analgetika, Antidepressiva, Antikonvulsiva, aluminiumhaltige Antazida, Chemotherapie, Eisenpräparate, Kontrastmittel, Steroide), *die eine Obstipation verursachen/verstärken könnten.*
- Beachten des Energie-/Aktivitätsniveaus und des alltäglichen Bewegungsmusters. *Eine bewegungsarme Lebensweise kann sich auf das Ausscheidungsmuster auswirken.*
- Feststellen der persönlichen Belastungsfaktoren (z.B. persönliche Beziehungen, Arbeit und Beschäftigung, finanzielle Probleme[, Mangel an Zeit oder Privatsphäre]). *Infolge von Stress/Anspannung nehmen sich Menschen u.U. nicht die Zeit für einen guten Stuhlgang und/oder leiden an den gastrointestinalen Auswirkungen.*
- Feststellen der Zugangsmöglichkeiten zur Toilette, der Privatsphäre und der Fähigkeit, Selbstversorgungsaktivitäten (z.B. Toilettenbenutzung) auszuführen.
- Untersuchen von Äußerungen über Schmerzen bei der Defäkation. Untersuchen des Perianalbereichs auf Hämorrhoiden, Fissuren, Hautschädigungen oder andere Anomalien.

- Feststellen, ob Laxanzien/Einläufe verwandt werden. Beachten der Zeichen/Angaben über Missbrauch chemisch wirksamer Laxanzien.
- Palpieren des Abdomens *hinsichtlich vorliegender Blähungen und tastbarer Raumforderungen.*
- Überprüfen des Vorliegens einer Kotstauung, soweit angezeigt.
- Assistieren bei medizinischen Untersuchungen (z. B. Röntgen, Darstellung des Abdomens, Proktosigmoideoskopie, Kolonpassagezeit, Untersuchung von Stuhlproben) *zur Feststellung anderer möglicher auslösender Faktoren.*

2. Pflegepriorität: Bestimmen normaler Stuhlgewohnheiten:
- Erörtern der normalen Stuhlgewohnheiten (z. B. übliche Zeit für den Stuhlgang) und der Probleme (z. B. die Unfähigkeit, woanders als zu Hause auszuscheiden; Absetzen von hartem Stuhl nach längerem Pressen, Analschmerzen).
- Erkennen von Faktoren, welche die Darmaktivität normalerweise stimulieren (z. B. Koffein, Umhergehen, Laxanzien) und von Störfaktoren (z. B. Opioide gegen Schmerzen; nicht genügend Raum im Bad, um umherzugehen; Operation im Beckenraum).

3. Pflegepriorität: Einschätzen der gegenwärtigen Stuhlgewohnheiten:

O

- Beachten von Farbe, Geruch, Beschaffenheit, Menge und Häufigkeit der Stuhlentleerung. *Schafft eine Vergleichsmöglichkeit, fördert das Erkennen von Veränderungen des Ausscheidungsmusters.*
- Feststellen, wie lange das Problem bereits besteht und welche Beschwerden es macht (z. B. seit langem bestehender Zustand, mit dem sich der Klient «arrangiert» hat, während eine akute postoperative Obstipation große Beschwerden machen kann). *Die Reaktion des Klienten kann der Ernsthaftigkeit des Problems angemessen sein oder nicht.*
- Abhören des Darms auf Geräusche. Achten auf Lokalisation und Qualität der Darmgeräusche, *die Hinweise auf die Darmaktivität geben.*
- Abklären von Behandlungsformen, die der Klient zur Linderung der aktuellen Situation anzuwenden versucht hat (z. B. Laxanzien, Suppositorien, Einläufe) und Dokumentieren einer unzureichenden/ausbleibenden Wirkung.

4. Pflegepriorität: Fördern einer Normalisierung der Darmfunktionen:

- Auffordern zu/Instruieren hinsichtlich einer ausgewogenen ballaststoff- und rohkostreichen Ernährung (z.B. Obst, Gemüse und Vollkornprodukte) sowie ballaststoffhaltige Nahrungsergänzungen (z.B. Weizenkleie, Flohsamen), *um die Stuhlkonsistenz zu verbessern und die Kolonpassage zu erleichtern.* Beachte: Eine Verbesserung der Ausscheidung infolge der Ernährungsumstellung braucht Zeit und ist keine Behandlung bei akuter Obstipation.
- Fördern einer adäquaten Flüssigkeitsaufnahme inkl. ballaststoffreicher Fruchtsäfte. Das Trinken von warmen, die Peristaltik anregenden Getränken beim Aufstehen empfehlen (z.B. Kaffee, Tee, heißes Wasser), *um weiche Stühle zu fördern.*
- Ermutigen des Klienten zu vermehrter Aktivität/sportlicher Betätigung innerhalb der individuellen Grenzen, *um die Darmmotilität und -peristaltik anzuregen.*
- Sorgen für Privatsphäre und geregelte Zeiten für die Stuhlentleerung, Toilette und Nachtstuhl sind dem Steckbecken vorzuziehen, *damit der Klient einem Stuhldrang nachgeben kann.*
- Ermutigen zu/Assistieren bei einer Behandlung der zu Grunde liegenden medizinischen Ursachen, soweit angemessen, *um die Körperfunktion inkl. des Stuhlgangs zu verbessern.*
- Verabreichen von Stuhlerweichern, milden Stimulanzien oder Quellmitteln nach Verordnung und/oder routinemäßig, soweit angemessen (z.B. bei Klienten, die mit Opiaten behandelt werden, Klienten mit einem verringerten Aktivitätsniveau oder immobilen Klienten).
- Behandeln des Analbereichs bei Bedarf mit Gleitmittel oder anästhesierender Salbe.
- Verabreichen von Einläufen, manuelles Entfernen verhärteten Stuhls.
- Anwenden von Sitzbädern nach dem Stuhlgang *zur Schmerzmilderung im Analbereich.*
- Erstellen eines Stuhlausscheidungsprogramms mit Glycerin-Suppositorien und manueller Stimulation, *wenn eine lang anhaltende oder dauernde Störung der Stuhlausscheidung vorliegt.*
- Vermitteln an den Gesundheitsdienstleister der Primärversorgung für medizinische Therapien (z.B. zusätzliche Stuhlerweicher, Kochsalzlösung oder hyperosmolare Laxanzien, Einläufe

oder Suppositorien), *um die akute Situation bestmöglich zu behandeln.*
- Erörtern des aktuellen Medikationsplans mit dem Arzt, *um festzustellen, ob Medikamente, die zur Obstipation beitragen, abgesetzt oder umgestellt werden können.*

5. Pflegepriorität: Fördern des Wohlbefindens (Beratung, Patientenedukation und Entlassungsplanung):
- Erörtern der besonderen Physiologie des Klienten und akzeptabler Abweichungen im Ausscheidungsmuster.
- Sorgen für Informationen über die Zusammenhänge zwischen Ernährung, körperlicher Aktivität, Flüssigkeitszufuhr und angemessenem Gebrauch von Laxanzien, soweit angezeigt.
- Erörtern der Gründe für die empfohlenen Maßnahmen und Auffordern zur kontinuierlichen Durchführung erfolgreicher Interventionen.
- Ermutigen des Patienten ein Ausscheidungsprotokoll/-tagebuch zu führen, *um die Kontrolle eines langfristigen Problems zu erleichtern.*
- Benennen spezifischer Maßnahmen, die beim Wiederauftreten des Problems zu ergreifen sind, *um rechtzeitige Interventionen zu fördern und die Unabhängigkeit des Patienten zu fördern.*

Schwerpunkte der Pflegedokumentation

Pflegeassessment oder Neueinschätzung
- übliches und aktuelles Stuhlausscheidungsmuster, Dauer des Problems und individuell beeinflussende Faktoren inkl. der Ernährung und des Ausmaßes an körperlicher Betätigung/Aktivität
- Eigenschaften des Stuhls
- zu Grunde liegende Dynamik.

Planung
- Pflege-/Interventionsplan, spezifische Interventionen und Umstellungen der Lebensweise, die nötig sind, um die individuelle Situation zu korrigieren, sowie beteiligte Personen
- Patientenedukationsplan für Klienteninformation, -schulung und -beratung.

Durchführung/Evaluation
- Reaktionen auf Interventionen/Patientenedukation und ausgeführte Pflegemaßnahmen

- Zielerreichung/Fortschritte in Richtung gewünschter Ergebnisse
- Veränderungen des Pflegeplans.

Entlassungs- oder Austrittsplanung

- Erfordernisse der Entlassung, langfristiger Pflegebedarf nach Entlassung, vorgenommene Koordinationen und Vermittlungen, zusätzlich verfügbare personelle, kommunale und materielle Ressourcen
- spezifische, vorgenommene Vermittlungen, Nachsorgeplan sowie Verantwortlichkeiten für zu treffende Maßnahmen.

Empfohlene, exemplarische Pflegeinterventionen (NIC) und Pflegeergebnisse (NOC)

NIC: *Obstipations-/Koteinklemmungsmanagement* [Constipation/ Impaction Management] (McCloskey-Dochterman, J.; Bulecheck, G.M., 2013)

NOC: *Stuhlausscheidung* [Bowel Elimination] (Moorhead, S., Johnson, M.; Maas, M.L.; Swanson, E., 2013)

Literatur

Buchmann, P.; Degen, L.: Chronische Bauchbeschwerden. Huber, Bern 2010

Carpenito-Moyet L. J.: Das Pflegediagnosen-Lehrbuch. Huber, Bern 2013

Carr, E.: Mann, E.: Schmerz und Schmerzmanagement. Huber, Bern 2010

Georg, J.: Obstipation bei alten Menschen. NOVA 36 (2005) 3: 30–32

Georg, J.: Gastrointestinale Motilitätsstörungen. NOVA 42 (2011) 4: 36–39

Georg, J.: Blowin' in the wind – Flatulenz und Flatulenzmanagement. NOVAcura 43 (2012) 6: 23–26

Gontard, A. v.: Enkopresis. Hogrefe, Göttingen 2010

Gontard, A. v.: Enkopresis. Erscheinungsformen, Diagnostik, Therapie. Kohlhammer, Stuttgart 2010

Haas, U. (Hrsg.): Pflege von Menschen mit Querschnittlähmung. Huber, Bern 2012

Klaschnik, E.: Symptome der Palliativemedizin. Schlütersche, Hannover 2003

MacMillan, S.C.; Williams, F.A.: Validity and Reliability of the Constipation Assessment Scale. Cancer Nursing (1989) 12: 183–188

Müller-Lissner, S.A. et al.: Myths and Misconceptions about Chronic Constipation. American Journal of Gastroenterology. (2004) 99: 1–11

Müller-Lissner, S.A.: Obstipation. In: Pschyrembel Therapeutisches Wörterbuch. De Gruyter, Berlin 2000: 627f.

Van der Bruggen, H.: Defäkation – Grundlagen, Störungen, Interventionen Ullstein Medical, Wiesbaden 1998 [vgr.]

Obstipationsgefahr [P]

Risk for constipation (00015) (1998)
Domäne 3: **Ausscheiden und Austausch**
Klasse 2: **Magen-Darm-Funktion**

Diagnosetyp (Dokumentationsform): Risikopflegediagnose (PR)
Zuordnung der Pflegediagnose nach Pflegemodellen/-klassifikationen s. Kap. 6.

Definition: Risiko einer Verringerung der normalen Stuhlentleerungsfrequenz begleitet von einer erschwerten oder unvollständigen Stuhlpassage und/oder Passage von sehr hartem, trockenem Stuhl

Risikofaktoren [R]

funktionell

- unregelmäßige Stuhlentleerungsgewohnheiten
- unangemessene Toilettenbenutzung (z.B. richtiger Zeitpunkt, Körperhaltung zum Ausscheiden, Intimsphäre)
- ungenügende physische [körperliche] Aktivität
- Bauchmuskelschwäche
- kürzlich erfolgte Änderungen in der Umgebung
- Verleugnung aus Gewohnheit
- Gewohnheit, Stuhldrang nicht zu beachten.

psychologisch

- emotionaler Stress
- Depression
- geistige Verwirrtheit.

physiologisch

- verändertes Essverhalten
- Veränderung der gewohnten Nahrung
- ungenügende Zufuhr von Ballaststoffen
- ungenügende Flüssigkeitszufuhr
- Dehydration
- schlechte Essgewohnheiten
- unzureichender Gebisszustand
- unzureichende Mundpflege
- reduzierte gastrointestinale Motilität.

pharmakologisch

- Phenothiazine
- nicht-steroidale antiinflammatorische Wirkstoffe [nichtsteroidale Antiphlogistika]
- Sedativa
- aluminiumhaltige Antazida
- Überdosis an Laxanzien
- Wismutsalze
- Eisensalze
- Anticholinergika
- Antidepressiva
- Antikonvulsiva
- Antilipidämika
- Kalziumkanalblocker [Kalziumantagonisten]
- Kalziumkarbonat
- Diuretika
- Sympathomimetika
- Opiate.

mechanisch

- Hämorrhoiden
- Schwangerschaft
- Adipositas
- rektaler Abszess
- rektales Geschwür
- rektaler Prolaps
- rektale Analfissuren
- rektale Analstrikturen
- Rektozele
- Prostatavergrößerung
- postoperative Obstruktion
- neurologische Beeinträchtigung
- Morbus Hirschsprung
- Tumoren
- unausgeglichene Elektrolytwerte.

Klientenbezogene Pflegeziele oder Evaluationskriterien

Der Klient

- hält seine normalen Stuhlgewohnheiten aufrecht.

- äußert Verständnis für die beeinflussenden Faktoren und angemessene Maßnahmen und Lösungen für seine individuelle Situation.
- zeigt eine Veränderung des Lebensstils, um die Entwicklung eines Ausscheidungsproblems zu verhindern.

Maßnahmen oder Pflegeinterventionen

1. Pflegepriorität: Erkennen ursächlicher/beeinflussender Faktoren:

- Überprüfen der medizinischen und chirurgischen Anamnese sowie der Sozialanamnese (z. B. gestörtes Denken, Stoffwechselkrankheiten, endokrine und neurologische Leiden, eine Operation, Darmerkrankungen [z. B. Reizdarmsyndrom, Darmverlegung oder Tumoren, Hämorrhoiden/Rektalblutung], Schwangerschaft, fortgeschrittenes Alter, Schwäche/Behinderung, Erkrankungen, die mit Immobilität einhergehen, kürzliche Reise, Stressoren/Veränderungen der Lebensweise, Depression), *um Erkrankungen herauszufinden, die mit Obstipation einhergehen.*
- Abhören des Darms auf Geräusche. Achten auf Lokalisation und Qualität der Darmgeräusche, *die Hinweise die Darmaktivität geben.*
- Erörtern der normalen Ausscheidungsgewohnheiten und des Gebrauchs von Laxanzien.
- Feststellen der Einstellungen und Handlungsweisen des Klienten im Hinblick auf die Stuhlausscheidung, wie z. B.: «Ich muss jeden Tag einmal oder ich brauche einen Einlauf».
- Evaluieren der gegenwärtigen Nahrungs- und Flüssigkeitszufuhr sowie möglicher Auswirkungen auf die Stuhlausscheidung.
- Überprüfen der Medikation (chronisch eingesetzte und neu hinzu gekommene) *im Hinblick auf ihre Auswirkungen auf die Ausscheidungsfunktion.*

2. Pflegepriorität: Erleichtern einer normalen Darmfunktion:

- Fördern/Instruieren hinsichtlich einer ausgewogenen ballaststoff- und rohkostreichen Ernährung (z. B. Obst, Gemüse und Vollkornprodukte) sowie ballaststoffreiche Nahrungsergänzungen (z. B. Weizenkleie, Flohsamen), *um die Stuhlkonsistenz zu verbessern und die Kolonpassage zu erleichtern.*
- Fördern einer adäquaten Flüssigkeitsaufnahme inkl. Wasser und

ballaststoffreicher Fruchtsäfte. Das Trinken von warmen, die Peristaltik anregenden Getränken beim Aufstehen empfehlen (z. B. Kaffee, heißes Wasser, Tee), *um weiche Stühle zu fördern und die Darmtätigkeit anzuregen.*
- Auffordern zu Aktivität/körperlicher Betätigung innerhalb der persönlichen Leistungsgrenzen, *um peristaltische Darmkontraktionen anzuregen.*
- Sorgen für Privatsphäre und geregelte Zeiten für die Stuhlentleerung (Toilette und Nachtstuhl sind dem Steckbecken vorzuziehen), *damit der Klient auf Stuhldrang reagieren kann.*
- Verabreichen von Stuhlerweichern, milden Stimulanzien, Quellmitteln nach Verordnung und/oder routinemäßig, soweit angemessen (z. B. bei Klienten, die mit Opiaten behandelt werden, Klienten mit verringertem Aktivitätsniveau oder immobile, bewusstlose Klienten).
- Achten auf Farbe, Geruch, Beschaffenheit, Menge und Häufigkeit der Stuhlentleerung. *Schafft eine Vergleichsmöglichkeit, fördert das Erkennen von Veränderungen des Ausscheidungsmusters.*

3. Pflegepriorität: Fördern des Wohlbefindens (Beratung, Patientenedukation und Entlassungsplanung):
- Erörtern der Physiologie der Defäkation und akzeptabler Abweichungen im Ausscheidungsmuster, *kann helfen, Sorgen und Ängste hinsichtlich der aktuellen Situation zu vermindern.*
- Überprüfen der individuellen Risikofaktoren/potenziellen Probleme und der spezifischen Interventionen.
- Unterweisen des Klienten/der Bezugsperson(en) in sicheren und riskanten Praktiken im Umgang mit Obstipation. *Informationen können dem Klienten helfen, bei Bedarf vorteilhafte Entscheidungen zu treffen.*
- Auffordern des Klienten, ein Ausscheidungsprotokoll/-tagebuch zu führen, soweit angemessen, *um das normale Ausscheidungsmuster zu kontrollieren.*
- Erörtern des aktuellen Medikationsplans mit dem Arzt, *um festzustellen, ob Medikamente, die zur Obstipation beitragen, abgesetzt oder umgestellt werden können.*
- Anhalten zu/Assistieren bei der Behandlung zugrunde liegender medizinischer Ursachen, soweit angemessen, *um die Organfunktion inkl. des Darms zu verbessern.*
- Vgl. PDx: Obstipation, Subjektiv empfundene Obstipation.

Schwerpunkte der Pflegedokumentation

Pflegeassessment oder Neueinschätzung

- aktuelles Stuhlausscheidungsmuster, Eigenschaften des Stuhls, eingenommene Medikation/Kräuter
- Nahrungszufuhr
- körperliche Betätigung/Aktivitätsgrad.

Planung

- Pflege-/Interventionsplan, spezifische Interventionen und Umstellungen der Lebensweise, die nötig sind, um die individuelle Situation zu korrigieren, sowie beteiligte Personen
- Patientenedukationsplan für Klienteninformation, -schulung und -beratung.

Durchführung/Evaluation

- Reaktionen auf Interventionen/Patientenedukation und ausgeführte Pflegemaßnahmen
- Zielerreichung/Fortschritte in Richtung gewünschter Ergebnisse
- Veränderungen des Pflegeplans.

Entlassungs- oder Austrittsplanung

- Erfordernisse der Entlassung, langfristiger Pflegebedarf nach Entlassung, vorgenommene Koordinationen und Vermittlungen, zusätzlich verfügbare personelle, kommunale und materielle Ressourcen
- spezifische, vorgenommene Vermittlungen, Nachsorgeplan sowie Verantwortlichkeiten für zu treffende Maßnahmen.

Empfohlene, exemplarische Pflegeinterventionen (NIC) und Pflegeergebnisse (NOC)

NIC: *Obstipations-/Koteinklemmungsmanagement* [Constipation/ Impaction Management] (McCloskey-Dochterman, J.; Bulecheck, G. M., 2013)
NOC: *Stuhlausscheidung* [Bowel Elimination] (Moorhead, S., Johnson, M.; Maas, M. L.; Swanson, E., 2013)

Literatur

Buchmann, P.; Degen, L.: Chronische Bauchbeschwerden. Huber, Bern 2010
Carpenito-Moyet L. J.: Das Pflegediagnosen-Lehrbuch. Huber, Bern 2013
Carr, E.: Mann, E.: Schmerz und Schmerzmanagement. Huber, Bern 2010
Georg, J.: Obstipation bei alten Menschen. NOVA 36 (2005) 3: 30–32

Georg, J.: Gastrointestinale Motilitätsstörungen. NOVA 42 (2011) 4: 36–39
Georg, J.: Blowin' in the wind – Flatulenz und Flatulenzmanagement. NOVAcura 43 (2012) 6: 23–26
Gontard, A. v.: Enkopresis. Hogrefe, Göttingen 2010
Gontard, A. v.: Enkopresis. Erscheinungsformen, Diagnostik, Therapie. Kohlhammer, Stuttgart 2010
Haas, U. (Hrsg.): Pflege von Menschen mit Querschnittlähmung. Huber, Bern 2012
Klaschnik, E.: Symptome der Palliativemedizin. Schlütersche, Hannover 2003
MacMillan, S. C.; Williams, F. A.: Validity and Reliability of the Constipation Assessment Scale. Cancer Nursing (1989) 12: 183–188
Müller-Lissner, S. A. et al.: Myths and Misconceptions about Chronic Constipation. American Journal of Gastroenterology. (2004) 99: 1–11
Müller-Lissner, S. A.: Obstipation. In: Pschyrembel Therapeutisches Wörterbuch. De Gruyter, Berlin 2000: 627f.
Van der Bruggen, H.: Defäkation – Grundlagen, Störungen, Interventionen Ullstein Medical, Wiesbaden 1998 [vgr.]

Subjektiv empfundene Obstipation [P]

Perceived constipation (00012) (1988)
Domäne 3: **Ausscheiden und Austausch**
Klasse 2: **Magen-Darm-Funktion**

O

Diagnosetyp (Dokumentationsform): aktuelle Pflegediagnose (PES)
Zuordnung der Pflegediagnose nach Pflegemodellen/-klassifikationen s. Kap. 6.

Definition: Selbst-diagnostizierte Obstipation und Missbrauch von Laxanzien, Einläufen und Suppositorien, um eine tägliche Darmentleerung zu gewährleisten

Beeinflussende Faktoren [od. Einflussfaktoren] [E]

- kulturspezifisches Gesundheitsverständnis
- familiäres Gesundheitsverständnis
- falsche Einschätzung[, lange bestehende Erwartungen/Gewohnheiten]
- beeinträchtigte Denkprozesse.

Bestimmende Merkmale [od. Symptome] [S]

subjektive

- Erwartung einer täglichen Stuhlausscheidung
- Erwartung, dass täglich zur gleichen Zeit Stuhl ausgeschieden wird
- übermäßiger Gebrauch von Laxanzien
- übermäßiger Gebrauch von Einläufen
- übermäßiger Gebrauch von Suppositorien.

Klientenbezogene Pflegeziele oder Evaluationskriterien

Der Klient

- kann die normale Physiologie der Darmfuntion erklären.
- erkennt annehmbare Maßnahmen, um eine adäquate Darmfunktion zu fördern.
- greift weniger auf Laxanzien/Einläufe zurück.
- eignet sich individuell angemessene Stuhlgewohnheiten an.

Maßnahmen oder Pflegeinterventionen

1. Pflegepriorität: Erkennen von Faktoren, die die persönlichen Überzeugungen und Vorstellungen beeinflussen:

- Feststellen, was der Klient unter «normalen» Stuhlgewohnheiten versteht und welche kulturellen Erwartungen er hat.
- Vergleichen dieser Befunde mit den gegenwärtigen Stuhlgewohnheiten des Klienten.
- Erkennen, welche Maßnahmen der Klient anwendet, um das wahrgenommene Problem zu lösen, *um Stärken und anzusprechende Problembereiche zu erkennen.*

2. Pflegepriorität: Fördern des Wohlbefindens (Beratung, Patientenedukation und Entlassungsplanung):

- Erörtern der Physiologie und akzeptabler Abweichungen im Ausscheidungsmuster.
- Erläutern der nachteiligen Wirkungen einer gewohnheitsmäßigen Einnahme von Medikamenten/von gewohnheitsmäßigen Einläufen und Erörtern von Alternativen.
- Erörtern des Zusammenhangs zwischen Ernährung, Flüssigkeitsaufnahme, körperlicher Bewegung und Stuhlausscheidung.

- Unterstützen des Klienten durch aktives Zuhören sowie Erörtern seiner Sorgen oder Befürchtungen.
- Fördern von Aktivitäten zur Stressreduktion und zur Umorientierung der Aufmerksamkeit, *um den Klienten beim Aneignen von individuell annehmbarer Gewohnheiten zu unterstützen.*
- Anbieten von Schulungsmaterial/Ressourcen für den Klienten/die Bezugsperson(en), *um sie zu Hause anzuwenden und ihn/sie bei informierten Entscheidungen hinsichtlich Obstipation und den Optionen für den Umgang damit zu unterstützen.*
- Vgl. PDx: Obstipation.

Schwerpunkte der Pflegedokumentation

Pflegeassessment oder Neueinschätzung

- Befunde des Assessments, Problemwahrnehmung des Klienten
- aktuelle Stuhlgewohnheiten, Eigenschaften des Stuhls.

Planung

- Pflege-/Interventionsplan und beteiligte Personen
- Patientenedukationsplan für Klienteninformation, -schulung und -beratung.

Durchführung/Evaluation

- Reaktionen auf Interventionen/Patientenedukation und ausgeführte Pflegemaßnahmen
- Veränderungen der aktuellen Stuhlgewohnheiten und der Eigenschaften des Stuhls
- Zielerreichung/Fortschritte in Richtung gewünschter Ergebnisse
- Veränderungen des Pflegeplans.

Entlassungs- oder Austrittsplanung

- Vermittlung zur Nachsorge.

Empfohlene, exemplarische Pflegeinterventionen (NIC) und Pflegeergebnisse (NOC)

NIC: *Defäkationsmanagement* [Bowel Management] (McCloskey-Dochterman, J.; Bulecheck, G.M., 2013)
NOC: *Gesundheitsüberzeugungen* [Health Beliefs] (Moorhead, S., Johnson, M.; Maas, M.L.; Swanson, E., 2013)

O

Literatur

Buchmann, P.; Degen, L.: Chronische Bauchbeschwerden. Huber, Bern 2010
Carpenito-Moyet L. J.: Das Pflegediagnosen-Lehrbuch. Huber, Bern 2013
Carr, E.: Mann, E.: Schmerz und Schmerzmanagement. Huber, Bern 2010
Georg, J.: Obstipation bei alten Menschen. NOVA 36 (2005) 3: 30–32
Georg, J.: Gastrointestinale Motilitätsstörungen. NOVA 42 (2011) 4: 36–39
Georg, J.: Blowin' in the wind – Flatulenz und Flatulenzmanagement. NOVAcura 43 (2012) 6: 23–26
Gontard, A. v.: Enkopresis. Hogrefe, Göttingen 2010
Gontard, A. v.: Enkopresis. Erscheinungsformen, Diagnostik, Therapie. Kohlhammer, Stuttgart 2010
Haas, U. (Hrsg.): Pflege von Menschen mit Querschnittlähmung. Huber, Bern 2012
Klaschnik, E.: Symptome der Palliativemedizin. Schlütersche, Hannover 2003
MacMillan, S. C.; Williams, F. A.: Validity and Reliability of the Constipation Assessment Scale. Cancer Nursing (1989) 12: 183–188
Müller-Lissner, S. A. et al.: Myths and Misconceptions about Chronic Constipation. American Journal of Gastroenterology. (2004) 99: 1–11
Müller-Lissner, S. A.: Obstipation. In: Pschyrembel Therapeutisches Wörterbuch. De Gruyter, Berlin 2000: 627f.
Van der Bruggen, H.: Defäkation – Grundlagen, Störungen, Interventionen Ullstein Medical, Wiesbaden 1998 [vgr.]

Objektive Obstipation

Diagnosetyp (Dokumentationsform): aktuelle Pflegediagnose (PES)
Zuordnung der Pflegediagnose nach Pflegemodellen/-klassifikationen s. Kap. 6.

Beachte: Diese Pflegediagnose wurde von dem Ausschuss zur Überprüfung von Pflegediagnosen aus der Liste der NANDA-Pflegediagnosen gelöscht. Die Kodierungsziffer ist inaktiviert und wird nicht weiter verwendet.

Orientierungsstörung [P]

Impaired environmental interpretation syndrome (000127) (1994)
Domäne 5: **Wahrnehmung/Kognition**
Klasse 2: **Orientierung**

Diagnosetyp (Dokumentationsform): aktuelle Pflegediagnose (PES), Zuordnung der Pflegediagnose nach Pflegemodellen/-klassifikationen s. Kap. 6.

Definition: Anhaltend fehlende Orientierung bezüglich Person, Ort, Zeit oder allgemeinen Umständen über mehr als 3 bis 6 Monate, die eine beschützende Umgebung erforderlich macht

Beeinflussende Faktoren [od. Einflussfaktoren] [E]

- Demenz [Alzheimer-Krankheit, Multiinfarktdemenz, Pick-Krankheit, AIDS-Demenz]
- Chorea Huntington
- Depression.

Bestimmende Merkmale [od. Symptome] [S]

objektive

- beständige Desorientierung
- chronische Verwirrtheitszustände
- Unfähigkeit, einfachen Anweisungen zu folgen
- Unfähigkeit zu argumentieren
- Unfähigkeit, sich zu konzentrieren
- verzögertes Beantworten von Fragen
- Verlust der Berufstätigkeit
- Verlust sozialer Funktionen.

Klientenbezogene Pflegeziele oder Evaluationskriterien

Der Klient

- ist frei von Verletzungen.

Die Angehörigen

- erkennen die individuellen Sicherheitsbedürfnisse und Sorgen.
- verändern Aktivitäten/Umgebung, um die Sicherheit zu gewährleisten.

Maßnahmen oder Pflegeinterventionen

1. Pflegepriorität: Erkennen ursächlicher/beeinflussender Faktoren:

- Zum weiteren Assessment und für weitere Interventionen vgl. PDx: Akute Verwirrtheit, Chronische Verwirrtheit, Beeinträchtigte Gedächtnisleistung, Gestörte Denkprozesse.
- Feststellen, ob Erkrankungen und/oder Verhaltensweisen vorliegen, die zur gegenwärtigen Situation des Klienten hinführen, *um potenziell nützliche Interventionen und Therapien zu erkennen.*
- *Achten auf das Vorliegen/Äußerungen von Fehlinterpretationen der Umgebungsinformationen durch den Klienten (z. B. sensorische, kognitive oder soziale Hinweise).*
- Erörtern der bisherigen Entwicklung und des Fortschreitens der Krankheit. Festhalten des Zeitpunkts des erstmaligen Auftretens, der zukünftigen Erwartungen sowie des Ereignisses der Verletzung/des Unfalls.
- Überprüfen der Veränderungen im Verhalten des Klienten gegenüber seiner/seinen Bezugsperson(en), *um Unterschiede in den Standpunkten sowie Schwierigkeiten/Probleme, wie zusätzliche Behinderungen (z. B. verminderte Agilität, herabgesetzte Beweglichkeit der Gelenke, Gleichgewichtsverlust, Gangstörung, abnehmendes Sehvermögen, unzureichende Nahrungsaufnahme, Verlust des Interesses an der Pflege des äußeren Erscheinungsbildes sowie Vergesslichkeit, die zu unsicheren Tätigkeiten führt) festzustellen.*
- Erkennen aktueller/potenzieller Gefahren in der Umgebung und des Gefahrenbewusstseins des Klienten, soweit vorhanden.
- Testen der Fähigkeit, aktiv und passiv eine effektive Kommunikation zu führen. *Unter Umständen kann der Klient nicht sprechen oder braucht Unterstützung beim verbalen Ausdruck/bei der Interpretation verbaler Ausdrücke.*
- Betrachten üblicher Gewohnheiten für Aktivitäten mit dem Klienten/den Bezugspersonen, wie etwa Schlafen, Essen, Selbstpflege, -versorgung *um sie in den Pflegeplan aufzunehmen.*
- Bestimmen des Ausmaßes von Angst in Bezug auf die Situation. *Achten auf Verhalten, das auf ein Gewaltpotenzial hindeuten kann.*
- Evaluieren von Reaktionen auf diagnostische Untersuchungen (z. B. Gedächtnisstörungen, Realitätsorientierung, Aufmerksamkeitspanne, Rechnen). *Oft ist eine Kombination von Tests (z. B.*

Confusion Assessment Method [CAM], Mini-Mental Status [MMSE], Alzheimer´s Disease Assessment Scale [ADAS-cog], Brief Dementia Rating Scale [BDSRS] and Neuro Psychiatric Inventory [NPI]) nötig, um den Gesamtzustand des Klienten in Bezug auf eine chronische/irreversible Erkrankung festzustellen.

2. Pflegepriorität: Erhalten/Fördern einer sicheren Umgebung:

- Kooperieren in der Betreuung behandelbarer Erkrankungen (z. B. Infektionen, Mangelernährung, Elektrolytstörungen und unerwünschten Arzneimittelwirkungen), *die zur Verwirrtheit beitragen/sie steigern können.*
- Sorgen für eine ruhige Umgebung, Beseitigen von Fremdgeräuschen/-reizen, *die den Grad der Agitiertheit/Verwirrtheit des Klienten steigern können.*
- Einfach-Halten der Kommunikation. Verwenden konkreter Begriffe und Worte, die der Klient erkennen kann. Für weitere Interventionen vgl. PDx: Beeinträchtigte verbale Kommunikation.
- Einsetzen der Familie/anderer Dolmetscher, nach Bedarf, um die Kommunikation des Klienten zu verstehen.
- Sorgen für/Fördern der Anwendung von Brillen, Hörgeräten und einer adäquaten Beleuchtung, *um den Eingang sensorischer Informationen zu optimieren.*
- Einsetzen von Berührung mit Bedacht. Dem Klienten sagen, was getan wird, bevor man ihn berührt, *um das Gefühl des Überraschtwerdens/negative Reaktionen zu verringern.*
- Bewahren eines realitätsorientierten Umfeldes (z. B. Uhren, Kalender, persönliche Gegenstände, der Jahreszeit entsprechende Dekoration, soziale Ereignisse).
- Dem Klienten Hinweise zu Umgebung geben (kontinuierlich), *um seine Sicherheit zu gewährleisten/in dem Versuch, Befürchtungen abzubauen.*
- Sorgen für möglichst gleich bleibende Betreuungspersonen und familienzentrierte Pflege, *um Beständigkeit zu gewährleisten und Verwirrtheit zu vermindern.*
- Einbeziehen früherer/gewöhnlicher Aktivitätsmuster (z. B. Schlafen, Essen, Hygiene, gewünschte Kleidung, Freizeit/Spiel oder Rituale) in einem möglichen Umfang, *um das Umfeld vorhersagbar zu halten und zu verhindern, dass sich der Klient überwältigt fühlt.*

- Reduzieren der Anzahl Besucher, die gleichzeitig beim Klienten anwesend sind, bei Bedarf, *um eine Überstimulation zu verhindern.*
- Implementieren von Komplementärtherapien, soweit angezeigt/gewünscht (z. B. Musik-/Bewegungstherapie, Massage, therapeutische Berührung, Aroma-/Lichttherapie). *Kann dem Klienten helfen, sich zu entspannen und neu zu konzentrieren und Erinnerungen wecken.*
- Setzen von Grenzen gegenüber unsicherem und/oder unangemessenem Verhalten, dabei gleichzeitig Achten auf ein Gewaltpotenzial.
- Einhalten von Sicherheitsmaßnahmen, Schützen vor Gefahren, etwa durch Verschließen von Türen zu unbeaufsichtigten Räumen/Treppen, Abhalten der Person vom Rauchen oder dies überwachen, Kontrollieren der Aktivitäten des täglichen Lebens (z. B. Auswählen von der Jahreszeit/Temperatur angemessener Kleidung).
- Verwenden von Erkennungsmarken an Kleidern/persönlichen Gegenständen/Handgelenk/Hals *gewährleistet eine sichere Identifikation, falls der Klient wegläuft oder sich verirrt.*
- Vermeiden von freiheitseinschränkenden Massnahmen/Fixierungen, so gut es geht. Bei Bedarf Verwenden von Körper- statt Handgelenkfixierungen. *Zwar verhindern Fixierungen u. U. einen Sturz, können aber auch die Agitiertheit des Klienten und sein Leiden erhöhen und sind ein Sicherheitsrisiko.*
- Verabreichen von Medikamenten nach Verordnung (z. B. Antidepressiva, Antipsychotika). Überwachen auf eine therapeutische Wirkung sowie auf unerwünschte Wirkungen, Neben- und Wechselwirkungen. *Medikamente können eingesetzt werden, um den Symptomen einer Psychose oder Depression bzw. aggressivem Verhalten zu begegnen.*

3. Pflegepriorität: Unterstützen der Betreuungspersonen im Umgang mit der Situation:

- Bestimmen der Familiendynamik, kultureller Werte, Ressourcen sowie der Verfügbarkeit und Bereitschaft, sich an der Befriedigung der Bedürfnisse des Klienten zu beteiligen.
- Beteiligen der Familie/Bezugsperson(en) an der Planung und bei Pflegemaßnahmen, soweit erforderlich/gewünscht. Häufiges Interagieren mit Bezugspersonen, *um Informationen zu übermit-*

teln, Pflegestrategien zu ändern, Feed-back zu erhalten und Unterstützung anzubieten.

- Evaluieren, inwieweit Bezugspersonen auf eigene Bedürfnisse achten, inkl. Gesundheitszustand, Trauerprozess und Erholung. *Betreuungspersonen fühlen sich oft schuldig, wenn sie sich Zeit für sich selbst nehmen. Ohne ausreichende Unterstützung und Erholung kann die Betreuungsperson die Bedürfnisse des Klienten nicht erfüllen.*
- Erörtern der Belastung der Betreuungsperson, soweit angemessen. Für weitere Interventionen vgl. PDx: Rollenüberlastung der pflegenden Bezugsperson, Gefahr einer Rollenüberlastung der pflegenden Bezugsperson.
- Sorgen für Schulungsmaterial und eine Liste verfügbarer Ressourcen (z. B. telefonische Beratungsdienste, Web-Seiten etc.), soweit gewünscht, *um Bezugspersonen beim Coping mit Fragen der Langzeitpflege zu helfen.*
- Identifizieren geeigneter kommunaler Ressourcen (z. B. Selbsthilfegruppen für Patienten mit Alzheimer-Krankheit, Schlaganfall oder Hirntrauma, Seniorengruppen, Geistliche, Sozialdienste oder Tagespflege), *um für Unterstützung des Klienten/der Bezugsperson(en) zu sorgen und beim Problemlösen zu helfen.*

4. Pflegepriorität: Fördern des Wohlbefindens (Beratung, Patientenedukation und Entlassungsplanung):

O

- Anbieten von spezifischen Informationen über die Krankheit, den Verlauf und besondere Bedürfnisse des Klienten. *Menschen mit Erkrankungen, die eine fortlaufende Überwachung ihres Umfeldes benötigen, brauchen gewöhnlich mehr soziale und verhaltensbezogene Unterstützung als medizinische Betreuung, obwohl gelegentlich auch medizinische Fragen auftauchen.*
- Überprüfen der altersentsprechenden fortlaufenden Behandlung, sozialen Bedürfnisse und geeigneten Ressourcen für den Klienten und dessen Familie.
- Entwickeln eines Pflegeplans mit der Familie, *um den individuellen Bedürfnissen des Klienten und seiner Bezugsperson(en) zu entsprechen.*
- Betonen, dass die Betreuungsperson es körperlich nicht schaffen kann, den Klienten ununterbrochen zu beobachten.
- Durchführen eines Assessments der Räumlichkeiten/Herausfinden von Sicherheitsproblemen, wie etwa das Einschließen von

Medikamenten/Giftstoffen in einen Schrank und das Verschließen der Wohnungs-/Haustür, *um den Klienten am Weglaufen zu hindern, während die Betreuungsperson mit anderen Arbeiten im Haushalt beschäftigt ist,* oder das Entfernen von Streichhölzern/Zigaretten etc. sowie der Knöpfe am Herd, *um den Klienten daran zu hindern, den Herd einzuschalten und unbeaufsichtigt zurückzulassen.*
- Vermitteln an geeignete Unterstützung von außen, wie Tageskliniken, Hauspflege, Unterstützungsgruppen. *Bietet Unterstützung, fördert Problemlösungen.*

Schwerpunkte der Pflegedokumentation

Pflegeassessment oder Neueinschätzung
- Befunde des Assessments inkl. des Grades der Behinderung
- Beteiligung/Verfügbarkeit von Angehörigen, um Pflege zu leisten.

Planung
- Pflege-/Interventionsplan und beteiligte Personen
- Patientenedukationsplan für Klienteninformation, -schulung und -beratung.

Durchführung/Evaluation

- Reaktionen auf Interventionen/Patientenedukation und ausgeführte Pflegemaßnahmen
- Zielerreichung/Fortschritte in Richtung gewünschter Ergebnisse
- Veränderungen des Pflegeplans.

Entlassungs- oder Austrittsplanung
- Erfordernisse der Entlassung, langfristiger Pflegebedarf nach Entlassung, vorgenommene Koordinationen und Vermittlungen, zusätzlich verfügbare personelle, kommunale und materielle Ressourcen
- spezifische, vorgenommene Vermittlungen, Nachsorgeplan sowie Verantwortlichkeiten für zu treffende Maßnahmen.

Empfohlene, exemplarische Pflegeinterventionen (NIC) und Pflegeergebnisse (NOC)

NIC: *Umgebungsmanagement: Sicherheit* [Surveillance: Safety] (McCloskey-Dochterman, J.; Bulecheck, G. M., 2013)
NOC: *Kognitive Fähigkeit* [Cognition] (Moorhead, S., Johnson, M.; Maas, M. L.; Swanson, E., 2013)

Literatur

Carpenito-Moyet L. J.: Das Pflegediagnosen-Lehrbuch. Huber, Bern 2013

Bowlby Sifton C.: Das Demenz-Buch. Ein «Wegbegleiter» für Angehörige und Pflegende. 2. überarb. Aufl. Huber, Bern 2011

Breuer P.: Visuelle Kommunikation für Menschen mit Demenz. Bern: Huber, Bern 2009

Chalfont G.: Naturgestützte Therapie. Tier- und pflanzengestützte Therapie für Menschen mit einer Demenz planen, gestalten und ausführen. Huber, Bern 2010

Georg, J.: Chronische Verwirrtheit bei alten Menschen. NOVA 38 (2007) 2: 32–34

Georg, J.: Orientierungsstörungen bei alten Menschen. NOVA 41 (2010) 6: 17–19

Held, C. Was ist «gute» Demenzpflege. Huber, Bern 2013

Imhof, L.: Symptome von Demenz: Angst vor Gedächtnisverlust. Krankenpflege (2003) 96, (12):16–19

Lind, S.: Fortbildungsprogramm Demenzpflege. Huber, Bern 2011

Mace N. L., Rabins P. V.: Der 36-Stunden-Tag. Die Pflege des verwirrten älteren Menschen, speziell des Alzheimer-Kranken. Huber, Bern 2012

Moniz-Cook E., Manthorpe J.: Frühe Diagnose Demenz. Huber, Bern 2007

Marshall, M.; Allan, K.: «Ich muss nach Hause» – Ruhelos umhergehende Menschen mit einer Demenz verstehen. Huber, Bern 2011

Ried, S.; Dassen, T. : Chronic Confusion, Dementia, and Impaired Environmental Interpretation Syndrome: A Concept Comparison. Nursing Diagnosis. 11 (2000) 2: 49–59.

Stegmaier, W.: Orientierung – Philosophische Perspektiven. Suhrkamp, Frankfurt 2005

Wojnar J.: Die Welt der Demenzkranken. Leben im Augenblick. Vincentz, Hannover 2007

Gefahr einer peripheren neurovaskulären Störung [P]

Risk for peripheral neurovascular dysfunction (00086) (1992)
Domäne 11: **Sicherheit/Schutz**
Klasse 2: **Physische Verletzung**

Diagnosetyp (Dokumentationsform): Risikopflegediagnose (PR)
Zuordnung der Pflegediagnose nach Pflegemodellen/-klassifikationen s. Kap. 6.

Definition: Risiko einer Unterbrechung der Durchblutung, der Sensibilität oder der Bewegungsfähigkeit einer Extremität

Risikofaktoren [R]

- Frakturen
- Trauma
- Gefäßverschluss
- mechanische Kompression (z. B. Stauschlauch, Stock, Gips, Klammer, Verband, freiheitseinschränkende Maßnahmen)
- orthopädische Operationen
- Immobilisierung
- Verbrennungen.

P

Klientenbezogene Pflegeziele oder Evaluationskriterien

Der Klient

- hält die Funktionsfähigkeit aufrecht, angezeigt durch individuell normale Empfindung/Bewegung.
- erkennt individuelle Risikofaktoren.
- zeigt Verhaltensweisen/nimmt an Aktivitäten teil, um Komplikationen vorzubeugen.
- zählt Zeichen/Symptome auf, die eine erneute medizinische Beurteilung erfordern.

Maßnahmen oder Pflegeinterventionen

1. Pflegepriorität: Ermitteln der Tragweite/des Ausmaßes des Gefährdungspotenzials:

- Einschätzen individueller Risikofaktoren: 1) Trauma einer oder mehrerer Extremitäten, das zu einem inneren Gewebeschaden führt (z.B. Schleudertrauma, Stichverletzung), Frakturen (v.a. der langen Röhrenknochen) mit Hämorrhagie oder externer Druck durch Verbrennungsschorf, 2) Immobilität (z.B. lange Bettruhe, straff sitzende Verbände, Schienen oder ein Gips, 3) Erkrankungen mit Auswirkungen auf die periphere Durchblutung, wie etwa Atherosklerose, Raynaud-Syndrom oder Diabetes, 4) Rauchen, Adipositas und bewegungsarme Lebensweise, *welche die Gefahr einer Kreislaufinsuffizienz und eines Gefäßverschlusses potenzieren.*
- Einschätzen des Vorliegens, der Lokalisation und des Grades einer Schwellung/Ödembildung. Messen der betroffenen Extremität und Vergleichen mit der nicht betroffenen Extremität.
- Überwachen auf eine Gewebeblutung und Ausbreitung eines Hämatoms, *die Blutgefäße komprimieren und den Druck in einem Kompartment erhöhen können.*
- Beachten der Position/Lokalisation eines Gipses, von Schienen, einer Zugvorrichtung, um Möglichkeiten einer Druckeinwirkung auf das Gewebe herauszufinden.
- Überprüfen der früheren und der aktuellen medikamentösen Therapie, dabei Achten auf Antikoagulanzien und vasoaktive Substanzen.

P

2. Pflegepriorität: Verbessern der Durchblutung in der betroffenen Extremität auf ein Höchstmaß:

- Durchführen eines neurovaskulären Assessments bei einer aus irgendeinem Grund (z.B. Operation, diabetische Neuropathie, Frakturen) immobilisierten Person oder bei Personen mit Verdacht auf neurovaskuläre Probleme. *Liefert Ausgangswerte für zukünftige Vergleiche.*
- Evaluieren auf Unterschiede zwischen betroffener und nicht betroffener Extremität unter Beachten von Schmerzen, Puls, Blässe, Parästhesie, Paralyse, Veränderungen der motorischen/sensorischen Funktion.
- Den Klienten bitten, Schmerzen/Beschwerden zu lokalisieren und Taubheitsgefühl, Kribbeln oder Schmerzen bei Belastung oder in Ruhe (atherosklerotische Veränderungen) anzugeben. Sofern angemessen, vgl. PDx: Periphere Durchblutungsstörung.
- Überwachen des Vorliegens/der Qualität des peripheren Pulses

distal der Verletzung/Beeinträchtigung mittels Palpation oder Doppler. *Gelegentlich ist ein Puls palpierbar, obwohl die Durchblutung durch ein weiches Gerinnsel blockiert wird, durch das hindurch Pulsationen zu spüren sind. Die Durchblutung kann auch über größere Arterien fortlaufen, nachdem eine Drucksteigerung im Kompartment zum Kollaps der Zirkulation in den Arteriolen/Venolen des Muskels geführt hat.*

- Einschätzen des kapillären Rückstroms sowie der Hautfarbe und Wärme in der/den gefährdeten Gliedmaße(n) und Vergleich mit nichtbetroffenen Extremitäten. *Periphere Pulse, kapilläre Rückfüllung, Hautfarbe und Sensibilität können zunächst sogar bei Vorliegen eines Kompartmentsyndroms normal sein, da die oberflächliche Zirkulation gewöhnlich nicht gefährdet ist.*
- Testen der Sensibilität des Nervus peronaeus durch Kneifen der Haut/Nadelstich zwischen erster und zweiter Zehe und Beurteilen der Fähigkeit zur dorsalen Flexion der Zehen (z. B. bei Beinfrakturen), soweit angezeigt.
- Minimieren einer Ödembildung und erhöhten Gewebsdrucks:
  - Entfernen sämtlichen Schmucks von der betroffenen Extremität
  - Einschränken/Meiden der Verwendung von Fixierungen. Polstern der Extremität und häufiges Beurteilen des Zustands, falls eine Fixierung erforderlich ist
  - Achten auf die Position des Lagerungsmaterials (z. B. Schienen/Schlingen) und Wiederanpassen, soweit angezeigt
  - Halten der verletzten Extremität in erhöhter Lage, sofern nicht bei nachgewiesenem Kompartmentsyndrom kontraindiziert. *Bei erhöhtem Gewebedruck kann die Hochlagerung der Extremität sogar den arteriellen Fluss behindern und somit die Durchblutung vermindern.*
  - Verwenden von Eisbeuteln im Bereich der Verletzung/Fraktur, soweit angezeigt, für die ersten 24 bis 48 Stunden.
- Steigern der Durchblutung auf ein Höchstmaß:
  - Anwenden von Techniken, wie Umlagern/Polstern, *zur Druckentlastung*
  - Auffordern des Klienten, regelmäßig die Finger/Zehen und Gelenke distal der Verletzung durchzubewegen.
  - Ermutigen zu möglichst frühzeitiger Mobilisation
  - Anziehen von Antithrombose-/Kompressionsstrümpfen, soweit angezeigt

P

- Verabreichen, nach Verordnung und Bedarf, von Infusionen und Blutpräparaten, *um das Blutvolumen/die Gewebedurchblutung aufrechtzuerhalten*
- Verabreichen von Antikoagulanzien, soweit angezeigt, *um eine tiefe Venenthrombose zu verhindern/einen thrombotischen Gefäßverschluss zu behandeln*
- Auftrennen/Aufspalten des Gipses in zwei Teile, Repositionieren der Zugvorrichtung oder Fixiergurte *zur raschen Druckentlastung*
- Vorbereiten für einen chirurgischen Eingriff (z.B. Fibulektomie/Fasziotomie), soweit angezeigt, *um eine Druckentlastung zu erreichen/die Durchblutung wiederherzustellen.*

- Überwachen auf Komplikationen:
  - Beobachten, ob sich entlang des Gipsrandes raue Stellen/Druckstellen bilden. Aussagen des Klienten über ein «brennendes Gefühl» unter dem Gips nachgehen
  - Überprüfen auf Druckempfindlichkeit, Schwellung und Schmerzen bei Dorsalflexion des Fußes (positives Homan-Zeichen)
  - Kontrollieren von Hb/Hkt und Blutgerinnung (z.B. Prothrombinzeit)
  - Überprüfen von plötzlich auftretenden Zeichen einer Ischämie der Extremität (z.B. erniedrigte Hauttemperatur, Blässe, vermehrte Schmerzen), von Aussagen über Schmerzen, die im Verhältnis zur Art der Verletzung extrem sind oder von zunehmenden Schmerzen bei passiver Bewegung der Extremität, Entwicklung einer Parästhesie, Muskelverspannung/Druckempfindlichkeit mit Erythem, Veränderung der Pulsqualität distal der Verletzung. Die Extremität in Neutralstellung bringen, ohne sie hochzulagern. Die Symptome sofort dem zuständigen Arzt melden, *um rechtzeitige Interventionen einzuleiten/die Ausprägung der Störung zu begrenzen*
  - Unterstützen beim Messen/Überwachen des Intrakompartmentdrucks, soweit angezeigt. *Sorgt für frühzeitige Intervention/evaluiert die Effektivität einer Therapie.*

3. Pflegepriorität: Fördern des Wohlbefindens (Beratung, Patientenedukation und Entlassungsplanung):

- Überprüfen der Körperlage des Klienten und der Hochlagerung der Extremitäten, soweit angemessen.

- Fernhalten der Bettwäsche von der betroffenen Extremität mit einem Bettbogen/einem ausgeschnittenen Karton, soweit angezeigt.
- Erörtern der Notwendigkeit mit dem Klienten, einengende Kleidung, starkes Anwinkeln/Überschlagen der Beine zu meiden.
- Demonstrieren der korrekten Anwendung der Antithrombosestrümpfe.
- Überprüfen des sicheren Vorgehens bei Kälte-/Wärmeanwendungen, soweit angezeigt.
- Anleiten des Klienten/der Bezugsperson(en), Schuhe und Strümpfe auf guten Sitz und/oder Falten zu überprüfen.
- Demonstrieren/Empfehlen des Fortsetzens der Übungen, *um die Funktionsfähigkeit und Durchblutung der Extremitäten aufrechtzuerhalten.*

Schwerpunkte der Pflegedokumentation

Pflegeassessment oder Neueinschätzung

- spezifische Risikofaktoren, Art der Verletzung der Gliedmaße
- Ergebnisse der Einschätzung inkl. Vergleich zwischen betroffener/nichtbetroffener Gliedmaße und der Merkmale des Schmerzes in der betroffenen Region.

Planung

P

- Pflege-/Interventionsplan und beteiligte Personen
- Patientenedukationsplan für Klienteninformation, -schulung und -beratung.

Durchführung/Evaluation

- Reaktionen auf Interventionen/Patientenedukation und ausgeführte Pflegemaßnahmen
- Zielerreichung/Fortschritte in Richtung gewünschter Ergebnisse
- Veränderungen des Pflegeplans.

Entlassungs- oder Austrittsplanung

- Erfordernisse der Entlassung, langfristiger Pflegebedarf nach Entlassung, vorgenommene Koordinationen und Vermittlungen, zusätzlich verfügbare personelle, kommunale und materielle Ressourcen
- spezifische, vorgenommene Vermittlungen, Nachsorgeplan sowie Verantwortlichkeiten für zu treffende Maßnahmen.

Empfohlene, exemplarische Pflegeinterventionen (NIC) und Pflegeergebnisse (NOC)

NIC: *Sensibilitätsstörungsmanagement* [Peripheral Sensation Management] (McCloskey-Dochterman, J.; Bulecheck, G. M., 2013)
NOC: *Neurologischer Status: peripher* [Neurological Status: Peripheral] (Moorhead, S., Johnson, M.; Maas, M. L.; Swanson, E., 2013)

Literatur

Carpenito-Moyet L. J.: Das Pflegediagnosen-Lehrbuch. Huber, Bern 2013
Georg, J.: Polyneuropathie. NOVA 40 (2009) 6: 16–17
Georg, J.: Polyneuropatie und Sensibilitätsstörungsmanagement. In: Georg, J. (Hrsg.) Pflege 2012 – Huber Pflegekalender. HuberBern 2011: 120–121
Haas, U. (Hrsg.): Pflege von Menschen mit Querschnittlähmung – Probleme, Bedürfnisse, Ressourcen und Interventionen. Huber, Bern 2012
Neundörfer, B.; Heuß, D: Polyneuropathien. Thieme, Stuttgart 2006

Gefahr eines perioperativen Lagerungsschadens [P]

Risk for perioperative-positioning injury (00087) (1994, R 2006, LOE 2.1)
Domäne 11: **Sicherheit/Schutz**
Klasse 2: **Physische Verletzung**

Diagnosetyp (Dokumentationsform): Risikopflegediagnose (PR)
Zuordnung der Pflegediagnose nach Pflegemodellen/-klassifikationen s. Kap. 6.

Definition: Risiko von unbeabsichtigten anatomischen und physischen Veränderungen, die auf die Lagerung oder Ausstattung zurückzuführen sind, die während des invasiven/chirurgischen Eingriffs eingesetzt wurden

Risikofaktoren [R]

- Desorientierung [Desorientiertheit]
- sensorische Wahrnehmungsstörungen [Störungen des Sensoriums oder der Wahrnehmung] auf Grund einer Anästhesie

P

- Immobilisierung
- Muskelschwäche, [vorbestehende Schädigungen im Bewegungsapparat]
- Adipositas
- Kachexie
- Ödeme
- [hohes Alter].

Klientenbezogene Pflegeziele oder Evaluationskriterien

Der Klient

- erleidet keine Verletzungen, die im Zusammenhang mit perioperativer Desorientiertheit stehen.
- erleidet keine nachteiligen Haut- oder Gewebeverletzungen/-veränderungen, die länger als 24–48 Stunden nach der Operation noch vorhanden sind.
- berichtet innerhalb von 24–48 Stunden nach der Operation über das Ausbleiben lokalisierter Taubheits- und Kribbelgefühle oder anderer mit der Lagerung verbundener Veränderungen der Sensibilität, soweit angemessen.

Maßnahmen oder Pflegeinterventionen

P

1. Pflegepriorität: Ermitteln individueller Risikofaktoren/Bedürfnisse:

- Überprüfen der Vorgeschichte/Pflegeanamnese, Beachten des Alters, des Gewichts, der Größe, des Ernährungszustands, physischer Einschränkungen/vorbestehender Zustände/Erkrankungen (z. B. ältere Person mit Arthritis, Gewichtsextreme, Diabetes/andere Erkrankungen mit Auswirkungen auf die Gesundheit der peripheren Gefäße, Beeinträchtigungen der Nahrungs- und Flüssigkeitsaufnahme). *Wirkt sich auf die Wahl der perioperativen Lagerung und auf die Integrität der Haut/des Gewebes während der Operation aus.*
- Evaluieren und Dokumentieren präoperativer Angaben des Klienten über neurologische, sensorische oder motorische Defizite *als Ausgangswerte für einen Vergleich prä-/postoperativer Empfindungen.*
- Beachten der voraussichtlichen Dauer des Eingriffs und der üblichen Lagerung. *Sich möglicher Komplikationen bewusst sein (z. B.*

Rückenlage kann Rückenschmerzen und Druck auf Fersen/Ellbogen/Steißbein verursachen, Seitenlage kann zu Schmerzen im Schulter- und Nackenbereich sowie – auf der Unterseite – zu Augen- und Ohrverletzungen führen).
- Einschätzen der individuellen Reaktion auf die präoperative Sedierung/Medikation unter Beachten des Grades der Sedierung und/oder von Nebenwirkungen (z. B. Blutdruckabfall), Weitergabe der Informationen an den Chirurgen.
- Evaluieren der Umgebungsverhältnisse/Sicherheitsaspekte, um den sedierten Klienten zu schützen (z. B. Vorbereitungsraum, Bettgitter hochgestellt, Begleitperson oder engmaschiges Beobachten des Klienten).

2. Pflegepriorität: Den Klienten so lagern, dass die anatomischen Strukturen geschützt und Körperschädigungen verhindert werden:
- Arretieren von Rollstuhl/Bett vor Ort, Unterstützen von Rumpf/Gliedmaßen des Klienten während des Transfers, Hinzuziehen einer angemessenen Zahl von Personen für Transfers, *um Verletzungen durch Scherkräfte und Reibung zu verhindern.*
- Durchdachtes Platzieren von Haltegurten, um den Klienten für den spezifischen Eingriff zu sichern *und eine unbeabsichtigte Bewegung zu verhindern.*
- Aufrechthalten der natürlichen Körperposition, so weit wie möglich, unter Verwendung von Kissen, Polstern, Gurten, *um die Möglichkeit neurovaskulärer Komplikationen in Verbindung mit Kompression, Überdehnung oder Ischämie von Nerven zu verringern.*
- Verwenden und Wechseln druckentlastender Polster an Druckpunkten/Knochenvorsprüngen (z. B. Arme, Ellenbogen, Steißbein, Knöchel, Fersen) und bei neurovaskulären Druckpunkten (z. B. Brüste, Knie), *um eine sichere Lagerung zu wahren, vor allem beim Umlagern des Klienten und/oder Neupositionieren der Tischbefestigungen.*
- Regelmäßiges Prüfen der peripheren Pulse und der Hautfarbe/-temperatur, *um die Zirkulation zu überwachen.*
- Schützen des Körpers vor Kontakt mit den Metallteilen des Operationstisches, *die Verbrennungen/Elektroschocks verursachen könnten.*
- Langsames Umlagern beim Transfer und im Bett (besonders bei mit Halothan anästhesierten Klienten), *um einen starken Blutdruckabfall, Schwindel oder unsicheren Transfer zu verhindern.*

- Schützen der Atemwege und Ermöglichen der Atembewegungen nach der Extubation.
- Bestimmen der spezifischen Lagerung gemäß den Richtlinien für den Eingriff (z. B. Kopfteil des Bettes hochgestellt nach spinaler Anästhesie, auf die nichtoperierte Seite drehen nach einer Pneumektomie).
- Identifizieren potenzieller Gefahrenquellen im Operationssaal und Implementieren von Umstellungen, soweit angemessen.

3. Pflegepriorität: Fördern des Wohlbefindens (Beratung, Patientenedukation und Entlassungsplanung):

- Durchführen der perioperativen Klientenschulung bezüglich der Sicherheit des Klienten: kein Übereinanderschlagen der Beine bei Eingriffen unter Lokalanästhesie oder Sedierung, postoperative Bedürfnisse/Einschränkungen sowie postoperative Beschwerden/Symptome, bei deren Auftreten eine medizinische Abklärung nötig ist.
- Informieren des Klienten und für die postoperative Betreuung Zuständiger über zu erwartende/vorübergehende Reaktionen (wie z. B. Rückenschmerzen, lokalisiertes Taubheitsgefühl, Rötungen oder Abdrücke auf der Haut). All diese Reaktionen sollten nach 24 Stunden verschwunden sein.
- Assistieren bei Therapien/Pflegemaßnahmen, darunter Hautpflegemaßnahmen, Anziehen von Kompressionsstrümpfen, Frühmobilisierung, *um Haut- und Gewebeintegrität zu fördern.*
- Fördern/Unterstützen häufiger Bewegungsübungen, besonders beim Auftreten von Gelenksteifigkeit
- Vermitteln, bei Bedarf, an geeignete Ressourcen.

Schwerpunkte der Pflegedokumentation

Pflegeassessment oder Neueinschätzung

- Befunde des Assessments inkl. individueller Risikofaktoren für Probleme im perioperativen Bereich oder Bedarf zur Modifizierung der Routinemaßnahmen oder der Lagerung
- regelmäßige Evaluation der Überwachung.

Planung

- Pflege-/Interventionsplan und beteiligte Personen
- Patientenedukationsplan für Klienteninformation, -schulung und -beratung.

Durchführung/Evaluation

- Reaktionen auf Interventionen/Patientenedukation und ausgeführte Pflegemaßnahmen
- Zielerreichung/Fortschritte in Richtung gewünschter Ergebnisse
- Veränderungen des Pflegeplans.

Entlassungs- oder Austrittsplanung

- Erfordernisse der Entlassung, langfristiger Pflegebedarf nach Entlassung, vorgenommene Koordinationen und Vermittlungen, zusätzlich verfügbare personelle, kommunale und materielle Ressourcen
- spezifische, vorgenommene Vermittlungen, Nachsorgeplan sowie Verantwortlichkeiten für zu treffende Maßnahmen.

Empfohlene, exemplarische Pflegeinterventionen (NIC) und Pflegeergebnisse (NOC)

NIC: *Lagerung: OP* [Positioning: Intraoperative] (McCloskey-Dochterman, J.; Bulecheck, G. M., 2013)
NOC: *Risikokontrolle* [Risk Control] (Moorhead, S., Johnson, M.; Maas, M. L.; Swanson, E., 2013)

Literatur

Aschemann, D. (Hrsg.): OP-Lagerungen für Fachpersonen. Huber, Bern 2009
Carpenito-Moyet L. J.: Das Pflegediagnosen-Lehrbuch. Huber, Bern 2013
Hofmann-Dörwald, S.: Praxishandbuch OP. Huber, Bern 1999
Lien, L.; Steinmüller, L.; Döhler, R.: OP-Handbuch. Springer, Berlin/Heidelberg 2011

Gefahr eines plötzlichen Kindstodes [P]

Risk for sudden infant death syndrome (00156) (2002, LOE 2.1)
Domäne 11: **Sicherheit/Schutz**
Klasse 2: **Physische Verletzung**

Diagnosetyp (Dokumentationsform): Risikopflegediagnose (PR)
Zuordnung der Pflegediagnose nach Pflegemodellen/-klassifikationen s. Kap. 6.

Definition: Vorliegen von Risikofaktoren für den plötzlichen Tod eines Säuglings im Alter weniger als einem Jahr

[Plötzlicher Kindstod (SIDS, s.o.) bedeutet den plötzlichen Tod eines Säuglings im Alter von weniger als einem Jahr, der auch nach gründlicher Untersuchung des Falles inkl. einer kompletten Autopsie, der Untersuchung der Sterbelokalität und einer Überprüfung der klinischen Anamnese ungeklärt bleibt. Der plötzliche Kindstod ist eine Unterteilung des plötzlichen und unerwarteten Todes eines Säuglings infolge natürlicher oder unnatürlicher Ursachen (Sudden Unexpected Death in Infancy, SUDI).]

Risikofaktoren [R]

modifizierbare

P

- verzögerte pränatale Vorsorge
- fehlende pränatale Vorsorge
- Säuglinge werden in der Bauchlage schlafen gelegt
- Säuglinge werden in der Seitenlage schlafen gelegt
- weiche Unterlage (lose herumliegende Gegenstände im Schlafumfeld)
- Überwärmung des Säuglings
- zu festes oder zu enges Einwickeln des Säuglings
- Säugling ist postnatal Rauch ausgesetzt
- pränatale Exposition des Säuglings gegenüber Zigarettenrauch.

möglicherweise veränderbare

- junge Mutter
- geringes Geburtsgewicht
- Frühgeburt.

nicht veränderbare

- männliches Geschlecht

- ethnische Zugehörigkeit (z. B. Afroamerikaner oder amerikanischer Ureinwohner)
- saisonale Häufung des plötzlichen Kindstodes (im Winter und Herbst häufiger als im Sommer)
- Mortalitätsgipfel im Alter von 2–4 Monaten.

Klientenbezogene Pflegeziele oder Evaluationskriterien

Der Klient

- äußert, dass er die veränderbaren Faktoren versteht.
- nimmt Veränderungen im Umfeld vor, um das Risiko eines Todes aus anderer Ursache zu senken.
- hält die empfohlene prä- und postnatale Versorgung ein.

Maßnahmen oder Pflegeinterventionen

1. Pflegepriorität: Einschätzen der verursachenden/beeinflussenden Faktoren:

- Herausarbeiten individueller, der Situation entsprechender Risikofaktoren. *Feststellen modifizierbarer oder potenziell modifizierbarer Faktoren, die bearbeitet und behandelt werden können. Der plötzliche Kindstod ist die häufigste Ursache ungeklärter Todesfälle im Alter zwischen 2 Wochen und einem Jahr, wobei die höchste Inzidenz zwischen dem 2. und dem 4. Lebensmonat liegt.*
- Feststellen der ethnischen Zugehörigkeit und des kulturellen Hintergrundes der Familie. *Zwar kommt der plötzliche Kindstod weltweit vor, jedoch sind Säuglinge afroamerikanische Herkunft doppelt und Säuglinge der amerikanischen Ureinwohner 3-mal häufiger betroffen als andere Säuglinge.*
- Achten darauf, ob die Mutter während der Schwangerschaft geraucht hat oder gegenwärtig raucht. *Rauchen wirkt sich bekanntermaßen sowohl pränatal auf den Feten als auch nach der Geburt negativ aus. Einige Arbeiten deuten auf ein erhöhtes Risiko für plötzlichen Kindstod bei Müttern hin, die rauchen.*
- Einschätzen des Umfangs der pränatalen Versorgung und des Ausmaßes, in dem die Mutter den empfohlenen Maßnahmen gefolgt ist. *Die pränatale Versorgung ist bei jeder Schwangerschaft wichtig, um jedem Säugling optimal Gelegenheit zu geben, gesund ins Leben zu starten.*

- Achten auf Alkohol oder Drogen/Medikamente während und nach der Schwangerschaft, *die sich negativ auf den in Entwicklung befindlichen Fetus auswirken. Ermöglicht Maßnahmen, um schädigende Effekte auf ein Minimum zu reduzieren.*

2. Pflegepriorität: Fördern von Maßnahmen, um die Gefahr eines plötzlichen Kindstodes auf ein Mindestmaß zu reduzieren:

- Empfehlen, den Säugling zum Schlafen sowohl nachts als auch bei einem Nickerchen tagsüber auf den Rücken zu legen. *Die Forschung bestätigt, dass Säuglinge, die auf dem Rücken schlafen und nicht in Seitenlage gebracht werden, seltener einen plötzlichen Kindstod sterben.*
- Informieren aller Betreuungspersonen des Säuglings über die Bedeutung einer dauerhaft korrekten Schlafhaltung. *Jeder, der für das Kind in der Schlafenszeit verantwortlich ist, muss daran erinnert werden, wie wichtig es ist, die Rückenlage beim Schlafen einzuhalten.*
- Auffordern der Eltern, das Kind nur dann in Bauchlage zu bringen, wenn es wach ist. *Diese Aktivität fördert die Kräftigung der Rücken- und Nackenmuskeln, während die Eltern in der Nähe sind und das Baby nicht schläft.*
- Auffordern zu frühzeitigen und medizinisch empfohlenen Nachsorgeuntersuchungen und deren Fortführung sowie zu den entsprechenden Impfungen nach der Geburt. Dies beinhaltet auch Informationen über Zeichen vorzeitiger Wehen und entsprechende Maßnahmen, um Probleme möglichst zu vermeiden. *Eine Frühgeburt bringt für das Neugeborene eine Menge Probleme mit sich und das Baby gesund zu halten, verhindert Probleme, die es der Gefahr eines plötzlichen Kindstodes aussetzen könnten. Auch das Impfen von Säuglingen verhindert viele Krankheiten, die lebensbedrohend sein können.*
- Auffordern zu stillen, wenn möglich. Empfehlen, beim nächtlichen Stillen auf einem Stuhl zu sitzen. *Stillen hat viele immunologische, ernährungsbezogene und psychosoziale Vorteile, die die Gesundheit eines Säuglings fördern. Zwar schließt dies einen plötzlichen Kindstod nicht aus, jedoch neigen gesunde Babys weniger zu vielen Krankheiten/Problemen. Die Gefahr, dass die Mutter beim Stillen im Bett einschläft und dabei das Kind versehentlich erstickt, hat sich ebenfalls als potenzielle Problemquelle erwiesen.*
- Erörtern von Fragen des gemeinsamen Schlafens und der Proble-

matiken in Bezug auf einen plötzlichen und unerwarteten Kindstod, wenn das Kind versehentlich unter einem schlafenden Erwachsenen gerät oder in einer Couch oder einem Polstersessel eingeklemmt wird. *Das Bett gemeinsam zu nutzen oder das Kind in einem unsicheren Umfeld schlafen zu legen führt zu einer gefährlichen Schlafumgebung, die das Kind einem erheblichen Risiko eines plötzlichen, unerwarteten, aber erklärbaren (SUDI) oder eines plötzlichen Kindstodes (SIDS) aussetzt.*

- Beachten kultureller Überzeugungen über das gemeinsame Nutzen des Bettes. *Letzteres kommt häufiger vor bei gestillten Säuglingen und bei jungen, unverheirateten Müttern mit niedrigem Einkommen oder aus einer Minderheitengruppe. (Es bedarf zusätzlicher Studien, um die Praktiken des gemeinsamen Nutzens eines Bettes und der begleitenden Risiken und Vorteile besser zu verstehen).*

3. Pflegepriorität: Fördern des Wohlbefindens (Beratung, Patientenedukation und Entlassungsplanung):

- Erörtern unbekannter Fakten über den plötzlichen Kindstod mit den Eltern. *Korrigiert falsche Vorstellungen und hilft beim Angstabbau.*
- Vermeiden, Säuglingen zum Schlafen zu viel Kleidung anzuziehen oder sie zu überwärmen. *Säuglinge, die beim Schlafen zwei oder mehr Schichten Kleidung tragen, tragen ein 6-fach höheres Risiko eines plötzlichen Kindstodes als Kinder mit weniger Kleidungsschichten.*
- Lagern des Babys auf einer festen Matratze in einer technisch geprüften Wiege. *Vermeiden von weichen Matratzen, Sofas, Kissen, Wasserbetten und anderen weichen Oberflächen, solange nicht bekannt ist, dass sie einen plötzlichen Kindstod verhindern, senkt die Wahrscheinlichkeit des Erstickens/eines plötzlichen, unerwarteten Kindstodes auf ein Minimum.*
- Entfernen flauschiger oder loser Bettwäsche aus dem Schlafbereich, Sicherstellen, dass Kopf und Gesicht des Babys im Schlaf nicht bedeckt sind. *Reduziert die Möglichkeit des Erstickens auf ein Mindestmaß.*
- Erörtern des Einsatzes von Apnö-Monitoren. *Apnö-Monitore werden zur Verhinderung eines plötzlichen Kindestodes nicht empfohlen, können jedoch verwandt werden, um andere medizinische Probleme zu überwachen.*

- Empfehlen, dass mindestens ein- oder zwei Mal nach der Entlassung eine Gemeindeschwester o. ä. die junge Mutter besucht. *Die Forschung hat gezeigt, dass Säuglinge amerikanischer Ureinwohnerinnen, die solche Visiten erhielten, zu 80 % weniger an plötzlichem Kindstod starben als diejenigen, die nicht besucht wurden.*
- Sicherstellen, dass die Mitarbeiter in Tageszentren/Gesundheitsfachpersonen im Beobachten und Modifizieren von Risikofaktoren (z. B. Schlafposition) trainiert sind, *um die Gefahr eines plötzlichen Kindstodes zu senken, während sich der Säugling in ihrer Obhut befindet.*
- Vermitteln der Eltern an lokale SIDS-Programme/andere Ressourcen zum Lernen (Selbsthilfegruppen, spezielle Web-Seiten) und Ermutigen zur Konsultation eines Gesundheitsdienstleisters, wenn das Baby Zeichen einer Krankheit oder eines Besorgnis erregenden Verhaltens zeigt. *Kann Informationen und Unterstützung zu Risikoreduktion und zur Korrektur behandelbarer Probleme bieten.*

Schwerpunkte der Pflegedokumentation

Pflegeassessment oder Neueinschätzung

- Ausgangsbefunde, Ausmaß elterlicher Angst/Besorgnis
- individuelle Risikofaktoren.

Planung

P

- Pflege-/Interventionsplan und beteiligte Personen
- Patientenedukationsplan für Klienteninformation, -schulung und -beratung.

Durchführung/Evaluation

- Reaktionen der Eltern auf Interventionen/Patientenedukation und ausgeführte Pflegemaßnahmen
- Zielerreichung/Fortschritte in Richtung gewünschter Ergebnisse
- Veränderungen des Pflegeplans.

Entlassungs- oder Austrittsplanung

- Erfordernisse der Entlassung, langfristiger Pflegebedarf nach Entlassung, vorgenommene Koordinationen und Vermittlungen, zusätzlich verfügbare personelle, kommunale und materielle Ressourcen
- spezifische, vorgenommene Vermittlungen, Nachsorgeplan sowie Verantwortlichkeiten für zu treffende Maßnahmen.

Empfohlene, exemplarische Pflegeinterventionen (NIC) und Pflegeergebnisse (NOC)

NIC: *Risikoabschätzung* [Risk Identification] (McCloskey-Dochterman, J.; Bulecheck, G. M., 2013)
NOC: *Risikowahrnehmung* [Risk Detection] (Moorhead, S., Johnson, M.; Maas, M. L.; Swanson, E., 2013)

Literatur

Carpenito-Moyet L. J.: Das Pflegediagnosen-Lehrbuch. Huber, Bern 2013
Müller, S.; Thöns, M.: Memorix Kindernotfälle. Thieme Stuttgart 2009
Wiater, A.; Lehmkuhl, G.: Handbuch des Kinderschlafs. Schattauer, Stuttgart 2011

Verzögerte postoperative Erholung [P]

Delayed surgical recovery (00100) (1998, R 2006, LOE 2.1)
Domäne 4: **Aktivität/Ruhe**
Klasse 2: **Aktivität/Bewegung**

Diagnosetyp (Dokumentationsform): aktuelle Pflegediagnose (PES)
Zuordnung der Pflegediagnose nach Pflegemodellen/-klassifikationen s. Kap. 6.

Definition: Höhere Anzahl benötigter postoperativer Tage, um Aktivitäten anzustoßen und durchzuführen, die Leben, Gesundheit und Wohlbefinden erhalten

Beeinflussende Faktoren [od. Einflussfaktoren] [E]

- großer oder komplizierter chirurgischer Eingriff
- lang andauernder chirurgischer Eingriff
- Adipositas
- Schmerzen
- präoperative Erwartungen
- postoperative Infektion der Eingriffsstelle.

Bestimmende Merkmale [od. Symptome] [S]

subjektive

- Empfindung, dass mehr Zeit zur Regeneration benötigt wird
- klagt über Schmerzen
- klagt über Beschwerden
- starke Müdigkeit/Erschöpfung/Fatigue
- Appetitverlust mit Übelkeit
- Appetitverlust ohne Übelkeit
- schiebt die Wiederaufnahme der beruflichen Tätigkeiten auf.

objektive

- Nachweis einer unterbrochenen Heilung des Operationsgebietes (z. B. Rötung, Verhärtung, Ausfluss, Immobilität)
- Schwierigkeit, sich zu bewegen
- benötigt Hilfe, um die Selbstversorgung zu Ende zu führen.

Klientenbezogene Pflegeziele oder Evaluationskriterien

Der Klient

- zeigt vollständige Heilung des Operationsgebiets.
- ist in der Lage, gewünschte Selbstversorgungsaktivitäten durchzuführen.
- berichtet über zunehmende Energie, ist in der Lage, an üblichen Aktivitäten (Arbeit/Berufstätigkeit) teilzunehmen.

Maßnahmen oder Pflegeinterventionen

1. Pflegepriorität: Einschätzen ursächlicher/beeinflussender Faktoren:

- Identifizieren eines vulnerablen Klienten (z. B. niedriger sozioökonomische Status, fehlende Ressourcen, armutsbedingte Herausforderungen, fehlende Versicherung/Transportmöglichkeiten, schweres Trauma/längere Hospitalisierung mit vielfältigen komplizierenden Faktoren), *der stärker durch unerwünschte Ergebnisse gefährdet ist.*
- Bestimmen des Ausmaßes der operativen Beteiligung von Organen/Geweben, des Alters/Entwicklungsgrades und des allgemeinen Gesundheitszustands, *um für gelenkte Imagination und angeleitete, gedankliche Vorwegnahme in postoperativer Pflege zu sorgen.*

- Identifizieren von Grunderkrankungen/pathologischen Zuständen (z. B. Tumore, Verbrennungen, Diabetes, Polytrauma, Infektionen, Herz-Kreislauf-Erkrankungen, eine zu Behinderung führende Krankheit), *welche die Heilung/Erholung beeinträchtigen können.*
- Beachten anderer Faktoren, welche die Genesung behindern können (z. B. Adipositas, Rauchen, bewegungsarme Lebensweise, Steroide, längerer präoperativer Klinikaufenthalt, Strahlentherapie).
- Feststellen des Vorliegens/Schweregrades perioperativer Komplikationen (z. B. längere Zeit unter Anästhesie, ein Trauma/andere Erkrankungen, die mehrfache Eingriffe erfordern) und der Entwicklung postoperativer Komplikationen (z. B. Infektionen, Respiratorpneumonie, tiefe Venenthrombose), *welche die Genesungszeit verlängern können.*
- Einschätzen des Ernährungszustands und der gegenwärtigen Nahrungsaufnahme, *um festzustellen, ob die Ernährung ausreicht, um die Heilung zu unterstützen.*
- Überprüfen des aktuellen Medikationsplans und Feststellen der Dosierungen und Anwendung mehrerer Medikamente mit möglichen Neben- und Wechselwirkungen, *die sich auf die Kognition, Organfunktion und Gewebeheilung auswirken.*
- Durchführen eines Schmerz-Assessments, *um herauszufinden, ob das Schmerzmanagement den Bedürfnissen des Klienten während der Genesung entspricht.*
- Evaluieren des kognitiven und emotionalen Zustands des Patienten unter Beachten postoperativer Veränderungen, darunter Verwirrtheit, Depression, Apathie, Äußerungen von Hilflosigkeit, *um mögliche psychologische Wechselwirkung festzustellen.*
- Sichten der Resultate von Labortests (z. B. großes Blutbild, Kulturen aus Blut/Wundabstrichen, Blutzucker), *um einzuschätzen, ob Infektionen vorliegen und welcher Art sie sind, und um eine metabolische/endokrine Funktionsstörung/andere Erkrankungen herauszufinden, welche die Heilungsfähigkeit des Körpers beeinträchtigen.*
- Herausfinden kultureller Erwartungen hinsichtlich des Genesungsprozesses und der Beteiligung des Klienten/anderer Personen (z. B. wenn vom Klienten erwartet wird, inaktiv zu sein und sich von anderen pflegen zu lassen).

2. Pflegepriorität: Bestimmen der Auswirkungen der verzögerten Erholung:

- Feststellen der bisherigen Hospitalisierungsdauer und Heilungsfortschritte und Vergleichen mit der erwarteten Verweildauer für den Eingriff und die Situation.
- Feststellen der Erwartungen des Klienten/der Bezugsperson(en) hinsichtlich der Genesung und spezifische verzögerungsbedingte Stressoren (z.B. Rückkehr an den Arbeitsplatz/in die Schule, häusliche Verantwortungen/Versorgen eines Kindes, finanzielle Schwierigkeiten, begrenztes Unterstützungssystem).
- Feststellen der Erwartungen des Klienten/der Bezugsperson an die Genesung und spezifischer Stressoren in Bezug auf die Verzögerung (z.B. Rückkehr an den Arbeitsplatz/in die Schule, Verantwortlichkeiten im Haushalt, Versorgung eine Kindes, finanzielle Probleme und ein eingeschränktes Unterstützungssystem).
- Bestimmen des aktuellen Energieniveaus und der gegenwärtigen Teilnahme an ADL. Vergleichen mit dem üblichen Funktionsgrad.
- Feststellen, ob der Klient gewöhnlich in der häuslichen Umgebung Hilfe benötigt und wer sie leistet/gegenwärtige Verfügbarkeit und Fähigkeit.
- Psychologisches Assessment des emotionalen Zustands des Klienten unter Beachten potenzieller Probleme, die sich aus der aktuellen Situation ergeben.

3. Pflegepriorität: Fördern einer optimalen Genesung:

- Routinemäßiges Inspizieren von Nähten/Wunden (z.B. Sich-Vertiefen oder Heilen, Wundgröße/-bereiche, Vorhandensein/Art eines Ausflusses, Entstehen einer Nekrose).
- Kooperieren beim Behandeln von Komplikationen (z.B. Infektion, Dehiszenz).
- Assistieren bei der Wundversorgung, soweit angezeigt (z.B. Débridement, Okklusivverbände, Wundabdeckungen, hautschützende Wirkstoffe bei offenen/nässenden Wunden).
- Hinzuziehen einer Fachkraft für Wund-/Stomaversorgung, soweit angemessen, *um Probleme bei der Heilung zu beheben.*
- Einschränken/Vermeiden des Einsatzes von Kunststoff- oder Latexmaterialien. *Der Klient könnte dagegen empfindlich sein.*
- Sorgen für optimale Ernährung und adäquate Eiweißaufnahme (positive Stickstoffbilanz), *um für eine positive Stickstoffbilanz zu*

sorgen, bei der Heilung zu helfen und allgemein eine gute Gesundheit zu erreichen.

- Ermutigen zum frühzeitigen Umhergehen, zu regelmäßiger körperlicher Betätigung, *um die Durchblutung zu fördern, die Kraft zu steigern und Gefahren in Zusammenhang mit der Immobilität zu verringern.*
- Empfehlen von abwechselnder Aktivität und angemessenen Ruhephasen, *um Erschöpfung zu vermeiden.*
- Verabreichen von Medikamenten, soweit angezeigt (z. B. hat der Klient u. U. eine hartnäckige Infektion, die i. v. verabreichte Antibiotika oder das Management chronischer Schmerzen erfordert).
- Instruieren des Klienten/der Bezugsperson(en) in notwendiger Selbstversorgung von Operationswunden und in spezifischem Symptommanagement. *Bei kurzen Klinikaufenthalten sorgen der Klient/die Bezugsperson(en) gewöhnlich zu Hause für ein erhebliches Maß an postoperative Pflege und Überwachung.*
- Auffordern des Klienten, den Behandlungsplan und die Nachuntersuchungen einzuhalten, *um den Heilungsprozess zu überwachen und bei Bedarf für eine rechtzeitige Intervention zu sorgen.*
- Vermitteln an eine ambulante Pflege/Nachsorge, soweit angezeigt (z. B. telefonische Überwachung, Hausbesuche, Einrichtung, die auf die Versorgung und Pflege von Wunden spezialisiert ist, Schmerzmanagementprogramm).

P

4. Pflegepriorität: Fördern des Wohlbefindens (Beratung, Patientenedukation und Entlassungsplanung):

- Demonstrieren von Selbstversorgungsfertigkeiten, Versorgen des Klienten/der Bezugspersonen mit gesundheitsbezogenen Informationen und psychologischer Unterstützung *für den Umgang mit Symptomen und Schmerzen, wodurch das Wohlbefinden erhöht wird.*
- Erörtern der Realität des Genesungsprozesses im Vergleich zu den Erwartungen des Klienten/der Bezugsperson. *Personen sind im Hinblick auf die zur Genesung erforderliche Energie und Zeit und hinsichtlich der eigenen Fähigkeiten/Verantwortlichkeiten zur Erleichterung dieses Prozesses oft unrealistisch.*
- Beteiligen des Klienten/der Bezugsperson(en) beim Setzen weiter gehender Ziele. *Stärkt die Verpflichtung gegenüber dem Plan und dessen Akzeptanz und verringert die Wahrscheinlichkeit, dass Frustration den Prozess blockiert.*

- Vermitteln an Physiotherapeuten/Beschäftigungstherapeuten, soweit indiziert, *um unterstützende Hilfsmittel zu finden, um die Unabhängigkeit bei der Selbstversorgung (ADL) zu fördern.*
- Auffinden/Recherchieren von Herstellern von Verbandmaterial/Material zur Wundversorgung und von Hilfsmitteln nach Bedarf.
- Konsultieren eines Ernährungsberaters wegen eines individuellen Ernährungsplans, *um einem erhöhten Ernährungsbedarf zu entsprechen, der die persönliche(n) Situation/Ressourcen widerspiegelt.*
- Evaluieren der häuslichen Situation (z. B. allein lebend, Schlafzimmer/Badezimmer im 1. Stock, Verfügbarkeit von Assistenz). *Zeigt notwendige Anpassungen auf, wie z. B. Verlegen des Schlafzimmers ins Erdgeschoss, Sorgen für einen Toilettenstuhl neben dem Bett während der Genesung, Notrufsystem.*
- Erörtern einer alternativen Unterbringung (z. B. Erholungsheim oder Reha-Zentrum), soweit angemessen.
- Benennen kommunaler Ressourcen (z. B. Hauspflegeperson, häusliche Krankenpflege, Essen auf Rädern, Kurzzeitpflege). *Erleichtern die Anpassung an die häusliche Umgebung.*
- Empfehlen von Selbsthilfegruppen/-programmen für das Einstellen des Rauchens
- Vermitteln zur Beratung/Unterstützung. *Bedarf u. U. zusätzlicher Hilfe, um Gefühle von Entmutigung zu überwinden und mit den Veränderungen im Leben zurechtzukommen.*

P

Schwerpunkte der Pflegedokumentation

Pflegeassessment oder Neueinschätzung

- Befunde des Assessments inkl. individueller Belange, einer Beteiligung der Familie und unterstützender Faktoren/der Verfügbarkeit von Ressourcen
- kulturelle Erwartungen
- Hilfsmittelgebrauch/-bedarf.

Planung

- Pflege-/Interventionsplan und beteiligte Personen
- Patientenedukationsplan für Klienteninformation, -schulung und -beratung.

Durchführung/Evaluation

- Reaktionen auf Interventionen/Patientenedukation und ausgeführte Pflegemaßnahmen
- Zielerreichung/Fortschritte in Richtung gewünschter Ergebnisse
- Veränderungen des Pflegeplans.

Entlassungs- oder Austrittsplanung

- Erfordernisse der Entlassung, langfristiger Pflegebedarf nach Entlassung, vorgenommene Koordinationen und Vermittlungen, zusätzlich verfügbare personelle, kommunale und materielle Ressourcen
- spezifische, vorgenommene Vermittlungen, Nachsorgeplan sowie Verantwortlichkeiten für zu treffende Maßnahmen.

Empfohlene, exemplarische Pflegeinterventionen (NIC) und Pflegeergebnisse (NOC)

NIC: *Selbstversorgungsunterstützung* [Self-Care Assistance] (McCloskey-Dochterman, J.; Bulecheck, G. M., 2013)
NOC: *Selbstversorgung: Aktivitäten des täglichen Lebens* (ADL) [Self-Care: Activities of Daily Living] (Moorhead, S., Johnson, M.; Maas, M. L.; Swanson, E., 2013)

Literatur

Busch, J.; Trierweiler-Hauke, B. (Hrsg.): Pflegewissen Intermediate Care. Springer, Berlin/Heidelberg 2013
Carpenito-Moyet L. J.: Das Pflegediagnosen-Lehrbuch. Huber, Bern 2013
Hofmann-Dörwald, S.: Praxishandbuch OP. Huber, Bern 1999
Lien, L.; Steinmüller, L.; Döhler, R.: OP-Handbuch. Springer, Berlin/Heidelberg 2011

Posttraumatisches Syndrom [spezifiziere Stadium] [P]

Post-trauma syndrome (00141) (1986, R 1998)
Domäne 9: **Coping/Stresstoleranz**
Klasse 1: **Posttraumatische Reaktionen**

Diagnosetyp (Dokumentationsform): Syndrompflegediagnose
Zuordnung der Pflegediagnose nach Pflegemodellen/-klassifikationen s. Kap. 6.

Definition: Anhaltende, fehlangepasste Reaktion auf ein traumatisches, überwältigendes Ereignis

Beeinflussende Faktoren [od. Einflussfaktoren] [E]

- Ereignis[e] außerhalb der menschlichen Auffassungsgabe
- schwer wiegenden Bedrohung der eignen Person
- schwer wiegende Selbstverletzung
- ernsthafte Bedrohung eines nahestehenden Menschen
- schwere Verletzung eines nahe stehenden Menschen
- schwere Unfälle (z. B. Arbeitsunfall, Autounfall)
- Missbrauch (physischer und/oder psychosozialer)
- Opfer von Kriminalität
- [Vergewaltigung]
- Zeuge einer Verstümmelung [sein]
- Zeuge eines gewaltsamen Todes [sein]
- Katastrophen
- plötzliche Zerstörung der eigenen Wohnstätte
- plötzliche Zerstörung der eigenen Gemeinschaft
- Epidemien
- Kriege
- ehemalige(r) Kriegsgefangene(r)
- Folter
- tragisches Ereignis mit zahlreichen Toten.

Bestimmende Merkmale [od. Symptome] [S]

P

subjektive

- intensive Träume
- intensive Gedanken
- Albträume
- Durchleben vergangener Gefühlszustände (Flashbacks), [exzessives Sprechen über das traumatische Ereignis]
- Herzklopfen
- Kopfschmerzen
- [Verlust des Interesses an gewohnten Aktivitäten, Verlust des Gefühls von Intimität/Sexualität]
- Hoffnungslosigkeit
- Schamgefühl
- Schuld[gefühl], [Äußern von Schuldgefühlen des Überlebens oder des dazu nötigen Verhaltens wegen]
- Angst
- Furcht

- Trauern
- Depression
- berichtet, sich benommen zu fühlen
- Reizung der Magenschleimhaut, [Veränderung des Appetits, Schlafstörungen/Schlaflosigkeit, chronische Erschöpfung/leichte Ermüdbarkeit]
- Konzentrationsschwierigkeiten.

objektive
- Hypervigilanz
- übermäßige Schreckreaktion
- Reizbarkeit
- neurosensorische Reizbarkeit
- Wut
- Zorn
- Aggression
- Vermeidungsreaktion
- Verdrängungsreaktion
- Entfremdung
- Verleugnung
- Distanziertheit
- psychogene Amnesie
- Stimmungsschwankungen, [schlechte Impulskontrolle/Explosivität]
- Panikattacken
- Entsetzen
- Suchtmittelmissbrauch [Substanzmissbrauch]
- zwanghaftes Verhalten
- Enuresis (bei Kindern)
- Vergewaltigung
- [Schwierigkeiten mit zwischenmenschlichen Beziehungen, Abhängigkeit von anderen, Versagen bei der Arbeit/in der Schule].

Phasen
- *Akuter Subtyp:* beginnt innerhalb von 6 Monaten und dauert nicht länger als 6 Monate
- *Chronischer Subtyp*: dauert länger als 6 Monate
- *Verzögerter Subtyp:* Latenzzeit von 6 Monaten oder länger [vor dem Auftreten von Symptomen]

Klientenbezogene Pflegeziele oder Evaluationskriterien

Der Klient

- drückt die eigenen Gefühle/Reaktionen aus, meidet Projektion.
- äußert im Gespräch ein positives Selbstbild.
- äußert, dass die Angst/Furcht vermindert ist, wenn Erinnerungen wach werden.
- zeigt die Fähigkeit, mit psychischen Reaktionen auf individuell angemessene Weise umzugehen.
- zeigt angemessene Veränderungen des Verhaltens/der Lebensweise (z. B. teilt seine Erfahrungen mit andern, sucht/erhält nach Bedarf Hilfe von Bezugsperson[en], Stellen-/Wohnortwechsel).
- berichtet, dass keine körperlichen Symptome (wie Schmerzen, chronische Erschöpfung) mehr vorkommen.
- Vgl. PDx: Vergewaltigungssyndrom, wenn das Trauma Folge einer Vergewaltigung ist.

Maßnahmen oder Pflegeinterventionen

1. Pflegepriorität: Feststellen der ursächlichen, beeinflussenden Faktoren und der individuellen Reaktion:

akute Phase

P

- Beobachten auf/Fragen nach Informationen über die körperliche oder psychische Verletzung und Beachten stressbedingter Begleitsymptome (z. B. «Benommenheit», Kopfschmerzen, Engegefühl in der Brust, Übelkeit, Herzklopfen).
- Ermitteln psychischer Reaktionen: Zorn, Schock, akute Angst, Verwirrtheit, Verleugnung. Achten auf Lachen, Weinen, ruhiges oder agitiertes, aufgeregtes (hysterisches) Verhalten, Ausdruck von Ungläubigkeit, Schuldgefühle/Selbstvorwürfe, Gefühlsschwankungen.
- Einschätzen der Angst des Klienten und seines Wissens über die Situation. Beachten einer anhaltenden Bedrohungssituation (z. B. Kontakt mit Vergewaltiger und/oder zu ihm gehörenden Personen).
- Herausarbeiten sozialer Aspekte des Traumas/Ereignisses (z. B. körperliche Entstellung, chronische Zustände, bleibende Behinderungen, Verlust des Zuhauses oder einer Gemeinschaft).
- Herausfinden des ethnischen Hintergrunds/der kulturellen und

religiösen Wahrnehmungen und Überzeugungen in Bezug auf das Ereignis (z. B. «Strafe Gottes»).

- Feststellen des Ausmaßes der veränderten Verhaltensorganisation (z. B. eine aufgabenorientierte Aktivität, die weder zielgerichtet noch organisiert oder effektiv ist; die Person ist die meiste Zeit von Emotionen überwältigt).
- Feststellen, ob der Vorfall früher/gleichzeitig bestehende (physische/psychische) Situationen reaktiviert hat. *Wirkt sich auf die Einstellung des Klienten gegenüber dem Trauma aus.*
- Feststellen, ob Beziehungsstörungen vorhanden sind (z. B. Familie, Freunde, Mitarbeiter, Bezugspersonen). *Bezugspersonen wissen u. U. nicht, wie sie mit dem Klienten/der Situation umgehen sollen (und reagieren z. B. überfürsorglich oder mit Rückzug).*
- Achten auf Rückzugsverhalten, Verleugnung, Verwenden chemischer Substanzen oder impulsives Verhalten (z. B. Kettenrauchen, übermäßiges Essen).
- Achten auf Zeichen zunehmender Angst (z. B. Schweigen, Stottern, Unfähigkeit, still zu sitzen). *Zunehmende Angst kann Risikofaktor eines erhöhten Gewaltrisikos sein.*
- Achten auf verbale/nonverbale Äußerungen von Schuldgefühlen oder Selbstvorwürfen, wenn der Klient ein Trauma überlebt hat, bei dem andere starben. Validieren, ob sich Beobachtungen und Äußerungen decken.
- Ermitteln von Zeichen/Phasen der Trauer um sich selbst und um Andere.
- Erkennen der Entwicklung phobischer Reaktionen auf alltägliche Dinge (z. B. Messer), auf Situationen (z. B. das Gehen in Menschenmengen, Fremde, die an der Tür klingeln).

chronische Phase

- Evaluieren andauernder somatischer Beschwerden (z. B. Magenreizung, Anorexie, Schlaflosigkeit, Muskelverspannung, Kopfschmerzen). Untersuchen von Angaben über neue oder veränderte Symptome.
- Achten auf Zeichen von chronischen Schmerzen oder von Schmerzsymptomen, die im Verhältnis zur körperlichen Verletzung sehr ausgeprägt sind.
- Achten auf Zeichen einer schweren/ausgedehnten Depression. Achten auf Rückblenden (Flashbacks), auf Intrusionen, Albträume, Panikattacken, schwache Impulskontrolle, Gedächtnis-/

Konzentrationsstörungen, Denk-/Wahrnehmungsstörungen sowie Konflikte/Aggression/Wut.
- Ermitteln des Ausmaßes des unwirksamen Copings (z. B. Alkoholkonsum/Missbrauch anderer Drogen/Substanzen, Suizid-/Mordgedanken) und deren Folgen.

2. Pflegepriorität: Unterstützen des Klienten, mit der bestehenden Situation umzugehen:

akute Phase
- Sorgen für eine ruhige, sichere Umgebung. *Fördert ein Gefühl des Vertrauens und der Sicherheit.*
- Assistieren beim Erstellen des Polizeiberichts, soweit angezeigt, und Verweilen beim Klienten.
- Beachten/Untersuchen körperlicher Beschwerden. Ferner Beachten des Fehlens körperlicher Beschwerden, auch wenn es zu Verletzungen gekommen sein kann. *Emotionales Reagieren kann die Fähigkeit des Klienten begrenzen, körperliche Verletzungen wahrzunehmen oder anzugeben.*
- Identifizieren von Menschen, welche die betroffene Person unterstützen können (z. B. geliebte Menschen, ein Berater, eine spirituelle Beraterin/ein Geistlicher).
- Bei dem Klienten bleiben, seinen (u. U. wiederholten) Schilderungen zuhören. (Wenn der Klient nicht sprechen will, sein Schweigen akzeptieren.) *Gibt dem Klienten seelische Unterstützung.*
- Schaffen eines Umfeldes, in dem sich der Klient frei über seine Gefühle/Befürchtungen äußern kann (inkl. Sorgen über die Beziehung zu/Reaktionen der Bezugsperson und Erlebnisse/Sinneseindrücke, wie z. B. Nahtoderlebnisse).
- Unterstützen eines Kindes, seine Gefühle über das Ereignis auszudrücken, indem man altersgemäße Techniken einsetzt (z. B. therapeutisches Spiel für Kleinkinder, Geschichten/Puppenspiel für Vorschulkinder, Peer-Gruppe für Adoleszenten). *Kinder können spielerisch leichter ausdrücken, was sie evtl. nicht direkt verbalisieren können. Jugendliche können von Gruppen profitieren, die ihnen helfen, Wissen und Unterstützung zu bekommen, und das Gefühl der Isolation verringern.*
- Assistieren beim Erledigen praktischer Notwendigkeiten (z. B. vorübergehende Unterkunft, Geld, Benachrichtigung der Familienmitglieder oder andere Bedürfnisse).

- Beachten und Unterstützen des Klienten, wie er seine eigenen Stärken auf positive Art nutzen kann, indem seine Fähigkeit anerkannt wird, mit den momentanen Ereignissen fertig zu werden. *Fördert sein Selbstkonzept, vermindert ein Gefühl der Hilflosigkeit.*
- Es dem Klienten überlassen, sich auf seine Weise mit der Situation auseinanderzusetzen. Wenn er sich zurückzieht oder nicht bereit ist, zu sprechen, diesbezüglich nichts forcieren.
- Beachten von Äußerungen über Furcht vor Menschenmengen und/oder Menschen im Allgemeinen.
- Verabreichen von Anxiolytika oder Sedativa/Hypnotika mit Vorsicht.

chronische Phase

- Sich weiterhin Zeit nehmen, den Sorgen des Klienten zuzuhören. *Eventuell hat er das Bedürfnis, weiterhin über das Ereignis zu sprechen.*
- Zulassen der freien Äußerung von Gefühlen (u. U. als Fortsetzung der akuten Phase). Den Klienten nicht zum raschen Durchleben seiner Gefühle drängen und ihn nicht unangemessen beruhigen. *Der Klient glaubt u. U., Schmerzen/Qualen würden missverstanden und wird depressiv. Aussagen wie: «Sie verstehen das nicht» oder «Sie sind nicht dort gewesen» sind u. U. eine Abwehr, eine Möglichkeit, andere abzuweisen.*
- Ermutigen des Klienten, über das Ereignis, Furcht, Angst, Verlust/Trauer zu sprechen (vgl. PDx: Erschwertes Trauern).
- Feststellen/Überwachen der Schlafgewohnheiten von Kindern und Erwachsenen. *Schlafstörungen/Albträume können eine Lösung verzögern, Bewältigungsmöglichkeiten beeinträchtigen.*
- Auffordern des Klienten, sich der eigenen Gefühle bewusst zu werden und sie als normal in einer unnormalen Situation zu akzeptieren.
- Anerkennen des Verlustes des Selbst, das vor dem Ereignis existierte. Dem Klienten helfen, sich auf einen Zustand der Akzeptanz sowie auf ein Wachstumspotenzial zuzubewegen, das immer noch in ihm liegt.
- Den Klienten weiterhin nach seinem Rhythmus Fortschritte machen lassen.
- Ausdrücklich «zulassen», dass der Klient seiner Wut auf den Täter/die Situation in akzeptabler Weise Luft macht.

- Vermeiden, Diskussionen über Dinge auszulösen, die sich nicht lösen lassen. Halten der Diskussion auf einem eher praktischen und emotionalen Niveau, statt die Erfahrung zu intellektualisieren. *Dies erlaubt den Klienten, mit der Realität umzugehen und sich gleichzeitig die Zeit zu nehmen, an Gefühlen zu arbeiten.*
- Unterstützen bei praktischen Angelegenheiten und Folgen des Ereignisses, wie Gerichtsvorladungen, Veränderungen in der Beziehung zu nahe stehenden Personen/zur Bezugsperson oder Anstellungsproblemen.
- Sorgen für einfühlsame, ausgebildete Berater/Therapeuten und für Therapien wie Psychotherapie, Reizüberflutungstherapie, Hypnose, Entspannung, Rolfing, Gedächtnisarbeit, kognitive Restrukturierung, Augenbewegungsdesensibilisierung (EMDR), Physio- und Beschäftigungstherapie.
- Verabreichen psychotroper Substanzen, soweit angezeigt.

3. Pflegepriorität: Fördern des Wohlbefindens (Beratung, Patientenedukation und Entlassungsplanung):
- Unterstützen des Klienten beim Erkennen und Überwachen seiner Gefühle während der Therapie.
- Informieren des Klienten, mit welchen Reaktionen er während den einzelnen Phasen rechnen muss. Den Klienten wissen lassen, dass dies normale Reaktionen sind. Achten darauf, sich neutral auszudrücken, z. B.: «Es ist möglich, dass Sie...».
- Unterstützen des Klienten beim Erkennen von Faktoren, die u. U. eine risikoreiche Situation hervorgerufen haben, und wie er sie in den Griff bekommen könnte, *um sich in Zukunft zu schützen.*
- Vermeiden von Werturteilen.
- Erörtern von Veränderungen der Lebensweise, die der Klient erwägt, und ihres Einflusses auf die Genesung. *Hilft dem Klienten beim Evaluieren der Angemessenheit von Plänen und beim Erkennen von Schwachstellen (z. B. eine effektive Unterstützungsgruppe zu verlassen).*
- Unterstützung des Klienten beim Erlernen von Techniken des Stressabbaus.
- Erörtern des Medikationsplans, möglicher Nebenwirkungen verordneter Medikamente und der Notwendigkeit sofortigen Berichtens über unerwartete Wirkungen.
- Erörtern des Wiederauflebens von Erinnerungen und Reaktionen

beim Jahrestag, dem Klienten deutlich machen, dass dies normal ist.

- Anregen zur Teilnahme an Selbsthilfegruppen für die Bezugsperson(en), *um den Klienten besser zu verstehen und Anregungen für den Umgang mit ihm zu erhalten.*
- Ermutigen des Klienten, einen Psychiater zu konsultieren, besonders wenn er unfähig ist, sich zu kontrollieren, übermäßig gewalttätig oder unversöhnlich ist oder sich nicht anzupassen scheint.
- Vermitteln an eine langfristige Einzel-/Familien-/Eheberatung, falls angezeigt.
- Vgl. PDx: Machtlosigkeit, Unwirksames Coping, Trauern, Erschwertes Trauern.

Schwerpunkte der Pflegedokumentation

Pflegeassessment oder Neueinschätzung

- individuelle Befunde inkl. aktueller Funktionsstörungen und verhaltensmäßiger/emotionaler Reaktionen auf das Ereignis
- Besonderheiten des traumatischen Ereignisses
- Reaktionen der Familie/Bezugsperson(en)
- Verfügbarkeit/Nutzung von Ressourcen.

Planung

- Pflege-/Interventionsplan und beteiligte Personen
- Patientenedukationsplan für Klienteninformation, -schulung und -beratung.

Durchführung/Evaluation

- Reaktionen auf Interventionen/Patientenedukation und ausgeführte Pflegemaßnahmen
- emotionale Veränderungen
- Zielerreichung/Fortschritte in Richtung gewünschter Ergebnisse
- Veränderungen des Pflegeplans.

Entlassungs- oder Austrittsplanung

- Erfordernisse der Entlassung, langfristiger Pflegebedarf nach Entlassung, vorgenommene Koordinationen und Vermittlungen, zusätzlich verfügbare personelle, kommunale und materielle Ressourcen
- spezifische, vorgenommene Vermittlungen, Nachsorgeplan sowie Verantwortlichkeiten für zu treffende Maßnahmen.

Empfohlene, exemplarische Pflegeinterventionen (NIC) und Pflegeergebnisse (NOC)

NIC: *Krisenintervention* [Crisis Intervention] (siehe McCloskey/Dochterman/Bulecheck, 2009) (McCloskey-Dochterman, J.; Bulecheck, G. M., 2013)
NOC: *Seelisches Wohlbefinden* [Comfort Status: Psychospiritual] (Moorhead, S., Johnson, M.; Maas, M. L.; Swanson, E., 2013)

Literatur

Aguilera, D. C.: Krisenintervention. Grundlagen – Methoden – Anwendung. Huber, Bern 2000
Carpenito-Moyet L. J.: Das Pflegediagnosen-Lehrbuch. Huber, Bern 2013
Domenig, D.: Transkulturelle Kompetenz. Huber, Bern 2007
Ehring, T.; Ehlers, A.: Ratgeber Trauma und Posttraumatische Belastungsstörung. Hogrefe, Göttingen 2012
Georg, J.: Spuren der Vergangenheit – Posttraumatische Syndrome. NOVA 37 (2006) 12: 12–14
Possemeyer, I.: Traumaforschung – Der Terror in den Köpfen. GEO (2002) 5: 140–166
Kröger, C.; Ritter, C.; Bryant, R. A.: Akute Belastungsstörung. Hogrefe, Göttingen 2012
Rosner, R.; Steil, R.: Ratgeber Posttraumatische Belastungsstörung. Informationen für Betroffene, Eltern, Lehrer und Erzieher. Hogrefe, Göttingen 2009
Tschan, W.: Sexualisierte Gewalt. Praxishandbuch zur Prävention von sexuellen Grenzverletzungen bei Menschen mit Behinderungen. Huber, Bern 2012

Gefahr eines posttraumatischen Syndroms [P]

Risk for post-trauma syndrome (00145) (1998)
Domäne 9: **Coping/Stresstoleranz**
Klasse 1: **Posttraumatische Reaktionen**

Diagnosetyp (Dokumentationsform): Risikopflegediagnose (PR)
Zuordnung der Pflegediagnose nach Pflegemodellen/-klassifikationen s. Kap. 6.

Definition: Risiko einer anhaltenden, fehlangepassten Reaktion auf ein traumatisches, überwältigendes Ereignis

Risikofaktoren [R]

- Berufsausübung (z. B. Polizei, Feuerwehr, Rettungsdienst, Strafvollzug, Personal der Notaufnahme, Mitarbeiter in einer psychiatrischen Einrichtung [und jeweils deren Angehörige])
- Wahrnehmung des Ereignisses
- übertriebenes Verantwortungsgefühl
- verminderte Ich-Stärke
- Rolle des Überlebenden im Ereignis
- unzureichende soziale Unterstützung
- fehlende Unterstützung durch das Umfeld
- Vertreibung von Zuhause
- Dauer des Ereignisses.

Klientenbezogene Pflegeziele oder Evaluationskriterien

Der Klient

- äußert, er sei frei von schwerer Angst.
- zeigt die Fähigkeit zum Umgang mit emotionalen Reaktionen in einer individuell geeigneten Weise.
- berichtet über Linderung/Fehlen körperlicher Manifestationen (Schmerzen, Albträume/Flashbacks, Erschöpfung) in Verbindung mit dem Ereignis.

Maßnahmen oder Pflegeinterventionen

P

1. Pflegepriorität: Erkennen ursächlicher Faktoren und der individuellen Reaktion:

- Identifizieren eines Klienten, der ein dramatisches Ereignis überlebt hat oder Zeuge war (z. B. Flugzeugabsturz/Verkehrsunfall, Massenerschießung, ein Brand, der Haus und Hof zerstört hat, bewaffneter Raubüberfall/andere Gewaltakte), *um eine Person zu erkennen, die hochgradig durch ein posttraumatisches Syndrom gefährdet ist.*
- Beachten des Berufs (z. B. Personal der Polizei und Feuerwehr, in der Notaufnahme, Rettungssanitäter, Soldaten und Hilfspersonal in Kampfzonen), wie unter «Risikofaktoren [R]» genannt. *Studien zeigen einen mäßigen bis hohen Prozentsatz posttraumatischer Stressstörungen in diesen Populationen, wenn sie einem oder mehreren traumatischen Ereignissen ausgesetzt waren.*

- Einschätzen des Wissens und der Angst eines Klienten in Bezug auf die Möglichkeit eines mit seinen Beruf verbundenen Traumas (z. B. Schusswechsel beim Wachdienst oder Betrachten des Körpers eines ermordeten Kindes) sowie die Anzahl, Dauer und Intensität sich wiederholender Situationen (z. B. röntgentechnische Assistentin, die im Beruf zahlreichen traumatischen Vorfällen ausgesetzt ist, Rettungspersonal auf der Suche nach Opfern von Naturkatastrophen oder durch Menschen verursachten Katastrophen).
- Herausarbeiten, wie sich frühere Erfahrungen des Klienten u. U. auf die aktuelle Situation auswirken.
- Achten auf Bemerkungen bezüglich Schuld, Erniedrigung, Scham oder Übernahme von Verantwortung (z. B. «Ich hätte achtsamer sein sollen», «Ich hätte zurückgehen sollen, um sie zu holen», «Nenn mich nicht einen Helden, ich konnte meinen Partner nicht retten», «Meine Kinder sind genauso alt wie die, die gestorben sind»).
- Evaluieren auf kürzlich eingetretene belastende Lebensereignisse/Stressoren, wie etwa eine Entwurzelung von Zuhause durch eine Katastrophe (z. B. Brand, Flut, Sturm), bei einer Person, deren Kind gerade an Krebs stirbt oder die als Kind missbraucht wurde. *Diese Person ist stärker durch traumatische Symptome gefährdet (Reaktionen eines akuten Beginns überlagern einen verzögerten Beginn).*
- Herausarbeiten der generellen Gesundheit und Bewältigungsformen des Klienten.
- Bestimmen der Verfügbarkeit/Nützlichkeit von Unterstützungssystemen familiärer, sozialer, kommunaler Art etc. des Klienten. (*Beachte:* Auch Angehörige können gefährdet sein.)

P

2. Pflegepriorität: Unterstützen des Klienten im Umgang mit der bestehenden Situation:

- Schulen hochgradig gefährdeter Personen/Familien in Zeichen/Symptomen einer posttraumatischen Reaktion, vor allem, wenn sie in ihrem Beruf/Leben wahrscheinlich ist.
- Herausarbeiten und Erörtern der Stärken (z. B. stark unterstützende Familie, normalerweise gutes Zurechtkommen mit Stress etc.) sowie der Schwächen des Klienten (z. B. Neigung zu Alkohol/anderen Drogen, Klient war Zeuge eines Mordes etc.).
- Erörtern, wie individuelle Bewältigungsformen bei früheren

traumatischen Ereignissen funktioniert haben. *Unter Umständen ist der Klient/sind die Bezugspersonen in der Lage, früher erfolgreiche Strategien anzuwenden, um mit dem Ereignis zurechtzukommen.*

- Evaluieren, wie der Klient Ereignisse und deren persönliche Bedeutung wahrnimmt (z. B. ein Polizist und Vater, der gleichzeitig den Tod eines Kindes untersucht).
- Sorgen für emotionale und physische Präsenz, *um die Coping-Fähigkeiten des Klienten zu stärken.*
- Ermutigen, seine Gefühle zum Ausdruck zu bringen. Bekräftigen, dass Gefühle/Reaktionen auf ein Trauma üblich sind und nicht auf Schwäche oder Versagen hindeuten. Beachten, ob die geäußerten Gefühle sich mit dem Ereignis decken, das der Klient erlebt hat. *Eine Inkongruenz kann auf einen tieferen Konflikt hindeuten und die Auflösung behindern.*
- Achten auf Zeichen und Symptome von Stressreaktionen, wie etwa Albträume, erneutes Durchleben eines Vorfalls, Appetitlosigkeit, Reizbarkeit, Betäubtsein und Weinen, Auseinanderbrechen der Familie oder einer Beziehung. *Diese Reaktionen sind im frühen Zeitrahmen nach dem Vorfall normal. Halten sie über längere Zeit oder auf Dauer an, hat der Klient u. U. eine posttraumatische Belastungsstörung.*

3. Pflegepriorität: Fördern des Wohlbefindens (Beratung, Patientenedukation und Entlassungsplanung):

P

- Sorgen für eine ruhige, sichere Umgebung, *in der sich der Klient mit dem Bruch in seinem Leben beschäftigen kann.*
- Ermutigen des Klienten, Gefühle fortlaufend zu benennen und zu überwachen. *Fördert das Bewusstsein von Veränderungen der Fähigkeit, mit Stressoren umzugehen.*
- Ermutigen zum Erlernen von Techniken des Stressmanagements, *die beim Auflösen der Situation helfen.*
- Empfehlen der Teilnahme an Debriefing-Sitzungen, die u. U. nach bedeutenden Ereignissen angeboten werden. *Sofortiges Sich-Beschäftigen mit dem Stressor kann die Erholung von dem Ereignis erleichtern/eine Ausweitung verhindern, auch wenn der beste Zeitpunkt für ein Debriefing nach wie vor umstritten ist.*
- Erklären, dass posttraumatische Symptome Monate oder bisweilen Jahre nach einer traumatischen Erfahrung auftauchen können und dass der Klient bei Bedarf/auf Wunsch Hilfe/Unterstüt-

zung bekommen kann, sobald Intrusionen/andere Symptome auftreten.
- Suche nach unterstützenden Gruppen am Arbeitsplatz oder in der Gemeinde (z. B. beim Roten Kreuz). *Bietet Gelegenheit zu fortlaufender Unterstützung im Umgang mit aktuellen Stressoren.*
- Vermitteln zur Individual-/Familienberatung, soweit angezeigt.

Schwerpunkte der Pflegedokumentation

Pflegeassessment oder Neueinschätzung
- erkannte Risikofaktoren unter Beachten interner/externer Belange
- Wahrnehmung des Klienten von dem Ereignis und dessen persönliche Bedeutung.

Planung
- Pflege-/Interventionsplan und beteiligte Personen
- Patientenedukationsplan für Klienteninformation, -schulung und -beratung.

Durchführung/Evaluation
- Reaktionen auf Interventionen/Patientenedukation und ausgeführte Pflegemaßnahmen
- Zielerreichung/Fortschritte in Richtung gewünschter Ergebnisse
- Veränderungen des Pflegeplans.

Entlassungs- oder Austrittsplanung
- Erfordernisse der Entlassung, langfristiger Pflegebedarf nach Entlassung, vorgenommene Koordinationen und Vermittlungen, zusätzlich verfügbare personelle, kommunale und materielle Ressourcen
- spezifische, vorgenommene Vermittlungen, Nachsorgeplan sowie Verantwortlichkeiten für zu treffende Maßnahmen.

Empfohlene, exemplarische Pflegeinterventionen (NIC) und Pflegeergebnisse (NOC)

NIC: *Krisenintervention* [Crisis Intervention] (siehe McCloskey/Dochterman/Bulecheck, 2009) (McCloskey-Dochterman, J.; Bulecheck, G. M., 2013)

NOC: *Seelisches Wohlbefinden* [Comfort Status: Psychospiritual] (Moorhead, S., Johnson, M.; Maas, M. L.; Swanson, E., 2013)

Literatur

Aguilera, D. C.: Krisenintervention. Grundlagen – Methoden – Anwendung. Huber, Bern 2000

Carpenito-Moyet L. J.: Das Pflegediagnosen-Lehrbuch. Huber, Bern 2013

Domenig, D.: Transkulturelle Kompetenz. Huber, Bern 2007

Ehring, T.; Ehlers, A.: Ratgeber Trauma und Posttraumatische Belastungsstörung. Hogrefe, Göttingen 2012

Georg, J.: Spuren der Vergangenheit – Posttraumatische Syndrome. NOVA 37 (2006) 12: 12–14

Possemeyer, I.: Traumaforschung – Der Terror in den Köpfen. GEO (2002) 5: 140–166

Kröger, C.; Ritter, C.; Bryant, R. A.: Akute Belastungsstörung. Hogrefe, Göttingen 2012

Rosner, R.; Steil, R.: Ratgeber Posttraumatische Belastungsstörung. Informationen für Betroffene, Eltern, Lehrer und Erzieher. Hogrefe, Göttingen 2009

Tschan, W.: Sexualisierte Gewalt. Praxishandbuch zur Prävention von sexuellen Grenzverletzungen bei Menschen mit Behinderungen. Huber, Bern 2012

Reflexurininkontinenz [P]

Reflex urinary incontinence (00018) (1986, R 1998)
Domäne 3: **Ausscheidung und Austausch**
Klasse 1: **Harntraktfunktion**

Diagnosetyp (Dokumentationsform): aktuelle Pflegediagnose (PES)
Zuordnung der Pflegediagnose nach Pflegemodellen/-klassifikationen s. Kap. 6.

Definition: Unwillkürlicher Urinabgang in annähernd vorhersagbaren Intervallen, sobald ein bestimmtes Blasenvolumen erreicht ist

Beeinflussende Faktoren [od. Einflussfaktoren] [E]

- Gewebeschädigung (z. B. aufgrund strahlenbedingter Zystitis, entzündlicher Blasenbedingungen, radikale Beckenoperation)
- neurologische Beeinträchtigung oberhalb des sakralen Miktionszentrums
- neurologische Beeinträchtigung oberhalb des pontinen Miktionszentrums.

Bestimmende Merkmale [od. Symptome] [S]

subjektive

- kein [oder eingeschränktes] Empfinden der Blasenfüllung
- kein [oder eingeschränktes] Empfinden des Harndrangs
- kein [oder eingeschränktes] Empfinden der Entleerung
- Empfinden des Harndrangs ohne willentliche Hemmung der Blasenkontraktion
- Empfinden im Zusammenhang mit voller Blase (z. B. Schwitzen, Ruhelosigkeit, abdominelles Unwohlsein).

objektive

- vorhersagbares Entleerungsmuster
- Unfähigkeit, bewusst die Entleerung zu unterdrücken
- Unfähigkeit, bewusst die Entleerung einzuleiten
- unvollständige [vollständige] Entleerung bei Verletzung [des Gehirns] oberhalb des pontinen Miktionszentrums
- unvollständige Entleerung bei Verletzung [des Rückenmarks] oberhalb des sakralen Miktionszentrums.

Klientenbezogene Pflegeziele oder Evaluationskriterien

Der Klient

- äußert, seinen Zustand/die beeinflussenden Faktoren zu verstehen.
- entwickelt einen Miktionsrhythmus, welcher der individuellen Situation angepasst ist.
- zeigt Verhaltensweisen/Techniken, um den Zustand zu kontrollieren und Komplikationen zu verhüten.
- Löst/lässt Wasser in annehmbaren Zeitabständen an passenden Orten.

Maßnahmen oder Pflegeinterventionen

1. Pflegepriorität: Einschätzen des Ausmaßes der Störung/Beeinträchtigung:

- Achten auf Krankheitsprozesse, wie unter «Beeinflussende Faktoren [Einflussfaktoren] [E]» angegeben (z. B. Tumor, Bestrahlung, Operation im Beckenraum; Erkrankungen des zentralen Nervensystems; Schlaganfall; multiple Sklerose; Parkinson-Krankheit; Verletzungen des Rückenmarks und Hirntumoren, die zu einer neurogenen Blase [hypoton oder spastisch] führen), *mit Auswirkungen auf das Fassungsvermögen, die Entleerung und die Kontrolle der Blase.*
- Beachten, ob der Klient die Blasenfüllung zu spüren vermag und sich der Inkontinenz bewusst ist. *Ein Verlust der Empfindung für den Füllungszustand der Blase kann zur Überfüllung, zu ungenügender Entleerung (Restharn) und Harnträufeln führen.* (Vgl. PDx: Harnverhalt [akuter, chronischer], Überlaufurininkontinenz).
- Überprüfen der Dokumentation der Blasenentleerung täglich, soweit verfügbar, oder Dokumentieren von Häufigkeit und Zeitpunkt der Miktion. Vergleichen der Miktionszeiten, v. a. in Bezug auf Flüssigkeitszufuhr und die Einnahme von Medikamenten
- Messen der Urinmenge bei jeder Entleerung, *weil eine Inkontinenz häufig dann eintritt, wenn ein bestimmtes Blasenvolumen erreicht ist.*
- Bestimmen des tatsächlichen Blasenvolumens (mittels Blasen-Scan) bei einem Klienten, dessen Blase sich nicht vollständig entleert/der regelmäßig katheterisiert wird, *im Versuch eines Toilettentrainings und zur Vermeidung unnötiger Katheterisierungen.*

- Messen/Scannen der Restharnvolumina bzw. der per Katheter gewonnenen Urinmengen. *Ergibt die Häufigkeit, mit der die Blase entleert werden muss, und verringert Inkontinenzepisoden.*
- Beurteilen der Fähigkeit des Klienten, einen Urinsammelbehälter oder einen Katheter zu handhaben/benutzen, *um den langfristigen Assistenzbedarf festzustellen.*
- Vermitteln an einen Urologen/geeigneten Spezialisten zur Testung des Blasenvolumens und der Muskel-/Sphinkterkontrolle.

2. Pflegepriorität: Assistieren bei der Behandlung/Verhütung der Inkontinenz:

- Kooperieren bei der Behandlung der Grundursache/beim Management der Reflexinkontinenz.
- Feststellen der Verfügbarkeit/Nutzung von Ressourcen oder Assistenz.
- Einbeziehen des Klienten/der Bezugs-/Betreuungsperson in das Erstellen eines Pflegeplans für spezifische Bedürfnisse.
- Auffordern des Klienten, täglich mindestens 1500–2000 ml Flüssigkeit sich zu nehmen. *Steuern der Flüssigkeitsaufnahme zu geplanten Zeiten (zu und zwischen den Mahlzeiten), um vorhersagbare Ausscheidungsmuster zu ermöglichen.*
- Instruieren des Klienten, vor der erwarteten Inkontinenz die Toilette aufzusuchen oder ihn dorthin bringen, *in dem Versuch, den Miktionsreflex zu stimulieren.*
- Instruieren in Maßnahmen (z.B. warmes Wasser über den Dammbereich gießen, Wasser ins Lavabo/Waschbecken laufen lassen, Stimulieren/Massieren des Gewebes über der Blase, am unteren Abdomen, an den Schenkeln, *um den Miktionsreflex auszulösen.*
- Stellen eines Weckers, um den Klienten nachts aufzuwecken und den Zeitplan der Blasenentleerung einzuhalten oder Verwenden eines externen Katheters/einer externen Harnableitung, soweit angemessen.
- Legen eines Dauerkatheters oder intermittierende Selbstkatheterisierung mit einem englumigen Katheter, wenn dies durch den Zustand/die Erkrankung angezeigt ist, *um eine Überdehnung mit anschließender Infektion und Schädigung des Detrusors zu verhindern.*

3. Pflegepriorität: Fördern des Wohlbefindens (Beratung, Patientenedukation und Entlassungsplanung):

- Ermutigen zur Fortsetzung des regelmäßigen Toilettentrainings, *um eine Überdehnung und damit verbundene Komplikationen zu beschränken.*
- Vorschlagen des Gebrauchs von Inkontinenzeinlagen/-hosen tagsüber und bei Sozialkontakten, soweit angemessen, je nach Aktivitätsgrad, manueller Geschicklichkeit und kognitiven Fähigkeiten des Klienten, soweit angemessen.
- Betonen der Bedeutung von Intimpflege nach der Blasenentleerung und ggf. häufiges Wechseln der Inkontinenzeinlagen.
- Auffordern des Klienten, bei Bedarf die Einnahme von Kaffee/Tee und Alkohol einzuschränken, *und zwar auf Grund der diuretischen Wirkung, welche die Vorhersagbarkeit des Entleerungsmusters beeinflussen könnte.*
- Instruieren in korrekter Katheterpflege und aseptischen Techniken, *um die Gefahr einer Blaseninfektion zu verringern.*
- Überprüfen auf Zeichen/Symptomen von Harnwegskomplikationen und Informieren über die Notwendigkeit regelmäßiger medizinischer Nachsorge.

Schwerpunkte der Pflegedokumentation

Pflegeassessment oder Neueinschätzung

- individuelle Befunde inkl. des Grades der Beeinträchtigung und Auswirkungen auf die Lebensweise
- Verfügbarkeit von Ressourcen/einer Unterstützungsperson.

Planung

- Pflege-/Interventionsplan und beteiligte Personen
- Patientenedukationsplan für Klienteninformation, -schulung und -beratung.

Durchführung/Evaluation

- Reaktionen auf Interventionen/Patientenedukation und ausgeführte Pflegemaßnahmen
- Zielerreichung/Fortschritte in Richtung gewünschter Ergebnisse
- Veränderungen des Pflegeplans.

Entlassungs- oder Austrittsplanung

- Erfordernisse der Entlassung, langfristiger Pflegebedarf nach Entlassung sowie Verantwortlichkeiten für zu treffende Maßnahmen
- verfügbare Ressourcen, Bedarf an Gerätschaften/Instrumentarium und Ressourcen.

Empfohlene, exemplarische Pflegeinterventionen (NIC) und Pflegeergebnisse (NOC)

NIC: *Blasentraining* [Urinary Bladder Training] (McCloskey-Dochterman, J.; Bulecheck, G. M., 2013)
NOC: *Urinkontinenz* [Urinary Continence] (Moorhead, S., Johnson, M.; Maas, M. L.; Swanson, E., 2013)

Literatur

Carpenito-Moyet L. J.: Das Pflegediagnosen-Lehrbuch. Huber, Bern 2013
Hayder, D.; Kuno E.; Müller M.: Kontinenz – Inkontinenz – Kontinenzförderung. 2. A. Bern: Huber 2012
Weide v. d., M.: Inkontinenz – Pflegediagnosen und -interventionen. Huber, Bern 2001

Beeinträchtigte Religiosität [P]

Impaired religiosity (00169) (2004, LOE 2.1)
Domäne 10: **Lebensprinzipien**
Klasse 3: **Übereinstimmung von Werten/Glauben/Handlung**

Diagnosetyp (Dokumentationsform): aktuelle Pflegediagnose (PES)
Zuordnung der Pflegediagnose nach Pflegemodellen/-klassifikationen s. Kap. 6.

R

Definition: Beeinträchtigte Fähigkeit, Vertrauen in religiösen Glauben zu entwickeln und/oder an Ritualen einer bestimmten Glaubenstradition teilzunehmen

Beeinflussende Faktoren [od. Einflussfaktoren] [E]

entwicklungs- und situationsbedingte

- Lebensübergänge
- Altern
- Lebenskrise während des Endstadiums.

physische

- Krankheit
- Schmerz.

psychologische [psychische]
- unzureichende Unterstützung
- unwirksames Coping
- Angst
- Todesangst
- persönliche Krise[/Katastrophe]
- fehlende Sicherheit
- verwendung der Religion zur Manipulation.

soziokulturelle
- kulturelle Hindernisse in der Religionsausübung
- umgebungsbezogene Hindernisse in der Religionsausübung
- fehlende soziale Integration
- fehlende soziokulturelle Interaktion.

spirituelle
- spirituelle Krise
- Leiden.

Bestimmende Merkmale [od. Symptome] [S]

subjektive
- äußert emotionales Leid aufgrund der Trennung von einer Glaubensgemeinschaft
- drückt das Bedürfnis aus, zu früheren Glaubensmuster zurückzukehren
- drückt das Bedürfnis aus, zu früheren Bräuchen zurückzukehren
- stellt religiöse Glaubensmuster in Frage
- stellt religiöse Bräuche in Frage
- Schwierigkeiten, sich an religiöse Rituale zu halten (z. B. religiöse Zeremonien, Ernährungsvorschriften, Kleidung, Gebet, Gottesdienst/religiöse Veranstaltungen, private religiöse Verhaltensweisen/lesen religiöser Schriften/Medien, Beachtung von Feiertagen, Treffen mit religiösen Führern)
- Schwierigkeiten, sich an Vorschriften religiösen Glaubens zu halten.

Klientenbezogene Pflegeziele oder Evaluationskriterien

Der Klient
- äußert, wieder an Überzeugungen und Ritualen der gewünschten Religion teilhaben zu können.

- erörtert Überzeugungen/Wertvorstellungen hinsichtlich spiritueller/religiöser Angelegenheiten.
- nimmt an Gottesdiensten seiner Wahl teil, wie er es wünscht.
- äußert Sorgen in Bezug auf das Ende des Lebens und Todesfurcht.

Maßnahmen oder Pflegeinterventionen

1. Pflegepriorität: Einschätzen ursächlicher/beeinflussender Faktoren:

- Feststellen der üblichen religiösen/spirituellen Überzeugungen und Wertvorstellungen des Klienten und der Intensität, mit der sie gelebt wurden. *Liefert eine Ausgangsbasis zum Verständnis des gegenwärtigen Problems.*
- Beachten der Angaben und Äußerungen des Klienten/der Bezugsperson(en) über Wut/Besorgnis, Entfremdung von Gott, Schuldgefühle oder Anklagen. *Die Wahrnehmung von Schuld kann eine spirituelle Krise/spirituelles Leiden auslösen, die in die Zurückweisung religiöser Symbole münden.*
- Feststellen von Gefühlen der Nichtigkeit, der Hoffnungslosigkeit, der fehlenden Motivation, sich selbst zu helfen. *Deutet darauf hin, dass der Klient u. U. keine oder nur eingeschränkte Optionen/Alternativen oder persönliche Entscheidungsmöglichkeiten sieht.*
- Einschätzen des Ausmaßes einer möglichen Depression des Klienten. *Einigen Studien zufolge kann eine religiöse Ausrichtung gegen Depression schützen.*
- Beachten kürzlicher Verhaltensänderungen (z. B. Rückzug von anderen Menschen/religiösen Aktivitäten, Alkohol oder Medikamentenabhängigkeit). *Fehlende Verbundenheit mit sich selbst/anderen beeinträchtigt die Fähigkeit, anderen zu vertrauen oder sich des Vertrauens anderer/Gottes würdig zu fühlen.*

R

2. Pflegepriorität: Unterstützung des Klienten/der Bezugsperson(en) beim Umgang mit Gefühlen/der Situation:

- Anwenden therapeutischer Kommunikationsfertigkeiten der Reflexion und des aktivem Zuhörens. *Vermittelt Akzeptanz und befähigt den Klienten, eigene Lösungen für seine Sorgen zu finden.*
- Ermutigen zum Äußern von Gefühlen hinsichtlich der Krankheit/des Zustands, des Todes.
- Anregen, ein Tagebuch zuführen/Erinnerungsarbeit zu leisten.

Fördert eine Lebensübersicht und kann beim Klären von Wertvorstellungen/Ideen sowie beim Erkennen und Lösen von Gefühlen/Situationen helfen.

- Erörtern von Unterschieden zwischen Trauer und Schuld und Unterstützen des Klienten beim Erkennen und im Umgang mit Beidem. Aufzeigen der Konsequenzen von Handlungen, die auf Schuldgefühlen beruhen.
- Ermutigen des Klienten, Personen (z. B. einen spirituellen Berater, die Gemeindeschwester) zu benennen, welche die benötigte Unterstützung leisten können.
- Betrachten der religiösen Zugehörigkeit des Klienten sowie der damit verbundenen Rituale und Überzeugungen. *Hilft dem Klienten, zu untersuchen, was früher wichtig war.*
- Sorgen für Gelegenheiten zur vorurteilslosen Diskussion philosophischer Fragen in Bezug auf religiöse Überzeugungen und Gepflogenheiten. *Eine offene Kommunikation kann den Klienten darin unterstützen, die Realität von Wahrnehmungen zu überprüfen und persönliche Optionen sowie die Bereitschaft zur Wiederaufnahme gewünschter Aktivitäten herauszufinden.*
- Erörtern des Wunsches nach Fortsetzung/Wiederaufnahme früherer Glaubensmuster und -gewohnheiten sowie der aktuellen Barrieren.
- Beteiligen des Klienten am Ausgestalten von Zielen der Gesundheitsversorgung sowie des Therapieplans, soweit angemessen. *Lässt die Rolle erkennen, welche die Krankheit bei den aktuellen Sorgen bezüglich der Fähigkeit zur Teilnahme/der Angemessenheit einer Teilnahme an gewünschten religiösen Aktivitäten spielt.*

3. Pflegepriorität: Fördern des Wohlbefindens (Beratung, Patientenedukation und Entlassungsplanung):

- Unterstützen des Klienten beim Identifizieren spiritueller Ressourcen, die hilfreich sein könnten (z. B. Kontakt zu einem spirituellen Berater, der Qualifikationen/Erfahrung im Umgang mit spezifischen Problemen hat, mit denen sich der Betreffende gerade befasst). *Sorgt für Antworten auf spirituelle Fragen, unterstützt auf der Reise der Selbstentdeckung und kann dem Klienten helfen, sich akzeptieren/vergeben zu lernen.*
- Sorgen für Privatsphäre zur Meditation, zum Gebet oder zur Durchführung von Ritualen, soweit angemessen.
- Erkunden von Alternativen/Modifikationen des Rituals auf der

Grundlage des Settings und individueller Bedürfnisse/Einschränkungen.

Schwerpunkte der Pflegedokumentation

Pflegeassessment oder Neueinschätzung

- individuelle Befunde inkl. der Art des spirituellen Konflikts, der Auswirkungen der Teilnahme am Behandlungsplan
- Körperliche/emotionale Reaktionen auf den Konflikt.

Planung

- Pflege-/Interventionsplan und beteiligte Personen
- Patientenedukationsplan für Klienteninformation, -schulung und -beratung.

Durchführung/Evaluation

- Reaktionen auf Interventionen/Patientenedukation und ausgeführte Pflegemaßnahmen
- Zielerreichung/Fortschritte in Richtung gewünschter Ergebnisse
- Veränderungen des Pflegeplans.

Entlassungs- oder Austrittsplanung

- Erfordernisse der Entlassung, langfristiger Pflegebedarf nach Entlassung, vorgenommene Koordinationen und Vermittlungen, zusätzlich verfügbare personelle, kommunale und materielle Ressourcen
- spezifische, vorgenommene Vermittlungen, Nachsorgeplan sowie Verantwortlichkeiten für zu treffende Maßnahmen.

R

Empfohlene, exemplarische Pflegeinterventionen (NIC) und Pflegeergebnisse (NOC)

NIC: *Förderung religiöser Rituale* [Religious Ritual Enhancement] (McCloskey-Dochterman, J.; Bulecheck, G. M., 2013)

NOC: *Seelisches Wohlbefinden* [Spiritual Health] (Moorhead, S., Johnson, M.; Maas, M. L.; Swanson, E., 2013)

Literatur

Carpenito-Moyet L. J.: Das Pflegediagnosen-Lehrbuch. Huber, Bern 2013

Klein, K., Berth, H.; Balck, F.: Gesundheit – Religion – Spiritualität. Beltz, Weinheim 2010

Mack, U.: Handbuch Kinderseelsorge. V&R, Göttingen 2010

Moser, T.: Gott auf der Couch. Gütersloher Verlagshaus, Gütersloh 2011

Tempelmann, I.: Geistlicher Missbrauch. Auswege aus frommer Gewalt. R. Brockhaus, Witten 2012
Utsch, M.: Pathologische Religiosität. Genese, Beispiele, Behandlungsansätze. Stuttgart, Kohlhammer 2011

Gefahr einer beeinträchtigten Religiosität [P]

Risk for impaired religiosity (00170) (2004, LOE 2.1)
Domäne 10: **Lebensprinzipien**
Klasse 3: **Übereinstimmung von Werten/Glauben/Handlung**

Diagnosetyp (Dokumentationsform): Risikopflegediagnose (PR)
Zuordnung der Pflegediagnose nach Pflegemodellen/-klassifikationen s. Kap. 6.

Definition: Risiko einer beeinträchtigten Fähigkeit, Vertrauen in religiösen Glauben zu setzen und/oder an Ritualen einer bestimmten Glaubenstradition teilzunehmen

Risikofaktoren [R]

entwicklungsbedingte
- Lebensübergänge.

umgebungsbezogene
- Hindernisse für die Religionsausübung.
- fehlende Transportmöglichkeiten.

physische
- Krankheit
- Krankenhausaufenthalt
- Schmerz.

psychologische [psychische]
- unwirksame Unterstützung
- unwirksames Coping [oder]
- unwirksame Betreuung
- Depression
- fehlende Sicherheit.

soziokulturelle

- fehlende soziale Interaktion
- soziale Isolation
- kulturelles Hindernis in der Religionsausübung.

spirituelle

- Leiden.

Klientenbezogene Pflegeziele oder Evaluationskriterien

Der Klient

- äußert, dass er den Zusammenhang zwischen der Situation/dem Gesundheitszustand und den entsprechenden Gedanken und Gefühlen hinsichtlich der Fähigkeit zur Teilnahme an gewünschten religiösen Aktivitäten versteht.
- sucht nach Lösungen für individuelle Faktoren, die den Rückgriff auf religiöse Überzeugungen/die Teilnahme an religiösen Ritualen beeinträchtigen können.
- erkennt und nutzt Ressourcen angemessen.

Maßnahmen oder Pflegeinterventionen

1. Pflegepriorität: Einschätzen ursächlicher/beeinflussender Faktoren:

- Herausfinden der gegenwärtigen Situation (z. B. Krankheit, Hospitalisierung, tödliche Prognose, Depression, fehlende Unterstützungssysteme, finanzielle Sorgen). *Stellt Probleme heraus, mit denen sich der Klient gegenwärtig beschäftigt und die den Wunsch zur Teilnahme an religiösen Aktivitäten beeinträchtigen können.*
- Beachten der Sorgen/Ausdrücke von Wut des Klienten sowie der Überzeugung, die Krankheit/der Zustand sei das Ergebnis mangelnden Glaubens. *Unter Umständen macht sich die Personen selbst für das Geschehen verantwortlich und könnte religiöse Überzeugungen und/oder Gott zurückweisen.*
- Feststellen der üblichen religiösen/spirituellen Überzeugungen des Klienten sowie frühere oder gegenwärtige Anteilnahme an bestimmten kirchlichen Aktivitäten.
- Herausarbeiten kultureller Werte/Erwartungen in Bezug auf religiöse Überzeugungen und/oder Praktiken.
- Achten auf die Qualität von Beziehungen zu Bezugspersonen

R

und Freunden. *Unter Umständen zieht sich die Person je nach Stress durch die Krankheit, Schmerzen und Leiden von anderen zurück. Andere ermutigen den Klienten u. U., auf religiöse Überzeugungen zurückzugreifen, und zwar zu einem Zeitpunkt, zu dem die Person die eigenen Überzeugungen in der aktuellen Situation bereits hinterfragt.*
- Einschätzen mangelnder Transportmöglichkeiten/Umgebungsbarrieren für die Teilnahme an gewünschten religiösen Aktivitäten.
- Herausfinden eines Substanzgebrauchs/-missbrauchs. *Im Leiden wenden sich Personen oft dem Konsum verschiedener Substanzen zu, was die Fähigkeit beeinträchtigen kann, mit den Problemen auf positive Weise umzugehen.*

2. Pflegepriorität: Unterstützen des Klienten im Umgang mit Gefühlen/der Situation:
- Entwickeln einer Pflegeperson-Klient-Beziehung. *Die Person kann Gefühlen und Sorgen freien Ausdruck verleihen, wenn sie sich dabei sicher fühlt.*
- Anwenden therapeutischer Kommunikationsfertigkeiten des aktiven Zuhörens, der Reflexion und der Ich-Botschaften. *Hilft dem Klienten, eigene Lösungen für Probleme und Sorgen zu finden und fördert das Gefühl von Kontrolle.*
- Den Klienten aktuelle/unmittelbare Bedürfnisse darstellen und nach Prioritäten ordnen lassen. *Mit aktuellen Bedürfnissen umzugehen ist leichter als zu versuchen, die Zukunft vorherzusagen.*
- Sorgen für Zeit zum vorurteilslosen Erörtern spiritueller Überzeugungen der Person und der Befürchtungen über die Auswirkung der gegenwärtigen Krankheit und/oder des Therapieplans. *Hilft beim Klären von Gedanken und fördert die Fähigkeit, mit den Belastungen des Geschehens zurechtzukommen.*
- Betrachten von früheren Schwierigkeiten im Leben und Coping-Fertigkeiten, die damals eingesetzt wurden, mit dem Klienten.
- Ermutigen des Klienten, Gefühle hinsichtlich des Todes und in Bezug auf Fragen des Lebensendes zu besprechen, wenn die Krankheit/Prognose schwer ist.

3. Pflegepriorität: Fördern optimalen Wohlbefindens (Beratung, Patientenedukation und Entlassungsplanung):
- Benennen-Lassen verfügbarer Unterstützungssysteme durch den Klienten.

- Unterstützen des Klienten beim Erlernen von Entspannungstechniken, Meditation, gelenkter Imagination sowie Achtsamkeit/Leben im Augenblick und Genießen desselben.
- Dem Klienten die Führung beim Initiieren der Teilnahme an religiösen Aktivitäten, Gebet, anderen Aktivitäten überlassen. *In der gegenwärtigen Situation kann der Klient verletzlich sein und muss die Möglichkeit haben, selbst über eine Teilnahme an diesen Aktionen zu entscheiden.*
- Vermitteln an geeignete Ressourcen (z. B. Krisenberatung, Regierungseinrichtungen, spirituelle Berater), die über die Qualifikationen/Erfahrung Umgang mit spezifischen Problemen, wie etwa Tod/Sterben, Beziehungsproblemen, Substanzmissbrauchund Suizid verfügen, ferner Hospiz, Psychotherapie oder Anonyme Alkoholiker.

Schwerpunkte der Pflegedokumentation

Pflegeassessment oder Neueinschätzung

- individuelle Befunde inkl. Risikofaktoren und der Art des gegenwärtigen Leidens
- körperliche/emotionale Reaktion auf Leiden
- Zugang zu/Nutzung von Ressourcen.

Planung

- Pflege-/Interventionsplan und beteiligte Personen
- Patientenedukationsplan für Klienteninformation, -schulung und -beratung.

Durchführung/Evaluation

- Reaktionen auf Interventionen/Patientenedukation und ausgeführte Pflegemaßnahmen
- Zielerreichung/Fortschritte in Richtung gewünschter Ergebnisse
- Veränderungen des Pflegeplans.

Entlassungs- oder Austrittsplanung

- Erfordernisse der Entlassung, langfristiger Pflegebedarf nach Entlassung, vorgenommene Koordinationen und Vermittlungen, zusätzlich verfügbare personelle, kommunale und materielle Ressourcen
- spezifische, vorgenommene Vermittlungen, Nachsorgeplan sowie Verantwortlichkeiten für zu treffende Maßnahmen.

Empfohlene, exemplarische Pflegeinterventionen (NIC) und Pflegeergebnisse (NOC)

NIC: *Spirituelle Unterstützung* [Spiritual Support] (McCloskey-Dochterman, J.; Bulecheck, G. M., 2013)
NOC: *Seelische Geundheit* [Spiritual Health] (Moorhead, S., Johnson, M.; Maas, M. L.; Swanson, E., 2013)

Literatur

Carpenito-Moyet L. J.: Das Pflegediagnosen-Lehrbuch. Huber, Bern 2013
Klein, K., Berth, H.; Balck, F.: Gesundheit – Religion – Spiritualität. Beltz, Weinheim 2010
Mack, U.: Handbuch Kinderseelsorge. V&R, Göttingen 2010
Moser, T.: Gott auf der Couch. Gütersloher Verlagshaus, Gütersloh 2011
Tempelmann, I.: Geistlicher Missbrauch. Auswege aus frommer Gewalt. R. Brockhaus, Witten 2012
Utsch, M.: Pathologische Religiosität. Genese, Beispiele, Behandlungsansätze. Stuttgart, Kohlhammer 2011

Bereitschaft für eine vertiefte Religiosität [G]

Readiness for enhanced religiosity (00171) (2004, LOE 2.1)
Domäne 10: **Lebensprinzipien**
Klasse 3: **Übereinstimmung von Werten/Glauben/Handlung**

Diagnosetyp (Dokumentationsform): Gesundheitsförderungspflegediagnose (GES)
Zuordnung der Pflegediagnose nach Pflegemodellen/-klassifikationen s. Kap. 6.

Definition: Fähigkeit, Vertrauen in religiösen Glauben zu mehren und/oder an Ritualen einer bestimmten Glaubenstradition teilzunehmen

Beeinflussende Faktoren [od. Einflussfaktoren] [E]

- Zu bearbeiten.

Bestimmende Merkmale [od. Symptome] [S]

subjektive

- drückt den Wunsch aus, religiöse Glaubensmuster zu stärken, die in der Vergangenheit Trost gespendet haben
- drückt den Wunsch aus, religiöse Bräuche zu stärken, die in der Vergangenheit Trost gespendet haben
- drückt den Wunsch aus, religiöse Glaubensmuster zu stärken, die in der Vergangenheit die Religion unterstützt haben
- drückt den Wunsch aus, religiöse Bräuche zu stärken, die in der Vergangenheit die Religion unterstützt haben
- bittet um Unterstützung, um die Teilnahme an vorgeschriebenen religiösen Glaubensmustern zu verstärken (z. B. religiöse Zeremonien, Ernährungsvorschriften/-rituale, Kleidung, Gebete, Gottesdienste/Andachten, privates religiöses Verhalten, Lesen von religiösem (Informations-)Material, Beachtung von Feiertagen)
- bittet um Hilfe zur Erweiterung der religiösen Möglichkeiten
- bittet um religiöses (Informations-)Material
- sucht nach religiösen Erfahrungen
- bittet um ein Treffen mit religiösen Führern/Vermittlern
- bittet um Vergebung
- bittet um Versöhnung
- stellt schädliche Bräuche in Frage
- stellt schädliche Glaubensmuster in Frage
- lehnt schädliche Glaubensmuster ab
- lehnt schädliche Bräuche ab.

Klientenbezogene Pflegeziele oder Evaluationskriterien

Der Klient

- erkennt die Notwendigkeit an, religiöse Bindungen zu stärken und früher tröstliche religiöse Rituale fortzusetzen/wieder aufzunehmen.
- formuliert die Bereitschaft, Hilfe zu suchen, um die gewünschten religiösen Überzeugungen zu verbessern.
- beteiligt sich an spirituell basierten Programmen eigener Wahl.
- erkennt den Unterschied zwischen schädlichem und nicht schädlichem religiösem Verhalten und religiösen Gebräuchen.

Maßnahmen oder Pflegeinterventionen

1. Pflegepriorität: Feststellen des sprituellen Zustands/der Motivation für das Wachstum:

- Feststellen, was der Klient zurzeit über den Wunsch denkt, mehr über religiöse Überzeugungen und Handlungen zu lernen.
- Herausfinden religiöser Überzeugungen familiären Ursprungs und des Klimas, in dem der Klient aufgewachsen ist. *Frühe religiöse Prägungen und Formungen haben tief greifende Wirkungen auf ein Kind und wirken bis in das Erwachsenenalter hinein. Konflikte zwischen den Überzeugungen der Familie und dem, was der Klient gegenwärtig lernt, müssen ggf. angesprochen werden.*
- Erörtern der spirituellen Hingabe, der Überzeugungen und Wertvorstellungen. *Ermöglicht, diese Fragen zu untersuchen, und hilft dem Klienten, mehr über sich selbst und darüber zu lernen, was er wünscht/glaubt.*
- Erkunden, wie sich Spiritualität/religiöse Praktiken auf das Leben des Klienten ausgewirkt haben.
- Herausfinden der Motivation für einen Wandel und daran geknüpfte Erwartungen.

2. Pflegepriorität: Unterstützen des Klienten beim Integrieren von Wertvorstellungen und Überzeugungen, um das Gefühl von Ganzheit zu stärken und optimale Ausgewogenheit im Alltag zu erreichen:

- Schaffen einer Pflegeperson-Klient-Beziehung, in der Dialog möglich ist. *Der Klient kann sich sicher fühlen, alles Mögliche zu sagen zu können und weiß, dass es akzeptiert wird.*
- Darstellen von Barrieren und Überzeugungen, die Wachstum und/oder Selbsterfahrung behindern könnten. *Unter Umständen müssen frühere Praktiken und Überzeugungen berücksichtigt und akzeptiert oder auf der Suche nach religiösen Überzeugungen verworfen werden.*
- Erörtern kultureller Überzeugungen der Ursprungsfamilie und ihres Einflusses auf religiöse Praktiken des Klienten. *Mit zunehmenden Optionen des Klienten, neue/andere religiöse Überzeugungen und Praktiken zu erlernen, sorgen diese für Informationen zum Vergleich/zur Gegenüberstellung mit neuen Informationen.*
- Erkunden der Verbindung zwischen dem Wunsch nach Stärkung religiösen Verhaltens und den Gewohnheiten des Alltags. *Sich*

bewusst zu machen, wie diese Dinge den Alltag einer Person beeinflussen, kann die Fähigkeit verbessern, diese Dinge in alles zu integrieren, was diese Person tut.

- Identifizieren von Wegen, auf denen die Person ein Gefühl von Harmonie mit sich selbst und anderen entwickeln kann.

3. Pflegepriorität: Fördern optimalen spirituellen Wohlbefindens (Beratung, Patientenedukation und Entlassungsplanung):

- Ermutigen des Klienten, sich verschiedene religiöse Überzeugungen, Gottesdienste und Zeremonien auszusuchen und zu erleben[, soweit angemessen]. *Verschiedene Religionen auszuprobieren gibt dem Klienten mehr Informationen für einen Vergleich, was zu seinem Überzeugungssystem passt und was nicht.*
- Sorgen für Bibliotherapie/Lesestoff über sprituelle Fragen, über die der Klient etwas lernen möchte.
- Unterstützen des Klienten, etwas über stressabbauende Aktivitäten zu lernen (z.B. Meditation, Entspannungsübungen, Achtsamkeit). *Fördert das allgemeine Wohlbefinden und ein Gefühl der Selbstkontrolle sowie die Fähigkeit, gewünschte religiöse Aktivitäten auszusuchen. Achtsamkeit ist eine Methode, im Jetzt zu sein.*
- Ermutigen zur Teilnahme an religiösen Aktivitäten, Gottesdiensten, zur Lektüre religiösen Materials/Sich-Beschäftigen mit religiösen Medien, Studiengruppen, Mitgliedschaft in einem Kirchenchor oder andere ehrenamtliche Tätigkeiten.
- Vermitteln an kommunale Ressourcen (z.B. Gemeindeschwester, Religionsunterricht, andere Selbsthilfegruppen).

Schwerpunkte der Pflegedokumentation

Pflegeassessment oder Neueinschätzung

- Befunde des Assessments inkl. der religiösen Überzeugungen und Praktiken sowie der Wahrnehmung des Klienten in Bezug auf Bedürfnisse
- Motivation für Wachstum oder Verbesserung und daran geknüpfte Erwartungen.

Planung

- Plan für das Wachstum und an der Planung beteiligte Personen.

Durchführung/Evaluation

- Reaktionen auf Interventionen/Patientenedukation und ausgeführte Pflegemaßnahmen

- Zielerreichung/Fortschritte in Richtung gewünschter Ergebnisse
- Veränderungen des Pflegeplans.

Entlassungs- oder Austrittsplanung

- Erfordernisse der Entlassung, langfristiger Pflegebedarf nach Entlassung, vorgenommene Koordinationen und Vermittlungen, zusätzlich verfügbare personelle, kommunale und materielle Ressourcen
- spezifische, vorgenommene Vermittlungen, Nachsorgeplan sowie Verantwortlichkeiten für zu treffende Maßnahmen.

Empfohlene, exemplarische Pflegeinterventionen (NIC) und Pflegeergebnisse (NOC)

NIC: *Entwicklungserleichterung: spirituell* [Spiritual Growth Facilitation] (McCloskey-Dochterman, J.; Bulecheck, G. M., 2013)
NOC: *Seelische Gesundheit* [Spiritual Health] (Moorhead, S., Johnson, M.; Maas, M. L.; Swanson, E., 2013)

Literatur

Carpenito-Moyet L. J.: Das Pflegediagnosen-Lehrbuch. Huber, Bern 2013
Klein, K., Berth, H.; Balck, F.: Gesundheit – Religion – Spiritualität. Beltz, Weinheim 2010
Mack, U.: Handbuch Kinderseelsorge. V&R, Göttingen 2010
Moser, T.: Gott auf der Couch. Gütersloher Verlagshaus, Gütersloh 2011

Relokationsstresssyndrom [P]

(Ortswechselgebundenes Stresssyndrom)

Relocation stress syndrome (00114) (1992, R 2000)
Domäne 9: **Coping/Stresstoleranz**
Klasse 1: **Posttraumatische Reaktionen**

Diagnosetyp (Dokumentationsform): Syndrompflegediagnose
Zuordnung der Pflegediagnose nach Pflegemodellen/-klassifikationen s. Kap. 6.

Definition: Physiologische und/oder psychosoziale Störung, die aus der Verlegung, dem Wechsel von einer Umgebung in eine andere resultiert

Beeinflussende Faktoren [od. Einflussfaktoren] [E]

- Verluste
- Gefühl der Machtlosigkeit
- fehlende ausreichende Unterstützungssysteme
- fehlende vorbereitende Beratung/Information
- Unvorhersagbarkeit der Erlebnisse
- Isolation
- Sprachbarriere
- beeinträchtigte psychosoziale Gesundheit
- passives Coping-Verhalten
- verschlechterter Gesundheitszustand.

Bestimmende Merkmale [od. Symptome] [S]

subjektive

- Angst (z.B. Trennung)
- Wut
- Unsicherheit
- Sorge
- Furcht
- Einsamkeit
- Depression
- äußert Widerwille, umzuziehen
- Sorge wegen Umplatzierung
- Schlafstörung.

objektive

- [Wechsel von einem Umfeld in ein anderes]
- vermehrtes [häufigeres] Äußern der Bedürfnisse
- Pessimismus
- Frustration
- verstärkte physische Symptome
- Verschlechterung der Krankheit
- Rückzug
- Alleinsein
- Entfremdung, [feindseliges Verhalten/Wutanfälle]
- Identitätsverlust
- Verlust des Selbstwertgefühls [oder]
- Verlust der Selbstachtung
- Abhängigkeit
- [zunehmende Verwirrtheit, kognitive Beeinträchtigung].

Klientenbezogene Pflegeziele oder Evaluationskriterien

Der Klient

- äußert, den Grund/die Gründe der Veränderung zu verstehen.
- zeigt ein angemessenes Gefühlsspektrum und weniger Angst.
- nimmt entsprechend seinen Fähigkeiten an alltäglichen und besonderen/sozialen Ereignissen teil.
- äußert, die Situation zu akzeptieren.
- erlebt kein Katastrophenereignis.

Maßnahmen oder Pflegeinterventionen

1. Pflegepriorität: Einschätzen des vom Klienten wahrgenommenen Stresszustands und der Sicherheitsprobleme:

- Feststellen der Situation/Ursache für den Ortswechsel (z. B. geplanter Umzug an einen neuen Arbeitsplatz; Verlust des Zuhauses/der Gemeinschaft durch eine Naturkatastrophe oder eine durch Menschen verursachte Katastrophe, wie etwa Brand, Erdbeben, Überflutung, Krieg/Terrorakt; ein älterer Mensch, der nicht für sich selbst sorgen kann/Burn-out einer Betreuungsperson; Veränderung des Zivilstands oder des Gesundheitszustands. *Beeinflusst Bedürfnisse/Entscheidungen zu Plänen/Interventionen.*
- Herausfinden, ob der Klient an der Entscheidung zum Ortswechsel beteiligt war, wie er die Veränderung/Veränderungen wahrnimmt und welche Erwartungen er für die Zukunft hat. *Unter Umständen fiel die Entscheidung mit/ohne Beteiligung des Klienten oder dessen Verständnis für das Ereignis oder seine Folgen, was sich negativ auf die Anpassung auswirken kann.*
- Beachten des Alters des Klienten, seines Entwicklungsniveaus und seiner Rolle in der Familie. *Ein Kind kann durch den Wechsel an eine neue Schule/den Verlust Gleichaltriger traumatisiert werden; ältere Menschen können durch den Verlust eines seit langem bewohnten Zuhauses/seit langem bestehender Nachbarschaftsverhältnisse und Unterstützungspersonen negativ beeinträchtigt werden.*
- Feststellen, ob kulturelle und/oder religiöse Sorgen oder Konflikte bestehen.
- Überwachen des Verhaltens unter Beachten von Angst, Misstrauen/Paranoia, Reizbarkeit, Abwehrbereitschaft. Vergleichen mit der Beschreibung üblicher Reaktionen durch Bezugsperson(en)/

Personal. *Kann eine Verschlechterung des Geisteszustands vorübergehend noch verschlimmern (kognitive Unzugänglichkeit) und die Kommunikation beeinträchtigen (soziale Unzugänglichkeit).*

- Achten auf Zeichen von erhöhtem Stress (z. B. Reizbarkeit, Rückzug, Weinen, Launenhaftigkeit, Überschlafen von Problemen, erhöhter Alkohol-/Drogenkonsum), Äußern «neuer» körperlicher Beschwerden/Schmerzen (z. B. Magenschmerzen, Kopfschmerzen, Rückenschmerzen), Veränderungen des Appetits, stärkerer Anfälligkeit für Erkältungen, Erschöpfung.
- Bestimmen der Beteiligung der Familie/wichtiger Bezugspersonen. Feststellen des Vorhandenseins/der Nutzung von Unterstützungssystemen/Ressourcen.
- Feststellen, ob Sicherheitsfragen vorliegen.

2. Pflegepriorität: Unterstützen des Klienten im Umgang mit der Situation/mit den Veränderungen:

- Ermutigen zu einem Besuch der neuen Gemeinschaft/Umgebung/Schule vor dem Wechsel/vor der Verlegung, wenn möglich. *Gibt Gelegenheit, die neue Umgebung in Augenschein zu nehmen, vermindert die Angst vor dem Unbekannten.*
- Ermutigen zum freien Äußern von Gefühlen über den Grund des Ortswechsels, darunter auch Wut, Trauer, Verlust von persönlichem Raum/persönlichen Besitztümern, Freunden, finanzielle Einschränkungen, Machtlosigkeit etc. Anerkennen der Realität der Situation und Wahren einer hoffnungsvollen Einstellung hinsichtlich des Ortswechsels/der Veränderung. Für zusätzliche Interventionen vgl. auch PDx, die auf die spezielle Situation des Klienten zutreffen, wie z. B.: Trauern, Unwirksames Coping.
- Erkennen früherer Stärken/erfolgreicher Bewältigungsweisen. *Deren Integration in die aktuelle Problemlösung baut auf früheren Erfolgen auf.*
- Orientieren des Klienten über die Umgebung/den Zeitplan. Vorstellen von Nachbarn, Teammitgliedern, Zimmergenossen/Mitbewohnern. Sorgen für klare, offene Informationen über Handlungen/Ereignisse.
- Ermutigen des Betroffenen/der Familie, die Umgebung mit Bildern, eigenen Gegenständen etc. persönlich zu gestalten. *Stärkt das Gefühl der Zugehörigkeit und die persönlichen Note.*
- Ermitteln der Gewohnheiten des Klienten im bisherigen Tages-

ablauf und Integrieren in den jetzigen, soweit möglich. *Stärkt das Gefühl, bedeutsam zu sein.*
- Einführen geplanter Freizeitaktivitäten, wie Filme, Mahlzeiten mit neuen Bekannten, Gestaltungstherapie, Musik, religiöse Aktivitäten usw. *Ermöglicht die Teilnahme an sozialen Aktivitäten und den Kontakt mit anderen und vermindert dadurch die soziale Isolation.*
- Unterbringen des Klienten in einem Einzelzimmer und Integrieren der Bezugsperson(en)/Familie in Pflegeverrichtungen, Essenszeiten usw., soweit angemessen.
- Fördern von Umarmungen und Berührungen, sofern sich der Klient nicht gerade in einem paranoiden oder erregten Zustand befindet. *Menschliche Verbundenheit bestätigt der Person, akzeptiert zu sein.*
- Aggressivem Verhalten in der Form begegnen, dass ruhig und bestimmt Grenzen gesetzt werden. Die Umgebung unter Kontrolle halten und weitere Personen vor störendem Verhalten des Klienten schützen. *Fördert die Sicherheit des Klienten und anderer Personen.*
- Bewahren einer ruhigen Haltung. Den Klienten in eine stille Umgebung bringen und Sorgen für eine «Auszeit», *um die Eskalation in einen panischen Zustand und gewalttätiges Verhalten zu verhindern.*
- Kooperieren bei der Behandlung von Grunderkrankungen (z. B. chronische Verwirrtheitszustände/Hirntrauma, posttraumatische Rehabilitation) und körperlicher Stresssymptome, *die einen Verlegungsstress potenziell verstärken.*
- Vermitteln an Sozialarbeiter, finanzielle Ressourcen, eine Fachperson für geistige Gesundheit, einen Geistlichen/spirituellen Berater für zusätzliche Assessments/Interventionen, soweit angezeigt. *Kann nützlich/nötig sein, wenn der Klient spezielle Bedürfnisse und/oder anhaltende Probleme bei der Anpassung hat.*

3. Pflegepriorität: Fördern des Wohlbefindens (Beratung, Patientenedukation und Entlassungsplanung):
- Beteiligen des Klienten, wenn möglich, am Formulieren von Zielen und am Erstellen des Pflegeplanes. *Fördert die Unabhängigkeit und die Einsatzbereitschaft, Ergebnisse zu erzielen.*
- Erörtern der Vorteile von ausreichender Nahrungs- und Flüssigkeitszufuhr, Ruhe und Bewegung, *um das körperliche Wohlbefinden aufrechtzuerhalten.*

- Beteiligen des Klienten, je nach Fähigkeit, an angst- und stressreduzierenden Aktivitäten (z. B. Meditation, progressive Muskelentspannung, Gruppenaktivitäten), soweit er dazu in der Lage ist, *um das psychische Wohlbefinden zu erhöhen.*
- Ermutigen zur Teilnahme an Aktivitäten, zur Pflege von Hobbys und zu Begegnungen mit anderen Menschen. *Fördert kreative Begegnungen und regt den Geist an.*
- Herausfinden kommunaler Selbsthilfegruppen/kultureller oder ethnischer Gruppen, denen der Klient beitreten kann
- Unterstützen der Eigenverantwortung und Bewältigungsstrategien. *Unterstützt das Gefühl von Kontrolle und Selbstwert.*

Schwerpunkte der Pflegedokumentation

Pflegeassessment oder Neueinschätzung

- Befunde des Assessments, Wahrnehmung der Situation/Veränderungen durch den Klienten, Verlustgefühl, spezifische Verhaltensweisen
- kulturelle/religiöse Belange
- Sicherheitsaspekte.

Durchführung/Evaluation

- Reaktionen auf Interventionen/Patientenedukation und ausgeführte Pflegemaßnahmen
- alarmierende/kennzeichnende Ereignisse
- Zielerreichung/Fortschritte in Richtung gewünschter Ergebnisse
- Veränderungen des Pflegeplans.

Entlassungs- oder Austrittsplanung

- Erfordernisse der Entlassung, langfristiger Pflegebedarf nach Entlassung, vorgenommene Koordinationen und Vermittlungen, zusätzlich verfügbare personelle, kommunale und materielle Ressourcen
- spezifische, vorgenommene Vermittlungen, Nachsorgeplan sowie Verantwortlichkeiten für zu treffende Maßnahmen.

Empfohlene, exemplarische Pflegeinterventionen (NIC) und Pflegeergebnisse (NOC)

NIC: *Relokationssyndrom-Linderung* [Relocation Stress Reduction] (McCloskey-Dochterman, J.; Bulecheck, G. M., 2013)

NOC: *Psychosoziale Anpassung: Lebensveränderungen* [Psychosocial Adjustment: Life Change] (Moorhead, S., Johnson, M.; Maas, M. L.; Swanson, E., 2013)

Literatur

Carpenito-Moyet L. J.: Das Pflegediagnosen-Lehrbuch. Huber, Bern 2013
Georg, J.: Entwurzelt – Relokationsstress bei alten Menschen. NOVA 36 (2005) 1: 10–13
Wittensöldner, C.: Relokationssyndrom. In: Knipping, C.: Lehrbuch Palliative Care. Huber, Bern 2007

Gefahr eines Relokationsstresssyndroms [P] (Ortswechselgebundenes Stresssyndrom)

Risk for relocation stress syndrome (00149) (2000)
Domäne 9: **Coping/Stresstoleranz**
Klasse 1: **Posttraumatische Reaktionen**

Diagnosetyp (Dokumentationsform): Risikopflegediagnose (PR)
Zuordnung der Pflegediagnose nach Pflegemodellen/-klassifikationen s. Kap. 6.

Definition: Risiko einer physiologischen und/oder psychosozialen Störung infolge eines Umgebungswechsels

Risikofaktoren [R]

- Wechsel von einem Umfeld in ein anderes
- mäßige bis hohe Umgebungsveränderung [z. B. physisch, ethnisch, kulturell]
- fehlende ausreichende Unterstützungssysteme [oder Unterstützungsgruppe]
- fehlende vorbereitende Beratung/Information
- passives Coping-Verhalten
- verbale Äußerungen der Machtlosigkeit
- Verluste
- mäßige psychische [geistige] Kompetenz
- Unvorhersagbarkeit von kommenden Erlebnissen
- verschlechterter Gesundheitszustand.

Klientenbezogene Pflegeziele oder Evaluationskriterien

Der Klient

- formuliert, dass er den Grund/die Gründe für eine Veränderung versteht.
- bringt Gefühle und Bedenken offen und in angemessener Form zum Ausdruck.
- erlebt kein katastrophales Ereignis.

Maßnahmen oder Pflegeinterventionen

1. Pflegepriorität: Einschätzen ursächlicher/beeinflussender Faktoren:

- Feststellen der Situation/Ursache für den Ortswechsel (z. B. geplanter Umzug an einen neuen Arbeitsplatz, Verlust des Zuhauses/der Gemeinschaft durch eine Naturkatastrophe oder eine durch Menschen verursachte Katastrophe, wie etwa Brand, Erdbeben, Überflutung, Krieg/Terrorakt, ein älterer Mensch, der nicht für sich selbst sorgen kann/Burn-out einer Betreuungsperson, Veränderung des Zivilstandes oder des Gesundheitszustands. *Beeinflusst Bedürfnisse/Entscheidungen zu Plänen/Interventionen.*
- Feststellen, ob kulturelle und/oder religiöse Belange/Konflikte vorliegen.
- Feststellen, ob der Klient an der Entscheidung zum Ortswechsel beteiligt war, wie er die Veränderung(en) wahrnimmt und welche Erwartungen er für die Zukunft hat. *Unter Umständen fiel die Entscheidung mit/ohne Beteiligung des Klienten oder dessen Verständnis für das Ereignis oder seine Folgen, was sich negativ auf die Anpassung auswirken kann.*
- Beachten des Alters des Klienten, seines Entwicklungsniveaus und seiner Rolle in der Familie. *Ein Kind kann durch den Wechsel an eine neue Schule/den Verlust Gleichaltriger traumatisiert werden; ältere Menschen können durch den Verlust eines seit langem bewohnten Zuhauses/seit langem bestehender Nachbarschaftsverhältnisse und Unterstützungspersonen negativ beeinträchtigt werden.*
- Bestimmen des körperlichen/emotionalen Gesundheitszustands. *Stress in Verbindung mit einem Ortswechsel, selbst wenn er gewünscht ist, kann Gesundheitsstörungen verstärken.*

- Beachten, ob der Ortswechsel vorübergehend ist (z. B. erweiterte Pflege zur Rehabilitation, Einziehen bei der Familie, während das eigene Zuhause nach einem Brand renoviert wird) oder ob es sich um einen langfristigen/dauerhaften Ortswechsel handelt (z. B. Wegzug von einem Ort, an dem man lange gelebt hat, Eintritt in ein Pflegeheim).
- Evaluieren der Ressourcen und Coping-Fähigkeiten des Klienten/pflegender Angehöriger bzw. Laien. Bestimmen des Grades, in dem die Familie/Bezugsperson(en) beteiligt und zur Teilnahme bereit sind.
- Feststellen der Sicherheitsbelange, die u. U. angesprochen sind.

2. Pflegepriorität: Verhindern/auf ein Minimum Reduzieren von negativen Reaktionen auf eine Veränderung:
- Beteiligen des Klienten am Formulieren von Zielen und Planen von Pflege, wenn möglich. *Unterstützt die Unabhängigkeit und Bereitschaft, sich für das Erreichen von Ergebnissen einzusetzen.*
- Auffordern des Klienten/der Bezugsperson(en) zu akzeptieren, dass der Ortswechsel eine Anpassung bedeutet und dass es Zeit braucht, um sich an neue Umstände/ein neues Umfeld zu adaptieren.
- Einräumen von möglichst viel Zeit zur Vorbereitung des Umzugs und Sorgen für Informationen und Unterstützung beim Planen.
- Unterstützen der Eigenverantwortung und der Coping-Strategien, *um ein Gefühl von Kontrolle und Selbstwert zu fördern.*
- Ermutigen, die neue Gemeinschaft/das neue Umfeld vor dem Transfer zu besuchen, wenn möglich. *Gibt Gelegenheit, mit der neuen Situation vertraut zu werden und verringert damit die Furcht vor dem Unbekannten.*
- Für zusätzliche Maßnahmen/Interventionen und Dokumentationsschwerpunkte vgl. PDx: Relokationsstresssyndrom.

R

Schwerpunkte der Pflegedokumentation

Pflegeassessment oder Neueinschätzung

- Befunde des Assessments/einschlägige Anamnese des Kontakts mit Latexprodukten/der Häufigkeit der Exposition
- Art/Ausmaß der Symptomatologie.

Planung

- Pflege-/Interventionsplan und beteiligte Personen
- Patientenedukationsplan für Klienteninformation, -schulung und -beratung.

Durchführung/Evaluation

- Reaktionen auf Interventionen/Patientenedukation und ausgeführte Pflegemaßnahmen
- Zielerreichung/Fortschritte in Richtung gewünschter Ergebnisse
- Veränderungen des Pflegeplans.

Entlassungs- oder Austrittsplanung

- Erfordernisse der Entlassung, langfristiger Pflegebedarf nach Entlassung, vorgenommene Koordinationen und Vermittlungen, zusätzlich verfügbare personelle, kommunale und materielle Ressourcen
- spezifische, vorgenommene Vermittlungen, Nachsorgeplan sowie Verantwortlichkeiten für zu treffende Maßnahmen.

Empfohlene, exemplarische Pflegeinterventionen (NIC) und Pflegeergebnisse (NOC)

NIC: *Copingverbesserung* [Coping Enhancement] (McCloskey-Dochterman, J.; Bulecheck, G. M., 2013)

NOC: *Psychosoziale Anpassung: Lebensveränderungen* [Psychosocial Adjustment: Life Change] (Moorhead, S., Johnson, M.; Maas, M. L.; Swanson, E., 2013)

Literatur

R

Carpenito-Moyet L. J.: Das Pflegediagnosen-Lehrbuch. Huber, Bern 2013

Georg, J.: Entwurzelt – Relokationsstress bei alten Menschen. NOVA 36 (2005) 1: 10–13

Wittensöldner, C.: Relokationssyndrom. In: Knipping, C.: Lehrbuch Palliative Care. Huber, Bern 2007

Beeinträchtigte individuelle Resilienz [P]

Impaired individual resilience (00210) (2008, LOE 2.1)
Domäne 9: **Coping/Stresstoleranz**
Klasse 2: **Coping-Reaktionen**

Diagnosetyp (Dokumentationsform): aktuelle Pflegediagnose (PES)
Zuordnung der Pflegediagnose nach Pflegemodellen/-klassifikationen s. Kap. 6.

Definition: Reduzierte Fähigkeit, ein Muster positiver Reaktionen auf eine nachteilige Situation oder Krise aufrecht zu erhalten

Beeinflussende Faktoren [od. Einflussfaktoren] [E]

- demografische Gründe, die die Wahrscheinlichkeit der Fehlanpassung steigern
- Großfamilie
- Minderheitenstatus
- Armut
- Geschlecht
- Vulnerabilitätsfaktoren, die Hinweise auf verstärkende negative Auswirkungen des Risikozustands geben
- Drogenkonsum
- geringe Reizkontrolle [Impulskontrolle]
- Gewalt in der Nachbarschaft
- geringe Intelligenz
- geringer Bildungsstand der Mutter
- inkonsistente elterliche Fürsorge
- psychische Krankheit der Eltern
- psychologische Störungen
- Gewalt.

Bestimmende Merkmale [od. Symptome] [S]

subjektive

- Depression
- Schuld[gefühl]
- Isolation
- soziale Isolation

- geringes Selbstwertgefühl
- Schamgefühl
- geringerer wahrgenommener Gesundheitsstatus
- erneute Steigerung des Leids
- reduziertes Interesse an theoretischer Arbeit
- reduziertes Interesse an beruflichen Aktivitäten.

objektive

- setzt maladaptive Coping-Strategien ein (d.h. Drogenkonsum, Gewalt usw.).

Klientenbezogene Pflegeziele oder Evaluationskriterien

Der Klient

- erkennt die Realität der aktuellen Situation oder Krise an.
- äußert positive Gefühle in Bezug auf sich selbst und die Situation.
- sucht nach geeigneten Ressourcen, um die Umstände, welche die Adaptation und Resilienz beeinträchtigen, zu verändern.
- beteiligt sich an Programmen, um sich mit den Problemen im Leben zu beschäftigen (z.B. Substanzmissbrauch, geringes Selbstwertgefühl, Armut).

Maßnahmen oder Pflegeinterventionen

1. Pflegepriorität: Einschätzen ursächlicher/beeinflussender Faktoren:

R

- Feststellen, welche Individuen betroffen sind und ob die Familie und Kinder beteiligt sind; Alter der Beteiligten und aktuelle Umstände. *Aufbau und Zusammensetzung der Familie zu verstehen, liefert Informationen, die als Leitfaden für die Auswahl von Interventionen dienen.*
- Beachten zu Grunde liegender Stressoren, gesundheitlicher Probleme, zu Behinderung führender Krankheiten, Fragen der geistigen Gesundheit oder des Verhaltens, wie etwa Arbeitslosigkeit, Armut, Diabetes, Adipositas, COPD, Alzheimer-Krankheit, Geisteskrankheit eines Elternteils.
- Identifizieren der Kontrollüberzeugung. *Individuen mit externer Kontrollüberzeugung haben wahrscheinlich weniger das Gefühl, Kontrolle über die Situation zu haben bzw. verlassen sich weniger*

auf ihrer eigenen Fertigkeiten oder ihr Urteilsvermögen, um eine Situation zu bewältigen.

- Feststellen des Bildungsgrades des Klienten, der Familiendynamik sowie der Art der Ausübung der Elternrolle, falls relevant. *Drogenkonsum, Gewalt und schwache Impulskontrolle beeinträchtigen die Fähigkeit eines Individuums, in widrigen Situationen oder einer Krise Resilienz zu entwickeln; u. U. sieht sich das Individuum eher als Opfer denn als Überlebenden.*
- Beachten von Kommunikationsmustern in der Familie. *In der Familie erlernte Fertigkeiten können darüber entscheiden, ob das Individuum ein geringes Selbstwertgefühl oder positive Gefühle gegenüber sich selbst entwickelt.*
- Identifizieren fehlangepasster Coping-Fertigkeiten, die vom Individuum und in der Familie angewandt werden. *Sich auf negative Situationen zu konzentrieren beeinträchtigt die Fähigkeit eines Menschen, sich positiv anzupassen und Attribute von Resilienz zu erlernen.*
- Beachten des Elternstatus einschließlich Alter und Reife. *Jungen Eltern fehlt u. U. die Fähigkeit zum Umgang mit familiären Verantwortlichkeiten, finanziellen Angelegenheiten und Faktoren in Zusammenhang mit einem niedrigen sozioökonomischen Status.*
- Herausfinden, wie stabil eine Beziehung ist und ob Trennung oder Scheidung bestehen. *Familienmitglieder sind empfindlich für das Auseinanderfallen der Familieneinheit und hegen u. U. die Ansicht, dass dies langfristigen Schaden verursacht.*
- Feststellen, ob Ressourcen, die Familie, Selbsthilfegruppen und finanzielle Unterstützung verfügbar sind und genutzt werden.
- Beachten kultureller Faktoren und religiöser Überzeugungen, welche die Interpretation einer Situation oder die Reaktion darauf beeinträchtigen können. *Hilft individuelle Bedürfnisse und mögliche Optionen herauszufinden.*

2. Pflegepriorität: Unterstützen des Klienten beim Verbessern von Fertigkeiten für den Umgang mit widrigen Situationen oder Krisen:

- Ermutigen zum freien Äußern von Gefühlen einschließlich Wut und Feindseligkeit, wobei inakzeptablem Verhalten Grenzen gesetzt werden. *Inakzeptables Verhalten führt, wenn es nicht unter Kontrolle gehalten wird, zu Scham und Schuldgefühlen.*
- Den Angelegenheiten des Klienten zuhören und Anerkennen der Schwierigkeit der widrigen Situation und der Umstellungen. *Ge-*

hört zu werden gibt dem Klienten Gelegenheit, sich geschätzt, fähig und wie ein Überlebender statt wie ein Opfer zu fühlen.

- Unterstützen des Klienten, Verantwortung für das eigene Leben zu übernehmen, die Situation eher als Herausforderung denn als Hindernis zu betrachten und die Krise nicht als unüberwindlich zu sehen. *Menschen lernen und entwickeln Resilienz im Umgang mit den Widrigkeiten des Lebens.*
- Sorgen für Informationen auf dem Verständnisniveau des Klienten, wobei man bei Erläuterungen ehrlich ist. *Liefert Daten zur Unterstützung des Entscheidungsfindungsprozesses.*
- Den Klienten Informationen, die er während der Schulung erhalten hat, paraphrasieren lassen, *um sicherzustellen, dass er sie verstanden hat, und um Gelegenheit zu haben, Missverständnisse zu klären.*
- Fördern der Beteiligung der Eltern beim Entwickeln einer positiven Einstellung, um Resilienz bei ihren Kindern zu fördern.
- Fördern von Kommunikationsfertigkeiten zwischen Klient und Familie. *Manchmal ziehen sich Individuen in schwierigen Situationen zurück, weil sie nicht wissen, was sie tun oder sagen sollen.*
- Sich-Konzentrieren auf die Stärken des Individuums beim Assessment und Diagnostizieren der Probleme.
- Unterweisen des Klienten/der Eltern, gegenüber Familienmitgliedern Empathie zu praktizieren.
- Erörtern individueller Angelegenheiten, wie Adipositas, Substanzgebrauch, schwache Impulskontrolle, gewalttätiges Verhalten; Sorgen für Informationen über die Risiken und Unterstützen des Klienten/der Eltern beim Verstehen, wie er/sie Familienmitgliedern beim Entwickeln von Gewohnheiten helfen kann/können, die körperliches und geistiges Wohlbefinden fördern.

3. Pflegepriorität: Fördern des Wohlbefindens (Beratung, Patientenedukation und Entlassungsplanung):

- Bekräftigen, dass der Klient für sich selbst sowie für getroffene Entscheidungen und Handlungen verantwortlich ist. *Der Weg zu Resilienz wird gebahnt durch das Individuum, das Wandel als Teil des Lebens akzeptiert und dann in höherem Maße zu leben beginnt.*
- Sorgen für oder Benennen von Lerngelegenheiten, die auf individuelle Bedürfnisse abgestimmt sind. *Aktivitäten, wie Selbstsicherheitstraining, regelmäßige körperliche Betätigung, Elternkurse kön-*

nen Wissen erweitern und beim Entwickeln einer resilienten Geisteshaltung helfen.

- Erörtern der Anwendung der Problemlösungsmethode, um gemeinsam abgestimmte Ziele zu setzen.
- Sorgen für vorwegnehmende Anleitung, die für die aktuelle Situation und langfristige Erwartungen relevant ist. *Unter Umständen hat der Klient viele Fragen zu klären, und Vorausplanen kann Individuen helfen, Umstellungen vorzunehmen, auf die Zukunft zu hoffen und das Gefühl von Kontrolle über ihr Leben zu haben.*
- Ermutigen des Klienten/der Eltern, sich Zeit für sich selbst zu nehmen. *Gibt Gelegenheit zu persönlichem Wachstum; Freizeit ermöglicht Individuen, eigenen Interessen nachzugehen und mit neuer Kraft zu den Aufgaben des Lebens/der Elternschaft zurückzukehren.*
- Vermitteln an kommunale Ressourcen, soweit angemessen, wie etwa Sozialdienste, Finanzierungsprogramme, Programme gegen häusliche Gewalt/Missbrauch älterer Menschen, Familientherapie, Scheidungsberatung und Unterstützungsdienste für spezielle Bedürfnisse.

Schwerpunkte der Pflegedokumentation

Pflegeassessment oder Neueinschätzung

- Befunde des Assessments einschließlich der Besonderheiten individueller Situationen, elterlicher Belange, Wahrnehmungen, Erwartungen
- Kontrollüberzeugung und kulturelle Überzeugungen.

Planung

- Pflege-/Interventionsplan und beteiligte Personen
- Patientenedukationsplan für Klienteninformation, -schulung und -beratung.

Durchführung/Evaluation

- Reaktionen auf Interventionen/Patientenedukation und ausgeführte Pflegemaßnahmen
- Zielerreichung/Fortschritte in Richtung gewünschter Ergebnisse
- Veränderungen des Pflegeplans.

Entlassungs- oder Austrittsplanung

- Erfordernisse der Entlassung, langfristiger Pflegebedarf nach Entlassung, vorgenommene Koordinationen und Vermittlun-

gen, zusätzlich verfügbare personelle, kommunale und materielle Ressourcen
- spezifische, vorgenommene Vermittlungen, Nachsorgeplan sowie Verantwortlichkeiten für zu treffende Maßnahmen.

Exemplarische Pflegeinterventionen (NIC) und Pflegeergebnisse (NOC)

NIC: *Förderung der Widerstandskraft* [Resiliency Promotion] (McCloskey-Dochterman, J.; Bulecheck, G. M., 2013)

NOC: *Individuelle Resilienz* [Personal Resiliency] (Moorhead, S., Johnson, M.; Maas, M. L.; Swanson, E., 2013)

Literatur

Bonanno, G. A.: Die andere Seite der Trauer. Verlustschmerz und Trauma aus eigener Kraft überwinden. Bielefeld, Aisthesis 2012

Georg, J.: Resilienz – Unwiderstehlich widerständig werden. NOVA 41 (2010) 9: 2–4

Frick, J.: Die Kraft der Ermutigung. Huber, Bern 2011

Frick, J.: Was uns antreibt und bewegt. Huber, Bern 2011

Fröhlich-Gildhoff, K.; Rönnau-Böse, M.: Resilienz. Reinhardt/UTB 2007

Knoll, N.; Scholz, U.; Rieckmann, N.: Einführung in die Gesundheitspsychologie. Reinhardt, München 2005

Maehrlein, K.: Die Bambusstrategie. Den täglichen Druck mit Resilienz meistern. Gabal, Offenbach 2012

Siegrist, U.; Luitjens, M.: 30 Minuten Resilienz. Gabal, Offenbach 2011

Zander, M.: Armes Kind – starkes Kind? Die Chance der Resilienz. Wiesbaden, VS 2010

Bereitschaft für eine verbesserte Resilienz [G]

Readiness for enhanced resilience (00212) (2008, LOE 2.1)
Domäne 9: **Coping/Stresstoleranz**
Klasse 2: **Coping-Reaktionen**

Diagnosetyp (Dokumentationsform): Gesundheitsförderungspflegediagnose (GES)
Zuordnung der Pflegediagnose nach Pflegemodellen/-klassifikationen s. Kap. 6.

Definition: Ein Verhaltensmuster von positiven Reaktionen auf eine nachteilige Situation oder Krise, das gestärkt werden kann, um menschliche Entwicklungspotenziale zu verwirklichen

Beeinflussende Faktoren [od. Einflussfaktoren] [E]

- demografische Gründe, die die Wahrscheinlichkeit der Fehlanpassung steigern
- Großfamilie
- Minderheitenstatus
- Armut
- Geschlecht
- Vulnerabilitätsfaktoren, die Hinweise auf verstärkende negative Auswirkungen des Risikozustands geben
- Drogenkonsum
- geringe Reizkontrolle [Impulskontrolle]
- geringe Intelligenz
- geringer Bildungsstand der Mutter
- inkonsistente elterliche Fürsorge
- psychische Krankheit der Eltern
- psychologische Störungen
- Gewalt.

Bestimmende Merkmale [od. Symptome] [S]

subjektive

- Vorliegen einer Krise
- äußert ein gesteigertes Kontrollgefühl
- äußert [ein gesteigertes] Selbstwertgefühl
- übernimmt Verantwortung für Handlungen

R

- geäußerter Wunsch, die Belastbarkeit zu verbessern
- setzt sich Ziele
- macht Fortschritte hinsichtlich Zielen
- erkennt zur Verfügung stehende Ressourcen
- erkennt Unterstützungssysteme
- Beteiligung an Aktivitäten.

objektive

- zeigt eine positive Zukunftsperspektive
- verbessert persönliche Coping-Strategien
- effektive Nutzung von Strategien des Konfliktmanagements
- Einsatz effektiver [effektiver Einsatz von] Kommunikationsfertigkeiten
- stärkt positive Beziehungen zu anderen
- Zugang zu Ressourcen
- sicheres Umfeld ist aufrecht erhalten.

Klientenbezogene Pflegeziele oder Evaluationskriterien

Der Klient

- beschreibt die aktuelle Situation akkurat.
- benennt gegenwärtige positive Reaktionen.
- äußert Gefühle, die sich mit dem Verhalten decken.
- äußert den Wunsch nach Stärkung der Fähigkeit, mit der aktuellen Situation bzw. Krise zurechtzukommen.

Maßnahmen oder Pflegeinterventionen

R

1. Pflegepriorität: Bestimmen der Bedürfnisse und Wünsche nach Verbesserung:

- Evaluieren der Wahrnehmung des Klienten und seiner Fähigkeit, für eine realistische Betrachtungsweise der Situation zu sorgen. *Liefert Informationen darüber, wie der Klient die Situation und spezifische Erwartungen sieht, um beim Ausarbeiten eines Pflegeplans zu helfen.*
- Bestimmen der Coping-Fertigkeiten des Klienten in der gegenwärtigen Situation sowie seiner Erwartungen an einen Wandel. *Die Motivation zur Verbesserung und hohe Erwartungen können eine Klienten zu Umstellungen ermutigen, die sein Leben verbessern. Unrealistische Erwartungen können sein Bemühen hingegen beeinträchtigen.*

- Beachten der verbalen Äußerungen des Klienten als Hinweis auf seine Überzeugung, dass er dafür verantwortlich ist, wie er mit einer widrigen Situation umgeht. *Wenn der Klient eine interne Kontrollüberzeugung hat, akzeptiert er, dass das Leben seine Widrigkeiten hat und man damit zurechtkommen muss.*
- Erläutern religiöser und kultureller Überzeugungen des Individuums.
- Identifizieren von Unterstützungssystemen, die dem Klienten zur Verfügung stehen.

2. Pflegepriorität: Unterstützen des Klienten beim Stärken der Resilienz gegenüber widrigen Situationen:

- Aktives Zuhören und Identifizieren der Bedenken des Klienten hinsichtlich der Situation. *Reflektieren der Äußerungen des Klienten hilft, zu klären, was er denkt, und fördert eine genaue Interpretation der Realität.*
- Feststellen früherer Methoden des Umgangs mit widrigen Umständen. *Hilft dem Klienten, sich an früher erfolgreich angewandte Fertigkeiten zur inneren und zu schauen, was in der gegenwärtigen Situation hilfreich sein könnte.*
- Erörtern des Wunsches nach Verbesserung der Fähigkeit zum Umgang mit widrigen Situationen, die sich im Laufe des Lebens ergeben. *Die Bereitschaft, offen für einen Wandel zu sein, erfordert, dass man neugierig ist, anderen Vorstellungen und Überzeugungen zuhört und neue Weisen, Dinge zu tun, betrachtet.*
- Erörtern des Konzepts dessen, was sich verändern lässt, gegenüber dem, was sich nicht verändern lässt.
- Feststellen, wie der Klient mit Aktivitäten des täglichen Lebens zurechtkommt. *Während der Klient vielleicht ein paar vorübergehende Probleme mit dem Schlaf oder dem Umgang mit den täglichen Aktivitäten hat, sind doch die meisten Menschen in der Lage, im Laufe der Zeit auf gesunde Weise zu funktionieren.*
- Unterstützen des Klienten beim Erlernen, wie er mit anderen empathisch umgeht. *Die eigenen Emotionen und die Gefühle anderer zu verstehen stärkt die eigene Resilienz in schwierige Zeiten.*

3. Pflegepriorität: Fördern optimalen Wachstums und optimaler Resilienz:

- Sorgen für Sachinformationen und vorwegnehmende Anleitung, die für die gegenwärtige Situation und langfristige Erwartungen

relevant ist. *Vorausplanen ermöglicht Problemlösen und das Sichten von Gelegenheiten in entspannter Atmosphäre und stärkt dadurch das Kontrollgefühl und die Hoffnung auf die Zukunft.*
- Überprüfen von Faktoren, welche die individuelle Reaktion auf Stress beeinträchtigen könnten.
- Ermutigen des Klienten, gute Beziehungen mit der Familie und Freunden zu wahren oder herzustellen.
- Unterstützung des Klienten dabei, die Situation nicht als unbewältigbar zu sehen. *Zwar lassen sich die faktischen Umstände nicht ändern, es liegt jedoch in der Kontrolle des Individuums, wie es sie interpretiert und darauf reagiert.*
- Empfehlen, realistische Ziele zu setzen und etwas regelmäßig zu tun, selbst wenn es nur etwas Kleines ist.
- Ermutigen des Klienten, hoffnungsvoll in die Zukunft zu schauen, eine positive Selbstachtung zu nähren und sich um sich selbst zu kümmern. *Eine langfristige Perspektive zu haben und auf die eigenen Bedürfnisse zu achten hilft, Resilienz zu erhalten und aufzubauen.*
- Vermitteln an Kurse und/oder von Lesematerialien, soweit angemessen.

Schwerpunkte der Pflegedokumentation

Pflegeassessment oder Neueinschätzung

- Ausgangsinformationen inkl. der Wahrnehmung des Klienten hinsichtlich der Situation, seiner Ansicht über die Fähigkeit, resilient zu sein, und verfügbarer Unterstützungssysteme.
- Formen des Umgangs mit früheren Lebensproblemen
- Motivation für einen Wandel und daran geknüpfte Erwartungen
- kulturelle oder religiöse Einflüsse.

Planung

- Pflege-/Interventionsplan und beteiligte Personen
- Patientenedukationsplan für Klienteninformation, -schulung und -beratung.

Durchführung/Evaluation

- Reaktionen auf Interventionen/Patientenedukation und ausgeführte Pflegemaßnahmen
- Zielerreichung/Fortschritte in Richtung gewünschter Ergebnisse
- Veränderungen des Pflegeplans.

Entlassungs- oder Austrittsplanung

- Erfordernisse der Entlassung, langfristiger Pflegebedarf nach Entlassung, vorgenommene Koordinationen und Vermittlungen, zusätzlich verfügbare personelle, kommunale und materielle Ressourcen
- spezifische, vorgenommene Vermittlungen, Nachsorgeplan sowie Verantwortlichkeiten für zu treffende Maßnahmen.

Exemplarische Pflegeinterventionen (NIC) und Pflegeergebnisse (NOC)

NIC: *Förderung der Widerstandskraft* [Resiliency Promotion] (McCloskey-Dochterman, J.; Bulecheck, G. M., 2013)
NOC: *Indiviuelle Resilienz* [Personal Resiliency] (Moorhead, S., Johnson, M.; Maas, M. L.; Swanson, E., 2013)

Literatur

Bonanno, G. A.: Die andere Seite der Trauer. Verlustschmerz und Trauma aus eigener Kraft überwinden. Bielefeld, Aisthesis 2012

Georg, J.: Resilienz – Unwiderstehlich widerständig werden. NOVA 41 (2010) 9: 2–4

Frick, J.: Die Kraft der Ermutigung. Huber, Bern 2011

Frick, J.: Was uns antreibt und bewegt. Huber, Bern 2011

Fröhlich-Gildhoff, K.; Rönnau-Böse, M.: Resilienz. Reinhardt/UTB 2007

Knoll, N.; Scholz, U.; Rieckmann, N.: Einführung in die Gesundheitspsychologie. Reinhardt, München 2005

Maehrlein, K.: Die Bambusstrategie. Den täglichen Druck mit Resilienz meistern. Gabal, Offenbach 2012

Siegrist, U.; Luitjens, M.: 30 Minuten Resilienz. Gabal, Offenbach 2011

Stolte, K. M.: Pflegediagnosen in der Gesundheitsförderung und Patientenedukation. Huber, Bern 2013

Zander, M.: Armes Kind – starkes Kind? Die Chance der Resilienz. Wiesbaden, VS 2010

Gefahr einer beeinträchtigten Resilienz [P]

Risk for compromised resilience (00211) (2008, LOE 2.1)
Domäne 9: **Coping/Stresstoleranz**
Klasse 2: **Coping-Reaktionen**

Diagnosetyp (Dokumentationsform): Risikopflegediagnose (PR)
Zuordnung der Pflegediagnose nach Pflegemodellen/-klassifikationen s. Kap. 6.

Definition: Risiko einer reduzierten Fähigkeit, ein Muster positiver Reaktionen auf eine nachteilige Situation oder Krise aufrecht zu erhalten

Risikofaktoren [R]

- vorliegende chronische Krisen [Chronizität bestehender Krisen]
- mehrere gleichzeitig vorliegende nachteilige Situationen
- Vorliegen einer zusätzlichen neuen Krise (z.B. ungeplante Schwangerschaft, Tod eines Ehepartners, Verlust des Arbeitsplatzes, Verlust der Wohnstätte, Tod eines Familienmitglieds).

Klientenbezogene Pflegeziele oder Evaluationskriterien

Der Klient

- erkennt die Realität der individuellen Situation oder Krise an.
- äußert Gefühle in Zusammenhang mit der chronischen Situation.
- äußert, dass er sich der eigenen Fähigkeit für den Umgang mit Problemen bewusst ist.
- benennt Ressourcen zur Unterstützung bei chronischen und neu eintretenden widrigen Vorfällen.

Maßnahmen oder Pflegeinterventionen

1. Pflegepriorität: Bestimmen individueller Stressoren/potenzieller Herausforderungen:

- Beachten zu Grunde liegender Stressoren, gesundheitlicher Probleme, zu Behinderung führender Krankheiten, Fragen der geistigen Gesundheit oder des Verhaltens, wie etwa Arbeitslosigkeit, Schwangerschaft, Diabetes, Alzheimer-Krankheit, Angststörung.

- Feststellen eines Alkohol- oder sonstigen Drogenkonsums, Rauchen sowie Schlaf- und Essgewohnheiten, *welche die Fähigkeit beeinträchtigen können, effektiv und auf gesunde Weise mit zusätzlichem Stress oder Krisen zurechtzukommen.*
- Einschätzen der funktionellen Kapazität und wie sie sich auf die Fähigkeit des Klienten auswirkt, mit den täglichen Bedürfnissen umzugehen.
- Evaluieren der Fähigkeit des Klienten, die aktuelle Situation und die Auswirkungen einer neuen Krise zu verbalisieren und zu verstehen. *Man kann keine Entscheidung auf der Basis von Informationen treffen, ohne die Realität der Situation gut verstanden zu haben.*
- Beachten der Sprech- und Kommunikationsweisen. *Liefert Informationen über den Bildungsgrad und die Fähigkeit, die Situation zu verstehen und den Betreuungspersonen Probleme mitzuteilen.*
- Feststellen der Kontrollüberzeugung. *Bei Individuen mit externer Kontrollüberzeugung ist es weniger wahrscheinlich, dass sie sich in Kontrolle fühlen oder sich auf ihre eigenen Fähigkeiten oder ihr Urteilsvermögen verlassen, um in einer Situation zurechtzukommen.*
- Evaluieren der aktuellen Fähigkeit des Klienten, Entscheidungen zu treffen. *Krisen beeinträchtigen die Fähigkeit des Individuums, klar zu denken, und der eigenen Fähigkeit, mit der Situation zurechtzukommen, zu vertrauen.*
- Herausfinden, ob eine Beziehung stabil ist, ob Trennung oder Scheidung bestehen, sich die Gesundheit verschlechtert oder vor kurzem ein Familienmitglied verstorben ist. *Familienmitglieder sind empfindlich für das Auseinanderfallen der Familieneinheit und hegen u. U. die Ansicht, dass dies langfristigen Schaden verursacht.*

2. Pflegepriorität: Einschätzen der Coping-Fertigkeiten und des Resilienzgrades:

- Aktiv zuhören und Herausarbeiten der Wahrnehmungen des Klienten in Bezug auf das Geschehene sowie auf frühere Angelegenheiten.
- Feststellen, wie die widrige Situation die Fähigkeit des Klienten zum Umgang mit den gegenwärtigen Geschehen beeinträchtigt.

Wenn zusätzlich zu bestehenden Problemen ein ungeplante Situation eintritt, führt dies oft zur Abnahme der Fähigkeit, den Optimismus zu wahren.

- Feststellen, wie das Individuum früher mit Problemen umgegangen ist. *Den Klienten sich an diese Fertigkeiten erinnern zu lassen, hilft beim Nachdenken darüber, was sich nutzen lässt, um die gegenwärtige Reaktion zu stärken oder zukünftige Herausforderungen anzugehen.*
- Beachten kultureller Faktoren und religiöser Überzeugungen, welche die Interpretationen der oder die Reaktion auf die Situation beeinträchtigen können. *Hilft, individuelle Bedürfnisse und mögliche Optionen festzustellen.*
- Feststellen der Verfügbarkeit und Anwendung von Ressourcen, der Familie, von Selbsthilfegruppen und finanzieller Unterstützung. *Angemessener Einsatz kann dem Individuum helfen, auch weiterhin mit Problemen im Leben zurechtzukommen und für zukünftige Bedürfnisse zu planen.*

3. Pflegepriorität: Unterstützen des Klienten im Umgang mit der aktuellen/zukünftigen Situation:

- Den Klienten fragen, welchen Namen er bevorzugt. *Anzuerkennen, wie das Individuum angesprochen werden möchte, sorgt für Selbstwahrnehmung und fördert das Selbstwertgefühl.*
- Ermutigen zum freien Äußern von Gefühlen inkl. Wut und Feindseligkeit, wobei inakzeptablem Verhalten Grenzen gesetzt werden. *Inakzeptables Verhalten führt, wenn es nicht unter Kontrolle gehalten wird, zu Scham und Schuldgefühlen.*
- Dem Klienten gestatten, ohne Urteil seitens der Betreuungspersonen auf eigene Weise zu reagieren. Sorgen für Unterstützung und Ablenkung, soweit angezeigt. *Bedingungslose positive Zuwendung und Unterstützung fördern Akzeptanz und helfen dem Klienten, seine eigene Fähigkeit, mit der Situation zurechtzukommen, zu erkennen.*
- Den Angelegenheiten des Klienten zuhören und Anerkennen der Schwierigkeit der widrigen Situation und der Umstellungen. *Oft beginnen Individuen, die den Eindruck haben, das Leben sei schwierig, an ihrer Fähigkeit zu zweifeln, mit den Umständen zurechtzukommen. Gehört zu werden gibt dem Klienten Gelegenheit, sich geschätzt, fähig und wie ein Überlebender statt wie ein Opfer zu fühlen.*

- Ermutigen zur Kommunikation mit Betreuungs- und Bezugspersonen.
- Sorgen für Realitätsorientierung, wenn nötig. *Je nach der Art der Krise ist der Klient u. U. durch Veränderungen im Umfeld, eine ernste Diagnose oder einen Therapieplan oder durch den Verlust eines Familienmitglieds desorientiert.*
- Den Klienten mit Sachinformationen und mit Informationen über den erwarteten Ausgang der Situation oder Krise versorgen, soweit bekannt. *Wissen hilft, Angst zu lindern, indem es den Klienten in die Lage versetzt, effektiver zurechtzukommen und damit zu beginnen, eine mögliche Lösung der gegenwärtigen Situation zu erwägen.*
- Sich-Konzentrieren auf Stärken des Individuums, während Probleme eingeschätzt und diagnostiziert werden. Das Verbessern der Zukunft des Klienten beruht auf der Stärkung seiner Fähigkeit, erfolgreich mit Hindernissen umzugehen, die einem im Leben begegnen.

4. Pflegepriorität: Fördern des Wohlbefindens (Beratung, Patientenedukation und Entlassungsplanung):

- Sorgen für oder Benennen von Lerngelegenheiten, die auf individuelle Bedürfnisse abgestimmt sind. *Aktivitäten, wie Selbstsicherheitstraining, regelmäßige körperliche Betätigung, Elternkurse können Wissen erweitern und beim Entwickeln einer resilienten Geisteshaltung helfen.*
- Ermutigen zu einer Haltung realistische Hoffnung. *Der Klient kann akzeptieren, dass Veränderung Teil des Lebens ist und sich zwar manche Pläne auf Grund der Krise oder neuer Umstände nicht realisieren lassen, dass jedoch neue Ziele entwickelt werden können und das Leben vorangehen kann.*
- Unterstützen des Klienten beim Evaluieren seiner gegenwärtigen Lebensweise und notwendiger Veränderungen.
- Sorgen für vorwegnehmende Anleitung, die für die gegenwärtige Situation und langfristige Erwartungen relevant ist.
- Feststellen des Bedürfnisses oder Wunsches nach einem religiösen oder spirituellen Berater und Treffen von Vorkehrungen für dessen Besuch. *Dem Klienten Gelegenheit zu geben, seine Sorgen über das Geschehen zu erörtern, hilft beim Aufbau vom Resilienz gegenüber zukünftigen Stressoren.*
- Bekräftigen, wie wichtig es ist, dass sich der Klient/die Bezugsper-

son Zeit für sich selbst nimmt. *Gibt Gelegenheit zu persönlichem Wachstum; Freizeit ermöglicht Individuen, eigenen Interessen nachzugehen und mit neuer Kraft zu den Aufgaben des Lebens/der Elternschaft zurückzukehren.*
- Vermitteln an kommunale Ressourcen, soweit angemessen. *Der Klient braucht u. U. professionelle Beratung, Assistenz in finanziellen Belangen, Unterstützung durch Spezialdienste, Versorgung eines Kindes oder Begleitung in der Elternschaft, um voranzukommen.*

Schwerpunkte der Pflegedokumentation

Pflegeassessment oder Neueinschätzung

- Befunde des Assessments inkl. Details der Situation oder Krise dieses Klienten, Erwartungen
- Grad der Resilienz des Klienten.

Planung

- Pflege-/Interventionsplan und beteiligte Personen
- Patientenedukationsplan für Klienteninformation, -schulung und -beratung.

Durchführung/Evaluation

- Reaktionen auf Interventionen/Patientenedukation und ausgeführte Pflegemaßnahmen
- Zielerreichung/Fortschritte in Richtung gewünschter Ergebnisse
- Veränderungen des Pflegeplans.

Entlassungs- oder Austrittsplanung

- Erfordernisse der Entlassung, langfristiger Pflegebedarf nach Entlassung, vorgenommene Koordinationen und Vermittlungen, zusätzlich verfügbare personelle, kommunale und materielle Ressourcen
- spezifische, vorgenommene Vermittlungen, Nachsorgeplan sowie Verantwortlichkeiten für zu treffende Maßnahmen.

R

Exemplarische Pflegeinterventionen (NIC) und Pflegeergebnisse (NOC)

NIC: *Förderung der Widerstandskraft* [Resiliency Promotion] (McCloskey-Dochterman, J.; Bulecheck, G. M., 2013)

NOC: ■ *Individuelle Resilienz* [Personal Resiliency] (Moorhead, S., Johnson, M.; Maas, M. L.; Swanson, E., 2013)

Literatur

Bonanno, G. A.: Die andere Seite der Trauer. Verlustschmerz und Trauma aus eigener Kraft überwinden. Bielefeld, Aisthesis 2012

Georg, J.: Resilienz – Unwiderstehlich widerständig werden. NOVA 41 (2010) 9: 2–4

Frick, J.: Die Kraft der Ermutigung. Huber, Bern 2011

Frick, J.: Was uns antreibt und bewegt. Huber, Bern 2011

Fröhlich-Gildhoff, K.; Rönnau-Böse, M.: Resilienz. Reinhardt/UTB 2007

Knoll, N.; Scholz, U.; Rieckmann, N.: Einführung in die Gesundheitspsychologie. Reinhardt, München 2005

Maehrlein, K.: Die Bambusstrategie. Den täglichen Druck mit Resilienz meistern. Gabal, Offenbach 2012

Siegrist, U.; Luitjens, M.: 30 Minuten Resilienz. Gabal, Offenbach 2011

Stolte, K. M.: Pflegediagnosen in der Gesundheitsförderung und Patientenedukation. Huber, Bern 2013

Zander, M.: Armes Kind – starkes Kind? Die Chance der Resilienz. Wiesbaden, VS 2010

Elterlicher Rollenkonflikt [P]

Parental role conflict (00064) (1988)
Domäne 7: **Rollenbeziehungen**
Klasse 3: **Rollenverhalten**

Diagnosetyp (Dokumentationsform): aktuelle Pflegediagnose (PES)
Zuordnung der Pflegediagnose nach Pflegemodellen/-klassifikationen s. Kap. 6.

Definition: Eltern erleben eine Rollenverwirrung und einen Rollenkonflikt als Reaktion auf eine Krise.

R

Beeinflussende Faktoren [od. Einflussfaktoren] [E]

- Trennung vom Kind aufgrund einer chronischen Krankheit[/Behinderung]
- Einschüchterung durch invasive Maßnahmen (z. B. Intubation)
- Einschüchterung durch restriktive Maßnahmen (z. B. Isolation)
- Fachpflegeeinrichtung[en]
- häusliche Pflege eines Kindes mit besonderen Bedürfnissen [z. B. Apnö-Überwachung, Lagerungsdrainage, perenterale Ernährung]

- Veränderung des Zivilstands[, Rollenkonflikte des alleinerziehenden Elternteils]
- Störungen des Familienlebens auf Grund häuslicher Pflege (z. B. Therapien, Pflegepersonen, fehlende Erholungsmöglichkeiten).

Bestimmende Merkmale [od. Symptome] [S]

subjektive

- Angst
- Eltern/Elternteil drücken/drückt Gefühle der Unzulänglichkeit aus, für die Bedürfnisse des Kindes sorgen zu können (z. B. physisch, emotional)
- Eltern/Elternteil sind/ist besorgt über Veränderungen der elterlichen Rolle
- Eltern/Elternteil äußern/äußert Sorge(n) um die Familie aus (z. B. Funktionieren, Kommunikation, Gesundheit)
- äußert Sorgen, die Kontrolle über Entscheidungen betreffend des Kindes zu verlieren
- äußert Schuldgefühle
- äußert Frustrationsgefühle
- Furcht/Angst
- [Elternteil äußert Besorgnis über einen Rollenkonflikt, einerseits mit einem Freund/einer Freundin ausgehen zu wollen, andererseits für die Versorgung des Kindes verantwortlich zu sein].

objektive

- offenkundige Unterbrechung der pflegerischen Routine
- Widerwille, an gewöhnlichen Pflegehandlungen teilzunehmen [selbst bei Ermutigung und Unterstützung].

Elternbezogene Pflegeziele/Kriterien zur Evaluation

Die Eltern

- sprechen aus, die Situation und die erwartete Rolle des Elternteils/Kindes zu verstehen.
- drücken Gefühle über die Krankheit des Kindes/Situation und ihre Auswirkung auf das Familienleben aus.
- zeigen der Elternrolle angemessenes Verhalten.
- übernehmen pflegerische Aufgaben, soweit angemessen.
- gehen effektiv mit Störungen in der Familie um.

Maßnahmen oder Pflegeinterventionen

1. Pflegepriorität: Einschätzen ursächlicher/beeinflussender Faktoren:

- Einschätzen der individuellen Situation sowie der Wahrnehmung/Sorgen der Eltern hinsichtlich des Geschehens und der Erwartungen an sich selbst als Betreuungspersonen.
- Beachten des Entwicklungsstandes der Eltern inkl. Alter und Reife, Stabilität der Beziehung, andere Verantwortlichkeiten. (Immer mehr ältere Menschen kümmern sich in Vollzeit um kleine Enkel, deren Eltern nicht verfügbar oder außer Stande sind, die Versorgung zu leisten.)
- Feststellen, wie viel die Eltern über den Entwicklungsstand des Kindes wissen, welche Erwartungen sie für die Zukunft haben, *um falsche Vorstellungen und Stärken zu erkennen.*
- Beachten der gegenwärtigen Bewältigungsfähigkeiten jedes Betroffenen und wie früher mit Problemen umgegangen wurde. *Bietet eine Basis zum Vergleichen und um darauf Bezug zu nehmen.*
- Feststellen, ob Substanzen (z. B. Alkohol/Drogen oder verordnete Medikamente) eingenommen werden, *die auf die Fähigkeit des Betroffenen, mit der Situation umzugehen, Einfluss haben könnten.*
- Feststellen des Vorhandenseins/der Nutzung von Ressourcen inkl. erweiterter Familie/Unterstützungsgruppen, finanzieller Hilfe.
- Durchführen klinischer Tests zur Eltern-Kind-Beziehung (PCRI) zur weiteren Evaluation, soweit angezeigt.

R

2. Pflegepriorität: Unterstützen der Eltern im Umgang mit der gegenwärtigen Krise:

- Ermutigen des Klienten, sich möglichst frei über seine Gefühle (inkl. negativer Gefühle, wie Angst und Feindseligkeit) zu äußern, dabei unangepasstem Verhalten Grenzen setzen.
- Anerkennen der Schwierigkeit der Situation sowie der Normalität von Gefühlen des Überwältigtseins und der Hilflosigkeit. Kontakte zu Eltern fördern, die mit ihrem Kind in einer ähnlichen Situation waren und eine positive Entwicklung erlebten.
- Sorgen für Informationen inkl. technischer Informationen, soweit angemessen, *die den individuellen Bedürfnissen entsprechen und Missverständnisse klären.*

- Fördern der Beteiligung der Eltern an Entscheidungen/der Pflege so viel wie möglich/erwünscht. *Verstärkt das Gefühl von Kontrolle.*
- Fördern der Interaktion/Erleichtern der Kommunikation zwischen Eltern(teil) und Kindern.
- Fördern von Techniken zur Selbstbehauptung, Entspannungsmethoden, *um dem/den Betroffenen zu helfen, mit der Situation/Krise umzugehen.*
- Unterstützen eines Elternteils/der Eltern, die korrekte Verabreichung/Durchführung von Medikamenten/Behandlungen zu erlernen, soweit angezeigt.
- Sorgen für Hilfen in Form von Hauspflege- oder Kinderhütediensten und anderen Möglichkeiten zur Entlastung der Eltern und Ermutigen zu deren Inanspruchnahme, *um das emotionale Wohlergehen zu fördern.*
- Unterstützen Alleinerziehender beim Unterscheiden zwischen elterlicher und partnerschaftlicher Liebe. *Liebe ist konstant, aber Aufmerksamkeit kann, je nachdem, der einen und der anderen Person gewidmet werden.*

3. Pflegepriorität: Fördern des Wohlbefindens (Beratung, Patientenedukation und Entlassungsplanung):

- Fördern des Vorausdenkens, *um zum Entwerfen von Plänen zur Befriedigung zukünftiger Bedürfnisse zu ermuntern.*
- Unterstützen des Setzens realistischer Ziele, über die Konsens besteht.
- Erörtern von Bindungsverhalten, wie etwa Stillen auf ein Zeichen hin, gemeinsam schlafen und das Tragen des Babys am Körper [in einer Trage/einem Tuch]. *Der Umgang mit einem kranken Kind/Belastungen durch häusliche Pflege können das Band zwischen Eltern und Kind belasten. Aktivitäten wie die genannten fördern sichere Beziehungen.*
- Sorgen für/Fördern der Teilnahme an Lernmöglichkeiten, entsprechend den individuellen Bedürfnissen (z. B. Elternweiterbildungskurse, Bedienung von Geräten in der Gesundheitsversorgung/Beseitigen von Störungen).
- Vermitteln an Institutionen in der Gemeinde (z. B. Gemeindepflege, Entlastungsmöglichkeiten durch Pro Juventute und Pro Infirmis, weitere soziale Dienste wie Jugendberatungsstellen, jugendpsychologische und jugendpsychiatrische Dienste/Familien-

therapie, Kinderhorte, themenzentrierte Selbsthilfegruppen).
- Vgl. PDx: Beeinträchtigte elterliche Fürsorge.

Schwerpunkte der Pflegedokumentation

Pflegeassessment oder Neueinschätzung

- Befunde des Assessments inkl. Merkmale der individuellen Situation/der elterlichen Besorgnisse, Wahrnehmungen, Erwartungen.

Planung

- Pflege-/Interventionsplan und beteiligte Personen
- Patientenedukationsplan für Klienteninformation, -schulung und -beratung.

Durchführung/Evaluation

- Reaktionen auf Interventionen/Patientenedukation und ausgeführte Pflegemaßnahmen
- Zielerreichung/Fortschritte in Richtung gewünschter Ergebnisse
- Veränderungen des Pflegeplans.

Entlassungs- oder Austrittsplanung

- Erfordernisse der Entlassung, langfristiger Pflegebedarf nach Entlassung, vorgenommene Koordinationen und Vermittlungen, zusätzlich verfügbare personelle, kommunale und materielle Ressourcen
- spezifische, vorgenommene Vermittlungen, Nachsorgeplan sowie Verantwortlichkeiten für zu treffende Maßnahmen.

Empfohlene, exemplarische Pflegeinterventionen (NIC) und Pflegeergebnisse (NOC)

R

NIC: *Förderung der Erziehung* [Parenting Promotion] (McCloskey-Dochterman, J.; Bulecheck, G. M., 2013)

NOC: *Elterliche Fürsorge* [Parenting] (Moorhead, S., Johnson, M.; Maas, M. L.; Swanson, E., 2013)

Literatur

Carpenito-Moyet L. J.: Das Pflegediagnosen-Lehrbuch. Huber, Bern 2013

Friedemann, M. L.: Familien- und umgebungsbezogene Pflege. Huber, Bern 2010

Sauter, D.; Abderhalden C.; Needham I.; Wolff, S.: Lehrbuch Psychiatrische Pflege. Huber, Bern 2011

Wright, L. M.; Leahey, M.: Familienzentrierte Pflege. Lehrbuch für Familien-Assessment und Interventionen. Huber, Bern 2009

Rollenüberlastung der pflegenden Bezugsperson [P]

Caregiver role strain (00061) (1992, R 1998, R 2000)
Domäne 7: **Rollenbeziehungen**
Klasse 1: **Fürsorgerollen**

Diagnosetyp (Dokumentationsform): aktuelle Pflegediagnose (PES)
Zuordnung der Pflegediagnose nach Pflegemodellen/-klassifikationen s. Kap. 6.

Definition: Schwierigkeiten, die Rolle als pflegende Bezugsperson in der Familie auszuüben

Beeinflussende Faktoren [od. Einflussfaktoren] [E]

Gesundheitszustand des Pflegeempfängers

- Schwere der Krankheit
- Chronizität der Krankheit
- unvorhersagbarer Krankheitsverlauf
- instabile Gesundheit des Pflegeempfängers
- steigender Pflegebedarf
- Abhängigkeit
- Problemverhalten
- psychologische Probleme
- kognitive Probleme
- Sucht
- Co-Abhängigkeit.

Pflegeaktivitäten

- Entlassung von Familienmitgliedern nach Hause, die einen erheblichen Pflegebedarf haben [z.B. Frühgeburt, angeborene Missbildung/Fehlfunktion; gebrechlicher älterer Mensch nach einem Schlaganfall]
- Unvorhersagbarkeit der Pflegesituation
- Menge der Tätigkeiten
- Komplexität der Tätigkeiten
- Verantwortung für die 24-Std.-Versorgung
- jahrelanges Pflegen
- laufende Veränderungen der Tätigkeiten.

Gesundheitszustand der Pflegeperson

- physische Probleme
- psychologische Probleme [oder]
- kognitive Probleme
- Unfähigkeit, die eigenen Erwartungen zu erfüllen
- Unfähigkeit, die Erwartungen anderer zu erfüllen
- unrealistische Erwartungen an sich selbst
- unzureichende Bewältigungsformen
- Sucht
- Co-Abhängigkeit.

sozioökonomisch

- konkurrierende Rollenverpflichtungen
- Entfremdung von anderen
- Isolation von anderen
- ungenügende Erholung.

Beziehung zwischen Pflegeperson und Pflegeempfänger

- unrealistische Erwartungen des Pflegeempfängers an die Pflegeperson
- Vorgeschichte einer schlechten Beziehung
- mentaler Zustand des älteren Menschen hemmt die Konversation
- Vorliegen eines Missbrauchs
- Vorliegen von Gewalt.

Familienprozesse

- Vorgeschichte von gestörten familiären Funktionen
- Vorgeschichte von begrenzten familiären Bewältigungsstrategien.

Ressourcen

- ungeeignete Umgebung zur Erbringung der Pflege (z. B. Unterkunft, Temperatur, Sicherheit)
- ungenügende Ausstattung, die Pflegeleistung zu erbringen
- [unzureichende Transportmöglichkeiten]
- ungenügende Beförderungsmöglichkeiten
- Unerfahrenheit in der Pflege
- nicht genügend Zeit
- [nicht genügend] körperliche Energie
- [nicht genügend] emotionale Stärke
- fehlende Unterstützung
- fehlende Privatsphäre der pflegenden Bezugsperson
- Wissensdefizit über öffentliche Ressourcen [oder]

- Schwierigkeiten beim Zugang zu den öffentlichen Ressourcen haben
- ungenügende öffentliche Ressourcen (z. B. Entlastungspflege, Erholungsmöglichkeiten)
- formelle Hilfcleistung
- informelle Hilfeleistung
- formelle Unterstützung
- informelle Unterstützung
- Pflegeperson ist von der Entwicklung her nicht bereit für die Rolle der Pflegeperson
- ungenügende informelle Hilfeleistung
- ungenügende informelle Unterstützung.

Bestimmende Merkmale [od. Symptome] [S]

subjektive

Pflegeaufwand, pflegerische Versorgung

- Sorge um eine mögliche Institutionalisierung des Pflegeempfängers
- Sorge um die zukünftige Gesundheit des Pflegeempfängers
- Sorge um die zukünftige Fähigkeit der Pflegeperson, die Pflegeleistung zu erbringen
- Sorge um die Versorgung des Pflegeempfängers, wenn die Pflegeperson unfähig ist, die Pflegeleistung zu erbringen.

Gesundheitszustand der Pflegeperson: Physisch

- gastrointestinale Störung
- Gewichtsveränderung
- Kopfschmerzen
- Fatigue
- Hautausschläge
- Hypertonie
- Herz-Kreislauf-Erkrankung
- Diabetes.

Gesundheitszustand der Pflegeperson: Emotional

- depressive Verstimmung
- Wut
- Stress
- Frustration
- gesteigerte Nervosität
- gestörter Schlaf

- fehlende Zeit, die persönlichen Bedürfnisse zu befriedigen.

Gesundheitszustand der Pflegeperson: sozioökonomisch
- Veränderungen der Freizeitaktivitäten
- lehnt eine berufliche Förderung/Aufstieg ab.

Pflegende Bezugsperson – Pflegeempfänger: Beziehung
- Schwierigkeiten, das Durchleben der Krankheit des Pflegeempfängers mit anzusehen
- Trauer bezüglich der veränderten Beziehung zum Pflegeempfänger
- Unsicherheit bezüglich der veränderten Beziehung zum Pflegeempfänger.

Pflegende Bezugsperson – Pflegeempfänger: Familienprozesse
- Sorgen um Familienmitglieder.

objektive

Pflegeaufwand
- Schwierigkeit, die erforderlichen Aufgaben durchzuführen
- Schwierigkeit, die erforderlichen Aufgaben abzuschließen
- durch Pflegeroutine überbeschäftigt sein
- sich negativ auswirkende Veränderung der Pflegeaktivitäten.

psychischer Gesundheitszustand der Pflegeperson
- Ungeduld
- gesteigerte emotionale Labilität
- Somatisierung
- beeinträchtigte individuelle Bewältigung.

sozioökonomischer Gesundheitszustand der Pflegeperson
- geringe Arbeitsleistung
- zieht sich vom sozialen Leben zurück.

Familienprozesse
- Familienkonflikt.

Angehörigenbezogene Pflegeziele/Kriterien zur Evaluation

Die pflegenden Angehörigen/Laien
- erkennen persönliche Ressourcen, um mit der Situation fertig zu werden.
- geben dem Pflegeempfänger die Möglichkeit, mit der Situation auf eigene Weise fertig zu werden.

- äußern ein realistischeres Verständnis und Erwartungen gegenüber dem Pflegeempfänger.
- zeigen Verhaltensweisen/Veränderungen in der Lebensweise, um mit problematischen Einflüssen fertig zu werden.
- berichten über ein verbessertes Allgemeinbefinden und die Fähigkeit, die Situation zu bewältigen.

Maßnahmen oder Pflegeinterventionen

1. Pflegepriorität: Ermitteln des Ausmaßes der Funktionseinschränkung:

- Erfragen/Beobachten des körperlichen Zustands und des Umfelds des Pflegeempfängers, soweit angemessen.
- Einschätzen der momentanen Funktionsfähigkeit der Pflegeperson (z. B. Schlafdauer, Ernährungsweise, Erscheinungsbild, Auftreten).
- Achten auf die Einnahme von Medikamenten/Alkohol, um mit der Situation fertig zu werden.
- Abklären, wie sicher die Situation für den Klienten und die pflegenden Angehörigen ist.
- Ermitteln der Arbeitsweise der Pflegenden zum jetzigen Zeitpunkt und der Reaktion des Pflegeempfängers darauf (Pflegende möchte z. B. Hilfe anbieten, die nicht als solche wahrgenommen wird, ist überfürsorglich oder hat unrealistische Erwartungen). *Kann zu Missverständnissen und Konflikten führen.*
- Achten auf Wahl/Häufigkeit sozialer Kontakte und Teilnahme an Freizeitaktivitäten.
- Bestimmen der Nutzung und Effektivität von Ressourcen und Unterstützungssystemen.

R

2. Pflegepriorität: Erkennen ursächlicher/beeinflussender Faktoren, die einen Zusammenhang mit der Beeinträchtigung haben:

- Beachten, inwieweit eine risikoreiche Situation besteht (z. B. alter Klient mit totalem Selbstversorgungsdefizit; Haushalt mit mehreren Kindern, von denen eines massive Unterstützung wegen seines körperlichen Zustands oder einer Entwicklungsverzögerung benötigt). *Kann zu Rollentausch mit zusätzlich damit verbundenem Stress führen oder kann erhöhte Ansprüche an die elterliche Fürsorge stellen.*
- Ermitteln der momentanen Kenntnisse der Situation. Achten auf irrtümliche Annahmen, Informationsdefizit, *welche die Reaktion*

von Pflegeperson/Pflegeempfänger auf die Krankheit/den Zustand stören können.

- Feststellen, welche Beziehung zwischen Pflegeperson und Pflegeempfänger besteht (z. B. Gatte/Gattin, Partner bzw. Partnerin oder Geliebte, Eltern bzw. Kind, Geschwister oder Freund/Freundin).
- Ermitteln, wie nah sich Pflegeperson und Pflegeempfänger stehen. *Die Betreuungsperson könnte beim Pflegeempfänger zu Hause leben (z. B. EhepartnerIn oder behindertes Kind) oder das erwachsene Kind könnte täglich vorbeischauen und Unterstützung leisten, Nahrung zubereiten/einkaufen, in Notfällen unterstützen. Jede Situation kann belastend sein.*
- Achten auf den psychischen/physischen Zustand und die Therapievorschriften/-erfordernisse für den Pflegeempfänger. *Betreuungsaktivitäten können komplex sein und praktische Pflege, Problemlösungsfertigkeiten, klinisches Urteilsvermögen sowie organisatorische und kommunikative Fertigkeitern erfordern, welche die Betreuungspersonen belasten können.*
- Ermitteln, wie groß die Bereitschaft zur Übernahme von Verantwortung der Pflegeperson ist, wie sehr sie an der Pflege beteiligt ist und wie lange die Pflege voraussichtlich dauert.
- Feststellen der körperlichen/emotionalen Gesundheit und des Entwicklungsstandes/der Fähigkeiten und zusätzlicher Verantwortungsbereiche der Pflegeperson (z. B. Beruf, eigene Familie). *Liefert Hinweise auf potenzielle Stressoren und mögliche stützende Interventionen.*
- Anwenden, wenn angebracht, eines geeigneten Instruments (Pflegekompass) zur Informationssammlung, *um die Fähigkeiten der Pflegeperson genauer zu ermitteln.*
- Feststellen individueller kultureller Faktoren und deren Bedeutung für die Pflegeperson. *Hilft, die Erwartungen von Pflegeempfänger, Pflegeperson, Familie und Gemeinschaft genauer zu bestimmen.*
- Achten auf einen Co-Abhängigkeitsbedarf/befähigende Verhaltensweisen der Pflegeperson.
- Feststellen der momentan beanspruchten, zur Verfügung stehenden Unterstützungsmöglichkeiten und Ressourcen
- Ermitteln, ob ein Konflikt zwischen Pflegeperson/-empfänger/Familie besteht und Bestimmen des Ausmaßes.
- Erfassen von Verhaltensweisen vor und nach der Krankheit, welche die Pflege/Genesung des Pflegeempfängers stören könnten.

3. Pflegepriorität: Unterstützen der pflegenden Angehörigen, ihre Gefühle wahrzunehmen und sich mit Problemen auseinander zu setzen:

- Schaffen einer therapeutischen Beziehung, die Empathie und vorbehaltlose positive Wertschätzung vermittelt. *Ein mitfühlender Ansatz, bei dem sich die fachliche Erfahrung der Pflegeperson in der Gesundheitsversorgung mit dem Wissen aus erster Hand der Betreuungsperson mischen, kann Ermutigung vor allem in einer langfristig schwierigen Situation bringen.*
- Anerkennen der Schwierigkeit der Situation für die Pflegeperson/Familie. *Der Forschung zufolge sind die beiden stärksten vorhersagenden Prädiktoren für eine Rollenüberlastung pflegender Angehöriger/Laien eine schlechte Gesundheit und das Gefühl, es gebe keine andere Wahl, als die zusätzliche Verantwortung auf sich zu nehmen.*
- Sprechen mit der Pflegeperson über ihre Sorgen und ihre Meinung zur Situation.
- Ermutigen der Pflegenden, sich Gefühle einzugestehen und sie auszudrücken. Erklären, ohne falsche Beruhigungen auszusprechen, dass diese Reaktionen normal sind.
- Erörtern der Lebensziele, Selbstwahrnehmung und Erwartungen des Klienten an sich selbst, um unrealistische Denkweisen zu erkennen und Bereiche zu identifizieren, in denen Flexibilität/Kompromisse möglich sind.
- Erörtern der Auswirkung situationsbedingter Rollenveränderungen und des Umgangs damit.

R

4. Pflegepriorität: Befähigen der pflegenden Angehörigen, mit der momentanen Situation besser umzugehen:

- Feststellen der Stärken der Pflegeperson und des Pflegeempfängers.
- Erörtern von Strategien, um die Pflege und andere Verpflichtungen zu koordinieren (z. B. berufliche Tätigkeit, Pflege von Kindern/weiteren abhängigen Personen, Führen des Haushalts).
- Ermöglichen, soweit angebracht, einer Besprechung mit der ganzen Familie (Familienkonferenz), *um Informationen auszutauschen und einen Plan zur Beteiligung an den Pflegeaktivitäten zu erstellen.*
- Vermitteln in Kurse und/oder an Fachpersonen (z. B. Erste-Hilfe-/Reanimationskurse, Stomaberatung/Physiotherapie).

- Erkennen zusätzlicher Ressourcen zur finanziellen/rechtlichen Unterstützung und zur Entlastung der Pflegeperson.
- Informationen über Umgangsformen mit ausagierendem, gewalttätigen oder desorientierten Verhalten des Pflegeempfängers, *um die Sicherheit von Pflegeperson und Pflegeempfänger zu gewährleisten.*
- Bestimmen, welche Geräte, Hilfsmittel anzuschaffen/vorhanden sind, *um Selbstständigkeit und Sicherheit des Pflegeempfängers zu erhöhen.*
- Bestimmen, wenn erforderlich, einer Fallmanagerin/Kontaktperson, *um partnerschaftlich mit Pflegedienstleistern die Pflege zu koordinieren, körperliche/soziale Unterstützung anzubieten und bei der Problemlösung zu unterstützen, soweit erforderlich/gewünscht.*

5. Pflegepriorität: Fördern des Wohlbefindens (Beratung, Patientenedukation und Entlassungsplanung):

- Fürsprechen für die Betreuungsperson/Unterstützen der Betreuungsperson beim Planen und Implementieren evtl. nötiger Veränderungen (z. B. häusliche Pflege, Tagespflege für Erwachsene, evtl. Einweisen in eine Einrichtung der Langzeitpflege/ein Hospiz).
- Unterstützen der Betreuungsperson beim Setzen praktischer Ziele für sich selbst (und den Pflegeempfänger), die, gemessen an der Erkrankung/Prognose des Pflegeempfängers und den Fähigkeiten der Betreuungsperson, realistisch sind.
- Überprüfen auf Zeichen eines Burn-out (z. B. emotionale/körperliche Erschöpfung, Veränderungen von Appetit und Schlaf, Rückzug von Freunden/der Familie/Lebensinteressen).
- Erörtern/Demonstrieren von Methoden zur Stressbewältigung (z. B. das Akzeptieren eigener Gefühle/Frustrationen/Einschränkungen; Sprechen mit einem Freund, dem man traut; sich eine Auszeit von der Situation nehmen) und der Bedeutung des Sich-selbst-Nährens (z. B. regelmäßiges Essen und Schlafen, Interessen der eigenen Entwicklung verfolgen, soziale Aktivitäten, spirituelle Bereicherung). *Kann der Betreuungsperson Möglichkeiten bieten, für sich selbst zu sorgen.*
- Fördern der Teilnahme an einer Selbsthilfegruppe.
- Vermitteln in Kurse/sonstige Therapien, soweit angezeigt.
- Benennen eines Selbsthilfeprogramms, *um Instrumente für den Fall zu beschaffen, dass eine Co-Abhängigkeit die Handlungsfähigkeit beeinträchtigt.*

- Vermitteln in eine Beratung oder Psychotherapie, bei Bedarf.
- Sorgen für geeignete Literaturangaben *für ein Lernen im eigenen Tempo*, um zu Diskussionen über diese Information anzuregen.

Schwerpunkte der Pflegedokumentation

Pflegeassessment oder Neueinschätzung

- Befunde des Assessments, Funktionsniveau/Ausmaß der Beeinträchtigung, Wahrnehmen/Verstehen der Situation durch die Pflegeperson
- festgestellte Risikofaktoren.

Planung

- Pflege-/Interventionsplan und beteiligte Personen
- Benötigte Ressourcen inkl. Art und Quelle von Hilfsmitteln/Dauerausrüstung
- Patientenedukationsplan für Klienteninformation, -schulung und -beratung.

Durchführung/Evaluation

- Reaktionen auf Interventionen/Patientenedukation und ausgeführte Pflegemaßnahmen
- Zielerreichung/Fortschritte in Richtung gewünschter Ergebnisse
- Veränderungen des Pflegeplans.

Entlassungs- oder Austrittsplanung

- Erfordernisse der Entlassung, langfristiger Pflegebedarf nach Entlassung, vorgenommene Koordinationen und Vermittlungen, zusätzlich verfügbare personelle, kommunale und materielle Ressourcen
- spezifische, vorgenommene Vermittlungen, Nachsorgeplan sowie Verantwortlichkeiten für zu treffende Maßnahmen.

R

Empfohlene, exemplarische Pflegeinterventionen (NIC) und Pflegeergebnisse (NOC)

NIC: *Rollenförderung* [Caregiver Support] (McCloskey-Dochterman, J.; Bulecheck, G. M., 2013)

NOC: *Potenzial der Beständigkeit der/des pflegenden Angehörigen* [Caregiver role Endurance] (Moorhead, S., Johnson, M.; Maas, M. L.; Swanson, E., 2013)

Literatur

Blom, M.; Duijnstee, M.; Schnepp, W.: Wie soll ich das nur aushalten? – Mit dem Pflegekompass die Belastung pflegender Angehöriger einschätzen. Huber, Bern 1999 [vgr.]

Friedemann, M. L.: Familien- und umgebungsbezogene Pflege. Huber, Bern 2010

Georg, J.: Rollenüberlastung pflegender Angehöriger. NOVA 36 (2005) 6: 24–26

Georg, J.: Rollenüberlastung pflegender Angehöriger – Gefahren und Chancen. NOVA 40 (2009) 9: 12–13

Holzer-Pruss, C.: Die Belastung der Angehörigen. In: Käppeli, S. (Hrsg.): Pflegekonzepte (Bd. 3). Huber, Bern 2000

Perrig-Chiello, P.; Höpflinger, F.: Pflegende Angehörige älterer Menschen. Huber, Bern 2012

Schnepp, W.: Angehörigenpflege. Huber, Bern 2002

Wright, L. M.; Leahey, M.: Familienzentrierte Pflege. Lehrbuch für Familien-Assessment und Interventionen. Huber, Bern 2009

Gefahr einer Rollenüberbelastung der pflegenden Bezugsperson [P]

Risk for caregiver role strain (00062) (1992)
Domäne 7: **Rollenbeziehungen**
Klasse 1: **Fürsorgerollen**

Diagnosetyp (Dokumentationsform): Risikopflegediagnose (PR)
Zuordnung der Pflegediagnose nach Pflegemodellen/-klassifikationen s. Kap. 6.

Definition: Pflegende Bezugsperson ist gefährdet, die Rollenausübung als pflegender Familienangehöriger als schwierig wahrzunehmen

R

Risikofaktoren [R]

- schwere Krankheit des Pflegeempfängers
- psychologische Probleme der Pflegeperson
- psychologische Probleme des Pflegeempfängers
- Abhängigkeit
- Co-Abhängigkeit
- Nachhause-Entlassung eines Familienmitglieds mit hohem Pflegebedarf

- Frühgeburt
- angeborener Defekt
- unvorhersehbarer Krankheitsverlauf
- instabile Gesundheit des Pflegeempfängers
- Dauer der benötigten Pflcge
- Unerfahrenheit mit der Erbringung der Pflege
- Komplexität pflegerischer Aufgaben
- Menge der pflegerischen Aufgaben
- konkurrierende Rollenverpflichtungen der Pflegeperson
- beeinträchtigte Gesundheit der Pflegeperson
- Pflegeperson ist Ehepartner/in
- pflegende Bezugsperson ist weiblich
- Pflegeperson ist von der Entwicklung her nicht bereit zur Rollenübernahme als Pflegeperson [z. B. ein junger Erwachsener, der sich um ein Elternteil in mittlerem Alter kümmern muss]
- Entwicklungsverzögerung des Pflegeempfängers
- Entwicklungsverzögerung der Pflegeperson
- Retardierung des Pflegeempfängers
- Retardierung der Pflegeperson
- Vorliegen situationsbedingter Stressoren, die gewöhnlicherweise Familien beeinflussen (z. B. schwerer Verlust, Katastrophe oder Krise, ökonomische Schwäche, bedeutende Lebensereignisse [z. B. Geburt eines Kindes, Spitalaufenthalt, Wegzug von/Rückkehr nach Hause, Heirat, Scheidung, Veränderung in der Arbeitssituation, Pensionierung, Tod])
- ungeeignete Umgebung zur Erbringung der Pflege (z. B. Unterkunft, Temperatur, Sicherheit) [Transport, kommunale Dienste, Ausrüstung]
- Isolation der Familie
- Isolation der Pflegeperson
- fehlende Erholung der Pflegeperson
- fehlende Entlastung der Pflegeperson
- schwache Anpassung der Familie [oder]
- Familienstörung trat vor der Pflegesituation auf
- unzureichende Bewältigungsformen [der Pflegeperson]
- Vorgeschichte einer schlechten Beziehung zwischen Pflegeperson und Pflegeempfänger
- Pflegeempfänger zeigt ein von der Norm abweichendes Verhalten
- Pflegeempfänger zeigt bizarres Verhalten

- Vorliegen von Missbrauch
- Vorkommen von Gewalttätigkeit
- kognitive Probleme des Pflegeempfängers.

Angehörigenbezogene Pflegeziele/Kriterien zur Evaluation

Die pflegenden Angehörige/Laien

- erkennen individuelle Risikofaktoren und entsprechende Maßnahmen.
- zeigen/regen Verhaltensweisen oder Veränderungen der Lebensweise an, um zu verhindern, dass ihre Handlungsfähigkeit beeinträchtigt wird.
- setzen verfügbare Ressourcen angemessen ein.
- äußern, mit der momentanen Situation zufrieden zu sein.

Maßnahmen oder Pflegeinterventionen

1. Pflegepriorität: Ermitteln der Faktoren, welche die momentane Situation beeinflussen:

- Beachten, inwieweit eine risikoreiche Situation besteht (z. B. alter Klient mit totalem Selbstversorgungsdefizit; Haushalt mit mehreren Kindern, von denen eines massive Unterstützung wegen seines körperlichen Zustands oder einer Entwicklungsverzögerung benötigt). *Kann zu Rollentausch mit zusätzlich damit verbundenem Stress führen oder erhöhte Ansprüche an die elterliche Fürsorge stellen.*
- Feststellen, welche Beziehung zwischen Pflegeperson und Pflegeempfänger besteht (z. B. Gatte/Gattin, Partner/Geliebte, Eltern/Kind, Geschwister, Freund/Freundin).
- Achten auf die Therapievorschriften/-erfordernisse und den psychischen/physischen Zustand des Pflegeempfängers, *um Bereiche eines potenziellen Bedarfs (z. B. Anleitung, direkte pflegerische Unterstützung, Tagespflege) zu ermitteln.*
- Ermitteln, wie groß die Verantwortung der Pflegeperson ist, wie sehr sie an der Pflege beteiligt ist und wie lange die Pflege voraussichtlich dauert.
- Ermitteln der körperlichen/seelischen Gesundheit und des Entwicklungsniveaus/der Entwicklungsfähigkeiten der Betreuungsperson (z. B. Beruf, Schule, Familie). *Liefert Hinweise auf potenzielle Stressoren und mögliche Interventionen zur Unterstützung.*

- Anwenden, wenn angebracht, eines geeigneten Instruments (Pflegekompass) zur Informationssammlung, *um die Fähigkeiten der Pflegeperson genauer zu ermitteln.*
- Feststellen der Stärken/Schwächen der Pflegenden und des Pflegeempfängers.
- Sprechen mit der Pflegenden über ihre Meinung zur Situation und ihre Sorgen.
- Feststellen der momentan beanspruchten, zur Verfügung stehenden Unterstützungsmöglichkeiten und Ressourcen.
- Achten auf eine Co-Abhängigkeit der Pflegenden.

2. Pflegepriorität: Befähigen der pflegenden Angehörigen, besser mit der momentanen Situation umzugehen:

- Erörtern von Strategien, um die Pflege und andere Verpflichtungen zu koordinieren (z.B. berufliche Tätigkeit, Pflege von Kindern/weiteren abhängigen Personen, Führung des Haushalts).
- Ermöglichen, wenn angebracht, einer Besprechung mit der ganzen Familie (Familienkonferenz), *um Informationen auszutauschen und einen Plan zur Beteiligung an den Pflegeaktivitäten zu erstellen.*
- Vermitteln in Kurse und/oder an Fachpersonen (z.B. Erste-Hilfe-/Reanimationskurse, Stomaberatung/Physiotherapie) *für besondere Schulungsmaßnahmen, bei Bedarf.*
- Erkennen zusätzlicher Ressourcen zur finanziellen/rechtlichen Unterstützung und zur Entlastung der Pflegeperson.
- Bestimmen, welche Hilfsmittel anzuschaffen/vorhanden sind, *um Selbstständigkeit und Sicherheit des Pflegeempfängers zu erhöhen.*
- Bestimmen, wenn erforderlich, einer Fallmanagerin/Kontaktperson, *um die Pflege zu koordinieren, Unterstützung anzubieten, beim Problemlösen zu unterstützen.*
- Informationen über Umgangsformen mit gewalttätigem oder desorientierten Verhaltensweisen des Pflegeempfängers, *um Pflegeperson und Pflegeempfänger zu schützen/Verletzungen zu verhindern.*
- Unterstützen der Pflegeperson, Verhaltensweisen, die auf eine Co-Abhängigkeit schließen lassen, (z.B. das Ausführen von Handlungen, die andere Personen selbstständig tun können) und wie diese die Situation beeinflussen, zu erkennen.

3. Pflegepriorität: Fördern des Wohlbefindens (Beratung, Patientenedukation und Entlassungsplanung):

- Betonen der Bedeutung der Selbstpflege (z. B. die anhaltende Förderung der persönlichen Entwicklung, persönlichen Bedürfnisse, Hobbys und sozialen Aktivitäten), *um die Lebensqualität der Betreuungsperson zu erhalten.*
- Fürsprechen für die Betreuungsperson/Unterstützen der Betreuungsperson beim Planen/Implementieren evtl. nötiger Veränderungen (z. B. häusliche Pflege, Tagespflege für Erwachsene, evtl. Einweisung in eine Einrichtung der Langzeitpflege/ein Hospiz).
- Überprüfen auf Zeichen eines Burn-out (z. B. emotionale/körperliche Erschöpfung, Veränderungen von Appetit und Schlaf, Rückzug von Freunden/der Familie/Lebensinteressen).
- Erörtern/Demonstrieren von Methoden zur Stressbewältigung und der Bedeutung des Sich-selbst-Nährens (z. B. Interessen der eigenen Entwicklung verfolgen, persönliche Bedürfnisse, soziale Aktivitäten, spirituelle Bereicherung). *Kann der Betreuungsperson Möglichkeiten bieten, sich selbst zu schützen und ihr Wohlbefinden zu fördern.*
- Fördern der Teilnahme an einer Selbsthilfegruppe für Betreuungspersonen/an anderen speziellen Selbsthilfegruppen.
- Sorgen für Bibliotherapie geeigneter Quellen und Ermutigen zur Erörterung der Informationen
- Vermitteln in Kurse/Therapien, soweit angezeigt.
- Anwenden eines geeigneten Programms, soweit angezeigt, *um für Instrumente zum Umgang mit co-abhängigem Verhalten zu sorgen, das den Funktionsgrad einschränkt.*
- Vermitteln in eine Beratung oder Psychotherapie, bei Bedarf.

Schwerpunkte der Pflegedokumentation

Pflegeassessment oder Neueinschätzung

- festgestellte Risikofaktoren und die Wahrnehmung der Situation durch die Betreuungsperson
- Reaktionen des Pflegeempfängers/der Familie
- Beteiligung der Familienangehörigen/anderer Personen.

Planung

- Pflege-/Interventionsplan und beteiligte Personen
- Patientenedukationsplan für Klienteninformation, -schulung und -beratung.

Durchführung/Evaluation

- Reaktionen auf Interventionen/Patientenedukation und ausgeführte Pflegemaßnahmen
- Zielerreichung/Fortschritte in Richtung gewünschter Ergebnisse
- Veränderungen des Pflegeplans.

Entlassungs- oder Austrittsplanung

- Erfordernisse der Entlassung, langfristiger Pflegebedarf nach Entlassung, vorgenommene Koordinationen und Vermittlungen, zusätzlich verfügbare personelle, kommunale und materielle Ressourcen
- spezifische, vorgenommene Vermittlungen, Nachsorgeplan sowie Verantwortlichkeiten für zu treffende Maßnahmen.

Empfohlene, exemplarische Pflegeinterventionen (NIC) und Pflegeergebnisse (NOC)

NIC: *Rollenförderung* [Caregiver Support] (McCloskey-Dochterman, J.; Bulecheck, G. M., 2013)
NOC: *Belastungsfaktoren der/des pflegenden Angehörigen* [Caregiver role Endurance] (Moorhead, S., Johnson, M.; Maas, M. L.; Swanson, E., 2013)

Literatur

Blom, M.; Duijnstee, M.; Schnepp, W.: Wie soll ich das nur aushalten? – Mit dem Pflegekompass die Belastung pflegender Angehöriger einschätzen. Huber, Bern 1999 [vgr.]

Carpenito-Moyet L. J.: Das Pflegediagnosen-Lehrbuch. Huber, Bern 2013

Friedemann, M. L.: Familien- und umgebungsbezogene Pflege. Huber, Bern 2010

Georg, J.: Rollenüberlastung pflegender Angehöriger. NOVA 36 (2005) 6: 24–26

Georg, J.: Rollenüberlastung pflegender Angehöriger – Gefahren und Chancen. NOVA 40 (2009) 9: 12–13

Holzer-Pruss, C.: Die Belastung der Angehörigen. In: Käppeli, S. (Hrsg.): Pflegekonzepte (Bd. 3). Huber, Bern 2000

Perrig-Chiello, P.; Höpflinger, F.: Pflegende Angehörige älterer Menschen. Huber, Bern 2012

Schnepp, W.: Angehörigenpflege. Huber, Bern 2002

Wright, L. M.; Leahey, M.: Familienzentrierte Pflege. Lehrbuch für Familien-Assessment und Interventionen. Huber, Bern 2009

Unwirksames Rollenverhalten [P]

Ineffective role performance (00055) (1978, R 1996, R 1998)
Domäne 7: **Rollenbeziehungen**
Klasse 3: **Rollenverhalten**

Diagnosetyp (Dokumentationsform): aktuelle Pflegediagnose (PES)
Zuordnung der Pflegediagnose nach Pflegemodellen/-klassifikationen s. Kap. 6.

Definition: Verhaltensmuster und Selbstdarstellung, die nicht zum Kontext der Umgebung, den Normen und den Erwartungen passen

Beeinflussende Faktoren [od. Einflussfaktoren] [E]

Wissen

- unangemessenes Rollenmodell
- fehlendes Rollenmodell
- unzureichende Vorbereitung auf die Rolle (z. B. Rollenübergang, Einübung der Fertigkeiten, Absicherung)
- Mangel an Bildung
- [Entwicklungsübergänge]
- unrealistische Rollenerwartungen.

physiologische

- verändertes Körperbild
- kognitive Defizite
- neurologische Defekte
- physische Krankheit
- psychische Krankheit
- Depression
- geringes Selbstwertgefühl
- Fatigue
- Schmerz
- Suchtmittelmissbrauch.

soziale

- unzureichende Rollensozialisation [z. B. Rollenvorbild, -erwartungen, -verantwortlichkeiten]
- junges Alter
- Entwicklungsstufe
- fehlende Ressourcen

- niedriger sozioökonomischer Status
- Stress
- Konflikt
- terminliche Anforderungen im Beruf
- [Familienkonflikt], häusliche Gewalt
- unzureichendes Unterstützungssystem
- fehlende Belohnung[en]
- ungeeignete Anbindung an das Gesundheitssystem.

Bestimmende Merkmale [od. Symptome] [S]

subjektive

- veränderte Rollenwahrnehmung
- Veränderung der Fremdwahrnehmung der Rolle
- Veränderung der Selbstwahrnehmung der Rolle
- Veränderung der Fähigkeit, die Rolle wieder einzunehmen
- Veränderung der gewohnten Verantwortungsmuster
- ungenügende Gelegenheiten für die Rollenausübung
- Rollenunzufriedenheit
- Rollenüberlastung [oder]
- Rollenverleugnung
- Diskriminierung [durch andere]
- Machtlosigkeit.

objektive

- fehlendes Wissen
- ungenügende Rollenkompetenz
- ungenügende Fertigkeiten [Rollenfertigkeiten]
- ungenügende Anpassung an die Veränderung
- unangemessene entwicklungsbezogene Erwartungen
- ungenügende Zuversicht/[ungenügendes] Vertrauen
- ungenügende Motivation
- ungenügende Selbstorganisation [oder]
- unangemessenes Coping
- unzulängliche oder mangelhafte externe Unterstützung bei der Rollenausübung
- Rollenbelastung [Rollenüberlastung]
- Rollenkonflikt
- Rollenkonfusion [oder]
- Rollenambivalenz [Unvermögen, eine Rolle einzunehmen]
- Unsicherheit

- Angst
- Depression
- Pessimismus
- häusliche Gewalt
- Belästigung
- Systemkonflikt.

Klientenbezogene Pflegeziele oder Evaluationskriterien

Der Klient

- äußert Verstehen der Rollenerwartungen/-verpflichtungen.
- äußert eine realistische Wahrnehmung und Akzeptanz seiner selbst in der veränderten Rolle.
- spricht mit der Familie/Bezugsperson(en) über die Situation sowie über die eingetretenen Veränderungen und erzwungenen Grenzen.
- macht realistische Pläne für die Anpassung an die neue Rolle/an Rollenveränderungen.

Maßnahmen oder Pflegeinterventionen

1. Pflegepriorität: Einschätzen ursächlicher/beeinflussender Faktoren:

- Ermitteln der Art der Rollenstörung, z. B. entwicklungsbedingt (vom Jugendlichen zum Erwachsenen), situationsbedingt (vom Gatten zum Vater, Geschlechtsidentität), Wechsel/Übergänge zwischen Gesundheit und Krankheit.
- Bestimmen der Rolle des Klienten in der Familienstruktur.
- Ermitteln, wie sich der Klient als Mann/Frau in der Funktion seiner/ihrer Rolle in den gewohnten Lebensumständen sieht.
- Ermitteln der Ansicht des Klienten über seine sexuelle Funktion (z. B. der Verlust, nach einer Hysterektomie keine Kinder mehr gebären zu können).
- Ermitteln kultureller Faktoren in Zusammenhang mit den Geschlechtsrollen des Individuums. *Die Rollen der Frau/des Mannes werden in verschiedenen Kulturen unterschiedlich definiert (z. B. fordert die muslimische Kultur, dass die Frau eine untergeordnete Rolle einnimmt, während der Mann in der Beziehung als Familienoberhaupt gilt).*

R

- Feststellen der Wahrnehmung/Sorgen in der momentanen Situation. *Unter Umständen nimmt der Klient an, dass die aktuelle Rolle eher zum anderen Geschlecht passt (z.B. kann eine passive Klientenrolle für Frauen weniger bedrohlich sein).*
- Befragen wichtiger Bezugspersonen darüber, wie sie die Situation wahrnehmen und was sie erwarten. *Kann beeinflussen, wie sich der Klient selbst sieht.*

2. Pflegepriorität: Unterstützen des Klienten, mit der bestehenden Situation umzugehen:

- Erörtern der Wahrnehmung der Situation und ihrer Bedeutung aus der Sicht des Klienten.
- Wahren einer positiven Haltung gegenüber dem Klienten.
- Sorgen für Gelegenheiten, in denen der Klient die größtmögliche Kontrolle ausüben kann. *Stärkt das Selbstkonzept und fördert die Akzeptanz des Plans.*
- Abgeben einer realistischen Einschätzung der Situation und zugleich Vermitteln von Hoffnung.
- Erörtern und Unterstützen beim Entwickeln von Strategien mit dem Klienten/Bezugsperson(en), um mit Rollenveränderungen umzugehen, die sich aus zurückliegenden Übergängen, kulturellen Erwartungen und Widersprüchen zu Werten/Überzeugungen ergeben. *Hilft den Beteiligten, die individuellen Unterschiede wahrzunehmen (z.B. könnte die Entwicklungsaufgabe Heranwachsender, sich abzulösen, mit der Einschätzung der Eltern in Konflikt geraten; Entscheidung einer Person, die Religion zu wechseln).*

- Anerkennen der Realität der Situation in Zusammenhang mit dem Rollenwechsel und Unterstützen des Klienten, Gefühle von Zorn und Trauer auszudrücken. Fördern der Anerkennung positiver Aspekte der Veränderung und des Ausdrucks entsprechender Gefühle.
- Schaffen eines offenen Klimas, damit der Klient seine Sorgen über Sexualität besprechen kann. *Verlegenheit kann die Diskussion über dieses sensible Thema hemmen.* Vgl. PDx: Sexualstörung, Unwirksames Sexualverhalten.
- Identifizieren einer Vorbildfunktion für den Klienten. Unterrichten des Klienten über Rollenerwartungen mit Hilfe von schriftlichem und audiovisuellem Schulungsmaterial.
- Verwenden von Methoden der Rollenerprobung, um dem Klien-

ten beim Entwickeln neuer Fertigkeiten zu helfen, *um mit den Veränderungen zurechtzukommen.*

3. Pflegepriorität: Fördern des Wohlbefindens (Beratung, Patientenedukation und Entlassungsplanung):

- Ermöglichen des Zugangs zu Informationen, um etwas über mögliche Rollenerwartungen/-veränderungen zu lernen. *Bietet die Gelegenheit, proaktiv mit Veränderungen umzugehen.*
- Akzeptieren des Klienten in seiner veränderten Rolle. Positives Feed-back für vollzogene Veränderungen und erreichte Ziele geben. *Bietet Verstärkung des erwünschten Verhaltens und erleichtert, das neu erlernte Verhalten fortzuführen.*
- Vermitteln an Selbsthilfegruppen, Berufsberatung, Elternkurse, Beratung/Psychotherapie soweit entsprechend den individuellen Bedürfnissen angezeigt. *Sorgt für nachhaltige Unterstützung, um Fortschritte zu erhalten.*
- Vgl. PDx: Selbstwertgefühl (div. PDx) sowie die PDx zur Elternrolle.

Schwerpunkte der Pflegedokumentation

Pflegeassessment oder Neueinschätzung

- individuelle Ergebnisse inkl. spezifischer Merkmale prädisponierender Krisen/Situationen sowie der Wahrnehmung der Rollenveränderung
- Erwartungen der Bezugsperson(en).

Planung

- Pflege-/Interventionsplan und beteiligte Personen
- Patientenedukationsplan für Klienteninformation, -schulung und -beratung.

Durchführung/Evaluation

- Reaktionen auf Interventionen/Patientenedukation und ausgeführte Pflegemaßnahmen
- Zielerreichung/Fortschritte in Richtung gewünschter Ergebnisse
- Veränderungen des Pflegeplans.

Entlassungs- oder Austrittsplanung

- Erfordernisse der Entlassung, langfristiger Pflegebedarf nach Entlassung, vorgenommene Koordinationen und Vermittlungen, zusätzlich verfügbare personelle, kommunale und materielle Ressourcen

- spezifische, vorgenommene Vermittlungen, Nachsorgeplan sowie Verantwortlichkeiten für zu treffende Maßnahmen.

Empfohlene, exemplarische Pflegeinterventionen (NIC) und Pflegeergebnisse (NOC)

NIC: *Rollenförderung* [Role Enhancement] (McCloskey-Dochterman, J.; Bulecheck, G. M., 2013)
NOC: *Rollenverhalten* [Role Performance] (Moorhead, S., Johnson, M.; Maas, M. L.; Swanson, E., 2013)

Literatur

Carpenito-Moyet L. J.: Das Pflegediagnosen-Lehrbuch. Huber, Bern 2013

Holoch, E. et al. (Hrsg.): Lehrbuch Kinderkrankenpflege. Huber, Bern 1999: 739 ff. [vgr.]

Lunney, M.: Arbeitsbuch Pflegediagnostik: Pflegerische Entscheidungsfindung, kritisches Denken und diagnostischer Prozess – Fallstudien und Analysen. Deutschsprachige Ausgabe herausgegeben von Jürgen Georg & Maria Müller Staub. Huber, Bern 2007: 190; 208; 219

Sauter, D.; Abderhalden, C.; Needham, I.; Wolff, S.: Lehrbuch psychiatrische Pflege. Huber, Bern 2011

Saug-/Schluckstörung des Säuglings [P]

Ineffective infant feeding pattern (00107) (1992, R 2006, LOE 2.1)
Domäne 2: **Ernährung**
Klasse 1: **Nahrungsaufnahme**

Diagnosetyp (Dokumentationsform): aktuelle Pflegediagnose (PES)
Zuordnung der Pflegediagnose nach Pflegemodellen/-klassifikationen s. Kap. 6.

Definition: Beeinträchtigte Fähigkeit eines Säuglings, zu saugen oder den Saug-/Schluckvorgang zu koordinieren, die zu einer unzureichenden oralen Ernährung zur Deckung des Stoffwechselbedarfs führt

Beeinflussende Faktoren [od. Einflussfaktoren] [E]

- Frühgeburt
- neurologische Beeinträchtigung
- neurologische Verzögerung
- Überempfindlichkeit im Mund
- anhaltende Nahrungskarenz
- anatomische Auffälligkeiten.

Bestimmende Merkmale [od. Symptome] [S]

subjektive

- [Die Betreuungsperson gibt an, dass der Säugling weder fähig ist, mit dem Saugen einzusetzen noch wirksam zu saugen.]

objektive

- Unfähigkeit, einen wirksamen Sog herzustellen
- Unfähigkeit, einen wirksamen Sog aufrechtzuerhalten
- Unfähigkeit, Saugen, Schlucken und Atmen zu koordinieren.

Säuglingsbezogene Pflegeziele/Kriterien zur Evaluation

Der Säugling

- weist eine angemessene Ausfuhr auf, was sich anhand der Anzahl nasser Windeln pro Tag einschätzen lässt.

- weist eine angemessene Gewichtszunahme auf.
- aspiriert nicht.

Maßnahmen oder Pflegeinterventionen

1. Pflegepriorität: Feststellen beeinflussender Faktoren/des Ausmaßes der Funktionseinschränkung:

- Einschätzen des Saug-, Schluck- und Würgreflexes des Säuglings. Liefert Ausgangswerte für einen Vergleich und nützt beim Herausfinden einer geeigneten Fütterungsmethode.
- Beachten des Entwicklungsalters, struktureller Missbildungen (z. B. Lippen-/Gaumenspalte), mechanischer Hindernisse (z. B. endotrachealer Tubus, Beatmungsgerät).
- Feststellen des Bewusstseinszustands, neurologischer Schäden, eines epileptischen Geschehens, des Auftretens von Schmerzen.
- Beobachten der Interaktion zwischen Eltern und Kind, *um den Grad des Bondings/des Behagens zu bestimmen, der sich beim Füttern auf das Stressniveau auswirken könnte.*
- Beachten der Art der Medikation und des Zeitpunkts der Verabreichung. *Könnte sedierende Effekte haben oder die kindliche Nahrungsaufnahme beeinträchtigen.*
- Vergleichen des Geburtsgewichts mit dem momentanen Gewicht und der Körpergröße, *um den Fortschritt zu dokumentieren.*
- Ermitteln von Stresszeichen bei der Nahrungszufuhr (z. B. Tachypnö, Zyanose, Erschöpfung/Lethargie).
- Achten auf Verhaltensweisen, die nach der Nahrungsaufnahme auf ungestillten Hunger hindeuten.

2. Pflegepriorität: Fördern einer angemessenen Nahrungsaufnahme des Säuglings:

S

- Bestimmen der geeigneten Methode der Nahrungszufuhr (z. B. spezieller Sauger/Gerät zur Fütterung, Magensonde und die Wahl zwischen Flaschennahrung und Muttermilch entsprechend den Bedürfnissen des Säuglings.
- Überprüfen frühzeitiger Hinweise darauf, dass der Säugling gestillt werden möchte (z. B. reflektorisches Suchen nach der Mutterbrust, schmatzende Lippenbewegungen, Saugen am Finger/an der Hand) im Gegensatz zu Spätzeichen des Weinens/Schreiens. *Frühzeitig zu erkennen, dass das Kind Hunger hat, fördert eine rechtzeitige/befriedigendere Stillerfahrung für den Säugling wie für die Mutter.*

- Demonstrieren der Techniken/Vorgehensweisen beim Verabreichen der Nahrung. Achten auf die korrekte Lagerung des Säuglings, Vorgehensweise beim Anlegen, Dauer des Verabreichens der Mahlzeit, Häufigkeit des Aufstoßens (vgl., soweit angemessen, PDx: Unwirksames Stillen).
- Begrenzen der Stilldauer auf höchstens 30 Minuten, basierend auf der Reaktion des Säuglings (z. B. Zeichen von Erschöpfung), *um ein ausgewogenes Verhältnis zwischen Energieverbrauch und Nährstoffzufuhr zu schaffen.*
- Kontrollieren des Vorgehens der Betreuungsperson. Sorgen für Feed-back und Hilfestellung bei Bedarf. *Fördert das Lernen und die Fortsetzung der Bemühungen.*
- Vermitteln der Mutter an eine Hebamme oder Laktationsberaterin, um die Mutter bei ihren Stillbemühungen zu unterstützen und ungelöste Probleme anzugehen (z. B. dem Säugling beibringen, zu saugen).
- Betonen der Bedeutung einer ruhigen/entspannten Atmosphäre bei einer Mahlzeit, *um Schadreize zu reduzieren und die Konzentration der Mutter/des Säuglings auf das Stillen/Füttern zu verbessern.*
- Anpassen der Häufigkeit der Mahlzeiten und Nahrungsmenge an die Reaktionen des Säuglings. *Verhindert Stress des Kindes durch Über-/Unterfütterung.*
- Verabreichen fester Zusatznahrung und Eindickungsmittel entsprechend dem Alter und Bedarf des Säuglings
- Anwenden abwechselnder Verfahren bei der Nahrungszufuhr (z. B. Sauger und Magensonde) entsprechend den Fähigkeiten des Säuglings und dem Ausmaß seiner Erschöpfung.
- Anpassen der Medikamente/Mahlzeitenplan, *sodass die sedierende Wirkung möglichst gering gehalten wird und der Säugling wach ist.*

S

3. Pflegepriorität: Fördern des Wohlbefindens (Beratung, Patientenedukation und Entlassungsplanung):

- Unterweisen der Betreuungsperson in Methoden zur Vermeidung/Linderung einer Aspiration.
- Erörtern der erwarteten Wachstums- und Entwicklungsziele des Säuglings und des entsprechenden Kalorienbedarfs.
- Anraten, regelmäßig das Gewicht des Säuglings und die Nahrungsaufnahme zu kontrollieren.

- Empfehlen, nach Bedarf, einer Teilnahme an Kursen (z. B. Erste Hilfe/Herz-Kreislauf-Wiederbelebung).
- Vermitteln an Unterstützungsgruppen (z. B. La Leche Liga, Elterngruppen, Stressabbau oder andere kommunale Ressourcen), soweit angezeigt.
- Sorgen für Bibliotherapie/geeignete Web-Seiten für weitere Informationen.

Schwerpunkte der Pflegedokumentation

Pflegeassessment oder Neueinschätzung

- Art und Weg der Ernährung, Störungen und Reaktionen
- Messdaten des Säuglings.

Planung

- Pflege-/Interventionsplan und beteiligte Personen
- Patientenedukationsplan für Klienteninformation, -schulung und -beratung.

Durchführung/Evaluation

- Reaktionen des Säuglings auf Interventionen/Anleitung (z. B. Menge der eingenommenen Nahrung, Gewichtszunahme, Reaktion auf die Nahrungszufuhr) und durchgeführte Pflegehandlungen
- Beteiligung der Betreuungspersonen an der Säuglingspflege, Beteiligung an den Maßnahmen, Reaktion auf die Anleitung
- Zielerreichung/Fortschritte in Richtung gewünschter Ergebnisse
- Veränderungen des Pflegeplans.

Entlassungs- oder Austrittsplanung

S

- Erfordernisse der Entlassung, langfristiger Pflegebedarf nach Entlassung, vorgenommene Koordinationen und Vermittlungen, zusätzlich verfügbare personelle, kommunale und materielle Ressourcen
- spezifische, vorgenommene Vermittlungen, Nachsorgeplan sowie Verantwortlichkeiten für zu treffende Maßnahmen.

Empfohlene, exemplarische Pflegeinterventionen (NIC) und Pflegeergebnisse (NOC)

NIC: *Ernährungstherapie* [Nutrition Therapy] (McCloskey-Dochterman, J.; Bulecheck, G. M., 2013)

NOC: *Schluckstatus: orale Phase* [Swallowing Status: Oral Phase] (Moorhead, S., Johnson, M.; Maas, M. L.; Swanson, E., 2013)

Literatur

Carpenito-Moyet L. J.: Das Pflegediagnosen-Lehrbuch. Huber, Bern 2013

Bartolome, G.; Schröter-Morasch, H.: Schluckstörungen. Diagnostik und Rehabilitation. Elsevier, München 2010

Biancuzzo, M.: Stillberatung. Mutter und Kind professionell unterstützen. Elsevier, München 2004

Both, D.; Frischknecht, K.: Stillen kompakt. Elsevier, München 2007

Deutscher Hebammenverband: Praxisbuch: Besondere Stiullsituationen. Hippokrates, Stuttgart 2012

Eugster, G.; Both, D.: Stillen gesund & richtig. Elsevier, München 2008

Geißler, M.; Winkler, S.: Dysphagie. Schultz-Kirchner, Idstein 2010

Hiller, M.: Dysphagie. Strukturierte Angehörigenberatung. Schultz-Kirchner, Idstein 2008

Muß, K.: Stillberatung und Stillförderung. WVG, Stuttgart 2005

Royal College of Midwives RCM (Hrsg.): Erfolgreiches Stillen (4. Aufl.). Huber, Bern 2004

Smollich, M.; Jansen, A. C.: Arzneimittel in Schwangerschaft und Stillzeit. Hippokrates, Stuttgart 2011

Trapl, M.: Neurogene Dysphagien. Springer, Wien 2013

Bereitschaft für einen verbesserten Schlaf [G]

Readiness for enhanced sleep (00165) (2002, LOE 2.1)
Domäne 4: **Aktivität/Ruhe**
Klasse 1: **Schlaf/Ruhe**

Diagnosetyp (Dokumentationsform): Gesundheitsförderungspflegediagnose (GES)

Zuordnung der Pflegediagnose nach Pflegemodellen/-klassifikationen s. Kap. 6.

Definition: Ein Muster einer natürlichen periodischen Aufhebung des Bewusstseins, das für angemessene Ruhe sorgt, einen gewünschten Lebensstil aufrecht erhält und gestärkt werden kann

Beeinflussende Faktoren [od. Einflussfaktoren] [E]

- Zu bearbeiten.

Bestimmende Merkmale [od. Symptome] [S]

subjektive

- äußert den Willen, den Schlaf zu verbessern
- äußert das Gefühl, nach dem Schlaf ausgeruht zu sein
- folgt den Schlafroutinen, die die Schlafgewohnheiten verbessern.

objektive

- Schlafmenge entspricht den entwicklungsbezogenen Bedürfnissen
- gelegentlicher Gebrauch von schlaffördernden Medikamenten.

Klientenbezogene Pflegeziele oder Evaluationskriterien

Der Klient

- benennt individuell geeignete Interventionen zur Schlafförderung.
- äußert, nach dem Schlafen ausgeruht zu sein.
- passt seine Lebensweise an, um Routinen zur Schlafförderung zu integrieren.

Maßnahmen oder Pflegeinterventionen

1. Pflegepriorität: Feststellen der Motivation für weiteres Wachstum:

S

- Den Berichten des Klienten über Schlafdauer und -qualität zuhören. Feststellen, was der Klient/seine Bezugsperson(en) als ausreichenden [und guten] Schlaf wahrnehmen. *Deckt das Erleben und die Erwartungen des Klienten auf. Gibt Gelegenheit, falsche Vorstellungen/unrealistische Erwartungen anzusprechen und Interventionen zu planen.*
- Beobachten und/oder sich vom Klienten/den Bezugsperson(en) Rückmeldung über die üblichen Schlafenszeit, gewünschte Rituale und Routinen, die Anzahl der Schlafstunden, die Zeit des Aufstehens und Anforderungen an die Umgebung geben lassen, *um das übliche Schlafverhalten zu bestimmen und für vergleichende Ausgangswerte für Verbesserungen zu sorgen.*

- Herausfinden der Motivation für eine Veränderung des Schlafverhaltens und der daran geknüpften Erwartungen.
- Beachten von Angaben des Klienten über die Möglichkeiten einer Umstellung der üblichen Schlafenszeit (z. B. Umstellen des Arbeitsrhythmus/Wechsel in eine andere Schicht) oder eine Veränderung der üblichen Schlafenszeit (z. B. Klinikaufenthalt). *Hilft beim Erkennen von Umständen, die bekanntermaßen das Schlafverhalten stören und die biologischen Rhythmen der Person durcheinanderbringen könnten.*

2. Pflegepriorität: Unterstützen des Klienten beim Verbessern von Schlaf/Ruhe:

- Empfehlen, den Verzehr von Schokolade und koffein-/alkoholhaltigen Getränken einzuschränken (besonders 4 h vor dem Schlafengehen). *Diese Substanzen stören bekanntermaßen das Ein- bzw. Durchschlafen.* Beachte: *Alkohol zur Schlafenszeit mag manchen Personen beim Einschlafen helfen, der anschließende Schlaf ist jedoch fragmentiert und wegen eines Minialkoholentzugs unterbrochen.*
- Einschränken der Flüssigkeitszufuhr bei Nykturie oder Bettnässen 4 h vor dem Schlafengehen, *um nachts nicht ausscheiden zu müssen.*
- Empfehlen geeigneter Veränderungen der üblichen Rituale zur Schlafenszeit:
  - Sorgen für eine ruhige Umgebung und Maßnahmen zur Behaglichkeit (z. B. Einreiben des Rückens [ASE], Hände und Füße waschen, Säubern und Spannen der Laken). *Fördert Entspannung und Schlafbereitschaft*
  - Erfragen/Durchführen eines warmen Bades, Einstellen einer behaglichen Raumtemperatur, besänftigende Musik, Bereitstellen einer beruhigenden Bettlektüre. *Nichtmedikamentöse Hilfen können das Einschlafen fördern.*
  - Erörtern/Durchführen effektiver altersgerechter Einschlafrituale für Säuglinge/Kleinkinder (z. B. ein beruhigendes Bad, hin und her wiegen, eine Geschichte vorlesen, in den Arm nehmen, Lieblingsdecke/-spielzeug). *Rituale können die Fähigkeit einzuschlafen erhöhen, sie können darin bestärken, dass das Bett ein sicherer Ort ist und beim Kind ein Gefühl von Sicherheit fördern.*
- Unterstützen des Klienten beim Gebrauch der nötigen Ausrüstung, Instruieren soweit nötig. *Unter Umständen verwendet der*

Klient ein Sauerstoff- oder CPAP-System zur Verbesserung von Schlaf und Ruhe, falls eine Hypoxie oder Schlafapnö diagnostiziert wurde.

- Erfragen, ob eine Schlafmaske, abdunkelnde Jalousien/Vorhänge, Ohrstöpsel, leises «weißes» Rauschen verwandt werden. *Hilft beim Abblocken von stimulierendem Licht und störendem Lärm.*
- Arrangieren der schlafzyklengerechten Pflege, *um für ununterbrochene Ruhephasen von 3 h in der ersten Nachthälfte zu sorgen.* Erklären notwendiger Störungen zur Messung der Vitalzeichen und/oder anderer Pflegemaßnahmen, wenn der Klient stationär liegt. Führen Sie nachts möglichst viele Pflegemaßnahmen gebündelt durch, ohne den Klienten zu wecken. *Ermöglicht längere Phasen ununterbrochenen Schlafes, vor allem nachts.*

3. Pflegepriorität: Fördern optimalen Wohlbefindens:

- Dem Klienten versichern, dass gelegentliche Schlaflosigkeit keine negativen Auswirkungen auf die Gesundheit haben sollte. *Wissen, dass gelegentliche Schlaflosigkeit universell und gewöhnlich unschädlich ist, kann Entspannung fördern und Sorgen lindern.*
- Ermutigen zu regelmäßiger körperlicher Betätigung am Tage, *um Stress zu beherrschen und Energie freizusetzen.* Beachte: *Körperliche Betätigung zur Schlafenszeit kann eher anregen als entspannen und den Schlaf stören.*
- Raten, Benzodiazepine und/oder andere Schlafmittel zeitlich begrenzt (10–14 d) einzusetzen. *Diese Medikamente sind zwar nützlich zur kurzfristigen Schlafförderung, können jedoch den REM-Schlaf beeinträchtigen und abhängig machen.*

S

Schwerpunkte der Pflegedokumentation

Pflegeassessment oder Neueinschätzung

- Befunde des Assessments inkl. aktueller und früherer Spezifika des Schlafverhaltens sowie deren Auswirkungen auf die Lebensweise/den Funktionsgrad
- Medikamente/Interventionen, frühere Therapien
- Motivation für eine Umstellung und daran geknüpfte Erwartungen.

Planung

- Pflegeplan und an der Planung beteiligte Personen
- Plan für die Klienteninformation, -schulung und -beratung.

Durchführung/Evaluation

- Reaktion des Klienten auf Interventionen/Anleitung und durchgeführte Maßnahmen
- Zielerreichung/Fortschritte in Richtung gewünschter Ergebnisse
- Veränderungen des Pflegeplans.

Entlassungs- oder Austrittsplanung

- Langfristige Bedürfnisse und Verantwortlichkeiten für zu treffende Maßnahmen
- spezifische, vorgenommene Überweisungen.

Empfohlene, exemplarische Pflegeinterventionen (NIC) und Pflegeergebnisse (NOC)

NIC: *Schlafförderung* [Sleep Enhancement] (McCloskey-Dochterman, J.; Bulecheck, G. M., 2013)
NOC: *Schlaf* [Sleep] (Moorhead, S., Johnson, M.; Maas, M. L.; Swanson, E., 2013)

Literatur

Backhaus, J.: Schlafstörungen. Hogrefe, Göttingen 2010
Borbély, A.: Schlaf. Fischer, Frankfurt 2004
Carpenito-Moyet L. J.: Das Pflegediagnosen-Lehrbuch. Huber, Bern 2013
Georg, J.: Schlaf und Schlafförderung. In: Hömberg, R. (2006): Psychosomatik kompakt. Bern: Huber: 117–136
Georg, J.: Schlafstörungen behandeln. Forum Sozialstation. 30, (2006) Nr. 141/ August: 20–23
Georg, J.: Aus dem Takt. NOVA 40 (2009) 1: 18–21
Georg, J.: Schlafförderndes Verhalten. praxis: wissen: psychosozial 3 (2012) 9: 18–21
Müller, T. ; Paterok, B. Schlaf erfolgreich trainieren. Hogrefe, Göttingen 2010
Peter, H.; Penzel, T.; Peter, J. H. (Hrsg.): Enzyklopädie der Schlafmedizin. Springer, Berlin 2007
Redecker, N. S.; McEnany, G. P.: Sleep disorderns and Sleep Promotion in Nursing Practice. Springer Publ., NY, 2011
Roenneberg, T: Wie wir ticken. – Zur Bedeutung der Chronobiologie für unser Leben. DuMont, Köln 2010
Spork, P.: Das Schlafbuch. Rowohlt, Reinbek 2008
Staedt, J.; Riemann, D.: Diagnostik und Therapie von Schlafstörungen. Kohlhammer, Stuttgart 2007
Stolte, K. M.: Pflegediagnosen in der Gesundheitsförderung und Patientenedukation. Huber, Bern 2013
Zulley, J.: So schlafen Sie gut. Zaber & Sandmann, München 2008

Schlafmangel [P]

Sleep deprivation (00096) (1998)
Domäne 4: **Aktivität/Ruhe**
Klasse 1: **Schlaf/Ruhe**

Diagnosetyp (Dokumentationsform): aktuelle Pflegediagnose (PES)
Zuordnung der Pflegediagnose nach Pflegemodellen/-klassifikationen s. Kap. 6.

Definition: Andauernde Perioden der Schlaflosigkeit (Aufrechterhalten der natürlichen, regelmäßigen Aufhebung des relativen Bewusstseins)

Beeinflussende Faktoren [od. Einflussfaktoren] [E]

- anhaltende Reize aus der Umgebung
- anhaltend unbehagliche Schlafumgebung
- unangemessene Tagesaktivitäten
- anhaltende zirkadiane Asynchronizität [Entkopplung von biologischen Rhythmen]
- altersbedingte Veränderungen der Schlafstufen [-zyklen]
- vom Schlaf abhaltende Handlungen der Eltern
- anhaltende unangemessene Schlafhygiene
- andauernder Gebrauch von schlafhemmenden Substanzen in Form von pharmazeutischen oder diätischen Produkten
- andauerndes Unwohlsein (z. B. physisch, psychologisch)
- periodische Bewegung der Extremitäten (z. B. Restless-Legs-Syndrom, nächtliches Muskelzucken)
- Enuresis (Einnässen) im Schlaf
- schmerzhafte Erektionen im Schlaf
- Albträume
- Schlafwandeln
- Nachtangst [Pavor nocturnus]
- Schlafapnö
- Sundown-Phänomen (delirantes oder agitiertes Verhalten am Abend oder in der Nacht)
- Demenz
- idiopathische zentralnervöse Hypersomnolenz
- Narkolepsie
- erbliche Narkolepsie

Bestimmende Merkmale [od. Symptome] [S]

subjektive

- Benommenheit am Tag
- reduzierte Funktionsfähigkeit
- Unwohlsein
- Lethargie
- Müdigkeit, [Tagesschlaf]
- Angst
- Wahrnehmungsstörungen (z. B. gestörtes Körperempfinden, Wahnvorstellungen, Schwebegefühl)
- erhöhte Schmerzempfindlichkeit.

objektive

- Ruhelosigkeit
- Reizbarkeit
- Unfähigkeit, sich zu konzentrieren
- verlangsamte Reaktion
- Antriebslosigkeit
- Apathie
- flüchtiger Nystagmus
- Händezittern [Tremor der Hände]
- akute Verwirrtheit
- vorübergehende Paranoia
- Streitlust
- Unruhe [Agitiertheit]
- Halluzinationen.

Klientenbezogene Pflegeziele oder Evaluationskriterien

Der Klient

- erkennt individuell geeignete Interventionen zur Schlafförderung.
- äußert, dass er weiß, was Schlafstörungen sind.
- passt seine Lebensweise chronobiologischen Rhythmen an.
- berichtet über eine Verbesserung der Schlaf-/Ruhemuster.

Die Familie

- geht angemessen mit Parasomnien um.

Maßnahmen oder Pflegeinterventionen

1. Pflegepriorität: Einschätzen ursächlicher/beeinflussender Faktoren:

- Feststellen physischer oder psychischer Stressoren inkl. Schichtarbeit bei Nacht-/Wechselschichten, Schmerzen, fortgeschrittenes Alter, gegenwärtig bestehende oder kurze Zeit zurückliegende Krankheit, Tod eines Ehepartners [u.a. belastende Lebensereignisse].
- Beachten medizinischer Diagnosen, die den Schlaf beeinträchtigen (z.B. Demenz, Enzephalitis, Hirntrauma, Narkolepsie, Depression, Asthma, schlafinduzierte Störungen der Atmung/obstruktive Schlafapnö, nächtlicher Myoklonus [Zucken der Beine, das zu wiederholtem Erwachen führt]).
- Evaluieren der Einnahme von Medikamenten und/oder anderen Substanzen, die den Schlaf beeinträchtigen (z.B. Diätpillen, Antidepressiva, Antihypertonika, Stimulanzien, Sedativa, Diuretika, Narkotika, Alkohol).
- Beachten von Umgebungsfaktoren [und Zeitgeben], die den Schlaf beeinträchtigen (z.B. unvertraute oder unbequeme Schlafumgebung, exzessiver Lärm bzw. zu helles Licht, unangenehme Temperatur, Irritationen durch mit im Raum befindliche Person/im Raum ablaufende Ereignisse, wie z.B. Schnarchen oder Fernsehen bis spät in die Nacht).
- Feststellen von Parasomnien: Albträume/Pavor nocturnus [nächtliches Aufschrecken] oder Somnambulismus (z.B. Sich-Aufsetzen, Schlafwandeln oder andere komplexe Verhaltensweisen im Schlaf).
- Achten auf Pavor nocturnus, kurze Lähmungsphasen, edissoziatives Erleben. *Zwar ist das Auftreten von Lähmungen im Schlaf in den USA [und EU] selten, anderswo ist es jedoch gut dokumentiert und kann zu Angst/Widerwillen vor dem Schlafengehen führen.*

S

2. Pflegepriorität: Einschätzen des Grades der Beeinträchtigung:

- Feststellen der üblichen Schlafmuster und -erwartungen des Klienten. *Sorgt für vergleichbare Ausgangswerte.*
- Feststellen der Dauer der gegenwärtigen Störung und ihrer Auswirkung auf das Leben/die funktionelle Leistungsfähigkeit.
- Achten auf die subjektiven/objektiven Angaben des Klienten/der Bezugsperson(en) zur Schlafqualität und Sorgen der Familie.
- Beobachten körperlicher Anzeichen von Erschöpfung (z.B. häu-

figes Gähnen, Unruhe, Reizbarkeit, Unfähigkeit, Stress auszuhalten, Desorientiertheit, Konzentrations-/Gedächtnisstörungen, Verhaltensstörungen, Lernstörungen oder soziale Probleme.

- Feststellen der Interventionen, mit denen es der Klient früher versucht hat. *Hilft beim Herausarbeiten geeigneter Behandlungsoptionen.*
- Unterscheiden zwischen vorteilhaften und schädlichen Gewohnheiten des Klienten zur Schlafenszeit (z.B. spätes Trinken eines Glases Milch vs. einer Tasse Kaffee).
- Anleiten des Klienten und/oder seiner Partnerin zur Führung eines Schlaf-Wach-Tagebuchs, *um Symptome zu dokumentieren und Faktoren zu identifizieren, die sich auf den Schlaf auswirken.*
- Chronologisches Dokumentieren der Leistungsfähigkeit, *um Rhythmen der Leistungsspitzen und Leistungstiefs zu bestimmen.*

3. Pflegepriorität: Unterstützen des Klienten beim Etablieren optimaler Schlafmuster:

- Auffordern des Klienten, Koffein, Alkohol und andere anregende Substanzen ab dem Spätnachmittag/Abend nicht mehr zu sich zu nehmen und am Abend oder spät Nachts keine großen Mahlzeiten mehr zu essen. *Von diesen Faktoren ist bekannt, dass sie das Schlafmuster stören.*
- Empfehlen eines «Bẹtthupferls» (Protein, einfache Kohlenhydrate und fettarm) für Kleinkinder 15–30 Minuten vor dem Schlafengehen [und Zähneputzen]. *Völle- und Sättigungsgefühl fördern Schlaf und senken die Wahrscheinlichkeit von Magenstörungen.*
- Fördern einer adäquaten körperlichen Betätigung tagsüber. *Erhöht den Energieverbrauch/Spannungsabbau, sodass sich die Klienten schlaf-/ruhebereit fühlen [Schlafdruck].*
- Überprüfen eingenommener Medikamente und ihrer Wirkungen auf den Schlaf, Empfehlen von Veränderungen der Einnahme, *wenn sich herausstellt, dass die Medikamente stören.*
- Empfehlen, bei Tage von Nickerchen abzusehen, *da sie die Fähigkeit, nachts zu schlafen, durch Abbau des Schlafdrucks beeinträchtigen.*
- Untersuchen von Angstgefühlen, *um deren Grundlage festzustellen und geeignete Techniken zur Angstreduzierung bestimmen zu helfen.*
- Empfehlen ruhiger Aktivitäten am Abend, wie Lesen/besänftigende Musik hören, *um die Anregung zu verringern, sodass der Klient entspannen kann.*

- Anleiten zu Entspannungstechniken, Musiktherapie, Meditation usw., *um die Spannung abzubauen, sich auf Ruhe/den Schlaf vorzubereiten.*
- Bei Nykturie Einschränken der abendlichen Flüssigkeitsaufnahme, *um die Notwendigkeit nächtlichen Ausscheidens zu verringern.*
- Erörtern und Implementieren effektiver altersgemäßer Schlafenszeitrituale (z. B. jeden Abend zur gleichen Zeit zu Bett gehen, warme Milch trinken, ein beruhigendes Bad, Wiegen, Vorlesen, In-den-Arm-Nehmen, Lieblingsdecke/-spielzeug), *um den Klienten stärker zu befähigen, einzuschlafen, und den Gedanken zu stärken, dass das Bett ein Ort zum Schlafen ist sowie dem Kind ein Gefühl von Sicherheit zu geben.*
- Sorgen für eine ruhige, stille Umgebung und Management kontrollierbarer schlafunterbrechender Faktoren (z. B. Lärm, Licht, Raumtemperatur).
- Verabreichen von Sedativa oder anderen Schlafmitteln unter Beachten der Reaktion des Klienten, soweit angezeigt. Zeitliches Planen der Einnahme von Schmerzmitteln im Hinblick auf die Spitzenwirkung/Dauer, *um die Notwendigkeit einer Nachdosierung während der wichtigsten Stunden des Schlafs zu verringern.*
- Instruieren des Klienten, aufzustehen, das Schlafzimmer zu verlassen und entspannende Tätigkeiten vorzunehmen, wenn er nicht einschlafen kann, und erst wieder ins Bett zu gehen, wenn er sich schläfrig fühlt (Stimuluskontrolle).
- Überprüfen der Empfehlungen des Arztes im Hinblick auf Medikamente oder eine Operation (Veränderung von Gesichtsstrukturen/Tracheotomie) und/oder eine Sauerstofftherapie bei Apnö (CPAP) gemeinsam mit dem Klienten, *wenn die Schlafapnö Ursache der Schlafstörungen ist und dies durch Untersuchungen belegt werden konnte.*

4. Pflegepriorität: Fördern des Wohlbefindens (Beratung, Patientenedukation und Entlassungsplanung):

- Überprüfen der Möglichkeit einer Benommenheit am folgenden Tag/«Rebound-Insomnie» und eines vorübergehenden Gedächtnisverlustes, *der mit dem Verschreiben von Schlafmitteln einhergehen kann.*
- Erörtern der Einnahme/Eignung freiverkäuflicher Schlafmittel/Phytotherapeutika. Beachten möglicher Nebenwirkungen und Arzneimittelwechselwirkungen.

- Vermitteln an eine Selbsthilfegruppe/einen Berater *zur Unterstützung im Umgang mit psychischen Stressoren (z. B. Trauer, Kummer, Grübeln)* (vgl. PDx: Trauern, Chronischer Kummer).
- Ermutigen zur Familienberatung, *um beim Umgang mit Sorgen wegen Parasomnien zu helfen.*
- Vermitteln an einen Schlafspezialisten/in ein Schlaflabor, *wenn die Störung nicht auf Interventionen anspricht.*

Schwerpunkte der Pflegedokumentation

Pflegeassessment oder Neueinschätzung

- Befunde des Assessments inkl. früherer und aktueller Spezifika von Schlafmustern sowie der Auswirkungen auf die Lebensweise/den Funktionsgrad
- Medikamente/Interventionen, frühere Behandlungen
- Familienanamnese ähnlicher Störungen.

Planung

- Pflege-/Interventionsplan und beteiligte Personen
- Patientenedukationsplan für Klienteninformation, -schulung und -beratung.

Durchführung/Evaluation

- Reaktionen auf Interventionen/Patientenedukation und ausgeführte Pflegemaßnahmen
- Zielerreichung/Fortschritte in Richtung gewünschter Ergebnisse
- Veränderungen des Pflegeplans.

Entlassungs- oder Austrittsplanung

- Erfordernisse der Entlassung, langfristiger Pflegebedarf nach Entlassung, vorgenommene Koordinationen und Vermittlungen, zusätzlich verfügbare personelle, kommunale und materielle Ressourcen
- spezifische, vorgenommene Vermittlungen, Nachsorgeplan sowie Verantwortlichkeiten für zu treffende Maßnahmen.

S

Empfohlene, exemplarische Pflegeinterventionen (NIC) und Pflegeergebnisse (NOC)

NIC: *Schlafförderung* [Sleep Enhancement] (McCloskey-Dochterman, J.; Bulecheck, G. M., 2013)

NOC: *Schlaf* [Sleep] (Moorhead, S., Johnson, M.; Maas, M. L.; Swanson, E., 2013)

Literatur

Backhaus, J.: Schlafstörungen. Hogrefe, Göttingen 2010
Borbély, A.: Schlaf. Fischer, Frankfurt 2004
Carpenito-Moyet L. J.: Das Pflegediagnosen-Lehrbuch. Huber, Bern 2013
Georg, J.: Schlafstörung – Pflegeassessment, -diagnose und -interventionen. NOVA 34 (2003) 12: 20–23
Georg, J.: Schlaf und Schlafförderung. In: Hömberg, R. (2006): Psychosomatik kompakt. Bern: Huber: 117–136
Georg, J.: Schlafstörungen behandeln. Forum Sozialstation. 30, (2006) Nr. 141/ August: 20–23
Georg, J.: Aus dem Takt. NOVA 40 (2009) 1: 18–21
Georg, J.: Schlafförderndes Verhalten. praxis: wissen: psychosozial 3 (2012) 9: 18–21
Müller, T. ; Paterok, B. Schlaf erfolgreich trainieren. Hogrefe, Göttingen 2010
Peter, H.; Penzel, T.; Peter, J. H. (Hrsg.): Enzyklopädie der Schlafmedizin. Springer, Berlin 2007
Redecker, N. S.; McEnany, G. P.: Sleep disorderns and Sleep Promotion in Nursing Practice. Springer Publ., NY, 2011
Roenneberg, T: Wie wir ticken. – Zur Bedeutung der Chronobiologie für unser Leben. DuMont, Köln Hogrefe, Göttingen 2010
Spork, P.: Das Schlafbuch. Rowohlt, Reinbek 2008
Staedt, J.; Riemann, D.: Diagnostik und Therapie von Schlafstörungen. Kohlhammer, Stuttgart 2007
Stolte, K.M.: Pflegediagnosen in der Gesundheitsförderung und Patientenedukation. Huber, Bern 2013
Zulley, J.: So schlafen Sie gut. Zaber & Sandmann, München 2008

Schlafstörung [P]

Insomnia (00095) (2006, LOE 2.1)
Domäne 4: **Aktivität/Ruhe**
Klasse 1: **Schlaf/Ruhe**

Diagnosetyp (Dokumentationsform): aktuelle Pflegediagnose (PES)
Zuordnung der Pflegediagnose nach Pflegemodellen/-klassifikationen s. Kap. 6.

Definition: Unterbrechung der Dauer und Qualität des Schlafs, die zu einer Beeinträchtigung im Alltag führt

Beeinflussende Faktoren [od. Einflussfaktoren] [E]

- Einnahme von Stimulanzien
- Einnahme von Alkohol
- Medikation
- geschlechtsbedingte Hormonschwankungen
- Stress (z. B. Grübeln vor dem Einschlafen)
- Depression
- Furcht
- Angst
- Trauer
- Beeinträchtigung des normalen Schlafmusters (z. B. Reise, Schichtarbeit)
- Unterbrechungen des Schlafs [durch Interventionen]
- elterliche Verpflichtungen
- unangemessene/unangepasste Schlafhygiene [gängig]
- Aktivitätsmuster (z. B. Zeiten, Umfang)
- physisches Unbehagen (z. B. [Körpertemperatur], Schmerz, Kurzatmigkeit, Husten, gastroösophagealer Reflux, Übelkeit, Inkontinenz/Harndrang)
- umgebungsbedingte Faktoren (z. B. lärmige, zu helle, zu dunkle Umgebung, (ungewohnte/unangenehme Umgebungstemperaturen/-feuchtigkeit, unbekannte Situation)
- häufige Nickerchen während des Tages.

Bestimmende Merkmale [od. Symptome] [S]

subjektive

- Patient berichtet über Einschlafschwierigkeiten
- Patient berichtet über Durchschlafschwierigkeiten
- Patient berichtet über zu frühes Aufwachen
- Patient berichtet über Unzufriedenheit mit dem Schlaf (gegenwärtig [gängig])
- Patient berichtet über nicht erholsamen Schlaf
- Patient berichtet über Schlafstörungen, die Nachwirkungen am nächsten Tag hervorrufen
- Patient berichtet über Energiemangel
- Patient berichtet über Konzentrationsschwierigkeiten
- Patient berichtet über Stimmungsveränderungen
- Patient berichtet über verschlechtertem Gesundheitszustand
- Patient berichtet über verschlechterte Lebensqualität
- Patient berichtet über vermehrte Unfälle.

objektive

- beobachteter Energiemangel
- beobachtete Veränderungen der Gefühlsregungen [des Affekts]
- vermehrtes Fehlen (z. B. Arbeit/Schule).

Klientenbezogene Pflegeziele oder Evaluationskriterien

Der Klient

- äußert, dass er Schlafstörung versteht.
- benennt individuell geeignete Interventionen zur Schlafförderung.
- passt seine Lebensweise an, um chronobiologische Rhythmen besser einzuhalten.
- berichtet über eine Verbesserung im Muster von Schlaf/Ruhe.
- berichtet über ein vermehrtes Wohlbefinden und das Gefühl, ausgeruht zu sein.

Maßnahmen oder Pflegeinterventionen

1. Pflegepriorität: Erkennen ursächlicher/beeinflussender Faktoren:

- Herausfinden «Beeinflussende(r) Faktoren [oder Einflussfaktoren] [E]», *die zur Schlaflosigkeit beitragen können* (z. B. chronische Schmerzen, Arthritis, Dyspnö, Bewegungsstörungen, Demenz, Adipositas, Schwangerschaft, Menopause, psychiatrische Leiden), Stoffwechselerkrankungen (z. B. Hyperthyreose, Diabetes), verschreibungspflichtige/frei verkäufliche Medikamente, Alkohol, Stimulanzien/andere Drogen, Störungen des zirkadianen Rhythmus (z. B. Schichtarbeit, Jetlag), Umweltfaktoren (z. B. Lärm, fehlende Kontrolle über die Thermostate, unbequemes Bett), starke Stressoren im Leben (z. B. Trauer, ein Verlust, Finanzen).
- Beachten des Alters *(ein hoher Prozentsatz älterer Menschen ist von Schlafstörungen betroffen).*
- Beobachten der Interaktionen/emotionalen Unterstützung zwischen Eltern und Säugling. Beachten des Schlaf-Wach-Rhythmus der Mutter. *Ein Wissensdefizit hinsichtlich der Beziehungen zwischen Hinweisen eines Säuglings und einem Problem kann Spannungen bewirken, die den Schlaf stören. Strukturierte Schlafroutinen auf der Grundlage von Erwachsenenplänen entsprechen u. U. nicht den Bedürfnissen des Kindes.*

- Herausfinden, ob Enuresis, Inkontinenz vorkommen oder häufige nächtliche Blasenentleerungen erforderlich sind, *die den Schlaf unterbrechen,* und wie oft sie eintreten.
- Sichten des psychologischen Assessments unter Beachten individueller und Persönlichkeitsmerkmale, *wenn es sein könnte, dass der Schlaf durch Angststörungen oder eine Depression gestört wird.*
- Feststellen kurze Zeit zurückliegender traumatischer Ereignisse im Leben des Klienten (z.B. ein Todesfall in der Familie, Verlust des Arbeitsplatzes).
- Überprüfen der Medikation des Klienten, darunter verschreibungspflichtige Medikamente (z.B. Betablocker, Bronchodilatatoren, Medikamente zum Abnehmen, Schilddrüsenpräparate), freiverkäufliche Produkte, Phytotherapeutika, *um festzustellen, ob Anpassungen nötig sind, wie etwa eine Umstellung der Dosis oder der Einnahmezeit.*
- Evaluieren des Konsums von Koffein und alkoholischen Getränken *(übermäßiger Konsum stört den REM-Schlaf).*
- Assistieren bei diagnostischen Tests (z.B. EEG, 24-Stunden-Schlafaufzeichnung), *um die Ursache/Art der Schlafstörung festzustellen.*

2. Pflegepriorität: Evaluieren des Schlafmusters und der Schlafstörung(en):

- Beobachten und/oder Gewinnen eines Feed-backs vom Klienten/den Bezugspersonen bezüglich der Schlafprobleme des Klienten, der üblichen Schlafenszeit, von Ritualen/Routinen, der Anzahl der Schlafstunden, der Aufstehzeit sowie der Anforderungen an das Umfeld, *um das übliche Schlafmuster festzustellen und Ausgangswerte für einen Vergleich zu schaffen.*
- Zuhören bei subjektiven Berichten über die Schlafqualität (z.B. fühlt sich der Klient nie ausgeruht oder bei Tage schläfrig).
- Identifizieren der Umstände, die den Schlaf unterbrechen, sowie der Häufigkeit ihres Auftretens.
- Feststellen der Erwartungen des Klienten/der Bezugsperson an einen adäquaten Schlaf. *Gibt Gelegenheit, falsche Vorstellungen/unrealistische Erwartungen anzusprechen.*
- Erfragen, ob der Klient schnarcht und in welcher Lage dies eintritt, *um festzustellen, ob es einer weiteren Evaluation bedarf, um eine obstruktive Schlafstörung auszuschließen.*
- Achten auf eine Veränderung der üblichen Schlafenszeit, etwa

durch eine(n) Wechsel im Arbeitsrhythmus, Schichtwechsel, Umstellung der normalen Schlafenszeit (Hospitalisierung).

- Beobachten auf körperliche Zeichen von Erschöpfung (z. B. Unruhe, Händezittern, kloßige Sprache).
- Erstellen einer chronologischen Aufzeichnung, *um den Rhythmus von Leistungstiefs- und -spitzen festzustellen.*
- Graphische Aufzeichnung der zirkadianen Rhythmen der Körperchemie des Betreffenden, soweit angezeigt. *Beachte: Studien zufolge werden Schlafzyklen durch die Körpertemperatur zum Zeitpunkt des Einschlafens beeinflusst.*

3. Pflegepriorität: Unterstützen des Klienten beim Schaffen optimaler Schlaf-Ruhe-Rhythmen:

- Strukturieren der Pflege dergestalt, dass für ununterbrochene Schlafphasen gesorgt ist, dabei v. a. nachts längere Schlafphasen [von 90–180 min Länge] einräumen. Möglichst viele Pflegemaßnahmen gebündelt durchführen, ohne den Klienten aufzuwecken.
- Erläutern der Notwendigkeit von Störungen zur Überwachung der Vitalzeichen und/oder anderer Pflege, wenn der Klient stationär liegt.
- Sorgen für ein ruhiges Umfeld und für Maßnahmen zur Behaglichkeit (z. B. Rückeneinreibung, Waschen der Hände/des Gesichts, Säubern und Glätten des Bettzeugs) als Vorbereitungen auf den Schlaf.
- Erörtern/Implementieren effektiver altersgemäßer Einschlafrituale (z. B. jeden Abend zur gleichen Zeit ins Bett gehen, warme Milch trinken, Wiegen, Vorlesen einer Geschichte, In-den-Arm-nehmen, Lieblingsdecke/-spielzeug), *um die Einschlaffähigkeit des Klienten zu stärken; Bestärken, dass das Bett ein Platz zum Schlafen ist und, bei einem Kind, Fördern des Gefühls von Sicherheit.*
- Empfehlen, die Zufuhr von Schokolade und koffein-/alkoholhaltigen Getränken v. a. 4 h vor dem Schlafen einzuschränken.
- Einschränken der Flüssigkeitszufuhr am Abend, falls Nykturie ein Problem ist, *um die Notwendigkeit nächtlichen Ausscheidens zu verringern.*
- Erkunden weiterer Einschlafhilfen (z. B. ein warmes Bad, Fördern der peripheren Wärmeabgabe vor dem Schlafen).
- Verabreichen von Analgetika (falls erforderlich) eine Stunde vor dem Einschlafen, *um Beschwerden zu lindern und den Vorteil des sedierenden Effekts maximal zu nutzen.*

- Überwachen von Effekten der Medikation – Amphetamine oder Stimulanzien (z. B. Methylphenidat bei Narkolepsie).
- Sparsames Einsetzen von Benzodiazepinen und/oder anderen Schlafmitteln. *Der Forschung zufolge kann langfristiger Gebrauch dieser Medikamente Schlafstörungen und Abhängigkeiten hervorrufen.*
- Anhalten zum routinemäßigen Einsatz der CPAP-Therapie, sofern angezeigt, *um eine Schlafapnö optimal zu behandeln.*
- Entwickeln eines Verhaltensprogramms gegen Schlaflosigkeit, wie etwa:
  - Festlegen regelmäßiger Zeiten für das Schlafengehen und Aufstehen
  - entspannende Gedanken im Bett
  - kein Nickerchen bei Tage
  - im Bett weder Lesen noch Fernsehen
  - aufstehen, wenn man nicht innerhalb von 20–25 Minuten eingeschlafen ist
  - begrenzen der Schlafenszeit auf 7 Stunden pro Nacht
  - jeden Tag um dieselbe Zeit aufstehen, auch an Wochenenden/freien Tagen
  - sich am Tag ausreichend hellem Licht aussetzen
  - individuell zugeschnittenes Stressabbauprogramm, Musiktherapie, Entspannungsroutinen.
- Kooperieren in der Behandlung der Grunderkrankung (z. B. obstruktive Schlafapnö, Schmerzen, gastroösophageale Refluxkrankheit, Harnwegsinfekt/Prostatahyperplasie, Depression, erschwertes Trauern).
- Vermitteln an einen Schlafspezialisten, soweit angezeigt/gewünscht. *Unter Umständen bedarf es weiterer Evaluation/Interventionen, wenn die Schlaflosigkeit die Lebensqualität des Klienten, seine Produktivität und Sicherheit ernsthaft beeinträchtigt (z. B. am Arbeitsplatz, zu Hause, im Verkehr).*

S

4. Pflegepriorität: Fördern des Wohlbefindens (Beratung, Patientenedukation und Entlassungsplanung):

- Dem Klienten versichern, dass eine gelegentlich auftretende Schlaflosigkeit keine Bedrohung für die Gesundheit darstellt. *Sich darüber Gedanken zu machen oder zu grübeln, dass man nicht schläft, kann das Problem verstärken.*
- Unterstützen des Klienten beim Entwickeln eines individuellen

Entspannungsprogramms. Demonstrieren von Techniken (z. B. Biofeedback, Selbsthypnose, Visualisieren, progressive Muskelrelaxation. [Wickel und Auflagen]).

- Ermutigen zur Teilnahme an einem regelmäßigen Übungsprogramm am Tage, *um bei der Stressbeherrschung/Freisetzung von Energie und Aufbau von Schlafdruck zu helfen. Körperliche Betätigung 2–3 h vor der Schlafenszeit kann den Klienten u. U. eher stimulieren als entspannen und im Grunde den Schlaf stören.*
- Empfehlen, eine kleine Zwischenmahlzeit zur Schlafenszeit (z. B. Milch oder einen milden Saft, Kekse, eine Proteinquelle, wie etwa Käse/Erdnussbutter) in das Ernährungsprogramm zu integrieren, *damit der Schlaf weniger durch Hunger/Hypoglykämie gestört wird.*
- Anregen, das Bett/Schlafzimmer nur zum Schlafen und nicht zum Arbeiten oder Fernsehen zu nutzen.
- Sorgen für Sicherheit zur Schlafenszeit für das Kind (oder die beeinträchtigte Person) (z. B. den Säugling auf den Rücken legen, Bettgitter hochstellen/Bett in niedrige Position bringen, Laken, die nicht aus Kunststoff sind).
- Erkunden von Hilfen, um Licht/Lärm auszuschließen, wie etwa eine Schlafmaske, Verdunkelungsjalousien/-vorhänge, Ohrstöpsel, monotone Geräusche, wie etwa ein schwaches Hintergrundgeräusch («weißes Rauschen»).
- Teilnehmen an einem Programm zur «Neueinstellung» der Schlafuhr des Körpers (Chronotherapie), *falls die Schlaflosigkeit des Klienten dadurch bedingt ist, dass er verzögert einschläft.*
- Unterstützen des Individuums beim Entwickeln von Zeitplänen, bei denen Spitzenleistungszeiten, wie sie im chronobiologischen Protokoll der Leistungsfähigkeit identifiziert wurden, genutzt werden.
- Empfehlen eines Nickerchens von 25 min Länge vor 14 Uhr, falls erforderlich. *Ein Nickerchen über 25 min Länge, nach 15 Uhr kann den Schlafdruck und die abendliche Schlafbereitschaft senken.*
- Unterstützen des Klienten im Umgang mit dem Trauerprozess, wenn ein Verlust eingetreten ist (vgl. PDx: Trauern).

Schwerpunkte der Pflegedokumentation

Pflegeassessment oder Neueinschätzung

- Befunde des Assessments inkl. früherer und aktueller Merkmale des Schlafmusters sowie der Auswirkungen auf die Lebensweise/den Funktionsgrad

- Medikationen/Interventionen, frühere Therapien.

Planung

- Pflege-/Interventionsplan und beteiligte Personen
- Patientenedukationsplan für Klienteninformation, -schulung und -beratung.

Durchführung/Evaluation

- Reaktionen auf Interventionen/Patientenedukation und ausgeführte Pflegemaßnahmen
- Zielerreichung/Fortschritte in Richtung gewünschter Ergebnisse
- Veränderungen des Pflegeplans.

Entlassungs- oder Austrittsplanung

- Erfordernisse der Entlassung, langfristiger Pflegebedarf nach Entlassung, vorgenommene Koordinationen und Vermittlungen, zusätzlich verfügbare personelle, kommunale und materielle Ressourcen
- spezifische, vorgenommene Vermittlungen, Nachsorgeplan sowie Verantwortlichkeiten für zu treffende Maßnahmen.

Empfohlene, exemplarische Pflegeinterventionen (NIC) und Pflegeergebnisse (NOC)

NIC: *Schlafförderung* [Sleep Enhancement] (McCloskey-Dochterman, J.; Bulecheck, G. M., 2013)
NOC: *Schlaf* [Sleep] (Moorhead, S., Johnson, M.; Maas, M. L.; Swanson, E., 2013)

Literatur

Backhaus, J.: Schlafstörungen. Hogrefe, Göttingen 2010

Borbély, A.: Schlaf. Fischer, Frankfurt 2004

Carpenito-Moyet L. J.: Das Pflegediagnosen-Lehrbuch. Huber, Bern 2013

Georg, J.: Schlafstörung – Pflegeassessment, -diagnose und -interventionen. NOVA 34 (2003) 12: 20–23

Georg, J.: Schlaf und Schlafförderung. In: Hömberg, R. (2006): Psychosomatik kompakt. Bern: Huber: 117–136

Georg, J.: Schlafstörungen behandeln. Forum Sozialstation. 30, (2006) Nr. 141/ August: 20–23

Georg, J.: Aus dem Takt. NOVA 40 (2009) 1: 18–21

Georg, J.: Schlafförderndes Verhalten. praxis: wissen: psychosozial 3 (2012) 9: 18–21

Morgan, K.; Closs, S. J.: Schlaf – Schlafstörungen – Schlafförderung. Huber, Bern 2000

Müller, T. ; Paterok, B. Schlaf erfolgreich trainieren. Hogrefe, Göttingen 2010
Peter, H.; Penzel, T.; Peter, J. H. (Hrsg.): Enzyklopädie der Schlafmedizin. Springer, Berlin 2007
Redecker, N. S.; McEnany, G. P.: Sleep disorderns and Sleep Promotion in Nursing Practice. Springer Publ., NY, 2011
Roenneberg, T: Wie wir ticken. – Zur Bedeutung der Chronobiologie für unser Leben. DuMont, Köln 2010
Spork, P.: Das Schlafbuch. Rowohlt, Reinbek 2008
Staedt, J.; Riemann, D.: Diagnostik und Therapie von Schlafstörungen. Kohlhammer, Stuttgart 2007
Stolte, K. M.: Pflegediagnosen in der Gesundheitsförderung und Patientenedukation. Huber, Bern 2013
Zulley, J.: So schlafen Sie gut. Zaber & Sandmann, München 2008

Gestörtes Schlafmuster [P]

Disturbed sleep pattern (00198) (2006, LOE 2.1)
Domäne 4: **Aktivität/Ruhe**
Klasse 1: **Schlaf/Ruhe**

Diagnosetyp (Dokumentationsform): aktuelle Pflegediagnose (PES)
Zuordnung der Pflegediagnose nach Pflegemodellen/-klassifikationen s. Kap. 6.

Definition: Zeitlich begrenzte Unterbrechung/Störung der Dauer bzw. der Qualität des Schlafs aufgrund externer Faktoren

Beeinflussende Faktoren [od. Einflussfaktoren] [E]

S

- Umgebungstemperatur, Luftfeuchtigkeit
- Beleuchtung
- Lärm
- üble Gerüche
- freiheitseinschränkende Maßnahme[n]
- Veränderung im Ausgesetztsein ggü. Tageslicht/Dunkelheit
- Fürsorgeverantwortungen [Betreuungsverantwortlichkeiten]
- fehlende Privatsphäre während des Schlafs/Kontrolle
- Schlafpartner
- unvertraute Schlafausstattung [unvertrautes Schlafumfeld]
- Unterbrechungen (z. B. wegen therapeutischer Maßnahmen, Kontrolle, Labortests).

Bestimmende Merkmale [od. Symptome] [S]

subjektive

- Patient berichtet über keine Einschlafschwierigkeiten
- berichtet, aufgeweckt worden zu sein
- verbale Beschwerden, sich nicht gut erholt zu fühlen
- Unzufriedenheit mit dem Schlaf.

objektive

- Veränderung des normalen Schlafs
- reduzierte Funktionsfähigkeit.

Klientenbezogene Pflegeziele oder Evaluationskriterien

Der Klient (spezifischen Zeitplan beifügen)

- berichtet über verbesserten Schlaf.
- berichtet über verbessertes Wohlbefinden und das Gefühl, ausgeruht zu sein.
- erkennt individuell geeignete Maßnahmen, um den Schlaf zu fördern.

Maßnahmen oder Pflegeinterventionen

1. Pflegepriorität: Einschätzen ursächlicher/beeinflussender Faktoren:

- Erkennen von Faktoren, die bekanntermaßen den Schlaf stören, inkl. einer bestehenden Erkrankung, Hospitalisierung, eines Neugeborenen oder kranken Familienmitglieds zu Hause. *Schlafstörungen können sich aus inneren und äußeren Faktoren ergeben und mit der Zeit ein Assessment erfordern, um die spezifische(n) Ursache(n) zu differenzieren.*
- Herausfinden kurzfristiger Veränderungen des Schlafverhaltens, wie sie auf Reisen (Jet-lag), beim Teilen des Bettes mit einem/einer neuen SchlafpartnerIn, bei Streit mit einem Familienmitglied, bei einer Krise am Arbeitsplatz, Arbeitsplatzverlust oder einem Todesfall in der Familie auftreten können. *Hilft beim Erkennen von Umständen, die den Schlaf bekanntermaßen kurz-, aber nicht unbedingt langfristig unterbrechen.*
- Beachten von Umgebungsfaktoren, wie etwa ein unvertrauter oder unbequemer Raum, exzessiver Lärm, helles Licht, unangenehme Temperatur, häufige medizinische und überwachungs-

S

technische Interventionen sowie Handlungen eines Bettnachbarn (z.B. Schnarchen, Fernsehen bis spät in die Nacht, Redebedürfnis). *Diese Faktoren können die Fähigkeit des Klienten schwächen, zu Zeiten zu schlafen, in denen mehr Schlaf erforderlich ist.* Beachte: *Von Klienten in intensivmedizinischem Umfeld ist bekannt, dass sie weniger Schlaf bekommen bzw. öfter (fast stündlich) unterbrochen werden, was ihre Genesung oft erschwert.*

2. Pflegepriorität: Evaluieren des Schlafes und des Ausmaßes der Funktionsstörung:

- Einschätzen des üblichen Schlafverhaltens des Klienten und Vergleichen mit der aktuellen Schlafstörung unter Rückgriff auf Angaben des Klienten/der Bezugsperson(en) zu dem Problem, *um Intensität und Dauer des Problems herauszufinden.*
- Hören auf Angaben zur Schlafqualität (z.B. «kurz», «unterbrochen») und Reaktionen infolge fehlenden guten Schlafes (sich benebelt, schläfrig und wirr fühlen, gegen den Schlaf ankämpfen, erschöpft sein). *Hilft, die Wahrnehmung des Klienten hinsichtlich der Menge und Qualität des Schlafes und seine Reaktion auf unzureichenden Schlaf zu klären.*
- Feststellen, welche Erwartungen der Klient an den Schlaf stellt. *Unter Umständen hat die Person falsche Vorstellungen/Haltungen und/oder unrealistische Erwartungen in puncto Schlaf (z.B.: «Ich brauche 8 Stunden Schlaf, sonst krieg ich nichts geregelt.»)*
- Achten auf körperliche Zeichen von Erschöpfung (z.B. Ruhelosigkeit, Tremor der Hände, kloßige Sprache, verhangener Blick, Unaufmerksamkeit, fehlendes Interesse an Aktivitäten).
- Erfassen von Screening-Informationen in einem vertieften Schlaftagebuch oder Testen bei Bedarf, *um Art und Ursache der Schlafstörung zu evaluieren und nützliche Therapieoptionen herauszuarbeiten.*

3. Pflegepriorität: Unterstützen des Klienten beim Aufbau optimaler Schlaf-/Ruhemuster:

- Anpassen der Umgebungsbeleuchtung, *um dauerhaft am Tage Tageslicht und nachts Dunkelheit zu haben.*
  - Besucher bitten, nach Aufleuchten des Signals «Ruhe, Patient schläft» zu gehen und die Tür hinter sich zu schließen, soweit angezeigt, *um für Privatsphäre zu sorgen.*
  - Auffordern zu üblichen Routinen zur Schlafenszeit, wie etwa, sich Gesicht und Hände zu waschen und die Zähne zu putzen.

  - Sorgen für Pflege zur Schlafenszeit, wie Glätten der Bettwäsche, Wechseln klammer Laken oder eines Nachthemds, Rückenmassage, *um körperliches Wohlbefinden zu fördern.*
  - Sanfte Musik einschalten oder Sorgen für eine stille Umgebung, je nach Wunsch des Klienten, *um Entspannung zu fördern.*
  - Schlafunterbrechende Faktoren auf ein Minimum reduzieren (z.B. Schließen der Zimmertür, bei Bedarf Anpassen der Raumtemperatur, Sprechen und störenden Lärm, wie Telefon, «Piepser», Alarme, reduzieren), *um die Schlafbereitschaft zu fördern sowie Schlafdauer und -qualität zu erhöhen – vor allem nachts.*
  - Vermeiden oder Beschränken körperlicher Fixierungen [oder bewegungseinschränkender Vorrichtungen] entsprechend den Bedürfnissen des Klienten und den Vorgaben der Einrichtung.
- Vermitteln an einen Arzt oder Schlafspezialisten, soweit angezeigt, *für spezifische Interventionen inkl. Medikamente und Biofeedback.*
- Für weitere Interventionen und deren Begründungen vgl. PDx Schlafstörung und Schlafmangel.

4. Pflegepriorität: Fördern des Wohlbefindens (Beratung, Patientenedukation und Entlassungsplanung):
- Beruhigen des Klienten dahingehend, dass gelegentliche Schlaflosigkeit keine Bedrohung der Gesundheit darstellt und die Lösung der zeitlich begrenzten Situation einen gesunden Schlaf wiederherstellen kann. *Zu wissen, dass eine gelegentliche Schlaflosigkeit gewöhnlich unschädlich ist, kann Entspannung fördern und Sorgen lindern, die das Problem unterhalten können.*
- Finden einer Lösung für unmittelbare Bedürfnisse. *Unter Umständen bedarf es kurzfristiger Lösungen (z.B. Schlafen in getrennten Zimmern, wenn die Erkrankung des Partners den Klienten wach hält, Kauf eines Ventilators bei einem zu warmen oder ungelüfteten Schlafzimmer), bis sich der Klient an die Situation anpasst oder die Krise gelöst wurde und man zu eher normalen Schlafmustern zurückkehrt.*
- Auffordern zu angemessener Innenbeleuchtung bei Tag und Nacht, Vermeiden von «Nickerchen» am Tage, soweit alters- und situationsgerecht, Aktiv-Sein am Tage und passiver sein am Abend. *Hilft, einen normalen Schlaf-Wach-Rhythmus zu fördern.*

- Untersuchen der Anwendung von Hilfsmitteln, um Licht und Geräusche auszublenden, wie etwa eine Schlafmaske, Jalousien zur Verdunkelung, Ohrstöpsel, «weißes Rauschen».
- Erörtern der Anwendung und Eignung freiverkäuflicher Medikamente oder Phytotherapeutika (Baldrian), *zur Unterstützung beim Ein- und Durchschlafen.*

Schwerpunkte der Pflegedokumentation

Pflegeassessment oder Neueinschätzung

- Befunde des Assessments inkl. früherer und heutiger Merkmale des Schlafmusters sowie Auswirkungen auf die Lebensweise und den Funktionsgrad
- spezifische Interventionen, Medikationen oder frühere Therapien.

Planung

- Pflege-/Interventionsplan und beteiligte Personen
- Patientenedukationsplan für Klienteninformation, -schulung und -beratung.

Durchführung/Evaluation

- Reaktionen auf Interventionen/Patientenedukation und ausgeführte Pflegemaßnahmen
- Zielerreichung/Fortschritte in Richtung gewünschter Ergebnisse
- Veränderungen des Pflegeplans.

Entlassungs- oder Austrittsplanung

- Erfordernisse der Entlassung, langfristiger Pflegebedarf nach Entlassung, vorgenommene Koordinationen und Vermittlungen, zusätzlich verfügbare personelle, kommunale und materielle Ressourcen
- spezifische, vorgenommene Vermittlungen, Nachsorgeplan sowie Verantwortlichkeiten für zu treffende Maßnahmen.

Empfohlene, exemplarische Pflegeinterventionen (NIC) und Pflegeergebnisse (NOC)

NIC: *Schlafförderung* [Sleep Enhancement] (McCloskey-Dochterman, J.; Bulecheck, G. M., 2013)

NOC: *Schlaf* [Sleep] (Moorhead, S., Johnson, M.; Maas, M. L.; Swanson, E., 2013)

Literatur

Backhaus, J.: Schlafstörungen. Hogrefe, Göttingen 2010
Borbély, A.: Schlaf. Fischer, Frankfurt 2004
Carpenito-Moyet L. J.: Das Pflegediagnosen-Lehrbuch. Huber, Bern 2013
Georg, J.: Schlafstörung – Pflegeassessment, -diagnose und -interventionen. NOVA 34 (2003) 12: 20–23
Georg, J.: Schlaf und Schlafförderung. In: Hömberg, R. (2006): Psychosomatik kompakt. Bern: Huber: 117–136
Georg, J.: Schlafstörungen behandeln. Forum Sozialstation. 30, (2006) Nr. 141/August: 20–23
Georg, J.: Aus dem Takt. NOVA 40 (2009) 1: 18–21
Georg, J.: Schlafförderndes Verhalten. praxis: wissen: psychosozial 3 (2012) 9: 18–21
Müller, T. ; Paterok, B. Schlaf erfolgreich trainieren. Hogrefe, Göttingen 2010
Peter, H.; Penzel, T.; Peter, J. H. (Hrsg.): Enzyklopädie der Schlafmedizin. Springer, Berlin 2007
Redecker, N. S.; McEnany, G. P.: Sleep disorderns and Sleep Promotion in Nursing Practice. Springer Publ., NY, 2011
Roenneberg, T: Wie wir ticken. – Zur Bedeutung der Chronobiologie für unser Leben. DuMont, Köln 2010
Spork, P.: Das Schlafbuch. Rowohlt, Reinbek 2008
Staedt, J.; Riemann, D.: Diagnostik und Therapie von Schlafstörungen. Kohlhammer, Stuttgart 2007
Stolte, K. M.: Pflegediagnosen in der Gesundheitsförderung und Patientenedukation. Huber, Bern 2013
Zulley, J.: So schlafen Sie gut. Zaber & Sandmann, München 2008

Schluckstörung [P]

Impaired swallowing (00103) (1986, 1998)
Domäne 2: **Ernährung**
Klasse 1: **Nahrungsaufnahme**

Diagnosetyp (Dokumentationsform): aktuelle Pflegediagnose (PES)
Zuordnung der Pflegediagnose nach Pflegemodellen/-klassifikationen s. Kap. 6.

Definition: Abnormales Funktionieren des Schluckvorgangs verbunden mit strukturellen oder funktionellen Veränderungen der Mundhöhle, des Rachens oder der Speiseröhre

Beeinflussende Faktoren [od. Einflussfaktoren] [E]

angeborene Defizite

- Anomalien der oberen Atemwege
- mechanische Obstruktion (z. B. durch: Ödem, Tracheostoma, Tumor)
- Sondenernährung in der Vorgeschichte
- neuromuskuläre Störung (z. B. verringerter oder fehlender Würgereflex, verringerte Kraft oder Beweglichkeit der Kaumuskulatur, Sensibilitätsstörung in der Mundhöhle, Fazialisparese)
- Zustände, die mit einer starken Hypotonie einhergehen
- Atemstörungen
- angeborene Herzerkrankung
- verhaltensbedingte Ernährungsprobleme
- selbstverletzendes Verhalten
- Gedeihstörung
- Protein-Energie-Mangelernährung.

neurologische Probleme

- Defekte im Nasen-Rachen-Raum
- Nasaldefekte
- Störungen im Mund-Rachen-Raum
- Kehlkopfabnormalitäten
- Anomalien der oberen Atemwege
- Trachealdefekte
- Kehlkopfdefekte
- Defekte der Speiseröhre
- gastroösophageale Refluxkrankheit
- Achalasie (Ösophagusobstruktion)
- Traumata
- erworbene anatomische Schädigungen
- Hirnnervenbeteiligung
- Schädel-Hirn-Trauma
- Entwicklungsverzögerung
- zerebrale Lähmung [Zerebralparese]
- Frühgeburt.

Bestimmende Merkmale [od. Symptome] [S]

subjektive

Beeinträchtigung der ösophagealen Phase

- Beschwerde [äußert], dass «etwas stecken geblieben ist»

- Odynophagie (Schmerzen beim Schlucken)
- Nahrungsverweigerung
- Mengeneinschränkung
- Sodbrennen
- epigastrischer Schmerz
- nächtliches Husten
- nächtliches Aufwachen.

objektive

Beeinträchtigung der oralen Phase

- schwaches Saugen, mit [der Folge von] unwirksamem Umschließen der Brustwarzen
- verlangsamte Bolusbildung
- mangelnde Zungenbewegung, um einen Bolus zu formen
- verfrühter Eintritt des Bolus
- unvollständiger Lippenschluss
- Nahrung wird aus dem Mund geschoben
- Nahrung fällt/läuft aus dem Mund
- mangelndes Kauvermögen
- Husten vor dem Schluckvorgang
- Verschlucken vor dem Schluckvorgang
- Würgen vor dem Schluckvorgang
- fragmentierter Schluckakt
- abnormale Funktion in der oralen Phase (durch Schlucktest nachgewiesen)
- Unfähigkeit, Mundhöhle zu leeren
- Sammeln der Nahrung in der [den] Wangentasche[n]
- nasaler Reflux
- Sialorrhö (Speichelfluss)
- unbeabsichtigter Speichelfluss aus dem Mund
- lange Essenszeit[en], wobei wenig verzehrt wird.

Beeinträchtigung der pharyngealen Phase

- Nahrungsverweigerung
- veränderte Kopfstellungen
- verzögerter Schluckvorgang
- mehrfache Schluckvorgänge
- unwirksames Anheben des Larynx
- abnormale Funktion in der pharyngealen Phase (durch Schlucktest nachgewiesen)
- Verschlucken
- Husten

- Würgen
- nasaler Reflux
- gurgelnde Stimme
- unklares Fieber
- wiederkehrende [rezidivierende] Lungeninfektionen.

Beeinträchtigung der ösophagealen Phase

- beobachteter Hinweis auf [Beleg für] Probleme während des Schluckens (z. B. Nahrung bleibt in der Mundhöhle, Husten/Verschlucken)
- abnormale Funktion in der ösophagealen Phase (durch Schlucktest nachgewiesen)
- Überstrecken des Kopfes (z. B. nach hinten lehnen während oder nach den Mahlzeiten)
- wiederholtes Schlucken
- Bruxismus (nächtliches Zähneknirschen)
- unklare Reizbarkeit zur Essenszeit
- sauer riechender Atem
- Reflux des Mageninhalts (feuchtes Aufstoßen)
- Erbrochenes auf dem Kopfkissen
- Erbrechen
- Hämatemesis (Erbrechen von Blut).

Klientenbezogene Pflegeziele oder Evaluationskriterien

Der Klient

- kann feste Nahrung und Flüssigkeiten vom Mund zum Magen befördern.
- wahrt eine angemessene Hydratation, angezeigt durch guten Hautturgor, feuchte Mundschleimhaut und individuell ausreichende Urinausscheidung.
- erreicht und/oder hält das erwünschte Körpergewicht.
- erkennt individuell geeignete Maßnahmen/Handlungen, um die Nahrungs-/Flüssigkeitseinnahme zu fördern und eine Aspiration zu verhindern.
- demonstriert geeignete Essmethoden entsprechend der individuellen Situation.

Die Bezugsperson

- demonstriert Notmaßnahmen für den Fall, dass der Klient sich verschluckt.

Maßnahmen oder Pflegeinterventionen

1. Pflegepriorität: Einschätzen der ursächlichen/beeinflussenden Faktoren und des Ausmaßes der Störung:

- Einschätzen des sensorisch-perzeptiven Zustands (sensorische Wahrnehmung, Orientierung, Konzentration, motorische Koordination).
- Achten auf Symmetrie der Gesichtsstrukturen und des Muskeltonus.
- Einschätzen der Kraft und Beweglichkeit der am Kau- und Schluckakt beteiligten Muskeln.
- Inspizieren der Mundhöhle auf Ödeme, Entzündungszeichen, Veränderungen der Mundschleimhaut, Angemessenheit der Mundhygiene.
- Achten auf den korrekten Sitz der Prothese, falls vorhanden.
- Ermitteln des Vorhandenseins und der Stärke von Schluck- und Hustenreflex.
- Feststellen des Schluckvermögens (Schluckversuch) mittels kleiner Portionen Wasser.
- Beurteilen der Fähigkeit, ein effektives Saugen zu initiieren/aufrechtzuerhalten. *Schwaches Saugen führt zu unwirksamem Umschließen der Brustwarze. Dies spricht für eine unwirksame Bewegung der Zunge und der Mundmuskeln, was wiederum die Schluckfähigkeit beeinträchtigt.*
- Achten auf Überstreckung des Halses/Sich-Krümmen während/nach den Mahlzeiten oder wiederholtes Schlucken, *was dafür spricht, dass der Klient außer Stande ist, den Schluckakt abzuschließen.*
- Auskultieren der Atemgeräusche, *um zu beurteilen, ob Zeichen einer Aspiration vorhanden sind.*
- Dokumentieren des aktuellen Gewichts/vorangegangener Gewichtsveränderungen.
- Vorbereiten von/Assistieren bei diagnostischen Untersuchungen des Schluckaktes.

2. Pflegepriorität: Verhüten einer Aspiration und Freihalten der Atemwege:

- Erkennen individueller Faktoren, die eine Aspiration begünstigen/die Atemwege beeinträchtigen.
- Den Klienten zu Mahlzeiten, Zwischenmahlzeiten und zur Auf-

nahme von Flüssigkeit auf einen Stuhl setzen, wenn möglich. Wenn der Klient im Bett liegen muss, den Kopfteil des Bettes bei physiologisch leicht gebeugten Kopf möglichst weit anheben. Anschließend das Kopfteil des Bettes 30–45 Minuten erhöht lassen, *um die Regurgitations-/Aspirationsgefahr zu verringern.*
- Absaugen der Mundhöhle nach Bedarf. Unterweisen des Klienten im selbstständigen Absaugen, soweit angemessen. *Hebt die Sicherheit der Atemwege und die Unabhängigkeit/das Gefühl von Kontrolle im Umgang mit Sekreten.*

3. Pflegepriorität: Fördern des Schluckvermögens, um den individuellen Flüssigkeits- und Nährstoffbedarf zu decken:
- Vermitteln an einen Gastroenterologen/Neurologen, soweit angezeigt, *zur Behandlung/für Interventionen (z. B. operative Gesichtsrekonstruktion, Dilatation des Ösophagus etc.), die das Schlucken verbessern können.*
- Vermitteln an einen Sprachtherapeuten/Logopäden *zur Unterstützung der Bemühungen des Klienten und zur Erhöhung der Sicherheit.*
- Sorgen für eine Ruhepause vor dem Essen, *um die Erschöpfung auf ein Mindestmaß herabzusetzen.*
- Verabreichen von Schmerzmitteln vor dem Essen, soweit angezeigt, *um das Wohlbefinden zu erhöhen, aber vorsichtig sein, um eine Beeinträchtigung des Bewusstseins/der sensorischen Wahrnehmung zu vermeiden.*
- Fokussieren der Aufmerksamkeit des Klienten auf das Essen/Schlucken. Verringern von Umgebungsreizen und Gesprächen, *die beim Eingeben von Nahrung ablenken oder das Verschlucken fördern können.*

S

- Ermitteln, welche Nahrungsmittel der Klient vorzieht, *um diese möglichst bei der Nahrungszubereitung zu berücksichtigen und damit die Aufnahme zu erhöhen.* Präsentieren der Mahlzeiten in appetitanregender, ansprechender Art und Weise.
- Sorgen für warme oder kalte (nicht lauwarme) Speisen/Getränke, *welche die Geschmacks- und Geruchs- und Wärmerezeptoren stimulieren.*
- Sorgen für eine Konsistenz des Essens, die sich am leichtesten schlucken lässt. *Die Gefahr, sich zu verschlucken und zu aspirieren wird verringert, wenn sich die Nahrung vor dem Schlucken zu einem Bolus formen lässt (z. B. gelatinehaltige Desserts, die mit weni-*

ger Wasser als üblich zubereitet werden, Pudding und Vanillesauce, eingedickte Flüssigkeiten [Zugabe von Binde-/Eindickungsmitteln oder Jogurt, Cremesuppen, mit wenig Wasser zubereitet]), verdünnte Pürees (heiße Zerealien mit Wasser), dickflüssige Getränke (z. B. Fruchtnektare, in püriertem Zustand gefrorene Fruchtsäfte [dünnflüssige Flüssigkeiten sind äußerst schwierig zu beherrschen], weiche Eier oder Rühreier, Dosenfrüchte, weich gekochtes Gemüse).

- Meiden von Milchprodukten und Schokolade, *die den Speichel eindicken können.*
- Dem Klienten nur Speisen von jeweils einer Konsistenz pro Mahlzeit verabreichen.
- Platzieren der Nahrung auf die nichtbetroffene Seite des Mundes des Klienten *(falls eine Seite des Mundes durch die Erkrankung betroffen ist [z. B. bei Hemiplegie])* und den Klienten die Zunge zur Unterstützung nutzen lassen, um den Nahrungsbolus in Schluckposition zu bringen.
- Anpassen der Größe der Bissen *(z. B. sind kleine Bissen von einem halben Teelöffel oder weniger gewöhnlich leichter zu schlucken).* Verwenden eines Teelöffels/kleinen Löffels, *um zu kleineren Bissen anzuhalten.* Zerschneiden jeglicher fester Nahrung in kleine Stücke.
- Platzieren des Essens in die Mitte der Mundhöhle. Dem Klienten angemessene Bissen (15 ml) geben, *um den Schluckreflex adäquat auszulösen.*
- Geben kognitionsbezogener Hinweise (z. B. den Klienten bei Bedarf daran erinnern, zu kauen/schlucken), *um die Konzentration und das Ausführen des Schluckvorganges zu verbessern.*
- Anleiten des Klienten, das Essen auf der nichtbetroffenen Seite zu kauen, soweit angemessen.
- Sanftes Massieren der laryngopharyngealen Muskulatur (seitlich der Trachea und am Hals), *um das Schlucken zu stimulieren.*
- Beobachten der Mundhöhle nach jedem Bissen und den Klienten nach jedem Bissen mit der Zunge die Mundhöhle nach im Munde verbliebener Nahrung abtasten lassen. Entfernen von Nahrungsresten, die nicht geschluckt werden können.
- Berücksichtigen der Esskultur und des Esstempos des Klienten bei der Verabreichung von Nahrung, *um dabei Erschöpfung und Frustration zu vermeiden.*
- Einräumen ausreichender Zeit zum Essen/zur Essenseinnahme.
- Verweilen beim Klienten während des Essens, um Angst zu reduzieren und Hilfe anzubieten.

- Verwenden eines Glases mit einem Nasenausschnitt, *damit der Kopf während des Trinkens nicht nach hinten geneigt werden muss.* Nie Flüssigkeiten in den Mund gießen. Vermeiden des «Hinunterspülens» von Speisen mit Getränken. *Beachte:* Manchen fällt es leichter, mit einem Strohhalm zu trinken, statt aus einem Gefäß kleine Schlucke zu nehmen. Falls der Umgang mit einem Strohhalm leichter ist, Erwägen eines flexiblen Einmalstrohhalms, falls eine Tasse besser geeignet ist, Erwägen einer zweihenkeligen Tasse mit Nasenausschnitt [Schnabeltasse] aus Hartplastik.
- Kontrollieren der Ein- und Ausfuhr und des Körpergewichts, um zu beurteilen, ob die Flüssigkeits- und Kalorienzufuhr angemessen ist.
- Positive Rückmeldungen bei Bemühungen des Klienten geben.
- Sorgen für Mundpflege nach jedem Essen.
- Erwägen von Sondenkost/parenteraler Ernährung, soweit angezeigt, *wenn der Klient die erforderliche Nahrungszufuhr nicht erreicht.*
- Hinzuziehen eines Spezialisten für Schluckstörungen oder ein Reha-Team, soweit angezeigt.
- Vermitteln an eine Stillberaterin/Selbsthilfegruppe (z. B. La Leche Liga) *zur Anleitung beim Stillen.*
- Für zusätzliche Interventionen bei Säuglingen vgl. PDx: Unwirksames Stillen, Saug-/Schluckstörung des Säuglings.

4. Pflegepriorität: Fördern des Wohlbefindens (Beratung, Patientenedukation und Entlassungsplanung):

- Konsultieren der Ernährungsberatung, *um einen optimalen Ernährungsplan zu erstellen.*
- Mischen von Medikamenten unter gelatinehaltige Creme, Konfitüre, Pudding usw. Sich vorher bei der Apotheke erkundigen, *ob die Tabletten zermörsert werden dürfen oder ob Tropfen/Kapseln erhältlich sind.*
- Anleiten des Klienten und/oder der Bezugsperson, spezielle Esstechniken und Schluckübungen zu erlernen.
- Ermutigen des Klienten, mit dem Gesichtsübungsprogramm fortzufahren, *um die Kau- und Schluckmuskulatur zu erhalten/zu stärken.*
- Anleiten von Klienten/Bezugsperson zu Notfallmaßnahmen bei einem Erstickungsanfall.

- Erstellen eines Plans für regelmäßige Gewichtskontrollen.
- Vgl. PDx: Mangelernährung.

Schwerpunkte der Pflegedokumentation

Pflegeassessment oder Neueinschätzung

- individuelle Befunde inkl. des Grades/der Merkmale der Beeinträchtigung, des aktuellen Gewichts/kürzlicher Gewichtsveränderungen
- Auswirkungen auf die Lebensweise/Sozialkontakte und den Ernährungszustand.

Planung

- Pflege-/Interventionsplan und beteiligte Personen
- Patientenedukationsplan für Klienteninformation, -schulung und -beratung.

Durchführung/Evaluation

- Reaktionen auf Interventionen/Patientenedukation und ausgeführte Pflegemaßnahmen
- Zielerreichung/Fortschritte in Richtung gewünschter Ergebnisse
- Veränderungen des Pflegeplans.

Entlassungs- oder Austrittsplanung

- Erfordernisse der Entlassung, langfristiger Pflegebedarf nach Entlassung, vorgenommene Koordinationen und Vermittlungen, zusätzlich verfügbare personelle, kommunale und materielle Ressourcen
- spezifische, vorgenommene Vermittlungen, Nachsorgeplan sowie Verantwortlichkeiten für zu treffende Maßnahmen.

Empfohlene, exemplarische Pflegeinterventionen (NIC) und Pflegeergebnisse (NOC)

NIC: *Schlucktraining* [Swallowing Therapy] (McCloskey-Dochterman, J.; Bulecheck, G. M., 2013)

NOC: *Status des Schluckvorgangs* [Swallowing Status] (Moorhead, S., Johnson, M.; Maas, M. L.; Swanson, E., 2013)

Literatur

Bartolome, G.; Schröter-Morasch, H.: Schluckstörungen. Diagnostik und Rehabilitation. Elsevier, München 2010
Carpenito-Moyet L. J.: Das Pflegediagnosen-Lehrbuch. Huber, Bern 2013
Geißler, M.; Winkler, S.: Dysphagie. Schultz-Kirchner, Idstein 2010
Hiller, M.: Dysphagie. Strukturierte Angehörigenberatung. Schultz-Kirchner, Idstein 2008
Trapl, M.: Neurogene Dysphagien. Springer, Wien 2013

Akuter Schmerz [P]

Acute pain (00132) (1996)
Domäne 12: **Wohlbefinden**
Klasse 1: **Physisches Wohlbefinden**

Diagnosetyp (Dokumentationsform): aktuelle Pflegediagnose (PES)
Zuordnung der Pflegediagnose nach Pflegemodellen/-klassifikationen s. Kap. 6.

Definition: Unangenehme sensorische und emotionale Erfahrung, die von aktuellen oder potenziellen Gewebeschädigungen herrührt oder als solche Schädigungen beschrieben werden kann (International Association for the Study of Pain); plötzlicher oder allmählicher Beginn mit einer Intensität von leicht bis schwer und einem erwarteten oder vorhersagbaren Ende und einer Dauer von weniger als 6 Monaten

S

Beeinflussende Faktoren [od. Einflussfaktoren] [E]

- Verletzungsursachen (biologisch, chemisch, physikalisch, psychisch).

Bestimmende Merkmale [od. Symptome] [S]

subjektive

- verbale Äußerung über Schmerz
- [verschlüsselte Äußerungen (u. U. geringer bei Klienten < 40 Jahren, Männern und bestimmten kulturellen Gruppen)]
- veränderter Appetit.

objektive

- beobachtete Schmerzzeichen
- sich schützende Gesten [Schutz-/Schonhaltung]
- Schonhaltung [Lagerung zur Vermeidung von Schmerzen]
- maskenhaftes Gesicht ([z. B.] Augen sind glanzlos, abgekämpfter Ausdruck, starre oder zerstreute Bewegung, Grimasse)
- auffälliges Verhalten (z. B. Ruhelosigkeit, Stöhnen, Schreien, Wachsamkeit, Reizbarkeit, Seufzen)
- ablenkende Verhaltensweisen (z. B. Auf- und Abgehen, andere Personen aufsuchen und/oder nach anderen Aktivitäten suchen, wiederholende Aktivitäten)
- [veränderter Muskeltonus (schlaff bis rigide/starr)]
- Diaphorese (Schwitzen)
- veränderter Blutdruck
- veränderte Herzfrequenz
- veränderte Atemfrequenz
- Pupillenerweiterung
- Ichbezogenheit [Nach-innen-gewandt-Sein]
- eingeschränkter Fokus (z. B. veränderte Zeitwahrnehmung, beeinträchtigte Denkprozesse, reduzierte Interaktion mit Personen und dem Umfeld)
- Schmerzerfassung
- Abwehrhaltung
- Schlafstörung.

Klientenbezogene Pflegeziele oder Evaluationskriterien

Der Klient

- äußert (verbal/nonverbal) Schmerzlinderung und/oder -kontrolle.
- hält sich an die verordnete medikamentöse Therapie.
- nennt nicht medikamentöse Methoden, die schmerzlindernd wirken.
- wendet Entspannungstechniken an und nützt ablenkende Tätigkeiten, soweit angezeigt, je nach der individuellen Situation.

Maßnahmen oder Pflegeinterventionen

1. Pflegepriorität: Einschätzen ursächlicher/auslösender Faktoren:

- Beachten des Alters des Klienten, seines Entwicklungsniveaus und des aktuellen Zustands (z. B. Säugling/Kind, schwer kranker, beatmeter/sedierter oder kognitiv beeinträchtigter Klient), was sich auf die Fähigkeit auswirkt, Schmerzparameter anzugeben.

- Bestimmen/Dokumentieren möglicher pathophysiologischer/psychologischer Ursachen der Schmerzen (z. B. Entzündung, Gewebstrauma/Frakturen, Operation, Herzinfarkt/Angina pectoris, Erkrankungen des Abdomens [z. B. Appendizitis, Cholezystitis], Verbrennungen, Trauer, Furcht/Angst, Depression und Persönlichkeitsstörungen).
- Beachten des Operationsgebietes, *da es einen Einfluss auf das Ausmaß der Schmerzen haben kann. Längs-/Diagonalschnitte können z. B. schmerzhafter sein als quer geführte oder S-förmige Schnitte. Das Auftreten bekannter/unbekannter Komplikationen kann die Schmerzen stärker auftreten lassen als vorhergesehen.*
- Einschätzen auf [indirekte und via Headsche Zonen projezierte] Schmerzen, soweit angemessen, *um dabei zu helfen, eine behandlungsbedürftige Grunderkrankung oder gestörte Organfunktion festzustellen.*
- Achten auf die Einstellung des Klienten gegenüber Schmerz und dem Gebrauch von Analgetika inkl. eine anamnestisch bekannten Substanzmissbrauchs.
- Beachten der Kontrollüberzeugung des Klienten (extern/intern). *Personen mit externer Kontrollorientierung werden möglicherweise nur wenig oder keine Verantwortung für das Schmerzmanagement übernehmen.*
- Assistieren bei einer gründlichen Evaluation inkl. neurologischer und psychologischer Faktoren (Schmerzinventar, psychologisches Interview), soweit angemessen, wenn die Schmerzen anhalten.

2. Pflegepriorität: Beurteilen der Schmerzreaktionen des Klienten:

- Durchführen eines Schmerzassessments, darunter Lokalisation, Merkmale, Beginn/Dauer, Häufigkeit, Qualität, Intensität und auslösende/erschwerende Faktoren, und zwar bei jedem Auftreten des Schmerzes erneut. Beachten von Veränderungen gegenüber früheren Einschätzungen, *um eine Verschlechterung zu Grunde liegender Ursachen/die Entwicklung von Komplikationen auszuschließen.*
- Anwenden einer Schmerzskala entsprechend dem Alter/der Kognition (z. B. Skala von 0 bis 10, Gesichterskala [pädiatrisch, nonverbal], Pain Assessment Scale for Dementing Elderly [PADE], Behavioral Pain Scale [BPS]).

- Akzeptieren der Schmerzbeschreibungen des Klienten. Anerkennen der Schmerzerfahrung und vermitteln, dass seine Schmerzreaktionen akzeptiert werden. *Schmerz ist ein subjektives Empfinden und kann nicht von anderen (unmittelbar) nachempfunden werden.*
- Achten auf nonverbale Zeichen/Schmerzverhalten (z. B. Gang des Klienten, Körperhaltung, Sitzen, Gesichtsausdruck, kalte Extremitäten, die auf eine Gefäßverengung hindeuten) und andere objektive bestimmende Merkmale (s. dort), besonders bei Personen, die sich verbal nicht ausdrücken können. *Beobachtungen decken sich u. U. (nicht) mit Aussagen und können Hinweise auf notwendige Interventionen geben.*
- Befragen Dritter, die den Klienten gut kennen (z. B. EhepartnerIn, Elternteil), um Verhalten zu identifizieren, das auf Schmerzen hindeuten kann, *wenn der Klient nicht in der Lage ist, sich verbal auszudrücken.*
- Achten auf kulturelle und entwicklungsbedingte Einflüsse auf die Schmerzreaktion. *Verbale und/oder verhaltensbezogene Ausdrucksformen stehen u. U. in keiner direkten Beziehung zum Grad der wahrgenommenen Schmerzen (z. B. kann ein Klient Schmerzen verleugnen, auch wenn er sich unangenehm fühlt, oder die Reaktionen können stoisch oder übertrieben sein und dabei kulturelle/familiäre Normen wiederspiegeln).*
- Überwachen der Hautfarbe/-temperatur und der Vitalzeichen (z. B. Herzfrequenz, Blutdruck, Atmung), *die bei akuten Schmerzen gewöhnlich verändert sind.*
- Überprüfen des Wissenstandes und der Erwartungen des Klienten an eine Schmerzbehandlung.
- Befragen des Klienten über frühere Schmerzerfahrungen und darüber, was sich in der Vergangenheit zur Kontrolle der Schmerzen als hilfreich/nicht hilfreich erwiesen hat.

3. Pflegepriorität: Unterstützen des Klienten beim Ausprobieren von Methoden zur Schmerzlinderung/-kontrolle:

- Bestimmen der für den Klienten akzeptablen Schmerzintensität/Schmerzkontrollziele. *Schwankt individuell und situationsabhängig.*
- Feststellen von Faktoren in der Lebensweise des Klienten (z. B. Konsum/Missbrauch von Alkohol/anderen Drogen), welche die Reaktionen auf Analgetika und/oder die Auswahl von Interventionen beim Schmerzmanagement beeinflussen können.

- Beachten, wann der Schmerz auftritt (z. B. nur beim Gehen, jeden Abend), *um prophylaktisch Medikamente zu verabreichen, soweit angemessen.*
- Kooperieren in der Behandlung der Grunderkrankung/des Krankheitsprozesses, die/der Schmerzen auslöst und proaktives Schmerzmanagement (z. B. Epiduralanalgesie, Nervenblockade bei postoperativen Schmerzen).
- Sorgen für wohl tuende Maßnahmen (z. B. Berühren, Lagewechsel, Anwendung von Kälte/Wärme, Anwesenheit einer Pflegeperson), ein ruhiges Umfeld und ruhige Aktivitäten, *um ein nicht pharmakologisches Schmerzmanagement zu fördern.*
- Instruieren/Ermutigen, Entspannungstechniken anzuwenden, wie etwa konzentriertes vertieftes Atmen, Imagination, CDs (z. B. «weißes» Rauschen, Musik, Anleitungstexte), *um die Aufmerksamkeit abzulenken und Spannung abzubauen.*
- Ermutigen zu ablenkenden Beschäftigungen (z. B. Fernsehen/Radio, Rätselraten, Humor, Geselligkeit).
- Überprüfen der Therapien/Erwartungen des Klienten. Ihm sagen, wann er bei der Behandlung Schmerzen zu erwarten hat, *um seine Ungewissheit und die damit verbundene Muskelverspannung zu reduzieren.*
- Ermutigen des Klienten, seine Schmerzempfindungen zu äußern.
- Verwenden von Problemen, um einem Kind die Prozedur zu erklären, *um dessen Verstehen zu stärken und das Ausmaß von Angst/Furcht zu senken.*
- Eltern vorschlagen, bei schmerzhaften Eingriffen anwesend zu sein, *um das Kind zu trösten.*
- Suchen nach Möglichkeiten zur Vermeidung/Reduzierung des Schmerzes (z. B. Gegendruck auf die Naht während des Hustens, eine harte Matratze und/oder festes Schuhwerk, das bei Rückenschmerzen Halt gibt, eine gute Körperhaltung).
- Zusammenarbeiten mit dem Klienten bei der Schmerzprävention. Verwenden von Verlaufsblättern zur Dokumentation des Schmerzes, der therapeutischen Interventionen, Reaktionen und der Zeitdauer bis zum Wiederauftreten des Schmerzes. Auffordern des Klienten, sich bei auftretenden Schmerzen sofort zu melden, *da eine frühzeitige Intervention im Hinblick auf die Schmerzlinderung erfolgversprechender ist.*
- Verabreichen von Schmerzmitteln, soweit angezeigt, bis zur maximalen Dosis, die benötigt wird, *um die Schmerzen auf «akzep-*

tablem» Niveau zu halten. Benachrichtigen des Arztes, wenn die Therapie nicht ausreicht, um die Schmerzen unter Kontrolle zu halten.

- Demonstrieren/Überwachen der Selbstverabreichung von Medikamenten sowie der Patientenkontrollierten Analgesie (PCA = *patient controlled analgesia*), falls angezeigt, *bei schweren, anhaltenden Schmerzen.*
- Evaluieren/Dokumentieren der Reaktion des Klienten auf die Analgesie und Unterstützen beim Überleiten/Umstellen des Medikationsplans entsprechend den individuellen Bedürfnissen. *Das Erhöhen/Senken der Dosis, ein Stufenprogramm (Umstellen vom Injizieren auf orale Verabreichung, größere Abstände zwischen den Dosen bei nachlassenden Schmerzen) hilft beim Selbstmanagement der Schmerzen.*
- Unterstützen des Klienten beim Anwenden der transkutanen elektrischen Stimulation (TENS), falls verordnet.

4. Pflegepriorität: Fördern des Wohlbefindens (Beratung, Patientenedukation und Entlassungsplanung):

- Ermutigen des Klienten, angemessene Ruhepausen einzuschalten, *um Erschöpfung vorzubeugen.*
- Überprüfen von Wegen zur Schmerzbekämpfung, darunter therapeutische Berührung, Biofeedback, Selbsthypnose und Entspannungstechniken.
- Erörtern der Auswirkungen des Schmerzes auf die Lebensweise/Unabhängigkeit und der Möglichkeiten, das Funktionsniveau zu maximieren.
- Sorgen für ein individualisiertes physiotherapeutisches Übungs-/Sportprogramm, das nach der Entlassung vom Klienten weitergeführt werden kann. *Fördert eine aktive statt einer passiven Rolle und stärkt das Gefühl von Kontrolle.*
- Erörtern mit Bezugsperson(en), wie sie dem Klienten Unterstützung geben und Faktoren vermeiden können, die Schmerzen verursachen oder verstärken (z. B. Teilnahme an Haushaltsarbeiten nach Bauchoperationen).
- Herausfinden besonderer Zeichen/Symptome und Veränderungen der Schmerzmerkmale, die eine Nachuntersuchung erfordern.

Schwerpunkte der Pflegedokumentation

Pflegeassessment oder Neueinschätzung

- Befunde des individuellen Assessments inkl. der Beschreibung des Klienten über seine Schmerzreaktion, Besonderheiten der Schmerzerfassung, Erwartungen an die Schmerztherapie und akzeptables Schmerzniveau
- früherer Medikamentenkonsum, Suchtmittelmissbrauch.

Planung

- Pflege-/Interventionsplan und beteiligte Personen
- Patientenedukationsplan für Klienteninformation, -schulung und -beratung.

Durchführung/Evaluation

- Reaktionen auf Interventionen/Patientenedukation und ausgeführte Pflegemaßnahmen
- Zielerreichung/Fortschritte in Richtung gewünschter Ergebnisse
- Veränderungen des Pflegeplans.

Entlassungs- oder Austrittsplanung

- Erfordernisse der Entlassung, langfristiger Pflegebedarf nach Entlassung, vorgenommene Koordinationen und Vermittlungen, zusätzlich verfügbare personelle, kommunale und materielle Ressourcen
- spezifische, vorgenommene Vermittlungen, Nachsorgeplan sowie Verantwortlichkeiten für zu treffende Maßnahmen.

Empfohlene, exemplarische Pflegeinterventionen (NIC) und Pflegeergebnisse (NOC)

NIC: *Schmerzmanagement* [Pain Management] (McCloskey-Dochterman, J.; Bulecheck, G. M., 2013)

NOC: Ausmass von *Schmerz* [Pain Level] (Moorhead, S., Johnson, M.; Maas, M. L.; Swanson, E., 2013)

Literatur

Carpenito-Moyet L. J.: Das Pflegediagnosen-Lehrbuch. Huber, Bern 2013
Carr, E.; Mann, E.: Schmerz und Schmerzmanagement. Huber, Bern 2013

Chronischer Schmerz [P]

Chronic pain (00133) (1986, 1996)
Domäne 12: **Wohlbefinden**
Klasse 1: **Physisches Wohlbefinden**

Diagnosetyp (Dokumentationsform): aktuelle Pflegediagnose (PES)
Zuordnung der Pflegediagnose nach Pflegemodellen/-klassifikationen s. Kap. 6.

Definition: Unangenehme sensorische und emotionale Erfahrung, die von aktuellen oder potenziellen Gewebeschädigungen herrührt oder als solche Schädigungen beschrieben werden kann (International Association for the Study of Pain); plötzlicher oder allmählicher Beginn mit einer Intensität von leicht bis schwer, konstant oder wiederholend auftretend, ohne ein erwartetes oder vorhersagbares Ende und von mehr als sechs Monaten Dauer

Beachte: Schmerz ist ein Signal dafür, dass etwas nicht stimmt. Chronischer Schmerz kann rezidivierend, und periodisch behindernd sein (z.B. Migräne) oder er kann kontinuierlich bestehen. Zwar umfasst das chronische Schmerzsyndrom verschiedenes erlerntes Verhalten, jedoch tragen psychische Faktoren vorrangig zur Behinderung bei. Es ist eine komplexe Entität, in der sich *Elemente aus anderen PDx* vereinen (vgl. PDx: Machtlosigkeit, Beschäftigungsdefizit, Unterbrochene Familienprozesse, Selbstversorgungsdefizit [div. PDx], Gefahr eines Immobilitätssyndroms).

Beeinflussende Faktoren [od. Einflussfaktoren] [E]

- chronische physische Behinderung
- chronische psychosoziale Behinderung.

S

Bestimmende Merkmale [od. Symptome] [S]

subjektive

- verbale Äußerung über Schmerz
- Angst, sich wieder zu verletzen
- veränderte Fähigkeit, frühere Aktivitäten fortzuführen
- veränderte Schlafmuster
- Schmerzerfassung [Verschlüsselte Äußerung über Schmerz]
- Fatigue

- Anorexie
- [ausschließlich mit dem Schmerz beschäftigt sein]
- [verzweifelte Suche nach möglichen Alternativen/Therapien zur Linderung/Kontrolle der Schmerzen].

objektive

- beobachtete Schonhaltung
- Abwehrhaltung
- Reizbarkeit
- Ruhelosigkeit
- maskenhaftes Gesicht [z. B. Augen sind glanzlos, abgekämpfter Ausdruck, starre oder zerstreute Bewegung, Grimasse]
- Selbstfokussierung [Nach-innen-gewandt-Sein]
- reduzierte Interaktion mit anderen
- Depression
- Atrophie der beteiligten Muskelgruppen
- Sympathikus-Reaktionen (z. B. Temperatur, Kälte, Veränderung der Körperposition, Überempfindlichkeit).

Klientenbezogene Pflegeziele oder Evaluationskriterien

Der Klient

- äußert (verbal/nonverbal) Linderung der Schmerzen/Beschwerden und/oder deren Kontrolle.
- äußert, zwischenmenschliche Reaktionen/familiäre Dynamiken, die einen Zusammenhang mit der Schmerzproblematik haben, zu erkennen.
- zeigt Verhaltensänderungen in der Lebensweise und in den Anwendungen der therapeutischen Maßnahmen.

S

Die Familie/Bezugsperson(en)

- beteiligt/beteiligen sich am Schmerzbewältigungsprogramm (vgl. PDx: Bereitschaft für ein verbessertes familiäres Coping).

Maßnahmen oder Pflegeinterventionen

1. Pflegepriorität: Einschätzen ursächlicher/auslösender Faktoren:

- Einschätzen auf Erkrankungen, die mit langanhaltenden Schmerzen einhergehen (z. B. Kreuzschmerzen, Arthritis, Fibromyalgie, Neuropathien, multiple/langsam heilende traumatische Muskel-Skelett-Verletzungen, Amputation [Phantomschmerz] etc.), *um*

Klienten herauszufinden, bei denen Schmerzen u. U. über die normale Heilungsphase hinaus anhalten.

- Assistieren beim gründlichen Diagnostizieren inkl. physischer, neurologischer und psychologischer Abklärungen (Minnesota Multiphasic Personality Inventory [MMPI], Schmerzinventar, psychologisches Interview), soweit angezeigt.
- Evaluieren emotionaler/physischer Aspekte der individuellen Situation. Beachten einer Co-Abhängigkeit/unterstützenden Verhaltens von Pflegepersonen/Familienmitgliedern, *die eine Aufrechterhaltung des Status Quo unterstützen.*
- Feststellen kultureller Faktoren der individuellen Situation (z. B. welche Schmerzausdrucksweise vom Klienten selbst akzeptiert wird – laut stöhnend oder in stoischer Ruhe; Verstärkung der Symptome, um andere vom Vorhandensein der Schmerzen zu überzeugen).
- Beachten von Geschlecht und Alter des Klienten. *Der neueren Literatur zufolge gibt es in der Schmerzwahrnehmung und im Schmerzverhalten Unterschiede zwischen Männern und Frauen. Schmerzempfindlichkeit nimmt mit zunehmendem Alter wahrscheinlich ab.*
- Erörtern des Konsums von Nikotin, Zucker, Koffein, Weißmehl, soweit angemessen. *Einige Vertreter ganzheitlicher Ansätze empfehlen, diese Stoffe zu meiden.*
- Evaluieren der gegenwärtigen Nutzung von Schmerz-/Betäubungsmitteln (inkl. Alkohol) und deren Gebrauch in der Vergangenheit.
- Feststellen, ob der Klient/die Bezugsperson(en) einen sekundären Krankheitsgewinn aus der Situation ziehen können (z. B. Renten/Versicherungen, ehelicher/familiärer Nutzen, Fragen um den Arbeitsplatz). *Kann das Schmerzmanagement und die Lösung des Problems beeinflussen.*
- Durchführen eines Hausbesuchs, wenn möglich, dabei Achten auf Sicherheitsausrüstung, Angemessenheit des Raums, der Farben, Pflanzen und familiären Interaktionen usw. in Zusammenhang mit den Auswirkungen der häuslichen Atmosphäre auf den Klienten.

2. Pflegepriorität: Ermitteln der Reaktionen des Klienten auf chronische Schmerzen:

- Würdigen und Einschätzen der Schmerzen auf sachliche Weise, Vermeiden unangemessener Ausdrücke von Betroffenheit bei

gleichzeitigem Zeigen von Mitgefühl und Empathie für die Gefühle und die Situation des Klienten, der mit Schmerzen lebt und mit einer oft unscharf definierten Behinderung zurechtkommt.
- Evaluieren des Verhaltens bei Schmerzen. *Könnte übertrieben sein, weil der Schmerzempfindung des Klienten kein Glauben geschenkt wird oder weil der Klient glaubt, dass das Pflegepersonal Klagen über Schmerzen nicht ernst nimmt.*
- Feststellen der individuellen Schmerzschwelle/-toleranzgrenze des Klienten (z. B. anhand einer körperlichen Untersuchung/eines Schmerzprotokolls).
- Feststellen der Dauer des Schmerzproblems, wer konsultiert worden ist und welche Medikamente/Therapien (inkl. alternativ-/komplementärmedizinischer Maßnahmen) schon ausprobiert worden sind, *um festzustellen, ob Interventionen von Vorteil sein könnten oder gegenwärtige Interventionen abgesetzt werden sollten, weil sie entweder unwirksam oder nicht länger nötig sind.*
- Achten auf Auswirkungen der Lebensweise auf die Schmerzen (z. B. verminderte Aktivität/Konditionsabbau, schwere Erschöpfung, Gewichtsverlust, Schlafstörungen, Depression).
- Einschätzen des Ausmaßes der Fehlanpassung des Klienten (z. B. Tendenz zu sozialer Isolation, Wut/Ärger, Reizbarkeit, Verlust des Arbeitsplatzes).
- Beachten der Verfügbarkeit und Nutzung persönlicher und kommunaler Ressourcen.

3. Pflegepriorität: Unterstützen des Klienten im Umgang mit den Schmerzen:

- Anerkennen und Einschätzen der Ziele/Erwartungen des Klienten an ein Schmerzmanagement und Abgleich mit der Realität. *Unter Umständen lassen sich Schmerzen nicht vollständig beseitigen, aber deutlich auf ein «akzeptables Maß» verringern oder bis zu einem Grad eindämmen, dass der Klient an gewünschten/nötigen Aktivitäten des Lebens teilnehmen kann.*
- Anwenden von Schmerzmanagement-Interventionen, soweit angemessen (z. B. orale Langzeitanalgetika und Pflaster, Injektionen zur Nervenblockade, implantierte Pumpe, TENS-Gerät), *um in allen Aspekten langanhaltender Schmerzen medizinisch zu intervenieren, soweit angezeigt.*
- Ermutigen zu nicht pharmakologischen Methoden der Schmerzkontrolle (z. B. Wärme-/Kälteanwendungen, Gegendruck oder

Übungen, Hydrotherapie, Vollatmung, Meditation, Visualisieren/gelenkte Imagination, therapeutische Berührung, Übungen zur Korrektur der Körperhaltung und zur Kräftigung der Muskulatur, progressive Muskelrelaxation, Biofeedback, Massage).

- Unterstützen des Klienten beim Erlernen von Atemtechniken (z. B. Zwerchfellatmung), *um die allgemeine und Muskelentspannung zu unterstützen.*
- Erörtern der physiologischen Auswirkungen von Anspannung/ Angst und deren Auswirkungen auf die Schmerzen mit dem Klienten.
- Beteiligen des Klienten/der Bezugsperson(en) am Erstellen einer bestimmten Art, für eine gewisse Zeitspanne über die Schmerzen zu sprechen, *um die Fixierung auf den Schmerz zu begrenzen.*
- Ermutigen des Klienten zu positiven Affirmationen: «Ich bin am Gesundwerden», «Ich bin entspannt», «Ich liebe dieses Leben». Dem Klienten den inneren/äußeren Dialog bewusst machen. «Stopp» sagen, wenn negative Gedanken aufkommen.
- Maßvolles Anwenden von Beruhigungs-, Betäubungs- und Schmerzmitteln. *Diese Medikamente können psychisch und physisch abhängig machen und zu Schlafstörungen führen, indem sie v. a. den REM-Schlaf stören. Wenn viele Medikamente verabreicht worden sind, muss der Organismus des Klienten evtl. entgiftet werden.* Beachte: *Antidepressiva können analgetisch wirken, weil sie die zentrale Schmerzwahrnehmung beeinflussen und weil durch die Verminderung der Depression die Schmerzwahrnehmung abnimmt.*
- Ermutigen zum Aktivieren der rechten Hirnhälfte durch Liebe, Lachen und Musik, *damit Endorphine ausgeschüttet werden, die das Wohlbefinden erhöhen.*
- Anregen zur Anwendung subliminaler Tonträger, um den logischen Teil des Gehirns zu umgehen, indem man sagt: «Ich werde ein entspannterer Mensch», «Es ist in Ordnung, dass ich entspanne».
- Unterstützen der Familie beim Entwickeln eines Programms von Coping-Strategien (z. B. Aktiv-Bleiben trotz zwangsweise geänderter Aktivitäten, gesunde Lebensweise, positive Bestärkung für alle Beteiligten, Ermutigen des Klienten, selbst Kontrolle auszuüben, und Vermindern der Aufmerksamkeit, die dem Schmerzverhalten gewidmet wird.
- Beachten jeglicher Veränderung der Schmerzen. *Diese könnte ein neues körperliches Problem aufzeigen.*

4. Pflegepriorität: Fördern des Wohlbefindens (Beratung, Patientenedukation und Entlassungsplanung):

Sorgen für angeleitete Antizipation (gelenkte Imagination) bei einem Klienten mit einer Erkrankung, bei der Schmerzen üblich sind, und Anleiten darin, wann, wo und wie er sich um Intervention/Behandlung bemühen sollte.

- Unterstützen des Klienten und der Bezugspersonen beim Lernen, wie er/sie sich besser fühlen könnte/n: durch Entwicklung eines inneren Kontrollgefühls, Übernahme der Eigenverantwortung für seine Therapie und durch Aneignung von Informationen und Hilfen als Rüstzeug, um dies zu erreichen.
- Erörtern möglicher Entwicklungsverzögerungen bei einem Kind mit chronischen Schmerzen. Herausarbeiten des gegenwärtigen Funktionsniveaus und Prüfen angemessener Erwartungen für das jeweilige Kind.
- Erörtern der sicheren Anwendung der Medikamente, des Umgangs mit Nebenwirkungen sowie unerwünschter Wirkungen, die eine medizinische Intervention erfordern.
- Dem Klienten helfen, sein Schmerzverhalten zu Gunsten eines gesundheitsorientierten Verhaltens abzubauen: «Handle, als seist Du gesund».
- Ermutigen/Unterstützen der Familienmitglieder/Bezugsperson(en), Massage- und/oder Einreibetechniken zu erlernen.
- Klienten/Bezugsperson(en) empfehlen, sich Zeit für sich selbst zu nehmen, *gibt Gelegenheit, neue Energie zu tanken und sich auf neue Aufgaben zu konzentrieren.*
- Erkennen und Erörtern möglicher Gefahren durch unbewiesene und/oder unkonventionelle Therapien/Mittel.
- Benennen gemeindenaher Unterstützungsgruppen, um individuelle Bedürfnisse zu befriedigen (Gartenarbeit, Hausarbeit, Transportmöglichkeiten) und dosiertes Arbeiten (Pacing) zu ermöglichen. *Eine wirksame Nutzung dieser Ressourcen kann ein «Sich-Auspowern» bei anstrengenden Tätigkeiten verhindern, von denen sich die betroffene Person erst nach Tagen im Bett wieder erholen würde.*
- Vermitteln an Einzel-/Familienberatung und/oder Eheberatung, Elternkurse, soweit erforderlich. *Chronische Schmerzen beeinflussen alle Beziehungen und die Familiendynamik.*
- Vgl. PDx: Unwirksames Coping, Gefährdendes familiäres Coping.

Schwerpunkte der Pflegedokumentation

Pflegeassessment oder Neueinschätzung

- individuelle Befunde inkl. Dauer des Problems/spezielle beeinflussende Faktoren, frühere/gegenwärtige Interventionen
- Schmerzwahrnehmung, Auswirkungen auf die Lebensweise und Erwartungen an die Therapie
- Reaktion der Familie/Bezugsperson(en) auf den Klienten und Unterstützung bei Veränderungen.

Planung

- Pflege-/Interventionsplan und beteiligte Personen
- Patientenedukationsplan für Klienteninformation, -schulung und -beratung.

Durchführung/Evaluation

- Reaktionen auf Interventionen/Patientenedukation und ausgeführte Pflegemaßnahmen
- Zielerreichung/Fortschritte in Richtung gewünschter Ergebnisse
- Veränderungen des Pflegeplans.

Entlassungs- oder Austrittsplanung

- Erfordernisse der Entlassung, langfristiger Pflegebedarf nach Entlassung, vorgenommene Koordinationen und Vermittlungen, zusätzlich verfügbare personelle, kommunale und materielle Ressourcen
- spezifische, vorgenommene Vermittlungen, Nachsorgeplan sowie Verantwortlichkeiten für zu treffende Maßnahmen.

Empfohlene, exemplarische Pflegeinterventionen (NIC) und Pflegeergebnisse (NOC)

NIC: *Schmerzmanagement* [Pain Management] (McCloskey-Dochterman, J.; Bulecheck, G. M., 2013)

NOC: *Schmerzkontrolle* [Pain Control] (Moorhead, S., Johnson, M.; Maas, M. L.; Swanson, E., 2013)

Literatur

Arendt-Nielsen, L.: Drewes, Asbjörn M.; Giamberardino, M. A.: Angewandte Physiologie: Bd. 4 – Schmerzen verstehen und beeinflussen. Thieme, Stuttgart 2003

Butler, D. S.; Moseley, L. G.: Schmerzen verstehen. Springer, Berlin 2009

Carr, E.; Mann, E.: Schmerz und Schmerzmanagement. Praxishandbuch für Pflegeberufe. Huber, Bern 2013
Carpenito-Moyet L. J.: Das Pflegediagnosen-Lehrbuch. Huber, Bern 2013
Georg, J.: Schmerzen bei alten Menschen. NOVA 37 (2006) 2: 15–17
Georg, J.: Wenn der Körper sich selbst belügt – Phantomschmerz. NOVA 37 (2006) 6: 20.
Georg, J.: Schmerzchronifizierung. NOVA 40 (2009) 4: 17–19
Georg, J.: Neuropathische Schmerzen und Hautjucken «wegpfeffern». NOVA 40 (2009) 6: 28–29
Georg, J.: Total Pain oder chronifiziertes Schmerzsyndrom. NOVA 42 (2011) 3: 13–15
Huber, H.; Winter, E.: Checkliste Schmerztherapie. Thieme, Stuttgart 2005
McCaffery, M.; Beebe, A.; Latham, J.: Schmerz. Ein Handbuch für die Pflegepraxis. Ullstein Mosby, Wiesbaden/Berlin 1997 [vergr.].
Nauck, F.; Klaschik, E.: Schmerztherapie – Kompendium für Ausbildung und Praxis. WVG, Stuttgart 2002
Yerby, M.: Schmerz und Schmerzmanagement in der Geburtshilfe. Huber, Bern 2003

Schockgefahr [P]

Risk for shock (00205) (2008, LOE 2.1)
Domäne 4: **Aktivität/Ruhe**
Klasse 4: **Kardiovaskuläre/Pulmonale Reaktionen**

Diagnosetyp (Dokumentationsform): Risikopflegediagnose (PR)
Zuordnung der Pflegediagnose nach Pflegemodellen/-klassifikationen s. Kap. 6.

Definition: Risiko einer unzureichenden Durchblutung des Körpergewebes, die zu einer lebensbedrohlichen zellulären Störung führen könnte

Risikofaktoren [R]

- Hypotonie
- Hypovolämie
- Hypoxämie
- Hypoxie
- Infektion
- Sepsis
- systemisches inflammatorisches Response-Syndrom (SIRS).

Klientenbezogene Pflegeziele oder Evaluationskriterien

Der Klient

- ist hämodynamisch stabil, a/d Vitalzeichen im Normbereich des Klienten, eine prompte Kapillarrückfüllung, adäquate Urinausfuhr mit normalem spezifischen Gewicht sowie den üblichen Bewusstseinsgrad.
- ist afebril und frei von Zeichen einer Infektion, rechtzeitige Wundheilung.
- äußert, dass er den Krankheitsprozess, Risikofaktoren und den Behandlungsplan versteht.

Maßnahmen oder Pflegeinterventionen

1. Pflegepriorität: Einschätzen ursächlicher/beeinflussender Faktoren:

- Beachten möglicher medizinischer Diagnosen oder Krankheitsprozesse, die zu einer oder mehreren Arten des Schocks führen können, wie etwa ein größeres Trauma mit schwerer innerer oder äußerer Blutung, Herzinsuffizienz, eine Kopf- oder Rückenmarkverletzung, allergische Reaktionen, schwangerschaftsbedingte Komplikationen, intraabdominelle Infektionen, offene Wunden oder andere Erkrankungen in Zusammenhang mit einer Sepsis.
- Einschätzen auf anamnestisch bekannte oder aktuelle Erkrankungen, die zu einem *hypovolämischen Schock* führen, wie etwa ein Trauma, eine Operation, gestörte Gerinnung, Therapie mit Antikoagulation, eine Magen-Darm-Blutung oder eine Blutung andere Organe, länger anhaltendes Erbrechen und Diarrhö, Diabetes insipidus sowie die übermäßige oder missbräuchliche Einnahme von Diuretika, die zu Dehydratation führt. *Diese Erkrankungen verringern das zirkulierende Blutvolumen im Körper sowie die Fähigkeit zur Aufrechterhaltung der Organdurchblutung und -funktion.*
- Einschätzen auf Erkrankungen in Zusammenhang mit einem *kardiogenen Schock*, darunter Myokardinfarkt, Herzstillstand, tödliche ventrikuläre Arrhythmien, eine schwere Funktionsstörung der Herzklappen, Kardiomyopathie in sowie maligne Hypertonie. *Diese Erkrankungen beeinträchtigen unmittelbar den Herzmuskel und dessen Pumpfähigkeit.*

- Einschätzen auf Erkrankungen in Zusammenhang mit einem *obstruktiven Schock*, darunter Lungenembolie, Aortenstenose, Herztamponade und Spannungspneumothorax. *Bei diesen Erkrankungen kann das Herz selbst gesund sein, kann jedoch auf Grund von Erkrankungen außerhalb des Herzens nicht pumpen da diese eine normale Füllung oder einen adäquaten Ausstrom verhindern.*
- Einschätzen auf Erkrankungen in Zusammenhang mit einem neural induzierten *Verteilungsschock*, u. a. durch Schmerz, Anästhesie, Rückenmark- oder Kopfverletzung, oder auf einen *chemisch induzierten Schock*, u. a. durch Perikarditis, Sepsis, Verbrennungen, Anaphylaxie und Hypoglykämie. *Diese Situationen führen zu einem Verlust des Sympathikotonus, Gefäßerweiterung, venösem Pooling und erhöhter Kapillarpermeabilität mit Flüssigkeitsverlagerungen.*
- Überwachen auf einen anhaltenden oder schweren Flüssigkeitsverlust, u. a. durch Wunden, Drainagen, Erbrechen, eine Magensonde oder eine Thoraxdrainage. Überprüfen aller Sekrete und Ausscheidungen auf okkultes Blut. Für zusätzliche Interventionen vgl. PDx: Blutungsgefahr, Gefahr eines unausgeglichenen Flüssigkeitsvolumens.
- Inspizieren der Haut und Achten auf traumatisch bedingte oder chirurgische Wunden, Erytheme, Ödeme, Schmerzempfindlichkeit, Petechien, Exantheme oder Urtikaria *zum Nachweis einer Hämorrhagie, lokaler Infektionen oder einer Überempfindlichkeitsreaktion.*
- Untersuchen von Angaben verstärkter oder plötzlicher Schmerzen in Wunden oder Körperteilen, *die auf eine Ischämie oder Infektion hindeuten könnten.*
- Achten auf invasive Vorrichtungen, wie etwa einen Blasenkatheter oder intravenöse Katheter, einen Endotrachealtubus oder implantierte Prothesen, die das Risiko lokaler und systemischer Infektionen potenzieren.
- Einschätzen der Vitalzeichen sowie der Gewebs- und Organdurchblutung *auf Veränderungen in Zusammenhang mit Schockzuständen:*
  - *Herzfrequenz und -rhythmus:* Achten auf progrediente Änderungen der Herzfrequenz (*Zeichen des Versuchs zur Steigerung der Herzleistung*) und Entstehen von Rhythmusstörungen, *die für Störungen des Elektrolythaushalts und Hypoxie sprechen.*

- *Atemfrequenz:* Achten auf rasche, flache Atmung, auf den Einsatz der Atemhilfsmuskulatur (*in dem Versuch, die Vitalkapazität zu erhöhen und eine metabolische Azidose in Verbindung mit schlechter Gewebedurchblutung und anerobem Stoffwechsel zu kompensieren*), was bis zum Atemversagen fortschreiten kann.
- *Blutdruck:* Achten auf Hypertonie, lagerungsabhängige Hypertonie und verringerten Pulsdruck.
- *Pulse und Halsvenen:* Achten auf schnelle, schwache, fadenförmige periphere Pulse und gestaute oder flache Halsvenen. *Zeichen in Verbindung mit Veränderungen des zirkulierenden Blutvolumens, der Herzleistung sowie progredienten Veränderungen des Gefäßtonus und/oder der Gefäßpermeabilität.*
- *Körpertemperatur:* Über 38 °C oder unter 36 °C kann sie einen infektiösen Prozess anzeigen. *Temperaturveränderungen bei erhöhter Herz- und Atemfrequenz zusammen mit leicht erhöhten Leukozytenzahlen ohne Nachweis einer Infektion sprechen für eine systemische Entzündungsreaktion.*
- *Bewusstseinszustand und Geistestätigkeit:* Achten auf Angst, Ruhelosigkeit, Verwirrtheit, Lethargie oder Reaktionslosigkeit. *Kann eintreten auf Grund von Veränderungen der Oxygenierung, Störungen des Säure-Basen-Haushalts und Toxinen in Verbindung mit einer Minderdurchblutung.*
- *Hautfarbe und -feuchtigkeit:* Achten auf Rötung oder Blässe, bläuliche Lippen und Fingernägel, verlangsamte Rückfüllung der Kapillaren oder kühle, feuchte Haut.
- *Urinausfuhr:* Achten auf eine verminderte Ausfuhr. *Einer der empfindlichsten Indikatoren von Veränderungen des zirkulierenden Volumens oder schlechte Durchblutung.*
- *Merkmale des Urins:* Achten auf Farbe und Geruch (*sprechen für eine Infektionsquelle*).
- *Darmgeräusche:* Achten auf verminderte oder fehlende Darmgeräusche oder andere Veränderungen der Magen-Darm-Funktionen, wie Erbrechen, oder auf Veränderung in Farbe, Menge oder Häufigkeit von Stühlen (*spiegelt eine Minderdurchblutung des Magen-Darm-Trakts wider*).

• Messen invasiver hämodynamischer Parameter, soweit verfügbar (Zentralvenendruck, mittlerer Aortendruck, Herzleistung), *um festzustellen, ob ein intravaskuläres Flüssigkeitsdefizit oder eine Funktionsstörung des Herzens vorliegt.*

- Gewinnen von Proben aus Wunden, Drainagen, zentralen Zugängen und Blut für das Anlegen von Kulturen und zur Sensibilitätstestung.
- Sichten von Labordaten, wie etwa des großen und des weißen Blutbildes sowie des Differenzialblutbildes, der Thrombozytenzahl und -funktion sowie weiterer Gerinnungsfaktoren; Tests der Herz-, Nieren- und Leberfunktion, Pulsoxymetrie/arterielle Blutgase, Blut- und Urinkulturen, *um potenzielle Quellen eines Schocks und den Grad der Organbeteiligung zu bestimmen.*
- Sichten diagnostischer Untersuchungen, wie Röntgenaufnahmen, EKG, Echokardiographie, Angiographie mit Auswurfleistung, CT oder MRT sowie Ultraschall, *um festzustellen, ob Verletzungen oder Erkrankungen vorliegen, die Schockzustände verursachen oder dazu führen könnten.*
- Für weitere Interventionen vgl. PDx: Periphere Durchblutungsstörung, Gefahr einer kardialen Durchblutungsstörung, Gefahr einer zerebralen Durchblutungsstörung, Gefahr einer gastrointestinalen Durchblutungsstörung, Gefahr einer renalen Durchblutungsstörung.

2. Pflegepriorität: Verhindern/Korrigieren potenzieller Ursachen eines Schocks:

- Kooperieren bei der sofortigen Behandlung von Grunderkrankungen, wie Trauma, Herzinsuffizienz und Infektionen, sowie Vorbereiten von und Assistieren bei medizinischen oder chirurgischen Interventionen, *um den Systemkreislauf sowie die Gewebe- und Organedurchblutung zu maximieren.*
- Verabreichen von Sauerstoff auf geeignetem Weg (z.B. Nasensonde, Maske, Beatmungsgerät), *um die Oxygenierung von Geweben zu maximieren.*
- Verabreichen von Flüssigkeiten, Elektrolyten, Kolloiden, Blut oder Blutprodukten, soweit angezeigt, *um das zirkulierende Blutvolumen rasch wiederherzustellen oder aufrechtzuerhalten, Störungen des Elektrolythaushalts auszugleichen und einen Schockzustand zu verhindern.*
- Verabreichen von Medikamenten, soweit angezeigt (z.B. vasoaktive Substanzen, Herzglykoside, Thrombolytika, Antikoagulanzien, Antibiotika, Analgetika).
- Sorgen für eine Pflege mit Interventionen zur Verhinderung von Infektionen, wie genaues Beachten der Handhygiene zwischen

verschiedenen Klienten, aseptischer Wundpflege bzw. aseptische Verbandwechsel, Isolationsmaßnahmen, frühzeitige Intervention bei einer potenziell infektiösen Erkrankung.
- Sorgen für bestmögliche Ernährung: oral, enteral oder parenteral. Vermitteln an einen Ernährungsfachmann oder eine Diätassistentin, *um für nährstoff-, vitamin- und mineralreiche Nahrung zu sorgen, die nötig ist, um die Heilung zu fördern und die Gesundheit des Immunsystems zu unterstützen.*

3. Pflegepriorität: Fördern des Wohlbefindens (Beratung, Patientenedukation und Entlassungsplanung):
- Unterweisen des Klienten/der Bezugsperson in Vorgehensweisen, um Grunderkrankungen, die einen Schock verursachen, wie Herzerkrankungen, Verletzungen, Dehydratation und Infektionen, zu verhindern und/oder zu managen.
- Benennen dokumentierbarer Zeichen und Symptome inkl. Schmerzen, einer steten Blutung, eines exzessiven Flüssigkeitsverlusts, persistierenden Fiebers und Schüttelfrost, Veränderung der Hautfarbe in Verbindung mit Thoraxschmerz, *zur rechtzeitigen Evaluation und Intervention.*
- Betonen der Notwendigkeit, Agenzien herauszufinden, die Überempfindlichkeit oder allergische Reaktionen verursachen (z. B. Insekten, Medikamente, Nahrungsmittel, Latex).
- Schulen des Klienten in Zweck, Dosierung, Einnahmeplan, Vorsichtsmaßnahmen und potenziellen Nebenwirkungen von Medikamenten zur Behandlung einer Grunderkrankung. *Verbessert die Compliance mit dem Medikationsplan und senkt damit die individuelle Gefährdung.*
- Unterweisen in Wund- und Hautpflege, soweit angezeigt, *um Infektionen zu verhindern und die Heilung zu fördern.*
- Schulen des Klienten/der Betreuungsperson in guter Handhygiene, einer sauberen Umgebung und im Meiden von Menschenansammlungen, wenn man krank ist, vor allem bei einem immungeschwächten Klienten.
- Bekräftigen, wie wichtig es ist, sich gegen Infektionen wie Influenza und Pneumonie impfen zu lassen, vor allem bei einem Klienten mit chronischen Krankheiten.
- Auffordern, sich gesund zu ernähren, sich regelmäßig körperlich zu betätigen und angemessen auszuruhen, *um die Heilung und das Immunsystem zu unterstützen.*

- Empfehlen, dass ein durch Überempfindlichkeitsreaktionen gefährdeter Klient ein/e Notfallmedaillon/-kapsel trägt und eine leicht zugängliche Notfallmedikation vorhält.

Schwerpunkte der Pflegedokumentation

Pflegeassessment oder Neueinschätzung

- individuelle Risikofaktoren wie Blutverlust, Infektion
- Befunde des Assessments inkl. Atemfrequenz, Art der Atemgeräusche, Herzfrequenz und -rhythmus, Körpertemperatur, Häufigkeit, Menge und Aussehen von Ausscheidungen, Vorliegen einer Zyanose und Bewusstseinsgrad
- Ergebnisse von Labortests und diagnostischen Untersuchungen.

Planung

- Pflege-/Interventionsplan und beteiligte Personen
- Patientenedukationsplan für Klienteninformation, -schulung und -beratung.

Durchführung/Evaluation

- Reaktionen auf Interventionen/Patientenedukation und ausgeführte Pflegemaßnahmen
- Zielerreichung/Fortschritte in Richtung gewünschter Ergebnisse
- Veränderungen des Pflegeplans.

Entlassungs- oder Austrittsplanung

- Erfordernisse der Entlassung, langfristiger Pflegebedarf nach Entlassung, vorgenommene Koordinationen und Vermittlungen, zusätzlich verfügbare personelle, kommunale und materielle Ressourcen
- spezifische, vorgenommene Vermittlungen, Nachsorgeplan sowie Verantwortlichkeiten für zu treffende Maßnahmen.

Exemplarische Pflegeinterventionen (NIC) und Pflegeergebnisse (NOC)

NIC: *Schockmanagement* [Shock Management] (McCloskey-Dochterman, J.; Bulecheck, G. M., 2013)

NOC: *Kreislaufstatus* [Circulation Status] (Moorhead, S., Johnson, M.; Maas, M. L.; Swanson, E., 2013)

Literatur

Bolanz, H.; Osswald, P.; Ritsert, H. (Hrsg.): Pflege in der Kardiologie/Kardiochirurgie. Elsevier, München 2007
Carpenito-Moyet L. J.: Das Pflegediagnosen-Lehrbuch. Huber, Bern 2013
Cignacco, E.: (Hrsg.): Hebammenarbeit. Assessment, Diagnosen und Interventionen bei (patho)physiologischen und psychosozialen Phänomenen. Huber, Bern 2006
Larsen, R.: Anästhesie und Intensivmedizin für die Fachpflege. Springer, Berlin 2012
Tappert F.; Schär W.: Erste Hilfe kompakt. Huber, Bern 2006

Bereitschaft für einen verbesserten Schwangerschafts-, Geburts- und Wochenbettverlauf [G]

Readiness for enhanced childbearing process (00208) (2008, LOE 2.1)
Domäne 8: **Sexualität**
Klasse 3: **Fortpflanzung**

Diagnosetyp (Dokumentationsform): Gesundheitsförderungspflegediagnose (GES)
Zuordnung der Pflegediagnose nach Pflegemodellen/-klassifikationen s. Kap. 6.

Definition: Ein Muster, eine gesunde Schwangerschaft, den Geburtsprozess und die Pflege des Neugeborenen vorzubereiten, zu erhalten und zu stärken

Beeinflussende Faktoren [od. Einflussfaktoren] [E]

- Zu bearbeiten.

Bestimmende Merkmale [od. Symptome] [S]

während der Schwangerschaft

- berichtet von einem angemessenen Lebensstil vor der Geburt (z. B. Ernährungsweise, Ausscheidung, Schlaf, Körperbewegung, Übungen, Körperpflege)
- berichtet von angemessenen körperlichen Vorbereitungen

- berichtet, mit unangenehmen Symptomen der Schwangerschaft zurechtzukommen
- zeigt dem ungeborenen Kind gegenüber Respekt
- berichtet von einem realistischen Geburtsplan
- bereitet notwendige Gegenstände zur Pflege des Neugeborenen vor
- holt notwendige Informationen ein (z. B. über Wehen und Entbindung, Pflege des Neugeborenen)
- berichtet von zur Verfügung stehenden Unterstützungssystemen
- unterzieht sich regelmäßig pränatalen Gesundheitskontrollen.

während der Geburt

- berichtet von angemessenem Lebensstil zur Geburtsvorbereitung (z. B. Ernährungsweise, Ausscheidung, Schlaf, Körperbewegung, Übungen, Körperpflege)
- reagiert angemessen auf den Beginn der Wehen
- wirkt aktiv bei den Wehen und der Entbindung mit
- benutzt für die Wehenphase geeignete Entspannungstechniken
- zeigt Bindungsverhalten zum Neugeborenen
- nutzt Unterstützungssysteme angemessen.

nach der Geburt

- zeigt angemessene Techniken beim Ernähren des Säuglings
- pflegt ihre Brust angemessen
- zeigt Bindungsverhalten zum Neugeborenen
- zeigt grundlegende Techniken der Säuglingspflege
- sorgt für eine sichere Umgebung des Neugeborenen
- berichtet von angemessenem Lebensstil nach der Geburt (z. B. Ernährungsweise, Ausscheidung, Körperbewegung, Übungen, Körperpflege)
- nutzt Unterstützungssysteme angemessen.

Klientenbezogene Pflegeziele oder Evaluationskriterien

Die Klientin

- zeigt eine gesunde Schwangerschaft ohne verhinderbare Komplikationen.
- unternimmt Aktivitäten zur Vorbereitung auf den Geburtsvorgang und die Versorgung des Neugeborenen.
- erlebt komplikationslose Wehen und eine komplikationslose Entbindung.

- äußert Verstehen des Pflege- und Versorgungsbedarfs zur Förderung der eigenen Gesundheit und der des Kindes.

Maßnahmen oder Pflegeinterventionen

1. Pflegepriorität: Bestimmen individueller Bedürfnisse:

pränatal

- Evaluieren des aktuellen Wissens und kultureller Überzeugungen hinsichtlich normaler physiologischer und psychologischer Veränderungen während der Schwangerschaft sowie der Überzeugungen in Bezug auf Maßnahmen, auf die Selbstpflege usw.
- Bestimmen des Ausmaßes der Lernmotivation. *Es mag der Klientin schwer fallen zu lernen, solange die Notwendigkeit dazu nicht klar ist.*
- Herausfinden, wer in der Kultur der Klientin für Unterstützung/Anleitung zuständig ist (z. B. Großmutter/sonstiges Familienmitglied, Heiler/Heilerin, sonstige kulturelle Heilperson). Arbeiten mit der/den Unterstützungsperson(en), wenn möglich, bei Bedarf unter Einsatz eines Dolmetschers. *Hilft, Qualität und Kontinuität der Pflege und Versorgung sicherzustellen, da die Unterstützungsperson(en) im Übermitteln von Informationen erfolgreicher sein können als der Gesundheitsdienstleister.*
- Feststellen des Einsatzes der Klientin bei der Arbeit, in der Familie, in der Gemeinschaft und für sich selbst, in Rollen/Verantwortlichkeiten innerhalb der Familieneinheit und beim Nutzen unterstützender Ressourcen. *Hilft beim Setzen realistischer Prioritäten zur Unterstützung der Klientin bei Umstellungen, wie etwa der Veränderung von Arbeitszeiten, der Umverteilung von Aufgaben im Haushalt und dem Absagen einiger externer Verpflichtungen.*
- Bestimmen, inwieweit die Klientin/das Paar den Föten als separate Einheit sieht und in welchem Ausmaß Vorbereitungen auf dieses Kind getroffen werden. *Aktivitäten wie die Wahl eines Namens oder Kosenamens für das Baby im Mutterleib sowie häusliche Vorbereitungen kennzeichnen den Abschluss psychologischer Aufgaben bei Schwangerschaft.* Beachte: *Kulturrelle oder familiäre Überzeugungen können sichtbare Vorbereitungen aus Sorge vor einem schlechten Ergebnis einschränken.*
- Einschätzen der wirtschaftlichen Situation und des Finanzbedarfs für nötige Vermittlungen.

- Feststellen des Körpergewichts und der Ernährungegewohnheiten vor der Schwangerschaft. *Forschungsstudien zufolge besteht eine positive Korrelation zwischen einer prägraviden Adipositas der Mutter und erhöhten perinatalen Morbiditätsraten (z. B. Hypertonie und Schwangerschaftsdiabetes) in Verbindung mit Frühgeburten und Makrosomie.*

Wehen und Entbindung

- Überprüfen des Verständnisses und der Erwartungen der Klientin hinsichtlich der Wehen.
- Überprüfen des von der Klientin/dem Partner erstellten Geburtsplans. Beachten kultureller Erwartungen und Präferenzen. *Verifiziert, dass die getroffenen Entscheidungen zum spezifischen Versorgungssetting passen, individuellen Wünschen entsprechen und den Zustand der Klientin/des Feten widerspiegeln.*

postpartal und Versorgung des Neugeborenen

- Erstellen eines Entlassungsplans nach der Entbindung und Feststellen des Bedarfs an Unterstützung/häuslicher Pflege und Versorgung. *Frühzeitiges Planen kann die Entlassung erleichtern und sicherstellen helfen, dass die Bedürfnisse der Klientin/des Säuglings erfüllt werden.*
- Ermitteln der Wahrnehmung der Klientin hinsichtlich der Wehen und der Entbindung, der Dauer der Wehen und des Erschöpfungsgrades der Klientin. *Es besteht eine Korrelation zwischen der Dauer der Wehen und der Fähigkeit mancher Klientinnen, Verantwortung für die Selbstpflege/für Aufgaben und Aktivitäten der Säuglingspflege und -versorgung zu übernehmen.*
- Einschätzen der Stärken und Bedürfnisse der Mutter, unter Beachten des Alters, des Zivilstands/der Beziehung, des Vorhandenseins und der Reaktionen von Geschwistern und anderen Familienmitgliedern, verfügbarer Ressourcen zur Unterstützung sowie des kulturellen Hintergrundes. *Macht potenzielle Risikofaktoren und Unterstützungsquellen deutlich, welche die Fähigkeit der Klientin/des Paares beeinflussen, die Elternrolle zu übernehmen. So kann z. B. ein Jugendlicher, der noch an Zielen und Identität arbeitet, Schwierigkeiten haben, den Säugling als Person zu akzeptieren. Der alleinerziehende Elternteil ohne Unterstützungssysteme kann Schwierigkeiten haben, Rollenverantwortung für die Elternschaft zu übernehmen.*
- Abschätzen, inwieweit die Eltern die physiologischen Bedürfnisse

des Säuglings und dessen Anpassung an das extrauterine Leben in Zusammenhang mit dem Erhalt der Körpertemperatur, der Ernährung, den atmungsbezogenen Anforderungen sowie dem Funktionieren von Darm und Blase verstehen.

- Evaluieren des emotionalen und körperlichen Elternverhaltens, das die Klientin/das Paar in der eigenen Kindheit erfahren hat. *Die Elternrolle ist erlernt und Individuen nutzen ihre eigenen Eltern als Vorbilder. Wer negativ aufgewachsen ist oder schlechte Eltern gehabt hat, benötigt u. U. zusätzliche Unterstützung, um den Herausforderungen effektiver Elternschaft zu begegnen.*
- Beachten der Reaktion des Vaters/Partners auf Geburt und Elternrolle. *Die Fähigkeit der Klientin, sich positiv an die Elternrolle anzupassen, wird u. U. stark von der Reaktion des Vaters/Partners beeinflusst.*
- Einschätzen der Lernbereitschaft und -motivation der Klientin. Unterstützen der Klientin/des Paars beim Erkennen von Bedürfnissen. *Die Postpartalphase gibt Gelegenheit, Wachstum, Reifung und Kompetenz der Mutter zu fördern.*

2. Pflegepriorität: Fördern maximaler Partizipation am Schwangerschaftsprozess:

pränatal

- Bewahren einer offenen Haltung gegenüber der Klientin/dem Paar. *Akzeptanz ist wichtig, um eine Beziehung zu entwickeln und zu erhalten und Unabhängigkeit zu unterstützen.*
- Erklären der Visitenroutine, der Begründung für fortlaufendes Screening und der engmaschigen Überwachung (z. B. Urintests, Blutdrucküberwachung, Gewicht, Wachstum des Feten). Betonen, wie wichtig es ist, regelmäßige Untersuchungstermine einzuhalten. *Stärkt die Beziehung zwischen Gesundheitsassessment und positivem Ergebnis für Mutter und Kind.*
- Anregen, dass der Vater und Geschwister bei den pränatalen Untersuchungen dabei sind und die fetalen Herztöne hören, soweit angemessen. *Fördert ein Gefühl des Beteiligtseins und hilft, das Baby für die Familienmitglieder real werden zu lassen.*
- Sorgen für Informationen über die Notwendigkeit zusätzlicher Laboruntersuchungen, diagnostischer Tests oder Prozeduren. Sichten von Risiken und möglichen Nebenwirkungen.
- Erörtern aller Medikamente, die erforderlich werden können, um medizinische Erkrankungen zu behandeln oder unter Kont-

rolle zu halten. *Hilfreich bei der Wahl von Therapieoptionen, da die Notwendigkeit gegen mögliche schädliche Wirkungen auf den Feten abgewogen werden muss.*

- Sorgen für vorgängiges Anleiten inkl. des Erörterns der Ernährung, regelmäßiger moderater körperlicher Aktivität, Maßnahmen zur Behaglichkeit, Ruhe, Beruf, Brustpflege, sexueller Aktivität und Gesundheitsgewohnheiten bzw. Lebensweise. *Informationen ermutigen zur Annahme von Verantwortung und fördern der Selbstpflege:*
  - Überprüfen des Ernährungsbedarfs und der optimalen pränatalen Gewichtszunahme, um die Bedürfnisse von Mutter und Kind zu unterstützen. *Unzureichende pränatale Gewichtszunahme und/oder ein unternormales Gewicht vor der Schwangerschaft erhöhen die Gefahr einer intrauterinen Wachstumsverzögerung beim Feten und der Geburt eines untergewichtigen Säuglings.*
  - Ermutigen zu moderater körperlicher Betätigung, wie etwa Spazierengehen oder Aktivitäten ohne Gewichtsbelastung (z. B. Schwimmen, Fahrradfahren) in Übereinstimmung mit dem körperlichen Zustand der Klientin und ihren kulturellen Überzeugungen. *Verkürzt tendenziell die Wehen, erhöht die Wahrscheinlichkeit einer spontanen vaginalen Geburt und senkt den Bedarf nach einer Oxytocin-Augmentation.*
  - Empfehlen eines beständigen Schlaf- und Ruheplans (z. B. Nickerchen von 0.5–1 Stunden tgl. vor 14.00 Uhr und 8 Stunden Schlaf pro Nacht) in einem dunklen, bequemen Raum.
  - Vorab-Identifizieren von Anpassungen der Bezugsperson/Familie, die durch die Schwangerschaft erforderlich sind. *Familienmitglieder werden flexibel sein müssen, ihre eigenen Rollen und Verantwortlichkeiten anzupassen, um die Klientin darin zu unterstützen, ihre Bedürfnisse hinsichtlich der Anforderungen der Schwangerschaft zu erfüllen.*
  - Sorgen für/Wiederholen von Informationen über potenzielle Teratogene, wie Alkohol, Nikotin, illegale Drogen, Infektionserreger (Syphilis, Toxoplasmose etc., Röteln, Zytomegalie, Herpes simplex) und HIV. *Hilft der Klientin, informierte Entscheidungen/Auswahlen in Bezug auf Verhaltensweisen bzw. das Umfeld zu treffen, die einen gesunden Nachwuchs fördern können.* Beachte: *Die Forschung untermauert, dass ein breites Spektrum negativer Auswirkungen beim Neugeborenen auf Alkohol, Lifestyle-Substanzen und Rauchen zurückgeht.*

- Anwenden verschiedener Methoden zum Lernen inkl. Bildern, um die fetale Entwicklung zu erörtern. *Visualisieren verstärkt die Realität des Kindes und stärkt den Lernprozess.*
- Erörtern von Zeichen des Einsetzens von Wehen, wie man zwischen Scheinwehen und echten Wehen unterscheidet, wann ein Gesundheitsdienstleister zu benachrichtigen ist und wann man in die Klinik/ins Geburtszentrum gehen sollte sowie der Wehen-/Geburtsstadien. *Hilft, eine rechtzeitige Ankunft sicherzustellen und stärkt das Coping mit den Wehen/dem Geburtsvorgang.*
- Überprüfen von Zeichen/Symptomen, die einer Evaluation durch einen Dienstleister der Primärversorgung während der Pränatalphase bedürfen (z. B. exzessives Erbrechen, Fieber, eine ungeheilte Krankheit jeder Art, verminderte Kindsbewegungen). *Ermöglicht rechtzeitiges intervenieren.*

Wehen und Entbindung

- Identifizieren der die Klientin unterstützenden Person/ihrer Beraterin bzw. ihres Beraters und Sich-Vergewissern, ob diese/r die für die Klientin erforderliche Unterstützung leistet. *Die beratende Person ist u. U. der Ehemann der Klientin, eine andere Bezugsperson oder eine Heilerin und die Unterstützung kann die Form körperlicher und emotionaler Unterstützung für die Mutter annehmen und beim Initiieren des Bondings mit dem Neugeborenen helfen.*
- Demonstrieren oder Überprüfen von Verhaltensweisen und Techniken (z. B. Atemtechniken, fokussierte Imagination, Musik, sonstige Ablenkungen, Aromatherapie, abdominale Streichmassage, Einreibungen der Arme und Beine, Druck auf das Kreuzbein, Umlagern, Rückenstütze, Mund- und Dammpflege, Wechsel der Bettwäsche, warme Dusche/warmes Bad), die der Partner anwenden kann, *um bei der Schmerzkontrolle und Entspannung zu helfen.*
- Erörtern verfügbarer Analgetika, der üblichen Reaktionen und Nebenwirkungen (Klientin und Fetus) sowie der Dauer der Analgetikawirkung angesichts der aktuellen Situation. *Erlaubt der Klientin, informierte Entscheidungen über Mittel der Schmerzkontrolle zu treffen; kann ihre Befürchtungen und Ängste in Bezug auf den Einsatz von Medikamenten lindern.*
- Vorurteilsfreies Unterstützen der Entscheidung der Klientin über den Einsatz oder Nichteinsatz von Medikamenten. Fortsetzen der Ermutigung zu Bemühungen um und die Anwendung von

Entspannungstechniken. *Verstärkt das Gefühl von Kontrolle seitens der Klientin und kann den Medikamentenbedarf senken oder entfallen lassen.*

postpartal und Versorgung des Neugeborenen

- Initiieren frühzeitigen Stillens oder der Ernährung mit dem Fläschchen entsprechend den Verfahrensrichtinien der Einrichtung. *Das erste Stillen gestillter Säuglinge geschieht in der Regel im Entbindungsraum. Ansonsten können auf Station 5–15 ml steriles Wasser angeboten werden, um die Wirksamkeit des Saugens und Schluckens, des Würgereflexes und der Durchgängigkeit des Ösophagus zu prüfen.*
- Beachten der Häufigkeit, Menge und Dauer des Stillens. Ermutigen zum Stillen nach Bedarf statt festen Stillzeiten. Beachten von Häufigkeit, Menge und Aussehen von Regurgitiertem. *Der Hunger und die Zeit zwischen den Stillperioden schwanken von Stillperiode zu Stillperiode und exzessives Regurgitieren erhöht den Substitutionsbedarf.*
- Evaluieren der Zufriedenheit des Neugeborenen und der Mutter nach dem Stillen. *Gibt Gelegenheit, Fragen der Klientin zu beantworten, zu Bemühungen zu ermutigen, Bedürfnisse zu identifizieren und Problemsituationen zu lösen.*
- Demonstrieren und Überwachen von Maßnahmen der Säuglingspflege in Bezug auf Stillen und Halten, Baden, Windelwechsel und Kleiden; Versorgen eines beschnittenen männlichen Säuglings und Pflege des Nabelschnurstumpfes. Sorgen für schriftliche/bildliche Informationen für Eltern, auf die sie nach der Entlassung zurückgreifen können.
- Sorgen für Informationen über die Interaktionsfähigkeiten des Säuglings, seine Bewusstseinszustände und Mittel zur Anregung der kognitiven Entwicklung. *Hilft Eltern, Zeichen des Säuglings im Interaktionsprozess zu erkennen und darauf zu reagieren; fördert optimale Interaktion, Bindungsverhalten und die kognitive Entwicklung des Säuglings.*
- Fördern von Schlaf und Ruhe. *Verlangsamt den Stoffwechsel und bewirkt, dass der Sauerstoff eher für Heilungsvorgänge statt für den Energiebedarf genutzt wird.*
- Sorgen für uneingeschränkte Partizipation des Vaters und der Geschwister. Feststellen, ob die Geschwister an einem Orientierungsprogramm teilgenommen haben. *Erleichtert die Familien-*

entwicklung und den fortlaufenden Prozess des Vertrautwerdens und der Bindung.

- Überwachen und Dokumentieren der Interaktionen der Klientin/des Paares mit dem Säugling. Beachten des Vorliegens von Bindungsverhalten oder Vertrautwerden (z.B. Blickkontakt, hohe Stimme und Ins-Gesicht-Schauen, soweit kulturell angemessen; Nennen des Kindes beim Namen, es dicht an sich halten).

3. Pflegepriorität: Verstärken optimalen Wohlbefindens:

pränatal

- Betonen der Bedeutung mütterlichen Wohlbefindens. *Das Wohlbefinden des Fetus ist unmittelbar an das der Mutter gebunden, vor allem im 1. Trimenon, wenn die sich entwickelnden Organsysteme für Schäden aus der Umgebung oder Erbfaktoren am anfälligsten sind.*
- Überprüfen der in jedem Trimenon jeweils anstehenden körperlichen Veränderungen. *Bereitet die Klientin/das Paar auf den Umgang mit häufigen Beschwerden in Zusammenhang mit der Schwangerschaft vor.*
- Erklären psychologischer Reaktionen inkl. Ambivalenz, In-sich-gekehrt-Sein, Stressreaktionen und emotionaler Labilität als charakteristisch für die Schwangerschaft. *Hilft der Klientin/dem Paar, Stimmungsschwankungen zu verstehen und kann dem Partner Gelegenheit geben, zu diesen Zeiten Unterstützung und Zuneigung zu bieten.*
- Sorgen für die nötigen Vermittlungen (z.B. Ernährungsberatung, Sozialdienste, Essensmarken), soweit angezeigt.
- Sichten zu meldender Gefahrensignale der Schwangerschaft, wie etwa Blutungen, Krämpfe, akute Abdominalschmerzen, Rückenschmerzen, Ödem, Sehstörungen, Kopfschmerzen und Druckgefühl im Beckenraum. *Hilft der Klientin, zwischen normalen und abnormen Befunden zu unterscheiden, und unterstützt sie damit bei der Suche nach rechtzeitiger und geeigneter Gesundheitsversorgung.*
- Ermutigen zur Teilnahme an Geburtsvorbereitungskursen. Sorgen für Informationen über eine Teilnahme des Vaters, der Geschwister oder der Großeltern an den Kursen und bei der Entbindung, wenn die Klientin dies wünscht.
- Sorgen für eine Liste geeigneten Lesematerials für die Klientin, das Paar und die Geschwister in Bezug auf die Gewöhnung an

das Neugeborene. *Informationen helfen dem Individuum, Veränderungen in der Familienstruktur, in den Rollen und Verhaltensweisen realistisch zu analysieren.*

Wehen und Entbindung

- Überwachen des Wehenfortschritts sowie des mütterlichen und fetalen Wohlbefindens gemäß Richtlinien. Sorgen für kontinuierliche intrapartale professionelle Unterstützung/eine Heilerin. *Die Furcht vor dem Verlassensein kann sich mit fortschreitenden Wehen intensivieren und die Klientin erlebt u. U. vermehrte Angst und/oder Kontrollverlust, wenn sie unbeaufsichtigt bleibt.*
- Bestärken positiver Coping-Mechanismen. *Stärkt das Gefühl von Kompetenz und fördert das Selbstwertgefühl.*

postpartal und Versorgung des Neugeborenen

- Sorgen für Informationen über Selbstpflege inkl. Dammpflege und -hygiene, physiologische Veränderungen (inkl. der normalen Lochien), des Schlaf- und Ruhebedürfnisses, der Bedeutung zunehmender postpartaler körperlicher Belastung und von Rollenveränderungen.
- Überprüfen normaler physiologischer Veränderungen und Bedürfnisse in Verbindung mit der Postpartalphase. *Der emotionale Zustand der Klientin ist in dieser Zeit u. U. etwas labil und wird oft vom körperlichen Wohlbefinden beeinflusst.*
- Erörtern von sexuellen Bedürfnissen und Plänen zur Kontrazeption. Sorgen für Informationen über verfügbare Methoden inkl. deren vor- und Nachteile.
- Betonen der Bedeutung einer postpartalen Untersuchung durch einen Gesundheitsdienstleister und zwischenzeitliche Nachsorge, soweit angemessen. *Nachsorge ist notwendig, um die Genesung der Fortpflanzungsorgane, die Heilung einer Episiotomie/der Hautschäden, das generelle Wohlbefinden und die Adaptation an die Lebensveränderung zu evaluieren.*
- Sorgen für mündliche und schriftliche Informationen über Säuglingspflege/-versorgung und -entwicklung, über das Stillen und über Sicherheitsfragen.
- Anbieten geeigneter Verweise und Quellen zu kulturellen Überzeugungen.
- Erörtern der Physiologie und der Vorteile des Stillens, der Pflege von Brustwarze und Brust, spezieller Nahrungsbedarfe, der Faktoren, die ein erfolgreiches Stillen fördern oder stören, der An-

wendung einer Milchpumpe und geeigenter Lieferanten. *Hilft, eine adäquate Milchversorgung sicherzustellen, verhindert Rhagaden und Wundsein der Brustwarze, erhöht das Wohbefinden und festigt die Rolle der stillenden Mutter. Vermitteln der Klientin an eine Selbsthilfegruppe (z. B. La Leche Liga) oder an eine Stilberaterin, um ein erfolgreiches Stillergebnis zu fördern.*

- Herausfinden verfügbarer kommunaler Ressourcen, soweit angezeigt. *Kommunal oder ländergestützte Programme unterstützen das Wohlbefinden durch Klientinnenedukation und erhöhte Nahrungszufuhr für den Säugling.*
- Erörtern normaler Variationen und Merkmale von Säuglingen, wie etwa Geburtsgeschwulst, Kephalohämatom, Pseudomenstruation, Brustvergrößerung, den physiologischen Ikterus und Milien (Hautgrieß). *Hilft Eltern, normale Varianten zu erkennen, und kann Angst reduzieren.*
- Betonen der Notwendigkeit von Neugeborenen-Nachsorgeuntersuchungen durch einen Gesundheitsdienstleister und rechtzeitige Impfungen.
- Benennen von Krankheits- und Infektionszeichen und den Zeitpunkten, zu denen ein Gesundheitsdienstleister kontaktiert werden sollte. Demonstrieren der korrekten Technik des Temperaturmessens, des oralen Verabreichens von Medikamenten oder sonstiger Pflegemaßnahmen für den Säugling, soweit erforderlich. *Frühzeitiges Erkennen von Krankheit und prompte Gesundheitsversorgung erleichtern die Behandlung und fördern ein positives Ergebnis.*
- Vermitteln der Klientin/des Paares an kommunale Elterngruppen. Mehrt das Wissen der Eltern über Kindesaufzucht und -entwicklung und bietet eine stützende Atmosphäre, während sich die Eltern in die neue Rolle einfinden.

Schwerpunkte der Pflegedokumentation

Pflegeassessment oder Neueinschätzung

- Befunde des Assessments, allgemeine Gesundheit, frühere Schwangerschaftserfahrung
- kulturelle Überzeugungen und Erwartungen
- spezifischer Geburtsplan und an der Entbindung beteiligte Personen
- Arrangements für die postpartale Genesungsphase.

Planung

- Pflege-/Interventionsplan und beteiligte Personen
- Patientenedukationsplan für KlientInneninformation, -schulung und -beratung.

Durchführung/Evaluation

- Reaktionen auf Interventionen/Patientenedukation und ausgeführte Pflegemaßnahmen
- Zielerreichung/Fortschritte in Richtung gewünschter Ergebnisse
- Veränderungen des Pflegeplans.

Entlassungs- oder Austrittsplanung

- Erfordernisse der Entlassung, langfristiger Pflegebedarf nach Entlassung, vorgenommene Koordinationen und Vermittlungen, zusätzlich verfügbare personelle, kommunale und materielle Ressourcen
- spezifische, vorgenommene Vermittlungen, Nachsorgeplan sowie Verantwortlichkeiten für zu treffende Maßnahmen.

Exemplarische Pflegeinterventionen (NIC) und Pflegeergebnisse (NOC)

NIC: *Schwangerschaftsberatung* [Knowledge: Pregnancy] (McCloskey-Dochterman, J.; Bulecheck, G. M., 2013)
NOC: *Wissen: Entbindung und Geburt* [Childbirth Preparation] (Moorhead, S., Johnson, M.; Maas, M. L.; Swanson, E., 2013)

Literatur

Biancuzzo, M.: Stillberatung. Mutter und Kind professionell unterstützen. Elsevier, München 2004

S

Bick, D.; MacArthur, C.; Knowles, H.; Winter, H.: Evidenzbasierte Wochenbettbetreuung und –pflege. Bern, Huber 2004

Both, D.; Frischknecht, K.: Stillen kompakt. Elsevier, München 2007

Carpenito-Moyet L. J.: Das Pflegediagnosen-Lehrbuch. Huber, Bern 2013

Cignacco, E.: (Hrsg.): Hebammenarbeit. Assessment, Diagnosen und Interventionen bei (patho)physiologischen und psychosozialen Phänomenen. Huber, Bern 2006

Deutscher Hebammenverband: Praxisbuch: Besondere Stiullsituationen. Hippokrates, Stuttgart 2012

Dunkley, J.: Gesundheitsförderung und Hebammenpraxis. Bern, Huber 2003

Enkin, M.; Keirse, M. et al.: Effektive Betreuung während Schwangerschaft und Geburt. Ein evidenzbasiertes Handbuch für Hebammen und GeburtshelferInnen. Huber, Bern 2006

Eugster, G.; Both, D.: Stillen gesund & richtig. Elsevier, München 2008
Muß, K.: Stillberatung und Stillförderung. WVG, Stuttgart 2005
Nolan, M.: Professionelle Geburtsvorbereitung. Bern, Huber 2006
Simkin, P.; Ancheta, R.: Schwierige Geburten – leicht gemacht. Dystokien erfolgreich meistern. Bern, Huber 2006
Smollich, M.; Jansen, A. C.: Arzneimittel in Schwangerschaft und Stillzeit. Hippokrates, Stuttgart 2011
Sparshott, M.: Früh- und Neugeborene pflegen. Stress- und schmerzreduzierende, entwicklungsfördernde Pflege. Bern, Huber 2009
Stolte, K. M.: Pflegediagnosen in der Gesundheitsförderung und Patientenedukation. Huber, Bern 2013

Bereitschaft für eine verbesserte Selbstbestimmung [G]

Readiness for enhanced power (00187) (2006, LOE 2.1)
Domäne 6: **Selbstwahrnehmung**
Klasse 1: **Selbstkonzept**

Diagnosetyp (Dokumentationsform): Gesundheitsförderungspflegediagnose (GES)
Zuordnung der Pflegediagnose nach Pflegemodellen/-klassifikationen s. Kap. 6.

Definition: Ein Verhaltensmuster der bewussten Teilnahme an Veränderungen, das gestärkt werden kann und für das Wohlbefinden ausreicht

S

Beeinflussende Faktoren [od. Einflussfaktoren] [E]

- Zu bearbeiten.

Bestimmende Merkmale [od. Symptome] [S]

subjektive

- äußert die Bereitschaft, die Einflussnahme zu verbessern
- äußert die Bereitschaft, das Wissen zur Mitwirkung an Veränderungen zu verbessern
- äußert die Bereitschaft, das Bewusstsein für mögliche anstehende Veränderungen zu verbessern

- äußert die Bereitschaft, Wahlmöglichkeiten, die zu einer Veränderung führen können, besser zu erkennen
- äußert die Bereitschaft, den Freiraum für Veränderungsmaßnahmen zu verbessern
- äußert die Bereitschaft, sich an der Herbeiführung von Veränderungen verstärkt zu beteiligen
- äußert die Bereitschaft, an Entscheidungen im täglichen Leben verstärkt mitzuwirken
- äußert die Bereitschaft, an Entscheidungen bezüglich der Gesundheit verstärkt mitzuwirken.

Klientenbezogene Pflegeziele oder Evaluationskriterien

Der Klient

- formuliert Wissen über die gewünschten Veränderungen.
- bringt zum Ausdruck, dass er sich der eigenen Fähigkeit, sich um die anstehenden Veränderungen zu kümmern, bewusst ist.
- beteiligt sich an Kursen/Gruppenaktivitäten, um neue Fertigkeiten zu lernen.
- konstatiert die Bereitschaft, die Kontrolle über das eigene Leben zu übernehmen.

Maßnahmen oder Pflegeinterventionen

1. Pflegepriorität: Feststellen des Veränderungsbedarfs und der entsprechenden Motivation:

- Feststellen der aktuellen Situation und der Umstände des Klienten, die zu dem Wunsch führen, das Leben zu verbessern.
- Herausfinden der Motivation für einen Wandel und der daran geknüpften Erwartungen.
- Identifizieren des emotionalen Klimas, in dem der Klient lebt und arbeitet. *Das emotionale Klima hat starke Auswirkungen auf die zwischenmenschliche Situation. Wenn in Beziehungen ein Machtgefälle besteht, wird die Stimmungslage weitgehend von der Person/den Personen bestimmt, welche die Macht hat/haben.*
- Identifizieren der Kontrollüberzeugung des Klienten: interne (Äußerungen der Eigenverantwortung und der Fähigkeit, Ergebnisse zu kontrollieren) oder externe (Äußerungen fehlender Kontrolle über sich selbst und seine Umgebung) Kontrollüberzeugung. Die Kontrollüberzeugung zu verstehen kann dem

Klienten helfen, beim Entwickeln von Fähigkeiten zur freien Entscheidungsfindung auf eine interne Kontrollüberzeugung hinzuarbeiten.
- Bestimmen kultureller/religiöser Überzeugungen, die das Selbstbild des Klienten beeinflussen.
- Einschätzen, in welchem Ausmaß der Klient sein Leben selbst in der Hand hat. *Hilft dem Klienten zu verstehen, wie er in der Vergangenheit funktioniert hat und was nötig ist, um sich zu verbessern.*
- Achten auf die Familie/Bezugsperson(en), die dem Klienten als Unterstützungssystem dienen (können).
- Feststellen, ob der Klient Selbstsicherheitsfertigkeiten kennt/nutzt.

2. Pflegepriorität: Unterstützen des Klienten beim Klären, was er in Bezug auf die Fähigkeit zur Verbesserung des Kontrollempfindens braucht:
- Erörtern der Bedürfnisse und wie der Klient diese Bedürfnisse diesmal erfüllt.
- Aktiv Zuhören bei den Wahrnehmungen und Überzeugungen des Klienten hinsichtlich eines Kontrollzuwachses im Leben.
- Benennen von Stärken/Vorzügen und früheren Coping-Strategien, die erfolgreich waren und auf die man aufbauen kann, *um das Gefühl von Kontrolle zu verstärken.*
- Erörtern, wie wichtig es ist, die persönliche Verantwortung für das Leben und Beziehungen zu übernehmen. Dies erfordert, für neue Ideen und Erfahrungen, für andere Wertvorstellungen und Überzeugungen offen zu sein und zu hinterfragen.
- Benennen von Dingen, die der Klient kontrollieren/nicht kontrollieren kann. *Damit wird vermieden, Zeit für Dinge zu verschwenden, die der Klient nicht unter Kontrolle hat.*
- Respektvoller Umgang mit geäußerten Wünschen und Entscheidungen. Vermeiden von kritischen, bevormundenden Äußerungen.

3. Pflegepriorität: Fördern optimalen Wohlbefindens, Bestärken der Selbstbestimmung und des Kontrollempfindens (Patientenedukation/Entlassungsplanung):
- Unterstützen des Klienten beim Setzen realistischer Ziele für die Zukunft.
- Sorgen für akkurate verbale und schriftliche Informationen über

das Geschehen und Erörtern dieser Informationen mit dem Klienten. *Intensiviert das Lernen und fördert ein erneutes Durcharbeiten im eigenen Tempo.*

- Unterstützen des Klienten beim Erlernen/Anwenden selbstsicherer Kommunikationsfertigkeiten. *Diese Techniken erfordern Übung, helfen dem Klienten jedoch mit zunehmender Erfahrung, effektivere Beziehungen zu entwickeln.*
- Verwenden von «Ich-Botschaften» an Stelle von «Du-Botschaften». *Bei «Ich-Botschaften» erkennt der Sprechende das Gesagte als sein Eigen an, während «Du-Botschaften» signalisieren, dass die andere Person Unrecht hat oder schlecht ist, was zu Ablehnung und Widerstand an Stelle von Verständnis und Kooperation führt.*
- Erörtern, wie wichtig es ist, dass der Klient auf nonverbale Kommunikation achtet. *Botschaften sind oft verwirrend/werden fehlinterpretiert, wenn sich verbale und nonverbale Kommunikation nicht decken.*
- Unterstützen des Klienten beim Erlernen, Differenzen aufzulösen. *Fördert Win-win-Lösungen.*
- Unterweisen in Techniken zur Stressreduktion und Ermutigen zu deren Anwendung.
- Vermitteln an Selbsthilfegruppen/Kurse, soweit angezeigt (Selbstsicherheitstraining, Effektivität für Frauen).

Schwerpunkte der Pflegedokumentation

Pflegeassessment oder Neueinschätzung

- individuelle Befunde unter Beachten, wie dezidiert das Gefühl der Selbstbestimmung/die Kontrollüberzeugung verbessert werden sollen
- Motivation zur Veränderung und daran geknüpfte Erwartungen.

S

Planung

- Pflege-/Interventionsplan und beteiligte Personen
- Patientenedukationsplan für Klienteninformation, -schulung und -beratung.

Durchführung/Evaluation

- Reaktionen auf Interventionen/Patientenedukation und ausgeführte Pflegemaßnahmen
- Zielerreichung/Fortschritte in Richtung gewünschter Ergebnisse
- Veränderungen des Pflegeplans.

Entlassungs- oder Austrittsplanung

- Erfordernisse der Entlassung, langfristiger Pflegebedarf nach Entlassung, vorgenommene Koordinationen und Vermittlungen, zusätzlich verfügbare personelle, kommunale und materielle Ressourcen
- spezifische, vorgenommene Vermittlungen, Nachsorgeplan sowie Verantwortlichkeiten für zu treffende Maßnahmen.

Empfohlene, exemplarische Pflegeinterventionen (NIC) und Pflegeergebnisse (NOC)

NIC: *Eigenverantwortungsförderung* [Self-Responsibility Facilitation] (McCloskey-Dochterman, J.; Bulecheck, G.M., 2013)
NOC: *Selbstbestimmte Versorgung* [Personal Autonomy] (Moorhead, S., Johnson, M.; Maas, M.L.; Swanson, E., 2013)

Literatur

Carpenito-Moyet, L.J.: Das Pflegediagnosen-Lehrbuch. Huber, Bern 2013
Fitzgerald-Miller, J.: Coping fördern – Machtlosigkeit überwinden – Hilfen zur Bewältigung chronischen Krankseins. Huber, Bern 2003
Georg, J.: Selbstbestimmt altern. NOVA 39 (2008) 4: 10–12
Roper, N.; Logan, W.; Tieney, A.J. : Das Roper-Logan-Tierney-Modell. Basierend auf Lebensaktivitäten. Bern, Huber 2009
Sauter, D.; Abderhalden C.; Needham I.; Wolff, S.: Lehrbuch Psychiatrische Pflege. Huber, Bern 2011
Stolte, K.M.: Pflegediagnosen in der Gesundheitsförderung und Patientenedukation. Huber, Bern 2013

Bereitschaft für eine verbesserte Selbstfürsorge [G]

Readiness for enhanced self-care (00182) (2006, LOE 2.1)
Domäne 4: **Aktivität/Ruhe**
Klasse 5: **Selbstversorgung**

Diagnosetyp (Dokumentationsform): Gesundheitsförderungspflegediagnose (GES)
Zuordnung der Pflegediagnose nach Pflegemodellen/-klassifikationen s. Kap. 6.

Definition: Ein Verhaltensmuster der Ausübung von selbstbezogenen Aktivitäten, das gestärkt werden kann, um gesundheitsbezogene Ziele zu erreichen

Beeinflussende Faktoren [od. Einflussfaktoren] [E]

- Zu bearbeiten.

Bestimmende Merkmale [od. Symptome] [S]

subjektive

- äußert den Wunsch, die Unabhängigkeit zur Lebensführung zu steigern
- äußert den Wunsch, die Unabhängigkeit zur Gesundheitserhaltung zu steigern
- äußert den Wunsch, die Unabhängigkeit zur Persönlichkeitsentwicklung zu steigern
- äußert den Wunsch, die Unabhängigkeit zur Erhaltung des Wohlbefindens zu steigern
- äußert den Wunsch, die Selbstfürsorge zu intensivieren
- äußert den Wunsch, das Wissen über Selbstfürsorgestrategien zu steigern
- äußert den Wunsch, die Verantwortung für die Selbstfürsorge zu steigern.

S

[Beachte: Beruhend auf der Definition und den bestimmenden Merkmalen [oder Symptomen] [S] dieser PDx scheint der Fokus weiter gefasst statt nur auf die grundlegenden Routine-ADLs gerichtet zu sein und spricht die Unabhängigkeit beim Erhalten der Gesundheit insgesamt, bei der persönlichen Entwicklung und beim allgemeinen Wohlbefinden an.]

Klientenbezogene Pflegeziele oder Evaluationskriterien

Der Klient

- ist weiterhin verantwortlich dafür, Selbstversorgungsziele/das allgemeine Wohlbefinden zu planen und zu erreichen.
- zeigt ein proaktives Management chronischer Erkrankungen/potenzieller Komplikationen oder Veränderungen seiner Fähigkeiten.
- benennt/verwendet Ressourcen in angemessener Weise.
- bleibt frei von vermeidbaren Komplikationen.

Maßnahmen oder Pflegeinterventionen

1. Pflegepriorität: Feststellen des aktuellen Selbstversorgungsstatus und der Motivation zu Wachstum:

- Feststellen individueller Stärken und Fertigkeiten des Klienten. *Sorgt für Ausgangswerte zum Vergleich mit einem potenziellen Wachstum und/oder zur Modifikation aktueller Strategien.*
- Herausfinden der Motivation und der Erwartungen an eine Veränderung.
- Achten auf die Verfügbarkeit/Anwendung von Ressourcen, unterstützenden Personen, Hilfsmitteln.
- Feststellen des Alters/entwicklungsbezogener Belange und von Erkrankungen, *die sich negativ auf ein mögliches Wachstum auswirken bzw. die Fähigkeit des Klienten beeinträchtigen könnten, seine Bedürfnisse selbst zu befriedigen.*
- Einschätzen potenzieller Barrieren einer verbesserten Teilnahme an der Selbstversorgung (z. B. Mangel an Informationen, ungenügende Zeit für Erörterungen, plötzliche/fortschreitende Veränderung des Gesundheitszustands, Katastrophen).

S

2. Pflegepriorität: Unterstützen des Klienten/seiner Bezugsperson(en) beim Planen, um individuelle Bedürfnisse zu befriedigen:

- Erörtern, inwieweit der Klient die Situation versteht.
- Sorgen für akkurate/relevante Informationen über aktuelle/zu-

künftige Bedarfe, *damit der Klient diese in Selbstversorgungspläne integriert und gleichzeitig die mit dem Wandel verbundenen Probleme möglichst gering hält.*
- Fördern der Teilnahme des Klienten/der Bezugsperson(en) am Herausarbeiten von Problemen und an der Entscheidungsfindung. *Optimiert Ergebnisse und unterstützt die Gesundheitsförderung.*
- Aktives Zuhören gegenüber den Belangen und Bedenken des Klienten/seiner Bezugsperson(en), *um den Wertvorstellungen und Überzeugungen des Klienten Achtung zu erweisen, positive Reaktionen zu unterstützen und Fragen/Bedenken anzusprechen.*
- Ermutigen zur Kommunikation zwischen den an der Gesundheitsförderung des Klienten beteiligten Personen. Regelmäßige Überprüfungen ermöglichen es, Fragen zu klären und erfolgreiche Interventionen zu untermauern und erlauben bei Bedarf eine frühzeitige Intervention bei chronischen Erkrankungen.

3. Pflegepriorität: Fördern optimalen Wohlbefindens (Schulung/Überlegungen zur Entlassung):
- Unterstützen des Klienten, realistische Ziele für die Zukunft zu setzen.
- Unterstützen des Klienten, gesundheitsbezogene Entscheidungen zu fällen und gesundheitsfördernde Selbstversorgungspraktiken zu verfolgen, *um die Selbstachtung zu heben und ein positives Selbstkonzept zu unterstützen.*
- Benennen zuverlässiger Referenzquellen zu individuellen Bedürfnissen/Strategien der Selbstversorgung. *Bestärkt das Lernen und fördert die Sichtung im eigenen Tempo.*
- Sorgen für eine fortlaufende Evaluation des Selbstversorgungsprogramms, *um einen Fortschritt und die für die weitere Gesundheit nötigen Veränderungen sowie den Anpassungsbedarf im Umgang mit einschränkenden Erkrankungen zu erkennen.*
- Überprüfen von Sicherheitsbelangen und Modifizieren von medikamentösen Therapien und Aktivitäten/der Umgebung nach Bedarf, *um Verletzungen zu verhindern und ein erfolgreiches Funktionieren zu verstärken.*
- Vermitteln an einen häuslichen Pflegedienst, an Sozialdienste, Physio-/Beschäftigungstherapie, Rehabilitation und Beratungsressourcen *zur Schulung, Unterstützung, für Hilfsmittel und für ggf. gewünschte Anpassungen.*

- Benennen zusätzlicher kommunaler Ressourcen (z. B. Dienste für Senioren, spezielles Fahrzeug für den Transport von Menschen mit einer Behinderung zu einem Termin, zugängliche/sichere Lokalitäten für gesellschaftliche/sportliche Aktivitäten, Essen auf Rädern)

Schwerpunkte der Pflegedokumentation

Pflegeassessment oder Neueinschätzung

- individuelle Befunde inkl. der Stärken, des Gesundheitszustands und jeglicher Einschränkung(en)
- Verfügbarkeit/Nutzung von kommunalen Resourcen, unterstützenden Personen, Hilfsmitteln
- Motivation für einen Wandel und darein geknüpfte Erwartungen..

Planung

- Pflege-/Interventionsplan und beteiligte Personen
- Patientenedukationsplan für Klienteninformation, -schulung und -beratung.

Durchführung/Evaluation

- Reaktionen auf Interventionen/Patientenedukation und ausgeführte Pflegemaßnahmen
- Zielerreichung/Fortschritte in Richtung gewünschter Ergebnisse
- Veränderungen des Pflegeplans.

Entlassungs- oder Austrittsplanung

- Erfordernisse der Entlassung, langfristiger Pflegebedarf nach Entlassung, vorgenommene Koordinationen und Vermittlungen, zusätzlich verfügbare personelle, kommunale und materielle Ressourcen
- spezifische, vorgenommene Vermittlungen, Nachsorgeplan sowie Verantwortlichkeiten für zu treffende Maßnahmen.

S

Empfohlene, exemplarische Pflegeinterventionen (NIC) und Pflegeergebnisse (NOC)

NIC: *Verhaltensmodifikationsunterstützung* [Self-Modification Assistance] (McCloskey-Dochterman, J.; Bulecheck, G. M., 2013)

NOC: *Selbstversorgung (zu spezifizieren)* [Self-Care Status] (Moorhead, S., Johnson, M.; Maas, M. L.; Swanson, E., 2013)

Literatur

Blask-Sosnowski, U; Lömers, R.; Cuylen, M.; et al.: Perspektive Hauswirtschaft. Europaverlag, Haan 2012

Dennis C. M. (2001). Dorothea Orem. Bern: Huber.

Flick, S.: Leben durcharbeiten. Selbstsorge in entgrenzten Arbeitsverhältnissen. Campus, Frankfurt 2013

Foucault, M.: Freiheit und Selbstsorge. (Interview) Materialis Frankfurt 1985

Frankfurt, H. G.: Sich selbst ernst nehmen. Suhrkamp, Frankfurt 2007

Georg, J.: Selbstbestimmt altern [PDx Autonomieverlust]. NOVA 39 (2008) 4: 10–12

Georg, J.: Selbstversorgung, -fürsorge oder Selbstpflege. NOVAcura 43 (2012) 3: 18–20

Georg, J.: Alltagsbeeinträchtigungen. NOVAcura 39 (2008) 12: 24–26

Orem, D. E. Strukturkonzepte der Pflegepraxis. Huber, Bern 1996 [vgr.]

Kellner, A.: Von Selbstlosigkeit zur Selbstsorge. Eine Genealogie der Pflege. LIT, Münster 2011

Keupp, H.: Selbstsorge. Zur Selbsthilfe befähigen. Centaurus, Freiburg 2012

Renpenning, K.; Taylor, S.; Bekel, G.: Selbstpflege. Huber, Bern 2013

Schmid, W.: Die Kunst der Balance. 100 Facetten der Lebenskunst. Insel, Frankfurt, 2005

Schmid, W.: Mit sich selbst befreundet sein. Suhrkamp, Frankfurt, 2004

Stolte, K. M.: Pflegediagnosen in der Gesundheitsförderung und Patientenedukation. Huber, Bern 2013

Bereitschaft für ein verbessertes Selbstkonzept [G]

S

Readiness for enhanced self-concept (00167) (2002, LOE 2.1)
Domäne 5: **Selbstwahrnehmung**
Klasse 1: **Selbstkonzept**

Diagnosetyp (Dokumentationsform): Gesundheitsförderungspflegediagnose (GES)
Zuordnung der Pflegediagnose nach Pflegemodellen/-klassifikationen s. Kap. 6.

Definition: Ein Muster von Wahrnehmungen oder Vorstellungen über sich selbst, das für das Wohlbefinden ausreicht und gestärkt werden kann

Beeinflussende Faktoren [od. Einflussfaktoren] [E]

- Zu bearbeiten.

Bestimmende Merkmale [od. Symptome] [S]

subjektive

- äußert die Bereitschaft, das Selbstkonzept zu verbessern
- Annehmen von Stärken
- Annehmen von Grenzen
- äußert Vertrauen in die eigenen Fähigkeiten
- äußert Zufriedenheit mit dem Bild von sich selbst
- äußert Zufriedenheit mit dem eigenen Selbstwertgefühl
- äußert Zufriedenheit mit dem Körperbild
- äußert Zufriedenheit mit der persönlichen Identität
- äußert Zufriedenheit mit dem Rollenverhalten.

objektive

- Handlungen stimmen mit Äußerungen überein.

Klientenbezogene Pflegeziele oder Evaluationskriterien

Der Klient

- bringt zum Ausdruck, dass er sein eigenes Gefühl von Selbstkonzept versteht.
- beteiligt sich an Programmen und Aktivitäten zur Stärkung des Selbstwertgefühls.
- zeigt Verhaltensweisen/Änderungen der Lebensweise, um ein positives Selbstwertgefühl zu fördern.
- beteiligt sich an Familien-, Gruppen oder Gemeindeaktivitäten, um das Selbstkonzept zu verbessern.

S

Maßnahmen oder Pflegeinterventionen

1. Pflegepriorität: Einschätzen der aktuellen Situation und des Wunsches nach Verbesserung:

- Feststellen, welche Ansichten die Person gegenwärtig über sich selbst hat. *Das Selbstkonzept besteht aus dem physischen Selbst (Körperbild) und dem persönlichen Selbst (Identität) sowie dem Selbstwertgefühl. Informationen darüber, wie der Klient zurzeit über sich denkt, liefern einen Ausgangspunkt für Veränderungen zur Verbesserung des Selbst.*

- Feststellen, ob Unterstützung durch die Familie/Bezugsperson(en) verfügbar ist und welche Qualität sie hat. *Die Anwesenheit unterstützender Personen, die positive Einstellungen bezüglich der Person widerspiegeln, fördern ein positives Gefühl für die eigene Person.*
- Herausarbeiten der aktuellen und früheren Familiendynamik. *Das Selbstwertgefühl setzt in der frühen Kindheit ein und wird beeinflusst durch die Art, in der die Person von ihren Bezugspersonen wahrgenommen wird. Liefert Informationen über das Funktionieren der Familie, die beim Entwickeln eines Pflegeplans zur Stärkung des Selbstkonzepts der Person helfen.*
- Beachten der Bereitschaft, Unterstützung zu suchen, bzw. der Motivation für einen Wandel. *Menschen mit einem Gefühl für ihr Selbstbild und der Bereitschaft, sich realistisch zu betrachten, kommen mit ihrem Wunsch, sich zu verbessern, voran.*
- Feststellen, welches Selbstkonzept der Klient in Bezug auf kulturelle/religiöse Ideale/Überzeugungen hat. *Kulturelle Merkmale werden in der Ursprungsfamilie erlernt und formen die Ansicht der Person über sich selbst.*
- Beobachten des nonverbalen Verhaltens und Achten darauf, ob es sich mit den verbalen Aussagen deckt. *Inkongruenzen zwischen verbaler und nonverbaler Kommunikation bedürfen der Klärung. Die Interpretation nonverbaler Ausdrucksformen ist kulturell bestimmt und muss geklärt werden, um Fehlinterpretationen zu vermeiden.*

2. Pflegepriorität: Erleichtern/Fördern persönlichen Wachstums:

- Entwickeln einer therapeutischen Beziehung. Aufmerksam sein, Führen einer offenen Kommunikation, Einsetzen von Fertigkeiten des aktiven Zuhörens und Ich-Botschaften. *Fördert eine vertrauensvolle Situation, in der es dem Klienten frei steht, sich selbst und anderen gegenüber offen zu sein.*
- Validieren der Kommunikation des Klienten, Sorgen für Ermutigung, sich anzustrengen.
- Akzeptieren der Wahrnehmung/Sichtweise des Klienten in Bezug auf den aktuellen Zustand. *Vermeidet, das vorhandene Selbstwertgefühl zu gefährden und bietet dem Klienten Gelegenheit, einen realistischen Plan zur Verbesserung des Selbstkonzepts zu entwickeln.*
- Sich dessen bewusst sein, dass Menschen nicht dafür gemacht sind, rational zu sein. *Menschen müssen nach Informationen su-*

chen – sich entscheiden zu lernen, zu denken statt nur zu akzeptieren/zu reagieren, um Respekt vor sich selbst und vor Tatsachen zu haben, um ehrlich zu sein und ein positives Selbstwertgefühl zu entwickeln.

- Erörtern, wie sich der Klient selbst wahrnimmt, dabei gegen falsche Vorstellungen angehen und negative Selbstgespräche identifizieren. Ansprechen von Verzerrungen im Denken, wie etwa die Tatsache, Dinge auf sich selbst zu beziehen (d.h. die Überzeugung, andere würden sich auf die Schwächen/Einschränkungen der eigenen Person konzentrieren), ferner zu filtern (Fokussieren auf das Negative, Ignorieren des Positiven), Katastrophendenken (Erwarten des Schlimmsten). *Diese Dinge offen anzusprechen erlaubt dem Klienten, Dinge herauszufinden, die sich negativ auf das Selbstwertgefühl auswirken können, und gibt Gelegenheit zu Veränderungen.*
- Den Klienten aktuelle/frühere Erfolge und Stärken auflisten lassen. *Hebt hervor, dass der Klient bei vielen Aktionen erfolgreich war und ist.*
- Verwenden positiver Ich-Botschaften statt Lob. *Lob ist eine Form externer Kontrolle, die aus externen Quellen stammt, während Ich-Botschaften dem Klienten erlauben, ein inneres Gefühl von Selbstachtung zu entwickeln.*
- Erörtern, welches Verhalten dem Klienten steht (positive Intention). Fragen, welche Optionen dem Klienten/den Bezugspersonen zur Verfügung stehen. *Hält dazu an, darüber nachzudenken, was innere Motivationen sind und welche Maßnahmen zur Stärkung des Selbstwertgefühls ergriffen werden können.*
- Bestärken des beobachteten Fortschritts. *Positive Worte der Ermutigung unterstützen die Entwicklung effektiven Coping-Verhaltens.*
- Ermutigen des Klienten, in seinem eigenen Tempo voranzuschreiten. *Die Anpassung an eine Veränderung des Selbstkonzepts hängt davon ab, was sie für das Individuum bedeutet und wie sehr die Lebensweise betroffen ist.*
- Einbinden in ein Aktivitäts-/Übungsprogramm eigener Wahl, Fördern des gesellschaftlichen Umgangs. *Verbessert das Wohlbefinden/kann helfen, dem Klienten Energie zu geben.*

3. Pflegepriorität: Fördern eines optimalen Selbstwertgefühls und eines Gefühls von Glücklichsein:

- Unterstützen des Klienten beim Herausarbeiten persönlich erreichbarer Ziele. Sorgen für positives Feed-back für verbale und verhaltensbezogene Anzeichen einer verbesserten Sicht der eigenen Person. *Erhöht die Wahrscheinlichkeit eines Erfolgs und stärkt den Einsatz für einen Wandel.*
- Vermitteln an Berufsberater, an Ausbildungseinrichtungen, soweit angemessen. *Unterstützt beim Verbessern der Entwicklung sozialer/beruflicher Fertigkeiten.*
- Ermutigen zur Teilnahme an Unterrichtsstunden/Aktivitäten/Hobbys, die dem Klienten Spaß machen oder die er gern erleben würde. *Bietet Gelegenheit zum Erlernen neuer Informationen/Fertigkeiten, die das Gefühl von Erfolg und Selbstwirksamkeit stärken und das Selbstwertgefühl heben können.*
- Bestärken darin, dass die gegenwärtige Entscheidung, das Selbstkonzept zu verbessern, fortbesteht. *Kontinuierliche Arbeit und Unterstützung sind nötig, um Verhaltensänderungen/persönliches Wachstum aufrechtzuerhalten.*
- Erörtern von Wegen, Optimismus zu entwickeln. *Optimismus ist zentraler Bestandteil des Glücklichseins und lernbar.*
- Vorschlagen der Teilnahme an einem Selbstsicherheitstraining. *Verbessert die Fähigkeit, mit anderen zu interagieren und effektivere Beziehungen zu entwickeln, wodurch das eigene Selbstkonzept verbessert wird.*
- Betonen der Bedeutung des äußeren Erscheinungsbildes und der Körperhygiene und Unterstützen beim Entwickeln von Fertigkeiten zur Verbesserung des Aussehens und Sich-Kleidens für den Erfolg, soweit nötig. *Möglichst gut auszusehen hebt das Selbstwertgefühl und indem man ein positives Erscheinungsbild bietet, wird man von anderen besser angesehen.*

Schwerpunkte der Pflegedokumentation

Pflegeassessment oder Neueinschätzung

- individuelle Befunde inkl. der Evaluationen der eigenen Person und anderer Personen sowie gegenwärtiger und früherer Erfolge
- Interaktionen mit anderen/Lebensweise
- Motivation/Bereitschaft zur Veränderung.

Planung

- Pflege-/Interventionsplan und beteiligte Personen
- Patientenedukationsplan für Klienteninformation, -schulung und -beratung.

Durchführung/Evaluation

- Reaktionen auf Interventionen/Patientenedukation und ausgeführte Pflegemaßnahmen
- Zielerreichung/Fortschritte in Richtung gewünschter Ergebnisse
- Veränderungen des Pflegeplans.

Entlassungs- oder Austrittsplanung

- Erfordernisse der Entlassung, langfristiger Pflegebedarf nach Entlassung, vorgenommene Koordinationen und Vermittlungen, zusätzlich verfügbare personelle, kommunale und materielle Ressourcen
- spezifische, vorgenommene Vermittlungen, Nachsorgeplan sowie Verantwortlichkeiten für zu treffende Maßnahmen.

Empfohlene, exemplarische Pflegeinterventionen (NIC) und Pflegeergebnisse (NOC)

NIC: *Verhaltensmodifikationsunterstützung* [Self-Modification Assistance] (McCloskey-Dochterman, J.; Bulecheck, G. M., 2013)
NOC: *Selbstwertgefühl* [Self-Esteem] (Moorhead, S., Johnson, M.; Maas, M. L.; Swanson, E., 2013)

Literatur

Carpenito-Moyet, L. J.: Das Pflegediagnosen-Lehrbuch. Huber, Bern 2013
Fitzgerald-Miller, J.: Coping fördern – Machtlosigkeit überwinden – Hilfen zur Bewältigung chronischen Krankseins. Huber, Bern 2003
Sauter, D.; Abderhalden C.; Needham I.; Wolff, S.: Lehrbuch Psychiatrische Pflege. Huber, Bern 2011
Georg, J.: Selbstwertgefühl bei alten Menschen NOVA 35 (2004) 1: 9–11
Stolte, K. M.: Pflegediagnosen in der Gesundheitsförderung und Patientenedukation. Huber, Bern 2013

Unwirksamer Selbstschutz [P]

Ineffective protection (00043) (1990)
Domäne 11: **Sicherheit/Schutz**
Klasse 2: **Physische Verletzung**

Diagnosetyp (Dokumentationsform): aktuelle Pflegediagnose (PES)
Zuordnung der Pflegediagnose nach Pflegemodellen/-klassifikationen s. Kap. 6.

Definition: Verminderte Fähigkeit, sich vor inneren und äußeren Gefahren, wie Krankheit oder Verletzung, zu schützen

Beeinflussende Faktoren [od. Einflussfaktoren] [E]

- Altersextreme
- unangemessene Ernährung
- Alkoholmissbrauch
- auffällige Blutwerte (z. B. Leukopenie, Thrombozytopenie, Anämie, Gerinnungsstörung)
- Medikamententherapien (z. B. antineoplastische Mittel, Kortikosteroide, Immuntherapie, Antikoagulanzien, thrombolytische Mittel)
- Behandlungen (z. B. chirurgischer Eingriff, Bestrahlung)
- Krebserkrankung
- immunologische Störungen [Erkrankungen des Immunsystems].

Bestimmende Merkmale [od. Symptome] [S]

subjektive

S

- neurosensorische Veränderung
- Frösteln
- Juckreiz
- Schlafstörung
- Erschöpfung
- Schwäche
- Anorexie.

objektive

- verminderte Immunität
- beeinträchtigter Heilungsprozess
- Gerinnungsstörung

- unangemessene Stressreaktion
- Schwitzen [unangemessen]
- Dyspnö
- Husten
- Ruhelosigkeit
- Immobilität
- Desorientierung [Desorientiertheit]
- Dekubitalulcera.

Anm. d. Autorinnen: Der Sinn dieser Diagnose scheint darin zu liegen, mehrere Pflegediagnosen unter einer zusammenfassen zu können, um die Planung der Pflege bei mehreren Einflussfaktoren zu erleichtern. Die Pflegeziele/Kriterien zur Evaluation und Maßnahmen müssen speziell auf die individuellen Einflussfaktoren abgestimmt werden, wie z. B.:

- **Altersextreme.** Problembereiche können sein: Thermoregulation, Gestörte Denkprozesse, Wahrnehmungsstörungen (zu spezifizieren...), Beeinträchtigte Mobilität (im Bett, mit dem Rollstuhl), Sturzgefahr, Bewegungsarmer Lebensstil, Verletzungs-, Erstickungs- oder Vergiftungsgefahr, Gefahr einer Hautschädigung, Gefahr einer Gewebeschädigung und Gefahr eines unausgeglichenen Flüssigkeitsvolumens.
- **Unangemessene Ernährung.** Hier handelt es sich um Probleme wie Mangel-/Überernährung, Gefahr eines instabilen Blutzuckerspiegels, Infektionsgefahr, Verzögerte postoperative Erholung, Schluckstörung, Gestörte Denkprozesse, Gefahr einer Hautschädigung, Gefahr einer Gewebeschädigung, Unwirksames Coping und Unterbrochene Familienprozesse.
- **Alkoholmissbrauch [inkl. anderer Drogen].** Kann situationsbedingt oder chronisch sein, mit weit reichenden Problemen, wie: Unwirksamer Atemvorgang, Verminderte Herzleistung, Gefahr einer Leberfunktionsstörung, Flüssigkeitsdefizit bis Mangel-/Überernährung, Infektionsgefahr, Gefahr einer Gesundheitsschädigung, Gestörte Denkprozessen, Coping- oder Familienprobleme (div. PDx).
- **Abnorme Blutwerte.** Können hindeuten auf folgende Möglichkeiten: Flüssigkeitsdefizit, Periphere Durchblutungsstörung, Gefahr einer Durchblutungsstörung (div. PDx), Beeinträchtigter Gasaustausch, Infektionsgefahr.

- **Medikamente, Therapien, Krankheiten:** Dazu zählen: Periphere Durchblutungsstörung, Gefahr einer Durchblutungsstörung (div. PDx), Aktivitätsintoleranz, Herz-Kreislauf-, Atmungs- und Ausscheidungsprobleme (div. PDx), Infektionsgefahr, Störungen des Flüssigkeitshaushalts (div. PDx), Haut-/Gewebeschädigungen (div. PDx), Gefahr einer Leberfunktionsstörung, Akuter Schmerz, Chronischer Schmerz, Mangel-/Überernährung, Fatigue, Schlafmangel, Unwirksames Therapiemanagement (div. PDx) und emotionale Reaktionen, wie z. B. Angst, Trauern (div. PDx), Coping (div. PDx).

Dem Benutzer/der Benutzerin dieses Buches wird empfohlen, sich nach derjenigen Diagnose zu richten, die den vorliegenden Einflussfaktoren und individuellen Besorgnissen des jeweiligen Klienten entspricht, um entsprechend sinnvolle Pflegeziele und -maßnahmen sowie Dokumentationsschwerpunkte zu finden

Empfohlene, exemplarische Pflegeinterventionen (NIC) und Pflegeergebnisse (NOC)

Auch die Pflegeergebnisse und -interventionen hängen von den jeweiligen spezifischen Merkmalen der Situation des Klienten ab, wie etwa:

NIC: *Blutungsprophylaxe* [Bleeding Precautions], *Infektionsprävention* [Infection Protection]; *Postanästhesiepflege* [Postanesthesia Care] (McCloskey-Dochterman, J.; Bulecheck, G. M., 2013)
NOC: *(Blut-)Gerinnungsstatus* [Blood Coagulation], *Immunstatus* [Immune Status]; *Neurologischer Status: Bewusstsein* [Neurological Status: Consciousness] (Moorhead, S., Johnson, M.; Maas, M. L.; Swanson, E., 2013)

Literatur

Carpenito-Moyet L. J.: Das Pflegediagnosen-Lehrbuch. Huber, Bern 2013
Frevel, B.: Sicherheit. Freiburg, Centaurus 2012
Georg, J.; Schick, U.-M.: Stabilität und Instabilität bei alten Menschen. 43 (2012) 4: 21–24
Georg, J.: Protektive Systeme alter Menschen. NOVAcura 43 (2012) 9: 19–21
Sitzmann, F.: Hygiene kompakt. Huber, Bern 2012

Selbstverletzung [P]

Self-mutilation (00151) (2000)
Domäne 11: **Sicherheit/Schutz**
Klasse 3: **Gewalt**

Diagnosetyp (Dokumentationsform): aktuelle Pflegediagnose (PES)
Zuordnung der Pflegediagnose nach Pflegemodellen/-klassifikationen s. Kap. 6.

Definition: Absichtliches selbstverletzendes Verhalten mit einhergehenden nicht-tödlichen Gewebeschäden, um psychische Spannungen abzubauen

Beeinflussende Faktoren [od. Einflussfaktoren] [E]

- Adoleszenz
- Gleichaltrige, die sich selbst verletzen
- Isolation von Gleichaltrigen
- Dissoziation
- Depersonalisation
- psychotischer Zustand (z. B. Befehlshalluzinationen)
- Charakterstörung
- Borderline-Syndrom
- emotionale Störung
- verzögerte Entwicklung des Individuums
- Autist
- selbstverletzendes Verhalten in der Anamnese
- anamnestisch bekannte Unfähigkeit, längerfristige Konsequenzen abzusehen
- Vorgeschichte der Unfähigkeit, Lösungen herbeizuführen
- Erkrankungen in der Kindheit
- chirurgischer Eingriff während der Kindheit
- sexueller Missbrauch in der Kindheit
- erfahrene Misshandlungen in der Kindheit
- Körperbildstörung
- Essstörungen
- unwirksames Coping
- Perfektionismus
- negative Gefühle (z. B. Depression, Zurückweisung, Selbsthass, Trennungsangst, Schuld, Depersonalisation)

- geringes Selbstwertgefühl
- instabiles Körperbild
- instabiles Selbstwertgefühl
- schlechte Kommunikation zwischen Eltern und Jugendlichem
- fehlende familiäre Vertrauensperson
- Gefühl der Bedrohung durch (aktuellen/potenziellen) Verlust einer wichtigen Beziehung (z. B. Verlust eines Elternteils, Freunds)
- gestörte zwischenmenschliche Beziehungen
- Einsatz von Manipulation, um förderliche Beziehungen zu anderen herzustellen
- Alkoholismus in der Familie
- Scheidung in der Familie
- Gewalt zwischen den Eltern
- anamnestisch bekannte selbstverletzende Verhaltensweisen in der Familie
- Leben in ungewohnter [nicht herkömmlicher] Umgebung (z. B. Pflegeunterbringung, Gruppenpflege oder institutionelle Versorgung)
- Inhaftierung
- Unfähigkeit, Anspannung sprachlich zu äußern
- steigende, unerträgliche Spannung
- Notwendigkeit schnellen Stressabbaus
- unwiderstehlicher Drang, sich selbst zu schneiden
- unwiderstehlicher Drang, sich selbst zu verletzen
- Impulsivität
- labiles Verhalten
- sexuelle Identitätskrisen
- Suchtmittelmissbrauch.

S Bestimmende Merkmale [od. Symptome] [S]

subjektive

- selbst zugefügte Verbrennungen [z. B. Radiergummi, Zigarette]
- Einnahme von schädlichen Substanzen
- Inhalation von schädlichen Substanzen.

objektive

- Kratzer am Körper
- Schnitte am Körper
- Manipulieren an Wunden
- Beißen

- Abschürfen
- Durchtrennen
- Einführen von Gegenständen in Körperöffnungen
- sich schlagen
- Abschnüren eines Körperteils.

Klientenbezogene Pflegeziele oder Evaluationskriterien

Der Klient

- äußert, dass er die Gründe für das Auftreten des Verhaltens versteht.
- benennt begünstigende Faktoren/das Bewusstsein des Erregungszustands, der dem Vorfall vorausgeht.
- bringt ein verstärktes Selbstkonzept/erhöhtes Selbstwertgefühl zum Ausdruck.
- sucht um Hilfe nach, wenn er sich ängstlich fühlt und Gedanken an eine Selbstschädigung hegt.

Maßnahmen oder Pflegeinterventionen

1. Pflegepriorität: Einschätzen ursächlicher/beeinflussender Faktoren:

- Bestimmen der zu Grunde liegenden Dynamik der individuellen Situation, wie unter «Beeinflussende Faktoren (oder Einflussfaktoren] [E]» genannt. Achten auf das Vorliegen starrer, fehlangepasster Persönlichkeitsmerkmale, die eine Persönlichkeits-/Charakterstörung widerspiegeln (z. B. impulsives, unvorhersehbares, unangemessenes Verhalten, intensive Wut oder fehlende Kontrolle der Wut).
- Evaluieren der Anamnese einer Persönlichkeitsstörung (Borderline-Syndrom, Identitätsstörung, bipolare Störung).
- Identifizieren früherer Episoden selbstverletzenden Verhaltens. *Beachte: Ein gewisses Piercing (z. B. an den Ohren) wird im Allgemeinen als dekorativ akzeptiert. Piercing an mehrfachen Stellen ist oft der Versuch, Individualität zu etablieren, indem Fragen von Trennung und Zugehörigkeit angesprochen werden. Es gilt nicht als selbstverletzendes Verhalten. [Ähnliches gilt für Tätowierungen].*
- Herausarbeiten der Beziehung selbstverletzenden Verhaltens zu belastenden Ereignissen. *Selbstverletzung gilt als Versuch, einen Stimmungs- und Anspannungszustand zu verändern.*

- Achten auf den Gebrauch/Missbrauch von Suchtmitteln.
- Überprüfen von Laborbefunden (z. B. Blutalkohol, Screening auf Medikamente, Glukose- und Elektrolytspiegel). *Drogen können selbstverletzendes Verhalten beeinträchtigen.*

2. Pflegepriorität: Strukturieren des Umfelds zur Wahrung der Sicherheit des Klienten:

- Unterstützen des Klienten beim Identifizieren von Gefühlen, die zu dem Verlangen führen, sich selbst zu verletzen. *Frühes Erkennen wiederkehrender Gefühle bietet Gelegenheit, nach anderen Coping-Wegen zu suchen.*
- Sorgen für externe(s) Kontrollen/Grenzen-Setzen. *Kann Gelegenheiten zur Selbstverletzung verringern.*
- Einbeziehen des Klienten in den Versorgungsplan. *Verpflichtungsgefühl gegenüber dem Plan erhöht die Wahrscheinlichkeit, dass er eingehalten wird.*
- Ermutigen, Gefühle angemessen zum Ausdruck zu bringen. *Identifiziert Gefühle und fördert das Verständnis dessen, was zur Entwicklung von Spannung führt.*
- Beachten von Gefühlen der Gesundheitsfachpersonen/der Familie, wie etwa Frustration, Wut, Abwehrhaltung, Rettungsbedürfnis. *Unter Umständen ist der Klient manipulativ, indem er Abwehrhaltung und Konflikte hervorruft. Diese Gefühle müssen herausgearbeitet, erkannt und offen mit dem Personal/der Familie und dem Klienten angegangen werden.*
- Versorgen der Wunden des Klienten, wenn es zur Selbstverletzung gekommen ist, *und zwar in einer sachlichen Weise, die Empathie und Anteilnahme vermittelt.* Bieten Sie weder Sympathie noch zusätzliche Aufmerksamkeit, *die für eine Verstärkung des maladaptiven Verhaltens sorgen und u. U. zur Wiederholung ermutigen konnten.*

3. Pflegepriorität: Fördern einer Hinwendung zu positiven Veränderungen:

- Beteiligen des Klienten an der Entwicklung von Zielen für das Stoppen des Verhaltens. *Verstärkt die Verpflichtung gegenüber Zielen und optimiert Ergebnisse.*
- Einbinden des Klienten in die Entwicklung von Zielen, um diesem Verhalten ein Ende zu setzen. *Verstärkt das Engagement und optimiert damit Ergebnisse.*

- Entwickeln eines Vertrags zwischen Klient und Beratungsperson, *um den Klient in die Lage zu versetzen, körperlich sicher zu bleiben, wie etwa: «Ich werde mich in den nächsten 24 Stunden weder schneiden noch schädigen, sondern X und Y tun, um meine Anspannung zu reduzieren.»* Regelmäßiges Erneuern des Vertrags sowie Datieren und Unterzeichnen jedes Vertrags durch beide Parteien.
- Sorgen für Kommunikationswege *für Zeiten, in denen der Klient sprechen muss, um sich nicht zu schneiden oder zu schädigen.*
- Unterstützen des Klienten beim Erlernen selbstsicheren Verhaltens. Einbeziehen effektiver Kommunikationsfertigkeiten unter Konzentration auf das Entwickeln von Selbstachtung, indem negative Selbstgespräche durch positive Kommentare ersetzt werden.
- Einsetzen von Interventionen, die dem Klienten dabei helfen, Kontrolle im eigenen Leben einzufordern (z. B. auf Erfahrungsebene oder kognitiv).

4. Pflegepriorität: Fördern des Wohlbefindens (Patientenedukation und Entlassungsplanung):

- Erörtern des Achtens auf Sicherheit und auf Wege, in denen der Klient mit den Vorstadien unerwünschten Verhaltens umgeht. *Gibt dem Klienten Gelegenheit, Verantwortung für sich selbst zu übernehmen.*
- Fördern gesunder Verhaltensweisen unter Darstellen der Folgen und Ergebnisse aktueller Handlungen
- Benennen von Unterstützungssystemen.
- Erörtern der Organisation des Lebens nach Entlassung/Verlegung des Klienten. *Der Klient benötigt u. U. Unterstützung beim Übergang zu den erforderlichen Veränderungen, um ein erneutes Auftreten des selbstverletzenden Verhaltens zu vermeiden.*
- Einbinden der Familie/Bezugsperson(en) in die Entlassungsplanung und ggf. in eine Gruppentherapie. *Fördert die Koordination und Fortführung des Plans und die Bindung an Ziele.*
- Erörtern von Informationen über die Rolle von Neurotransmittern bei der Prädisposition für ein solches Verhalten. *Man geht davon aus, dass Probleme im Serotoninsystem, v. a. in Verbindung mit einem Zuhause, wo man gelernt hat, dass Gefühle schlecht oder falsch sind, was dazu führte, die Aggressionen gegen sich selbst zu richten, eine Person aggressiver und impulsiver machen können.*

- Sorgen für Informationen und ggf. Erörtern der Medikation, soweit angemessen. *Antidepressiva können von Nutzen sein, müssen jedoch gegen das Potenzial einer Überdosierung abgewogen werden.*
- Vgl. PDx: Angst, Beeinträchtigte soziale Interaktion, Selbstwertgefühl (div. PDx).

Schwerpunkte der Pflegedokumentation

Pflegeassessment oder Neueinschätzung

- individuelle Befunde inkl. Risikofaktoren, der zu Grunde liegenden Dynamik und früherer Episoden
- kulturelle/religiöse Praktiken
- Ergebnisse von Labortests
- Substanzgebrauch/-missbrauch.

Planung

- Pflege-/Interventionsplan und beteiligte Personen
- Patientenedukationsplan für Klienteninformation, -schulung und -beratung.

Durchführung/Evaluation

- Reaktionen auf Interventionen/Patientenedukation und ausgeführte Pflegemaßnahmen
- Zielerreichung/Fortschritte in Richtung gewünschter Ergebnisse
- Veränderungen des Pflegeplans.

Entlassungs- oder Austrittsplanung

- Erfordernisse der Entlassung, langfristiger Pflegebedarf nach Entlassung, vorgenommene Koordinationen und Vermittlungen, zusätzlich verfügbare personelle, kommunale und materielle Ressourcen
- spezifische, vorgenommene Vermittlungen, Nachsorgeplan sowie Verantwortlichkeiten für zu treffende Maßnahmen.

Empfohlene, exemplarische Pflegeinterventionen (NIC) und Pflegeergebnisse (NOC)

NIC: *Verhaltensmanagement: Selbstverletzendes Verhalten* [Behavior Management: Self-Harm] (McCloskey-Dochterman, J.; Bulecheck, G. M., 2013)

NOC: *Einschränkung von Selbstverletzung* [Self Mutilation Restraint] (Moorhead, S., Johnson, M.; Maas, M. L.; Swanson, E., 2013)

Literatur

Bohus, M.; Reicherzer, M.: Ratgeber Boderline-Störung. Informationen für Betroffene und Angehörige. Göttingen, Hogrefe 2012

Carpenito-Moyet, L. J.: Das Pflegediagnosen-Lehrbuch. Huber, Bern 2013

Kaes, M.: Selbstverletzendes Verhalten. Entwicklungsrisiken erkennen und behandeln. Beltz, Weinheim 2012

Kasten, E.: Body-Modification. Psychologische und medizinische Aspekte von Piercing, Tatoo, Selbstverletzung und anderen Körperveränderungen. Reinhardt, München 2006

Knuf, A.: Leben auf der Grenze. Erfahrungen mit Borderline. Balance, Bonn 2009

Levenkron, S.: Der Schmerz sitzt tiefer. Selbstverletzung verstehen und überwinden. Kösel, München 2001

Mason, P.; Kreger, R.: Schluss mit dem Eiertanz. Für Angehörige von Menschen mit Borderline. Balance, Bonn 2012

McCormick, P.: Cut. Bericht einer Selbstverletzung. Fischer, Frankfurt 2004

Niklewski, G.; Riecke-Niklewski, R.: Leben mit einer Borderline-Störung

Petermann, F.; Winkel, S.: Selbstverletzendes Verhalten. Hogrefe, Göttingen 2008

Rahn, E.: Borderline. Verstehen und bewältigen. Balance, Bonn 2007

Sauter, D.; Abderhalden C.; Needham I.; Wolff, S.: Lehrbuch Psychiatrische Pflege. Huber, Bern 2011

Schmeisser, S.: Selbstverletzung. Symptome, Ursachen, Behandlung. Waxmann Münster 2000

Schoppmann, S.. «Dann habe ich ihr einfach meine Arme hingehalten». Selbstverletzendes Verhalten aus der Perspektive der Betroffenen. Huber, Bern 2003

Smith, M.: Hilfen für Menschen mit selbstverletzendem Verhalten. Arbeitsbuch. Psychiatrie-Verlag, Bonn 2009

Steil, R.; Rosner, R.: Posttraumatische Belastungsstörung. Göttingen, Hogrefe 2009

Teuner, K.: Ich blute, also bin ich. Selbstverletzung der Haut von Mädchen und jungen Frauen. Freiburg, Centaurus 1998

Selbstverletzungsgefahr [P]

Risk for self-mutilation (00139) (1992, 2000)
Domäne 11: **Sicherheit/Schutz**
Klasse 3: **Gewalt**

Diagnosetyp (Dokumentationsform): Risikopflegediagnose (PR)
Zuordnung der Pflegediagnose nach Pflegemodellen/-klassifikationen s. Kap. 6.

Definition: Risiko eines absichtlichen selbstverletzenden Verhaltens mit einhergehenden nicht-tödlichen Gewebeschäden, um psychische Spannungen abzubauen

Risikofaktoren [R]

- Adoleszenz
- Gleichaltrige, die sich selbst verletzen
- Isolation von Gleichaltrigen
- Dissoziation
- Depersonalisation
- psychotischer Zustand (z. B. Befehlshalluzinationen)
- Charakterstörung
- Borderline-Syndrom
- emotionale Störung
- verzögerte Entwicklung des Individuums
- Autist
- selbstverletzendes Verhalten in der Anamnese
- anamnestisch bekannte Unfähigkeit, längerfristige Konsequenzen abzusehen
- Vorgeschichte der Unfähigkeit, Lösungen herbeizuführen
- Erkrankungen in der Kindheit
- chirurgischer Eingriff während der Kindheit
- sexueller Missbrauch in der Kindheit
- Erfahrene Misshandlungen in der Kindheit
- Körperbildstörung
- Essstörungen
- unwirksames Coping
- Perfektionismus
- negative Gefühle (z. B. Depression, Zurückweisung, Selbsthass, Trennungsangst, Schuld, Depersonalisation)

- geringes Selbstwertgefühl
- instabiles Körperbild
- instabiles Selbstwertgefühl
- schlechte Kommunikation zwischen Eltern und Jugendlichem
- fehlende familiäre Vertrauensperson
- Gefühl der Bedrohung durch (aktuellen/potenziellen) Verlust einer wichtigen Beziehung (z. B. Verlust eines Elternteils, Freunds)
- gestörte zwischenmenschliche Beziehungen
- Einsatz von Manipulation, um förderliche Beziehungen zu anderen herzustellen
- Alkoholismus in der Familie
- Scheidung in der Familie
- Gewalt zwischen den Eltern
- anamnestisch bekannte selbstverletzende Verhaltensweisen in der Familie
- Leben in ungewohnter [nicht herkömmlicher] Umgebung (z. B. Pflegeunterbringung, Gruppenpflege oder institutionelle Versorgung)
- Inhaftierung
- Unfähigkeit, Anspannung sprachlich zu äußern
- steigende, unerträgliche Spannung
- Notwendigkeit schnellen Stressabbaus
- unwiderstehlicher Drang, sich selbst zu schneiden
- unwiderstehlicher Drang, sich selbst zu verletzen
- Impulsivität
- labiles Verhalten
- sexuelle Identitätskrisen
- Suchtmittelmissbrauch.

Klientenbezogene Pflegeziele oder Evaluationskriterien

S

Der Klient

- äußert, dass er die Gründe für das Auftreten des Verhaltens versteht.
- benennt begünstigende Faktoren/das Bewusstsein des Erregungs-/Spannungszustands, der dem Vorfall vorausgeht.
- bringt ein verstärktes Selbstkonzept/erhöhtes Selbstwertgefühl zum Ausdruck.
- demonstriert Selbstbeherrschung, nachgewiesen durch weniger (oder fehlende) Episoden der Selbstverletzung.

- kümmert sich um alternative Methoden des Umgangs mit Gefühlen/Individualität.

Maßnahmen oder Pflegeinterventionen

1. Pflegepriorität: Einschätzen ursächlicher/beeinflussender Faktoren:

- Bestimmen der zu Grunde liegenden Dynamik der individuellen Situation, wie unter «Beeinflussende Faktoren [oder Einflussfaktoren] [E]» genannt. Achten auf das Vorliegen starrer, fehlangepasster Persönlichkeitsmerkmale, die eine Persönlichkeits-/Charakterstörung widerspiegeln (z. B. impulsives, unvorhersehbares, unangemessenes Verhalten, intensive Wut oder fehlende Kontrolle der Wut), *die eine Persönlichkeits-/Charakterstörung oder Geisteskrankheit (z. B. bipolare Störung) widerspiegeln* oder für Erkrankungen/Zustände stehen, welche die Fähigkeit, das eigene Verhalten zu kontrollieren, beeinträchtigen können (z. B. psychotischer Zustand, geistige Retardierung, Autismus).
- Identifizieren früherer Episoden selbstverletzenden Verhaltens. *Beachte: Auch wenn ein gewisses Piercing (z. B. an den Ohren) [und auch Tatoos] im Allgemeinen als dekorativ akzeptiert wird, ist es – an mehrfachen Stellen – oft der Versuch, Individualität zu etablieren, indem Fragen von Trennung und Zugehörigkeit angesprochen werden. Es gilt nicht als selbstverletzendes Verhalten.*
- Achten auf Überzeugungen, kulturelle/religiöse Praktiken, die bei der Wahl des Verhaltens beteiligt sein können. *In einer Familie aufzuwachsen, in der Gefühle weder zugelassen noch zum Ausdruck gebracht wurden, lernen Personen, dass Gefühle schlecht oder falsch sind. Auf Grund religiöser oder kultureller Erwartungen kann die Familiendynamik darin münden, dass Überschreitungen streng bestraft werden.*
- Feststellen des Gebrauchs/Missbrauchs suchterzeugender Substanzen. *Unter Umständen wird versucht, dem Impuls selbstverletzenden Verhaltens zu widerstehen, indem man sich Drogen zuwendet.*
- Sichten von Laborbefunden (z. B. Blutalkohol, Screening auf Medikamente, Glukose- und Elektrolytspiegel).
- Achten auf den Grad der Beeinträchtigung des sozialen und beruflichen Funktionierens. *Kann das Behandlungssetting bestimmen (z. B. spezielles ambulantes Programm, kurzfristiger stationärer Aufenthalt).*

2. Pflegepriorität: Strukturieren des Umfelds zur Wahrung der Sicherheit des Klienten:

- Unterstützen des Klienten beim Identifizieren von Gefühlen, die dem Verlangen, sich selbst zu verletzen, vorausgehen. *Frühes Erkennen wiederkehrender Gefühle bietet Gelegenheit, nach anderen Wegen der Bewältigung (Coping) zu suchen.*
- Sorgen für externe(s) Kontrollen/Grenzen-Setzen, *um die Notwendigkeit zur Selbstverletzung zu verringern.*
- Einbeziehen des Klienten in den Versorgungsplan. *An den eigenen Entscheidungen beteiligt zu sein kann helfen, Ich-Grenzen neu zu setzen und die Verpflichtung gegenüber Zielen sowie die Teilnahme an der Behandlung zu stärken.*
- Ermutigen des Klienten, Gefühle zu erkennen und angemessen verbal zum Ausdruck zu bringen.
- Ständiges Beaufsichtigen des Klienten durch das Personal und spezielle Beobachtungsüberprüfungen während der stationären Therapie, *um die Sicherheit zu fördern.*
- Strukturieren des stationären Milieus des Klienten zur Bewahrung einer positiven, klaren, offenen Kommunikation unter dem Personal und den Klienten, mit der Botschaft, dass «es keine Geheimnisse gibt» und man gegen Geheimniskrämerei vorgehen wird.
- Entwickeln eines Plans alternativer, gesunder, erfolgsorientierter Aktivitäten, wie etwa in manchen Selbsthilfegruppen, oder eines ähnlichen Programms, beruhend auf individuellen Bedürfnissen, Selbstachtungsaktivitäten inkl. positiver Bestätigungen, Besuchen bei Freunden und körperlicher Betätigung.
- Beachten von Gefühlen der Gesundheitsfachpersonen/der Familie, wie etwa Frustration, Wut, Abwehrhaltung, Ablenkung, Verzweiflung, Machtlosigkeit und Rettungsbedürfnis. *Unter Umständen ist der Klient manipulativ und ruft Abwehrhaltung und Konflikte hervor. Diese Gefühle müssen herausgearbeitet, erkannt und offen mit dem Personal und dem Klienten angegangen werden.*

3. Pflegepriorität: Fördern einer Hinwendung zu positiven Veränderungen:

- Beteiligen des Klienten an der Entwicklung von Zielen zur Verhinderung unerwünschten Verhaltens. *Stärkt das Engagement und optimiert Ergebnisse.*
- Unterstützen des Klienten beim Erlernen eines selbstsicheren Verhaltens. Einschließen effektiver Kommunikationsfertigkeiten

unter Konzentration auf das Entwickeln von Selbstachtung, indem negative Selbstgespräche durch positive Kommentare ersetzt werden.

- Schließen eines Vertrages zwischen Klient und Beratungsperson, *um den Klienten in die Lage zu versetzen, körperlich sicher zu bleiben,* wie etwa: «Ich werde mich in den nächsten 24 Stunden weder schneiden noch schädigen und Alternativen zur Spannungsreduktion anwenden.» Regelmäßiges Erneuern des Vertrags sowie Datieren und Unterzeichnen jedes Vertrags durch beide Parteien. Treffen von Arrangements, *damit der Klient bei Bedarf mit einer Beratungsperson sprechen kann.*
- Erörtern mit dem Klienten/der Familie, dass die Aufgabe der Loslösung und eigene Weisen, etwas zu erreichen, für einen Heranwachsenden normal sind.
- Fördern gesunder Verhaltensweisen durch Herausarbeiten der Folgen und Ergebnisse aktuellen Handelns: «Bekommen Sie auf diese Weise, was Sie möchten?», «Wie hilft dieses Verhalten beim Erreichen des Ziels?» *Dialektische Verhaltenstherapie ist eine effektive Therapie, wenn es darum geht, selbstverletzendes Verhalten zusammen mit der geeigneten Medikation zu verringern.*
- Sorgen für Bestärken selbstsicheren Verhaltens statt unsicheren/aggressiven Verhaltens.
- Einsetzen von Interventionen, die dem Klienten helfen, Kontrolle im eigenen Leben einzufordern (z. B. auf der Erfahrungsebene oder kognitiv).
- Einbinden des Klienten/der Familie in eine Gruppentherapie, soweit angemessen.

S

4. Pflegepriorität: Fördern des Wohlbefindens (Patientenedukation und Entlassungsplanung):

- Erörtern des Achtens auf Sicherheit und auf Wege, in denen der Klient mit den Vorstadien unerwünschten Verhaltens umgeht.
- Mobilisieren von Unterstützungssystemen.
- Einbinden der Familie/Bezugspersonen in die Entlassungsplanung, soweit angemessen. *Fördert die Koordination und Fortführung des Plans sowie die Bindung an Ziele.*
- Herausarbeiten der Lebensumstände, in die der Klient nach der Entlassung/Verlegung kommen wird. *Klient benötigt u. U. Unterstützung beim Übergang zu den erforderlichen Veränderungen, um*

ein erneutes Auftreten des selbstverletzenden Verhaltens zu vermeiden/zu verringern.

- Sorgen für dauerhafte Einbindung in Gruppentherapien.
- Sorgen für Informationen und Erörtern der Medikation, soweit angemessen. *Antidepressiva können von Nutzen sein, müssen jedoch gegen die Möglichkeit der Überdosierung/unerwünschter Wirkungen abgewogen werden (z.B. kann das Antidepressivum Venlafaxin Feindseligkeit, Suizidgedanken und Selbstschädigung verursachen). Medikamente, welche die Stimmung stabilisieren, Depression lindern und Angst mindern, können genutzt werden, um den Drang nach Selbstverletzung zu schwächen.*
- Vgl. PDx: Angst, Beeinträchtigte soziale Interaktion, Selbstwertgefühl (div. PDx).

Schwerpunkte der Pflegedokumentation

Pflegeassessment oder Neueinschätzung

- individuelle Befunde inkl. der Risikofaktoren, der zu Grunde liegenden Dynamik und früherer Episoden
- kulturelle/religiöse Praktiken
- Ergebnisse von Labortests
- Substanzgebrauch/-missbrauch.

Planung

- Pflege-/Interventionsplan und beteiligte Personen
- Patientenedukationsplan für Klienteninformation, -schulung und -beratung.

Durchführung/Evaluation

- Reaktionen auf Interventionen/Patientenedukation und ausgeführte Pflegemaßnahmen
- Zielerreichung/Fortschritte in Richtung gewünschter Ergebnisse
- Veränderungen des Pflegeplans.

Entlassungs- oder Austrittsplanung

- Erfordernisse der Entlassung, langfristiger Pflegebedarf nach Entlassung, vorgenommene Koordinationen und Vermittlungen, zusätzlich verfügbare personelle, kommunale und materielle Ressourcen
- spezifische, vorgenommene Vermittlungen, Nachsorgeplan sowie Verantwortlichkeiten für zu treffende Maßnahmen.

Empfohlene, exemplarische Pflegeinterventionen (NIC) und Pflegeergebnisse (NOC)

NIC: *Verhaltensmanagement: Selbstverletzendes Verhalten* [Behavior Management: Self-Harm] (McCloskey-Dochterman, J.; Bulecheck, G. M., 2013)
NOC: *Einschränkung von Selbstverletzung* [Self Mutilation Restraint] (Moorhead, S., Johnson, M.; Maas, M. L.; Swanson, E., 2013)

Literatur

Bohus, M.; Reicherzer, M.: Ratgeber Boderline-Störung. Informationen für Betroffene und Angehörige. Göttingen, Hogrefe 2012

Carpenito-Moyet, L. J.: Das Pflegediagnosen-Lehrbuch. Huber, Bern 2013

Kaes, M.: Selbstverletzendes Verhalten. Entwicklungsrisiken erkennen und behandeln. Beltz, Weinheim 2012

Kasten, E.: Body-Modification. Psychologische und medizinische Aspekte von Piercing, Tatoo, Selbstverletzung und anderen Körperveränderungen. Reinhardt, München 2006

Knuf, A.: Leben auf der Grenze. Erfahrungen mit Borderline. Balance, Bonn 2009

Levenkron, S.: Der Schmerz sitzt tiefer. Selbstverletzung verstehen und überwinden. Kösel, München 2001

Mason, P.; Kreger, R.: Schluss mit dem Eiertanz. Für Angehörige von Menschen mit Borderline. Balance, Bonn 2012

McCormick, P.: Cut. Bericht einer Selbstverletzung. Fischer, Frankfurt 2004

Niklewski, G.; Riecke-Niklewski, R.: Leben mit einer Borderline-Störung

Petermann, F.; Winkel, S.: Selbstverletzendes Verhalten. Hogrefe, Göttingen 2008

Rahn, E.: Borderline. Verstehen und bewältigen. Balance, Bonn 2007

Sauter, D.; Abderhalden C.; Needham I.; Wolff, S.: Lehrbuch Psychiatrische Pflege. Huber, Bern 2011

Schmeisser, S.: Selbstverletzung. Symptome, Ursachen, Behandlung. Waxmann Münster 2000

Schoppmann, S.. «Dann habe ich ihr einfach meine Arme hingehalten». Selbstverletzendes Verhalten aus der Perspektive der Betroffenen. Huber, Bern 2003

Smith, M.: Hilfen für Menschen mit selbstverletzendem Verhalten. Arbeitsbuch. Psychiatrie-Verlag, Bonn 2009

Steil, R.; Rosner, R.: Posttraumatische Belastungsstörung. Göttingen, Hogrefe 2009

Teuner, K.: Ich blute, also bin ich. Selbstverletzung der Haut von Mädchen und jungen Frauen. Freiburg, Centaurus 1998

Selbstvernachlässigung [P]

Self neglect (00193) (2008, LOE 2.1)
Domäne 1: **Gesundheitsförderung**
Klasse 2: **Gesundheitsmanagement**

Diagnosetyp (Dokumentationsform): aktuelle Pflegediagnose (PES)
Zuordnung der Pflegediagnose nach Pflegemodellen/-klassifikationen s. Kap. 6.

Definition: Ein Zusammentreffen kulturell überformter Verhaltensweisen, bei dem es nicht gelingt, im Bereich einer oder mehrerer Selbstversorgungsaktivitäten einen sozial akzeptierten Standard von Gesundheit und Wohlbefinden aufrecht zu erhalten (Gibbons et al., 2006)

Beeinflussende Faktoren [od. Einflussfaktoren] [E]

- bedeutende Lebensstressoren [belastende Lebensereignisse (life events)]
- Depression
- Zwangsstörung
- schizotype Persönlichkeitsstörung
- paranoide Persönlichkeitsstörung
- Störung des Frontallappens und der ausführenden Verarbeitungsfähigkeit [exekutive Funktionen]
- kognitive Beeinträchtigung (z. B. Demenz)
- Capgras-Syndrom
- funktionale Beeinträchtigung
- Lernbehinderung
- Lebensstil/Wahlmöglichkeit
- Suchtmittelmissbrauch
- simulierend
- Aufrechterhalten von Kontrolle
- Furcht vor einer Institutionalisierung.

Bestimmende Merkmale [od. Symptome] [S]

objektive

- unzureichende Körperpflege
- unzureichende Umwelthygiene [Struktur der Wohnumgebung]
- Nicht-Festhalten an Aktivitäten, die die Gesundheit betreffen.

Klientenbezogene Pflegeziele oder Evaluationskriterien

Der Klient (spezifischen Zeitplan beifügen)

- erkennt die Schwierigkeit, Hygienepraktiken beizubehalten, an.
- demonstriert die Fähigkeit, mit Veränderungen der Lebensweise und des Medikationsplans umzugehen.
- führt Aktivitäten des täglichen Lebens auf dem Niveau der eigenen Fähigkeit durch.

Die Betreuungsperson

- unterstützt das Individuum bei der Körperpflege und der Pflege der Umgebung, soweit erforderlich.
- nennt dem Klienten medizinische, zahnmedizinische und andere Termine der Gesundheitsversorgung, soweit angezeigt, und assistiert ihm dabei.

Maßnahmen oder Pflegeinterventionen

1. Pflegepriorität: Erkennen ursächlicher/beeinflussender Faktoren:

- Feststellen bestehender Gesundheitsstörungen, des Alters, des Entwicklungsniveaus sowie kognitiver psychologischer Faktoren inkl. des Vorliegens von Wahnvorstellungen, welche die Fähigkeit, sich um eigene Bedürfnisse zu kümmern, beeinträchtigen. *Eine große Vielfalt an Beeinträchtigungen, darunter vor allem Altern, Obdachlosigkeit und Demenz, kann dazu führen, dass eine Person Hygiene- und Körperpflegebedürfnisse vernachlässigt.*
- Anwenden eines geeigneten Screening-Instruments, wie etwa des Elder Assessment Instrument (EAI). *Vernachlässigung und Missbrauch älterer Menschen wird noch zu wenig angezeigt und der Einsatz eines guten Instruments kann helfen, beides zu identifizieren.*
- identifizieren sonstiger Probleme, welche die Selbstversorgungsfähigkeit stören können, wie etwa Seh- oder Hörstörungen, eine Sprachbarriere, emotionale Instabilität oder Labilität.
- Beachten kürzlicher Lebensereignisse oder Veränderungen der Umstände. *Verluste, etwa einer geliebten Person, der finanziellen Sicherheit oder der körperlichen Unabhängigkeit, können selbstvernachlässigendes Verhalten auslösen oder verstärken.*
- Überprüfen der Umstände der Erkrankung des Klienten, mögliche finanzielle Vorteile, Sympathie oder Aufmerksamkeit der Fa-

milie. *Gelegentlich kann Selbstvernachlässigung ein Versuch sein, etwas von anderen zu bekommen oder sich unerwünschter Verantwortlichkeiten zu entledigen.*

- Untersuchen des Geisteszustands. *Eine Geisteskrankheit (z. B. Psychose, Depression, Demenz) kann die Fähigkeit eines Individuums oder den Wunsch nach Aktivitäten der Selbstversorgung und -fürsorge oder der Versorgung des häuslichen Umfeldes beeinträchtigen.*
- Evaluieren einer Störung des Frontallappens sowie der Möglichkeit eines Diogenes-Syndroms.
- Einschätzen ökonomischer Faktoren und der Art, in der sich der Klient das Leben eingerichtet hat. *Unter Umständen lebt der Klient allein oder mit Familienangehörigen, die nicht hilfreich sind, oder er ist möglicherweise obdachlos. Unter Umständen hat er nur geringe oder keine finanziellen Ressourcen, was dazu führt, dass er nicht in der Lage ist, persönliches Wohlbefinden zu erreichen oder sich darum zu kümmern.*
- Bestimmen der Verfügbarkeit und des Einsatzes von Ressourcen.
- Befragen der Bezugsperson/Familienmitglieder, um deren Grad der Anteilnahme und Unterstützung zu bestimmen. *Unter Umständen zeigt der Klient ausagierendes/paranoides Verhalten und belastet damit die Betreuungspersonen, die unter Umständen nicht erkennen, dass die kognitive Beeinträchtigung das Individuum daran hindert, Selbstkontrolle auszuüben.*

2. Pflegepriorität: Bestimmes des Grades der Beeinträchtigung:

- Durchführen eines Assessments von Kopf bis Fuß, unter Inspizieren der behaarten Kopfhaut und der Haut und Beachten der persönlichen Hygiene, des Körpergeruchs, eventueller Exantheme, Hämathome, Hautrisse, Läsionen, Verbrennungen, Ungeziefer; Inspizieren der Mundhöhle auf Zahnfleischerkrankungen, Entzündungen, Läsionen, lockere oder beschädigte Zähne sowie den Prothesensitz. *Identifiziert spezifischen Bedarf und kann Zeichen eines Traumas oder Missbrauchs aufdecken.*
- Durchführen einer Ernährungseinschätzung, soweit angezeigt. *Zur Selbstvernachlässigung gehört oft, keine regelmäßigen Mahlzeiten oder ernährungsphysiologisch unausgewogene Nahrungsmittel zu sich zu nehmen, vor allem bei Alkohol- oder Drogenmissbrauch.*
- Überprüfen des Medikationsplans. *Außer dass er seine Selbstpfle-*

geaktivitäten vernachlässigt, wird der Klient wahrscheinlich auch nicht darauf achten, verordnete Medikamente entsprechend einzunehmen, was zur Exazerbation medizinischer Probleme führt. Manche psychotrope Medikamente können dazu führen, dass sich das Individuum «anders fühlt» oder sich nicht unter Kontrolle hat, was zu Widerwillen gegen die Einnahme der Substanz führt.
- Bestimmen des Willens des Klienten, die Situation zu verändern.

3. Pflegepriorität: Assistieren beim Korrigieren/im Umgang mit der Situation:
- Zusammenstellen eines für die individuellen Bedürfnisse spezifischen multidisziplinären Teams, etwa bestehend aus Case-Manager, Arzt, Diätassistentin, Physio- oder Beschäftigungstherapeut, Reha-SpezialistIn, *um einen Plan zu erstellen, der für die individuelle Situation geeignet ist und bei dem man sich der Fähigkeiten des Klienten bedient und dessen Potenzial maximiert.*
- Schaffen einer therapeutischen Beziehung mit dem Klienten und seiner Familie, soweit verfügbar und zur Teilnahme bereit.
- Benennen spezifischer Prioritäten und Ziele des Klienten/der Bezugspersonen. *Hilft dem Klienten beim Betrachten von Möglichkeiten für den Umgang mit der schwierigen Situation, seine Lebensweise nicht länger aufrechterhalten zu können, und zu einer neuen Form des Umgangs zu gelangen.*
- Fördern der Teilnahme des Klienten/der Bezugspersonen beim Herausarbeiten von Problemen und bei der Entscheidungsfindung.
- Evaluieren der Notwendigkeit, die Sicherheit des Klienten gegen seine Autonomiebedürfnisse abzuwägen. *Die ethische Herausforderung, innerhalb der bestehenden Gesetze für das Recht des Klienten zur Verweigerung von Pflege angesichts von Selbstvernachlässigung und selbstschädigenden Verhaltens, die sowohl andere als auch den Klienten schädigen können, für Sicherheit zu sorgen, ist schwierig zu bewältigen.*
- Durchführen eines Assessments der häuslichen Umgebung, *um Sicherheitsprobleme, die Sauberkeit, zwanghaftes Sammeln und vernachlässigte Eigentumsbelange festzustellen.*
- Demonstrieren oder Überprüfen von Fertigkeiten, die für die Selbstfürsorge nötig sind, unter Verwendung von Begriffen, die dem Verständnisniveau des Klienten angemessen sind.
- Einplanen von Zeit, um den Sorgen des Klienten/der Bezugsper-

sonen zuzuhören. *Gibt Gelegenheit, um festzustellen, ob der Plan eingehalten wird, und um die Barrieren einer Teilnahme zu identifizieren.*
- Für zusätzliche Interventionen, soweit angemessen, vgl. PDx: Unwirksames Gesundheitsverhalten, Beeinträchtigte Haushaltsführung, Wahrnehmungsstörung (näher zu bestimmen: visuell, auditiv, kinästhetisch, gustatorisch, taktil, olfaktorisch).

4. Pflegepriorität: Fördern des Wohlbefindens (Beratung, Patientenedukation und Entlassungsplanung):
- Einrichten eines Remotivations- oder Resozialisationsprogramms, soweit angezeigt. *Je nachdem, wo der Klient wohnt, kann Isolation zum Problem werden, sobald sich die Person vom Kontakt mit anderen zurückzieht.*
- Assistieren beim Erstellen eines Medikationsplans, soweit angezeigt.
- Erörtern des Ernährungsbedarfs und der Fähigkeit des Klienten, für nahrhafte Mahlzeiten zu sorgen. *Unter Umständen benötigt der Klient Unterstützung in Form von Lebensmittelmarken, Nahrungsmittelprogrammen für Bedürftige, Verpflegungsprogrammen für ältere Menschen oder Essen auf Rädern.*
- Sorgen für eine fortlaufende Evaluation des Selbstversorgungsprogramms. *Hilft zu erkennen, ob der Klient effektiv zurechtkommt oder ob sich sein kognitives Funktionieren verschlechtert und ein neuer Plan erstellt werden muss.*
- Evaluieren, ob es angemessen ist, ein Haustier zu beschaffen. *Verantwortung für ein anderes Leben zu übernehmen und bedingungslose Liebe zu teilen, kann dem Klienten Sinn und Motivation vermitteln, sich mehr für die eigene Situation zu interessieren.*
- Vermitteln unterstützender Dienstleistungen, wie häusliche Pflege, Tagesklinik, Sozialdienste, Lebensmittelmarken, Gemeindeambulanz, Physio- oder Beschäftigungstherapie, Dienste für ältere Menschen, soweit angezeigt.
- Untersuchen alternativer Unterbringungen, soweit angezeigt
- Erörtern des Freizeitbedarfs für Familienmitglieder. *Pflege und Versorgung kognitiv beeinträchtigter Familienangehöriger können sehr kräftezehrend sein und Freizeit ermöglicht es, sich zu regenerieren und die Fähigkeit zu stärken, mit den weiteren Pflege- und Versorgungsverantwortlichkeiten zurechtzukommen.*
- Vermitteln an eine Beratung, soweit angezeigt.

Schwerpunkte der Pflegedokumentation

Pflegeassessment oder Neueinschätzung

- individuelle Befunde, Funktionsniveau und Einschränkungen, Geisteszustand
- Fragen persönlicher Sicherheit
- erforderliche Ressourcen, potenzieller Einweisungsbedarf.

Planung

- Pflege-/Interventionsplan und beteiligte Personen
- Patientenedukationsplan für Klienteninformation, -schulung und -beratung.

Durchführung/Evaluation

- Reaktionen auf Interventionen/Patientenedukation und ausgeführte Pflegemaßnahmen
- Zielerreichung/Fortschritte in Richtung gewünschter Ergebnisse
- Veränderungen des Pflegeplans.

Entlassungs- oder Austrittsplanung

- Erfordernisse der Entlassung, langfristiger Pflegebedarf nach Entlassung, vorgenommene Koordinationen und Vermittlungen, zusätzlich verfügbare personelle, kommunale und materielle Ressourcen
- spezifische, vorgenommene Vermittlungen, Nachsorgeplan sowie Verantwortlichkeiten für zu treffende Maßnahmen.

Exemplarische Pflegeinterventionen (NIC) und Pflegeergebnisse (NOC)

NIC: *Eigenverantwortungsförderung* [Self-Responsibility Facilitation] (McCloskey-Dochterman, J.; Bulecheck, G. M., 2013)

S

NOC: *Selbstversorgung (zu spezifizieren)* [Self-Care Status] (Moorhead, S., Johnson, M.; Maas, M. L.; Swanson, E., 2013)

Literatur

Barocka, A.; Seehuber, D.; Schone, D.: Die Wohnung als Müllhalde. MMV-Fortschritte der Medizin. 146 (2004) 45: 36–39

Baumann, Z.: Verworfenes Leben. Die Ausgegrenzten der Moderne. Hamburger Edition, Hamburg, 2005

Blask-Sosnowski, U; Lömers, R.; Cuylen, M.; et al.: Perspektive Hauswirtschaft. Europaverlag, Haan 2012

Carpenito-Moyet L. J.: Das Pflegediagnosen-Lehrbuch. Huber, Bern 2013

Cowen, P.S.: Elder Misstreatment. In: Maas M.; Buckwalter K. et al: Nursing Care of Older Adults – Nursing Diagnoses, Outcomes & Interventions. Mosby, St. Louis 2001: 93–113

Däpp, W.: Und ganz unten die Verwahrlosten. Der Bund, 25.11.2004: 27

Dennis C.M. (2001). Dorothea Orem. Bern: Huber.

Dettmering, P.; Pastenaci, R.: Das Vermüllungssyndrom – Therapie und Praxis. Verlag Dietmar Klotz, Eschborn 2001

Faust, V.: Einsam unter Müll – Vermüllungssyndrom – Diogenes-Syndrom. http://www.psychosoziale-gesundheit.net/psychiatrie/vermuellung.htm (Zugriff: 25.11.2012)

Georg, J.: Misshandlung alter Menschen – Pflegeassessment, -diagnose und -interventionen. NOVA 34 (2003) 6: 18–23

Georg, J.: Selbstversorgung und Selbstversorgungsdefizite bei alten Menschen. NOVA 35 (2004) 3: 12–15

Georg, J.: Selbstversorgungsdefizite beim An- und Auskleiden. NOVA 40 (2004) 3: 19–21

Georg, J.: Selbstvernachlässigung alternder Menschen. NOVA 37 (2006) 10: 28–31

Georg, J.: Alltagsbeeinträchtigungen. NOVAcura 39 (2008) 12: 24–26

Georg, J.: Vernachlässigte und sich selbst vernachlässigende alten Menschen. NOVA 41 (2010) 2: 22–24

Georg, J.: Selbstversorgung, -fürsorge oder Selbstpflege. NOVAcura 43 (2012) 3: 18–20

Gogl, A. (Hrsg.) : Selbstvernachlässigung bei alten Menschen. Huber, Bern 2013

Gibbons, S.; Lauder, W.; Ludwick, R. (2006): Self-neglect: A proposed new NANDA diagnosis. International Journal of Nursing Terminologies and Classification. 17, 1: 10–18

Keupp, H.: Selbstsorge. Zur Selbsthilfe befähigen. Centaurus, Freiburg 2012

Lauder, W.; Anderson, I.; Barclay, A.: A framework for good practice in interagency interventions with cases of self-neglect. Journal of Psychiatric Health Nursing. 12 (2005) 2: 192–198

Lauder, W.; Anderson, I.; Barclay, A.: Sociological and psychological theories of self-neglect. Journal of Advanced Nursing. 40 (2002) 3: 331–338

Pavlik, V.N.: Quantifying the problem of abuse und neglect in adults-analysis of a statewise database. JAGS (2001) 4945–4948

Renpenning, K.; Taylor, S.; Bekel, G.: Selbstpflege. Huber, Bern 2013

Sauter, D.; Abderhalden C.; Needham I.; Wolff, S.: Lehrbuch Psychiatrische Pflege. Huber, Bern 2011

Townsend, M.C.: Pflegediagnosen in der psychiatrischen Pflege. Huber, Bern 2012

Stolte, K.M.: Pflegediagnosen in der Gesundheitsförderung und Patientenedukation. Huber, Bern 2013

Wittenbacher, V.; Marbacher, K.: Schutzwall aus Müll. Krankenpflege/Soins Infirmiers (1998) 1: 10–13

Selbstversorgungsdefizit [P]

Feeding Self-Care Deficit (00102) (1980, 1998)
(Selbstversorgungsdefizit Essen und Trinken)
Bathing Self-Care Deficit (00108) (1980, 1998)
(Selbstversorgungsdefizit Körperpflege)
Dressing Self-Care Deficit (00109) (1980, 1998)
(Selbstversorgungsdefizit Sich-Kleiden)
Toileting Self-Care Deficit (00110) (1980, 1998)
(Selbstversorgungsdefizit Toilettenbenutzung)
Domäne 4: **Aktivität/Ruhe**
Klasse 5: **Aktivität/Bewegung**

Diagnosetyp (Dokumentationsform): aktuelle Pflegediagnose (PES)
Zuordnung der Pflegediagnose nach Pflegemodellen/-klassifikationen s. Kap. 6.

Definition: **Selbstversorgungsdefizit Essen und Trinken:** Beeinträchtigte Fähigkeit, Aktivitäten der Nahrungsaufnahme selbstständig auszuführen oder abzuschließen
Selbstversorgungsdefizit Körperpflege: Beeinträchtigte Fähigkeit, Aktivitäten des Waschens/der Körperhygiene selbstständig auszuführen oder abzuschließen
Selbstversorgungsdefizit Sich-Kleiden: Beeinträchtigte Fähigkeit, Aktivitäten des Kleidens und zur Pflege der äußeren Erscheinung selbstständig auszuführen oder abzuschließen
Selbstversorgungsdefizit Toilettenbenutzung: Beeinträchtigte Fähigkeit, die Aktivitäten im Zusammenhang mit dem Toilettengang selbstständig durchzuführen oder abzuschließen.

S

Beeinflussende Faktoren [od. Einflussfaktoren] [E]

Selbstversorgungsdefizit Essen und Trinken*

- kognitive Beeinträchtigung
- reduzierte Motivation
- Beschwerden
- Hindernisse in der Umgebung
- Fatigue
- muskuloskeletale Beeinträchtigung

* [Siehe PDx: Beeinträchtigte körperliche Mobilität für die empfohlene Klassifikation des Funktionsniveaus]

- neuromuskuläre Beeinträchtigung
- Schmerz
- beeinträchtigung der Wahrnehmung
- ausgeprägte Angst
- Schwäche.

Selbstversorgungsdefizit Körperpflege

- kognitive Beeinträchtigung
- reduzierte Motivation
- Hindernisse in der Umgebung
- Unfähigkeit, einzelne Körperteile wahrzunehmen
- Unfähigkeit, räumliche Verhältnisse wahrzunehmen
- muskuloskeletale Beeinträchtigung
- neuromuskuläre Beeinträchtigung
- Schmerz
- Beeinträchtigung der Wahrnehmung
- ausgeprägte Angst
- Schwäche.

Selbstversorgungsdefizit Sich Kleiden

- kognitive Beeinträchtigung
- reduzierte Motivation
- Unbehagen
- Hindernisse in der Umgebung
- Müdigkeit/Erschöpfung/Fatigue
- muskuloskeletale Beeinträchtigung
- neuromuskuläre Beeinträchtigung
- Schmerz
- beeinträchtigung der Wahrnehmung
- ausgeprägte Angst
- Schwäche.

Selbstversorgungsdefizit Toilettenbenutzung

- kognitive Beeinträchtigung
- reduzierte Motivation
- Hindernisse in der Umgebung
- Müdigkeit
- beeinträchtigter Mobilitätszustand
- beeinträchtigte Transferfähigkeit
- muskuloskeletale Beeinträchtigung
- neuromuskuläre Beeinträchtigung
- Schmerzen

- beeinträchtigte Wahrnehmung
- ausgeprägte Angst
- Schwäche.

Bestimmende Merkmale [od. Symptome] [S]

Selbstversorgungsdefizit Essen und Trinken*

- Unfähigkeit, Nahrung für die Aufnahme vorzubereiten
- Unfähigkeit, Gefäße [Behälter] zu öffnen
- Unfähigkeit, mit dem Besteck umzugehen
- Unfähigkeit, Nahrung mit Geschirr bzw. Besteck aufzunehmen
- Unfähigkeit, Nahrung vom Gefäß in den Mund zu befördern
- Unfähigkeit, Nahrung sicher zu sich zu nehmen
- Unfähigkeit, Nahrung im Mund zu bewegen
- Unfähigkeit, Nahrung zu zerkauen
- Unfähigkeit, Essen zu schlucken
- Unfähigkeit, eine Tasse oder ein Glas hochzuheben
- Unfähigkeit, Hilfsmittel einzusetzen
- Unfähigkeit, ausreichend Nahrung zu sich zu nehmen
- Unfähigkeit, eine Mahlzeit zu verzehren
- Unfähigkeit, Nahrung in einer gesellschaftsfähigen Weise zu sich zu nehmen.

Selbstversorgungsdefizit Körperpflege

- Unfähigkeit, an Waschutensilien zu gelangen
- Unfähigkeit, den Körper zu waschen
- Unfähigkeit, an die Wasserquelle zu gelangen
- Unfähigkeit, das Waschwasser zu regulieren
- Unfähigkeit, das Bad [die Wanne] zu erreichen
- Unfähigkeit, den Körper abzutrocknen.

Selbstversorgungsdefizit Sich Kleiden

- Unfähigkeit, Kleidungsstücke auszuwählen
- Unfähigkeit, Kleidung aufzunehmen
- Unfähigkeit, den Oberkörper anzukleiden
- Unfähigkeit, den Unterkörper anzukleiden
- Unfähigkeit, Socken anzuziehen
- Unfähigkeit, Schuhe anzuziehen
- Unfähigkeit, die Kleidungsstücke auszuziehen
- Unfähigkeit, Reißverschlüsse zu benutzen
- Unfähigkeit, Hilfsmittel einzusetzen
- Unfähigkeit, das eigene Erscheinungsbild zufrieden stellend zu

gestalten [zu wahren]
- beeinträchtigte Fähigkeit, an Kleidung zu gelangen
- beeinträchtigte Fähigkeit, die notwendigen Kleidungsstücke anzuziehen
- beeinträchtigte Fähigkeit, die notwendigen Kleidungsstücke auszuziehen
- beeinträchtigte Fähigkeit, Kleidungsstücke zu schließen, zu befestigen bzw. zurechtzurücken
- Unfähigkeit, die Schuhe wegzuräumen
- Unfähigkeit, die Socken wegzuräumen
- beeinträchtigte Fähigkeit, die Schuhe anzuziehen
- beeinträchtigte Fähigkeit, Socken anzuziehen
- beeinträchtigte Fähigkeit, die Schuhe auszuziehen
- beeinträchtigte Fähigkeit, die Socken auszuziehen.

Selbstversorgungsdefizit Toilettenbenutzung

- Unfähigkeit, zur Toilette oder zum Nachtstuhl zu gelangen
- Unfähigkeit, die Kleidung für den Toilettengang zu handhaben
- Unfähigkeit, auf der Toilette oder dem Nachtstuhl zu sitzen [sich darauf zu setzen]
- Unfähigkeit, von der Toilette oder vom Nachtstuhl aufzustehen
- Unfähigkeit, eine angemessene Toilettenhygiene durchzuführen
- Unfähigkeit, die Toilette zu spülen oder den Nachtstuhl zu leeren.

Klientenbezogene Pflegeziele oder Evaluationskriterien

Der Klient

- benennt Bereiche individueller Schwächen/Bedürfnisse
- äußert, Kenntnisse gesundheitsfördernder Verhaltensweisen zu haben
- demonstriert Techniken/Umstellungen der Lebensweise, um dem Selbstversorgungsbedarf zu entsprechen
- führt Aktivitäten der Selbstversorgung entsprechend den eigenen Möglichkeiten durch
- erkennt persönliche/kommunale Ressourcen zur Unterstützung

S

Maßnahmen oder Pflegeinterventionen

1. Pflegepriorität: Erkennen ursächlicher/beeinflussender Faktoren:

- Feststellen von Alters-/Entwicklungsfragen, *welche die Fähigkeit des Individuums beeinträchtigen, an der eigenen Versorgung teilzuhaben.*

- Beachten begleitender medizinischer Probleme/bestehende Erkrankungen, die Versorgungsfaktoren darstellen können (z. B. Hypertonie, Herzkrankheiten, Niereninsuffizienz, Rückenmarkverletzung, Apoplex, multiple Sklerose, Mangelernährung, Schmerz, Alzheimer-Krankheit).
- Überprüfen des Medikationsplans auf mögliche Effekte hinsichtlich des Wachheitsgrades/Geisteszustands, des Energieniveaus, des Gleichgewichtssinns, der Wahrnehmung.
- Beachten anderer ätiologischer Faktoren inkl. Sprachbarrieren, Störungen des Sprechens, Seh-/Hörbehinderungen, emotionale Stabilität/Leistungsfähigkeit. Für weitere Interventionen vgl. PDx: Beeinträchtigte verbale Kommunikation, Orientierungsstörung, Selbstvernachlässigung, Wahrnehmungsstörung [näher zu bestimmen: visuell, auditiv, kinästhetisch, gustatorisch, taktil, olfaktorisch].
- Einschätzen von Barrieren einer aktiven Teilnahme an der Therapie (z. B. Mangel an Informationen, zu wenig Zeit für Gespräche, psychische und/oder intime familiäre Probleme, die schwierig mitzuteilen sind, Befürchtungen, dumm oder unwissend zu erscheinen, soziale/ökonomische Probleme, Probleme bei der Arbeit/zu Hause).

2. Pflegepriorität: Einschätzen des Ausmaßes der Behinderung:

- Feststellen des Ausmaßes der individuellen Beeinträchtigung/des Funktionsniveaus anhand der Skala (vgl. PDx: Beeinträchtigte körperliche Mobilität).
- Einschätzen der Gedächtnisleistung/des intellektuellen Vermögens. Beachten der Entwicklungsstufe, auf die sich der Klient zurück-/weiterentwickelt hat.
- Ermitteln der individuellen Stärken und Fertigkeiten des Klienten.
- Feststellen, ob das Defizit vorübergehend oder bleibend ist, ob eine Verbesserung/Verschlechterung zu erwarten ist.

3. Pflegepriorität: Unterstützen von Klienten/Bezugsperson(en) im Umgang mit der Situation:

- Erfüllen der Bedürfnisse des Klienten/Unterstützen dabei, wenn dieser nicht selbst dazu in der Lage ist (z. B. ist Unterstützung bei der persönlichen Versorgung Teil der Pflege und sollte beim Fördern und Integrieren der Unabhängigkeit in der Selbstversorgung nicht vernachlässigt werden).

- Fördern der Beteiligung des Klienten an der Problemerfassung, den gewünschten Zielen und der Entscheidungsfindung. *Stärkt das Einhalten des Plans, indem Ergebnisse optimiert und die Genesung und/oder Gesundheitsförderung unterstützt werden.*
- Aufstellen eines wirksamen, der individuellen Situation angepassten Pflegeplans, Einplanen von Aktivitäten, die möglichst den normalen gewünschten Gewohnheiten des Klienten entsprechen.
- Einplanen von Zeit, um den Gefühlen/Sorgen des Klienten/der Bezugsperson(en) zuzuhören, *um Barrieren gegen eine Beteiligung am Plan aufzudecken und an Problemlösungen zu arbeiten.*
- Praktizieren und Fördern kurzfristiger Zielsetzungen und Erfolge, *um zu würdigen, dass der Erfolg von heute ebenso wichtig ist wie ein langfristiges Ziel, dabei Akzeptieren der Fähigkeit, eine Sache auf einmal zu tun, und der Konzeptualisierung von Selbstversorgung im weiteren Sinne.*
- Sorgen für Gesprächsmöglichkeiten unter den Personen, die an der Pflege/Unterstützung des Klienten beteiligt sind. *Fördert die Koordinierung und Kontinuität der Pflege.*
- Etablieren motivationsfördernder/resozialisierender Programme, soweit angezeigt.
- Schließen einer vertraglichen Partnerschaft, falls angemessen/angezeigt, *zur Motivation/Verhaltensmodifikation mit dem Klienten/Bezugspersonen.*
- Mithelfen bei Rehabilitationsprogrammen, *um die Fähigkeiten des Klienten zu verbessern und Unabhängigkeit zu fördern.*
- Sorgen für Privatsphäre und Gerätschaften in Reichweite bei Aktivitäten der Selbstversorgung.
- Dem Klienten genügend Zeit lassen, um seine vorhandenen Fähigkeiten bestmöglich einzusetzen. Vermeiden unnötiger Gespräche/Störungen.
- Unterstützen bei notwendigen Anpassungen, um die Aktivitäten des täglichen Lebens auszuführen. Beginnen mit vertrauten, leicht zu bewältigenden Aufgaben, *um den Klienten zu ermutigen und auf den Erfolgen aufzubauen.*
- Kooperieren mit Fachkräften aus der Rehabilitation, um Hilfsmittel/Mobilitätshilfen und Umbauten im häuslichen Bereich zu identifizieren/beschaffen, soweit nötig (z.B. adäquate Beleuch-

tung/Sehhilfen, Toilettenstuhl, erhöhter Toilettensitz, Handläufe/Griffe für das Bad, Umarbeiten von Kleidung, Modifikationen des Bestecks).

- Erkennen kräftesparender Verhaltensweisen (z.B. Sitzen statt Stehen, wenn möglich). Für weitere Interventionen vgl. PDx: Aktivitätsintoleranz, Fatigue.
- Einführen eines Blasen- und/oder Darmtrainings, soweit angezeigt. Für weitere Interventionen vgl. PDx: Obstipation, Stuhlinkontinenz, Beeinträchtigte Urinausscheidung.
- Ermutigen zur Wahl von Nahrungsmitteln und Flüssigkeiten, bei denen die Vorlieben/Fähigkeiten und Ernährungsbedürfnisse des Klienten berücksichtigt werden. Beschaffen von Hilfsmitteln zur Nahrungsaufnahme, soweit angemessen. Für weitere Interventionen vgl. PDx: Schluckstörung.
- Assistieren, wenn erforderlich, bei der medikamentösen Therapie, dabei Auffordern zur rechtzeitigen Einnahme von Medikamenten (z.B. Einnahme von Diuretika am Morgen, wenn der Klient wacher/besser in der Lage ist, zur Toilette zu gehen, Einnahme von Analgetika vor einer Aktivität, um Bewegungen zu erleichtern, Verschieben der Einnahme sedierender Medikamente bis zum Abschluss der Selbstversorgungsaktivitäten.
- Durchführen von Hausbesuchen, *um die häusliche Umgebung im Rahmen der Entlassungsplanung einzuschätzen.*

4. Pflegepriorität: Fördern des Wohlbefindens (Beratung, Patientenedukation und Entlassungsplanung):

- Unterstützen des Klienten, sich seiner Rechte und Pflichten in Bezug auf Gesundheit/Gesundheitspflege bewusst zu werden und seine eigenen physischen, psychischen und intellektuellen Ressourcen einzuschätzen.
- Unterstützen des Klienten bei gesundheitsbezogenen Entscheidungen und Mithelfen, Maßnahmen zur persönlichen Pflege zu entwickeln und gesundheitsfördernde Ziele zu planen.
- Sorgen für kontinuierliche Evaluation des Programms unter Berücksichtigung des Fortschritts und der erforderlichen Veränderungen.
- Überprüfen und Anpassen des Programms in regelmäßigen Abständen entsprechenden Fähigkeiten des Klienten. *Unterstützt den Klienten, sich bestmöglich an den Pflegeplan zu halten.*
- Ermutigen des Klienten, ein Tagebuch über seine Fortschritte zu

führen und Fertigkeiten des unabhängigen Lebens zu praktizieren, *um Selbstversorgung und Selbstbestimmtheit zu fördern.*
- Einschätzen von Sicherheitsrisiken und Anpassen der Aktivitäten/Umgebung, *um das Unfallrisiko herabzusetzen und ein erfolgreiches Funktionieren in der Gemeinschaft zu fördern.*
- Vermitteln an einen häuslichen Pflegedienst, Sozialdienste, Physio-/Ergotherapie, Rehabilitations- und Beratungsstellen, soweit angezeigt.
- Benennen zusätzlicher kommunale Ressourcen (z.B. Seniorendienste, Essen auf Rädern).
- Überprüfen der Instruktionen anderer Mitglieder des Behandlungsteams und Sorgen für eine schriftliche Kopie. *Sorgt für Klärung, Stärkung und regelmäßige Überprüfung durch den Klienten/Betreuungspersonen.*
- Informieren der Familie/Bezugspersonen über Tagespflege/weitere Pflegemöglichkeiten. *Ermöglicht ihnen eine Unterbrechung in der Pflege und das Regenerieren ihrer Kräfte.* Für weitere Interventionen vgl. PDx: Rollenüberlastung der pflegenden Bezugsperson.
- Assistieren und Unterstützen der Familie bei einer Verlegung in eine andere Institution, falls nötig. *Erhöht die Wahrscheinlichkeit, eine individuell geeignete Situation zu finden, die den Bedürfnissen des Klienten entspricht.*
- Sich für Gespräche über die Situation zur Verfügung stellen (z.B. Trauer, Zorn).
- Vgl., soweit angemessen, PDx: Sturzgefahr, Verletzungsgefahr, Gefahr einer Gesundheitsschädigung, Unwirksames Coping, Gefährdendes familiäres Coping, Situationsbedingtes geringes Selbstwertgefühl, Beeinträchtigte körperliche Mobilität, Machtlosigkeit.

Schwerpunkte der Pflegedokumentation

Pflegeassessment oder Neueinschätzung

- individuelle Befunde, Funktionsniveau und Besonderheiten der Einschränkung(en)
- benötigte Ressourcen/Hilfsmittel
- Verfügbarkeit/Nutzung kommunaler Ressourcen
- an der Pflege Beteiligte/Unterstützung Leistende.

Planung

- Pflege-/Interventionsplan und beteiligte Personen

- Patientenedukationsplan für Klienteninformation, -schulung und -beratung.

Durchführung/Evaluation

- Reaktionen auf Interventionen/Patientenedukation und ausgeführte Pflegemaßnahmen
- Zielerreichung/Fortschritte in Richtung gewünschter Ergebnisse
- Veränderungen des Pflegeplans.

Entlassungs- oder Austrittsplanung

- Erfordernisse der Entlassung, langfristiger Pflegebedarf nach Entlassung, vorgenommene Koordinationen und Vermittlungen, zusätzlich verfügbare personelle, kommunale und materielle Ressourcen
- spezifische, vorgenommene Vermittlungen, Nachsorgeplan sowie Verantwortlichkeiten für zu treffende Maßnahmen.

Empfohlene, exemplarische Pflegeinterventionen (NIC) und Pflegeergebnisse (NOC)

Selbstversorgungsdefizit: Körperpflege

NIC: *Selbstversorgungsunterstützung: Waschen/Körperhygiene* [Self-Care Assistance: Bathing/Hygiene] (McCloskey-Dochterman, J.; Bulecheck, G. M., 2013)

NOC: *Selbstversorgung: Waschen* [Self-Care Assistance: Bathing], Selbstversorgung: Hygiene [Self-Care Assistance: Hygiene] (Moorhead, S., Johnson, M.; Maas, M. L.; Swanson, E., 2013)

Selbstversorgungsdefizit: sich kleiden/äußere Erscheinung

S

NIC: *Selbstversorgungsunterstützung: An- und Auskleiden/Pflege der äußeren Erscheinung* [Self-Care Assistance: Dressing/Grooming] (McCloskey-Dochterman, J.; Bulecheck, G. M., 2013)

NOC: *Selbstversorgung: Kleiden/ Selbstversorgung: Äusseres Erscheinungsbild* [Self-Care: Dressing] (Moorhead, S., Johnson, M.; Maas, M. L.; Swanson, E., 2013)

Selbstversorgungsdefizit: Essen

NIC: Oder *Selbstversorgungsunterstützung: Essen und Trinken* [Self-Care Assistance: Feeding] (McCloskey-Dochterman, J.; Bulecheck, G. M., 2013)

NOC: *Selbstversorgung: Essen* [Self-Care: Eating] (Moorhead, S., Johnson, M.; Maas, M. L.; Swanson, E., 2013)

Selbstversorgungsdefizit: Toilettenbenutzung

NIC: *Selbstversorgungsunterstützung: Toilettenbenutzung* [Self-Care Assistance: Toileting] (McCloskey-Dochterman, J.; Bulecheck, G. M., 2013)

NOC: *Selbstversorgung: Toilettenbenutzung* [Self-Care: Toileting] (Moorhead, S., Johnson, M.; Maas, M. L.; Swanson, E., 2013)

Literatur

Baldegger, E.: Selbstpflegedefizit. In: Käppeli, S. (Hrsg.): Pflegekonzepte (Bd. 2). Huber, Bern 1999

Bender, S.: Körperpflegekunde. WVG, Stuttgart, 2009

Blunier, E.: Lehrbuch Pflegeassistenz. Huber, Bern 2011

Blunier, E.: Lehrbuch Assistenz Gesundheit und Soziales. Huber, Bern 2013

Carpenito-Moyet L. J.: Das Pflegediagnosen-Lehrbuch. Huber, Bern 2013

Ellsässer, S.: Körperpflegekunde und Kosmetik. Springer, Berlin 2008

Georg, J.: Selbstversorgung und Selbstversorgungsdefizite bei alten Menschen. NOVA 35 (2004) 3: 12–15

Georg, J.: Selbstversorgung und Selbstversorgungsdefizite bei alten Menschen. NOVA 35 (2004) 3: 12–15

Georg, J.: Selbstversorgungsdefizite beim An- und Auskleiden. NOVA 40 (2004) 3: 19–21

Georg, J.: Selbstversorgung, -fürsorge oder Selbstpflege. NOVAcura 43 (2012) 3: 18–20

Schewior-Popp, S.; Sitzmann, F.; Ullrich, L.: THIEMEs Pflege. Thieme, Stuttgart 2012

Chronisch geringes Selbstwertgefühl [P]

S

Chronic low self-esteem (00119) (1988, R 1996, R 2008, LOE 2.1)
Domäne 6: **Selbstwahrnehmung**
Klasse 2: **Selbstwertgefühl**

Diagnosetyp (Dokumentationsform): aktuelle Pflegediagnose (PES)
Zuordnung der Pflegediagnose nach Pflegemodellen/-klassifikationen s. Kap. 6.

Definition: Lang anhaltende negative Selbsteinschätzung/ Gefühle über sich selbst oder die eigenen Fähigkeiten

Beeinflussende Faktoren [od. Einflussfaktoren] [E]

- wiederholte negative Verstärkung
- wiederholte Misserfolge
- fehlende Zuneigung
- fehlende Anerkennung
- fehlende Gruppenzugehörigkeit
- empfundener Mangel an Zugehörigkeit
- empfundener Mangel an Respekt von anderen
- empfundener Widerspruch zwischen dem Selbst und kulturellen Normen
- empfundener Widerspruch zwischen dem Selbst und spirituellen Normen
- traumatisches Ereignis
- traumatische Situation
- unzureichende Anpassung an den Verlust
- psychiatrische Störung[en]
- [Fixierung auf eine frühere Entwicklungsstufe]
- [persönliche Vulnerabilität oder Verletzbarkeit].

Bestimmende Merkmale [od. Symptome] [S]

subjektive

- [selbstentwertende Äußerungen]
- Ausdruck der Scham
- Ausdruck von Schuld
- schätzt sich selbst als unfähig ein, mit Ereignissen umzugehen
- weist positives Feed-back über sich selbst zurück
- übertreibt negatives Feed-back über sich selbst.

objektive

- zögert, neue Dinge auszuprobieren
- zögert, neue Situationen auszuprobieren
- häufige Erfolglosigkeit im bisherigen Leben [in der Arbeit oder in anderen wichtigen Lebensbereichen]
- passt sich übermäßig an
- abhängig von der Meinung anderer
- fehlender Blickkontakt
- fehlendes Durchsetzungsvermögen
- passiv
- unentschlossenes Verhalten
- [sucht exzessiv nach Bestätigung].

Klientenbezogene Pflegeziele oder Evaluationskriterien

Der Klient

- äußert, die negative Selbsteinschätzung und ihre Ursache(n) zu verstehen.
- nimmt an einem Therapieprogramm teil, um eine Veränderung der Selbsteinschätzung zu bewirken.
- zeigt Verhaltensweisen/Veränderungen in der Lebensweise, die ein positives Selbstwertgefühl fördern.
- äußert, in der gegenwärtigen Situation ein verbessertes Selbstwertgefühl zu empfinden.
- nimmt teil an Aktivitäten in der Familie/Gruppe/Gemeinde, um die Veränderung zu fördern.

Maßnahmen oder Pflegeinterventionen

1. Pflegepriorität: Einschätzen ursächlicher/beeinflussender Faktoren:

- Ermitteln der Faktoren geringen Selbstwertgefühls, die mit der momentanen Situation zusammenhängen (z. B. Familienkrisen, körperliche Entstellung, soziale Isolation), unter Beachten des Alters und des Entwicklungsniveaus des Betreffenden. *Aktuelle Krisen können seit langem bestehende Gefühle und eine Selbstwahrnehmung der Wertlosigkeit intensivieren.*
- Einschätzen des Inhalts der negativen Selbstbeeinflussung. Feststellen, wie der Klient denkt, dass er von anderen wahrgenommen wird.
- Ermitteln der Verfügbarkeit/Qualität der Unterstützung durch die Familie/wichtige Bezugsperson(en).
- Feststellen, wie die zwischenmenschliche Dynamik in der Familie früher war/heute ist und welche kulturellen Einflüsse bestehen. *Unter Umständen erniedrigt oder hänselt die Familie den Klienten auf eine Weise, mit der sie die Botschaft übermittelt, er sei wertlos.*
- Beachten der Vorstellungen des Klienten über sein Selbst im Vergleich mit religiösen/kulturellen Idealen.
- Achten auf nonverbales Verhalten (z. B. nervöse Bewegungen, fehlender Blickkontakt). *Unstimmigkeiten zwischen verbalem und nonverbalem Verhalten verlangen nach einer Klärung.*
- Feststellen, in welchem Maß der Klient den Therapieplan einhält

und kooperiert (z. B. zeitlich korrektes Einnehmen von Medikamenten wie Antidepressiva/Neuroleptika).
- Feststellen der Bereitschaft, Hilfe zu suchen, und der Motivation zu Veränderungen.

2. Pflegepriorität: Fördern des Selbstwertgefühls des Klienten im Umgang mit seiner Situation:
- Aufbau einer therapeutischen Beziehung zum Klienten. Aufmerksam sein, Bestärken der Kommunikation des Klienten, Ermutigen zu Bemühungen, Aufrechterhalten einer offenen Kommunikation, Anwenden von Methoden wie aktives Zuhören und Ich-Botschaften. *Fördert den Aufbau einer vertrauensvollen Beziehung zum Klienten, in der der Klient frei, offen und ehrlich gegenüber sich selbst und den Therapeuten ist.*
- Ansprechen aktueller medizinischer Fragen und Fragen der Sicherheit.
- Akzeptieren der Wahrnehmung/Meinung des Klienten zur Situation. Vermeiden, das vorhandene Selbstwertgefühl zu bedrohen.
- Beachten, dass Menschen nicht zu rationalem Handeln/Denken/Fühlen gebaut sind. *Sie müssen Informationen suchen – sich entscheiden zu lernen, zu denken statt nur zu akzeptieren/zu reagieren – um sich selbst und die Fakten zu respektieren, ehrlich zu sein und ein positives Selbstwertgefühl zu entwickeln.*
- Erörtern der Wahrnehmungen des Klienten über seinen Einfluss auf das Geschehen. Konfrontieren mit falschen Vorstellungen und negativer Selbstbeeinflussung. Ansprechen von verzerrtem Denken (Glauben, dass sich andere auf die eigenen Schwächen/Grenzen konzentrieren), Filtern (Konzentration auf Negatives, Ignorieren von Positivem), Katastrophendenken (das Schlimmste erwarten). *Offenes Ansprechen dieser Themen ermöglicht Veränderung.*
- Betonen der Notwendigkeit, den Vergleich mit anderen zu meiden. Ermutigen des Klienten, sich auf positive Aspekte des Selbst zu konzentrieren, die sich wertschätzen lassen.
- Den Klienten gegenwärtige/frühere Erfolge und Stärken aufzählen lassen. *Kann dem Klienten erkennen helfen, dass er eine interne Kontrollüberzeugung (eine Überzeugung, dass die eigenen Erfolge und Misserfolge das Ergebnis eigener Bemühungen sind) zu entwickeln vermag, indem er diese Aspekte von sich anerkennt.*
- Unterstützen des Klienten durch positive Ich-Botschaften statt

durch Lob. *Hilft dem Klienten, ein inneres Selbstwertgefühl zu entwickeln.*

- Erörtern, was das Verhalten für den Klienten bewirkt (positive Absicht). Welche Möglichkeiten stehen dem Klienten/den Bezugsperson(en) offen?
- Dem Klienten helfen, mit dem Gefühl der Machtlosigkeit fertig zu werden. Vgl. PDx: Machtlosigkeit.
- Setzen von Grenzen bei aggressivem oder problematischem Verhalten, wie z.B. Ausagieren, ständigen Suizidgedanken, stetem Grübeln. Sich-Einfühlen in die Situation des Klienten (Empathie statt Sympathie). *Diese negativen Verhaltensweisen schwächen das Gefühl von Selbstkonzept.*
- Sorgen für positive Bestätigung bei sichtbaren Fortschritten. *Positive Worte der Ermutigung fördern das Fortsetzen von Bemühungen und unterstützen damit die Entwicklung positiver Bewältigungsformen (Coping).*
- Ermutigen des Klienten, im eigenen Tempo Fortschritte zu machen. *Die Anpassung an eine Veränderung des Selbstkonzepts hängt von der Bedeutung für den Klienten selbst, der Störung in der Lebensweise und der Dauer der Krankheit/der Behinderung ab.*
- Unterstützen des Klienten, Ereignisse, Veränderungen und Kontrollverlust zu erkennen und damit durch sorgfältiges Integrieren von Veränderungen ins Selbstkonzept umzugehen.
- Den Klienten an Aktivitäten/Übungsprogrammen teilnehmen lassen, Fördern von sozialem Verhalten. *Fördert ein Gefühl des Wohlbefindens, kann dem Klienten neue Kraft geben.*

3. Pflegepriorität: Fördern des Wohlbefindens (Beratung, Patientenedukation und Entlassungsplanung):

- Erörtern von Ungenauigkeiten in der Eigenwahrnehmung mit dem Klienten/der bzw. den Bezugsperson(en).
- Lehren von Modellverhalten, Beteiligen des Klienten an der Zielsetzung und Entscheidungsfindung. *Erleichtert dem Klienten, Vertrauen in die eigenen, einzigartigen Stärken zu entwickeln.*
- Vorbereiten des Klienten auf zu erwartende Ereignisse/Veränderungen, wenn möglich, *um ihm Gelegenheit zu geben, sich darauf vorzubereiten oder negative Reaktionen auf das Unbekannte zu verringern.*
- Sorgen für eine Struktur in der täglichen Routine/in den Pflegeaktivitäten.

- Betonen der Wichtigkeit einer gepflegten Erscheinung und der Körperpflege. Helfen, entsprechende Fähigkeiten zu entwickeln (z. B. Kurse für Make-up, Sich-Kleiden für den Erfolg). *Menschen fühlen sich besser, wenn sie sich nach außen hin positiv präsentieren können.*
- Unterstützen des Klienten, persönlich erreichbare Ziele zu erkennen. Positives Feed-back für Äußerungen und Verhaltensweisen, die Ausdruck verbesserter Selbstwahrnehmung sind. *Erhöht die Wahrscheinlichkeit eines Erfolges und die Zustimmung zur Veränderung.*
- Vermitteln an eine Berufsberatung, soweit angemessen. *Bietet Unterstützung beim Entwickeln sozialer und beruflicher Fertigkeiten und stärkt dabei Selbstkonzept und interne Kontrollüberzeugung.*
- Fördern der Teilnahme an Kursen/Aktivitäten/Hobbys, die der Klient mag oder gern kennen lernen würde.
- Betonen, dass es sich bei dieser Therapie um eine kurze Begegnung im gesamten Leben des Klienten/der Bezugsperson(en) handelt. Weiterführende Arbeit und laufende Unterstützung werden notwendig sein, *um die Verhaltensänderungen/das persönliche Wachstum beizubehalten.*
- Vermitteln an Kurse (z. B. Selbstbehauptungstraining, positives Selbstbild, Kommunikationsfertigkeiten), *um das Erlernen neuer Fertigkeiten zur Steigerung des Selbstwertgefühls zu unterstützen.*
- Vermitteln an Berater/Therapeuten, Selbsthilfegruppen für geistige Gesundheit und spezielle Bedürfnisse, soweit angezeigt.

Schwerpunkte der Pflegedokumentation

Pflegeassessment oder Neueinschätzung

- individuelle Befunde inkl. früher Erinnerungen an negative Selbst- oder Fremdbeurteilungen sowie anschließender/auslösender Misserfolge
- Auswirkungen auf Interaktionen mit anderen/die Lebensweise
- spezifische Sicherheitsfragen und medizinische Aspekte
- Motivation/Bereitschaft zu Veränderungen.

Planung

- Pflege-/Interventionsplan und beteiligte Personen
- Patientenedukationsplan für Klienteninformation, -schulung und -beratung.

Durchführung/Evaluation

- Reaktionen auf Interventionen/Patientenedukation und ausgeführte Pflegemaßnahmen
- Zielerreichung/Fortschritte in Richtung gewünschter Ergebnisse
- Veränderungen des Pflegeplans.

Entlassungs- oder Austrittsplanung

- Erfordernisse der Entlassung, langfristiger Pflegebedarf nach Entlassung, vorgenommene Koordinationen und Vermittlungen, zusätzlich verfügbare personelle, kommunale und materielle Ressourcen
- spezifische, vorgenommene Vermittlungen, Nachsorgeplan sowie Verantwortlichkeiten für zu treffende Maßnahmen.

Empfohlene, exemplarische Pflegeinterventionen (NIC) und Pflegeergebnisse (NOC)

NIC: *Selbstwertgefühlverbesserung* [Self-Esteem Enhancement] (McCloskey-Dochterman, J.; Bulecheck, G. M., 2013)
NOC: *Selbstwertgefühl* [Self-Esteem] (Moorhead, S., Johnson, M.; Maas, M. L.; Swanson, E., 2013)

Literatur

Carpenito-Moyet, L. J.: Das Pflegediagnosen-Lehrbuch. Huber, Bern 2013
Fennell, M. J. V.: Anleitung zur Selbstachtung. Lernen, sich selbst der beste Freund zu sein. Huber, Bern 2005
Georg, J.: Selbstwertgefühl bei alten Menschen NOVA 35 (2004) 1: 9–11
Kanning, U. P.: Selbstwertmanagement. Die Psychologie des selbstwertdienlichen Verhaltens. Hogrefe, Göttingen 2000
Ramsay, G. G.; Barlow Sweet, H.: Reiseführer zum Selbst. Wer bin ich und wer will ich sein? Huber, Bern 2010
Sauter, D.; Abderhalden C.; Needham I.; Wolff, S.: Lehrbuch Psychiatrische Pflege. Huber, Bern 2011
Schachinger, H. E.: Das Selbst, die Selbsterkenntnis und das Gefühl für den eigenen Wert. Huber, Bern 2005
Seligmann, M. E. P.: Erlernte Hilflosigkeit. Belz, Weinheim 1999
Steffen-Bürgi, B.: Selbstkonzept. In: Käppeli, S. (Hrsg.): Pflegekonzepte (Bd. 2). Huber. Bern 1999
Townsend, M. C.: Pflegediagnosen in der psychiatrischen Pflege. Huber, Bern 2012

Situationsbedingtes geringes Selbstwertgefühl [P]

Situational low self-esteem (00120) (1988, 1996, 2000)
Domäne 6: **Selbstwahrnehmung**
Klasse 2: **Selbstwertgefühl**

Diagnosetyp (Dokumentationsform): aktuelle Pflegediagnose (PES)
Zuordnung der Pflegediagnose nach Pflegemodellen/-klassifikationen s. Kap. 6.

Definition: Entwicklung einer negativen Wahrnehmung des Selbstwerts als Reaktion auf eine aktuelle Situation (näher zu bestimmen)

Beeinflussende Faktoren [od. Einflussfaktoren] [E]

- entwicklungsbedingte Veränderungen, [z. B. entwicklungsbedingte Übergangssituationen, Adoleszenz, Altern]
- funktionale Beeinträchtigung
- Körperbildstörung
- Verlust [z. B. Verlust des Gesundheitszustands, eines Körperteils, der Unabhängigkeit; Gedächtnisstörungen/kognitive Beeinträchtigungen]
- soziale Rollenveränderungen
- Misserfolge
- Zurückweisungen
- fehlende Anerkennung [oder Belohnungen; das Gefühl, von wichtigen Bezugspersonen verlassen zu sein]
- Verhalten stimmt nicht mit den eigenen Werten überein.

Bestimmende Merkmale [od. Symptome] [S]

subjektive

- berichtet, dass die gegenwärtige Situation das Selbstwertgefühl in Frage stellt
- Ausdruck [Äußerungen] der Hilflosigkeit
- Ausdruck [Äußerungen] der Nutzlosigkeit
- schätzt sich selbst als unfähig ein, mit Situationen umzugehen
- schätzt sich selbst als unfähig ein, mit Ereignissen umzugehen.

objektive

- selbstverneinende Äußerungen

- unentschlossenes Verhalten
- kann sich nicht durchsetzen [selbstunsicheres Verhalten].

Klientenbezogene Pflegeziele oder Evaluationskriterien

Der Klient

- äußert, die individuellen Faktoren, welche die gegenwärtige Situation ausgelöst haben, zu verstehen.
- benennt Gefühle und die zu Grunde liegende Dynamik der negativen Selbstwahrnehmung.
- beurteilt sich selbst positiv.
- zeigt Verhaltensweisen, die das Wiedererlangen eines positiven Selbstwertgefühls ermöglichen.
- nimmt an Therapieprogrammen/Aktivitäten zur Korrektur von Faktoren teil, welche die Krise ausgelöst haben.

Maßnahmen oder Pflegeinterventionen

1. Pflegepriorität: Einschätzen ursächlicher/beeinflussender Faktoren:

- Bestimmen der individuellen Situation (z. B. familiäre Krise, Beendigung einer Beziehung, Verlust des Arbeitsplatzes, körperliche Entstellung) in Beziehung zum Selbstwertgefühl in der gegenwärtigen Lage.
- Herausarbeiten des Grundgefühls von Selbstachtung des Klienten, des Bildes, das dieser von sich selbst hat – existenziell, körperlich, psychisch.
- Ermitteln des Ausmaßes der Bedrohung aufgrund der Krise/Auffassung des Klienten über die Krise. *Manche Menschen halten eine schwierigere Situation für handhabbar, während andere sich wegen eines geringfügigen Problems große Sorgen machen.*
- Sich des Gefühls von Kontrolle bewusst sein, das der Klient über sich selbst oder die Situation hat (oder zu haben glaubt). Beachten der internen/externen Kontrollüberzeugung des Klienten. *Die Kontrollüberzeugung ist wichtig, um festzustellen, ob der Klient glaubt, Kontrolle über die Situation zu haben oder sich dem Schicksal ausgeliefert fühlt.*
- Ermitteln, ob sich der Klient bewusst ist, inwieweit er für die Bewältigung der Situation, die eigene Entwicklung u. a. Verantwortung trägt. *Ist sich der Klient seiner eigenen Verantwortung bewusst*

und akzeptiert er sie, kann dies auf eine interne Kontrollüberzeugung hindeuten.

- Verifizieren des Selbstkonzepts des Klienten in Bezug auf kulturelle/religiöse Ideale. *Kann dem Klienten eine Stütze sein oder ein negatives Selbstbild bestärken.*
- Ermitteln früherer Bewältigungsformen im Vergleich zur gegenwärtigen Episode.
- Einschätzen negativer Einstellungen und/oder einer negativen Selbsteinschätzung.
- Achten auf nonverbales Verhalten. *Unstimmigkeiten zwischen verbalem und nonverbalem Verhalten erfordern Klärung.*
- Einschätzen der Selbstverletzungs-/Suizidgefährdung (vgl., soweit angemessen, PDx: Suizidgefahr, Selbstgefährdungsgefahr, Gefahr einer selbstgefährdenden Gewalttätigkeit).
- Ermitteln früherer Anpassungen an Erkrankungen/einschneidende Lebensereignisse. *Erlaubt Vorhersagen über den Ausgang der gegenwärtigen Situation.*
- Einschätzen der Familiendynamik und der familiären Unterstützung für den Klienten.
- Beachten der Verfügbarkeit/des Einsatzes von Ressourcen.

2. Pflegepriorität: Unterstützen des Klienten, mit dem Verlust/der Veränderung umzugehen und ein positives Selbstwertgefühl zu erlangen:

- Assistieren bei der Behandlung des zu Grunde liegenden Problems, wenn möglich. *So führen z. B. kognitives Training und verbesserte Konzentration bei leichten Hirnverletzungen oft zur Wiederherstellung eines positiven Selbstwertgefühls.*
- Ermutigen zum Ausdruck von Gefühlen und Ängsten. *Erleichtert das Trauern um den Verlust.*
- Aktives Zuhören gegenüber den Sorgen/negativen Äußerungen des Klienten, und zwar ohne Kommentar oder Bewertung.
- Erkennen der individuellen Stärken/Vorzüge des Klienten, die erhalten geblieben sind und gewürdigt werden können. Bestärken positiver Eigenschaften und Fähigkeiten und eines positiven Selbstbildes.
- Unterstützen des Klienten beim Erkennen der eigenen Verantwortlichkeit und der Bereiche, die unter seiner Kontrolle/nicht unter seiner Kontrolle stehen. *Sobald der Klient zu erkennen vermag, was in seiner Kontrolle steht und was nicht, kann er*

die Aufmerksamkeit auf den Bereich der Eigenverantwortung richten.

- Unterstützen des Klienten beim Problemlösen durch Erstellen eines Aktionsplans und Festsetzen von Zielen, um das erwünschte Ergebnis zu erreichen. *Fördert die Akzeptanz des Plans und verbessert die Ergebnisse.*
- Vermitteln von Vertrauen in die Fähigkeiten des Klienten, mit seinen Problemen fertig zu werden.
- Mobilisieren von Unterstützungssystemen.
- Sorgen für Gelegenheit, dass der Klient andere Bewältigungsformen inkl. Gelegenheiten zur fortschreitenden sozialen Eingliederung erproben kann.
- Ermutigen des Klienten, Visualisierungsmethoden, katathymes Bilderleben und Entspannungsübungen anzuwenden, *um ein positives Selbstwertgefühl zu fördern.*
- Sorgen für Rückmeldungen über selbstverneinende Bemerkungen/Verhaltensweisen des Klienten, dabei Ich-Botschaften verwenden, *damit der Klient eine andere Sichtweise kennen lernen kann.*
- Fördern der Beteiligung an pflegerischen Entscheidungen, wenn möglich.

3. Pflegepriorität: Fördern des Wohlbefindens (Beratung, Klientenschulung und Entlassungsplanung):

- Ermutigen des Klienten, langfristige Ziele festzusetzen, um die notwendigen Veränderungen der Lebensweise zu erreichen. *Unterstützt die Sichtweise, dass es sich dabei um einen fortlaufenden Prozess handelt.*
- Unterstützen der Unabhängigkeit in den ADL und im Therapiemanagement. *Personen, die zuversichtlich sind, fühlen sich sicherer und positiver in der Selbsteinschätzung.*
- Fördern der Teilnahme an einer Therapie/Selbsthilfegruppe, soweit angezeigt.
- Einbeziehen der erweiterten Familie/Bezugperson(en) in den Therapieplan *Steigert die Wahrscheinlichkeit, dass diese angemessene Unterstützung anbieten werden.*
- Sorgen für Informationen, um den Klienten darin zu unterstützen, die erwünschten Veränderungen vorzunehmen. *Geeignete Bücher, DVDs oder andere Ressourcen ermöglichen den Klienten, im eigenen Tempo zu lernen.*

- Empfehlen der Teilnahme an Aktivitäten in einer Gruppe/Gemeinde (z. B. Selbstbehauptungstraining, ehrenamtliche Tätigkeiten, Selbsthilfegruppen).

Schwerpunkte der Pflegedokumentation

Pflegeassessment oder Neueinschätzung

- individuelle Befunde unter Beachten einer auslösenden Krise, der Wahrnehmungen des Klienten und der Auswirkungen auf die erwünschte Lebensweise/Interaktion mit anderen
- kulturelle Werte/religiöse Überzeugungen, Kontrollüberzeugung
- Unterstützung durch die Familie, Verfügbarkeit/Nutzung von Ressourcen.

Planung

- Pflege-/Interventionsplan und beteiligte Personen
- Patientenedukationsplan für Klienteninformation, -schulung und -beratung.

Durchführung/Evaluation

- Reaktionen auf Interventionen/Patientenedukation und ausgeführte Pflegemaßnahmen
- Zielerreichung/Fortschritte in Richtung gewünschter Ergebnisse
- Veränderungen des Pflegeplans.

Entlassungs- oder Austrittsplanung

- Erfordernisse der Entlassung, langfristiger Pflegebedarf nach Entlassung, vorgenommene Koordinationen und Vermittlungen, zusätzlich verfügbare personelle, kommunale und materielle Ressourcen
- spezifische, vorgenommene Vermittlungen, Nachsorgeplan sowie Verantwortlichkeiten für zu treffende Maßnahmen.

Empfohlene, exemplarische Pflegeinterventionen (NIC) und Pflegeergebnisse (NOC)

NIC: *Selbstwertgefühlverbesserung* [Self-Esteem Enhancement] (McCloskey-Dochterman, J.; Bulecheck, G. M., 2013)
NOC: *Selbstwertgefühl* [Self-Esteem] (Moorhead, S., Johnson, M.; Maas, M. L.; Swanson, E., 2013)

Literatur

Carpenito-Moyet, L. J.: Das Pflegediagnosen-Lehrbuch. Huber, Bern 2013
Fennell, M. J. V.: Anleitung zur Selbstachtung. Lernen, sich selbst der beste Freund zu sein. Huber, Bern 2005
Georg, J.: Selbstwertgefühl bei alten Menschen NOVA 35 (2004) 1: 9–11
Kanning, U. P.: Selbstwertmanagement. Die Psychologie des selbstwertdienlichen Verhaltens. Hogrefe, Göttingen 2000
Ramsay, G. G.; Barlow Sweet, H.: Reiseführer zum Selbst. Wer bin ich und wer will ich sein? Huber, Bern 2010
Sauter, D.; Abderhalden C.; Needham I.; Wolff, S.: Lehrbuch Psychiatrische Pflege. Huber, Bern 2011
Schachinger, H. E.: Das Selbst, die Selbsterkenntnis und das Gefühl für den eigenen Wert. Huber, Bern 2005
Seligmann, M. E. P.: Erlernte Hilflosigkeit. Belz, Weinheim 1999
Steffen-Bürgi, B.: Selbstkonzept. In: Käppeli, S. (Hrsg.): Pflegekonzepte (Bd. 2). Huber. Bern 1999
Townsend, M. C.: Pflegediagnosen in der psychiatrischen Pflege. Huber, Bern 2012

Gefahr eines situationsbedingten geringen Selbstwertgefühls [P]

Risk for situational low self-esteem (00153) (2000)
Domäne 6: **Selbstwahrnehmung**
Klasse 2: **Selbstwertgefühl**

Diagnosetyp (Dokumentationsform): Risikopflegediagnose (PR)
Zuordnung der Pflegediagnose nach Pflegemodellen/-klassifikationen s. Kap. 6.

S

Definition: Risiko, eine negative Wahrnehmung des Selbstwerts zu entwickeln, als Reaktion auf eine aktuelle Situation (näher zu bestimmen)

Risikofaktoren [R]

- entwicklungsbedingte Veränderungen
- Körperbildstörung
- funktionale Beeinträchtigung

- Verlust [z. B. Verlust des Gesundheitszustands, eines Körperteils, der Unabhängigkeit; Gedächtnisstörungen/kognitive Beeinträchtigungen]
- soziale Rollenveränderungen
- unrealistische Selbsterwartungen
- Vorgeschichte der erlernten Hilflosigkeit
- Vorgeschichte der Vernachlässigung
- Vorgeschichte des Missbrauchs [oder]
- Vorgeschichte des Verlassenwerdens
- Verhalten stimmt nicht mit den eigenen Werten überein
- fehlende Anerkennung
- Misserfolge
- Zurückweisungen
- reduzierte Kontrolle über das Umfeld
- physische Krankheit.

Klientenbezogene Pflegeziele oder Evaluationskriterien

Der Klient

- erkennt Faktoren, die zu einer geringen Selbstachtung führen können.
- formuliert eine Sichtweise von sich selbst als einer wertvollen, wichtigen Person, die sowohl zwischenmenschlich als auch beruflich gut funktioniert.
- zeigt Selbstvertrauen durch Setzen realistischer Ziele und aktive Teilnahme an der Lebenssituation.

Maßnahmen oder Pflegeinterventionen

S

1. Pflegepriorität: Einschätzen ursächlicher/beeinflussender Faktoren:

- Bestimmen individueller Faktoren, die zu einem geringeren Selbstwert beitragen könnten.
- Herausarbeiten des Grundgefühls von Selbstachtung/-wert des Klienten, des Bildes, das dieser von sich selbst hat – existenziell, körperlich, psychisch.
- Feststellen der Wahrnehmung des Klienten von Bedrohung für das Selbst in der aktuellen Situation.
- Herausfinden des Gefühls von Kontrolle, das der Klient über sich selbst oder die Situation hat (oder zu haben wahrnimmt).

- Ermitteln, ob sich der Klient bewusst ist, inwieweit er für die Bewältigung der Situation, die eigene Entwicklung u. a. Verantwortung trägt.
- Verifizieren des Selbstkonzepts des Klienten in Bezug auf kulturelle/religiöse Ideale. *Ein Konflikt zwischen der aktuellen Situation und diesen Idealen kann zur Gefahr eines niedrigen Selbstwertgefühls beitragen.*
- Einschätzen negativer Haltungen und/oder Selbstgespräche. *Trägt dazu bei, eine Situation als hoffnungslos, schwierig anzusehen.*
- Achten auf nonverbale Körpersprache. *Inkongruenzen zwischen verbaler und nonverbaler Kommunikation bedürfen der Klärung.*
- Achten auf auf selbstzerstörerische/suizidale Formulierungen unter Beachten von Verhaltensweisen, die auf diese Gedanken hindeuten. *Bedarf der Intervention, um zu verhindern, dass der Klient diese Gedanken umsetzt.*
- Ermitteln vorheriger Anpassungen an Erkrankungen oder einschneidende Lebensereignisse. *Erlaubt u. U. Vorhersagen über den Ausgang der gegenwärtigen Situation.*
- Einschätzen der Familiendynamik und der Dynamik von Bezugspersonen sowie deren Unterstützung für den Klienten.
- Achten auf Verfügbarkeit/Einsatz von Ressourcen.
- Für zusätzliche Pflegeprioritäten/-interventionen vgl. PDx: Situationsbedingtes geringes Selbstwertgefühl, Chronisch geringes Selbstwertgefühl.

Schwerpunkte der Pflegedokumentation

Pflegeassessment oder Neueinschätzung

- individuelle Befunde inkl. individueller Ausdrucksformen eines mangelnden Selbstwertgefühls, der Auswirkungen auf Interaktionen mit anderen/auf die Lebensweise
- zu Grunde liegende Dynamik und Dauer (situationsbedingt oder situationsbedingt exazerbierend chronisch)
- kulturelle Werte/religiöse Überzeugungen, Kontrollüberzeugung
- familiäre Unterstützung, Verfügbarkeit/Nutzung von Ressourcen.

Planung

- Pflege-/Interventionsplan und beteiligte Personen
- Patientenedukationsplan für Klienteninformation, -schulung und -beratung.

Durchführung/Evaluation

- Reaktionen auf Interventionen/Patientenedukation und ausgeführte Pflegemaßnahmen
- Zielerreichung/Fortschritte in Richtung gewünschter Ergebnisse
- Veränderungen des Pflegeplans.

Entlassungs- oder Austrittsplanung

- Erfordernisse der Entlassung, langfristiger Pflegebedarf nach Entlassung, vorgenommene Koordinationen und Vermittlungen, zusätzlich verfügbare personelle, kommunale und materielle Ressourcen
- spezifische, vorgenommene Vermittlungen, Nachsorgeplan sowie Verantwortlichkeiten für zu treffende Maßnahmen.

Empfohlene, exemplarische Pflegeinterventionen (NIC) und Pflegeergebnisse (NOC)

NIC: *Selbstwertgefühlverbesserung* [Self-Esteem Enhancement] (McCloskey-Dochterman, J.; Bulecheck, G. M., 2013)
NOC: *Selbstwertgefühl* [Self-Esteem] (Moorhead, S., Johnson, M.; Maas, M. L.; Swanson, E., 2013)

Literatur

Carpenito-Moyet, L. J.: Das Pflegediagnosen-Lehrbuch. Huber, Bern 2013

Fennell, M. J. V.: Anleitung zur Selbstachtung. Lernen, sich selbst der beste Freund zu sein. Huber, Bern 2005

Georg, J.: Selbstwertgefühl bei alten Menschen NOVA 35 (2004) 1: 9–11

Kanning, U. P.: Selbstwertmanagement. Die Psychologie des selbstwertdienlichen Verhaltens. Hogrefe, Göttingen 2000

Ramsay, G. G.; Barlow Sweet, H.: Reiseführer zum Selbst. Wer bin ich und wer will ich sein? Huber, Bern 2010

Sauter, D.; Abderhalden C.; Needham I.; Wolff, S.: Lehrbuch Psychiatrische Pflege. Huber, Bern 2011

Schachinger, H. E.: Das Selbst, die Selbsterkenntnis und das Gefühl für den eigenen Wert. Huber, Bern 2005

Seligmann, M. E. P.: Erlernte Hilflosigkeit. Belz, Weinheim 1999

Steffen-Bürgi, B.: Selbstkonzept. In: Käppeli, S. (Hrsg.): Pflegekonzepte (Bd. 2). Huber. Bern 1999

Townsend, M. C.: Pflegediagnosen in der psychiatrischen Pflege. Huber, Bern 2012

Unwirksames Sexualverhalten [P]

Ineffective sexuality pattern (00065) (1986, R 2006, LOE 2.1)
Domäne 8: **Sexualität**
Klasse 2: **Sexualfunktion**

Diagnosetyp (Dokumentationsform): aktuelle Pflegediagnose (PES)
Zuordnung der Pflegediagnose nach Pflegemodellen/-klassifikationen s. Kap. 6.

Definition: Ausdruck von Sorge bezüglich der eigenen Sexualität

Beeinflussende Faktoren [od. Einflussfaktoren] [E]

- Wissensdefizit bezüglich alternativer Reaktionen auf gesundheitsbezogene Veränderungen, veränderte Körperfunktion oder -struktur, Krankheit oder medizinische Behandlung
- fehlende Fertigkeiten bezüglich alternativer Reaktionen auf gesundheitsbezogene Veränderungen, veränderte Körperfunktion oder -struktur, Krankheit oder medizinische Behandlung
- fehlende Privatsphäre
- beeinträchtige Beziehung zu einer nahestehenden Person
- Fehlen von Bezugspersonen
- unwirksames Rollenmodell
- fehlendes Rollenmodell
- Konflikte mit der sexuellen Orientierung
- Konflikte mit abweichenden Präferenzen
- Furcht vor einer Schwangerschaft
- Angst vor Ansteckung mit einer sexuell übertragbaren Erkrankung.

S

Bestimmende Merkmale [od. Symptome] [S]

subjektive

- Äußerung von Schwierigkeiten im Sexualverhalten
- Äußerung von Schwierigkeiten bei Sexualaktivitäten
- Äußerungen zu Einschränkungen im Sexualverhalten
- Äußerungen zu Einschränkungen bei Sexualaktivitäten
- Äußerungen über Veränderungen bei Sexualaktivitäten
- Äußerungen über Veränderungen im Sexualverhalten
- Veränderungen in der Beziehung zu nahe stehenden Personen

- Veränderungen beim Erlangen der sexuellen Rolle
- Wertkonflikte
- [Ausdruck von Gefühlen wie Entfremdung, Einsamkeit, Verlust, Machtlosigkeit, Ärger].

Klientenbezogene Pflegeziele oder Evaluationskriterien

Der Klient

- versteht die Anatomie und Funktion der Geschlechtsorgane.
- äußert, die aufgetretenen sexuellen Einschränkungen, Schwierigkeiten oder Veränderungen zu kennen und zu verstehen.
- äußert, sich selbst im gegenwärtigen (veränderten) Zustand zu akzeptieren.
- zeigt eine verbesserte Kommunikations- und Beziehungsfähigkeit.
- kennt geeignete Methoden zur Empfängnisverhütung.

Maßnahmen oder Pflegeinterventionen

1. Pflegepriorität: Einschätzen ursächlicher/beeinflussender Faktoren:

- Erheben einer vollständigen körperlichen Untersuchung und Sexualanamnese, soweit angezeigt, inkl. der Wahrnehmung normaler Funktion. *Sexualität hat viele Seiten, angefangen vom eigenen Körper über das biologische Geschlecht zur Geschlechterrolle (biologisch, sozial und juristisch als Mädchen/Junge, Frau/Mann).*
- Beachten der Wortwahl (zur Ermittlung grundlegender Kenntnisse) und der Bemerkungen/Besorgnisse bezüglich der sexuellen Identität. *Zu den Komponenten der geschlechtlichen Identität gehören die eigene geschlechtlicher Rollenidentität (wie man sich mit seinem Geschlecht fühlt) sowie die eigene sexuelle Orientierung (heterosexuell, lesbisch, homosexuell, bisexuell, transsexuell).*
- Ermitteln des Stellenwerts von Sex sowie eine Beschreibung des Problems in Worten des Klienten. Achten auf Bemerkungen des Klienten/der Bezugsperson(en), z. B. offene oder versteckte sexuelle Anspielungen: «Er ist halt ein unanständiger alter Mann». *Sexuelle Sorgen werden oft durch Sarkasmus, Humor oder abschätzige Bemerkungen überdeckt.*
- Herausarbeiten der Auswirkungen des wahrgenommenen Problems auf die Bezugspersonen/Familie. *Auch die eigenen Wertvor-*

stellungen über das Leben, Liebe und die Menschen im eigenen Leben gehören zur Sexualität.

- Beachten kultureller und religiöser Faktoren/Werte und Konflikte. *Beim Aufwachsen werden Menschen akkulturiert und können – abhängig von bestimmten Ansichten und Tabus der Familie – Gefühl von Scham und Schuld in Bezug auf ihre sexuellen Gefühle in sich tragen.*
- Einschätzen von Stressfaktoren im Umfeld des Klienten, die Angst oder psychische Reaktionen verursachen können (Machtprobleme mit Bezugspersonen, erwachsene Kinder, Altern, Arbeit, Potenzverlust).
- Ermitteln von Kenntnissen über die Auswirkungen veränderter Körperfunktionen/-einschränkungen, hervorgerufen durch Krankheit (z. B. multiple Sklerose, Arthritis, eine verstümmelnde Krebsoperation) und/oder die Auswirkungen medikamentöser Therapien zur Beeinflussung alternativer sexueller Reaktionen und Ausdrucksformen (z. B. nicht in den Hodensack abgestiegener Hoden bei jungen Männern, Geschlechtsumwandlung/die Sexualorgane beeinflussende chirurgische Eingriffe).
- Erheben einer Suchtanamnese (verschreibungspflichtige Medikamente, rezeptfreie Medikamente, Alkohol, illegale Drogen). *Werden vom Klienten u. U. eingesetzt, um Gefühle im Hintergrund/eine Grundangst zu behandeln.*
- Erkundigen nach Ängsten in Zusammenhang mit dem Sexualverhalten (Schwangerschaft, sexuell übertragbare Krankheiten, Vertrauens-/Kontrollfragen, Unsicherheit bezüglich der sexuellen Neigung, veränderte sexuelle Leistung).
- Ermitteln, wie der Klient seine veränderte sexuelle Aktivität oder sein Verhalten interpretiert (z. B. als eine Möglichkeit, Kontrolle auszuüben, Erleichterung von Angstgefühlen, Vergnügen, Fehlen eines Partners). *Diese Verhaltensweisen (wenn sie mit körperlichen Veränderungen oder dem Verlust eines Körperteils zusammenhängen) können u. U. ein Ausdruck von Trauer sein (z. B. Schwangerschaft, Amputation, Gewichtsverlust/-zunahme).*
- Ermitteln lebenszyklischer Fragen wie Adoleszenz, junges Erwachsenenalter, Menopause oder Altern. *Jeder Mensch ist von der Geburt bis zum Tod ein sexuelles Wesen. Jeder Übergang hat seine eigenen Besonderheiten und benötigt spezifische Sexualedukation, um dem Klienten zu helfen, auf eine entwicklungsgerechte Weise damit umzugehen.*

2. Pflegepriorität: Unterstützen von Klienten/Bezugsperson(en) im Umgang mit der Situation:

- Sorgen für eine Atmosphäre, in der das Gespräch über sexuelle Probleme gefördert wird/erlaubt ist. *Ein Gefühl der Vertrautheit, des Wohlbefindens fördert die Fähigkeit, sensible Themen anzusprechen.*
- Vermeiden von Werturteilen. *Sie helfen dem Klienten nicht, mit der Situation zurechtzukommen.*
- Sorgen für Informationen über die individuelle Situation und Ermitteln diesbezüglicher Bedürfnisse und Wünsche des Klienten.
- Ermutigen des Klienten/der Bezugperson(en), über die individuelle Situation zu sprechen und Gefühle zu äußern, ohne dabei bewertet zu werden. *Sexualität umfasst auch Gefühle, Einstellungen, Beziehungen, das Selbstbild, Ideale und Verhaltensweisen und beeinflusst, wie man die Welt erlebt.* Beachte: Die Pflegeperson muss sich damit vertraut machen, über sexuelle Belange zu sprechen, um diese Momente erkennen zu können und bereit zu sein, über die Sorgen des Klienten zu sprechen.
- Sorgen für spezifische Informationen und Empfehlungen bezüglich der Interventionen zum festgestellten Problem.
- Ermitteln alternativer Formen des sexuellen Ausdrucks, die für beide Partner annehmbar sein könnten. *Wenn eine Krankheit oder ein Trauma (rheumatoide Arthritis, Paraplegie) das übliche Sexualverhalten stören, gibt es viele verschiedene Methoden, die sich anwenden lassen, um sexuelle Befriedigung zu erfahren.*
- Erörtern von Möglichkeiten des Umgangs mit technischen Hilfen (z. B. Uro-, Ileo-, Kolostomiebeutel, Urinableitungssysteme), *wenn es um eine Veränderung des Körperbildes/des medizinischen Zustands geht.*
- Sorgen dafür, dass der Klient rechtzeitig über die zu erwartenden Verluste orientiert wird (z. B. Verlust der bekannten Identität bei geplanter Geschlechtsumwandlung).
- Den Klienten mit positiven Rollenmodellen bekannt machen, die ein ähnliches Problem erfolgreich bewältigt haben.

3. Pflegepriorität: Fördern des Wohlbefindens (Beratung, Patientenedukation und Entlassungsplanung):

- Vermitteln von Sachinformationen zu dem/den vom Klienten genannten Problem(en).

- Pflegen eines fortlaufenden Dialogs mit Klient und Bezugsperson(en), soweit die Situation dies zulässt.
- Erörtern, bei Bedarf, von Methoden/der Wirksamkeit/den Nebenwirkungen der Empfängnisverhütung. *Unterstützt die Person/das Paar, sich anhand von Informationen für eine Methode zu entscheiden, die den eigenen Wertvorstellungen/religiösen Überzeugungen entspricht.*
- Vermitteln an geeignete kommunale Beratungsstellen (z. B. Familienplanung, Sexualberatung, Sozialdienste), soweit angezeigt.
- Empfehlen einer intensiven individuellen Psychotherapie, die nach Bedarf mit Paar-/Familien- und/oder Sexualtherapie kombiniert werden kann.
- Vgl. PDx: Sexualstörung, Körperbildstörung, Selbstwertgefühl (div. PDx).

Schwerpunkte der Pflegedokumentation

Pflegeassessment oder Neueinschätzung

- individuelle Befunde inkl. der Art des Problems, wahrgenommener Schwierigkeiten/Einschränkungen oder Veränderungen und spezifischer Bedürfnisse/Wünsche
- kulturelle/religiöse Überzeugungen, Konflikte
- Reaktionen der Bezugsperson(en).

Planung

- Pflege-/Interventionsplan und beteiligte Personen
- Patientenedukationsplan für Klienteninformation, -schulung und -beratung.

Durchführung/Evaluation

- Reaktionen auf Interventionen/Patientenedukation und ausgeführte Pflegemaßnahmen
- Zielerreichung/Fortschritte in Richtung gewünschter Ergebnisse
- Veränderungen des Pflegeplans.

Entlassungs- oder Austrittsplanung

- Erfordernisse der Entlassung, langfristiger Pflegebedarf nach Entlassung, vorgenommene Koordinationen und Vermittlungen, zusätzlich verfügbare personelle, kommunale und materielle Ressourcen
- spezifische, vorgenommene Vermittlungen, Nachsorgeplan sowie Verantwortlichkeiten für zu treffende Maßnahmen.

Empfohlene, exemplarische Pflegeinterventionen (NIC) und Pflegeergebnisse (NOC)

NIC: *Edukation: Sexualität* [Teaching: Sexuality] (McCloskey-Dochterman, J.; Bulecheck, G. M., 2013)
NOC: *Sexuelle Identität: Akzeptanz* [Sexual Identity: Acceptance] (Moorhead, S., Johnson, M.; Maas, M. L.; Swanson, E., 2013)

Literatur

Beier, K. M.; Loewitt, K.: Praxisleitfaden Sexualmedizin. Springer, Heidelberg 2012
Carpenito-Moyet L. J.: Das Pflegediagnosen-Lehrbuch. Huber, Bern 2013
Ducharme, S. H.; Gill, K. M.: Sexualität bei Querschnittlähmung. Huber, Bern 2006
Georg, J.: Verändertes Sexualverhalten bei alten Menschen. NOVA 37 (2006) 3: 29–31
Offenhausen, H. B.: Behinderung und Sexualität. Reha, Remagen 2006
Ortland, B.: Behinderung und Sexualität. Kohlhammer Stuttgart 2008
Lang, H.: Gestörte Sexualität. Königshausen und Neumann, Würzburg 2009
Riedel, S.: Erfüllende Sexualität mit körperlicher Behinderung. Tectum, Marburg 2011
Sauter, D.; Abderhalden C.; Needham I.; Wolff, S.: Lehrbuch Psychiatrische Pflege. Huber, Bern 2011
Sigusch, V.: Sexuelle Störungen und ihre Behandlung. Thieme, Stuttgart 2006
White, D.: Sexualität bei Menschen mit Demenz. Huber, Bern 2013
Zilbergeld, B.: Die neue Sexualität der Männer. dgvt, Tübingen 2000
Zilbergeld, B.: Männliche Sexualität. dgvt, Tübingen 2000

Sexuelle Funktionsstörung [P]

Sexual dysfunction (00059) (1980, 2006, LOE 2.1)
Domäne 8: **Sexualität**
Klasse 2: **Sexualfunktion**

Diagnosetyp (Dokumentationsform): aktuelle Pflegediagnose (PES)
Zuordnung der Pflegediagnose nach Pflegemodellen/-klassifikationen s. Kap. 6.

Definition: Der Zustand, in dem ein Individuum eine Veränderung seiner sexuellen Funktion während der Reaktionsphasen des sexuellen Verlangens, der Erregung und/oder des Orgasmus erlebt, was als unbefriedigend, nicht lohnenswert oder unangemessen angesehen wird

Beeinflussende Faktoren [od. Einflussfaktoren] [E]

- ungenügende Rollenmodelle
- fehlende Rollenmodelle
- fehlende Bezugsperson
- fehlende Privatsphäre
- Fehlinformationen
- fehlendes Wissen
- Verletzlichkeit
- physischer Missbrauch
- psychosozialer Missbrauch (z. B. schädliche Beziehungen)
- veränderte Körperfunktion (z. B. Schwangerschaft, kürzliche Geburt, Medikamente, Operation, Anomalien, Krankheitsverlauf, Trauma, Bestrahlung, [Altersfolgen])
- veränderte Körperstruktur (z. B. Schwangerschaft, kürzliche Geburt, Operation, Anomalien, Krankheitsverlauf, Trauma, Bestrahlung, [Altersfolgen])
- biopsychosoziale Veränderung der Sexualität
- Wertekonflikt.

Bestimmende Merkmale [od. Symptome] [S]

subjektive

- Äußerung des Problems [z. B. Libidoverlust, Störung der sexuellen Reaktion, wie z. B. frühzeitige Ejakulation, Dyspareunie, Vaginismus]

- Veränderungen beim Erlangen der sexuellen Rolle
- krankheitsbedingte Einschränkungen der Sexualität
- therapiebedingte Einschränkungen der Sexualität
- wahrgenommene Einschränkungen, die durch die Krankheit auferlegt werden
- wahrgenommene Einschränkungen, die durch die Therapie auferlegt werden
- Veränderungen im Erlangen sexueller Befriedigung
- Unfähigkeit, die gewünschte Befriedigung zu erlangen
- wahrgenommener Mangel an sexuellem Verlangen
- wahrgenommene Veränderung der sexuellen Erregung
- Suche nach Bestätigung der eigenen Attraktivität [Sorgen um das Körperbild]
- Veränderung des Interesses für sich selbst
- Veränderung des Interesses an anderen, [Veränderung der Beziehung zur Bezugsperson].

Klientenbezogene Pflegeziele oder Evaluationskriterien

Der Klient

- versteht die Anatomie/Funktion der Geschlechtsorgane und Veränderungen, welche die Sexualfunktion beeinflussen können.
- äußert, die individuellen Gründe der sexuellen Probleme zu verstehen.
- erkennt Stressoren in Zusammenhang mit den Lebensumständen, welche die Störung begünstigen können.
- erkennt befriedigende/annehmbare sexuelle Praktiken und einige Alternativen, um seiner Sexualität Ausdruck zu verleihen.
- bespricht mit dem Partner/der Bezugsperson seine Sorgen bezüglich Körperbild, Geschlechtsrolle, sexueller Attraktivität.

Maßnahmen oder Pflegeinterventionen

1. Pflegepriorität: Ermitteln von ursächlichen oder begünstigenden Faktoren:

- Erheben einer vollständigen Anamnese und körperlichen Untersuchung inkl. Sexualanamnese, darunter auch das normale Verhaltensmuster, die Libido sowie die Art des Betroffenen, darüber zu sprechen, *um die Kommunikation über die Situation und das Verständnis der Situation zu maximieren.*

- Dem Klienten ermöglichen, sein Problem mit eigenen Worten zu schildern.
- Ermitteln der Bedeutung von Sex für den Klienten/seine(n) Partner(in) sowie der Motivation des Klienten, etwas zu verändern. *Zwischenmenschliche Probleme (Ehe und Beziehung), fehlendes Vertrauen und Fehlen einer offenen Kommunikation zwischen den Partnern können zur Besorgnis des Klienten beitragen.*
- Achten auf Kommentare des Klienten. *Sexuelle Sorgen werden oft durch Humor, Sarkasmus und/oder leichtfertige Bemerkungen getarnt.*
- Ermitteln des Informationsstandes des Klienten/der Bezugsperson über Anatomie/Physiologie/Funktion der Geschlechtsorgane und die Auswirkungen der momentanen Situation. *Oft wissen Menschen über die Anatomie der Geschlechtsorgane und ihre Funktionen nicht Bescheid, was sich auf das Verständnis des Klienten hinsichtlich der Situation und auf seine Erwartungen auswirkt.*
- Ermitteln vorbestehender Probleme, die in die gegenwärtige Situation hineinspielen können (z. B. Eheprobleme, beruflichen Stress, Rollenkonflikte).
- Erkennen gegenwärtiger Stressfaktoren in der individuellen Situation. *Diese Faktoren können derart Angst erregend sein, dass sie Depressionen oder andere psychische Reaktion(en) verursachen, die körperliche Symptome bewirken.*
- Erörtern bestehender kultureller Faktoren/Wertvorstellungen/Konflikte. *Unter Umständen hat der Klient Angst und Schuldgefühle als Folge familiärer Überzeugungen in Bezug auf Sex und den Genitalbereich und die Art, in der Sexualität dem Klienten in seiner Jugend vermittelt wurde.*
- Ermitteln pathophysiologischer Prozesse, mitbeteiligter Krankheiten/Operationen/Verletzungen und deren Auswirkung auf den Klienten/die Wahrnehmung durch den Klienten. *Unter Umständen macht sich der Klient über diese Fragen mehr Sorgen, wenn geschlechtliche Teile des Körpers betroffen sind (z. B. Mastektomie, Hysterektomie, Prostatektomie).*
- Ermitteln des Medikamenten-/Suchtmittelverbrauchs (rezeptpflichtig/freiverkäuflich, illegal/legal) und den Zigarettenkonsum. *Blutdrucksenkende Medikamente können Erektionsstörungen verursachen. MAO-Hemmer und trizyklische Antidepressiva können bei Männern Erektions-/Ejakulationsprobleme und bei Frauen Orgasmusstörungen verursachen. Narkotika/Alkohol können Im-*

potenz verursachen und Orgasmen behindern. Rauchen bewirkt eine Vasokonstriktion und kann ein Einflussfaktor bei Erektionsstörungen sein.

- Achten auf das Verhalten/Trauerreaktionen/-prozess, wenn dies mit körperlichen Veränderungen oder dem Verlust eines Körperteils zusammenhängt (z. B. Schwangerschaft, Adipositas, Amputation, Mastektomie).
- Erörtern der Sichtweise des Klienten in Bezug auf seinen Körper, der Sorgen über die Größe des Penis, über Leistungsschwäche.
- Assistieren bei der Untersuchung/Diagnostik der Ursachen der Impotenz. *Mehr als die Hälfte der Fälle hat körperliche Ursachen, z. B. Diabetes, Gefäßprobleme).* Beobachten der Penisschwellung (Tumeszenz) während der REM-Schlafphase [in einem Schlaflobor] *hilft, die körperliche Fähigkeit zu bestimmen.*
- Gemeinsames Erörtern der Bedeutung, die sein Verhalten für den Klienten hat. *Masturbation z. B. kann viele Bedeutungen haben: Angstabbau, sexuelle Entbehrung, Lustgewinn, nonverbaler Ausdruck eines Gesprächsbedürfnisses, Möglichkeit zu befremden.* (*Beachte:* Die Pflegeperson muss sich ihrer Gefühle und Reaktion auf die Gefühlsäußerungen und/oder Sorgen des Klienten bewusst sein und sie unter Kontrolle haben).
- Vermeiden von Werturteilen. *Sie helfen dem Klienten nicht, mit der Situation fertig zu werden.*

2. Pflegepriorität: Unterstützen des Klienten/der Bezugsperson(en) beim Bewältigen der Situation:

- Aufbauen einer therapeutische Pflegeperson-Klient-Beziehung, *um die Behandlung zu unterstützen und sensible Informationen leichter teilen zu können.*
- Assistieren bei der Behandlung von Grundeerkrankungen inkl. Umstellungen der Medikation, Gewichtsreduktion und Einstellen des Rauchens.
- Sorgen für Sachinformationen über die jeweilige Erkrankung. *Fördert das informierte Entscheiden.*
- Feststellen, was der Klient wissen will, *um die Informationen an die Bedürfnisse des Klienten anzupassen. Beachte:* Informationen, welche die Sicherheit des Klienten/Konsequenzen von Handlungen betreffen, müssen evtl. überprüft/besonders betont werden.
- Ermutigen und Akzeptieren des Äußerns von Sorge, Ärger, Trau-

er und Befürchtungen. *Der Klient muss über diese Gefühle sprechen, um mit der Auflösung zu beginnen.*
- Dem Klienten helfen, sich der Trauer-/Veränderungsphasen bewusst zu werden und damit umzugehen.
- Ermutigen des Klienten, seine Gedanken/Sorgen mit dem Partner zu teilen und Werte/Konsequenzen für die Partnerschaft zu klären.
- Sorgen für Privat-/Intimsphäre, *um dem Betroffenen und/oder den Partnern den Ausdruck seiner/ihrer Sexualität ohne Peinlichkeiten und/oder Einwände anderer zu ermöglichen.*
- Unterstützen des Klienten/der Bezugsperson(en), seine/ihre Probleme mit alternativen Sexualpraktiken zu lösen. *Ist der Klient zur üblichen sexuellen Leistung nicht mehr im Stande, gibt es viele Wege, die ein Paar erlernen kann, um sexuelle Bedürfnisse zu befriedigen.*
- Dem Klienten, bei Bedarf, zu Informationen über korrigierende Maßnahmen mittels Medikamenten (z. B. Papaverin oder Sildenafil/Viagra® bei erektiler Dysfunktion) oder Wiederherstellungschirurgie (z. B. Penis-/Brustimplantate) verhelfen.
- Vermitteln an entsprechende Ressourcen (z. B. Mitarbeiter in der Gesundheitspflege mit größerer fachlicher Kompetenz und/oder Erfahrung, Pflegeexperten oder professionelle Sexualtherapie/gynäkologische Beratungsstelle, Familienberatung).

3. Pflegepriorität: Fördern des Wohlbefindens (Beratung, Patientenedukation und Entlassungsplanung):
- Sorgen, bei Bedarf, für Aufklärung über Sexualität, Erklärung der normalen sexuellen Funktionen.
- Sorgen für schriftliche Informationen zu den individuellen Problemen, die sich der Klient in Ruhe durchlesen kann (inkl. Literaturliste zu den Problemen des Klienten), *um die Bereitschaft des Klienten, sich mit sensiblen Themen auseinanderzusetzen, zu fördern.*
- Fördern des fortlaufenden Dialogs und Nutzen von Lernsituationen im gegebenen Moment. *Die Pflegeperson muss sich damit vertraut machen, über sexuelle Belange zu sprechen, um diese Momente erkennen zu können und bereit zu sein, über die Sorgen des Klienten zu sprechen.*
- Demonstrieren von Entspannungs- und/oder Visualisierungsmethoden und Unterstützen des Klienten darin.

- Instruieren des Klienten, entsprechende regelmäßige Selbstkontrollen durchzuführen (z. B. Brust-/Hodenuntersuchungen), soweit angezeigt.
- Ermitteln von Ressourcen in der Gemeinde zur weiteren Hilfestellung (z. B. Stoma-Beratung, Krebsliga, Selbsthilfegruppen, Familien-/Sexualtherapie).
- Verrmitteln zu weiterer professioneller Unterstützung wegen Beziehungsschwierigkeiten, geringer Libido/anderer sexueller Belange (vorzeitige Ejakulation, Vaginismus, schmerzhafter Sexualverkehr).
- Erkennen und Benennen zusätzlicher Ressourcen und Bezugsquellen für Hilfsmittel und sexuelle Stimulanzien.

Schwerpunkte der Pflegedokumentation

Pflegeassessment oder Neueinschätzung

- individuelle Befunde inkl. Art der Funktionsstörung, Einflussfaktoren, wahrgenommener Auswirkungen auf Sexualität/Beziehungen
- kulturelle/religiöse Faktoren, Konflikte
- Reaktion der Bezugsperson
- Motivation zur Veränderung.

Planung

- Pflege-/Interventionsplan und beteiligte Personen
- Patientenedukationsplan für Klienteninformation, -schulung und -beratung.

Durchführung/Evaluation

- Reaktionen auf Interventionen/Patientenedukation und ausgeführte Pflegemaßnahmen
- Zielerreichung/Fortschritte in Richtung gewünschter Ergebnisse
- Veränderungen des Pflegeplans.

Entlassungs- oder Austrittsplanung

- Erfordernisse der Entlassung, langfristiger Pflegebedarf nach Entlassung, vorgenommene Koordinationen und Vermittlungen, zusätzlich verfügbare personelle, kommunale und materielle Ressourcen
- spezifische, vorgenommene Vermittlungen, Nachsorgeplan sowie Verantwortlichkeiten für zu treffende Maßnahmen.

Empfohlene, exemplarische Pflegeinterventionen (NIC) und Pflegeergebnisse (NOC)

NIC: *Sexualberatung* [Sexual Counseling] (McCloskey-Dochterman, J.; Bulecheck, G. M., 2013)
NOC: *Wissen: Sexualverhalten* [Sexual Functioning] (Moorhead, S., Johnson, M.; Maas, M. L.; Swanson, E., 2013)

Literatur

Beier, K. M.; Loewitt, K.: Praxisleitfaden Sexualmedizin. Springer, Heidelberg 2012
Carpenito-Moyet L. J.: Das Pflegediagnosen-Lehrbuch. Huber, Bern 2013
Ducharme, S. H.; Gill, K. M.: Sexualität bei Querschnittlähmung. Huber, Bern 2006
Georg, J.: Verändertes Sexualverhalten bei alten Menschen. NOVA 37 (2006) 3: 29–31
Offenhausen, H. B.: Behinderung und Sexualität. Reha, Remagen 2006
Ortland, B.: Behinderung und Sexualität. Kohlhammer Stuttgart 2008
Lang, H.: Gestörte Sexualität. Königshausen und Neumann, Würzburg 2009
Riedel, S.: Erfüllende Sexualität mit körperlicher Behinderung. Tectum, Marburg 2011
Sauter, D.; Abderhalden C.; Needham I.; Wolff, S.: Lehrbuch Psychiatrische Pflege. Huber, Bern 2011
Sigusch, V.: Sexuelle Störungen und ihre Behandlung. Thieme, Stuttgart 2006
White, D.: Sexualität bei Menschen mit Demenz. Huber, Bern 2013
Zilbergeld, B.: Die neue Sexualität der Männer. dgvt, Tübingen 2000
Zilbergeld, B.: Männliche Sexualität. dgvt, Tübingen 2000

Bereitschaft für eine verbesserte Sinnfindung [G]

Readiness for enhanced spiritual well-being (00068) (1994, 2002, LOE 2.1)
Domäne 10: **Lebensprinzipien**
Klasse 2: **Glauben**

Diagnosetyp (Dokumentationsform): Gesundheitsförderungspflegediagnose (GES)
Zuordnung der Pflegediagnose nach Pflegemodellen/-klassifikationen s. Kap. 6.

Definition: Fähigkeit, Bedeutung, Sinn und Ziele des Lebens durch Inbeziehungsetzen mit sich selbst, anderen, Kunst, Musik, Literatur, Natur und/oder einer höheren Macht zu erleben und einzubeziehen, die gestärkt werden kann

Bestimmende Merkmale [od. Symptome] [S]

subjektive

Beziehung zu sich selbst

- drückt den Wunsch nach größerer Akzeptanz aus
- drückt den Wunsch nach verbesserter Bewältigung aus
- drückt den Wunsch nach mehr Mut aus
- drückt den Wunsch aus, sich selber besser vergeben zu können
- drückt den Wunsch nach größerer Hoffnung aus
- drückt den Wunsch nach größerer Lebensfreude aus
- drückt den Wunsch nach mehr Liebe aus
- drückt den Wunsch nach einem tieferen Sinn im Leben aus
- drückt den Wunsch nach mehr Zweck im Leben aus
- drückt den Wunsch nach einer verstärkt zufrieden stellenden Lebensphilosophie aus
- drückt den Wunsch nach stärkerer Hingabe aus
- drückt einen Mangel an Gelassenheit (z. B. Frieden) aus
- Meditation.

Beziehung zu Anderen

- sucht Kontakt mit nahe stehenden Personen
- sucht Interaktion mit spirituellen Führern
- bittet andere um Vergebung.

Beziehungen zu einer höheren Macht

- beteiligt sich an religiösen Aktivitäten
- betet
- äußert Ehrfurcht
- äußert Verehrung
- berichtet über mystische Erfahrungen.

objektive

Beziehung zu Anderen

- bietet anderen seine Unterstützung an.

Beziehungen zu Kunst, Musik, Literatur, Natur

- zeigt kreative Energie (z. B. Schreiben, Dichten, Singen)
- hört Musik
- liest spirituelle Literatur
- verbringt Zeit im Freien.

Klientenbezogene Pflegeziele oder Evaluationskriterien

Der Klient

- anerkennt die stabilisierenden und stärkenden Kräfte in seinem Leben, die zum Ausgleich und für das Wohlbefinden der ganzen Person benötigt werden.
- erkennt einen Sinn im eigenen Leben, der Hoffnung, inneren Frieden und Erfüllung bestärkt.
- verbalisiert ein Gefühl von innerem Frieden/Erfüllung und geistig/spirituellem Wohlbefinden.
- zeigt ein Verhalten, das kongruent ist mit den geäußerten Überzeugungen und das Unterstützung und Kraft für das tägliche Leben vermittelt.

Maßnahmen oder Pflegeinterventionen

1. Pflegepriorität: Bestimmen des spirituellen Befindens/der Motivation für spirituelles Wachstum:

- Herausfinden, wie der Klient den gegenwärtigen Zustand/Grad der Verbundenheit und seine Erwartungen wahrnimmt. *Bietet Einblicke, wo der Klient gegenwärtig steht und was er sich u. U. für die Zukunft erhofft.*

- Bestimmen der Motivation und der Erwartungen an einen Wandel.
- Ermitteln der spirituellen/religiösen Lebensgeschichte des Klienten, seiner Aktivitäten/Rituale und der Häufigkeit der Teilnahme. *Bietet eine Grundlage für Wachstum und Veränderung.*
- Bestimmen der Bedeutung des sozialen Netzes für das spirituelle Wohlbefinden. *Unter Umständen hat die Ursprungsfamilie des Individuums andere Überzeugungen als die Familie, in die es hineingeheiratet hat und die eine Quelle von Konflikten für den Klienten sein können. Trost kann gewonnen werden, wenn die Familie und Freunde die Überzeugungen des Klienten teilen und seine Suche nach spirituellem Wissen unterstützen.*
- Ermitteln der Bedeutung/Interpretation spiritueller Überzeugungen, Vorstellungen über Leben/Tod und Krankheit und deren Bedeutung für den Lebensverlauf. *Die Bedeutung dieser Themen zu klären ist für den Klienten hilfreich, um diese Information beim Schaffen eines Überzeugungssystems zu verwenden, das ihm die Möglichkeit gibt, voranzukommen und sein Leben voll auszuleben.*
- Ermitteln der Bedeutung spiritueller Überzeugungen, des Praktizierens von Religion und Ritualen im Alltag. *Diese Punkte zu erörtern erlaubt den Klienten, spirituelle Bedürfnisse zu erkunden und zu entscheiden, was zur eigenen Weltsicht passt, um das Leben zu verbessern.*
- Feststellen, wie Spiritualität/religiöse Praktiken das Leben beeinflussen und dem Alltag Bedeutung und Wert verliehen haben. Beachten Sie dabei sowohl Konsequenzen als auch Vorteile. *Zu verstehen, dass es einen Unterschied zwischen Spiritualität und Religion gibt und wie dieser nützlich sein kann, hilft dem Klienten, die Information auf neue Weise zu sehen.*
- Sprechen über die Vorstellungen des persönlichen Lebensplans/über Gottes Plan für das eigene Leben. *Hilft beim Setzen individueller Ziele/Auswählen spezifischer Optionen.*

2. Pflegepriorität: Unterstützen des Klienten bei der Integration von Werten/Überzeugungen, um ein Gefühl von Ganzheit und optimaler Ausgeglichenheit im täglichen Leben zu erreichen:

- Feststellen, wie die Überzeugungen dem täglichen Leben Sinn und Wert vermitteln. *Bietet Unterstützungsmöglichkeiten, um mit gegenwärtigen und zukünftigen Aufgaben zurechtzukommen, sobald der Klient ein Verständnis für diese Fragen entwickelt.*

- Klären des Realitätsgehalts/der Angemessenheit der Selbstwahrnehmung und der Erwartungen des Klienten. *Notwendig, um eine sichere Grundlage für weiteres Wachstum zu schaffen.*
- Bestimmen des Einflusses kultureller Überzeugungen/Werte. *Die meisten Menschen werden stark durch die spirituelle/religiöse Orientierung ihrer Ursprungsfamilie beeinflusst, die eine sehr starke Determinante bei der Auswahl von Aktivitäten/der Empfänglichkeit des Klienten für verschiedene Optionen sein kann.*
- Erörtern der Bedeutung und des Wertes von Verbindungen für das alltägliche Leben. *Der Kontakt zu anderen Menschen erhält ein Gefühl von Zugehörigkeit und Verbundensein und fördert das Gefühl von Ganzheit und Wohlbefinden.*
- Erörtern der Wege zum Erreichen von Verbundenheit oder Harmonie mit sich selbst, mit andern, mit einer höheren Macht/Gott und der Umwelt (z.B. Meditation, Gebete, Gespräche mit anderen, Gedanken/Gefühle mit andern teilen, sich in der Natur/im Garten aufhalten, Wandern, an religiösen Veranstaltungen teilnehmen). *Da es sich um sehr individuelle Entscheidungen handelt, ist keine Handlung zu trivial, als dass sie nicht berücksichtigt würde.*

3. Pflegepriorität: Fördern optimalen Wohlbefindens:

- Ermutigen des Klienten, sich Zeit für die Introspektion, für die Suche nach innerem Frieden und Harmonie zu nehmen. *Frieden mit sich selbst zu finden wird sich auf die Beziehungen zu anderen Menschen und die eigene Sicht des Lebens übertragen.*
- Erörtern von Meditations-/Entspannungstechniken (z.B. Yoga, Tai Chi, Beten). *Hilft, das allgemeine Wohlbefinden und das Gefühl von Verbundenheit mit sich selbst/der Natur/einer spirituellen Macht zu fördern.*
- Anregen zur Teilnahme/Einbindung in eine Gruppe, in der Träume besprochen werden, *um das Erlernen der Merkmale spirituellen Bewusstseins zu entwickeln/zu fördern und das individuelle Wachstum zu erleichtern.*
- Herausarbeiten von Wegen spirituellen/religiösen Ausdrucks. *Es gibt viele Möglichkeiten, durch Verbundenheit mit sich selbst/anderen Spiritualität zu stärken (z.B. durch ehrenamtliche Arbeit in kommunalen Projekten, Mentoring, Singen in einem Chor, Malen oder Verfassen spiritueller Texte).*
- Ermutigen zur Teilnahme an gewünschten religiösen Aktivitä-

ten, Kontakt mit einem Geistlichen/spirituellen Berater. *Die eigenen Überzeugungen nach außen zu tragen kann Unterstützung bieten und das innere Selbst stärken.*

- Erörtern des Umgangs mit alltäglichen Konflikten, die auf Grund der eigenen Überzeugungen mit der Familie, mit anderen wichtigen Bezugspersonen, mit kulturellen Gruppen oder mit der Gesellschaft entstehen können. Ggf. Verwenden von Rollenspielen. *Bietet Gelegenheit, verschiedene Verhaltensweisen in geschützter Umgebung auszuprobieren, um auf alle Eventualitäten gefasst zu sein.*
- Sorgen für Bibliotherapie und Abgeben entsprechender Literaturlisten (z.B. Studiengruppe, Gemeindeschwester, Lesegesellschaft) und Web-Seiten, *um sich später darauf zu beziehen und selbst gesteuert weiterzulernen.*

Schwerpunkte der Pflegedokumentation

Pflegeassessment oder Neueinschätzung

- Befunde des Assessments inkl. der Wahrnehmung des Klienten in Bezug auf Bedürfnisse und den Wunsch nach Wachstum/Verbesserung
- Motivation für eine Veränderung und daran geknüpfte Erwartungen.

Planung

- Plan für persönliches Wachstum und beteiligte Personen.

Durchführung/Evaluation

- Reaktionen auf Interventionen/Patientenedukation und ausgeführte Pflegemaßnahmen
- Zielerreichung/Fortschritte in Richtung gewünschter Ergebnisse
- Veränderungen des Pflegeplans.

Entlassungs- oder Austrittsplanung

- Erfordernisse der Entlassung, langfristiger Pflegebedarf nach Entlassung, vorgenommene Koordinationen und Vermittlungen, zusätzlich verfügbare personelle, kommunale und materielle Ressourcen
- spezifische, vorgenommene Vermittlungen, Nachsorgeplan sowie Verantwortlichkeiten für zu treffende Maßnahmen.

Empfohlene, exemplarische Pflegeinterventionen (NIC) und Pflegeergebnisse (NOC)

NIC: *Entwicklungserleichterung: spirituell* [Spiritual Growth Facilitation] (McCloskey-Dochterman, J.; Bulecheck, G. M., 2013)
NOC: *Seelisches Wohlbefinden* [Spiritual Health] (Moorhead, S., Johnson, M.; Maas, M. L.; Swanson, E., 2013)

Literatur

Burkhart, L.; Solari-Twadell, A.: Spirituality and religiousness: Differenciating the diagnoses through a review of the nursing literature. Nursing Diagnosis: The International Journal of Nursing Language and Classification, (2001) 12: 45–54

Bäuerle, P.: Spiritualität und Kreativität in der Psychotherapie mit älteren Menschen. Huber, Bern 2005

Carpenito-Moyet L. J.: Das Pflegediagnosen-Lehrbuch. Huber, Bern 2013

Cavendish, R.; Luise, B.; Bauer, M.; Gallo, M. A., Horne, K.; Medifindt, J.; Russo, D.: Recognizing opportunities for spiritual enhancement in young adults. Nursing Diagnosis: The International Journal of Nursing Language and Classification, (2001) 12: 77–91

Farran, C. J.; Herth, K. A.; Popovich, J. M.: Hoffnung und Hoffnungslosigkeit. Ullstein Medical, Wiesbaden 1999 [vgr.]

Fitzgerald Miller, J.: Chronisch Kranksein bewältigen – Machtlosigkeit überwinden. Huber, Bern 2003

Frankl, V. E.: Der Wille zum Sinn. Huber, Bern 2012

Georg, J.: Spiritualität und existenzielle Verzweiflung. NOVA 33 (2002) 12: 40–42

Houldin, A. D.: Pflegekonzepte in der onkologischen Pflege. Huber, Bern 2003

Krohwinkel, M.: Rehabilitierende Prozesspflege am Beispiel von Apoplexiekranken. Huber, Bern 2008

Reed, P.: An emerging paradigm for the investigation of spirituality in nursing. Research in Nursing and Health, (1992) 15: 349–357

Stevens Barnum, B.: Spirituelle Aspekte der Pflege. Huber, Bern 2002

Stolte, K. M.: Pflegediagnosen in der Gesundheitsförderung und Patientenedukation. Huber, Bern 2013

Taylor, R.: Der moralische Imperativ des Pflegens. Huber, Bern 2011

Sinnkrise [P]

Spiritual distress (00066) (1978, 2002, LOE 2.1)
Domäne 10: **Selbstwahrnehmung**
Klasse 3: **Übereinstimmung von Werten/Glauben/Handlung**

Diagnosetyp (Dokumentationsform): aktuelle Pflegediagnose (PES)
Zuordnung der Pflegediagnose nach Pflegemodellen/-klassifikationen s. Kap. 6.

Definition: Beeinträchtigte Fähigkeit, Bedeutung und Sinn des Lebens durch Inbeziehungsetzen mit sich selbst, anderen, Kunst, Musik, Literatur, Natur und/oder einer höheren Macht zu erleben und einzubeziehen

Beeinflussende Faktoren [od. Einflussfaktoren] [E]

- aktives Sterben
- Einsamkeit
- soziale Entfremdung
- Selbstentfremdung
- fehlende soziokulturelle Einbindung
- Angst
- Schmerz
- Lebensveränderung
- chronische Krankheit [der eigenen oder einer anderen Person]
- Tod
- [In-Frage-Stellen des Überzeugungs-/Wertesystems (z. B. moralische/ethische Implikationen einer Therapie)].

S

Bestimmende Merkmale [od. Symptome] [S]

subjektive

Beziehung zu sich selbst

- drückt fehlende Hoffnung aus
- drückt fehlenden Sinn des Lebens aus
- drückt einen Mangel an Gelassenheit (z. B. Frieden) aus
- drückt fehlende Liebe aus
- drückt fehlende Selbstvergebung aus
- drückt fehlenden Mut aus
- [Äußern von] Wut

- drückt fehlende Akzeptanz aus
- drückt fehlende Lebensinhalte aus
- [Äußern von] Schuld[gefühl].

Beziehung zu Anderen
- verweigert die Interaktion mit Bezugspersonen
- verweigert die Interaktion mit spirituellen Führern
- äußert, vom Unterstützungssystem getrennt zu sein
- drückt das Gefühl der Entfremdung aus.

Beziehung zu Kunst, Musik, Literatur, Natur
- Unfähigkeit, früheren Stand der Kreativität auszudrücken (z. B. Singen/Musik hören/Schreiben)
- fehlendes Interesse an der Natur
- fehlendes Interesse, spirituelle Literatur zu lesen.

Beziehung zu einer höheren Macht
- plötzliche Veränderungen der spirituellen Handlungen
- Unfähigkeit oder Unvermögen zu beten
- Unfähigkeit oder Unvermögen, an religiösen Handlungen teilzunehmen
- Unfähigkeit oder Unvermögen, das Übersinnliche zu erfahren
- drückt Gefühle der Hoffnungslosigkeit aus
- Wunsch nach Kontakt mit einem religiösen Führer
- drückt aus zu leiden
- drückt aus, wütend auf Gott zu sein
- drückt aus, verlassen zu sein.

objektive

Beziehung zu sich selbst
- schlechtes [unwirksames] Coping.

Beziehung zu einer höheren Macht
- Unfähigkeit oder Unvermögen in sich zu kehren.

S

Klientenbezogene Pflegeziele oder Evaluationskriterien

Der Klient
- äußert ein erhöhtes Verbundensein und Hoffung für die Zukunft.
- demonstriert die Fähigkeit, sich selbst zu helfen/an der Pflege teilzunehmen.

- nimmt an Aktivitäten mit anderen teil, sucht aktiv Beziehungen.
- spricht über spirituelle Überzeugungen/Wertvorstellungen.
- äußert, sich selbst zu akzeptieren, Krankheit/Situation nicht verdient zu haben, «niemand ist schuld daran».

Maßnahmen oder Pflegeinterventionen

1. Pflegepriorität: Einschätzen ursächlicher/beeinflussender Faktoren:

- Bestimmen der religiösen/geistigen Einstellung des Klienten, des aktuellen Praktizierens, des Vorhandenseins von Konflikten. *Individuelle spirituelle Praktiken/Einschränkungen können sich auf die Versorgung des Klienten auswirken oder zu Konflikten zwischen spirituellen Überzeugungen und der Behandlung führen.*
- Hören auf Klagen des Klienten/der Bezugsperson(en)/Äußerungen der Angst, Besorgnisse/Entfremdung von Gott. Glauben, dass die Krankheit/Situation eine Bestrafung für ein Fehlverhalten ist usw. *Spricht für die Notwendigkeit eines spirituellen Beraters, um das Überzeugungssystem des Klienten anzusprechen, falls gewünscht.*
- Ermitteln von Gefühlen der Sinnlosigkeit, Machtlosigkeit, Hoffnungslosigkeit, der fehlenden Motivation, sich selbst zu helfen. *Zeigen, dass der Klient u. U. keine oder nur begrenzte Optionen/Alternativen oder persönliche Entscheidungsmöglichkeiten sieht, und dass ihm die Energie fehlt, mit der Situation zurechtzukommen.*
- Achten auf Äußerungen über die Unfähigkeit, einen Lebenssinn, einen Grund zum Leben zu finden. Evaluieren von Suizidgedanken. *Eine seelische Krise/der Verlust des Lebenswillens setzt den Klienten einen erhöhten Risiko aus, nicht mehr auf sein persönliches Wohlbefinden zu achten/sich selbst zu schädigen.*
- Beobachten von Verhaltensänderungen (z. B. Rückzug von anderen/kreative oder religiöse Aktivitäten, Alkohol-/Medikamentenabhängigkeit). *Hilfreich beim Bestimmen des Schweregrades/der Dauer der Situation und eines möglichen Bedarfs an zusätzliche Vermittlungen, wie etwa zu einer Entziehungskur.*
- Ermitteln des Selbstbildes/Selbstwertgefühls, des Lebenssinns, der Fähigkeit, tragende Beziehungen einzugehen. *Fehlendes Verbundensein mit sich selbst/anderen beeinträchtigt die Fähigkeit des Klienten, anderen zu vertrauen oder sich des Vertrauens anderer würdig zu fühlen.*

- Achten auf Verhaltensweisen, die auf unbefriedigende Beziehungen zu Anderen hinweisen (z. B. manipulative, auf Misstrauen beruhende, fordernde Beziehungen). *Manipulation dient dem Klienten dazu, mit seinem durch das Misstrauen anderer begründeten Gefühl von Machtlosigkeit zurechtzukommen.*
- Feststellen, welche Unterstützungssysteme dem Klienten/den Bezugspersonen zur Verfügung stehen und wie sie genutzt werden. *Sorgt für Einblicke in die Bereitschaft des Klienten, Ressourcen von außen nachzugehen.*
- Sich bewusst sein, welchen Einfluss die Wertvorstellungen einer Betreuungsperson haben können. *Es ist möglich, dem Klienten auch dann eine neutrale Hilfe zu sein, wenn man dabei die eigenen Überzeugungen weder aufgibt noch auf den Klienten überträgt.*

2. Pflegepriorität: Unterstützen des Klienten/der Bezugsperson(en) im Umgang mit Gefühlen/mit der Situation:

- Schaffen einer therapeutischen Beziehung zwischen Klient und Pflegeperson. Herausfinden, wie Pflegepersonen nach Ansicht des Klienten am besten helfen können. Zeigen von Verständnis für den Glauben/die spirituellen Sorgen des Klienten. *Fördert Vertrauen und Trost, indem es den Klienten ermutigt, in sensiblen Angelegenheiten offen zu sein.*
- Schaffen einer Atmosphäre, die das freie Äußern von Gefühlen und Sorgen zulässt.
- Empfehlen, ein Tagebuch zu führen. *Kann beim Klären von Werten/Ideen sowie beim Erkennen und Lösen von Gefühlen/der Situation helfen.*
- Ermutigen des Klienten/der Familie, Fragen zu stellen. *Zeigt Unterstützung für die Bereitschaft des Individuums, zu lernen.*
- Benennen von gegenwärtig angewandtem, ungeeignetem Coping-Verhalten und dessen Folgen. *Negative Folgen von Handlungen zu erkennen kann den Wunsch verstärken, etwas zu ändern.*
- Herausfinden von früherem Coping-Verhalten, *um früher genutzte Ansätze festzustellen, die für den Umgang mit der gegenwärtigen Situation u. U. effektiver sind.*
- Finden von Problemlösungen/Herausarbeiten von Bereichen für Kompromisse, *die beim Lösen möglicher Konflikte nützlich sein können.*
- Sorgen für eine ruhige, friedliche Umgebung, wenn möglich. *Fördert die Entspannung und gibt eine bessere Gelegenheit zur Re-*

flexion der Situation/zu Gesprächen mit anderen, für Meditation.

- Setzen von Grenzen bei ausagierenden Verhaltensweisen, die unangemessen/destruktiv sind. *Fördert die Sicherheit für den Klienten/andere Personen und hilft, einen Verlust des Selbstwertgefühls zu verhindern.*
- Einräumen von Zeit für wertfreie Diskussionen über philosophische Anliegen/Fragen bezüglich der spirituellen Bedeutung von Krankheit und/oder der Therapie. *Offene Kommunikation kann dem Klienten helfen, die Realität von Wahrnehmungen zu überprüfen und persönliche Optionen herauszuarbeiten.*

- **3. Pflegepriorität:** Erleichtern des Ziele-Setzens und Voranschreitens:
- Einbinden des Klienten beim Ausarbeiten von Zielen der Gesundheitsversorgung sowie des Therapieplans, soweit angemessen. *Stärkt die Bindung an den Plan, indem Ergebnisse optimiert werden.*
- Erörtern des Unterschieds zwischen Trauer und Schuldgefühlen. Unterstützen des Klienten, beides zu erkennen und damit umzugehen. Aufzeigen der Folgen von Handlungen, die auf Schuldgefühlen beruhen. *Hilft dem Klienten, Verantwortung für das eigene Handeln zu übernehmen und vermeidet gleichzeitig, aus falsch verstandenen Schuldgefühlen heraus zu handeln.*
- Verwenden therapeutischer Kommunikationsmethoden von Reflexion und aktivem Zuhören. *Hilft dem Klienten, eigene Lösungen für Probleme zu finden.*
- Vermitteln von Vorbildern (z. B. Krankenschwester, Person mit einer ähnlichen Situation/Krankheit). *Gibt Gelegenheit zum Austausch von Erfahrungen/Hoffnung und zum Herausarbeiten von Optionen für den Umgang mit der Situation.*

S

- Unterstützen des Klienten, Meditation/Gebet zu erlernen und Vergebung zu erfahren, *um frühere Verletzungen zu heilen.*
- Informieren, dass Zorn auf Gott ein normaler Teil des Trauerprozesses ist. *Zu erkennen, dass diese Gefühle nicht üblich sind, kann das Schuldgefühl verringern, zur offenen Aussprache ermutigen und die Lösung eines Konflikts erleichtern.*
- Sorgen für Zeit und Privatsphäre zur Teilnahme an religiösen Aktivitäten (z. B. Gebet, Meditation, Lesungen der Heiligen Schrift). *Ermöglicht dem Klienten, sich auf sich selbst zu konzentrieren und Verbundenheit zu suchen.*

- Ermutigen zu/Erleichtern von Ausflügen in einen benachbarten Park/Spaziergängen in der Natur, soweit der Klient dazu in der Lage ist. *Sonnenschein, frische Luft und Aktivität können Endorphine freisetzen, [können als Zeitgeber circadiane Rhythmen stabilisieren] und damit das Wohlbefinden fördern.*
- Sorgen für Spieltherapie, die auch spirituelle Dinge erfasst, bei einem Kind. *Angenehme interaktive Tätigkeiten fördern das offene Gespräch und bewirken, dass Informationen besser behalten werden. Darüber hinaus geben sie dem Kind Gelegenheit, das Gelernte zu praktizieren.*
- Berücksichtigen der Wünsche der Eltern beim Erörtern und Implementieren spiritueller Unterstützung für das Kind. *Schränkt Verwirrung des Kindes ein und verhindert Werte-/Überzeugungskonflikte.*
- Vermitteln an geeignete Ressourcen (z. B. Seelsorger/Gemeindeschwester, religiöser Berater, Krisenberatung, Hospizpflege, Psychotherapie, Anonyme Alkoholiker). *Nützt im Umgang mit der unmittelbaren Situation und beim Herausfinden langfristiger Ressourcen zur Unterstützung beim Aufbau eines Gefühls von Verbundenheit.*
- Vgl. PDx: Unwirksames Coping, Machtlosigkeit, Selbstwertgefühl (div. PDx), Soziale Isolation, Suizidgefahr.

4. Pflegepriorität: Fördern des Wohlbefindens (Beratung, Patientenedukation und Entlassungsplanung):
- Unterstützen des Klienten, Zielvorstellungen zu entwickeln, um mit dem Leben/der Krankheitssituation zurechtzukommen. *Stärkt die Zielorientierung und optimiert damit Ergebnisse.*
- Ermutigen des Klienten zu einer Lebensübersicht. Hilft ihm, einen Grund zum Leben zu finden. *Fördert Hoffnungen und die Bereitschaft, sich weiterhin um eine Verbesserung der Situation zu bemühen.*
- Unterstützung beim Entwickeln von Coping-Fertigkeiten, *um mit den Belastungen der Krankheit/notwendigen Veränderungen der Lebensweise fertig zu werden.*
- Unterstützen des Klienten, Bezugspersonen und andere zu erkennen, die bei Bedarf Hilfestellung geben könnten. *Um das Gefühl von Verbundensein zu stärken und sich auch weiterhin auf Ziele zuzubewegen, ist kontinuierliche Unterstützung erforderlich.*
- Auffordern der Familie, für eine stille, ruhige Atmosphäre zu

sorgen. Bereit sein, einfach nur anwesend [präsent] zu sein und nicht das Bedürfnis zu haben, etwas zu tun. *Hilft dem Klienten, im Kontext der gegenwärtigen Situation über sich nachzudenken.*

- Unterstützen des Klienten beim Identifizieren spiritueller Ressourcen, die hilfreich sein könnten (z. B. Kontakt mit einem Seelsorger, der qualifiziert ist/Erfahrungen hat im Umgang mit speziellen Problemen, wie z. B. Sterben/Tod, Beziehungsproblemen, Suchtmittelmissbrauch, Suizid). *Liefert Antworten auf spirituelle Fragen, unterstützt auf der Reise der Selbstentdeckung und kann helfen, dass der Klient lernt, sich selbst zu akzeptieren und sich zu vergeben.*

Schwerpunkte der Pflegedokumentation

Pflegeassessment oder Neueinschätzung

- individuelle Befunde inkl. der Art des spirituellen Konflikts, der Auswirkungen der Beteiligung am Therapieprogramm
- physische/emotionale Reaktionen auf den Konflikt.

Planung

- Pflege-/Interventionsplan und beteiligte Personen
- Patientenedukationsplan für Klienteninformation, -schulung und -beratung.

Durchführung/Evaluation

- Reaktionen auf Interventionen/Patientenedukation und ausgeführte Pflegemaßnahmen
- Zielerreichung/Fortschritte in Richtung gewünschter Ergebnisse
- Veränderungen des Pflegeplans.

Entlassungs- oder Austrittsplanung

- Erfordernisse der Entlassung, langfristiger Pflegebedarf nach Entlassung, vorgenommene Koordinationen und Vermittlungen, zusätzlich verfügbare personelle, kommunale und materielle Ressourcen
- spezifische, vorgenommene Vermittlungen, Nachsorgeplan sowie Verantwortlichkeiten für zu treffende Maßnahmen.

Empfohlene, exemplarische Pflegeinterventionen (NIC) und Pflegeergebnisse (NOC)

NIC: *Spirituelle Unterstützung* [Spiritual Support] (McCloskey-Dochterman, J.; Bulecheck, G. M., 2013)

NOC: *Spirituelles Wohlbefinden* [Spiritual Health] (Moorhead, S., Johnson, M.; Maas, M. L.; Swanson, E., 2013)

Literatur

Burkhart, L.; Solari-Twadell, A.: Spirituality and religiousness: Differenciating the diagnoses through a review of the nursing literature. Nursing Diagnosis: The International Journal of Nursing Language and Classification, (2001) 12: 45–54

Bäuerle, P.: Spiritualität und Kreativität in der Psychotherapie mit älteren Menschen. Huber, Bern 2005

Carpenito-Moyet L. J.: Das Pflegediagnosen-Lehrbuch. Huber, Bern 2013

Cavendish, R.; Luise, B.; Bauer, M.; Gallo, M. A., Horne, K.; Medifindt, J.; Russo, D.: Recognizing opportunities for spiritual enhancement in young adults. Nursing Diagnosis: The International Journal of Nursing Language and Classification, (2001) 12: 77–91

Farran, C. J.; Herth, K. A.; Popovich, J. M.: Hoffnung und Hoffnungslosigkeit. Ullstein Medical, Wiesbaden 1999 [vgr.]

Fitzgerald Miller, J.: Chronisch Kranksein bewältigen – Machtlosigkeit überwinden. Huber, Bern 2003

Frankl, V. E.: Der Wille zum Sinn. Huber, Bern 2012

Georg, J.: Spiritualität und existenzielle Verzweiflung. NOVA 33 (2002) 12: 40–42

Houldin, A. D.: Pflegekonzepte in der onkologischen Pflege. Huber, Bern 2003

Krohwinkel, M.: Rehabilitierende Prozesspflege am Beispiel von Apoplexiekranken. Huber, Bern 2008

Reed, P.: An emerging paradigm for the investigation of spirituality in nursing. Research in Nursing and Health, (1992) 15: 349–357

Stevens Barnum, B.: Spirituelle Aspekte der Pflege. Huber, Bern 2002

Taylor, R.: Der moralische Imperativ des Pflegens. Huber, Bern 2011

Gefahr einer Sinnkrise [P]

Risk for spiritual distress (00067) (1998, 2004, LOE 2.1)
Domäne 10: **Selbstwahrnehmung**
Klasse 3: **Übereinstimmung von Werten/Glauben/Handlung**

Diagnosetyp (Dokumentationsform): Risikopflegediagnose (PR)
Zuordnung der Pflegediagnose nach Pflegemodellen/-klassifikationen s. Kap. 6.

Definition: Risiko einer beeinträchtigten Fähigkeit, Bedeutung, Sinn und Ziele des Lebens durch Inbeziehungsetzen mit sich selbst, anderen, Kunst, Musik, Literatur, Natur und/oder einer höheren Macht zu erleben und einzubeziehen

Risikofaktoren [R]

körperliche

- physische Krankheit
- chronische Krankheit
- Suchtmittelmissbrauch [Substanzmissbrauch].

psychosoziale

- Stress
- Angst
- Depression
- geringes Selbstwertgefühl
- schlechte Beziehungen
- verschließt sich vor Liebeserfahrungen
- Unfähigkeit zu vergeben
- Verlust
- Trennung von Unterstützungssystemen
- Rassenkonflikt
- kultureller Konflikt
- Veränderung der religiösen Rituale
- Veränderung der spirituellen Handlungen.

entwicklungsbezogene

- Lebensveränderungen.

umgebungsbezogene

- Naturkatastrophen
- Veränderungen im Umfeld.

Klientenbezogene Pflegeziele oder Evaluationskriterien

Der Klient

S

- erkennt eine Bedeutung und einen Zweck in seinem Leben, die Hoffnung, Frieden und Zufriedenheit stärken.
- äußert, dass er sich selbst als wertvoll akzeptiert und die Krankheit/Situation nicht verdient usw.
- erkennt und nutzt Ressourcen in angemessener Weise.

Maßnahmen oder Pflegeinterventionen

1. Pflegepriorität: Einschätzen ursächlicher/beeinflussender Faktoren:

- Feststellen der aktuellen Situation (z. B. Naturkatastrophe, Tod eines Ehegatten, persönliche Ungerechtigkeit).

- Zuhören bei den Berichten des Klienten/der Bezugsperson(en), Achten auf Ausdrücke von Wut/Sorge und der Überzeugung, die Krankheit/Situation sei eine Strafe für Fehlverhalten usw. *Kann auf die Möglichkeit hindeuten, dass der Klient über spirituelle und religiöse Überzeugungen in eine Sinnkrise [Verzweiflung] gerät.*
- Achten, auf die Lebensmotivation des Klienten und ob diese unmittelbar mit der Situation zusammenhängt (z. B. Haus und Geschäft in einer Überschwemmung untergegangen, Elternteil, dessen einziges Kind todkrank ist). *Bedeutung oder Sinn im Leben in Frage zu stellen, kann auf einen inneren Konflikt bezüglich früherer religiöser Überzeugungen und Rituale hindeuten.*
- Feststellen der religiösen/spirituellen Ausrichtung des Klienten, gegenwärtige Ausübung, Bestehen von Konflikten, vor allem unter den gegebenen Umständen.
- Einschätzen des Selbstkonzepts, des Selbstwertgefühls, der Fähigkeit, liebende Beziehungen aufzubauen. *Das Gefühl angesichts von Krankheit und Katastrophe, nicht gut genug zu sein, kann von Gefühlen des Verlassenseins begleitet sein.*
- Beobachten von Verhalten, das auf schlechte Beziehungen zu anderen hindeutet (z. B. manipulativ, nicht vertrauend, fordernd).
- Feststellen von Unterstützungssystemen, die dem Klienten/der bzw. den Bezugsperson(en) zur Verfügung stehen und genutzt werden.
- Feststellen eines Substanzkonsums/-missbrauchs. *Beeinträchtigt die Fähigkeit zum positiven Umgang mit Problemen.*

2. Pflegepriorität: Unterstützen des Klienten/der Bezugsperson(en) im Umgang mit dem Gefühl/der Situation:

- Schaffen einer Umgebung, die den freien Ausdruck von Gefühlen und Bedenken fördert. *In ruhiger Haltung zuzuhören kann dem Klienten vermitteln, dass er akzeptiert wird.*
- Aufzeigen lassen der laufenden/unmittelbaren Bedürfnisse des Klienten und ihn Prioritäten setzen lassen. *Hilft dem Klienten bei der Konzentration auf das, was getan werden muss, und beim Herausarbeiten gangbarer Schritte.*
- Sich Zeit nehmen zur vorurteilsfreien Diskussion philosophischer Themen/Fragen über die spirituellen Auswirkungen der Krankheit/Situation und/oder des Behandlungsplans. *Unter Umständen glaubt der Klient, Krankheit sei die Folge davon, dass er sündhaft, schlecht oder von Gott verlassen ist.*

- Erörtern des Unterschieds zwischen Trauer und Schuld und Unterstützen des Klienten beim jeweiligen Erkennen und Umgehen damit, indem er Verantwortung für eigene Handlungen übernimmt und sein Bewusstsein für die Folgen eines Handelns aus falsch verstandenem Schuldgefühl heraus zum Ausdruck bringt. *Der Klient muss entscheiden, ob Schuld verdient ist oder nicht. Kulturelle und religiöse Überzeugungen können dazu führen, dass sich ein Klient schuldig fühlt, während er in Wirklichkeit nichts getan hat, das dies begründen würde.*
- Einsetzen therapeutischer Kommunikationsfertigkeiten der Reflexion und des aktiven Zuhörens. *Hilft dem Klienten, eigene Lösungen für seine Belange zu finden.*
- Überprüfen der angewandten Coping-Fertigkeiten und deren Wirksamkeit in der aktuellen Situation. *Lässt Stärken, die in den Plan aufgenommen werden können, und Techniken, die der Überarbeitung bedürfen, erkennen.*
- Sorgen für ein Rollenvorbild (z. B. Pflegeperson, Person, die eine ähnliche Krankheit/Situation durchmacht). *Teilen von Erfahrungen/Hoffnung unterstützt den Klienten im Umgang mit der Wirklichkeit.*
- Anregen, ein Tagebuch zu schreiben. *Kann beim Klären von Wertvorstellungen/Ideen, beim Erkennen und Auflösen von Gefühlen/der Situation helfen.*
- Erörtern des Interesses des Klienten an den Künsten, Musik, Literatur. *Bietet Einblicke in die Bedeutung dieser Themen und in die Integration ins Leben des Betreffenden.*
- Vermitteln an geeignete Ressourcen (z. B. Krisenberatung, Regierungseinrichtungen, Gemeindeschwester oder geistlicher Berater, der Qualifikationen/Erfahrung im Umgang mit speziellen Problemen wie Tod/Sterben, Beziehungsprobleme, Substanzmissbrauch, Suizid hat, ferner Hospizpflege, Psychotherapie, Anonyme Alkoholiker, Drogenberatung).

S

3. Pflegepriorität: Fördern des Wohlbefindens (Beratung, Patientenedukation und Entlassungsplanung):

- Durchführen von Rollenspielen neuer Coping-Techniken *zur verstärkten Integration neuer Fertigkeiten/notwendiger Veränderungen der Lebensweise.*
- Ermutigen der Person, sich an kulturellen Aktivitäten ihrer Wahl zu beteiligen. *Kunst, Musik, Spiele und andere kulturelle Aktivitä-*

ten sind ein Mittel, sich mit sich selbst und anderen zu verbinden.
- Erörtern der Möglichkeiten, Kurse zu nehmen, sich an Diskussionsgruppen zu beteiligen und in kommunale Programme einbinden zu lassen.
- Unterstützen des Klienten beim Identifizieren von Bezugspersonen und Individuen/Selbsthilfegruppen, die kontinuierliche Unterstützung bieten könnten, *da dies eine tägliche Notwendigkeit ist, um die man sich lebenslang kümmern muss.*
- Den Wünschen der Eltern entsprechen beim Erörtern und Implementieren spiritueller Unterstützung eines Kindes.
- Erörtern des Nutzens einer Familienberatung, soweit angemessen. *Themen dieser Art (z. B. situationsbedingte Verluste, Naturkatastrophen, schwierige Beziehungen) beeinträchtigen die Familiendynamik.*

Schwerpunkte der Pflegedokumentation

Pflegeassessment oder Neueinschätzung
- individuelle Befunde inkl. der Risikofaktoren und der Art der aktuellen Verzweiflung
- körperliche/emotionale Reaktionen auf die Verzweiflung
- Zugang zu/Nutzung von Ressourcen.

Planung
- Pflege-/Interventionsplan und beteiligte Personen
- Patientenedukationsplan für Klienteninformation, -schulung und -beratung.

Durchführung/Evaluation
- Reaktionen auf Interventionen/Patientenedukation und ausgeführte Pflegemaßnahmen
- Zielerreichung/Fortschritte in Richtung gewünschter Ergebnisse
- Veränderungen des Pflegeplans.

Entlassungs- oder Austrittsplanung
- Erfordernisse der Entlassung, langfristiger Pflegebedarf nach Entlassung, vorgenommene Koordinationen und Vermittlungen, zusätzlich verfügbare personelle, kommunale und materielle Ressourcen
- spezifische, vorgenommene Vermittlungen, Nachsorgeplan sowie Verantwortlichkeiten für zu treffende Maßnahmen.

Empfohlene, exemplarische Pflegeinterventionen (NIC) und Pflegeergebnisse (NOC)

NIC: *Spirituelle Unterstützung* [Spiritual Support] (McCloskey-Dochterman, J.; Bulecheck, G. M., 2013)

NOC: *Spirituelles Wohlbefinden* [Spiritual Health] (Moorhead, S., Johnson, M.; Maas, M. L.; Swanson, E., 2013)

Literatur

Burkhart, L.; Solari-Twadell, A.: Spirituality and religiousness: Differenciating the diagnoses through a review of the nursing literature. Nursing Diagnosis: The International Journal of Nursing Language and Classification, (2001) 12: 45–54

Bäuerle, P.: Spiritualität und Kreativität in der Psychotherapie mit älteren Menschen. Huber, Bern 2005

Carpenito-Moyet L. J.: Das Pflegediagnosen-Lehrbuch. Huber, Bern 2013

Cavendish, R.; Luise, B.; Bauer, M.; Gallo, M. A., Horne, K.; Medifindt, J.; Russo, D.: Recognizing opportunities for spiritual enhancement in young adults. Nursing Diagnosis: The International Journal of Nursing Language and Classification, (2001) 12: 77–91

Farran, C. J.; Herth, K. A.; Popovich, J. M.: Hoffnung und Hoffnungslosigkeit. Ullstein Medical, Wiesbaden 1999 [vgr.]

Fitzgerald Miller, J.: Chronisch Kranksein bewältigen – Machtlosigkeit überwinden. Huber, Bern 2003

Frankl, V. E.: Der Wille zum Sinn. Huber, Bern 2012

Georg, J.: Spiritualität und existenzielle Verzweiflung. NOVA 33 (2002) 12: 40–42

Houldin, A. D.: Pflegekonzepte in der onkologischen Pflege. Huber, Bern 2003

Krohwinkel, M.: Rehabilitierende Prozesspflege am Beispiel von Apoplexiekranken. Huber, Bern 2008

Reed, P.: An emerging paradigm for the investigation of spirituality in nursing. Research in Nursing and Health, (1992) 15: 349–357

Stevens Barnum, B.: Spirituelle Aspekte der Pflege. Huber, Bern 2002

Taylor, R.: Der moralische Imperativ des Pflegens. Huber, Bern 2011

Beeinträchtigte Spontanatmung [P]

Impaired spontaneous ventilation (00033) (1992)
Domäne 4: **Aktivität/Ruhe**
Klasse 4: **Kardiovaskuläre/Pulmonale Reaktionen**

Diagnosetyp (Dokumentationsform): aktuelle Pflegediagnose (PES)
Zuordnung der Pflegediagnose nach Pflegemodellen/-klassifikationen s. Kap. 6.

Definition: Reduzierte Energiereserven führen zur Unfähigkeit eines Individuums, eine ausreichende Atmung aufrechtzuerhalten

Beeinflussende Faktoren [od. Einflussfaktoren] [E]

- stoffwechselbedingte Faktoren [hypermetabolischer Zustand (z. B. Infektion), Ernährungsdefizit/Erschöpfung der Energiereserven]
- Erschöpfung/Schwäche der Atemmuskulatur
- [Atemwegsdurchmesser/-widerstand]
- [Probleme mit Abhusten/Sekretion].

Bestimmende Merkmale [od. Symptome] [S]

subjektive

- Dyspnö
- Ängstlichkeit.

objektive

- erhöhte Stoffwechselrate
- erhöhte Herzfrequenz
- gesteigerte Ruhelosigkeit
- verminderte Kooperation
- zunehmende Betätigung der Atemhilfsmuskulatur
- vermindertes Atemzugvolumen
- erniedrigter pO_2
- erniedrigte SaO_2
- erhöhter pCO_2.

Klientenbezogene Pflegeziele oder Evaluationskriterien

Der Klient

- erlangt mit Hilfe der künstlichen Beatmung wieder ein wirksames Atemmuster oder erhält es ohne Atelektasen/Betätigung der

Atemhilfsmuskulatur, Zyanose und weitere Zeichen einer Hypoxie aufrecht. Die Werte der arteriellen Blutgasanalyse sind in einem annehmbaren Bereich.
- nimmt der individuellen Fähigkeit entsprechend an der Entwöhnung teil.

Die Pflegeperson
- gewährleistet die notwendige Überwachung, um die Atemfunktion aufrechtzuerhalten.

Maßnahmen oder Pflegeinterventionen

1. Pflegepriorität: Einschätzen des Ausmaßes der Beeinträchtigung:
- Erkennen eines Klienten mit vorliegendem oder drohendem Atemversagen (z. B. Apnö oder langsame, flache Atmung, veränderter Geisteszustand oder Verlegung mit Notwendigkeit eines Atemwegsschutzes).
- Einschätzen des Atemmusters bei Spontanatmung unter Beachten von Atemfrequenz, Atemtiefe, Symmetrie der Brustkorbbewegungen, Betätigung der Atemhilfsmuskulatur, *um die Atemarbeit einzuschätzen.*
- Auskultieren der Atemgeräusche. Beobachten, wo sie vorhanden sind /fehlen, ob sie gleichmäßig oder unregelmäßig sind und ob Atemnebengeräusche bestehen.
- Evaluieren der arteriellen Blutgase und/oder der Pulsoximetrie und der Kapnographie, *um das Vorliegen/den Grad einer arteriellen Hypoxämie (< 55 %) und Hyperkapnie (CO_2 > 45 %) festzustellen, die zu einer beeinträchtigten Atmung führen, welche wiederum Atemunterstützung erfordert.*
- Einholen/Sichten der Resultate von Lungenfunktionsuntersuchungen *(z. B. Lungenvolumen, Ein- und Ausatemdruck, forcierte Vitalkapazität), soweit angemessen, um das Vorliegen/den Grad einer Ateminsuffizienz einzuschätzen.*
- Ermitteln der Ursachen des Atemversagens, *um den Bedarf an mechanischer Ventilation und die geeignetste Beatmungsmöglichkeit zu bestimmen.*
- Überprüfen der Ergebnisse von Röntgen-Reihenuntersuchungen und MRT-/CT-Scans, *um eine Erkrankung zu diagnostizieren und das Ansprechen auf die Behandlung zu überwachen.*
- Beobachten der Wirkung der Atemtherapie (z. B. Bronchodilatatoren, Sauerstoffzufuhr, intermittierende Überdruckbeatmung).

2. Pflegepriorität: Bereitstellen und Aufrechterhalten einer Atemunterstützung:

- Assistieren beim Implementieren von Atemunterstützung, soweit angezeigt (z. B. endotracheale/tracheale Intubation mit mechanischer Beatmung, *um eine gefährdete Atmung zu unterstützen).*
- Beobachten des Atemmusters und Unterscheiden zwischen Spontanatemzügen und kontrollierter Beatmung durch den Respirator.
- Auszählen der Atemzüge des Klienten während einer vollen Minute und Vergleichen mit der erwünschten/eingestellten Frequenz des Respirators.
- Sicherstellen, dass die Atemzüge des Klienten mit dem Respirator koordiniert sind, *vermindert angestrengte Atemarbeit und maximiert die Sauerstoffversorgung.*
- Korrektes Aufblasen des Cuffs des trachealen/endotrachealen Tubus, unter Anwendung der Minimal-Leak- oder Okklusivtechnik. Überprüfen des Drucks im Cuff alle 4–6 Stunden sowie bei Cuff-Entlastung/-Neuauffüllung, *um Risiken in Verbindung mit zu hohem/niedrigem Cuff-Druck zu verhindern.*
- Kontrollieren, ob die Schläuche verlegt oder verstopft sind (z. B. bei Abknickung oder Wasserransammlung). Absaugen der Schläuche, soweit angezeigt. Vermeiden, in Richtung auf den Klienten oder zurück ins Reservoir abzusaugen, *was zur Kontamination führt/ein Medium für das Bakterienwachstum bietet.*
- Kontrollieren der Alarmvorrichtungen des Respirators. Diese nie abstellen, auch nicht während des Absaugens. Entfernen des Respirators und manuelle Beutelbeatmung, wenn die Ursache des Alarms nicht rasch erkannt und behoben werden kann. Verifizieren, dass die Warnsignale auch im Stationszimmer gehört werden können.
- Durchführen regelmäßiger Kontrollen der eingestellten Parameter am Respirator. Anpassen entsprechend der primären Erkrankung des Klienten und der diagnostischen Befunde, soweit angezeigt.
- Sicherstellen, dass die Sauerstoffleitung mit der richtigen Quelle verbunden ist. Durchführen regelmäßiger Kontrollen der Sauerstoffkonzentration [in der Inspirationsluft].
- Verifizieren, dass das Atemzugvolumen dem für die individuelle Situation benötigte Volumen entspricht und das Spirometer

richtig funktioniert. Achten auf Abweichungen der erwünschten Lungenvolumina, *um eine Veränderung der Compliance oder ein Geräteleck/eine fehlende Abdichtung des Cuffs (falls verwendet) zu erfassen.*

- Kontrollieren des Beatmungsdrucks *zur Erfassung auftretender Komplikationen/technischer Probleme.*
- Überwachen des Verhältnisses von Inspiration und Expiration.
- Fördern der maximalen Beatmung der Alveolen, Kontrollieren der Intervalle bei der intermittierenden Beatmung mit erhöhtem Atemzugvolumen («Seufzer», normalerweise das 1,5- bis 2-fache des Atemzugvolumens). *Reduziert das Risiko für Atelektasen, hilft, Sekrete zu mobilisieren.*
- Achten auf Befeuchtung und Anwärmung der Inspirationsluft, Aufrechthalten der Befeuchtung *zur Verflüssigung der Sekrete und zur Erleichterung ihres Entfernens.*
- Regelmäßiges Auskultieren der Atemgeräusche. Achten auf häufige rasselnde und brodelnde Geräusche, die sich auch bei Husten/Absaugen nicht beheben lassen. *Können auf mögliche Komplikationen (Atelektasen, Pneumonie, akuter Bronchospasmus, Lungenödem) hinweisen.*
- Absaugen, bei Bedarf, *um Sekretansammlungen zu entfernen/die Atemwege freizuhalten.*
- Beobachten von Veränderungen der Thoraxsymmetrie, *die auf eine falsche Lage der Kanüle und Auftreten eines Barotraumas hinweisen können.*
- Aufbewahren einer Reanimationsausrüstung am Bett. Manuelle Beatmung durchführen, wenn angezeigt (z. B. wenn der Klient für einen Systemwechsel oder zur Störungssuche bei technischen Problemen vom Respirator abgehängt wird).

- Verabreichen von Sedativa nach Bedarf, *um die Atemzüge zu synchronisieren und die Atemarbeit/den Energieverbrauch zu reduzieren.*
- Verabreichen Medikamenten, welche die Durchgängigkeit der Atemwege und den Gasaustausch fördern, und Überwachen ihrer Wirkungen.

3. Pflegepriorität: Vorbereiten/Assistieren bei der Entwöhnung vom Respirator, falls angemessen:

- Ermitteln der körperlichen/psychischen Bereitschaft zur Entwöhnung inkl. spezifischer Atemparameter, des Fehlens einer

Infektion/eines Herzversagens, ob der Klient wach und/oder in der Lage ist, die Spontanatmung beizubehalten, ob der Ernährungszustand ausreicht, um die Atemarbeit zu leisten.
- Erklären des Vorgehens, der Methoden sowie des individuellen Plans und der Erwartungen bei der Beatmungsentwöhnung. *Verringert die Furcht vor Unbekanntem.*
- Anheben des Kopfteils des Bettes oder, wenn möglich, den Klienten in einen orthopädischen Stuhl setzen oder ihn so lagern, *dass die Dyspnö gelindert und die Sauerstoffversorgung erleichtert wird.*
- Unterstützen des Klienten, bei Entwöhnungsversuchen/Beatmungsunterbrechungen, während einer therapeutischen Maßnahme/Aktivität die «Atemkontrolle» zu übernehmen.
- Üben, zusammen mit dem Klienten, langsam und tief durchzuatmen, die Bauchatmung/Lippenbremse einzusetzen, eine bequeme Haltung einzunehmen und Entspannungstechniken anzuwenden, *um die Atemfunktion auf ein Höchstmaß zu verbessern.*
- Unterstützen des Klienten beim Einüben wirksamer Hustentechnik und Sekretlösung/-entfernung.
- Sorgen für eine ruhige Umgebung. Dem Klienten die volle Aufmerksamkeit schenken. *Fördert die Entspannung und verringert den Energie-/Sauerstoffbedarf.*
- Einbeziehen der Bezugsperson(en)/Familie, soweit angemessen. Sorgen für Beschäftigungsmöglichkeiten. *Hilft dem Klienten, sich auf etwas anderes als die Atmung zu konzentrieren.*
- Instruieren des Klienten im Anwenden energiesparender Techniken bei Pflegemaßnahmen, *um den Sauerstofffverbrauch/die Erschöpfung einzuschränken.*
- Fortlaufendes Ermutigen des Klienten und Anerkennen seiner Leistungen. Vermitteln von Hoffnung auf eine (mindestens teilweise) Beatmungsentwöhnung. *Fördert die Bereitschaft und Zustimmung und verbessert die Ergebnisse.*

4. Pflegepriorität: Vorbereiten der Entlassung mit einem Respirator, soweit angezeigt:
- Erstellen eines Entlassungsplans (z. B. Rückkehr nach Hause, kurzfristiger/längerfristiger Aufenthalt in einem Langzeitpflegeheim).
- Bestimmen spezifischer Bedürfnisse bezüglich der Geräteanschaffung. Feststellen der Ressourcen für die Gerätebeschaffung und Organisieren der Lieferung vor der Entlassung des Klienten.

- Überprüfen der Anordnung der Räume unter Berücksichtigung der Zimmergröße und Zugänge, des Standortes von Möbeln und der elektrischen Anschlüsse, *um spezifische Sicherheitsbedürfnisse zu erkennen.*
- Beschaffen von Nichtrauchertafeln, die angebracht werden müssen. Den Familienmitgliedern nahe legen, nicht zu rauchen.
- Anweisen der Bezugsperson(en)/Familie, dem Gas- und Elektrizitätswerk und der Feuerwehr bekannt zu geben, dass im Haus ein Respirator in Betrieb ist.
- Erstellen eines Notfallplans für die Stromversorgung und Evakuierung, falls erforderlich.
- Überprüfen und Beschaffen von Literatur und audiovisuellem Material zur korrekten Bedienung, Wartung und Sicherheit des Respirators, *zum Nachschlagen zu Hause, wodurch das Wissen und der Behaglichkeitsgrad (Comfort) des Klienten/der Bezugsperson(en) steigt.*
- Demonstrieren der Trachealtoilette und Kanülenpflege.
- Instruieren der Angehörigen/Pflegepersonen in anderen atemtherapeutischen Maßnahmen (z. B. Thorax-Physiotherapie).
- Sorgen für genügend Gelegenheiten zum Üben neuer Fertigkeiten mit Bezugsperson(en)/Betreuungspersonen. Üben des Verhaltens in möglichen Krisensituationen mit Rollenspielen, *um das Selbstvertrauen zur Bewältigung der Situation und Befriedigung der Bedürfnisse des Klienten zu stärken.*
- Benennen von Symptomen, die einer sofortigen medizinischen Einschätzung und Intervention bedürfen. *Eine rechtzeitige Intervention kann eine Verschlimmerung des Problems verhüten.*
- Positive Rückmeldungen und Anerkennung für den Einsatz der Bezugsperson(en)/Familie geben, *fördert die Fortsetzung erwünschten Verhaltens.*
- Erstellen einer Liste mit Namen und Telefonnummern ausgewählter Kontaktpersonen. *Eine Rund-um-die-Uhr-Erreichbarkeit verringert ein Gefühl der Isolation und steigert die Wahrscheinlichkeit, im Bedarfsfall angemessene Informationen zu bekommen.*

5. Pflegepriorität: Fördern des Wohlbefindens (Beratung, Patientenedukation und Entlassungsplanung):

- Erörtern der Auswirkungen spezifischer Aktivitäten auf den Atemzustand. Anbieten von Problemlösungsmöglichkeiten zur Entwöhnung, *um positive Entwöhnungsergebnisse zu maximieren.*

- Den Klienten an einem Programm teilnehmen lassen *zur Stärkung der Atemmuskeln und zur Förderung der Kondition*
- Schützen des Klienten vor Infektionsquellen (z. B. durch Beachten des Gesundheitszustands von Besuchern und anderen Klienten/des Pflegeteams).
- Empfehlen der Teilnahme an einer Selbsthilfegruppe, Vorstellen von Personen mit ähnlichen Problemen, *um geeignete Rollenmodelle anzubieten und Unterstützung bei der Problemlösung anzubieten.*
- Den Betreuungspersonen raten, sich Erholungszeiten/-pausen zu gönnen, *um sich um persönliche Bedürfnisse, das eigene Wohlbefinden und Wachstum zu kümmern.*
- Dem Klienten und seinen Angehörigen Gelegenheit geben, über die Beendigung der Therapie/der lebenserhaltenden Maßnahmen zu sprechen.
- Vermitteln an respiratorabhängige Personen, die erfolgreich mit ihrer Situation zurechtkommen, *um Hoffnung für die Zukunft zu machen.*
- Vermitteln an weitere Ressourcen (z. B. Seelsorge, Beratung).

Schwerpunkte der Pflegedokumentation

Pflegeassessment oder Neueinschätzung

- Ausgangswerte und spätere Veränderungen der Atemfunktion
- Resultate der diagnostischen Tests
- individuelle Risikofaktoren/Besorgnisse.

Planung

- Pflege-/Interventionsplan und beteiligte Personen
- Patientenedukationsplan für Klienteninformation, -schulung und -beratung.

Durchführung/Evaluation

- Reaktionen auf Interventionen/Patientenedukation und ausgeführte Pflegemaßnahmen
- Kenntnisse/Fähigkeiten und Unterstützungsbedarf von Bezugsperson(en)/Angehörigen
- Zielerreichung/Fortschritte in Richtung gewünschter Ergebnisse
- Veränderungen des Pflegeplans.

Entlassungs- oder Austrittsplanung

- Erfordernisse der Entlassung, langfristiger Pflegebedarf nach Entlassung, vorgenommene Koordinationen und Vermittlun-

gen, zusätzlich verfügbare personelle, kommunale und materielle Ressourcen
- Ausrüstungsbedarf und Bezugsquellen
- spezifische, vorgenommene Vermittlungen, Nachsorgeplan sowie Verantwortlichkeiten für zu treffende Maßnahmen.

Empfohlene, exemplarische Pflegeinterventionen (NIC) und Pflegeergebnisse (NOC)

NIC: *Maschinelle Beatmung* [Mechanical Ventilation] (McCloskey-Dochterman, J.; Bulecheck, G. M., 2013)
NOC: *Respiratorischer Status: Atemvorgang* [Respiratory Status: Ventilation] (Moorhead, S., Johnson, M.; Maas, M. L.; Swanson, E., 2013)

Literatur

Carpenito-Moyet L. J.: Das Pflegediagnosen-Lehrbuch. Huber, Bern 2013
Georg, J.: Atemstörungen bei alten Menschen. NOVA 34 (2003) 3: 6–8
Larsen, R.: Anästhesie und Intensivmedizin für die Fachpflege. Springer, Berlin 2012
Larsen, R.; Ziegenfuss, T.: Beatmung Indikationen – Techniken – Krankheitsbilder. Springer, Berlin 2012
Schaefer, I. L. & Dorschner, S.: Lebensqualität bedeutet, unabhängig handeln können: Wie erleben COPD-Patienten non-invasive Beatmung? Eine qualitative Studie. Pflege 18 (2005) 3: 159–168
Scheurer, K.: Non-invasive Ventilation bei Patienten mit chronischer respiratorischer Insuffizienz: Sichere Maskenanpassung. Pflege Zeitschrift 61 (2008) 6: 313–316
Wagner, E. M.: Entwöhnung von künstlicher Beatmung. Kinderkrankenschwester 24 (2005) 3: 120–124
Teising, D.: Neonatologische und pädiatrische Intensivpflege. Springer, Heidelberg/Berlin 2000

Unwirksames Stillen [P]

Ineffective breastfeeding (00104) (1988)
Domäne 7: **Rollenbeziehungen**
Klasse 3: **Rollenverhalten**

Diagnosetyp (Dokumentationsform): aktuelle Pflegediagnose (PES)
Zuordnung der Pflegediagnose nach Pflegemodellen/-klassifikationen s. Kap. 6.

Definition: Unzufriedenheit oder Schwierigkeit, die eine Mutter, ein Säugling oder ein Kind während des Stillprozesses erlebt

Beeinflussende Faktoren [od. Einflussfaktoren] [E]

- Frühgeburt
- Anomalie des Säuglings
- schlechter Saugreflex des Säuglings
- Säugling wird zusätzlich [oft oder wiederholt] mit einer künstlichen Brustwarze ernährt
- Angst der Mutter
- Gefühl der Ambivalenz der Mutter
- Wissensdefizit
- frühere Misserfolge mit Stillen
- Unterbrechung beim Stillen
- fehlende Unterstützung durch den Partner
- fehlende Unterstützung durch die Familie
- Brustanomalie der Mutter
- frühere Brustoperation.

Bestimmende Merkmale [od. Symptome] [S]

S

subjektive

- nicht zufriedenstellender Stillvorgang/-prozess
- anhaltend wunde Brustwarzen nach der ersten Stillwoche
- unzureichende Entleerung jeder Brust bei jedem Stillen
- Mangel an Milch
- wahrgenommener Mangel an Milch.

objektive

- beobachtbare Anzeichen einer unangemessenen Nahrungsaufnahme des Säuglings [Abnahme der Zahl nasser Windeln, unangemessener Gewichtsverlust/unangemessene Gewichtszunahme]

- nicht anhaltendes Saugen an der Brust
- ungenügende Gelegenheiten, an der Brust zu saugen
- Unfähigkeit des Säuglings, die Brustwarze richtig zu fassen
- Säugling krümmt sich an der Brust
- Säugling schreit an der Brust
- sträubt sich gegen das Anlegen
- Säugling schreit innerhalb der ersten Stunde nach dem Stillen
- Säugling ist innerhalb der ersten Stunde nach dem Stillen unruhig
- reagiert nicht auf andere beruhigende Maßnahmen
- keine beobachtbaren Zeichen einer Oxytozinausschüttung.

Klientenbezogene Pflegeziele oder Evaluationskriterien

Die Mutter

- äußert, die ursächlichen/beeinflussenden Faktoren zu verstehen.
- demonstriert Methoden zur Verbesserung/Erleichterung des Stillens.
- übernimmt die Verantwortung für wirksames Stillen.
- erreicht einen gegenseitig zufrieden stellenden Stillvorgang, bei dem der Säugling nach dem Stillen zufrieden ist und eine angemessene Gewichtszunahme aufweist.

Maßnahmen oder Pflegeinterventionen

1. Pflegepriorität: Erkennen ursächlicher/beeinflussender Faktoren auf Seiten der Mutter:

- Ermitteln, welche Kenntnisse die Mutter über das Stillen hat und welche Anleitungen und Instruktionen sie erhalten hat.
- Ermitteln kultureller Erwartungen/Konflikte in Bezug auf das Stillen und Überzeugungen/Praktiken in Bezug auf die Laktation, Milchspendetechniken und Nahrungspräferenzen der Mutter.
- Achten auf falsche Vorstellungen/Missverständnisse, vor allem bei Müttern im Teenager-Alter, *die mit größerer Wahrscheinlichkeit über begrenztes Wissen verfügen und mehr mit Fragen des Körperbildes beschäftigt sind.*
- Ermutigen der Mutter, über gegenwärtige/frühere Stillerfahrungen zu sprechen.

- Beachten der vorangegangenen negativen Erfahrungen (selbst Erlebtes und Erfahrungen anderer Mütter), *da diese die jetzige Situation beeinflussen könnten.*
- Durchführen eines körperlichen Assessments mit Beachten des Aussehens der Brust/Brustwarzen, merklicher Asymmetrie der Brüste, deutliche Hohl- oder Flachwarzen, eine minimale oder fehlende Vergrößerung der Brust während der Schwangerschaft.
- Ermitteln, ob es sich um primäre Stillschwierigkeiten handelt *(z.B. Prolaktinmangel/Serumprolaktinspiegel, ungenügendes Brustdrüsengewebe, Brustoperationen, welche die Warze/Innervation des Warzenhofes [irreversibel] geschädigt haben)* oder ob die Stillprobleme sekundär auftreten *(z.B. wunde Brustwarzen, schwerer Milchstau, verstopfte Milchdrüsen, Mastitis, Hemmung des Milchspendereflexes, Trennung von Mutter und Kind mit der Folge einer Stillunterbrechung [behandelbar]).* Beachte: *Übergewichtige/Adipöse sind 2,5-/3,6-mal weniger erfolgreich beim Beginnen mit dem Stillen als Frauen der Allgemeinbevölkerung.*
- Beachten der Vorgeschichte der Mutter und des Schwangerschaftsverlaufs, der Wehen und der Entbindung (normale Geburt oder Kaiserschnitt), andere vor kurzem durchgeführte oder gegenwärtige chirurgische Eingriffe, vorbestehende medizinische Probleme (z.B. Diabetes mellitus, Epilepsie, Herzkrankheiten oder Behinderungen) oder ob es sich um eine Adoptivmutter handelt.
- Feststellen, welche Unterstützungssysteme die Mutter hat: Vorhandensein und Reaktion der Bezugsperson(en), der erweiterten Familie und von Freunden. *Der Vater des Kindes und die Großmutter mütterlicherseits sind (neben fürsorgenden Gesundheitsfachpersonen) wichtige Faktoren, die zu einem erfolgreichen Stillen beitragen.*
- Feststellen des Alters der Mutter und die Anzahl der Kinder zu Hause und ob die Mutter wieder arbeiten gehen muss.
- Beachten der Gefühle der Mutter (z.B. Furcht/Angst, Ambivalenz, Depression).

2. Pflegepriorität: Ermitteln ursächlicher/beeinflussender Faktoren beim Säugling:

- Ermitteln der Schwierigkeiten beim Saugen, wie unter «Beeinflussende Faktoren [oder Einflussfaktoren] [E]» und «Bestimmende Merkmalen [oder Symptome] [S]» genannt.

- Beachten, ob das Kind eine Frühgeburt ist und/oder ob der Säugling eine Anomalie aufweist (z. B. Gaumenspalte), *um speziellen Ausrüstungs-/Stillbedarf festzustellen.*
- Überprüfen des Stillrhythmus, *um einen erhöhten Nahrungsbedarf des Säuglings festzustellen (mindestens 8 Stillmahlzeiten/Tag, ob pro Mahlzeit mindestens 15 Minuten an jeder Brust gestillt wird) oder auf zusätzliche Verabreichung von Flaschenernährung.*
- Achten auf Zeichen einer ungenügenden Nahrungszufuhr (z. B., wenn der Säugling mit minimalen oder nicht hörbaren Schluckgeräuschen an der Brust nuckelt, sich an der Brust krümmt und weint und sich gegen das Anlegen sträubt; verminderte Ausscheidung von Urin/Stuhl, ungenügende Gewichtszunahme).
- Feststellen, ob der Säugling nach dem Stillen zufrieden oder ob er aufgeregt ist und innerhalb der ersten Stunde nach dem Stillen weint, *was auf einen unbefriedigenden Stillvorgang hinweisen würde.*
- Beachten der Zusammenhänge zwischen der Einnahme bestimmter Nahrungsmittel durch die Mutter und «kolikartigen» Reaktionen des Säuglings.

3. Pflegepriorität: Unterstützen der Mutter, die Fertigkeit für erfolgreiches Stillen zu erwerben:

- Emotionales Unterstützen der Mutter. Während des Spitalaufenthalts bei jeder Stillmahlzeit während des Klinikaufenthalts/der Sprechstunde/des Hausbesuchs direkte Instruktionen geben. Vermitteln von Adoptivmüttern, die stillen möchten, an eine Stillberaterin, *um bei Techniken der induzierten Laktation zu unterstützen.*
- Informieren der Mutter über frühzeitig auftretende Stillhinweise des Säuglings (z. B. reflektorisches Suchen nach der Mutterbrust, schmatzende Lippenbewegungen, Saugen am Finger/an der Hand) im Vergleich zum Späthinweis des Weinens. *Frühzeitig zu erkennen, dass der Säugling Hunger hat, fördert ein rechtzeitiges/befriedigenderes Stillerleben beim Säugling und bei der Mutter.*
- Der Mutter empfehlen, das zu häufige Zufüttern von Flaschennahrung und den häufigen Einsatz eines Schnullers zu meiden (außer wenn angezeigt), *weil dadurch das Stillbedürfnis des Säuglings gemindert wird/die Gefahr einer frühzeitigen Entwöhnung steigen kann.* Beachte: *Adoptivmütter erreichen u. U. keine vollständige Versorgung mit Muttermilch und müssen zufüttern.*

- Einschränken des Gebrauchs von Brusthütchen (z. B. nur vorübergehend, um die Brustwarze hervorzuziehen) und direktes Anlegen des Säuglings an die Brust.
- Demonstrieren des Gebrauchs einer elektrischen Milchpumpe mit Zweikammerauffangsystem, falls angezeigt, *um den Milchfluss aufrechtzuerhalten oder zu erhöhen.*
- Erörtern/Demonstrieren des Gebrauchs von Stillhilfen (z. B. Tragetuch, Stillbänkchen/-kissen).
- Empfehlen einer Vielfalt an Stillpositionen, *um die für Mutter und Kind bequemste herauszufinden. Für Frauen mit übergroßen und großen Brüsten eignet sich u. a. der «Torwart-Griff», bei dem der Säugling mit dem Kopf an der Mutterbrust und mit dem Körper um den Körper der Mutter gehalten wird, oder die Mutter legt sich zum Stillen hin.*
- Auffordern der Klientin, häufig Ruhepausen einzuschalten, die Haushaltspflichten/Kinderpflege sinnvoll einzuteilen, *um Erschöpfung zu begrenzen und entspannt stillen zu können.*
- [Informieren der Mutter, dass gewisse Kinder nicht weinen, wenn sie hungrig sind, sondern unruhige/sich windende Bewegungen machen und/oder an ihren Fingern saugen.]
- Empfehlen, das Rauchen, die Einnahme von Koffein, Alkohol, Medikamenten, übermäßigem Zucker zu meiden/einzuschränken, falls angemessen, *da sie die Milchproduktion und den Milchspendereflex beeinträchtigen oder die Stoffe direkt vom Kind aufgenommen werden könnten.*
- Auffordern der Mutter, Stillprobleme rechtzeitig anzugehen. Zum Beispiel:
  - *bei Schwellung der Brust/Milchstau:* Warme und/oder kühle [Quark]-Umschläge, Massage der Brust von der Brust zur Brustwarze hin, Gebrauch eines Oxytozin-Nasensprays, *um den Milchflussreflex zu fördern.* Beruhigen des aufgeregten Babys vor dem Stillen, korrektes Anlegen des Säuglings an die Brust/Brustwarze, Wechseln der Seite. Stillen rund um die Uhr und/oder Abpumpen der Milch mit einer Milchpumpe mindestens 8- bis 12-mal pro Tag
  - *bei wunden Brustwarzen:* Benutzen von Kleidung aus 100%iger Baumwolle. Keine Seife, keinen Alkohol, keine austrocknenden Mittel für die Brustwarzenpflege verwenden. Vermeiden des Gebrauchs von Brusthütchen aus Plastik oder Stilleinlagen mit Kunstfaseranteil. Die Brüste an der Luft trocknen lassen,

Auftragen einer dünnen Schicht Lanolinsalbe (sofern Mutter/Kind nicht empfindlich gegen Wollfette sind). Äußerst vorsichtig sein mit Sonnenbestrahlung/Solarium. Verabreichen eines leichten Schmerzmittels nach Bedarf. Auflegen von Eis vor dem Stillen oder Waschen der Brust mit warmem Wasser, *um die eingetrocknete Milch zu entfernen und die Brustwarze geschmeidig zu halten.* Den Stillvorgang mit der weniger betroffenen Seite beginnen; Ausdrücken der Brust mit der Hand, um den Milchspendereflex in Gang zu bringen, korrektes Anlegen des Säuglings an die Brust/Brustwarze und Ausprobieren verschiedener Positionen
– *bei verstopften Brustdrüsen:* Tragen eines größeren Büstenhalters, Vermeiden von Druck, Verwenden von feuchter oder trockener Wärme, sanftes Massieren oberhalb der Verstopfung zur Brustwarze. Stillen des Säuglings, Ausdrücken der Brust von Hand oder Abpumpen der Milch nach der Massage, häufiger auf der betroffenen Seite stillen
– *bei gehemmtem Milchspendereflex:* Sorgen für Entspannung vor dem Stillen (z. B. eine ruhige Atmosphäre, bequeme Haltung, Brustmassage, warme Wickel, Trinken in Reichweite, Entwickeln eines Stillrhythmus, Konzentration auf den Säugling), Verabreichen eines Oxytozin-Nasensprays bei Bedarf
– *bei Mastitis:* Sorgen für einige Tage Schonung/Bettruhe (mit dem Säugling). Verabreichen von Antibiotika nach Verordnung. Sorgen für feuchtwarme Wickel vor und während des Stillens, die Brüste vollständig entleeren, fortfahren, den Säugling mindestens 8- bis 12-mal am Tag zu stillen oder die Milch während 24 Stunden abpumpen und dann das Stillen nach Bedarf wieder aufnehmen.

4. Pflegepriorität: Gewöhnen des Säuglings an das Stillen:
- Befeuchten der Stilleinlage mit Muttermilch und sie zusammen mit einer Fotografie der Mutter in das Bett des Säuglings legen, wenn dieser aus medizinischen Gründen von der Mutter getrennt ist (z. B. Frühgeburt).
- Steigern und Fördern des Körperkontaktes.
- Dem Säugling Gelegenheit zum Üben des Saugens geben.
- Mit der Hand kleine Mengen von Muttermilch in den Mund des Säuglings drücken.

- Der Mutter die Brust, nach Bedarf, nach dem Stillen abpumpen, *um den Milchfluss zu fördern.*
- Verabreichen von Flaschenernährung nur wenn notwendig.
- Ermitteln spezieller Maßnahmen bei einem Säugling mit einer Lippen-/Gaumenspalte.

5. Pflegepriorität: Fördern des Wohlbefindens (Beratung, Patientenedukation und Entlassungsplanung):

- Einplanen einer Nachkontrolle, 48 Stunden nach Spitalentlassung und 2 Wochen nach der Geburt durch eine Pflegeperson (Mütterberatung), *um den Stillvorgang und die Milchzufuhr zu beurteilen.*
- Anleiten der Eltern, die Ausscheidung des Säuglings anhand der Zahl das nassen Windeln zu kontrollieren. *Mindestens 6 nasse Windeln deuten auf eine ausreichende Flüssigkeitszufuhr hin.*
- Wiegen des Säuglings und Dokumentieren des Gewichts mindestens alle 3 Tage, *um eine ausreichende Flüssigkeitszufuhr zu überprüfen.*
- Unterweisen des Vaters/der Bezugsperson in den Vorteilen des Stillens und wie man gemeinsamen Problemen der Laktation begegnet. *Sich der Unterstützung des Vaters/der Bezugsperson zu versichern zeigt nach 6 Monaten eine höhere Rate erfolgreichen Stillens.*
- Fördern von Beratung durch Gleichaltrige bei Müttern im Teenager-Alter. *Sorgt für ein positives Rollenvorbild, auf das die junge Mutter zurückgreifen und wo sie über Sorgen/Gefühle unbeschwert sprechen kann.*
- Überprüfen der Bedürfnisse der Mutter nach Ruhe, Entspannung, Zusammensein (z. B. mit anderen Kindern), falls angezeigt.
- Erörtern der Wichtigkeit einer angepassten Ernährung/Zufuhr von Flüssigkeit, Einnahme von Vitaminen (z. B. Vit. C), Mineralstoffen, Spurenelementen mit der Mutter schon vor der Geburt.
- Ansprechen spezieller Probleme (z. B. Schwierigkeiten beim Saugen, Frühgeburt/Anomalien).
- Informieren der Mutter, dass das Wiedereinsetzen der Menstruation innerhalb der ersten 3 Monate nach der Geburt eine ungenügende Prolaktinausschüttung anzeigen kann.
- Vermitteln an Selbsthilfegruppen (z. B. je nach Bedarf Mütterberatung, Stillberatung, La Leche Liga, Elterngruppen, Kurse für Stressabbau oder andere Ressourcen in der Gemeinde).

- Sorgen für Bibliotherapie und Empfehlen geeigneter Sachbücher/Web-Seiten *zur weitergehenden Information.*

Schwerpunkte der Pflegedokumentation

Pflegeassessment oder Neueinschätzung

- herausgearbeitete Assessment-Faktoren von Mutter und Säugling (z. B. Milchstau, adäquate Gewichtszunahme ohne Zusatznahrung).

Planung

- Pflege-/Interventionsplan und beteiligte Personen
- Patientenedukationsplan für Klienteninformation, -schulung und -beratung.

Durchführung/Evaluation

- Reaktionen von Mutter und Säugling auf Interventionen/Anleitung und durchgeführte Pflegehandlungen
- Veränderungen des Körpergewichts des Säuglings
- Zielerreichung/Fortschritte in Richtung gewünschter Ergebnisse
- Veränderungen des Pflegeplans.

Entlassungs- oder Austrittsplanung

- spezifische, vorgenommene Vermittlungen und Entscheidung der Mutter zur Beteiligung.

Empfohlene, exemplarische Pflegeinterventionen (NIC) und Pflegeergebnisse (NOC)

NIC: *Stillförderung* [Breastfeeding Assistance] (McCloskey-Dochterman, J.; Bulecheck, G. M., 2013)

S

NOC: *Aufnahme des Stillens: Mütterliche* [Breastfeeding Establishment: Maternal] oder Aufnahme des Stillens: Kindliche [Breastfeeding Establishment: Infant] (Moorhead, S., Johnson, M.; Maas, M. L.; Swanson, E., 2013)

Literatur

Carpenito-Moyet L. J.: Das Pflegediagnosen-Lehrbuch. Huber, Bern 2013

Biancuzzo, M.: Stillberatung. Mutter und Kind professionell unterstützen. Elsevier, München 2004

Both, D.; Frischknecht, K.: Stillen kompakt. Elsevier, München 2007

Deutscher Hebammenverband: Praxisbuch: Besondere Stiullsituationen. Hippokrates, Stuttgart 2012

Eugster, G.; Both, D.: Stillen gesund & richtig. Elsevier, München 2008
Lothrop, H.: Das Stillbuch. München, Kösel 2006
Mändle, C.; Opitz-Kreuter, S.: Das Hebammenbuch. Schattauer, Stuttgart 2007
Muß, K.: Stillberatung und Stillförderung. WVG, Stuttgart 2005
Royal College of Midwives RCM (Hrsg.): Erfolgreiches Stillen (4. Aufl.). Huber, Bern 2004
Smollich, M.; Jansen, A. C.: Arzneimittel in Schwangerschaft und Stillzeit. Hippokrates, Stuttgart 2011

Unterbrochenes Stillen [P]

Interrupted breastfeeding (00105) (1992)
Domäne 7: **Rollenbeziehungen**
Klasse 3: **Rollenverhalten**

Diagnosetyp (Dokumentationsform): aktuelle Pflegediagnose (PES)
Zuordnung der Pflegediagnose nach Pflegemodellen/-klassifikationen s. Kap. 6.

Definition: Eine Unterbrechung in der Kontinuität des Stillprozesses aufgrund der Unfähigkeit oder weil es nicht ratsam ist, das Kind zum Stillen an die Brust anzulegen

Beeinflussende Faktoren [od. Einflussfaktoren] [E]

- Krankheit der Mutter
- Krankheit des Säuglings
- Frühgeburt
- Berufstätigkeit der Mutter
- Kontraindikationen für das Stillen [z. B. Drogen-/Medikamentenkonsum, gewisse Fälle von Muttermilchikterus]
- Situation, die eine plötzliche Entwöhnung des Säuglings erfordert.

Bestimmende Merkmale [od. Symptome] [S]

subjektive

- Säugling erhält bei manchen oder allen Mahlzeiten keine Nahrung von der Brust
- Wunsch der Mutter, das Stillen für den Ernährungsbedarf des Kindes aufrechtzuerhalten

- Wunsch der Mutter, Muttermilch für den Ernährungsbedarf des Kindes zu haben
- Wunsch der Mutter, schlussendlich Muttermilch für den Ernährungsbedarf des Kindes zu haben
- Wissensdefizit über das Abpumpen der Muttermilch
- Wissensdefizit über das Aufbewahren der Muttermilch.

objektive

- Trennung von Mutter und Kind.

Mutterbezogene Pflegeziele/Kriterien zur Evaluation

Die Mutter

- erkennt und wendet Methoden an, um die Milchbildung bis zur Wiederaufnahme des Stillens aufrechtzuerhalten.
- erreicht ein für beide zufrieden stellendes Stillen, wonach der Säugling zufrieden ist und eine angemessene Gewichtszunahme aufweist.
- erreicht Entwöhnung und Abstillen nach Wunsch.

Maßnahmen oder Pflegeinterventionen

1. Pflegepriorität: Erkennen ursächlicher/beeinflussender Faktoren:

- Ermitteln, welche Kenntnisse die Mutter über das Stillen hat und welche Anleitung/Instruktionen sie erhalten hat.
- Achten auf falsche Vorstellungen/Missverständnisse, vor allem bei Müttern im Teenager-Alter, *die mit größerer Wahrscheinlichkeit über begrenztes Wissen verfügen und mehr mit Fragen des Körperbildes beschäftigt sind.*
- Ermutigen der Mutter, über gegenwärtige/frühere Stillerfahrungen zu sprechen.
- Ermitteln der Aufgaben, Pflichten und zeitlich festgelegten Aktivitäten/des Terminplans der Mutter (z.B. Pflege der übrigen Kinder, Arbeit zu Hause/außer Haus, Zeitplan/Stundenpläne der Familienmitglieder, die Möglichkeit/Fähigkeit, den hospitalisierten Säugling zu besuchen).
- Identifizieren von Faktoren, die ein Unterbrechen des Stillens oder gelegentlich sogar das Abstillen erfordern (z.B. Erkrankung der Mutter, Drogenkonsum); der Wunsch/die Notwendigkeit, den Säugling zu entwöhnen. *Im Allgemeinen profitieren Säuglinge*

mit chronischen Krankheiten vom Stillen und nur ein paar Erkrankungen der Mutter (z. B. HIV-Infektion, aktive/unbehandelte Tuberkulose in den ersten 2 Wochen einer Mehrfachtherapie, ein aktiver Herpes simplex der Brüste, Windpocken 5 Tage vor oder 2 Tage nach der Entbindung) sind für gestillte Säuglinge gefährlich. Auch bei antiretroviralen Substanzen/Zytostatika sowie bei Substanzmissbrauch der Mutter muss gewöhnlich abgestillt werden. Eine Strahlentherapie erfordert das Unterbrechen des Stillens während dieser Zeit, da Radioaktivität bekanntermaßen in die Muttermilch übergeht und damit von der verwandten Substanz abhängt. (Eine Option besteht jedoch im Füttern mit zuvor abgepumpter Muttermilch.).
- Feststellen, welche Unterstützungssysteme die Mutter/Familie hat. *Der Vater des Kindes und die Großmutter mütterlicherseits sind (neben den fürsorgenden Gesundheitsfachpersonen) wichtige Faktoren, die zu einem erfolgreichen Stillen beitragen.*

2. Pflegepriorität: Unterstützen der Mutter, das Stillen nach Wunsch/Notwendigkeit aufrechtzuerhalten oder zu beenden:
- Sorgen für Informationen über die Notwendigkeit/Entscheidung zur Unterbrechung des Stillens.
- Fördern von Beratung durch Gleichaltrige bei Müttern im Teenager-Alter. *Sorgt für ein positives Rollenvorbild, auf das die junge Mutter zurückgreifen und wo sie unbeschwert über Sorgen/Gefühle sprechen kann.*
- Schulen des Vaters/der Bezugsperson(en) in den Vorteilen des Stillens und im Umgang mit häufigen Stillproblemen. *Sich der Unterstützung des Vaters/der Bezugsperson(en) zu versichern führt nach 6 Monaten zu einem höheren Prozentsatz erfolgreichen Stillens.*
- Erörtern/Demonstrieren von Stillhilfen (z. B. Tragetuch/Bauchtrage, Stillbänkchen/-kissen, manuelle und/oder elektrische Milchpumpe).
- Empfehlen, das Rauchen, die Einnahme von Koffein, Alkohol, Medikamenten, übermäßigem Zucker zu meiden/einzuschränken, *da sie die Milchproduktion und den Milchflussreflex beeinträchtigen oder die Stoffe direkt vom Kind aufgenommen werden könnten.*
- Sichten von Techniken des Ausdrückens und Lagerns von Muttermilch, *als Unterstützung, um das Stillen aufrechtzuerhalten.*

- Erörtern korrekter Techniken des Einsatzes abgepumpter Muttermilch, *um eine optimale Ernährung und das Fortsetzen des Stillens zu fördern.*
- Lösen von Problemen bei der Rückkehr an den Arbeitsplatz oder bei der regelmäßigen Versorgung eines Säuglings, der mit dem Fläschchen ernährt/bei dem zugefüttert werden muss.
- Sorgen für Privatsphäre/eine ruhige Umgebung, wenn die Muter in der Klinik/am Arbeitsplatz stillt.
- Feststellen, ob sich ein Routinebesuchsplan oder ein Warnsystem erstellen/einrichten lässt, *sodass der Säugling hungrig ist/bereit ist, gestillt zu werden.*
- Empfehlen, abgepumpte Muttermilch statt Fertignahrung zu verwenden oder zumindest teilweise zu stillen, solange Mutter und Kind zufrieden sind. *Verhindert zeitweises Unterbrechen des Stillens und senkt damit das Risiko vorzeitigen Abstillens.*
- Ermutigen der Mutter, sich ausreichend auszuruhen, die Flüssigkeits- und Nahrungsaufnahme beizubehalten und regelmäßig alle 3 Stunden die Milch abzupumpen, während sie wach ist, *um eine ausreichende Milchproduktion und das Stillen aufrechtzuerhalten.*

3. Pflegepriorität: Unterstützen der Mutter beim Prozess des Abstillens, falls gewünscht:

- Sorgen für emotionale Unterstützung der Mutter und Akzeptieren der Entscheidung, abzustillen. *Traurigkeit ist häufig, auch wenn es die Entscheidung der Mutter war, abzustillen.*
- Erörtern, die Häufigkeit des täglichen Stillens/Abpumpens alle 2–3 Tage um eine Sitzung zu reduzieren. *Bevorzugte Entwöhnungsmethode, wenn die Umstände es erlauben, um Probleme mit einem Milchstau zu vermeiden.*
- Dazu anhalten, einen bequemen, gut sitzenden BH zu tragen, sich die Brüste jedoch nicht zu binden, *der Gefahr vermehrt verstopfter Milchgänge und der Infektionsgefahr wegen.*
- Empfehlen, bei Bedarf 1–3 Wochen lang täglich regelmäßig etwas Milch aus den Brüsten zu drücken, *um die Beschwerden eines Milchstaus zu verringern, bis die Milchproduktion aufhört.*
- Anregen, das Kind beim Füttern mit dem Fläschchen und bei Interaktionen jeweils anders zu halten, *um Suchbewegungen des Säuglings nach der Brust und eine Stimulation der Brustwarzen zu verhindern.*

- Erörtern der Einnahme von Ibuprofen/Paracetamol *bei Beschwerden in Verbindung mit dem Abstillen.*
- Anregen dazu, mindestens 4-mal täglich 15–20 Minuten lang Eisbeutel auf die Brust (nicht die Brustwarzen) zu legen, *um die Schwellung bei plötzlichem Abstillen reduzieren zu helfen.*

4. Pflegepriorität: Fördern eines erfolgreichen Stillens:
- Empfehlen/Sorgen dafür, dass der Säugling regelmäßig saugt, vor allem, wenn Sondenernährung Teil des Therapieplans ist. *Bestärkt darin, dass die Stillzeit angenehm ist und die Verdauung fördert.*
- Erörtern der korrekten Anwendung und Wahl der Zusatznahrung sowie alternativer Verabreichungstechniken (z. B. Flasche, Spritze), falls gewünscht.
- Überprüfen von Vorsichtsmaßnahmen (z. B. richtige Fließgeschwindigkeit der Flaschennahrung aus dem Sauger, mehrmaliges Unterbrechen zum Aufstoßen-Lassen, Halten der Flasche statt sie aufzustützen, Zubereiten des Fläschchens und Methoden zum Sterilisieren).

5. Pflegepriorität: Fördern des Wohlbefindens (Mütter- und Väterberatung/Entlassungsberatung):
- Erkennen weiterer Möglichkeiten, die Bindung zum Kind zu unterstützen/stärken (z. B. Beruhigung, Trost, spielerische Aktivitäten).
- Erklären absehbarer Veränderungen des Stillbedarfs/der Stillhäufigkeit. *Wachstumsschübe erfordern eine erhöhte Aufnahme/häufigeres Stillen des Säuglings.*
- Vermitteln von Selbsthilfegruppen (z. B. La Leche Liga) und andere Ressourcen in der Gemeinde (Mütter- und Väterberatung/Stillberatung, Gemeindekrankenpflege etc.).
- Fördern von Bibliotherapie und Empfehlen geeigneter Sachbücher *zur weitergehenden Information.*

Schwerpunkte der Pflegedokumentation

Pflegeassessment oder Neueinschätzung

- Ausgangsbefunde von Faktoren bei Mutter und Kind
- Grund der Unterbrechung des Stillens bzw. des Abstillens
- Anzahl nasser Windeln/regelmäßige Gewichtsangaben.

Planung

- gewählte Stillmethode
- Pflegeplan und an der Planung beteiligte Personen
- Plan für die Klienteninformation, -schulung und -beratung.

Durchführung/Evaluation

- Reaktionen der Mutter auf Interventionen/Anleitung und durchgeführte Pflegehandlungen
- Reaktionen des Säuglings auf die Ernährung und die Ernährungsmethode
- Bewerten, ob der Säugling zufrieden oder immer noch hungrig wirkt
- Zielerreichung/Fortschritte in Richtung gewünschter Ergebnisse
- Veränderungen des Pflegeplans.

Entlassungs- oder Austrittsplanung

- Erfordernisse der Entlassung, langfristiger Pflegebedarf nach Entlassung, vorgenommene Koordinationen und Vermittlungen, zusätzlich verfügbare personelle, kommunale und materielle Ressourcen
- spezifische, vorgenommene Vermittlungen, Nachsorgeplan sowie Verantwortlichkeiten für zu treffende Maßnahmen.

Empfohlene, exemplarische Pflegeinterventionen (NIC) und Pflegeergebnisse (NOC)

NIC: *Stillberatung* [Lacatation Counseling] (McCloskey-Dochterman, J.; Bulecheck, G. M., 2013)

NOC: *Stillen: Weiterführung* [Breastfeeding Maintenance] (Moorhead, S., Johnson, M.; Maas, M. L.; Swanson, E., 2013)

S

Literatur

Carpenito-Moyet L. J.: Das Pflegediagnosen-Lehrbuch. Huber, Bern 2013

Biancuzzo, M.: Stillberatung. Mutter und Kind professionell unterstützen. Elsevier, München 2004

Both, D.; Frischknecht, K.: Stillen kompakt. Elsevier, München 2007

Deutscher Hebammenverband: Praxisbuch: Besondere Stiullsituationen. Hippokrates, Stuttgart 2012

Eugster, G.; Both, D.: Stillen gesund & richtig. Elsevier, München 2008

Lothrop, H.: Das Stillbuch. München, Kösel 2006

Mändle, C.; Opitz-Kreuter, S.: Das Hebammenbuch. Schattauer, Stuttgart 2007

Muß, K.: Stillberatung und Stillförderung. WVG, Stuttgart 2005

Royal College of Midwives RCM (Hrsg.): Erfolgreiches Stillen (4. Aufl.). Huber, Bern 2004

Smollich, M.; Jansen, A. C.: Arzneimittel in Schwangerschaft und Stillzeit. Hippokrates, Stuttgart 2011

[Bereitschaft für verbessertes Stillen] [G]* Erfolgreiches Stillen

Effective breastfeeding (00106) (1990, 2010)
Domäne 7: **Rollenbeziehungen**
Klasse 3: **Rollenverhalten**

Diagnosetyp (Dokumentationsform):), Gesundheitsförderungspflegediagnose (GES)

Zuordnung der Pflegediagnose nach Pflegemodellen/-klassifikationen s. Kap. 6.

Definition: Mutter-Kind-Dyade/Familie zeigt ausreichende Fertigkeiten beim und Befriedigung mit dem Stillprozess
Ein Muster der Fertigkeiten und Zufriedenheit der Mutter-Kind-Dyade, das ausreichend ist, den Stillprozess zu unterstützen und gestärkt werden kann

Beeinflussende Faktoren [od. Einflussfaktoren] [E]

- grundlegende Kenntnisse über das Stillen
- normaler Brustaufbau
- normaler Aufbau des Mundraums des Säuglings
- Gestationsalter des Säuglings > 34 Wochen
- bestehende Unterstützung
- Zuversicht der Mutter.

S

* Diese PDx ist zu kritisieren, da die Einflussfaktoren [E] und die Symptome [S]» eigentlich Ergebnisse bzw. Evaluationskriterien sind. Unserer Ansicht nach muss normales Stillverhalten erlernt und unterstützt werden, wobei die Interventionen auf das Erlernen von Maßnahmen zur Verbesserung gerichtet sind. [Titel wurde im Sinne einer Gesundheitsförderungsdiagnose geändert. Anm. d. dt. Hrsg.]

Bestimmende Merkmale [od. Symptome] [S]

subjektive

- Mutter äußert Zufriedenheit mit dem Stillen.

objektive

- Mutter kann den Säugling so anlegen, dass er erfolgreich ansaugen kann
- Säugling ist zufrieden nach dem Stillen
- regelmäßiges Saugen an der Brust [z. B. 8–10 Mal/24 Stunden]
- regelmäßiges Schlucken an der Brust
- anhaltendes Saugen an der Brust
- anhaltendes Schlucken an der Brust
- altersentsprechende Gewichtsentwicklung des Säuglings
- effektive Kommunikationsmuster zwischen Mutter und Säugling [Anhaltspunkte beim Säugling, Interpretation und Reaktion der Mutter]
- Symptome von Oxytozinausschüttung [Let-down-Reflex, Einschießen der Milch]
- angemessenes altersentsprechendes Ausscheidungsmuster des Säuglings [weiche Stühle, mehr als sechs nasse Windeln am Tag mit nicht konzentriertem Urin]
- Verlangen des Säuglings, gestillt zu werden
- vorliegende Anzeichen/Symptome einer Oxytozinsusschüttung
- Verlangen des Säuglings, gestillt zu werden.

Klientenbezogene Pflegeziele oder Evaluationskriterien

S

Die Mutter

- äußert, den Vorgang des Stillens zu verstehen
- beherrscht wirksame Stilltechniken
- erhält Anteilnahme und Unterstützung durch die Familie
- besucht Kurse/liest angemessene Literatur, wenn erforderlich.

Maßnahmen oder Pflegeinterventionen

1. Pflegepriorität: Ermitteln des individuellen Lernbedarfs:

- Feststellen, welche Kenntnisse und Erfahrungen die Klientin mit dem Stillen hat.
- Herausfinden kulturell bedingter Überzeugungen/Praktiken der

Laktation, Techniken des Einschießens der Milch und Ernährungspräferenzen der Mutter.
- Achten auf Fehlinformationen/Missverständnisse vor allem bei Müttern im Teenager-Alter, *die eher ein begrenztes Wissen haben und sich um Fragen des Körperbildes sorgen.*
- Kontrollieren der Wirksamkeit des gegenwärtigen Stillens.
- Ermitteln, welche Hilfsmöglichkeiten der Mutter/Familie zur Verfügung stehen. *Der Vater des Kindes und die Großmutter sind neben fürsorgenden Gesundheitsfachpersonen wichtige Faktoren für ein erfolgreiches Stillen.*

2. Pflegepriorität: Fördern der Fertigkeit des Stillens:
- Anlegen des Kindes innerhalb der ersten Stunde nach der Geburt.
- Demonstrieren, wie das Kind gehalten und angelegt werden muss.
- Beobachten, wie die Mutter danach vorführt, wie man das Kind hält und anlegt.
- Ermutigen zu direktem Hautkontakt.
- Anlegen des Kindes bei der Mutter, *um eine individuelle Stilldauer und Häufigkeit der Stillmahlzeiten zu ermöglichen.*
- Auffordern der Mutter, mindestens 2000 ml/d oder 180–240 ml/h zu trinken.
- Sorgen, wenn nötig, für Informationen über frühzeitige Hinweise darauf, dass der Säugling gestillt werden möchte (z. B. reflektorisches Suchen nach der Mutterbrust, schmatzende Lippenbewegungen, Saugen am Finger/an der Hand) im Gegensatz zu Spätzeichen des Weinens/Schreiens. *Frühzeitig zu erkennen, dass das Kind Hunger hat, fördert eine rechtzeitige/befriedigendere Stillerfahrung für den Säugling wie für die Mutter.*
- Erörtern/Demonstrieren von Stillhilfen (z. B. Tragetuch/Bauchtrage, Stillbänkchen/-kissen, Milchpumpen).
- Fördern der Beratung durch Gleichaltrige für Mütter im Teenager-Alter. *Sorgt für ein positives Rollenvorbild, auf das die Teenager-Mutter zurückgreifen und dabei ohne Hemmungen Sorgen/Gefühle erörtern kann.*

3. Pflegepriorität: Fördern des Wohlbefindens (Beratung, Patientenedukation und Entlassungsplanung):
- Sorgen für eine Nachkontrolle/einen Hausbesuch 48 Stunden nach der Entlassung, Durchführen eines erneuten Besuchs, wenn

erforderlich, *um Unterstützung anzubieten und bei der Lösung von Problemen zu helfen.*

- Anleiten der Eltern, die Ausscheidung des Säuglings anhand der Zahl das nassen Windeln zu kontrollieren. *Mindestens 6 nasse Windeln in 24 Stunden deuten auf eine ausreichende Flüssigkeitszufuhr hin.*
- Ermutigen der Mutter/anderer Familienmitglieder, ihre Gefühle/Sorgen zu äußern und ihnen aktiv zuhören, *um Hintergründe von Problemen zu ermitteln.*
- Schulen des Vaters/der Bezugsperson(en) in den Vorteilen des Stillens und im Umgang mit häufigen Stillproblemen. *Sich der Unterstützung des Vaters/der Bezugsperson(en) zu versichern führt nach 6 Monaten zu einem höheren Prozentsatz erfolgreichen Stillens.*
- Erörtern von Techniken für das Ausdrücken (Abpumpen) und Aufbewahren der Muttermilch, *um das Stillen weiterhin ermöglichen zu können.*
- Erörtern der Probleme, die sich aus der Wiederaufnahme der Erwerbstätigkeit ergeben oder aus der Notwendigkeit zeitweiliger Flaschenernährung/Zufütterung.
- Empfehlen, abgepumpte Milch statt Fertignahrung zu verwenden oder zumindest teilweise zu stillen, solange Mutter und Kind damit zufrieden sind.
- Erklären von Veränderungen des Stillbedarfs/der Stillfrequenz. *Wachstumsschübe erfordern eine erhöhte Zufuhr/häufigeres Stillen des Säuglings.*
- Überprüfen des normalen Stillverhaltens älterer gestillter Säuglinge/Kinder im Krabbelalter.
- Erörtern, wie wichtig es ist, die Einführung fester Nahrung hinauszuzögern, bis der Säugling mindestens 4 oder besser 6 Monate alt ist.
- Empfehlen, bestimmte Medikamente/Substanzen (z. B. östrogenhaltige Kontrazeptiva, Bromocriptin, Nikotin, Alkohol) zu meiden, *welche die Milchversorgung bekanntermaßen senken.* Beachte: *Geringe Mengen Alkohol haben sich nicht als schädlich erwiesen.*
- Betonen, wie wichtig es ist, Gesundheitsfachpersonen, den Zahnarzt/Apotheker darüber zu informieren, dass man stillt.
- Vermitteln, bei Bedarf, an Selbsthilfegruppen, wie z. B. La Leche Liga.

- Für weitere spezielle Informationen über Probleme beim Stillen vgl., soweit angemessen, PDx: Unwirksames Stillen.

Schwerpunkte der Pflegedokumentation

Pflegeassessment oder Neueinschätzung

- herausgearbeitete Einschätzungsfaktoren (Mutter und Kind)
- Zahl der nassen Windeln pro Tag und periodische Gewichtswerte.

Planung

- Pflege-/Interventionsplan und beteiligte Personen
- Patientenedukationsplan für Klienteninformation, -schulung und -beratung.

Durchführung/Evaluation

- Reaktionen der Mutter auf Interventionen/Anleitung und durchgeführte Pflegehandlungen
- Effektivität der Saugbemühungen des Säuglings
- Zielerreichung/Fortschritte in Richtung gewünschter Ergebnisse
- Veränderungen des Pflegeplans.

Entlassungs- oder Austrittsplanung

- spezifische, vorgenommene Vermittlungen, Nachsorgeplan sowie Verantwortlichkeiten für zu treffende Maßnahmen.

Empfohlene, exemplarische Pflegeinterventionen (NIC) und Pflegeergebnisse (NOC)

NIC: *Edukation: Säuglingsernährung* [Lactation Counseling] (McCloskey-Dochterman, J.; Bulecheck, G. M., 2013)

NOC: *Wissen: Stillen* [Breastfeeding Maintenance] (Moorhead, S., Johnson, M.; Maas, M. L.; Swanson, E., 2013)

S

Literatur

Carpenito-Moyet L. J.: Das Pflegediagnosen-Lehrbuch. Huber, Bern 2013

Biancuzzo, M.: Stillberatung. Mutter und Kind professionell unterstützen. Elsevier, München 2004

Both, D.; Frischknecht, K.: Stillen kompakt. Elsevier, München 2007

Deutscher Hebammenverband: Praxisbuch: Besondere Stiullsituationen. Hippokrates, Stuttgart 2012

Eugster, G.; Both, D.: Stillen gesund & richtig. Elsevier, München 2008

Lothrop, H.: Das Stillbuch. München, Kösel 2006

Mändle, C.; Opitz-Kreuter, S.: Das Hebammenbuch. Schattauer, Stuttgart 2007
Muß, K.: Stillberatung und Stillförderung. WVG, Stuttgart 2005
Royal College of Midwives RCM (Hrsg.): Erfolgreiches Stillen (4. Aufl.). Huber, Bern 2004
Smollich, M.; Jansen, A. C.: Arzneimittel in Schwangerschaft und Stillzeit. Hippokrates, Stuttgart 2011

Stressüberlastung [P]

Stress overload (00177) (2006, LOE 2.1)
Domäne 9: **Coping/Stresstoleranz**
Klasse 2: **Coping-Reaktionen**

Diagnosetyp (Dokumentationsform): aktuelle Pflegediagnose (PES)
Zuordnung der Pflegediagnose nach Pflegemodellen/-klassifikationen s. Kap. 6.

Definition: Übermäßige Anzahl und Arten der Herausforderungen, die Handlungen erfordern

Beeinflussende Faktoren [od. Einflussfaktoren] [E]

- unzureichende Ressourcen (z. B. finanziell, sozial, Bildung/Wissensniveau)
- starke Stressoren (z. B. Gewalt in der Familie, chronische Krankheit, tödliche Krankheit)
- mehrere parallele Stressoren (z. B. Bedrohungen oder Anforderungen der Umgebung; physische Bedrohungen/Anforderungen; soziale Bedrohungen/Anforderungen)
- sich wiederholende Stressoren (z. B. Gewalt in der Familie, chronische Krankheit, tödliche Krankheit).

Bestimmende Merkmale [od. Symptome] [S]

subjektive

- zeigt Schwierigkeiten die Funktionsweise betreffend
- äußert Probleme der Entscheidungsfindung
- äußert Druckgefühle

- äußert Spannungsgefühle
- äußert verstärkte Gefühle der Ungeduld [oder]
- äußert verstärkte Wutgefühle
- berichtet über negative Auswirkungen des Stresses (z. B. physische Symptome, psychologisches Leid, «sich krank fühlen» oder «gerade anfangen, krank zu werden»)
- berichtet, dass der situationsbezogene Stress zu stark ist (z. B. bewertet den Stresslevel auf einer 10-Punkt-Skala mit sieben oder höher).

objektive

- zeigt verstärkte Wutgefühle
- zeigt verstärkte Gefühle der Ungeduld.

Klientenbezogene Pflegeziele oder Evaluationskriterien

Der Klient

- schätzt die aktuelle Situation akkurat ein.
- benennt unwirksames Stressmanagementverhalten und dessen Folgen.
- erfüllt seine psychischen Bedürfnisse, angezeigt durch angemessenen Ausdruck von Gefühlen, Benennen von Optionen und den Einsatz von Ressourcen.
- äußert oder zeigt eine verminderte Stressreaktion.

Maßnahmen oder Pflegeinterventionen

1. Pflegepriorität: Einschätzen ursächlicher/beeinflussender Faktoren:

S

- Herausfinden, welche Ereignisse eingetreten sind (z. B. Gewalt in der Familie, Tod einer geliebten Person, chronische/zum Tode führende Krankheit, Stress am Arbeitsplatz/Arbeitsplatzverlust, Naturkatastrophe oder durch Menschen verursachten Katastrophe), *um Anzahl, Dauer und Intensität von Ereignissen feststellen zu helfen, welche die Wahrnehmung von überwältigendem Stress erzeugen.*
- Feststellen, wie der Klient/die Bezugsperson die Ereignisse versteht, dabei Achten auf Unterschiede in den Standpunkten.
- Beachten des Geschlechts, Alters und Entwicklungsgrades des Funktionierens. *Frauen, Kinder, junge Erwachsene sowie geschie-*

dene und getrennt lebende Personen neigen zu einem höheren Stressniveau. Multiple Stressoren können bei Menschen jeden Alters, vor allem aber bei älteren Menschen das Immunsystem schwächen und körperliche/seelische Coping-Mechanismen belasten.

- Achten auf kulturelle Werte/religiöse Überzeugungen, welche die Erwartung des Klienten an den eigenen Umgang mit der Situation sowie die Erwartungen der Bezugsperson(en)/Familie an den Klienten beeinträchtigen können. *So ist es z. B. beim Umgang mit Eltern vom Stamm der Navajo wichtig, darauf zu achten, wie sie Familie definieren (Kernfamilie, erweiterte Familie, Clan), wer die primären Betreuungspersonen sind und wo ihre sozialen Ziele liegen.*
- Herausarbeiten der Kontrollüberzeugung des Klienten: intern (Äußerungen von Eigenverantwortung und Fähigkeit zur Kontrolle von Ergebnissen [«Ich habe nicht mit dem Rauchen aufgehört»] oder extern (Äußerungen fehlender Kontrolle über sich selbst und das Umfeld [«Nie klappt etwas»]). *Die Kontrollüberzeugung des Klienten zu kennen hilft beim Erstellen eines Pflegeplans, der die Fähigkeit des Klienten zu realistischen Veränderungen widerspiegelt und hilft, besser mit Stress zurechtzukommen.*
- Einschätzen emotionaler Reaktionen und angewandter Coping-Mechanismen.
- Bestimmen des Stresses und der Selbstgespräche des Klienten. *Negative Selbstgespräche, Alles-oder-nichts-Denken/pessimistisches Denken, Übertreibung oder unrealistische Erwartungen tragen allesamt zur Stressüberlastung bei.*
- Einschätzen des Grades an Selbstbestimmtheit, den der Klient im Leben gezeigt hat. *Ein passives Individuum hat u. U. mehr Schwierigkeiten, selbstsicher zu sein und um Rechte zu kämpfen.*
- Feststellen, welche Ressourcen vorhanden sind/fehlen und welcher Art sie sind (z. B. ob die Familie/Bezugsperson[en] unterstützt/unterstützen, Geldmangel, Beziehungsprobleme/Probleme mit dem sozialen Funktionieren).
- Achten auf Veränderungen in Beziehungen zu(r) Bezugsperson(en). *Ein Konflikt in der Familie, der Verlust eines Familienmitglieds, Scheidung können zu einer Veränderung der Unterstützung führen, die der Klient gewohnt ist, und dessen Fähigkeit zum Umgang mit der Situation beeinträchtigen.*
- Evaluieren des Stressniveaus mit einem geeigneten Instrument (z. B. Stress und Depression, Self-Assessment Tool u. a.), um Bereiche höchster Belastung erkennen zu helfen. *Zwar scheint sich*

Stress in den meisten Fällen aus verheerenden Ereignissen im Leben der Person herzuleiten, jedoch können auch positive Ereignisse belastend sein.

2. Pflegepriorität: Unterstützen des Klienten im Umgang mit der aktuellen Situation:

- Aktiv-Zuhören bei Sorgen und Sorgen für empathische Präsenz unter Einsatz von Gespräch und Schweigen nach Bedarf.
- Sorgen für/Ermutigen zu einer ruhigen Umgebung, wo möglich.
- Erörtern der Situation/des Zustands auf einfache, gut strukturierte Weise. Zuhören und Zeit geben. *Kann dem Klienten helfen, Emotionen auszudrücken, eine Situation zu erfassen und ein stärkeres Gefühl der Kontrolle vermitteln.*
- Sich um die unmittelbaren Dinge zuerst kümmern (z. B. Behandlung einer akuten körperlichen/seelischen Krankheit, Erfüllen von Sicherheitsbedürfnissen, Entfernen aus einer traumatischen/gewaltgeladenen Umgebung).
- Unterstützen des Klienten beim Feststellen, ob er den Stressor oder die Reaktionen verändern kann. *Kann dem Klienten helfen, Dinge herauszufinden, über die er Kontrolle hat, und/oder Reaktionen zu bestimmen, die sich verändern lassen.*
- Dem Klienten ermöglichen, auf seine Weise zu reagieren. Sorgen für Unterstützung und Ablenkung, soweit angezeigt.
- Unterstützen des Klienten beim Setzen von Grenzen für ausagierendes Verhalten und beim Erlernen von Wegen, Emotionen auf akzeptable Weise auszudrücken. *Fördert die interne Kontrollüberzeugung, indem es den Klienten in die Lage versetzt, das Selbstkonzept zu wahren und sich in Bezug auf die eigene Person positiver zu fühlen.*
- Ansprechen unwirksamer/gefährlicher Coping-Mechanismen (z. B. Substanzgebrauch/-missbrauch, gegen sich selbst/gegen andere gerichtete Gewalt) und Vermitteln an eine Beratung, soweit angezeigt.
- Zusammenarbeiten beim Behandeln von Grunderkrankungen (z. B. Körperverletzung, Depression, Umgang mit Wut).

3. Pflegepriorität: Fördern des Wohlbefindens (Beratung, Patientenedukation und Entlassungsplanung):

- Verwenden der Kontrollüberzeugung des Klienten, um einen individuellen Pflegeplan zu entwickeln *(z. B. Ermutigen eines Klienten mit interner Kontrollüberzeugung, die Kontrolle über die eigene*

Pflege zu übernehmen, und eines Klienten mit externer Kontrollüberzeugung, mit kleinen Aufgaben zu beginnen und diese zu steigern, soweit vertragen).

- Integrieren von Stärken/Fähigkeiten und früheren Coping-Strategien, die für den Klienten erfolgreich waren. *Bestärkt darin, dass der Klient mit schwierigen Situationen umzugehen vermag.*
- Sorgen für Informationen über Stress und die Erschöpfungsphase, die dann eintritt, wenn eine Person unter chronischem/ungelöstem Stress steht. *Die Freisetzung von Kortison kann zur Schwächung der Immunfunktion beitragen, was zu körperlichen Krankheiten, geistiger Einschränkung und einem funktionsgestörten Leben führen kann.*
- Überprüfen der Stressmanagement-/Coping-Fertigkeiten, die der Klient anwenden kann:
  - Verhaltensweisen, die beim Reduzieren negativer Folgen helfen können, Veränderung des Denkens durch Konzentration auf positive Gedanken, die ein neues Licht auf die Dinge werfen, Umstellen der Lebensweise
  - einen Schritt zurücktreten, das Leben vereinfachen, Nein-Sagen lernen, *um das Gefühl des Überwältigtseins zu verringern*
  - lernen, Wut zu beherrschen und umzuleiten
  - Entwickeln und Praktizieren von Fertigkeiten eines positiven Selbstwertgefühls
  - ruhen, schlafen und sich körperlich betätigen, *um sich zu erholen und zu regenerieren*
  - Teilnehmen an Maßnahmen der Selbsthilfe (z. B. Vollatmung, Zeit für sich selbst, Freizeitaktivitäten oder eine gewünschte Aktivität, Planen von etwas Lustigem/Entwickeln von Humor), *um sich aktiv zu entspannen*
  - richtig essen, Vermeiden von Junk-Food, zu viel Koffein, Alkohol und Nikotin, *um die allgemeine Gesundheit zu unterstützen*
  - Entwickeln eines spirituellen Selbst (z. B. Meditieren/Beten, Blockieren negativer Gedanken, Geben und Nehmen, Sprechen und Zuhören, Vergeben und Weitergehen lernen)
  - sozial interagieren, Kontakte knüpfen, sich selbst und andere nähren, *um Einsamkeit/das Gefühl von Isolation zu verringern.*
- Überprüfen, ob Medikamente richtig eingenommen werden, um mit sich verschlimmernden Erkrankungen (Depression, Gemütserkrankungen) zurechtzukommen.

- Benennen kommunaler Ressourcen (z. B. Berufsberatung, Schulungsprogramme, Pflege für Kinder/ältere Menschen, Sozialhilfe, Heimpflege/Tagespflege), *die dem Klienten helfen können, mit den Belastungen seiner Lebensweise/Umgebung zurechtzukommen.*
- Vermitteln zur Behandlung, soweit angezeigt (z. B. medizinische Behandlung, psychologische Beratung, Hypnose, Massage, Biofeedback).

Schwerpunkte der Pflegedokumentation

Pflegeassessment oder Neueinschätzung

- individuelle Befunde unter Beachten spezifischer Stressoren, der individuellem Wahrnehmung der Situation, der Kontrollüberzeugung
- spezifische kulturelle/religiöse Faktoren
- Verfügbarkeit/Nutzung von Unterstützungssystemen und Ressourcen.

Planung

- Pflege-/Interventionsplan und beteiligte Personen
- Patientenedukationsplan für Klienteninformation, -schulung und -beratung.

Durchführung/Evaluation

- Reaktionen auf Interventionen/Patientenedukation und ausgeführte Pflegemaßnahmen
- Zielerreichung/Fortschritte in Richtung gewünschter Ergebnisse
- Veränderungen des Pflegeplans.

Entlassungs- oder Austrittsplanung

- Erfordernisse der Entlassung, langfristiger Pflegebedarf nach Entlassung, vorgenommene Koordinationen und Vermittlungen, zusätzlich verfügbare personelle, kommunale und materielle Ressourcen
- spezifische, vorgenommene Vermittlungen, Nachsorgeplan sowie Verantwortlichkeiten für zu treffende Maßnahmen.

Empfohlene, exemplarische Pflegeinterventionen (NIC) und Pflegeergebnisse (NOC)

NIC: *Copingverbesserung* [Coping Enhancement] (McCloskey-Dochterman, J.; Bulecheck, G. M., 2013)

NOC: *Ausmaß von Stress* [Stress Level] (Moorhead, S., Johnson, M.; Maas, M. L.; Swanson, E., 2013)

Literatur

Bamberg, E.; Busch, C. G.; Ducki, A.: Stress- und Ressourcenmanagement. Strategien und Methoden für die neue Arbeitswelt. Huber Bern 2003

Buchwald, P.; Schwarzer C.; Hobfoll S. E.. (Hrsg.): Stress gemeinsam bewältigen. Ressourcenmanagement und multiaxiales Coping. Hogrefe, Göttingen 2004

Carpenito-Moyet L. J.: Das Pflegediagnosen-Lehrbuch. Huber, Bern 2013

Fitzgerald-Miller, J.: Coping fördern – Machtlosigkeit überwinden – Hilfen zur Bewältigung chronischen Krankseins. Huber, Bern 2003

Hill Rice, V. (Hrsg.): Stress und Coping. Huber, Bern 2005

Hofmann, E.: Erfolgreiches Stressmanagement. Hogrefe, Göttingen 2013

Kaluza, G.: Stressbewältigung. Springer, Heidelberg/Berlin 2005

Lazarus, R. S. (2005): Stress, Bewältigung und Emotionen. In: Hill Rice, V. (2005): Stress und Coping. Bern: Huber.

Meichenbaum, D.: Intervention bei Stress. Anwendung und Wirkung des Stressimpfungstrainings. Huber, Bern 2013

Tanghatar, R.: Stress. Centaurus, Freiburg 2012

Vester, F. (2003): Phänomen Streß. München: dtv

Zimmermann, M.; Spitz, C.; Schmidt S. (Hrsg.): Achtsamkeit. Ein buddhistisches Konzept erobert die Wissenschaft – mit einem Beitrag des Dalai Lama. Huber, Bern 2012

Stressurininkontinenz [P]

Stress urinary incontinence (00017) (1986, R 2006, LOE 2.1)
Domäne 3: **Ausscheiden und Austausch**
Klasse 1: **Harntraktfunktion**

Diagnosetyp (Dokumentationsform): aktuelle Pflegediagnose (PES)
Zuordnung der Pflegediagnose nach Pflegemodellen/-klassifikationen s. Kap. 6.

Definition: Plötzlicher Verlust von Urin während Aktivitäten, die den intraabdominalen Druck erhöhen

Beeinflussende Faktoren [od. Einflussfaktoren] [E]

- degenerative Veränderungen der Beckenmuskulatur
- schwache Beckenmuskulatur

- hoher intraabdominaler Druck [z. B. bei Adipositas, Schwangerschaft]
- intrinsische Sphinkterinsuffizienz (ISD).

Bestimmende Merkmale [od. Symptome] [S]

subjektive

- berichtet von unwillkürlichem Abgang geringer Urinmengen bei fehlender Detrusorkontraktion
- berichtet von unwillkürlichem Abgang geringer Urinmengen bei fehlender Blasenüberdehnung
- berichtet von unwillkürlichem Abgang geringer Urinmengen bei Belastung
- berichtet von unwillkürlichem Abgang geringer Urinmengen beim Husten
- berichtet von unwillkürlichem Abgang geringer Urinmengen beim Lachen
- berichtet von unwillkürlichem Abgang geringer Urinmengen beim Niesen.

objektive

- beobachteter unwillkürlicher Abgang geringer Urinmengen bei Belastung [z. B. Heben, Belastungsgymnastik]
- beobachteter unwillkürlicher Abgang geringer Urinmengen beim Niesen
- beobachteter unwillkürlicher Abgang geringer Urinmengen beim Lachen
- beobachteter unwillkürlicher Abgang geringer Urinmengen beim Husten
- beobachteter unkontrollierter Abgang geringer Urinmengen bei fehlender Detrusorkontraktion
- beobachteter unwillkürlicher Abgang geringer Urinmengen bei fehlender Blasenüberdehnung.

Klientenbezogene Pflegeziele oder Evaluationskriterien

Der Klient

- äußert, seinen Zustand und die Maßnahmen des Blasentrainings zu verstehen
- zeigt Verhaltensweisen/Methoden zur Stärkung der Beckenbodenmuskulatur
- bleibt auch bei erhöhtem intraabdominalen Druck kontinent.

Maßnahmen oder Pflegeinterventionen

1. Pflegepriorität: Einschätzen ursächlicher/beeinflussender Faktoren:

- Feststellen physiologischer Gründe für den erhöhten intraabdominalen Druck (z. B. Adipositas, Schwangerschaft) und beeinflussender Faktoren aus der Anamnese, wie etwa mehrfache Geburten, Blasentrauma, Beckentrauma/-frakturen, Operationen (z. B. radikale Prostatektomie, Blasen-/andere Operationen im Beckenraum, die zu einer Schädigung des Sphinkters führen können), Teilnahme an belastenden athletischen Aktivitäten, wiederholtes Heben schwerer Lasten. Athletinnen in Sportarten mit starker, plötzlicher Kraftentfaltung/Soldaten im Feld sind verstärkt durch Stressinkontinenz gefährdet.
- Einschätzen auf den Abgang von Urin (gewöhnlich eine kleine Menge) beim Husten/Niesen oder beim Sport, bei entspannter Beckenmuskulatur und beim Abstützen, dabei Achten auf das Unvermögen, den Harnstrahl bei der Miktion zu starten/zu stoppen; Vorwölbung des Perineums beim Pressen nach unten.
- Überprüfen der Medikamente des Klienten auf solche, die eine Stressinkontinenz verursachen/verschlimmern können (z. B. Alphablocker, ACE-Hemmer, Schleifendiuretika).

2. Pflegepriorität: Ermitteln des Ausmaßes der Störung/Beeinträchtigung:

- Beobachten des Ausscheidungsmusters, des Zeitpunkts und der Menge der Ausscheidung sowie des Reizes, der die Inkontinenz auslöst. Überprüfen des Miktionsprotokolls, wenn vorhanden.
- Vorbereiten entsprechender Tests und Assistieren (z. B. Urinanalyse, nichtinvasiver Blasen-Scan, Zystogramm, Urodynamik, Messen des Wertes des intravesikalen/abdominalen Drucks, bei dem Harnverlust beobachtet wird), *um funktionelle Fragen zu klären.*
- Ermitteln der Auswirkungen auf die Lebensweise (inkl. täglicher Aktivitäten, Teilnahme an sportlichen/körperlichen Betätigungen und Freizeit, Sozialkontakte, Sexualität und Selbstwertgefühl).
- Ermitteln von Methoden zur Selbstbehandlung (z. B. geplante Blasenentleerung, Einschränken der Flüssigkeitszufuhr, Wäscheschutz).

- Einschätzen einer begleitenden Drangurininkontinenz oder einer funktionellen Urininkontinenz unter Beachten von Blasenreizung, verminderter Blasenkapazität oder willentlicher Überdehnung (vgl. geeignete PDx).

3. Pflegepriorität: Assistieren bei der Behandlung/Verhütung der Inkontinenz:

- Anregen zu/Implementieren von Selbsthilfetechniken:
  - geplante Miktionen (z. B. tagsüber alle 3 Stunden), *um die Blase relativ leer zu halten*
  - vor körperlicher Belastung, wie etwa Übungen/sportlichen Aktivitäten, sowie dem Heben schwerer Gegenstände die Blase entleeren, *um die Möglichkeit einer Inkontinenz zu verringern*
  - Auffordern zum Abnehmen, soweit angezeigt, *um den Druck auf Beckenorgane zu senken*
  - Anregen, den Konsum von Kaffee, Tee und Alkohol einzuschränken, *weil diese leicht diuretisch wirken*
  - Empfehlen regelmäßiger Übungen zur Kräftigung des Beckenbodens (Kegel-Übungen)
  - Anregen, den Harnstrahl während der Miktion 2- bis 3-mal anzuhalten und wieder zu lösen, *um am Miktionsprozess beteiligte Muskeln für das Training zu trainieren*
  - Einplanen von Übungen zur Kräftigung der Bauchmuskulatur (Sit-ups), *um den Tonus der Bauchmuskulatur zu steigern*
  - Einschränken der Flüssigkeitszufuhr 2–3 Stunden vor dem Zubettgehen, *um Ausscheidungen während der Schlafenszeit zu reduzieren.*
- Assistieren bei der medizinischen Behandlung des zu Grunde liegenden urologischen Problems (Operation, Medikation, Biofeedback usw.), soweit angezeigt (z. B. Operationen zur Repositionierung der Blase/Kräftigung der Beckenmuskulatur, Anwendung von Vaginalkonen, elektrische Stimulation, Biofeedback, Medikamente [z. B. trizyklische Antidepressiva, Hormonsubstitutionstherapie]).

4. Pflegepriorität: Fördern des Wohlbefindens (Beratung, Patientenedukation und Entlassungsplanung):

- Erörtern der Beteiligung an/des Inkontinenzmanagements bei Aktivitäten, wie etwa dem Heben schwerer Gegenstände, belastenden Sportarten, *die den intraabdominalen Druck erhöhen.*

Stattdessen Schwimmen, Radfahren oder weniger belastende Übungen.

- Vermitteln an ein Gewichtsreduktionsprogramm/eine Selbsthilfegruppe, *falls Adipositas ein begünstigender Faktor ist.*
- Vorschlagen, Inkontinenzeinlagen/-wäsche zu gebrauchen, bei Bedarf. Berücksichtigen von Aktivitätsgrad, Ausmaß des Urinverlusts, Körpergröße, manueller Geschicklichkeit und kognitiven Fähigkeiten des Klienten, *um Produkte zu ermitteln, die der individuellen Situation am besten entsprechen.*
- Betonen der Bedeutung von Intimpflege nach dem Entleeren der Blase sowie des häufigen Wechselns der Inkontinenzeinlagen, *um Hautreizungen und Infektionen zu vermeiden.* Das Auftragen fettender Salben empfehlen, *um die Haut vor Reizungen zu schützen.*
- Überprüfen der Gabe von Sympathotomimetika, wenn verordnet, *um den Ruhetonus von Blasenhals und proximaler Urethra zu erhöhen.*

Schwerpunkte der Pflegedokumentation

Pflegeassessment oder Neueinschätzung

- individuelle Befunde wie das Muster der Inkontinenz und physische Einflussfaktoren
- Auswirkungen auf Lebensweise und Selbstwertgefühl
- Verstehen des Zustands durch den Klienten.

Planung

- Pflege-/Interventionsplan und beteiligte Personen
- Patientenedukationsplan für Klienteninformation, -schulung und -beratung.

Durchführung/Evaluation

S

- Reaktionen auf Interventionen/Patientenedukation und ausgeführte Pflegemaßnahmen
- Zielerreichung/Fortschritte in Richtung gewünschter Ergebnisse
- Veränderungen des Pflegeplans.

Entlassungs- oder Austrittsplanung

- Erfordernisse der Entlassung, langfristiger Pflegebedarf nach Entlassung, vorgenommene Koordinationen und Vermittlungen, zusätzlich verfügbare personelle, kommunale und materielle Ressourcen
- spezifische, vorgenommene Vermittlungen, Nachsorgeplan sowie Verantwortlichkeiten für zu treffende Maßnahmen.

Empfohlene, exemplarische Pflegeinterventionen (NIC) und Pflegeergebnisse (NOC)

NIC: *Beckenbodentraining* [Pelvic Muscle Exercise] (McCloskey-Dochterman, J.; Bulecheck, G. M., 2013)
NOC: *Urinkontinenz* [Urinary Continence] (Moorhead, S., Johnson, M.; Maas, M. L.; Swanson, E., 2013)

Literatur

Brandt, I.: Pflegetechniken heute. Elsevier, München 2010
Carpenito-Moyet L. J.: Das Pflegediagnosen-Lehrbuch. Huber, Bern 2013
Hayder, D; Kuno, E; Müller, M: Kontinenz – Inkontinenz – Kontinenzförderung. Huber, Bern 2012
Hayder-Beichel, D. (Hrsg.): Interdisziplinäre Kontinenzberatung: Patientenorientierte Pflege, Medizin und Therapie. Kohlhammer, Stuttgart 2012
Kirschnik, O.: Pflegetechniken von A–Z. Thieme, Stuttgart 2010
Soeder, S.; Grace, D.: Ganz Frau! Ihr Beckenboden für erfüllte Sexualität und Kontinenz. Trias, Stuttgart 2010
Schwärzle, S.: Beckenbodentraining im Rückbildungsgymnastikkurs. Hippokrates, Stuttgart 2011

Stuhlinkontinenz [P]

Bowel incontinence (00014) (1975, 1998)
Domäne 3: **Ausscheiden und Austausch**
Klasse 2: **Magen-Darm-Funktion**

Diagnosetyp (Dokumentationsform): aktuelle Pflegediagnose (PES)
Zuordnung der Pflegediagnose nach Pflegemodellen/-klassifikationen s. Kap. 6.

S

Definition: Veränderung des normalen Stuhlausscheidungsverhaltens gekennzeichnet durch eine unwillkürliche Stuhlausscheidung

Beeinflussende Faktoren [od. Einflussfaktoren] [E]

- Selbstversorgungsdefizit Toilettenbenutzung
- Faktoren aus der Umgebung (z. B. unzugängliches Badezimmer)
- beeinträchtigte Kognition
- Immobilität

- Ernährungsgewohnheiten
- Medikation
- Missbrauch von Laxanzien
- Stress
- kolorektale Verletzungen
- beeinträchtigtes Fassungsvermögen der Rektumampulle
- unvollständige Darmentleerung
- Impaktbildung [Kotstau]
- chronische Diarrhö
- generelle Abnahme des Muskeltonus
- ungewöhnlich hoher Druck im Abdomen
- ungewöhnlich hoher intestinaler Druck
- Abnormalität [Anomalie] des rektalen Sphinkters
- Verlust der Kontrolle über den rektalen Sphinkter
- Schädigung der unteren motorischen Nervenbahnen
- Schädigung der oberen motorischen Nervenbahnen.

Bestimmende Merkmale [od. Symptome] [S]

subjektive

- nimmt den Füllungszustand des Enddarms wahr, berichtet aber von der Unfähigkeit, geformten Stuhl auszuscheiden
- Stuhldrang
- Unfähigkeit, die Stuhlentleerung zu verzögern
- berichtet selbst von der Unfähigkeit, den Füllungszustand des Enddarms wahrzunehmen.

objektive

- konstantes Tröpfeln von weichem Stuhl
- fäkale Flecken auf der Kleidung
- fäkale Flecken auf der Bettwäsche
- Fäkalgeruch
- gerötete perianale Haut
- Unfähigkeit, den Stuhldrang wahrzunehmen
- Unaufmerksamkeit in Bezug auf den Stuhldrang.

Klientenbezogene Pflegeziele oder Evaluationskriterien

Der Klient

- äußert, die ursächlichen/beeinflussenden Faktoren und entsprechenden Maßnahmen zu verstehen.

- kennt individuell angemessene Interventionen.
- nimmt am Therapieplan teil, um die Inkontinenz zu kontrollieren.
- erreicht möglichst normale Stuhlentleerungsgewohnheiten.

Maßnahmen oder Pflegeinterventionen

1. Pflegepriorität: Einschätzen ursächlicher/beeinflussender Faktoren:

- Feststellen, ob pathophysiologische Faktoren vorliegen (z. B. multiple Sklerose [MS], akute/chronische kognitive Einschränkungen und Einschränkungen der Selbstversorgung, Rückenmarkverletzung, zerebraler Insult, Ileus, Colitis ulcerosa).
- Bestimmen anamnestischer Aspekte der Inkontinenz mit vorausgehenden/auslösenden Ereignissen. *Zu den häufigsten Faktoren bei Inkontinenz gehören chronische Obstipation mit Abfließen von dünnflüssigem Stuhl um den Kotstau herum, schwere Diarrhö, geschwächte Wahrnehmung eines gefüllten Rektums infolge einer Nerven- oder Muskelschädigung (z. B. bei Apoplex, Trauma, Tumor, Bestrahlung), Verletzung des Analsphinkters (z. B. bei einer Entbindung, Operation oder einem Rektumprolaps, chronischer Laxanzienabusus und seelische Leiden/Gemütsleiden.*
- Sichten der Medikation (z. B. Sedative/Hypnotika, Narkotika, Muskelrelaxanzien, Antazida). *Der Gebrauch und/oder Neben-/Wechselwirkungen können die Möglichkeit von Darmstörungen verstärken.*
- Überprüfen der Ergebnisse diagnostischer Untersuchungen (z. B. Röntgen-Untersuchung des Abdomens, Darstellung des Kolons, großes Blutbild, Serumchemie, Testen des Stuhls auf (okkultes) Blut, sofern angebracht.
- Palpieren des Abdomens *auf Blähungen, Raumforderungen, Schmerzempfindlichkeit.*

S

2. Pflegepriorität: Ermitteln der momentanen Stuhlgewohnheiten:

- Beachten der Stuhleigenschaften (Farbe, Geruch, Konsistenz, Menge und Häufigkeit der Stuhlentleerung).
- [Vergleichen der aktuellen mit früheren Stuhlgewohnheiten.]
- Auffordern des Klienten oder seiner Angehörigen, den Zeitpunkt der Inkontinenz aufzuschreiben, *um mögliche Beziehungen zu Mahlzeiten, Aktivitäten, Verhalten des Klienten herstellen zu können.*

- Abhören des Darms auf vorhandene Geräusche, ihre Lokalisation und Qualität.
- Auskultieren des Abdomens *auf Blähungen, Stuhlmassen, Druckempfindlichkeit.*

3. Pflegepriorität: Fördern der Kontrolle/Regelung der Inkontinenz:

- Unterstützen bei der Behandlung der ursächlichen/beeinflussenden Faktoren (z. B. wie sie bei den ursächlichen/beeinflussenden Faktoren aufgelistet sind).
- Erstellen eines Toilettenprogramms mit Defäkationen zu festgesetzten Zeiten, Verwenden von Suppositorien und/oder manueller Stimulation, tägliches Einhalten des Programms zu Beginn, Einplanen, je nach Stuhlmenge und Gewohnheiten, einer Stuhlentleerung jeden zweiten Tag.
- Führen des Klienten auf die Toilette, den Nachtstuhl oder Anreichen des Steckbeckens nach geplanten Intervallen, unter Berücksichtigung der individuellen Bedürfnisse und des Inkontinenzverlaufs, *um den Erfolg des Programms zu maximieren.*
- Fördern einer Ernährung mit hohem Ballaststoffanteil und ausreichender Flüssigkeit (mind. 2000–2400 ml/d) – Empfehlen warmer Flüssigkeiten nach den Mahlzeiten, Ermitteln/Vermeiden von Nahrungsmitteln, *die eine Diarrhö/Verstopfung verursachen oder die Bildung von Darmgasen fördern.*
- Verabreichen von Stuhlerweichern/Quellmitteln, soweit angezeigt.
- Sorgen für eine gute Perianalpflege, *um Hautläsionen zu vermeiden.*
- Ermutigen des Klienten, ein Übungsprogramm durchzuführen, das den individuellen Fähigkeiten entspricht, *um Muskeltonus/-kraft inkl. der perianalen Muskeln zu stärken.*
- Sorgen für Inkontinenzhilfen/-einlagen, bis Kontinenz erreicht ist. Beachte: Inkontinenzhilfen/-einlagen sollten oft gewechselt werden, *um die Inzidenz von Hautausschlägen/-schäden zu senken.*
- Demonstrieren, wie man während des Stuhlgangs den intraabdominalen Druck erhöhen kann (z. B. durch Anspannen der Bauchmuskeln, Vorbeugen des Oberkörpers, manuellen Druck). Stimulieren der Darmperistaltik durch abdominale Massage entlang der normalen peristaltischen Bewegung.
- Vgl. PDx: Diarrhö, wenn die Inkontinenz auf nicht kontrollier-

baren Durchfall zurückzuführen ist; vgl. PDx: Obstipation, wenn die Inkontinenz auf eine Kotstauung zurückzuführen ist (paradoxer Durchfall).

4. Pflegepriorität: Fördern des Wohlbefindens (Beratung, Patientenedukation und Entlassungsplanung):

- Überprüfen und Fördern der individuellen Weiterführung erfolgreicher Maßnahmen.
- Instruieren des Klienten in der Anwendung von Suppositorien oder Stuhlerweichern, soweit angezeigt, *um die Stuhlentleerung zur geplanten Zeit zu bewirken.*
- Ermitteln von Nahrungsmitteln (z. B. Kleie-Muffins, Pflaumen), die eine normale Darmtätigkeit fördern.
- Sorgen für emotionale Unterstützung des Klienten/Bezugsperson(en), besonders wenn der Zustand längere Zeit andauert oder chronisch ist. *Verbessert das Coping mit der schwierigen Situation.*
- Ermutigen, bei Bedarf, soziale Aktivitäten mit dem Toilettenprogramm abzustimmen (z. B. Vermeiden eines 4-stündigen Ausflugs, wenn das Stuhlprogramm den 3-stündlichen Gang zur Toilette vorsieht und keine zur Verfügung steht), *um den Klienten weitestgehend am sozialen Leben teilnehmen zu lassen und den Erfolg des Programms zu gewährleisten.*

Schwerpunkte der Pflegedokumentation

Pflegeassessment oder Neueinschätzung

- aktuelle und frühere Ausscheidungsmuster/körperliche Befunde, Stuhleigenschaften, versuchte Maßnahmen.

Planung

- Pflege-/Interventionsplan und beteiligte Personen
- Patientenedukationsplan für Klienteninformation, -schulung und -beratung.

Durchführung/Evaluation

- Reaktionen auf Interventionen/Patientenedukation und ausgeführte Pflegemaßnahmen
- Veränderungen des Ausscheidungsmusters, der Stuhleigenschaften
- Zielerreichung/Fortschritte in Richtung gewünschter Ergebnisse
- Veränderungen des Pflegeplans.

Entlassungs- oder Austrittsplanung

- Erfordernisse der Entlassung, langfristiger Pflegebedarf nach Entlassung, vorgenommene Koordinationen und Vermittlungen, zusätzlich verfügbare personelle, kommunale und materielle Ressourcen
- spezifische, vorgenommene Vermittlungen, Nachsorgeplan sowie Verantwortlichkeiten für zu treffende Maßnahmen
- spezifisches Toilettenprogramm zum Austrittszeitpunkt.

Empfohlene, exemplarische Pflegeinterventionen (NIC) und Pflegeergebnisse (NOC)

NIC: *Stuhlinkontinenzpflege* [Bowel Incontinence Care] (McCloskey-Dochterman, J.; Bulecheck, G. M., 2013)
NOC: *Stuhlkontinenz* [Bowel Continence] (Moorhead, S., Johnson, M.; Maas, M. L.; Swanson, E., 2013)

Literatur

Carpenito-Moyet L. J.: Das Pflegediagnosen-Lehrbuch. Huber, Bern 2013
Georg, J.: Stuhlinkontinenz. NOVAcura 43 (2012) 6: 28–30
Georg, J. (2012): Blowin‘ in the wind – Flatulenz und Flatulenzmanagement. NOVAcura 43(2012) 6: 23–26
Haas, U. (Hrsg.): Pflege von Menschen mit Querschnittlähmungen. Bern: Huber.
Herold, A.; Sprockamp, B.; Dlugosch, G. E.: Stuhlinkontinenz. P. Weingärtner 2005
Maas, M.; Specht, J. P. (2001): Bowel Incontinence. In: Maas, M.; Buckwalter, K. et al. (2001): Nursing Care of older adults – Nursing Diagnosis – Interventions – Outcomes. Mosby, St. Louis

Sturzgefahr [P]

Risk for falls (00155) (2000)
Domäne 11: **Sicherheit/Schutz**
Klasse 2: **Physische Verletzung**

Diagnosetyp (Dokumentationsform): aktuelle Pflegediagnose (PES)
Zuordnung der Pflegediagnose nach Pflegemodellen/-klassifikationen s. Kap. 6.

Definition: Erhöhte Anfälligkeit für Stürze, die zu körperlichen Schäden führen können

Risikofaktoren [R]

- **Erwachsene**
- Stürze in der Vorgeschichte
- Gebrauch eines Rollstuhls
- Gebrauch von Hilfsmitteln (z. B. Gehwagen [Gehrahmen], Gehstock)
- 65 Jahre oder älter
- alleinstehend
- Prothese der unteren Gliedmaßen.

physiologische

- Vorliegen einer akuten Krankheit
- postoperative Zustände
- Sehstörung
- Hörstörung
- Arthritis
- orthostatische Hypotonie
- Ohnmachtsgefühl beim Strecken des Kopfes
- Ohnmachtsgefühl beim Drehen des Kopfes
- Schlaflosigkeit
- Anämien
- Gefäßerkrankung
- Tumore in Verbindung mit Erschöpfung und eingeschränkter Mobilität
- Stuhldrang, [Harndrang]
- Inkontinenz
- Diarrhö

- postprandiale Blutzuckerschwankungen
- beeinträchtigte körperliche Mobilität
- Fußprobleme
- reduzierte Kraft der unteren Extremität
- Beeinträchtigung des Gleichgewichts
- Gangunsicherheit
- propriozeptive Defizite
- Neuropathie.

kognitive

- beeinträchtigter Geisteszustand.

Medikamente

- Antihypertensiva
- Angiotensin-Konversionsenzym (ACE)-Hemmer
- Diuretika
- trizyklische Antidepressiva
- Anxiolytika
- Hypnotika
- Tranquilizer
- Narkotika/Opiate
- Alkoholkonsum.

Umwelt

- freiheitseinschränkende Maßnahmen
- Wetterbedingungen (z. B. nasse Böden, Eis)
- unordentliche Umgebung
- Überwürfe und Teppichläufer
- fehlende rutschfeste Materialien im Bad
- fehlende rutschfeste Unterlage in der Dusche
- unbekannter Raum
- schwach beleuchteter Raum.

Kinder

- < 2 Jahre alt
- männliches Geschlecht bei einem Alter <1 Jahr
- fehlende Treppensicherung
- fehlende Fenstersicherung
- fehlende Autogurte
- unbeaufsichtigtes Kind auf einer erhöhten Oberfläche ([z. B.] Bett, Wickeltisch)
- Bett steht in der Nähe des Fensters
- fehlende Elternaufsicht.

Klientenbezogene Pflegeziele oder Evaluationskriterien

Der Klient

- bringt zum Ausdruck, dass er individuelle Risikofaktoren, die zur Möglichkeit von Stürzen beitragen, versteht.
- zeigt Verhaltensweisen, Veränderungen der Lebensweise, um Risikofaktoren zu verringern und sich vor Verletzungen zu schützen.
- modifiziert das Umfeld, wie indiziert, um die Sicherheit zu erhöhen.
- ist frei von Verletzungen.

Maßnahmen oder Pflegeinterventionen

1. Pflegepriorität: Evaluieren der Quelle(n)/des Gefährdungsgrades:

- Beobachten des allgemeinen Gesundheitszustands des Klienten, *Feststellen von Faktoren, welche die Sicherheit beeinträchtigen könnten, wie etwa chronische oder zu Behinderung führenden Krankheiten, die Einnahme vielfältiger Medikamente, ein kurze Zeit zurückliegendes Trauma.*
- Beachten von Faktoren in Verbindung mit dem Alter, Geschlecht und Entwicklungsgrad. *Säuglinge, Kleinkinder (z. B. auf Gegenstände klettern), junge Erwachsene (z. B. sportliche Aktivitäten) und ältere Menschen sind auf Grund ihrer Entwicklung und einer beeinträchtigten/fehlenden Fähigkeit, sich selbst zu schützen, stärker gefährdet.*
- Einschätzen der Muskelkraft, der grob- und feinmotorischen Koordination. Sichten der Anamnese früherer oder aktueller Körperverletzungen (z. B. Verletzungen des Muskel-Skelett-Systems, orthopädische Operationen), *die zu Veränderungen der Koordination, des Gangs und des Gleichgewichts führen.*
- Sichten der Anamnese früherer Stürze in Verbindung mit Immobilität, Schwäche, längerer Bettruhe, bewegungsarmer Lebensweise (Veränderungen des Körpers infolge fehlender Betätigung) und einem unsicheren Umfeld, *um aktuelle Sturzgefahren vorherzusagen.*
- Evaluieren des Gebrauchs/Missbrauchs/fehlenden Gebrauchs von Hilfsmitteln, soweit angezeigt. *Unter Umständen verfügt der*

Klient über Hilfsmittel, ist jedoch hochgradig sturzgefährdet, während er sich an den veränderten Körperzustand und den Gebrauch nicht vertrauter Mittel gewöhnt, oder er könnte den Gebrauch dieser Hilfsmittel aus verschiedenen Gründen verweigern (z. B. Warten auf Hilfe, Wahrnehmen von Schwäche).

- Evaluieren des kognitiven Status des Klienten (z. B. Hirnverletzung, neurologische Erkrankung, Depression). *Beeinträchtigt die Fähigkeit zur Wahrnehmung eigener Beschränkungen und der Sturzgefahr.*
- Einschätzen von Stimmung, Coping-Fähigkeiten, persönlichen Verfahrensweisen. *Das Temperament einer Person, typisches Verhalten, Stressoren und der Grad an Selbstachtung können die Einstellung gegenüber Sicherheitsfragen beeinträchtigen, was zur Unachtsamkeit oder zu verstärktem Risikoverhalten ohne Berücksichtigung der Folgen führt.*
- Überprüfen des Wissens über Sicherheitsanforderungen/Vorbeugung gegen Traumata des Klienten/der Bezugsperson(en) sowie der Motivation zur Verletzungsprävention. *Kann fehlendes Wissen/fehlende Ressourcen oder einfach nur eine Missachtung persönlicher Sicherheit anzeigen (z. B.: «Ich kann nicht immer auf ihn aufpassen.», «Wir können keine Hauspflegekraft mieten.», «Das ist unmännlich…»).*
- Berücksichtigen von Umweltgefahren im Pflege-Setting und/oder Pflegeheim/in einer sonstigen Umgebung. *Das Identifizieren von Bedürfnissen/Defiziten bietet Gelegenheiten zur Intervention und/oder Instruktion (z. B. hinsichtlich der Beseitigung von Gefahrenquellen, des Intensivierens der Überwachung des Klienten, der Beschaffung von Sicherheitsausrüstung, der Vermittlung zur Prüfung des Sehvermögens).*
- Überprüfen der Ergebnisse verschiedener Instrumente zur Einschätzung des Sturzrisikos (z. B. Functional Ambulation Profile [FAP], Morse-Sturzskala, das Tinetti Gleichgewichts- und Gangbild-Assessment [unvollst. Auswahl]).
- Feststellen des sozioökonomischen Status/der Verfügbarkeit und des Einsatzes von Ressourcen unter anderen Umständen. *Kann sich auf aktuelle Coping-Fähigkeiten auswirken.*

S

2. Pflegepriorität: Unterstützen des Klienten/pflegender Angehöriger bzw. Laien beim Verringern oder Korrigieren individueller Risikofaktoren:

- Assistieren bei Behandlungen und Sorgen für Informationen über die Erkrankung/den Zustand des Klienten, *die zu erhöhter Sturzgefahr führen können.*
- Erörtern von Folgen zuvor festgestellter Risikofaktoren (z. B. Stürze, die dadurch verursacht werden, dass zuvor erkannte Beeinträchtigungen/Sicherheitsanforderungen nicht geklärt wurden) *zur weiteren Instruktion/Intervention.*
- Überprüfen des Medikationsplans und seiner Auswirkungen auf den Klienten. Instruieren im Überwachen von Wirkungen/Nebenwirkungen. *Bestimmte Medikamente (z. B. Narkotika/Opiate, psychotrope Substanzen, Antihypertonika, Diuretika) können zu Schwäche, Verwirrtheit, Gleichgewichts- und Gangstörungen führen).*
- Betonen, wie wichtig es ist, Zustände/Risiken zu überwachen, die zum Auftreten von Stürzen führen können (z. B. Erschöpfung des Klienten, akute Erkrankung, Depression, Gegenstände, die das Bewegungsmuster im häuslichen Bereich blockieren, unzureichende Beleuchtung, unvertraute Umgebung, ein Klient, der Aufgaben zu bewältigen versucht, die für sein gegenwärtiges Funktionsniveau zu schwierig sind, fehlende Kontaktmöglichkeiten bei Hilfebedarf).
- Praktizieren von Klientensicherheit. *Demonstriert Verhaltensweisen, die der Klient/die Betreuungsperson(en) nachahmen können.*
- Bestimmen der Erwartungen pflegender Angehöriger/Laien an Kinder, kognitiv Beeinträchtigte und/oder ältere Familienmitglieder und Vergleichen mit den aktuellen Fähigkeiten. *Die Realität der Fähigkeiten und Bedürfnisse des Klienten unterscheidet sich u. U. von der Wahrnehmung oder den Wünschen der pflegenden Angehörigen/Laien.*
- Erörtern des Bedarfs und der Quellen für eine Überwachung (z. B. Babysitter, vor- und nachschulische Betreuung, Tagespflege für ältere Menschen, persönliche Begleitung).
- Durchführen eines Hausbesuchs, falls angemessen. Feststellen, ob häusliche Sicherheitsfragen angegangen werden, darunter Überwachung, Zugang zu notfallmäßiger Hilfe, und ob der Klient im häuslichen Bereich zur Selbstversorgung fähig ist. *Kann erforderlich sein, um die Bedürfnisse des Klienten und verfügbare Ressourcen adäquat zu bestimmen.*
- Vermitteln an Physio- oder Beschäftigungstherapeuten, soweit angemessen, *um Gleichgewicht, Kraft und Mobilität des Klienten*

zu verbessern, um das Gehen zu verbessern/wiederzuerlernen oder um geeignete Hilfsmittel für die Beweglichkeit, die Sicherheit im Umfeld oder die Anpassung der häuslichen Umgebung zu finden und zu bekommen.

3. Pflegepriorität: Fördern des Wohlbefindens (Beratung, Patientenedukation und Entlassungsplanung):

- Vermitteln an andere Ressourcen, soweit angezeigt. *Unter Umständen benötigen der Klient/pflegende Angehörige bzw. Laien finanzielle Unterstützung, Modifikationen des häuslichen Umfelds, Vermittlungen zur Beratung, zur häuslichen Pflege, Hinweise auf Quellen für Sicherheitsausrüstung oder die Einweisung in eine Einrichtung des betreuten Wohnens.*
- Sorgen für Schulungsressourcen (z. B. eine Checkliste zum Thema häusliche Sicherheit, Betriebsanleitungen für den korrekten Einsatz von Geräten, entsprechende Web-Seiten) *zur späteren Überprüfung/Verstärkung des Lernens.*
- Fördern des kommunalen Bewusstseins hinsichtlich der Konzeption von Gebäuden, Ausrüstung, Transport und Arbeitsunfällen, die zu Stürzen beitragen.
- In-Verbindung-Bringen des Klienten mit kommunalen Ressourcen, Nachbarn, Freunden, um ältere Menschen/Behinderte darin zu unterstützen, für Strukturerhaltung, Schneeräumen, das Entfernen von Kies und Eis vom Gehweg und von Treppen etc. zu sorgen.

Schwerpunkte der Pflegedokumentation

Pflegeassessment oder Neueinschätzung

S

- individuelle Risikofaktoren unter Beachten aktueller körperlicher Befunde (z. B. Anzeichen einer Verletzung – Prellungen, Schnittverletzungen, Anämie, Erschöpfung sowie der Konsum von Alkohol, Drogen und verschreibungspflichtigen Medikamenten)
- Wissen des Klienten/pflegender Angehöriger bzw. Laien über individuelle Gefahren/Sicherheitsbelange.

Planung

- Pflege-/Interventionsplan und beteiligte Personen
- Patientenedukationsplan für Klienteninformation, -schulung und -beratung.

Durchführung/Evaluation

- Reaktionen auf Interventionen/Patientenedukation und ausgeführte Pflegemaßnahmen
- Zielerreichung/Fortschritte in Richtung gewünschter Ergebnisse
- Veränderungen des Pflegeplans.

Entlassungs- oder Austrittsplanung

- Erfordernisse der Entlassung, langfristiger Pflegebedarf nach Entlassung, vorgenommene Koordinationen und Vermittlungen, zusätzlich verfügbare personelle, kommunale und materielle Ressourcen
- spezifische, vorgenommene Vermittlungen, Nachsorgeplan sowie Verantwortlichkeiten für zu treffende Maßnahmen.

Empfohlene, exemplarische Pflegeinterventionen (NIC) und Pflegeergebnisse (NOC)

NIC: *Sturzprävention* [Fall Prevention] (McCloskey-Dochterman, J.; Bulecheck, G. M., 2013)

NOC: *Sicherheitsverhalten: Sturzprävention* [Fall Prevention Behavior] (Moorhead, S., Johnson, M.; Maas, M. L.; Swanson, E., 2013)

Literatur

Carpenito-Moyet L. J.: Das Pflegediagnosen-Lehrbuch. Huber, Bern 2013

Gläser, S. A.: Sturzprophylaxe. Schulz-Kirchner, Idstein 2009

Götz-Neumann, K.: Gehen verstehen – Ganganalyse in der Physiotherapie. Thieme, Stuttgart 2011

Jansenberger, H.: Sturzprävention in Therapie und Training. Thieme, Stuttgart 2011

Marshall, M.; Allan, K.: «Ich muss nach Hause» – Ruhelos umhergehende Menschen mit einer Demenz verstehen. Huber, Bern 2011

Peters, A.-Petra; Fröbel, C.: Sturzprophylaxe. Kohlhammer, Stuttgart 2012

Pierobon, A.; Funk, M.: Sturzprävention bei älteren Menschen. Thieme, Stuttgart 2007

Lord, S. R.; Sherrington, C.; Menz, H. B.: Falls in Older People. Cambridge University Press, Cambridge 2001

Runge, M.; Rehfeld, G.: Mobil bleiben – Pflege bei Gehstörungen und Sturzgefahr. Schlüthersche, Hannover 2001 [vgr.]

Runge, M.: Gehstörungen, Stürze, Hüftfrakturen. Steinkopf, Darmstadt 1998

Tideiksaar, R.: Stürze und Sturzprävention für Pflegeassistentinnen. Huber, Bern 2008

Tideiksaar, R.: Stürze und Sturzprävention. Huber, Bern 2008

Tinetti, M. E. (1986): Performance oriented assessment of mobility problems in elderly patients. JAGS 34:119–126
Winkler, J.; Regelin, P.: Standfest und stabil. In Balance bleiben. Meyer & Meyer 2011
Ziganek-Soehlke, F.: STUBS – Sturzprophylaxe durch Bewegungsschulung. Pflaum, München 2008

Suizidgefahr [P]

Risk for suicide (00150) (2000)
Domäne 11: **Sicherheit/Schutz**
Klasse 3: **Gewalt**

Diagnosetyp (Dokumentationsform): aktuelle Pflegediagnose (PES)
Zuordnung der Pflegediagnose nach Pflegemodellen/-klassifikationen s. Kap. 6.

Definition: Risiko einer selbst zugefügten, lebensbedrohlichen Verletzung

Risikofaktoren [R]

verhaltensbezogene

- Suizidversuche in der Anamnese
- Kauf einer Schusswaffe
- Sammeln von Medikamenten
- ein Testament verfassen
- sein Testament ändern
- Weggeben von Besitztümern
- plötzliche euphorische Erholung von einer tiefen Depression
- Impulsivität
- markante Änderungen des Verhaltens
- markante Änderungen der Einstellung
- markante Änderungen in den schulischen Leistungen.

sprachliche

- droht, sich selbst zu töten
- äußert das Verlangen zu sterben.

situationsbezogen

- alleinstehend
- pensioniert
- finanzielle Unsicherheit
- Ortswechsel
- Institutionalisierung [Leben/Einweisung in eine/r Einrichtung]]
- Verlust der Autonomie
- Verlust der Selbstständigkeit
- vorhandensein einer Schusswaffe im Haus
- Leben/Unterbringung [Jugendlicher] außerhalb des üblichen (familiären) Milieus (z.B. Jugendstrafanstalt, Gefängnis, Resozialisierungseinrichtung, Wohngruppe).

psychologische [psychische]

- anamnestisch bekannte Suizide in der Familie
- erfahrener Missbrauch in der Kindheit
- Suchtmittelmissbrauch [Substanzmissbrauch]
- psychiatrische/s Leiden/Störung (z.B. Depression, Schizophrenie, bipolare Störung)
- Schuld[gefühle]
- lesbische oder homosexueller Jugendliche(r).

demographische

- Alter (z.B. ältere Menschen, junge männliche Erwachsene, Jugendliche)
- Rasse (z.B. Weißer, amerikanischer Ureinwohner)
- männliches Geschlecht
- geschieden
- verwitwet.

physische

- physische Krankheit
- terminale Erkrankung
- chronischer Schmerz.

soziale

- Verlust einer wichtigen Beziehung
- unterbrochenes Familienleben
- schlechte Unterstützungssysteme
- soziale Isolation
- Trauer
- Einsamkeit
- Hoffnungslosigkeit

- Hilflosigkeit
- juristische Probleme
- disziplinarische Probleme
- gehäuft auftretende Suizide.

Klientenbezogene Pflegeziele oder Evaluationskriterien

Der Klient

- erkennt die in der aktuellen Situation wahrgenommenen Schwierigkeiten an.
- arbeitet aktuelle Faktoren heraus, um die man sich kümmern kann.
- ist an der Planung des Handlungsverlaufs zur Beseitigung bestehender Probleme beteiligt.
- entscheidet, dass Suizid nicht die Antwort auf die wahrgenommenen Probleme darstellt.

Maßnahmen oder Pflegeinterventionen

1. Pflegepriorität: Einschätzen ursächlicher/beeinflussender Faktoren:

- Herausarbeiten der Gefahr/des Potenzials für einen Suizid und der Ernsthaftigkeit der Bedrohung. Anwenden einer Skala von 1 bis 10 und Prioritätensetzung entsprechend dem Schweregrad der Bedrohung und der Verfügbarkeit der Mittel.
- Achten auf Verhaltensweisen, die auf eine Absicht hindeuten (z.B. Gesten, Vorhandensein von Mitteln wie Schusswaffen, Drohungen, Weggeben von Besitztümern, frühere Versuche und das Vorliegen von Halluzinationen oder Wahnvorstellungen). *Viele Menschen geben ihre Absicht zu erkennen, vor allem gegenüber Gesundheitsfachpersonen.*
- Direktes Nachfragen, ob die Person auf Gedanken/Gefühle hin handelt, *um die Absicht zu bestimmen. Die meisten Menschen antworten ehrlich, weil sie Hilfe wünschen.*
- Achten auf Alter und Geschlecht. *Die Suizidgefahr ist größer bei Männern, Teenagern und älteren Menschen, jedoch wird man sich zunehmend auch eines Risikos in der frühen Kindheit bewusst.*
- Überprüfen der Familienanamnese auf suizidales Verhalten. *Das individuelle Risiko ist erhöht, vor allem, wenn die Person, die einen Suizid vorgenommen hat, dem Klienten nahe stand.*
- Herausarbeiten von Zuständen, wie z.B. einer akuten/chroni-

schen Verwirrtheit (Defir/Demenz), Panikzustand, Hormonstörung (z.B. PMS, Wochenbettpsychose, medikamenteninduziert), *die u. U. mit der Fähigkeit zur Verhaltenskontrolle interferiert und zur Förderung der Sicherheit spezifischer Interventionen bedarf.*

- Sichten der Laborbefunde (z. B. Blutalkohol, Blutzucker, arterielle Blutgase, Elektrolyte, Nierenfunktionstests), *um Faktoren zu identifizieren, welche die Denkfähigkeit beeinflussen können.*
- Achten auf Rückzug von üblichen Aktivitäten, Mangel an sozialen Interaktionen.
- Einschätzen körperlicher Beschwerden (z.B. Schlafstörungen, Appetitmangel).
- Feststellen von Drogengebrauch/Selbstmedikation.
- Achten auf anamnestisch bekannte disziplinarische Probleme/ Konflikte mit dem Gesetz.
- Einschätzen des gegenwärtig eingesetzten Coping-Verhaltens. *Beachte:* Unter Umständen glaubt der Klient, es gebe keine Alternative zum Suizid.
- Feststellen, ob es Bezugspersonen/Freunde gibt, die zur Unterstützung zur Verfügung stehen.

2. Pflegepriorität: Unterstützen des Klienten beim Akzeptieren der Verantwortung für eigenes Verhalten und beim Verhindern eines Suizids:

- Entwickeln einer therapeutischen Pflegeperson-Klient-Beziehung, indem für eine konstante Pflege-/Betreuungsperson gesorgt wird. *Fördert Vertrauen, indem es der/dem Betreffenden erlaubt, Probleme offen zu erörtern.*
- Bewahren einer offenen Kommunikation, *um eine Verstärkung manipulativen Verhaltens zu vermeiden.*
- Erklären von Sicherheitsbedenken und der Bereitschaft, dem Klienten zu helfen, auch weiterhin sicher zu sein.
- Ermutigen zum Ausdruck von Gefühlen und Einräumen von Zeit, um auf Sorgen zu hören. *Erkennt die Realität von Gefühlen und die Tatsache, dass sie in Ordnung sind, an. Hilft der/dem Betreffenden, ihr/sein Denken zu ordnen, ein Verständnis der Situation zu entwickeln und andere Alternativen zu betrachten.*
- Gestatten, Wut auf annehmbare Weise zum Ausdruck zu bringen und den Klienten wissen lassen, dass ihm jemand zur Verfügung stehen wird, der ihm beim Bewahren der Kontrolle hilft. *Fördert die Akzeptanz und das Gefühl von Sicherheit.*

- Anerkennen der Realität des Suizids als eine Option. Erörtern der Folgen von Handlungen, wenn einer Intention nachgegeben wird. Fragen, in welcher Weise ein Suizid individuelle Probleme lösen helfen wird. *Hilft, sich auf die Folgen von Handlungen und die Möglichkeit anderer Optionen zu konzentrieren.*
- Aufrechterhalten der Beobachtung des Klienten und Überprüfen der Umgebung auf Gefahrenquellen, die zum Suizid dienen könnten, *um die Sicherheit des Klienten zu erhöhen und die Gefahr impulsiven Verhaltens zu senken.*
- Dem Klienten helfen, besser geeignete Lösungen/Verhaltensweisen (z.B. motorische Aktivitäten/körperliche Betätigung) zu finden, *um das Gefühl von Angst und dessen körperliche Begleiterscheinungen abzuschwächen.*
- Sorgen für Anleitungen zu Aktionen, die der Klient ergreifen kann, unter Vermeiden negativer Aussagen, wie «Unterlassen Sie...». *Fördert eine positive Haltung.*
- Erörtern des Einsatzes psychotroper Medikamente in ihren positiven und negativen Aspekten. *Es gab Bedenken hinsichtlich der erhöhten Suizidgefahr unter diesen Substanzen und es wird weiterhin geforscht, um festzustellen, ob sie nützen oder schaden.*
- Reevaluieren des Suizidpotenzials in regelmäßigen Abständen und zu wichtigen Zeitpunkten (z.B. Stimmungsumschwünge, zunehmende Rückzug) und wenn sich der Klient besser fühlt und die Entlassungsplanung beginnt. *Die größte Gefahr besteht, wenn der Klient sowohl Suizidgedanken hegt als auch die notwendige Energie hat, um sie umzusetzen.*

3. Pflegepriorität: Unterstützen des Klienten beim Planen eines Handlungsverlaufs zur Korrektur/für den Umgang mit der bestehenden Situation:

- Ausrichten von Interventionen auf die beteiligte Person (z.B. Alter, Beziehung und aktuelle Situation).
- Aushandeln eines Vertrags mit dem Klienten in Bezug auf dessen Bereitschaft, während eines festgelegten Zeitraums nichts lebensgefährdendes zu unternehmen. Spezifizieren der jeweiligen Verantwortlichkeiten der Betreuungsperson und des Klienten.
- Spezifizieren alternativer Maßnahmen, die nötig werden, wenn der Klient nicht bereit ist, einen Vertrag auszuhandeln. *Unter Umständen muss er stationär eingewiesen werden, um für Sicherheit zu sorgen.*

- Erörtern von Verlusten, die der Klient erlitten hat, und deren Bedeutung. *Ungelöste Fragen können zu Gedanken der Hoffnungslosigkeit beitragen.*

4. Pflegepriorität: Fördern des Wohlbefindens (Patientenedukation und Entlassungsplanung):
- Fördern der Entwicklung innerer Kontrolle, indem dem Klienten geholfen wird, neue Wege für den Umgang mit Problemen zu betrachten.
- Unterstützen beim Lernen des Problemlösens, Selbstsicherheitstrainings und sozialer Fertigkeiten.
- Aufnehmen von Programmen für körperliche Aktivitäten. Setzt Endorphine frei und *fördert damit das Selbstwertgefühl und hebt das Wohlbefinden.*
- Bestimmen des Ernährungsbedarfs und Unterstützen des Klienten beim Umsetzen.
- Einbinden der Familie/Bezugspersonen, *um Verständnis und Unterstützung zu verbessern.*
- Vermitteln an formelle Ressourcen, soweit angezeigt (z. B. Einzel-/Gruppenpsychotherapie, Paartherapie, Drogenentzugsprogramme und Sozialdienste).

Schwerpunkte der Pflegedokumentation

Pflegeassessment oder Neueinschätzung
- individuelle Befunde inkl. der Art der Problematik (z. B. suizidale/verhaltensbedingte Risikofaktoren und Grad der Impulskontrolle, Handlungsplan und Mittel zu dessen Umsetzung)
- Wahrnehmung der Situation durch den Klienten, Motivation zur Veränderung.

Planung
- Pflege-/Interventionsplan und beteiligte Personen
- Details des Kontrakts hinsichtlich der Suizidgedanken oder -pläne
- Patientenedukationsplan für Klienteninformation, -schulung und -beratung.

Durchführung/Evaluation
- Maßnahmen zur Förderung der Sicherheit
- Reaktionen auf Interventionen/Patientenedukation und ausgeführte Pflegemaßnahmen

- Zielerreichung/Fortschritte in Richtung gewünschter Ergebnisse
- Veränderungen des Pflegeplans.

Entlassungs- oder Austrittsplanung

- Erfordernisse der Entlassung, langfristiger Pflegebedarf nach Entlassung, vorgenommene Koordinationen und Vermittlungen, zusätzlich verfügbare personelle, kommunale und materielle Ressourcen
- spezifische, vorgenommene Vermittlungen, Nachsorgeplan sowie Verantwortlichkeiten für zu treffende Maßnahmen.

Empfohlene, exemplarische Pflegeinterventionen (NIC) und Pflegeergebnisse (NOC)

NIC: *Suizidprävention* [Suicide Prevention] (McCloskey-Dochterman, J.; Bulecheck, G. M., 2013)
NOC: *Selbstbeherrschung bei suizidalem Verhalten* [Suicide Self-Restraint] (Moorhead, S., Johnson, M.; Maas, M. L.; Swanson, E., 2013)

Literatur

Bronisch, T.: Suizid. Ursachen – Warnungen – Prävention. Beck, München 2007

Carpenito-Moyet, L. J.: Das Pflegediagnosen-Lehrbuch. Huber, Bern 2013

Dorrmann, W.: Suizid. Therapeutische Interventionen bei Selbsttötungsabsichten. Klett-Cotta, Stuttgart 2012

Finzen, A.: Suizidprophylaxe bei psychischen Störungen. Psychiatrie-Verlag, Bonn 1997

Georg, J.: Suizidgefahr – Pflegeassessment, -diagnose und -interventionen. NOVA 34 (2003) 11: 14–16

Kind, J.: Suizidal. Die Psychoökonomie einer Suche. V & R, Göttingen 2011

Sauter, D.; Abderhalden C.; Needham I.; Wolff, S.: Lehrbuch Psychiatrische Pflege. Huber, Bern 2011

Schneider, B.; Sperling, U.; Wedler, H.: Suizidprävention im Alter. Mabuse, Frankfurt 2012

Townsend, M. C.: Pflegediagnosen in der psychiatrischen Pflege. Huber, Bern 2012

Walter, G.; Nau, J.; Oud, N.: Aggression und Aggressionsmanagement. Huber, Bern 2012

Woltersdorf, M.; Etzendorf, E.: Suizid und Suizidprävention. Kohlhammer, Stuttgart 2011

Unwirksames familiäres Therapiemanagement [P]

Ineffective family therapeutic regimen management (00080) (1992)
Domäne 1: **Gesundheitsförderung**
Klasse 2: **Gesundheitsmanagement**

Diagnosetyp (Dokumentationsform): aktuelle Pflegediagnose (PES)
Zuordnung der Pflegediagnose nach Pflegemodellen/-klassifikationen s. Kap. 6.

Definition: Verhaltensmuster zur Steuerung und Integration eines Behandlungsprogramms einer Krankheit und deren Folgen in familiäre Prozesse, das nicht geeignet ist, spezifische Gesundheitsziele zu erreichen

Beeinflussende Faktoren [od. Einflussfaktoren] [E]

- Komplexität des Gesundheitssystems
- Komplexität des Therapieprogramms
- Entscheidungskonflikte
- wirtschaftliche Schwierigkeiten
- überzogene Ansprüche
- Familienkonflikt[e].

Bestimmende Merkmale [od. Symptome] [S]

subjektive

- äußert Schwierigkeiten mit dem Therapieprogramm
- äußert den Wunsch, Krankheit und Therapieprogramm zu bewältigen.

T

objektive

- ungeeignete Familienaktivitäten zur Erreichung der Gesundheitsziele
- schnelles Fortschreiten von Krankheitssymptomen eines Familienmitglieds
- Unvermögen, Maßnahmen zu ergreifen, die die Risikofaktoren reduzieren
- fehlende Beachtung der Krankheit.

Familienbezogene Pflegeziele/Kriterien zur Evaluation

Die Familie

- erkennt individuelle Risikofaktoren, welche die Regulation/Integration der Therapie beeinflussen.
- partizipiert an der Problemlösung einzelner Faktoren.
- äußert, dass sie das Bedürfnis/den Wunsch nach Veränderung der Aktivitäten akzeptiert, um die vereinbarten Behandlungs- oder Gesundheitsziele zu erreichen.
- zeigt Verhaltensweisen/Umstellungen der Lebensweise, die zur Einhaltung der Therapieempfehlungen nötig sind.

Maßnahmen oder Pflegeinterventionen

1. Pflegepriorität: Einschätzen ursächlicher/beeinflussender Faktoren:

- Feststellen, wie die Familie ihre bisherigen Anstrengungen wahrnimmt.
- Beurteilen des Funktionierens/der Aktivitäten der Familie im Hinblick auf die Angemessenheit. Achten auf Häufigkeit und Klarheit/Verständlichkeit der familiären Kommunikation, Fördern von Autonomie, Anpassung an veränderte Bedürfnisse, Gesundheit der häuslichen Umgebung/des Lebensstils, Problemlösungsfähigkeiten, Verbindungen zur umgebenden Gemeinschaft.
- Beachten der Gesundheitsziele der Familie und der Zustimmung der Familienmitglieder. *Konflikte stören das Problemlösen.*
- Feststellen, ob die Familie die Therapie versteht und wertschätzt.
- Herausarbeiten kultureller Werte/religiöser Überzeugungen mit Auswirkungen auf die Sichtweise der Situation und die Bereitschaft zu notwendigen Veränderungen.

- Ermitteln, ob Ressourcen vorhanden sind und genutzt werden.

2. Pflegepriorität: Unterstützen der Familie beim Entwickeln von Strategien zur Verbesserung des Therapiemanagements:

- Sorgen für Informationen für die Familie, *die ihr helfen, die Bedeutung des Behandlungsprogramms zu erkennen.*
- Unterstützen von Familienangehörigen beim Erkennen unangemessener Familienaktivitäten. Unterstützen der Familienmitglieder beim Erkennen von Zusammengehörigkeit einerseits und individuellen Bedürfnissen und individuellem Verhalten ande-

rerseits, *sodass effektive Interaktionen bestärkt und gefestigt werden können.*

- Gemeinsames Erstellen eines Plans mit allen Familienmitgliedern, um besser mit der Komplexität des Gesundheitswesens und anderen beeinflussenden Faktoren zurechtzukommen. *Festigt die Bindung an den Plan und optimiert Ergebnisse.*
- Ermitteln der Ressourcen in der Gemeinde unter Einsatz der drei Strategien Edukation, Problemlösung und Vernetzung von Ressourcen, *um spezifische Defizite anzugehen.*

3. Pflegepriorität: Fördern des Wohlbefindens in Bezug auf die zukünftige Gesundheit von Familienmitgliedern:

- Unterstützen der Familie beim Identifizieren von Kriterien zur Förderung der fortlaufenden Selbstevaluation der Situation/Effektivität und des Fortschritts der Familie. *Bietet die Möglichkeit proaktiver Bedürfnisbefriedigung.*
- Vermitteln an andere Gesundheits-/Sozialdienste und kommunale Ressourcen und/oder gemeinsames Planen mit diesen Organisationen. *Die Probleme sind mitunter so facettenreich, dass die Einbeziehung mehrerer Dienstleister/Einrichtungen notwendig ist.*
- Vermitteln einer Kontaktperson oder eines Case-Managers zur 1:1-Betreuung, bei Bedarf, *um die interdisziplinäre Versorgung zu koordinieren, zu unterstützen, beim Problemlösen zu helfen etc.*
- Vgl., soweit angezeigt, PDx: Rollenüberlastung der pflegenden Bezugsperson, Unwirksames Management der eigenen Gesundheit.

Schwerpunkte der Pflegedokumentation

Pflegeassessment oder Neueinschätzung

- individuelle Befunde inkl. der Art des Problems/des Grades der Beeinträchtigung, familiärer Werte/Gesundheitsziele sowie des Ausmaßes der Partizipation und des Engagements der Familienmitglieder
- kulturelle Werte, religiöse Überzeugungen
- Verfügbarkeit und Nutzung von Ressourcen.

Planung

- Pflege-/Interventionsplan und beteiligte Personen
- Patientenedukationsplan für Klienteninformation, -schulung und -beratung.

Durchführung/Evaluation

- Reaktionen auf Interventionen/Patientenedukation und ausgeführte Pflegemaßnahmen
- Zielerreichung/Fortschritte in Richtung gewünschter Ergebnisse
- Veränderungen des Pflegeplans.

Entlassungs- oder Austrittsplanung

- Erfordernisse der Entlassung, langfristiger Pflegebedarf nach Entlassung, vorgenommene Koordinationen und Vermittlungen, zusätzlich verfügbare personelle, kommunale und materielle Ressourcen
- spezifische, vorgenommene Vermittlungen, Nachsorgeplan sowie Verantwortlichkeiten für zu treffende Maßnahmen.

Empfohlene, exemplarische Pflegeinterventionen (NIC) und Pflegeergebnisse (NOC)

NIC: *Förderung der Familienbeteiligung* [Family Involvement Promotion] (McCloskey-Dochterman, J.; Bulecheck, G. M., 2013)
NOC: *Beteiligung der Familie an der professionellen Versorgung* [Family Participation in Professional Care] (Moorhead, S., Johnson, M.; Maas, M. L.; Swanson, E., 2013)

Literatur

Carpenito-Moyet L. J.: Das Pflegediagnosen-Lehrbuch. Huber, Bern 2013
Georg J.: Patientenedukation – Diagnosen und Interventionen. NOVAcura 43 (2012) 1: 22–25
Georg, J.: Positive Patientenedukation – Patientenedukation, Pflegediagnosen und positive Pflege. PADUA 7 (2012) 2: 87–93
Klug Redman, B.: Selbstmanagement chronisch Kranker. Huber, Bern 2008
Klug Redman, B.: Patientenedukation. Huber, Bern 2009
London, F.: Informieren, Schulen, Beraten – Praxishandbuch zur Patientenedukation. Huber, Bern 2010
Friedemann, M. L.: Familien- und umgebungsbezogene Pflege. Huber, Bern 2010
Perrig-Chiello, P.; Höpflinger, F.: Pflegende Angehörige älterer Menschen. Huber, Bern 2012
Schnepp, W.: Angehörigenpflege. Huber, Bern 2002
Wright, L. M.; Leahey, M.: Familienzentrierte Pflege. Lehrbuch für Familien-Assessment und Interventionen. Huber, Bern 2009

[Wirksames Therapiemanagement] [G]*

Effective therapeutic regimen management (00082) (1994)
Domäne 1: **Gesundheitsförderung**
Klasse 2: **Gesundheitsmanagement**

Diagnosetyp (Dokumentationsform): Gesundheitsförderungspflegediagnose (GES)
Zuordnung der Pflegediagnose nach Pflegemodellen/-klassifikationen s. Kap. 6.

Definition: Ein Verhaltensmuster zur Steuerung und Integration eines Behandlungsprogramms für eine Krankheit und ihre Folgen in das tägliche Leben, das spezifische Gesundheitsziele erreicht.

Beeinflussende Faktoren [od. Einflussfaktoren] [E]

- Zu bearbeiten.
- [Komplexität des Gesundheitswesens, Therapieplan]
- [zusätzliche Anforderungen an das Individuum oder die Familie]
- [angemessene soziale Unterstützung].

Bestimmende Merkmale [od. Symptome] [S]

subjektive

- äußert den Wunsch, die Behandlung der Krankheit zu steuern
- äußert den Wunsch, die Vorbeugung von Krankheitsfolgen zu steuern
- äußert die Absicht, die Risikofaktoren für das Fortschreiten der Krankheit und Folgekrankheiten zu reduzieren.

objektive

- geeignete Wahl von Aktivitäten des täglichen Lebens, um die Ziele eines Behandlungsprogramms zu erreichen
- geeignete Wahl von Aktivitäten des täglichen Lebens, um die Ziele eines Präventionsprogramms zu erreichen
- Krankheitssymptome innerhalb eines normalen, erwarteten Bereichs.

T

* Von der NANDA zurzeit inaktiviert und in Bearbeitung

Klientenbezogene Pflegeziele oder Evaluationskriterien

Der Klient

- entwickelt einen Plan für das Vorgehen gegen individuelle Risikofaktoren eines Fortschreitens der Erkrankung/der Folgeerscheinungen.
- zeigt ein wirksames Problemlösungsverhalten bei der Integration von Umstellungen der Behandlung in den Alltag
- erkennt/nutzt zugängliche Ressourcen.
- bleibt frei von möglichen Komplikationen/einem Fortschreiten von Krankheitsfolgen/-begleiterscheinungen.

Maßnahmen oder Pflegeinterventionen

1. Pflegepriorität: Einschätzen ursächlicher/beeinflussender Faktoren:

- Feststellen der Kenntnisse/des Verständnisses des Klienten bezüglich Zustand und Behandlungsbedarf. Beachten spezifischer gesundheitsbezogener Ziele.
- Ermitteln, wie der Klient seine Anpassung an die Behandlung/an vorhersehbare Veränderungen wahrnimmt.
- Beachten neu hinzugekommener Behandlungen und des entsprechenden Lern- und Informationsbedarfs des Klienten/der Bezugsperson(en).
- Erörtern der aktuell genutzten Ressourcen, *um festzustellen, ob Änderungen vorgenommen werden sollen (z. B. zusätzliche Stunden Haushaltshilfe, Zugang zu einem Fallmanager zur Unterstützung bei komplexen Langzeitversorgungsprogrammen).*

T

2. Pflegepriorität: Unterstützen des Klienten/der Bezugsperson(en) beim Entwickeln von Strategien, um erhöhten Anforderungen durch die Behandlung genügen zu können:

- Feststellen notwendiger Schritte zur Erreichung der angestrebten gesundheitlichen Ziele.
- Akzeptieren der Einschätzung des Klienten bezüglich eigener Stärken/Schwächen bei gleichzeitiger Zusammenarbeit bei der Steigerung seiner Fähigkeiten. *Fördert die Entwicklung von Selbstvertrauen und die Fortsetzung der Anstrengungen.*
- Sorgen für Informationen über den individuellen Gesundheitsversorgungsbedarf unter Nutzung des bevorzugten Lerntstils des

des Klienten/der Bezugsperson(en) (z. B. Bild, Ton, Video, Internet), *um dem Klienten zu helfen, die eigene Situation zu verstehen und sein Interesse/seine Anteilnahme an der eigenen Gesundheit zu stärken.* Beachte: Bei Nutzung des Internets zur Informationsbeschaffung muss der Klient darauf hingewiesen werden, dass die Verlässlichkeit der dort gefundenen Informationen vor dem Umsetzen in konkrete Handlungen kritisch geprüft werden muss.
- Anerkennen der individuellen Anstrengungen/Fähigkeiten, *um eine Entwicklung in Richtung des Erreichens gewünschter Ziele zu verstärken.*

3. Pflegepriorität: Fördern des Wohlbefindens (Beratung, Patientenedukation und Entlassungsplanung):
- Verschaffen von Wahlmöglichkeiten sowie Fördern von Mitwirkungsmöglichkeiten bei der Planung und Ausführung zusätzlicher Aufgaben/Verantwortlichkeiten für den Klienten/die Pflegeperson.
- Sorgen für Nachsorgeuntersuchungen/Hausbesuche, soweit angemessen.
- Unterstützen beim Umsetzen von Strategien zur Überwachung von Fortschritten/Reaktionen auf die Behandlung. *Fördert proaktives Problemlösen.*
- Vermitteln an familiäre/kommunale Unterstützungssysteme, soweit angezeigt, *um bei Angelegenheiten der Lebensweise/Beziehung, der Finanzen, des Wohnens oder in juristischen Belangen (z. B. Vorausverfügungen, Entscheidungen zur Gesundheitsversorgung) zu unterstützen.*

Schwerpunkte der Pflegedokumentation

Pflegeassessment oder Neueinschätzung
- Befunde inkl. der Dynamik der individuellen Situation
- individuelle Stärken/zusätzliche Bedürfnisse.

Planung
- Pflege-/Interventionsplan und beteiligte Personen
- Patientenedukationsplan für Klienteninformation, -schulung und -beratung.

Durchführung/Evaluation
- Reaktionen auf Interventionen/Patientenedukation und ausgeführte Pflegemaßnahmen

- Zielerreichung/Fortschritte in Richtung gewünschter Ergebnisse
- Veränderungen des Pflegeplans.

Entlassungs- oder Austrittsplanung

- Erfordernisse der Entlassung, langfristiger Pflegebedarf nach Entlassung, vorgenommene Koordinationen und Vermittlungen, zusätzlich verfügbare personelle, kommunale und materielle Ressourcen
- spezifische, vorgenommene Vermittlungen, Nachsorgeplan sowie Verantwortlichkeiten für zu treffende Maßnahmen.

Empfohlene, exemplarische Pflegeinterventionen (NIC) und Pflegeergebnisse (NOC)

NIC: *Gesundheitssystemorientierung* [Health System Guidance] (McCloskey-Dochterman, J.; Bulecheck, G.M., 2013)
NOC: *Symptomkontrolle* [Symptom Control] (Moorhead, S., Johnson, M.; Maas, M.L.; Swanson, E., 2013)

Literatur

Carpenito-Moyet L.J.: Das Pflegediagnosen-Lehrbuch. Huber, Bern 2013

Georg J.: Patientenedukation – Diagnosen und Interventionen. NOVAcura 43 (2012) 1: 22–25

Georg, J.: Positive Patientenedukation – Patientenedukation, Pflegediagnosen und positive Pflege. PADUA 7 (2012) 2: 87–93

Klug Redman, B.: Selbstmanagement chronisch Kranker. Huber, Bern 2007

Klug Redman, B.: Patientenedukation. Huber, Bern 2008

London, F.: Informieren, Schulen, Beraten – Praxishandbuch zur Patientenedukation. 2. A., Huber, Bern 2010

[Unwirksames gemeinschaftliches Management von Therapieprogrammen] [P]*

Ineffective community therapeutic regimen management (00081)
(1994, aus der Taxonomie entfernt 2009)
Domäne 1: **Gesundheitsförderung**
Klasse 2: **Gesundheitsmanagement**

Diagnosetyp (Dokumentationsform): Gesundheitsförderungspflegediagnose (PES)
Zuordnung der Pflegediagnose nach Pflegemodellen/-klassifikationen s. Kap. 6.

Definition: Muster zur Steuerung und Integration eines Programms zur Behandlung einer Krankheit und deren Krankheitsfolgen in gemeinschaftliche Prozesse, das nicht geeignet ist, gesundheitsspezifische Ziele zu erreichen

Beeinflussende Faktoren [od. Einflussfaktoren] [E]

Zu entwickeln.

- [Mangel an Sicherheit für die Mitglieder der Gemeinschaft]
- [ökonomische Unsicherheit]
- [Gesundheitspflege nicht erhältlich, ungesunde Umweltverhältnisse]
- [Bildung nicht für alle Mitglieder der Gemeinschaft zugänglich]
- [Fehlen von Mitteln zur Befriedigung menschlicher Bedürfnisse nach Anerkennung, Freundschaften, Beziehungen, Sicherheit und Zugehörigkeit].

Bestimmende Merkmale [od. Symptome] [S]

T

subjektive

- [Mitglieder/Organe der Gemeinschaft äußern eine Überlastung der Ressourcen/die Unfähigkeit, den therapeutischen Bedürfnissen aller Gemeindemitglieder zu entsprechen].

objektive

- mangelhafte Fähigkeiten der Fürsprecher von Gruppen in der Gemeinschaft

* Von der NANDA zurzeit inaktiviert und in Bearbeitung

- mangelhafte präventive Aktivitäten der Gemeinschaft
- Krankheitssymptome übersteigen die für die Population erwartete Norm
- unerwartet schnelles Fortschreiten der Krankheit
- unzureichende Ressourcen im Gesundheitswesen (z. B. Personen, Programme)
- nicht vorhandene Ressourcen der Krankheitsversorgung im Gesundheitswesen
- [Defizite in der Gemeinschaft hinsichtlich der Zusammenarbeit und der Entwicklung von Koalitionen für das Herangehen an Bedürfnisse].

Gemeinschaftsbezogene Pflegeziele/Kriterien zur Evaluation

Die Gemeinschaft

- erkennt Stärken und Einschränkungen, welche die Behandlungsprogramme der Gemeinschaft zur Erreichung gesundheitsbezogener Ziele beeinflussen.
- partizipiert an der Problemlösung von Faktoren, welche die Integration und Regulation der Programme beeinträchtigen.
- berichtet über unerwartete Ausbreitung/Annäherung der Krankheitssymptome an die der Krankheitsinzidenz und -prävalenz entsprechende Norm.

Maßnahmen oder Pflegeinterventionen

1. Pflegepriorität: Einschätzen ursächlicher/beeinflussender Faktoren:

- Evaluieren von Ressourcen der Gesundheitsversorgung der Gemeinschaft, die der Behandlung von Krankheiten und Krankheitsfolgen dienen.
- Beachten von Berichten von Gemeindemitgliedern über ein unwirksames/inadäquates Funktionieren der Gemeinschaft.
- Untersuchen einer unerwarteten Zunahme von Krankheiten in der Gemeinschaft.
- Ermitteln von Stärken/Grenzen der Ressourcen der Gemeinschaft und der Zustimmung der Gemeinschaft zu Veränderungen.
- Feststellen der Auswirkungen von Einflussfaktoren auf die Aktivitäten der Gemeinschaft.

T

- Ermitteln des Kenntnisstandes/des Verstehens bezüglich der Therapieempfehlungen.
- Achten auf den Einsatz von Ressourcen, die der Gemeinschaft zur Entwicklung/Finanzierung von Programmen zur Verfügung stehen.

2. Pflegepriorität: Unterstützen der Gemeinschaft beim Entwickeln von Strategien zur Verbesserung ihres Funktionierens/Managements:

- Fördern des Geistes kollektiver Zusammenarbeit innerhalb der Gemeinschaft, ohne die Individualität von Einzelnen/Gruppen zu negieren.
- Beteiligen der Gemeinschaft am Bestimmen gesundheitsbezogener Ziele und Ordnen nach Priorität, *um den Planungsprozess zu erleichtern.*
- Gemeinsames Planen mit den Sozial- und Gesundheitsbehörden/-einrichtungen, *um Lösungen für erkannte und absehbare Probleme/Bedürfnisse zu finden.*
- Identifizieren von Risikopopulationen oder unterversorgten Gruppen, *um sie aktiv in den Prozess einzubinden.*
- Erstellen eines Schulunsplans und einer Plattform *zur Aufklärung der Gemeinschaftsmitglieder in Bezug auf Behandlungs- und Präventionsprogramme.*

3. Pflegepriorität: Fördern des Wohlbefindens (Beratung, Patientenedukation und Entlassungsplanung):

- Unterstützen der Gemeinschaft beim Erstellen eines Plans für die kontinuierliche Einschätzung der Bedürfnisse/des Funktionierens der Gemeinschaft und der Effektivität des Plans. *Fördert einen proaktiven Ansatz.*
- Auffordern der Gemeinschaft zum Bilden von Partnerschaften sowohl innerhalb der Gemeinschaft als auch zwischen ihr und der umgebenden Gesellschaft, *um bei der langfristigen Planung absehbarer/projizierter Bedürfnisse und Angelegenheiten zu unterstützen.*

Schwerpunkte der Pflegedokumentation

Pflegeassessment oder Neueinschätzung

- Befunde des Assessments inkl. der Wahrnehmung der Probleme durch die Mitglieder der Gemeinschaft und der Gesundheitsversorgungsressourcen

- Nutzung verfügbarer Ressourcen durch die Gemeinschaft.

Planung

- Pflege-/Interventionsplan und beteiligte Personen
- Patientenedukationsplan für Klienteninformation, -schulung und -beratung.

Durchführung/Evaluation

- Reaktionen auf Interventionen/Patientenedukation und ausgeführte Pflegemaßnahmen
- Zielerreichung/Fortschritte in Richtung gewünschter Ergebnisse
- Veränderungen des Pflegeplans.

Entlassungs- oder Austrittsplanung

- Erfordernisse der Entlassung, langfristiger Pflegebedarf nach Entlassung, vorgenommene Koordinationen und Vermittlungen, zusätzlich verfügbare personelle, kommunale und materielle Ressourcen
- spezifische, vorgenommene Vermittlungen, Nachsorgeplan sowie Verantwortlichkeiten für zu treffende Maßnahmen.

Empfohlene, exemplarische Pflegeinterventionen (NIC) und Pflegeergebnisse (NOC)

NIC: *Gemeindegesundheitsentwicklung* [Community Health Development] (McCloskey-Dochterman, J.; Bulecheck, G. M., 2013)
NOC: *Kompetenz einer Gemeinde* [Community Competence] (Moorhead, S., Johnson, M.; Maas, M. L.; Swanson, E., 2013)

Literatur

Carpenito-Moyet L. J.: Das Pflegediagnosen-Lehrbuch. Huber, Bern 2013
Georg J.: Patientenedukation – Diagnosen und Interventionen. NOVAcura 43 (2012) 1: 22–25
Georg, J.: Positive Patientenedukation – Patientenedukation, Pflegediagnosen und positive Pflege. PADUA 7 (2012) 2: 87–93
Klug Redman, B.: Selbstmanagement chronisch Kranker. Huber, Bern 2007
Klug Redman, B.: Patientenedukation. Huber, Bern 2008
London, F.: Informieren, Schulen, Beraten – Praxishandbuch zur Patientenedukation. 2. A., Huber, Bern 2010

Unwirksame Thermoregulation [P]

Ineffective thermoregulation (00008) (1986)
Domäne 11: **Sicherheit/Schutz**
Klasse 6: **Thermoregulation**

Diagnosetyp (Dokumentationsform): aktuelle Pflegediagnose (PES)
Zuordnung der Pflegediagnose nach Pflegemodellen/-klassifikationen s. Kap. 6.

Definition: Temperaturschwankungen zwischen Hypo- und Hyperthermie

Beeinflussende Faktoren [od. Einflussfaktoren] [E]

- Verletzung [z.B. Hirnödem, Apoplex, intrakranielle Operation oder Kopfverletzung]
- Krankheit [z.B. Hirnödem, Apoplex, intrakranielle Operation oder Kopfverletzung]
- Unreife
- Altersextreme [z.B. Verlust oder Fehlen des braunen Fettgewebes]
- schwankende Umgebungstemperatur
- [Veränderung im Hypothalamusgewebe, welche die Funktion der thermosensiblen Zellen und die Regulation von Wärmeabgabe/-gewinnung verändert]
- [Veränderungen des Stoffwechsels, Veränderungen des/der Thyroxin- und Katecholaminspiegels/-wirkung]
- [chemische Reaktionen bei der Muskelkontraktion].

Bestimmende Merkmale [od. Symptome] [S]

objektive

- Schwankungen der Körpertemperatur über und unter dem Normbereich
- Tachykardie
- Reduzierung der Körpertemperatur unter den Normalbereich
- Anstieg der Körpertemperatur über den Normbereich
- kühle Haut
- mäßige Blässe
- leichtes Zittern

- Piloerektion (Gänsehaut)
- zyanotische Nagelbetten
- verzögerte Kapillarfüllung
- Hypertonie
- fühlbare Überwärmung
- gerötete Haut
- erhöhte Atemfrequenz
- Krampfanfälle.

Klientenbezogene Pflegeziele oder Evaluationskriterien

Der Klient

- äußert, die individuellen Faktoren und entsprechenden Maßnahmen zu verstehen.
- zeigt Techniken/Verhaltensweisen, um die Situation zu verbessern.
- hält die Körpertemperatur im normalen Bereich.

Maßnahmen oder Pflegeinterventionen

1. Pflegepriorität: Erkennen der ursächlichen/beeinflussenden Faktoren:

- Identifizieren individueller Faktoren bzw. der Grunderkrankung (z. B. Umgebungsexposition, infektiöser Prozess, Hirnverletzung, Wirkung von Drogen/Toxinen, Salz- oder Wassermangel, Adipositas, Bettlägerigkeit, Medikamentenüberdosierung). *Beeinflusst die Wahl von Interventionen.*
- Achten auf Altersextreme (z. B. Frühgeborenes, Kleinkind oder alternder Erwachsener), *da sich dies unmittelbar auf die Fähigkeit zur Aufrechterhaltung/Regulierung der Körpertemperatur auswirken kann.*
- Überwachen von Laboruntersuchungen (z. B. Tests auf eine Infektion, Schilddrüsentests/andere endokrine Tests, Organschäden, Drogen-Screening).

2. Pflegepriorität: Assistieren bei Maßnahmen zur Korrektur/Behandlung der zu Grunde liegenden Ursache:

- Beginnen mit anstehenden und/oder sofortigen Interventionen, wie unter den PDx Hypothermie und Hyperthermie angezeigt, *um die Körpertemperatur wieder in den Normbereich zu bringen/dort zu halten.*

- Verabreichen von Flüssigkeiten, Elektrolyten und Medikamenten, soweit angemessen, *um die Körper-/Organfunktion wiederherzustellen/aufrechtzuerhalten.*
- Vorbereiten des Klienten, Assistieren bei Therapien (z. B. bei einem operativen Eingriff, einer Chemotherapie, beim Verabreichen von Antibiotika), *um die zu Grunde liegende Ursache der Hypo- oder Hyperthermie zu behandeln.*

3. Pflegepriorität: Fördern des Wohlbefindens (Beratung, Patientenedukation und Entlassungsplanung):

- Überprüfen der ursächlichen/beeinflussenden Faktoren und der Risikofaktoren mit dem Klienten bzw. der/n Bezugsperson/en, soweit angemessen.
- Informieren des Klienten über den Krankheitsverlauf, die momentanen Therapien und Vorsichtsmaßnahmen nach der Entlassung, soweit der Situation angemessen.
- Vgl. Beratung und Patientenedukation unter den PDx Hypothermie und Hyperthermie.

Schwerpunkte der Pflegedokumentation

Pflegeassessment oder Neueinschätzung

- individuelle Befunde inkl. der Art des Problems, des Ausmaßes der Beeinträchtigung/Temperaturschwankungen.

Planung

- Pflege-/Interventionsplan und beteiligte Personen
- Patientenedukationsplan für Klienteninformation, -schulung und -beratung.

Durchführung/Evaluation

- Reaktionen auf Interventionen/Patientenedukation und ausgeführte Pflegemaßnahmen
- Zielerreichung/Fortschritte in Richtung gewünschter Ergebnisse
- Veränderungen des Pflegeplans.

Entlassungs- oder Austrittsplanung

- Erfordernisse der Entlassung, langfristiger Pflegebedarf nach Entlassung, vorgenommene Koordinationen und Vermittlungen, zusätzlich verfügbare personelle, kommunale und materielle Ressourcen
- spezifische, vorgenommene Vermittlungen, Nachsorgeplan sowie Verantwortlichkeiten für zu treffende Maßnahmen.

Empfohlene, exemplarische Pflegeinterventionen (NIC) und Pflegeergebnisse (NOC)

NIC: *Temperaturregulation* [Temperature Regulation] (McCloskey-Dochterman, J.; Bulecheck, G. M., 2013)
NOC: *Wärmeregulation* [Thermoregulation] (Moorhead, S., Johnson, M.; Maas, M. L.; Swanson, E., 2013)

Literatur

Bachmann, R. M.; Schleimkofer: Natürlich gesund mit Kneipp, TRIAS, Stuttgart 2012

Carpenito-Moyet L. J.: Das Pflegediagnosen-Lehrbuch. Huber, Bern 2013

Georg, J.: Vitalfunktion: Temperaturregulation bei alten Menschen. NOVA 39 (2008) 2: 20–23

Larsen, R.: Anästhesie und Intensivmedizin für die Fachpflege. Springer, Berlin 2012

Sonn, A.; Baumgärtner, U.; Merk, B. (2010). Wickel und Auflagen. Thieme, Stuttgart 2010

Tappert F.; Schär W.: Erste Hilfe kompakt. Huber, Bern 2006

Thüler, M.: Wohltuende Wickel in der Kranken und Gesundheitspflege. Eigenverlag, Worb 2003

Uhlemayr, U.: Bärenstarke Wickel. Urs-Verlag, München 2011

Todesangst [P]

Death anxiety (00147) (1998, R 2006, LOE 2.1)
Domäne 9: **Coping/Stresstoleranz**
Klasse 2: **Coping-Reaktionen**

Diagnosetyp (Dokumentationsform): aktuelle Pflegediagnose (PES)
Zuordnung der Pflegediagnose nach Pflegemodellen/-klassifikationen s. Kap. 6.

Definition: Unbestimmtes Gefühl des Unbehagens oder der Furcht, hervorgerufen durch die Wahrnehmung einer realen oder imaginären Bedrohung der eigenen Existenz

Beeinflussende Faktoren [od. Einflussfaktoren] [E]

- erwartet Schmerz
- erwartet Leiden

- erwartet nachteilige Auswirkungen der Vollnarkose
- erwartet Auswirkungen des Todes auf andere
- Konfrontation mit der Wirklichkeit der tödlichen Krankheit
- erlebt den Sterbeprozess
- wahrgenommene zeitliche Nähe des Todes
- Diskussionen über das Thema des Todes
- Beobachtungen bezogen auf den Tod
- Nahtoderfahrung
- Unsicherheit im Zusammenhang mit der Prognose
- Nichtakzeptieren der eigenen Sterblichkeit
- Unsicherheit über das Leben nach dem Tod
- Unsicherheit über die Existenz einer höheren Macht
- Unsicherheit über eine Begegnung mit einer höheren Macht

Bestimmende Merkmale [od. Symptome] [S]

subjektive

- Äußerungen der Angst, eine tödliche Krankheit zu entwickeln
- Äußerungen der Angst vor dem Sterbeprozess
- Äußerungen der Angst vor Leiden im Sterbeprozess
- Äußerungen der Angst, mentale Fähigkeiten während des Sterbens zu verlieren
- Äußerungen der Angst vor dem vorzeitigen Tod
- Äußerungen der Angst vor einem langen Sterbeprozess
- Äußerungen von negativen Gefühlen gegenüber dem Tod und dem Sterben
- Äußerungen der Angst vor der Machtlosigkeit im Sterbeprozess
- Äußerungen von der Sorge über die Auswirkung des eigenen Todes auf die Angehörige
- Befürchtung, eine Last zu sein, zur Last zu fallen
- Äußerungen einer tiefen Traurigkeit
- Äußerungen der Angst vor Schmerzen beim Sterben
- [Sich-Sorgen darüber, die Betreuungsperson zu überlasten, vor seinen eigenen Schöpfer treten zu müssen oder Zweifel an der Existenz Gottes oder eines höheren Wesens].

Klientenbezogene Pflegeziele oder Evaluationskriterien

Der Klient

- erkennt und äußert offen und echt Gefühle wie Traurigkeit, Schuld, Furcht.

- schaut und plant für die Zukunft Tag für Tag.
- trifft Vorkehrungen für den eigenen Tod und formuliert einen Plan, wie er mit eigenen Sorgen und den Eventualitäten des Todes umgehen möchte, sofern angemessen.

Maßnahmen oder Pflegeinterventionen

1. Pflegepriorität: Einschätzen von ursächlichen und beeinflussenden Faktoren:

- Feststellen, wie sich der Klient bezüglich Lebensstil und sozialer Rollenausübung und seiner Wahrnehmungen selbst sieht sowie die Bedeutung, die er oder die Angehörigen einem vorweggenommenen Verlust beimessen.
- Ermitteln des gegenwärtigen Verständnisses und Wissens über die Situation, *um Fehleinschätzungen, Informationsdefizite oder relevante Dinge festzustellen.*
- Feststellen, welche Rolle der Klient in der Familie einnimmt. Beobachten von Kommunikationsmustern innerhalb der Familie und wie die Familienmitglieder/Bezugspersonen auf die Situation und Sorgen des Klienten reagieren. *Lässt Bedürfnisse und Sorgen, aber auch Ressourcen erkennen, die helfen, mit den Sorgen umzugehen und Bedürfnisse zu befriedigen.*
- Einschätzen, wie der Klient bisher Tod und Sterben erfahren hat oder damit konfrontiert wurde und wie sich diese Erfahrung auf ihn auswirkte (z. B. Zeuge eines gewalttätigen Todes, Anblick einer Leiche im Sarg als Kind u. a.).
- Erkennen von kulturellen Faktoren oder Erwartungen und deren Bedeutung für die aktuelle Situation und gegenwärtige Gefühle.
- Beachten des körperlichen und psychischen Zustandes, der Komplexität der Therapie.
- Bestimmen der Fähigkeit, sich selbst zu versorgen, (letzte) Dinge des Lebens zu regeln, sowie des Wissens und Nutzens verfügbarer Ressourcen.
- Beobachten von Verhaltensweisen, die Hinweise auf das Ausmaß der Angst geben (gering bis panisch), *da sie die Fähigkeit des Klienten, Informationen zu verarbeiten und an Aktivitäten teilzunehmen, beeinträchtigt.*
- Erkennen, welche Bewältigungsformen der Klient nutzt und wie wirkungsvoll diese sind. Sich klar werden über Abwehrmechanismen, die der Klient nutzt.

- Achten auf Drogengebrauch (inkl. Alkohol), Angaben über Schlafstörungen, übermäßiges Schlafen, Vermeidung von sozialen Interaktionen mit anderen, *die Verhaltensindikatoren dafür sein können, dass dem Problem durch Rückzug begegnet wird.*
- Beachten der religiösen/spirituellen Orientierung des Klienten, des Eingebundenseins in religiöse/kirchliche Aktivitäten, von vorliegenden Konflikten bezüglich spiritueller Überzeugungen.
- Achten auf Aussagen/Äußerungen von Klienten/Angehörigen über Ärger/Sorgen, Gefühl der Entfremdung von Gott, Überzeugungen, dass der nahe Tod eine Strafe für Fehlverhalten sei usw.
- Bestimmen von Wahrnehmungen der Sinn-/Nutzlosigkeit, Gefühlen der Hoffnungs-/Hilflosigkeit, mangelnde Motivation, sich selbst zu helfen. *Da dies auf das Vorliegen einer Depression und die Notwendigkeit eines Eingreifens hinweisen kann.*
- Aktives Zuhören bei Aussagen über das Gefühl der sozialen Isolation.
- Achten auf Äußerungen, keinen Sinn im Leben finden zu finden, oder Äußerungen von Suizidgedanken.

2. Pflegepriorität: Unterstützen des Klienten die Situation zu bewältigen:

- Sorgen für eine offene und vertrauensvolle Beziehung.
- Anwenden effektiver kommunikativer Fertigkeiten wie aktives Zuhören, Schweigen, Wertschätzung. Respektieren des Wunsches/der Bitte des Klienten, nicht zu sprechen. Vermitteln von Hoffnung im Rahmen der individuellen Situation.
- Ermutigen des Klienten, Gefühle auszudrücken (z. B. Wut, Traurigkeit, Furcht). Anerkennen von Angst/Furcht. Leugnen/bestreiten Sie nicht und versuchen Sie nicht, dem Klienten zu versichern, dass alles in Ordnung sein wird. Seien Sie ehrlich, wenn Sie die Fragen des Klienten beantworten und Informationen weitergeben. *Fördert Vertrauen und eine therapeutische Beziehung.*
- Sorgen für Informationen über Normalität der Gefühle und individuelle Trauerreaktionen.
- Einräumen von Zeit für nicht wertende Diskussionen philosophischer Themen/Fragen über die spirituelle Bedeutung von Krankheit, von Kranksein und der gegenwärtiger Situation.
- Überprüfen bisheriger Verlusterfahrungen und der Anwendung von Bewältigungsformen unter Beachtung der Stärken und Erfolge des Klienten.

- Sorgen für eine ruhige, friedliche Umgebung und Privatsphäre, soweit angemessen. *Fördert Entspannung zu und stärkt die Bewältigungsfähigkeiten.*
- Unterstützen des Klienten, an Aktivitäten teilzunehmen, die seine spirituelle Entwicklung fördern, wie Gebete, Meditationen und Beichten/Vergebung, um alte Verletzungen zu heilen. Anbieten von Informationen, dass Hadern mit Gott ein normaler Teil des Trauerprozesses ist. *Dadurch werden Schuldgefühle und innere Konflikte vermindert und der Weg für eine Lösung des Problems wird frei gemacht.*
- Vermitteln an TherapeutInnen, spirituelle BeraterInnen oder LebensberaterInnen, *um die Trauerarbeit zu erleichtern.*
- Vermitteln an kommunale Institutionen/Ressourcen, damit Klienten/Angehörige für alle Eventualitäten nach dem Tod Vorsorge treffen können (Erbschaftsfragen, Bestattung u. a.).

3. Pflegepriorität: Fördern von Unabhängigkeit:

- Unterstützen des Klienten, realistische Schritte für die Umsetzung seiner Pläne zu tun.
- Die Gedanken des Klienten darauf lenken, neben den Alltäglichkeiten, jeden Tag und die nahe Zukunft zu genießen, soweit angemessen.
- Dem Klienten ermöglichen, einfache Entscheidungen zu fällen. *Fördert das Gefühl von Kontrolle.*
- Erstellen eines individuellen Plans unter Berücksichtigung der Kontrollüberzeugung des Klienten, um Klienten/Angehörige im Trauerprozess zu unterstützen.
- Respektvolles Behandeln von Entscheidungen und Wünschen und Weiterleiten derselbigen an andere, soweit angemessen.
- Unterstützen bei der Einhaltung von Voraus- bzw. Patientenverfügungen, bei Wünschen bezüglich Wiederbelebungsmaßnahmen und hinsichtlich der Patientenanwaltschaft/Stellvertretung in Gesundheitsangelegenheiten.

Schwerpunkte der Pflegedokumentation

Pflegeassessment oder Neueinschätzung

- Befunde des Assessments inkl. Befürchtungen des Klienten und erkennbarer Zeichen/Symptome
- Reaktionen/Handlungen der Familie/Bezugsperson(en)
- Verfügbarkeit/Nutzung von Ressourcen.

Planung

- Pflege-/Interventionsplan und beteiligte Personen.

Durchführung/Evaluation

- Reaktionen auf Interventionen/Patientenedukation und ausgeführte Pflegemaßnahmen
- Zielerreichung/Fortschritte in Richtung gewünschter Ergebnisse
- Veränderungen des Pflegeplans.

Entlassungs- oder Austrittsplanung

- Erfordernisse der Entlassung, langfristiger Pflegebedarf nach Entlassung, vorgenommene Koordinationen und Vermittlungen, zusätzlich verfügbare personelle, kommunale und materielle Ressourcen
- spezifische, vorgenommene Vermittlungen, Nachsorgeplan sowie Verantwortlichkeiten für zu treffende Maßnahmen.

Empfohlene, exemplarische Pflegeinterventionen (NIC) und Pflegeergebnisse (NOC)

NIC: *Pflege Sterbender* [Dying Care] (McCloskey-Dochterman, J.; Bulecheck, G. M., 2013)

NOC: *Würdevolles Sterben* [Dignified Life Closure] (Moorhead, S., Johnson, M.; Maas, M. L.; Swanson, E., 2013)

Literatur

Carpenito-Moyet L. J.: Das Pflegediagnosen-Lehrbuch. Huber, Bern 2013

Canakakis, J.: Ich begleite dich durch deine Trauer. Kreuz, Freiburg 2009

Georg, J.: Todesangst. NOVA 40 (2009) 7/8: 30–31

Häfner, K.: Die Angst vor dem Sterben. Claudius, München 2008

Hoffmann, M.: Mortalitätssalienz und Angstbewältigung im Kontext einer Krebserkrankung. Pabst, Basel 2008

Knipping, C. (Hrsg.): Lehrbuch Palliative Care. Huber, Bern 2007

Kohröde-Warnken, C.: Zwischen Todesangst und Lebensmut. Schlütersche, Hannover 2011

Müller, C.: «…vielleicht mal ein Gebet mehr gesprochen…» Religiosität im Verarbeitungsprozess von Angst und Todesangst bei Brustkrebspatienten. Tectum, Marburg 2008

Rest, F.: Sterbebeistand, Sterbebegleitung, Sterbegeleit. Kohlhammer, Stuttgart 2006

Rest, F.: Den Sterbenden beistehen. Ein Wegweiser für die Lebenden. Quelle & Meyer, Wiebelsheim 1998

Tertziani, T.: Das Ende ist mein Anfang. DVA, München 2007

Beeinträchtigte Transferfähigkeit [P]

Impaired transfer ability (00090) (1998, 2006, LOE 2.1)
Domäne 4: **Aktivität/Ruhe**
Klasse 2: **Aktivität/Bewegung**

Diagnosetyp (Dokumentationsform): aktuelle Pflegediagnose (PES)
Zuordnung der Pflegediagnose nach Pflegemodellen/-klassifikationen s. Kap. 6.

Definition: Einschränkung der unabhängigen Bewegung zwischen zwei nahe gelegenen Oberflächen

Beeinflussende Faktoren [od. Einflussfaktoren] [E]

- ungenügende Muskelkraft
- Konditionsabbau
- neuromuskuläre Beeinträchtigung
- muskuloskeletale Beeinträchtigung (z. B. Kontrakturen)
- Beeinträchtigung des Gleichgewichts
- Schmerzen
- Adipositas
- beeinträchtigtes Sehvermögen
- Wissensdefizit
- kognitive Beeinträchtigung
- umgebungsbedingte Einschränkungen (z. B. Betthöhe, unzureichender Platz, Art des Rollstuhls, Behandlungsgeräte, freiheitsbeschränkende Maßnahmen).

Bestimmende Merkmale [od. Symptome] [S]

subjektive oder objektive

T

- Unfähigkeit, den Transfer vom Bett in einen Stuhl durchzuführen
- Unfähigkeit, den Transfer vom Stuhl ins Bett durchzuführen
- Unfähigkeit, den Transfer vom Stuhl ins Auto durchzuführen
- Unfähigkeit, den Transfer vom Auto in einen Stuhl durchzuführen
- Unfähigkeit, den Transfer von einem Stuhl auf den Boden durchzuführen
- Unfähigkeit, den Transfer vom Boden auf einen Stuhl durchzuführen

- Unfähigkeit, den Transfer auf die Toilette oder zurück durchzuführen
- Unfähigkeit, den Transfer auf den Toilettenstuhl oder zurück durchzuführen
- Unfähigkeit, den Transfer in die oder aus der Badewanne durchzuführen
- Unfähigkeit, den Transfer in die oder aus der Dusche durchzuführen
- Unfähigkeit, den Transfer vom Bett ins Stehen durchzuführen
- Unfähigkeit, den Transfer aus dem Stehen ins Bett durchzuführen
- Unfähigkeit, den Transfer vom Stuhl ins Stehen durchzuführen
- Unfähigkeit, den Transfer aus dem Stehen zu einem Stuhl durchzuführen
- Unfähigkeit, den Transfer aus dem Stehen zum Boden durchzuführen
- Unfähigkeit, den Transfer vom Boden ins Stehen durchzuführen
- Unfähigkeit, den Transfer zwischen unterschiedlichen Ebenen durchzuführen
- Anmerkung: Spezifizieren des Grades an Unabhängigkeit unter Verwenden einer standardisierten Funktionsskala – [vgl. PDx: Beeinträchtigte körperliche Mobilität für die empfohlene Klassifizierung des Funktionsgrades].

Klientenbezogene Pflegeziele oder Evaluationskriterien

Der Klient

- bringt zum Ausdruck, dass er die Situation und geeignete Sicherheitsmaßnahmen versteht.
- beherrscht Transfertechniken erfolgreich.
- führt einen gewünschten Transfer sicher durch.

T

Maßnahmen oder Pflegeinterventionen

1. Pflegepriorität: Erkennen ursächlicher/beeinflussender Faktoren:

- Feststellen der Diagnose, welche die Transferprobleme beeinflusst (z.B. multiple Sklerose, Frakturen, Rückenverletzungen, Tetraplegie/Paraplegie, fortgeschrittenes Alter, Formen der Demenz, ein Hirntrauma).

- Beachten aktueller Situationen wie Operation, Amputation, Kontrakturen, Traktionsapparate, mechanische Beatmung, mehrfache Schlauchverbindungen, welche die Bewegung einschränken.

2. Pflegepriorität: Einschätzen der funktionellen Fähigkeit:
- Evaluieren des Grades der Beeinträchtigung unter Verwenden der Funktionsgrad-Klassifikation von 0 bis 4.
- Achten auf emotionale Reaktionen/Verhaltensreaktionen des Klienten/der Bezugsperson(en) auf Probleme der Immobilität.
- Bestimmen des Vorliegens/Grades der Wahrnehmungsbeeinträchtigung/kognitiven Beeinträchtigung und der Fähigkeit, Anweisungen zu folgen.

3. Pflegepriorität: Fördern eines optimalen Bewegungsgrades:
- Assistieren bei der Behandlung der Grunderkrankung, welche die Funktionsstörung verursacht.
- Konsultieren eines Physio-/Beschäftigungstherapeuten und Reha-Teams *beim Herausfinden von Mobilitätshilfen und Hilfsmitteln.*
- Demonstrieren des Gebrauchs von Bettgittern, Bettaufrichtebügeln, Transferbrettern, Aufstehhilfen, speziellen Schlingen, Sicherheitsgriffen, Gehstock/Rollator/Rollstuhl, Unterarmgehstützen, und Unterstützen im Gebrauch, soweit angezeigt.
- Positionieren der Hilfsmittel (z. B. Schwesternruf, Bedienung zur Verstellung der Bettposition) in bequemer Reichweite des Bettes/Stuhls. *Erleichtert den Transfer/erlaubt dem Klienten, bei Bedarf Hilfe für den Transfer zu bekommen.*
- Sorgen für Instruktionen/Wiederholen von Informationen für den Klienten und Betreuungspersonen hinsichtlich der Lagerung, *um beim Transfer das Gleichgewicht zu halten oder zu verbessern.*
- Überwachen der Körperhaltung und des Gleichgewichts und Auffordern, beim Aufstehen für den Transfer breitbeinig zu stehen.
- Bedarfsweises Verwenden eines großen Spiegels, *um den Blick des Klienten auf die eigene Körperhaltung zu erleichtern.*
- Demonstrieren/Wiederholen von Sicherheitsmaßnahmen, soweit angezeigt (z. B. Transferbrett, Gehgurt, Stützschuhe, gute Beleuchtung) und Freiräumen des Fußbodens von Herumliegen-

dem, *um die Möglichkeit von Stürzen und anschließenden Verletzungen zu vermeiden.*

4. Pflegepriorität: Fördern des Wohlbefindens (Klientenanleitung und Entlassungsplanung):

- Unterstützen des Klienten/der Betreuungspersonen beim Erlernen von Sicherheitsmaßnahmen, soweit individuell angezeigt (z.B. korrekter Bewegungsablauf für einen bestimmten Transfer, Arretieren der Bremsen des Rollstuhls vor dem Transfer, Entfernen lose liegender Teppiche, Verwenden eines richtig platzierten Hoyer-Lifts, Sicherstellen, dass der Boden eben und frei von Herumliegendem ist).
- Vermitteln an geeignete kommunale Ressourcen zur Evaluation und Anpassung des Umfelds (z.B. Dusche/Badewanne, unebene Böden/Stufen, Rampen/Stehpult/Lift).

Schwerpunkte der Pflegedokumentation

Pflegeassessment oder Neueinschätzung

- individuelle Befunde inkl. des Funktionsgrades/der Fähigkeit zur Teilnahme am gewünschten Transfer
- Eingesetzte Mobilitätshilfen/Transfervorrichtungen.

Planung

- Pflege-/Interventionsplan und beteiligte Personen
- Patientenedukationsplan für Klienteninformation, -schulung und -beratung.

Durchführung/Evaluation

- Reaktionen auf Interventionen/Patientenedukation und ausgeführte Pflegemaßnahmen
- Zielerreichung/Fortschritte in Richtung gewünschter Ergebnisse
- Veränderungen des Pflegeplans.

Entlassungs- oder Austrittsplanung

- Erfordernisse der Entlassung, langfristiger Pflegebedarf nach Entlassung, vorgenommene Koordinationen und Vermittlungen, zusätzlich verfügbare personelle, kommunale und materielle Ressourcen
- spezifische, vorgenommene Vermittlungen, Nachsorgeplan sowie Verantwortlichkeiten für zu treffende Maßnahmen
- Bezugsquellen für Hilfsmittel und deren Wartung.

Empfohlene, exemplarische Pflegeinterventionen (NIC) und Pflegeergebnisse (NOC)

NIC: *Selbstversorgungsunterstützung: Transfer* [Transfer] (McCloskey-Dochterman, J.; Bulecheck, G. M., 2013)
NOC: *Transferausführung* [Transfer Performance] (Moorhead, S., Johnson, M.; Maas, M. L.; Swanson, E., 2013)

Literatur

Carpenito-Moyet L. J.: Das Pflegediagnosen-Lehrbuch. Huber, Bern 2013
Haas, Ute (Hrsg.): Pflege von Menschen mit Querschnittlähmung – Probleme, Bedürfnisse, Ressourcen und Interventionen. Huber, Bern 2012
Klein Tarolli, E.: Bewegtes «Lagern». Zimmermann, Stuttgart 2012
Klein Tarolli, E.: Ideenhandbuch Positionsunterstützung, Zimmermann, Stuttgart 2009
Soyka, M.: Rückengerechter Patiententransfer in der Alten- und Krankenpflege. Huber, Bern 2000
Steigele, W.: Bewegung, Mobilisation und Lagerung in der Pflege. Springer, Berlin 2012

Trauern [P]*

Grieving (00136) (1980, R 1996, R 2006, LOE 2.1)
Domäne 9: **Coping/Stresstoleranz**
Klasse 2: **Coping-Reaktionen**

Diagnosetyp (Dokumentationsform): aktuelle Pflegediagnose (PES)
Zuordnung der Pflegediagnose nach Pflegemodellen/-klassifikationen s. Kap. 6.

T

Definition: Ein normaler komplexer Prozess mit emotionalen, physischen, geistigen, sozialen und intellektuellen Reaktionen und Verhaltensweisen, in dem Individuen, Familien und Gemeinschaften ihren aktuellen, vorweggenommenen oder wahrgenommenen Verlust im Alltag zum Ausdruck bringen

* Diese Diagnose trug zuvor den Titel «Vorwegnehmendes Trauern» (Anticipatory grieving).

Beeinflussende Faktoren [od. Einflussfaktoren] [E]

- vorhergesehener Verlust eines wichtigen Objekts (z. B. Besitz, Beruf, Status, Wohnstätte, Teile und Funktionen des Körpers)
- vorhergesehener Verlust einer Bezugsperson
- Tod einer Bezugsperson
- Verlust eines wichtigen Objekts (z. B. Besitz, Beruf, Status, Wohnstätte, Teile und Prozesse des Körpers).

Bestimmende Merkmale [od. Symptome] [S]

subjektive

- Wut
- Schmerz
- Verzweiflung
- Schuld[zuweisungen]
- Veränderung im Aktivitätsniveau
- Veränderungen der Schlafmuster
- Veränderung der Traummuster
- spricht dem Verlust Sinn zu
- persönliches Wachstum
- erlebte Erleichterung.

objektive

- Distanziertheit
- Desorganisation
- psychologisches [psychisches] Leid
- panisches Verhalten
- hält die Verbindung zur verstorbenen Person aufrecht
- Veränderungen der Immunfunktion
- Veränderungen der neuroendokrinen Funktion
- Leiden.

Klientenbezogene Pflegeziele oder Evaluationskriterien

Der Klient

- nimmt Gefühle wahr und drückt sie offen/wirkungsvoll aus (z. B. Traurigkeit, Schuldgefühle, Furcht).
- anerkennt Probleme im Zusammenhang mit dem Trauerprozess (z. B. körperliche Probleme in Bezug auf Essen, Schlafen usw.) und sucht entsprechende Hilfe.
- denkt/plant schrittweise und zukunftsorientiert.

Die Gemeinschaft

- erkennt die Bedürfnisse von Bürgern inkl. der unterversorgten Bevölkerung.
- aktiviert/entwickelt einen Plan, um die erkannten Bedürfnisse anzugehen.

Maßnahmen oder Pflegeinterventionen

1. Pflegepriorität: Einschätzen ursächlicher/beeinflussender Faktoren:

- Bestimmen der Umstände der aktuellen Situation (z. B. ein plötzlicher Todesfall, eine lange, zum Tode führende Krankheit, eine geliebte Person, die durch extreme medizinische Maßnahmen am Leben gehalten wird). *Trauern kann vorwegnehmend sein (Betrauern des Verlusts einer geliebten Person, bevor diese tatsächlich gestorben ist) oder aus gegebenem Anlass erfolgen. Beide Formen des Trauerns bewirken ein breites Spektrum an intensiven und widerstreitenden Gefühlen. Trauer folgt auch auf nicht durch Tod verursachte Verluste (z. B. traumatischer Verlust einer Gliedmaße oder Verlust des Zuhauses durch einen Wirbelsturm, Verlust des bekannten Selbst durch ein Hirntrauma).*
- Evaluieren, wie der Klient einen vorweggenommenen/tatsächlichen Verlust wahrnimmt und welche Bedeutung er für ihn hat: «Was haben Sie für Sorgen?», «Welche Befürchtungen haben Sie?», «Wovor haben Sie am meisten Angst?», «Wie beeinflusst dies Ihrer Meinung nach Sie selbst/ und Ihre Lebensweise?»
- Herausarbeiten kultureller/religiöser Überzeugungen, die sich auf das Gefühl von Verlust auswirken können.
- Feststellen der Reaktion der Familie/Bezugsperson(en) auf die Situation/Sorgen des Klienten.
- Feststellen, welche Bedeutung der Verlust für die Gemeinschaft hat (z. B. Unfall eines Schulbusses mit Verlust von Menschenleben, größerer Sturmschaden an der Infrastruktur, Bankrott eines größeren Arbeitgebers).

2. Pflegepriorität: Feststellen der aktuellen Reaktion:

- Beachten der emotionalen Reaktionen wie Rückzug, zorniges Verhalten, Weinen.
- Beobachten der Körpersprache und Abklären ihrer Bedeutung mit dem Klienten. Achten auf Übereinstimmung mit verbalen Äußerungen.

- Beachten der kulturellen/religiösen Erwartungen, welche die Reaktion des Klienten bestimmen könnten, *um einschätzen zu können, wie der Klient auf den Verlust reagiert.*
- Erkennen von Problemen, die sich auf Essen, den Aktivitätsgrad, die Libido, Rollenerfüllung (z. B. Arbeit, Elternschaft) auswirken. *Indikatoren des Schweregrades der Gefühle des Klienten und der Notwendigkeit spezifischer Interventionen, um diese Fragen anzugehen.*
- Bestimmen der Auswirkungen auf das allgemeine Wohlbefinden (z. B. vermehrte Häufung leichterer Erkrankungen, Verschlimmerung eines chronischen Leidens).
- Beachten des Kommunikations-/Interaktionsmusters in der Familie.
- Feststellen der Verfügbarkeit/Nutzung von Unterstützungs-/Selbsthilfegruppen und Ressourcen in der Gemeinde.
- Beachten kommunal bestehender Pläne für den Umgang mit einem größeren Verlust (z. B. Team von Krisenberatern an der Schule, um sich um den Verlust eines Klassenkameraden zu kümmern, Berufsberater/Umschulungsprogramme, Außendienste benachbarter Gemeinden).

3. Pflegepriorität: Unterstützen des Klienten im Umgang mit der Situation:
- Sorgen für eine offene Atmosphäre und Vertrauensbeziehung. *Fördert das freie Erörtern von Gefühlen und Sorgen.*
- Anwenden therapeutischer Kommunikationsmethoden des aktiven Zuhörens, Schweigens, Bestätigens usw. – Respektieren des Wunsches/der Bitte des Klienten, nicht zu sprechen.
- Informieren von Kindern über einen Todesfall/vorweggenommenen Verlust in altersgemäßer Sprache. *Akkurate Informationen über einen drohenden Verlust oder eine Veränderung der Lebenssituation zu liefern hilft dem Kind, mit dem Trauerprozess zu beginnen.*
- Sorgen für Puppen- oder Spieltherapie bei Kleinkindern/Kindern. *Kann helfen, Trauer leichter auszudrücken und mit dem Verlust umzugehen.*
- Ermöglichen angemessener Ausdrucksformen der Wut, Furcht. Beachten der Gefühle von Zorn auf Gott/eine spirituelle Macht oder Gefühle, von Gott/spiritueller Macht, verlassen zu sein. Vgl. PDx: Sinnkrise.

- Informieren, dass individuelle Trauerreaktionen normal sind.
- Ehrlich sein beim Beantworten von Fragen, dem Klienten zu Informationen verhelfen. *Fördert das Vertrauen und die Pflegeperson-Klient-Beziehung.*
- Kindern versichern, dass die Gründe für die Situation nicht in ihrem (Fehl-)Verhalten liegen, dabei Berücksichtigen des Alters und Entwicklungsstandes des Kindes. *Kann das Aufkommen von Schuldgefühlen vermindern und klar machen, dass weder das Kind selbst noch irgendjemand in der Familie für die Situation verantwortlich zu machen ist.*
- Vermitteln von Hoffnung im Rahmen der individuellen Situation. Keine falsche Sicherheit wecken.
- Sprechen über Lebenserfahrungen/frühere Verluste, Rollenveränderungen und Coping-Fähigkeiten, dabei Beachten von Stärken/Erfolgserlebnissen. *Kann von Nutzen sein, um die aktuelle Situation zu bewältigen und problemlösend auf aktuelle Bedürfnisse einzugehen.*
- Erörtern von Einfluss-/Kontrollmöglichkeiten, z. B. was vom Betroffenen selbst verändert werden kann und was außerhalb seines Einflusses liegt. *Erkennen dieser Faktoren hilft dem Klienten, seine Kraft auf Wesentliches zu konzentrieren.*
- Einbeziehen der Familie/Bezugsperson(en) beim Problemlösen. *Ermutigt die Familie, den Klienten im Umgang mit der Situation zu unterstützen, indem die Bedürfnisse aller Familienmitglieder wahrgenommen werden.*
- Bestimmen des Status des Klienten und seiner Familienrolle (z. B. Elternteil, Geschwister, Kind) und Ansprechen des Verlusts der Rolle des Familienmitglieds.
- Anleiten zu Visualisierungs- und Entspannungstechniken.
- Verabreichen von Beruhigungsmitteln/Tranquilizern mit Vorsicht, *weil sie das Durchleben der Trauer verzögern können, auch wenn ihr kurzfristiger Einsatz vorteilhaft zur Schlafförderung sein kann.*
- Ermutigen von Mitgliedern/Gruppen der Gemeinschaft, über das Ereignis/den Verlust zu sprechen und Gefühle zu äußern. Suchen Sie nach unterversorgten Populationen, um sie in den Prozess einzubeziehen.
- Auffordern von Individuen, sich an Aktivitäten zur Bewältigung des Verlustes/zum Wiederaufbau der Gemeinschaft zu beteiligen.

4. Pflegepriorität: Fördern des Wohlbefindens (Beratung, Klientenedukation und Entlassungsplanung):

- Dem Klienten mitteilen, dass seine Gefühle normal sind und er sie angemessen zeigen kann. *Ausdrücken von Gefühlen kann den Trauerprozess erleichtern, destruktives Verhalten hingegen schädigend sein.*
- Informieren, dass der Klient an Geburtstagen, hohen Feiertagen, zu Zeiten bedeutsamer persönlicher Ereignisse oder Jahrestagen eines Verlustes intensive Trauerreaktionen erfahren kann/darauf vorbereitet sein muss. *Wenn diese Reaktionen das Funktionieren im Alltag zu beeinträchtigen beginnen, muss der Klient u. U. um Hilfe nachsuchen* (vgl., soweit angemessen, PDx: Erschwertes Trauern, Unwirksames gemeinschaftliches Coping).
- Ermutigen zum Fortsetzen gewohnter Aktivitäten, Einhalten des gewohnten Tagesablaufs und Ausführen angemessener sportlicher Betätigungen.
- Ermitteln/Fördern familiärer und sozialer Unterstützungssysteme.
- Erörtern der Zukunftsplanung/Beerdigung, soweit angemessen.
- Vermitteln an zusätzliche Ressourcen, wie z. B. Seelsorge, Beratungsstellen/Psychotherapie, Selbsthilfe- und Unterstützungsgruppen, bei Bedarf, und zwar sowohl für den Klienten als auch für die Familie/Bezugsperson(en), *um die fortlaufenden Bedürfnisse zu befriedigen und die Trauerarbeit zu erleichtern.*
- Unterstützen der kommunalen Bemühungen um Stärkung der Unterstützung/Entwickeln eines Plans zur Förderung von Erholung und Wachstum.

Schwerpunkte der Pflegedokumentation

Pflegeassessment oder Neueinschätzung

- Befunde des Assessments inkl. der Wahrnehmung des Verlusts durch den Klienten sowie der Merkmale/Symptome des Klienten
- Reaktionen der Familie/Bezugsperson(en) oder Angehörigen der Gemeinschaft/Gemeindemitglieder, soweit angezeigt
- Verfügbarkeit/Nutzung von Ressourcen.

Planung

- Pflege-/Interventionsplan und beteiligte Personen
- Patientenedukationsplan für Klienteninformation, -schulung und -beratung.

Durchführung/Evaluation

- Reaktionen auf Interventionen/Patientenedukation und ausgeführte Pflegemaßnahmen
- Zielerreichung/Fortschritte in Richtung gewünschter Ergebnisse
- Veränderungen des Pflegeplans.

Entlassungs- oder Austrittsplanung

- Erfordernisse der Entlassung, langfristiger Pflegebedarf nach Entlassung, vorgenommene Koordinationen und Vermittlungen, zusätzlich verfügbare personelle, kommunale und materielle Ressourcen
- spezifische, vorgenommene Vermittlungen, Nachsorgeplan sowie Verantwortlichkeiten für zu treffende Maßnahmen.

Empfohlene, exemplarische Pflegeinterventionen (NIC) und Pflegeergebnisse (NOC)

NIC: *Trauerarbeiterleichterung* [Grief Work Facilitation] (McCloskey-Dochterman, J.; Bulecheck, G. M., 2013)

NOC: *Auflösung von Trauer* [Grief Resolution] (Moorhead, S., Johnson, M.; Maas, M. L.; Swanson, E., 2013)

Literatur

Carpenito-Moyet L. J.: Das Pflegediagnosen-Lehrbuch. Huber, Bern 2013

Canakakis, J.: Ich begleite dich durch deine Trauer. Kreuz, Freiburg 2009

Davy, J.; Ellis, S.: Palliativ pflegen. Sterbende verstehen, beraten und begleiten. Huber, Bern 2010

Georg, J.: Trauerreaktionen bei alten Menschen. NOVA 38 (2007) 10: 23–25

Gordon, J.: An evidence-based approach for supporting parents experiencing chronic sorrow. Pediatrisch Nurisng 35 (2009) 2: 115-119

Knipping, C. (Hrsg.): Lehrbuch Palliative Care. Huber, Bern 2007

Murphy, F. & Merrel J.: Negotiating the transition: caring for women through the experience of early miscarriage.Journal of Clinical Nursing 18 (2009), 1583–1591

Rest, F.: Sterbebeistand, Sterbebegleitung, Sterbegeleit. Kohlhammer, Stuttgart 2006

Rest, F.: Den Sterbenden beistehen. Ein Wegweiser für die Lebenden. Quelle & Meyer, Wiebelsheim 1998

Schärer-Santschi, E. (Hrsg.): Trauern. Huber, Bern 2012

Tertziani, T.: Das Ende ist mein Anfang. DVA, München 2007

Worden, W. J.: Beratung und Therapie in Trauerfällen. Huber, Bern 2010

Zeller-Forster, J.: Verlust/Trauer. In: Käppeli, S. (Hrsg.): Pflegekonzepte (Bd. 1). Huber, Bern 1998

Znoj, H.: Komplizierte Trauer. Hogrefe, Göttingen 2004

Znoj, H.: Ratgeber Trauer. Hogrefe, Göttingen 2005

Erschwertes Trauern [P]

Complicated grieving* (00135) (1980, R 1986,R 2004, R 2006, LOE 2.1)
Domäne 9: **Coping/Stresstoleranz**
Klasse 2: **Coping-Reaktionen**

Diagnosetyp (Dokumentationsform): aktuelle Pflegediagnose (PES)
Zuordnung der Pflegediagnose nach Pflegemodellen/-klassifikationen s. Kap. 6.

Definition: Eine Störung, die nach dem Tod einer Bezugsperson auftritt, bei der das Gefühl von Leid, das den Verlust begleitet, nicht die normativen Erwartungen erfüllt und sich in einer funktionellen Beeinträchtigung niederschlägt

Beeinflussende Faktoren (E)

allgemeine

- Tod einer Bezugsperson
- plötzlicher Tod einer Bezugsperson
- emotionale Instabilität
- fehlende soziale Unterstützung
- [Verlust eines bedeutsamen Objekts (z. B. Besitztümer, Arbeitsplatz, Status, das Zuhause, Teile und Prozesse des Körpers)].

Bestimmende Merkmale [od. Symptome] [S]

subjektive

- äußert Angst
- äußert fehlende Akzeptanz des Todes
- äußert andauernde schmerzvolle Erinnerungen
- äußert schmerzvolle Gefühle über die verstorbene Person
- äußert Wutgefühle
- äußert Gefühle des Unglaubens
- äußert Selbstbeschuldigung
- äußert, sich fassungslos zu fühlen
- äußert Gefühle der Distanziertheit gegenüber anderen

T

* Diese Diagnose trug zuvor den Titel «Dysfunctional grieving» (Erschwertes Trauern).

- äußert, sich benommen zu fühlen
- äußert, sich leer zu fühlen
- äußert, sich geschockt zu fühlen
- äußert Gefühle des Misstrauens
- reduziertes Gefühl des Wohlbefindens
- Fatigue
- geringes Maß an Intimität
- Depression
- Sehnsucht.

objektive

- reduziertes Ausfüllen von Lebensrollen
- andauerndes emotionales Leid
- Trennungsschmerz
- traumatisches Leid
- Beschäftigung mit Gedanken an die verstorbene Person
- Sehnsucht nach der verstorbenen Person
- Suche nach der verstorbenen Person
- Selbstbeschuldigung
- erlebte somatische Symptome der verstorbenen Person
- Grübeln
- Trauervermeidung.

Klientenbezogene Pflegeziele oder Evaluationskriterien

Der Klient

- anerkennt Vorliegen/Folgen der nicht funktionsgerechten Situation an.
- zeigt Fortschritte im Umgang mit den Trauerphasen dem persönlichem Rhythmus entsprechend.
- nimmt nach Möglichkeit an der Arbeit und Selbstversorgung/den ADL/IADL teil.
- äußert ein Gefühl des Fortschritts im Verarbeiten der Trauer und Hoffnung für die Zukunft.

T

Maßnahmen oder Pflegeinterventionen

1. Pflegepriorität: Einschätzen ursächlicher/beeinflussender Faktoren:

- Feststellen des erlittenen Verlusts. Beachten der Umstände des Todes, wie etwa plötzlich oder verletzungsbedingt (z. B. tödlicher

Unfall, Suizid, Mord), durch einen sozial kritischen Auslöser (z. B. Aids, Suizid, Mord) oder in Zusammenhang mit einer unerledigten Angelegenheit (z. B. Tod des Ehepartners in Zeiten einer Ehekrise, jahrelange Sprachlosigkeit zwischen Sohn und Eltern). *Diese Situationen können bisweilen dazu führen, dass eine Person in Trauer feststeckt und im Leben nicht mehr voranzukommen vermag.*

- Feststellen, welche Bedeutung der Verlust für den Klienten hat (z. B. Vorliegen einer chronischen Erkrankung, die zur Scheidung/zum Auseinanderbrechen der Familie und zu Veränderungen der Lebensweise/finanziellen Sicherheit führt).
- Feststellen kultureller/religiöser Überzeugungen und Erwartungen, welche die Reaktionen des Klienten auf den Verlust beeinflussen oder bestimmen können.
- Ermitteln, wie die Familie/Bezugsperson(en) auf die Situation des Klienten reagieren (z. B. mitfühlend oder indem sie den Klienten drängen, «einfach darüber hinwegzugehen».

2. Pflegepriorität: Bestimmen des Grades der Beeinträchtigung/Funktionsstörung:

- Achten auf Anzeichen von Traurigkeit (z. B. Seufzen, Blick ins Leere, ungepflegtes Äußeres, Unaufmerksamkeit im Gespräch, somatische Beschwerden, wie etwa Erschöpfung, Kopfschmerz).
- Hören auf Worte/Mitteilungen, die auf erneute/intensive Trauer hindeuten (z. B. durch stetes Aufbringen des Todes/Verlusts selbst in oberflächlichen Unterhaltungen lange nach dem Ereignis, Wutausbrüche aus geringem Anlass, Todeswunsch). *Deutet darauf hin, dass die Person möglicherweise außer Stande ist, sich an schwere Trauer anzupassen, darüber hinwegzukommen.*
- Identifizieren des Trauerstadiums, das zum Ausdruck gebracht wird: Verleugnung, Isolation, Wut, Verhandeln, Depression, Akzeptanz.
- Feststellen des Funktionsgrades, der Fähigkeit zur Selbstversorgung.
- Achten auf Verfügbarkeit/Nutzung von Unterstützungssystemen und kommunalen Ressourcen.
- Bewusstes Wahrnehmen von Vermeidungsverhalten (z. B. Wut, Rückzug, langes Schlafen oder die Weigerung, mit der Familie zu tun zu haben, plötzliche, radikale Veränderungen der Lebensweise, das Unvermögen, mit alltäglichen Verantwortlichkeiten

zu Hause/am Arbeitsplatz/in der Schule zurechtzukommen, Konflikt).

- Feststellen, ob sich der Klient rücksichtlos/autodestruktiv verhält (z.B. Substanzmissbrauch, starkes Trinken, Promiskuität, Aggression), *um Sicherheitsfragen anzusprechen.*
- Herausarbeiten kultureller Faktoren und Wege, wie die Person mit früheren Verlusten umgegangen ist, *um das gegenwärtige Verhalten/die aktuellen Reaktionen in einen Kontext zu bringen.*
- Vermitteln an Fachpersonen für geistige Gesundheit zur speziellen Diagnostik und Intervention bei Fragen in Verbindung mit einer zu funktionalen Behinderung führenden Trauer.
- Für weitere Interventionen vgl., soweit angezeigt, PDx: Trauern.

3. Pflegepriorität: Unterstützen des Klienten, mit dem Verlust angemessen umzugehen:

- Ermutigen zu Äußerungen ohne Konfrontationen über die Realitäten. *Hilft, den Trauerprozess abzuschließen und mit der Akzeptanz zu beginnen.*
- Ermutigen des Klienten, über Themen seiner Wahl zu sprechen, ihn nicht zwingen, «den Tatsachen ins Auge zu schauen».
- Aktives Zuhören bei Gefühlen und Verfügbar-Sein zur Unterstützung/Hilfe. Sprechen in sanfter, fürsorgender Tonlage.
- Ermutigen, Wut/Furcht und Angst zu äußern. Vgl. die geeigneten PDx.
- Gestatten von Äußerungen der Wut unter Würdigung von Gefühlen und Setzen von Grenzen hinsichtlich eines destruktiven Verhaltens. *Erhöht die Sicherheit des Klienten und fördert den Abschluss des Trauerprozesses.*
- Anerkennen der Wirklichkeit von Schuldgefühlen/Vorwürfen inkl. Feindseligkeit gegenüber einer spirituellen Macht. Den Verlust nicht herunterspielen, Vermeiden von Klischees und wohlfeilen Antworten (vgl. PDx: Sinnkrise). Unterstützen des Klienten, Schritte in Richtung Abschluss des Trauerprozesses zu unternehmen.
- Respektieren der Bedürfnisse des Klienten und der Wünsche nach Stille, Privatsphäre, Gespräch oder Schweigen.
- «Gestatten», wenn der Klient an diesem Punkt deprimiert ist.
- Sorgen für Behaglichkeit (Comfort), Verfügbar-Sein und Fürsorge für körperliche Bedürfnisse.
- Bestärken im Anwenden früher wirksamer Coping-Fähigkeiten.

Unterweisen im Visualisieren und in Entspannungstechniken und Ermutigen zu deren Anwendung.
- Unterstützen von Bezugspersonen, mit der Reaktion des Klienten zurechtzukommen und Einschließen altersspezifischer Interventionen. *Unter Umständen versteht bzw. toleriert die Familie/Bezugsperson das Leid des Klienten nicht und hemmt damit unabsichtlich den Fortschritt des Klienten.*
- Beteiligen der Familie/Bezugsperson(en) am Setzen realistischer Ziele, um die Bedürfnisse von Familienmitgliedern zu erfüllen.
- Anwenden von Sedativa/Tranquilizern mit Bedacht, *um ein Verzögern des Abschlusses des Trauerprozesses zu vermeiden.*

4. Pflegepriorität: Fördern des Wohlbefindens durch Beratung, Patientenedukation und Entlassungsplanung:
- Erörtern gesunder Wege des Umgangs mit schwierigen Situationen mit dem Klienten/der Bezugsperson.
- Benennen-Lassen familiärer, religiöser und kultureller Faktoren durch den Klienten, die für ihn von Bedeutung sind. *Kann helfen, den Verlust in eine Perspektive zu rücken und den Abschluss des Trauerprozesses zu fördern.*
- Ermutigen zur Beteiligung an üblichen Aktivitäten, körperlicher Betätigung und am Gesellschaftsleben innerhalb der Grenzen der körperlichen Leistungsfähigkeit und des seelischen Zustandes.
- Befürworten einer Zukunftsplanung, soweit angemessen, für die individuelle Situation (z.B. nach dem Tod eines Ehepartners zu Hause wohnen bleiben, Rückkehr zu sportlichen Betätigungen nach einem traumatischen Gliedmaßenverlust, Entscheidung für ein weiteres Kind oder eine Adoption, Wiederaufbau des Zuhauses nach einer Katastrophe).
- Vermitteln an andere Ressourcen (z.B. Seelsorge, Familienberatung, Psychotherapie, organisierte Selbsthilfegruppen). *Sorgt für zusätzliche Hilfe, falls erforderlich, um die Situation zu lösen/die Trauerarbeit fortzusetzen.*

Schwerpunkte der Pflegedokumentation

Pflegeassessment oder Neueinschätzung

- Befunde des Assessments inkl. der Bedeutung des Verlustes für den Klienten, der aktuellen Trauerphase und der Reaktionen der Familie/Bezugsperson(en)

- kulturelle/religiöse Überzeugungen und Erwartungen
- Verfügbarkeit/Nutzung von Ressourcen.

Planung

- Pflege-/Interventionsplan und beteiligte Personen
- Patientenedukationsplan für Klienteninformation, -schulung und -beratung.

Durchführung/Evaluation

- Reaktionen auf Interventionen/Patientenedukation und ausgeführte Pflegemaßnahmen
- Zielerreichung/Fortschritte in Richtung gewünschter Ergebnisse
- Veränderungen des Pflegeplans.

Entlassungs- oder Austrittsplanung

- Erfordernisse der Entlassung, langfristiger Pflegebedarf nach Entlassung, vorgenommene Koordinationen und Vermittlungen, zusätzlich verfügbare personelle, kommunale und materielle Ressourcen
- spezifische, vorgenommene Vermittlungen, Nachsorgeplan sowie Verantwortlichkeiten für zu treffende Maßnahmen.

Empfohlene, exemplarische Pflegeinterventionen (NIC) und Pflegeergebnisse (NOC)

NIC: *Trauerarbeiterleichterung* [Grief Work Facilitation] (McCloskey-Dochterman, J.; Bulecheck, G. M., 2013)
NOC: *Auflösung von Trauer* [Grief Resolution] (Moorhead, S., Johnson, M.; Maas, M. L.; Swanson, E., 2013)

Literatur

Carpenito-Moyet, L. J.: Das Pflegediagnosen-Lehrbuch. Huber, Bern 2013

T

Canakakis, J.: Ich begleite dich durch deine Trauer. Kreuz, Freiburg 2009

Davy, J.; Ellis, S.: Palliativ pflegen. Sterbende verstehen, beraten und begleiten. Huber, Bern 2010

Georg, J.: Trauerreaktionen bei alten Menschen. NOVA 38 (2007) 10: 23–25

Gordon, J.: An evidence-based approach for supporting parents experiencing chronic sorrow. Pediatrisch Nurisng 35 (2009) 2: 115-119

Havenith, D. B.: Ein magisches Jahr: Weiterbildung in pädiatrischer Trauerbegleitung. Kinderkrankenschwester 27 (2008) 12: 491-492

Knipping, C. (Hrsg.): Lehrbuch Palliative Care. Huber, Bern 2007

Loomis, B.: End-of-live issues: Difficult decisions and dealing with grief. The nursing clinics of North America 44 (2009) 2: 223-231

Lunney, M.: Arbeitsbuch Pflegediagnostik: Pflegerische Entscheidungsfindung, kritisches Denken und diagnostischer Prozess – Fallstudien und Analysen. Deutschsprachige Ausgabe herausgegeben von Jürgen Georg & Maria Müller Staub. Huber, Bern 2007: 208

Murphy, F. & Merrel J.: Negotiating the transition: caring for women through the experience of early miscarriage.Journal of Clinical Nursing 18 (2009), 1583–1591

Rest, F.: Sterbebeistand, Sterbebegleitung, Sterbegeleit. Kohlhammer, Stuttgart 2006

Rest, F.: Den Sterbenden beistehen. Ein Wegweiser für die Lebenden. Quelle & Meyer, Wiebelsheim 1998

Schärer-Santschi, E. (Hrsg.): Trauern. Huber, Bern 2012

Tertziani, T.: Das Ende ist mein Anfang. DVA, München 2007

Worden, W. J.: Beratung und Therapie in Trauerfällen. Huber, Bern 2010

Zeller-Forster, J.: Verlust/Trauer. In: Käppeli, S. (Hrsg.): Pflegekonzepte (Bd. 1). Huber, Bern 1998

Znoj, H.: Komplizierte Trauer. Hogrefe, Göttingen 2004

Znoj, H.: Ratgeber Trauer. Hogrefe, Göttingen 2005

Gefahr eines erschwerten Trauerns [P]*

Risk for complicated grieving (00172) (2004, R 2006, LOE 2.1)
Domäne 9: **Coping/Stresstoleranz**
Klasse 2: **Coping-Reaktionen**

Diagnosetyp (Dokumentationsform): Risikopflegediagnose (PR)
Zuordnung der Pflegediagnose nach Pflegemodellen/-klassifikationen s. Kap. 6.

Definition: Risiko einer Störung, die nach dem Tod einer Bezugsperson auftritt, bei der das Gefühl von Leid, das den Verlust begleitet, nicht die normativen Erwartungen erfüllt und sich in einer funktionellen Beeinträchtigung niederschlägt

T

* Diese Diagnose trug zuvor den Titel «Risiko eines beeinträchtigten Trauerprozesses» (Risk for dysfunctional grieving).

Risikofaktoren [R]

allgemeine

- Tod einer Bezugsperson
- plötzlicher Tod einer Bezugsperson
- emotionale Instabilität
- fehlende soziale Unterstützung
- [Verlust eines bedeutsamen Objekts (z. B. Besitztümer, Arbeitsplatz, Status, das Zuhause, Teile und Prozesse des Körpers)].

Klientenbezogene Pflegeziele oder Evaluationskriterien

Der Klient

- erkennt an, dass er sich individueller Faktoren, die ihn in dieser Situation beeinträchtigen, bewusst ist. (Siehe «Risikofaktoren»).
- Benennt emotionale Reaktionen und Verhaltensweisen, die nach einem Todesfall oder Verlust eintreten.
- beteiligt sich an der Therapie, um neue Wege des Umgangs mit Angst und Unzulänglichkeitsgefühlen zu erlernen.
- erörtert die Bedeutung des Verlustes für die eigene Person/die Familie.
- äußert ein Gefühl des beginnenden Umgangs mit dem Trauerprozess.

Maßnahmen oder Pflegeinterventionen

1. Pflegepriorität: Identifizieren von Risikofaktoren/beeinflussenden Faktoren:

- Feststellen des eingetretenen Verlusts und der Bedeutung für den Klienten. Beachten, ob der Verlust plötzlich eintrat oder erwartet war.
- Bestimmen des Gestationsalters des Feten zum Zeitpunkt des Verlustes oder des Alters des Säuglings/Kindes. *Je nach individuellen Wertvorstellungen und dem Gefühl für ein ungelebtes Leben kann der Tod eines Kindes für die Eltern/Familie schwieriger zu ertragen sein.*
- Beachten der Trauerphase, in welcher der Klient sich befindet. *Trauerphasen können in vorhersehbarer Weise voranschreiten oder in zufälliger Reihenfolge ablaufen/erneut durchlaufen werden.*
- Einschätzen der Fähigkeit des Klienten, mit Aktivitäten des tägli-

chen Lebens zurechtzukommen, sowie der seit dem Verlust vergangenen Zeit. *Phasen des Weinens, der überwältigenden Traurigkeit sowie des Appetitverlusts und der Schlaflosigkeit können beim Trauern auftreten. Wenn sie jedoch anhalten und normale Aktivitäten beeinträchtigen, benötigt der Klient u. U. zusätzliche Unterstützung.*
- Achten auf Verfügbarkeit/Nutzung von Unterstützungssystemen, kommunalen Ressourcen.
- Herausarbeiten kultureller/religiöser Überzeugungen und Erwartungen, die sich auf die Reaktionen des Klienten auf den Verlust auswirken oder sie bestimmen können.
- Einschätzen des Zustandes von Beziehungen/Eheproblemen und Anpassungen an den Verlust.

2. Pflegepriorität: Unterstützen des Klienten im angemessenen Umgang mit dem Verlust:
- Erörtern, was der Verlust für den Klienten bedeutet, aktives, vorurteilsloses Zuhören bei den Antworten.
- Ermutigen, Gefühle zu äußern, darunter auch Wut/Furcht und Angst. Den Klienten wissen lassen, dass jedes Gefühl in Ordnung ist, dabei gleichzeitig Setzen von Grenzen in Bezug auf destruktives Verhalten.
- Respektieren des Wunsches des Klienten nach Stille, Privatsphäre, Gespräch oder Schweigen.
- Anerkennen der Erleichterung/des Schuldgefühls beim Verspüren von Erleichterung seitens des Klienten, wenn der Tod nach einem langen und auszehrenden Krankheitsverlauf eintritt. *Traurigkeit und Verlust sind noch immer da, aber der Tod kann eine Linderung darstellen oder der Klient kann sich schuldig fühlen, weil er sich erleichtert fühlt.*
- Erörtern der Umstände beim Tod eines Feten/Kindes. Kam er plötzlich oder erwartet? Wurden schon andere Kinder verloren (mehrfache Fehlgeburten)? Gab es eine angeborene Fehlbildung? *Wiederholte Verluste steigern das Gefühl von Sinn- und Nutzlosigkeit und stören den Abschluss des Trauerprozesses.*
- Sich-Treffen mit beiden Partnern, *um festzustellen, wie sie jeweils mit dem Verlust zurechtkommen.*
- Ermutigen des Klienten/der Bezugsperson(en), kulturelle Praktiken zu würdigen durch Begräbnis, Totenwachen oder Sitzwachen usw.

- Unterstützen der Bezugsperson(en)/Familie, die Gefühle und das Verhalten des Klienten zu verstehen und tolerant zu sein.

3. Pflegepriorität: Fördern des Wohlbefindens (Beratung, Patientenedukation und Entlassungsplanung):

- Ermutigen des Klienten/der Bezugsperson(en), gesunde Coping-Fähigkeiten zu benennen, die in der Vergangenheit angewandt wurden. *Diese können in der gegenwärtigen Situation eingesetzt werden, um den Umgang mit der Trauer zu erleichtern.*
- Unterstützen beim Setzen von Zielen, um das Bedürfnis des Klienten und der Familienmitglieder zu befriedigen, über den Trauerprozess hinaus zu gelangen.
- Anregen, sich innerhalb der körperlichen und psychischen Leistungsfähigkeit wieder an üblichen Aktivitäten, körperlicher Betätigung und gesellschaftlichen Ereignissen zu beteiligen.
- Erörtern einer Zukunftsplanung, soweit der individuellen Situation angemessen (z. B. nach dem Tod eines Ehepartners zu Hause wohnen bleiben, Rückkehr zu sportlichen Betätigungen nach einem traumatischen Gliedmaßenverlust, Entscheidung für ein weiteres Kind oder eine Adoption, Wiederaufbau des Hauses nach einer Katastrophe).
- Vermitteln an andere Ressourcen (z. B. Seelsorge, Familienberatung, Psychotherapie, organisierte Selbsthilfegruppen). *Je nach Bedeutung des Verlustes bedarf das Individuum u. U. zusätzlicher Hilfe, um die Trauerarbeit fortzusetzen.*

Schwerpunkte der Pflegedokumentation

Pflegeassessment oder Neueinschätzung

- Befunde des Assessments inkl. der Bedeutung des Verlustes für den Klienten, der aktuellen Trauerphase, des psychischen Status und der Reaktionen der Familie/Bezugsperson(en)
- Verfügbarkeit/Nutzung von Ressourcen.

Planung

- Pflege-/Interventionsplan und beteiligte Personen
- Patientenedukationsplan für Klienteninformation, -schulung und -beratung.

Durchführung/Evaluation

- Reaktionen auf Interventionen/Patientenedukation und ausgeführte Pflegemaßnahmen

- Zielerreichung/Fortschritte in Richtung gewünschter Ergebnisse
- Veränderungen des Pflegeplans.

Entlassungs- oder Austrittsplanung

- Erfordernisse der Entlassung, langfristiger Pflegebedarf nach Entlassung, vorgenommene Koordinationen und Vermittlungen, zusätzlich verfügbare personelle, kommunale und materielle Ressourcen
- spezifische, vorgenommene Vermittlungen, Nachsorgeplan sowie Verantwortlichkeiten für zu treffende Maßnahmen.

Empfohlene, exemplarische Pflegeinterventionen (NIC) und Pflegeergebnisse (NOC)

NIC: *Trauerarbeiterleichterung* [Grief Work Facilitation] (McCloskey-Dochterman, J.; Bulecheck, G. M., 2013)
NOC: *Auflösung von Trauer* [Grief Resolution] (Moorhead, S., Johnson, M.; Maas, M. L.; Swanson, E., 2013)

Literatur

Carpenito-Moyet L. J.: Das Pflegediagnosen-Lehrbuch. Huber, Bern 2013
Canakakis, J.: Ich begleite dich durch deine Trauer. Kreuz, Freiburg 2009
Davy, J.; Ellis, S.: Palliativ pflegen. Sterbende verstehen, beraten und begleiten. Huber, Bern 2010
Georg, J.: Trauerreaktionen bei alten Menschen. NOVA 38 (2007) 10: 23–25.
Gordon, J.: An evidence-based approach for supporting parents experiencing chronic sorrow. Pediatrisch Nurisng 35 (2009) 2: 115-119
Havenith, D. B.: Ein magisches Jahr: Weiterbildung in pädiatrischer Trauerbegleitung. Kinderkrankenschwester 27 (2008) 12: 491-492
Herrmann-Traulsen, C. & Götz, T.: Eine Studie virtueller Selbsthilfegruppen nach pränatalem Verlust: Im Trauerprozess nicht allein sein. Pflege Zeitschrift 59 (2006), 7: 418–421
Knipping, C. (Hrsg.): Lehrbuch Palliative Care. Huber, Bern 2007
Loomis, B.: End-of-live issues: Difficult decisions and dealing with grief. The nursing clinics of North America 44 (2009) 2: 223-231
Rest, F.: Sterbebeistand, Sterbebegleitung, Sterbegeleit. Kohlhammer, Stuttgart 2006
Schärer-Santschi, E. (Hrsg.): Trauern. Huber, Bern 2012
Worden, W. J.: Beratung und Therapie in Trauerfällen. Huber, Bern 2010
Znoj, H.: Komplizierte Trauer. Hogrefe, Göttingen 2004
Znoj, H.: Ratgeber Trauer. Hogrefe, Göttingen 2005

Übelkeit [P]

Nausea (00134) (1998, R 2002, 2010 LOE 2.1)
Domäne 12: **Wohlbefinden**
Klasse 1: **Physisches Wohlbefinden**

Diagnosetyp (Dokumentationsform): aktuelle Pflegediagnose (PES)
Zuordnung der Pflegediagnose nach Pflegemodellen/-klassifikationen s. Kap. 6.

Definition: Ein subjektives Phänomen einer unangenehmen, in Wellen auftretenden Empfindung im Rachen, der Magengegend oder im Abdomen, die zu Brechreiz oder Erbrechen führen kann

Beeinflussende Faktoren [od. Einflussfaktoren] [E]

Behandlung

- Magenreizung [z. B. Alkohol, Blut]
- Magendehnung
- Pharmazeutika [z. B. Acetylsalicylsäure, NSAR/Opioide, Anästhetika, Virustatika gegen HIV, Steroide, Antibiotika, Chemotherapeutika]
- [Bestrahlung/Strahlenexposition].

biophysische

- biochemische Störungen (z. B. Urämie, diabetische Ketoazidose, [Schwangerschaft])
- lokalisierte Tumoren (z. B. Akustikusneurinom, primäre oder sekundäre [Hirn-]Tumoren, Knochenmetastasen in der Schädelbasis)
- intraabdominale Tumoren
- Gifte (z. B. von Tumoren hervorgerufene Peptide, abnorme Stoffwechselprodukte aufgrund des Krebsgeschwürs)
- Ösophaguserkrankung
- Erkrankung der Pankreas
- Leberkapselspannung
- Milzkapselspannung
- Magendehnung [z. B. durch verzögerte Magenentleerung, Pylorusstenose, externe Kompression des Magens, , sonstige Organvergrößerungen, die die Magenfunktion und -passage verlangsamen (Syndrom des «gequetschten Magens»)]

- Magenreizung [z. B. wegen einer Entzündung der Speiseröhre und/oder des Peritoneums (Bauchfells)]
- Reisekrankheit
- Morbus Menière
- Labyrinthitis
- erhöhter Hirndruck [Schädelinnendruck]
- Meningitis
- Schmerz
- Schwangerschaft.

situationsbedingte
- giftige Gerüche
- giftiger Geschmack
- unangenehme visuelle Reizung
- Schmerz
- psychologische Faktoren
- Angst
- Furcht
- pharmazeutische Wirkstoffe.

Bestimmende Merkmale [od. Symptome] [S]

subjektive
- Bericht über Übelkeit [«verdorbenen Magen»].

objektive
- Widerwille gegen Nahrung
- vermehrter Speichelfluss
- saurer Geschmack im Mund
- vermehrtes Schlucken
- Würgereiz.

Klientenbezogene Pflegeziele oder Evaluationskriterien

Der Klient
- ist frei von Übelkeit.
- kommt mit chronischer Übelkeit zurecht, angezeigt durch ein akzeptables Maß an Nahrungsaufnahme.
- hält/steigert sein Körpergewicht, soweit angemessen.

Maßnahmen oder Pflegeinterventionen

1. Pflegepriorität: Erkennen ursächlicher/beeinflussender Faktoren:

- Prüfen auf Vorliegen von Erkrankungen des Magen-Darm-Trakts (z. B. peptische Ulkuskrankheit, Cholezystitis, Gastritis, Aufnahme «problematischer» Nahrungsmittel). *Umstellungen der Ernährung können bereits ausreichen, um die Häufigkeit des Auftretens von Übelkeit zu senken.*
- Beachten systemischer Zustände/Krankheiten, die zu Übelkeit führen können (z. B. Schwangerschaft, Tumortherapie, Myokardinfarkt, Hepatitis, systemische Infektionen, Medikamententoxizität, Vorliegen neurogener Ursachen – Stimulation des vestibulären Systems, ZNS-Trauma/-Tumor). *Hilft beim Herausfinden geeigneter Interventionen/des Behandlungsbedarfs der Grunderkrankung.*
- Erkennen von Situationen, die der Klient als Angst auslösend, bedrohlich oder Ekel erregend empfindet (z. B.: «Da wird einem ja schlecht»). *Unter Umständen gelingt es, entsprechende Situationen zu begrenzen/zu beherrschen oder prophylaktisch Medikamente einzunehmen.*
- Beachten psychologischer Faktoren inkl. derer, die nicht kulturell festgelegt sind (z. B. Verzehr gewisser Nahrungsmittel, die in der eigenen Kultur als widerwärtig/abstoßend gelten).
- Feststellen, ob die Übelkeit potenziell selbstlimitierend und/oder leicht ist (z. B. 1. Trimenon einer Schwangerschaft, 24-stündige Virusinfektion des Magen-Darm-Trakts) oder ob sie schwer und prolongiert ist (z. B. Tumortherapie, Hyperemesis gravidarum). *Zeigt den Grad der Auswirkung auf das Flüssigkeits-/Elektrolytgleichgewicht und den Ernährungszustand.*
- Überprüfen der Vitalzeichen, vor allem bei Kindern und älteren Klienten, und Achten auf Zeichen einer Dehydratation. *Übelkeit kann auch bei einer lagerungsbedingten Hypertonie/einem Flüssigkeitsmangel auftreten.*

2. Pflegepriorität: Fördern der Behaglichkeit und Steigern der Nahrungsaufnahme:

- Verabreichen von Medikamenten, die Übelkeit lindern/verhindern und Überwachen der Wirkung, und zwar zur Behandlung der Erkrankung, die der Übelkeit zugrundeliegt (z. B. eine vestibuläre Störung, Darmverlegung, Motilitätsstörung des Dünndarms, Infektion/Entzündung, Toxine). *Anmerkung: ältere Menschen neigen stärker zu Nebenwirkungen unter Antiemetika, Anxiolytika und antipsychotisch wirkenden Medikationen (z. B. exzessive Sedierung, extrapyramidalmotorische Bewegungen) und bei einem sedierten Klienten besteht erhöhte Aspirationsgefahr.*

- Auswählen eines Verabreichungsweges für die Medikamente, der den Bedürfnissen des Patienten am besten entspricht (d. h. oral, sublingual, per injectionem, rektal, transdermal).
- Überprüfen des Therapieplans für die Schmerzkontrolle. *Umstellen auf lang wirkende Opioide oder Kombipräparate kann die Stimulation der chemotaktischen Triggerzone und damit das Auftreten narkotikabedingter Übelkeit verringern.*
- Wenn die Übelkeit morgens auftritt, den Klienten versuchen lassen, vor dem Aufstehen oder tagsüber trockene Nahrungsmittel wie Toast, Cracker, trockene Getreideprodukte essen zu lassen, soweit angebracht.
- Auffordern des Klienten, mit zerstoßenem Eis oder kleinen Schlucken/geringen Mengen von Flüssigkeiten zu beginnen: 120–240 ml bei Erwachsenen, 30 ml oder weniger bei Kindern.
- Dem Klienten raten, Flüssigkeiten 30 Minuten vor oder nach den Mahlzeiten, statt während der Mahlzeiten zu sich zu nehmen.
- Sorgen für Nahrungsmittel und «Kleinigkeiten» von bevorzugten/milden Nahrungsmitteln, falls verfügbar (u. a. koffeinfreie kohlensäurehaltige Getränke, klare Brühe, säurearme Fruchtsäfte, Gelatine, Sorbet/Eis, gekochtes Hühnchen ohne Haut), *um die Azidität des Magens zu senken und die Nährstoffzufuhr zu verbessern.* Meiden von Milch/Milchprodukten, übermäßig süßen oder frittierten und fettigen Speisen, gasbildendem Gemüse (z. B. Broccoli, Blumenkohl, Gurken), *welche die Übelkeit verstärken/schwieriger zu verdauen sein können.*
- Auffordern des Klienten, kleine, über den Tag verteilte Mahlzeitenen statt großer Mahlzeiten zu sich zu nehmen, *sodass sich der Magen nicht übermäßig gefüllt anfühlt.*
- Instruieren des Klienten, langsam zu essen und zu trinken und die Nahrung gründlich zu kauen, *um die Verdauung zu erleichtern.*
- Dem Klienten empfehlen, nach dem Essen sitzen zu bleiben oder, falls er im Bett liegt, den Kopf deutlich über dem Niveau der Füße zu halten.

- Sorgen für eine saubere, friedliche Umgebung und frische Luft mit einem Ventilator/offenem Fenster. Vermeiden von unangenehmen Gerüchen, wie etwa Küchengerüchen, Rauchen, Parfüm, mechanischen Emissionen, wenn immer möglich, *da sie die Übelkeit anregen oder verstärken können.*
- Sorgen für häufige Mundpflege (vor allem nach dem Erbrechen) *zur Säuberung der Mundhöhle und zur Minimierung von «schlechtem Geschmack».*
- Anhalten zu tiefer, langsamer Atmung, *um Entspannung zu fördern und die Aufmerksamkeit von der Übelkeit abzuziehen*
- Einsatz von Ablenkung durch Musik, Plaudern mit der Familie/Freunden, Fernsehen, *um das Fokussieren auf eine unangenehme Situation zu limitieren.*
- Regelmäßiges Verabreichen von Antiemetika nach Plan vor/während und nach dem Verabreichen von Zytostatika, *um Nebenwirkungen der Medikation zu verhindern/zu kontrollieren.*
- Zeitliches Planen der Chemotherapie dergestalt, dass sie möglichst wenig mit der Nahrungsaufnahme interferiert
- Untersuchen des Einsatzes der Akupressur (z. B. durch Tragen eines Elastikbandes um das Handgelenk, mit kleinen, harten Knötchen, die auf Akupressurpunkte Druck ausüben). *Manche Menschen mit chronischer Übelkeit berichten, diese evidenzbasierte Intervention sei hilfreich – ohne den sedierenden Effekt von Medikamenten.*

3. Pflegepriorität: Fördern des Wohlbefindens (Beratung und Entlassungsplanung):

- Überprüfen individueller Faktoren/Auslöser von Übelkeit und von Formen, um das Problem zu umgehen. *Liefert dem Klienten notwendige Informationen, um die eigene Versorgung in die Hand zu nehmen. Manche Personen entwickeln eine antizipatorische Übelkeit (konditionierter Reflex), die jedes Mal dann auftritt, wenn die Person in die Situation gerät, die diesen Reflex auslöst.*
- Instruieren in der richtigen Anwendung, die Nebenwirkungen und unerwünschten Wirkungen von Antiemetika. *Erhöht die Sicherheit des Klienten und einen effektiven Umgang mit der Erkrankung.*
- Erörtern geeigneter freiverkäuflicher Medikamente/Kräuterprodukte (z. B. Antazida, Mittel gegen Blähungen, Ingwer) oder die Anwendung von THC.

- Ermutigen zu nichtpharmakologischen Interventionen. *Aktivitäten wie Selbsthypnose, progressive Muskelrelaxation, Biofeedback, gelenkte Imagination und systemische Desensibilisierung fördern Entspannung, Refokussieren die Aufmerksamkeit des Klienten, stärken das Gefühl von Kontrolle und verringern das Gefühl von Hilflosigkeit.*
- Dem Klienten raten, Mahlzeiten vorab zuzubereiten und einzufrieren, jemand anderen kochen zu lassen oder eine Mikrowelle/einen Ofen zu verwenden, statt auf dem Herd zu kochen, *und zwar an Tagen, wenn die Übelkeit stark oder Kochen nicht möglich ist.*
- Anregen, locker sitzende Kleidung zu tragen.
- Empfehlen, sich jede Woche zu wiegen, soweit angemessen, *um den Flüssigkeits-/Ernährungsstatus überwachen zu helfen.*
- Erörtern potenzieller Komplikationen und des möglichen Bedarfs an medizinischer Nachsorge oder alternativen Therapien. *Rechtzeitiges Erkennen und Intervenieren können den Schweregrad von Komplikationen (z. B. Dehydrierung) in Grenzen halten.*
- Überprüfen auf Zeichen der Dehydrierung und Hervorheben der Bedeutung der Flüssigkeits- und Elektrolytsubstitution (mit Elektrolytgetränken für Erwachsene oder oralen Rehydratationssalzen). *Erhöht die Wahrscheinlichkeit, potenziell ernste Komplikationen zu verhindern.*
- Benennen von Zeichen (z. B. blutig erscheinendes Erbrechen, Kaffeesatzerbrechen, Schwächegefühl), welche die unmittelbare Benachrichtigung einer Gesundheitsfachperson erfordern.

Schwerpunkte der Pflegedokumentation

Pflegeassessment oder Neueinschätzung

- individuelle Befunde inkl. individueller Faktoren, die Übelkeit auslösen
- Ausgangsgewicht/regelmäßiges Wiegen, Vitalzeichen
- spezielle Vorlieben des Klienten für die Nahrungsaufnahme
- Ansprechen auf die Medikation.

Planung

- Pflegeplan und an der Planung beteiligte Personen
- Plan für die Klienteninformation, -schulung und -beratung.

Durchführung/Evaluation

- Reaktionen auf Interventionen/Anleitung und ausgeführte Pflegetätigkeiten

- Zielerreichung/Fortschritte in Richtung gewünschter Ergebnisse
- Veränderungen des Pflegeplans.

Entlassungs- oder Austrittsplanung

- individuelle langfristige Bedürfnisse nach Entlassung/Austritt sowie Verantwortlichkeiten für zu treffende Maßnahmen
- spezifische, vorgenommene Überweisungen.

Empfohlene, exemplarische Pflegeinterventionen (NIC) und Pflegeergebnisse (NOC)

NIC: *Nauseamanagement* [Nausea Management] (McCloskey-Dochterman, J.; Bulecheck, G. M., 2013)
NOC: *Symptomstärke* [Symptom Severity] (Moorhead, S., Johnson, M.; Maas, M. L.; Swanson, E., 2013)

Literatur

Carpenito-Moyet L. J.: Das Pflegediagnosen-Lehrbuch. Huber, Bern 2013
Georg, J.: Übelkeit und Erbrechen – Pflegeassessment, -diagnose und -interventionen. NOVA 33 (2002) 11: 22–24
Georg, J.: Wohlbefinden bei alten Menschen fördern. Comfort – Konzept – Diagnose – Intervention. NOVA 36 (2005) 11: 10–13
Hawthorn, J.: Übelkeit und Erbrechen. Ullstein Medical, Wiesbaden 1998 [vgr.]
Hogan, C. M.; Grant, M.: Physiologic mechanisms of nausea and vomiting. Oncology Nursing Forum, 24 (1997) 7: 8–12
Kolcaba, K.: Pflegekonzept Comfort. Theorie und Praxis der Förderung von Wohlbefinden und Wohbehagen in der Pflege. Huber, Bern 2013
Margulies, A.; Kroner, T.; Gaisser, A.; Bachmann-Mettler, I.: Onkologische Krankenpflege. Springer, Berlin/Heidelberg 2010

Überernährung [P]

Imbalanced nutrition: More than body requirements (00001) (1975, R 2000)
Domäne 2: **Ernährung**
Klasse 1: **Nahrungsaufnahme**

Diagnosetyp (Dokumentationsform): aktuelle Pflegediagnose (PES)
Zuordnung der Pflegediagnose nach Pflegemodellen/-klassifikationen s. Kap. 6.

Definition: Nährstoffzufuhr, die den Stoffwechselbedarf übersteigt

Mögliche ursächliche oder beeinflussende Faktoren

- übermäßige Nahrungszufuhr im Verhältnis zum Stoffwechselbedarf.

Bestimmende Merkmale [od. Symptome] [S]

subjektive

- beeinträchtigtes Essverhalten (z. B. Essen während der Ausübung anderer Aktivitäten)
- Essen als Reaktion auf äußere Reize (z. B. Tageszeit, soziale Situation)
- Nahrungszufuhr überwiegend gegen Tagesende
- Essen als Reaktion auf innere Reize außer Hunger (z. B. Angst)
- sitzende Tätigkeit.

objektive

- Körpergewicht liegt 20 % über dem Idealgewicht in Bezug auf Körpergröße und Körperbau [adipös].
- Trizepshautfalte > 25 mm bei Frauen, > 15 mm bei Männern.
- [prozentualer Körperfettanteil > 22 % bei feingliedrigen Frauen/> 15 % bei feingliedrigen Männern].

U

Klientenbezogene Pflegeziele oder Evaluationskriterien

Der Klient

- äußert ein/e realistische/s Selbstwahrnehmung/Körperbild (Übereinstimmung zwischen psychischem und physischem Selbstbild).

- zeigt, dass er sich selbst annimmt, wie er tatsächlich ist, und nicht wie er idealisiert sein sollte.
- zeigt Veränderungen in Verhalten und Lebensweise inkl. Veränderungen im Essverhalten, in der Quantität/Qualität der Ernährung sowie ein Programm zur körperlichen Betätigung.
- erreicht das erwünschte Körpergewicht bei gleichzeitig optimalem Gesundheitszustand.

Maßnahmen oder Pflegeinterventionen

1. Pflegepriorität: Erkennen ursächlicher/beeinflussender Faktoren:

- Einschätzen des Risikos/Vorliegens von Erkrankungen in Verbindung mit Adipositas (z. B. familiäre Adipositas, langsamer Stoffwechsel/Hypothyreose, Diabetes mellitus Typ 2, hoher Blutdruck, hohes Cholesterin, anamnestisch bekannter Apoplex, Herzinfarkt, Gallensteine, Gicht/Arthritis, Schlafapnö), um Behandlungen/Interventionen herauszufinden, die zusätzlich zum Gewichtsmanagement erforderlich sein können.
- Überprüfen der täglichen Aktivität und eines Übungsprogramms. *Bewegungsarme Lebensweise geht häufig mit Adipositas einher und ist primäres Ziel einer Modifikation.*
- Ermitteln, welchen Stellenwert das Essen und die Einnahme einer Mahlzeit für den Klienten hat.
- Notieren, welche Nahrungsmittel/Flüssigkeiten aufgenommen worden sind, Essenszeiten und -gewohnheiten, Aktivitäten/Ort, allein oder mit andere(n) und Gefühle vor, während und nach dem Essen.
- Berechnen der Gesamtkalorienzufuhr.
- Ermitteln der früheren Essgewohnheiten.
- Besprechen der Eigenwahrnehmung des Klienten, auch über die Bedeutung, die das Dicksein für den Klienten hat. *Familiäre Merkmale/kulturelle Gepflogenheiten oder Lebensziele können der Ernährung und Nahrungszufuhr wie auch einer massigen Körperfülle hohen Stellenwert einräumen (z. B. Bewohner von Samoa, Ringer, Footballspieler).*
- Erfassen der negativen/positiven Selbstbeeinflussung (Selbstgespräche) des Betroffenen.
- Schaffen einer vergleichenden Körperzeichnung. Dazu Anwenden der «Körperzeichnen-Techniken»: Der Klient zeichnet frei

seine Körperkonturen mit Kreide an eine Wand, stellt sich dann davor und die tatsächlichen Körperumrisse werden hinzugezeichnet, um die Unterschiede sichtbar zu machen. *Auf diese Weise lassen sich Unterschiede zwischen Körperideal und Körperrealität herausfinden.*

- Feststellen, ob negative Rückmeldungen der Bezugsperson(en) kommen. *Kann auf Kontrollmöglichkeiten hinweisen und eine Veränderung beeinflussen.*
- Überprüfen der Ergebnisse der Körperfettmessung (z. B. Messzirkel für Hautfalten, bioelektrische Impedanzanalyse, DEXA-Scanning, dydrostatisches Wiegen etc., *um das Vorliegen/den Schweregrad einer Adipositas festzustellen.*

2. Pflegepriorität: Erstellen eines Programms zur Gewichtsreduktion:

- Ermitteln der Motivation des Klienten für eine Gewichtsreduktion (z. B. der eigenen Zufriedenheit/des eigenen Selbstwertgefühls wegen oder um von einer anderen Person anerkannt zu werden). *Dem Klienten helfen, realistische Motivationsanreize für seine Situation zu finden (z. B. Annahme der eigenen Person «wie sie ist», Verbesserung des Gesundheitszustandes).*
- Erzielen einer gemeinsamen Übereinkunft für eine Gewichtsreduktion/Schließen eines Behandlungsvertrags für eine Gewichtsabnahme.
- Dokumentieren von Größe, Gewicht, BMI, Körperbau, Geschlecht und Alter des Klienten. *Liefert Ausgangswerte für einen Vergleich und hilft, den Ernährungsbedarf zu bestimmen.*
- Bestimmen des Kalorienbedarfs anhand physischer Faktoren und des Grades an körperlicher Belastung
- Vermitteln von Informationen über den spezifischen Bedarf an Nährstoffen. *Auch bei adipösen Klienten können Ernährungsdefizite bestehen.*
- Kooperieren mit der Ernährungsberatung, *um ein Diätprogramm zu erstellen und zu evaluieren.*
- Realistisches Setzen von Zielen für eine realistische wöchentliche Gewichtsreduktion.
- Besprechen der Ernährungsgewohnheiten (z. B. Essen im Stehen, Naschen, Ort des Essens, Essen bei anderen Aktivitäten) und Feststellen, welche Veränderungen notwendig sind.
- Ermutigen des Klienten, mit kleinen Veränderungen zu begin-

nen (z. B. Hinzufügen eines oderer mehrerer Gemüse pro Tag, Einführen gesünderer Varianten bevorzugter Nahrungsmittel, Lernen, Etiketten zu lesen/zu verstehen), *um Essgewohnheiten langsam zu verändern.*

- Entwickeln einer Kontrolle für den Kohlehydrat-/Fettanteil und einen Appetitreduktionsplan, *um die Fortsetzung von Verhaltens Veränderung zu unterstützen.*
- Betonen, wie wichtig eine ausreichende Flüssigkeitszufuhr zwischen statt zu den Mahlzeiten ist, *um den Flüssigkeitsbedarf zu decken und die Möglichkeit eines frühen Sättigungsgefühls zu verringern, das zu Hunger führt.*
- Erörtern klug gewählter Zwischenmahlzeiten (z. B. fettarmer Jogurt mit Früchten, Nüsse, Apfelschnitze mit Erdnussbutter, fettarmer Zopfkäse etc.), *um den Klienten beim Herausfinden gesunder Optionen zu unterstützen.*
- Zusammenarbeiten mit dem Arzt/der Ernährungsberaterin, dem Ernährungsteam, *um ein effektives Ernährungsprogramm zur erstellen/auszuwerten.*
- Ermutigen zur Teilnahme an einem Beschäftigungsprogramm nach Wahl, im Rahmen der körperlichen Möglichkeiten.
- Überprüfen der individuellen medikamentösen Therapie (z. B. Appetithemmer, Hormontherapie, Vitamin-/Mineralstoffzusätze).
- Sorgen für positive Bestätigung/Verstärkung bei tatsächlicher Gewichtsabnahme und bei Bemühungen um eine Gewichtsreduktion. *Fördert die Zustimmung zum Programm.*
- Überweisen an einen Spezialisten für Übergewichtigkeit für weitere Interventionen (z. B. extrem kalorienarme Diät, Operationen zu Gewichtsabnahme).

3. Pflegepriorität: Fördern des Wohlbefindens durch Beratung, Patientenedukation und Entlassungsplanung:

U

- Diskutieren der Realität einer Adipositas und ihrer gesundheitlichen Folgen sowie falscher Vorstellungen oder Mythen des Klienten/der Bezugspersonen in Bezug auf Gewicht und Gewichtsreduktion.
- Unterstützen des Klienten, hochwertige und erschwingliche Nahrungsmittel einzukaufen, die seinem persönlichen Geschmack und seinen Bedürfnissen entsprechen.
- Ermutigen der Eltern, als Rollenvorbild für die Auswahl guter

Nahrungsmittel zu wirken (z.B. Anbieten von Gemüse, Obst und fettarmen Nahrungsmitteln zu den täglichen Mahlzeiten sowie Anbieten von Zwischenmahlzeiten), *um einem Kind zu helfen, gesunde Essgewohnheiten zu übernehmen.*

- Erkennen von Möglichkeiten, um während des Essens mit Stress/Anspannung umzugehen. *Ein entspannter Zustand erlaubt es eher, sich auf das Essen und das Sättigungsgefühl zu konzentrieren.*
- Sichten und Erörtern von Strategien für einen angemessenen Umgang mit belastenden Ereignissen/Gefühlen, *statt zu essen.*
- Empfehlen von Abwechslung und Mäßigung im Diätplan, *um Eintönigkeit zu vermindern.*
- Dem Klienten raten, außergewöhnliche Ereignisse, wie Geburtstage oder Ferien, durch Kalorienreduktion vor dem Ereignis und/oder «angemessenes» Essverhalten in den Diätplan einzuplanen, *um die Kalorien umzuverteilen/zu reduzieren und an Ereignissen, bei denen gegessen wird, teilnehmen zu können.*
- Besprechen, wie wichtig es ist, sich gelegentlich etwas zu gönnen und dies in die Diät einzuplanen, *um Gefühle von Entbehrung zu vermeiden.*
- Empfehlen, sich nur einmal pro Woche zu wiegen, und zwar zur gleichen Zeit, mit den gleichen Kleidern, und die Daten in einer Tabelle festzuhalten. Kontrollieren des Körperfetts, wenn möglich, *da dies eine genauere Messmethode ist.*
- Besprechen der Höhen und Tiefen einer Gewichtsreduktion: das Erreichen eines Plateaus, den Stillstand, bei dem nicht weiter abgenommen wird, hormonelle Einflussfaktoren, den Jo-Jo-Effekt usw.
- Empfehlen, sich selbst beim Erreichen der erzielten Gewichtsreduktion durch den Kauf von Accessoires/neuer Kleidung zu belohnen. Anregen, die alte Kleidung zu entsorgen, *um zu einer positiven Haltung dauerhafter Veränderung zu ermutigen und ein «Sicherheitsventil» zu beseitigen, das darin besteht, Kleidung verfügbar zu haben, für den Fall, dass wieder zugenommen wird.*
- Integrieren, so oft wie möglich, von Bezugsperson(en) in den Behandlungsplan, *um deren kontinuierliche Unterstützung zu fördern und die Wahrscheinlichkeit eines Erfolges zu erhöhen.*
- Verweisen an Selbsthilfegruppen oder Psychotherapien in der Gemeinde, soweit indiziert.
- Vermitteln von Kontaktadressen von Ernährungsberatungsstellen, Bibliographie/Web-Seiten mit Ressourcen, *um eine*

Anlaufstelle für weiter gehende Ernährungs- oder Diätfragen zu haben.
- Vgl. PDx: Körperbildstörung, unwirksames Coping.

Schwerpunkte der Pflegedokumentation

Pflegeassessment oder Neueinschätzung

- individuelle Befunde inkl. aktuelles Gewicht, Ernährungsverhalten, Wahrnehmung der eigenen Person, der Ernährung und des Essens, Motivation für eine Gewichtsabnahme, Unterstützung/Feed-back der Bezugsperson(en)
- Ergebnisse von Laboruntersuchungen/diagnostischen Tests
- Ergebnisse des wöchentlichen Wiegens.

Planung

- Pflegeplan/-interventionen und an der Planung beteiligte Personen
- Plan für die Klienteninformation, -schulung und -beratung.

Durchführung/Evaluation

- Reaktionen auf Interventionen/Anleitung, wöchentliche Gewichtswerte und ausgeführte Pflegetätigkeiten
- Zielerreichung/Fortschritte in Richtung gewünschter Ergebnisse
- Veränderungen des Pflegeplans.

Entlassungs- oder Austrittsplanung

- langfristige Bedürfnisse nach Entlassung/Austritt sowie Verantwortlichkeiten für zu treffende Maßnahmen
- spezifische, vorgenommene Überweisungen.

Empfohlene, exemplarische Pflegeinterventionen (NIC) und Pflegeergebnisse (NOC)

NIC: *Gewichtsabnahme: Unterstützung* [Weight Reduction Assistance] (McCloskey-Dochterman, J.; Bulecheck, G. M., 2013)
NOC: *Gewichtskontrolle* [Weight Control] (Moorhead, S., Johnson, M.; Maas, M. L.; Swanson, E., 2013)

U

Literatur

Biesalski, H. K.: Ernährungsmedizin. Thieme, Stuttgart 2010
Carpenito-Moyet L. J.: Das Pflegediagnosen-Lehrbuch. Huber, Bern 2013
Georg, J.: Überernährung – Assessment, Diagnose, Interventionen. NOVA 38 (2007) 4: 16–19

Leitzmann, C. et al.: Ernährung in Prävention und Therapie. Hippokrates, Stuttgart 2009
Pudel, V.: Ratgeber Übergewicht. Göttingen, Hogrefe 2009
Schlieper, C.: Ernährung heute. H&T, Hamburg 2011
Warschburger, P.; Petermann, F.: Adipositas. Göttingen, Hogrefe 2008

Gefahr einer Überernährung [P]

Risk for imbalanced nutrition: More than body requirements (00003) (1980, R 2000)
Domäne 2: **Ernährung**
Klasse 1: **Nahrungsaufnahme**

Diagnosetyp (Dokumentationsform): Risikopflegediagnose (PR)
Zuordnung der Pflegediagnose nach Pflegemodellen/-klassifikationen s. Kap. 6.

Definition: Risiko einer Nahrungszufuhr, die den Stoffwechselbedarf übersteigt

Risikofaktoren [R]

- beeinträchtigtes Essverhalten
- Essen während der Ausübung anderer Aktivitäten
- Essen als Reaktion auf äußere Reize (z. B. Tageszeit, soziale Situation)
- Essen als Reaktion auf innere Reize außer Hunger (z. B. Angst)
- Nahrungszufuhr überwiegend gegen Tagesende
- Adipositas der Eltern
- schnelle Überschreitung der für die Altersgruppe normalen Gewichtswerte (Größenperzentile) bei Kindern
- berichtete Verwendung von fester Nahrung als Hauptnahrungsmittel bei einem Kind unter 5 Monaten
- höheres Ausgangsgewicht zu Beginn jeder Schwangerschaft
- beobachteter Gebrauch von Essen als Belohnung
- beobachteter Gebrauch von Essen zur Steigerung des Wohlbefindens
- [häufige, wiederholte Diäten], [Schlafmangel]

- [Veränderung der gewohnten Aktivitätsmuster/sitzende Lebensweise]
- [Veränderung der gewohnten Bewältigungsformen, soziale/kulturelle Isolation, fehlender Ausgleich]
- [Hauptanteil der konsumierten Lebensmittel ist konzentriert, hochkalorisch, fettreich]
- [wesentliche/plötzliche finanzielle Einbußen, niedriger sozioökonomischer Status].

Klientenbezogene Pflegeziele oder Evaluationskriterien

Der Klient

- äußert, den Energiebedarf des Körpers zu verstehen.
- erkennt, welche kulturellen und lebensstilbezogenen Faktoren für Adipositas empfänglich machen.
- zeigt Verhaltensweisen oder Änderungen des Lebensstils, zur Minderung der Risikofaktoren.
- anerkennt die Verantwortung für das eigene Handeln und versteht, weshalb er in stressbeladenen Situationen «agieren statt reagieren» soll.
- hält das Gewicht auf einem bezüglich Größe, Körperbau, Alter und Geschlecht zufrieden stellenden Niveau.

Maßnahmen oder Pflegeinterventionen

1. Pflegepriorität: Einschätzen von Risikofaktoren für eine Gewichtszunahme:

- Beachten von Faktoren, die unter «Risikofaktoren» aufgelistet sind. *Es besteht eine hohe Korrelation zwischen dem Übergewicht von Eltern und Kindern. Wenn ein Elternteil übergewichtig ist, besteht eine 40%ige Wahrscheinlichkeit, dass die Kinder übergewichtig sind. Wenn beide Elternteile übergewichtig sind, beträgt die Wahrscheinlichkeit bis zu 80 %.*
- Bestimmen des Alters und des Maßes an alltäglicher körperlicher Bewegung.
- Bestimmen der Größenzunahme gemäß den altersentsprechenden Perzentilen bei Säuglingen/Kindern.
- Sichten der Laborwerte, *um nach Hinweisen für endokrine/metabolische Störungen zu suchen.*

- Identifizieren kultureller Faktoren/einer Lebensweise, die zur Gewichtszunahme prädisponieren kann. *Die sozioökonomische Gruppe, familiäres Essverhalten, für Nahrungsmittel verfügbare finanzielle Mittel, die Nähe eines Lebensmittelladens sowie die verfügbaren Lagerungsmöglichkeiten für Nahrungsmittel sind Faktoren, die sich auf die Auswahl von Nahrung und die Nahrungsaufnahme auswirken können.*
- Einschätzen des Zusammenhangs zwischen Essverhalten und Risikofaktoren. Feststellen des Verlaufs von Hunger und Sättigung. *Der Verlauf unterscheidet sich bei Personen, die für eine Gewichtszunahme prädisponiert sind. Das Auslassen von Mahlzeiten senkt den Grundumsatz.*
- Beachten früherer Gewichtsreduktionsversuche/Diätformen. Feststellen, ob der «Jo-Jo-Effekt» oder Bulimie eine Rolle spielen.
- Erkennen von Persönlichkeitsmerkmalen, die auf eine Neigung zu Übergewicht hindeuten können (z. B. rigide Denkweise, externe Kontrollüberzeugung, negative Körperwahrnehmung/negatives Selbstkonzept, negative Selbstbeeinflussung und -gespräche, Unzufriedenheit mit dem Leben).
- Feststellen, welche psychologische Bedeutung das Essen für den Klienten hat.
- Hören auf Sorgen des Klienten und Ermitteln der Motivation, eine Gewichtszunahme zu vermeiden.

2. Pflegepriorität: Unterstützen des Klienten beim Planen eines Präventionsprogramms zur Vermeidung einer Gewichtszunahme:

- Vermitteln von Informationen über den Ausgleich von Kalorienzufuhr und Energieverbrauch.
- Unterstützen des Klienten beim Entwickeln eines neuen Essverhaltens/neuer Essgewohnheiten (z. B. langsam essen, nur bei Hungergefühl essen, mit dem Essen aufhören, wenn der Hunger gestillt ist, keine Mahlzeiten auslassen).
- Erörtern der Bedeutung eines Programms für Bewegung, Schlafhygiene und Entspannung mit dem Klienten, Unterstützen des Klienten beim Entwickeln eines solchen Programms. *Ermutigt den Klienten, dieses Programm in seine gewohnte Lebensweise zu integrieren.*
- Unterstützen des Klienten, Strategien zur Verminderung stressbeladenen Denkens/Handelns zu entwickeln. *Fördert Entspannung, senkt die Wahrscheinlichkeit von Stress/dem Trost dienendem Essen.*

3. Pflegepriorität: Fördern des Wohlbefindens (Beratung, Patientenedukation und Entlassungsplanung):

- Überprüfen der individuellen Risikofaktoren und Vermitteln von Informationen, *um den Klienten in seiner Motivation und Entscheidungsfindung zu unterstützen.*
- Hinzuziehen einer Diät-/Ernährungsberatung für spezielle Diät-/ Ernährungsfragen.
- Sorgen für Informationen über die Säuglingsernährung für Frauen, die vor kurzem Mutter geworden sind.
- Ermutigen des Klienten zur Entscheidung, ein aktives Leben zu führen und Essen/Diät unter Kontrolle zu halten
- Unterstützen des Klienten beim Lernen, den eigenen Körper wahrzunehmen und zu erkennen, welche Gefühle psychisch bedingtes Essen auslösen können (z. B. Wut, Angst, Langeweile, Traurigkeit).
- Entwickeln eines Systems zur Selbstüberwachung, *um dem Klienten ein Gefühl der Selbstkontrolle zu vermitteln, ihm zu ermöglichen, die eigenen Fortschritte wahrzunehmen, und ihm bei Entscheidungen zu helfen.*
- Verweisen an Selbsthilfegruppen und geeignete kommunale Ressourcen zur Edukation/Verhaltensmodifikation, soweit angezeigt.

Schwerpunkte der Pflegedokumentation

Pflegeassessment oder Neueinschätzung

- Ergebnisse in Bezug auf die individuelle Situation, Risikofaktoren, derzeitige Kalorienzufuhr/Diätverhalten, den Aktivitätsgrad
- Ausgangswerte für Körpergröße/-gewicht, Wachstumsperzentile
- Ergebnisse von Labortests
- Motivation zur Risikoreduktion/Verhinderung von Gewichtsproblemen.

U

Planung

- Pflegeplan und an der Planung beteiligte Personen
- Plan für die Klienteninformation, -schulung und -beratung.

Durchführung/Evaluation

- Reaktionen auf Interventionen/Anleitung und ausgeführte Pflegetätigkeiten
- Zielerreichung/Fortschritte in Richtung gewünschter Ergebnisse
- Veränderungen des Pflegeplans.

Entlassungs- oder Austrittsplanung

- langfristige Bedürfnisse nach Entlassung/Austritt sowie Verantwortlichkeiten für zu treffende Maßnahmen
- spezifische, vorgenommene Überweisungen.

Empfohlene, exemplarische Pflegeinterventionen (NIC) und Pflegeergebnisse (NOC)

NIC: *Gewichtsmanagement* [Weight Management] (McCloskey-Dochterman, J.; Bulecheck, G. M., 2013)
NOC: *Gewichtskontrolle* [Weight Control] (Moorhead, S., Johnson, M.; Maas, M. L.; Swanson, E., 2013)

Literatur

Biesalski, H. K.: Ernährungsmedizin. Thieme, Stuttgart 2010
Carpenito-Moyet L. J.: Das Pflegediagnosen-Lehrbuch. Huber, Bern 2013
Georg, J.: Überernährung – Assessment, Diagnose, Interventionen. NOVA 38 (2007) 4: 16–19
Hilbert, A.; Tuschen-Caffier, B.: Essanfälle und Adipositas. Göttingen, Hogrefe 2010
Leitzmann, C. et al.: Ernährung in Prävention und Therapie. Hippokrates, Stuttgart 2009
Munsch, S.; Biedert, E.; Schlup, B.: Binge Eating. Weinheim, Beltz 2011
Pudel, V.: Ratgeber Übergewicht. Göttingen, Hogrefe 2009
Schlieper, C.: Ernährung heute. H&T, Hamburg 2011
Warschburger, P.; Petermann, F.: Adipositas. Göttingen, Hogrefe 2008

Totale Urininkontinenz [P]*

Total urinary incontinence (00021) (1986, aus der Taxonomie 2009–2011 entfernt)
Domäne 3: **Ausscheidung und Austausch**
Klasse 1: **Harntraktfunktion**

Diagnosetyp (Dokumentationsform): aktuelle Pflegediagnose (PES)
Zuordnung der Pflegediagnose nach Pflegemodellen/-klassifikationen s. Kap. 6.

Definition: Kontinuierlicher und unvorhersagbarer Urinabgang

* Von der NANDA zurzeit inaktiviert und in Bearbeitung

Beeinflussende Faktoren [od. Einflussfaktoren] [E]

- Neuropathie, die die Übertragung des Reflexes [Reflexbogen] verhindert, der den Füllungszustand der Blase signalisiert
- neurologische Störung [zerebrale Läsionen]
- unabhängige Kontraktion des Detrusorreflexes [unabhängige Kontraktion des Detrusors]
- traumatische Verletzung der Rückenmarksnerven [Zerstörung der sensorischen oder motorischen Neuronen unterhalb der Höhe der Verletzung]
- Erkrankung mit Auswirkung auf die Rückenmarksnerven [Zerstörung der sensorischen oder motorischen Neuronen unterhalb der Höhe der Verletzung]
- anatomisch bedingt (Fistel).

Bestimmende Merkmale [od. Symptome] [S]

subjektive

- konstanter Urinabgang zu unvorhersagbaren Zeiten ohne ungehemmte Blasenkontraktionen/-spasmen oder Blasendehnung
- Nykturie
- fehlende Blasenfüllung [bewusste Wahrnehmung]
- fehlende perineale Füllung [bewusste Wahrnehmung]
- ist sich der Inkontinenz nicht bewusst.

objektive

- erfolglose refraktorische Behandlungen der Inkontinenz.

Klientenbezogene Pflegeziele oder Evaluationskriterien

Der Klient

- nennt die ursächlichen/beeinflussenden Faktoren.
- führt ein auf die individuelle Situation abgestimmtes Blasentraining durch.
- zeigt Verhaltensweisen/Techniken, um die Inkontinenz zu kontrollieren und Komplikationen zu vermeiden.
- kommt so mit der Inkontinenz zurecht, dass die soziale Integration wiedergewonnen/erhalten wird.

Maßnahmen oder Pflegeinterventionen

1. Pflegepriorität: Einschätzen ursächlicher/beeinflussender Faktoren:

- Identifizieren eines Klienten mit einer oder mehreren Erkrankungen, die eine totale Urininkontinenz verursachen können, wie unter «Mögliche ursächliche oder beeinflussende Faktoren» genannt: zu den hochgradig gefährdeten Personen gehören gebrechliche ältere Menschen, Frauen, Menschen mit Hirnschäden (z.B. Schlaganfall, Tumoren, Trauma), Rückenmarkverletzung (z.B. Tetraplegie, Paraplegie, Bandscheibenvorfall, Trümmerfraktur des Beckens), chronischen neurologischen Erkrankungen (z.B. multiple Sklerose, Parkinson-Krankheit), nach Operation/Trauma im Urogenitalbereich (z.B. Entbindung, radikale Hysterektomie, Resektion im Dammbereich, Prostatektomie), mit peripheren Neuropathie (z.B. bei Diabetes, Ergebnis, Poliomyelitis) sowie mit bestimmten Besonderheiten der Lebensweise (z.B. gewisse Meditationen, Flüssigkeitszufuhr und Einschränkungen der Mobilität).
- Überprüfen/Beachten der Auswirkungen einer globalen neurologischen Schädigung, eines neuromuskulären Traumas durch Operation/Entbindung/Bestrahlung oder einer Fistel. *Zustände/Erkrankungen, die zu Schädigungen der Nervenversorgung der Blase führen, gehen mit einem Verlust der der Funktionsintegrität der unteren Harnwege einher.*
- Feststellen, ob sich der Klient der Inkontinenz bewusst ist. *Kognitive Fragen, Entwicklungsaspekte und/oder medizinische Zustände/Erkrankungen können das Bewusstsein eines Klienten sowie dessen sensible Wahrnehmung für Harndrang/den Miktionsprozess und Inkontinenz beeinträchtigen.*
- Überprüfen der Sensibilität im Perinealbereich und einer Koteinklemmung, *um festzustellen, ob bei einer neurologischen Erkrankung Wahrnehmung und Reflexe beeinträchtigt sind.*
- Feststellen eines begleitenden chronischen Harnverhaltes (z.B. palpable Blase, Scannen/Katheterisieren des Urinvolumens und des Restharns). *Der Harnverhalt kann mit einem Blasenausgangshindernis, Harndrang und Überlaufurininkontinenz einhergehen.*
- Einschätzen auf einen kontinuierlichen unwillentlichen für Abgang von Urin zu allen Zeiten und in allen Positionen. *Gewöhnlich verbunden mit einer Harnwegsfistel oder Fehlbildung des Genitales.*

- Durchführen von/Assistieren bei Prozeduren/Tests (z. B. Bestimmen des Restharnvolumens, Uroflowmetrie, Harndruckmessung, Zystoskopie, Zystogramm), *um eine Diagnose zu stellen/erforderliche Interventionen zu erkennen.*

2. Pflegepriorität: Ermitteln des Ausmaßes der Störung/Beeinträchtigung:

- Feststellen der individuellen Symptome des Klienten (z. B. anhaltendes Harnträufeln, das eine ansonsten normale Miktion überlagert, oder Abgang einer großen Menge Urin an Stelle irgendeines erkennbaren Musters der Blasenfüllung/-speicherung/-entleerung. *Beeinflusst die Wahl von Interventionen.*
- Den Klienten ein Inkontinenztagebuch führen lassen. Dokumentieren der Entleerungszeiten und der Inkontinenz. *Zeigt den Rhythmus des Wasserlassens und ob es unter Kontrolle steht.*
- Überprüfen der Anamnese auf frühere Interventionen wegen Veränderungen der Urinausscheidung, *um die Ursache herauszufinden, warum sich keine Kontinents erreichen lässt (z. B. bei einem Klienten, der nicht in der Lage ist, das Verhaltensmanagement des Blasentrainingsprogramms auf Dauer durchzuhalten, oder Erkrankungen, bei denen Miktionsbemühungen erfolglos bleiben).*
- Evaluieren des Potenzials des Klienten für ein Blasentrainings-/Miktionsmanagementprogramm. *Abhängig von der diagnostizierten Form der Urin-Inkontinenz (funktionelle Inkontinenz, Überlaufinkontinenz, Reflexinkontinenz, Dranginkontinenz).*
- Feststellen, wie sich der Zustand auf den Lebensstil und das Selbstwertgefühl auswirkt.

3. Pflegepriorität: Unterstützen beim Behandeln/Verhüten der Inkontinenz:

- Kooperieren beim Behandeln von Grunderkrankungen (z. B. neurologischen Erkrankungen, Prostataproblemen, chronischen Harnwegsinfekten, psychiatrischen Leiden), *die zur Inkontinenz beitragen.*
- Implementieren eines Blasentrainings und/oder Inkontinenzmanagements, soweit angezeigt:
  - Sorgen für leichten Zugang zum Bad, zum Toilettenstuhl, zur Bettpfanne oder zum Urinal
  - Auffordern zu adäquater Flüssigkeitszufuhr und Regeln entsprechender Zeiten
  - Erstellen eines Miktionsplans

– Verwenden eines Kondomurinals oder einer anderen externen Ableitung bei Tage, soweit vertragen, und von Einlagen bei Nacht, falls eine externe Ableitung nicht vertragen wird
– Intermittierendes Katheterisieren oder Einlegen eines Dauerkatheters entsprechend den Zustand des Klienten (kann kurz- oder langfristig sein)
– Für entsprechende Interventionen vgl. PDx: funktionelle Urininkontinenz, Stressurininkontinenz, Reflexurininkontinenz, Überlaufurininkontinenz.
– Verabreichen von Medikamenten, soweit angezeigt.
- Erörtern/Vorbereiten chirurgischer Interventionen entsprechend der zu Grunde liegenden Ursache (z. B. zur Behandlung einer Mobilität der Harnröhre, zur Blasensuspension, zur Wiederherstellung der Scheidenwand, zur Beseitigung einer Obstruktion sowie für einen künstlichen Sphinkter oder eine Ersatzblase).

4. Pflegepriorität: Fördern des Wohlbefindens (Beratung, Patientenedukation und Entlassungsplanung):
- Unterstützen des Klienten, einen regelmäßigen Zeitabstand für ein Blasenentleerungsprogramm zu ermitteln, *um ein vorhersagbares Ausscheidungsprogramm zu erstellen.*
- Vorschlagen oder Beraten beim Gebrauch/der Auswahl von Inkontinenzeinlagen (z. B. bei Sozialkontakten) *für zusätzlichen Schutz oder erhöhtes Sicherheitsgefühl.*
- Betonen der Bedeutung von Intimpflege nach jeder Entleerung und des Auftragens von fettenden hautschützenden Salben. Die Verwendung von alkoholfreien Produkten empfehlen, *um Hautirritationen zu vermeiden.*
- Demonstrieren von/Instruieren in der korrekten Katheterpflege und Säuberungstechniken, *um eine Infektion zu verhindern.*
- Empfehlen der Benutzung eines Silikon-Dauerkatheters, *wenn ein längerfristiges/dauerhaftes Verweilen angezeigt ist, nachdem andere Maßnahmen/Blasentraining erfolglos blieben.*
- Fördern der Selbstüberwachung der Katheterdurchgängigkeit und das Vermeiden des Urinrückflusses. *Reduziert das Infektionsrisiko.*
- Anregen zum Konsum ansäuernder Säfte oder von Vitamin C, *um das Bakterienwachstum zu hemmen/die Inzidenz von Infektionen zu senken.*

Schwerpunkte der Pflegedokumentation

Pflegeassessment oder Neueinschätzung

- aktuelles Ausscheidungsverhalten
- Ergebnisse der Einschätzung inkl. der Auswirkungen auf die Lebensweise und das Selbstwertgefühl.

Planung

- Pflegeplan/-interventionen und an der Planung beteiligte Personen
- Plan für die Klienteninformation, -schulung und -beratung.

Durchführung/Evaluation

- Reaktion auf Interventionen/Anleitung und ausgeführte Pflegetätigkeiten
- Zielerreichung/Fortschritte in Richtung gewünschter Ergebnisse
- Veränderungen des Pflegeplans.

Entlassungs- oder Austrittsplanung

- langfristige Bedürfnisse nach Entlassung/Austritt sowie Verantwortlichkeiten für zu treffende Maßnahmen
- spezifische, vorgenommene Überweisungen.

Empfohlene, exemplarische Pflegeinterventionen (NIC) und Pflegeergebnisse (NOC)

NIC: *Urininkontinenzpflege* [Urinary Incontinence Care] (McCloskey-Dochterman, J.; Bulecheck, G. M., 2013)

NOC: *Urinkontinenz* [Urinary Continence] (Moorhead, S., Johnson, M.; Maas, M. L.; Swanson, E., 2013)

Literatur

Carpenito-Moyet L. J.: Das Pflegediagnosen-Lehrbuch. Huber, Bern 2013

Hayder, D.; Kuno E.; Müller M.: Kontinenz – Inkontinenz – Kontinenzförderung. Huber, Bern 2012

Überlaufurininkontinenz [P]

Overflow urinary incontinence (00176) (2006, LOE 2.1)
Domäne 3: **Ausscheidung und Austausch**
Klasse 1: **Harntraktfunktion**

Diagnosetyp (Dokumentationsform): aktuelle Pflegediagnose (PES)
Zuordnung der Pflegediagnose nach Pflegemodellen/-klassifikationen s. Kap. 6.

Definition: Unwillkürlicher Urinabgang verbunden mit einer Überdehnung der Blase

Beeinflussende Faktoren [od. Einflussfaktoren] [E]

- Blasenausgangsobstruktion
- Kotstauung [Koteinklemmung]
- Harnröhrenobstruktion
- starke Beckenbodensenkung
- Detrusor-Sphinkter-Dyssynergie
- Detrusorhypokontraktilität
- Nebenwirkungen der anticholinergen Medikation
- Nebenwirkungen von abschwellenden Medikamenten
- Nebenwirkungen der Kalziumkanalblocker [Kalziumantagonisten].

Bestimmende Merkmale [od. Symptome] [S]

subjektive

- berichtet von unwillkürlichem Urinabgang von geringen Mengen
- Nykturie.

objektive

- Blasendehnung
- hohe Restharnmenge
- beobachteter unwillkürlicher Urinabgang von geringen Mengen.

U

Klientenbezogene Pflegeziele oder Evaluationskriterien

Der Klient

- äußert, dass er die verursachenden Faktoren und für die individuelle Situation geeignete Interventionen versteht.

- demonstriert Techniken/Verhaltensweisen zur Linderung/Verhinderung der Überlaufurininkontinenz.
- entleert hinreichende Mengen ohne palpable Blasenüberdehnung, der Restharn überschreitet 50 ml nicht, kein Harnträufeln/-überlauf.

Maßnahmen oder Pflegeinterventionen

1. Pflegepriorität: Einschätzen ursächlicher/beeinflussender Faktoren:

- Überprüfen der Anamnese des Klienten auf 1) Obstruktion am Blasenausgang (z. B. Prostatahyperplasie, Harnröhrenstriktur, Steinbildung oder Tumoren, 2) nichtfunktionierender Detrusor (d. h. infolge einer neurologischen Grunderkrankung sensibel oder motorisch gestörte Blase) oder 3) atonische Blase, die ihren Muskeltonus verloren hat (d. h. chronische Überdehnung), *um das Potenzial für/Vorliegen von Erkrankungen in Verbindung mit einer Überlaufurininkontinenz zu erkennen.*
- Beachten des Alters und Geschlechts des Klienten. *Urininkontinenz infolge einer Überlaufblase kommt auf Grund der Prävalenz einer obstruktiven Vergrößerung der Prostata häufiger bei Männern vor.*
- Überprüfen des Medikationsplans *auf Medikamente, die Harnverhalt und Überlaufinkontinenz verursachen/verschlimmern können (z. B. Anticholinergika, Alpha- und Betablocker, Antihistaminika, Neuroleptika).*

2. Pflegepriorität: Bestimmen des Grades der Beeinträchtigung/Behinderung:

- Achten auf Angaben des Klienten über Symptome, die bei Überlaufurininkontinenz häufig vorkommen, wie etwa:
  - fehlender Harndrang bei gleichzeitigem Abgang von Urin
  - Harndrang bei gleichzeitiger Unfähigkeit, Wasser zu lassen
  - Gefühl, als sei die Blase nie vollständig entleert
  - tröpfelnder Harnstrahl, selbst nach langer Zeit auf der Toilette
  - häufiges nächtliches Aufstehen, um Wasser zu lassen.
- Vorbereiten von/Assistieren bei urodynamischen Tests (z. B. Uroflowmetrie, *um Geschwindigkeit und Menge des Urins einzuschätzen,* Zystometrie, *um dem Blasendruck und die Urinmenge zu messen,* Blasen-Scan, *um den Harnverhalt und/oder Restharn zu*

messen, Wert des intravesikalen/abdominalen Drucks, bei dem Harnverlust beobachtet wird, etc.).

3. Pflegepriorität: Assistieren beim Behandeln/Verhindern einer Überlaufurininkontinenz:

- Kooperieren bei der Behandlung von Grunderkrankungen (z.B. Medikamente oder Operation bei Prostatahyperplasie, Medikamente zur Relaxation des Harnröhrensphinkters, wie etwa Terazosin, Dosisumstellung/Absetzen von Medikamenten, die zum Harnverhalt beitragen). *Lässt sich die Grundursache der Überlaufstörung behandeln oder beseitigen, kann der Klient u.U. zu einem normalen Miktionsmuster zurückkehren.*
- Demonstrieren von/Instruieren des Klienten/der Bezugsperson(en) in sanfter Massage über der Blase (Credé-Manöver). *Kann das Entleeren der Blase erleichtern, wenn eine Detrusorschwäche die Ursache ist.*
- Anwenden von intermittierender Katheterisierung oder einem Dauerkatheter. *Der kurzfristige Einsatz kann erforderlich werden, wenn es um die Behandlung akuter Erkrankungen geht (z.B. Infektion, Operation wegen vergrößerter Prostata), langfristiger Einsatz ist erforderlich bei Dauerzuständen (z.B. Rückenmarkverletzung/andere neueromuskuläre Erkrankungen, die zu einer permanenten Funktionsstörung der Blase führen).*

4. Pflegepriorität: Fördern des Wohlbefindens (Beratung, Patientenedukation und Entlassungsplanung):

- Erstellen eines Plans zur regelmäßigen Blasenentleerung, und zwar unabhängig davon, ob die Entleerung auf natürlichem Weg oder über einen Katheter erfolgt.
- Betonen der Notwendigkeit einer ausreichenden Flüssigkeitsaufnahme inkl. ansäuernder Fruchtsäfte oder Vitamin C, *um Bakterienwachstum und Steinbildung zu verhindern.*
- Instruieren des Klienten/der Bezugspersonen in Techniken sauberer intermittierender Selbstkatheterisierung
- Überprüfen auf Zeichen/Symptome von Komplikationen, die einer sofortigen medizinischen Evaluation/Intervention bedürfen.

Schwerpunkte der Pflegedokumentation

Pflegeassessment oder Neueinschätzung

- aktuelles Ausscheidungsmuster/Befunde des Assessments und Auswirkung auf die Lebensweise/den Schlaf.

Planung

- Pflegeplan und an der Planung beteiligte Personen
- Plan für die Klienteninformation, -schulung und -beratung.

Durchführung/Evaluation

- Reaktionen auf Interventionen/Anleitung und ausgeführte Pflegetätigkeiten
- Zielerreichung/Fortschritte in Richtung gewünschter Ergebnisse
- Veränderungen des Pflegeplans.

Entlassungs- oder Austrittsplanung

- langfristige Bedürfnisse nach Entlassung/Austritt sowie Verantwortlichkeiten für zu treffende Maßnahmen
- spezifische, vorgenommene Überweisungen.

Empfohlene, exemplarische Pflegeinterventionen (NIC) und Pflegeergebnisse (NOC)

NIC: *Harnretentionspflege* [Urinary Retention Care] (McCloskey-Dochterman, J.; Bulecheck, G. M., 2013)
NOC: *Urinkontinenz* [Urinary Continence] (Moorhead, S., Johnson, M.; Maas, M. L.; Swanson, E., 2013)

Literatur

Carpenito-Moyet L. J.: Das Pflegediagnosen-Lehrbuch. Huber, Bern 2013
Hayder, D.; Kuno E.; Müller M. (2012): Kontinenz – Inkontinenz – Kontinenzförderung. 2. A. Huber, Bern

Ruheloses Umhergehen [P]

Wandering (00154) (2000)
Domäne 5: **Wahrnehmung/Kognition**
Klasse 2: **Orientierung**

Diagnosetyp (Dokumentationsform): aktuelle Pflegediagnose (PES)
Zuordnung der Pflegediagnose nach Pflegemodellen/-klassifikationen s. Kap. 6.

Definition: Zielloses oder sich wiederholendes Hin-und-her-Gehen und Sich-Fortbewegen, das die betreffende Person einem Verletzungsrisiko aussetzt; häufig unvereinbar mit Barrieren, Grenzen oder Hindernissen

Beeinflussende Faktoren [od. Einflussfaktoren] [E]

- kognitive Beeinträchtigung (z. B. Gedächtnis- und Abrufstörungen, Desorientierung, geringe visuell-konstruktive und visuell-räumliche Fähigkeiten, Sprachstörungen)
- Sedierung
- kortikale Atrophie
- prämorbides Verhalten (z. B. extravertierte, gesellige Persönlichkeit; prämorbide Demenz)
- Trennung von der vertrauten Umgebung
- Reizüberflutung aus der Umgebung
- emotionaler Zustand (z. B. Frustration, Angst, Langeweile, Depression, Agitation)
- physiologischer/s Zustand oder Bedürfnis (z. B. Hunger, Durst, Schmerz, Urinieren [Harndrang], Obstipation)
- Tageszeit [circadiane Desynchronisation].

Bestimmende Merkmale [od. Symptome] [S]

U

objektive

- häufiges [Sich-]Bewegen von einem Ort zum anderen
- fortdauerndes Sich-Bewegen von einem Ort zum anderen
- [oft erneutes Berühren derselben Zielorte]
- ständiges Umherwandern auf der Suche nach etwas
- überprüfendes Verhalten
- suchendes Verhalten
- planloses Umherwandern

- beständiges Sich-Fortbewegen in angespanntem Zustand
- beständiges Sich-Fortbewegen führt zu unbeabsichtigtem Verlassen von Räumlichkeiten
- Auf- und Abschreiten [Pacing]
- lange Perioden der Fortbewegung ohne erkennbares Ziel
- Betreten von unerlaubten Räumen oder privaten Bereichen
- unbefugtes Betreten
- [Fortbewegung, die zu unbeabsichtigtem Verlassen von Räumlichkeiten führt]
- Unfähigkeit, markante Orientierungspunkte in einer vertrauten Umgebung zu lokalisieren
- Sich-Verlaufen
- Fortbewegung, von der die/der Betreffende nicht leicht abzubringen ist
- folgt dem Pflegenden auf Schritt und Tritt [«Beschatten»]
- Hyperaktivität
- Perioden der Fortbewegung unterbrochen von Zeiten des Stillstands (z. B. Sitzen, Stehen, Schlafen).

Klientenbezogene Pflegeziele oder Evaluationskriterien

Der Klient

- ist frei von Verletzungen oder ungeplanten «Ausflügen».

Die Betreuungspersonen

- modifizieren das Umfeld, soweit angezeigt, um die Sicherheit zu erhöhen.
- sorgen für maximale Unabhängigkeit des Klienten.

Maßnahmen oder Pflegeinterventionen

1. Pflegepriorität: Einschätzen des Beeinträchtigungsgrades/des Erkrankungsstadiums:

- Anamnestisches Sichern des Gedächtnisverlustes des Klienten und der kognitiven Veränderungen
- Beachten von Ergebnissen diagnostischer Tests, welche die Diagnose und die Art der Demenz bestätigen
- Evaluieren des Geisteszustandes des Klienten tagsüber und nachts unter Beachtung, wann die Verwirrtheit des Klienten am stärksten ausgeprägt ist und wann er schläft (Schlaf-wach-Rhythmus-Umkehr?).

- Überwachen des Gebrauchs von/Bedarfs an Hilfsmitteln durch den Klienten, wie etwa Brille, Hörgerät, Gehstock etc.
- Einschätzen der Häufigkeit und des Musters des ruhelosen Fortbewegungsverhaltens (z. B. zielgerichteter oder nicht zielgerichteter Klient, Beginn des Umhergehens am späten Nachmittag oder am Abend [nachts, «Sundowning»]), *um individuelle Risiken/Sicherheitsbedürfnisse festzustellen.*
- Feststellen des Stuhlgangs-/Miktionsmusters, des Zeitpunkts einer Inkontinenz, des Vorliegens einer Obstipation, *um eine mögliche Korrelation für das ruhelose Umhergehen zu finden.*
- Herausarbeiten der Gründe des Klienten für das ruhelose Umhergehen, wenn möglich (z. B. Suche nach einem verlorenen Gegenstand, der Wunsch, nach Hause zu gehen, Langeweile, Bedürfnis nach Betätigung, Hunger, Durst oder Unbehagen).
- Feststellen, ob der Klient Täuschungen durch Schatten, Licht oder Geräusche unterliegt.

2. Pflegepriorität: Unterstützen des Klienten/pflegender Angehöriger bzw. Laien im Umgang mit Situationen:

- Sorgen für eine strukturierte Tagesroutine mit systematischer Vermittlung von Zeitgebern, wie Licht, Bewegung und Sozialkontakte. *Verringert das ruhelose Fortbewegungsverhalten und minimiert die Belastung für die Betreuungspersonen.*
- Ermutigen zur Teilnahme an familiären Aktivitäten und zu vertrauten Routinen, wie etwa Wäsche zusammenlegen, Musik hören, im Freien spazieren gehen. *Aktivitäten und körperliche Betätigung können Angst und Unruhe verringern.*
- Ein Getränk, Wasser oder eine zwischen Mahlzeit anbieten, den Klienten regelmäßig zur Toilette bringen. *Ruheloses Umhergehen kann bisweilen ein Bedürfnis ausdrücken.*
- Sorgen für einen sicheren Ort, an dem der Klient ohne Gefahr für seine Sicherheit (z. B. heißes Wasser, Ofen, offene Treppen) und ohne laute Mitpatienten umhergehen kann. Anordnen von Möbeln und anderen Gegenständen, entfernen loser Teppiche, elektrischer Leitungen und anderer gefährlicher Gegenstände, *um ein ruheloses Umhergehen sicher zu gestalten.*
- Sicherstellen, dass Türen oder Tore mit Alarmvorrichtungen/Klingeln versehen sind und dass diese aktiviert sind. Sorgen für Schlösser an Fenstern und Türen, die sich nicht leicht öffnen lassen, *um einen unsicheren Weggang zu verhindern.*

- Sorgen für Überwachung/Realitätstraining rund um die Uhr. *Der Klient kann jederzeit aufwachen und Tages-/Nachtroutinen nicht mehr erkennen.*
- Sich zu dem Klienten setzen und mit ihm sprechen. Sorgen für Fernsehen/Radio/Musik.
- Vermeiden einer Überstimulierung durch Aktivitäten oder neue PartnerInnen/MitbewohnerInnen während der Ruhephasen, wenn sich der Klient in einer Institution befindet.
- Verwenden druckempfindlicher Alarmvorrichtungen am Bett/Stuhl, *um die Betreuungspersonen auf Bewegungen aufmerksam zu machen.*
- Vermeiden freiheitsbeschränkender Maßnahmen (physisch/chemisch) zur Kontrolle des ruhelosen Fortbewegungsverhaltens. *Kann Agitiertheit, sensorische Deprivation und Stürze vermehren und zum ruhelosen Umherwandern beitragen.*
- Sorgen für stets dasselbe Personal (Primary Nursing), soweit möglich.
- Sorgen für einen Raum nahe dem Stationszimmer, häufiges Überprüfen des Aufenthaltsortes des Klienten.

3. Pflegepriorität: Fördern des Wohlbefindens (Patientenedukation und Entlassungsplanung):

- Erkennen behandelbarer Probleme und Unterstützen des Klienten/der Bezugsperson bei der Suche nach geeigneter Unterstützung und beim Zugang zu Ressourcen. *Hält zum Lösen von Problemen an, um eher den Zustand zu verbessern, als den Status quo zu akzeptieren.*
- Informieren der Nachbarn über den Zustand des Klienten mit der Bitte, die Familie des Klienten oder die örtliche Polizei zu kontaktieren, wenn sie den Klienten allein draußen umhergehen sehen. *Kenntnis der Allgemeinheit kann verhindern, dass sich der Klient verletzt oder verirrt, oder eine entsprechende Gefahr verringern.*
- Registrieren des Klienten bei kommunalen/nationalen Ressourcen *zur Unterstützung beim Identifizieren, Lokalisieren und sicheren Zurückbringen der Person mit ruhelosem Fortbewegungsverhalten.*
- Unterstützen der Bezugsperson(en) beim Entwickeln eines Versorgungsplans, wenn das Problem zunimmt
- Überweisen an kommunale Ressourcen, wie Tagesstätten, Schlafstörung, Selbsthilfegruppen etc.

- Vgl. PDx: akute Verwirrtheit, chronische Verwirrtheit, Orientierungsstörung, Wahrnehmungsstörung (näher zu bestimmen: visuell, auditorisch, kinästhetisch, gustatorisch, taktil, olfaktorisch), Verletzungsgefahr und Sturzgefahr.

Schwerpunkte der Pflegedokumentation

Pflegeassessment oder Neueinschätzung

- Ergebnisse des Assessments inkl. individueller Bedenken, der familiären Beteiligung und unterstützender Faktoren/der Verfügbarkeit von Ressourcen.

Planung

- Pflegeplan und an der Planung beteiligte Personen
- Plan für die Klienteninformation, -schulung und -beratung.

Durchführung/Evaluation

- Reaktionen des Klienten/der Bezugsperson(en) auf Interventionen und ausgeführte Pflegetätigkeiten
- Zielerreichung/Fortschritte in Richtung gewünschter Ergebnisse
- Veränderungen des Pflegeplans.

Entlassungs- oder Austrittsplanung

- langfristige Bedürfnisse und Verantwortlichkeiten für zu treffende Maßnahmen
- spezielle, vorgenommene Überweisungen.

Empfohlene, exemplarische Pflegeinterventionen (NIC) und Pflegeergebnisse (NOC)

NIC: *Prävention: Entweichung* [Elopement Precautions] (McCloskey-Dochterman, J.; Bulecheck, G. M., 2013)
NOC: *Risikokontrolle* [Risk Control] (Moorhead, S., Johnson, M.; Maas, M. L.; Swanson, E., 2013)

Literatur

Carpenito-Moyet L. J.: Das Pflegediagnosen-Lehrbuch. Huber, Bern 2013
Mace, N. L.; Rabins, P. V.: Der 36-Stunden Tag. Huber, Bern 2012
Marshall, M.; Allan, K.: «Ich muss nach Hause» – Ruhelos umhergehende Menschen mit einer Demenz verstehen. Bern, Huber 2011
Georg, J.: Zum Weglaufen? Ruheloses Umhergehen bei alten Menschen. NOVA 38 (2007) 11: 12–14

Georg, J.: Ruheloses Umhergehen (Wandering) aus pflegediagnostischer und chronopflegerischer Sicht. In Marshall, M; Allan, K.: «Ich muss nach Hause». Ruhelos umhergehende Menschen mit einer Demenz verstehen. Huber, Bern 2011

Halek, M.; Bartholomeyczik, S.: Verstehen und Handeln. Forschungsergebnisse zur Pflege von Menschen mit Demenz und herausforderndem Verhalten. Schlütersche, Hannover 2006

James, I. A.: Herausforderndes Verhalten bei Menschen mit Demenz. Einschätzen, verstehen und behandeln. Huber, Bern 2012

Beeinträchtigte Urinausscheidung [P]

Impaired urinary elimination (00016) (1973, R 2006, LOE 2.1)
Domäne 3: **Ausscheidung und Austausch**
Klasse 1: **Harntraktfunktion**

Diagnosetyp (Dokumentationsform): aktuelle Pflegediagnose (PES)
Zuordnung der Pflegediagnose nach Pflegemodellen/-klassifikationen s. Kap. 6.

Definition: Störung der Urinausscheidung

Bestimmende Merkmale [od. Symptome] [S]

- mehrere Ursachen
- sensomotorische Beeinträchtigung
- anatomische Obstruktion
- Harnwegsinfektion
- [mechanisches Trauma, Flüssigkeits-/Volumenveränderungen, psychogene Faktoren, chirurgische Urinableitung].

U

Bestimmende Merkmale [od. Symptome] [S]

subjektive

- Häufigkeit [Polakisurie (häufiges Wasserlassen/-lösen)]
- Drang
- Verzögern
- Dysurie
- Nykturie [Eneuresis]
- Störung der Urinausscheidung.

objektive
- Inkontinenz
- Harnverhalt.

Klientenbezogene Pflegeziele oder Evaluationskriterien

Der Klient
- äußert, seinen Zustand zu verstehen.
- erkennt die spezifischen ursächlichen Faktoren.
- erreicht ein normales Ausscheidungsverhalten oder beteiligt sich an Maßnahmen zur Korrektur/Kompensation von Defekten.
- zeigt Verhaltensweisen/Methoden, um einen Harnwegsinfekt zu verhüten.
- kommt mit der Pflege des Blasenkatheters oder Urostomas und den dazugehörenden Ableitungen zurecht.

Maßnahmen oder Pflegeinterventionen

1. Pflegepriorität: Einschätzen ursächlicher/beeinflussender Faktoren:
- Identifizieren eventuell vorliegender Erkrankungen, wie etwa interstitielle Zystitis, Dehydratation, Operation (inkl. Harnableitung), neurologische Beteiligung (z. B. multiple Sklerose, Parkinson-Krankheit, Paraplegie/Tetraplegie), geistige/emotionale Funktionsstörung (z. B. beeinträchtigte Kognition, Delir/Verwirrtheit, Depression, Alzheimer-Krankheit), Störungen der Prostata, kurze Zeit zurückliegende Schwangerschaft/Mehrlingsschwangerschaft, Beckentrauma.
- Ermitteln der Art der Blasenfunktionsstörung in Beziehung zur medizinischen Diagnose. *So kann das Problem z. B. bei neurologischen/demyelisiererenden Krankheiten wie multipler Sklerose in einer Störung des Blasenfüllungsvermögens und/oder der Blasenentleerung liegen.*
- Assistieren bei der körperlichen Untersuchung (z. B. Hustentest bei Inkontinenz, Palpation auf Restharn/Raumforderungen in der Blase, Größe der Prostata, Beobachten auf eine Harnröhrenstriktur etc.
- Beachten des Alters und Geschlechts des Klienten. *Inkontinenz und Harnwegsinfekte kommen häufiger bei Frauen und älteren Menschen vor, die interstitielle Zystitis tritt häufiger bei Frauen auf.*

- Untersuchen von Schmerzen unter Beachten von Lokalisation, Dauer, Intensität, Blasenspasmen oder Rücken-/Flankenschmerz, *zur Unterstützung beim Differenzieren zwischen Blase und Niere als Ursache der Funktionsstörung. Suprapubisch, vaginal, perineal, im Lendenbereich oder an der Oberschenkelinnenseite lokalisierter Blasenschmerz, der durch Wasserlassen gelindert wird und beim Füllen der Blase oft wieder auftritt, spricht für eine interstitielle Zystitis.*
- Den Klienten einen Fragebogen über Symptome von Beckenschmerzen und Harndrang/Pollakisurie ausfüllen lassen, so weit angezeigt. *Hilft beim Evaluieren des Vorliegens und Schweregrades einer interstitiellen Zystitis.*
- Beachten von Angaben über Verschlimmerungen und Spontanremissionen der Symptome von Harndrang und Pollakisurie, die u. U. von Schmerzen, Druck oder Spasmen begleitet sind. *Patienten mit einer interstitiellen Zystitis lassen etwa 16-mal täglich Wasser, wobei die entleerten Mengen gewöhnlich unter der Norm liegen.*
- Bestimmen der normalen täglichen Flüssigkeitszufuhr des Klienten (Menge und Art der Getränke/Koffeingehalt). Beachten des Zustandes von Haut und Schleimhäuten sowie der Farbe des Urins, *um das Ausmaß der Integration bestimmen zu helfen.*
- Überprüfen des Medikationsplans *für Medikamente, welche die Blasen- oder Nierenfunktion verändern können (z. B. Antihypertonika [z. B. ACE-Hemmer, Betablocker], Anticholinergika [z. B. Antihistaminika, Mittel gegen Parkinson-Krankheit], Antidepressiva/Antipsychotika, Sedativa/Hypnotika/Opioide, Coffein und Alkohol).*
- Einsenden von Urinproben (sauber entleerter Mittelstrahlurin, durch Katheterisieren gewonnener Urin) zur Kultur und Sensibilitätsprüfung bei Zeichen eines Harnwegsinfekts (wolkiger, übel riechender, blutiger Urin).
- Ausschließen einer Gonorrhö bei Männern, bei einer Entzündung der Urethra mit Penisausfluss und fehlender Bakteriämie.
- Gewinnen von Proben für Blutserologietests (z. B. auf mit Antikörpern behaftete Bakterien), *um eine bakterielle Infektion der Niere oder der Prostata zu diagnostizieren.*
- Assistieren beim/Durchführen des Kaliumsensibilitätstests (Instillieren von Kaliumlösung in die Blase): *80 % der Patienten mit interstitieller Zystitis reagieren positiv.*
- Durchsehen von Labortests auf Hyperglykämie/Hyperparathyreose/andere Stoffwechselerkrankungen, Veränderungen der Nie-

renfunktion, der Urinkultur auf eine Infektion/sexuell übertragbare Krankheit, der Urinzytologie auf Krebs.
- Sieben des Urins auf Urinkonkremente und Dokumentieren des Aussehens der ausgeschiedenen Steine und/oder Senden der entsprechenden Verordnung ins Labor für eine Analyse.
- Überprüfen der Resultate diagnostischer Untersuchungen (Uroflowmetrie, Zystogramm, Restharn, Harndruckmessung und Bestimmen des Wertes des intravesikalen/abdominalen Drucks, bei dem Harnverlust beobachtet wird, ferner Videourodynamik, Elektromyografie, Darstellung der Nieren/Ureteren/der Blase etc.), um das Vorliegen/die Art eines Ausscheidungsproblems nachzuweisen.

2. Pflegepriorität: Ermitteln des Ausmaßes der Störung/Beeinträchtigung:
- Ermitteln des früheren Ausscheidungsmusters des Klienten *zum Vergleich mit der aktuellen Situation.* Fragen nach/Dokumentieren von Berichten über Probleme (z. B. Häufigkeit, Harndrang, Brennen, Inkontinenz, Nykturie, Ausmaß und Stärke des Urinstrahls, Probleme beim vollständigen Entleeren der Blase, Nykturie/Enuresis).
- Feststellen, wie der Klient/die Bezugsperson(en) das Problem/den Grad der Behinderung wahrnehmen (z. B. Einschränken sozialer/beruflicher/touristischer Aktivitäten, Schwierigkeiten im Sexualleben/in der Beziehung, Schlafentzug, Depression).
- Bestimmen kultureller Faktoren mit Auswirkung auf das Selbstbild des Klienten in Bezug auf das Harnwegsproblem (z. B. ein Urostoma und die Notwendigkeit, in Abständen den Beutel zu lehren, eine schmerzhafte Blase, welche die täglichen Aktivitäten/die Berufsausübung stört).
- Den Klienten 3 Tage lang ein Miktionstagebuch führen lassen, um die Flüssigkeitsaufnahme, Entleerungszeiten, exakte Ausfuhr und Nahrungszufuhr zu dokumentieren. *Hilft beim Erheben von Ausgangssymptomen sowie der Ausprägung der Häufigkeit/des Harndrangs und ob die Ernährung ein Faktor ist (wenn die Symptome zunehmen).*

3. Pflegepriorität: Unterstützen der Behandlung/Verhütung von Problemen bei der Urinausscheidung:
- Für zusätzliche Interventionen vgl. PDx: Urininkontinenz (mehrere PDx), Harnverhalt.

- Auffordern des Klienten, täglich 3000 ml Flüssigkeit oder mehr (innerhalb der kardialen Toleranz) inkl. Preiselbeersaft zu sich zu nehmen, *um die Nierenfunktion aufrechtzuerhalten, eine Infektion und die Bildung von Nierensteinen zu verhüten, Verkrustungen um den Katheter zu vermeiden oder die Ableitung zu spülen.*
- Erörtern möglicher Ernährungseinschränkungen (z. B. vor allem Kaffee, Alkohol, kohlensäurehaltige Getränke, Zitrusfrüchte, Tomaten und Schokolade), je nach individuellen Symptomen.
- Unterstützen beim Entwickeln von Toilettenroutinen (z. B. Entleeren der Blase zu festen Zeiten, Blasentraining, getriggerte Blasenentleerung, Retraining von Entleerungsgewohnheiten), soweit angemessen. Anmerkung: Blasen-Retraining wird bei Patienten mit interstitieller Zystitis nicht empfohlen.
- Ermutigen des Klienten, über Befürchtungen/Sorgen zu sprechen (z. B. Störung der sexuellen Aktivität, Arbeitsunfähigkeit usw.). *Eine offene Aussprache ermöglicht dem Klienten, sich mit Gefühlen auseinander zu setzen und einen Problemlösungsprozess in die Wege zu leiten.*
- Implementieren/Überwachen von Interventionen bei bestimmten Ausscheidungsproblemen (z. B. Beckenbodenübungen/andere Blasentrainingsmodalitäten, Medikationspläne inkl. Antibiotika [bei Harnwegsinfekt oft Einzeldosis], Sulfonamide, Spasmolytika) und Evaluieren der Reaktionen des Klienten, *um die Behandlung bei Bedarf umzustellen.*
- Erörtern möglicher chirurgischer Prozeduren und medizinischer Behandlungen, soweit indiziert (z. B. Klient mit benigner Prostatahyperplasie, Blasen-/Prostatakarzinom, interstitieller Zystitis etc.). *Z. B. Zystoskopie mit Blasendehnung bei interstitieller Zystitis oder Implantation eines elektrischen Stimulators zur Behandlung einer chronischen Dranginkontinenz, eines nicht obstruktiven Harnverhalts sowie der Symptome von Harndrang und Pollakisurie.*

U

4. Pflegepriorität: Unterstützen des Klienten beim Umgang mit langfristigen Veränderungen der Ausscheidung:

- Die Blase mittels eines Dauerkatheters, der an ein geschlossenes Dränagesystem angeschlossen ist, im entleerten Zustand halten. Prüfen von Alternativen (z. B. intermittierendes Katheterisieren, chirurgische Maßnahmen, Medikamente, Blasentraining/Entleerungstechniken, Urinal), wenn möglich.

- Sorgen für latexfreie Katheter und Verbrauchsmaterialien, *um die Gefahr einer Latexallergie zu verringern.*
- Häufiges Kontrollieren, ob die Blase überdehnt ist oder eine Überlaufblase vorliegt, *um die Gefahr einer Infektion und/oder autonomen Hyperreflexie zu verringern.*
- Aufrechthalten eines sauren Milieus in der Blase, z. B. durch Einnahme von Vitamin C, Mandelamin, wenn angemessen, *um das Bakterienwachstum einzudämmen.*
- Einhalten eines regelmäßigen Entleerungsplans der Blase/Ableitung, *um Missgeschicke zu vermeiden.*
- Sorgen für routinemäßige Pflege des Ablaufsystems und Anleiten des Klienten, Probleme zu erkennen und damit umzugehen (z. B. Verkrustungen des Katheters durch alkalische Salze, schlecht sitzendes Material, störender Uringeruch, Harnwegsinfekt usw.).

5. Pflegepriorität: Fördern des Wohlbefindens (Beratung, Patientenedukation und Entlassungsplanung):

- Betonen, wie wichtig es ist, den Hautbereich sauber und trocken zu halten, *um das Infektions- und Dekubitusrisiko gering zu halten.*
- Instruieren der Klientin mit Harnwegsinfekt, größere Flüssigkeitsmengen zu trinken, unmittelbar nach dem Geschlechtsverkehr Wasser zu lösen, den Intimbereich von vorn nach hinten zu reinigen, eine vaginale Infektion sofort zu behandeln und zu duschen statt zu baden, *um die Gefahr einer erneuten Infektion zu senken/einen Reinfekt zu vermeiden.*
- Empfehlen eines Raucherentwöhnungsprogramms, soweit angemessen. *Auch Zigarettenrauchen kann Quelle einer Blasenreizung sein.*
- Auffordern von Bezugsperson(en), die an der Routinepflege teilnehmen, Komplikationen (inkl. einer Latexallergie), die eine medizinische Behandlung erfordern, zu erkennen.
- Instruieren in korrekter Handhabung und Pflege der Urinableitung. Auffordern zu großzügiger Flüssigkeitszufuhr, zum Meiden von Nahrungsmitteln/Medikamenten, die einen starken Geruch hervorrufen, zum Gebrauch von Weißweinessig oder Deodorant, *um die Geruchsbildung unter Kontrolle zu halten.*
- Benennen von Bezugsquellen für Verbrauchsmaterialien sowie von Programmen/Einrichtungen, die finanzielle Unterstützung leisten, *um die benötigte Ausrüstung zu erhalten.*
- Empfehlen, blähende Nahrungsmittel bei einer Uretherosigmoi-

dostomie zu meiden, weil Blähungen eine Harninkontinenz verursachen können.

- Empfehlen der Verwendung eines Silikonkatheters, wenn ein Dauerkatheter erforderlich ist.
- Demonstrieren der korrekten Fixation des Katheterbeutels und der Verlängerung, *um eine Drainage zu erleichtern/ Reflux zu vermeiden.*
- Verweisen des Klienten/der Bezugsperson(en) an geeignete kommunale Ressourcen, wie z. B. Stomaberater, Selbsthilfegruppen, Sexualtherapeuten, eine Fachpflegeperson für Psychiatrie etc., *um mit Veränderungen des Körperbildes, der Körperfunktion zurechtzukommen, soweit angezeigt.*

Schwerpunkte der Pflegedokumentation

Pflegeassessment oder Neueinschätzung

- individuelle Befunde inkl. früherer und gegenwärtiger Ausscheidungsmuster, der Art des Problems und der Auswirkungen auf die gewünschte Lebensweise
- kulturelle Faktoren/Belange.

Planung

- Pflegeplan und an der Planung beteiligte Personen
- Plan für die Klienteninformation, -schulung und -beratung.

Durchführung/Evaluation

- Reaktion auf Interventionen/Anleitung und ausgeführte Pflegetätigkeiten
- Zielerreichung/Fortschritte in Richtung gewünschter Ergebnisse
- Veränderungen des Pflegeplans

Entlassungs- oder Austrittsplanung

- langfristige Bedürfnisse nach Entlassung/Austritt sowie Verantwortlichkeiten für zu treffende Maßnahmen
- verfügbare Ressourcen, spezifische, vorgenommene Überweisungen
- individueller Bedarf an Hilfsmitteln und Bezugsquellen.

U

Empfohlene, exemplarische Pflegeinterventionen (NIC) und Pflegeergebnisse (NOC)

NIC: *Urinausscheidungsmanagement* [Urinary Elimination Management] (McCloskey-Dochterman, J.; Bulecheck, G. M., 2013)

NOC: *Urinausscheidung* [Urinary Elimination] (Moorhead, S., Johnson, M.; Maas, M. L.; Swanson, E., 2013)

Literatur

Carpenito-Moyet L. J.: Das Pflegediagnosen-Lehrbuch. Huber, Bern 2013
Hayder, D.; Kuno E.; Müller M.: Kontinenz – Inkontinenz – Kontinenzförderung. Huber, Bern 2012

Bereitschaft für eine verbesserte Urinausscheidung [G]

Readiness for enhanced urinary elimination (00166) (2002, LOE 2.1)
Domäne 3: **Ausscheidung und Austausch**
Klasse 1: **Harntraktfunktion**

Diagnosetyp (Dokumentationsform): Gesundheitsförderungspflegediagnose (GES)
Zuordnung der Pflegediagnose nach Pflegemodellen/-klassifikationen s. Kap. 6.

Definition: Ein Muster urinausscheidender Funktionen, das den Ausscheidungsbedürfnissen genügt und gestärkt werden kann

Beeinflussende Faktoren [od. Einflussfaktoren] [E]

- Zu bearbeiten.

Bestimmende Merkmale [od. Symptome] [S]

subjektive

- äußert die Bereitschaft für eine verbesserte Urinausscheidung
- bringt sich selbst in die richtige Stellung, um die Blase zu entleeren.

objektive

- Urin ist strohfarben
- Urin ist geruchslos
- Ausscheidungsmenge liegt innerhalb des Normbereichs
- spezifisches Gewicht liegt innerhalb des Normbereichs
- Flüssigkeitszufuhr ist ausreichend für den Tagesbedarf.

Klientenbezogene Pflegeziele oder Evaluationskriterien

Der Klient

- bringt zum Ausdruck, die Krankheit zu verstehen, welche die Ausscheidung verändern kann.
- erreicht ein normales/akzeptables Ausscheidungsverhalten, bei dem ausreichende Mengen aus der Blase entleert werden.
- verändert seine Lebensweise/sein Umfeld entsprechend den individuellen Bedürfnissen.

Maßnahmen oder Pflegeinterventionen

1. Pflegepriorität: Einschätzen des Zustandes und der adaptiven Fertigkeiten des Klienten:

- Herausfinden körperlicher Zustände/Erkrankungen (z. B. Operation, Entbindung, kürzliche/mehrfache Schwangerschaften, Beckentrauma, neurogene Blase infolge einer neurologischen Erkrankung oder durch Neuropathien [Apoplex/Rückenmarkverletzung, Diabetes], geistige oder emotionale Funktionsstörung, Prostataleiden/-operation), *die sich negativ auf das Ausscheidungsverhalten auswirken können.*
- Feststellen des üblichen Ausscheidungsverhaltens des Klienten und Vergleichen mit der aktuellen Situation. Sichten des Miktionstagebuchs, falls angezeigt. *Liefert Ausgangswerte für zukünftige Vergleiche.*
- Ermitteln von Methoden des Selbstmanagements (z. B. Einschränken oder Erhöhen der Flüssigkeitszufuhr, zeitlich angemessenes Reagieren auf Harndrang, fester Miktionsplan, regelmäßiges Katheterisieren), *um Stärken/kritische Bereiche des Ausscheidungsmanagements herauszufinden.*

U

2. Pflegepriorität: Unterstützen des Klienten beim Verbessern der Urinausscheidung:

- Auffordern, Flüssigkeit zu sich zu nehmen, darunter Wasser und Moosbeerensaft, *um die Nierenfunktion erhalten und Infektionen verhindern zu helfen.*
- Regulieren der Flüssigkeitszufuhr zu festgelegten Zeiten, *um einen absehbaren Miktionsrhythmus zu fördern.* Einschränken der Flüssigkeitsaufnahme 2–3 Stunden vor dem Schlafengehen, *um die Blase nachts seltener entleeren zu müssen.*

- Unterstützen beim Modifizieren aktueller Routinen, soweit angemessen. *Der Klient kann zur Erfolgssteigerung von zusätzlichen Informationen profitieren, etwa in Bezug auf Anzeichen einer anstehenden Blasenentleerung/von Harndrang, auf Anpassung des Miktions-/Katheterisierungsplans (kürzere oder längere Abstände), auf Entspannungs- und/oder Ablenkungstechniken, auf das Entleeren im Stehen oder im Sitzen, um sicherzustellen, dass die Blase vollständig entleert ist, und/oder auf Übungen zur Stärkung der Beckenbodenmuskulatur.*
- Sorgen für Unterstützung/Hilfsmittel, soweit angezeigt (z. B. Mittel, um Hilfe herbeizurufen, Platzieren eines Toilettenstuhls, eines Urinals oder einer Bettpfanne in Reichweite des Klienten, erhöhter Toilettensitz, Mobilitätshilfen) *bei gebrechlichen oder in ihrer Mobilität eingeschränkten Klienten.*
- Modifizieren/Empfehlen von Ernährungsumstellungen, falls angezeigt *(z. B. Einschränken von Coffein auf Grund seiner blasenreizenden Wirkung oder Gewichtsreduktion, um Symptome einer überaktiven Blase und Inkontinenz zu verringern, indem man den Druck auf die Blase senkt).*
- Umstellen von Medikationsplänen, falls angemessen (z. B. Verabreichen verordneter Diuretika am Morgen, *um die Blase nachts seltener entleeren zu müssen*). Senken der Dosis oder Absetzen von Hypnotika, wenn möglich, *da der Klient u. U. zu stark sediert ist, um einen Harndrang zu erkennen bzw. darauf zu reagieren.*
- Verweisen an geeignete Ressourcen (z. B. ein Unternehmen für medizinisches Verbrauchsmaterial, eine Fachpflegeperson für Stomapflege, ein Reha-Team) *zur Unterstützung nach Wunsch/Bedarf, um die Selbstversorgung zu fördern.*

3. Pflegepriorität: Fördern optimalen Wohlbefindens:

- Ermutigen zur Fortsetzung eines erfolgreichen Toilettenbenutzungsprogramms und Herausfinden möglicher Änderungen, um individuellen Ansprüchen zu genügen (z. B. Informationen für Erwachsene zu längeren Exkursionen oder Reisen mit eingeschränktem Zugang zu Toiletten). *Fördert proaktives Problemlösen, unterstützt die Selbstachtung und Normalisierung sozialer Interaktionen/gewünschter Lifestyle-Aktivitäten.*
- Instruieren des Klienten/der Bezugsperson(en)/der Betreuungspersonen in Informationen, die der Klient braucht, wie etwa das Entleeren der Blase nach einem Routineplan, dem Klienten das

Bad zeigen, für ausreichende Beleuchtung im Raum sorgen, Zeichen und Farbkodierung der Tür, *um dem Klienten auch weiterhin zu Kontinenz zu verhelfen, vor allem in einer ihm nicht vertrauten Umgebung.*

- Überprüfen der Zeichen/Symptome der Harnwegskomplikationen und der Notwendigkeit zweckdienlicher medizinischer Nachsorge gemeinsam mit dem Klienten. *Fördert rechtzeitiges Intervenieren, um unerwünschte Vorfälle zu begrenzen oder zu verhindern.*

Schwerpunkte der Pflegedokumentation

Pflegeassessment oder Neueinschätzung

- Befunde/angewandte Anpassungsfertigkeiten.

Planung

- Pflegeplan und an der Planung beteiligte Personen
- Plan für die Klienteninformation, -schulung und -beratung.

Durchführung/Evaluation

- Reaktionen auf den Behandlungsplan/Interventionen und ausgeführte Pflegetätigkeiten
- Zielerreichung/Fortschritte in Richtung gewünschter Ergebnisse
- Veränderungen des Pflegeplans.

Entlassungs- oder Austrittsplanung

- verfügbare Ressourcen, Bedarf an Gerätschaften/Instrumenten und deren Bezugsquellen.

Empfohlene, exemplarische Pflegeinterventionen (NIC) und Pflegeergebnisse (NOC)

NIC: *Urinausscheidungsmanagement* [Urinary Elimination Management] (McCloskey-Dochterman, J.; Bulecheck, G. M., 2013)
NOC: *Urinausscheidung* [Urinary Elimination] (Moorhead, S., Johnson, M.; Maas, M. L.; Swanson, E., 2013)

Literatur

Carpenito-Moyet L. J.: Das Pflegediagnosen-Lehrbuch. Huber, Bern 2013
Hayder, D.; Kuno E.; Müller M.: Kontinenz – Inkontinenz – Kontinenzförderung. Bern, Huber 2012
Hayder-Beichel, D. (Hrsg.): Interdisziplinäre Kontinenzberatung: Patientenorientierte Pflege, Medizin und Therapie. Stuttgart, Kohlhammer 2012

Funktionelle Urininkontinenz [P]

Functional urinary incontinence (00020) (1986, R 1998)
Domäne 3: **Ausscheidung und Austausch**
Klasse 1: **Harntraktfunktion**

Diagnosetyp (Dokumentationsform): aktuelle Pflegediagnose (PES)
Zuordnung der Pflegediagnose nach Pflegemodellen/-klassifikationen s. Kap. 6.

Definition: Unfähigkeit einer normalerweise kontinenten Person, rechtzeitig zur Toilette zu gelangen, um unbeabsichtigten Urinabgang zu vermeiden

Beeinflussende Faktoren [od. Einflussfaktoren] [E]

- veränderte Umgebungsfaktoren [z. B. schlechte Beleuchtung oder Unfähigkeit, die Toilette zu finden]
- neuromuskuläre Einschränkungen
- schwache Beckenbodenmuskulatur
- beeinträchtigtes Sehvermögen
- beeinträchtigte Kognition
- psychologische Faktoren [Weigerung, den Patientenruf oder ein Steckbecken zu benutzen, fluktuierender Bewusstseinszustand]
- [erhöhte Urinproduktion].

Bestimmende Merkmale [od. Symptome] [S]

subjektive

- nimmt Harndrang wahr
- [Entleerung größerer Mengen].

objektive

- Urinabgang vor Erreichen der Toilette
- Zeitaufwand für das Erreichen der Toilette übersteigt den Zeitraum zwischen dem Bemerken des Harndrangs und dem unkontrollierten Entleeren
- ist fähig, die Blase vollständig zu leeren
- ist möglicherweise nur am frühen Morgen inkontinent.

Klientenbezogene Pflegeziele oder Evaluationskriterien

Der Klient

- äußert, seinen Zustand zu verstehen, und erkennt Maßnahmen, um der Inkontinenz vorzubeugen.
- verändert die Umgebung entsprechend den individuellen Bedürfnissen.
- äußert, dass er in für ihn angemessenen Mengen Urin ausscheidet.
- lässt/löst Wasser in annehmbaren Zeitintervallen an passenden Orten.

Maßnahmen oder Pflegeinterventionen

1. Pflegepriorität: Einschätzen ursächlicher/beeinflussender Faktoren:

- Identifizieren/Unterscheiden eines Klienten mit funktioneller Inkontinenz (z. B. mit normal funktionierender Blase und Harnröhre, aber ohne die Fähigkeit, zur Toilette zu gehen, oder mit beeinträchtigter Geistesfunktion, die das Erkennen des Harndrangs und den rechtzeitigen Gang zur Toilette beeinträchtigt) von anderen Formen der Inkontinenz.
- Evaluieren des Denkvermögens. *Ein Krankheitsprozess/Medikamente können den Geisteszustand/die örtliche Orientierung, das Erkennen des Harndrangs und/oder seiner Bedeutung beeinträchtigen.*
- Beachten des Vorliegens/der Art funktioneller Beeinträchtigungen (z. B. schwaches Sehvermögen, Mobilitätsprobleme, Probleme mit der Geschicklichkeit/Selbstversorgungsdefizite), *welche die Fähigkeit, zum Bad zu gelangen, behindern können.*
- Identifizieren von Umgebungsbedingungen, die den rechtzeitigen Zugang zum Bad/den erfolgreichen Ausscheidungsprozess behindern. *Eine unvertraute Umgebung, schwache Beleuchtung, ein inkorrekt angepasster Lernlaufhilfe, ein niedriger Toilettensitz, das Fehlen von Handläufen und die bis zur Toilette zu überwindende Distanz können die Selbstversorgungsfähigkeit beeinträchtigen.*
- Feststellen, ob der Klient das Wasserlösen absichtlich aufschiebt.
- Überprüfen der Krankengeschichte auf eine Krankheit oder die Einnahme eines Medikaments/einer Substanz das/die für eine erhöhte Urinausscheidung und/oder eine Beeinflussung des Bla-

U

sentonus bekannt ist (z. B. Diabetes mellitus, Diuretika, Alkohol, Koffein).

2. Pflegepriorität: Ermitteln des Ausmaßes der Störung/Einschränkung:

- Feststellen der Häufigkeit und des Zeitpunkts kontinenter/inkontinenter Miktionen. Beachten der Tages-/Nachtzeit, zu der Inkontinenz auftritt, sowie Fragen des Zeitpunkts (z. B. Unterschied zwischen der Zeit, die es braucht, um zum Bad zu gelangen/die Kleidung zu entfernen und dem unfreiwilligen Abgang von Urin).
- Feststellen der Auswirkungen auf die Lebensweise (inkl. Sozialisierung und Sexualität) und das Selbstwertgefühl des Klienten.

3. Pflegepriorität: Unterstützen bei der Behandlung/Verhütung von Inkontinenz:

- Den Klienten daran erinnern, die Blase bei Bedarf zu entleeren und feste Zeiten für das Wasserlassen festzulegen, *um Inkontinenzepisoden zu verringern/den Komfort für einen Klienten, der auf Grund körperlicher Einschränkungen langsam geht oder einem kognitiven Abbau unterliegt, zu fördern*
- Verabreichen verordneter Diuretika am Morgen, *um nächtlichen Harndrang zu vermeiden.*
- Reduzieren oder Vermeiden des Gebrauchs von Schlafmitteln, wenn möglich, *da der Klient zu stark sediert sein kann, um Harndrang zu verspüren/darauf zu reagieren.*
- Installieren von Möglichkeiten, um Unterstützung anzufordern (Klingel, Patientenrufsystem).
- Benutzen von Nachtlichtern, *um das WC zu kennzeichnen.*
- Sorgen für Hinweise (z. B. ausreichende Beleuchtung, Tafeln, besondere Farbe der WC-Türe), *um dem verwirrten Klienten das Auffinden der Toilette zu erleichtern.*
- Entfernen frei verlegter Teppiche und unnötiger Möbel, die den Weg zum WC verstellen.
- Sorgen für Nachtstuhl, Urinflasche oder Steckbecken, soweit angezeigt.
- Anpassung der Kleidung zur Erleichterung des Ausziehens: Klettverschluss, Elastikbund statt Knopfverschlüsse, Hosenträger an Stelle von Gürtel. *Erleichtert die Toilettenbenutzung, nachdem der Harndrang wahrgenommen wurde.*

- Einplanen der Blasenentleerung alle 3 Stunden, *um den Druck auf die Blase zu minimieren.*
- Reduzieren der Flüssigkeitszufuhr 2–3 Stunden vor dem Zubettgehen, *um die Ausscheidung während der Nacht zu reduzieren.*
- Hinzuziehen eines Physio-/Ergotherapeuten, *um Wege zu finden, die Umgebung anzupassen und den individuellem Bedürfnissen des Klienten angepasste Hilfsmittel zu beschaffen.*

4. Pflegepriorität: Fördern des Wohlbefindens (Beratung, Patientenedukation und Entlassungsplanung):

- Erörtern der Notwendigkeit ausgelöster und zeitlich geplanter Miktionen mit dem Klienten/den Bezugspersonen, *um kontinent zu bleiben, wenn der Klient außer Stande ist, die Blase unmittelbar auf den Harndrang zu entleeren.*
- Empfehlen, den Konsum von Kaffee/Tee und Alkohol einzuschränken, *die den Miktionsrhythmus durch ihre diuretischen Wirkung beeinträchtigen können.*
- Wahren einer positiven Haltung, *um Schamgefühle abzuschwächen, die durch die Notwendigkeit, Hilfe zu beanspruchen oder das Steckbecken gebrauchen zu müssen, entstehen können.*
- Fördern der Teilnahme an der Entwicklung einer langfristigen Pflegeplanung.
- Vgl. PDx: Reflexurininkontinenz, Stressurininkontinenz, Drangurininkontinenz, totale Urininkontinenz.

Schwerpunkte der Pflegedokumentation

Pflegeassessment oder Neueinschätzung

- aktuelles Ausscheidungsmuster/Ergebnisse der Einschätzung, Auswirkungen auf Lebensweise und Selbstwertgefühl.

Planung

U

- Pflegeplan und an der Planung beteiligte Personen
- Plan für die Klienteninformation, -schulung und -beratung.

Durchführung/Evaluation

- Reaktionen auf Interventionen/Anleitung und ausgeführte Pflegetätigkeiten
- Zielerreichung/Fortschritte in Richtung gewünschter Ergebnisse
- Veränderungen des Pflegeplans.

Entlassungs- oder Austrittsplanung

- langfristige Bedürfnisse nach Entlassung/Austritt sowie Verantwortlichkeiten für zu treffende Maßnahmen
- spezifische, vorgenommene Überweisungen.

Empfohlene, exemplarische Pflegeinterventionen (NIC) und Pflegeergebnisse (NOC)

NIC: *Blasenentleerungsanregung* [Prompted Voiding] (McCloskey-Dochterman, J.; Bulecheck, G. M., 2013)
NOC: *Urinkontinenz* [Urinary Continence] (Moorhead, S., Johnson, M.; Maas, M. L.; Swanson, E., 2013)

Literatur

Carpenito-Moyet L. J.: Das Pflegediagnosen-Lehrbuch. Huber, Bern 2013

Hayder, D.; Kuno E.; Müller M.: Kontinenz – Inkontinenz – Kontinenzförderung. Bern, Huber 2012

Hayder-Beichel, D. (Hrsg.): Interdisziplinäre Kontinenzberatung: Patientenorientierte Pflege, Medizin und Therapie. Stuttgart, Kohlhammer 2012

Vereinsamungsgefahr [P]

Risk for loneliness (00054) (1994, R 2000, LOE 2.1)
Domäne 6: **Selbstwahrnehmung**
Klasse 1: **Selbstkonzept**

Diagnosetyp (Dokumentationsform): Risikopflegediagnose (PR)
Zuordnung der Pflegediagnose nach Pflegemodellen/-klassifikationen s. Kap. 6.

Definition: Risiko, ein beeinträchtigtes soziales Wohlbefinden zu erleiden, verbunden mit dem Wunsch oder Bedürfnis nach mehr Kontakt mit anderen

Risikofaktoren [R]

- affektive (gefühlsmäßige) Deprivation
- physische Isolation
- soziale Isolation
- kathektische (bindungsbezogene) Deprivation
- [Bindungsprobleme bei Säuglingen oder Jugendlichen]
- [chaotische Familienbeziehungen].

Klientenbezogene Pflegeziele oder Evaluationskriterien

Der Klient

- nennt individuelle Schwierigkeiten und Möglichkeiten, diesen zu begegnen.
- engagiert sich in sozialen Aktivitäten.
- berichtet über Beteiligung an Interaktionen/Beziehungen, die aus seiner Sicht bedeutsam sind.

Der Elternteil/die Betreuungsperson

- versorgt den Säugling mit steter, liebevoller Fürsorge.
- beteiligt sich an Programmen für Jugendliche und Familien.

Maßnahmen oder Pflegeinterventionen

1. Pflegepriorität: Erkennen ursächlicher/auslösender Faktoren:

- Unterscheiden zwischen normalen Alleinsein, Einsamkeit und einem Zustand kontinuierlicher Verstimmung

- Beachten des Klientenalters und der Dauer des Problems, z. B. situativ (wie beim Verlassen des Hauses für die Schule) oder chronisch. *Jugendliche können Einsamkeit verspüren, die mit den Veränderungen im Zuge des Erwachsenwerdens zusammenhängt. Ältere Erwachsene erfahren zahlreiche Verluste im Laufe ihres Alterungsprozesses, durch Verlust ihres Partners, Verschlechterung des körperlichen Zustandes und Veränderungen von Rollen, die das Gefühl der Einsamkeit verstärken*
- Bestimmen des Ausmaßes des Stresses, der Anspannung, Angst und Unruhe. Achten auf häufige Erkrankungen, Unfälle und Krisen in der Vorgeschichte. *Die meisten Menschen fühlen sich irgendwann im Leben einsam, bedingt durch situativen Umstände, die diese Gefühle mit sich bringen und in denen diese Gefühle normal sind*
- Beachten der Präsenz/Nähe von Familienmitgliedern, Freunden und ob diese hilfreich sind oder nicht
- Erörtern mit dem Klienten, ob es eine oder mehrere Personen in seinem Leben gibt, die vertrauenswürdig ist/sind und den Gefühlsäußerungen empathisch zuhört/zuhören
- Bestimmen, wie die Person das Alleinsein wahrnimmt und damit umgeht. Ein Mensch kann sich in einer Menschenmenge einsam fühlen oder sich bewusst dazu entscheiden, allein zu sein und die Stille genießen
- Einschätzen von Ereignissen in der Vorgeschichte wie Trennung in der Kindheit, Verlust von Bezugsperson(en) oder einem Partner/einer Partnerin
- Einschätzen von Schlaf-/Appetitstörungen, Einschätzen der Konzentrationsfähigkeit. *Indikatoren von Leiden, bedingt durch Gefühle von Einsamkeit und geringem Selbstwertgefühl*
- Beachten von Äußerungen, die die «Sehnsucht» nach einer Partnerschaft ausdrücken

2. Pflegepriorität: Unterstützen des Klienten, Gefühle und Situationen der Einsamkeit zu erkennen:

- Aufbauen einer tragenden Pflegeperson-Klient-Beziehung, in der sich der Klient in einer emphatischen Beziehung offen über seine Gefühle äußern kann
- Besprechen individueller Sorgen über die Beziehung zwischen Einsamkeit und dem Mangel an Bezugspersonen. Beachten von Wünschen/des Willens, die Situation zu verändern. *Motivation kann das Erreichen gewünschter Ziele erleichtern*

- Unterstützen, dass negative Einschätzungen anderer gegenüber dem Klienten geäußert werden und dieser gefragt wird, ob er ihnen zustimmt. *Bietet dem Klienten die Möglichkeit, die Wirklichkeit der Situation zu klären und eigene Verleugnungen zu erkennen*
- Akzeptieren der Äußerung von Gefühlen der Einsamkeit als eines primären Zustandes und nicht unbedingt als Folge von Begleitumständen

3. Pflegepriorität: Unterstützen des Klienten, sich auf neue Situationen einlassen zu können:

- Besprechen der Realität versus Wahrnehmung der Situation
- Besprechen der Wichtigkeit der emotionalen Bindung zwischen Säugling/Kleinkindern, Eltern/Betreuungspersonen, soweit angemessen
- Fördern des Besuchs eines Kurses für Selbstbewusstsein, Sprache/Kommunikation, sozialen Fertigkeiten, *um individuelle Bedürfnisse anzusprechen und Sozialkontakte zu fördern*
- Fördern von Rollenspielen, *um zwischenmenschliche Fähigkeiten zu entwickeln*
- Besprechen gesundheitsförderlicher Gewohnheiten inkl. Körperpflege, körperlicher Aktivität nach Wahl des Klienten
- Erkennen von persönlichen Stärken/Interessensbereichen, *die Gelegenheit bieten, mit anderen in Kontakt zu kommen*
- Ermutigen des Klienten, sich in Aktivitäten von Selbsthilfegruppen zu engagieren, um individuelle Bedürfnisse zu befriedigen (z. B. Therapie, Trennung, Trauern, Religion)
- Unterstützen des Klienten beim Erstellen eines Plans für vermehrte Sozialkontakte, beginnend mit einer einfachen Aktivität (z. B. eine[n] alte[n] Freund[in] anrufen, mit dem Nachbarn sprechen) und allmählicher Steigerung hin zu komplizierteren Interaktionen
- Sorgen für Gelegenheiten zu Interaktionen in einer unterstützenden Umgebung (z. B. Begleitung im Beziehungsnetz) sowie bei ersten Versuchen zur Aufnahme von Sozialkontakten. *Reduziert den Stress für den Betroffenen, bietet positive Rückmeldung und ermöglicht ein positives Ergebnis*

4. Pflegepriorität: Fördern des Wohlbefindens durch Beratung, Patientenedukation und Entlassungsplanung:

- Den Klienten wissen lassen, dass sich Einsamkeit überwinden lässt. *Es liegt an der Person selbst, Selbstwertgefühl aufzubauen und zu lernen, sich in Bezug auf die eigene Person gut zu fühlen*

- Ermutigen zur Beteiligung an speziellen Interessengemeinschaften (z.B. Computer, Ornithologen), Wohltätigkeitsvereinen (z.B. Arbeiten in einer Garküche, Jugendgruppe, im Tierheim etc.)
- Vorschlagen, in der Kirchengemeinde oder im Kirchenchor oder bei Veranstaltungen in der Gemeinde mitzumachen, sich für politische Anliegen/Kampagnen zu engagieren, Erwachsenenbildungskurse/Fortbildungsprogramme zu besuchen
- Verweisen an angemessene Beratung zur Unterstützung sozialer Beziehungen usw.
- Vgl. PDx: Hoffnungslosigkeit, Angst, soziale Isolation

Hinweise für die Pflegedokumentation

Pflegeassessment oder Neueinschätzung

- Ergebnisse des Assessments inkl. der Wahrnehmung des Klienten zur Problematik, der verfügbaren Ressourcen/Unterstützungssysteme
- Wunsch des Klienten nach Veränderung und entsprechender Einsatz.

Planung

- Pflegeplan und an der Planung beteiligte Personen
- Plan für die Klienteninformation, -schulung und -beratung.

Durchführung/Evaluation

- Reaktionen auf Interventionen/Anleitung und durchgeführte Pflegehandlungen
- Zielerreichung/Fortschritte in Richtung gewünschter Ergebnisse
- Veränderungen des Pflegeplans.

Entlassungs- oder Austrittsplanung

- langfristige Bedürfnisse nach Entlassung/Austritt, Nachsorgeplan und Verantwortlichkeiten für zu treffende Maßnahmen
- spezifische, getroffene Überweisungen.

Empfohlene, exemplarische Pflegeinterventionen (NIC) und Pflegeergebnisse (NOC)

NIC: *Verbesserung der Sozialisation* [Socialization Enhancement] (McCloskey-Dochterman, J.; Bulecheck, G.M., 2013)

NOC: *Einsamkeit* [Loneliness] (Moorhead, S., Johnson, M.; Maas, M.L.; Swanson, E., 2013)

Literatur

Beer, U.: Alleinsein. Centaurus, Freiburg

Bühlmann, J.: Einsamkeit. In: Käppeli, S. (Hrsg.): Pflegekonzepte (Bd. 1). Huber, Bern 1998

Carpenito-Moyet L. J.: Das Pflegediagnosen-Lehrbuch. Huber, Bern 2013

Cacioppo, John T. / Patrick, William H.: Einsamheit. Heidelberg, Spektrum 2011

Elbing, E.: Einsamkeit – Psychologische Konzepte, Forschungsbefunde und Treatmentansätze. Hogrefe, Göttingen 1991

Georg, J.: Einsamkeit – Vereinsamungsgefahr bei alten Menschen. NOVA 35 (2004) 9: 9–11

Maurer, E.: Heimweh. Centaurus, Freiburg 2012

Roth, A.; Möhrlein, H.; Röhrle, B.: Einsamkeit bewältigen. Tübingen, DGVT 1991

Schwab, R.: Einsamkeit – Grundlagen für die klinisch-pdychologische Diagnostik und Intervention. Hogrefe, Göttingen 1997

Vergewaltigungssyndrom* [P]

Rape trauma syndrome (000142) (1980, R 1998)
Domäne 9: **Coping/Stresstoleranz**
Klasse 1: **Posttraumatische Reaktionen**

Diagnosetyp (Dokumentationsform): Syndrompflegediagnose
Zuordnung der Pflegediagnose nach Pflegemodellen/-klassifikationen s. Kap. 6.

Definition: Anhaltende, fehlangepasste Reaktion auf eine erzwungene, gewalttätige sexuelle Penetration gegen den Willen und das Einverständnis des Opfers*

[A]: Vergewaltigungstrauma – Taxonomie II (00142/R 1998)

Beeinflussende Faktoren [od. Einflussfaktoren] [E]

V

- Vergewaltigung [tatsächliches oder versuchtes sexuelles Eindringen].

* [Vergewaltigung ist kein Sexual-, sondern ein Gewaltverbrechen und gilt als sexuell motivierter Angriff. Obwohl die Angriffe hauptsächlich gegen Frauen gerichtet sind, können auch Männer Opfer sein.]

Bestimmende Merkmale [od. Symptome] [S]

subjektive

- Verlegenheit
- Demütigung
- Schamgefühl
- Schuld[gefühle]
- Schuldgefühle [Selbstbeschuldigungen]
- Verlust der Selbstachtung
- Hilflosigkeit
- Machtlosigkeit
- Schock
- Furcht
- Angst
- Wut
- Rachegedanken/Rachefantasien
- Albträume
- Schlafstörungen
- Beziehungsveränderung[en]
- Störung der Sexualfunktion.

objektive

- physisches Trauma [z.B. Abschürfungen, Gewebereizungen], Muskelverspannung/-spasmen]
- Muskelspannung
- Muskelspasmen
- Verwirrtheit
- Desorganisation [Desorganisiertheit]
- beeinträchtigte Entscheidungsfindung
- Unruhe [Agitiertheit]
- übersteigerte Wachsamkeit
- Aggression
- Stimmungsschwankungen
- Verletzbarkeit [Vulnerabilität]
- Abhängigkeit
- Depression
- Suchtmittelmissbrauch
- Suizidversuche
- Verleugnung
- Phobien
- Paranoia
- dissoziative Störung[en].

[B]: Verstärkte Reaktion – Taxonomie II (00143/R 1998, aus der Taxonomie 2009–2011 entfernt)

Definition: Erzwungene gewalttätige sexuelle Penetration gegen den Willen und das Einverständnis des Opfers. Das aus diesem Angriff oder versuchtem Angriff resultierende Traumasyndrom beinhaltet eine akute Phase der Desorganisation des Lebensstils des Opfers und eine [Langzeitphase der Reorganisation].

Beeinflussende Faktoren [od. Einflussfaktoren] [E]

- Zu bearbeiten.

Bestimmende Merkmale [od. Symptome] [S]

subjektive

akute Phase

- emotionale Reaktion[en] (z. B. Wut, Peinlichkeit [Verlegenheit], Furcht vor physischer Gewalt und Tod, Demütigung, Selbstbeschuldigung, Rachegefühle)
- mehrere [vielfältige] physische Symptome (z. B. gastrointestinale Reizbarkeit, urogenitale Beschwerden, Muskelspannung, gestörtes Schlafmuster)
- wiederkehrende Symptome vorheriger Gesundheitszustände (z. B. physische Krankheit, psychiatrische Krankheit)
- Suchtmittelmissbrauch [Substanzmissbrauch].

Langzeitphase

- Veränderung der Lebensweise (z. B. Wohnsitzwechsel, Umgang mit wiederkehrenden Albträumen und Phobien, Suche nach familiärer Unterstützung, Suche nach Unterstützung im sozialen Netzwerk).

[C]: Stumme Reaktion – Taxonomie II (00141/R 1998)

Definition: Erzwungene gewalttätige sexuelle Penetration gegen den Willen und das Einverständnis des Opfers. Das aus diesem Angriff oder versuchtem Angriff resultierende Traumasyndrom beinhaltet eine akute Phase der Desorganisation des Lebensstils des Opfers und eine [Langzeitphase der Reorganisation].

Beeinflussende Faktoren

- Zu bearbeiten.

Bestimmende Merkmale [od. Symptome] [S]

subjektive

- vermehrte Albträume
- plötzliche Veränderung in den Beziehungen zu Männern
- ausgeprägte Veränderungen im Sexualverhalten.

objektive

- gesteigerte Angst während des Gesprächs (z. B. Blockierung von Assoziationen, längere Schweigephasen, leichtes Stottern, physisches Leid)
- keine Äußerungen über die Vergewaltigung
- plötzliches Auftreten phobischer Reaktionen.

Klientenbezogene Pflegeziele oder Evaluationskriterien

Die Klientin

- geht auf angemessene Art mit emotionalen Reaktionen um, angezeigt durch Verhalten und Aussprechen von Gefühlen.
- sagt, dass weder körperliche Komplikationen noch Schmerzen oder Unbehagen vorhanden sind.
- bringt ein positives Selbstbild zum Ausdruck.
- stellt fest, dass das Ereignis nicht durch eigenes Verschulden geschehen ist.
- erkennt Verhaltensweisen/Situationen, die sie kontrollieren kann, um das Risiko eines Wiederauftretens zu vermindern.
- befasst sich mit den praktischen Aspekten (z. B. Gerichtsvorladung).
- zeigt angemessene Veränderungen der Lebensweise (z. B. Berufs-/Wohnortswechsel), soweit nötig, und sucht/erhält bei Bedarf Hilfestellung von Bezugsperson(en).
- interagiert mit Einzelnen/in Gruppen in wünschenswerter und akzeptabler Weise.

Maßnahmen oder Pflegeinterventionen

V

1. Pflegepriorität: Einschätzen des Traumas und der individuellen Reaktion sowie die Zeit, die seit dem Ereignis vergangen ist:

- Versuchen, Informationen über die körperliche Verletzung zu erhalten, und Erkennen stressbedingter Symptome wie Benommenheit, Kopfschmerzen, Engegefühl in der Brust, Übelkeit, Herzklopfen usw.

- Ermitteln psychischer Reaktionen: Wut, Schock, akute Angst, Verwirrung, Verleugnung. Beachte: Lachen, Weinen, ruhiges oder aufgeregtes, aufgebrachtes (hysterisches) Verhalten, Äußerungen über Nicht-wahrhaben-Wollen und/oder Selbstvorwürfe
- Beobachten von Zeichen zunehmender Angst (z. B. Schweigen, Stottern, Unfähigkeit, ruhig zu sitzen). *Zeigt die Notwendigkeit unmittelbaren Intervenierens, um eine Panikreaktion zu verhindern*
- Bestimmen des Ausmaßes der Desorganisation. *Kann helfen, die ADL und andere Aspekte des Lebens zu bewältigen*
- Ermitteln, ob das Ereignis vorbestehende oder bestehende Zustände (körperliche und psychische) reaktiviert hat. *Kann die Haltung der Klientin gegenüber dem Trauma beeinflussen*
- Feststellen kultureller Werte/religiöser Überzeugungen, die sich darauf auswirken können, wie die Klientin den Vorfall, sich selbst und die Erwartungen hinsichtlich der Reaktion der Bezugsperson/Familie sieht
- Ermitteln ob Beziehungsstörungen mit Männern und mit anderen Personen aufgetreten sind (z. B. Familienmitglieder, Freunde, KollegInnen/Kollegen, Bezugsperson[en] usw.)
- Erkennen der Entwicklung phobischer Reaktionen gegenüber alltäglichen Gegenständen (z. B. Messern) und Situationen (z. B. Sich-Bewegen in Menschenmengen, Fremde an der Haustür)
- Beobachten des Ausmaßes wiederholter Intrusionen, Schlafstörungen
- Ermitteln des Ausmaßes gestörter Bewältigungsformen (z. B. Konsum von Alkohol, Drogen/Medikamenten, Suizidgedanken/Mordabsichten, merkliche Veränderung des Sexualverhaltens)

2. Pflegepriorität: Unterstützen der Klientin im Umgang mit der bestehenden Situation:

- Erkennen eigener Gefühle in Bezug auf die Vergewaltigungsproblematik, bevor man mit der Betroffenen in Beziehung tritt. *Eigene (Vor)Urteile zum Thema müssen erkannt werden, um sie nicht auf die Klientin zu projizieren*

V

Akute Phase

- Verweilen bei der Betroffenen, Kinder nicht alleine lassen. *Bietet Rückversicherung und ein Gefühl der Sicherheit*
- Einbeziehen eines «Vergewaltigungstrauma-Teams» falls vorhanden. Bereitstellen einer gleichgeschlechtlichen Untersuchungsperson

- Bewerten eines Kleinkindes/Kindes/Adoleszenten nach Alter, Geschlecht und Entwicklungsstufe
- Unterstützen beim Erstellen des Polizeiberichtes, beim Auflisten und beim Sammeln von Beweismaterial (Beweiskette), Beschriften jeder Probe, Verpacken/Verwahren auf korrekte Weise. *Das Beweismaterial zu schützen ist wichtig für den juristischen Prozess, wenn das Verfahren eröffnet wird*
- Schaffen einer Atmosphäre, in der sich die Betroffene frei über ihre Gefühle und Ängste äußern kann, inkl. der Sorgen über die Beziehung mit/Reaktion von wichtigen Bezugspersonen, über Schwangerschaft, sexuell übertragbare Krankheiten
- Sorgen für psychologische Unterstützung durch Zuhören und Verweilen. Akzeptieren, wenn die Betroffene nicht sprechen möchte. *Kann auf eine «stumme Reaktion» hindeuten*
- Achten auf/Untersuchen von körperliche(n) Beschwerden. Unterstützen bei der medizinischen Behandlung, soweit angezeigt. *Die emotionalen Reaktionen können die Fähigkeit der Klientin, körperliche Verletzungen zu erkennen, einschränken*
- Unterstützen in praktischen Belangen (z. B. provisorische Wohngelegenheit, Geld oder andere Bedürfnisse)
- Feststellen der Ich-Stärken der Klientin und Unterstützen dieser Stärken auf positive Weise durch Anerkennen der Fähigkeit der Klientin, mit dem Geschehen zurechtzukommen
- Ermitteln von Personen, die der Betroffenen helfen können. *Der Partner der Klientin kann für ihre Genesung wichtig sein, indem er geduldig und tröstend ist. Wenn die beiden Partner den Vorfall durchsprechen, kann die Beziehung gestärkt werden*

Postakute Phase

- Die Betroffene das Ereignis auf ihre Weise verarbeiten lassen. Sie kann sich zurückziehen oder nicht bereit sein zu sprechen, diesbezüglich nichts forcieren, aber verfügbar sein, falls nötig
- Hören auf Äußerungen über Angst vor Menschenansammlungen, Männern etc. *Kann auf eine sich entwickelnde Phobie hinweisen*
- Besprechen der spezifischen Sorgen/Befürchtungen. Benennen entsprechender Maßnahmen (z. B. Tests auf Schwangerschaft/sexuell übertragbare Krankheiten) und Sorgen für Informationen, soweit angezeigt
- Verwenden schriftlichen Informationsmaterials, das klar und konkret ist, bezüglich der medizinischen Behandlung, Krisen-

interventions/-begleitungsdienste usw. *Festigt den Erwerb von Kenntnissen und ermöglicht, sich die Informationen in eigenem Tempo zu erarbeiten*

Langzeitphase

- Sich weiterhin Zeit nehmen, der Betroffenen zuzuhören, was sie beschäftigt. Eventuell muss weiterhin über den Angriff gesprochen werden. Achten auf fortbestehende somatische Beschwerden (z.B. Übelkeit, Anorexie, Schlaflosigkeit, Muskelverspannung, Kopfschmerzen)
- Zulassen offener Gefühlsäußerungen durch die Betroffene (kann sich nach der akuten Phase fortsetzen). Die Betroffene nicht zum raschen Durchleben ihrer Gefühle drängen, sie nicht unangemessen beruhigen. *Die Betroffene könnte glauben, dass Schmerzen/Qualen missverstanden werden, und eine Depression schränkt Reaktionen u. U. ein*
- Anerkennen der Tatsache des Verlustes der Persönlichkeit, wie sie vor dem Ereignis bestand. Unterstützen der Betroffenen, sich auf eine Akzeptanz des eigenen Wachstumspotenzials hinzubewegen
- Die Betroffene weiterhin nach ihrem Rhythmus Fortschritte machen lassen
- «Zulassen», dass die Betroffene den Zorn gegenüber dem Täter/der Situation auf eine akzeptable Weise ausdrückt und damit umgeht. Setzen von Grenzen bei destruktivem Verhalten. *Erleichtert den Umgang mit Emotionen, ohne das Selbstwertgefühl weiter zu beschädigen*
- Führen von Gesprächen auf einem konkreten und gefühlsmäßigen Niveau, *statt das Ereignis zu rationalisieren, was eine Auseinandersetzung mit den eigenen Gefühlen verhindern würde*
- Unterstützen im Umgang mit Befürchtungen über die Auswirkungen des Ereignisses, wie Gerichtsvorladung, Schwangerschaft, sexuell übertragene Krankheit, Beziehung zur Bezugsperson usw.
- Sorgen für einfühlsame, ausgebildete Berater. *Das Geschlecht der Beratungspersonen sollte am besten individuell bestimmt werden, da es bei einigen Klientinnen die Möglichkeit, sich emotional zu öffnen, beeinträchtigen könnte*

3. Pflegepriorität: Fördern des Wohlbefindens (Beratung, Patientenedukation und Entlassungsplanung):

- Informieren der Betroffenen, mit welchen Reaktionen sie während den einzelnen Phasen rechnen muss. Die Betroffene wissen lassen, dass diese Reaktionen normal sind. Darauf achten, sich neutral auszudrücken, z. B.: «Es ist möglich, dass Sie...» (Beachten Sie bei männlichen Opfern Folgendes: Obwohl die Täter gewöhnlich heterosexuell sind, können bei den Opfern Probleme bezüglich ihrer sexuellen Orientierung und homophobe Reaktionen entstehen)
- Unterstützen der Betroffenen, Faktoren zu erkennen, die möglicherweise eine risikoreiche Situation hervorgerufen haben und wie sie diese in den Griff bekommen könnte, *um sich in Zukunft davor zu schützen*
- Vermeiden von Werturteilen
- Besprechen von Veränderungen der Lebensweise, welche die Betroffene erwägt, sowie deren Einfluss auf die Genesung. *Hilft der Betroffenen, die Angemessenheit des Behandlungsplans einzuschätzen*
- Ermutigen, ein psychiatrisches Konsil zu beanspruchen, wenn die Betroffene übermäßig gewalttätig, untröstlich ist oder keine Zeichen des Fortschrittes sichtbar sind. *Die Teilnahme an einer Gruppe kann hilfreich sein*
- Verweisen auf eine Familien-/Eheberatung, soweit angezeigt
- Vgl. PDx: Machtlosigkeit, unwirksames Coping, Trauern, erschwertes Trauern, Angst, Furcht

Schwerpunkte der Pflegedokumentation

Pflegeassessment oder Neueinschätzung

- individuelle Befunde inkl. Natur des Ereignisses, individuelle Reaktionen/Befürchtungen, Ausmaß des Traumas (physisch/emotional), Auswirkungen auf die Lebensweise
- kulturelle/religiöse Faktoren
- Reaktionen der Familie/Bezugsperson(en)
- sichergestelltes Beweismaterial/Ort der Aufbewahrung (Beweiskette).

V

Planung

- Pflegeplan und an der Planung beteiligte Personen
- Plan für die Klienteninformation, -schulung und -beratung.

Durchführung/Evaluation

- Reaktionen auf Interventionen/Anleitung und durchgeführte Pflegehandlungen
- Zielerreichung/Fortschritte in Richtung gewünschter Ergebnisse
- Veränderungen des Pflegeplans.

Entlassungs- oder Austrittsplanung

- langfristige Bedürfnisse nach Entlassung/Austritt sowie Verantwortlichkeiten für zu treffende Maßnahmen
- spezifische, getroffene Überweisungen.

Empfohlene, exemplarische Pflegeinterventionen (NIC) und Pflegeergebnisse (NOC)

Vergewaltigungssyndrom

NIC: *Vergewaltigungstrauma-Behandlung* [Rape-Trauma Treatment] (McCloskey-Dochterman, J.; Bulecheck, G.M., 2013)

NOC: *Missbrauchsregeneration: Emotionale* [Abuse Recovery: Emotional] (Moorhead, S., Johnson, M.; Maas, M.L.; Swanson, E., 2013)

Verstärkte Reaktion

NIC: *Krisenintervention* [Crisis Intervention] (McCloskey-Dochterman, J.; Bulecheck, G.M., 2013)

NOC: *Coping* [Coping] (Moorhead, S., Johnson, M.; Maas, M.L.; Swanson, E., 2013)

Stumme Reaktion

NIC: *Beratung* [Counseling] (McCloskey-Dochterman, J.; Bulecheck, G.M., 2013)

NOC: *Missbrauchsregeneration: Sexuelle* [Abuse Recovery: Sexual] (Moorhead, S., Johnson, M.; Maas, M.L.; Swanson, E., 2013)

Literatur

Aguilera, D.C.: Krisenintervention. Grundlagen Methoden Anwendung. Huber, Bern 2000

Calhoun, K.S.; Atkeson, B.M.: Therapie mit Opfern von Vergewaltigung. Bern, Huber 1994

Carpenito-Moyet L.J.: Das Pflegediagnosen-Lehrbuch. Huber, Bern 2013

Domenig, D.: Transkulturelle Kompetenz. Huber, Bern 2007

Ehring, T.; Ehlers, A.: Ratgeber Trauma und Posttraumatische Belastungsstörung. Hogrefe, Göttingen 2012

Kröger, C.; Ritter, C.; Bryant, R. A.: Akute Belastungsstörung. Hogrefe, Göttingen 2012

Spangenberg, E: Dem Leben wieder trauen. Traumaheilung nach sexueller Gewalterfahrung. Ostfildern Patmos 2011

Tschan, W.: Sexualisierte Gewalt. Praxishandbuch zur Prävention von sexuellen Grenzverletzungen bei Menschen mit Behinderungen. Huber, Bern 2012

Vergiftungsgefahr [P]

Risk for poisoning (00037) (1980, R 2006, LOE 2.1)
Domäne 11: **Sicherheit/Schutz**
Klasse 4: **Umweltgefahren**

Diagnosetyp (Dokumentationsform): Risikopflegediagnose (PR)
Zuordnung der Pflegediagnose nach Pflegemodellen/-klassifikationen s. Kap. 6.

Definition: Besonderes Risiko, Medikamente oder gefährliche Substanzen in toxischen Dosen einzunehmen, oder ihnen unbeabsichtigt ausgesetzt zu sein [oder unerwünschten Wirkungen verordneter Medikamente ausgesetzt zu sein]

Risikofaktoren [R]

innere

- reduzierte Sehkraft
- fehlende Sicherheitserziehung
- fehlende Drogenaufklärung
- fehlende angemessene Vorsichtsmaßnahmen [gefährliche Gewohnheiten, Missachtung von Sicherheitsmaßnahmen, fehlende Aufsicht]
- Äußerungen über unzureichende Schutzmaßnahmen im beruflichen Umfeld
- kognitive Schwierigkeiten
- emotionale Schwierigkeiten
- [Alter (z. B. Kleinkind, alter Mensch)]
- [chronische Krankheit, Behinderung]
- [kulturelle/religiöse Überzeugungen/Praktiken].

äußere

- große Mengen von Arzneimitteln im Haushalt
- Aufbewahrung von Medikamenten in unverschlossenen Schränken, die Kindern zugänglich sind
- Aufbewahrung von Medikamenten in unverschlossenen Schränken, die verwirrten Personen zugänglich sind
- Zugang zu illegalen Drogen, die mit giftigen Zusätzen versetzt sein können
- gefährliche Substanzen in der Reichweite von Kindern
- gefährliche Substanzen in der Reichweite verwirrter Personen
- [therapeutische Breite bestimmter Medikamente (z. B. therapeutische versus toxische Dosierung, Halbwertszeit, Art von Aufnahme und Abbau im Körper, adäquate Organfunktion)]
- [Einnahme pflanzlicher Nahrungsergänzungspräparate in großer Vielfalt oder in Überdosis].

Klientenbezogene Pflegeziele oder Evaluationskriterien

Der Klient

- äußert, die Gefahren einer Vergiftung zu verstehen.
- erkennt Risiken, die zur versehentlichen Vergiftung führen können.
- behebt umweltbedingte Gefahrenquellen, die erkannt worden sind.
- unternimmt notwendige Schritte/Änderungen der Lebensweise, um die Sicherheit der Umgebung zu erhöhen.
- Für weitere Interventionen in Verbindung mit Umweltschadstoffen vgl. PDx: Kontamination, Kontaminationsgefahr

1. Pflegepriorität: Einschätzen ursächlicher/beeinflussender Faktoren:

- Identifizieren interner/externer Risikofaktoren im Umfeld des Klienten, darunter Säuglinge/Kleinkinder und gebrechliche ältere Menschen *(die durch eine versehentliche Vergiftung gefährdet sind)*, Teenager/junge Erwachsene *(bei denen die Gefahr besteht, mit Medikamenten zu experimentieren)*, verwirrte oder chronisch kranke Menschen unter Mehrfachmedikation, suizidgefährdete Personen, Drogenhändler/-nutzer (z. B. Marihuana, Kokain, Heroin), Personen, die Drogen zuhause herstellen (z. B. Metamphetamine)

- Beachten des Alters und Geschlechts, des sozioökonomischen Status, des Entwicklungsstadiums, der Entscheidungsfähigkeit sowie der Kognitionsebene und -kompetenz. *Beeinträchtigt die Fähigkeit des Klienten, sich selbst/andere zu schützen und beeinflusst die Auswahl von Interventionen/Anleitungen*
- Einschätzen von Stimmungslage, Coping-Fähigkeiten, Persönlichkeitsstilen (z.B. Temperament, impulsives Verhalten, Grad des Selbstwertgefühls), *die zu Sorglosigkeit, erhöhter Risikobereitschaft ohne Rücksicht auf die Folgen führen können*
- Einschätzen, was der Klient weiß über den sicheren Gebrauch von Drogen/Kräutern, Sicherheitsrisiken in der Umgebung und die Fähigkeit, auf eine Bedrohung zu reagieren
- Überprüfen der Resultate der Labortests/des toxikologischen Screenings, soweit angezeigt

2. Pflegepriorität: Unterstützen beim Beseitigen von Faktoren, die zu versehentlicher Vergiftung führen können:

- Erörtern der Medikamentensicherheit mit dem Klienten/den Bezugspersonen, um eine versehentliche Einnahme zu verhindern:
  - Betonen, wie wichtig es ist, Säuglinge/Kinder, gebrechliche ältere Menschen oder kognitiv eingeschränkte Personen zu überwachen
  - Medikamente und Vitamine außer Sicht- und Reichweite von Kindern und kognitiv eingeschränkten Personen halten
  - Verwenden kindersicherer Verschlüsse und Verschlossen-Halten des Arzneimittelschranks
  - Sofortiges Wieder-Verschließen von Arzneimittelbehältern nach Entnahme der erforderlichen Dosis
  - Kodieren von Arzneimitteln für Sehbehinderte
  - Verabreichen von Medikamenten bei Kindern als «Medikamente», nicht als «Bonbons»
- Verhindern einer doppelten Einnahme/möglichen Überdosierung:
  - Führen einer aktuellen Liste aller Medikamente (verschreibungspflichtige, freiverkäufliche, Kräuter, Nahrungsergänzungen) und Überprüfen mit den Gesundheitsfachpersonen, wenn Medikamente umgestellt werden, neue hinzukommen oder eine neue Gesundheitsfachperson konsultiert wird
  - Aufbewahren verschreibungspflichtiger Medikamente im Originalbehältnis mit Etikett. Weder mit anderen Medika-

menten mischen noch in unbeschrifteten Behältern aufbewahren
- Überwachen des Medikationsplans/Zubereiten von Medikamenten für kognitiv Beeinträchtigte oder Sehbehinderte durch eine verantwortungsbewusste Bezugsperson/häusliche Pflegekraft oder Beschaffen fertig abgepackter Medikamente aus der Apotheke
- Einnehmen von Medikamenten, wie auf dem Etikett vorgeschrieben
- Dosierungen nicht anpassen
- Aufheben und Lesen von Sicherheitsinformationen zu Verordnungen, und zwar über erwartete Wirkungen, geringfügige Nebenwirkungen sowie über zu dokumentierende unerwünschte Wirkungen, die medizinische Intervention erfordern, und über das Vorgehen bei einer vergessenen Einnahme

• Verhindern der Einnahme von Medikamenten, die miteinander in Wechselwirkung stehen, und Verhindern der Einnahme von frei verkäuflichen Präparaten/Kräutern/anderen Nahrungsergänzungen in unerwünschter oder gefährlicher Weise:
  - Führen einer Liste der Medikamentenallergien inkl. der Art der Reaktion und Weiterleiten dieser Liste an Gesundheitsfachpersonen/den Apotheker
  - Mitführen eines Allergikerausweises/-medaillons, soweit angemessen
  - Veraltete/abgelaufene Medikamente nicht einnehmen. Angebrochene Packungen nicht für spätere Erkrankungen aufheben
  - Auffordern, veraltete/nicht verwendete Medikamente sicher zu entsorgen (Sondermüll, kein Entleeren in die Kanalisation/Toilette)
    Keine Medikamente einnehmen, die einer anderen Person verordnet wurden
  - Koordinieren der Versorgung, wenn mehrere Gesundheitsfachpersonen beteiligt sind, um die Anzahl der Verordnungen/Dosierungsmenge einzuschränken

3. Pflegepriorität: Fördern des Wohlbefindens (Beratung, Patientenedukation und Entlassungsplanung):

• Überprüfen von Nebenwirkungen/möglichen Interaktionen von Medikamenten mit dem Klienten/den Bezugspersonen. Erörtern der Einnahme von freiverkäuflichen Medikamenten/Nahrungsergänzungen auf Kräuterbasis sowie der Möglichkeiten von Missbrauch, Wechselwirkungen und Überdosierungen, wie etwa bei Vitaminen etc.

- Durchführen von Labortests (z.B. Prothrombinzeit/INR für Coumarin, Blutspiegel für Dilantin, Digoxin) in regelmäßigen Abständen, *um sicherzustellen, dass die Wirkspiegel im zirkulierenden Blut im therapeutischen Bereich liegen*
- Überprüfen regelmäßiger Labortests zur Überwachung auf unerwünschte Wirkungen (z.B. Leberfunktionstests bei Lipidsenkern [Statinen] oder Überprüfen der Nieren-/Schilddrüsenfunktion und Blutzuckerspiegel bei Medikamenten gegen Zyklothymie [Lithium])
- Erörtern von Vitaminen (v.a. eisenhaltige), die in höheren Dosen für Kinder giftig sein können
- Besprechen der üblichen Sicherheitsvorkehrungen bei Analgetika (so ist z.B. Paracetamol Bestandteil vieler freiverkäuflicher Medikamente und es kann unbeabsichtigt zur Überdosierung kommen)
- Befragen der Gesundheitsfachperson/des Apothekers über jede beabsichtigte Medikation, falls eine Klientin schwanger ist, stillt oder schwanger werden möchte, *da manche Medikamente für den Feten/gestillten Säugling gefährlich sind*
- Sorgen für eine Liste mit Notfallnummern (d.h. der örtlichen/nationalen Vergiftungszentrale, des Not-/Hausarztes), die neben dem Telefon liegt, *um sie bei einer Vergiftung wählen zu können*
- Auffordern der Eltern, Medikamente/Chemikalien mit Sicherheitsaufklebern zu versehen, *um Kinder vor ihrem schädlichen Inhalt zu warnen*
- Erörtern des häuslichen Gebrauchs von Ipecacuanha-Sirup. *Die Anwendung dieser Substanz ist umstritten, da sie eine angemessene medizinische Behandlung verzögern kann (z.B., indem sie die Wirkung von Aktivkohle/oralen Antidoten schwächt) oder in unangemessener Weise mit unerwünschten Wirkungen eingesetzt wird. Ohne ausdrücklichen Rat von Vergiftungsspezialisten wird der häusliche Gebrauch daher nicht empfohlen*
- Überweisen von Personen mit Substanzmissbrauch an Entgiftungsprogramme, stationäre/ambulante Rehabilitation, Beratung, Selbsthilfegruppen, Psychotherapie
- Auffordern zu Notfallmaßnahmen, Achtsamkeit und Edukation

(z. B. Kurse für kardiopulmonale Reanimation/erste Hilfe, kommunale Sicherheitsprogramme, Zugang zu Personal für medizinische Notfälle)
- Einrichten kommunaler Programme, um Personen zu unterstützen, *Risikofaktoren in ihrer eigenen Umgebung zu erkennen und zu beseitigen*
-

Schwerpunkte der Pflegedokumentation

Pflegeassessment oder Neueinschätzung

- identifizierte Risikofaktoren unter Beachten innerer/äußerer Belange.

Planung

- Pflegeplan und an der Planung beteiligte Personen
- Plan für die Klienteninformation, -schulung und -beratung.

Durchführung/Evaluation

- Reaktionen auf Interventionen/Anleitung und durchgeführte Pflegehandlungen
- Zielerreichung/Fortschritte in Richtung gewünschter Ergebnisse
- Veränderungen des Pflegeplans.

Entlassungs- oder Austrittsplanung

- langfristige Bedürfnisse nach Entlassung/Austritt sowie Verantwortlichkeiten für zu treffende Maßnahmen
- spezifische, vorgenommene Überweisungen.

Empfohlene, exemplarische Pflegeinterventionen (NIC) und Pflegeergebnisse (NOC)

NIC: *Medikationsmanagement* [Medication Management] (McCloskey-Dochterman, J.; Bulecheck, G. M., 2013)
NOC: *Risikokontrolle: Drogenkonsum* [Risk Control: Drug Use] (Moorhead, S., Johnson, M.; Maas, M. L.; Swanson, E., 2013)

V

Literatur

Carpenito-Moyet L. J.: Das Pflegediagnosen-Lehrbuch. Huber, Bern 2013
Frohne, D.; Pfänder, H. J.: Giftpflanzen. Ein Handbuch für Apotheker, Ärzte, Toxikologen und Biologen. WVG, Stuttgart 2004
Kremer, B. P.: Essbare und giftige Wildpflanzen. Ulmer, Stuttgart 2010
Lindner, E.: Toxikologie der Nahrungsmittel. Thieme, Stuttgart 1990

Lüllmann, H.; Mohr, K.; Hein, L.: Pharmakologie und Toxikologie. Thieme, Stuttgart 2010
Reichl, Franz X.: Taschenatlas Toxikologie. Thieme Stuttgart 2009
Mühlendahl, K. E. v.; Oberdise, U.: Vergiftungen im Kindesalter. Stuttgart, Thieme 2007
Schäfer, C.; Marschall-Kunz, B.: Gift und Vergiftungen in Haushalt, Garten und Freizeit. Stuttgart, WVG 2008
Soyka, M: Drogennotfälle. Stuttgart, Schattauer 2010

Gefahr eines desorganisierten kindlichen Verhaltens [P]

Risk for disorganized infant behavior (00115) (1994)
Domäne 9: **Coping/Stresstoleranz**
Klasse 3: **Neurobehavioraler Stress**

Diagnosetyp (Dokumentationsform): Risikopflegediagnose (PR)
Zuordnung der Pflegediagnose nach Pflegemodellen/-klassifikationen s. Kap. 6.

Definition: Risiko einer Veränderung der Integration und Modulation der physiologischen und verhaltensbezogenen Systeme eines Säuglings oder Kleinkinds (d. h. autonome, motorische, zustandsorganisatorische, selbstregulierende und aufmerksamkeits-interaktionale Systeme)

Risikofaktoren [R]

- Schmerz
- invasive Eingriffe
- schmerzhafte Prozeduren
- orale Probleme
- motorische Probleme
- umgebungsbedingte Überstimulation
- fehlende Abgrenzung innerhalb des Umfelds
- Frühgeburt
- [Unreife des ZNS, genetische Probleme, die neurologische und/oder physiologische Funktionen beeinträchtigen, Zustände, die zu Hypoxie und/oder Neugeborenenasphyxie führen]

- [Mangel-/Fehlernährung, Infektion, Drogenabhängigkeit]
- [Umgebungsereignisse, -verhältnisse oder Zustände wie Trennung von den Eltern, starker Lärm, häufiges Hantieren am Kind (dem Kind keine Ruhepausen geben), grelles Licht].

Klientenbezogene Pflegeziele/Kriterien zur Evaluation

Das Kind

- zeigt eine geordnete Verhaltensorganisation, die das Erreichen von optimalen Entwicklungs- und Wachstumsmöglichkeiten erlaubt, was sich anhand der Modulation von physiologischen Funktionen, Motorik, ausgewogener Stimmungslage, Aufmerksamkeit und Interaktion zeigt.

Die Eltern/Pflegepersonen

- erkennen Hinweise des Kindes bezüglich der Stressschwelle und des aktuellen Zustandes.
- entwickeln/modifizieren Reaktionsweisen, die auch die Umgebung einschließen, um die Adaptation und Entwicklung des Säuglings zu fördern.
- äußern die Bereitschaft, die Versorgung des Kindes selbstständig zu übernehmen.

Empfohlene, exemplarische Pflegeinterventionen (NIC) und Pflegeergebnisse (NOC)

NIC: *Umgebungsmanagement* [Environmental Management] (McCloskey-Dochterman, J.; Bulecheck, G.M., 2013)
NOC: *Neurologischer Status* [Neurological Status] (Moorhead, S., Johnson, M.; Maas, M.L.; Swanson, E., 2013)

Literatur

V

Bienstein, C.; Fröhlich, A.: Basale Stimulation in der Pflege. Die Grundlagen. Bern, Huber 2012
Carpenito-Moyet, L.J.: Das Pflegediagnosen-Lehrbuch. Huber, Bern 2013
Cignacco, E.: (Hrsg.): Hebammenarbeit. Assessment, Diagnosen und Interventionen bei (patho)physiologischen und psychosozialen Phänomenen. Huber, Bern 2006
Fröhlich, A.: Basale Stimulation in der Pflege. Das Arbeitsbuch. Bern, Huber 2010
Hoehl, M.; Kullick, P.: Gesundheits- und Kinderkrankenpflege. Stuttgart, Thieme 2012

Langanki, D.: Babypflege. Alles was Eltern wissen müssen. München, Elsevier 2011
Maietta, L.; Hatch, F.: Kinaesthetics Infant Handling. Huber, Bern 2011
Obladen, M.: Maier, R. F.: Neugeborenenintensivmedizin. Springer, Berlin/Heidelberg 2006
Sparshott, M.: Früh- und Neugeborene pflegen. Stress- und schmerzreduzierende, entwicklungsfördernde Pflege. Huber, Bern 2009
Teising, D.; Jipp, H.: Neonatologische und pädiatrische Intensiv- und Anästhesiepflege. Springer, Berlin 2012
Young, J.: Frühgeborene fördern und pflegen. Ullstein Mosby, Berlin/Wiesbaden 1997 [vgr.]

Desorganisiertes kindliches Verhalten [P]

Disorganized infant behavior (00116) (1994, R 1998)
Domäne 9: **Coping/Stresstoleranz**
Klasse 3: **Neurobehavioraler Stress**

Diagnosetyp (Dokumentationsform): aktuelle Pflegediagnose (PES)
Zuordnung der Pflegediagnose nach Pflegemodellen/-klassifikationen s. Kap. 6.

Definition: Beeinträchtigte Integration physiologischer und neurobehavioraler Reaktionen eines Säuglings oder Kleinkinds auf das Umfeld

Beeinflussende Faktoren [od. Einflussfaktoren] [E]

pränatale

- angeborene Störungen
- genetische Störungen
- äußere Einwirkung von teratogenen Stoffen
- [Exposition gegenüber Drogen].

postnatale

- Frühgeburt
- orale Probleme
- motorische Probleme
- Intoleranz bei der Nahrungszufuhr

V

- Mangelernährung
- invasive Eingriffe
- Schmerz.

individuelle
- Gestationsalter
- postkonzeptionelles Alter
- unreifes neurologisches System
- Krankheit, [Hypoxie/Asphyxie bei der Geburt].

umgebungsbezogene
- unangemessene äußerliche Umgebung
- sensorisch unangemessene Umgebung
- sensorische Überstimulation
- sensorische Deprivation
- fehlende Abgrenzung innerhalb des Umfelds.

Pflegender[Pflegende]
- Fehldeutung von Hinweisen
- Wissensdefizit über Hinweise
- [beitragende] Stimulation des Umfelds.

Bestimmende Merkmale [od. Symptome] [S]

objektive
regulatorische Probleme
- Unfähigkeit, Aufschrecken zu unterdrücken
- Reizbarkeit.

Zustandsorganisationssystem
- aktiver Wachzustand (aufgeregter, besorgter Blick)
- stiller Wachzustand (starrend, widerwilliger Blick [Abwenden des Blicks])
- diffuser Schlaf
- Zustandsschwankungen
- nervöses [gereiztes] Weinen.

Aufmerksamkeits-Interaktions-System
- auffällige Reaktion auf sensorische Reize (z. B. schwer zu beruhigen, Unfähigkeit, die Aufmerksamkeit aufrecht zu halten.

motorisches System
- Finger spreizen
- Faust ballen
- Hände gehen zum Gesicht

- Überstrecken der Extremitäten
- zittert
- schreckhaft
- zuckt
- nervös
- unkoordinierte Bewegung
- veränderter Muskeltonus
- veränderte primitive Reflexe.

physiologisches System

- Bradykardie
- Tachykardie
- Herzrhythmusstörung[en]
- Veränderungen der Hautfarbe
- reduzierte Sauerstoffzufuhr
- Zeichen für eine «Auszeit» (z. B. starrer Blick, Greifen, Schluckauf, Husten, Niesen, Seufzen, schlaffer Kiefer, offener Mund, Zungenstoßen)
- Nahrungsunverträglichkeit.

Klientenbezogene Pflegeziele/Kriterien zur Evaluation

Das Kind

- zeigt eine geordnete, gereifte Verhaltensorganisation, die das Erreichen von optimalen Entwicklungs- und Wachstumsmöglichkeiten erlaubt, was sich anhand der Modulation von physiologischen Funktionen, Motorik und Zustandsorganisation, der ausgewogenheit der Stimmungslage sowie der Aufmerksamkeit und Interaktion zeigt.

Die Eltern/Pflegepersonen

- erkennen die individuelle Ausdrucksweise und Signale des Kindes.
- kennen angemessene Reaktionsweisen auf die Äußerungen und Signale des Kindes (inkl. Veränderungen der Umgebung).
- äußern die Bereitschaft, die Versorgung des Kindes selbstständig zu übernehmen.

V

Maßnahmen oder Pflegeinterventionen

1. Pflegepriorität: Einschätzen ursächlicher/beeinflussender Faktoren:

- Bestimmen des chronologischen Alters und des Entwicklungsalters des Kindes, dabei Beachten der Dauer der Schwangerschaft
- Achten auf Hinweise auf Situationen, die Schmerzen/Unbehagen verursachen können
- Ermitteln der Angemessenheit der physiologischen Unterstützung
- Evaluieren des Ausmaßes/der Angemessenheit der Umweltreize
- Herausfinden, ob die Eltern die Bedürfnisse/Fähigkeiten des Kindes verstehen
- Hören auf die Sorgen der Eltern hinsichtlich ihrer Fähigkeit, den Bedürfnissen des Kindes gerecht zu werden

2. Pflegepriorität: Unterstützen der Eltern bei der Betreuung/Förderung des Kindes:

- Sorgen für eine ruhige, physisch und psychisch unterstützende Umgebung
- Ermutigen der Eltern, das Kind zu halten, wenn möglich mit Haut-zu-Haut-Kontakt (Känguruen), bei Bedarf. *Der Forschung zufolge kann sich Känguruen positiv auf die Entwicklung des Säuglings auswirken, indem es die neurophysiologische Organisation und indirekt die Stimmungslage, Wahrnehmungen und interaktives Verhalten der Eltern verbessert*
- Modellhaftes Zeigen eines sorgsamen Handlings des Säuglings und angemessener Reaktionen auf das Verhalten des Kindes, *um den Eltern Hinweise zu geben*
- Unterstützen und Ermutigen der Eltern, beim Kind zu sein und sich aktiv an allen Aspekten der Pflege zu beteiligen. *Die Situation kann für die Eltern überwältigend sein und Unterstützung fördert das Coping und stärkt die Bindung*
- Sorgen für positives Feed-back bei zunehmender Beteiligung der Eltern am Betreuungs- und Versorgungsprozess. *Der Übergang der Versorgung vom Personal auf die Eltern verläuft entlang eines Kontinuums, in dessen Verlauf das Selbstvertrauen der Eltern steigt und sie in der Lage sind, komplexere Versorgungsaktivitäten zu übernehmen*
- Besprechen des Wachstums/der Entwicklung des Kindes, Erklären des aktuellen Zustandes und der Erwartungen für die Zukunft. *Erhöht die Fähigkeit der Eltern zur Förderung/Betreuung des Kindes*
- Berücksichtigen der Beobachtungen und Vorschläge der Eltern

im Pflegeplan. *Zeigt die Wertschätzung für den Beitrag der Eltern und fördert deren kontinuierliche Einbindung*

3. Pflegepriorität: Durchführen der Pflege unterhalb der Stressschwelle des Kindes:

- Sorgen für eine personelle Kontinuität. *Erleichtert das Erkennen der Signale und Verhaltensänderungen des Kindes*
- Ermitteln des individuellen selbstregulatorischen Verhaltens des Säuglings (z. B. Lutschen, Saugen, Mundbewegungen, Greifen, Hand zum Mund führen, Gesichtsbewegungen, Klammern mit den Füßen, Abstützen, Grenzen suchen)
- Unterstützen des Führens der Hände zum Mund und Gesicht. Anbieten eines Schnullers oder nichternährenden Saugens an der Brust bei Sondenernährung. *Gibt dem Säugling Gelegenheit zum Saugen*
- Vermeiden routinemäßiger oraler Stimulation, wie z. B. das Absaugen des Mundes, die Aversionen entstehen lassen könnte; Absaugen mit einem endotrachealen Tubus nur, wenn dies klinisch notwendig ist
- Verwenden einer Sauerstoffglocke, die groß genug ist, um den Brustkorb des Kindes zu bedecken, sodass die Arme darin liegen. *Ermöglicht Hand-zu-Mund-Bewegungen während dieser Therapie*
- Dem Kind Möglichkeiten zum Greifen geben
- Setzen von Körpergrenzen und/oder Geben von Halt bei allen Aktivitäten. Wickeln in gebeugter Stellung, Nestbau, enges Einwickeln, Hände der Betreuungsperson, soweit angezeigt
- Einräumen von ausreichend Zeit/Gelegenheiten, um das Kind zu halten. Sehr sorgfältiges Anfassen des Kindes, es behutsam bewegen, langsam und ruhig; Vermeiden plötzlicher/abrupter Bewegungen
- Aufrechthalten einer normalen Haltung, das Kind mit leicht flektierten Gliedern lagern, Schultern und Hüfte leicht abduziert. Verwenden der richtigen Windelgröße
- Überprüfen der Thoraxdehnung und entsprechendes Lagern des Kindes. Positionieren von Rollen unter den Thorax, z. B. wenn Bauchlage indiziert ist
- Vermeiden von Bewegungseinschränkungen/Fixationen, auch an intravenösen Zugängen. Achten auf normale Stellung der Extremität, wenn beim intravenösen Zugang einen Schiene nötig ist
- Verwenden eines Schaffells und/oder druckentlastender Matrat-

zen/Betteinlagen (Schaumstoff, Wasser, Gel) für Kinder, die kein häufiges Umlagern ertragen. *Reduziert den Gewebedruck auf ein Minimum, senkt das Risiko eines Gewebeschadens*

- Visuelles Überprüfen von Farbe, Atmung, Aktivität und externen Zugängen, ohne das Kind zu stören. Aktives Einschätzen alle 4 Stunden und bei Bedarf. *Ermöglicht ungestörte Ruheperioden*
- Planen der täglichen Aktivitäten, sodass die Toleranz des Kindes, seine Ruhezeiten und der Wechsel zwischen Schlaf- und Wachzustand optimal gestaltet sind. Verschieben von Routinemaßnahmen, wenn das Kind ruhig schläft
- Ausführen von Pflegemaßnahmen beim Säugling, während dieser auf der Seite liegt. Zuerst mit leiser Stimme mit dem Säugling sprechen, ihn dann berühren und ihm Halt geben, *ermöglicht dem Säugling, sich vorzubereiten.* Beginnen mit den am wenigsten invasiven Tätigkeiten
- Unverzügliches Reagieren auf Agitiertheit/Ruhelosigkeit des Kindes. Zugestehen einer «Auszeit», wenn das Kind erste Anzeichen einer Überstimulation zeigt. Trösten und Unterstützen des Kindes nach belastenden Interventionen
- Verweilen am Bett des Kindes für einige Minuten nach Prozeduren/Pflegehandlungen, *um die Reaktionen des Kindes zu beobachten und die notwendige Unterstützung zu geben*
- Verabreichen von Schmerzmitteln, soweit individuell angemessen

4. Pflegepriorität: Sorgen für angemessene Stimulation durch Veränderungen der Umgebung:

- Beginnen der Stimulation mit einer Sinnesmodalität und Einschätzen der individuellen Toleranz

Visuelle Stimulation (Sehen)

- Reduzieren der durch das Kind wahrgenommenen Beleuchtung, Einführen eines normalen Tag-Nacht-Rhythmus, sobald das Kind physiologisch stabil ist (Tageslichtstärke: 20–30 cd, nächtliche Leuchtdichte: weniger als 10 cd). Graduelles Verändern der Lichtstärke (Dimmerbeleuchtung), *um dem Kind eine Anpassung zu ermöglichen*
- Schützen der Augen des Kindes vor heller Beleuchtung bei Untersuchungen/Prozeduren und vor indirekten Lichtquellen, wie durch Phototherapie beim Bettnachbarn, *um Schädigungen der Retina vorzubeugen*

- Anwenden der Phototherapie (soweit erforderlich) in der Form, dass ein Abdecken der Augen nicht notwendig ist.
- Sorgen für Blick- und Gesichtskontakt mit der Pflegeperson (besser noch mit den Eltern) als visuelle Stimulation, wenn das Kind Bereitschaft dazu zeigt, d. h. wach und aufmerksam ist

Auditive Stimulation (Gehörsinn)

- Ausfindigmachen von Lärmquellen in der Umgebung und Reduzieren oder Eliminieren lauter Geräusche (z. B. Sprechen mit leiser Stimme, Reduzieren der Lautstärke von Alarm/Telefon auf ein sicheres, aber nicht zu lautes Niveau, Polstern der Deckel von Metallabfalleimern, Öffnen von Einwegmaterialpackungen in sicherer Distanz zum Bett, Durchführen von Übergaberapporten/Besprechungen nicht unmittelbar neben dem Bett, Platzieren von Rollen aus Stoff/Tüchern zur Lärmabsorption neben den Kopf des Kindes)
- Geschlossenhalten der Inkubatoröffnungen, Schließen der Öffnungen mit beiden Händen, *um lautes Einschnappen der Verschlüsse zu vermeiden*
- Kein Abspielen von Musikspielsachen oder Tonbandgeräten im Inkubator
- Keine Gegenstände auf den Inkubator legen, ggf. vorher abpolstern
- Durchführen regelmäßiger Lärmmessungen innerhalb des Inkubators (Geräuschpegel sollte nicht über 60 dB liegen)
- Auditives Stimulieren *zum Beruhigen, Unterstützen des Kindes vor und nach Pflegemaßnahmen zur Förderung der Erholung*

Olfaktorische Stimulation (Geruchssinn)

- Beachten, dass das Kind nicht starken Gerüchen ausgesetzt wird (wie Alkohol, Betaisodona, Parfüm*), da Kinder auf Gerüche sehr empfindlich reagieren*
- Legen eines mit Milch getränkten Lappens neben das Gesicht des Kindes, während der Sondenernährung. *Erleichtert die Assoziation von Milch mit Füttern und Völlegefühl des Magens*
- Auffordern der Eltern, ein Taschentuch in der Nähe des Kindes zu lassen, das sie zuvor an ihrem Körper getragen haben. *Fördert das Wiedererkennen der Eltern durch das Kind*

Vestibuläre Stimulation (Gleichgewichtssinn)

- Bewegen und Berühren des Kindes nur langsam und sanft. Spontane Bewegungen des Kindes nicht einschränken

- Anwenden der vestibulären Stimulation *zur Beruhigung und Stabilisierung von Atmung und Herzfrequenz oder zur Förderung der Entwicklung.* Ein Wasserbett (mit oder ohne Wiegeeffekt), ein mittels Motor bewegtes Bettchen/eine Wiege verwenden oder das Kind in den Armen wiegen

Gustatorische Stimulation (Geschmackssinn)

- Eintauchen des Schnullers in die Milch und dem Kind während der Sondenernährung zum Saugen und zur Anregung des Geschmackssinns geben

Taktile Stimulation (Berührungssinn)

- Bewahren einer intakten Haut und sorgfältiges Überwachen. Einschränken der Häufigkeit invasiver Maßnahmen
- Reduzieren der Anwendung chemischer Substanzen auf der Haut auf ein Minimum (z. B. Alkohol, Betaisodona, Lösungsmittel) und anschließend mit warmem Wasser abwaschen, *da die Haut sehr verletzlich und empfindlich ist*
- Einschränken der Verwendung von Heftpflaster direkt auf der Haut. Verwenden von reizarmen Pflastern, *um Hautschädigungen zu verhindern*
- Berühren des Kindes mit anhaltendem sanften und betonten Druck, Vermeiden von zu leichten Streichelbewegungen. Verwenden eines Schaffells und weicher Betttücher. *Beachte: Die Erfahrung von Berührung ist die primäre Wahrnehmungsquelle des Kindes*
- Ermutigen der Eltern, das Kind oft zu halten und zu berühren (inkl. Haut-zu-Haut-Kontakt). Ergänzen durch Verwandte, Teammitglieder, freiwillige Helfer

5. Pflegepriorität: Fördern des Wohlbefindens (Beratung, Patientenedukation und Entlassungsplanung):

- Evaluieren der häuslichen Umgebung, *um geeignete Anpassungen herauszuarbeiten*
- Ausfindigmachen von Ressourcen in der Gemeinde (z. B. Frühstimulationsprogramm, qualifizierte Einrichtungen der Kinderpflege/Tagespflege, häusliche Pflegekraft, Haushilfsdienste, Fachorganisationen)
- Ausfindigmachen der Bezugsquellen für Geräte/Hilfsmittel
- Verweisen an Unterstützungs-/Selbsthilfegruppen, soweit angezeigt, *um Rollenmodelle zu finden, die Anpassung an die neuen*

Rollen/Verantwortlichkeiten zu erleichtern, die Bewältigungsfähigkeiten zu erhöhen

- Sorgen für die Nummer eines Kontakttelefons, soweit angemessen (z. B. Gemeindepflege), *um die Anpassung an die häusliche Umgebung zu unterstützen*
- Vgl. weitere PDx: Gefahr einer beeinträchtigten Bindung, Unwirksames familiäres Coping, Bereitschaft für ein verbessertes familiäres Coping, Verzögerte(s) Wachstum und Entwicklung, Gefahr einer Rollenüberlastung der pflegenden Bezugsperson

Schwerpunkte der Pflegedokumentation

Pflegeassessment oder Neueinschätzung

- Ergebnisse der Einschätzung inkl. Hinweise auf Stress beim Kind, Selbstregulation, Empfänglichkeit für Stimulation, chronologisches Alter/Entwicklungsalter
- Besorgnisse und Wissensstand der Eltern.

Planung

- Pflegeplan und an der Planung beteiligte Personen
- Plan für die Anleitung, Schulung und Beratung der Eltern.

Durchführung/Evaluation

- Reaktionen des Kindes auf Interventionen und durchgeführte Pflegehandlungen
- Beteiligung der Eltern und Reaktion an/auf Interaktionen/Anleitung
- Zielerreichung/Fortschritte in Richtung gewünschter Ergebnisse
- Veränderungen des Pflegeplans.

Entlassungs- oder Austrittsplanung

- langfristige Bedürfnisse nach Entlassung/Austritt sowie Verantwortlichkeiten für zu treffende Maßnahmen
- spezifische, vorgenommene Überweisungen.

Empfohlene, exemplarische Pflegeinterventionen (NIC) und Pflegeergebnisse (NOC)

NIC: *Umgebungsmanagement* [Environmental Management] (McCloskey-Dochterman, J.; Bulecheck, G. M., 2013)

NOC: *Neurologischer Status* [Neurological Status] (Moorhead, S., Johnson, M.; Maas, M. L.; Swanson, E., 2013)

Literatur

Bienstein, C.; Fröhlich, A.: Basale Stimulation in der Pflege. Die Grundlagen. Bern, Huber 2012

Carpenito-Moyet, L. J.: Das Pflegediagnosen-Lehrbuch. Huber, Bern 2013

Cignacco, E.: (Hrsg.): Hebammenarbeit. Assessment, Diagnosen und Interventionen bei (patho)physiologischen und psychosozialen Phänomenen. Huber, Bern 2006

Fröhlich, A.: Basale Stimulation in der Pflege. Das Arbeitsbuch. Bern, Huber 2010

Hoehl, M.; Kullick, P.: Gesundheits- und Kinderkrankenpflege. Stuttgart, Thieme 2012

Langanki, D.: Babypflege. Alles was Eltern wissen müssen. München, Elsevier 2011

Maietta, L.; Hatch, F.: Kinaesthetics Infant Handling. Huber, Bern 2011

Obladen, M.: Maier, R. F.: Neugeborenenintensivmedizin. Springer, Berlin/Heidelberg 2006

Sparshott, M.: Früh- und Neugeborene pflegen. Stress- und schmerzreduzierende, entwicklungsfördernde Pflege. Huber, Bern 2009

Teising, D.; Jipp, H.: Neonatologische und pädiatrische Intensiv- und Anästhesiepflege. Springer, Berlin 2012

Young, J.: Frühgeborene fördern und pflegen. Ullstein Mosby, Berlin/Wiesbaden 1997 [vgr.]

Bereitschaft für eine verbesserte kindliche Verhaltensorganisation [G]

Readiness for enhanced organized infant behavior (00117) (1994)
Domäne 9: **Coping/Stresstoleranz**
Klasse 3: **Neurobehavioraler Stress**

Diagnosetyp (Dokumentationsform): Gesundheitsförderungspflegediagnose (GES)
Zuordnung der Pflegediagnose nach Pflegemodellen/-klassifikationen s. Kap. 6.

Definition: Muster einer Modulation der physiologischen und verhaltensbezogenen Systeme eines Säuglings oder Kleinkinds (d. h. autonome, motorische, zustandsorganisatorische, selbstregulierende und aufmerksamkeits-interaktionale Systeme), das ausreichend ist, aber verbessert werden kann

Beeinflussende Faktoren [od. Einflussfaktoren] [E]

- [Unreife]
- [Schmerzen].

Bestimmende Merkmale [od. Symptome] [S]

objektive

- stabile physiologische Werte
- klare Schlaf-Wach-Zustände
- Anwenden selbstregulierender Verhaltensmaßnahmen
- Reaktion auf Reize (z. B. visuell, auditiv).

Klientenbezogene Pflegeziele/Kriterien zur Evaluation

Das Kind

- fährt fort mit der Modulation physiologischer und verhaltensbezogener Funktionssysteme.
- erreicht höhere Ebenen der Integration in der Reaktion auf Umweltreize.

Die Eltern/Pflegepersonen

- erkennen die individuelle Ausdrucksweise des Kindes bezüglich der Stresstoleranzschwelle und des aktuellen Zustandes.
- entwickeln/modifizieren Reaktionsweisen (auch in Bezug auf die Umgebung), um die Anpassung und Entwicklung des Kindes zu fördern.

Maßnahmen oder Pflegeinterventionen

1. Pflegepriorität: Einschätzen des Zustandes des Kindes und der Fähigkeiten der Eltern:

- Bestimmen des chronologischen Alters und des Entwicklungsalters des Kindes, dabei Achten auf die Dauer der Schwangerschaft
- Ermitteln des selbstregulatorischen Verhaltens des Säuglings: Saugen, Mundbewegungen, Greifen, Hand zum Mund führen, Gesichtsbewegungen, Klammern mit den Füßen, Abstützen, Arm-/Beinflexion, Rumpfbewegungen, Grenzen suchen
- Achten auf mögliche Situationen, die Schmerzen verursachen, das Wohlbefinden beeinträchtigen könnten
- Evaluieren des Ausmaßes/der Angemessenheit von Umweltreizen

- Feststellen, ob die Eltern die Bedürfnisse/Fähigkeiten des Kindes verstehen
- Hören auf die Wahrnehmungen der Eltern bezüglich ihrer Fähigkeit, die Entwicklung des Kindes fördern zu können

2. Pflegepriorität: Unterstützen der Eltern bei der Verbesserung der Integration des Kindes:

- Überprüfen des Wachstums/der Entwicklung des Kindes, besonders des aktuellen Zustandes und der Erwartungen für die Zukunft. Hinweise auf Stress für das Kind dokumentieren
- Besprechen der möglichen Veränderungen von Umweltreizen/des Tagesablaufs, des Schlafs und der erforderlichen Schmerzkontrolle
- Sorgen für positives Feed-back für die Beteiligung der Eltern am Betreuungsprozess. *Die Übertragung der Pflege vom Personal auf die Eltern erfolgt entlang eines Kontinuums bei steigendem Selbstvertrauen der Eltern und zunehmender Fähigkeit zur Übernahme von mehr Verantwortung*
- Besprechen von direktem Hautkontakt (Känguruen), soweit angemessen. *Die Forschung spricht dafür, dass sich Känguruen positiv auf die Entwicklung des Säuglings auswirkt, indem es die neurophysiologische Organisation verbessert und indirekt die Stimmungslage, die Wahrnehmungen und das interaktive Verhalten der Eltern verbessert*
- Berücksichtigen von Beobachtungen und Vorschläge der Eltern im Pflegeplan. *Zeigt Wertschätzung und Achtung gegenüber dem, was die Eltern einbringen, und verstärkt deren Gefühl, mit der Situation zurechtzukommen*

3. Pflegepriorität: Fördern des Wohlbefindens (Beratung, Patientenedukation und Entlassungsplanung):

- Ausfindigmachen von Ressourcen in der Gemeinde (z. B. Familien-/Elternberatungsstellen, Haushilfedienste, Tagesmutter etc.)
- Verweisen an Unterstützungs-/Selbsthilfegruppen oder Eltern in ähnlicher Situation, *um Rollenmodelle zu finden, welche die Anpassung an die neuen Rollen/Verantwortlichkeiten erleichtern*
- Vgl. weitere PDx: z. B. Bereitschaft für ein verbessertes familiäres Coping

Schwerpunkte der Pflegedokumentation

Pflegeassessment oder Neueinschätzung

- Ergebnisse der Einschätzung inkl. Selbstregulation des Kindes, Empfänglichkeit für Stimulation, chronologisches Alter/Entwicklungsalter
- Besorgnisse und Wissensstand der Eltern.

Planung

- Pflegeplan und an der Planung beteiligte Personen
- Plan für die Anleitung, Schulung und Beratung der Eltern.

Durchführung/Evaluation

- Reaktionen des Säuglings auf Interventionen und durchgeführte Pflegehandlungen
- Beteiligung der Eltern und Reaktion auf Interaktionen/Anleitung
- Zielerreichung/Fortschritte in Richtung gewünschter Ergebnisse
- Veränderungen des Pflegeplans.

Entlassungs- oder Austrittsplanung

- langfristige Bedürfnisse nach Entlassung/Austritt sowie Verantwortlichkeiten für zu treffende Maßnahmen
- spezifische, vorgenommene Überweisungen.

Empfohlene, exemplarische Pflegeinterventionen (NIC) und Pflegeergebnisse (NOC)

NIC: *Entwicklungsfördernde Pflege* [Developmental Care] (McCloskey-Dochterman, J.; Bulecheck, G. M., 2013)
NOC: *Neurologischer Status* [Neurological Status] (Moorhead, S., Johnson, M.; Maas, M. L.; Swanson, E., 2013)

Literatur

Bienstein, C.; Fröhlich, A.: Basale Stimulation in der Pflege. Die Grundlagen. Bern, Huber 2012

Carpenito-Moyet, L. J.: Das Pflegediagnosen-Lehrbuch. Huber, Bern 2013

Cignacco, E.: (Hrsg.): Hebammenarbeit. Assessment, Diagnosen und Interventionen bei (patho)physiologischen und psychosozialen Phänomenen. Huber, Bern 2006

Fröhlich, A.: Basale Stimulation in der Pflege. Das Arbeitsbuch. Bern, Huber 2010

Hoehl, M.; Kullick, P.: Gesundheits- und Kinderkrankenpflege. Stuttgart, Thieme 2012

Langanki, D.: Babypflege. Alles was Eltern wissen müssen. München, Elsevier 2011

Maietta, L.; Hatch, F.: Kinaesthetics Infant Handling. Huber, Bern 2011
Obladen, M.: Maier, R. F.: Neugeborenenintensivmedizin. Springer, Berlin/Heidelberg 2006
Sparshott, M.: Früh- und Neugeborene pflegen. Stress- und schmerzreduzierende, entwicklungsfördernde Pflege. Huber, Bern 2009
Teising, D.; Jipp, H.: Neonatologische und pädiatrische Intensiv- und Anästhesiepflege. Springer, Berlin 2012
Young, J.: Frühgeborene fördern und pflegen. Ullstein Mosby, Berlin/Wiesbaden 1997 [vgr.]

Verschlechterung des Allgemeinzustands (Verkümmerung) des Erwachsenen [P]

Adult failure to thrive (00101) (1998)
Domäne 13: **Wachstum/Entwicklung**
Klasse 1: **Wachstum**

Diagnosetyp (Dokumentationsform): aktuelle Pflegediagnose (PES)
Zuordnung der Pflegediagnose nach Pflegemodellen/-klassifikationen s. Kap. 6.

Definition: Fortschreitende funktionelle Verschlechterung körperlicher und kognitiver Natur. Deutlich verringerte Fähigkeiten eines Individuums, mit multisystemischen Krankheiten zu leben, Folgeprobleme zu bewältigen und für sich selbst zu sorgen

Beeinflussende Faktoren [od. Einflussfaktoren] [E]

- Depression
- [schwere Krankheit/degenerative Erkrankung]
- [Altersprozess].

Bestimmende Merkmale [od. Symptome] [S]

V

subjektive

- äußert Interesseverlust an angenehmen Aktivitäten
- veränderte Stimmungslage
- äußert den Wunsch zu sterben.

objektive

- unzureichende Nahrungsaufnahme

- isst nur geringe Mengen oder gar nichts bei den meisten Mahlzeiten (d. h., nimmt < 75 % des normalen Bedarfs zu sich)
- unbeabsichtigter Gewichtsverlust (z. B. 5 % in 1 Monat, 10 % in 6 Monaten)
- physische Verschlechterung (z. B. Fatigue, Dehydration, Stuhl- und Urininkontinenz)
- kognitive Verschlechterung:
  - Schwierigkeiten, auf umweltbezogene Reize zu reagieren
  - Schwierigkeiten, sich zu konzentrieren
  - Schwierigkeiten mit der Entscheidungsfindung
  - Schwierigkeiten im Urteilsvermögen
  - Schwierigkeiten, sich zu erinnern
  - Schwierigkeiten im logischen Denken
  - reduzierte Wahrnehmung
- Anorexie
- Apathie
- reduzierte Teilnahme an den Aktivitäten des täglichen Lebens
- Selbstfürsorge-[versorgungs]defizit
- Vernachlässigung der häuslichen Umgebung
- Vernachlässigung der finanziellen Verpflichtungen
- reduzierte oder verringerte soziale Fertigkeiten
- sozialer Rückzug
- häufige Verschlechterungen von chronischen Gesundheitsproblemen.

Klientenbezogene Pflegeziele oder Evaluationskriterien

Der Klient

- gesteht das Vorliegen von Faktoren ein, die das Wohlbefinden beeinträchtigen.
- nennt korrigierende/adaptative Maßnahmen für die individuelle Situation.
- zeigt Veränderungen des Verhaltens/der Lebensweise, die notwendig sind, um den Funktionsstand zu verbessern.

Maßnahmen oder Pflegeinterventionen

Für weitere relevante Interventionen vgl. PDx: Aktivitätsintoleranz, chronische Verwirrtheit, unwirksames Coping, beeinträchtigter Zahnstatus, Sturzgefahr, Vereinsamungsgefahr, Mangelernährung,

Relokationsstresssyndrom, chronisch geringes Selbstwertgefühl, Schluckstörung

1. Pflegepriorität: Erkennen ursächlicher/beeinflussender Faktoren:

- Einschätzen der Wahrnehmung des Klienten von Faktoren, die zum aktuellen Zustand führen, Feststellen von Beginn, Dauer und Vorliegen/Fehlen von körperlichen Beschwerden und sozialem Rückzug, *um Ausgangswerte für einen Vergleich zu schaffen*
- Gemeinsam mit dem Klienten Sichten früherer und aktueller Lebenssituationen inkl. von Rollenveränderungen und Verlusten (z. B. Tod einer nahe stehenden Person, Veränderungen in Lebensverhältnissen, Finanzen, Unabhängigkeit), *um Stressoren herauszuarbeiten, die sich auf die aktuelle Situation auswirken*
- Herausfinden kultureller Überzeugungen/Erwartungen in Bezug auf die Erkrankung/den Zustand/die Situation sowie von Konflikten
- Feststellen einer Unterernährung sowie von Faktoren, die zur Essstörung beitragen (z. B. chronisches Erbrechen, Appetitverlust, fehlender Zugang zu Nahrung oder Kochgelegenheiten, schlecht sitzende Prothesen, Fehlen einer Person, mit der gemeinsam die Mahlzeiten eingenommen werden, Depression, finanzielle Probleme)
- Bestimmen des medizinischen, kognitiven und emotionalen Status sowie des Wahrnehmungsstatus des Klienten sowie der jeweiligen Auswirkungen auf die Fähigkeit zur Selbstversorgung
- Evaluieren des Niveaus des adaptiven Verhaltens, des Wissens und der Fertigkeiten zur Erhaltung der Gesundheit, Umgebung und Sicherheit
- Ermitteln der Sicherheit und Effektivität der häuslichen Umgebung, der versorgenden Personen und des Potenzials/Vorliegens von Situationen der Vernachlässigung, des Missbrauchs

V

2. Pflegepriorität: Einschätzen des Beeinträchtigungsgrades:

- Zusammenarbeiten bei einem umfassenden Assessment (z. B. physischer Zustand, Ernährung, Selbstversorgung, Psychosoziales), *zur Bestimmung des Ausmaßes von Einschränkungen, die das Gedeihen beeinträchtigen, und des Potenzials für positive Interventionen*

- Messen des aktuellen Körpergewichts, *um einen Ausgangswert für spätere Vergleiche zu bekommen und die Reaktion auf Interventionen zu evaluieren*
- Aktives Zuhören bei der Wahrnehmung des Problems durch den Klienten/die Betreuungsperson
- Erörtern individueller Belange in Bezug auf Verlustgefühle/Einsamkeit und der Beziehung zwischen diesen Gefühlen und dem aktuellen Rückgang des Wohlbefindens. Achten auf den Wunsch/die Bereitschaft, die Situation zu verändern. *Motivation kann es behindern oder erleichtern, die gewünschten Ergebnisse zu erreichen*
- Überprüfen früherer und aktueller Verfügbarkeit bzw. des früheren und aktuellen Gebrauchs unterstützender Systeme

3. Pflegepriorität: Unterstützen des Klienten beim Erreichen/Bewahren allgemeinen Wohlbefindens:

- Unterstützen beim Behandeln der internistischen/psychiatrischen Grunderkrankung(en), *wodurch die aktuelle Situation positiv beeinflusst werden könnte (z. B. Beseitigen einer Infektion, Angehen einer Depression)*
- Koordinieren einer Sitzung mit dem Klienten/seiner Bezugsperson bzw. seinen Bezugspersonen und einer Ernährungsberaterin, *um spezielle Ernährungserfordernisse und kreative Wege zur Anregung der Nahrungsaufnahme zu erarbeiten (z. B. dem Klienten seine Lieblingsspeisen anbieten, Hausmannskost, Teilnahme an einem Essen im Rahmen eines gesellschaftlichen Ereignisses, Happy Hour)*
- Entwickeln eines Aktionsplans mit dem Klienten/der Betreuungsperson, *um unmittelbare Bedürfnisse (körperliche Sicherheit, Hygiene, Ernährung, emotionale Unterstützung) zu befriedigen, und das Umsetzen des Plans zu erleichtern*
- Erforschen von Stärken/früher angewandten erfolgreichen Bewältigungsformen *und Übertragen auf die aktuelle Situation.* Bedarfsgemäßes Verfeinern/Entwickeln neuer Strategien, soweit angemessen
- Unterstützen des Klienten beim Entwickeln von Zielen für den Umgang mit der Lebens-/Krankheitssituation. Beteiligen von Bezugspersonen an der Langzeitplanung. *Fördert die Verbundenheit mit Zielen und Plan, maximiert Ergebnisse*

4. Pflegepriorität: Fördern des Wohlbefindens (Beratung, Patientenedukation und Entlassungsplanung):

- Unterstützen des Klienten/der Bezugsperson(en) beim Erkennen nützlicher Kommunikationsressourcen (z. B. Selbsthilfegruppen, Essen auf Rädern, Sozialarbeiter, häusliche Pflege/unterstützende Pflege, Stellenvermittlung). *Verbessert das Coping, unterstützt beim Problemlösen und kann Risiken für den Klienten und die Betreuungsperson verringern*
- Ermutigen des Klienten, über positive Aspekte des Lebens zu sprechen und sich körperlich so aktiv wie möglich zu halten, *um Auswirkungen einer Entmutigung (z. B. Sich-schlecht-Fühlen, das Gefühl, unwichtig/von anderen Menschen abgeschnitten zu sein) zu verringern*
- Einführen des Begriffs der Achtsamkeit (Leben im Augenblick). *Fördert das Gefühl, zu etwas in der Lage zu sein und die Überzeugung, dass man mit diesem Augenblick zurechtkommen kann*
- Anbieten von Gelegenheiten, um über Ziele im Leben zu diskutieren und Unterstützen des Klienten/der Bezugsperson beim Setzen/Erreichen neuer Ziele für diesen Lebensabschnitt, *um die Hoffnung auf die Zukunft zu stärken*
- Fördern der Sozialisation innerhalb individueller Grenzen. *Sorgt für zusätzliche Anregung, verringert das Gefühl des Isoliertseins*
- Unterstützen des Klienten/der Bezugsperson/der Familie in dem Verstehen, dass eine Gedeihstörung üblicherweise am Lebensende eintritt und sich nicht in jedem Fall rückgängig machen lässt
- Unterstützen des Klienten beim Finden eines Lebenssinns oder dabei, sich allmählich mit Fragen des Lebensendes zu befassen, und Anbieten von Unterstützung beim Trauern. *Stärkt das Gefühl, Kontrolle zu haben*
- Verweisen an einen Geistlichen, Beratung/Psychotherapie *zur Trauerarbeit*
- Erörtern der Angemessenheit von Palliativ Care oder eines Hospizes/entsprechende Überweisungen, soweit angezeigt

Schwerpunkte der Pflegedokumentation

Pflegeassessment oder Neueinschätzung

- individuelle Befunde inkl. des aktuellen Körpergewichts, des Ernährungsverhaltens, der Selbstwahrnehmung, der Nahrung und des Essens
- Wahrnehmung von Verlusten/Veränderungen im Leben
- Fähigkeit zur Durchführung von ADL/Teilnahme an der Versorgung, Befriedigung eigener Bedürfnisse

- Motivation für eine Veränderung, Unterstützung/Feed-back von Bezugsperson(en).

Planung

- Pflege-/Interventionsplan und an der Planung beteiligte Personen
- Plan für die Klienteninformation, -schulung und -beratung.

Durchführung/Evaluation

- Reaktionen auf Interventionen und ausgeführte Pflegehandlungen, allgemeines Wohlbefinden, wöchentliches Wiegen
- Zielerreichung/Fortschritte in Richtung gewünschter Ergebnisse
- Veränderungen des Pflegeplans.

Entlassungs- oder Austrittsplanung

- langfristige Bedürfnissenach der Entlassung/Austritt sowie Verantwortlichkeiten für zu treffende Maßnahmen
- kommunale Ressourcen/Selbsthilfegruppen
- spezifische, vorgenommene Überweisungen.

Empfohlene, exemplarische Pflegeinterventionen (NIC) und Pflegeergebnisse (NOC)

NIC: *Stimmungsmanagement* [Mood Management] (McCloskey-Dochterman, J.; Bulecheck, G. M., 2013)
NOC: *Lebenswille* [Will to Live] (Moorhead, S., Johnson, M.; Maas, M. L.; Swanson, E., 2013)

Literatur

Carpenito-Moyet L. J.: Das Pflegediagnosen-Lehrbuch. Huber, Bern 2013

Egbert, A. M.: The dwindles; failure to thrive in older patients. Nutz Rev 54 (1996) 54: (II) 25–30

Farran, C. J.; Herth, K. A.; Popovich, J. M.: Hoffnung und Hoffnungslosigkeit. Ullstein Medical, Wiesbaden 1999

Fitzgerald Miller, J.: Chronisch Kranksein bewältigen – Machtlosigkeit überwinden. Huber, Bern 2003

Georg, J.: Wachsen, Werden und Vergehen – Das Failure-to-thrive-Syndrom. NOVA 36 (2005) 12: 26–28.

Sarkisian, C. A.; Lachs, M. S.: «Failure to thrive in older adult». Annals of Internal Medicine. 15.6.1996, Vol. 124, issue 12, p. 1072–1078

Verdery, R. B.: Clinical evaluation of failure to thrive in older people. Clinical Geriatric Medicine, 13 (1997) 4: 769–778

Werner, H.: Das Failure-to-thrive-Syndrom. In: Nikolaus, T.: Klinische Geriatrie. Springer, Berlin 2000

Gefahr einer vaskulären Verletzung [P]*

Risk for vascular trauma (00213) (2008, LOE 2.1)
Domäne 11: **Sicherheit/Schutz**
Klasse 2: **Physische Verletzung**

Diagnosetyp (Dokumentationsform): Risikopflegediagnose (PR)
Zuordnung der Pflegediagnose nach Pflegemodellen/-klassifikationen s. Kap 6.

Definition: Risiko der Schädigung einer Vene und des umliegenden Gewebes durch Katheter und/oder infundierte Lösungen

Risikofaktoren [R]**

- Lokalisation der Einstichstelle
- keine visuelle Kontrolle der Einstichstelle
- Kathetertyp
- Katheterdurchmesser
- Beschaffenheit der Lösung (z. B. Konzentration, chemische Reizstoffe, Temperatur, pH-Wert)
- Infusionsgeschwindigkeit
- Liegezeit des Katheters.

Klientenbezogene Pflegeziele oder Evaluationskriterien

Der Klient

- identifiziert Zeichen/Symptome, die dem Gesundheitsdienstleister zu melden sind
- ist frei von Zeichen/Symptomen einer Infusionsphlebitis oder lokalen infektion
- erstellt einen Plan zur häuslichen Therapie und demonstriert geeignete Prozeduren, soweit angezeigt.

* [Gefäßverletzung]

** Eine Risikopflegediagnose kann nicht durch Merkmale, Kennzeichen oder Symptome belegt werden, da das Problem noch nicht aufgetreten ist. An Stelle von ursächlichen oder beeinflussenden Faktoren werden Risikofaktoren dokumentiert. Die Pflegeinterventionen sind präventiv auf die Beseitigung oder Minderung von Risikofaktoren ausgerichtet. (Anm. d. Autoren/Hrsg.)

Maßnahmen oder Pflegeinterventionen

1. Pflegepriorität: Einschätzen von Risikofaktoren:

- Feststellen, ob eine medizinische Erkrankung/medizinische Erkrankungen vorliegt/vorliegen, die eine intravenöse Therapie erfordert/erfordern (z. B. Dehydratation, Trauma, Operation; Langzeitantibiose schwerer Infektionen; Tumortherapien; Schmerzmanagement, wenn orale Medikamente nicht wirksam oder praktikabel sind).
- Notieren von Alter, Körpergröße und Gewicht des Klienten. *Sehr junge oder ältere Klienten sind wegen des mangelnden/fehlenden Sukutangewebes um die Vene herum gefährdet und die Venen können brüchig oder verhärtet sein, was Schwierigkeiten beim Einführen macht. Unterarmvenen sind unter Umständen bei adipösen, ödematösen oder dunkelhäutigen Individuen schwer zu erkennen.*
- Identifizieren besonderer Belange, wie etwa des emotionalen Zustands des Klienten einschließlich der Angst vor Nadeln, des geistigen Zustands oder Entwicklungsgrades, der die Fähigkeit des Klienten beeinträchtigen könnten, bei Prozeduren zu kooperieren, der Wahl der Einstichstelle, die die Mobilität des Klienten stört, *um einen Gefäßschaden zu verhindern oder dessen Möglichkeit zu verringern.*
- Festlegen der Art(en) von Lösungen, die verwandt werden oder geplant sind. *Bestimmte Infusionslösungen (z. B. Kalium) gehen mit einem höheren Risiko der Venenreizung und Schmerzen einher; andere bergen ein deutliches Risiko eines Gewebsschadens, vor allem bei Infiltration ins umgebende Gewebe, darunter bestimmte Antibiotika, eine Chemotherapie oder parenterale Ernährung.*
- Einschätzen der peripheren i. v.-Injektionsstelle, wenn bereits eine existiert, um das Komplikationspotenzial zu bestimmen. *Gerötete, abgeblasste, gespannte, durchscheinende oder kühle Haut; Schwellung; Schmerzen; Taubheitsgefühl; Streifenbildung; ein palpabler Venenstrang oder eitriger Ausfluss zeigen ein Problem mit dem I. v.-Zugang an, das sofortiger Intervention bedarf.*
- Einschätzen eines Zentralvenenkatheters, falls vorhanden, um das Komplikationspotenzial zu bestimmen. *Unvermögen zu atmen, verlangsamtes oder fehlendes Fließen der Lösung, Schmerzen an der Eintrittsstelle; gestaute Venen oder Schwellung am Oberarm, an der Thoraxwand, am Hals oder Unterkiefer auf der Seite der*

Kathetereintrittsstelle können einen katheterbedingten Thrombus anzeigen, der sofortiger Intervention bedarf.

2. Pflegepriorität: Verringern potenzieller Komplikationen:
- Festlegen der geeigneten Injektionsstelle:
  - Inspizieren und Palpieren der ausgewählten Venen, um Größe und Zustand festzustellen. *Die besten Venen sind diejenigen, welche weder vernarbt noch knotig oder brüchig sind, um das Legen der Infusion und deren Wirksamkeit zu verbessern.*
  - Identifizieren von Extremitäten oder Injektionsstellen mit beeinträchtigter Durchblutung oder einer Verletzung. *Ein Gewebeschaden, eine Blutung oder ein Ödem können ein erfolgreiches Legen eines i. v.-Zugangs verhindern und die Gefahr der Infiltration von Infusionsflüssigkeit potenzieren.*
  - Vermeiden der Beinvenen bei Erwachsenen *wegen der Thrombosegefahr.*
  - Meiden der Venen in der Ellenbeuge bei einem peripheren Katheter, *weil diese Stelle die Bewegung des Klienten einschränkt und der Katheter leicht gezogen wird.*
  - Vermeiden des Einstechens in eine Venenklappe. *Eine Schädigung dieses Bereichs kann zum Pooling von Blut führen und die Thrombosegefahr erhöhen.*
- Anwenden bester Praxis beim Legen eines i. v.-Zugangs:
  - Bestimmen der besten Art des Zugangs zu Beginn einer i. v.-Therapie. *Ein peripherer Katheter im Unterarm wird empfohlen für eine kurze Dauer und reizfreie Lösungen von weniger als 7 Tagen. Der Zentralvenenkatheter eignet sich für das Infundieren vieler Arten von Lösungen über lange Zeiträume oder wenn der Klient vielfältige periphere Einstiche erlitten hat oder eine Extremität nicht verfügbar ist (z. B. Amputation eines Arms, Dialyse-Shunt am Arm).*
  - Verwenden einer Nadel mit einem für die gewählte Vene und Lösung geeigneten Durchmesser, *um die Lösung in geeigneter Geschwindigkeit zu verabreichen, um die Auflösung der Flüssigkeit im Blut an der Katheterspitze zu fördern und um die mechanische und chemische Reizung der Venenwand zu verringern.*
  - Säubern der Injektionsstelle und Injizieren von 1 % Lidocain entsprechend den Verfahrensrichtlinien der Einrichtung, *um die Gefahr einer Infektion und Schmerzen beim Einführen der Nadel oder Kanüle zu verringen.*

- Dehnen und Immobilisieren von Haut und Gewebe, *um die Vene zu stabilisieren und ein Rollen zu verhindern, das mehrere Einstiche erfordern würde.*
- Einführen der Nadel mit während des Einführens nach oben gewandtem Anschliff und Halten in einem Winkel von 3–10 Grad, *um zu verhindern, die Vene durch ein Durchstoßen der Rückwand zu verlieren.*
- Lösen des Stauschlauchs unmittelbar nach Abschluss des Einführens, *um zu verhindern, dass der Gefäßinnendruck eine Blutung ins umliegende Gewebe verursacht.*
- Beobachten auf eine Hämatombildung und/oder Angaben von Schmerzen und Beschwerden beim Einführen, *die auf einen Venenschaden mit Blutung ins Gewebe hindeuten würden.*
- Sichern der Nadel oder Kanüle durch Pflaster oder eine Sicherungsvorrichtung, *um ein Herausziehen zu verhindern und die Liegezeit des Katheters zu verlängern.*
- Vermeiden, das Pflaster zum Befestigen des Katheters ganz um den Arm herum zu legen. *Dies kann den venösen Rückstrom behindern und zur Flüssigkeitsansammlung und Extravasation ins umliegende Gewebe führen.*
- Verwenden von durchsichtigem Pflaster über der Einstichstelle, *um vor äußerer Kontamination zu schützen und leicht auf mögliche Komplikationen hin beobachten zu können.*

- Einhalten der empfohlenen Infusionen, Lösungen und Verabreichungsgeschwindigkeiten für Medikamente und Reizerscheinungen verursachende Substanzen, wie Kalium, *um die Inzidenz von Gewebsreizung und Verstopfen des Katheters zu senken.*
- Konsultieren der Fachpflegeperson für i. v.-Infusionen oder eines anderen medizinischen Dienstleisters, *zum Lösen von Problemen in Zusammenhang mit i. v.-Infusionen und für Interventionen bei Komplikationen.*

3. Pflegepriorität: Fördern einer optimalen therapeutischen Wirkung:

- Regelmäßiges Beobachten der i. v.-Eintrittsstelle und Instruieren des Klienten/der Betreuungsperson, jegliche Beschwerden, Hämatombildung, Rötung, Schwellung, Blutung und jeglichen sonstigen Flüssigkeitsaustritt aus der Injektionsstelle zu melden.
- Ersetzen des peripheren Katheters alle 72–96 Stunden (oder entsprechend den einrichtungsinternen Verfahrensrichtlinien), *um*

eine Thrombophlebitis und katheterbedingte Infektionen zu verhindern.

- Anwenden von hinreichend langem Druck an der Injektionsstelle beim Absetzen der i.v.-Infusion, *um eine Blutung zu verhindern, vor allem bei einem Klienten mit Koagulopathie oder unter Antikoagulanzien.*
- Einhalten spezifischer Protokolle in Zusammenhang mit der Infektionskontrolle. Siehe PDx Infektionsgefahr.
- Identifizieren kommunaler Ressourcen und Lieferanten, soweit angezeigt, *um den Plan für die häusliche Therapie zu unterstützen.*

Schwerpunkte der Pflegedokumentation

Pflegeassessment oder Neueinschätzung

- Assessment-Befunde vor und nach dem Einführen, Auswahl der Einstichstelle, Verwendung eines Lokalanästhetikums, Art und Durchmesser der eingeführten Nadel oder Kanüle, Anzahl der erforderlichen Einstiche, angelegter Verband
- Art, Menge und Geschwindigkeit der verabreichten Lösung, Vorliegen von Zusätzen
- Ansprechen des Klienten auf die Prozedur.

Planung

- Pflegeplan und an der Planung beteiligte Personen
- Plan für die Klientenanleitung, -schulung und -beratung.

Durchführung/Evaluation

- Zielerreichung/Fortschritte in Richtung gewünschter Ergebnisse
- Veränderungen des Pflegeplans.

Entlassungs- oder Austrittsplanung

- langfristige Bedürfnisse nach Entlassung/Austritt sowie Verantwortlichkeiten für zu treffende Maßnahmen
- kommunale Resourcen für Ausrüstung und Verbrauchsmaterial für die häusliche Therapie
- spezifische, vorgenommene Überweisungen.

Exemplarische Pflegeinterventionen (NIC) und Pflegeergebnisse (NOC)

NIC: *Venenkanülierung* [Intravenous (iv) insertion] (McCloskey-Dochterman, J.; Bulecheck, G. M., 2013)

NOC: *Symptomkontrolle* [Symptom control] (Moorhead, S., Johnson, M.; Maas, M. L.; Swanson, E., 2013)

Literatur

Carpenito-Moyet L. J.: Das Pflegediagnosen-Lehrbuch. Huber, Bern 2013
Kirschnik, O.: Pflegetechniken von A Z. Thieme, Stuttgart 2010
Larsen, R.: Anästhesie und Intensivmedizin für die Fachpflege. Springer, Berlin 2012

Verletzungsgefahr [P]

Risk for trauma (00038) (1980)
Domäne 11: **Sicherheit/Schutz**
Klasse 2: **Physische Verletzung**

Diagnosetyp (Dokumentationsform): Risikopflegediagnose (PR)
Zuordnung der Pflegediagnose nach Pflegemodellen/-klassifikationen s. Kap. 6.

Definition: Besonderes Risiko einer unfallbedingten Gewebeschädigung (z. B. Wunde, Verbrennung, Bruch)

Risikofaktoren [R]

innere

- Schwäche
- Gleichgewichtsstörungen
- reduzierte Muskelkoordination
- reduzierte Hand-Augen-Koordination
- beeinträchtigte Sehkraft
- reduzierte sensorische Wahrnehmung
- fehlende Sicherheitserziehung
- fehlende Sicherheitsvorkehrungen
- unzureichende finanzielle Mittel zur Beschaffung von Sicherheitsausrüstungen (Helme, Kindersitze usw.)
- kognitive Schwierigkeiten
- emotionale Schwierigkeiten
- frühere Verletzungen in der Vorgeschichte.

äußere [Auswahl]

- rutschige Böden (z. B. nass oder stark gewachst)
- Badewanne ohne rutschfeste Unterlage
- Gebrauch von wackeligen Leitern
- Gebrauch von wackeligen Stühlen
- versperrte Durchgänge
- Betreten unbeleuchteter Räume
- unzureichende Treppengeländer
- Kinder spielen oberhalb der Treppe ohne Treppensicherung
- Hochbetten
- ungeeignete Rufanlagen für bettlägerige Klienten
- unsicherer Fensterschutz in Häusern mit Kleinkindern
- Topfgriffe ragen über die Vorderseite des Herdes hinaus
- Baden in sehr heißem Wasser (z. B. unbeaufsichtigtes Baden junger Kinder)
- Explosionsgefahr bei Gaslecks
- verzögerte Zündung der Gasvorrichtung
- Tragen von weiter Kleidung in der Nähe von offenem Feuer
- leicht entzündliche Kinderkleidung
- leicht entzündliches Kinderspielzeug
- Rauchen im Bett
- Rauchen in der Nähe von Sauerstoff
- Fettrückstände auf dem Herd
- Kinder spielen mit gefährlichen Gegenständen
- Zugang zu Schusswaffen
- Spielen mit explosiven Stoffen
- Experimentieren mit Chemikalien
- unangemessene Lagerung von leicht entzündlichen Stoffen (z. B. Streichhölzer, ölige Lappen)
- unangemessene Lagerung von Korrosionsmitteln [korrodierenden Substanzen] (z. B. Laugen)
- überlasteter Sicherungskasten
- defekte elektrische Stecker
- ausgefranste Kabel
- defekte Haushaltsgeräte
- überlastete Steckdosen
- gefährlichen Maschinen ausgesetzt sein
- Kontakt mit sich schnell bewegenden Maschinen
- gegen freiheitseinschränkende Maßnahmen ankämpfen
- Kontakt mit intensiver Kälte

- fehlender Schutz vor Hitzequellen
- übermäßiger Strahlung ausgesetzt sein
- große, vom Dach hängende Eiszapfen
- Gebrauch von gesprungenem Geschirr
- Nachbarschaft mit hoher Kriminalitätsrate
- Fahren eines defekten Fahrzeuges
- Fahren mit überhöhter Geschwindigkeit
- Fahren ohne notwendige Sehhilfen
- Fahren unter Einfluss von Rauschmitteln
- Kinder fahren auf dem Vordersitz im Auto mit
- Nichtbenutzung von Sicherheitsgurten
- falscher Gebrauch von Sicherheitsgurten
- unsichere Straße
- unsichere Fußwege
- Spielen, Arbeiten in der Nähe von Fahrwegen (z.B. Zufahrtswege, Gassen, Eisenbahnlinien)
- falscher Gebrauch/kein Gebrauch von notwendigen (Schutz-) Helmen [z.B. zum Fahrrad-, Motorrad-, Skateboard- und Skifahren]
- Kontakt mit Korrosionsmitteln
- ungeschützt aufbewahrte Messer
- nicht befestigte elektrische Kabel
- nicht befestigte Teppiche.

Klientenbezogene Pflegeziele oder Evaluationskriterien

Der Klient

- erkennt und korrigiert potenzielle Risikofaktoren in seiner Umgebung.
- zeigt entsprechende Änderungen der Lebensweise, um das Verletzungsrisiko zu senken.
- erkennt Ressourcen zur Förderung einer sicheren Umgebung.
- erkennt die Notwendigkeit, Hilfe anzunehmen/anzufordern, um Unfälle/Verletzungen zu vermeiden.

Maßnahmen oder Pflegeinterventionen

In dieser Pflegediagnose wird eine Reihe von Situationen zusammengestellt, die zu einer Verletzung führen können. Für weitere, spezifischere Interventionen vgl., soweit angemessen, PDx: Gefahr einer unausgeglichenen Körpertemperatur, Kontaminationsgefahr, Orientierungsstörung, Sturzgefahr, beeinträchtigte Haushaltsführung, Hypothermie, Hyperthermie, beeinträchtigte körperliche Mobilität, Gefahr einer Gesundheitsschädigung, Vergiftungsgefahr, Hautschädigung, Gefahr einer beeinträchtigten elterlichen Fürsorge, Wahrnehmungsstörung (näher zu bestimmen: visuell, auditiv, kinästhetisch, gustatorisch, taktil, olfaktorisch), Erstickungsgefahr, gestörte Denkprozesse, Gewebeschädigung, Gefahr einer selbstgefährdenden Gewalttätigkeit, Gefahr einer fremdgefährdenden Gewalttätigkeit, beeinträchtigte Gehfähigkeit.

1. Pflegepriorität: Einschätzen ursächlicher/beeinflussender Faktoren:

- Ermitteln der Risikofaktoren der individuellen Situation, wie unter «Risikofaktoren» genannt, sowie des Ausmaßes der Gefährdung. *Beeinflusst das Spektrum und die Intensität von Interventionen gegen die Bedrohung der Sicherheit*
- Beachten des Alters/Geschlechts/Entwicklungsstadiums, der Fähigkeit zur Entscheidungsfindung sowie des Kognitions-/Kompetenzniveaus des Klienten. *Wirkt sich auf die Fähigkeit des Klienten aus, sich selbst und/oder andere zu schützen, und beeinflusst die Auswahl von Interventionen sowie die Edukation*
- Ermitteln des Wissens über Sicherheitsanforderungen/Verletzungsprävention und die Motivation zur Verhinderung von Verletzungen im häuslichen Bereich, in der Gemeinde und am Arbeitsplatz
- Beachten des sozioökonomischen Status/der Verfügbarkeit und Nutzung von Ressourcen
- Einschätzen des Einflusses der Lebensweise/Belastung des Klienten auf das Verletzungspotenzial
- Überprüfen des Hergangs von Unfällen unter Beachten der Umstände (z. B. Tageszeit, Aktivitäten beim Unfall, Anwesende, Art der Verletzung)
- Bestimmen des Potenzials missbräuchlichen Verhaltens seitens der Familienmitglieder/Bezugsperson(en)/Gleichaltriger
- Sichten von diagnostischen Untersuchungen/Labortests auf Beeinträchtigungen/Unausgewogenheiten, *die zu Zuständen wie Verwirrtheit, Tetanie, pathologischen Frakturen etc. führen/sie verschlimmern können*

2. Pflegepriorität: Fördern von Sicherheitsvorkehrungen entsprechend der individuellen Situation:

- Implementieren von Interventionen zu Sicherheitsbelangen beim Planen der Versorgung und/oder Entlassung des Klienten. *Werden diese Belange nicht akkurat beurteilt, wird nicht akkurat interveniert und/oder nicht weiterverwiesen, so kann dies den Klienten unnötig gefährden und die Gesundheitsfachperson dem Verdacht der Fahrlässigkeit aussetzen:*
  - Unterstützen des Klienten, sich in seiner Umgebung zu orientieren
  - Beschaffen einer Rufmöglichkeit für bettlägerige Klienten, sowohl zu Hause wie auch im Krankenhaus. Demonstrieren der Handhabung und Platzieren in Reichweite des Klienten
  - Einstellen der Betthöhe in niedriger Position oder Platzieren der Matratze auf dem Boden, soweit angemessen
  - Verwenden und Polstern von Bettgittern, soweit angezeigt
  - Sorgen für Vorsichtsmaßnahmen gegen Kampfanfälle
  - Arretieren der Räder am Bett/an fahrbaren Möbelstücken. Räumen von Gehwegen. Sorgen für ausreichende Beleuchtung des Bereichs
  - Unterstützen bei Aktivitäten und beim Transfer, soweit nötig
  - Sorgen für gut sitzende, rutschfeste Schuhe
  - Demonstrieren/Überwachen des Gebrauchs von Gehhilfen wie Gehstock, Rollator, Unterarmgehstützen, Rollstuhl, Handläufen
  - Sorgen für Überwachung des Klienten beim Rauchen
  - Gewährleisten einer korrekten Entsorgung potenziell gefährlicher Gegenstände (z. B. Nadeln, Klingen)
  - Engmaschiges Überwachen/Verwenden von Fixierungen (z. B. Weste, Gurt, Handschuhe), falls nötig, entsprechend den internen Vorschriften der Einrichtung

3. Pflegepriorität: Behandeln der medizinischen/psychiatrischen Grunderkrankung:

- Assistieren bei Behandlungen der medizinischen/chirurgischen/psychiatrischen Grunderkrankung, *um das Denken/Denkprozesse, die Muskel-Skelett-Funktion, das Bewusstsein für eigene Sicherheitsbedürfnisse und das allgemeine Wohlbefinden zu fördern*
- Sorgen für eine ruhige, reizarme Umgebung, soweit angezeigt. *Hilft beim Begrenzen von Verwirrtheit oder Überstimulierung bei*

Klienten, die durch Krampfanfälle, Tetanie oder autonome Hyperreflexie gefährdet sind

- Überweisen an eine Beratungsstelle/Psychotherapie, falls notwendig, vor allem bei «unfallgefährdeten», sich selbst verletzenden Klienten (vgl. PDx: Gefahr einer selbstgefährdenden Gewalttätigkeit, Gefahr einer fremdgefährdenden Gewalttätigkeit)

4. Pflegepriorität: Fördern des Wohlbefindens (Beratung, Patientenedukation und Entlassungsplanung):

- Kontinuierliches Überprüfen des Therapieplans des Klienten, falls dieser sich unter direkter Pflege befindet (z. B. Vitalzeichen, Medikationen, Behandlungsmodalitäten, Infusionen, Ernährung, physisches Umfeld), *um durch die Gesundheitsversorgung bedingte Komplikationen zu verhindern*
- Betonen der Bedeutung von Unterstützung bei Schwäche und Gleichgewichts-/Koordinationsstörungen oder orthostatischer Hypotonie, *um die Sturzgefahr zu senken*
- Empfehlen von Aufwärm-/Dehnübungen vor sportlichen Aktivitäten, *um Muskelverletzungen zu verhindern*
- Empfehlen von Sicherheitsgurten, korrekt sitzenden Helmen für Zweirad-/Skateboard/Snowboardfahrer, geprüften Kindersitzen, Verzicht auf Autostopp, Drogenentwöhnungsprogrammen, *um die Sicherheit im Verkehr zu fördern*
- Verweisen auf Kurse zur Unfallverhütung (z. B. für Medikamenten-/Drogensicherheit, Mobilitätstraining/Training mit dem jeweiligen Transferhilfsmittel, Fahrtraining, Elternbildungskurse, sicheren Umgang mit Schusswaffen, Ergonomie am Arbeitsplatz etc.)
- Entwickeln eines Brandschutzprogramms (z. B. Feueralarmübungen in der Familie, Installation von Rauchmeldern, jährliche Kaminreinigung, Kauf schwer entflammbarer Kleidung, vor allem bei Kinderpyjamas, sicherer Umgang mit Sauerstoff im häuslichen Bereich, Sicherheitsmaßnahmen beim Abbrennen von Feuerwerk)
- Besprechen mit den Eltern, wie das Problem der Beaufsichtigung der Kinder nach der Schule/während der Arbeitszeit/in den Ferien gelöst werden kann. Sorgen für Tagespflege für gebrechliche/verwirrte ältere Menschen
- Besprechen notwendiger Veränderungen der Umgebung (z. B. Kennzeichnen von Glastüren mit Aufklebern, damit man er-

kennt, wann sie geschlossen sind, Herabsetzen der Boilertemperatur, ausreichende Beleuchtung im Treppenhaus, kindersichere Medikamentenbehältnisse, sichere Lagerung von Chemikalien/Giftstoffen, *um Unfälle zu verhüten*

- Feststellen kommunaler Ressourcen (z. B. finanzielle Mittel), *um bei den notwendigen Änderungen/Verbesserungen/Anschaffungen zu unterstützen*
- Empfehlen der Teilnahme an kommunalen Selbsthilfegruppen (z. B. Nachbarschaftshilfe, Nottelefon)

Schwerpunkte der Pflegedokumentation

Pflegeassessment oder Neueinschätzung

- individuelle Risikofaktoren inkl. der Vorgeschichte von Unfällen und des Bewusstseins bezüglich Sicherheitsfragen.

Planung

- Pflegeplan und an der Planung beteiligte Personen
- Plan für die Klienteninformation, -schulung und -beratung.

Durchführung/Evaluation

- Reaktionen auf Interventionen/Anleitung und durchgeführte Pflegehandlungen
- Zielerreichung/Fortschritte in Richtung gewünschter Ergebnisse
- Veränderungen des Pflegeplans.

Entlassungs- oder Austrittsplanung

- langfristige Bedürfnisse nach Entlassung/Austritt sowie Verantwortlichkeiten für zu treffende Maßnahmen
- verfügbare Ressourcen, spezifische, vorgenommene Überweisungen.

Empfohlene, exemplarische Pflegeinterventionen (NIC) und Pflegeergebnisse (NOC)

NIC: *Umgebungsmanagement: Sicherheit* [Environmental Management: Safety] (McCloskey-Dochterman, J.; Bulecheck, G. M., 2013)
NOC: *Sicherheitsstatus: Physische Verletzung* [Safety Status: Physical Injury] (Moorhead, S., Johnson, M.; Maas, M. L.; Swanson, E., 2013)

Literatur

Carpenito-Moyet L. J.: Das Pflegediagnosen-Lehrbuch. Huber, Bern 2013
Bühren, V.; Marzi, I.: Checkliste Traumatologie. Stuttgart, Thieme 2011
Frevel, B.: Sicherheit Centaurus, Freiburg 2012
Georg, J.: Protektive Systeme alter Menschen. NOVAcura 43 (2012) 9: 19–21
Kamphausen, U.: Prophylaxen in der Pflege. Kohlhammer, Stuttgart 2011
Müller, E.-W.: Unfallrisiko Nr. 1: Verhalten. So vermeiden Sie verhaltensbedingte Unfälle. München ecomed 2012
Ochel, U. A.: Patientenschutz durch Hygiene: Bundesaktion der Hygienefachpersonen und Chirurgen. Chirurg (2008) Apr; Suppl:142
Schewior-Popp, S.; Sitzmann, F.; Ullrich, L.: THIEMEs Pflege. Thieme, Stuttgart 2012
Sitzmann, F.: Hygiene kompakt. Huber, Bern 2012
Sitzmann, F.: Hygiene daheim. Huber, Bern 2007

Unwirksame Verleugnung [P]

***Ineffective denial* (00072)** (1998, R 2006, LOE 2.1)
Domäne 9: **Coping/Stresstoleranz**
Klasse 2: **Coping-Reaktionen**

Diagnosetyp (Dokumentationsform): aktuelle Pflegediagnose (PES)
Zuordnung der Pflegediagnose nach Pflegemodellen/-klassifikationen s. Kap. 6.

Definition: Bewusster oder unbewusster Versuch, das Wissen oder die Bedeutung eines Ereignisses zu leugnen, um Angst/Furcht zu reduzieren, was aber zur Beeinträchtigung der Gesundheit führt

Beeinflussende Faktoren [od. Einflussfaktoren] [E]

V

- Angst
- drohende Unzulänglichkeit, mit starken Emotionen umzugehen
- fehlende Kontrolle über die Lebenssituation
- Angst vor dem Verlust der Autonomie
- überwältigender Stress
- fehlende Kompetenz, effektive Coping-Mechanismen anzuwenden
- drohende unangenehme Wirklichkeit

- Trennungsangst
- Todesangst
- fehlende emotionale Unterstützung von anderen.

Bestimmende Merkmale [od. Symptome] [S]

subjektive

- spielt Symptome herunter
- verschiebt den Ursprung der Symptome auf andere Organe
- Unfähigkeit, die Auswirkungen der Krankheit auf die Lebensweise zuzugeben
- verdrängt die Angst vor den Auswirkungen des Zustands
- gibt die Furcht vor dem Tod nicht zu
- gibt die Furcht vor der Invalidität nicht zu.

objektive

- Verzögerung der Inanspruchnahme von Gesundheitsleistungen führt zur Verschlechterung der Gesundheit
- Ablehnung der Inanspruchnahme von Gesundheitsleistungen führt zur Verschlechterung der Gesundheit
- nimmt die Relevanz der Symptome für sich nicht wahr
- [ist nicht in der Lage, die Auswirkungen der Krankheit auf das Lebensmuster einzugestehen]
- nimmt die Relevanz der Gefahr für sich nicht wahr
- macht herablassende Kommentare, wenn über erschütternde Ereignisse gesprochen wird
- macht herablassende Gesten, wenn über erschütternde Ereignisse gesprochen wird
- zeigt unangemessenen Affekt
- behandelt sich selbst.

Klientenbezogene Pflegeziele oder Evaluationskriterien

Der Klient

- erkennt die Realität der Situation/Krankheit an.
- bringt realistische Besorgnis/Gefühle über Symptome/die Krankheit zum Ausdruck.
- Sucht nach geeigneter Unterstützung, um dort das Problem anzubringen.
- Zeigt angemessenen Affekt.

Maßnahmen oder Pflegeinterventionen

1. Pflegepriorität: Einschätzen ursächlicher/beeinflussender Faktoren:

- Herausarbeiten einer situationsbedingten Krise/eines Problems und der Wahrnehmung, die der Klient davon hat
- Bestimmen des Stadiums und Grades der Verleugnung
- Vergleichen der Beschreibung des Klienten von den Symptomen/Zuständen mit der Realität des klinischen Bildes
- Beachten der Bemerkungen des Klienten über Auswirkungen der Krankheit/des Problems auf die Lebensweise

2. Pflegepriorität: Unterstützen des Klienten im geeigneten Umgang mit der Situation:

- Verwenden therapeutischer Kommunikationsfertigkeiten des aktiven Zuhörens und der Ich-Botschaften, *um eine vertrauensvolle Pflegeperson-Klient-Beziehung zu entwickeln*
- Sorgen für eine sichere und nichtbedrohliche Umgebung. *Ermutigt den Klienten, frei und ohne Furcht vor Vorurteilen zu sprechen*
- Ermutigen, Gefühle zum Ausdruck zu bringen, bei gleichzeitigem Akzeptieren der Sichtweise, die der Klient von der Situation hat, ohne ihn zu konfrontieren. Unangepasstem Verhalten Grenzen setzen, *um die Sicherheit zu fördern*
- Präsentieren genauer Informationen, soweit angemessen, ohne darauf zu bestehen, dass der Klient das Dargebotene akzeptiert. *Vermeidet Konfrontation, die den Klienten dazu bringen kann, sich noch stärker hinter Verleugnung zu verschanzen*
- Erörtern der Verhaltensweisen des Klienten in Bezug auf die Krankheit (z. B. Diabetes, Hypertonie, Alkoholismus) und Aufzeigen der Folgen dieses Verhaltens
- Ermutigen des Klienten, mit Bezugspersonen/Freunden zu sprechen. *Kann Bedenken klären und Isolation und Rückzug verringern*
- Beteiligen des Klienten an Gruppensitzungen, *sodass er andere Sichtweisen der Realität hören und eigene Wahrnehmungen testen kann*
- Vermeiden, ungenauen Aussagen/Wahrnehmungen zuzustimmen, *um das Perpetuieren einer falschen Realität zu verhindern*
- Sorgen für positives Feed-back für konstruktive Schritte in Richtung Unabhängigkeit, *um ein Wiederholen dieses Verhaltens zu fördern*

3. Pflegepriorität: Fördern des Wohlbefindens (Patientenedukation und Entlassungsplanung):

- Sorgen für schriftliche Informationen über die Krankheit/Situation für den Klienten und seine Familie, *um beim Erwägen von Optionen darauf zurückgreifen zu können*
- Beteiligen von Familienangehörigen/Bezugspersonen an der langfristigen Planung zur Erfüllung individueller Bedürfnisse
- Überweisen an geeignete kommunale Ressourcen (z. B. Deutsche Diabetes Gesellschaft, Multiple Sklerose Gesellschaft, Anonyme Alkoholiker, Krebsliga), *um dem Klienten bei der langfristigen Anpassung zu helfen*
- Vgl. PDx: unwirksames Coping

Schwerpunkte der Pflegedokumentation

Pflegeassessment oder Neueinschätzung

- Einschätzung der Befunde, des Grades persönlicher Verletzlichkeit, der Verleugnung
- Auswirkungen der Krankheit/des Problems auf die Lebensweise.

Planung

- Pflegeplan und an der Planung beteiligte Personen
- Plan für die Klienteninformation, -schulung und -beratung.

Durchführung/Evaluation

- Reaktionen des Klienten auf Interventionen/Anleitung und durchgeführte Pflegehandlungen
- Einsatz von Ressourcen
- Zielerreichung/Fortschritte in Richtung gewünschter Ergebnisse
- Veränderungen des Pflegeplans.

Entlassungs- oder Austrittsplanung

- langfristige Bedürfnisse nach Entlassung/Austritt sowie Verantwortlichkeiten für zu treffende Maßnahmen
- spezifische, vorgenommene Überweisungen.

Empfohlene, exemplarische Pflegeinterventionen (NIC) und Pflegeergebnisse (NOC)

NIC: *Angstminderung* [Anxiety Reduction] (McCloskey-Dochterman, J.; Bulecheck, G. M., 2013)

NOC: *Akzeptanz: Gesundheitszustand* [Acceptance: Health Status] (Moorhead, S., Johnson, M.; Maas, M. L.; Swanson, E., 2013)

Literatur

Carpenito-Moyet L. J.: Das Pflegediagnosen-Lehrbuch. Huber, Bern 2013
Fitzgerald-Miller, J.: Coping fördern – Machtlosigkeit überwinden – Hilfen zur Bewältigung chronischen Krankseins. Huber, Bern 2003
Georg, J.: Lügen und Leugnen – Unwirksame Verleugnung bei alten Menschen. NOVA 37 (2006) 6: 26–28
Houldin, A. D.: Pflegekonzepte in der onkologischen Pflege. Bern: Huber, Bern 2003
Morof Lubkin, I.: Chronisch Kranksein. Huber, Bern 2002

Akute Verwirrtheit [P]

Acute confusion (00128) (1994, R 2006, LOE 2.1)
Domäne 5: **Wahrnehmung/Kognition**
Klasse 4: **Kognition**

Diagnosetyp (Dokumentationsform): aktuelle Pflegediagnose (PES)
Zuordnung der Pflegediagnose nach Pflegemodellen/-klassifikationen s. Kap. 6.

Definition: Plötzliches Auftreten von reversiblen Störungen des Bewusstseins, der Aufmerksamkeit, Kognition und Wahrnehmung, die sich über einen kurzen Zeitraum entwickeln

Beeinflussende Faktoren [od. Einflussfaktoren] [E]

- Alkoholmissbrauch
- Drogen-, Medikamentenmissbrauch [Reaktion auf/Wechselwirkung von Medikamente/n, Anästhesie/Operation, Stoffwechselstörungen]
- Unregelmäßigkeiten im Schlaf-Wach-Zyklus, [Desynchronisation]
- Alter über 60 Jahre
- Delir [darunter epilepsiebedingtes Fieber (nach einem Anfall/an Stelle eines Anfalls), toxische und traumatische]
- Demenz
- [Wiederauftreten/Verschlechterung einer chronischen Krankheit, Hypoxämie]
- [starker Schmerz].

Bestimmende Merkmale [od. Symptome] [S]

subjektive

- Halluzinationen [visuell/auditiv]
- [übertriebene emotionale Reaktionen].

objektive

- Schwankungen in der Kognition
- Schwankungen im Bewusstheitsgrad
- Schwankungen in der psychomotorischen Aktivität [Tremor, Körperbewegungen]
- gesteigerte Agitiertheit
- erhöhte Ruhelosigkeit
- Sinnestäuschungen [unangemessene Reaktionen]
- fehlende Motivation, Dinge mit zweckgerichtetem Verhalten zu beginnen
- fehlende Motivation, Dinge mit zweckgerichtetem Verhalten zu Ende zu führen
- fehlende Motivation, Dinge mit zielgerichtetem Verhalten zu Ende zu führen.

Klientenbezogene Pflegeziele oder Evaluationskriterien

Der Klient

- erlangt die übliche Realitätsorientierung und den Bewusstseinsgrad wieder oder hält sie/ihn aufrecht.
- äußert Verständnis der ursächlichen Faktoren, falls bekannt.
- initiiert Veränderungen der Lebensweise/des Verhaltens, um einem Wiederauftreten des Zustandes vorzubeugen oder ihn auf ein Mindestmaß zu reduzieren.

Maßnahmen oder Pflegeinterventionen

1. Pflegepriorität: Einschätzen ursächlicher/beeinflussender Faktoren:

- Ermitteln von Faktoren wie: kürzlich durchgeführte Operation, akute Krankheit, Trauma/Sturz, Einnahme zahlreicher Medikamente, Intoxikation, Substanzmissbrauch, anamnestisch bekannte/aktuelle Anfälle, Fieber-/Schmerzepisoden, Vorliegen einer akuten Infektion (v.a. Harnwegsinfekt bei einem älteren Menschen), Exposition gegenüber toxischen Substanzen/traumati-

V

schen Ereignissen, plötzlicher Umgebungswechsel/unvertrautes Umfeld/unvertraute Menschen bei einer Person mit Demenz. *Akute Verwirrtheit ist ein Symptom mit zahlreichen Ursachen (z. B. Hypoxie, abnorme Stoffwechselzustände, Einnahme von Giften/Medikamenten, Elektrolytstörungen, Sepsis/systemische Infektionen, Mangelernährung, endokrine Leiden, Infektionen des ZNS/andere neuropathologische Zustände, akute psychiatrische Erkrankungen)*
- Untersuchen der Möglichkeit eines Alkohol-/Drogenentzugs
- Überprüfen der Vitalzeichen *im Hinblick auf Anzeichen einer verminderten Gewebedurchblutung (z. B. Hypotonie, Tachykardie, Tachypnö), einer Stressreaktion (Tachykardie/Tachypnö)*
- Überprüfen der aktuellen Medikation/Substanzeinnahme – speziell auf Anxiolytika, Barbiturate, Lithium, Methyldopa, Disulfiram, Cocain, Alkohol, Amphetamine, Halluzinogene, Opiate *(die mit einem hohen Risiko von Verwirrtheit einhergehen)* – und der Einnahmezeiten (z. B. Cimetidin + Antazidum oder Digoxin + Diuretika), *weil Kombinationen das Risiko von Neben-/Wechselwirkungen erhöhen können*
- Beurteilen der Diät und des Ernährungszustandes, *um Mängel an essenziellen Nährstoffen und Vitaminen (z. B. Thiamin) zu erkennen, die den Geisteszustand beeinträchtigen könnten*
- Achten auf das Vorkommen von Angst, Agitiertheit, Furcht
- Evaluieren auf Exazerbation psychiatrischer Leiden (z. B. Gemütskrankheiten, dissoziative Störungen, Demenz)
- Überwachen der Laborwerte (z. B. großes Blutbild, Blutkulturen, Sauerstoffsättigung, Elektrolyte, Blutchemie, Ammoniakspiegel, Leberfunktionstests, Serumglukose, Urinanalyse, Toxikologie und Medikamentenspiegel [inkl. Spitzenwerte, Halbwertszeiten, soweit angemessen)
- Überprüfen des Schlaf-Wach-Rhythmus, Achten auf Schlafdeprivation/übermäßigen Schlaf [Zeitgeber-Assessment] (vgl. PDx: Gestörtes Schlafmuster, Schlafmangel, Schlafstörung soweit angemessen)
- Überprüfen der Ergebnisse medizinischer Untersuchungen (z. B. ZNS-Scans/MRI etc., EEG, Herz-Lungen-Untersuchungen, Lumbalpunktion/Liquoruntersuchungen)

2. Pflegepriorität: Einschätzen des Ausmaßes der Beeinträchtigung:
- Sprechen mit Bezugsperson(en), um anamnestische Ausgangswerte, beobachtete Veränderungen und den Beginn/das erneute

Auftreten von Veränderungen festzustellen, *um die aktuelle Situation zu klären und zu verstehen*

- Evaluieren des Geisteszustandes unter Beachtung, in welchem Ausmaß die Orientierung, die Aufmerksamkeitsspanne, die Fähigkeit zum Befolgen von Anweisungen, die Kommunikation (Senden/Empfangen von Botschaften) und/oder die Angemessenheit der Reaktionen beeinträchtigt sind
- Achten auf das zeitliche Auftreten von Agitiertheit, Halluzinationen, gewalttätigem Verhalten. *(Es kann ein Sonnenuntergangsphänomen [engl. Sun-down-Phänomen] vorliegen: Der Klient ist tagsüber orientiert und nachts verwirrt)*
- Bestimmen der Risiken für die Sicherheit des Klienten/anderer

3. Pflegepriorität: Maximieren des Funktionsniveaus, Vorbeugen weiterer Verschlechterungen:

- Unterstützen der Behandlung des zu Grunde liegenden Problems (z. B. Intoxikation/Substanzmissbrauch, Infektion, Hypoxämie, biochemisches Ungleichgewicht, Ernährungsdefizite, Assessment/Behandlung von Schmerzen)
- Überwachen/Anpassen der Medikation und Achten auf die Reaktion. Feststellen von Medikamenten, die umgestellt oder abgesetzt werden können, wenn sich herausstellt, dass der aktuelle Zustand auf eine Mehrfachmedikation, Nebenwirkungen oder unerwünschte Reaktionen zurückzuführen ist
- Vertraut machen des Klienten mit der Umgebung, dem Personal, den notwendigen Aktivitäten. Orientieren über die Realität in kurzer und präziser Form. Vermeiden des Anzweifelns von unlogischem Denken – *daraus könnten Abwehrreaktionen resultieren*
- Ermutigen der Familienmitglieder/Bezugspersonen, sich an der Realitätsorientierung zu beteiligen und den Klienten mit aktuellen Informationen zu versorgen (z. B. über Nachrichten und Familienereignisse)
- Sorgen für eine ruhige Atmosphäre, Reduzieren von Geräusch-/Lärmquellen *um Überstimulation zu vermeiden.* Vermitteln eines normalen Maßes an sensorischer/taktiler Stimulation – verwenden persönlicher Gegenstände/Bilder etc.
- Ermutigen des Klienten, seine Seh-/Hörhilfen zu verwenden
- Geben einfacher Anweisungen. Dem Klienten genügend Zeit zum Reagieren, zum Kommunizieren, zum Treffen von Entscheidungen lassen

- Achten auf Sicherheitsbedürfnisse (z. B. Aufsicht, Vorsichtsmaßnahmen im Hinblick auf Anfälle, Platzieren des Klingelrufs und benötigter Gegenstände in Reichweite, Freihalten von Gehwegen, Mobilisieren mit Hilfsmitteln)
- Achten auf Verhaltensweisen, die auf mögliche Gewalttätigkeit hinweisen können und Ergreifen entsprechender Maßnahmen
- Unterstützen bei der Behandlung einer Alkohol-/Drogenvergiftung und/oder beim Entzug, soweit angezeigt. Verabreichen von psychotropen Medikamenten mit Vorsicht, *um Ruhelosigkeit, Agitation und Halluzinationen kontrollieren zu können*
- Vermeiden/Beschränken freiheitsbeschränkender Maßnahmen/Fixierungen – *diese können den Zustand verschlimmern und das Risiko für Komplikationen erhöhen*
- Sorgen für ungestörte Ruhephasen
- Verabreichen von Schlafmitteln mit kurzer Wirkdauer zu Schlafenszeiten (z. B. Benadryl, keine Benzodiazepine)
- Für weitere Interventionen vgl. PDx: beeinträchtigte Gedächtnisleistung, gestörte Denkprozesse, beeinträchtigte verbale Kommunikation

4. Pflegepriorität: Fördern des Wohlbefindens (Beratung, Patientenedukation und Entlassungsplanung):

- Erklären der Ursachen für die Verwirrtheit, wenn bekannt. *Auch wenn eine akute Verwirrtheit mit der Zeit allmählich nachlässt, sobald sich der Klient von der zu Grunde liegenden Ursache erholt/sich der Situation anpasst, kann sie für eine Bezugsperson zu Beginn beängstigend sein. Daher können Informationen über die Ursache und die geeignete Behandlung zur Besserung der Situation hilfreich sein, um mit dem Gefühl der Hilflosigkeit und Machtlosigkeit zurechtzukommen*
- Erörtern der Notwendigkeit einer kontinuierlichen ärztlichen Überprüfung der Medikation des Klienten, *um die Möglichkeit eines Missbrauchs und/oder gefährlicher Neben-/Wechselwirkungen zu begrenzen*
- Unterstützen beim Bestimmen des laufenden Behandlungsbedarfs und Betonen der Notwendigkeit regelmäßiger Evaluation, *um eine frühzeitige Intervention zu unterstützen*
- Betonen der Wichtigkeit, dass Hör-/Sehhilfen immer in gutem Zustand sind, und dass ihre Funktion regelmäßig überprüft/neu

eingestellt wird, *um die Interpretation von Umgebungsreizen durch den Klienten sowie die Kommunikation zu verbessern*

- Besprechen der Situation mit der Familie/den Bezugspersonen, Beteiligen derselbigen an der weiteren Planung, *um die erkannten Bedürfnisse zu befriedigen*
- Suchen von Möglichkeiten zur Optimierung des Schlafumfeldes (z. B. bevorzugte Einschlafrituale, Raumtemperatur, Lichtregulation, Decken/Kissen, Beseitigen oder Verringern von Fremdgeräuschen/-reizen und Unterbrechungen)
- Sorgen für angemessene Vermittlungen (z. B. kognitives Retraining, Selbsthilfegruppen für Suchtkranke, Programme zum Umgang mit Medikamenten, Essen auf Rädern, Gemeindekrankenpflege, Tageskliniken etc.)

Schwerpunkte der Pflegedokumentation

Pflegeassessment oder Neueinschätzung

- Art, Dauer, Häufigkeit des Problems
- aktuelles und früheres Funktionsniveau, Auswirkungen auf Lebensweise/Unabhängigkeit (inkl. Sicherheitsüberlegungen).

Planung

- Pflegeplan und an der Planung beteiligte Personen
- Plan für die Klienteninformation, -schulung und -beratung.

Durchführung/Evaluation

- Reaktionen auf Interventionen/Anleitung und durchgeführte Pflegehandlungen
- Zielerreichung/Fortschritte in Richtung gewünschter Ergebnisse
- Veränderungen des Pflegeplans.

Entlassungs- oder Austrittsplanung

- langfristige Bedürfnisse nach Entlassung/Austritt sowie Verantwortlichkeiten für zu treffende Maßnahmen
- verfügbare Ressourcen und spezifische, vorgenommene Überweisungen.

Empfohlene, exemplarische Pflegeinterventionen (NIC) und Pflegeergebnisse (NOC)

NIC: *Delirmanagement* [Delirium Management] (McCloskey-Dochterman, J.; Bulecheck, G. M., 2013)

NOC: *Kognitive Fähigkeit* [Cognitive Ability] (Moorhead, S., Johnson, M.; Maas, M. L.; Swanson, E., 2013)

Literatur

Carpenito-Moyet L. J.: Das Pflegediagnosen-Lehrbuch. Huber, Bern 2013

Ding-Greiner, C.: Altern mit geistigen Einschränkungen – Pflegekonzepte für die Allgemeinpraxis: Ein Zuhause mit individueller Pflege bieten. Pflegezeitschrift 61 (2008), 10: 584–551

Glaus-Hartmann, M.: Verwirrung. In: Käppeli, S. (Hrsg.): Pflegekonzepte (Bd. 3). Huber, Bern 2000

Gurlit, S.: Spezielle Pflege von Demenzpatienten, die operiert werden: «Mehr als Händchen halten». Pflegezeitschrift 61 (2008) 3: 130–132

Hasemann, W., Kressig, R., Ermini-Fünfschilling, D., Pretto, M. & Spirig, R.: Delirium: Screening, Assessment und Diagnose. Pflege 20 (2007) 4:191–204

Kamphausen, U.: Prophylaxen in der Pflege. Kohlhammer, Stuttgart 2011

Lindesay, J.; MacDonald, A.; Rockwood, K.: Akute Verwirrtheit – Delir im Alter. Praxishandbuch für Pflegende und Mediziner. Huber, Bern 2009

Osterbrink, J. et al.: Inzidenz und Prävalenz postoperativer akuter Verwirrtheit kardiochirurgischer Patienten nach Bypassoperationen sowie Herzklappenersatz. Pflege 14 (2002) 4: 178–189

Pretto, M.; Hasemann W.: Delirium: Ätiologien, Symptome, Risikofaktoren, Assessment und Interventionen. Pflegezeitschrift 59 (2006) 3: 9–16

Gefahr einer akuten Verwirrtheit [P]

Risk for acute confusion (00173) (2006, LOE 2.1)
Domäne 5: **Wahrnehmung/Kognition**
Klasse 4: **Kognition**

Diagnosetyp (Dokumentationsform): Risikopflegediagnose (PR)
Zuordnung der Pflegediagnose nach Pflegemodellen/-klassifikationen s. Kap. 6.

Definition: Risiko reversibler Störungen des Bewusstseins, der Aufmerksamkeit, der Kognition und der Wahrnehmung, die sich über einen kurzen Zeitraum entwickeln

V

Risikofaktoren [R]

- Alkoholkonsum
- Suchtmittelmissbrauch
- Infektion
- Harnverhalt
- Schmerzen

- Unregelmäßigkeiten im Schlaf-Wach-Zyklus, [Desynchronisation]
- eingeschränkte Mobilität
- reduzierte freiheitsbeschränkende Maßnahmen
- vorangegangener Schlaganfall
- beeinträchtigte Kognition
- Demenz
- sensorische Deprivation
- Alter über 60 [50] Jahre
- männliches Geschlecht.

Medikation/Drogen

- Anästhesie
- Anticholinergika
- Diphenhydramin
- Opioide
- psychoaktive Arzneimittel
- Mehrfachmedikation.

Stoffwechselanomalien

- Stoffwechselanomalien
- Azotämie
- vermindertes Hämoglobin
- Dehydration
- unausgeglichener Elektrolythaushalt
- erhöhter Blut-Harnstoff-Stickstoff/erhöhtes Kreatinin
- Mangelernährung.

Klientenbezogene Pflegeziele oder Evaluationskriterien

Der Klient

- äußert, die individuelle Ursache/die individuellen Risikofaktoren zu verstehen.
- benennt Interventionen, um die Gefahr einer Verwirrtheit zu beseitigen/zu mindern.

Maßnahmen oder Pflegeinterventionen

1. Pflegepriorität: Einschätzen verursachender/beitragender Faktoren:

- Benennen vorhandener Faktoren, wie etwa ein kurze Zeit zurückliegendes Trauma/einen Sturz, Einnahme zahlreicher Medikamente, Substanzgebrauch/-missbrauch, anamnestisch bekannte/aktuelle Anfälle, Fieber-/Schmerzepisoden, eine akute Infektion, Exposition gegenüber toxischen Substanzen, traumatische Ereignisse im Leben des Klienten/der Bezugsperson(en), plötzliche Veränderungen der Umgebung/unvertrautes Umfeld oder unvertraute Personen bei einer Person mit Demenz. *Akute Verwirrtheit ist ein Symptom mit zahlreichen Ursachen (z.B. Hypoxie, abnorme Stoffwechselzustände, Einnahme von Giften/Medikamenten, Elektrolytstörungen, Sepsis/systemische Infektionen, Mangelernährung, endokrine Leiden, Infektionen des ZNS/andere neuropathologische Zustände, akute psychiatrische Erkrankungen)*

- Untersuchen der Möglichkeit eines Alkohol-/Drogenentzugs, der Exazerbation von psychiatrischen Erkrankungen (z.B. Gemütsleiden, dissoziative Störungen, Demenz)
- Feststellen des Funktionsgrades des Klienten inkl. der Fähigkeit, sich selbst zu versorgen und nach eigenem Willen umherzubewegen. *Erkrankungen/Situationen, welche die Mobilität und Unabhängigkeit des Klienten einschränken (z.B. akute oder chronische körperliche/seelische Leiden und deren Therapien, ein Trauma/ausgedehnte Immobilität, zwangsweiser Aufenthalt in nicht vertrauter Umgebung, sensorische Deprivation) erhöhen die Aussicht auf einen akuten Verwirrtheitszustand*
- Herausfinden von Lebensereignissen (z.B. Tod eines Ehepartners/eines anderen Familienmitglieds, Abwesenheit der bekannten Gesundheitsfachperson, Wegzug vom lebenslangen Wohnsitz, Naturkatastrophen), *die Wahrnehmungen, Aufmerksamkeit und Konzentration des Klienten stören können*
- Einschätzen der Ernährung/des Ernährungszustandes, *um mögliche Mängel essenzieller Nährstoffe und Vitamine herauszufinden, die sich negativ auf den Geisteszustand auswirken könnten*
- Überprüfen des Schlaf-Wach-Rhythmus, Achten auf Schlafdeprivation/übermäßigen Schlaf (vgl. PDx: Gestörtes Schlafmuster, Schlafmangel, Schlafstörung soweit angemessen)

V

2. Pflegepriorität: Reduzieren/Korrigieren bestehender Risikofaktoren:

- Unterstützen der Behandlung des zu Grunde liegenden Problems (z.B. Intoxikation/Substanzmissbrauch, Infektion, Hypoxämie, biochemisches Ungleichgewicht, Ernährungsdefizite, Assessment/Behandlung von Schmerzen)

- Überwachen/Anpassen der Medikation und Achten auf die Reaktion. Feststellen von Medikamenten, die umgestellt oder abgesetzt werden können, wenn sich herausstellt, dass der aktuelle Zustand auf eine Mehrfachmedikation, Nebenwirkungen oder unerwünschte Reaktionen zurückzuführen ist
- Verabreichen von Medikamenten, soweit angemessen (z. B. kann Schmerzlinderung bei einem älteren Klienten mit Hüftfraktur kognitive Reaktionen verbessern)
- Orientieren des Klienten an seiner Umgebung, am Personal, an den nötigen Aktivitäten
- Ermutigen der Familienmitglieder/Bezugsperson(en), sich an der kontinuierlichen Realitätsorientierung zu beteiligen und den Klienten mit aktuellen Informationen (z. B. über Nachrichten und Familienereignisse) zu versorgen
- Sorgen für eine ruhige Atmosphäre, Reduzieren von Geräusch-/Lärmquellen *um Überstimulation zu vermeiden.* Vermitteln eines normalen Maßes an sensorischer/taktiler Stimulation – verwenden persönlicher Gegenstände/Bilder etc.
- Ermutigen des Klienten, bei Bedarf seine Seh-/Hörhilfen/andere Hilfsmittel zu verwenden, *um ihm beim Interpretieren der Umwelt und beim Kommunizieren zu helfen*
- Fördern des frühzeitigen Umhergehens, *um das Wohlbefinden zu verbessern und Auswirkungen längerer Bettlägerigkeit/Inaktivität zu vermindern*
- Achten auf Sicherheitsbedürfnisse (z. B. Aufsicht, Vorsichtsmaßnahmen im Hinblick auf Anfälle, Platzieren der Alarmglocke und benötigter Gegenstände in Reichweite, Freihalten von Gehwegen, Mobilisieren mit Hilfsmitteln)

3. Pflegepriorität: Fördern des Wohlbefindens (Beratung, Patientenedukation und Entlassungsplanung):

- Unterstützen beim Behandeln von Grunderkrankungen und/oder beim Umgang mit Risikofaktoren, *um Komplikationen zu verringern/zu begrenzen*
- Betonen der Wichtigkeit einer fortlaufenden Überwachung des Medikationsplans *auf mögliche unerwünschte Wirkungen/Reaktionen*
- Sorgen für ungestörte Ruhephasen
- Suchen von Möglichkeiten zur Optimierung des Schlafumfeldes (z. B. bevorzugte Einschlafrituale, Raumtemperatur, Decken/Kis-

sen, Beseitigen oder Verringern von Fremdgeräuschen/-reizen und Unterbrechungen, Beleuchtung)
- Sorgen für angemessene Vermittlungen (z. B. medizinische/psychiatrische Spezialisten, Programm zum Umgang mit Medikamenten, Ernährungsberatung, Drogenberatung, Selbsthilfegruppen, Gemeindekrankenpflege, Tageskliniken für Erwachsene)

Schwerpunkte der Pflegedokumentation

Pflegeassessment oder Neueinschätzung

- bestehende Erkrankungen/Risikofaktoren der Person
- aktuelles Funktionsniveau, Auswirkung auf die Unabhängigkeit und die Fähigkeit, eigene Bedürfnisse inkl. der Flüssigkeits-/Nahrungsaufnahme und der Einnahme von Medikamenten zu befriedigen.

Planung

- Pflegeplan und an der Planung beteiligte Personen
- Plan für die Klienteninformation, -schulung und -beratung.

Durchführung/Evaluation

- Reaktionen auf Interventionen/Anleitung und durchgeführte Pflegehandlungen
- Zielerreichung/Fortschritte in Richtung gewünschter Ergebnisse
- Veränderungen des Pflegeplans.

Entlassungs- oder Austrittsplanung

- langfristige Bedürfnisse nach Entlassung/Austritt sowie Verantwortlichkeiten für zu treffende Maßnahmen
- verfügbare Ressourcen und spezifische, vorgenommene Überweisungen.

Empfohlene, exemplarische Pflegeinterventionen (NIC) und Pflegeergebnisse (NOC)

NIC: *Delirimanagement* [Delirium Management] (McCloskey-Dochterman, J.; Bulecheck, G. M., 2013)

V

NOC: *Kognitive Fähigkeit* [Cognitive Ability] (Moorhead, S., Johnson, M.; Maas, M. L.; Swanson, E., 2013)

Literatur

Carpenito-Moyet L. J.: Das Pflegediagnosen-Lehrbuch. Huber, Bern 2013

Hasemann, W., Kressig, R., Ermini-Fünfschilling, D., Pretto, M. & Spirig, R.: Delirium: Screening, Assessment und Diagnose. Pflege 20 (2007) 4:191–204

Ding-Greiner, C.: Altern mit geistigen Einschränkungen – Pflegekonzepte für die Allgemeinpraxis: Ein Zuhause mit individueller Pflege bieten. Pflegezeitschrift 61 (2008), 10: 584–551

Glaus-Hartmann, M.: Verwirrung. In: Käppeli, S. (Hrsg.): Pflegekonzepte (Bd. 3). Huber, Bern 2000

Gurlit, S.: Spezielle Pflege von Demenzpatienten, die operiert werden: «Mehr als Händchen halten». Pflegezeitschrift 61 (2008) 3: 130–132

Kamphausen, U.: Prophylaxen in der Pflege. Kohlhammer, Stuttgart 2011

Lindesay, J.; MacDonald, A.; Rockwood, K.: Akute Verwirrtheit – Delir im Alter. Praxishandbuch für Pflegende und Mediziner. Huber, Bern 2009

Lindner, U. K.: Krankheiten erkennen und verstehen: Akute Verwirrtheit als primäres Symptom. Pflegezeitschrift 60 (2007) 5: 288–289

Osterbrink, J. et al.: Inzidenz und Prävalenz postoperativer akuter Verwirrtheit kardiochirurgischer Patienten nach Bypassoperationen sowie Herzklappenersatz. Pflege 14 (2002) 4: 178–189

Pretto, M. & Hasemann W.: Delirium: Ätiologien, Symptome, Risikofaktoren, Assessment und Interventionen. Pflegezeitschrift 59 (2006) 3: 9–16

Chronische Verwirrtheit [P]

Chronic confusion (00129) (1994)
Domäne 5: **Wahrnehmung/Kognition**
Klasse 4: **Kognition**

Diagnosetyp (Dokumentationsform): aktuelle Pflegediagnose (PES)
Zuordnung der Pflegediagnose nach Pflegemodellen/-klassifikationen s. Kap. 6.

Definition: Irreversible, lang andauernde und/oder fortschreitende Verschlechterung von Intellekt und Persönlichkeit, gekennzeichnet durch eine verminderte Fähigkeit, Umweltreize zu interpretieren; verminderte intellektuelle Denkfähigkeit, und angezeigt durch Störungen des Gedächtnisses, der Orientierung und des Verhaltens

Beeinflussende Faktoren [od. Einflussfaktoren] [E]

- Alzheimer-Krankheit [Demenz vom Alzheimer-Typ]
- Korsakoff-Syndrom
- Multiinfarktdemenz
- zerebrovaskuläres Ereignis
- Kopfverletzung.

Bestimmende Merkmale [od. Symptome] [S]

objektive

- klinischer Nachweis für eine organische Schädigung
- veränderte Interpretation
- veränderte Reaktion auf Reize
- fortschreitende kognitive Beeinträchtigung
- lange bestehende kognitive Beeinträchtigung
- keine Veränderung im Bewusstheitsgrad
- beeinträchtigte Sozialkontakte
- beeinträchtigtes Kurzzeitgedächtnis
- beeinträchtigtes Langzeitgedächtnis
- Persönlichkeitsveränderung.

Merkmale chronische Verwirrtheit bei Alzheimer-Demenzen (Hall, 1991)

- **Kognitive oder intellektuelle Verluste**
  - Gedächtnisverlust
  - initiale oder progressive Degeneration des zerebralen Kortex
  - Verlust des Zeitsinns
  - Unfähigkeit, zu abstrahieren (z. B. Sicherheitserfordernisse verstehen)
  - Unfähigkeit, eine Wahl oder Entscheidung zu treffen
  - Unfähigkeit, Probleme zu lösen oder Begründungen abzugeben
  - gering ausgeprägte Urteilskraft
  - Veränderungen der Wahrnehmung
  - Verlust von Sprachfähigkeiten
- **Affektive oder persönlichkeitsbezogene Verluste**
  - Verlust von Affekten
  - verminderte affektive Hemmung, a/d emotionale Labilität, spontane Kommunikation, Verlust von Taktgefühl, Verlust der Kontrolle über Gefühle
  - Unfähigkeit, Gratifikationen (Belohnungen) zu verzögern
  - verminderte Aufmerksamkeitsspanne
  - sozialer Rückzug
  - Verlust der Fähigkeit, andere (die Umgebung u. ggf. sich selbst) wieder zu erkennen
  - zunehmende Selbstbezogenheit

  - asoziale Verhaltensweisen
  - Konfabulation
  - psychotische Reaktionen (Paranoia, Wahnideen)
  - zunehmende Erschöpfung bei körperlicher/intellektueller Belastung
  - Verlust von Energiereserven

- **Verlust der Planungsfähigkeit**
  - Verlust der generellen Fähigkeit, Aktivitäten zu planen, insbesondere solcher, die Schritte wie Zielsetzung, Organisation und Ausführung erfordern
  - funktionelle Verluste bis hin zu Einschränkungen der ADL, meist in der Reihenfolge: Baden, Pflege der äußeren Erscheinung, Kleider auswählen, Ankleiden, Mobilität, Toilettenbenutzung, Kommunizieren und Essen
  - motorische Apraxie (die Unfähigkeit, motorische Aktivitäten bewusst zu planen und zu koordinieren)

- **Zunehmend geringere Stresstoleranz**
  - b/d verringerte zerebrale Integration infolge beeinträchtigter Fähigkeit Reize wahrzunehmen, Bedeutungen zuzuweisen und Reaktionen zu koordinieren
  - Verhaltensweisen charakterisiert durch kognitive und soziale Unzugänglichkeit
  - ruheloses Umhergehen (Wandering, Sundowning)
  - gewalttätige, agitierte oder ängstliche Verhaltensweisen
  - absichtslose Verhaltensweisen
  - Rückzugsverhalten oder Vermeidungsverhalten
  - zwanghaftes Verhalten
  - andere kognitiv oder sozial unzugängliche Verhaltensweisen

Klientenbezogene Pflegeziele/Kriterien zur Evaluation

Der Klient

- ist sicher und erleidet keinen Schaden.

Die Familie/wichtige Bezugsperson

- äußert Verständnis für Krankheitsprozess, Prognose und Bedürfnisse des Klienten.
- erkennt/beteiligt sich an Interventionen zum wirksamen Umgang mit der Situation.

- sorgt für größtmögliche Unabhängigkeit des Klienten unter Wahrung seiner Sicherheitsbedürfnisse.

Maßnahmen oder Pflegeinterventionen

1. Pflegepriorität: Ermitteln des Ausmaßes der Behinderung:

- Evaluieren der Ergebnisse der diagnostischen Tests (z. B. Gedächtnisstörung, Realitätsorientierung, Aufmerksamkeitsspanne, Rechnen). *Oft bedarf es einer Kombination von Tests (z. B. Confusion Assessment Method [CAM], Mini-Mental State Examination [MMSE], Alzheimer´s Disease Assessment Scale [ADAS-cog], Brief Dementia Severity Rating Scale [BDSRS], Neuropsychiatric Inventory [NPI]), um den Gesamtzustand des Klienten in Bezug auf einen chronischen/irreversiblen Zustand zu evaluieren*
- Überprüfen der Fähigkeit des Klienten, sich mitzuteilen und Mitteilungen anderer zu verstehen. *Unter Umständen kann der Klient nicht sprechen oder braucht Unterstützung beim Verbalisieren/beim Interpretieren verbaler Äußerungen*
- Sprechen mit den Bezugspersonen des Klienten über dessen ursprüngliches/gewohntes Verhalten, die Zeitdauer seit dem Auftreten und dem Verlauf des Problems, ihre Wahrnehmung der Prognose und weitere Informationen oder Besorgnisse zum Zustand des Klienten. *Wenn die Anamnese einen schleichenden Verfall über Jahre hinweg zeigt und gleichzeitig mit der Verwirrtheit abnorme Wahrnehmungen, Unaufmerksamkeit und Gedächtnisstörungen auftreten, lautet die Diagnose wahrscheinlich Demenz.*
- Feststellen, welche Interventionen früher angewandt/versucht wurden
- Evaluieren der Reaktionen auf Pflegepersonen/Aufnahmefähigkeit bezüglich Pflegeinterventionen, *um Problembereiche festzustellen, um die man sich kümmern muss*
- Ermitteln des Ausmaßes von Angst bezüglich der Situation und problematisches Verhalten, *das Hinweise auf die Gefahr einer Gewaltanwendung enthalten könnte*

V

2. Pflegepriorität: Reduzieren der Auswirkungen einer Verschlechterung auf ein Mindestmaß, Maximieren des Funktionsniveaus:

- Unterstützen beim Behandeln von Krankheiten/Zuständen (z. B. Infektionen, Mangelernährung, Störungen des Elektrolythaushalts und unerwünschte Arzneimittelwirkungen), *die zu Leiden, Unbehagen und Agitiertheit beitragen/sie verschlimmern können*

- Sorgen für eine ruhige Atmosphäre. Eliminieren externen Lärms/äußerer Stimuli, *die den Grad der Agitiertheit/Verwirrtheit des Klienten noch erhöhen können*
- Offen und ehrlich sein beim Erörtern der Krankheit, Fähigkeiten und Prognose des Klienten
- Einsetzen von Berührung mit Vorbedacht. Sagen Sie dem Klienten, was getan wird, bevor Sie ihn berühren, *um das Gefühl des Überraschtwerdens/negative Reaktionen zu verringern*
- Vermeiden des Anzweifelns von unlogischem Denken – *daraus könnten Abwehrreaktionen resultieren*
- Verwenden positiver Formulierungen, Anbieten angeleiteter Auswahl zwischen zwei Optionen. Vereinfachen der Aufgaben und Routinen des Klienten, *um die Agitiertheit angesichts vielfältiger Optionen/Anforderungen zu vermindern*
- Unterstützen, wenn der Klient zu kommunizieren versucht und sensibel sein für steigende Frustration, Befürchtungen und falsch wahrgenommene Bedrohungen
- Ermutigen der Familienmitglieder/Bezugsperson(en), sich an der kontinuierlichen Realitätsorientierung zu beteiligen und den Klienten mit aktuellen Informationen (z. B. über Nachrichten und Familienereignisse) zu versorgen
- Aufrechterhalten realitätsorientierter Beziehungen/einer realitätsorientierenden Umgebung (z. B. Uhren, Kalender, persönliche Gegenstände, jahreszeitengerechte Dekoration). Ermutigen zur Teilnahme an resozialisierenden Gruppenaktivitäten
- Dem Klienten erlauben, in der Vergangenheit (in der eigenen Realität) zu leben, sofern das Wohlbefinden dadurch nicht beeinträchtigt wird
- Ergreifen von Sicherheitsmaßnahmen (z. B. engmaschige Überwachung, Identifikationsarmband, Einschließen der Medikamente, Einstellen einer niedrigeren Warmwassertemperatur)
- Setzen von Grenzen gegenüber unsicherem und/oder unangemessenem Verhalten, dabei auf ein Gewaltpotenzial achten
- Vermeiden von Fixierungen, so gut es geht. Bei Bedarf Verwenden von Körper- statt Handgelenkfixierungen. *Zwar verhindern Fixierungen u. U. einen Sturz, können aber auch die Agitiertheit des Klienten und sein Leiden erhöhen und sind ein Sicherheitsrisiko*
- Verabreichen von Medikamenten nach Verordnung (z. B. Antidepressiva, Antipsychotika). Überwachen auf eine therapeutische Wirkung sowie auf unerwünschte Wirkungen, Nebenwir-

kungen und Wechselwirkungen. *Medikamente können bedachtsam eingesetzt werden, um den Symptomen einer Psychose oder Depression bzw. aggressivem Verhalten zu begegnen*
- Für weitere Interventionen vgl. PDx: akute Verwirrtheit, beeinträchtigte Gedächtnisleistung, gestörte Denkprozesse, beeinträchtigte verbale Kommunikation

3. Pflegepriorität: Unterstützen der Bezugspersonen beim Entwickeln von Bewältigungsformen:
- Ermitteln von Ressourcen in der Familie bezüglich der Bereitschaft/Möglichkeiten zur Beteiligung an der Pflege des Klienten
- Beteiligen der Familie/Bezugsperson(en) am Planen und an den Maßnahmen der Pflege, nach Bedarf/Wunsch. Häufiges Interagieren mit Bezugsperson(en), *um Informationen zu vermitteln, Pflegestrategien zu ändern, deren Feed-back zu bekommen und Unterstützung anzubieten*
- Erörtern der Belastung der Betreuungsperson und von Zeichen eines Burn-out [oder einer Rollenüberlastung], wenn angemessen
- Sorgen für Schulungsmaterial, Bibliographien, eine Liste verfügbarer lokaler Ressourcen, telefonische Hilfsdienste, Web-Seiten, nach Wunsch, *um Bezugsperson(en) im Umgang und beim Bewältigen von Fragen der Langzeitpflege zu helfen*
- Ermitteln geeigneter Ressourcen in der Gemeinde (z. B. Alzheimer-Vereinigung, SHT-Selbsthilfegruppe, Seniorengruppen, Geistliche, Sozialdienste, Tageskliniken), *um Unterstützung anzubieten und bei Problemlösungen zu helfen*
- Vgl. PDx: Gefahr einer Rollenüberlastung der pflegenden Bezugsperson

4. Pflegepriorität: Fördern des Wohlbefindens (Beratung, Patientenedukation und Entlassungsplanung):
- Erörtern der Art der Erkrankung des Klienten (z. B. chronisch-stabil, progressiv oder degenerativ), Behandlungsbelange und erforderliche Nachsorge, *um den Klienten auf dem höchstmöglichen Funktionsniveau zu halten*
- Bestimmen des altersentsprechenden laufenden Behandlungs- und Sozialisationsbedarfs und entsprechender Ressourcen
- Entwickeln eines Betreuungsplans zusammen mit der Familie/den Bezugspersonen, *um die individuellen Bedürfnisse des Klienten und seiner Bezugspersonen zu berücksichtigen*

- Vornehmen angemessener Vermittlungen (z. B. Essen auf Rädern, Tagespflege für Erwachsene, Hauskrankenpflege, Tagesklinik)

Schwerpunkte der Pflegedokumentation

Pflegeassessment oder Neueinschätzung

- individuelle Ergebnisse inkl. des aktuellen Funktionsniveaus und vorausgesehener Veränderungen
- Sicherheitsfragen.

Planung

- Pflegeplan und an der Planung beteiligte Personen.

Durchführung/Evaluation

- Reaktionen auf Interventionen/Anleitung und durchgeführte Pflegehandlungen
- Zielerreichung/Fortschritte in Richtung gewünschter Ergebnisse
- Veränderungen des Pflegeplans.

Entlassungs- oder Austrittsplanung

- langfristige Bedürfnisse/Überweisungen sowie Verantwortlichkeiten für zu treffende Maßnahmen
- verfügbare Ressourcen und spezifische, vorgenommene Überweisungen.

Empfohlene, exemplarische Pflegeinterventionen (NIC) und Pflegeergebnisse (NOC)

NIC: *Demenzpflege* [Dementia Management] (McCloskey-Dochterman, J.; Bulecheck, G. M., 2013)
NOC: *Kognitive Fähigkeiten* [Cognitive Ability] (Moorhead, S., Johnson, M.; Maas, M. L.; Swanson, E., 2013)

Literatur

Barrick, A. L.; Rader, J.; Hoeffer, B.; Sloane, P. D.; Biddle, S.: Körperpflege ohne Kampf. Personenorientierte Pflege von Menschen mit Demenz. Bern, Huber 2011

Bowlby Sifton, C.: Das Demenz-Buch. Ein «Wegbegleiter» für Angehörige und Pflegende. 2. überarb. Aufl. Huber, Bern 2011

Breuer, P.: Visuelle Kommunikation für Menschen mit Demenz. Bern: Huber, Bern 2009

Brooker, D.: Person-zentriert pflegen. Das VIPS-Modell zur Pflege und Betreuung von Menschen mit einer Demenz. Huber, Bern 2008

Buell Withworth, H.; Whitworth, J.: Das Lewy-Body-Demenz Buch. Bern, Huber 2013

Carpenito-Moyet, L. J.: Das Pflegediagnosen-Lehrbuch. Huber, Bern 2013
Chalfont G.: Naturgestützte Therapie. Tier- und pflanzengestützte Therapie für Menschen mit einer Demenz planen, gestalten und ausführen. Huber, Bern 2010
Feil, N.; Klerk-Rubin, Vicki de: Validation. E. Reinhardt, München 2010
Feil, N.: Validation in Anwendung und Beispielen, E. Reinhardt, München 2010
Georg, J.: Chronische Verwirrtheit bei alten Menschen. NOVA 38 (2007) 2: 32–34
Georg, J.: Orientierungsstörungen bei alten Menschen. NOVA 41 (2010) 6: 17–19
Georg, J.: Außer Kontrolle geraten. (Das PLST-Modell bei Menschen mit Demenz). NOVA 40 (2009) 12: 14–16
Hall, G. R.: Altered Thought processes: Dementia. In: Maas M. et al. (1991): Nursing diagnoses and interventions for the elderly. Reading, Addison Wesley
Held, C. Was ist «gute» Demenzpflege. Huber, Bern 2013
Imhof, L.: Symptome von Demenz: Angst vor Gedächtnisverlust. Krankenpflege (2003) 96 (12): 16–19
James, I. A.: Herausforderndes Verhalten bei Menschen mit Demenz. Einschätzen, verstehen und behandeln. Bern, Huber 2012
Kitwood, T.: Demenz. Huber, Bern 2013
Kuhn, D.; Verity, J.: Die Kunst der Pflege von Menschen mit Demenz. Bern, Huber 2012
Lind, S.: Fortbildungsprogramm Demenzpflege. Huber, Bern 2011
Mace N. L.; Rabins P. V.: Der 36-Stunden-Tag. Die Pflege des verwirrten älteren Menschen, speziell des Alzheimer-Kranken. Huber, Bern 2012
Moniz-Cook E.; Manthorpe J.: Frühe Diagnose Demenz. Huber, Bern 2007
Marshall, M.; Allan, K.: «Ich muss nach Hause» – Ruhelos umhergehende Menschen mit einer Demenz verstehen. Huber, Bern 2011
May, H.; Edwards, P.; Brooker, D.: Professionelle Pflegeprozessplanung. Personzentrierte Pflegeplanung für Menschen mit Demenz. Huber, Bern 2012
Ried, S.; Dassen, T.: Chronic Confusion, Dementia, and Impaired Environmental Interpretation Syndrome: A Concept Comparison. Nursing Diagnosis. 11 (2000) 2: 49–59
Schäfer, I. L.; Dorschner, S.: «Das Hospitz betrachtet die ganze Person!» – Hospitz-Volontärinnen helfen bei der Unterstützung Demenzkranker. Pflege 20 (2007), 3: 129–136
Snyder, L.: Wie sich Alzheimer anfühlt. Huber, Bern 2011
Stegmaier, W.: Orientierung – Philosophische Perspektiven. Suhrkamp, Frankfurt 2005
Taylor, R.: Alzheimer und Ich. «Leben mit Dr. Alzheimer im Kopf». Huber, Bern 2011
van der Kooij, C.: Das mäeutische Pflege- und Betreuungsmodell. Darstellung und Dokumentation. Huber, Bern 2010
Whitehouse, P. J.; George, D.: Mythos Alzheimer. Huber, Bern 2009
Wojnar J.: Die Welt der Demenzkranken. Leben im Augenblick. Vincentz, Hannover 2007

Gefahr eines unproportionalen Wachstums [P]

Risk for disproportionate growth (00113) (1998)
Domäne 13: **Wachstum/Entwicklung**
Klasse 1: **Wachstum**

Diagnosetyp (Dokumentationsform): Risikopflegediagnose (PR)
Zuordnung der Pflegediagnose nach Pflegemodellen/-klassifikationen s. Kap. 6.

Definition: Risiko eines Wachstums, das oberhalb des 97. Perzentils oder unterhalb des 3. altersentsprechenden Perzentils liegt, wobei zwei Perzentilbereiche überschritten werden

Risikofaktoren [R]

pränatale

- Ernährung der Mutter
- Infektion der Mutter
- Mehrlingsschwangerschaft
- Einnahme von Substanzen
- Suchtmittelmissbrauch
- Teratogenbelastung
- angeborene Störungen
- genetische Störungen [z. B. Störung von Hormondrüsen, Tumore].

individuelle

- Frühgeburt
- Mangelernährung
- unangepasstes Nahrungsverabreichungsverhalten des Pflegenden
- unangepasstes Ernährungsverhalten des Individuums
- unstillbarer Appetit
- Anorexie, [beeinträchtigter Stoffwechsel, höher als der normale Nährstoffbedarf]
- Infektion
- chronische Krankheit
- Suchtmittel[gebrauch] oder -missbrauch [inkl. Anabolika].

umgebungsbezogene
- Deprivation
- Armut
- Gewalt
- Naturkatastrophen
- Teratogene
- Bleivergiftung.

Pfelegende[Pflegende]
- Missbrauch
- psychische Krankheit
- Lernschwäche (psychische Beeinträchtigung)
- starke Lernbeeinträchtigung.

Klientenbezogene Pflegeziele oder Evaluationskriterien

Der Klient
- erhält eine angemessene Ernährung entsprechend seinen individuellen Bedürfnissen.
- zeigt ein sich stabilisierendes oder in Richtung auf ein altersentsprechendes Maß zunehmendes Gewicht und entsprechende Größe.
- nimmt altersentsprechend an der Versorgung und der Ausführung des Pflegeplans teil.

Eltern/Betreuer
- äußern, dass sie die Entwicklungsverzögerung/-abweichung sowie geplante Maßnahmen verstehen.

Maßnahmen oder Pflegeinterventionen

1. Pflegepriorität: Einschätzen ursächlicher/beeinflussender Faktoren:
- Feststellen der Risikofaktoren/Umstände, die zur Wachstumsabweichung beitragen (siehe «Risikofaktoren») inkl. Hypophysentumore in der Familiengeschichte, Marfan-Syndrom, genetische Anomalien, Einnahme bestimmter Medikamente/Substanzen während der Schwangerschaft, Diabetes der Mutter/andere chronischer Erkrankung, Armut, Unvermögen, sich um Ernährungsfragen zu kümmern, Essstörungen
- Ermitteln, wie die Eltern/Betreuungspersonen ihre Pflichten erfüllen (z. B. unzulänglich, inkonsequent, unrealistische oder un-

genügende Erwartungen, Mangel an Stimulation, Grenzsetzungen, Reaktionen/Zuwendung)
- Beachten des Ernstes, der Dringlichkeit der Situation (z.B. langfristiger körperlicher/emotionaler Missbrauch im Gegensatz zu situationsbedingter Entwurzelung oder ungenügendem Beistand in einer Krise oder Übergangszeit)
- Auswertung der Ernährung. *Eine konstante Über- oder Unterernährung (Eiweiß oder andere Basisnährstoffe) verhindert, dass ein Kind ein gesundes Wachstumspotenzial erreicht, selbst wenn keine Störung/Krankheit vorliegt.* Vgl. PDx: Mangelernährung, Überernährung
- Achten auf die Ergebnisse der Laboruntersuchungen
- Bestimmen kultureller/familiärer/gesellschaftlicher Fragen, die sich auf die Situation auswirken können (z.B. Adipositas in der Kindheit, heute ein Risiko für Kinder, Vorstellungen der Eltern bezüglich der Menge der Nahrungsaufnahme, Erwartungen an ein «normales» Wachstum)
- Ermitteln von bedeutsamen belastenden Ereignissen, Verlusten, Trennungen und umgebungsbedingten Veränderungen (z.B. Verlassenwerden, Scheidung, Tod eines Elternteils, Partners oder Kindes, Älterwerden, Wohnortwechsel)
- Einschätzen der kognitiven Fähigkeiten, des Bewusstseinszustandes, der Orientierung, des Verhaltens (z.B. Rückzug, Aggression), Reaktion auf die Umgebung und Außenreize
- Aktives Zuhören bei Sorgen bezüglich der Körpergröße, der Fähigkeit, sich mit anderen messen zu können (Sport, Body-Building), *um das Potenzial für die Einnahme von Anabolika/anderen Drogen herauszufinden*

2. Pflegepriorität: Korrigieren/Einschränken von Wachstumsabweichungen und Begleitkomplikationen:
- Bestimmen des chronologischen Alters und familiärer Faktoren (Körperbau/Statur), *um Wachstumserwartungen zu zu erheben.* Beachten dokumentierter Verluste/Störungen im Funktionsniveau. *Liefert vergleichende Ausgangswerte*
- Feststellen des gegenwärtigen Wachstumsalters/-stadiums. Überprüfen von Erwartungen hinsichtlich der gegenwärtigen Größen-/Gewichtsperzentilen und jeder Art von Abweichung
- Untersuchen von Abweichungen vom Normwert (z.B. Körpergröße/Gewicht, Kopf-/Hand-/Fußgröße, Gesichtsmerkmale etc.).

Abweichungen können multifaktoriell bedingt sein und erfordern unterschiedliche Interventionen (z.B. kann eine alleinige Abweichung [nach oben oder nach unten] durch Ernährungsumstellungen und körperliche Betätigung gebessert werden. Andere Abweichungen erfordern u.U. eine tief gehende Evaluation und langfristige Behandlung

- Feststellen, ob das Wachstum des Kindes oberhalb der 97. Perzentile (sehr groß und dick für das Alter) liegt. *Spricht für die Notwendigkeit einer Evaluation auf endokrine/andere Erkrankungen*
- Feststellen, ob das Wachstum des Kindes unterhalb der 3. Perzentile (sehr klein und dünn für das Alter) liegt. *Erfordert u. U. die Evaluation auf eine Gedeihsstörung*
- Achten auf Angaben von Veränderungen der Gesichtsmerkmale, Gelenkschmerzen, Lethargie, Störungen der Sexualfunktion und/oder einer Zunahme der Hut-, Handschuh-, Ring- und Schuhgröße bei Erwachsenen, v.a. nach dem 40. Lebensjahr. *Die Person sollte zur weiteren Evaluation auf Hypophysenüberfunktion, Wachstumshormonstörungen bzw. Akromegalie überwiesen werden*
- Sichten der Ergebnisse von Röntgenaufnahmen, Knochen-Scans und MRTs, *um das Knochenalter/das Überwachstum von Knochen und Weichteilgewebe, das Vorliegen von Tumoren festzustellen.* Beachten von Laboruntersuchungen (z.B. Wachstumshormonspiegel/andere endokrine Untersuchungen), *um einen pathologischen Zustand herauszufinden*
- Unterstützen bei der Therapie, um ursächliche Faktoren zu behandeln/zu korrigieren (z.B. Colitis ulcerosa, Herzprobleme, Nierenerkrankungen), endokrine Störungen (z.B. Hypophysenüberfunktion, Hypothyreose, Diabetes mellitus Typ 1, Wachstumshormonanomalien), genetisch bedingte/intrauterine Wachstumsverzögerung, Ernährungsprobleme bei Kindern, Ernährungsmängel (vgl. PDx: Mangelernährung)
- Integrieren von Ernährungsfachleuten oder anderen Spezialisten (z.B. Aktivierungs-, Ergotherapie) *in die Erstellung eines Versorgungsplans*

W

- Feststellen des Medikationsbedarfs (z.B. Appetitanreger oder Antidepressiva, Wachstumshormone etc.)
- Regelmäßige Überwachung des Wachstums. *Hilft die Effektivität der Intervention zu überprüfen, fördert das frühzeitige Erkennen eines Bedarfs an zusätzlichen Maßnahmen*

3. Pflegepriorität: Fördern des Wohlbefindens (Beratung, Patientenedukation und Entlassungsplanung):

- Informieren über normales, altersentsprechendes Wachstum, soweit angemessen, inkl. der Bereitstellung von Informationsmaterial/glaubwürdigen Web-Seiten
- Ansprechen von Belangen der Betreuungspersonen (z. B. Missbrauch durch die Eltern, Lernschwächen, Armutsumfeld), *die sich auf die Gedeihfähigkeit des Klienten auswirken könnten*
- Besprechen, ob das Aussehen, die Pflege der äußeren Erscheinung, der Umgang mit Berührungen, die Sprache angemessen sind. Vgl. PDx: Verzögerte(s) Wachstum und Entwicklung, Selbstversorgungsdefizit (verschiedene PDx)
- Empfehlen, sich regelmäßig sportlich zu betätigen/an einem sportmedizinischen Programm teilzunehmen, *um den/die Muskeltonus/-kraft zu stärken und einen angemessenen Körperbau zu entwickeln*
- Fördern einer Lebensweise, die Komplikationen verhindert/begrenzt (z. B. Management einer Adipositas, einer Hypertonie, sensorischer/wahrnehmungsbezogener Einschränkungen), regelmäßige medizinische Nachsorge, ernährungsphysiologisch ausgewogene Mahlzeiten, eine alters-/entwicklungsgemäße Sozialisation, *um die funktionelle Unabhängigkeit zu erhalten und die Lebensqualität zu steigern*
- Erörtern der Folgen eines Substanzgebrauchs/-missbrauchs mit Mädchen/Frauen im fortpflanzungsfähigen Alter und Versorgen Schwangerer mit Informationen über teratogene Substanzen. *Edukation kann eine Mutter dahingehend beeinflussen, dass sie von der Einnahme von Drogen/Wirkstoffen, die zu Geburtsschäden führen können, Abstand nimmt*
- Verweisen an ein genetisches Screening, soweit angemessen
- Benennen verfügbarer kommunaler Ressourcen, soweit angemessen (z. B. öffentliche Gesundheitsprogramme, medizinisches Verbrauchsmaterial, Ernährungsberatung, Drogenmissbrauchsprogramme, SpezialistIn für endogene/genetische Störungen)

Schwerpunkte der Pflegedokumentation

Pflegeassessment oder Neueinschätzung

- Ergebnisse der Einschätzung/individuelle Bedürfnisse inkl. des aktuellen Wachstumsstandes und -trends

- Wissen der Betreuungspersonen über die Situation und die eigene Rolle.

Planung
- Pflegeplan und an der Planung beteiligte Personen
- Plan für die Klienteninformation, -schulung und -beratung.

Durchführung/Evaluation
- Reaktionen des Klienten auf Interventionen/Anleitung und durchgeführte Pflegehandlungen
- Reaktionen von Betreuungspersonen auf Schulung/Anleitung und Beratung
- Zielerreichung/Fortschritte in Richtung gewünschter Ergebnisse
- Veränderungen des Pflegeplans.

Entlassungs- oder Austrittsplanung
- langfristige Bedürfnisse nach Entlassung/Austritt sowie Verantwortlichkeiten für zu treffende Maßnahmen
- spezifische, vorgenommene Überweisungen, Quellen für medizinisch-pflegerische und pädagogische Hilfsmittel.

Empfohlene, exemplarische Pflegeinterventionen (NIC) und Pflegeergebnisse (NOC)

NIC: *Ernährungsüberwachung* [Nutritional Monitoring] (McCloskey-Dochterman, J.; Bulecheck, G. M., 2013)
NOC: *Kindesentwicklung (Altersgruppe spezifizieren)* [Child Development: (specify age group)] (Moorhead, S., Johnson, M.; Maas, M. L.; Swanson, E., 2013)

Literatur

Carpenito-Moyet, L. J.: Das Pflegediagnosen-Lehrbuch, Huber, Bern 2013

Flammer, A.; Alsacker, F.: Entwicklungspsychologie der Adoleszenz. Bern, Huber 2002

Hasselhorn, M.; Silbereisen, R. K.: Entwicklungspsychologie des Säuglings- und Kindesalters. Göttingen, Hogrefe 2008

Pinquart, M.; Schwarzer, G.; Zimmermann, P.: Entwicklungspsychologie – Kindes- und Jugendalter. Göttingen, Hogrefe 2011

Verzögerte(s) Wachstum und Entwicklung [P]

Delayed growth and development (00111) (1986)
Domäne 13: **Wachstum/Entwicklung**
Klasse 1: **Wachstum;** *Klasse 2:* **Entwicklung**

Diagnosetyp (Dokumentationsform): aktuelle Pflegediagnose (PES)
Zuordnung der Pflegediagnose nach Pflegemodellen/-klassifikationen s. Kap. 6.

Definition: Abweichungen von altersentsprechenden Normen

Beeinflussende Faktoren [od. Einflussfaktoren] [E]

- unzureichende Fürsorge [körperliche/seelische Vernachlässigung/Missbrauch]
- Gleichgültigkeit
- inkonsistente Reaktionen
- mehrere Pflegende/Betreuer
- Trennung von engen Bezugspersonen
- umgebungsbezogene Mängel
- Reizmangel
- Auswirkungen einer körperlichen Beeinträchtigung [behindernde Situation]
- angeordnete Ruhe [ungenügende Erwartungen an die Selbstversorgung]
- [körperliche/emotionale Krankheit (chronisch, traumatisch), z. B. chronisch entzündliche Erkrankung, Hypophysentumoren, beeinträchtigte Ernährung/Stoffwechselleistung, erhöhter Energiebedarf, langdauernde oder schmerzhafte Behandlungen, langdauernde oder wiederholte Hospitalisationen]
- [sexueller Missbrauch]
- [Substanzgebrauch/-missbrauch].

Bestimmende Merkmale [od. Symptome] [S]

subjektive

- Unfähigkeit, altersgerechte Selbstfürsorgeaktivitäten durchzuführen
- Unfähigkeit, altersgerechte Handlungen der Selbstkontrolle durchzuführen.

W

objektive

- Verzögerung im Ausführen von Fertigkeiten, die typisch sind für die Altersgruppe [Verlust bereits erworbener Fertigkeiten]
- Schwierigkeit im Ausführen von Fertigkeiten, die typisch sind für die Altersgruppe [Verlust bereits erworbener Fertigkeiten]
- verändertes physisches Wachstum
- flache Affekte [flacher Affekt]
- Antriebslosigkeit
- [verminderte Reaktionen]
- [Schlafstörungen, negative Stimmung oder Reaktion].

Klientenbezogene Pflegeziele oder Evaluationskriterien

Der Klient

- setzt im Rahmen der gegenwärtigen Möglichkeiten motorische, soziale und/oder expressive Fähigkeiten um, die für die betreffende Altersgruppe typisch sind.
- übt altersgemäße Aktivitäten in Bezug auf die Selbstversorgung und Selbstkontrolle aus.
- zeigt eine Stabilisierung des Körpergewichts/Wachstums oder Fortschritt in Richtung einer altersentsprechenden Größe.
- äußert, dass er die Entwicklungsverzögerung/-abweichung sowie geplante Maßnahmen versteht.
- Für weitere Interventionen vgl. PDx: Gefahr einer verzögerten Entwicklung.

Maßnahmen oder Pflegeinterventionen

1. Pflegepriorität: Einschätzen ursächlicher/beeinflussender Faktoren:

- Feststellen, was zur Entwicklungsabweichung beiträgt, z. B. begrenzte intellektuelle Fähigkeiten, körperliche Behinderung, verändertes Körperwachstum, chronische Krankheit, genetische Anomalien, Substanzgebrauch/-missbrauch, Mehrlingsgeburt (z. B. Zwillinge/minimale Zeitspanne zwischen den Schwangerschaften)
- Ermitteln, wie die Eltern/Betreuungspersonen ihre Pflichten erfüllen (z. B. unzulänglich, inkonsequent, unrealistische oder ungenügende Erwartungen, Mangel an Stimulation, Grenzsetzungen, Reaktionen/Zuwendung)

- Beachten des Ernstes, der Dringlichkeit der Situation (z. B. langfristiger körperlicher/emotionaler Missbrauch im Gegensatz zu situationsbedingter Entwurzelung oder ungenügendem Beistand während einer Krise oder Übergangszeit)
- Ermitteln des Auftretens/der Häufigkeit von bedeutsamen belastenden Ereignissen, Verlusten, Trennungen und umweltbedingten Veränderungen (z. B. Verlassenwerden, Scheidung, Tod eines Elternteils, Partners oder Kindes, Älterwerden, Arbeitslosigkeit, Wohnort-/Stellenwechsel, Veränderung der Familienkonstellation, Geburt eines Bruders/einer Schwester, Heirat, neue Stiefeltern)
- Feststellen von Risikofaktoren aus der Umgebung (z. B. Kind von Eltern mit aktivem Substanzmissbrauch oder von missbräuchlichen, vernachlässigenden oder geistig behinderten Eltern)
- Aktives Zuhören bei Sorgen bezüglich der Körpergröße des Klienten, seiner Fähigkeit, sich mit Anderen kräftemäßig zu messen (Sport, Body-Building).
- Feststellen ob Medikamente eingenommen werden, *die das Körperwachstum beeinflussen können*
- Evaluieren des Pflegeheims/der Tagespflege/der Klinik/der Einrichtung, um festzustellen, ob die geleistete Pflege adäquat ist. Dazu gehören namhafte Mahlzeiten, gesunder Schlaf/Ruhezeit, Anregung, Freizeit oder Spielaktivitäten

2. Pflegepriorität: Ermitteln des Grades an Abweichungen von den Entwicklungsnormen:

- Identifizieren des gegenwärtigen Wachstumsalters/-stadiums. *Liefert einen Ausgangswert zur Identifikation von Bedürfnissen und zur Effektivität von Therapien*
- Überprüfen von Erwartungen hinsichtlich der gegenwärtigen Klientenziele für Körpergröße/-gewicht. *Vergleicht Messungen mit dem Standard oder Normbereich für Kinder desselben Alters und Geschlechts, um den Grad der Abweichung zu bestimmen*
- Feststellen des/der Entwicklungsalters/-stufe, familiärer Faktoren (z. B. Körperbau/-statur), *um individuelle Erwartungen an Wachstum und Entwicklung zu bestimmen*
- Dokumentieren von Körpergröße und -gewicht über einen längeren Zeitraum, *um Trends festzustellen*
- Identifizieren des gegenwärtigen Entwicklungsalters/-stadiums. Beachten von Angaben über Defizite im Funktionsniveau/Belege

einer Frühentwicklung. *Sorgt für Ausgangswerte für einen Vergleich*
- Überprüfen erwarteter Fertigkeiten/Aktivitäten unter Verwenden einschlägiger Textinstrumente (z. B. Gesell, Musen/Congor) oder von Assessmentinstrumenten (z. B. Draw-a-Person, Denver Developmental Screening Test, Bender´s Visual Motor Gestalt Test)
- Beachten des Ausmaßes der individuellen Abweichung, ob mehrere Fähigkeiten betroffen sind (z. B. Sprache, Motorik, Sozialisation versus nur ein Bereich mit Schwierigkeiten, z. B. Toilettenbenutzung)
- Beachten, ob es sich um vorübergehende oder bleibende Schwierigkeiten handelt (z. B. Rückfall oder Verzögerung im Gegensatz zu einem irreversiblen Zustand, wie bei Hirntrauma, Schlaganfall, Demenz)
- Untersuchen, ob sexuelle Verhaltensweisen altersentsprechend sind. *Kann Hinweise auf einen sexuellen Missbrauch geben*
- Beachten von Ergebnissen psychologischer Tests von Klient und Familie, *um Faktoren zu bestimmen, die sich auf die Entwicklung des Klienten auswirken oder die psychologische Gesundheit einer Familie beeinträchtigen können*

3. Pflegepriorität: Korrigieren/Minimieren von Wachstumsabweichungen und assoziierten Komplikationen:
- Teilnehmen an der Behandlung medizinischer/psychologischer Grunderkrankungen (z. B. Mangelernährung, Niereninsuffizienz, angeborenes Herzleiden, zystische Fibrose, entzündliche Darmerkrankungen, Knochen-/Knorpelerkrankungen, endokrine Leiden, Nebenwirkungen von Medikamenten, Geisteskrankheit, Substanzmissbrauch) soweit angemessen
- Überprüfen der Medikation zur Anregung/Hemmung des Körperwachstums, soweit angemessen, oder um einen vorhandenen Tumor evtl. am Wachstum zu hindern
- Betonen der Notwendigkeit, die Medikamente nicht ohne Zustimmung eines Arztes abzusetzen
- Diskutieren der Vor- und Nachteile einer knochenverlängernden Therapie
- Besprechen der Konsequenzen einer Medikamenteneinnahme, eines Drogenmissbrauchs
- Integrieren von Ernährungsfachleuten oder anderen Spezialisten (z. B. Aktivierungs-, Ergotherapie), um einen individuellen Ver-

sorgungsplan zu entwickeln. Auffordern zu frühzeitigem Intervenieren bei Kindern im Alter ab der Geburt bis zu 3 Jahren mit Entwicklungsverzögerungen. *Staatlich geförderte Programme für entsprechend qualifizierte Kinder (z. B. Trisomie 21 oder Zerebralparese, Frühgeburt, depriviertes körperliches/soziales Umfeld) mit dem Ziel einer Maximierung der Entwicklung des Kindes. Zu den Dienstleistungen gehören Pflege, Beschäftigungstherapie, Physiotherapie, Sprach- und Sprechtherapie, Koordination von Dienstleistungen, Sozialarbeit und Hilfsmitteltechnologien*
- Regelmäßige Überwachung des Wachstums und von Entwicklungsfaktoren. *Hilft die Effektivität der Intervention zu überprüfen, fördert die frühzeitige Erkennung eines Bedarfs an zusätzlichen Maßnahmen*

4. Pflegepriorität: Unterstützen von Klienten/Betreuungspersonen, die Entwicklungsverzögerung oder Regression zu verhindern, auf ein Mindestmaß zu reduzieren oder zu überwinden:
- Sorgen für angeleitete Antizipation [gedankliche Vorwegnahme] für Eltern/Betreuungspersonen hinsichtlich der Erwartungen an die Entwicklung des Klienten, *um falsche Vorstellungen zu klären und ihnen im Umgang mit der Realität der Situation zu helfen*
- Konsultieren geeigneter Fachpersonen (z. B. Beschäftigungstherapeut, Rehabilitation, Sprach- und Sprechtherapeuten, Sonderschullehrerin, Berufsberatung), *um individuelle Bedürfnisse zu berücksichtigen*
- Fördern des Erkennens, dass eine Abweichung/ein Verhalten einer bestimmten Altersstufe angemessen ist (z. B. eine 14-Jährige, die sich wie eine 6-Jährige verhält oder ein 9-Jähriger, der Zeichen einer beginnenden Pubertät zeigt). *Fördert die Akzeptanz des Klienten und hilft, die individuellen Erwartungen bzgl. der aktuellen Situation anzusprechen*
- Vermeiden von Schuldzuweisungen beim Besprechen beeinflussender Faktoren
- Bewahren einer positiven, hoffnungsvollen Haltung. Unterstützen des natürlichen Strebens nach Selbstverwirklichung und der Versuche des Klienten, den optimalen Grad der Selbstkontrolle oder persönlichen Pflege aufrechtzuerhalten oder wiederzuerlangen
- Verweisen von Klienten/Angehörigen an eine Beratungsstelle oder Psychotherapie, *um sich mit den Themen Missbrauch und Vernachlässigung auseinander zu setzen*

- Fördern einer kurzfristigen, realistischen Zielsetzung, um das Entwicklungspotenzial zu erreichen
- Schaffen von Gelegenheiten für den Klienten, neue Verhaltensformen zu üben (z. B. Gruppenaktivitäten, Rollenspiele). *Stärkt den Lernprozess*
- Ermitteln des Bedarfs nach Hilfsmitteln/Ausrüstungsgegenständen (z. B. pädagogisches/stimulierendes Spielzeug, Computerprogramme, Kommunikationshilfsmittel)
- Kontinuierliches Evaluieren des Prozesses, *um die Komplexität der Aufgaben/Ziele zu steigern, soweit indiziert*
- Sorgen für positive Rückmeldungen an den Klienten für erzielte Fortschritte/Erfolge und Anpassung bei gleichzeitigem Minimieren von Fehlschlägen. *Ermutigt zur Fortsetzung der Anstrengungen und verbessert die Ergebnisse*
- Unterstützen von Klienten/Betreuungspersonen, irreversible Entwicklungsabweichungen zu akzeptieren und sich diesen anzupassen (z. B. Trisomie 21)
- Sorgen für Unterstützung der Betreuungsperson in Übergangskrisen (z. B. auswärtige Schulen, Einweisung in eine Institution)

5. Pflegepriorität: Fördern des Wohlbefindens (Beratung, Patientenedukation und Entlassungsplanung):

- Informieren der Bezugspersonen über das normale Wachstum und die normale Entwicklung, soweit angemessen. Empfehlen einer genetischen Beratung für Familie/Klient, abhängig von beeinflussenden Faktoren
- Bestimmen vernünftiger Erwartungen für das Individuum, ohne einschränkend zu sein (d. h. realistische Ziele setzen, die nach Erreichen gesteigert werden können). *Fördert ein kontinuierliches persönliches Wachstum*
- Besprechen, ob das Aussehen, die Pflege der äußeren Erscheinung, der Umgang mit Berührungen, die Sprache angemessen sind. Vgl. PDx: Selbstversorgungsdefizit (verschiedene PDx)
- Empfehlen, sich regelmäßig sportlich zu betätigen bzw. an einem sportmedizinischen Programm teilzunehmen, *um den/die Muskeltonus/-kraft zu stärken und einen angemessenen Körperbau zu entwickeln*
- Besprechen präventiver Maßnahmen und Tests, um möglichen Komplikationen vorzubeugen (z. B. regelmäßige Labortests, *um die Hormonspiegel oder den Ernährungsstatus zu überwachen*)

- Empfehlen, eine Notfallkapsel zu tragen, wenn eine Hormonsubstitutionstherapie durchgeführt wird
- Empfehlen von Bildungsprogrammen (z. B. Kurse/Beratung für [werdende] Eltern, Seminare über belastende Lebenssituationen und über das Altern)
- Sorgen für sachdienliches Informationsmaterial und Broschüren. *Fördert ein Lernen nach eigenem Lerntempo*
- Besprechen der Verantwortlichkeiten des Gemeinwesens (z. B. Dienstleistungen für ein Kind im Schulalter). Beteiligen der Teams der Sozialdienste/heilpädagogischen Dienste etc. in die Planung, *um pädagogische, physische, psychische und überwachungsbezogene Bedürfnisse des Kindes zu befriedigen*
- Erkennen entsprechender Ressourcen in der Wohngemeinde: frühe Interventionsprogramme, Senioren-/Hilfsgruppen, Talentförderungsprogramme und beschützende Werkstätte, Fahrdienste, Krankenmobiliar-Magazine, Hilfsmittelstellen. *Bieten zusätzliche Unterstützung der familiären Anstrengungen in Bezug auf das Behandlungsprogramm*
- Einschätzen/Vermitteln an soziale Dienstleister, soweit angezeigt, *um die Sicherheit des Klienten zu gewährleisten und eine Unterbringung in einem geschützten Rahmen sicherzustellen*
- Vgl. PDx: beeinträchtigte elterliche Fürsorge, unterbrochene Familienprozesse

Schwerpunkte der Pflegedokumentation

Pflegeassessment oder Neueinschätzung

- Ergebnisse der Einschätzung/individuelle Bedürfnisse inkl. des aktuellen Entwicklungsstandes/Trends sowie des Entwicklungsniveaus/von Hinweisen auf eine Regression
- Wissen der Betreuungsperson über die Situation und die eigene Rolle
- Sicherheit des Individuums/Notwendigkeit der Einweisung.

Planung

- Pflegeplan und an der Planung beteiligte Personen
- Plan für die Klienteninformation, -schulung und -beratung.

W

Durchführung/Evaluation

- Reaktionen des Klienten auf Interventionen/Anleitung und ausgeführte Pflegehandlungen

- Reaktionen der Betreuungsperson auf die Anleitung, -schulung und -beratung
- Zielerreichung/Fortschritte in Richtung gewünschter Ergebnisse
- Veränderungen des Pflegeplans.

Entlassungs- oder Austrittsplanung

- langfristige Bedürfnisse nach Entlassung/Austritt sowie Verantwortlichkeiten für zu treffende Maßnahmen
- spezifische, vorgenommene Überweisungen, Bezugsquellen für Hilfsmittel, Unterrichtsmaterial.

Empfohlene, exemplarische Pflegeinterventionen (NIC) und Pflegeergebnisse (NOC)

NIC: *Entwicklungsförderung: Kind* [Developmental Enhancement: Child] (McCloskey-Dochterman, J.; Bulecheck, G. M., 2013)
NOC: *Kindesentwicklung: Jugend/Adoleszenz (12–17 Jahre)* [Child Development: Child/Adolescent)] (Moorhead, S., Johnson, M.; Maas, M. L.; Swanson, E., 2013)

Literatur

Carpenito-Moyet L. J.: Das Pflegediagnosen-Lehrbuch. Huber, Bern 2013

Flammer, A.; Alsacker, F.: Entwicklungspsychologie der Adoleszenz. Bern, Huber 2002

Hasselhorn, M.; Silbereisen, R. K.: Entwicklungspsychologie des Säuglings- und Kindesalters. Göttingen, Hogrefe 2008

Pinquart, M.; Schwarzer, G.; Zimmermann, P.: Entwicklungspsychologie – Kindes- und Jugendalter. Göttingen, Hogrefe 2011

Wahrnehmungsstörung [P]

(näher zu bestimmen: visuell, auditiv, kinästhetisch, gustatorisch, taktil, olfaktorisch)

Disturbed sensory perception (specify: visual, auditory, kinesthetic, gustatory, tactile, olfactory (00122) (1978, R 1980, R 1998)
Domäne 5: **Wahrnehmung/Kognition**
Klasse 3: **Empfindung/Wahrnehmung**

Diagnosetyp (Dokumentationsform): aktuelle Pflegediagnose (PES)
Zuordnung der Pflegediagnose nach Pflegemodellen/-klassifikationen s. Kap. 6.

Definition: Veränderung der Anzahl oder des Musters eingehender Reize, begleitet von einer verminderten, verstärkten, verzerrten oder beeinträchtigten Reaktion auf solche Reize

Beeinflussende Faktoren [od. Einflussfaktoren] [E]

- unzureichende Reize aus der Umgebung [therapeutisch eingeschränkte Umfelder (z.B. Isolation, Intensivpflege, Bettruhe, Streckverband, einschränkende Krankheiten, Inkubator), ein sozial restriktives Umfeld (z.B. Institutionalisierung, Bindung ans Haus, Altern, chronische/terminale Krankheiten, Entzug von Zuwendung bei Säuglingen), Stigmatisierung (z.B. psychisch krank, entwicklungsverzögert/körperbehindert)]
- übermässige Umgebungsreize [übermäßiger Lärmpegel, wie z.B. durch Arbeitsbedingungen, unmittelbare Umgebung des Klienten (Intensivpflege mit Geräten zur Lebenserhaltung usw.)]
- veränderte Reizaufnahme/-leitung/-verarbeitung [neurologische Krankheit, Trauma, Defizit, veränderter Zustand der Sinnesorgane]
- biochemische Ungleichgewichte [z.B. erhöhter Blutharnstoff/Stickstoff, erhöhtes Ammoniak, Hypoxie], Elektrolytverschiebungen, [Medikamente, z.B. Stimulanzien oder Sedativa mit Einfluss auf das Zentralnervensystem, bewusstseinsverändernde Mittel]
- psychischer Stress, [Schlafentzug].

Bestimmende Merkmale [od. Symptome] [S]

subjektive

- [Aussagen über eine] Veränderung der Sinnesschärfe [z.B. Lichtempfindlichkeit, Hypo-/Hyperästhesien, verminderter/verän-

derter Geschmackssinn, Unfähigkeit, die Lage der Körperteile zu erspüren (Propriozeption)]
- verzerrte sensorische Wahrnehmung.

objektive
- [bemessene] Veränderung der Sinnesschärfe
- Veränderung der gewohnten Reaktion auf Reize [z. B. rasche Stimmungswechsel, überbordende emotionale Reaktionen, Angst/Panikzustand]
- verändertes Verhaltensmuster, Ruhelosigkeit, Reizbarkeit
- veränderung der Problemlösungsfähigkeit, schlechtes Konzentrationsvermögen
- fehlende Orientierung, Halluzinationen [illusionäre Verkennungen], [bizarre Denkmuster]
- beeinträchtigte Kommunikation
- [motorische Unkoordiniertheit, gestörter Gleichgewichtssinn/Stürze (z. B. Menière-Syndrom)].

Klientenbezogene Pflegeziele oder Evaluationskriterien

Der Klient
- erlangt wieder/bewahrt den gewohnten kognitiven Zustand.
- erkennt und korrigiert/kompensiert sensorische Störungen.
- äußert, seine Bedürfnisse bezüglich Sinneswahrnehmungen und eine Reizüberflutung und/oder Mangel an Reizen wahrzunehmen.
- erkennt/modifiziert äußere Faktoren, die Veränderungen der sensorischen Fähigkeiten/Wahrnehmung begünstigen.
- nutzt Ressourcen wirksam und angemessen.
- zieht sich keine Verletzungen zu.

Maßnahmen oder Pflegeinterventionen

1. Pflegepriorität: Einschätzen ursächlicher/beeinflussender Faktoren:
- Herausfinden einer Erkrankung, die das Wahrnehmen, Interpretieren und Kommunizieren von Reizen beeinträchtigen kann (z. B. Apoplex, Hirntrauma, kognitive Beeinträchtigung/Demenz, Schmerz, Operation oder ein Trauma, bei dem Sinnesorgane betroffen sind, Erkrankungen des Zentralnervensystems [z. B. Rückenmarkverletzung, Zerebralparese, Parkinson-Krankheit etc.], periphere Neuropathien)

- Sichten der Laborwerte (z. B. Serumelektrolyte, Blutchemie, Blutgasanalyse, Medikamentenspiegel)
- Unterstützung bei/Überprüfen von diagnostischen Untersuchungen und neurologischen Tests der Sensibilität/Motorik
- Überwachen der Medikation, *um Medikamente oder Arzneimittelwechselwirkungen herauszufinden, die Störungen der Wahrnehmung/des Sensoriums verursachen/verschlimmern können*
- Ermitteln der Fähigkeit zu sprechen, zu hören, zu interpretieren und auf einfache Befehle zu reagieren, *um sich einen Überblick über den mentalen/kognitiven Zustand des Klienten und seiner Fähigkeit zur Interpretation von Stimuli zu verschaffen*
- Ermitteln des sensorischen Empfindungsvermögens: Kälte-/Wärmereize, dumpfe/stechende Reize, Riechen, Schmecken, Sehschärfe und Gehör, Gang/Mobilität sowie Bewegungsempfindung und Lagekontrolle der Extremitäten
- Ermitteln der Reaktion auf schmerzhafte Reize, *um zu bestimmen, ob die Reaktion angemessen, sofort oder verspätet erfolgt*
- Beobachten der Verhaltensreaktionen (z. B. Illusionen/Halluzinationen, Wahnvorstellungen, Rückzug, Feindseligkeit, Weinen, inadäquate Affekte, Verwirrung/Desorientierung)
- Feststellen, wie der Klient das Problem/die Veränderungen in den Aktivitäten des täglichen Lebens wahrnimmt. Den Äußerungen des Klienten über Deprivation zuhören, sie respektieren und bei der Pflegeplanung berücksichtigen

2. Pflegepriorität: Fördern normaler Reaktionen auf Reize:

- Sorgen für Kommunikationsmittel, soweit angezeigt
- Ermutigen zum Gebrauch von Hörhilfen (z. B. Hörgerät, Audioverstärker/Lesegeräte, Untertitel im Fernsehen, Dolmetscher für Gebärdensprache) *zur Unterstützung im Umgang mit einer Hörbehinderung*
- Vermeiden körperlicher oder emotionaler Isolation der Klienten, *um einer sensorischen Deprivation vorzubeugen und Verwirrtheitszustände zu begrenzen*
- Sorgen für ein möglichst beständiges Umfeld mit kontinuierlicher Pflege durch Bezugspersonen
- Interpretieren von Stimuli/Rückmeldungen geben, *um dem Klienten zu helfen, die Realität von der Fantasie/einer veränderten Wahrnehmung zu unterscheiden*
- Reorientieren des Klienten über Zeit, Ort, Personen und Ereignisse, soweit nötig

- Erklären von Untersuchungen/Aktivitäten und den dabei zu erwartenden Empfindungen und Ergebnissen
- Einschränken/sorgfältiges Überwachen der Anwendung von Sedativa bei älteren Klienten
- Vermeiden von Gesprächen über negative Belange (z.B. Probleme betreffend Klienten und Personal) in Hörweite des Klienten. *Dieser könnte dies fehlinterpretieren und glauben, das Gesagte bezöge sich auf ihn*
- Ausschalten unnötigen Lärms/unnötiger Reize inkl. nicht lebensnotwendiger Geräte, Alarmanlagen, geräuschvoller Monitore, wenn möglich
- Sorgen für ungestörte Ruhe- und Schlafphasen
- Sprechen mit sehbehinderten oder nicht ansprechbaren Klienten während deren Pflege, *um für auditive Stimulation zu sorgen und Schreckreaktionen zu verhindern*
- Sorgen für taktile Stimulation während der Pflege. *Berührung ist ein wichtiges Element der Pflege und ein tiefes seelisches Bedürfnis, das Präsenz/Verbindung mit anderen Menschen kommuniziert*
- Auffordern der Bezugsperson(en), bekannte Gegenstände mitzubringen, mit dem Klienten zu sprechen und ihn häufig zu berühren
- Sorgen für sensorische Stimulation inkl. bekannter Gerüche, Geräusche, taktiler Stimulation mit einer Vielzahl von Gegenständen, Verändern der Lichtintensität und anderer Hinweiszeichen (z.B. Uhren, Kalender)
- Sorgen für ablenkende Beschäftigungen nach den Möglichkeiten des Klienten (z.B. Fernsehen/Radio, Gespräche, Bücher im Großdruck oder Hörbücher (vgl. PDx: Beschäftigungsdefizit)
- Fördern bedeutungsvoller gesellschaftlicher Kontakte (vgl. PDx: soziale Isolation)
- Zusammenarbeiten mit/Hinzuziehen von anderen Angehörigen des Gesundheitsteams, um für Reha-Therapien und verschiedene Modalitäten der Stimulation zu sorgen (z.B. Musiktherapie, Sensitivitätstraining, Motivationstherapie), *um einen maximalen Zugewinn an Funktion und psychosozialem Wohlbefinden zu erreichen*
- Erkennen und Ermutigen zur Anwendung von Ressourcen/Prothesen (z.B. Hörgeräte, computergesteuerte Sehhilfen/Brillen mit eingebauter Wasserwaage für das Gleichgewicht). *Nützlich zur Stärkung der Sinne*

3. Pflegepriorität: Vermeiden einer Verletzung/Komplikation:

- Dokumentieren des Wahrnehmungsdefizits in der Patientenakte, *damit die Betreuungspersonen Bescheid wissen*
- Platzieren des Patientenrufs/eines anderen Hilfsmittels zur Kommunikation in Reichweite und Sich-Vergewissern, dass der Klient weiß, wo er/es ist/wie er/es funktioniert
- Treffen von Sicherheitsvorkehrungen (z. B. Bettgitter, Bett in unterster Position, adäquate Beleuchtung, Hilfestellung bei der Mobilisation, Verwenden von Seh-/Hörhilfen)
- Bieten grundlegender und spezifischer Sicherheitsinformationen (z. B.: «Ich befinde mich an ihrer rechten Seite», «Das Wasser ist heiß», «Bitte schlucken Sie jetzt», «Bitte stehen Sie auf», «Sie können nicht fahren»)
- Platzieren von Türen und Möbeln so, dass sie bei Klienten mit Sehstörungen nicht im Weg sind, oder strategisches Positionieren von Haltegriffen/Abstützmöglichkeiten, *um beim Wahren des Gleichgewichts zu helfen*
- Mobilisieren mit Assistenz/Hilfsmitteln, *um das Gleichgewicht zu verbessern*
- Dem Klienten beschreiben, wo sich betroffene Körperteile beim Bewegen befinden
- Überwachen des Gebrauchs von Heizkissen/Eispackungen, Verwenden eines Thermometers zur Messung der Temperatur des Badewassers, *um vor thermischen Verletzungen zu schützen*
- Vgl. PDx: Verletzungsgefahr, Gefahr einer Gesundheitsschädigung, Sturzgefahr

4. Pflegepriorität: Fördern des Wohlbefindens (Beratung, Patientenedukation und Entlassungsplanung):

- Unterstützen des Klienten/der Bezugsperson(en), wirksame Bewältigungsformen bei sensorischen Störungen zu erlernen und Sicherheitsbedürfnisse entsprechend den sensorischen Defiziten und dem Entwicklungsstand im Voraus zu erkennen
- Herausarbeiten von Alternativen im Umgang mit Wahrnehmungsdefiziten (z. B. Seh- und Hörhilfen, Verstärker, Computertechnologie, spezifische Kompensationstechniken)
- Erklären und gemeinsames Planen der Pflege mit Klienten/Bezugsperson(en). Einbeziehen des Klienten/der Angehörigen in die Pflege so oft wie möglich. *Fördert die Zustimmung zum und die Kontinuität des Plans und verbessert die Ergebnisse*

- Überprüfen von Sicherheitsvorkehrungen zu Hause, die in Bezug auf die Defizite relevant sind
- Besprechen der medikamentösen Therapie mit dem Klienten, Beachten möglicher toxischer Nebenwirkungen von rezeptpflichtigen wie rezeptfreien Medikamenten. *Rechtzeitiges Erkennen von Nebenwirkungen fördert eine rechtzeitige Intervention und Anpassung der Medikation*
- Demonstrieren des Gebrauchs/der Pflege von Hilfsmitteln zur Unterstützung der Wahrnehmung (z.B. computergesteuerte Hör- und Sehhilfen etc.)
- Identifizieren von Quellen/kommunalen Programmen zum Erwerb und zur Wartung von Hilfsmitteln
- Erörtern von Möglichkeiten mit dem Klienten/Bezugspersonen, um die Exposition gegenüber Zuständen, die sich auf sensorische Funktionen auswirken (z.B. wie die Exposition gegenüber lautem Lärm und toxische Nebenwirkungen mancher Medikamente das Hören beeinträchtigen können, Screening in der frühen Kindheit auf Sprech- und Sprachstörungen, Impfstoffe gegen Masern, Mumps, Meningitis *[früher einmal wichtige Ursachen der Schwerhörigkeit]*), zu verhindern/einzugrenzen
- Verweisen auf entsprechende Ressourcen (z.B. Blindenverein, Hörmittelzentrale, ortsansässige Selbsthilfegruppen, Screening-Programme etc.)

Schwerpunkte der Pflegedokumentation

Pflegeassessment oder Neueinschätzung

- individuelle Befunde unter Beachten spezifischer Defizite/damit verbundener Symptome, Wahrnehmungen des Klienten/wichtiger Bezugsperson(en)
- benötigte Hilfsmittel.

Planung

- Pflegeplan und an der Planung beteiligte Personen
- Plan für die Klienteninformation, -schulung und -beratung.

W

Durchführung/Evaluation

- Reaktionen auf Interventionen/Anleitung und durchgeführte Pflegehandlungen
- Zielerreichung/Fortschritte in Richtung gewünschter Ergebnisse
- Veränderungen des Pflegeplans.

Entlassungs- oder Austrittsplanung

- langfristige Bedürfnisse nach Entlassung/Austritt sowie Verantwortlichkeiten für zu treffende Maßnahmen
- spezifische, vorgenommene Überweisungen.

Exemplarische Pflegeinterventionen und -ergebnisse aus NIC und NOC

auditorisch

NIC: *Kommunikationsförderung: Hörbehinderung* [Communication Enhancement: Hearing Deficit] (McCloskey-Dochterman, J.; Bulecheck, G.M., 2013)

NOC: *Kompensation von Hörbeeinträchtigungen* [Hearing Compensation Behavior] (Moorhead, S., Johnson, M.; Maas, M.L.; Swanson, E., 2013)

visuell

NIC: *Kommunikationsförderung: Sehbehinderung* [Communication Enhancement: Visual Deficit] (McCloskey-Dochterman, J.; Bulecheck, G.M., 2013)

NOC: *Kompensation von Sehbeeinträchtigungen* [Vision Compensation Behavior] (Moorhead, S., Johnson, M.; Maas, M.L.; Swanson, E., 2013)

gustatorisch/olfaktorisch

NIC: *Ernährungsmanagement* [Nutrition Management] (McCloskey-Dochterman, J.; Bulecheck, G.M., 2013)

NOC: *Sinneswahrnehmung: Geschmack- und Geruchssinn* [Sensory Function: Taste & Smell] (Moorhead, S., Johnson, M.; Maas, M.L.; Swanson, E., 2013)

kinästhetisch

NIC: *Förderung der Körperbewegung und -haltung* [Body Mechanics Promotion] (McCloskey-Dochterman, J.; Bulecheck, G.M., 2013)

NOC: *Gleichgewicht* [Balance] (Moorhead, S., Johnson, M.; Maas, M.L.; Swanson, E., 2013)

taktil

NIC: *Sensibilitätsstörungsmanagement* [Peripheral Sensation Management] (McCloskey-Dochterman, J.; Bulecheck, G.M., 2013)

NOC: *Sinneswahrnehmung: Lagesinn* [Sensory Function: Cutaneous] (Moorhead, S., Johnson, M.; Maas, M.L.; Swanson, E., 2013)

Literatur

Bienstein, C.; Fröhlich, A.: Basale Stimulation – Die Grundlagen. 7. A. Huber, Bern 2012
Bircher-Müller, U.: Der schwerhörige Patient. München, Quintessenz 1997
Buchholz, T.; Schürenberg, A.: Basale Stimulation in der Pflege alter Menschen. 4. A. Huber, Bern 2014
Breuer P.: Visuelle Kommunikation für Menschen mit Demenz. Huber, Bern 2009
Carpenito-Moyet L. J.: Das Pflegediagnosen-Lehrbuch. Huber, Bern 2013
Hatz-Casparis, M.; Roth Sigrist, M.: Basale Stimulation in der Akutpflege. Huber, Bern 2012
Hulsegge, J.; Verheul, A.: Snoezelen – eine andere Welt. Marburg, Lebenshilfe 2003
Hummel, T.; Welge-Lüssen, A.: Riech- und Schmeckstörungen. Stuttgart, Thieme 2008
Janischek, D.; Dyck, H. v.: Ratgeber für einen guten Umgang mit blinden und sehbehinderten Menschen. Katzelsdorf, Freiraum-europa 2012
Löding, C.: Snoezelen, Elsevier, München 2004
Maritzen, A.; Kamps, N.: Rehabilitation bei Sehbehinderung und Blindheit. Springer, Berlin 2012
Mathys, R.; Straub, J.: Spastizität. Pflegerische Interventionen aus der Sicht der Basalen Stimulation® und Ortho-Bionomy® Bern, Huber 2011
Mertens, C.: Snoezelen. Ein Einführung in die Praxis. Dortmund, modernes leben 2004
Mertens, C.: Snoezelen in action. Aachen, Shaker 2008
Walthes, R.: Einführung in die Blinden- und Sehbehindertenpädagogik. München, Reinhardt (UTB) 2005

Erschwertes Weaning [P]

Dysfunctional ventilatory weaning response (00034) (1992)
Domäne 4: **Aktivität/Ruhe**
Klasse 4: **Kardiovaskuläre/Pulmonale Reaktionen**

Diagnosetyp (Dokumentationsform): aktuelle Pflegediagnose (PES)
Zuordnung der Pflegediagnose nach Pflegemodellen/-klassifikationen s. Kap. 6.

Definition: Unfähigkeit, sich an ein abgesenktes Niveau der maschinellen Atemunterstützung anzupassen, die den Entwöhnungsprozess unterbricht und verlängert

Beeinflussende Faktoren [od. Einflussfaktoren] [E]

physiologische

- [unwirksame] Atemwegsclearance (unwirksame Selbstreinigung der Atemwege)
- gestörtes Schlafmuster
- unangemessene Ernährung
- unzureichende Schmerzbehandlung
- [Muskelschwäche/Erschöpfung, Unfähigkeit zur Kontrolle der Atemmuskulatur, Immobilität].

psychologische

- Wissensdefizit über den Weaning-Prozess
- vom Patienten wahrgenommene Erfolglosigkeit zur Fähigkeit der Beatmungsentwöhnung
- verminderte Motivation
- verringertes Selbstwertgefühl
- Angst
- Furcht
- ungenügendes Vertrauen in die Pflegeperson
- Hoffnungslosigkeit
- Machtlosigkeit
- [fehlende Vorbereitung auf den Entwöhnungsversuch].

situationsbedingte

- unkontrollierter episodisch auftretender Energiebedarf
- unangemessene Verringerung der Beatmungsunterstützung
- unzureichende soziale Unterstützung
- widrige Umstände (z. B. lärmige, hektische Umgebung, negative Ereignisse im Raum, niedriger Personalschlüssel, unbekanntes Pflegepersonal)
- Vorgeschichte der Abhängigkeit vom Beatmungsgerät > 4 Tage
- Vorgeschichte mehrerer erfolgloser Entwöhnungsversuche.

Bestimmende Merkmale [od. Symptome] [S]

Auf das erniedrigte Leistungsniveau der künstlichen Beatmung reagiert der Klient jeweils wie folgt:

leichte

subjektive

- geäußerte Empfindung über erhöhten Bedarf an Sauerstoff
- Atembeschwerden

- Fatigue
- Wärme
- Fragen über mögliche Störungen des Beatmungsgeräts.

objektive

- Ruhelosigkeit
- leicht erhöhte Atemfrequenz im Vergleich zum Ausgangswert
- erhöhte Konzentration auf das Atmen.

mäßige

subjektive

- Besorgnis.

objektive

- leichte Erhöhung des Blutdrucks (< 20 mmHg) im Vergleich zum Ausgangswert
- leichte Erhöhung der Herzfrequenz (< 20 Schläge/Min.) im Vergleich zum Ausgangswert
- erhöhter Ausgangswert der Atemfrequenz (< 5 Atemzüge/min)
- leichter Einsatz der Atemhilfsmuskulatur
- reduzierter Lufteintritt nachgewiesen durch Auskultation
- Hypervigilanz (gesteigerte Wachsamkeit) gegenüber Aktivitäten
- Blick mit weit aufgerissenen Augen
- Unfähigkeit, auf die Beratung zu antworten
- Unfähigkeit zu kooperieren
- Schwitzen
- Farbveränderungen (der Haut)
- Blässe
- leichte Zyanose.

schwere

objektive

- Unruhe [Agitiertheit]
- reduzierter Bewusstseinszustand
- Verschlechterung der arteriellen Blutgaswerte im Vergleich zum Ausgangswert
- erhöhter Blutdruck (≥ 20 mmHg) im Vergleich zum Ausgangswert
- erhöhte Herzfrequenz (≥ 20 Schläge/min) im Vergleich zum Ausgangswert
- Atemfrequenz steigt deutlich über den Ausgangswert
- voller Einsatz der Atemhilfsmuskulatur
- oberflächliche [flache] Atemzüge

- Schnappatmung
- paradoxe Abdominalatmung
- zusätzliche und auffällige Atemgeräusche
- hörbare Atemgeräusche aufgrund Sekretion in den Atemwegen
- Atmung erfolgt asynchron zum Beatmungsgerät
- übermäßiges Schwitzen
- Zyanose.

Klientenbezogene Pflegeziele oder Evaluationskriterien

Der Klient

- nimmt aktiv am Entwöhnungsprozess teil.
- erlangt wieder eigenständige Atmung mit arteriellen Blutgasen im Normbereich ohne Anzeichen von Ateminsuffizienz.
- zeigt zunehmende Aktivitätstoleranz, nimmt im Rahmen der eigenen Fähigkeiten an der Pflege und Selbstversorgung teil.

Maßnahmen oder Pflegeinterventionen

1. Pflegepriorität: Erkennen ursächlicher/beeinflussender Faktoren, Erkennen des Ausmaßes der Störung:

- Feststellen des Ausmaßes und der Art der Grunderkrankungen/-faktoren (z. B. vorbestehende Herz-Kreislauf-Erkrankungen, ein größeres Trauma, neuromuskuläre Erkrankungen, Komplikationen einer Operation), *die dazu führen, dass sich der Klient auf die Beatmung verlässt, und die zukünftige Bemühungen um entwöhnung beeinflussen können*
- Beachten, wie lange der Klient beatmet wurde. Überprüfen früherer Episoden der Extubation/erneuten Intubation. *Frühere erfolglose Entwöhnungsversuche (z. B. infolge der Unfähigkeit, die Atemwege zu schützen oder Sekret abzuhusten, einer Sauerstoffsättigung < 50 % bei Raumluft etc.), welche die zukünftigen Entwöhnungsinterventionen beeinflussen*
- Einschätzen systemischer Parameter, die sich auf die Bereitschaft zur Entwöhnung auswirken können, unter Verwenden des Burns Weaning Assessment Program (BWAP) [in den USA] o. ä. (z. B. Stabilität der Vitalzeichen, Faktoren, welche die Stoffwechselrate erhöhen [z. B. Sepsis, Fieber], Zustand der Hydratation, Bedarf an/Einsatz von Analgetika oder Sedativa, Ernährungszustand, Muskelkraft und Aktivitätsgrad)

- Feststellen, wie aufmerksam/wach der Klient ist und inwieweit er den Entwöhnungsprozess und die damit zusammenhängenden Belange versteht. *Unter Umständen benötigen der Klient/seine Bezugsperson(en) im Laufe des Prozesses spezifische und wiederholte Instruktionen*
- Feststellen der psychischen Bereitschaft, des Vorliegens/Ausmaßes von Angst. Den Klienten einer Person vorstellen, die ähnliche Erfahrungen erfolgreich durchgemacht hat, falls gewünscht/angezeigt, *um Unterstützung und Ermutigung für ein erfolgreiches Ergebnis zu leisten*
- Sichten der Laborbefunde (z. B. große Blutbild mit Anzahl/Unversehrtheit der roten Blutkörperchen [*wirkt sich auf den Sauerstofftransport aus*], Serumalbumin und Elektrolytspiegel, welche den Ernährungszustand anzeigen [*Bestätigung für genügend Energie, um die Entwöhnung zu verkraften*])
- Überprüfen der Thorax-Röntgen-Befunde, Pulsoximetrie/Kapnographie und/oder der arteriellen Blutgasanalysen

2. Pflegepriorität: Unterstützen des Entwöhnungsprozesses:
- Einbeziehen der Ernährungsberatung zur Anpassung der Klientenkost, *um eine Überproduktion von CO_2, die das Atemzentrum beeinflussen könnte, zu verhindern*
- Implementieren der Entwöhnungsmethoden, z. B. Spontanatemversuche, SIMV-Beatmung (Synchronised Intermittent Mandatory Ventilation), Beatmung mit Druckunterstützung, *um festzustellen, ob der Klient die Atmung in vollem Umfang übernehmen kann und um bei der Spontanatmung zu unterstützen*
- Erörtern des individuellen Plans und der Erwartungen mit dem Klienten/Bezugsperson(en). Dem Klienten versichern, dass während der Entwöhnungsversuche eine Pflegeperson anwesend ist und Unterstützung leistet. *Kann die Angst des Klienten in Bezug auf den Prozess und das Endergebnis verringern und die Bereitschaft verstärken, bei der Spontanatmung mitzuwirken*
- Beobachten/Einschränken der Reaktionen auf Aktivitäten/Pflegemaßnahmen während der Entwöhnung, soweit angezeigt. Vermeiden belastender Prozeduren/Situationen und unwesentlicher Aktivitäten. *Verhindert einen übermäßigen Sauerstoffverbrauch/-bedarf und die erhöhte Möglichkeit des Entwöhnungsversagens*
- Zeitliches Abstimmen der Medikamentengabe während der Ent-

wöhnungsbemühungen, *um sedierende Effekte auf ein Mindestmaß zu reduzieren*

- Sorgen für ein ruhiges Zimmer, einen ruhigen Umgang und die volle Aufmerksamkeit der Pflegenden. *Fördert die Entspannung und spart Körperkräfte*
- Einbinden der Bezugsperson(en)/Familie, soweit angemessen (z.B. am Bettrand sitzen, um den Klienten moralisch zu unterstützen, und als Hilfe zur Überwachung des Klientenzustandes)
- Sorgen für Beschäftigungsmöglichkeiten (z.B. Fernsehen, lautes Vorlesen), *um die Aufmerksamkeit von der Eigenatmung abzulenken, wenn nicht aktiv an Atemübungen gearbeitet wird*
- Regelmäßiges Auskultieren der Atemgeräusche, Absaugen, soweit angezeigt
- Anerkennen und kontinuierliches Loben der Leistungen des Klienten und Sorgen für fortlaufende Ermutigung und Bekräftigung
- Herunterspielen von Rückfällen, Konzentrieren der Aufmerksamkeit des Klienten auf Verbesserungen und erzielte Fortschritte, *um Frustrationen, die den Behandlungsfortschritt behindern könnten, gering zu halten*
- Regelmäßiges Unterbrechen der Entwöhnung («Entwöhnungsurlaub»), soweit individuell angemessen (z.B. Klient kann sich zu Beginn 45–50 Minuten pro Stunde «ausruhen» und dann vierstündlich auf eine 20-minütige Pause steigern. Anschließend Entwöhnung am Tag, Ausruhen in der Nacht)
- Vorbereiten des Klienten/der Bezugsperson(en) auf alternative Maßnahmen, wenn der Klient nicht in der Lage ist, die Spontanatmung wieder aufzunehmen (z.B. Tracheostomie mit langfristiger Beatmungsunterstützung in der nachgelagerten (nichtklinischen) Pflege/Versorgung, Palliativpflege/Prozeduren am Lebensende)

3. Pflegepriorität: Fördern des Wohlbefindens (Beratung, Patientenedukation und Entlassungsplanung):

- Besprechen der Auswirkung spezifischer Aktivitäten auf den Atemzustand und von Problemlösungsvorschlägen zur Maximierung der Entwöhnungsbemühungen
- Unterstützen der Beteiligung des Klienten an einem Rehabilitationsprogramm *zur Stärkung der Atemmuskeln und zur Förderung der Kondition*
- Anleiten des Klienten/der Bezugsperson(en), wie (der Klient) vor Infektionsquellen geschützt werden kann (z.B. auf den Gesund-

heitszustand von Besuchern und an der Pflege beteiligten Personen achten, Menschenansammlungen in Zeiten von Erkältungskrankheiten/Grippewellen meiden)
- Erkennen von Situationen, in denen eine sofortige medizinische Intervention erforderlich ist, *um ein Atemversagen zu vermeiden*

Schwerpunkte der Pflegedokumentation

Pflegeassessment oder Neueinschätzung

- Ausgangswerte und eingetretene Veränderungen
- Resultate diagnostischer Test und Prozeduren
- individuelle Risikofaktoren.

Planung

- Pflegeplan/-interventionen und an der Planung beteiligte Personen
- Plan für die Klienteninformation, -schulung und -beratung.

Durchführung/Evaluation

- Reaktion des Klienten auf Interventionen/Anleitung und ausgeführte Pflegetätigkeiten
- Zielerreichung/Fortschritte in Richtung gewünschter Ergebnisse
- Veränderungen des Pflegeplans.

Entlassungs- oder Austrittsplanung

- Zustand zum Entlassungszeitpunkt, langfristige Bedürfnisse und Überweisungen und Verantwortlichkeiten für die jeweiligen Maßnahmen
- Bedarf an Hilfsmitteln/Ausrüstungsgegenständen und Bezugsquellen.

Empfohlene, exemplarische Pflegeinterventionen (NIC) und Pflegeergebnisse (NOC)

NIC: *Beatmungsentwöhnung* [Mechanical Ventilatory Weaning] (McCloskey-Dochterman, J.; Bulecheck, G. M., 2013)

NOC: *Respiratorischer Status: Atemvorgang* [Respiratory Status: Ventilation] (Moorhead, S., Johnson, M.; Maas, M. L.; Swanson, E., 2013)

Literatur

Carpenito-Moyet L. J.: Das Pflegediagnosen-Lehrbuch. Huber, Bern 2013

Larsen, R.: Anästhesie und Intensivmedizin für die Fachpflege. Springer, Berlin 2012

Larsen, R.; Ziegenfuss, T.: Beatmung Indikationen – Techniken – Krankheitsbilder. Springer, Berlin 2012
Lange, M.; Binasales CPAP – Pflege und System Multiplizität. Kinderkrankenschwester 26 (2007) 12: 504–508

Bereitschaft für vermehrtes Wissen [zu spezifizieren] [G]

Readiness for enhanced knowledge (00161) (2002, LOE 2.1)
Domäne 5: **Wahrnehmung/Kognition**
Klasse 1: **Kognition**

Diagnosetyp (Dokumentationsform): Gesundheitsförderungspflegediagnose (GES)
Zuordnung der Pflegediagnose nach Pflegemodellen/-klassifikationen s. Kap. 6.

Definition: Das Vorhandensein oder die Aneignung kognitiver Informationen über ein spezielles Thema ist ausreichend, um gesundheitsbezogene Ziele zu erreichen, und kann gestärkt werden

Beeinflussende Faktoren [od. Einflussfaktoren] [E]

- Zu bearbeiten.

Bestimmende Merkmale [od. Symptome] [S]

subjektive

- drückt Interesse am Lernen aus
- erklärt sein Wissen über ein bestimmtes Thema
- beschreibt vorherige Erfahrungen zum betreffenden Thema.

objektive

- Verhalten stimmt mit dem ausgedrückten Wissen überein.

Klientenbezogene Pflegeziele oder Evaluationskriterien

Der Klient

- zeigt Verantwortlichkeit für das eigene Lernen, indem er nach Antworten auf seine Fragen sucht.

- verifiziert die Genauigkeit von Informationsquellen.
- bringt zum Ausdruck, dass er eine erhaltene Information verstanden hat.
- verwendet Informationen zur Entwicklung eines eigenen Plans zur Befriedigung von Bedürfnissen und Zielen der Gesundheitsversorgung.

Maßnahmen oder Pflegeinterventionen

1. Pflegepriorität: Entwickeln eines Lernplans:

- Verifizieren, was der Klient über ein bestimmtes Thema weiß. *Bietet Gelegenheit, sich der Akkuratesse und Vollständigkeit der Wissensgrundlage für zukünftiges Lernen zu vergewissern*
- Feststellen der Motivation zum Lernen und der Erwartungen, die an das Lernen gestellt werden. *Bietet nützliche Einblicke in die Zielentwicklung und beim Herausarbeiten von Informationsbedarf*
- Unterstützen des Klienten beim Identifizieren von Lernzielen. *Hilft, Lerninhalte zu umreißen oder sich darauf zu konzentrieren und bietet ein Maß zur Evaluation des Lernprozesses*
- Herausfinden bevorzugter Lernmethosen (z. B. auditiv, visuell, interaktiv oder praktisch). *Zeigt die besten Ansätze zur Erleichterung des Lernprozesses*
- Beachten persönlicher Faktoren (z. B. Alter, Entwicklungsgrad, Geschlecht, soziale/kulturelle Einflüsse, Religion, Lebenserfahrungen, Bildungsgrad), *die sich auf den Lernstil und die Auswahl von Informationsquellen auswirken können*
- Feststellen jedweder Lernhindernisse: Sprachbarrieren (z. B. wenn der Klient nicht lesen kann, eine andere Sprache als die der Pflegeperson spricht/versteht, bei Legasthenie), physische Faktoren (z. B. sensorische Defizite, wie etwa Sehschwäche, Schwerhörigkeit, Aphasie), körperliche Stabilität (z. B. eine akute Erkrankung, Aktivitätsintoleranz, Schwierigkeit des Lernstoffs). *Zeigt spezielle Bedürfnisse, die angesprochen werden müssen, wenn das Lernen erfolgreich sein soll*

2. Pflegepriorität: Erleichtern des Lernens:

W

- Identifizieren/Sorgen für Informationen in verschiedenen Formaten, entsprechend dem Lernstil des Klienten (z. B. Audiokassetten/-CDs, Printmedien, Videos, Kurse/Seminare, Internet). Der Einsatz verschiedener Formate verstärkt das Lernen und Behalten des Materials.

- Sorgen für Informationen über zusätzliche/äußere Lernressourcen (z.B. Bibliographie, Webseiten). *Fördert das Lernen im eigenen Tempo*
- Erörtern von Möglichkeiten, die Akkuratesse von Informationsquellen zu verifizieren. *Ermutigt zu unabhängigem Suchen nach Lernmöglichkeiten und senkt zugleich die Wahrscheinlichkeit, auf Grund falscher oder unbelegter Daten zu handeln, die das Wohlbefinden des Klienten schädigen können*
- Benennen verfügbarer kommunaler Ressourcen/Selbsthilfegruppen. *Bietet zusätzliche Gelegenheiten zur Ausformung von Rollenmodellen, zu antizipatorischem Problemlösen usw.*
- Sich des informellen Lernens und der Rollenbildung bewusst sein, die kontinuierlich stattfinden (z.B. Rollenmodelle in der Gemeinschaft/unter Gleichaltrigen, Unterstützen des Feed-backs aus der Gruppe, Print-Werbung, beliebte Musik/Videos. *Es kann Ungereimtheiten geben, die zu Fragen führen/den Lernprozess untergraben*

3. Pflegepriorität: Fördern optimalen Wohlbefindens:

- Unterstützen des Klienten beim Herausfinden von Wegen, Informationen in allen anwendbaren Bereichen zu integrieren und zu verwenden (z.B. situationsbezogen, umgebungsbezogen, persönlich). *Die Fähigkeit, Informationen zu verwenden, verstärkt den Wunsch zu lernen und das Behalten der Informationen*
- Auffordern des Klienten, je nachdem ein Tagebuch oder graphische Aufzeichnungen zu führen. *Gibt Gelegenheit, die Auswirkungen des Lernens, wie etwa einen besseren Umgang mit einer chronische Erkrankung, die Verringerung von Risikofaktoren, die Aneignung neuer Fertigkeiten, selbst zu evaluieren*

Schwerpunkte der Pflegedokumentation

Pflegeassessment oder Neueinschätzung

- individuelle Befunde/individueller Lernstil und identifizierte Bedürfnisse, Vorliegen von Lernhindernissen
- Motivation zu einem Wandel und Erwartungen an eine Veränderung.

Planung

- Lehr-/Schulungsplan, Lehrmethoden und an der Planung beteiligte Personen
- Plan für die Klienteninformation, -schulung und -beratung.

Durchführung/Evaluation

- Reaktionen des Klienten/der Bezugsperson(en) auf Schulung/Anleitung und durchgeführte Pflegehandlungen
- Wie zeigt sich der Lernfortschritt?
- Zielerreichung/Fortschritte in Richtung gewünschter Ergebnisse
- Veränderungen des Pflegeplans.

Entlassungs- oder Austrittsplanung

- zusätzliches Lernen/weiterer Überweisungsbedarf.

Empfohlene, exemplarische Pflegeinterventionen (NIC) und Pflegeergebnisse (NOC)

NIC: *Edukation: Einzelperson* [Teaching: Individual] (McCloskey-Dochterman, J.; Bulecheck, G. M., 2013)

NOC: *Wissen (zu spezifizieren: 26 Möglichkeiten)* [Knowledge] (Moorhead, S., Johnson, M.; Maas, M. L.; Swanson, E., 2013)

Literatur

Carpenito-Moyet, L. J.: Das Pflegediagnosen-Lehrbuch. Huber, Bern 2013

Crosby, R. A.; Yarber, W. L.: Perceived versus actual knowledge about correct condom use among U. S. adolecents: Results from a national study. Journal of Adolescents Health, 28 (2001) 5: 415–420

Georg, J.: Positive Pflege. NOVAcura 42 (2011) 2: 18–20

Georg, J.: Positive Patientenedukation – Patientenedukation, Pflegediagnosen und positive Pflege. PADUA 7 (2012) 2: 87–93

Klug Redman, B.: Selbstmanagement chronisch Kranker. Huber, Bern 2008

Klug Redman, B.: Patientenedukation. Huber, Bern 2009

London, F.: Informieren, Schulen, Beraten – Praxishandbuch zur Patientenedukation. 2. A., Huber, Bern 2010

Meischke, H.; Kuniyuki, A.; Yasui, Y.; Bowen, D. J.; Anderson, R.; Urban, N.: Information women receive about heart attacks and how it affects their knowledge, beliefs, intentions to act in a cardiac emergency. Health Care für Women International, (2002) 23: 149–162

Taylor, K. L.; Turner, R. O.; Davis, J. L.; Johnson, L.; Schwartz, M. D.; Kerner, J.; Leak, C.: Improving kowledge of the prostate cancer screening dilemma among African American men: An academic community partnership in Washington D. C. Public Health Reports, 116 (2001) 6: 590–598

Wissensdefizit [P]

Deficient knowledge (00126) (1980)
Domäne 5: **Wahrnehmung/Kognition**
Klasse 4: **Kognition**

Diagnosetyp (Dokumentationsform): aktuelle Pflegediagnose (PES)
Zuordnung der Pflegediagnose nach Pflegemodellen/-klassifikationen s. Kap. 6.

Definition: Fehlen oder Mangel an kognitiven Informationen bezogen auf ein bestimmtes Thema [Mangel an spezifischen Informationen, die für den Klienten/seine Angehörigen notwendig sind, um sinnvolle Entscheidungen in Zusammenhang mit dem Gesundheitszustand/Therapien/Veränderungen der Lebensweise zu treffen.]

Beeinflussende Faktoren [od. Einflussfaktoren] [E]

- fehlender Zugang zu Informationen
- mangelndes Erinnerungsvermögen
- Fehlinterpretation von Informationen, [ungenaue/unvollständige Informationen]
- Unvertrautheit mit Informationsquellen
- kognitive Einschränkung
- fehlendes Interesse am Lernen, [Wunsch des Klienten, keine Informationen zu erhalten].

Bestimmende Merkmale [od. Symptome] [S]

subjektive

- Äußerung des Problems
- [Ersuchen um Informationen]
- [Äußerungen, die auf Missverständnisse hinweisen].

objektive

- ungenaues Umsetzen von Anweisungen
- ungenaue Testdurchführung
- unangemessene Verhaltensweisen (z. B. hysterisch, feindselig, agitiert, apathisch)
- nicht angemessene/übertriebene Verhaltensweisen
- [Entwicklung einer vermeidbaren Komplikation].

Klientenbezogene Pflegeziele oder Evaluationskriterien

Der Klient

- nimmt am Lernprozess teil.
- benennt Störungen des Lernens und spezifische Maßnahmen, um damit zurechtzukommen.
- zeigt zunehmendes Interesse, übernimmt Verantwortung für das eigene Lernen, indem er beginnt, Informationen einzuholen und Fragen zu stellen.
- äußert, die Krankheit/den Krankheitsprozess zu verstehen.
- erkennt die Beziehung zwischen Zeichen/Symptomen und dem Verlauf der Krankheit und setzt die Symptome in Beziehung zu den ursächlichen Faktoren.
- führt notwendige Maßnahmen korrekt aus und begründet sie.
- leitet notwendige Veränderungen der Lebensweise ein und nimmt am Behandlungsplan teil.

Maßnahmen oder Pflegeinterventionen

1. Pflegepriorität: Ermitteln von Lernbereitschaft und Lernbedürfnissen:

- Bestimmen des Wissensstandes inkl. der zu erwartenden Bedürfnisse
- Ermitteln der Lernfähigkeit/-bereitschaft des Klienten sowie der Lernhindernisse. *Der Klient kann zu diesem Zeitpunkt physisch, emotional, kognitiv beeinträchtigt sein*
- Achten auf Zeichen von Vermeidungsverhalten. *Der Klient muss evtl. die Folgen mangelnden Wissens spüren, bevor er bereit ist, Informationen anzunehmen*
- Ermitteln von Hilfspersonen/Bezugsperson(en), die Informationen brauchen (z. B. Elternteil, Betreuungsperson[en], Ehepartner)

W

2. Pflegepriorität: Ermitteln weiterer Faktoren, die einen Bezug zum Lernprozess haben:

- Beachten der persönlichen Faktoren (z. B. Alter/Entwicklungsgrad, Geschlecht, soziale/kulturelle Einflüsse, konfessionelle Zugehörigkeit, Lebenserfahrungen, Bildungsgrad, emotionale Stabilität)

- Ermitteln von Lernhindernissen: Sprachbarrieren (z. B. Analphabetismus, eine andere Sprache als die der Betreuungsperson), körperliche Faktoren (z. B. kognitive Beeinträchtigung, Aphasie, Dyslexie), psychische Stabilität (z. B. akute Erkrankung, Aktivitätsintoleranz), Schwierigkeit des Inhalts, der gelernt werden soll
- Ermitteln von Fähigkeiten des Klienten und vorhandener Möglichkeiten in der Situation. *Eventuell muss der Klient den Bezugsperson(en) und/oder Pflegenden beim Lernen helfen*

3. Pflegepriorität: Ermitteln der Motivation von Klient/Bezugsperson:

- Erkennen motivierender Faktoren für den Betroffenen (z. B. wenn ein Klient das Rauchen einstellen muss, weil er Lungenkrebs im fortgeschrittenen Stadium hat oder wenn ein Klient abnehmen möchte, weil ein Angehöriger an den Komplikationen einer Adipositas gestorben ist). *Motivation kann ein negativer Stimulus (z. B. Rauchen, das zu Lungenkrebs geführt hat) oder ein positiver Stimulus sein (z. B., wenn ein Klient Gesundheit fördern/Krankheit verhindern möchte)*
- Sorgen für positive Bestätigung, *um eine Fortsetzung der Anstrengungen zu fördern.* Vermeiden negativer Rückmeldungen (z. B. Kritik und Drohungen)

4. Pflegepriorität: Festlegen von Prioritäten mit dem Klienten:

- Bestimmen des dringlichsten Bedürfnisses des Klienten, sowohl aus der Sicht der Pflegeperson, wie auch aus der des Klienten *(kann voneinander abweichen und Anpassungen des Plans zur Schulung und Anleitung erfordern)*
- Besprechen mit dem Klienten, wie er seine Bedürfnisse wahrnimmt. In-Beziehung-Setzen der Informationen zu den persönlichen Wünschen/Bedürfnissen und Werten/Überzeugungen des Klienten, *damit sich der Klient kompetent und respektiert fühlt*
- Differenzieren zwischen «entscheidenden» und «wünschenswerten» Inhalten. *Macht Informationen deutlich, die zu einem späteren Zeitpunkt angesprochen werden können*

5. Pflegepriorität: Festlegen der Lerninhalte:

- Erkennen von Informationen, die man sich einprägen muss (kognitiv)
- Erkennen von Informationen, die auf Gefühle, Einstellungen, Wertvorstellungen beruhen (affektiv)

- Ermitteln der zum Lernen notwendigen psychomotorischen Fertigkeiten (psychomotorisch)

6. Pflegepriorität: Entwickeln von Lernzielen:
- Formulieren von Lernzielen in der Sprache des Lernenden, *um die Bedürfnisse des Lernenden und nicht des Lehrenden zu treffen*
- Feststellen, welche Resultate (Ergebnisse) erzielt werden sollen
- Erkennen des Leistungsniveaus, der Zeitfaktoren, der Nah- und Fernziele
- Berücksichtigen der affektiven Ziele (z. B. Stressabbau)

7. Pflegepriorität: Erkennen geeigneter Lehr- und Schulungsmethoden:
- Feststellen, wie der Klient Informationen aufnimmt (visuell, auditiv, kinästhetisch, gustatorisch, olfaktorisch) und Berücksichtigen dieser Erkenntnisse bei der Planung, *um das Lernen und Memorieren zu erleichtern*
- Einbinden des Klienten/der Bezugsperson(en) durch altersentsprechenden Materialien, *die auf die Bildungsfertigkeiten des Klienten zugeschnitten sind, Fragen/Dialog, audiovisuelles Material*
- Einbeziehen weiterer Personen mit den selben Problemen/Bedürfnissen/Sorgen (z. B. Selbsthilfegruppen, Gruppentherapie). *Sorgt für Rollenmodelle und den Austausch von Informationen*
- Arbeiten mit gemeinsamer Zielsetzung/Lernverträgen. *Klärt die Erwartungen an Lehrende und Lernende*
- Anwenden von Team- und Gruppenunterricht

8. Pflegepriorität: Erleichtern des Lernens:
- Verwenden kurzer, einfacher Sätze und Begriffe. Wiederholen und zusammenfassen, soweit erforderlich
- Verwenden von Gesten und Mimik, die die Bedeutung einer Information vermitteln helfen
- Jeweils nur ein Thema auf einmal erörtern. Vermeiden, zu viel Informationen in einer Sitzung zu geben
- Sorgen für schriftliches Informationsmaterial/Richtlinien und Selbstlernmodule für den Klienten, auf die er sich, wenn nötig, beziehen kann. *Verstärkt den Lernprozess, erlaubt dem Klienten, im eigenen Tempo voranzukommen*
- Abstimmen der Häufigkeit und des Zeitpunkts der Lernphasen und -aktivitäten entsprechend den Bedürfnissen des Klienten. Evaluieren der Effektivität der Lernaktivitäten gemeinsam mit dem Klienten

- Sorgen für eine das Lernen fördernde/begünstigende Umgebung
- Achten auf Faktoren, durch die die Lehrperson die Situation beeinflusst (z. B. Wortschatz, Kleidung, Stil, fachliche und pädagogische Kompetenz)
- Ausgehen von bekanntem Wissen hin zu Dingen, die der Klient nicht weiß, von einfachen zu komplexen Inhalten. *Kann Interesse wecken/das Gefühl des Überwältigtseins begrenzen*
- Umgehen mit der Angst/anderen starken Emotionen des Klienten. Vermitteln von Informationen nicht der Reihe nach, sondern beginnend mit dem, was am meisten Angst auslöst, *sofern die Angst den Lernprozess behindert*
- Sorgen dafür, dass der Klient aktiv am Lernprozess teilnimmt. *Fördert das Gefühl von Kontrolle über die Situation und hilft festzustellen, ob der Klient neue Informationen assimiliert/anwendet*
- Sorgen für ein Feed-back (positive Verstärkung) und Überprüfung des Lernens/Erwerbs von Fertigkeiten
- Achten auf Möglichkeiten der informellen Unterweisung und Rollenbildung, die kontinuierlich stattfindet (z. B. Beantworten spezifischer Fragen/nochmaliges Verstärken von zuvor Gelehrtem in der Routineversorgung)
- Unterstützen des Klienten, Informationen in allen möglichen Bereichen zu benutzen (z. B. situations-, umfeld-, persönlichkeitsbedingt)

9. Pflegepriorität: Fördern des Wohlbefindens (Beratung, Patientenedukation und Entlassungsplanung):

- Sorgen für Zugangsinformationen für die Kontaktperson, *um Fragen zu beantworten/nach der Entlassung Informationen zu validieren*
- Benennen von Selbsthilfegruppen/Ressourcen auf Gemeindeebene
- Vermitteln von Informationen über zusätzliche Lernhilfen (z. B. Bibliographie, Web-Seiten, Audio-CDs usw.), *die weiteres Lernen im eigenen Lerntempo fördern können*

Schwerpunkte der Pflegedokumentation

W

Pflegeassessment oder Neueinschätzung

- individuelle Befunde/individueller Lernstil und herausgearbeitete Bedürfnisse, Lernblockaden (z. B. Feindseligkeit, unangemessenes Verhalten).

Planung

- Lehr-/Schulungsplan, Lehrmethoden und an der Planung beteiligte Personen
- Plan für die Klienteninformation, -schulung und -beratung.

Durchführung/Evaluation

- Reaktionen des Klienten/der Bezugsperson(en) auf Schulung/Anleitung und durchgeführte Pflegehandlungen. Woran zeigt sich der Lernfortschritt?
- Zielerreichung/Fortschritte in Richtung gewünschter Ergebnisse
- Veränderungen des Pflegeplans.

Entlassungs- oder Austrittsplanung

- zusätzlicher Lern-/Überweisungsbedarf.

Empfohlene, exemplarische Pflegeinterventionen (NIC) und Pflegeergebnisse (NOC)

NIC: *Edukation: Einzelperson* [Teaching: Individual] (McCloskey-Dochterman, J.; Bulecheck, G. M., 2013)

NOC: *Wissen (zu spezifizieren: 26 Möglichkeiten)* [Knowledge: (specify – 25 choices)] (Moorhead, S., Johnson, M.; Maas, M. L.; Swanson, E., 2013)

Literatur

Carpenito-Moyet L. J.: Das Pflegediagnosen-Lehrbuch. Huber, Bern 2013

Georg, J.: Beratungsbedarf – Wissensdefizite erkennen und ausgleichen. Pflege aktuell 58 (2004) 12: 648–659.

Georg, J.: Alte Menschen beraten – Wissensdefizite erkennen und ausgleichen. NOVA 36 (2005) 10: 34-36.

Georg, J.: Positive Patientenedukation – Patientenedukation, Pflegediagnosen und positive Pflege. PADUA 7 (2012) 2: 87–93.

Glaus, A.; Frei, I. A.; Knipping, C.; Ream, E.; Browns, N.: Was Krebskranke von den Informationen über Fatigue halten. Pflege 15 (2002) 5: 187–194

Klug Redman, B.: Selbstmanagement chronisch Kranker. Huber, Bern 2009

Klug Redman, B.: Patientenedukation. Huber, Bern 2009

London, F.: Informieren, Schulen, Beraten – Praxishandbuch zur Patientenedukation. 2. A., Huber, Bern 2010

Beeinträchtigtes Wohlbefinden [P]

Impaired comfort (00214) (2008, R 2010 LOE 2.1)
Domäne 12: **Wohlbefinden**
Klasse 1: **Physisches Wohlbefinden;** *Klasse 2:* **Umfeldbezogenes Wohlbefinden;** *Klasse 3:* **Soziales Wohlbefinden**

Diagnosetyp (Dokumentationsform): aktuelle Pflegediagnose (PES)
Zuordnung der Pflegediagnose nach Pflegemodellen/-klassifikationen s. Kap. 6.

Definition: Wahrgenommener Mangel an Ruhe, Erleichterung und Transzendenz in physischen, psychospirituellen, umgebungsbezogenen, kulturellen und sozialen Dimensionen

Beeinflussende Faktoren [od. Einflussfaktoren] [E]

- Zu bearbeiten.

Bestimmende Merkmale [od. Symptome] [S]

subjektive

- berichtet von quälenden Symptomen
- berichtet von fehlender situativer Zufriedenheit
- berichtet von fehlender situativer Leichtigkeit
- berichtet von Hunger
- berichtet von Hautjucken [Pruritus]
- berichtet, sich unwohl zu fühlen
- berichtet, sich kalt zu fühlen
- berichtet, sich heiß zu fühlen
- gestörtes Schlafmuster
- Unfähigkeit, sich zu entspannen
- Angst
- Furcht
- krankheitsbezogene Symptome
- behandlungsbezogene Nebenwirkungen (z. B. Medikation, Strahlung)
- ungenügende Ressourcen (z. B. finanzielle, soziale Unterstützung)
- fehlende Privatsphäre
- schädliche umweltbezogene Reize.

objektive
- Ruhelosigkeit
- Reizbarkeit
- Seufzen
- Stöhnen
- Weinen
- fehlende Kontrolle des Umfelds
- fehlende situative Kontrolle.

Klientenbezogene Pflegeziele oder Evaluationskriterien

Der Klient
- nimmt Umstellungen des Verhaltens oder der Lebensweise vor, um das Wohlbefinden zu steigern.
- äußert ein Gefühl von Wohlbefinden oder Zufriedenheit.
- beteiligt sich an wünschenswertem und realistischem gesundheitsförderlichen Verhalten.

Maßnahmen oder Pflegeinterventionen

1. Pflegepriorität: Einschätzen ursächlicher/beeinflussender Faktoren:
- Feststellen der Art der Beschwerden des Klienten, wie etwa körperliche Schmerzen, das Gefühl von Unzufriedenheit, fehlende Leichtigkeit in sozialen Settings oder die Unfähigkeit, sich über die eigenen Probleme oder Schmerzen zu erheben (Fehlen/Mangel an Transzendenz)
- Beachten kultureller/religiöser Überzeugungen und Werte, die sich auf Wahrnehmungen von und Erwartungen an Wohlbefinden auswirken
- Feststellen der Kontrollüberzeugung. *Eine externe Kontrollüberzeugung kann Bemühungen behindern, Frieden oder Zufriedenheit zu finden*
- Erörtern von Sorgen und Bedenken mit dem Klienten und aktives Zuhören, um Hintergrundthemen zu erkennen (z. B. körperliche und emotionale Stressoren oder äußere Faktoren wie das Umfeld, soziale Interaktionen), welche die Fähigkeit des Klienten zur Kontrolle des eigenen Wohlbefindens beeinträchtigen könnten. *Hilft, spezifische Bedürfnisse des Klienten und seine Fähigkeit festzustellen, die eigene Situation zu ändern*

- Herausstellen von Kontexten, in denen ein Mangel an Wohlbefinden festgestellt wird: körperlich (in Verbindung mit Körperempfindungen), psychospirituell (in Verbindung mit innerer Selbstwahrnehmung und Bedeutung im eigenen Leben, Beziehung zu einer höheren Ordnung oder einem höheren Wesen), umgebungsbedingt (in Verbindung mit der äußeren Umgebung, externen Bedingungen und Einflüssen), soziokulturell (in Verbindung mit zwischenmenschlichen, familiären und gesellschaftlichen Beziehungen)

körperlich

- Feststellen, wie der Klient mit Schmerz und Schmerzkomponenten umgeht. *Fehlende/mangelnde Kontrolle kann durch andere Fragen und Probleme oder durch Emotionen wie Furcht, Einsamkeit, Angst, schädliche Reize, Wut bedingt sein*
- Herausfinden, was für Wohlbefinden oder Ruhe versucht wurde oder nötig ist (z. B. Hoch-/Tiefstellen des Kopfendes am Bett, An-/Ausschalten der Musik, weißes Rauschen, Schaukeln, bestimmte Personen oder Dinge)

psychospirituell

- Feststellen, wie sich psychologische und spirituelle Indikatoren bei dem Klienten überschneiden (z. B. Bedeutsamkeit, Glaube, Identität, Selbstwertgefühl)
- Herausfinden, ob der Klient/die Bezugsperson Unterstützung im Hinblick auf spirituelle Bereicherung inkl. Gebet, Meditation oder Zugang zu einer spirituellen Beratungsperson seiner Wahl wünscht

umgebungsbedingt

- Feststellen, ob im Umfeld des Klienten sowohl die Privatsphäre respektiert wird als auch natürliche Beleuchtung herrscht und man leicht nach draußen schauen kann – *ein Aspekt, der sich verändern lässt, um das Wohlbefinden zu steigern.*

sozial

- Herausfinden der Bedeutung von Wohlbefinden im Kontext zwischenmenschlicher, familiärer und kultureller Werte und gesellschaftlicher Beziehungen
- Validieren des Verstehens des Klienten/der Bezugsperson in Bezug auf die Situation des Klienten und die laufenden Maßnahmen im Umgang mit der Krankheit, soweit angemessen, und/oder vom Klienten gewünscht. *Berücksichtigt Bedürfnisse des Kli-*

enten/der Familie in diesem Bereich und/oder zeigt Wertschätzung seiner/ihrer Wünsche

2. Pflegepriorität: Unterstützen des Klienten beim Lindern von Unbehagen:

- Überprüfen der Wissensgrundlage und Beachten der Coping-Fertigkeiten, die zuvor eingesetzt wurden, um Verhalten zu ändern/Wohlbefinden zu fördern. *Bringt diese dem Klienten zu Bewusstsein und fördert die Anwendung in der aktuellen Situation*
- Würdigen der Stärken des Klienten in der gegenwärtigen Situation und Nutzen als Grundlage beim Planen der Zukunft

körperlich

- Zusammenarbeiten bei der Behandlung oder dem Management medizinischer Krankheiten, bei denen es um Oxygenierung, Ausscheidung, kognitive Fähigkeiten, Elektrolytgleichgewicht, Thermoregulation und Hydration geht, *um körperliche Stabilität zu fördern*
- Arbeiten mit dem Klienten, um Schmerzen, Übelkeit, Jucken (Pruritus), Durst bzw. sonstige körperlichen Beschwerden zu verhindern
- Überprüfen der Medikationen oder des Behandlungsplans, *um mögliche Veränderungen oder Möglichkeiten zur Reduktion von Nebenwirkungen festzustellen*
- Anregen, dass die Eltern bei Prozeduren anwesend sind, *um das Kind zu trösten*
- Sorgen für altersgerechte Maßnahmen zum Trösten (z. B. Rückeneinreibung, Umlagern, In-den Arm-Nehmen, Anwendung von Wärme/Kälte [u. a. periphere, kutane Stimulation], *um ein nichtmedikamentöses Schmerzmanagement zu leisten*
- Erörtern von Interventionen/Maßnahmen zur Förderung von Wohlbehagen, wie etwa therapeutische Berührung, ASE, Massage, heilende Berührung, Bio-Feedback, Selbsthypnose, gelenkte Imagination, Atemübungen, Spieltherapie und Humor, *um Behaglichkeit zu fördern und die Aufmerksamkeit zu refokussieren*
- Unterstützen des Klienten, den Medikationsplan zu nutzen und zu modifizieren, *um bestmöglichen Gebrauch von einem medikamentösen Schmerz- oder Symptommanagement zu machen*
- Unterstützen des Klienten/der Bezugsperson(en) beim Entwickeln eines Maßnahmen- und Übungsplans im Rahmen der in-

dividuellen Fähigkeiten unter Betonen der Notwendigkeit, genügend Zeit zur Beendigung der Maßnahmen einzuräumen
- Aufrechterhalten offener und flexibler Besuche der dem Klienten erwünschten Personen
- Ermutigen/Planen der Pflege, um individuell adäquate Ruhephasen zu ermöglichen, *um Erschöpfung zu verhindern.* Einplanen von Maßnahmen in Phasen, in denen der Klient die meiste Energie hat, *um die Teilnahme auf ein Höchstmaß zu steigern*
- Erörtern von Routinen, um einen geruhsamen Schlaf zu fördern

psychospirituell

- Interagieren mit dem Klienten in therapeutischer Manier. *Die Pflegeperson könnte die wichtigste Wohlbefindensintervention zur Befriedigung der Bedürfnisse des Klienten sein. So kann es z. B. effektiver sein, dem Klienten zu versichern, dass sich Übelkeit erfolgreich sowohl mit medikamentösen als auch mit nichtmedikamentösen Methoden behandeln lässt, als ohne Beruhigung und tröstende Präsenz einfach nur Antiemetika zu verabreichen.*
- Ermutigen zum Äußern von Gefühlen und Einräumen von Zeit zum Zuhören/Interagieren
- Benennen von Wegen, Verbundenheit oder Harmonie mit sich selbst, mit anderen, mit der Natur oder mit einer höheren Macht zu erreichen (z. B. Meditation, sich anderen mitteilen, in der Natur/im Garten sein, sonstige spirituelle Aktivitäten)
- Festlegen realistischer Aktivitätsziele mit dem Klienten. *Erhöht das Engagement beim Fördern optimaler Ergebnisse*
- Beteiligen des Klienten/der Bezugsperson(en) an der Zeitplanung und an Entscheidungen hinsichtlich des Timings und der zeitlichen Abstände von Behandlungen, *um Entspannung zu fördern/das Gefühl von Langeweile zu verringern*
- Ermutigen des Klienten, zu tun, was immer ihm möglich ist. *Steigert Selbstwertgefühl und Unabhängigkeit.*
- Anwenden altersgerechter Ablenkung durch Musik, Lesen, Plaudern oder das Erstellen von Texten mit der Familie und Freunden, durch Fernsehen oder Kino, Video- oder Computerspiele, *um ein Hängenbleiben in unangenehmen Empfindungen und Situationen zu begrenzen und zu überwinden.*
- Ermutigen des Klienten zum Entwickeln von Selbstsicherheitsfertigkeiten, Prioritätensetzen bei Zielen/Aktivitäten und Nutzen vorteilhaften Coping-Verhaltens. *Fördert das Gefühl von Kontrolle und hebt das Selbstwertgefühl.*

- Benennen von Gelegenheiten für den Klienten, an Erfahrungen teilzuhaben, die Kontrolle und Unabhängigkeit erhöhen.

umgebungsbedingt

- Sorgen für eine ruhige Umgebung, ruhige Aktivitäten.
- Sorgen für regelmäßige Veränderungen im persönlichen Umfeld, wenn der Klient bettlägerig ist. Nutzen dessen, was das Individuum einbringt, um die Veränderungen zu bewirken (z. B. nach Jahreszeit geschmückte Pinnwände, Farbveränderungen, Umstellen des Mobiliars, Bilder). *Fördert das Gefühl der Selbstkontrolle und des Wohlbefindens des Klienten.*
- Anregen von tier- und pflanzengestützten Aktivitäten, wie dem Beobachten von Vögeln in Vogelhäuschen oder -bädern, eines Gartens in einem Fensterbeet/eines Terrariums oder eines Aquariums, *um die Beobachtung und die Einbindung und Beteiligung an einer Aktivität und die Naturverbundenheit des Klienten zu fördern und zu stärken.*

sozial

- Ermutigen zu altersgerechten Freizeitaktivitäten (z. B. Fernsehen/Radiohören, Computerspiele, Zusammensein/Ausflüge mit anderen).
- Vermeiden einer Überstimulation (kognitiv und sensorisch).
- Geeignete Vermittlungen an verfügbare Selbsthilfegruppen, Hobby-Clubs, Dienstleistungsorgenisationen.

3. Pflegepriorität: Fördern des Wohlbefindens (Überlegungen zur Patientenedukation/Entlassung):

- Sorgen für Informationen über Erkrankungen/Gesundheitsrisikofaktoren oder -themen im gewünschen Format (z. B. Bilder, Fernsehprogramme, Zeitungs-/Zeitschriftenartikel, Broschüren, audiovisuelles Material, Internet-Seiten und andere Datenbanken), soweit angemessen. *Der Einsatz mehrer Sinnes-Modalitäten verstärkt die Aufnahme/das Speichern von Informationen und gibt dem Klienten Wahlmöglichkeiten für den Zugang zu und die Anwendung von Informationen.*

körperlich

- Fördern von Gesundheitsmaßnahmen insgesamt (z. B. Ernährung, ausreichende Flüssigkeitszufuhr, Ausscheidung, angemessene Vitamin- und Eisenzufuhr).

- Erörtern potenzieller Komplikationen und eines möglichen Bedarfs an medizinischer Nachsorge oder alternativer Therapien. *Rechtzeitiges Erkennen und Intervenieren können das Wohlbefinden fördern.*
- Unterstützen des Klienten/der Bezugsperson(en) beim Herausfinden und Erwerben der nötigen Gerätschaften/Ausrüstung (z. B. Fahrstuhl, Toilettenstuhl, Handläufe, Materialien zur Körperpflege), um individuelle Bedürfnisse zu erfüllen. Vermitteln an geeignete Lieferanten.

psychospirituell

- Zusammenarbeiten mit Dritten, wenn der Klient Interesse an Schulungen, Beratung, Coaching und/oder Mentoring wünscht, *um emotionales und/oder spirituelles Wohlbefinden zu erreichen und zu stärken.*
- Fördern und Ermutigen des Klienten, zu realistischen Zielen beizutragen.
- Ermutigen des Klienten, sich Zeit zu nehmen, um introspektiv nach Zufriedenheit/Transzendenz zu suchen.

umgebungsbedingt

- Schaffen eines mitfühlenden, stützenden und therapeutischen Umfelds unter Einbezug der Kultur und alters- oder entwicklungsbedingter Faktoren des Klienten.
- Beseitigen von Gefahrenquellen im Umfeld, welche die Sicherheit beeinträchtigen oder das Wohlbefinden negativ beeinflussen könnten.
- Arrangieren eines Besuchs zu Hause oder Evaluation der Wohnung/des Hauses des Klienten.
- Erörtern eines langfristigen Plans für den Umgang mit umfeldbedingten Bedürfnissen.

sozial

- Fürsprache für ein wachstumsförderndes Umfeld in Konfliktsituationen und Berücksichtigen der Themen aus der Sicht des Klienten/der Familie.
- Herausfinden von Ressourcen oder Vermittlungen (z. B. Wissen und Fertigkeiten, finanzielle Ressourcen oder Assistenz, Gruppen zur persönlichen oder psychologischen Unterstützung, soziale Aktivitäten).

Schwerpunkte der Pflegedokumentation

Pflegeassessment oder Neueinschätzung

- individuelle Befunde inkl. der Beschreibung des aktuellen Status/der aktuellen Situation und der Faktoren, die das Wohlbefinden beeinträchtigen, durch den Klienten
- relevante kulturelle und religiöse Überzeugungen
- Anwendung von Medikamenten und nichtmedikamentösen Maßnahmen.

Planung

- Pflege-/Interventionsplan und beteiligte Personen
- Patientenedukationsplan für Klienteninformation, -schulung und -beratung.

Durchführung/Evaluation

- Reaktionen auf Interventionen/Patientenedukation und ausgeführte Pflegemaßnahmen
- Zielerreichung/Fortschritte in Richtung gewünschter Ergebnisse
- Veränderungen des Pflegeplans.

Entlassungs- oder Austrittsplanung

- Erfordernisse der Entlassung, langfristiger Pflegebedarf nach Entlassung, vorgenommene Koordinationen und Vermittlungen, zusätzlich verfügbare personelle, kommunale und materielle Ressourcen
- spezifische, vorgenommene Vermittlungen, Nachsorgeplan sowie Verantwortlichkeiten für zu treffende Maßnahmen.

Exemplarische Pflegeinterventionen (NIC) und Pflegeergebnisse (NOC)

NIC: *Umgebungsmanagement: Wohlbehagen* [Environmental Management: Comfort] (McCloskey-Dochterman, J.; Bulecheck, G.M., 2013)

NOC: *Wohlbefinden* [Comfort Level] (Moorhead, S., Johnson, M.; Maas, M.L.; Swanson, E., 2013)

Literatur

W

Carpenito-Moyet L.J.: Das Pflegediagnosen-Lehrbuch. Huber, Bern 2013

Fitzgerald-Miller, J.: Coping fördern – Machtlosigkeit überwinden – Hilfen zur Bewältigung chronischen Krankseins. Huber, Bern 2003

Georg, J.: Übelkeit und Erbrechen – Pflegeassessment, -diagnose und -interventionen. NOVA 33 (2002) 11: 22–24

Georg, J.: Wohlbefinden bei alten Menschen fördern. Comfort – Konzept – Diagnose – Intervention. NOVA 36 (2005) 11: 10–13.
Hawthorn, J.: Übelkeit und Erbrechen. Ullstein Medical, Wiesbaden 1998 [vgr.]
Kolcaba, K.: Pflegekonzept Comfort. Theorie und Praxis der Förderung von Wohlbefinden und Wohlbehagen in der Pflege. Huber, Bern 2013
Margulies, A.; Kroner, T.; Gaisser, A.; Bachmann-Mettler, I.: Onkologische Krankenpflege. Springer, Berlin/Heidelberg 2010

Bereitschaft für ein verbessertes Wohlbefinden [G]

Readiness for enhanced comfort (00183) (2006, LOE 2.1)
Domäne 12: **Wohlbefinden**
Klasse 1: **Physisches Wohlbefinden;** *Klasse 2:* **Umfeldbezogenes Wohlbefinden**

Diagnosetyp (Dokumentationsform): Gesundheitsförderungspflegediagnose (GES)
Zuordnung der Pflegediagnose nach Pflegemodellen/-klassifikationen s. Kap. 6.

Definition: Verhaltensmuster der Ruhe, Erleichterung und Transzendenz in physischen, psychospirituellen, umgebungsbezogenen und/oder sozialen Dimensionen, das für das Wohlbefinden ausreichend ist und gestärkt werden kann

Beeinflussende Faktoren [od. Einflussfaktoren] [E]

- Zu bearbeiten.

Bestimmende Merkmale [od. Symptome] [S]

subjektive

- drückt den Wunsch aus, das Wohlbefinden zu steigern
- drückt den Wunsch aus, das Gefühl der Zufriedenheit zu verstärken
- drückt den Wunsch aus, dass Beschwerden verstärkt zurückgehen
- drückt den Wunsch aus, die Entspannung zu verbessern.

W

objektive

- [erscheint entspannt/ruhig]
- [Teilnahme an ausgewählten Maßnahmen für das Wohlbefinden].

Klientenbezogene Pflegeziele oder Evaluationskriterien

Der Klient

- bringt ein Gefühl von Wohlbefinden/Zufriedenheit zum Ausdruck.
- zeigt Verhaltensweisen optimalen Behagens.
- beteiligt sich an wünschenswerten und realistischen gesundheitsfördernden Verhaltensweisen.

Maßnahmen oder Pflegeinterventionen

1. Pflegepriorität: Feststellen des aktuellen Grades an Wohlbefinden/der aktuellen Motivation zu wachsen:

- Feststellen der Art des Wohlbefindens, das der Klient empfindet: 1) Linderung [wie bei Schmerzen], Leichtigkeit [ein Zustand der Ruhe oder Zufriedenheit] oder 3) Transzendenz [Zustand, in dem man sich über die eigenen Probleme oder Schmerzen erhebt]
- Herausfinden der Motivation zu einem Wandel und der Erwartungen an eine Veränderung
- Feststellen des Kontexts, der Zusammenhänge, innerhalb derer das Wohlbefinden realisiert wird: 1) körperlich (in Bezug auf Körperempfindungen), 2) psychospirituell (in Bezug auf das innere Sich-bewusst-Sein der eigenen Person und der Bedeutung des eigenen Lebens, Beziehung zu einer höheren Ordnung/einem höheren Wesen), 3) umgebungsbezogen (in Bezug auf die äußere Umgebung, Zustände und Einflüsse), 4) soziokulturell (in Bezug auf zwischenmenschliche, familiäre und gesellschaftliche Beziehungen)

physisch

W

- Verifizieren, dass der Klient effektiv mit Schmerzen und Schmerzkomponenten (Pruritus und Übelkeit) zurechtkommt. Erfolg in diesem Bereich wirkt sich gewöhnlich auch auf andere Themen/Emotionen (z. B. Furcht, Einsamkeit, Angst, Schadreize, Wut) aus
- Herausfinden, was für das Wohlbefinden/die Ruhe verwandt/benötigt wird (z. B. Hoch-/Tiefstellen des Kopfteils am Bett, Mu-

sik an/aus, weißes Rauschen, Schaukeln, eine bestimmte Person/Sache, Basale Stimulation, Eutane Stimulation)

psychospirituell

- Feststellen, wie sich bei dem Klienten psychische und spirituelle Indikatoren (z. B. Bedeutsamkeit, Glaube, Identität, Selbstwertgefühl) *beim Verbessern des Wohlbefindens* überschneiden
- Feststellen, welchen Einfluss kulturelle Überzeugungen/Wertvorstellungen ausüben
- Sicherstellen, dass der Klient/seine Bezugsperson(en) die gewünschte Unterstützung in Bezug auf spirituelle Bereicherung inkl. Gebet/Meditation/Zugang zu einem geistlichen Berater ihrer Wahl erhalten hat

umgebungsbezogen

- Bestimmen, dass das Umfeld des Klienten die Privatsphäre respektiert und für natürliche Beleuchtung und einen leicht zugänglichen Blick ins Freie gesorgt wird *(ein Aspekt, der sich bewirken lässt, um das Wohlbefinden zu verbessern)*

soziokulturell

- Herausfinden, welche Bedeutung Wohlbefinden im Kontext zwischenmenschlicher, familiärer und kultureller Werte und gesellschaftlicher Beziehungen hat
- Validieren des Wissens des Klienten/der Bezugsperson(en) über die Diagnose/Prognose und die fortlaufenden Methoden des Krankheitsmanagements, soweit angemessen und/oder vom Klienten gewünscht. *Berücksichtigt Bedürfnisse des Klienten/der Familie auf diesem Gebiet und/oder signalisiert Wertschätzung für ihre Wünsche*

2. Pflegepriorität: Unterstützen des Klienten beim Entwickeln eines Plans zur Verbesserung des Wohlbefindens:

physisch

- Zusammenarbeiten beim Behandeln/Managen von Erkrankungen, bei denen es um Oxygenierung, Ausscheidung, Mobilität, kognitive Fähigkeiten, Elektrolythaushalt, Thermoregulation und Hydratation geht, *um physische Stabilität zu fördern*
- Arbeiten mit dem Klienten, um Schmerzen, Übelkeit, Jucken (Pruritus), Durst/andere physische Beschwerden zu verhindern
- Anregen, dass die Eltern bei Prozeduren anwesend sind, *um das Kind zu trösten*

- Sorgen für altersgerechte Maßnahmen zur Behaglichkeit (z. B. Einreiben des Rückens, Umlagern, in den Arm nehmen, Wärme/Kälte, kutane Stimulation), *um für ein nichtmedikamentöses Schmerzmanagement zu sorgen*
- Überprüfen von Interventionen/Aktivitäten, um die Leichtigkeit zu fördern (z. B. therapeutische Berührung, Biofeedback, Achtsamkeitsübung, Selbsthypnose, gelenkte Imagination, Medikation, Atemübungen, Spieltherapie und Humor), *um Entspannung zu fördern und die Aufmerksamkeit zu refokussieren*
- Unterstützen des Klienten beim Umsetzen und Modifizieren des Behandlungsplans, *um die medikamentöse Schmerzbehandlung optimal zu nutzen*
- Unterstützen des Klienten/der Bezugsperson(en), im Rahmen der eigenen Fähigkeiten einen Aktivitäts- und Übungsplan zu entwickeln, bei dem vor allem genügend Zeit zum Abschließen der Aktivitäten eingeräumt werden muss
- Aufrechterhalten offener/flexibler Besuche von Personen, die der Klient wünscht
- Anhalten zu angemessenen und dosierten Ruhephasen (Timing u. Pacing), *um Erschöpfung zu verhindern*
- Planen der Pflege dergestalt, dass individuell ausreichend Ruhephasen bestehen. Zeitliches Eintakten von Aktivitäten in Phasen, in denen der Klient die meiste Energie hat, *um ein Höchstmaß an Teilnahme zu erreichen*
- Erörtern von Routinen zur Förderung eines erholsamen Schlafs

psychospirituell

- Interagieren mit dem Klienten auf therapeutische Weise. *Die wichtigste Behaglichkeitsintervention, um den Bedürfnissen des Klienten gerecht zu werden, könnte die Pflegeperson selbst sein. Dem Klienten z. B. zu versichern, dass Übelkeit/Schmerzen/Pruritus sich sowohl medikamentös als auch nichtmedikamentös erfolgreich behandeln lässt, kann wirksamer sein als ohne beruhigende und tröstende Präsenz einfach nur ein Antiemetikum zu verabreichen*
- Ermutigen, Gefühle zu äußern und Zeit einräumen, um zuzuhören/zu interagieren
- Benennen von Wegen, um Verbundenheit oder Harmonie mit sich selbst, anderen Menschen, der Natur, einer höheren Macht zu erreichen (z. B. meditieren, sich anderen mitteilen, in der Na-

tur/im Garten sein, tier-/pflanzengestützte Pflege andere spirituelle Aktivitäten)

- Festlegen realistischer Aktivitätsziele mit dem Klienten. *Führt dazu, dass sich der Klient besser für optimale Ergebnisse einsetzt*
- Beteiligen des Klienten/der Bezugsperson(en) an der Zeitplanung und an Entscheidungen über die zeitliche Abstimmung und den Abstand von Behandlungen, *um Entspannung zu fördern/Langeweile zu verringern*
- Ermutigen des Klienten, zu tun, was immer ihm möglich ist (z.B. Selbstversorgung, sich im Stuhl aufsetzen, umhergehen). *Erhöht das Selbstwertgefühl und die Unabhängigkeit*
- Anwenden von Ablenkung durch Musik, Plaudern/Austausch von Botschaften mit der Familie/Freunden, Fernsehen, Video-/Computerspiele, *um den Aufmerksamkeitsfokus von unangenehmen Empfindungen und Situationen weg zu lenken*
- Ermutigen des Klienten, Selbstsicherheitsfertigkeiten zu entwickeln, Prioritäten bei Zielen/Aktivitäten zu setzen und positives, effektives Coping-Verhalten anzuwenden. *Fördert das Gefühl von Kontrolle und hebt das Selbstwertgefühl*
- Dem Klienten Gelegenheiten zu Erfahrungen anbieten/nennen, bei denen sich Kontrolle und Unabhängigkeit steigern lassen

umgebungsbezogen

- Sorgen für ein ruhiges Umfeld, ruhige Aktivitäten
- Sorgen für periodische Veränderungen der persönlichen Umgebung, wenn der Klient bettlägerig ist. Verwenden der Angaben der Person bei diesen Änderungen (z.B. Pinnwände nach Jahreszeiten, Farbwechsel, Umstellen der Möbel, neue/umgehängte Bilder)
- Empfehlen von Aktivitäten, wie etwa Vogelhäuschen/-bäder zum Beobachten von Vögeln, ein Fenstergarten/Terrarium oder ein Aquarium, *um das Beobachten anzuregen und die Teilnahme/Beteiligung an einer tier- und pflanzengestützten Aktivität zu stimulieren*

soziokulturell

- Ermutigen zu altersgerechten Freizeitaktivitäten (z.B. Fernsehen, Radiohören, Spiele, Treffen/Ausflüge mit anderen Menschen)
- Vermeiden einer kognitiven und sensorischen Über-/Unterstimulation
- Geeignete Vermittlungen an Selbsthilfegruppen, Hobby-Klubs, Dienstleistungsorganisationen

3. Pflegepriorität: Fördern optimalen Wohlbefindens (Überlegungen zu Schulung/Entlassung):

physisch

- Fördern von Gesundheitsmaßnahmen insgesamt (z. B. Ernährung, ausreichende Flüssigkeitszufuhr, angemessene Vitamin-/Eisensubstitution)
- Erörtern potenzieller Komplikationen und ggf. des Bedarfs an medizinischer Nachsorge oder alternativen Therapien. *Rechtzeitiges Erkennen und Intervenieren können das Wohlbefinden steigern*
- Unterstützen des Klienten/der Bezugsperson(en) beim Auffinden und Erwerben notwendiger Gerätschaften (z. B. Lifter, Toilettenstuhl, Handläufe, Material zur Körperpflege), um den individuellen instrumentellen (IADL-) Bedarf zu befriedigen

psychospirituell

- Kooperieren mit Dritten, wenn der Klient Interesse an Unterricht, Beratung, Coaching und/oder Mentoring äußert, *um emotionales und/oder spirituelles Wohlbefinden zu schaffen bzw. zu steigern*
- Fördern/dazu ermutigen, dass der Klient selbst beiträgt, realistische Ziele zu erreichen
- Ermutigen des Klienten, sich auf der Suche nach Zufriedenheit/Transzendenz Zeit zur Introspektion zu nehmen

umgebungsbezogen

- Schaffen einer mitfühlenden, stützenden und therapeutischen Umgebung, in die kulturelle und alters-/entwicklungsbezogene Faktoren des Klienten integriert sind
- Beseitigen von Gefahrenquellen in der Umgebung, *welche die Sicherheit beeinflussen und sich negativ auf das Wohlbefinden auswirken könnten*
- Arrangieren von Hausbesuchen/Evaluation im häuslichen Bereich, soweit erforderlich
- Erörtern eines langfristigen Plans zur Bewältigung umgebungsbedingter Erfordernisse

soziokulturell

- Fürsprache für eine wachstumsfördernde Umgebung in Konfliktsituationen und Betrachten von Angelegenheiten aus der Sicht des Klienten/seiner Familie
- Unterstützen des Klienten/der Bezugsperson(en) beim Zugang zu Ressourcen (z. B. Kenntnisse und Fertigkeiten, finanzielle Res-

sourcen/Unterstützung, persönliche/psychologische Unterstützung, soziale Systeme)

Schwerpunkte der Pflegedokumentation

Pflegeassessment oder Neueinschätzung

- individuelle Befunde inkl. der Beschreibung des Klienten bezüglich seines aktuellen Zustandes/seiner gegenwärtigen Situation
- Motivation zu einem Wandel und Erwartungen an eine Veränderung
- Medikation/nichtmedikamentöse Maßnahmen.

Planung

- Pflegeplan/-interventionen und an der Planung beteiligte Personen
- Plan für die Klienteninformation, -schulung und -beratung.

Durchführung/Evaluation

- Reaktionen auf Interventionen/Anleitung und durchgeführte Pflegehandlungen
- Zielerreichung/Fortschritte in Richtung gewünschter Ergebnisse
- Veränderungen des Pflegeplans.

Entlassungs- oder Austrittsplanung

- langfristige Bedürfnisse nach Entlassung/Austritt sowie Verantwortlichkeiten für zu treffende Maßnahmen
- spezifische, vorgenommene Überweisungen.

Empfohlene, exemplarische Pflegeinterventionen (NIC) und Pflegeergebnisse (NOC)

NIC: *Verhaltensmodifikationsunterstützung* [Self-Modification Assistance] (McCloskey-Dochterman, J.; Bulecheck, G. M., 2013)
NOC: *Ausmaß von Zufriedenheit* [Comfort Level] (Moorhead, S., Johnson, M.; Maas, M. L.; Swanson, E., 2013)

Literatur

Carpenito-Moyet L. J.: Das Pflegediagnosen-Lehrbuch. Huber, Bern 2013

Georg, J.: Wohlbefinden bei alten Menschen fördern. Comfort – Konzept – Diagnose – Intervention. NOVA 36 (2005) 11: 10–13.

Kolcaba, K.: Pflegekonzept Comfort. Theorie und Praxis der Förderung von Wohlbefinden und Wohlbehagen in der Pflege. Huber, Bern 2013

Margulies, A.; Kroner, T.; Gaisser, A.; Bachmann-Mettler, I.: Onkologische Krankenpflege. Springer, Berlin/Heidelberg 2010

Beeinträchtigter Zahnstatus [P]

Impaired dentition (00048) (1998)
Domäne 11: **Sicherheit/Schutz**
Klasse 2: **Physische Verletzung**

Diagnosetyp (Dokumentationsform): aktuelle Pflegediagnose (PES)
Zuordnung der Pflegediagnose nach Pflegemodellen/-klassifikationen s. Kap. 6.

Definition: Unterbrechung der Zahnentwicklung/des Zahndurchbruchs oder Störung der intakten Struktur einzelner Zähne

Beeinflussende Faktoren [od. Einflussfaktoren] [E]

- Ernährungsgewohnheiten
- Ernährungsdefizite
- ausgewählte, verschreibungspflichtige Medikamente
- chronischer Tabakkonsum
- chronischer Kaffeekonsum
- chronischer Teekonsum
- chronischer Konsum von Rotwein
- unwirksame Mundhygiene
- Empfindlichkeit gegenüber Wärme
- Empfindlichkeit gegenüber Kälte
- chronisches Erbrechen
- fehlendes Wissen über Zahngesundheit
- übermäßige Zufuhr von Fluoriden
- übermäßiger Gebrauch von abrasiven Reinigungsmitteln
- Hindernisse bei der Selbstversorgung
- fehlender Zugang zu professioneller Versorgung
- wirtschaftliche Hindernisse beim Zugang zu professioneller Versorgung
- genetische Prädisposition
- Bruxismus (nächtliches Zähneknirschen)
- [Trauma/chirurgischer Eingriff].

Bestimmende Merkmale [od. Symptome] [S]

subjektive
- Zahnschmerz.

objektive

- Mundgeruch
- Verfärbung des Zahnschmelzes
- Erosion des Zahnschmelzes
- übermäßiger Zahnbelag
- abradierte Zähne
- abgenutzte Zähne
- Kronenkaries
- Wurzelkaries
- Zahnfraktur(en)
- lockere Zähne
- fehlende Zähne
- Mangel an Zähnen
- frühzeitiger Verlust der Milchzähne
- unvollständiger altersgemäßer Zahndurchbruch (Milchgebiss oder bleibende Zähne)
- übermäßiger Zahnstein
- Malokklusion
- Zahnfehlstellung
- asymmetrischer Gesichtsausdruck.

Klientenbezogene Pflegeziele oder Evaluationskriterien

Der Klient

- zeigt gesundes Zahnfleisch sowie gesunde Schleimhäute und Zähne in gutem Erhaltungszustand.
- berichtet über ausreichende Nährstoff- und Flüssigkeitsaufnahme.
- formuliert und demonstriert effektive Mund- und Zahnpflegefertigkeiten.
- nimmt Vermittlungen zu einer geeigneten Zahnversorgung kontinuierlich wahr.

Maßnahmen oder Pflegeinterventionen

1. Pflegepriorität: Erkennen ursächlicher/beeinflussender Faktoren:

- Inspizieren der Mundhöhle. Feststellen des Vorhandenseins/Fehlens von Zähnen und/oder Prothesen und Bestimmen der entsprechenden Bedeutung im Hinblick auf Erfordernisse der Ernährung und Ästhetik.

- Evaluieren des aktuellen Status der Zahn- und Mundhygiene, *um den Bedarf an Unterweisung/Coaching, Hilfsmitteln und/oder der Vermittlung an einen Zahnarzt festzustellen.*
- Dokumentieren von Faktoren mit Einfluss auf die Zahnbildung (z. B. chronischer Konsum von Tabak, Kaffee oder Tee, Bulimie/chronisches Erbrechen, Abszesse, Tumoren, Zahnspangen, Bruxismus/chronisches Zähneknirschen), *um einen möglichen Interventions- und/oder Behandlungsbedarf festzustellen.*
- Beachten aktueller Faktoren mit negativen Auswirkungen auf die Zahngesundheit (z. B. Einliegen eines endotrachealen Tubus, Frakturen des Gesichtsschädels, Chemotherapie), *die spezielle Aktivitäten der Mundversorgung erfordern.*
- Fotodokumentation von Gesichtsverletzungen vor der Behandlung, *um für eine «visuelle Ausgangsbasis» für zukünftige Vergleiche/Evaluationen zu sorgen.*

2. Pflegepriorität: Behandeln/Management von Erfordernissen der Zahnversorgung:

- Feststellen, welche Methode der Klient gewöhnlich zur Mundpflege anwendet, *um für Kontinuität der Pflege zu sorgen oder beim Erstellen des Pflegeplans auf der Wissensgrundlage und den gegenwärtigen Praktiken des Klienten aufzubauen.*
- Unterstützen bei/Sorgen für Mundpflege, soweit angezeigt:
  - Leitungswasser, Spülungen mit Kochsalzlösung, alkoholfreie Mundspülungen
  - sanfte Zahnfleisch- und Zungenmassage mit einer weichen Zahnbürste unter Verwenden fluorhaltiger Zahnpasta, um das Entstehen von Zahnstein zu verhindern, soweit angemessen
  - Bürsten und Behandeln mit Zahnseide, *wenn der Klient zur Selbstversorgung nicht in der Lage ist*
  - Verwenden elektrisch/batteriebetriebener Mundpflegeartikel (z. B. Zahnbürste, Plaqueentferner, Munddusche), soweit angezeigt
  - Pflegen von Zahnprothesen, soweit angezeigt (z. B. nach den Mahlzeiten und zur Schlafenszeit herausnehmen und säubern).
- Sorgen für geeignete Nahrung zur optimalen Ernährung unter Einschränken von Zwischenmahlzeiten, zuckerhaltigen Nahrungsmitteln und «Betthupferln», *da Nahrungsreste an den Zähnen über Nacht wahrscheinlich zu Löchern in den Zähnen führen.*

- Erhöhen der Flüssigkeitszufuhr, bei Bedarf, *um die Hydratation und das allgemeine Wohlbefinden der Mundschleimhaut zu erhöhen.*
- Wiedereinführen von Endotrachealtuben und Wiederherstellen von Atemwegsverbindungen routinemäßig unter sorgfältigem Polstern/Schützen von Zähnen/Prothesen; sorgsames Absaugen, soweit angezeigt.
- Vermeiden von Wärmereizen bei empfindlichen Zähnen. Empfehlen des Gebrauchs einer speziellen Zahnpasta *zur Verringerung der Zahnempfindlichkeit.*
- Aufrechterhalten einer guten Ausrichtung des Kiefers/Gesichts, wenn Frakturen vorliegen.
- Bedarfsweises Verabreichen von Antibiotika *zur Behandlung von Mund-/Zahnfleischinfektionen.*
- Empfehlen der bedarfsweisen Anwendung von Analgetika und topischen Analgetika *bei Zahnschmerzen.*
- Bei empfindlichen Personen Antibiotikatherapie vor Eingriffen am Zahnapparat (z. B. bei Patienten mit künstlicher Herzklappe) und/oder Sicherstellen, dass keine Blutungs- oder Gerinnungsstörungen vorliegen, *um exzessive Blutungen zu verhindern.*
- Vermitteln zu geeigneten Versorgern (z. B. ZahnhygieneassistentInnen, Dentalhygiene, Kieferchirurgen).

3. Pflegepriorität: Fördern des Wohlbefindens (Beratung, Patientenedukation und Entlassungsplanung):

- Anleiten des Klienten/der Betreuungsperson zu Interventionen häuslicher Pflege *zur Behandlung der Krankheit und/oder Verhinderung weiterer Komplikationen.*
- Sichten von Ressourcen, die für den Klienten benötigt werden, um eine adäquate Hygieneversorgung der Zähne durchzuführen (z. B. Zahnbürste/-pasta, sauberes Wasser, Zahnseide, persönliche Assistenz bei der Versorgung).
- Empfehlen, dass der Klient (unabhängig vom Alter) zucker-/kohlenhydratreiche Nahrungsmittel in der Ernährung sowie Zwischenmahlzeiten einschränkt, *um die Plaquebildung und die Gefahr von Zahnschäden durch Säurebildung beim Abbau von Zucker und Stärke zu vermindern.*
- Unterweisen älterer Klienten und Betreuungspersonen in speziellen Erfordernissen und in der Bedeutung regelmäßiger Zahnpflege.

- Beraten der Mutter über altersentsprechende Belange (z.B. das Baby nicht mit Milch oder Saft im Fläschchen einschlafen lassen, nachts Wasser und Schnuller verwenden, vermeiden des gemeinsamen Nutzens von Besteck unter Familienmitgliedern, Unterweisen von Kindern im Zähneputzen schon in früher Kindheit, Versorgen des Kindes mit Sicherheitsvorrichtungen, wie Helm/Gesichtsmaske/Mundschutz, um Gesichtsverletzungen zu verhindern.
- Sprechen mit Schwangeren über spezielle Erfordernisse und eine regelmäßige Zahnpflege, *um die Zahngesundheit der Mutter zu erhalten und in der fetalen Entwicklung kräftige Zähne und Knochen zu fördern.*
- Ermutigen zur Einstellung des Konsums von Tabak, vor allem in seinen nicht gerauchten Formen, Anmelden bei Raucherentwöhnungskursen, *um die Inzidenz von Zahnfleischerkrankungen, Krebs der Mundhöhle und anderer Gesundheitsstörungen zu senken.*
- Erörtern der Ratsamkeit einer Überprüfung und/oder Versorgung der Zähne vor einer Chemotherapie oder Bestrahlung, *um Gewebsschäden im Mundbereich und an den Zähnen möglichst gering zu halten.*
- Vermitteln an Ressourcen zur Wahrung der Zahnhygiene (z.B. Zahnärzte, Programme zur finanziellen Unterstützung).

Schwerpunkte der Pflegedokumentation

Pflegeassessment oder Neueinschätzung

- individuelle Befunde inkl. individueller Faktoren mit Einfluss auf Zahnbildungsprobleme
- Ausgangsfotos/-beschreibungen der Mundhöhle und ihrer Strukturen.

Planung

- Pflege-/Interventionsplan und beteiligte Personen
- Patientenedukationsplan für Klienteninformation, -schulung und -beratung.

Durchführung/Evaluation

- Reaktionen auf Interventionen/Patientenedukation und ausgeführte Pflegemaßnahmen
- Zielerreichung/Fortschritte in Richtung gewünschter Ergebnisse
- Veränderungen des Pflegeplans.

Entlassungs- oder Austrittsplanung

- Erfordernisse der Entlassung, langfristiger Pflegebedarf nach Entlassung, vorgenommene Koordinationen und Vermittlungen, zusätzlich verfügbare personelle, kommunale und materielle Ressourcen
- spezifische, vorgenommene Vermittlungen, Nachsorgeplan sowie Verantwortlichkeiten für zu treffende Maßnahmen.

Empfohlene, exemplarische Pflegeinterventionen (NIC) und Pflegeergebnisse (NOC)

NIC: Mund-/Zahnpflege, therapeutische [Oral Health Restoration] (McCloskey-Dochterman, J.; Bulecheck, G. M., 2013)
NOC: Selbstversorgung: Mund-/Zahnpflege [Oral Hygiene] (Moorhead, S., Johnson, M.; Maas, M. L.; Swanson, E., 2013)

Literatur

Carpenito-Moyet L. J.: Das Pflegediagnosen-Lehrbuch. Huber, Bern 2013
Gottschalck, T.: Mundhygiene und spezielle Mundpflege. Huber, Bern 2007

6. Hilfen zum Auffinden einzelner Pflegediagnosen

Jürgen Georg

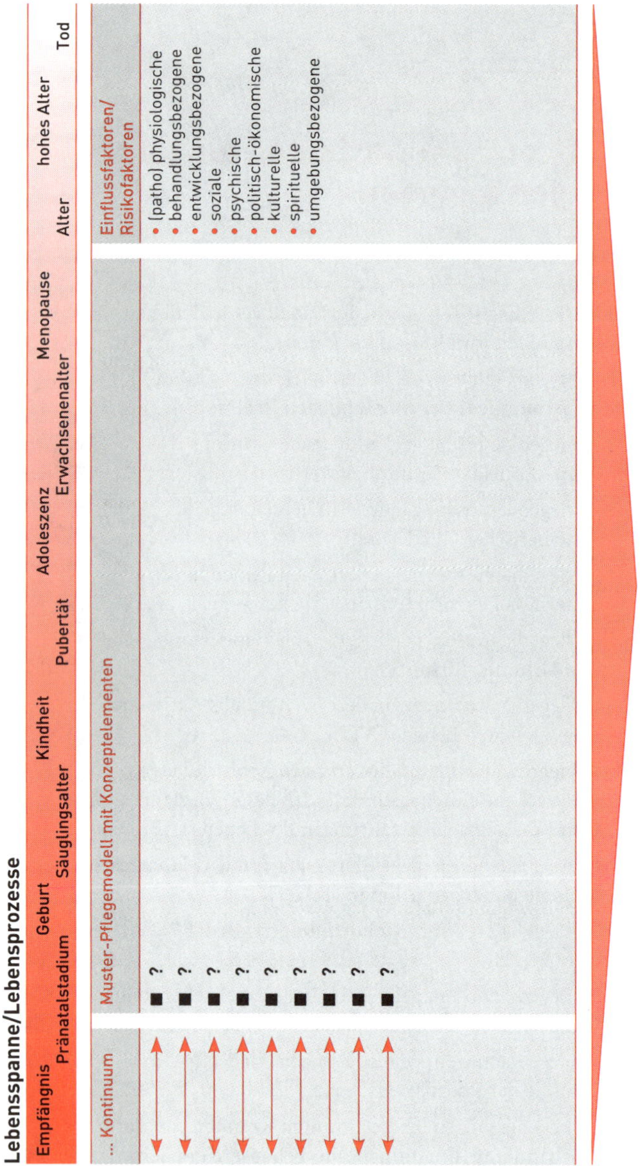
Lebensspanne/Lebensprozesse
Empfängnis
Pränatalstadium
Geburt
Säuglingsalter
Kindheit
Pubertät
Adoleszenz
Erwachsenenalter
Menopause
Alter
hohes Alter
Tod
... Kontinuum
Muster-Pflegemodell mit Konzeptelementen
■ ?
■ ?
■ ?
■ ?
■ ?
■ ?
■ ?
■ ?
■ ?
Einflussfaktoren/Risikofaktoren
• (patho) physiologische
• behandlungsbezogene
• entwicklungsbezogene
• soziale
• psychische
• politisch-ökonomische
• kulturelle
• spirituelle
• umgebungsbezogene

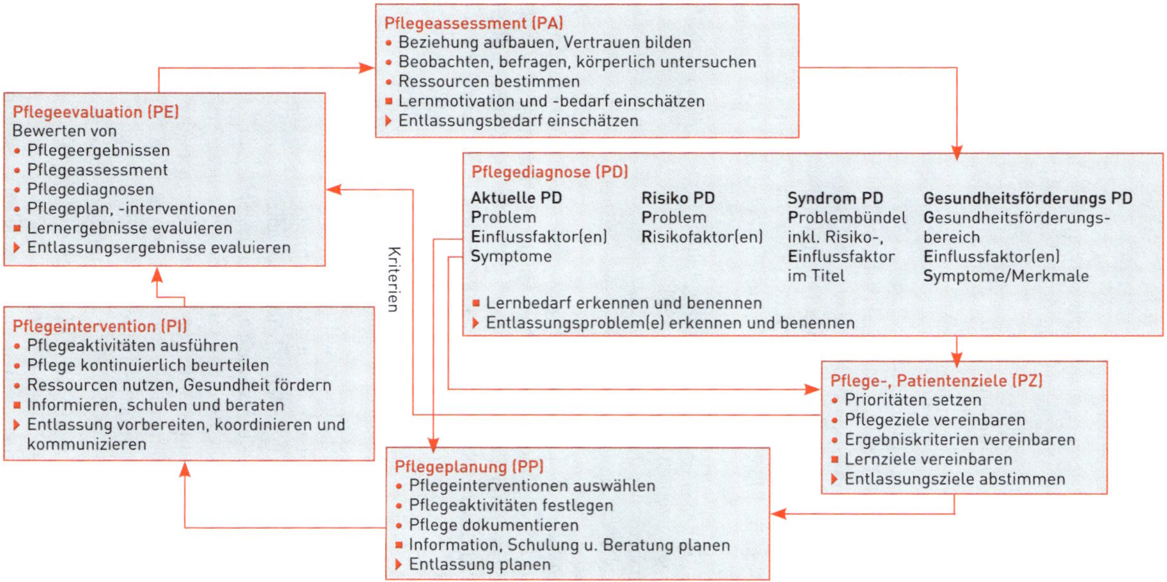

Abbildung 6-0: Muster eines Pflegeprozess- und Pflegemodells als Matrix für die Zuordnung von Pflegediagnosen (Georg, 2012)

Hilfen zum Auffinden einzelner Pflegediagnosen

Die folgenden Listen erleichtern es Ihnen, mögliche Pflegediagnosen zu finden. Die Pflegediagnosen werden im Folgenden verschiedenen Modellen zugeordnet. Sie finden auf den folgenden Seiten Pflegediagnosen gegliedert nach:

- der NANDA-Taxonomie II der menschlichen Reaktionsmuster (S. 1355)
- Gordons Funktionellen Gesundheitsverhaltensmustern (S. 1362)
- Doenges' thematischer Gliederung (S. 1372)
- Roper-Logan-Tierneys Lebensaktivitäten (LA) (S. 1369)
- Hendersons 14 Grundbedürfnissen (S. 1388)
- Juchlis Aktivitäten des täglichen Lebens (ATLs) (S. 1397)
- Krohwinkels Konzepten und Kategorien der Aktivitäten, Beziehungen und Existenzielle Erfahrungen des Lebens (ABEDLs) (S. 1407)
- RAI Homecare Klientenabklärungshilfen (RAI-HC) (S. 1416)
- Pflegekonzepten (ZEPF) (S. 1426)
- alphabetischer Reihenfolge (S. 1441)
- der NNN-Taxonomie der Pflegepraxis (S. 1447)

Suchen Sie nach dem in Ihrer Praxis verwendeten und ihnen vertrauten Pflegemodell. Oder wählen Sie die Struktur, die dem Aufbau der in Ihrer Praxis verwendeten Pflegeanamnese am ehesten entspricht. Beispiel: Wenn in Ihrer Praxis Informationen der Pflegeanamnese nach den Aktivitäten des täglichen Lebens (ATLs) von Liliane Juchli ordnen, dann finden Sie die einzelnen Pflegediagnosen zu den jeweiligen ATLs ab der Seite 1389.

Wenn Sie eine Pflegediagnose stellen möchten und die passende Diagnose mithilfe der folgenden Listen finden möchten, dann können Sie nach den folgenden Schritten vorgehen:

1. Lernen Sie den Klienten/seine Angehörigen kennen. Bauen Sie eine professionelle Beziehung und ein Vertrauensverhältnis zum Klienten auf. Sammeln Sie *direkt* Informationen indem Sie den Patienten beobachten, befragen und untersuchen. Sammeln Sie *indirekt* Informationen von den Angehörigen, anderen Teammitgliedern oder aus den Patientenunterlagen. – Was sind wichtige Anliegen? Hauptsorgen? Hilfsbedürftigkeit bei Alltagsaktivitäten? Krisenerfahrungen? Risiken?
   Beobachten Sie die Klienten im Alltag, nehmen Sie einfache kör-

perliche Untersuchungen vor und befragen Sie den Klienten/die Angehörigen (Pflegeanamnese/Pflegeassessment).
2. Bündeln Sie die einzelnen Informationen und Beobachtungen und ordnen Sie diese Ihrer Anamnesestruktur zu. Was gehört zusammen? Mit welchen übergeordneten Konzepten (z. B. menschlichen Reaktionsmustern, ATL, ABEDL, LA, funktionellen Gesundheitsverhaltensmustern, RAI-Abklärungshilfen) haben die einzelnen Informationen zu tun?
3. Suchen Sie auf der Diagnosenliste *mögliche* (vermutete) Pflegediagnosen. Identifizieren Sie allgemeine Probleme, fassen Sie die Informationen nochmals zusammen. Sammeln Sie bei Bedarf weitere Daten und erstellen Sie eine provisorische Liste vorläufiger Pflegediagnosen.
4. Wählen Sie die zu ihren Klienteninformationen passenden Pflegediagnosen aus. Überprüfen Sie jede dieser Pflegediagnosen durch Vergleich mit der Definition und den Merkmalen/Symptomen im Buch. Stimmen ihre Klienteninformationen mit den Merkmalen oder Risikofaktoren der Pflegediagnose überein? Formulieren Sie eine diagnostische Aussage und erstellen Sie ein endgültige, nach Wichtigkeit oder Prioritäten geordnete Diagnosenliste.
5. Schliessen Sie unzutreffende oder ungenaue Diagnosen aus, wenn Definitionen und bestimmenden Merkmale nicht mit den Beobachtungen/Aussagen übereinstimmen
6. Formulieren/dokumentieren Sie die aktuelle Pflegediagnosen nach dem PES-Format (**P**roblem – **E**influssfaktoren – **S**ymptome und Merkmale) in drei Teilen:
   - **P**roblem: Pflegediagnosentitel (evtl. präzisieren nach, Grad, Akutheitsgrad), beeinflusst durch (b/d)
   - **E**influssfaktoren/beeinflussende Faktoren/Ursachen; angezeigt durch (a/d)
   - **S**ymptome oder bestimmende Merkmale.

   ⇒ **Was** hat der Klient für ein Problem? – **Warum** tritt das Problem auf? – **Wie** ist es erkennbar?
7. Formulieren/dokumentieren Sie Risikopflegediagnosen nach dem PR-Format (**P**roblem – **R**iskofaktoren) in zwei Teilen:
   - **P**roblem: Pflegediagnosentitel (evtl. präzisieren), beeinflusst durch (b/d)
   - **R**isikofaktor(en).

   ⇒ **Welches** Problem könnte der Klient entwickeln? – **Warum** könnte es auftreten?

8. Formulieren/dokumentieren Sie Gesundheitsförderungs-Pflegediagnosen nach dem GES-Format (Gesundheitsförderungspotenzial – Einflussfaktoren – Symptome) in drei Teilen:
   - **G**esundheitsförderungspotenzial: Bereitschaft für … (präzisieren), beeinflusst durch (b/d)
   - **E**influssfaktoren/beeinflussende Faktoren/Ursachen; angezeigt durch (a/d)
   - **S**ymptome oder bestimmende Merkmale.
     ⇒ **Welche** gesundheitlichen Möglichkeiten, ist der Klient bereit zu entwickeln? – **Warum** soll die Entwicklung erfolgen? – **Wie** sind dies Möglichkeiten erkennbar?
9. Formulieren/dokumentieren Sie eine Verdachtsdiagnose, wenn Sie noch nicht nicht ausreichend Informationen gesammelt haben, um das Vorliegen einer Diagnose zu belegen::
   - Verdacht auf (V. a.) Pflegediagnosentitel
   - Die Verdachtsdiagnose muss in der Folge be- oder widerlegt werden.
10. Überprüfen Sie fortlaufend, ob Ihre Pflegediagnosen noch aktuell sind und verändern, ergänzen, streichen Sie diese entsprechend.

Eine Anleitung zum Formulieren von Pflegediagnosen nach dem PES-Format ist in Kapitel 4.4.3 enthalten, ein Fallbeispiel in Kapitel 3.2

* (schließt auch Bewohner, Gäste, Patienten und Pflegeempfänger mit ein. Anm. d. Hrsg.)

6.0 Pflegediagnosen, gegliedert nach verschiedenen Modellen und Klassifikationen

6.1 Pflegediagnosen, gegliedert nach der NANDA-Taxonomie II der menschlichen Reaktionsmuster

Eine Pflegediagnose nach der offiziellen Definition der NANDA-International «stellt eine klinische Beurteilung der *Reaktion* eines Individuums, einer Familie der einer Gemeinde auf aktuelle oder potenzielle Gesundheitsprobleme oder Lebensprozesse dar. Pflegediagnosen bilden die Grundlage für die Auswahl von Pflegeinterventionen, um erwünschte Pflegeergebnisse (outcomes) zu erzielen, für deren Erreichung die Pflegeperson verantwortlich ist» (NANDA, 1990). Die NANDA ordnet die Pflegediagnosen in einem Ordnungssystem, das als «Taxonomie II» bezeichnet wird und 13 sogenannte Domänen oder Bereiche umfasst. Die diagnostischen Kernkonzepte sind im Folgenden **fett** hervorgehoben [Anm. d. Hrsg.]

1. Gesundheitsförderung (Gesundheitsbewusstsein, Gesundheitsmanagement)

Gesundheitsverhalten, unwirksames
Haushaltsführung, beeinträchtigte
Immunisierungsstatus, Bereitschaft für einen verbesserten
Management der eigenen Gesundheit, Bereitschaft für ein verbessertes
Management der eigenen Gesundheit, unwirksames
Management eines Therapieprogramms, effektives
Management von Therapieprogrammen, unwirksames gemeinschaftliches
Management, unwirksames familiäres **Therapie-**
Selbstvernachlässigung

2. Ernährung (Nahrungsaufnahme, Verdauung, Absorption, Stoffwechslung, Flüssigkeitszufuhr)

Blutzuckerspiegels, Gefahr eines in**stabil**en
Elektrolytun**gleichgewicht**s, Gefahr eines
Ernährung, Bereitschaft für eine verbesserte
Ernährung, Mangel-
Ernährung, Über-
Ernährung, Gefahr einer Über-
Flüssigkeitsdefizit

Flüssigkeitsdefizits, Gefahr eines
Flüssigkeitshaushalt, Bereitschaft für einen verbesserten
Flüssigkeitsüberschuss
Flüssigkeitsvolumens, Gefahr eines unausgeglichenen
Gelbsucht, neonatale
Leberfunktionsstörung, Gefahr einer
Saug-/Schluckstörung des Säuglings
Schluckstörung

3. Ausscheidung und Austausch (Harntraktfunktion, Magen-Darm-Funktion, Hautfunktion, Respiratorische Funktion)

Diarrhö
Gasaustausch, beeinträchtigter
Harnverhalt
Motilität, dysfunktionale gastrointestinale
Motilität, Gefahr einer dysfunktionalen gastrointestinalen
Obstipation
Obstipationsgefahr
Obstipation, subjektiv empfundene
Spontanatmung, beeinträchtigte
Stuhlin**kontinenz**
Urinausscheidung, beeinträchtigte
Urinausscheidung, Bereitschaft für eine verbesserte
Urinin**kontinenz**, Drang-
Urinin**kontinenz**, Gefahr einer Drang-
Urinin**kontinenz**, funktionelle
Urinin**kontinenz**, Reflex-
Urinin**kontinenz**, Stress-
Urinin**kontinenz**, totale
Urinin**kontinenz**, Überlauf-

4. Aktivität/Ruhe (Schlaf/Ruhe, Aktivität/Bewegung, Energiehaushalt, kardiovaskuläre/pulmonale Reaktionen, Selbstversorgung)

Aktivitätsin**toleranz**
Aktivitätsin**toleranz**, Gefahr einer
Atemvorgang, unwirksamer
Beschäftigungsdefizit
Blutungsgefahr
Durchblutungsstörung, Gefahr einer kardialen
Durchblutungsstörung, periphere
Durchblutungsstörung, Gefahr einer gastrointestinalen

Durchblutungsstörung, Gefahr einer renalen
Durchblutungsstörung, Gefahr einer zerebralen
Energiefeldstörung
Fatigue
Gehfähigkeit, beeinträchtigte
Herzleistung, verminderte
Im**mobilitäts**syndroms, Gefahr eines
Lebensstil, bewegungsarmer
Mobilität, beeinträchtigte körperliche
Mobilität im Bett, beeinträchtigte
Mobilität mit dem Rollstuhl, beeinträchtigte
Erholung, verzögerte postoperative
Schlaf, Bereitschaft für einen verbesserten
Schlafmangel
Schlafmuster, gestörtes
Schlafstörung
Schockgefahr
Selbstversorgungsdefizit Essen und Trinken
Selbstversorgungsdefizit Sich Kleiden
Selbstversorgungsdefizit Körperpflege
Selbstversorgungsdefizit Toilettenbenutzung
Selbstfürsorge, Bereitschaft für eine verbesserte
Spontanatmung, beeinträchtigte
Transferfähigkeit, beeinträchtigte
Weaning, erschwertes

5. Wahrnehmung/Kognition (Aufmerksamkeit, Orientierung, Empfindung/Wahrnehmung, Kognition, Kommunikation)

Aktivitätsplanung, unwirksame
Denkprozesse, gestörte
Gedächtnisleistung, beeinträchtigte
Kommunikation, beeinträchtigte verbale
Kommunikation, Bereitschaft für eine verbesserte
Neglect
Orientierungsstörung
Umhergehen, ruheloses
Verwirrtheit, akute
Verwirrtheit, Gefahr einer akuten
Verwirrtheit, chronische
Wahrnehmungsstörung, auditiv

Wahrnehmungsstörung, gustatorisch
Wahrnehmungsstörung, kinästhetisch
Wahrnehmungsstörung, olfaktorisch
Wahrnehmungsstörung, taktil
Wahrnehmungsstörung, visuell
Wissensdefizit
Wissen, Bereitschaft für vermehrtes

6. Selbstwahrnehmung (Selbstkonzept, Selbstwertgefühl, Körperbild)

Hoffnungslosigkeit
Identität, gestörte persönliche
Körperbildstörung
Machtlosigkeit
Machtlosigkeit, Gefahr einer
Menschenwürde, Gefahr einer beeinträchtigten
Selbstbestimmung, Bereitschaft für eine verbesserte
Selbstkonzept, Bereitschaft für ein verbessertes
Selbstwertgefühl, chronisch geringes
Selbstwertgefühls, Gefahr eines situationsbedingten geringen
Selbstwertgefühl, situationsbedingtes geringes
Vereinsamungsgefahr

7. Rollenbeziehungen (Fürsorgerollen, Familienbeziehungen, Rollenverhalten)

Beziehung, Bereitschaft für eine verbesserte
Bindung, Gefahr einer beeinträchtigten
Elterliche Fürsorge, beeinträchtigte
Elterlichen Fürsorge, Gefahr einer beeinträchtigten
Elterliche Fürsorge, Bereitschaft für eine verbesserte
Familienprozesse, beeinträchtigte
Familienprozesse, unterbrochene
Familienprozesse, Bereitschaft für verbesserte
Rollenkonflikt, elterlicher
Rollenüberlastung der pflegenden Bezugsperson
Rollenüberbelastung der pflegenden Bezugsperson, Gefahr einer
Rollenverhalten, unwirksames
Interaktion, beeinträchtigte soziale
Stillen, erfolgreiches/Bereitschaft für ein verbessertes Stillen
Stillen, unterbrochenes
Stillen, unwirksames

8. Sexualität (sexuelle Identität, Sexualfunktion, Fortpflanzung)

Mutter-Fötus-Dyade, Gefahr einer gestörten
Schwangerschafts-, Geburts- und Wochenbettverlauf, Bereitschaft für einen verbesserten
Sexualverhalten, unwirksames
Sexuelle Funktionsstörung

9. Coping/Stresstoleranz (posttraumatische Reaktionen, Coping-Reaktionen, neurobehavioraler Stress)

Angst
Angst, Todes-
Anpassungsvermögen, reduziertes intrakranielles
Coping, defensives
Coping, gefährdendes familiäres
Coping, verhindertes familiäres
Coping, unwirksames
Coping, unwirksames gemeinschaftliches
Coping, Bereitschaft für ein verbessertes
Coping, Bereitschaft für ein verbessertes familiäres
Coping, Bereitschaft für ein verbessertes gemeinschaftliches
Dysreflexie, autonome
Dysreflexie, Gefahr einer autonomen
Furcht
Gesundheitsverhalten, gefahrengeneigtes
Kindliches Verhalten, desorganisiertes
Kindlichen Verhaltens, Bereitschaft für eine verbesserte Organisation des
Kindlichen Verhaltens, Gefahr eines desorganisierten
Kummer, chronischer
Posttraumatisches Syndrom
Posttraumatischen Syndroms, Gefahr eines
Relokationsstresssyndrom (ortswechselbedingtes Stresssyndrom)
Relokationsstresssyndroms, Gefahr eines (ortswechselbedingten Stresssyndroms)
Resilienz, Beeinträchtigte individuelle
Resilienz, Bereitschaft für eine verbesserte
Resilienz, Gefahr einer beeinträchtigten
Stressüberlastung
Trauern
Trauern, erschwertes

Trauerns, Gefahr eines erschwerten
Vergewaltigungssyndrom
Vergewaltigungssyndrom: gemischte Reaktion
Vergewaltigungssyndrom: stumme Reaktion
Verleugnung, unwirksame

10. Lebensprinzipien (Werte, Glaubenseinstellungen, Werte-/Glaubens-/Handlungs-Kongruenz)

Entscheidungsfindung, Bereitschaft für eine verbesserte
Entscheidungskonflikt
Hoffnung, Bereitschaft für eine gesteigerte
Konflikt, moralischer
Non**compliance**
Religiosität, beeinträchtigte
Religiosität, Gefahr einer beeinträchtigten
Religiosität, Bereitschaft für eine vertiefte
Sinnfindung, Bereitschaft für eine verbesserte
Sinnkrise
Sinnkrise, Gefahr einer

11. Sicherheit/Schutz (Infektion, physische Verletzung, Gewalt, Umweltgefahren, Abwehrprozess, Thermoregulation)

Aspirationsgefahr
Atemwegsclearance, unwirksame (Selbstreinigung der Atemwege)
Erstickungsgefahr
Gewebeschädigung
Gewalttätigkeit, Gefahr einer fremdgefährdenden
Gewalttätigkeit, Gefahr einer selbstgefährdenden
Gesundheitsschädigung, Gefahr einer
Hautschädigung
Hautschädigung, Gefahr einer
Hyperthermie
Hypothermie
Immunisierungsstatus, Bereitschaft für einen verbesserten
Infektionsgefahr
Kindstodes, Gefahr eines plötzlichen
Körpertemperatur, Gefahr einer unausgeglichenen
Kontamination
Kontaminationsgefahr
Lagerungsschadens, Gefahr eines perioperativen
Latexallergische Reaktion

Latexallergischen Reaktion, Gefahr einer
Mundschleimhaut, geschädigte
Neurovaskulären Störung, Gefahr einer peripheren
Selbstschutz, unwirksamer
Selbstverletzung
Selbstverletzungsgefahr
Sturzgefahr
Suizidgefahr
Thermoregulation, unwirksame
Vergiftungsgefahr
Verletzungsgefahr
Verletzung, Gefahr einer vaskulären
Zahnstatus, beeinträchtigter

12. Wohlbefinden (Comfort) (physisches Wohlbefinden, umfeldbezogenes Wohlbefinden, soziales Wohlbefinden)

Isolation, soziale
Schmerz, akuter
Schmerz, chronischer
Übelkeit
Wohlbefinden, beeinträchtigtes
Wohlbefinden, Bereitschaft für ein verbessertes

13. Wachstum/Entwicklung (Wachstum, Entwicklung)

Allgemeinzustands (Verkümmerung) des Erwachsenen, Verschlechterung des
Entwicklung, Gefahr einer verzögerten
Wachstums, Gefahr eines unproportionalen
Wachstum und Entwicklung, verzögerte(s)

Quelle:
NANDA international (2010): Pflegediagnosen – Klassifikation 2009–2011. Kassel: Recom.

6.2 Pflegediagnosen, gegliedert nach Gordons Funktionellen Gesundheitsverhaltensmustern

Pflegediagnosen können im Rahmen des Assessmentmodells von Gordons funktionellen Gesundheitsverhaltensmustern (Gordon, 2013a/b) wie folgt definiert werden: «Eine Pflegediagnose ist eine klinische Beurteilung, die von einer Pflegefachfrau/-mann nach einem Pflegeassessment, bestehend aus: Beobachtung, Interview, körperlicher Untersuchung und Ressourceneinschätzung, gemacht wird. Diese Aussage bezieht sich auf: die Art, die möglichen Einflussfaktoren und die Merkmale oder Risikofaktoren für aktuelle oder potenzielle Gesundheitsprobleme, Entwicklungspotenziale oder -syndrome eines Individuums, einer Familie oder einer sozialen Gemeinschaft, deren *Gesundheitsverhaltensmuster* funktionell beeinträchtigt oder entwicklungsfähig sind. Pflegefachfrauen und -männer sind für das Stellen von Pflegediagnosen zuständig und verantwortlich. Pflegediagnosen bilden die Grundlage, um Pflegeinterventionen auswählen, planen und durchführen zu können, um um gemeinsam vereinbarte Pflegeziele und -ergebnisse erreichen und bewerten zu können (Georg 2012), **(s. Abb. 6-1,** S. 1364) [Anm. d. Hrsg.].

1. Gesundheitsverhaltensmuster: Wahrnehmung und Umgang mit der eigenen Gesundheit

* *von Marjory Gordon selbst entwickelte Pflegediagnosen* (Stand: April 2013)

2. Gesundheitsverhaltensmuster: Ernährung und Stoffwechsel

Seite

Lebensspanne/Lebensprozesse

Empfängnis – Pränatalstadium – Geburt – Säuglingsalter – Kindheit – Pubertät – Adoleszenz – Erwachsenenalter – Menopause – Alter – hohes Alter – Tod

Funktions-/Dysfunktionskontinuum	Funktionelle Gesundheitsverhaltensmuster (Gordon, 2008)	Einflussfaktoren/Risikofaktoren
↔	1. Wahrnehmung und Umgang mit der eigenen Gesundheit	• (patho) physiologische
↔	2. Ernährung und Stoffwechsel	• behandlungsbezogene
↔	3. Ausscheidung	• entwicklungsbezogene
↔	4. Aktivität und Bewegung	• soziale
↔	5. Schlaf und Ruhe	• psychische
↔	6. Kognition und Perzeption	• politisch-ökonomische
↔	7. Selbstwahrnehmung und Selbstkonzept	• kulturelle
↔	8. Rollen und Beziehungen	• spirituelle
↔	9. Sexualität und Reproduktion	• umgebungsbezogene
↔	10. Bewältigungsverhalten und Stresstoleranz	
↔	11. Werte und Überzeugungen	

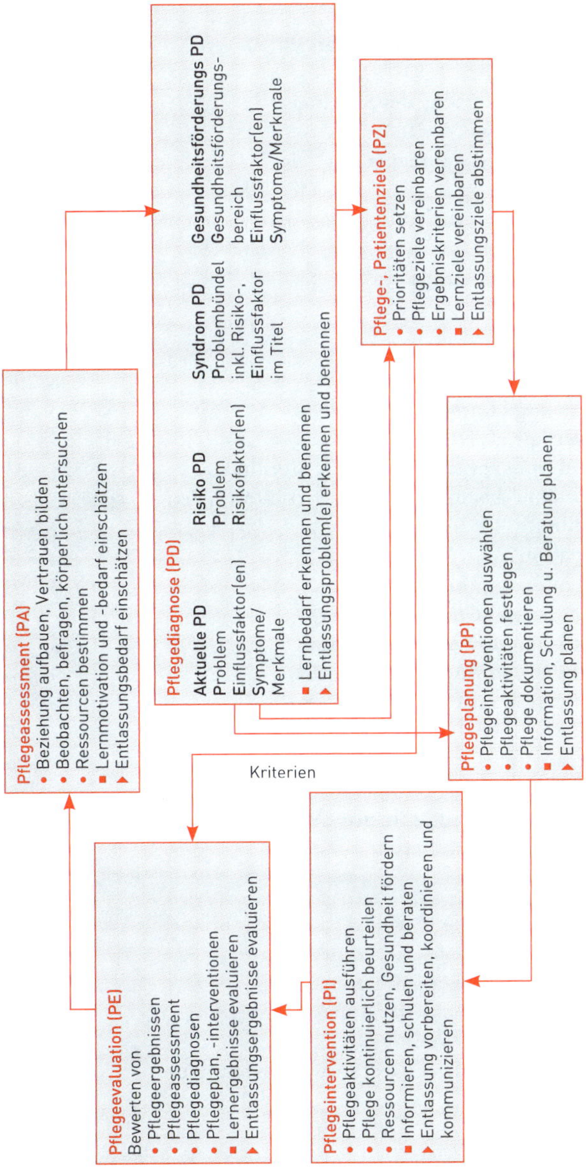

Abbildung 6-1: Gordons Modell der funktionellen Gesundheitsverhaltensmuster als Gliederungsstruktur für Pflegediagnosen (Gordon, 2013; Georg 2012).

3. Gesundheitsverhaltensmuster: Ausscheidung

4. Gesundheitsverhaltensmuster: Aktivität und Bewegung

* *von Marjory Gordon selbst entwickelte Pflegediagnosen* (Stand: April 2013)

* *von Marjory Gordon selbst entwickelte Pflegediagnosen* (Stand: April 2013)

5. Gesundheitsverhaltensmuster: Schlaf und Ruhe — Seite

6. Gesundheitsverhaltensmuster: Kognition und Perzeption — Seite

* *von Marjory Gordon selbst entwickelte Pflegediagnosen* (Stand: April 2013)

7. Gesundheitsverhaltensmuster: Selbstwahrnehmung und Selbstkonzept

Seite

8. Gesundheitsverhaltensmuster: Rollen und Beziehungen

Seite

* *von Marjory Gordon selbst entwickelte Pflegediagnosen* (Stand: April 2013)

9. Gesundheitsverhaltensmuster: Sexualität und Reproduktion

* *von Marjory Gordon selbst entwickelte Pflegediagnosen* (Stand: April 2013)

10. Gesundheitsverhaltensmuster: Bewältigungsverhalten und Stresstoleranz

11. Gesundheitsverhaltensmuster: Werte und Überzeugungen

Quellen:

Gordon M. (2013a): Handbuch Pflegediagnosen. 5. A., Bern: Huber

Gordon M. (2013b): Pflegeassessment Notes. Bern: Huber

NANDA international (2010): Pflegediagnosen – Klassifikation 2009–2011. Kassel: Recom.

* *von Marjory Gordon selbst entwickelte Pflegediagnosen* (Stand: April 2013)

6.3 Pflegediagnosen, gegliedert nach Doenges' thematischer Gliederung

9. Atmung

10. Sicherheit

11. Sexualität

Seite

12. Soziale Interaktion

Seite

13. Lehren und Lernen

Quelle: NANDA international (2010): Pflegediagnosen – Klassifikation 2009–2011. Kassel: Recom.

(Die diagnostischen Kernbegriffe wurden bei den jeweiligen Pflegediagnosen **fett** hervorgehoben. Anm. d. Hrsg.)

6.4 Pflegediagnosen, gegliedert nach Roper-Logan-Tierneys Lebensaktivitäten (LA)

Pflegediagnosen können im Rahmen des Roper-Logan-Tierney-Modells (RLT) wie folgt definiert werden: «Eine Pflegediagnose ist eine klinische Beurteilung, die von einer Pflegefachfrau/-mann nach einem Pflegeassessment, bestehend aus: Beobachtung, Interview, körperlicher Untersuchung und Ressourceneinschätzung, gemacht wird. Diese Aussage bezieht sich auf: die Art, die möglichen Einflussfaktoren und die Merkmale oder Risikofaktoren für aktuelle oder potenzielle Gesundheitsprobleme, Entwicklungspotenziale oder -syndrome eines Individuums, einer Familie oder einer sozialen Gemeinschaft, deren Unabhängigkeit hinsichtlich der *Lebensaktivitäten (LAs)* beeinträchtigt oder entwicklungsfähig ist. Pflegefachfrauen und -männer sind für das Stellen von Pflegediagnosen zuständig und verantwortlich. Pflegediagnosen bilden die Grundlage, um Pflegeinterventionen auswählen, planen und durchführen zu können, um um gemeinsam vereinbarte Pflegeziele und -ergebnisse erreichen und bewerten zu können (Georg 2012), **(s. Abb. 6-2)** [Anm. d. Hrsg.].

Lebensspanne/Lebensprozesse

Empfängnis – Pränatalstadium – Geburt – Säuglingsalter – Kindheit – Pubertät – Adoleszenz – Erwachsenenalter – Menopause – Alter – hohes Alter – Tod

Abhängigkeits-/Unabhängigkeitskontinuum	Lebensaktivitäten (LAs) (RLT, 2009)	Einflussfaktoren/Risikofaktoren
↔	1. Schlafen	• (patho) physiologische
↔	2. Sich bewegen	• behandlungsbezogene
↔	3. Sich sauber halten und kleiden	• entwicklungsbezogene
↔	4. Essen und trinken	• soziale
↔	5. Ausscheiden	• psychische
↔	6. Regulieren der Körpertemperatur	• politisch-ökonomische
↔	7. Atmen	• kulturelle
↔	8. Für eine sichere Umgebung sorgen	• spirituelle
↔	9. Arbeiten und spielen	• umgebungsbezogene
↔	10. Kommunizieren	
↔	11. Seine Geschlechtlichkeit leben	
↔	12. Sterben	

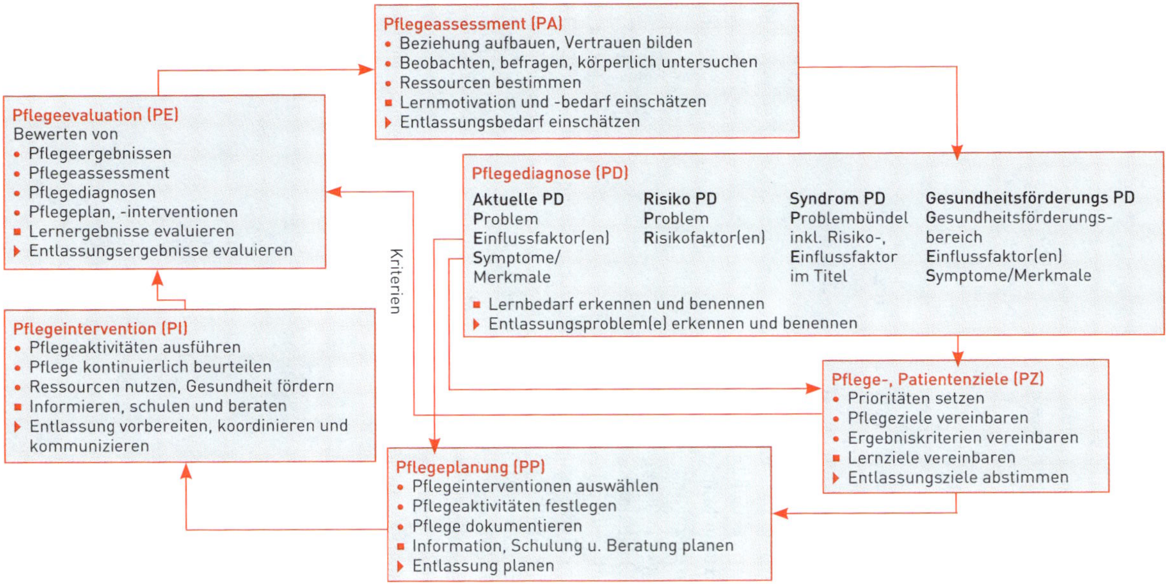

Abbildung 6-2: Pflegeprozess und RLT-Pflegemodell des Lebens mit Lebensaktivitäten (LAs) als Gliederungsstruktur für Pflegediagnosen (Roper et al. 2009; Georg 2012).

11. Seine Geschlechtlichkeit leben **Seite**

12. Sterben **Seite**

Einzelnen LAs nicht zuordnenbare Pflegediagnosen

■ Coping/Bewältigungsverhalten — Seite

■ Kognition — Seite

■ Selbstkonzept **Seite**

[Die Zuordnung wurde auf Basis des «Roper-Logan-Tierney-Modells» (2009) vorgenommen. Aufgrund der begrenzten Reichweite des Modells der Lebensaktivitäten wurden manche Pflegediagnosen den Konzepten «Coping/Bewältigungsverhalten», «Kognition», «Selbstkonzept» zugeordnet. Anm. d. Lek.].

Quellen:

Georg, J. (2009): Pflegediagnosen im RLT-Modell. In: Roper N., Logan W. W., Tierney A, J. (2009): Das Roper-Logan-Tierney-Modell. Bern: Huber, S. 227–243.

NANDA international (2010): Pflegediagnosen – Klassifikation 2009–2011. Kassel: Recom.

Roper N.; Logan W. W.; Tierney A. J. (2009): Das Roper-Logan-Tierney-Modell. Bern: Huber.

(Die diagnostischen Kernbegriffe wurden bei den jeweiligen Pflegediagnosen **fett** hervorgehoben. Anm. d. Hrsg.)

6.5 Pflegediagnosen, gegliedert nach Hendersons 14 Grundbedürfnissen

Pflegediagnosen können im Rahmen des Bedürfnismodells von Virginia Henderson wie folgt definiert werden: «Eine Pflegediagnose ist eine klinische Beurteilung, die von einer Pflegefachfrau/-mann nach einem Pflegeassessment, bestehend aus: Beobachtung, Interview, körperlicher Untersuchung und Ressourceneinschätzung, gemacht wird. Diese Aussage bezieht sich auf: die Art, die möglichen Einflussfaktoren und die Merkmale oder Risikofaktoren für aktuelle oder potenzielle Gesundheitsprobleme, Entwicklungspotenziale oder -syndrome eines Individuums, einer Familie oder einer sozialen Gemeinschaft, deren Unabhängigkeit hinsichtlich der *Aktivitäten und Befriedigung von Grundbedürfnissen*, die zur Gesundheit oder Genesung oder einem friedvollen Tod beitragen, beeinträchtigt oder entwicklungsfähig sind. Pflegefachfrauen und -männer sind für das Stellen von Pflegediagnosen zuständig und verantwortlich. Pflegediagnosen bilden die Grundlage, und Pflegeinterventionen auswählen, planen und durchführen zu können, und um gemeinsam vereinbarte Pflegeziele und -ergebnisse erreichen und bewerten zu können (Georg 2012), **(s. Abb. 6-3)** [Anm. d. Hrsg.].

Lebensspanne/Lebensprozesse

Empfängnis – Pränatalstadium – Geburt – Säuglingsalter – Kindheit – Pubertät – Adoleszenz – Erwachsenenalter – Menopause – Alter – hohes Alter – Tod

Abhängigkeits-/Unabhängigkeitskontinuum	Aktivitäten und Grundbedürfnisse*	Einflussfaktoren/Risikofaktoren
↔	1. normal atmen	• (patho) physiologische
↔	2. angemessen essen und trinken	• behandlungsbezogene
↔	3. Körperausscheidungen beseitigen	• entwicklungsbezogene
↔	4. Bewegung und angemessene Körperhaltung bewahren	• soziale
↔	5. ruhen und schlafen	• psychische
↔	6. Auswahl angemessener Kleidung sowie aus- und ankleiden	• politisch-ökonomische
↔	7. Körpertemperatur im Normalbereich halten	• kulturelle
↔	8. Körper sauber halten; Pflege und Schutz der Haut	• spirituelle
↔	9. Gefahren der Umgebung, sowie Gefährdung anderer vermeiden	• umgebungsbezogene
↔	10. kommunizieren mit anderen zum Austausch von Emotionen, Meinungen und Sorgen	
↔	11. Ausüben des eigenen Glaubens	
↔	12. einer Arbeit nachgehen, die ein Gefühl von Zufriedenheit erzeugt	
↔	13. an verschiedenen Arten der Erholung teilnehmen	
↔	14. Neugierde, Entdeckung und Lernen ermöglichen, die/das Gesundheit fördern/t	

* Die Bezeichnungen der Aktivitäten und Grundbedürfnisse wurden mit den originalen Formulierungen von Henderson (1969) angeführt. Um die Pflegediagnosen der Assessmentstruktur zuzuordnen wurden zusammenfassende Bezeichnungen gewählt, nach Georg (2007) modifiziert und die Originalbezeichnung nachgeordnet angeführt [Anm. d. Hrsg.]

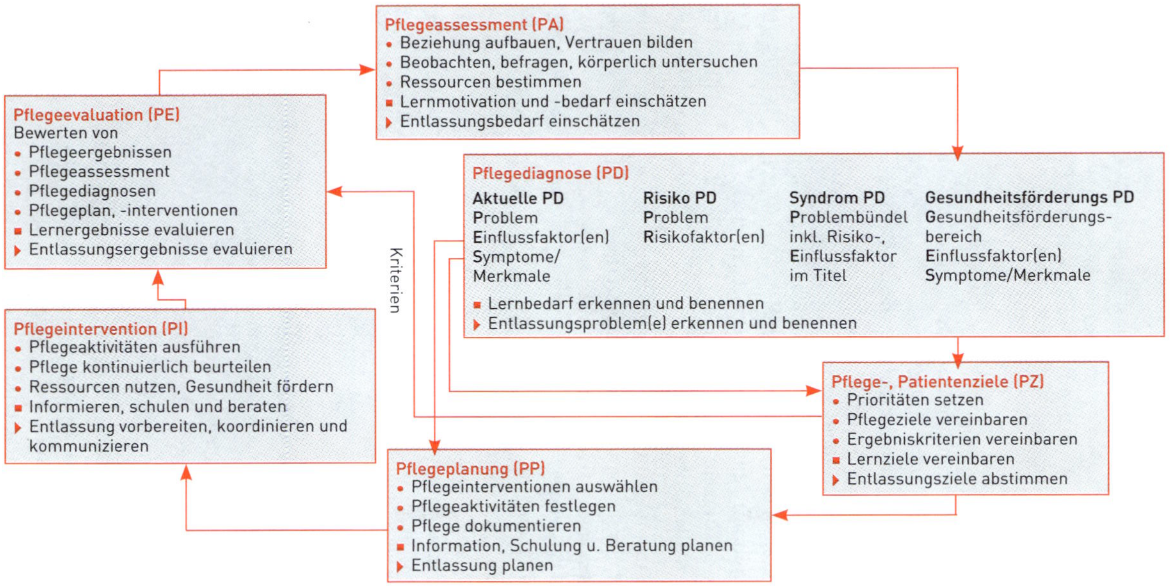

Abbildung 6-3: Pflegeprozess- und Pflegebedürfnismodell nach Henderson mit 14 Grundbedürfnissen als Gliederungstruktur für Pflegediagnosen (Henderson, 1969; Georg, 2007).

9. Vor Gefahren schützen (Gefahren der Umgebung, sowie Gefährdung anderer vermeiden)

10. Kommunizieren (Kommunizieren mit anderen zum Austausch von Emotionen, Meinungen und Sorgen)

11. Glauben leben (Ausüben des eigenen Glaubens) **Seite**

12. Arbeiten (einer Arbeit nachgehen, die ein Gefühl von Zufriedenheit erzeugt) **Seite**

13. Erholen/Kreativität (an verschiedenen Arten der Erholung teilnehmen) **Seite**

14. Lernen (Neugierde, Entdeckung und Lernen ermöglichen, die/das Gesundheit fördern/t) **Seite**

Einzelnen Aktivitäten und Bedürfnissen nicht zuordenbare Pflegediagnosen — Seite

Sexualität

Coping/Bewältigungsverhalten — Seite

[Die Zuordnung wurde auf Basis des Bedürfnismodells von Virginia Henderson (1969) vorgenommen. Aufgrund der begrenzten Reichweite des Modells wurden manche Pflegediagnosen separat den Konzepten «Coping/Bewältigungsverhalten» und «Sexualität» zugeordnet. Anm. d. Hrsg.].

Quellen:

Georg, J. (2007): Pflegeprozess, -diagnosen und -assessment strukturiert nach Virginia Henderson. In: Elzer M., Sciborski, C. (2007): Kommunikative Kompetenzen in der Pflege. Bern: Huber, S. 304–312.

Henderson, V. (1969): Grundregeln der Krankenpflege. Genf: ICN.

NANDA international (2010): Pflegediagnosen – Klassifikation 2009–2011. Kassel: Recom.

(Die diagnostischen Kernbegriffe wurden bei den jeweiligen Pflegediagnosen **fett** hervorgehoben. Anm. d. Hrsg.)

6.6 Pflegediagnosen, gegliedert nach Juchlis Aktivitäten des täglichen Lebens (ATLs)

Pflegediagnosen können im Rahmen des Modells der Aktivitäten des täglichen Lebens (ATLs) wie folgt definiert werden: «Eine Pflegediagnose ist eine klinische Beurteilung, die von einer Pflegefachfrau/-mann nach einem Pflegeassessment, bestehend aus: Beobachtung, Interview, körperlicher Untersuchung und Ressourceneinschätzung, gemacht wird. Diese Aussage bezieht sich auf: die Art, die möglichen Einflussfaktoren und die Merkmale oder Risikofaktoren für aktuelle oder potenzielle Gesundheitsprobleme, Entwicklungspotenziale oder -syndrome eines Individuums, einer Familie oder einer sozialen Gemeinschaft, deren Unabhängigkeit hinsichtlich der *Aktivitäten des täglichen Lebens (ATLs)* beeinträchtigt oder entwicklungsfähig ist. Pflegefachfrauen und -männer sind für das Stellen von Pflegediagnosen zuständig und verantwortlich. Pflegediagnosen bilden die Grundlage, um Pflegeinterventionen auswählen, planen und durchführen zu können, um um gemeinsam vereinbarte Pflegeziele und -ergebnisse erreichen und bewerten zu können (Georg 2012), **(s. Abb. 6-4)** [Anm. d. Hrsg.].

Lebensspanne/Lebensprozesse

Empfängnis – Pränatalstadium – Geburt – Säuglingsalter – Kindheit – Pubertät – Adoleszenz – Erwachsenenalter – Menopause – Alter – hohes Alter – Tod

Abhängigkeits-/Unabhängigkeitskontinuum	Aktivitäten des täglichen Lebens (ATLs) (Juchli, 1997)	Einflussfaktoren/Risikofaktoren
↔	1. Wach sein und Schlafen	• (patho) physiologische
↔	2. Sich bewegen	• behandlungsbezogene
↔	3. Sich waschen und kleiden	• entwicklungsbezogene
↔	4. Essen und trinken	• soziale
↔	5. Ausscheiden	• psychische
↔	6. Körpertemperatur regulieren	• politisch-ökonomische
↔	7. Atmen	• kulturelle
↔	8. Sich sicher fühlen und verhalten	• spirituelle
↔	9. Raum und Zeit gestalten, arbeiten und spielen	• umgebungsbezogene
↔	10. Kommunizieren	
↔	11. Kind, Frau, Mann sein	
↔	12. Sinn finden im Werden, Sein, Vergehen	

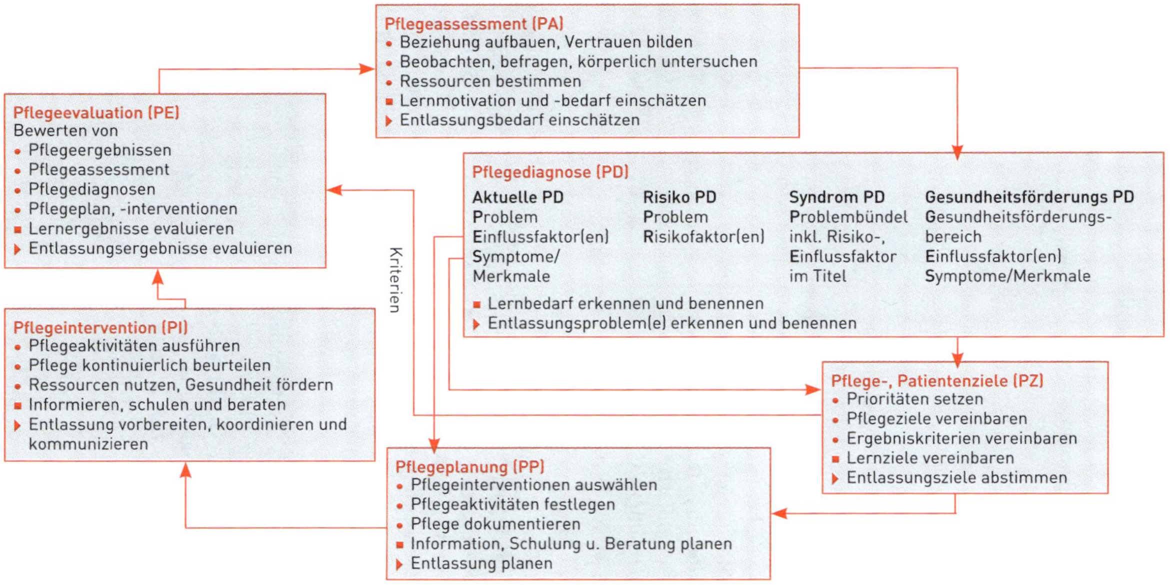

Abbildung 6-4: Pflegeprozess- und Pflegemodell der Aktivitäten des täglichen Lebens (ATL) nach Juchli mit 12 ATLs als Gliederungsstruktur für Pflegediagnosen (Juchli, 1997; Georg, 2012).

1. Wach sein und Schlafen

2. Sich bewegen

3. Sich waschen und kleiden

4. Essen und trinken

5. Ausscheiden

Seite

6. Köpertemperatur regulieren

Seite

7. Atmen

8. Sich sicher fühlen und verhalten

9. Raum und Zeit gestalten, arbeiten und spielen — Seite

10. Kommunizieren — Seite

11. Kind, Frau, Mann sein **Seite**

12. Sinn finden im Werden, Sein, Vergehen — Seite

[Die folgende Zuordnung ist wurde auf Basis des Inhalts, Inhalts- und Sachverzeichnis des Lehrbuches «*Pflege: Praxis und Theorie der Gesundheits- und Krankenpflege*» von Liliane Juchli vorgenommen. Aufgrund der begrenzten Reichweite des Modells der ATLs ist manche Zuordnung etwas gespreizt und würde einen weiteren Bezugsrahmen mit Kategorien wie «Stress und Coping», «Kognition und Perzeption» «Selbstkonzept» oder «existenzielle Erfahrungen des Lebens» benötigen. Anm. d. Lek.].

Quellen:

NANDA international (2010): Pflegediagnosen – Klassifikation 2009–2011. Kassel: Recom.

Juchli, L. (1997): Pflege: Praxis und Theorie der Gesundheits- und Krankenpflege. 8. A., Stuttgart: Thieme.

(Die diagnostischen Kernbegriffe wurden bei den jeweiligen Pflegediagnosen **fett** hervorgehoben. Anm. d. Hrsg.)

6.7 Pflegediagnosen gegliedert nach Krohwinkels Konzepten und Kategorien der Aktivitäten, Beziehungen und Existenzielle Erfahrungen des Lebens (ABEDL)

Pflegediagnosen können im Rahmen des Modells der Fördernde Prozesspflege (Krohwinkel, 2008) wie folgt definiert werden: «Eine Pflegediagnose ist eine klinische Beurteilung, die von einer Pflegefachfrau/-mann nach einem Pflegeassessment, bestehend aus: Beobachtung, Interview, körperlicher Untersuchung und Ressourceneinschätzung, gemacht wird. Diese Aussage bezieht sich auf: die Art, die möglichen Einflussfaktoren und die Merkmale oder Risikofaktoren für aktuelle oder potenzielle Gesundheitsprobleme, Entwicklungspotenziale oder -syndrome eines Individuums, einer Familie oder einer sozialen Gemeinschaft, deren Unabhängigkeit und Wohlbefinden hinsichtlich *der Aktivitäten, Beziehungen und existenziellen Erfahrungen des Lebens (ABEDLs)* beeinträchtigt oder entwicklungsfähig sind. Pflegefachfrauen und -männer sind für das Stellen von Pflegediagnosen zuständig und verantwortlich. Pflegediagnosen bilden die Grundlage, um Pflegeinterventionen auswählen, planen und durchführen zu können, um um gemeinsam vereinbarte Pflegeziele und -ergebnisse erreichen und bewerten zu können (Georg 2012), **(s. Abb. 6-5)** [Anm. d. Hrsg.].

Als Person ...

I. Aktivitivitäten des Lebens realisieren und dabei mit existentiellen Erfahrungen umgehen können

Lebensspanne/Lebensprozesse

Empfängnis – Pränatalstadium – Geburt – Säuglingsalter – Kindheit – Pubertät – Adoleszenz – Erwachsenenalter – Menopause – Alter – hohes Alter – Tod

Kontinuum: - Un-/Abhängigkeit - Wohlbefinden	Aktivitäten, Beziehungen u. Existenzielle Erfahrungen des Lebens (ABEDL) [Konzepte und Kategorien] (Krohwinkel, 2008/2011)	Einflussfaktoren/ Risikofaktoren
	Als Person ... **I. Aktivitivitäten des Lebens realisieren und dabei mit existentiellen Erfahrungen umgehen können** 1. kommunizieren 2. sich bewegen 3. vitale Funktionen des Lebens aufrechterhalten 4. sich pflegen 5. sich kleiden 6. ausscheiden 7. essen und trinken 8. ruhen, schlafen und sich entspannen 9. sich beschäftigen, lernen, sich entwickeln 10. die eigene Sexualität leben 11. Für eine sichere und fördernde Umgebung sorgen **II. soziale Beziehungen sichern und gestalten und dabei mit existentiellen Erfahrungen umgehen können** 1. im Kontakt sein und bleiben (mit sich und anderen) 2. fördernde Beziehungen erhalten, erlangen und wiedererlangen 3. mit Belastungen in Beziehungen umgehen **III. soziale Beziehungen sichern und gestalten und dabei mit existentiellen Erfahrungen umgehen können** 1. fördernde Erfahrungen machen 2. mit belastenden und gefährdenden Erfahrungen umgehen 3. Erfahrungen, welche die Existenz fördern oder gefährden unterscheiden 4. lebensgeschichtliche Erfahrungen einbeziehen 5. Sinn finden	• (patho) physiologische • behandlungsbezogene • entwicklungsbezogene • soziale • psychische • politisch-ökonomische • kulturelle • spirituelle • umgebungsbezogene

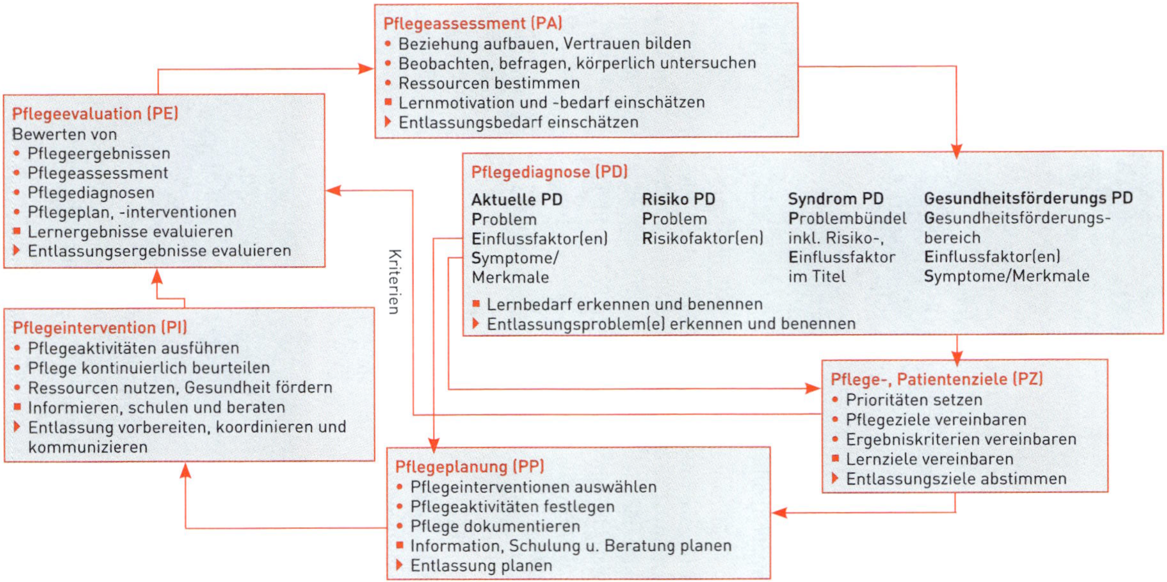

Abbildung 6-5: Pflegeprozess- und Pflegemodell der fördernden Prozesspflege von Krohwinkel mit Aktivitäten, Beziehungen und existenziellen Erfahrungen des Lebens (ABEDLs) als Gliederungsstruktur für Pflegediagnosen (nach Krohwinkel, 2008/2011; Georg, 2012).

2. sich bewegen

Seite

3. vitale Funktionen des Lebens aufrechterhalten

Seite

7. essen und trinken

8. ruhen, schlafen und sich entspannen — Seite

9. sich beschäftigen, lernen, sich entwickeln — Seite

3. mit Belastungen in Beziehungen umgehen

III. soziale Beziehungen sichern und gestalten und dabei mit existentiellen Erfahrungen umgehen können

1. fördernde Erfahrungen machen

2. mit belastenden und gefährdenden Erfahrungen umgehen

3. Erfahrungen, welche die Existenz fördern oder gefährden unterscheiden

Seite

Quellen:

NANDA international (2010): Pflegediagnosen – Klassifikation 2009–2011. Kassel: Recom.

Krohwinkel, M. (2008): Rehabilitierende Prozesspflege am Beispiel von Apoplexiekranken. Fördernde Prozesspflege als System. 3. A., Bern: Huber.

Krohwinkel, M. (2011) [Persönliche Kommunikation mit der Autorin bzgl. der Neugliederung der Konzepte und Kategorien der ABEDL. Anm. d. Lek.]

6.8 Pflegediagnosen, gegliedert nach den RAI Homecare Klientenabklärungshilfen (RAI-HC)

Pflegediagnosen können im Rahmen des Assessments für die häusliche Versorgung (RAI-Homecare, RAI-HC) wie folgt definiert werden: «Eine Pflegediagnose ist eine klinische Beurteilung, die von einer Pflegefachfrau/-mann nach einem Pflegeassessment, bestehend aus: Beobachtung, Interview, körperlicher Untersuchung und Ressourceneinschätzung, gemacht wird. Diese Aussage bezieht sich auf: die Art, die möglichen Einflussfaktoren und die Merkmale oder Risikofaktoren für aktuelle oder potenzielle Gesundheitsprobleme, Entwicklungspotenziale oder -syndrome eines Individuums, einer Familie, deren Unabhängigkeit und Wohlbefinden hinsichtlich *der funktionellen Fähigkeiten, psychischen Gesundheit, gesundheitlichen Versorgung und sozialen Unterstützung* beeinträchtigt oder entwicklungsfähig sind. Pflegefachfrauen und -männer sind für das Stellen von Pflegediagnosen zuständig und verantwortlich. Pflegediagnosen bilden die Grundlage, um Pflegeinterventionen auswählen, planen und durchführen zu können, um um gemeinsam vereinbarte Pflegeziele und -ergebnisse erreichen und bewerten zu können (Georg 2012), **(s. Abb. 6-6)**, [Anm. d. Hrsg.].

1. Kognitive Fähigkeiten

2. Fähigkeiten der Kommunikation/des Hörens

3. Sehfähigkeit

4. Stimmungslage und Verhalten (Traurige oder ängstliche Stimmungslage, Verhaltensauffälligkeiten)

Lebensspanne/Lebensprozesse

Empfängnis – Pränatalstadium – Geburt – Säuglingsalter – Kindheit – Pubertät – Adoleszenz – Erwachsenenalter – Menopause – Alter – hohes Alter – Tod

Kontinuum von Abhängigkeit u. Unabhängigkeit u. Wohlbefinden	Abklärungshilfen bzgl. funktioneller, sensorisch-kognitiver Fähigkeiten, psychischer Gesundheit, gesundheitlicher Versorgung und sozialer Unterstützung (Garms Homolova, 2002)	Einflussfaktoren/ Risikofaktoren
↔	1. Kognitive Fähigkeiten	• (patho) physiologische
↔	2. Fähigkeiten der Kommunikation/des Hörens	• behandlungsbezogene
↔	3. Sehfähigkeit	• entwicklungsbezogene
↔	4. Stimmungslage und Verhalten	• soziale
↔	5. Soziale Rollen	• psychische
↔	6. Informelle Unterstützung	• politisch-ökonomische
↔	7. Körperliche Funktionsfähigkeit bei instrumentellen (IADL) und elementaren (ADL) Verrichtungen	• kulturelle
↔	8. Kontinenz	• spirituelle
↔	9. Krankheitsdiagnosen	• umgebungsbezogene
↔	10. Gesundheitszustand/Gesundheitsprävention	
↔	11. Ernährungsstatus/Flüssigkeitsaufnahme	
↔	12. Mund-/Zahnstatus	
↔	13. Zustand der Haut	
↔	14. Wohnumwelt	
↔	15. Nutzung von Diensten	
↔	16. Medikation	

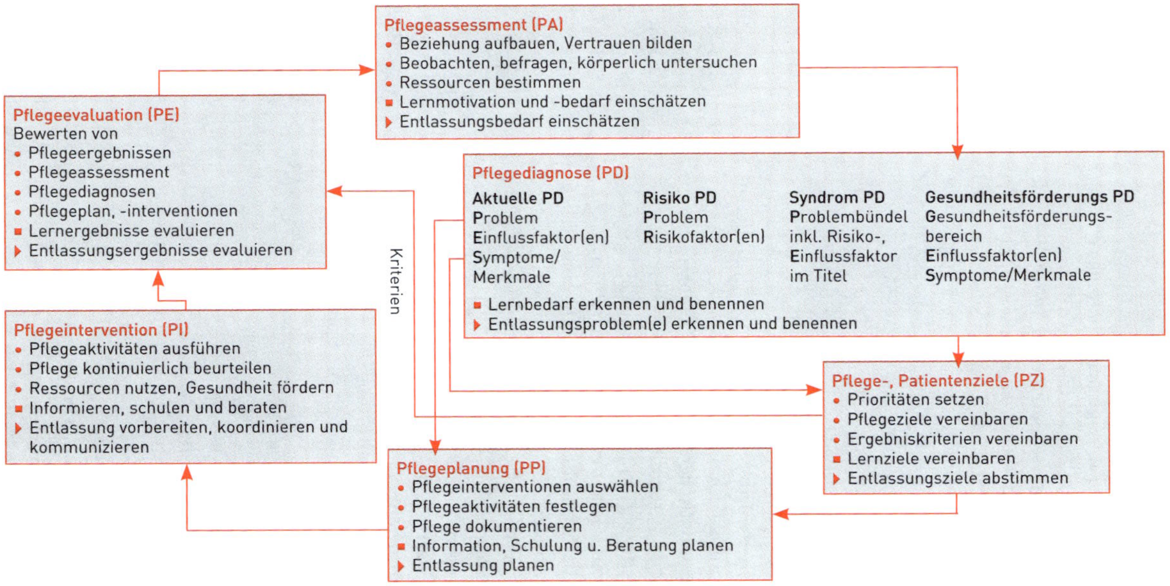

Abbildung 6-6: Pflegeprozess- und RAI-Homecare-Pflegemodell der InterRAI mit Abklärungshilfen als Gliederungsstruktur für Pflegediagnosen (Garms-Homolova, 2002; Georg, 2012).

5. Soziale Rollen

(Teilnahme, Veränderungen sozialer Aktivitäten, Isolation) Seite

6. Informelle Unterstützung

(Wichtigste Helfer, Situation des Helfers) Seite

7. Körperliche Funktionsfähigkeit bei instrumentellen (IADL) und elementaren (ADL) Verrichtungen

Seite

8. Kontinenz (Blasenkontrolle, Hilfsmittel bei Urininkontinenz, Darmkontrolle)

9. Krankheitsdiagnosen

10. Gesundheitszustand/Gesundheitsprävention (Gesundheitsprobleme, -störungen, Schmerzen, Sturzhäufigkeit, -gefahr, Gewohnheiten: Trinken/Rauchen, Gesundheitsindikatoren)

11. Ernährungsstatus/Flüssigkeitsaufnahme

(Gewichtsveränderung, Ernährung, Schlucken) **Seite**

12. Mund-/Zahnstatus

Seite

13. Zustand der Haut

Seite

14. Wohnumwelt

Seite

15. Nutzung von Diensten (Versorgung/Dienste, Behandlung/Programme, Durchführung von Maßnahmen, Krisenmanagement, Behandlungsziele)

Seite

16. Medikation (Anzahl der Medikamente, Überblick über Medikamente, Compliance, Medikamente) **Seite**

Einzelnen Klientenabklärungshilfen nicht zuordenbare Pflegediagnosen

Quellen:

Garms-Homolova, V. (Hrsg.) (2002): Assessment für die häusliche Versorgung und Pflege (RAI-HC). Bern: Huber.

NANDA international (2010): Pflegediagnosen – Klassifikation 2009–2011. Kassel: Recom.

(Die diagnostischen Kernbegriffe wurden bei den jeweiligen Pflegediagnosen **fett** hervorgehoben. Anm. d. Hrsg.)

6.9 Pflegediagnosen mit Zuordnungen von ZEFP-Pflegekonzepten

Die folgenden diagnostigen Begriffe wurden in den 1990er Jahren am Zentrum für Entwicklung und Forschung Pflege (ZEFP) am Unispital in Zürich entwickelt und im Rahmen der Publikationen von Käppeli (1998, 1999, 2000) weiter ausgearbeitet. In der folgenden Tabelle werden ZEFP-Pflegekonzepte NANDA-Pflegediagnosen zugeordnet. Dabei erfolgt eine orientierende, aber nicht validierte Zuordnung. Die ZEFP-Pflegekonzepte werden als eigene pflegediagnostische Begriffe (PDx) gekennzeichnet oder den NANDA-Diagnosen als Einflussfaktor (E), Symptom (S) oder Risikofaktor (R) zugeordnet und als entsprechendes (=) oder ähnliches (~) diagnostisches Konzept gekennzeichnet.

Pflegediagnosen können im Rahmen ZEFP-Pflegekonzepte wie folgt definiert werden: «Eine Pflegediagnose ist eine klinische Beurteilung, die von einer Pflegefachfrau/-mann nach einem Pflegeassessment, bestehend aus: Beobachtung, Interview, körperlicher Untersuchung und Ressourceneinschätzung, gemacht wird. Diese Aussage bezieht sich auf: die Art, die möglichen Einflussfaktoren und die Merkmale oder Risikofaktoren für aktuelle oder potenzielle gesundheitliche Phänomene, Entwicklungspotenziale oder -syndrome im *Erleben* von Krankheit und Umfeld eines Individuums, einer Familie, deren Reaktionen auf Erkrankungen, Behinderungen und Behandlungen beeinträchtigt oder entwicklungsfähig sind. Pflegefachfrauen und -männer sind für das Stellen von Pflegediagnosen zuständig und verantwortlich. Pflegediagnosen bilden die Grundlage, um Pflegeinterventionen auswählen, planen und durchführen zu können, um um gemeinsam vereinbarte Pflegeziele und -ergebnisse erreichen und bewerten zu können (Georg 2012), **(s. Tab. 6-1)** [Anm. d. Hrsg.].

Tabelle 6-1: ZEFP-Pflegekonzepte mit betroffenen Lebensbereichen und assoziierten NANDA-Pflegediagnosen (Käppeli, 1998, 1999, 2000; Georg, 2012).

Betroffene Lebensbereiche Diagnosetitel		**NANDA-I-Pflegediagnosen-Titel**
Aktivität		
Bewegungskoordination verändert	E	**Gehfähigkeit**, beeinträchtigte **Selbstversorgungs**defizit
Bewegungsverlangsamung	S	**Mobilität**, beeinträchtigte körperliche
Leistungseinschränkung	S ~ S	**Aktivitäts**in**toleranz** **Aktivitäts**in**toleranz**, Gefahr einer **Fatigue**
Gestörte Mobilität: Bewegungseinschränkung	= ~ ~ ~ ~	**Mobilität**, beeinträchtigte körperliche **Mobilität im Bett**, beeinträchtigte **Mobilität mit dem Rollstuhl**, beeinträchtigte **Gehfähigkeit**, beeinträchtigte **Transferfähigkeit**, beeinträchtigte
Gestörte Mobilität: Immobilität	=	Im**mobilität**ssyndroms, Gefahr eines
Schwindel, Gleichgewichtsstörungen	E E, S	**Gehfähigkeit**, beeinträchtigte **Wahrnehmung**sstörung, kinästhetisch
Zittern	S	**Selbstversorgungs**defizit
Angehörige und Gesellschaft		
Belastung der Angehörigen*	= ~	**Rollenüberlastung** der pflegenden Bezugsperson **Rollenüberbelastung** der pflegenden Bezugsperson, Gefahr einer
Belastende Bewältigungsformen der Angehörigen	~ ~ ~	**Coping**, gefährdendes familiäres **Coping**, verhindertes familiäres **Management**, unwirksames familiäres **Therapie-**
Belastende Beziehungen	~ ~	**Familienprozesse**, beeinträchtigte **Familienprozesse**, unterbrochene
Atmung/Kreislauf		
Aspirationsgefahr	=	**Aspiration**sgefahr

Betroffene Lebensbereiche Diagnosetitel		**NANDA-I-Pflegediagnosen-Titel**
Atemnot	**S** **S** **S** **S**	**Atemvorgang**, unwirksamer **Gasaustausch**, beeinträchtigter **Spontanatmung**, beeinträchtigte **Weaning**, erschwertes
Atmung ungenügend/beeinträchtigt	**~**	**Atemvorgang**, unwirksamer
Auswurf	**S**	**Atemwegsclearance**, unwirksame
Blutungen	**R**	**Schock**gefahr
Druck auf der Brust, Engegefühl	**R**	**Durchblutung**sstörung, Gefahr einer kardialen *MDx Angina pectoris*
Durchblutungsstörungen, periphere	**~**	**Durchblutung**sstörung, periphere
Herzklopfen	**S**	**Angst/Furcht**
Husten/Hustenreiz	**S**	**Atemwegsclearance**, unwirksame
Obstruktion der Atemwege	**E**	**Atemwegsclearance**, unwirksame
Ödeme, periphere	**S**	**Durchblutung**sstörung, periphere **Flüssigkeit**süberschuss
Denken		
Bewusstseinsveränderung – Benommenheit – Somnolenz – Sopor – Koma	**PDx**	
Denken verlangsamt	**S**	**Denkprozesse**, gestörte
Gedankenkreisen	**E**	**Schlaf**störung
Desorientierung zeitlich/örtlich Desorientierung situativ (bezüglich Personen, Umständen und Ereignissen) Desorientierung bezüglich der eigenen Person	**=**	**Orientierung**sstörung
Gedächtnisstörungen/Vergesslichkeit – Kurzzeitgedächtnis – Langzeitgedächtnis	**=**	**Gedächtnisleistung**, beeinträchtigte

Betroffene Lebensbereiche Diagnosetitel		**NANDA-I-Pflegediagnosen-Titel**
Konzentrationsstörung – Absenzen	~	**Aufmerksamkeit**sdefizit (Gordon, 2013)
Urteilsfähigkeit verändert	**S**	**Verwirrtheit**, chronische
Verwirrtheit	~	**Verwirrtheit**, akute **Verwirrtheit**, Gefahr einer akuten **Verwirrtheit**, chronische
Emotionen		
sich abhängig fühlen	**S**	**Macht**losigkeit
Angst haben	**S**	**Angst** **Angst**, Todes-
besorgt sein	**S**	**Kummer**, chronischer
bedrückt sein	**S**	**Kummer**, chronischer
Einsamkeit* einsam sein, sich verlassen fühlen	~	**Vereinsamung**sgefahr
sich ekeln	**PDx**	
enttäuscht sein	**S**	**Macht**losigkeit
sich fürchten	**S**	**Furcht**
gehemmt sein	**S**	**Selbstwertgefühl,** chronisch geringes
Heimweh haben	**PDx**	
Hoffnung/Hoffnungslosigkeit* ohne Hoffnung sein	=	**Hoffnung**, Bereitschaft für gesteigerte **Hoffnung**slosigkeit
sich langeweilen	**S**	**Beschäftigung**sdefizit
lustlos sein	**S**	**Hoffnungslosigkeit**
sich schämen/sich genieren	**S**	**Selbstwertgefühl,** chronisch geringes
Schuldgefühle, schlechtes Gewissen Schuld und Schuldgefühle*	**S** **S**	**Sinnkrise** **Konflikt**, moralischer
traurig sein	**S**	**Trauern**
Trauer*/Verlust*	= ~	**Trauern** **Trauern**, erschwertes **Trauerns**, Gefahr eines erschwerten
Trennung	**E** **E**	**Elterlichen Fürsorge**, Gefahr einer beeinträchtigten **Trauern**

Betroffene Lebensbereiche Diagnosetitel		**NANDA-I-Pflegediagnosen-Titel**
überwältigt sein	S	**Macht**losigkeit
ungeduldig sein	S	**Angst, Stress**überlastung **Umhergehen**, ruheloses
Ungewissheit	PDx	
verärgert, wütend, gereizt sein	R	**Gewalttätigkeit**, Gefahr einer fremdgefährdenden
verstimmt sein/Stimmungsschwankungen	S	**Furcht**
zornig sein	R	**Gewalttätigkeit**, Gefahr einer fremdgefährdenden
Ernährung und Flüssigkeitshaushalt		
Appetitlosigkeit	E	**Ernährung**, Mangel-
Durst	S R	**Flüssigkeit**sdefizit **Flüssigkeit**sdefizits, Gefahr eines
Ernährungszustand ungenügend	S	**Allgemeinzustands (Verkümmerung) des Erwachsenen**, Verschlechterung des
Flüssigkeitszufuhr ungenügend	= R	**Flüssigkeit**sdefizit **Flüssigkeit**sdefizits, Gefahr eines
Gewichtsverlust, unerwünschter; Untergewicht	~	**Ernährung**, Mangel-
Gewichtszunahme, unerwünschte; Übergewicht	~	**Ernährung**, Über-
Gewichtszunahme, mangelnde	S	**Ernährung**, Mangel-
Hunger	S	**Ernährung**, Mangel-
Mundtrockenheit	S S	**Flüssigkeit**sdefizit **Mundschleimhaut**, geschädigte
Nahrungsaufnahme, beeinträchtigt	E S	**Ernährung**, Mangel- **Selbstversorgung**sdefizit, Essen und Trinken
Schluckstörung	= ~	**Schluck**störung **Saug-/Schluck**störung des Säuglings
Schwierigkeit beim Kauen	E S	**Ernährung**, Mangel- **Zahnstatus**, beeinträchtigter
Unverträglichkeit/Abneigung	E	**Ernährung**, Mangel-

Betroffene Lebensbereiche Diagnosetitel		**NANDA-I-Pflegediagnosen-Titel**
Haut		
Hautprobleme*	~	**Haut**schädigung **Haut**schädigung, Gefahr einer
Hautveränderungen – Rötungen – gesprungene Lippen – trockene, schuppende Haut	 S S S	 **Haut**schädigung **Mundschleimhaut**, geschädigte **Haut**schädigung
Juckreiz	S S =	**Selbstschutz**, unwirksamer **Wohlbefinden**, beeinträchtigtes Pruritus (Gordon, 2013)
Schleimhautveränderungen	S S	**Haut**schädigung **Mundschleimhaut**, geschädigte
Wunde – Haut- und Gewebedefekt – Dekubitus	= = =	**Gewebe**schädigung **Haut**schädigung **Dekubitus** (Gordon, 2013)
Kommunikation		
Blindheit, Einschränkung beim Sehen	E, S	**Wahrnehmung**sstörung, visuell
Fremdsprachigkeit	E	**Kommunikation**, beeinträchtigte verbale
Gehörlosigkeit, Einschränkungen beim Hören	E, S	**Wahrnehmung**sstörung, auditiv
Beeinträchtigung der verbalen Kommunikation durch Sprach- oder Stimmstörungen*	E	**Kommunikation**, beeinträchtigte verbale
Unfähigkeit, Schwierigkeit zu Sprechen – Heiserkeit – verwaschene Sprache	S	**Kommunikation**, beeinträchtigte verbale
Schwierigkeiten/Unfähigkeit, die richtigen Wörter zu finden	S	**Gedächtnisleistung**, beeinträchtigt **Kommunikation**, beeinträchtigte verbale
Schwierigkeiten beim Verstehen	S	**Denkprozesse**, gestörte
Körpergefühl		
Neglect	~	**Neglect**
Phantomschmerz	~	**Schmerz**, akuter **Schmerz**, chronischer
Sensiblität, veränderte	R	**Verletzung**sgefahr

Betroffene Lebensbereiche Diagnosetitel		**NANDA-I-Pflegediagnosen-Titel**
Körpertemperatur		
Fieberzustände	S	**Hyperthermie**
Schwitzen, störendes (Hyperhidrosis)	PDx	
Kältegefühl, störendes; frieren	S	**Hypothermie**
Kalte Hände/Füsse	R S	**Körpertemperatur**, Gefahr einer unausgeglichenen **Thermoregulation**, unwirksame
Körpertemperatur, zu tief	S	**Hypothermie**
Lernen und Entwicklung		
Compliance/Non-compliance*	~	Non**compliance**
Entwicklungsstörung	= ~ ~	**Wachstum** und Entwicklung, verzögerte(s) **Entwicklung**, Gefahr einer verzögerten **Wachstums**, Gefahr eines unproportionalen
Lernschwierigkeit	S S	**Management der eigenen Gesundheit**, unwirksames **Wissensdefizit**
Lernbedarf bezüglich – Lebensgewohnheiten – Arbeiten – Techniken – Selbst- oder Fremdpflege	~	**Management der eigenen Gesundheit**, Bereitschaft für ein verbessertes **Management der eigenen Gesundheit**, unwirksames **Wissen**, Bereitschaft für vermehrtes
Schlaf		
Albträume	S	**Schlaf**störung
Schlaflosigkeit	S	**Schlaf**störung
Schlafstörungen – Einschlafstörung – Durchschlafstörung	= ~	**Schlaf**störung **Schlaf**mangel
Schlafgewohnheiten, verändert	~	**Schlaf**muster, gestörtes
Selbstbild/Selbstwahrnehmung		
Gefühl, nicht ernst genommen zu werden	S	**Selbstwert**gefühl, chronisch geringes
Gefühl, nicht man selbst zu sein	S	**Identität**, gestörte persönliche

Betroffene Lebensbereiche Diagnosetitel		**NANDA-I-Pflegediagnosen-Titel**
Gefühl, missverstanden zu werden	S	**Selbstwert**gefühl, situationsbedingtes geringes
Gefühl, alles falsch zu machen	S	**Selbstwert**gefühl, chronisch geringes
Gefühl, den Erwartungen anderer Leute nicht zu genügen	S	**Rollenverhalten**, unwirksames
Gefühl, nichts wert zu sein	S	**Selbstwert**gefühl, chronisch geringes **Selbstwert**gefühls, Gefahr eines situationsbedingten geringen **Selbstwert**gefühl, situationsbedingtes geringes
Gefühl, nicht gebraucht zu werden	S	**Macht**losigkeit
Gefühl, kein(e) richtige(r) Frau/ Mann zu sein	S	**Identität**, gestörte persönliche
Gefühl, zu langsam zu sein	S	**Stress**überlastung
Selbstkonzept*	=	**Selbstkonzept**, Bereitschaft für ein verbessertes
Veränderungen des Aussehens	E	**Körper**bildstörung
Selbstpflege*		
Selbstpflegedefizit*	=	**Selbstversorgung**sdefizit, Essen und Trinken **Selbstversorgung**sdefizit, Sich Kleiden **Selbstversorgung**sdefizit, Körperpflege **Selbstversorgung**sdefizit, Toilettenbenutzung
Sicherheit		
Selbstvergiftung	~	**Vergiftung**sgefahr
Selbstverletzung	= ~	**Selbstverletzung** **Selbstverletzung**sgefahr
Sucht	PDx	
Suizid	~ ~	**Suizid**gefahr **Gewalttätigkeit**, Gefahr einer selbstgefährdenden
Sturz	R	**Sturz**gefahr

Betroffene Lebensbereiche Diagnosetitel		NANDA-I-Pflegediagnosen-Titel
Soziale Interaktion		
Aggression/Gewalt*	~	**Gewalttätigkeit**, Gefahr einer fremdgefährdenden
Feindseligkeit/feindseliges Verhalten	R	**Gewalttätigkeit**, Gefahr einer fremdgefährdenden
Misstrauen	E	**Macht**losigkeit
Macht*	~	**Macht**losigkeit **Macht**losigkeit, Gefahr einer
Schwierigkeit, eigenes Verhalten zu kontrollieren	S	**Impulskontrolle**, beeinträchtigte
Schwierigkeit, eigenes Verhalten zu kontrollieren: Fremdgefährdung	~	**Gewalttätigkeit**, Gefahr einer fremdgefährdenden
Schwierigkeit, eigenes Verhalten zu kontrollieren: gewalttätiges Verhalten	~	**Gewalttätigkeit**, Gefahr einer fremdgefährdenden
Schwierigkeit mit anderen Leuten Kontakt aufzunehmen	E	**Interaktion**, beeinträchtigte soziale **Isolation**, soziale
Stigma*	PDx	
Soziale Rollen		
Rolleneinschränkung, -veränderung, -erweiterung, -konflikt – Rolle in der Familie und im Bekanntenkreis – Berufsrolle – Freizeitrolle – Entwicklungsphasen-bezogene Rolle – Patientenrolle	~	**Rollenverhalten**, unwirksames
Rolleneinschränkung, -veränderung, -erweiterung, -konflikt: elterliche Fürsorge	~	**Elterliche Fürsorge**, beeinträchtigte **Elterlichen Fürsorge**, Gefahr einer beeinträchtigten **Elterliche Fürsorge**, Bereitschaft für eine verbesserte **Rollenkonflikt**, elterlicher

Betroffene Lebensbereiche Diagnosetitel		NANDA-I-Pflegediagnosen-Titel
Spiritualität/Religiosität/Sinnfindung		
Gefühl, von Gott verlassen worden zu sein	S R	**Sinnkrise** **Sinnkrise**, Gefahr einer
Gefühl, dass Krankheit eine Strafe (ungerecht) ist	S	**Sinnkrise**
Gefühl, vom Schicksal hart getroffen zu sein	S R	**Sinnkrise** **Sinnkrise**, Gefahr einer
Leiden*	PDx	
religiöse Schuldgefühle	S R	**Religiosität**, beeinträchtigte **Sinnkrise**, Gefahr einer
Sinnlosigkeit, Frage nach dem Sinn	S	**Sinnfindung**, Bereitschaft für eine verbesserte **Sinnkrise** **Sinnkrise**, Gefahr einer
Verzweiflung, seelische Not	E	**Sinnfindung**, Bereitschaft für eine verbesserte **Sinnkrise** **Sinnkrise**, Gefahr einer
Widersprüche zwischen Glaubensüberzeugung und medizinischer Behandlung	E	**Konflikt**, moralischer
Verhindert sein, entsprechend eigener Konfession, Weltanschauung, Kultur, eigenem Lebensentwurf zu leben	E	**Religiosität**, beeinträchtigte
Umgang mit und Bewältigung von Problemen		
Angst, Probleme nicht lösen zu können	S	**Coping**, unwirksames
Angst, der Situation nicht gewachsen zu sein	S	**Coping**, unwirksames
Coping/Bewältigung*	=	**Coping**, unwirksames
Gefühl zur Last zu fallen	S	**Macht**losigkeit
Gefühl, mit der eigenen Situation nicht/nur schwer fertig zu werden	S	**Coping**, unwirksames
Gestaltung der Umgebung/Einrichtung, ungünstig	E	**Relokation**sstresssyndrom

Betroffene Lebensbereiche Diagnosetitel		**NANDA-I-Pflegediagnosen-Titel**
Hilflosigkeit*; sich hilflos, ohnmächtig fühlen	~	**Macht**losigkeit
hin- und hergerissen sein, unentschlossen sein	S	**Entscheidung**skonflikt
Informationsdefizit bezüglich – Zustand, Behandlung, Pflege – Verlauf, Entlassung – Gesundheitsverhalten – Problemlösung	~	**Gesundheitsverhalten**, unwirksames **Management der eigenen Gesundheit**, unwirksames **Wissen**, Bereitschaft für vermehrtes **Wissens**defizit
Komfort, mangelnder	~	**Wohlbefinden**, beeinträchtigtes
Krise*	~	**Coping**, unwirksames
sich nicht motiviert fühlen	S	**Hoffnung**slosigkeit
Schwierigkeit Bedürfnisse zu äussern	S	**Macht**losigkeit, Gefahr einer
Schwierigkeit, die momentane Situation anzunehmen, sich damit abzufinden	S	**Verleugnung**, unwirksame
Schwierigkeit, sich jemandem anvertrauen zu können	S	**Interaktion**, beeinträchtigte soziale
Schwierigkeit Probleme zu lösen	S	**Aktivitätsplanung**, unwirksame **Coping**, unwirksames
Schwierigkeit, mit jemandem über die Situation zu sprechen	S	**Interaktion**, beeinträchtigte soziale
Sensorische Unterstimulation – mangelnde Anregung		sensorische Deprivation* (Gordon, 2013)
Sensorische Überstimulation – Lärm – häufige Störungen		sensorische Überstimulation* (Gordon, 2013)
Spitalkoller	S	**Relokationsstresssyndrom**
Gefühl, lieber sterben zu wollen, als noch lange aushalten zu müssen	R	**Suizid**gefahr
sich unsicher fühlen	S	**Relokationsstresssyndrom** **Selbstwert**gefühl, chronisch geringes
überfordert sein	S	**Stress**überlastung

Betroffene Lebensbereiche Diagnosetitel		**NANDA-I-Pflegediagnosen-Titel**
Verarbeitung von traumatischem Erlebnis	S	**Posttrauma**tisches Syndrom **Posttrauma**tischen Syndroms, Gefahr eines
Urinausscheidung		
Bettnässen, nächtliches	S	**Urinausscheidung**, beeinträchtigte
Harndrang	S	Urinin**kontinenz**, Überlauf-
Harnverhalten	=	**Harnverhalt**
Schmerzen beim Wasserlösen, Brennen	S	**Infektion**sgefahr **Schmerz**, akuter
Urininkontinenz	~	**Urinausscheidung**, beeinträchtigte **Urinausscheidung**, Bereitschaft für eine verbesserte Urinin**kontinenz**, funktionelle Urinin**kontinenz**, Überlauf-
Dranginkontinenz	= ~	Urinin**kontinenz**, Drang- Urinin**kontinenz**, Gefahr einer Drang-
Inkontinenz, totale	=	Urinin**kontinenz**, totale
Reflexinkontinenz	=	Urinin**kontinenz**, Reflex-
Stressinkontinenz	=	Urinin**kontinenz**, Stress-
Verdauung		
Blähungen	S	**Motilität**, dysfunktionale gastrointestinale **Obstipation**
Durchfall	=	**Diarrhö**
Stuhlgang, schmerzhafter	E	**Obstipation** **Obstipation**sgefahr
Stuhlinkontinenz	=	Stuhlin**kontinenz**
Verstopfung	~	**Obstipation** **Obstipation**sgefahr **Obstipation**, subjektiv empfundene
Wahrnehmung		
Halluzinationen	~	**Denkprozesse**, gestörte
Lärm-/Lichtempfindlichkeit	E	**Schlaf**störung

Betroffene Lebensbereiche Diagnosetitel		**NANDA-I-Pflegediagnosen-Titel**
Störungen des Geruchssinns	=	**Wahrnehmung**sstörung, olfaktorisch
Störungen des Geschmackssinns	=	**Wahrnehmung**sstörung, gustatorisch
Störungen des Tastsinns	=	**Wahrnehmung**sstörung, taktil
Wochenbett		**Schwangerschafts-, Geburts- und Wochenbettverlauf**, Bereitschaft für einen verbesserten
Brustwarzen, wunde	E	**Stillen**, unwirksames
Mastitis	E	**Stillen**, unwirksames
Stillen, Schwierigkeit beim	= = ~	**Stillen**, unterbrochenes **Stillen**, unwirksames **Stillen**, erfolgreiches
verhärtete Stellen in der Brust	S	**Stillen**, unwirksames
Wohlbefinden		
Körpergeruch	S S S	**Selbstvernachlässigung** **Selbstversorgung**sdefizit, Körperpflege **Selbstversorgung**sdefizit, Sich Kleiden
Missbehagen	= ~	**Wohlbefinden**, beeinträchtigtes **Wohlbefinden**, Bereitschaft für ein verbessertes **Übelkeit**
Müdigkeit, Erschöpfung	=	**Fatigue**
Mundgeruch	S	**Mundschleimhaut**, geschädigte **Selbstvernachlässigung** **Selbstversorgung**sdefizit, Körperpflege
Ruhelosigkeit, Nervosität, Gespanntheit	S S	**Stress**überlastung **Umhergehen**, ruheloses
Schmerzen, Krämpfe	S	**Schmerz**, akuter
Schwäche	S	**Aktivitäts**in**toleranz**
Singultus (= Schluckauf)	S	**Wohlbefinden**, beeinträchtigtes
Verspannung	E	**Schmerz**, akuter

MDx medizinische Diagnose
E Einflussfaktor von
PDx Pflegediagnostischer Begriff (Non-NANDA)
R Risikofaktor für
S Symptom von
= entspricht
~ ähnliches diagnostisches Konzept wie

Einzelnen ZEPF-Pflegekonzepten nicht zuordenbare Pflegediagnosen

Anpassungsvermögen, reduziertes intrakranielles
Beziehung, Bereitschaft für eine verbesserte
Bindung, Gefahr einer beeinträchtigten
Blutungsgefahr
Blutzuckerspiegels, Gefahr eines in**stabil**en
Coping, defensives
Coping, unwirksames gemeinschaftliches
Coping, Bereitschaft für ein verbessertes
Coping, Bereitschaft für ein verbessertes familiäres
Coping, Bereitschaft für ein verbessertes gemeinschaftliches
Durchblutungsstörung, Gefahr einer gastrointestinalen
Durchblutungsstörung, Gefahr einer renalen
Durchblutungsstörung, Gefahr einer zerebralen
Dysreflexie, autonome
Dysreflexie, Gefahr einer autonomen
Elektrolytun**gleichgewicht**s, Gefahr eines
Energiefeldstörung
Entscheidungsfindung, Bereitschaft für eine verbesserte
Erholung, verzögerte postoperative
Ernährung, Bereitschaft für eine verbesserte
Erstickungsgefahr
Familienprozesse, Bereitschaft für verbesserte
Flüssigkeitshaushalt, Bereitschaft für einen verbesserten
Flüssigkeitsvolumens, Gefahr eines unausgeglichenen
Gelbsucht, neonatale
Gesundheitsschädigung, Gefahr einer
Gesundheitsverhalten, gefahrengeneigtes
Gesundheitsverhalten, unwirksames
Haushaltsführung, beeinträchtigte
Herzleistung, verminderte

Immunisierungsstatus, Bereitschaft für einen verbesserten
Infektionsgefahr
Kindliches Verhalten, desorganisiertes
Kindlichen Verhaltens, Bereitschaft für eine verbesserte Organisation des
Kindlichen Verhaltens, Gefahr eines desorganisierten
Kindstodes, Gefahr eines plötzlichen
Kommunikation, Bereitschaft für eine verbesserte
Kontamination
Kontaminationsgefahr
Lagerungsschadens, Gefahr eines perioperativen
Latexallergische Reaktion
Latexallergischen Reaktion, Gefahr einer
Lebensstil, bewegungsarmer
Leberfunktionsstörung, Gefahr einer
Management eines Therapieprogramms, effektives
Management von Therapieprogrammen, unwirksames gemeinschaftliches
Menschenwürde, Gefahr einer beeinträchtigten
Motilität, Gefahr einer dysfunktionalen gastrointestinalen
Mutter-Fötus-Dyade, Gefahr einer gestörten
Neurovaskulären Störung, Gefahr einer peripheren
Religiosität, Gefahr einer beeinträchtigten
Religiosität, Bereitschaft für eine vertiefte
Resilienz, Beeinträchtigte individuelle
Resilienz, Bereitschaft für eine verbesserte
Resilienz, Gefahr einer beeinträchtigten
Schlaf, Bereitschaft für einen verbesserten
Selbstbestimmung, Bereitschaft für eine verbesserte
Selbstfürsorge, Bereitschaft für eine verbesserte
Sexualverhalten, unwirksames
Sexuelle Funktionsstörung
Vergewaltigungssyndrom
Vergewaltigungssyndrom: gemischte Reaktion
Vergewaltigungssyndrom: stumme Reaktion
Verletzungsgefahr
Verletzung, Gefahr einer vaskulären

(Die diagnostischen Kernbegriffe wurden bei den jeweiligen Pflegediagnosen **fett** hervorgehoben. Anm. d. Hrsg.)

Quellen:

NANDA international (2010): Pflegediagnosen – Klassifikation 2009–2011. Kassel: Recom.

Käppeli, S. (Hrsg.) (2000): Pflegediagnostik unter der Lupe. 2. A. Zürich: ZEFP.

Käppeli, S. (Hrsg.) (1998): Pflegekonzepte 1. – Phänomene im Erleben von Krankheit und Umfeld. Bern: Huber.

Käppeli, S. (Hrsg.) (1999): Pflegekonzepte 2. – Phänomene im Erleben von Krankheit und Umfeld. Bern: Huber.

Käppeli, S. (Hrsg.) (2000): Pflegekonzepte 3. – Phänomene im Erleben von Krankheit und Umfeld. Bern: Huber.

6.10 Pflegediagnosen, gegliedert in alphabetischer Reihenfolge

Alphabetische Liste der anerkannten NANDA-Pflegediagnosentitel (2009–2011) und der diagnostischen Begriffe

Aktivitätsin**toleranz**
Aktivitätsin**toleranz**, Gefahr einer
Aktivitätsplanung, unwirksame
Allgemeinzustands (Verkümmerung) des Erwachsenen, Verschlechterung des
Angst
Angst, Todes-
Anpassungsvermögen, reduziertes intrakranielles
Aspirationsgefahr
Atemvorgang, unwirksamer
Atemwegsclearance, unwirksame (Selbstreinigung der Atemwege)
Beschäftigungsdefizit
Beziehung, Bereitschaft für eine verbesserte
Bindung, Gefahr einer beeinträchtigten
Blutungsgefahr
Blutzuckerspiegels, Gefahr eines in**stabil**en
Coping, defensives
Coping, gefährdendes familiäres
Coping, verhindertes familiäres
Coping, unwirksames
Coping, unwirksames gemeinschaftliches
Coping, Bereitschaft für ein verbessertes
Coping, Bereitschaft für ein verbessertes familiäres
Coping, Bereitschaft für ein verbessertes gemeinschaftliches

Denkprozesse, gestörte
Diarrhö
Durchblutungsstörung, Gefahr einer gastrointestinalen
Durchblutungsstörung, Gefahr einer kardialen
Durchblutungsstörung, periphere
Durchblutungsstörung, Gefahr einer renalen
Durchblutungsstörung, Gefahr einer zerebralen
Dysreflexie, autonome
Dysreflexie, Gefahr einer autonomen
Elektrolytun**gleichgewicht**s, Gefahr eines
Elterliche Fürsorge, beeinträchtigte
Elterlichen Fürsorge, Gefahr einer beeinträchtigten
Elterliche Fürsorge, Bereitschaft für eine verbesserte
Energiefeldstörung
Entscheidungsfindung, Bereitschaft für eine verbesserte
Entscheidungskonflikt
Entwicklung, Gefahr einer verzögerten
Erholung, verzögerte postoperative
Ernährung, Bereitschaft für eine verbesserte
Ernährung, Mangel-
Ernährung, Über-
Ernährung, Gefahr einer Über-
Erstickungsgefahr
Familienprozesse, beeinträchtigte
Familienprozesse, unterbrochene
Familienprozesse, Bereitschaft für verbesserte
Fatigue
Flüssigkeitsdefizit
Flüssigkeitsdefizits, Gefahr eines
Flüssigkeitshaushalt, Bereitschaft für einen verbesserten
Flüssigkeitsüberschuss
Flüssigkeitsvolumens, Gefahr eines unausgeglichenen
Furcht
Gasaustausch, beeinträchtigter
Gedächtnisleistung, beeinträchtigte
Gehfähigkeit, beeinträchtigte
Gelbsucht, neonatale
Gesundheitsschädigung, Gefahr einer
Gesundheitsverhalten, gefahrengeneigtes
Gesundheitsverhalten, unwirksames

Gewalttätigkeit, Gefahr einer fremdgefährdenden
Gewalttätigkeit, Gefahr einer selbstgefährdenden
Gewebeschädigung
Harnverhalt
Haushaltsführung, beeinträchtigte
Hautschädigung
Hautschädigung, Gefahr einer
Herzleistung, verminderte
Hoffnung, Bereitschaft für gesteigerte
Hoffnungslosigkeit
Hyperthermie
Hypothermie
Identität, gestörte persönliche
Im**mobilität**ssyndroms, Gefahr eines
Immunisierungsstatus, Bereitschaft für einen verbesserten
Infektionsgefahr
Interaktion, beeinträchtigte soziale
Isolation, soziale
Kindliches Verhalten, desorganisiertes
Kindlichen Verhaltens, Bereitschaft für eine verbesserte Organisation des
Kindlichen Verhaltens, Gefahr eines desorganisierten
Kindstodes, Gefahr eines plötzlichen
Körperbildstörung
Körpertemperatur, Gefahr einer unausgeglichenen
Kommunikation, beeinträchtigte verbale
Kommunikation, Bereitschaft für eine verbesserte
Konflikt, moralischer
Kontamination
Kontaminationsgefahr
Kummer, chronischer
Lagerungsschadens, Gefahr eines perioperativen
Latexallergische Reaktion
Latexallergischen Reaktion, Gefahr einer
Lebensstil, bewegungsarmer
Leberfunktionsstörung, Gefahr einer
Machtlosigkeit
Machtlosigkeit, Gefahr einer
Management der eigenen Gesundheit, Bereitschaft für ein verbessertes

Urinausscheidung, beeinträchtigte
Urinausscheidung, Bereitschaft für eine verbesserte
Urinin**kontinenz**, Drang-
Urinin**kontinenz**, Gefahr einer Drang-
Urinin**kontinenz**, funktionelle
Urinin**kontinenz**, Reflex-
Urinin**kontinenz**, Stress-
Urinin**kontinenz**, totale
Urinin**kontinenz**, Überlauf-
Vereinsamungsgefahr
Vergewaltigungssyndrom
Vergewaltigungssyndrom: gemischte Reaktion
Vergewaltigungssyndrom: stumme Reaktion
Vergiftungsgefahr
Verletzungsgefahr
Verletzung, Gefahr einer vaskulären
Verleugnung, unwirksame
Verwirrtheit, akute
Verwirrtheit, Gefahr einer akuten
Verwirrtheit, chronische
Wachstums, Gefahr eines unproportionalen
Wachstum und Entwicklung, verzögerte(s)
Wahrnehmungsstörung, auditiv
Wahrnehmungsstörung, gustatorisch
Wahrnehmungsstörung, kinästhetisch
Wahrnehmungsstörung, olfaktorisch
Wahrnehmungsstörung, taktil
Wahrnehmungsstörung, visuell
Weaning, erschwertes
Wissensdefizit
Wissen, Bereitschaft für vermehrtes
Wohlbefinden, beeinträchtigtes
Wohlbefinden, Bereitschaft für ein verbessertes
Zahnstatus, beeinträchtigter

Quelle: NANDA international (2010): Pflegediagnosen – Klassifikation 2009–2011. Kassel: Recom.

(Die diagnostischen Kernbegriffe wurden bei den jeweiligen Pflegediagnosen **fett** hervorgehoben. Anm. d. Hrsg.)

6.11 Pflegediagnosen, gegliedert nach der NNN-Taxonomie der Pflegepraxis mit Beispielen für NANDA-I-Pflegediagnosen

Pflegediagnosen sind ein zentrales Element der NNN-Taxonomie, die Pflegediagnosen (NANDA), Pflegeinterventionen (NIC) und Pflegeergebnisse (NOC) zusammenfasst. Die NNN-Taxonomie ordnet und bildet die Pflegewissensbasis für pflegerische Entscheidungen darüber, warum Klienten pflegebedürftig sind (Pflegediagnosen, NANDA), welche pflegerische Unterstützung (Pflegeinterventionen, NIC) sie benötigen und auf welche gemeinsamen Ziele (Pflegeziele, -ergebnisse, NOC) Pflegende und Klienten hinarbeiten sollten **(s. Abb. 6-7)**. [Anm. d. Hrsg.].

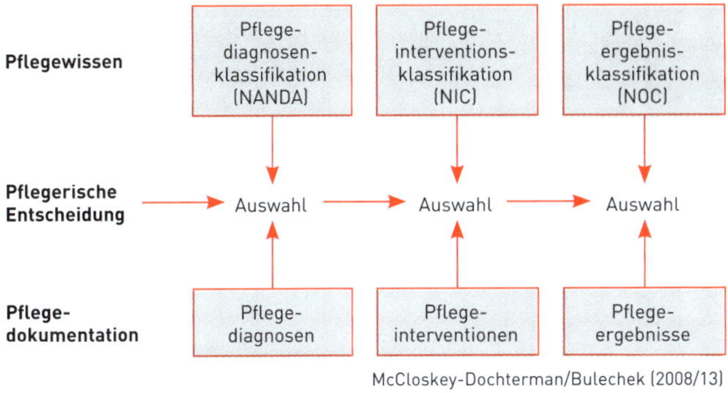

Abbildung 6-7: Die NNN-Taxonomie als Wissenbasis für pflegerische Entscheidungen. (Johnson M. et al., 2013)

Tabelle 6-2: NNN-Taxonomie mit Bereichen/Domänen, Klassen und Pflegediagnosen. NNN-Taxonomie. (Johnson M. et al., 2013)

Bereiche/Domänen	Klassen	Pflegediagnosen, Ergebnisse und Interventionen	NANDA-Pflegediagnosen
I. Funktionaler Bereich mit Pflegediagnosen, -ergebnissen und -interventionen zur Förderung von Grundbedürfnissen	**Aktivität/ Bewegung**	Körperliche Aktivität einschließlich Energieerhaltung und -verbrauch	• Aktivitätsintoleranz • Gefahr der Aktivitätsintoleranz • Beschäftigungsdefizit • bewegungsarmer Lebensstil • verzögerte postoperative Erholung • Fatigue • beeinträchtigte körperliche Mobilität • beeinträchtigte Mobilität im Bett • beeinträchtigte Mobilität mit dem Rollstuhl • beeinträchtigte Gehfähigkeit • Gefahr eines Immobilitätssyndroms • Sturzgefahr • beeinträchtigte Transferfähigkeit
	Befinden (Comfort)	Ein Gefühl emotionalen, körperlichen und spirituellen Wohlbefindens und relativer Freiheit von Leiden	• Energiefeldstörung • akuter Schmerz • chronischer Schmerz • Übelkeit • beeinträchtigtes Wohlbefinden • Bereitschaft für ein verbessertes Wohlbefinden

Bereiche/Domänen	Klassen	Pflegediagnosen, Ergebnisse und Interventionen	NANDA-Pflegediagnosen
	Wachstum und Entwicklung	Körperliches, emotionales und soziales Wachstum und Meilensteine der Entwicklung	• Verschlechterung des Allgemeinzustandes (Verkümmerung) • Gefahr eines desorganisierten kindlichen Verhaltens • desorganisiertes kindliches Verhalten • Bereitschaft für eine verbesserte Organisation des kindlichen Verhaltens • Gefahr eines unproportionalen Wachstums • verzögerte/s Wachstum und Entwicklung
	Ernährung	Prozesse in Verbindung mit der Aufnahme, Assimilation und Nutzung von Nährstoffen	• Gefahr eines instabilen Blutzuckerspiegels • Bereitschaft für eine verbesserte Ernährung • Mangelernährung • Dysfunktionale gastrointestinale Motilität • Gefahr einer dysfunktionalen gastrointestinalen Motilität • Saug-/Schluckstörung des Säuglings • Schluckstörung • erfolgreiches/wirksames Stillen • unterbrochenes Stillen • unwirksames Stillen • Überernährung • Überernährungsgefahr

Bereiche/Domänen	Klassen	Pflegediagnosen, Ergebnisse und Interventionen	NANDA-Pflegediagnosen
	Selbstversorgung	Die Fähigkeit zur Durchführung grundlegender und instrumenteller Aktivitäten des täglichen Lebens (ADL/IADL)	• Bereitschaft für eine verbesserte Selbstfürsorge • Selbstvernachlässigung • Selbstversorgungsdefizit Essen/Trinken • Selbstversorgungsdefizit Sich kleiden • Selbstversorgungsdefizit Körperpflege • Selbstversorgungsdefizit Toilettenbenutzung
	Sexualität	Erhaltung oder Änderung der sexuellen Identität und Verhaltensmuster	• sexuelle Funktionsstörung • unwirksames Sexualverhalten
	Schlaf/Ruhe	Die Quantität und Qualität von Schlaf-, Ruhe- und Entspannungsmustern	• Schlafstörung • Schlafmangel • gestörtes Schlafmuster • Bereitschaft für einen verbesserten Schlaf
II. Physiologischer Bereich mit Pflegediagnosen, -ergebnissen und -interventionen zur Förderung optimaler biophysischer Gesundheit	**Werte/ Überzeugungen**	Vorstellungen, Ziele, Wahrnehmungen, spirituelle und andere Überzeugungen, die Auswahl oder Entscheidungen beeinflussen	• beeinträchtigte Religiosität • Gefahr einer beeinträchtigten Religiosität • Bereitschaft für eine vertiefte Religiosität • Sinnkrise • Gefahr einer Sinnkrise • Bereitschaft für eine verbesserte Sinnfindung

Bereiche/Domänen	Klassen	Pflegediagnosen, Ergebnisse und Interventionen	NANDA-Pflegediagnosen
	Herzfunktion	Kardiale Mechanismen, die zur Aufrechterhaltung der Gewebedurchblutung dienen	• Gefahr einer gastrointestinalen Durchblutungsstörung • Gefahr einer kardialen Durchblutungsstörung • Gefahr einer peripheren Durchblutungsstörung • Gefahr einer renalen Durchblutungsstörung • Gefahr einer zentralen Durchblutungsstörung • verminderte Herzleistung • Schockgefahr
	Ausscheidung	Prozesse in Verbindung mit der Sekretion und Exkretion von Abbau- und Stoffwechselendprodukten	• Diarrhö • Dranguririnkontinenz • Gefahr einer Dranguririnkontinenz • beeinträchtigter Gasaustausch • neonatale Gelbsucht • Harnverhalt • Obstipation • Obstipationsgefahr • subjektiv empfundene Obstipation • Reflexurininkontinenz • Stressurininkontinenz • Stuhlinkontinenz • beeinträchtigte Urinausscheidung • Bereitschaft für eine verbesserte Urinausscheidung • funktionelle Urininkontinenz • totale Urininkontinenz

Bereiche/Domänen	Klassen	Pflegediagnosen, Ergebnisse und Interventionen	NANDA-Pflegediagnosen
	Flüssigkeit/ Elektrolyte	Steuerung des Flüssigkeits-/ Elektrolyt- und des Säure-Basen-Gleichgewichts	• Gefahr eines Elektrolytungleichgewichts • Flüssigkeitsdefizit • Gefahr eines Flüssigkeitsdefizits • Gefahr eines unausgeglichenen Flüssigkeitsvolumens • Bereitschaft für einen ausgeglichenen Flüssigkeitshaushalt • Flüssigkeitsüberschuss
	Neurokognition	Mechanismen in Verbindung mit dem Nervensystem und dem neurokognitiven Funktionieren einschließlich des Gedächtnisses, Denkens und Urteilsvermögens	• unwirksame Aktivitätsplanung • reduziertes intrakranielles Anpassungsvermögen • autonome Dysreflexie • Gefahr einer autonomen Dysreflexie • gestörte Denkprozesse • beeinträchtigte Gedächtnisleistung • Neglect • Orientierungsstörung • ruheloses Umhergehen • akute Verwirrtheit • Gefahr einer akuten Verwirrtheit • chronische Verwirrtheit

Bereiche/Domänen	Klassen	Pflegediagnosen, Ergebnisse und Interventionen	NANDA-Pflegediagnosen
	Pharmakologische Funktion	Wirkungen (therapeutische und unerwünschte) von Medikamenten oder Drogen und anderen pharmakologisch aktiven Produkten	
	Physische Regulation	Körpertemperatur, Reaktionen des Hormon- und des Immunsystems zur Regulierung zellulärer Prozesse	• Hyperthermie • Hypothermie • Bereitschaft für einen verbesserten Immunisierungsstatus • Infektionsgefahr • Kontamination • Kontaminationsgefahr • Gefahr einer unausgeglichenen Körpertemperatur • latexallergische Reaktion • Gefahr einer latexallergischen Reaktion • Gefahr einer Leberfunktionsstörung • Gefahr einer peripheren neurovaskulären Störung • unwirksamer Selbstschutz • unwirksame Thermoregulation
	Fortpflanzung	Prozesse in Verbindung mit menschlicher Fortpflanzung und Geburt	• Bereitschaft für einen verbesserten Schwangerschafts-, Geburts- und Wochenbettverlauf

Bereiche/Domänen	Klassen	Pflegediagnosen, Ergebnisse und Interventionen	NANDA-Pflegediagnosen
	Respiratorische Funktion	Eine angemessene Atmung, um die arteriellen Blutgase innerhalb normaler Grenzen zu halten	• Aspirationsgefahr • unwirksamer Atemvorgang • erschwertes Weaning • Erstickungsgefahr • beeinträchtigter Gasaustausch • beeinträchtigte Spontanatmung • unwirksame Atemwegsclearance
	Wahrnehmen/ Erkennen	Wahrnehmung und Interpretation von Informationen durch die Sinne, einschließlich Seh-, Hör-, Tast-, Geschmacks- und Geruchssinn	• auditive Wahrnehmungsstörung • gustatorische Wahrnehmungsstörung • kinästhetische Wahrnehmungsstörung • olfaktorische Wahrnehmungsstörung • taktile Wahrnehmungsstörung • visuelle Wahrnehmungsstörung
	Gewebe-integrität	Schutz von Haut und Schleimhäuten, um Sekretion, Exkretion und Heilung zu fördern	• Gewebeschädigung • Hautschädigung • Gefahr einer Hautschädigung • geschädigte Mundschleimhaut • beeinträchtigter Zahnstatus

Bereiche/Domänen	Klassen	Pflegediagnosen, Ergebnisse und Interventionen	NANDA-Pflegediagnosen
III. Psychosozialer Bereich mit Pflegediagnosen, -ergebnissen und -interventionen zur Förderung optimaler geistiger und emotionaler Gesundheit und optimalen sozialen Funktionierens	**Verhalten**	Handlungen, die die Gesundheit fördern, erhalten oder wiederherstellen	• unwirksames Gesundheitsverhalten • unwirksames Management der eigenen Gesundheit • unwirksames familiäres Therapiemanagement • unwirksames gemeinschaftliches Management von Therapieprogrammen • effektives Management der eigenen Gesundheit • Bereitschaft für ein verbessertes Management der eigenen Gesundheit • Noncompliance
	Kommunikation	Empfangen, Interpretieren und Äußern gesprochener, schriftlicher und nonverbaler Botschaften	• beeinträchtigte verbale Kommunikation • Bereitschaft für eine verbesserte Kommunikation
	Coping/ Bewältigungsverhalten	Sich-Einstellen oder -Anpassen an belastende Ereignisse	• Bereitschaft für eine verbesserte Entscheidungsfindung • Entscheidungskonflikt • Bereitschaft für ein verbessertes Coping • unwirksames Coping • defensives Coping • Bereitschaft für ein verbessertes familiäres Coping • verhindertes familiäres Coping • gefährdendes familiäres Coping • Bereitschaft für ein verbessertes familiäres Coping • unwirksames gemeinschaftliches Coping

Bereiche/Domänen	Klassen	Pflegediagnosen, Ergebnisse und Interventionen	NANDA-Pflegediagnosen
			• gefahrengeneigtes Gesundheitsverhalten • Gefahr einer selbstgefährdenden Gewalttätigkeit • posttraumatisches Syndrom • Gefahr eines posttraumatischen Syndroms • Relokationsstresssyndrom • Gefahr eines Relokationsstresssyndroms • Selbstverletzung • Selbstverletzungsgefahr • Stressüberlastung • Suizidgefahr • Trauern • erschwertes Trauern • Gefahr eines erschwerten Trauerns • Vergewaltigungssyndrom • Vergewaltigungssyndrom: stumme Reaktion • Vergewaltigungssyndrom: gemischte Reaktion • unwirksame Verleugnung
	Emotion	Ein Geisteszustand oder Gefühl, das Wahrnehmungen der Welt beeinflussen kann	• Angst • Furcht • Bereitschaft für eine gesteigerte Hoffnung • Hoffnungslosigkeit • chronischer Kummer • Todesangst

Bereiche/Domänen	Klassen	Pflegediagnosen, Ergebnisse und Interventionen	NANDA-Pflegediagnosen
	Wissen	Verständnis und Geschick im Anwenden von Informationen zur Förderung, Erhaltung und Wiederherstellung von Gesundheit	• Wissensdefizit • Bereitschaft für vermehrtes Wissen
	Rollen/ Beziehungen	Erhaltung und/oder Veränderung erwarteter sozialer Verhaltensweisen und emotionale Verbundenheit mit anderen	• Bereitschaft für eine verbesserte Beziehung • Gefahr einer beeinträchtigten Bindung • beeinträchtigte elterliche Fürsorge • Gefahr einer beeinträchtigten elterlichen Fürsorge • Bereitschaft für eine verbesserte Elterliche Fürsorge • elterlicher Rollenkonflikt • Familienprozesse, beeinträchtigte • Familienprozesse, unterbrochene • Bereitschaft für verbesserte Familienprozesse • Gefahr einer fremdgefährdenden Gewalttätigkeit • Gefahr einer gestörten Mutter-Fötus-Dyade • beeinträchtigte soziale Interaktion • Rollenüberlastung der pflegende Bezugsperson • Gefahr einer Rollenüberlastung der pflegende Bezugsperson • unwirksames Rollenverhalten • soziale Isolation

Bereiche/Domänen	Klassen	Pflegediagnosen, Ergebnisse und Interventionen	NANDA-Pflegediagnosen
	Selbstwahrnehmung	Bewusstsein des eigenen Körpers und der persönlichen Identität	• gestörte persönliche Identität • moralischer Konflikt • Körperbildstörung • Machtlosigkeit • Gefahr der Machtlosigkeit • Gefahr einer beeinträchtigten Menschenwürde • beeinträchtigte individuelle Resilienz • Gefahr einer beeinträchtigten individuellen Resilienz • Bereitschaft für eine verbesserte Resilienz • Bereitschaft für eine verbesserte Selbstbestimmung • Bereitschaft für ein verbessertes Selbstkonzept • chronisch geringes Selbstwertgefühl • situationsbedingt geringes Selbstwertgefühl • Gefahr eines situationsbedingt geringen Selbstwertgefühls • Vereinsamungsgefahr
IV. Umweltbereich mit Pflegediagnosen, -ergebnissen und -interventionen zur Förderung und zum Schutz der Umwelt und der Sicherheit von Personen, Systemen und Gemeinden	**Gesundheitssystem**	Soziale, politische und ökonomische Strukturen und Prozesse für das Angebot gesundheitsbezogener Dienstleistungen	

Bereiche/Domänen	Klassen	Pflegediagnosen, Ergebnisse und Interventionen	NANDA-Pflegediagnosen
	Populationen	Ansammlungen von Individuen oder Gemeinden mit gemeinsamen Merkmalen	
	Risikomanagement	Vermeiden oder Beherrschen identifizierbarer Bedrohungen für die Gesundheit	• Blutungsgefahr • beeinträchtigte Haushaltsführung • Gefahr eines plötzlichen Kindstodes • Gefahr einer Gesundheitsschädigung • Gefahr eines perioperativen Lagerungsschadens • Vergiftungsgefahr • Gefahr einer vaskulären Verletzung • Verletzungsgefahr

Quellen:
Doenges M. E., Moorhouse M. F., Geissler-Murr A. C. (2013): Pflegediagnosen und Pflegemaßnahmen. Bern: Huber.
NANDA International (2010): NANDA-Pflegediagnosen 2009–2011 – Definitionen und Klassifikation. Kassel: Recom.
Johnson M. (2014). Pflege – Diagnosen Interventionen Ergebnisse. Verknüpfungen von NANDA, NIC, NOC. Bern: Huber.

6.12 Pflegediagnosen bei bestimmten Krankheitsbildern, Behandlungssituationen und Lebensereignissen

Das folgende Kapitel umfasst gut 440 Krankheiten, Behandlungssituationen und Lebensereignisse aus allen Fachbereichen mit den entsprechenden Pflegediagnosen in Form von Klientenproblemen bzw. Entwicklungspotentialen einschließlich der möglichen beeinflussenden Faktoren [Einflussfaktoren, P**E**S] («möglicherweise beeinflusst durch», m/**b**/**d**) und möglichen bestimmenden Merkmalen [Symptomen, PE**S**] («möglicherweise angezeigt durch», m/**a**/**d**).

Die Angaben in diesem Kapitel erleichtern die Schritte der Einschätzung (Assessment) und Diagnosestellung im Rahmen des Pflegeprozesses. Da der Pflegeprozess ein kontinuierlicher Prozess ist, sind andere Pflegediagnosen vor dem Hintergrund sich verändernder Patientensituationen unter Umständen angemessen. Die Pflegeperson muss daher den Pflegebedarf von Patienten kontinuierlich einschätzen, erkennen und überprüfen und die anschließende Pflege evaluieren. Nachdem die geeigneten Pflegediagnosen aus diesem Kapitel ausgewählt wurden, kann der Leser in Kapitel 5 nachschlagen, wo die rund 206 NANDA-Diagnosen aufgelistet sind. Dort kann er die Definition der Diagnose, die bestimmenden Merkmale oder Symptome sowie die beeinflussenden Faktoren bzw. Risikofaktoren nachprüfen. Dieser Schritt ist notwendig, um festzustellen ob die Pflegediagnose akkurat (genau) ist, ob mehr Informationen notwendig sind oder ob eine andere Pflegediagnose in Betracht kommt. [Georg, 2012]

Anmerkungen der deutschen Herausgeber

Das Benutzen dieser Liste ersetzt auf keinen Fall einen sorgfältigen diagnostischen Prozess, da es durchaus möglich ist, dass ein Patient mit einer der erwähnten medizinischen Diagnosen oder Therapien andere Merkmale von Pflegediagnosen zeigt! Die Auswahl der hier als typisch/häufig erwähnten Pflegediagnosen beruht auf einer persönlichen Einschätzung und Erfahrung der Autorinnen Doenges/Moorhouse/Geissler-Murr, nicht jedoch auf epidemiologischen Studien.

Um die Verschlüsselungen einzelner Gesundheitsprobleme und Interventionen zu erleichtern, wurden diese mit ICD-10-GM Kodierungen [z.B. ICD-10-GM: L02.-] bzw. OPS-Kodierungen [z.B.: OPS: 5.282.y] versehen und alphabetisch geordnet.

Um den Zugang zu den einzelnen Gesundheitsproblemen und Pflegediagnosen zu erleichtern, wurden diese alphabetisch geordnet und nach pflegerischen Tätigkeitsfeldern wie folgt kodiert:

- ENT: Entbindung
- I/CH: Innere/Chirurgie
- GEM: Gemeindepflege, ambulante Pflege
- GYN: Gynäkologie
- PÄD: Pädiatrie
- PSY: Psychiatrie

Eine gesonderte Kategorie für geriatrische Patienten/Bewohner wurde nicht dargestellt, da geriatrische Beschwerdebilder häufig unter die anderen Fachbereiche zu subsumieren sind und alte Menschen für die meisten dieser Probleme anfällig sind.

Rahmenmodell

Die Zuordnung von Pflegediagnosen zu einzelnen medizinischen Diagnosen, Lebenssituationen oder Behandlungsformen kann bezüglich der Schnittstellen von Medizin und Pflege in folgenden Rahmen gestellt werden. Medizin und Pflege arbeiten mit Menschen und Familien, deren Gesundheitszustand beeinträchtigt ist. Aufgabe der Medizin ist die Diagnose und Therapie von Erkrankungen. Sie sucht mit Hilfe der medizinischen Diagnostik nach pathophysiologischen Ursachen von Erkrankungen auf molekularer, zellulärer, organ- oder systembezogener Ebene, mit dem Ziel, erkrankte Menschen zu erkennen, zu heilen oder zu rehabilitieren.

Die Pflege in ihrer *assistiven* Funktion unterstützt die medizinische Diagnostik und Therapie und führt ärztliche Anordnungen bzw. arztinitiierte Pflegeinterventionen aus.

Die Pflege in ihrer *interdisziplinären* Funktion erkennt und beugt potenziellen Komplikationen (vgl. Carpenito-Moyet, 2013; Wilkinson 2012), im Sinne pathophysiologischer Reaktionen auf Erkrankungen und Behandlungen, vor. Sie überwacht und beobachtet den behandlungsbedürftigen Menschen, leitet mit ärztlicher Unterstützung lebensnotwendige Erste Hilfe oder Sofortmaßnahmen ein und führt ärztliche Anordnungen bzw. arztinitiierte Pflegeinterventionen aus.

Die Pflege in ihrer *eigenständigen* Funktion schätzt menschliche Reaktionen auf aktuelle und potenzielle Gesundheitsprobleme sowie Entwicklungspotentiale im Rahmen eines Pflegeassessments (s. S. 26) ein. Das heißt, sie versucht herauszufinden, **wie** – mit welchen Symptomen und Merkmalen – Individuen und ihre Angehörigen **warum** auf Gesundheitsprobleme oder Entwicklungspotentiale reagieren und **was** die Pflegeprobleme sind, die sich aus dieser Reaktion ergeben und die Pflegende eigenständig erkennen, benennen und behandeln können. Dazu sammeln, prüfen, ordnen, bündeln, berichten, dokumentieren, analysieren und interpretieren Pflegende Informationen, die sie direkt von Patienten oder indirekt von den Angehörigen oder anderen Gesundheitsberufen, durch Beobachten, Befragen oder Untersuchen, erhalten. Ziel dieses diagnostischen Prozesses im Rahmen des Pflegeprozesses ist es, Pflegediagnosen und/oder Entwicklungspotentiale/Ressourcen des Patienten zu erkennen und zu benennen (s. **Abb. 6-8**).

Pflegediagnosen beschreiben eine klinische Beurteilung, die von einer/m Pflegefachfrau/-mann nach einem Pflegeassessment – bestehend aus Beobachtung, Befragung, körperlicher Untersuchung und Ressourceneinschätzung – erstellt wird. Diese Aussage bezieht sich auf die Art, die möglichen Einflussfaktoren (E) und die Merkmale/Symptome (S) oder Risikofaktoren (R) für aktuelle oder potenzielle Gesundheitsprobleme, -syndrome oder Entwicklungspotentiale eines Individuums oder einer Familie, deren Unabhängigkeit hinsichtlich der Aktivitäten, Beziehungen und existenziellen Erfahrungen des Lebens (ABEDL) beeinträchtigt oder deren gesundheitsbezogene Verhaltensmuster nicht funktionell oder gestört sind. Pflegediagnosen liegen im Zuständigkeits- und Verantwortungsbereich von Pflegefachfrauen und -männern. Sie bilden die Grundlage, um Pflegeinterventionen auswählen, planen und durchführen zu können und Pflegeziele und -ergebnisse erreichen und bewerten zu können.

▶

Abbildung 6-8: Rahmenmodell – medizinische und pflegerische Diagnostik, Entscheidungsfindung sowie Behandlungs-, Pflegeprozess und interdisziplinäres Management (Jürgen Georg 2006).

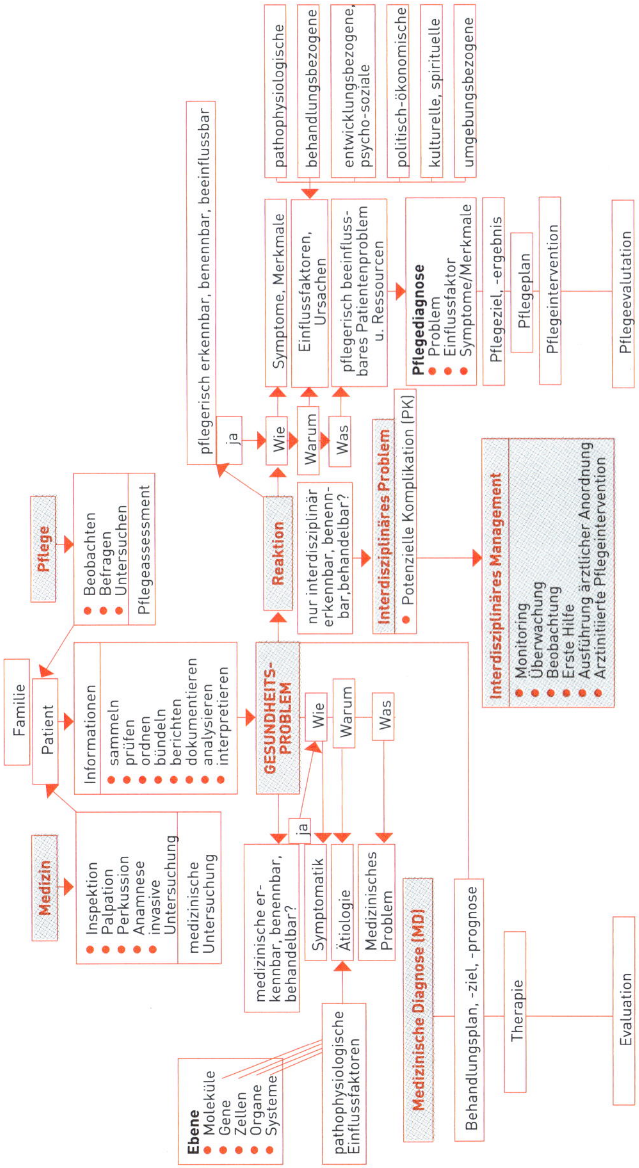
Medizin
Inspektion
Palpation
Perkussion
Anamnese
invasive Untersuchung
medizinische Untersuchung
Pflege
Beobachten
Befragen
Untersuchen
Pflegeassessment
Familie
Patient
Informationen
sammeln
prüfen
ordnen
bündeln
berichten
dokumentieren
analysieren
interpretieren
GESUNDHEITS-PROBLEM
Wie
Warum
Was
Reaktion
ja
pflegerisch erkennbar, benennbar, beeinflussbar
ja
Wie
Warum
Was
Symptome, Merkmale
Einflussfaktoren, Ursachen
pflegerisch beeinfluss-bares Patientenproblem u. Ressourcen
pathophysiologische
behandlungsbezogene
entwicklungsbezogene, psycho-soziale
politisch-ökonomische
kulturelle, spirituelle
umgebungsbezogene
Pflegediagnose
Problem
Einflussfaktor
Symptome/Merkmale
Pflegeziel, -ergebnis
Pflegeplan
Pflegeintervention
Pflegeevalutation
nur interdisziplinär erkennbar, benenn-bar, behandelbar?
Interdisziplinäres Problem
Potenzielle Komplikation (PK)
Interdisziplinäres Management
Monitoring
Überwachung
Beobachtung
Erste Hilfe
Ausführung ärztlicher Anordnung
Arztinitiierte Pflegeintervention
medizinische er-kennbar, benennbar, behandelbar?
ja
Symptomatik
Ätiologie
Medizinisches Problem
Ebene
Moleküle
Gene
Zellen
Organe
Systeme
pathophysiologische Einflussfaktoren
Medizinische Diagnose (MD)
Behandlungsplan, -ziel, -prognose
Therapie
Evaluation

A

Medizinische Diagnosen oder Therapien

- *Häufige/Typische Pflegediagnose*

– m/**b**/**d** = möglicherweise **b**eeinflusst **d**urch
– m/**a**/**d** = möglicherweise **a**ngezeigt **d**urch

Abdominelle Hysterektomie GYN (⇨ siehe Hysterektomie)

Abdominelle perineale Resektion [ICD-10-GM: 5-485.0x/5-603.2] I/CH (⇨ siehe Chirurgische Eingriffe, allgemein)

- *Körperbildstörung*, m/**b**/**d** Operationswunden, m/**a**/**d** Formulieren von Gefühlen/Wahrnehmungen, Angst vor der Reaktion Dritter, Besorgnis über Veränderungen
- *Obstipationsgefahr*, m/**b**/**d** verminderte körperliche Aktivität/ Motilität des Magens, Schwäche der Bauchmuskulatur, unzureichende Flüssigkeitsaufnahme, Veränderung des üblichen Nahrungs-/Ernährungsmusters
- *Gefahr einer sexuellen Funktionsstörung*, m/**b**/**d** veränderte Körperstuktur/-funktion, Totalresektion/Behandlungsverfahren, Verletzlichkeit, seelische Sorgen über die Reaktion von Bezugspersonen und Unterbrechung des sexuellen Reaktionsmusters (z. B. Erektionsstörung)

Abszess der Haut [ICD-10-GM: L02.-] GEM, I/CH

- *Haut-/Gewebeschädigung*, m/**b**/**d** Immunschwäche/Infektion, m/**a**/**d** Hautschädigung, Zerstörung von Hautschichten/Gewebe, Eindringen von Körperteilen
- *Infektionsgefahr [Ausbreitung]*, m/**b**/**d** Hautschädigung/Gewebetrauma, chronische Krankheit, Fehl-/Mangelernährung, unzureichendes Wissen

Abtreibung, Wahleingriff [ICD-10-GM: O00.-] ENT

- *Gefahr eines Entscheidungskonfliktes*, m/**b**/**d** unklare persönliche Wertvorstellungen/Überzeugungen, fehlende/mangelnde Erfahrung in der Entscheidungsfindung oder deren Störung, Informationen aus verschiedenen Quellen, mangelhaftes Unterstützungssystem
- *Wissensdefizit [Lernbedarf] bzgl. Fortpflanzung, Empfängnisverhütung, Selbstversorgung, Rhesus-Faktor*, m/**b**/**d** mangelnde/fehlende Exposition/Erinnerung oder Fehlinterpretation von Informationen, m/**a**/**d** Bitten um Informationen, Feststellen falscher Vorstellungen, ungenaues Befolgen von Instruktionen, Aufkommen verhinderbarer Ereignisse/Komplikationen
- *Gefahr einer Sinnkrise*, m/**b**/**d** Wahrnehmung moralischer/ethi-

scher Implikationen des therapeutischen Eingriffs, Zeitdruck bei der Entscheidungsfindung

- *Angst [spezifiziere Grad]*, m/**b/d** situations-/reifungsbedingte Krise, unbefriedigte Bedürfnisse, einen unbewussten Konflikt in Bezug auf essenzielle Wertvorstellungen/Überzeugungen, m/**a/d** erhöhte Anspannung, Besorgnis, Angst vor unspezifischen Folgen, Stimulation des Sympathikus, Zentrierung auf sich selbst
- *Akuter Schmerz [Beschwerden]*, m/**b/d** Nachwirkungen des Eingriffs/Medikamentenwirkung, m/**a/d** verbale Angaben, Ablenkungsverhalten, Veränderungen des Muskeltonus, vegetative Reaktionen/Veränderung der Vitalzeichen
- *Verletzungsgefahr der Mutter*, m/**b/d** operativen Eingriff, Effekte einer Anästhesie/von Medikamenten

Achalasie (Kardia) **[ICD-10-GM: K22.1] I/CH**

- *Schluckstörung*, m/**b/d** neuromuskuläre Beeinträchtigung, m/**a/d** beobachtete Schluckbeschwerden oder Regurgitieren
- *Mangelernährung*, m/**b/d** Unfähigkeit und/oder Widerwillen gegen die Aufnahme von Nährstoffen zur Befriedigung des Stoffwechsel-/Nahrungsbedarfs, m/**a/d** berichtete/beobachtete unzureichende Nahrungsaufnahme, Gewichtsabnahme, blasse Konjunktiven und Schleimhäute
- *Akuter Schmerz*, m/**b/d** Spasmus des unteren Ösophagussphinkters, m/**a/d** Angaben über substernales Druckgefühl, rezidivierendes Sodbrennen oder Völlegefühl (Schmerzen durch Gasbildung)
- *Angst [spezifiziere Grad]*, m/**b/d** rezidivierende Schmerzen, Erstickungsgefühl, veränderten Gesundheitszustand, m/**a/d** Verbalisieren von Leiden, Sorgen, Unruhe oder Schlafstörung
- *Aspirationsgefahr*, m/**b/d** Regurgitieren/Überlaufen von Ösophagusinhalt
- *Wissensdefizit [Lernbedarf]*, m/**b/d** fehlendes/mangelndes Vertrautsein mit der Pathologie und Therapie der Erkrankung, m/**a/d** Bitten um Informationen, Formulieren von Bedenken und Entwicklung vermeidbarer Komplikationen

Acute respiratory distress syndrome I/CH (⇨ siehe Akutes Atemnotsyndrom)

Adams-Stokes-Anfall [ICD-10-GM: I45.9] I/CH (⇨ siehe Herzrhythmusstörung)

Addison-Krankheit [ICD-10-GM: E27.1] I/CH

- *Flüssigkeitsdefizit [hypotones]*, m/**b/d** Erbrechen, Diarrhö, erhöh-

A

te Verluste über die Nieren, m/**a/d** verzögerte Kapillarfüllung, schwachen Hautturgor, trockene Schleimhäute, Angaben über Durst

- *Verminderte Herzleistung*, m/**b/d** Hypovolämie, gestörte elektrische Überleitung (Rhythmusstörungen) und/oder verminderte Herzmuskelmasse, m/**a/d** Veränderung der Vitalzeichen, Veränderungen des Geisteszustandes sowie unregelmäßiger Puls oder Pulsdefizit
- *Fatigue*, m/**b/d** verminderte Energieproduktion des Stoffwechsels, veränderte Körperchemie (Flüssigkeits-, Elektrolyt und Glukoseungleichgewicht), m/**a/d** nicht nachlassenden, überwältigenden Energiemangel, Unfähigkeit zur Aufrechterhaltung üblicher Routinen, verminderte Leistungsfähigkeit, beeinträchtigte Konzentrationsfähigkeit, Lethargie und Desinteresse an der Umgebung
- *Körperbildstörung*, m/**b/d** Veränderung der Pigmentierung von Haut und Schleimhäuten, Verlust der Achsel- und Schambehaarung, m/**a/d** Verbalisierung negativer Gefühle bzgl. des Körpers und verminderte soziale Teilhabe
- *Gefahr einer beeinträchtigten körperlichen Mobilität*, m/**b/d** neuromuskuläre Beeinträchtigung (Muskelschwund, -schwäche) und Benommenheit, Synkope
- *Mangelernährung*, m/**b/d** Glukokortikoidmangel; abnormen Fett-, Eiweiß- und Kohlenhydratstoffwechsel; Übelkeit, Erbrechen, Anorexie, m/**a/d** Gewichtsabnahme, Muskelschwund, Unterleibskrämpfe, Diarrhö und schwere Hypoglykämie
- *Gefahr einer beeinträchtigten Haushaltsführung*, m/**b/d** Effekte des Krankheitsprozesses, beeinträchtigtes kognitives Funktionieren und unzureichende Unterstützungssysteme

Adenotomie [OPS: 5-285.y] I/CH, PÄD

- *Angst [spezifiziere Grad]*, m/**b/d** Trennung von unterstützenden Personen, unvertraute Umgebung, wahrgenommene Drohung von Verletzung/Verlassensein, m/**a/d** Weinen, ängstliche Anspannung, Zittern und Stimulation des Sympathikus (Pupillenerweiterung, erhöhte Herzfrequenz)
- *Gefahr einer unwirksamen Atemwegsclearance (Selbstreinigung der Atemwege)*, m/**b/d** Sedierung, Ansammeln von Sekret/Blut im Oropharynx, Erbrechen
- *Gefahr eines Flüssigkeitsdefizits*, m/**b/d** operationsbedingtes Trauma in einem stark durchbluteten Areal/Hämorrhagie

- *Akuter Schmerz,* m/**b/d** physisches Trauma des Oropharynx, Tamponade, m/**a/d** Unruhe, Weinen und schmerzgeprägter Gesichtsausdruck

Adipositas [ICD-10-GM: E66.9] I/CH, PSY, GEM

- *Überernährung,* m/**b/d** im Verhältnis zum Stoffwechselbedarf exzessive Aufnahme, psychosoziale Faktoren, sozioökonomischen Status m/**a/d** Körpergewicht, das um 20 % oder mehr über dem für Körpergröße und Körperbau liegenden idealen Gewicht liegt, exzessives Körperfett, festgestellt durch Messung der Trizepsfalten oder andere Messungen, dokumentiertes/beobachtetes gestörtes Essverhalten und eine den Bedarf des Körpers übersteigende Aufnahme
- *Bewegungsarmer Lebensstil,* m/**b/d** Fehlen von/Mangel an Interesse/Motivation, fehlende/mangelnde Ressourcen, fehlendes/mangelndes Training oder Wissen über speziellen Trainingsbedarf, Sicherheitsbedenken/Furcht vor Verletzung, m/**a/d** Anzeichen eines körperlichen Konditionsabbaus, einen Tagesablauf ohne körperliche Belastung
- *Körperbildstörung/Chronisch geringes Selbstwertgefühl,* m/**b/d** Betrachtung der eigenen Person als im Gegensatz zu sozialen Werten stehend, familiär/durch die Subkultur ermutigtes übermäßiges Essen; Kontroll-, Geschlechts- und Liebesbelange, m/**a/d** negative Gefühle gegenüber dem Körper, Furcht vor Zurückweisung/vor der Reaktion anderer, Gefühl der Hoffnungslosigkeit/Machtlosigkeit und fehlendes/mangelndes Einhalten des Behandlungsplans
- *Aktivitätsintoleranz,* m/**b/d** Ungleichgewicht zwischen Sauerstoffversorgung und -bedarf sowie *bewegungsarmer Lebensstil,* m/**a/d** Fatigue oder Schwäche, Beschwerden unter Belastung sowie abnorme Herzfrequenz/Blutdruckreaktionen
- *Beeinträchtigte soziale Interaktion,* m/**b/d** geäußertes/beobachtetes Unbehagen in sozialen Situationen, Störung des Selbstbildes, m/**a/d** Widerwillen gegen die Teilnahme an sozialen Zusammenkünften, Verbalisieren von Unbehagen in Anwesenheit anderer, Gefühl des Zurückgewiesenseins, Fehlen von Bezugspersonen/unzureichend unterstützende Bezugsperson(en)

Adnexitis [ICD-10-GM: N70.0] GYN (⇨ siehe Pelviperitonitis)

Adoption/Verlust des Sorgerechts PSY

- *Gefahr des erschwerten Trauerns,* m/**b/d** tatsächlichen Verlust des Kindes, Erwartungen für die Zukunft des Kindes/der eigenen Person, beeinträchtigte Trauerreaktion auf den Verlust

- *Gefahr der Hoffnungslosigkeit,* m/**b/d** wahrgenommenen Mangel/wahrgenommenes Fehlen von Optionen, keinen Beitrag zum Entscheidungsprozess, keine Kontrolle über das Ergebnis

Adrenale Krise, akute [ICD-10-GM: E27.9] I/CH (⇨ siehe auch Addison-Krankheit; Schock)

- *Flüssigkeitsdefizit [hypotonisch],* m/**b/d** Versagen von Regulationsmechanismen (Schäden/Suppression der Nebenniere), Unfähigkeit zur Konzentration des Harns, m/**a/d** herabgesetzte Venenfüllung/Verminderung von Pulsvolumen und -druck, Hypotonie, trockene Schleimhäuten, Bewusstseinsveränderungen, erniedrigte Serumnatriumspiegel
- *Akuter Schmerz,* m/**b/d** Effekte des Krankheitsprozesses/Stoffwechselstörungen, verminderte Gewebedurchblutung, m/**a/d** Angaben über schwere Schmerzen im Abdomen, im Lendenbereich oder in den Beinen
- *Beeinträchtigte körperliche Mobilität,* m/**b/d** neuromuskuläre Beeinträchtigung, verminderte Muskelkraft/-kontrolle, m/**a/d** allgemeine Schwäche, Unfähigkeit zur Durchführung gewünschter Aktivitäten/Bewegungen
- *Hyperthermiegefahr,* m/**b/d** Vorliegen eines Infektions-/Krankheitsprozesses, Dehydratation
- *Gefahr eines unwirksamen Selbstschutzes,* m/**b/d** Hormonmangel, medikamentöse Behandlung, mangelhafte Ernährung/Stoffwechselschwächen

Adrenalektomie [OPS: 5-072] I/CH

- *Durchblutungsstörung [zu spezifizieren],* m/**b/d** Hypovolämie, vaskuläres Pooling (Vasodilatation), m/**a/d** verminderten Puls, Blässe/Zyanose, Hypotonie und Veränderungen des Geisteszustandes
- *Infektionsgefahr,* m/**b/d** unzureichende Primärabwehr (Inzision, traumatisiertes Gewebe), unterdrückte Entzündungsreaktion, invasive Eingriffe
- *Wissensdefizit [Lernbedfarf]* bezüglich der Erkrankung, Prognose und Selbstversorgung sowie des Behandlungsbedarfs, m/**b/d** Unvertrautheit mit langfristigen Therapieerfordernissen, m/**a/d** Bitten um Information und Formulieren von Bedenken/falschen Vorstellungen

ADS PÄD, PSY (⇨ siehe Aufmerksamkeitsstörung)

Affektive Psychose [ICD-10-GM: F39] PSY (⇨ siehe Bipolare Störung; Depression)

Affektive Störungen [ICD-10-GM: F30–F39] PSY (⇨ siehe Depression)

Agoraphobie [ICD-10-GM: F40.0-] PSY (⇨ siehe auch Phobie)

- *Angst [Panik]*, m/**b/d** Kontakt mit einer gefürchteten Situation (öffentliche Plätze/Menschenansammlungen), m/**a/d** Tachykardie, Thoraxschmerz, Dyspnö, Magen-Darm-Beschwerden, Mattigkeit, Gefühl drohenden Unheils

Agranulozytose [ICD-10-GM: D70] I/CH

- *Infektionsgefahr*, m/**b/d** unterdrückte Entzündungsreaktion
- *Gefahr einer geschädigten Mundschleimhaut*, m/**b/d** Infektion
- *Gefahr der Mangelernährung/Überernährung*, m/**b/d** Unfähigkeit zur Aufnahme von Nahrung/Flüssigkeiten (Läsionen der Mundhöhle)

AIDS (Acquired immune deficiency syndrome) [ICD-10-GM: B24] I/CH, GEM, PSY (⇨ siehe auch AIDS-Demenz)

- *Infektionsgefahr [Fortschreiten zur Sepsis/neue opportunistische Infektion]*, m/**b/d** supprimiertes Immunsystem, antimikrobielle Substanzen, unzureichende Primärabwehr; geschädigte Haut, verletztes Gewebe; Mangel-/Fehlernährung und chronische Krankheitsprozesse
- *Gefahr eines Flüssigkeitsdefizits*, m/**b/d** exzessive Verluste, starke Diarrhö, profuses Schwitzen, Erbrechen, Hypermetabolismus oder Fieber und eingeschränkte Flüssigkeitsaufnahme (Übelkeit, Anorexie, Lethargie)
- *Akuter/Chronischer Schmerz*, m/**b/d** Entzündung/Zerstörung von Gewebe: Infektionen, innere/äußere Hautschäden, rektale Exkoriation, Malignome, Nekrose, periphere Neuropathien, Myalgien und Arthralgien, m/**a/d** verbale Angaben, Selbstzentriertheit/eingeengten Blickwinkel, Veränderung des Muskeltonus, Parästhesien, Lähmung, Schutzverhalten, (akute) Veränderung der Vitalzeichen, vegetative Reaktionen und Unruhe
- *Mangelernährung*, m/**b/d** gestörte Fähigkeit zur Aufnahme, Verdauung und/oder Absorption von Nährstoffen (Übelkeit/Erbrechen, überschießender Würgereflex, Darmstörungen), m/**a/d** Gewichtsabnahme, Abnahme des subkutanen Fettgewebes/der subkutanen Muskelmasse, mangelndes/fehlendes Interesse an Nahrung/Abneigung gegen Essen, gestörte Geschmacksempfindung, Unterleibskrämpfe, hyperaktive Darmgeräusche, Diarrhö, Wundsein und Entzündung der Mundhöhle
- *Fatigue*, m/**b/d** verminderte Energieproduktion des Stoffwech-

sels, erhöhter Energiebedarf (Hypermetabolismus), enorme psychische/emotionale Anforderungen, gestörte Körperchemie (Nebenwirkungen der Medikation, Chemotherapie), m/**a/d** nicht nachlassenden/überwältigenden Energiemangel, Unfähigkeit zur Aufrechterhaltung üblicher Routinen, verminderte Leistungsfähigkeit, beeinträchtigte Konzentrationsfähigkeit, Lethargie/Unruhe und Desinteresse an der Umgebung

- *Unwirksamer Selbstschutz,* m/**b/d** chronische Krankheit mit Auswirkungen auf das Immun- und Nervensystem, unzureichende Ernährung, medikamentöse Therapie, m/**a/d** Immunschwäche, gestörte Heilung, Störungen des Neurosensoriums, fehlangepasste Stressreaktion, Fatigue, Anorexie, Desorientiertheit
- *Soziale Isolation, m/***b/d** Veränderungen des äußeren Erscheinungsbildes/Geisteszustandes und des Zustandes des Wohlbefindens, Wahrnehmungen inakzeptabler sozialer oder sexueller Verhaltensweisen/Werte, physische Isolation, phobische Furcht vor anderen (Übertragung der Krankheit), m/**a/d** verbalisierte Gefühle von Einsamkeit/Zurückgewiesensein, Abwesenheit einer oder mehrerer stützender Bezugspersonen und Rückzug von üblichen Aktivitäten
- *Gestörte Denkprozesse/chronische Verwirrtheit,* m/**b/d** physiologische Veränderungen (Hypoxämie, Infektion des ZNS durch das HIV, Hirntumore und/oder disseminierte systemische opportunistische Infektion), Störungen/Veränderungen in Metabolismus und Ausscheidung von Medikamenten, Akkumulation toxischer Elemente (Niereninsuffizienz, schweres Elektrolytungleichgewicht, Leberinsuffizienz), m/**a/d** klinischen Nachweis einer Organstörung, verkürzte Aufmerksamkeitsspanne, Ablenkbarkeit, Gedächtnisschwäche, Desorientiertheit, kognitive Dissonanz, Wahndenken, beeinträchtigte Fähigkeit zur Entscheidungsfindung/Problemlösung, Unfähigkeit zum Befolgen komplexer Anweisungen/mentaler Aufgaben, Verlust der Impulskontrolle und Persönlichkeitsveränderungen

AIDS-Demenz [ICD-10-GM: B22+ F02.4] GEM (⇨ siehe auch Demenz, präsenile/senile)

- *Orientierungsstörung,* m/**b/d** Demenz, Depression, m/**a/d** ständige Desorientiertheit, Unfähigkeit zum Befolgen einfacher Anweisungen/Instruktionen, Verlust des sozialen Funktionierens infolge des abnehmenden Gedächtnisses
- *Unwirksamer Selbstschutz,* m/**b/d** chronisches Leiden mit Aus-

wirkungen auf das Immun- und Nervensystem, unzureichende Ernährung, medikamentöse Therapie, m/**a/d** Immunschwäche, Heilungsstörung, Veränderungen des Neurosensoriums, fehlangepasste Stressreaktion, Fatigue, Anorexie, Desorientiertheit

Akne [ICD-10-GM: L70.9] GEM, PÄD

- *Hautschädigung*, m/**b/d** Sekrete, infektiöse Prozesse, m/**a/d** Schäden der Hautoberfläche
- *Körperbildstörung*, m/**b/d** Veränderungen des Aussehens, **a/d** Angst vor Zurückweisung durch Dritte, Konzentration auf das frühere Aussehen, negative Gefühle bzgl. des Körpers, Veränderung des sozialen Umfeldes
- *Situationsbedingtes geringes Selbstwertgefühl*, m/**b/d** Adoleszenz, negative Wahrnehmung des Erscheinungsbildes, **a/d** selbstnegierende Formulierungen, Äußerungen von Hilflosigkeit

Akromegalie [ICD-10-GM: E22.0] I/CH, GEM

- *Chronischer Schmerz*, m/**b/d** Weichteilschwellung, Gelenkdegeneration, periphere Nervenkompression, m/**a/d** verbale Angaben, veränderte Fähigkeit zur Fortführung früherer Aktivitäten, Veränderungen des Schlafmusters, Fatigue
- *Körperbildstörung*, m/**b/d** biophysische Erkrankung/Veränderungen, m/**a/d** Formulieren von Gefühlen/Bedenken, Angst vor Zurückweisung oder der Reaktion Dritter, negative Bemerkungen über den Körper, die gegenwärtige Veränderung/des aktuellen Erscheinungsbildes, Veränderung der Teilnahme am gesellschaftlichen Leben
- *Gefahr einer sexuellen Funktionsstörung*, m/**b/d** veränderte Körperstruktur, Libidoveränderungen

Akutes Atemnotsyndrom (ARDS) [ICD-10-GM: J80] I/CH

- *Unwirksame Atemwegsclearance (Selbstreinigung der Atemwege)*, m/**b/d** Verlust der Zilienfunktion (ziliäre Clearance), erhöhte Sekretmenge und -viskosität, erhöhter Atemwegswiderstand, m/**a/d** Dyspnö, Veränderung der Atemzugtiefe und -frequenz, Einsatz der Atemhilfsmuskulatur, Giemen/Rasseln, Husten mit oder Auswurf von Sputum
- *Beeinträchtiger Gasaustausch*, m/**b/d** Veränderung der pulmonalen Kapillarpermeabilität mit Ödembildung, alveoläre Hypoventilation und Kollaps, mit intrapulmonaler Shuntbildung, m/**a/d** Tachypnö, Einsatz der Atemhilfsmuskulatur, Zyanose, in arteriellen Blutgasen/Oximetrie nachgewiesene Hypoxie, Angst und Bewusstseinsveränderungen

- *Gefahr eines Flüssigkeitsdefizits/Dehydratationsgefahr*, m/**b/d** aktiven Flüssigkeitsverlust durch Diuretika und eingeschränkte Flüssigkeitsaufnahme
- *Gefahr einer verminderten Herzleistung*, m/**b/d** Veränderung der Vorlast (Hypovolämie, vaskuläres Pooling, Diuretikatherapie und erhöhter intrathorakaler Druck/Einsatz eines Beatmungsgeräts/positiver endexspiratorischer Druck [PEEP])
- *Angst [spezifiziere Grad]/Furcht*, m/**b/d** physiologische Faktoren (Effekte der Hypoxämie), situationsbedingte Krise, Veränderungen des Gesundheitszustandes/drohender Tod, m/**a/d** erhöhte Anspannung, Besorgnis, Unruhe, Konzentration auf sich selbst und Stimulation des Sympathikus
- *Verletzungsgefahr/Gefahr eines Barotraumas*, m/**b/d** erhöhten Atemwegsdruck in Verbindung mit mechanischer Beatmung (PEEP)

Aldosteronismus, primärer [ICD-10-GM: E26.0] I/CH

- *Flüssigkeitsdefizit [isotonisch]*, m/**b/d** erhöhten Verlust über den Urin, m/**a/d** trockene Schleimhäute, schwachen Hautturgor, verdünnten Urin, exzessiven Durst, Gewichtsabnahme
- *Beeinträchtigte körperliche Mobilität*, m/**b/d** neuromuskuläre Beeinträchtigung, Schwäche und Schmerzen, m/**a/d** gestörte Koordination, verminderte Muskelkraft, Lähmung sowie ein positives Chvostek- bzw. Trousseau-Zeichen
- *Gefahr einer verminderten Herzleistung*, m/**b/d** Hypovolämie und Störungen der elektrischen Überleitung/Herzrhythmusstörungen

Alkalose, respiratorische [ICD-10-GM: E87.3] I/CH

- *Beeinträchtigter Gasaustausch*, m/**b/d** Ventilations-Perfusions-Ungleichgewicht (herabgesetzte Sauerstofftransportkapazität des Blutes, gestörte Sauerstoffversorgung, Veränderungen der Alveolokapillarmembran), m/**a/d** Dyspnö, Tachypnö, Bewusstseinsveränderungen, Tachykardie, Hypoxie, Hypokapnie

Alkoholembryopathie [ICD-10-GM: Q86.0] PÄD, PSY

- *Verletzungsgefahr [ZNS-Schaden]*, m/**b/d** externe chemische Faktoren (Alkoholkonsum der Mutter), Plazentainsuffizienz, fötaler Alkoholentzug in utero/post partum und Frühreife
- *Desorganisiertes kindliches Verhalten*, m/**b/d** Frühreife, Überstimulation aus der Umgebung, fehlendes/mangelndes Gehaltensein bzw. fehlende/mangelnde Grenzen, m/**a/d** Veränderung gegenüber physiologischen Ausgangswerten, Tremor, Schreckreaktionen, Zuckungen, Überstreckung von Armen und Beinen,

mangelhaftes selbstregulatorisches Verhalten, mangelhafte Reaktion auf optische/akustische Stimuli

- *Gefahr einer veränderten elterlichen Fürsorge*, m/**b/d** geistige und/oder körperliche Erkrankung, Unfähigkeit der Mutter zur Übernahme der Aufgabe selbstlosen Gebens und Nährens, Vorliegen von Stressoren (finanzielle/juristische Probleme), Fehlen eines Rollenvorbildes oder unwirksames Rollenvorbild, Unterbrechung des Bondingprozesses, Fehlen einer angemessenen Reaktion des Kindes auf die Beziehung
- *Unwirksames [mütterliches] Coping*, m/**b/d** persönliche Verletzlichkeit, geringe Selbstachtung, inadäquate Copingfertigkeiten und multiple Stressoren (im Laufe der Zeit wiederholt), m/**a/d** Unfähigkeit zur Erfüllung grundlegender Bedürfnisse/zur Erfüllung von Rollenerwartungen/zum Problemlösen sowie exzessiver Drogenkonsum
- *Beeinträchtigte Familienprozesse*, m/**b/d** fehlende oder ungenügende Unterstützung durch andere, Drogenproblem und Behandlungsstatus der Mutter zusammen mit schlechten Copingfertigkeiten, fehlender/mangelnder Stabilität der Familie, übermäßiges Sich-Beschäftigen der Eltern mit den Kindern und Suchtverhalten über mehrere Generationen hinweg, m/**a/d** Aussetzen des Kindes, Zurückweisung, von Vernachlässigung geprägte Beziehungen zu Familienangehörigen sowie verheerende Entscheidungen und Aktionen seitens der Familie

Alkoholentzugssyndrom [ICD-10-GM: F10.03] GEM, I/CH, PSY
(⇨ siehe Medikamentenüberdosis, akute; Delirium tremens; Drogenmissbrauch)

Alkoholvergiftung, akute [ICD-10-GM: T51.9] PSY, I/CH

- *Akute Verwirrtheit*, m/**b/d** Substanzmissbrauch, Hypoxämie, m/**a/d** Halluzinationen, übertrieben emotionale Reaktion, Fluktuationen der Kognition/des Bewusstseinsgrades, verstärkte Agitiertheit
- *Gefahr eines unwirksamen Atemvorgangs*, m/**b/d** neuromuskuläre Beeinträchtigung/ZNS-Depression
- *Aspirationsgefahr*, m/**b/d** herabgesetzter Bewusstseinsgrad, abgeschwächter Husten-/Würgereflex, verzögerte Magenentleerung

Allergie, saisonale [ICD-10-GM: T78.4] I/CH (⇨ siehe Heuschnupfen)

Alopezie [ICD-10-GM: L65.9] I/CH

- *Körperbildstörung*, m/**b/d** Effekte der Krankheit/Therapie oder des

Alternsprozesses, Veränderungen im Erscheinungsbild, m/**a/d** Formulieren von Gefühlen/Bedenken, Furcht vor Zurückweisung/der Reaktion Dritter, Konzentration auf das frühere Erscheinungsbild, Sorgen um Veränderung, Gefühle der Hilflosigkeit

ALS (⇨ siehe Amyotrophe Lateralsklerose)

Alzheimer-Krankheit [ICD-10-GM: G30.9] I/CH (⇨ siehe auch Demenz, präsenile/senile)

- *Verletzungsgefahr*, m/**b/d** Unfähigkeit zum Erkennen/Identifizieren von Gefahren in der Umgebung, Desorientiertheit, Verwirrtheit, beeinträchtigtes Urteilsvermögen, Schwäche, Unkoordiniertheit der Muskulatur, Gleichgewichtsstörungen und gestörte Wahrnehmung
- *Chronische Verwirrtheit*, **b/d** physiologische Veränderungen (neuronale Degeneration), m/**a/d** ungenaue Interpretation von Stimuli/ungenaue Reaktion, fortschreitende/seit langem bestehende kognitive Beeinträchtigung, Schwäche des Kurzzeitgedächtnisses, gestörte Sozialisation, Persönlichkeitsveränderungen und klinischen Nachweis einer organischen Störung
- *Wahrnehmungsstörung*, m/**b/d** gestörte sensorische Wahrnehmung, Übertragung und/oder Integration (neurologische Erkrankung/Schwäche), sozial eingeschränkte Umgebung (ans Haus gebunden/in einer Einrichtung lebend), Schlafmangel, m/**a/d** Veränderungen der üblichen Reaktion auf Reize, Veränderung der Fähigkeit zur Problemlösung, übertriebene emotionale Reaktionen (Angst, Paranoia, Halluzinationen), Unfähigkeit zur Angabe der Position von Körperteilen, geschwächter/gestörter Geschmackssinn
- *Schlafstörung*, m/**b/d** sensorische Beeinträchtigung, Veränderung in Aktivitätsmustern, psychischen Stress (neurologische Beeinträchtigungen), m/**a/d** angespannten Wachzustand, Desorientiertheit (Umkehr von Tag und Nacht), verstärktes zielloses Umhergehen (Wandering), Unfähigkeit zum Erkennen der Notwendigkeit/der Zeit zum Schlafen, Veränderungen im Verhalten/in der Leistungsfähigkeit, Lethargie, dunkle Ringe unter den Augen und häufiges Gähnen
- *Unwirksames Gesundheitsverhalten*, m/**b/d** Verschlechterung der Fähigkeiten auf allen Bereichen, einschl. Koordination/Kommunikation, kognitive Beeinträchtigung; unwirksames individuelles/familiäres Coping, m/**a/d** berichtete oder beobachtete Unfähigkeit zur Übernahme der Verantwortung für grundlegende

Gesundheitspraktiken, fehlende/mangelnde Gerätschaften/finanzielle oder andere Ressourcen und Störung des persönlichen Unterstützungssystems

- *Gefahr der Stressüberlastung*, m/**b/d** inadäquate Ressourcen, chronische Krankheit, körperliche Anforderungen, Gewaltandrohungen
- *Unwirksames, gefährdendes familiäres Coping/Rollenüberlastung der pflegenden Bezugspersonen*, m/**b/d** familiäre Desorganisation, Rollenveränderungen, Isolation der Familie/Betreuungsperson, langfristige Erkrankung/Komplexität und Umfang häuslicher Pflegebedürfnisse, welche die unterstützenden/finanziellen Möglichkeiten der Familienmitglieder erschöpfen, fehlende/mangelnde Kurzzeitpflege, m/**a/d** Äußerungen über Frustration im Umgang mit der Tagespflege; Berichte über Konflikte, Gefühle von Depression, zum Ausdruck gebrachte Wut/Schuldgefühle gegenüber dem Patienten und Rückzug von der Interaktion mit dem Patienten/sozialen Kontakten
- *Gefahr eines Relokationsstresssyndroms*, m/**b/d** geringe oder keine Vorbereitung auf den Transfer in ein neue Umgebung, Veränderungen in der täglichen Routine, sensorische Behinderung, physische Verschlechterung, Trennung von Unterstützungssystemen

Amphetamin-Missbrauch PSY (⇨ siehe Drogenmissbrauch)

Amputation [OPS: 5-86] I/CH

- *Gefahr einer peripheren Durchblutungsstörung*, m/**b/d** verminderte arterielle/venöse Durchblutung, Gewebsödem, Hämatombildung, Hypovolämie
- *Akuter Schmerz*, m/**b/d** Gewebe- und Nerventrauma, psychische Auswirkungen des Verlustes eines Körperteils, m/**a/d** Angaben über Schmerzen an der Inzisionsstelle/Phantomschmerzen, Schutzverhalten, eingeschränkter Blickwinkel/Selbstzentriertheit und vegetative Reaktionen
- *Beeinträchtigte körperliche Mobilität*, m/**b/d** Gliedmaßenverlust (primär der unteren Extremität), gestörter Gleichgewichtssinn, Schmerzen/Beschwerden, m/**a/d** Widerwillen gegen den Versuch von Bewegungen, gestörte Koordination, Abnahme von Muskelkraft, -kontrolle und -masse
- *Körperbildstörung*, m/**b/d** Verlust eines Körperteils, m/**a/d** Formulieren von Gefühlen der Machtlosigkeit, Trauer, Sorgen um den Verlust und fehlende Bereitschaft, den Stumpf zu betrachten/zu berühren

A

Amyotrophe Lateralsklerose [ICD-10-GM: G12.2] I/CH, PSY, GEM

- *Beeinträchtigte körperliche Mobilität*, m/**b/d** Muskelschwund/-schwäche, m/**a/d** gestörte Koordination, eingeschränkten Bewegungsumfang und Beeinträchtigung der zielgerichteten Bewegung
- *Unwirksamer Atemvorgang/beeinträchtigte Spontanatmung*, m/**b/d** neuromuskuläre Beeinträchtigung, verminderte Energie, Fatigue, tracheobronchiale Obstruktion, m/**a/d** Kurzatmigkeit, Fremitus, Veränderung der Atemzugtiefe und reduzierte Vitalkapazität
- *Schluckstörung*, m/**b/d** Muskelschwund und Fatigue, m/**a/d** wiederholte Husten-/Erstickungsanfälle und Zeichen der Aspiration
- *Machtlosigkeit [spezifiziere Grad]*, m/**b/d** chronische/zur Behinderung führende Natur der Erkrankung, fehlende/mangelnde Kontrolle über das Ergebnis, m/**a/d** Formulierungen der Frustration über die Unfähigkeit, für sich selbst zu sorgen, und Niedergeschlagenheit auf Grund der Verschlechterung des körperlichen Zustandes
- *Trauern, m/***b/d** wahrgenommenen potenziellen Verlust des eigenen/physiopsychosozialen Wohlbefindens, m/**a/d** Trauer, unterdrückte Gefühle, den Ausdruck von Leiden, Veränderung der Essgewohnheiten und des Schlafverhaltens sowie Veränderungen des Kommunikationsverhaltens/der Libido
- *Beeinträchtigte verbale Kommunikation*, m/**b/d** physikalische Barriere (neuromuskuläre Beeinträchtigung), m/**a/d** gestörte Artikulation, die Unfähigkeit, in Sätzen zu sprechen, und den Einsatz nonverbaler Hinweise (Veränderungen im Gesichtsausdruck)
- *Gefahr einer Rollenüberlastung der pflegenden Bezugspersonen*, m/**b/d** Schweregrad der Krankheit der betreuten Person, Komplexität und Umfang des häuslichen Versorgungsbedarfs, Dauer der erforderlichen Betreuung, Betreuungsperson ist EhepartnerIn, Isolation der Familie/Betreuungsperson, fehlende/mangelnde Erholung/Freizeit für die Betreuungsperson

Anämie [ICD-10-GM: D64.9] I/CH

- *Aktivitätsintoleranz*, m/**b/d** Ungleichgewicht zwischen Sauerstoffversorgung und -bedarf, m/**a/d** Angaben über Fatigue und Schwäche, abnorme Herzfrequenz oder Blutdruckreaktion, verminderter Tätigkeits-/Aktivitätsgrad und Belastungsbeschwerden oder Dyspnö
- *Mangelernährung*, m/**b/d** Unvermögen zur Aufnahme/Unfähig-

keit zur Verdauung von Nahrungsmitteln oder zur Absorption von Nährstoffen, die zur Bildung normaler Erythrozyten nötig sind, m/**a/d** Gewichtsabnahme/Gewicht unterhalb der Normwerte nach Alter, Körpergröße und Körperbau, herabgesetzte Werte bei der Messung der Trizepsfalten, Veränderungen des Zahnfleischs/der Mundschleimhaut, verminderte Aktivitätstoleranz, Schwäche und verminderter Muskeltonus

- *Wissensdefizit [Lernbedarf] bzgl. Erkrankung, Prognose, Selbstversorgungs- und Behandlungsbedarf,* m/**b/d** unzureichendes Verständnis oder Fehlinterpretation des Ernährungsbedarfs/physiologischer Erfordernisse, m/**a/d** unzureichende Nahrungsaufnahme, Bitten um Information und Entwicklung verhinderbarer Komplikationen

Anämie, aplastische [ICD-10-GM: D61.9] I/CH (⇨ siehe auch Anämie)

- *Gefahr eines unwirksamen Selbstschutzes,* m/**b/d** abnormes Blutbild (Leukopenie, Thrombozythämie), Medikamente (Antitumormedikamente, Antibiotika, NSAR [nichtsteroidale Antiphlogistika], Antikonvulsiva)
- *Fatigue,* m/**b/d** Anämie, Krankheitszustände, Mangel-/Fehlernährung, m/**a/d** Verbalisieren eines überwältigenden Mangels an Energie, Unfähigkeit zur Aufrechterhaltung üblicher Routinen/des Niveaus körperlicher Aktivität, Müdigkeit, verminderte Libido, Lethargie, Anstieg körperlicher Beschwerden

Anaphylaktischer Schock I/CH (⇨ siehe Anaphylaxie)

Anaphylaxie [ICD-10-GM: T78.2] I/CH (⇨ siehe auch Schock)

- *Unwirksame Atemsclearance* m/**b/d** Bronchospasmus, Larynxödem, m/**a/d** verminderte/akzidentelle Atemgeräusche, unproduktiven oder fehlenden Husten, Sprechschwierigkeiten, aufgerissene Augen
- *Verminderte Herzleistung,* m/**b/d** verminderte Vorlast, erhöhte Kapillarpermeabilität (transzellulärer Raum), Vasodilatation, m/**a/d** Tachykardie/Palpitationen, Blutdruckveränderungen, Angst, Unruhe

Aneurysma der Bauchaorta I/CH (⇨ siehe Aortenaneurysma, abdominelles)

Angina pectoris [ICD-10-GM: I20.9] I/CH

- *Akuter Schmerz,* m/**b/d** verminderte Myokarddurchblutung, erhöhte kardiale Arbeitslast/erhöhten kardialen Sauerstoffverbrauch, m/**a/d** verbale Angaben, eingeengten Blickwinkel, Ablenkungsverhalten (Unruhe, Stöhnen) und vegetative Reaktionen (Diaphorese, Veränderung der Vitalzeichen)

- *Verminderte Herzleistung*, m/**b/d** inotrope Veränderungen (transiente/prolongierte Myokardischämie, Effekte der Medikation), Veränderung der Herzfrequenz/des Herzrhythmus und der elektrischen Überleitung, m/**a/d** Veränderungen hämodynamischer Werte, Dyspnö, Unruhe, verminderte Aktivitätstoleranz, Fatigue, verminderte periphere Pulse, kühle/blasse Haut, Veränderungen des Geisteszustandes und kontinuierliche Thoraxschmerzen
- *Angst [spezifiziere Grad]*, m/**b/d** situationsbedingte Krisen, Veränderung des Gesundheitszustandes und/oder drohender Tod, negativ gefärbte Selbstgespräche, m/**a/d** verbalisierte Sorgen, angespannten Gesichtsausdruck, fremdartige Bewegungen und Selbstzentriertheit
- *Aktivitätsintoleranz*, m/**b/d** Ungleichgewicht zwischen Sauerstoffversorgung und -bedarf, m/**a/d** Belastungsdyspnö, abnorme Puls-/Blutdruckreaktionen auf Aktivität sowie EKG-Veränderungen
- *Wissensdefizit [Lernbedarf] bzgl. Erkrankung, Prognose, Selbstversorgung und Behandlungsbedarf*, m/**b/d** fehlende/mangelnde bzw. ungenaue Informationen/Fehlinterpretation von Informationen, m/**a/d** Fragen, Bitten um Information, Formulieren von Bedenken und ungenaues Befolgen von Instruktionen
- *Gefahr eines bewegungsarmen Lebensstils*, m/**b/d** Fehlen von/Mangel an Interesse/Motivation, fehlende/mangelnde Ressourcen, fehlendes/mangelndes Training oder Wissen über speziellen Trainingsbedarf, Sicherheitsbedenken/Furcht vor Myokardschädigung
- *Gefahr eines unwirksamen Gesundheitsverhaltens*, m/**b/d** erforderliche Langzeittherapie/Umstellung der Lebensweise, multiple Stressoren, Angriff auf das Selbstbild und veränderte Kontrollüberzeugung
- *Gefahr der beeinträchtigten Anpassung*, m/**b/d** Langzeittherapie/Veränderung der Lebensweise infolge der Krankheit, Angriff auf das Selbstbild und veränderte Kontrollüberzeugung

Angststörung (generalisierte) [ICD-10-GM: F41.1] PSY

- *Angst [spezifiziere Grad]/Machtlosigkeit*, m/**b/d** reale oder wahrgenommene Bedrohung der physischen Integrität oder des Selbstbildes (Patient ist u. U. außer Stande, die Bedrohung zu identifizieren), unbewusster Konflikt in Bezug auf essenzielle Werte/Überzeugungen und Lebensziele, unbefriedigte Bedürfnisse, negativ gefärbte Selbstgespräche, m/**a/d** Stimulation des Sympathikus, fremdartige Bewegungen (Scharren mit den Füßen, Herumzappeln mit Händen und Armen, Schaukelbewegungen, Unruhe), anhaltende Gefühle angstvollen Angespanntseins und Unwohlseins, allgemeines Gefühl der Ängstlichkeit, das der Patient nur schwer zu lindern vermag, geringer Blickkontakt, Selbstzentriertheit, beeinträchtigtes Funktionieren, frei flottierende Angst und fehlende Teilnahme an Entscheidungsfindungen.

- *Unwirksames Coping*, m/**b/d** den Grad der Angst des Patienten, persönliche Verletzlichkeit, unerfüllte Erwartungen/unrealistische Wahrnehmungen, unzureichende Copingmethoden und/oder Unterstützungssysteme, m/**a/d** Verbalisieren der Unfähigkeit zum Coping/Problemlösen, exzessives Zwangsverhalten (z.B. Rauchen oder Trinken), emotionale Anspannung/Muskelanspannung, Veränderung der sozialen Teilhabe, hohe Unfallrate
- *Schlafstörung*, m/**b/d** psychischen Stress, Grübeln, m/**a/d** Berichte über Schwierigkeiten beim Einschlafen/früheres oder späteres Erwachen als gewünscht, Angaben, sich nicht ausgeruht zu fühlen, dunkle Ringe unter den Augen und häufiges Gähnen
- *Gefahr des beeinträchtigten familiären Copings*, m/**b/d** unzureichende/falsche Informationen oder ungenügendes Verständnis seitens einer Primärperson, vorübergehende familiäre Desorganisation und Rollenwechsel, langfristige Behinderung, welche die stützende Fähigkeit von Bezugspersonen erschöpft
- *Beeinträchtigte soziale Interaktion/soziale Isolation*, m/**b/d** schwaches Selbstbild, unzureichende persönliche Ressourcen, Fehlinterpretation von inneren/äußeren Stimuli, Hypervigilanz, m/**a/d** Unbehagen in sozialen Situationen, Rückzug von Interaktionen oder Angaben über veränderte Interaktionsmuster, dysfunktionale Interaktionen, Formulierungen des Gefühls, anders als andere zu sein, trauriges, dumpfes Aussehen

Anorexia nervosa [ICD-10-GM: F50.0] PSY, I/CH

- *Mangelernährung*, m/**b/d** psychische Einschränkungen der Nahrungsaufnahme und/oder exzessive Aktivität, selbstinitiiertes Erbrechen, Laxanzienabusus, m/**a/d** Gewichtsabnahme, schwachen Hautturgor/Muskeltonus, Verleugnen des Hungers, unübliches Horten oder ungewöhnlicher Umgang mit Nahrungsmitteln,

Amenorrhö, Elektrolytungleichgewicht, Herzrhythmusstörungen, Hypotonie

- *Gefahr eines Flüssigkeitsdefizits*, m/**b/d** unzureichende Nahrungs- und Flüssigkeitsaufnahme, chronischen/exzessiven Laxantien- oder Diuretikagebrauch, selbstinduziertes Erbrechen
- *Gestörte Denkprozesse* m/**b/d** schwere Unterernährung/schweres Elektrolytungleichgewicht, psychische Konflikte, m/**a/d** beeinträchtige Fähigkeit zur Entscheidungsfindung und Problemlösung, nicht auf der Realität beruhende Verbalisierungen, Beziehungswahn, gestörtes Schlafmuster, veränderte Aufmerksamkeitsspanne/Ablenkbarkeit, Wahrnehmungsstörungen mit der Unfähigkeit, Hunger zu erkennen, Fatigue, Angst und Depression
- *Körperbildstörung/Chronisch geringes Selbstwertgefühl*, m/**b/d** veränderte Körperwahrnehmung, wahrgenommener Kontrollverlust bzgl. eines Aspekts des Lebens, unbefriedigte Abhängigkeitsbedürfnisse, persönliche Verletzlichkeit, funktionsgestörtes Familiensystem, m/**a/d** negative Gefühle, verzerrte Betrachtungsweise des Körpers, Verleugnung, Gefühl einer Machtlosigkeit beim Verhindern/Bewirken von Veränderungen, Ausdruck von Scham/Schuldgefühlen, Überangepasstheit, Abhängigkeit von der Meinung anderer
- *Unterbrochene Familienprozesse*, m/**b/d** ambivalente familiäre Beziehungen und Wege der Vermittlung und Übertragung von Fragen der Kontrolle, situations-/reifungsbedingte Krisen, m/**a/d** familiäre Verstrickungen, Dissonanzen zwischen Familienmitgliedern, unerfüllte familiäre Entwicklungsaufgaben, Familienmitglieder, die befähigend wirken

Anpassungsstörung [ICD-10-GM: F43.2] PSY

- *Mäßige bis schwere Angst*, m/**b/d** situations-/reifungsbedingte Krise, Bedrohung des Selbstbildes, unbefriedigte Bedürfnisse, Versagensangst, dysfunktionales Familiensystem, Fixierung auf einer früheren Entwicklungsstufe, m/**a/d** Übererregtheit/Unruhe, erhöhte Anspannung, Schlafstörung, Unzulänglichkeitsgefühl, Konzentration auf sich selbst, Konzentrationsstörungen, fortgesetztes Aufmerksamkeit suchendes Verhalten, zahlreiche körperliche Beschwerden
- *Gefahr der Gewalttätigkeit (fremd-/selbstgefährdend)*, m/**b/d** depressive Stimmungslage, Hoffnungslosigkeit, Machtlosigkeit, Frustrationsintoleranz, Wutreaktionen, unbefriedigte Bedürfnis-

se, negative Rollenbildung, Substanzgebrauch/-missbrauch, anamnestisch bekannten Suizidversuch

- *Unwirksames Coping*, m/**b/d** situations-/reifungsbedingte Krise, dysfunktionales Familiensystem, negative Rollenbildung, unbefriedigte Abhängigkeitsbedürfnisse, verzögerte Ich-Entwicklung, m/**a/d** Unfähigkeit zur Problemlösung, chronischer Kummer, depressive/ängstliche Stimmungslage, Manipulation Dritter, destruktive Verhaltensweisen, erhöhte Abhängigkeit, Verweigern des Befolgens von Regeln
- *Erschwertes Trauern*, m/**b/d** realen oder wahrgenommenen Verlust jeglichen Wertes für das Individuum, Trauerüberlastung/kumulative Trauer, vereitelte Trauerreaktion, Schuldgefühle infolge einer ambivalenten Beziehung zur verlorenen Begrifflichkeit/Person, m/**a/d** Schwierigkeiten beim Ausdrücken/Verleugnen des Verlustes, exzessive/unangemessen zum Ausdruck gebrachte Wut, Affektlabilität, Regression, Veränderung der Konzentration/im Verfolgen von Aufgaben
- *Hoffnungslosigkeit*, m/**b/d** Lebensweise der Hilflosigkeit (wiederholtes Versagen, Abhängigkeit), nicht abgeschlossene Trauerarbeit über Verluste im Leben, Verlust des Glaubens an transzendentale Werte/Gott, m/**a/d** verbale Hinweise/verzagten Inhalt, Apathie/Passivität, herabgesetzte Reaktion auf Stimuli, Initiativlosigkeit, fehlende Beteiligung an der Pflege oder der Entscheidungsfindung

Antidepressiva-Missbrauch [ICD-10-GM: F55.0] PSY, GEM

(⇨ siehe auch Medikamentenüberdosis, akute)

- *Unwirksame Verleugnung*, m/**b/d** schwaches, unterentwickeltes Ich, unbefriedigte Bedürfnisse des Selbst, m/**a/d** Unfähigkeit, sich die Auswirkungen der Erkrankung auf das Leben einzugestehen, Minimieren von Symptomen/Problemen, Verweigern von Gesundheitsversorgung
- *Unwirksames Coping*, m/**b/d** Ich-Schwäche, m/**a/d** Missbrauch chemischer Wirkstoffe, mangelndes/fehlendes zielgerichtetes Verhalten, inadäquates Problemlösen, destruktives Verhalten gegenüber der eigenen Person
- *Mangelernährung*, m/**b/d** Gebrauch der Substanz als Nahrungsmittel, m/**a/d** Gewichtsabnahme, blasse Konjunktiven und Schleimhäute, Störungen des Elektrolytgleichgewichts, Anämie
- *Verletzungsgefahr*, m/**b/d** Veränderungen des Schlafs, Nachlassende Konzentration, Verlust von Hemmungen

A

Antisoziales Verhalten [ICD-10-GM: F91.-] PSY (⇨ siehe Persönlichkeitsstörung)

Anxiolytika-Missbrauch I/CH, PSY (⇨ siehe Antidepressiva-Missbrauch)

Aortenaneurysma, abdominelles [ICD-10-GM: F71.9] I/CH

- *Gefahr einer peripheren Durchblutungsstörung*, m/**b/d** Unterbrechung des arteriellen Blutstroms [Embolusbildung, spontane Verlegung der Aorta]
- *Infektionsgefahr*, m/**b/d** Turbulenzen des Blutstroms infolge einer arteriosklerotischen Läsion
- *Gefahr einer renalen/peripheren Durchblutungsstörung*, m/**b/d** Erweiterung/Dissektion eines Gefäßes bzw. dessen Ruptur, m/**a/d** verbal kodierte Angaben, Schutzverhalten, schmerzgeprägter Gesichtsausdruck, Veränderung des abdominellen Muskeltonus

Aortenaneurysma-OP, abdominelle [OPS: 5-384.2] I/CH (⇨ siehe Chirurgische Eingriffe, allgemein)

- *Furcht*, m/**b/d** drohende Schädigung/drohender Tod, Operation, m/**a/d** verbale Angaben, Besorgnis, vermindertes Selbstbewusstsein, erhöhte Anspannung, Veränderung der Vitalzeichen
- *Gefahr eines Flüssigkeitsdefizits*, m/**b/d** Schwächung der Gefäßwand, Versagen des Gefäßverschlusses
- *Gefahr einer renalen/peripheren Durchblutungsstörung*, m/**b/d** Unterbrechung des arteriellen Blutstroms, Hypovolämie

Aortenstenose [ICD-10-GM: Q25.3] I/CH, GEM

- *Verminderte Herzleistung*, m/**b/d** strukturelle Veränderungen der Herzklappen, linksventrikuläres Abflusshindernis, Veränderung der Nachlast (Erhöhung des enddiastolischen Drucks und des systemischen Gefäßwiderstandes), Veränderung der Vorlast/Anstieg des Vorhofdrucks und venöse Stauung, Veränderung der elektrischen Überleitung, m/**a/d** Fatigue, Dyspnö, Veränderung der Vitalzeichen/hämodynamischer Parameter und Synkope
- *Gefahr eines beeinträchtigten Gasaustauschs*, m/**b/d** Veränderungen der Alveolokapillarmembran/Stauung
- *Gefahr von akuten Schmerzen*, m/**b/d** Ischämieepisoden des Myokards und Dehnung des linken Vorhofs
- *Aktivitätsintoleranz*, m/**b/d** Ungleichgewicht zwischen Sauerstoffversorgung und -bedarf (verminderte/fixe Herzleistung), m/**a/d** Belastungsdyspnö, Angaben über Fatigue/Schwäche, abnormen Blutdruck oder EKG-Veränderungen/Rhythmusstörungen als Reaktion auf Aktivität

Apoplex [ICD-10-GM: I64] I/CH (⇨ siehe Zerebrovaskulärer Insult)

Appendizitis [ICD-10-GM: K37] I/CH

- *Akuter Schmerz*, m/**b/d** entzündungsbedingtes Aufgetriebensein von Darmgewebe, m/**a/d** verbale Angaben, Schutzverhalten, eingeengten Blickwinkel und vegetative Reaktionen (Diaphorese, Veränderung der Vitalzeichen)
- *Gefahr eines Flüssigkeitsdefizits*, m/**b/d** Übelkeit, Erbrechen, Anorexie und Hypermetabolismus
- *Infektionsgefahr*, m/**b/d** Freisetzung pathogener Organismen in die Bauchhöhle

ARDS I/CH (⇨ siehe Akutes Atemnotsyndrom)

Arrhythmie, kardiale [ICD-10-GM: I49.9] I/CH, GEM (⇨ siehe Herzrhythmusstörungen)

Arterielle Verschlusskrankheit, periphere [ICD-10-GM: I74.3] I/CH, GEM (⇨ siehe auch periphere Gefäßkrankheit [Atherosklerose])

- *Gefahr einer beeinträchtigten Gehfähigkeit*, m/**b/d** verminderte arterielle Durchblutung, m/**a/d** Hautverfärbungen, Temperaturveränderungen, Veränderungen des Empfindens, Claudicatio, verzögerte Heilung
- *Gefahr einer Gehstörung*, m/**b/d** Kreislaufprobleme, Belastungsschmerz
- *Gefahr einer Haut-/Gewebeschädigung*, m/**b/d** Veränderungen der Durchblutung/des Empfindens

Arthritis, juvenile rheumatoide [ICD-10-GM: M08.-] I/CH, PÄD, GEM (⇨ siehe auch Arthritis, rheumatoide)

- *Gefahr einer Entwicklungsverzögerung*, m/**b/d** Effekte der körperlichen Behinderung und der erforderlichen Therapie
- *Gefahr der sozialen Isolation*, m/**b/d** Verzögerung im Erfüllen von Entwicklungsaufgaben, gestörtes Wohlbefinden und Veränderungen des körperlichen Erscheinungsbildes

Arthritis, rheumatoide [ICD-10-GM: M06.9] I/CH, GEM

- *Akuter/Chronischer Schmerz*, m/**b/d** Akkumulation von Flüssigkeit/entzündlichen Prozess, Gelenkdegeneration und -deformation, m/**a/d** verbale Angaben, eingeengten Blickwinkel, Schutzverhalten, körperlichen und sozialen Rückzug
- *Beeinträchtigte körperliche Mobilität*, m/**b/d** muskuloskelettale Deformitäten, Schmerzen/Unwohlsein, herabgesetzte Muskelkraft, m/**a/d** eingeschränkten Bewegungsumfang, beeinträchtigte Koordination, Widerwillen gegen den Versuch einer Bewegung sowie herabgesetzte Muskelkraft, -kontrolle und -masse

A

- *Selbstversorgungsdefizit [zu spezifizieren]*, m/**b/d** muskuloskelettale Beeinträchtigung, Verminderung von Ausdauer, Kraft und Bewegungsumfang, Schmerzen bei Bewegung, m/**a/d** Unfähigkeit zu ADLs
- *Körperbildstörung/unwirksames Rollenverhalten*, m/**b/d** Veränderung der Körperstruktur/-funktion, beeinträchtigte Mobilität/Fähigkeit zur Durchführung üblicher Aufgaben, Konzentration auf vergangene Kraft, Funktion und Erscheinungsbild, m/**a/d** negativ gefärbte Selbstgespräche, Gefühl der Hilflosigkeit, Veränderung der Lebensweise/in körperlichen Fähigkeiten, Abhängigkeit von anderen bzgl. Assistenz, verminderte soziale Teilhabe

Arthritis, septische [ICD-10-GM: M00.9] I/CH, GEM

- *Akuter Schmerz*, m/**b/d** Gelenkentzündung, m/**a/d** verbale/kodierte Berichte, Schutzverhalten, Unruhe, eingeengter Fokus
- *Beeinträchtigte körperliche Mobilität*, m/**b/d** Gelenksteife, Schmerzen/Beschwerden, Widerwillen gegen Bewegung, m/**a/d** eingeschränkten Bewegungsumfang, verlangsamte Bewegung
- *Selbstversorgungsdefizit [zu spezifizieren]*, m/**b/d** muskuloskelettale Beeinträchtigungen, Schmerzen/Beschwerden, herabgesetzte Kraft, beeinträchtigte Koordination, m/**a/d** Unfähigkeit zur Durchführung gewünschter ADLs
- *Infektionsgefahr*, m/**b/d** Vorliegen eines infektiösen Prozesses, chronische Krankheitszustände, invasive Eingriffe

Arthroplastik [OPS: 5-773.] I/CH

- *Infektionsgefahr*, m/**b/d** Durchbrechen der Primärabwehr (Operationswunde), Stase von Körperflüssigkeiten an der Operationsstelle und gestörte Entzündungsreaktion
- *Gefahr eines Flüssigkeitsdefizits [isotonisch]*, m/**b/d** chirurgischer Eingriff/Trauma eines Gefäßbereichs
- *Beeinträchtigte körperliche Mobilität*, m/**b/d** verminderte Kraft, Schmerzen, muskuloskelettale Veränderungen, m/**a/d** beeinträchtigte Koordination und Widerwillen gegen den Versuch von Bewegungen
- *Akuter Schmerz*, m/**b/d** Gewebetrauma, lokales Ödem, m/**a/d** verbale Angaben, eingeengten Blickwinkel, Schonbewegung und vegetative Reaktionen (Diaphorese, Veränderung der Vitalzeichen)

Arthroskopie des Knies [OPS: 5-81] I/CH

- *Wissensdefizit [Lernbedarf] bzgl. der Prozedur/der Ergebnisse und des Selbstversorgungsbedarfs*, m/**b/d** Unvertrautheit mit Informationen/Ressourcen, Fehlinterpretationen, m/**a/d** Fragen und Bitten um Informationen, falsche Vorstellungen

- *Gefahr einer beeinträchtigten Gehfähigkeit*, m/**b/d** Gelenksteife, Gelenkbeschwerden, verordnete Bewegungseinschränkungen, Einsatz von Hilfen/Unterarmgehstützen zum Gehen

Asthma [ICD-10-GM: J45.9] I/CH, GEM (⇨ siehe auch Emphysem)

- *Unwirksame Atemwegsclearance (Selbstreinigung der Atemwege)*, m/**b/d** erhöhte Produktion/Retention von Lungensekret, Bronchospasmus, verminderte Energie/Fatigue, m/**a/d** Giemen, erschwertes Atmen, Veränderung der Tiefe/Frequenz der Atemzüge, Einsatz der Atemhilfsmuskulatur sowie persistierender unproduktiver Husten mit oder ohne Sputumproduktion
- *Beeinträchtigter Gasaustausch*, m/**b/d** gestörte Aufnahme von eingeatmetem Sauerstoff/Pendelluft (Air-Trapping), m/**a/d** Dyspnö, Unruhe, herabgesetzte Aktivitätstoleranz, Zyanose sowie Veränderungen der Blutgaswerte und der Vitalzeichen
- *Angst [spezifiziere Grad]*, m/**b/d** Wahrnehmung des drohenden Todes, m/**a/d** innere Anspannung, furchtsamen Gesichtsausdruck und fremdartige Bewegungen
- *Aktivitätsintoleranz*, m/**b/d** Ungleichgewicht zwischen Sauerstoffversorgung und -bedarf, m/**a/d** Fatigue und Belastungsdyspnö
- *Kontaminationsgefahr*, m/**b/d** Luftschadstoffe, Umweltschadstoffe, auch im eigenen Zuhause (z. B. Rauchen/Passivrauchen)

Atemnotsyndrom, akutes I/CH (⇨ siehe Akutes Atemnotsyndrom)

Atemnotsyndrom (Frühgeborenes) [ICD-10-GM: P22.0] PÄD (⇨ siehe auch Frühgeborenes)

- *Beeinträchtigter Gasaustausch*, m/**b/d** Veränderungen der Alveolokapillarmembran (ungenügende Surfactant-Spiegel), gestörte Sauerstoffversorgung (tracheobronchiale Obstruktion, Atelektase), gestörter Blutstrom (Unreife der pulmonalen Arteriolenmuskulatur), gestörte Sauerstofftransportkapazität des Blutes (Anämie) und Kältestress, m/**a/d** Tachypnö, Einsatz der Atemhilfsmuskulatur, Thoraxeinziehungen, expiratorisches Brummen, Blässe oder Zyanose, abnorme Blutgaswerte und Tachykardie
- *Beeinträchtigte Spontanatmung*, m/**b/d** Fatigue der Atemmuskulatur und Stoffwechselfaktoren, m/**a/d** Dyspnö, beschleunigten Stoffwechsel, Unruhe, Einsatz der Atemhilfsmuskulatur und abnorme Blutgaswerte
- *Infektionsgefahr*, m/**b/d** unzureichende Primärabwehr (verminderte Ziliaraktion, Stase von Körperflüssigkeiten, traumatisiertes

Gewebe), unzureichende Sekundärabwehr (Mangel an Neutrophilen und spezifischen Immunglobulinen), invasive Prozeduren und Fehl-/Mangelernährung (Fehlen von Nährstoffspeichern, erhöhter Stoffwechselbedarf)

- *Gefahr einer gastrointestinalen Durchblutungsstörung,* m/**b/d** Fortbestehen des fötalen Kreislaufs und Austauschstörungen
- *Gefahr einer beeinträchtigten Bindung,* m/**b/d** frühreifen/kranken Säugling, der nicht in der Lage ist, effektiv einen Kontakt zu den Eltern aufzunehmen (gestörte Verhaltensorganisation, bzw. desorganisiertes kindliches Verhalten), Trennung, physikalische Barrieren, Angst in Verbindung mit der Elternrolle/den Anforderungen des Säuglings

Aufmerksamkeitsstörung (ADS) [ICD-10-GM: F90.0] PÄD, PSY

- *Unwirksames Coping,* m/**b/d** situations-/reifungsbedingte Krise, verzögerte Ich-Entwicklung, schwaches Selbstbild, m/**a/d** leichtes Abgelenktsein durch äußere Stimuli, Hin- und Herwechseln zwischen unvollendeten Aktivitäten
- *Chronisch geringes Selbstwertgefühl,* m/**b/d** verzögerte Ich-Entwicklung, fehlendes/mangelndes positives Feed-back/wiederholtes negatives Feed-back, negative Rollenvorbilder, m/**a/d** mangelnden/fehlenden Blickkontakt, sich selbst herabsetzende Bemerkungen, Zögern beim Beginn neuer Aufgaben, unzureichendes Selbstvertrauen
- *Wissensdefizit [Lernbedarf] bzgl. Störung, Prognose, Therapie,* m/**b/d** Fehlinformation/-interpretation, fehlendes Vertrautsein mit Ressourcen, m/**a/d** Verbalisieren von Problemen/falschen Vorstellungen, schlechte schulische Leistungen, unrealistische Erwartungen an Medikationspläne

Aufmerksamkeits-/Hyperaktivitätsstörung (ADHS) PSY (⇨ siehe Aufmerksamkeitsstörung)

Autismus [ICD-10-GM: F84.0] PSY

- *Beeinträchtigte soziale Interaktion,* m/**b/d** abnorme Reaktion auf sensorischen Input/inadäquate sensorische Stimulation, organische Hirnfunktionsstörungen, verzögerte Entwicklung einer sicheren Bindung/von Vertrauen, mangelnde/fehlende intuitive Fertigkeiten zum Verstehen von und genauen Reagieren auf soziale Hinweise, gestörtes Selbstbild, m/**a/d** mangelndes/fehlendes Reagieren auf andere, mangelnder/fehlender Blickkontakt oder Reaktion des Gesichtsausdrucks, Behandeln von Personen als Objekte, mangelndes/fehlendes Bewusstsein in Bezug auf Gefühle anderer, Indifferenz/Aversion gegenüber Trost, Zuneigung oder Körperkontakt, Versagen beim Entwickeln von kooperativem sozialem Spiel und Freundschaften unter Gleichaltrigen während der Kindheit

- *Beeinträchtigte verbale Kommunikation*, m/**b/d** Unfähigkeit, anderen zu vertrauen, Rückzug auf sich selbst, organische Hirnfunktionsstörung, abnorme Interpretation von/Reaktion auf inadäquate sensorische Stimulation, m/**a/d** mangelnde/fehlende interaktive Kommunikationsweise, kein Einsatz von Gesten oder gesprochener Sprache, mangelnder/fehlender Blickkontakt oder Gesichtsausdruck, seltsame Sprechmuster (Form, Inhalt oder Spracherzeugung) sowie die Unfähigkeit, trotz angemessener Sprache eine Konversation in Gang zu bringen und zu halten
- *Selbstverletzungsgefahr*, m/**b/d** organische Hirnfunktionsstörung, Unfähigkeit, anderen zu vertrauen, gestörtes Selbstbild, inadäquate sensorische Stimulation oder abnorme Reaktion auf sensorischen Input (sensorische Überlastung), anamnestisch bekannter körperlicher, emotionaler oder sexueller Missbrauch sowie Reaktion auf die Therapie und das Erkennen des Schweregrades der Erkrankung
- *Störung der persönlichen Identität*, m/**b/d** organische Hirnfunktionsstörung, mangelnde/fehlende Entwicklung von Vertrauen, mütterliche Deprivation, Fixierung auf die präsymbiotische Phase der Entwicklung, m/**a/d** mangelndes/fehlendes Bewusstsein für die Gefühle oder die Existenz anderer, erhöhte Angst auf Grund von Körperkontakt mit anderen, fehlende oder beeinträchtigte Imitation anderer, Wiederholen des von anderen Gesagten, ständiges Beschäftigtsein mit Teilen von Gegenständen, zwanghafte Bindung an Gegenstände, deutliches Leiden infolge von Veränderungen der Umgebung, autoerotisches/ritualisiertes Verhalten, sich selbst streicheln, hin und her schaukeln, sich hin und her wiegen
- *Unwirksames, gefährdendes familiäres Coping*, m/**b/d** zum Ausdruck von Gefühlen unfähige Familienmitglieder, exzessive Schuldgefühle, Wut oder Vorwürfe der Familienmitglieder untereinander in Bezug auf die Erkrankung des Kindes, ambivalente oder dissonante familiäre Beziehungen, Fatigue der Unterstützungsfähigkeit von Familienmitgliedern infolge des langfristigen Umgangs mit dem Problem, m/**a/d** Verleugnen der Existenz oder des Schweregrades des gestörten Verhaltens, Sorgen um die per-

B

sönliche emotionale Reaktion auf die Situation, Rationalisieren dahingehend, dass sich das Problem auswachsen wird, zunehmend unwirksame Ergebnisse von Interventionsversuchen beim Kind, Rückzug von dem Kind oder Entstehen einer Überprotektion seitens der Familie

Bandscheibenvorfall (Diskusruptur) [ICD-10-GM: M51.2] I/CH, GEM

- *Akuter/Chronischer Schmerz,* m/**b/d** Nervenkompression/-reizung und Muskelspasmen, m/**a/d** verbale Angaben, Schutz-/Ablenkungsverhalten, Besorgnis hinsichtlich der Schmerzen, Sorgen um die eigene Person/eingeengten Blickwinkel, vegetative Reaktionen (Veränderung der Vitalzeichen bei akuten Schmerzen), veränderter Muskeltonus/veränderte Muskelfunktion, Veränderungen des Ess-/Schlafverhaltens und der Libido, physischer/sozialer Rückzug
- *Beeinträchtigte körperliche Mobilität,* m/**b/d** Schmerzen (Muskelkrämpfe), therapeutische Einschränkungen (z. B. Bettruhe, Zugvorrichtungen/Schienen), muskuläre Beeinträchtigung und Depression, m/**a/d** Angaben über Schmerzen bei Bewegung, Widerwillen gegen den Versuch einer zielgerichteten Bewegung bzw. entsprechende Schwierigkeiten, verminderte Muskelkraft, gestörte Koordination und eingeschränkten Bewegungsumfang
- *Beschäftigungsdefizit,* m/**b/d** Dauer der Genesungsphase und therapeutische Restriktionen, körperliche Einschränkungen, Schmerzen und Depressionen, m/**a/d** Äußern von Langeweile, Desinteresse, «Nichts zu tun» sowie Unruhe, Reizbarkeit und Rückzug

Barbiturat-Missbrauch GEM, PSY (⇨ siehe Antidepressiva-Missbrauch)

Benigne Prostatahyperplasie (BPH) [ICD-10-GM: N40] I/CH

- *Harnverhalt [akuter, chronischer]/Überlaufinkontinenz,* m/**b/d** mechanische Obstruktion (vergrößerte Prostata), Dekompensation der Detrusormuskulatur, Unfähigkeit zur adäquaten Blasenkontraktion, m/**a/d** Pollakisurie, verzögertes Einsetzen der Miktion, Harninkontinenz/-träufeln, Blasendehnung, Restharn
- *Akuter Schmerz,* m/**b/d** Schleimhautreizung, Blasendehnung, Kolik, Harnwegsinfekt und Strahlentherapie, m/**a/d** verbale Angaben (Blasen-/Rektumspasmen), eingeengten Blickwinkel, veränderten Muskeltonus, Grimassieren, Ablenkungsverhalten, Unruhe und vegetative Reaktionen

- *Gefahr eines Flüssigkeitsdefizits*, m/**b/d** postobstruktive Diurese, Störungen des Endokriniums/Elektrolytgleichgewichts
- *Furcht/Angst [spezifiziere Grad]*, m/**b/d** Veränderung des Gesundheitszustandes (Möglichkeit einer Operation/eines Tumors), Verlegenheit/Würdeverlust in Verbindung mit der Exposition des Genitales vor, während und nach der Behandlung und Sorgen bzgl. der Potenz, m/**a/d** erhöhte Anspannung, ängstliches Angespanntsein, Sorgen, Formulieren von Bedenken bzgl. wahrgenommener Veränderungen sowie Furcht vor unspezifischen Veränderungen

Beschneidung PÄD (⇨ siehe Zirkumzision)

Bipolare Störung [ICD-10-GM: F31.9] PSY

- *Gefahr der Gewalttätigkeit*, m/**b/d** Reizbarkeit, impulsives Verhalten, Wahndenken, wütende Reaktion bei Zurückweisung von Ideen oder Verweigerung von Wünschen, manische Erregtheit mit möglichen Hinweisen auf bedrohliche Körpersprache/entsprechende Formulierungen, erhöhte motorische Aktivität, offene und aggressive Handlungen, Feindseligkeit
- *Mangelernährung*, m/**b/d** in Bezug auf den stoffwechselbedingten Verbrauch unzureichende Nahrungsaufnahme, m/**a/d** Körpergewicht 20 % oder mehr unterhalb des Idealgewichts, beobachtete unzureichende Nahrungsaufnahme, Unaufmerksamkeit bzgl. Essenszeiten und Ablenkung vom Essen, labormedizinischer Nachweis von Ernährungsmängeln/-unausgewogenheiten
- *Vergiftungsgefahr [Lithium-Toxizität]*, m/**b/d** enger therapeutischer Bereich des Medikaments, Fähigkeit (oder Unfähigkeit) des Patienten zum Einhalten des Therapieplans und der Therapieüberwachung sowie Leugnen der Notwendigkeit von Informationen/einer Therapie
- *Schlafstörung*, m/**b/d** psychischen Stress, mangelndes/fehlendes Anerkennen von Fatigue/Schlafbedarf; Hyperaktivität, m/**a/d** Unterbrechung des nächtlichen Schlafs, eine oder mehr Nächte ohne Schlaf, Veränderungen in Verhalten und Leistungsfähigkeit, zunehmende Reizbarkeit/Unruhe und dunkle Ringe unter den Augen
- *Wahrnehmungsstörung [zu spezifizieren] [Überlastung]*, m/**b/d** Senkung der Wahrnehmungsschwelle, endogene chemische Veränderung, psychischer Stress, Schlafmangel, m/**a/d** erhöhte Ablenkbarkeit und Agitiertheit, Angst, Desorientiertheit, schlechte

Konzentration, akustische/optische Halluzinationen, bizarres Denken und motorische Unkoordiniertheit

B

- *Unterbrochene Familienprozesse*, m/**b/d** situationsbedingte Krisen (Krankheit, wirtschaftliche Belange, Rollenwechsel), euphorische Stimmungslage und grandiose Ideen/Handlungen des Patienten, manipulatives Verhalten und Austesten von Grenzen; Weigerung des Patienten, Verantwortung für eigenes Handeln zu übernehmen, m/**a/d** Aussagen über die Schwierigkeit im Umgang mit einer Situation, fehlende/mangelnde Anpassung an Veränderung oder fehlender konstruktiver Umgang mit der Erkrankung; unwirksamer Entscheidungsfindungsprozess der Familie, Unvermögen zum Senden und Empfangen klarer Botschaften und ungeeignetes Wahren von Grenzen

Bleivergiftung, akute [ICD-10-GM: T65.0] I/CH, PÄD, GEM (⇨ siehe auch Bleivergiftung, chronische)

- *Kontamination*, m/**b/d** abblätternde/sich abschälende Farbe (Kleinkinder), Keramik mit Bleiglasur, ungeschützter Kontakt mit Blei (z.B. Batterieherstellung/-Recycling, Bronzearbeiten, Löten/Schweißen), importierte Kräuterprodukte/Phytotherapeutika, m/**a/d** Unterleibskrämpfe, Kopfschmerzen, Reizbarkeit, verminderte Aufmerksamkeit, Obstipation, Tremor
- *Verletzungsgefahr*, m/**b/d** Verlust der Koordination, Bewusstseinsstörung, klonische oder tonische Muskelaktivität, neurologische Schäden
- *Gefahr eines Flüssigkeitsdefizits*, m/**b/d** exzessives Erbrechen, Diarrhö oder verminderte Flüssigkeitsaufnahme
- *Wissensdefizit [Lernbedarf] bzgl. Bleiquellen und Vergiftungsprävention*, m/**b/d** mangelnde/fehlende Information bzw. Fehlinterpretation von Information, m/**a/d** Formulieren von Bedenken, Fragen und falschen Vorstellungen

Bleivergiftung, chronische [ICD-10-GM: T56.0] I/CH, GEM (⇨ siehe auch Bleivergiftung, akute)

- *Kontamination*, m/**b/d** abblätternde/sich abschälende Farbe (Kleinkinder), Keramik mit Bleiglasur, ungeschützter Kontakt mit Blei (z.B. Batterieherstellung/-Recycling, Bronzearbeiten, Löten/Schweißen), importierte Kräuterprodukte/Phytotherapeutika, m/**a/d** Unterleibskrämpfe, Kopfschmerzen, Persönlichkeitsveränderungen, kognitive Ausfälle, Krämpfe, Neuropathie
- *Mangelernährung*, m/**b/d** verminderte Nahrungs- und Flüssigkeitsaufnahme (chemisch induzierte Veränderungen des Gastro-

intestinaltrakts), m/**a/d** Anorexie, Unterleibsbeschwerden, Angaben über metallischen Geschmack im Mund und Gewichtsabnahme

- *Gestörte Denkprozesse*, m/**b/d** Ablagerung von Blei im ZNS-Gewebe, m/**a/d** Persönlichkeitsveränderungen, Lernbehinderungen sowie Beeinträchtigung der Fähigkeit zu begrifflichem Denken und Argumentieren
- *Chronischer Schmerz*, m/**b/d** Ablagerung von Blei in Weichteilgewebe und Knochen, m/**a/d** verbale Angaben, Ablenkungsverhalten und Selbstzentriertheit

Borderline Persönlichkeitsstörung [ICD-10-GM: F60.31] PSY

- *Gefahr der Gewalttätigkeit (selbst- oder fremdgefährdend)*, m/**b/d** Einsatz von Projektion als wichtigstem Abwehrmechanismus, beherrschende Probleme mit negativer Übertragung, Schuldgefühle/Bedürfnis, jemanden zu «bestrafen», verzerrtes Selbstgefühl, Unfähigkeit zum gesunden Umgang mit erhöhter psychophysischer Anspannung
- *Angst [schwere, bis hin zur Panik]*, m/**b/d** unbewusste Konflikte (Erfahrung von extremem Stress), wahrgenommene Bedrohung des Selbstbildes, unbefriedigte Bedürfnisse, m/**a/d** leichtes Frustriert- und Verletztsein, Missbrauch von Alkohol und anderen Drogen, vorübergehende psychotische Symptome und Akte der Selbstverletzung
- *Chronisch geringes Selbstwertgefühl/Störung der persönlichen Identität*, m/**b/d** mangelndes/fehlendes Feed-back, unbefriedigte Abhängigkeitsbedürfnisse, Verzögerte Ich-Entwicklung/Fixierung auf einem früheren Entwicklungsniveau, m/**a/d** Schwierigkeiten beim Identifizieren des Ichs oder dessen Grenzen, Depersonalisierungsgefühle, extreme Stimmungsumschwünge, mangelnde/fehlende Toleranz gegenüber Zurückweisung oder Alleinsein, Unglücklichsein mit sich selbst, auf andere losgehen, Durchführen ritueller Akte der Selbstverletzung und die Überzeugung, Selbstbestrafung sei notwendig
- *Soziale Isolation*, m/**b/d** unreife Interessen, nicht akzeptiertes Sozialverhalten, unzureichende persönliche Ressourcen, Unfähigkeit zum Eingehen befriedigender persönlicher Beziehungen, m/**a/d** wechselndes Nähe- und Distanzverhalten, Schwierigkeiten beim Erfüllen der Erwartungen anderer, Gefühl des Andersseins, Formulieren nicht entwicklungsaltersgemäßer Interessen, Verhaltensweisen, die von der vorherrschenden Kulturgruppe nicht akzeptiert werden

B

Botulismus, nahrungsmittelbedingter [ICD-10-GM: A05.1] I/CH, GEM

- *Flüssigkeitsdefizit [isotonisch]*, m/**b/d** aktive Verluste (Erbrechen, Diarrhö, verminderte Flüssigkeitsaufnahme), Übelkeit, Dysphagie, m/**a/d** Angaben über Durst, trockene Haut/Schleimhäute, herabgesetzter Blutdruck, verminderte Urinausfuhr, Veränderung des Bewusstseinszustandes, erhöhter Hämatokrit
- *Beeinträchtigte körperliche Mobilität*, m/**b/d** neuromuskuläre Störung, m/**a/d** begrenzte Fähigkeit zur Umsetzung grob-/feinmotorischer Fertigkeiten
- *Angst [spezifiziere Grad]/Furcht*, m/**b/d** Todesangst, zwischenmenschliche Übertragung, m/**a/d** zum Ausdruck gebrachte Sorgen, Vorahnungen, Wahrnehmung physiologischer Symptome, Selbstzentriertheit
- *Gefahr einer beeinträchtigten Spontanatmung*, m/**b/d** neuromuskuläre Behinderung, Vorliegen eines infektiösen Prozesses
- *Vergiftungsgefahr*, m/**b/d** mangelnde/fehlende Vorsichtsmaßnahmen bei der Lagerung/Zubereitung von Nahrungsmitteln, m/**a/d** gastrointestinale und neurologische Auswirkungen der Exposition gegenüber dem biologischen Agens

Bronchitis [ICD-10-GM: J41.1-] I/CH

- *Unwirksame Atemwegsclearance (Selbstreinigung der Atemwege)*, m/**b/d** exzessive Sekretion von verdicktem Schleim, m/**a/d** Rasselgeräusche, Tachypnö und unproduktiven Husten
- *Aktivitätsintoleranz [spezifiziere Grad]*, m/**b/d** Ungleichgewicht zwischen Sauerstoffversorgung und -bedarf, m/**a/d** Angaben über Fatigue, Dyspnö und abnorme Vitalzeichen unter Belastung
- *Akuter Schmerz*, m/**b/d** lokale Entzündung, anhaltenden Husten, Schmerzen und Fieber, m/**a/d** Angaben über Beschwerden, Ablenkungsverhalten und schmerzgeprägten Gesichtsausdruck

Bronchopneumonie [ICD-10-GM: J18.1] I/CH, GEM (⇨ siehe auch Bronchitis)

- *Unwirksame Atemwegsclearance (Selbstreinigung der Atemwege)*, m/**b/d** tracheobronchiale Entzündung, Ödembildung, vermehrte Schleimproduktion, pleuritischer Schmerz, verminderte Energie, Fatigue, m/**a/d** Veränderungen der Atemfrequenz und -tiefe, abnorme Atemgeräusche, Einsatz der Atemhilfsmuskulatur, Dyspnö, Zyanose, effektiven/ineffektiven Husten mit oder ohne Sputumproduktion
- *Beeinträchtigter Gasaustausch*, m/**b/d** Entzündungsprozess, Ansammlung von Sekret mit Beeinträchtigung des Sauerstoffaus-

tauschs durch die Alveolarmembran, Hypoventilation, m/**a/d** Tachykardie, Blässe, Zyanose sowie Nachweis einer Hypoxie in den Blutgasen/per Oximeter
- *Infektionsgefahr [Ausbreitung]*, m/**b/d** verminderte Ziliartätigkeit, Sekretstau, bestehende Infektion

Brustkrebs I/CH (⇨ siehe Mammakarzinom; Krebs)

Bulimie [ICD-10-GM: F50.2] PSY (⇨ siehe auch Anorexia nervosa)
- *Beeinträchtigter Zahnstatus*, m/**b/d** Ernährungsgewohnheiten, schlechte Mundhygiene, chronisches Erbrechen, m/**a/d** Erosion des Zahnschmelzes, starke Karies, abradierte Zähne
- *Geschädigte Mundschleimhaut*, m/**b/d** Mangel-/Fehlernährung und Vitaminmangel, schlechte Mundhygiene, chronisches Erbrechen, m/**a/d** wunde und entzündete Mundschleimhaut, geschwollene Speicheldrüsen, Schleimhautulzerationen, Angaben über ständig wunde Mundhöhle/wunden Rachenraum
- *Gefahr eines Flüssigkeitsdefizits*, m/**b/d** stetes selbstinduziertes Erbrechen, chronischer/exzessiver Gebrauch von Laxanzien und Diuretika, Ösophaguserosion oder -einriss (Mallory-Weiss-Syndrom)
- *Wissensdefizit [Lernbedarf] bzgl. Erkrankung, Prognose, Komplikationen und Behandlung*, m/**b/d** fehlende Informationen über die Erkrankung /Unvertrautheit im Umgang mit Informationen über die Erkrankung, erlernte fehlangepasste Bewältigungsfähigkeiten, m/**a/d** Formulieren von falschen Vorstellungen hinsichtlich der aktuellen Situation und gegenwärtiger Verhaltensweisen, Verzerrung des Körperbildes, Ess-Brech-Attacken, geäußertes Informationsbedürfnis/Wunsch nach Verhaltensänderung

Bursitis [ICD-10-GM: M71.99] I/CH, GEM
- *Akuter/Chronischer Schmerz*, m/**b/d** Entzündung des betroffenen Gelenks, m/**a/d** verbale Angaben, Schutzverhalten und eingeengten Blickwinkel
- *Beeinträchtigte körperliche Mobilität*, m/**b/d** Entzündung und Schwellung des betroffenen Gelenks, Schmerzen, m/**a/d** eingeschränkten Bewegungsumfang, Widerwillen gegen den Versuch einer Bewegung und Bewegungseinschränkungen infolge einer medizinischen Behandlung

Candida-Mykose [ICD-10-GM: B37.9] I/CH, GEM (⇨ siehe auch Soor)
- *Haut-/Gewebeschädigung*, m/**b/d** infektiöse Läsionen, m/**a/d** Schäden der Hautoberfläche/Schleimhäute
- *Akuter Schmerz [Beschwerden]*, m/**b/d** Exposition der gereizten

Haut/Schleimhäute gegenüber Urin/Fäzes, m/**a/d** verbale/kodierte Angaben, Unruhe, Schutzverhalten
- *Gefahr einer sexuellen Funktionsstörung*, m/**b/d** Vorliegen eines infektiösen Prozesses/Vaginalbeschwerden

C

Cannabis-Missbrauch PSY (⇨ siehe Drogenmissbrauch)

Chemotherapie [OPS: 8-54] I/CH, GEM (⇨ siehe auch Krebs)
- *Gefahr eines Flüssigkeitsdefizits*, m/**b/d** gastrointestinale Verluste (Erbrechen), Störung einer hinreichenden Flüssigkeitsaufnahme (Stomatitis/Anorexie), Verluste auf abnormen Wegen (Drainagen, Wunden, Fisteln), Hypermetabolismus
- *Mangelernährung*, m/**b/d** Unfähigkeit zur Aufnahme hinreichender Nährstoffe (Übelkeit, Stomatitis und Fatigue), Hypermetabolismus, m/**a/d** Gewichtsabnahme (Wasting), Abneigung gegen Essen, Angaben über eine gestörte/veränderte Geschmacksempfindung; wunde, entzündete Mundhöhle; Diarrhö und/oder Obstipation
- *Geschädigte Mundschleimhaut*, m/**b/d** Nebenwirkungen therapeutischer Wirkstoffe/einer Bestrahlung, Dehydratation und Fehl-/Mangelernährung, m/**a/d** Ulzerationen, Leukoplakie, verminderten Speichelfluss und Angaben über Schmerzen
- *Körperbildstörung*, m/**b/d** anatomische/strukturelle Veränderungen, Haarausfall und Gewichtsabnahme, m/**a/d** negative Gefühle gegenüber dem Körper, Besorgnis infolge der Veränderung, Hilflosigkeit/Hoffnungslosigkeit und Veränderung des sozialen Umfeldes
- *Unwirksamer Selbstschutz*, m/**b/d** unzureichende Ernährung, medikamentöse Therapie/Strahlentherapie, abnormes Blutbild, Krankheitszustand (Krebs), m/**a/d** beeinträchtigte Heilung, Immunschwäche, Anorexie, Fatigue
- *Bereitschaft für gesteigerte Hoffnung*, m/**b/d** Erwartungen an therapeutische Interventionen, Ergebnisse diagnostischer Prozeduren, m/**a/d** Äußern des Wunsches, verstärkt an Möglichkeiten/das Gefühl von Bedeutung im Leben zu glauben

Chirurgische Eingriffe, allgemein [OPS: 5-01...5-99] I/CH (⇨ siehe auch postoperative Erholung)
- *Wissensdefizit [Lernbedarf] bzgl. des chirurgischen Eingriffs/der Erwartungen, der postoperativen Routinen/Behandlung und des Selbstversorgungsbedarfs*, m/**b/d** fehlende/mangelnde Information bzw. Fehlinterpretation von Information, m/**a/d** Formulieren von Bedenken, Fragen und falschen Vorstellungen

- *Angst [spezifiziere Grad]/Furcht*, m/**b/d** situationsbedingte Krise, Unvertrautheit mit der Umgebung, Veränderung des Gesundheitszustandes/drohenden Tod und Trennung von üblichen Unterstützungssystemen, m/**a/d** erhöhte Anspannung, ängstliches Angespanntsein, verminderte Selbstsicherheit, Furcht vor unspezifischen Konsequenzen, Selbstzentriertheit, Stimulation des Sympathikus und Unruhe
- *Gefahr eines perioperativen Lagerungsschadens* m/**b/d** Desorientiertheit, Immobilisierung, Muskelschwäche, Adipositas/Ödem
- *Gefahr eines unwirksamen Atemvorgangs*, m/**b/d** chemisch induzierte Muskelrelaxation, Wahrnehmungsbeeinträchtigung/kognitive Beeinträchtigung, verminderte Energie
- *Gefahr eines Flüssigkeitsdefizits*, m/**b/d** präoperativen Flüssigkeitsentzug, Blutverlust und exzessive Verluste über den Gastrointestinaltrakt (Erbrechen/Magensonde)

Cholelithiasis [ICD-10-GM: K80.20] I/CH

- *Akuter Schmerz*, m/**b/d** Entzündung sowie Dehnung und Reizung von Gewebe, duktale Spasmen, m/**a/d** verbale Angaben, Schutz-/Ablenkungsverhalten und vegetative Reaktionen (Veränderung der Vitalzeichen)
- *Mangelernährung*, m/**b/d** Unfähigkeit zur Aufnahme/Absorption adäquater Nährstoffe (Nahrungsmittelunverträglichkeit/Schmerzen, Übelkeit/Erbrechen, Anorexie), m/**a/d** Abneigung gegen Nahrung/verminderte Nahrungsaufnahme und Gewichtsabnahme
- *Wissensdefizit [Lernbedarf] bzgl. der Pathophysiologie, therapeutischer Möglichkeiten und des Selbstversorgungsbedarfs*, m/**b/d** mangelnde/fehlende Information, Fehlinterpretation von Information, m/**a/d** Verbalisieren von Bedenken, Fragen und erneutes Auftreten der Erkrankung

Cholezystektomie [OPS: 5-511.y] I/CH

- *Akuter Schmerz, m/***b/d** Schäden an Haut/Gewebsschichten mit mechanischem Verschluss (Nähte/Klammern) und invasive Verfahren (einschl. T-Drain/Magensonde), m/**a/d** verbale Angaben, Schutz-/Ablenkungsverhalten und vegetative Reaktionen (Veränderung der Vitalzeichen)
- *Unwirksamer Atemvorgang*, m/**b/d** verminderte Belüftung und Ausdehnung der Lungen (Schmerzen und Muskelschwäche), verminderte Energie/Fatigue, unproduktiver Husten, m/**a/d** Fremitus, Tachypnö und verminderte Atemzugtiefe/Vitalkapazität

- *Gefahr eines Flüssigkeitsdefizits,* m/**b/d** Erbrechen/nasogastrale Aspiration, medizinisch eingeschränkte Flüssigkeitsaufnahme, gestörte Gerinnung

C

Chronische obstruktive Lungenerkrankung (COPD) [ICD-10-GM: J44.9] I/CH, GEM

- *Beeinträchtigter Gasaustausch,* m/**b/d** gestörte Sauerstoffversorgung (Verlegung der Atemwege durch Sekrete/Bronchospasmen, Pendelluft [Air-Trapping]) und Zerstörung von Alveolen, m/**a/d** Dyspnö, Unruhe, Verwirrtheit, abnorme Blutgaswerte und verminderte Aktivitätstoleranz
- *Unwirksame Atemwegsclearance (Selbstreinigung der Atemwege),* m/**b/d** Bronchospasmen, vermehrte Produktion von zähem Schleim, Sekretverhalt, verminderte Energie/Fatigue, m/**a/d** Giemen, Rasselgeräusche, Tachypnö, Dyspnö, Veränderung der Atemzugtiefe, Einsatz der Atemhilfsmuskulatur, Husten (anhaltend) und Befunde in der Röntgen-Thoraxaufnahme
- *Aktivitätsintoleranz,* m/**b/d** Ungleichgewicht zwischen Sauerstoffversorgung und -bedarf sowie allgemeine Schwäche, m/**a/d** verbale Angaben über Fatigue, Belastungsdyspnö und abnorme Reaktionen der Vitalzeichen
- *Mangelernährung,* m/**b/d** Unfähigkeit zur Aufnahme adäquater Nährstoffe (Dyspnö, Fatigue, Medikamentennebenwirkungen, Sputumproduktion, Anorexie), m/**a/d** Gewichtsabnahme, Angaben über eine veränderte/gestörte Geschmacksempfindung, Abnahme von Muskelmasse/Unterhautfett, schwacher Muskeltonus und Abneigung gegen Essen/mangelndes bzw. fehlendes Interesse an Nahrung
- *Infektionsgefahr,* m/**b/d** verminderte Ziliartätigkeit, Sekretstau und geschwächten Zustand/Mangelernährung

Colitis ulcerosa [ICD-10-GM: K51.9] I/CH, GEM

- *Diarrhö,* m/**b/d** Entzündung oder Malabsorption des Darms, Vorliegen von Toxinen und/oder segmentalen Lumeneinengungen, m/**a/d** verstärkte Darmgeräusche/verstärkte Peristaltik, Stuhldrang, häufige/wässrige Stühle (akute Phase), Veränderung der Stuhlfarbe sowie Unterleibsschmerzen/-krämpfe
- *Akuter/Chronischer Schmerz,* m/**b/d** Entzündung des Darms/Hyperperistaltik und anale/rektale Reizerscheinungen, m/**a/d** verbale Angaben, Schutz-/Ablenkungsverhalten
- *Gefahr eines Flüssigkeitsdefizits,* m/**b/d** fortgesetzte gastrointestinale Flüssigkeitsverluste (Diarrhö, Erbrechen, kapillarer Plasma-

verlust), veränderte Flüssigkeitsaufnahme, Hypermetabolismus

- *Mangelernährung*, m/**b/d** veränderte Aufnahme/Absorption von Nährstoffen (medizinisch eingeschränkte Aufnahme, Furcht vor Diarrhö infolge des Essens) und Hypermetabolismus, m/**a/d** Gewichtsabnahme, Abnahme von Unterhautfett/Muskelmasse, schwachen Muskeltonus, hyperaktive Darmgeräusche, Stearrhö (Fettstühle), blasse Konjunktiven und Schleimhäute sowie Abneigung gegen Essen
- *Unwirksames Coping*, m/**b/d** chronische Natur und unbestimmten Ausgang der Erkrankung, multiple Stressoren (im Laufe der Zeit wiederholt), persönliche Verletzlichkeit, starke Schmerzen, ungenügenden Schlaf, mangelnde/fehlende bzw. unwirksame Unterstützungssysteme, m/**a/d** Verbalisieren der Unfähigkeit zum Coping, Entmutigung, Angst, Sorge um das körperliche Selbst, chronische Sorgen, emotionale Anspannung, Niedergeschlagenheit und rezidivierende Exazerbation von Symptomen
- *Gefahr einer Machtlosigkeit*, m/**b/d** ungelöste Abhängigkeitskonflikte, Gefühle von Unsicherheit/Abneigung, Unterdrücken von Wut und aggressiven Gefühlen, Ermangeln eines Gefühls von Kontrolle in belastenden Situationen, Opfern eigener Wünsche für andere und Zurückweichen vor Aggression oder Frustration

Conn-Syndrom I/CH (⇨ siehe Aldosteronismus, primärer)

Crohn-Krankheit [ICD-10-GM: K50.9] I/CH, GEM (⇨ siehe auch Colitis ulcerosa)

- *Mangelernährung*, m/**b/d** Darmschmerzen nach dem Essen, verkürzte Transitzeit, m/**a/d** Gewichtsabnahme, Abneigung gegen Essen und beobachtete mangelnde/fehlende Aufnahme
- *Diarrhö*, m/**b/d** Entzündung des Dünndarms, Toxine, Aufnahme bestimmter Nahrungsmittel, m/**a/d** hyperaktive Darmgeräusche, Krämpfe und häufiger Abgang flüssiger Stühle
- *Wissensdefizit [Lernbedarf] bzgl. Erkrankung, Ernährungsbedarf und Rezidivprävention*, m/**b/d** unzureichende Informationen/Fehlinterpretation von Informationen, Unvertrautheit mit Ressourcen, m/**a/d** Formulieren von Bedenken/Fragen, ungenaues Befolgen von Anweisungen und Entwicklung vermeidbarer Komplikationen/Exazerbation der Erkrankung

Curettage/Kürettage [OPS: 5-690.y] ENT, GYN (⇨ siehe auch Abtreibung, Wahleingriff; Spontanabort)

- *Wissensdefizit [Lernbedarf] bzgl. des chirurg. Eingriffs, möglicher Komplikationen und des Therapiebedarfs*, m/**b/d** fehlende/mangelnde Information/Unvertrautheit mit Information, m/**a/d** Bitten um Information und Formulieren von Bedenken/falschen Vorstellungen

Cushing-Syndrom [ICD-10-GM: E24.9] I/CH, GEM

- *Gefahr eines Flüssigkeitsüberschusses*, m/**b/d** gestörte Regulationsmechanismen (Flüssigkeits-/Natriumretention)
- *Infektionsgefahr*, m/**b/d** immunsupprimierte Entzündungsreaktion, Brüchigkeit von Haut und Kapillaren, negative Stickstoffbilanz
- *Mangelernährung*, m/**b/d** Unfähigkeit zur Verwertung von Nährstoffen (Störung des Kohlenhydratstoffwechsels), m/**a/d** verminderte Muskelmasse und erhöhte Insulinresistenz
- *Selbstversorgungsdefizit [zu spezifizieren]*, m/**b/d** Muskelschwund, allgemeine Schwäche, Fatigue und Demineralisierung der Knochen, m/**a/d** Aussagen/Beobachtungen einer Unfähigkeit, ADLs durchzuführen oder zum Abschluss zu bringen
- *Körperbildstörung*, m/**b/d** Veränderungen der Struktur/des Erscheinungsbildes (Effekte des Krankheitsprozesses, der medikamentösen Therapie, m/**a/d** negative Gefühle gegenüber dem Körper, Gefühl der Hilflosigkeit und Veränderung der sozialen Teilhabe
- *Sexuelle Funktionsstörung*, m/**b/d** Verlust der Libido, Impotenz und Sistieren der Regelblutung, m/**a/d** Verbalisieren von Bedenken und/oder Unzufriedenheit und Störung der Beziehung zur Bezugsperson
- *Verletzungsgefahr [Frakturen]*, m/**b/d** erhöhten Eiweißabbau, negativen Proteinhaushalt, Demineralisierung der Knochen

CVI I/CH, GEM (⇨ siehe Zerebrovaskulärer Insult)

Darmverlegung I/CH (⇨ siehe Ileus)

Dehiszenz, abdominale [OPS: 5-545.0] I/CH

- *Hautschädigung*, m/**b/d** gestörte Durchblutung, gestörten Ernährungszustand (Adipositas, Fehl-/Mangelernährung) und physikalische Belastung der Operationswunde, m/**a/d** schlechte/verzögerte Wundheilung und Schädigung der Hautoberfläche/Unterbrechung des Wundverschlusses
- *Infektionsgefahr*, m/**b/d** unzureichende Primärabwehr (Trennung der Wundränder, Darmverletzung, Umweltexposition)
- *Gefahr einer Gewebeschädigung*, m/**b/d** Exposition von Abdomeninhalt gegenüber der Umgebung

- *Furcht/[schwere] Angst*, m/**b/d** Krisen, wahrgenommene Todesgefahr, m/**a/d** Furchtsamkeit, unruhiges Verhalten und Stimulation des Sympathikus
- *Wissensdefizit [Lernbedarf] bzgl. Erkrankung, Prognose und Behandlungsbedarf*, m/**b/d** mangelnde/fehlende Information/Erinnerung und Fehlinterpretation von Information, m/**a/d** Entstehen einer vermeidbaren Komplikation, Bitten um Information und Formulieren von Bedenken

Dehydratation [ICD-10-GM: E86] I/CH, PÄD, GEM

- *Flüssigkeitsdefizit [zu spezifizieren]*, m/**b/d** Ätiologie entsprechend der jeweiligen Situation, m/**a/d** trockene Schleimhäute, schwachen Hautturgor, Verminderung von Pulsvolumen/-druck, Durst
- *Gefahr einer geschädigten Mundschleimhaut*, m/**b/d** Dehydratation und verminderten Speichelfluss
- *Wissensdefizit [Lernbedarf] bzgl. des Flüssigkeitsbedarfs*, m/**b/d** mangelnde/fehlende Information und Fehlinterpretation von Information, m/**a/d** Fragen, Formulieren von Bedenken und inadäquates Befolgen von Instruktionen/Entstehen vermeidbarer Komplikationen

Dekubitus [ICD-10-GM: L89] I/CH, GEM

- *Hautschädigung/Dekubitus*, m/**b/d** gestörte Zirkulation, Mangelernährung, langanhaltende Druckeinwirkung, Schwerkräfte, Flüssigkeitsungleichgewicht, beeinträchtigte körperliche Beweglichkeit, Reizerscheinungen durch Körperausscheidungen/-sekrete und sensorische Beeinträchtigung, **a/d** Gewebeschaden/-zerstörung
- *Akuter Schmerz*, m/**b/d** Zerstörung schützender Hautschichten und Freilegen von Nerven, m/**a/d** verbale Angaben, Ablenkungsverhalten und Selbstzentriertheit
- *Infektionsgefahr*, m/**b/d** geschädigtes/traumatisiertes Gewebe, erhöhte Umgebungsexposition und Mangelernährung

Delirium tremens (akuter Alkoholentzug) [ICD-10-GM: F10.4] I/CH, PSY

- *Angst [schwere/Panik]/Furcht*, m/**b/d** Einstellen der Alkoholaufnahme/physiologischer Entzug, Bedrohung des Selbstkonzeptes, Wahrnehmung des drohendes Todes, m/**a/d** erhöhte Anspannung, ängstliches Angespanntsein, Furcht vor unspezifischen Folgen; Patient identifiziert das Objekt der Furcht

D

- *Wahrnehmungsstörung [zu spezifizieren]*, m/**b/d** exogene (Alkoholkonsum/plötzliches Einstellen desselben)/endogene (Störung des Elektrolythaushalts, erhöhte Ammoniak- und Harnstoff-Stickstoff-Spiegel im Blut) chemische Veränderungen, Schlafmangel und psychischen Stress, m/**a/d** Desorientiertheit, Unruhe, Reizbarkeit, übertriebene emotionale Reaktionen, bizarres Denken, verzerrtes Sehen/Hören bzw. Halluzinationen
- *Gefahr einer verminderten Herzleistung*, m/**b/d** direkte Wirkung des Alkohols auf den Herzmuskel, veränderter peripherer Widerstand, Herzrhythmusstörungen
- *Verletzungsgefahr*, m/**b/d** Gleichgewichtsstörungen, verminderte Muskelkoordination, kognitive Beeinträchtigung und unbewusste klonisch-tonische Muskelaktivität
- *Mangelernährung*, m/**b/d** ungenügende Nahrungsaufnahme, Effekte des Alkohols auf die an der Verdauung beteiligten Organe, Störung der Absorption/des Metabolismus von Nährstoffen und Aminosäuren, m/**a/d** Angaben über unzureichende Nahrungsaufnahme, gestörte Geschmacksempfindung, mangelndes/fehlendes Interesse an Nahrung, geschwächter Zustand, vermindertes Unterhautfett/verminderte Muskelmasse, Zeichen eines Mineral-/Elektrolytmangels einschl. abnormer Laborbefunde

Demenz, präsenile/senile [ICD-10-GM: F03] PSY (⇨ siehe auch Alzheimer-Krankheit)

- *Beeinträchtigte Gedächtnisleistung*, m/**b/d** neurologische Störungen, m/**a/d** beobachtetes Vergessen; Unfähigkeit, festzustellen, ob eine Verhaltensweise durchgeführt wurde; Unfähigkeit zur Durchführung früher erlernter Fertigkeiten, Unfähigkeit zur Erinnerung an Sachinformationen oder kürzlich stattgehabte/vergangene Ereignisse
- *Furcht*, m/**b/d** Abnehmen funktioneller Fähigkeiten, öffentliches Sichtbarwerden von Behinderungen, weitere geistige/körperliche Verschlechterung, m/**a/d** soziale Isolation, ängstliches Angespanntsein, Reizbarkeit, Neigung zu abwehrender Haltung (Defensivität), generelles Misstrauen, aggressives Verhalten
- *Selbstversorgungsdefizit [zu spezifizieren]*, m/**b/d** kognitiven Abstieg, körperliche Einschränkungen, Frustration über den Verlust von Unabhängigkeit, Depression, m/**a/d** beeinträchtigte Fähigkeit zur Durchführung von ADLs
- *Verletzungsgefahr*, m/**b/d** Veränderung der Muskelkoordination/des Gleichgewichts, beeinträchtigtes Urteilsvermögen, Krämpfe

- *Gefahr eines bewegungsarmen Lebensstils*, m/**b/d** Fehlen von/Mangel an Interesse/Motivation, fehlende/mangelnde Ressourcen, fehlendes/mangelndes Training oder Wissen über speziellen Trainingsbedarf, Sicherheitsbedenken/Furcht vor Verletzung
- *Gefahr einer Rollenüberlastung der pflegenden Bezugspersonen*, m/**b/d** Schweregrad der Erkrankung der/des Betreuten, Dauer der erforderlichen Betreuung, betreute Person zeigt deviantes [abweichendes]/bizarres Verhalten, Isolation der Familie/Betreuungsperson, fehlende/mangelnde Erholung/Freizeit, EhepartnerIn ist Betreuungsperson
- *Gefahr des erschwerten Trauerns*, m/**b/d** psychische Symptome vor dem Verlust, Prädisposition zu Angst und Gefühlen der Unzulänglichkeit, Häufigkeit bedeutender Lebensereignisse

Depression [ICD-10-GM: F32.9] PSY

- *Gefahr der selbstgefährdenden Gewalttätigkeit*, m/**b/d** depressive Stimmungslage und Gefühl der Wertlosigkeit und Hoffnungslosigkeit
- *Angst [mäßige bis schwere], gestörte Denkprozesse*, m/**b/d** psychische Konflikte, unbewussten Konflikt bzgl. essenzieller Werte/Lebensziele, unbefriedigte Bedürfnisse, Bedrohung des Selbstbildes, Schlafmangel, zwischenmenschliche Übertragung/Erweckung von Angst m/**a/d** Nervosität oder Furchtsamkeit, Unzulänglichkeitsgefühl, Agitiertheit, ängstliche/tränenreiche Ausbrüche, polternde/unkoordinierte Sprache, Unruhe, Händereiben oder -ringen, Zittrigkeit, schlechtes Gedächtnis/schlechte Konzentration, verminderte Fähigkeit zum Erfassen von Ideen, Unfähigkeit, Entscheidungen zu treffen bzw. ihnen zu folgen, zahlreiche/wiederholte körperliche Beschwerden ohne organische Ursache, Beziehungswahn, Halluzinationen/Wahnvorstellungen
- *Schlafstörung*, m/**b/d** biochemische Veränderungen (vermindertes Serotonin), ungenügender Schlafdruck ungelöste Befürchtungen und Ängste sowie Inaktivität, m/**a/d** Einschlaf-/Durchschlafstörungen, Früherwachen/Erwachen später als gewünscht, Angaben über Nichtausgeruhtsein, körperliche Zeichen (z. B. dunkle Ringe unter den Augen, exzessives Gähnen)
- *Soziale Isolation/beeinträchtigte soziale Interaktion*, m/**b/d** Veränderungen des Geisteszustandes/der Denkprozesse (depressive Stimmungslage), unzureichende persönliche Ressourcen, verminderte Energie/untätiges Herumsitzen, Schwierigkeiten beim

Eingehen befriedigender persönlicher Beziehungen, Gefühl von Wertlosigkeit/negatives Selbstbild, Unzulänglichkeit oder Fehlen eines bedeutsamen Ziels im Leben, Wissens-/Fertigkeitendefizit bzgl. sozialer Interaktionen, m/**a/d** verringerte Anteilnahme an anderen, Zum-Ausdruck-Bringen von Gefühlen des Andersseins, im Bett/im Zimmer/zu Hause bleiben, Verweigern von Einladungen/Vorschlägen sozialer Teilhabe und funktionsgestörte Interaktion mit Gleichaltrigen, Bezugspersonen, der Familie und/oder anderen

- *Unterbrochene Familienprozesse*, m/**b/d** situationsbedingte Krisen der Krankheit des Familienmitglieds mit Rollen-/Verantwortlichkeitsveränderungen, entwicklungsbedingte Krisen (z.B. Verlust eines Familienmitglieds/einer Beziehung), m/**a/d** Formulieren von Schwierigkeiten im Umgang mit der Situation, ein Familiensystem, das den Bedürfnissen seiner Angehörigen nicht genügt, Schwierigkeiten beim Akzeptieren oder Erhalt geeigneter Hilfe, unwirksamer Entscheidungsfindungsprozess der Familie sowie das Versagen, klare Botschaften zu senden und zu empfangen
- *Gefahr einer beeinträchtigten Religiosität*, m/**b/d** unwirksame Unterstützung/unwirksames Coping, fehlende/mangelnde soziale Interaktion, Depression
- *Gefahr einer Gesundheitsschädigung [Effekte der Elektrokrampftherapie]*, m/**b/d** Effekte der Therapie auf das Herz-Kreislauf-, Atemwegs-, Muskel-Skelett- und Nervensystem sowie pharmakologische Effekte der Anästhesie

Dermatitis, seborrhoische [ICD-10-GM: F30.9] I/CH, GEM

- *Hautschädigung*, m/**b/d** chronische/entzündliche Erkrankung der Haut, m/**a/d** Schädigung der Hautoberfläche mit trockener oder feuchter Schuppung, gelblichen Krusten, Erythem und Fissuren

Dermatophytose I/CH (⇨ siehe Fußpilz)

Diabetes mellitus [ICD-10-GM: E14.-] GEM, PÄD

- *Wissensdefizit [Lernbedarf] bzgl. des Krankheitsprozesses und der Behandlung sowie des individuellen Versorgungsbedarfs*, m/**b/d** fehlende/mangelnde Information/Erinnerung an die Information, Fehlinterpretation von Information, m/**a/d** Bitten um Information, Formulieren von Bedenken/falschen Vorstellungen, unzureichendes Befolgen von Anweisungen und Entwicklung vermeidbarer Komplikationen

- *Gefahr eines instabilen Blutzuckers*, m/**b/d** fehlendes/mangelndes Befolgen des Diabetesmanagements und der medikamentösen Therapie, unzureichende Überwachung des Blutzuckers, Grad der körperlichen Aktivität, Gesundheitszustand, Stress, rasche Wachstumsschübe
- *Mangelernährung*, m/**b/d** Unfähigkeit zur Verwertung von Nährstoffen (Ungleichgewicht zwischen Glukoseaufnahme und -verwertung), um dem Stoffwechselbedarf zu genügen, m/**a/d** Veränderung des Körpergewichts, Muskelschwäche, erhöhter Durst/erhöhte Urinproduktion und Hyperglykämie
- *Gefahr eines unwirksamen Gesundheitsverhaltens*, m/**b/d** erforderliche Langzeittherapie/Umstellung der Lebensweise, multiple Stressoren, Angriff auf das Selbstkonzept und veränderte Kontrollüberzeugung
- *Infektionsgefahr*, m/**b/d** herabgesetzte Leukozytenfunktion, Durchblutungsveränderungen und verzögerte Heilung
- *Gefahr einer Wahrnehmungsstörung [zu spezifizieren]*, m/**b/d** endogene chemische Störung (Glukose/Insulin- und/oder Elektrolytungleichgewicht)
- *Unwirksames, gefährdendes familiäres Coping*, m/**b/d** inadäquate oder falsche Information oder unzureichendes/falsches Verständnis der Primärperson(en), andere situations-/entwicklungsbedingte Krisen oder Situationen der Bezugsperson(en), lebenslange Erkrankung mit der Notwendigkeit von Verhaltensänderungen mit Auswirkung auf die Familie, m/**a/d** Ratlosigkeit der Familie hinsichtlich der zu ergreifenden Schritte, Verbalisieren von Schwierigkeiten beim Coping mit der Situation, Nichterfüllen körperlicher/emotionaler Bedürfnisse der Familienmitglieder durch die Familie, Besorgnis von Bezugspersonen hinsichtlich eigener Reaktionen (z. B. Schuldgefühl, Furcht); Schutzverhalten, das in keinem Verhältnis zu den Fähigkeiten des Patienten oder seinem Autonomiebedarf steht (zu wenig/zu viel)

Diabetische Ketoazidose [ICD-10-GM: E14.1] GEM, I/CH

- *Flüssigkeitsdefizit [zu spezifizieren]*, m/**b/d** hyperosmolare Verluste mit dem Urin, Verluste über den Magen und unzureichende Aufnahme, m/**a/d** erhöhte Urinausfuhr/verdünnten Urin, Angaben über Schwäche, Durst, plötzlichen Gewichtsabnahme, Hypotonie, Tachykardie, verzögerte Kapillarfüllung, trockene Schleimhäute, schwachen Hautturgor

- *Instabiler Blutzucker*, m/**b/d** fehlendes/mangelndes Einhalten der medikamentösen Therapie, fehlendes/mangelndes Diabetesmanagement, unzureichende Überwachung des Blutzuckers, Vorliegen einer Infektion, m/**a/d** erhöhte Blutzuckerspiegel, Ketone im Urin, Übelkeit, Gewichtsabnahme, Verschwommen-Sehen, Reizbarkeit
- *Mangelernährung*, m/**b/d** unzureichende Verwertung von Nährstoffen (Insulinmangel), verminderte orale Aufnahme, Hypermetabolismus, m/**a/d** kürzliche Gewichtsabnahme, Angaben über Schwäche, mangelndes/fehlendes Interesse an Nahrung, Völlegefühl/Bauchschmerzen
- *Fatigue*, m/**b/d** verminderte Energieproduktion des Stoffwechsels, gestörte Körperchemie (unzureichendes Insulin), erhöhter Energiebedarf (Hypermetabolismus/Infektion), m/**a/d** überwältigenden Energiemangel, Unfähigkeit zur Wahrung üblicher Routinen, verminderte Leistungsfähigkeit, beeinträchtigte Konzentrationsfähigkeit, Lustlosigkeit
- *Infektionsgefahr*, m/**b/d** hohe Glukosespiegel, herabgesetzte Leukozytenfunktion, Stase von Körperflüssigkeiten, invasive Prozeduren, Durchblutungsstörung

Dialyse, allgemein [OPS: 8-854.y] I/CH, GEM (⇨ siehe auch Hämodialyse; Dialyse, peritoneale)

- *Mangelernährung*, m/**b/d** unzureichende Aufnahme von Nährstoffen (diätbedingte Einschränkungen, Anorexie, Übelkeit/Erbrechen, Stomatitis), Verlust von Eiweiß und Aminosäuren (Bausteine für Eiweiße) während der Dialyse, m/**a/d** Angaben über ungenügende Nahrungsaufnahme, Abneigung gegen Essen, gestörte Geschmacksempfindung, schwacher Muskeltonus/Schwäche, wunde/entzündete Mundhöhle, blasse Konjunktiven/Schleimhäute
- *Trauern*, m/**b/d** tatsächlichen oder wahrgenommenen Verlust, chronische und/oder tödliche Krankheit sowie eine verhinderte Trauerreaktion auf einen Verlust, m/**a/d** Verbalisieren von Leid/ungelösten Angelegenheiten, Verleugnen des Verlustes, veränderte Ess- und Schlafgewohnheiten und Traummuster, verändertes Aktivitätsniveau, veränderte Libido, Weinen, labiler Affekt, Gefühle von Trauer, Schuld und Wut
- *Körperbildstörung/Situationsbedingtes geringes Selbstwertgefühl*, m/**b/d** situationsbedingte Krise und chronische Krankheit mit Veränderungen üblicher Rollen/des Körperbildes, m/**a/d** Verba-

lisieren von Veränderungen der Lebensweise, Konzentration auf frühere Funktion, negative Gefühle gegenüber dem Körper, Gefühle von Hilflosigkeit/Machtlosigkeit, Ausweitung der Körpergrenze zur Aufnahme von Objekten aus der Umgebung (z.B. Dialysegerät), Veränderung der sozialen Teilhabe, übermäßige Abhängigkeit von anderen bzgl. der Versorgung, fehlende Übernahme von Verantwortung für die Selbstversorgung bzw. mangelndes/fehlendes Befolgen von Instruktionen und autodestruktives Verhalten

- *Selbstversorgungsdefizit [zu spezifizieren]*, m/**b/d** Beeinträchtigung der Wahrnehmung/kognitive Beeinträchtigung (akkumulierte Toxine), Aktivitätsintoleranz, verminderte Kraft und Ausdauer, Schmerzen/Beschwerden, m/**a/d** Angaben über die Unfähigkeit zur Durchführung von ADLs, ungepflegtes/unordentliches Erscheinungsbild, starker Körpergeruch
- *Machtlosigkeit*, m/**b/d** krankheitsbezogenen Therapieplan und Gesundheitsversorgungsumgebung, m/**a/d** Verbalisieren von Kontrollverlust, Niedergeschlagenheit auf Grund der körperlichen Verschlechterung, Nichtbeteiligung an der Versorgung, Wut und Passivität
- *Unwirksames/gefährdendes familiäres Coping*, m/**b/d** ungenügende oder falsche Information bzw. ungenügendes oder falsches Verständnis einer Primärperson, vorübergehende Desorganisiertheit der Familie und Rollenwechsel, geringe Unterstützung der Primärperson durch den Patienten, prolongierter Verlauf der Erkrankung/Behinderung, der die Unterstützungsfähigkeit von Bezugspersonen erschöpft, m/**a/d** Formulierungen von Bedenken oder Angaben über Reaktionen von Bezugspersonen/Reaktionen der Familie auf die Gesundheitsstörung des Patienten, Sorgen von Bezugsperson(en) bzgl. eigener persönlicher Reaktionen, Auftreten von Intoleranz/Zurückweisung sowie ein Schutzverhalten, das in keinem Verhältnis zu den Fähigkeiten des Patienten oder dessen Autonomiebedarf steht (zu wenig/zu viel)

Dialyse, peritoneale [OPS: 8-857.y] I/CH, GEM (⇨ siehe auch Dialyse, allgemein)

- *Gefahr eines Flüssigkeitsüberschusses*, m/**b/d** unzureichenden osmotischen Gradienten des Dialysats, Flüssigkeitsretention (Dialysatdrainageprobleme/ungeeigneter osmotischer Gradient der Lösung, Überdehnung des Darms), exzessive orale/intravenöse Flüssigkeitszufuhr

- *Verletzungsgefahr,* m/**b/d** falsche Lage des Katheters beim Einführen oder Manipulieren des Katheters
- *Akuter Schmerz,* m/**b/d** verfahrensbedingte Faktoren (katheterbedingte Reizerscheinungen, falsche Positionierung des Katheters), Ödem/geblähtes Abdomen, Entzündung oder Infektion, rasche Infusion/Infusion von kaltem oder saurem Dialysat, m/**a/d** verbale Angaben, Schutz-/Ablenkungsverhalten und Selbstzentriertheit
- *Infektionsgefahr [Peritonitis],* m/**b/d** Kontamination des Katheters/des Infusionssystems, hautkontaminierende Faktoren, sterile Peritonitis (Reaktion auf die Zusammensetzung des Dialysats)
- *Gefahr eines unwirksamen Atemvorgangs,* m/**b/d** erhöhten Abdominaldruck mit eingeschränkter Zwerchfellexkursion [Ausdehnungsmöglichkeit], rasche Infusion von Dialysat, Schmerzen/Beschwerden, Entzündungsprozess (z. B. Atelektasen/Pneumonie)

Diarrhö [ICD-10-GM: K52.9] PÄD, GEM

- *Wissensdefizit [Lernbedarf] bzgl. verursachender/beeinflussender Faktoren und des Therapiebedarfs,* m/**b/d** fehlende/mangelnde Information/falsche Vorstellungen, m/**a/d** Äußern von Bedenken, Fragen sowie Entstehen vermeidbarer Komplikationen
- *Gefahr eines Flüssigkeitsdefizits,* m/**b/d** exzessive Verluste über den Magen-Darm-Trakt, gestörte Flüssigkeitsaufnahme
- *Akuter Schmerz,* m/**b/d** Unterleibskrämpfe und Reize/Exkoriation der Haut, m/**a/d** verbale Angaben, Grimassieren und vegetative Reaktionen
- *Hautschädigung,* m/**b/d** Effekte von Ausscheidungen an empfindlichen Geweben, m/**a/d** Angaben über Beschwerden und Schäden der Hautoberfläche/Zerstörung von Gewebeschichten

DIC I/CH (⇨ siehe Verbrauchskoagulopathie)

Digitalisintoxikation [ICD-10-GM: T46.0] I/CH, GEM

- *Verminderte Herzleistung,* m/**b/d** gestörte Myokardkontraktilität/elektrische Überleitung, Eigenschaften von Digitalis (lange Halbwertszeit und enger therapeutischer Bereich), Begleitmedikationen, altersbezogener/allgemeiner Gesundheitszustand sowie Elektrolyt-/Säure-Basen-Gleichgewicht, m/**a/d** Veränderungen der Herzfrequenz, des Herzrhythmus, der Überleitung (Entwicklung/Verschlechterung von Herzrhythmusstörungen), Veränderungen des Geisteszustandes, Verschlechterung einer Herzinsuffizienz, erhöhte Serumspiegel der Substanz
- *Gefahr eines Flüssigkeitsdefizits,* m/**b/d** exzessive Verluste durch

Erbrechen/Diarrhö, verminderte Aufnahme/Übelkeit, verringerte Plasmaproteine, Fehl-/Mangelernährung, Dauereinnahme von Diuretika, exzessive Natrium-/Flüssigkeitsretention

- *Wissensdefizit [Lernbedarf] bzgl. Erkrankung, Therapie und Selbstversorgungsbedarf,* m/**b/d** Fehlinterpretation von Information und fehlende/mangelnde Erinnerung an Information, m/**a/d** ungenaues Befolgen von Instruktionen und Entwicklung vermeidbarer Komplikationen
- *Gefahr gestörter Denkprozesse,* m/**b/d** physiologisch-toxische Effekte der Substanz/verminderte Hirndurchblutung

Dislokation eines Gelenks [ICD-10-GM: T14.3] I/CH

- *Akuter Schmerz,* m/**b/d** fehlende Knochen-/Gelenkkontinuität, Muskelspasmen, Ödem, m/**a/d** verbale oder kodierte Angaben, Schutzverhalten, eingeengten Blickwinkel, vegetative Reaktionen
- Verletzungsgefahr, m/**b/d** Nerveneinklemmung, schlecht sitzende Schiene
- *Beeinträchtigte körperliche Mobilität,* m/**b/d** Immobilisierungsvorrichtung/Aktivitätseinschränkungen, Schmerzen, Ödem, verminderte Muskelkraft, m/**a/d** eingeschränkten Bewegungsumfang, eingeschränkte Fähigkeit zur Ausführung motorischer Fertigkeiten, Gangveränderungen

Dissoziative Störung [ICD-10-GM: F44.9] PSY

- *Angst [schwere/Panik]/Furcht,* m/**b/d** Fehlanpassung oder unwirksames Coping schon frühzeitig im Leben, unbewusste Konflikte, Bedrohung des Selbstkonzepts, unbefriedigte Bedürfnisse, phobischer Stimulus, m/**a/d** fehlangepasste Stressreaktion (z. B. Dissoziation des Selbst/Fragmentierung der Persönlichkeit), erhöhte Anspannung, Unzulänglichkeitsgefühl, Selbstzentriertheit, Projektion persönlicher Wahrnehmungen auf die Umgebung
- *Gefahr der Gewalttätigkeit [selbst-/fremdgefährdend[,* m/**b/d** dissoziativen Zustand, widerstreitende Persönlichkeiten, depressive Stimmungslage, Panikzustände und suizidales/fremdgefährdendes Verhalten
- *Störung der persönlichen Identität,* m/**b/d** psychische Konflikte (dissoziativer Zustand), Trauma/Missbrauch in der Kindheit, Bedrohung der physischen Integrität/des Selbstbildes und unterentwickeltes Ich, m/**a/d** Veränderung in der Wahrnehmung oder im Erleben des Selbst, Verlust des eigenen Realitätsgefühls/des Gefühls für die äußere Welt, schwach differenzierte Ich-Grenzen, Verwirrung hinsichtlich des Selbstgefühls sowie der Richtung im

Leben, Gedächtnisverlust, Vorhandensein von mehr als einer Persönlichkeit im Individuum

- *Gestörtes familiäres Coping*, m/**b/d** multiple Stressoren, die mit der Zeit wiederholt auftreten, langfristiges Fortschreiten der Erkrankung, das die Unterstützungsfähigkeit von Bezugsperson(en) erschöpft, familiäre Desorganisiertheit und Rollenwechsel, Hochrisikosituationen der Familie, m/**a/d** Familie/Bezugsperson(en), die unzureichendes Verständnis oder Wissen angeben, das sich störend auf unterstützendes Verhalten auswirkt, Beziehungs- und Ehekonflikte

Divertikulitis [ICD-10-GM: K57.9] GEM, I/CH

- *Akuter Schmerz*, m/**b/d** Entzündung der Darmschleimhaut, Unterleibskrämpfe sowie Fieber/Schüttelfrost, m/**a/d** verbale Angaben, Schutz-/Ablenkungsverhalten, vegetative Reaktionen und eingeengten Blickwinkel
- *Diarrhö/Obstipation*, m/**b/d** veränderte Struktur/Funktion und Vorliegen einer Entzündung, m/**a/d** Zeichen und Symptome, die vom spezifischen Problem abhängen (z. B. Zunahme/Abnahme der Stuhlfrequenz und Veränderung der Konsistenz)
- *Wissensdefizit [Lernbedarf] bzgl. des Krankheitsprozesses, möglicher Komplikationen sowie des Therapie- und Selbstversorgungsbedarfs*, m/**b/d** mangelnde/fehlende Information, falsche Vorstellungen, m/**a/d** Formulieren von Bedenken, Bitten um Information und Entwicklung vermeidbarer Komplikationen
- *Gefahr einer Machtlosigkeit*, m/**b/d** chronische Natur der Erkrankung und rezidivierende Episoden trotz Einhalten des Therapieplans

Down-Syndrom [ICD-10-GM: Q90.9] PÄD, GEM (⇨ siehe auch Geistige Behinderung)

- *Wachstum und Entwicklung, verzögert*, m/**b/d** Effekte der körperlichen/geistigen Behinderung, m/**a/d** verändertes Körperwachstum, Verzögerung/Unfähigkeit bei der Durchführung von Fertigkeiten sowie Verzögerung einer altersgerechten Selbstversorgung/von Aktivitäten der Selbstkontrolle
- *Verletzungsgefahr*, m/**b/d** kognitive Schwierigkeiten und schwacher Muskeltonus/schlechte Koordination, Schwäche
- *Mangelernährung*, m/**b/d** schwachen Muskeltonus, herausragende Zunge, m/**a/d** schwaches und unwirksames Saugen/Schlucken sowie einen beobachteten Mangel bzw. Fehlen einer adäquaten

Nahrungsaufnahme mit Gewichtsabnahme/ausbleibender Gewichtszunahme

- *Unterbrochene Familienprozesse,* m/**b/d** situations-/reifungsbedingte Krisen, welche die Eingliederung neuer Fertigkeiten in die Familiendynamik erfordern, m/**a/d** Verwirrung hinsichtlich dessen, was zu tun sei, verbalisierte Schwierigkeit im Umgang mit der Situation, nicht untersuchte Familienmythen
- *Gefahr des erschwerten Trauerns,* m/**b/d** Verlust des «perfekten Kindes», chronische Erkrankung mit erforderlicher Langzeitversorgung sowie ungelöste Gefühle
- *Gefahr der beeinträchtigten elterlichen Fürsorge/Gefahr einer beeinträchtigten Bindung,* m/**b/d** ein kranker Säugling/krankes Kind, das infolge einer gestörten Verhaltensorganisation oder eines desorganisierten kindlichen Verhaltens außer Stande ist, effektiven Kontakt zu den Eltern zu initiieren, Unfähigkeit der Eltern, persönliche Bedürfnisse zu befriedigen
- *Gefahr der sozialen Isolation,* m/**b/d** Rückzug von üblichen sozialen Interaktionen und Aktivitäten, Übernahme der totalen Versorgung des Kindes und Entstehen einer übermäßigen Fürsorge/Überprotektion

Drogenmissbrauch/Rehabilitation (nach akuter Entgiftung) **[ICD-10-GM: F10-19] PSY, ENT, GEM** (⇨ siehe auch Medikamentenüberdosis, akute)

- *Unwirksame Verleugnung/unwirksames Coping,* m/**b/d** persönliche Verletzlichkeit, Schwierigkeiten im Umgang mit neuen Situationen, erlernte Reaktionsmuster, kulturelle Faktoren, persönliche/familiäre Wertsysteme, m/**a/d** fehlendes Akzeptieren der Tatsache, dass die Droge die gegenwärtige Situation verursacht, Manipulation zur Vermeidung von Eigenverantwortung, veränderte soziale Verhaltensmuster/veränderte soziale Teilhabe, beeinträchtigtes Anpassungsverhalten und gestörte Problemlösungsfertigkeiten, Schwierigkeiten am Arbeitsplatz, ungeordnete finanzielle Verhältnisse und verminderte Fähigkeit zum Umgang mit dem durch die jüngsten Ereignisse ausgelösten Stress
- *Machtlosigkeit,* m/**b/d** Substanzabhängigkeit mit/ohne Phasen der Abstinenz, Phasen zwanghafter Indulgenz [Nachsicht], Versuche der Genesung und gelebte Hilflosigkeit, m/**a/d** unwirksame Genesungsversuche, Zugeben der Unfähigkeit, das Verhalten zu stoppen/Bitten um Hilfe, fortgesetztes/ständiges Denken an

D

die Droge und/oder wie sie zu bekommen ist, Veränderung des persönlichen, beruflichen und sozialen Lebens

- *Mangelernährung*, m/**b/d** für den Stoffwechselbedarf unzureichende Nahrungsaufnahme, und zwar aus psychischen, physischen und wirtschaftlichen Gründen, m/**a/d** Körpergewicht unterhalb der für die Körpergröße/den Körperbau geltenden Normbereiche, vermindertes Fettgewebe/verminderte Muskelmasse, Angaben über eine gestörte Geschmacksempfindung, fehlendes/mangelndes Interesse an Nahrung, schwachen Muskeltonus, wunde/entzündete Mundhöhle, laborchemisch nachgewiesenen Eiweiß-/Vitaminmangel
- *Sexuelle Funktionsstörung*, m/**b/d** gestörte Körperfunktion (neurologischer Schaden und zu Behinderung führende Effekte des Drogenmissbrauchs), Veränderung des Erscheinungsbildes, m/**a/d** fortschreitende Störung der Sexualfunktion, erhebliche Hodenatrophie, Gynäkomastie, Impotenz/verminderte Spermienzahl beim Mann und Verlust der Körperbehaarung, dünne/weiche Haut, Spider-Nävi und Amenorrhö/Zunahme von Fehlgeburten bei der Frau
- *Beeinträchtigte Familienprozesse [Substanzmissbrauch]*, m/**b/d** Missbrauch/anamnestisch bekannter Alkoholismus/Drogengebrauch, inadäquate Copingfertigkeiten/Bewältigungsfähigkeiten bzw. fehlende/mangelnde Problemlösungsfertigkeiten, genetische Prädisposition/biochemische Einflüsse, m/**a/d** Gefühle von Wut/Frustration/Verantwortlichkeit für das Verhalten des Alkoholikers, unterdrückte Wut, Scham/Verlegenheit, unterdrückte Emotionen, Schuldgefühle, Verletzlichkeit; gestörte Familiendynamik/Verschlechterung der familiären Beziehungen, familiäre(s) Verleugnen/Rationalisieren, geschlossene Kommunikationssysteme, familiäre Dreiecksbeziehungen, Manipulieren, Vorwürfe, Befähigen zur Aufrechterhaltung des Substanzgebrauchs, Unfähigkeit, Hilfe zu akzeptieren/zu bekommen
- *Verletzungsgefahr [für den Fetus]*, m/**b/d** Drogen-/Alkoholkonsum, Teratogene
- *Wissensdefizit [Lernbedarf] bzgl. der Erkrankung/Schwangerschaft, der Prognose und des Therapiebedarfs*, m/**b/d** fehlende/mangelnde Information bzw. Fehlinterpretation von Information, fehlende/mangelnde Erinnerung, kognitive Einschränkung, gestörtes Lernen, m/**a/d** Formulieren von Bedenken/Fragen/falschen Vorstellungen, ungenaues Befolgen von Instruktionen, Entstehen ver-

meidbarer Komplikationen und trotz der Komplikationen fortgesetzten Drogengebrauch

Druckgeschwür [ICD-10-GM: L89] I/CH, GEM (⇨ siehe auch Dekubitus)

- *Periphere Durchblutungsstörung*, m/**b/d** reduzierten/unterbrochenen Blutstrom, m/**a/d** Vorliegen einer entzündeten, nekrotischen Läsion
- *Wissensdefizit [Lernbedarf] bzgl. der Ursache/Prävention der Erkrankung und potenzieller Komplikationen*, m/**b/d** fehlende/mangelnde Information bzw. Fehlinterpretation von Information, m/**a/d** Formulieren von Bedenken, Fragen und falschen Vorstellungen sowie ungenaues Befolgen von Anweisungen

Duchenne-Muskeldystrophie PÄD, I/CH (⇨ siehe Muskeldystrophie)

Dysmenorrhö [ICD-10-GM: N94.6] GYN

- *Akuter Schmerz*, m/**b/d** übermäßige Uteruskontraktilität, m/**a/d** verbale Angaben, Schutz-/Ablenkungsverhalten, eingeengten Blickwinkel und vegetative Reaktionen (Veränderung der Vitalzeichen)
- *Gefahr einer Aktivitätsintoleranz*, m/**b/d** Schweregrad der Schmerzen und Vorliegen von Sekundärsymptomen (Übelkeit, Erbrechen, Synkope, Schüttelfrost), Depression
- *Unwirksames Coping*, m/**b/d** chronische, rezidivierende Natur des Phänomens, vorwegnehmende Angst und unzureichende Copingmethoden/Bewältigungsstrategien, m/**a/d** Muskelverspannung, Kopfschmerzen, allgemeine Reizbarkeit, chronische Depression und Verbalisieren der Unfähigkeit zum Coping, Angaben eines schwachen Selbstkonzepts

Einschlusskonjunktivitis I/CH (⇨ siehe Zytomegalievirus-Infektion)

Eklampsie ENT, GYN (⇨ siehe Präeklampsie; Schwangerschaftshypertonie)

Ektope Schwangerschaft (Eileiterschwangerschaft) GYN (⇨ siehe Extrauterine Gravidität)

Ekzem (Dermatitis) [ICD-10-GM: L30.9] I/CH, PÄD, GEM

- *Schmerzen/[Beschwerden]*, m/**b/d** Entzündung und Reizung der Haut, m/**a/d** verbale Angaben, Reizbarkeit und Kratzen
- *Infektionsgefahr*, m/**b/d** geschädigte Haut und Gewebetrauma
- *Soziale Isolation*, m/**b/d** Veränderungen des physischen Erscheinungsbildes, m/**a/d** Äußern von Gefühlen der Zurückweisung und verminderte Interaktion mit Peers, [Gleichaltrigen]

E

Emphysem [ICD-10-GM: J43.9] GEM, I/CH

- *Beeinträchtigter Gasaustausch*, m/**b/d** Veränderung/Zerstörung der Alveolokapillarmembran, m/**a/d** Dyspnö, Unruhe, Veränderungen des Geisteszustandes, abnorme Blutgaswerte
- *Unwirksame Atemwegsclearance (Selbstreinigung der Atemwege)*, m/**b/d** vermehrte Produktion/Zurückhaltung von zähem Sekret, vermindertes Energieniveau, Muskelschwund, m/**a/d** abnorme Atemgeräusche (Rasseln), unproduktiver Husten, Veränderungen von Frequenz/Tiefe der Atemzüge und Dyspnö
- *Aktivitätsintoleranz, m/***b/d** Ungleichgewicht zwischen Sauerstoffversorgung und -bedarf, m/**a/d** Angaben über Fatigue/Schwäche, Belastungsdyspnö und abnorme Vitalzeichen in Reaktion auf Aktivität
- *Mangelernährung*, m/**b/d** Unfähigkeit zur Nahrungsaufnahme (Kurzatmigkeit, Anorexie, allgemeine Schwäche, Medikamentennebenwirkung), m/**a/d** fehlendes/mangelndes Interesse an Nahrung, Angaben über gestörtes Geschmacksempfinden, Verlust von Muskeltonus und -masse, Fatigue und Gewichtsabnahme
- *Infektionsgefahr*, m/**b/d** unzureichende Primärabwehr (Stase von Körperflüssigkeiten, verminderte Ziliarwirkung), chronischer Krankheitsprozess und Mangel-/Fehlernährung
- *Machtlosigkeit*, m/**b/d** krankheitsbezogenen Therapieplan und Gesundheitsversorgungsumgebung, m/**a/d** verbalen Ausdruck von Kontrollverlust, Niedergeschlagenheit auf Grund der körperlichen Verschlechterung, Nichtbeteiligung am Therapieplan, Wut und Passivität

Endokarditis [ICD-10-GM: I38] I/CH

- *Gefahr der verminderten Herzleistung*, m/**b/d** Entzündung der inneren Zellauskleidung des Herzens und strukturelle Veränderung der Klappensegel
- *Angst [spezifiziere Grad]*, m/**b/d** Veränderung des Gesundheitszustandes und drohenden Tod, m/**a/d** ängstliche Anspannung, Formulieren von Bedenken und Selbstzentriertheit
- *Akuter Schmerz*, m/**b/d** allgemeinen Entzündungsprozess und Effekte embolischer Erscheinungen, m/**a/d** verbale Angaben, eingeengten Blickwinkel, Ablenkungsverhalten und vegetative Reaktionen (Veränderung der Vitalzeichen)
- *Gefahr einer Aktivitätsintoleranz*, m/**b/d** Ungleichgewicht zwischen Sauerstoffversorgung und -bedarf, zur Behinderung führende Erkrankung

- *Gefahr einer Durchblutungsstörung [zu spezifizieren]*, m/**b/d** embolisch bedingte Unterbrechung der arteriellen Durchblutung (Embolisierung durch Thromben/Klappenvegetation, -plaques)

Endometriose [ICD-10-GM: N80.9] GYN

- *Akuter/Chronischer Schmerz*, m/**b/d** Druck infolge einer verborgenen Blutung/Adhäsionsbildung, m/**a/d** verbale Angaben (Schmerzen zwischen den Menstruationen/während der Menstruation), Schutz-/Ablenkungsverhalten und eingeengten Blickwinkel
- *Sexuelle Funktionsstörung*, m/**b/d** Schmerzen infolge von Adhäsionen, m/**a/d** Verbalisieren des Problems und veränderte Beziehung zum Partner
- *Wissensdefizit [Lernbedarf] bzgl. der Pathophysiologie der Erkrankung und des Therapiebedarfs*, m/**b/d** mangelnde/fehlende Information bzw. Fehlinterpretation von Information, m/**a/d** Formulieren von Bedenken und falschen Vorstellungen

Enteritis I/CH, GEM (⇨ siehe Colitis ulcerosa; Crohn-Krankheit)

Enteritis regionalis I/CH, GEM (⇨ siehe Crohn-Krankheit)

Entzündliche Darmerkrankungen I/CH, GEM (⇨ siehe Colitis ulcerosa; Crohn-Krankheit)

Enzephalitis [ICD-10-GM: G04.9] I/CH

- *Gefahr der zerebralen Durchblutungsstörung*, m/**b/d** Hirnödem, durch das die arterielle/venöse Durchblutung des Gehirns gestört/unterbrochen wird, Hypovolämie, Störungen des Austauschs auf zellulärer Ebene (Azidose)
- *Hyperthermie*, m/**b/d** erhöhte Stoffwechselrate, Krankheit und Dehydratation, m/**a/d** erhöhte Körpertemperatur, gerötete/warme Haut sowie erhöhte Puls- und Atemfrequenz
- *Akuter Schmerz*, m/**b/d** Entzündung/Reizung des Gehirns und Hirnödem, m/**a/d** verbale Angaben von Kopfschmerzen, Fotophobie, Ablenkungsverhalten, Unruhe und vegetative Reaktionen (Veränderung der Vitalzeichen)
- *Verletzungsgefahr/Erstickungsgefahr*, m/**b/d** Unruhe, klonisch-tonische Aktivität, gestörte Wahrnehmungsfähigkeit, kognitive Beeinträchtigung, allgemeine Schwäche, Ataxie, Schwindel

Epididymitis [ICD-10-GM: N45.9] I/CH

- *Akuter Schmerz*, m/**b/d** Entzündung, Ödembildung und Spannung im Samenstrang, m/**a/d** verbale Angaben, Schutz-/Ablenkungsverhalten (Unruhe) und vegetative Reaktionen (Veränderung der Vitalzeichen)

- *Infektionsgefahr [Ausbreitung]*, m/**b/d** Vorliegen eines Entzündungsprozesses/eines Infektionsprozesses, für das Vermeiden einer Ausbreitung der Infektion unzureichendes Wissen
- *Wissensdefizit [Lernbedarf] bzgl. der Pathophysiologie der Erkrankung, des Ergebnisses und des Selbstversorgungsbedarfs*, m/**b/d** fehlende/mangelnde Information/Fehlinterpretation von Information, m/**a/d** Formulieren von Bedenken, falschen Vorstellungen und Fragen

Epilepsie [ICD-10-GM: G40.9] I/CH, PSY, GEM

- *Wissensdefizit [Lernbedarf] bzgl. der Erkrankung und medikamentösen Kontrolle*, m/**b/d** fehlende/mangelnde Information bzw. Fehlinterpretation von Information, knappe finanzielle Ressourcen, m/**a/d** Fragen, Formulieren von Bedenken/falschen Vorstellungen, unrichtiger Gebrauch von Antikonvulsiva, rezidivierende/unkontrollierte Krämpfe
- *Chronisch geringes Selbstwertgefühl/gestörte Identität*, m/**b/d** wahrgenommene neurologische funktionale Veränderung/Schwäche, Wahrnehmung von Kontrollverlust, Stigma in Verbindung mit der Erkrankung, m/**a/d** negative Gefühle gegenüber dem «Gehirn»/sich selbst, Veränderung der sozialen Teilhabe, Gefühl der Hilflosigkeit und Sorgen um die wahrgenommene Veränderung oder den Verlust
- *Beeinträchtigte soziale Interaktion*, m/**b/d** unvorhersehbare Natur der Erkrankung und Störung des Selbstbildes, m/**a/d** verminderte Selbstsicherheit, Verbalisieren von Bedenken, Unbehagen in sozialen Situationen, Unfähigkeit, ein befriedigendes Gefühl der Zugehörigkeit, des Fürsorgens zu erhalten/zu kommunizieren und Rückzug von sozialen Kontakten/Aktivitäten
- *Sturzgefahr/Erstickungsgefahr*, m/**b/d** Schwäche, Gleichgewichtsstörungen, kognitive Beeinträchtigungen/Bewusstseinsstörungen, Verlust der Koordination langer und kurzer Muskeln (während des Anfalls)

Erektile Dysfunktion [ICD-10-GM: F52.2] I/CH, PSY

- *Sexuelle Funktionsstörung*, m/**b/d** veränderte Körperfunktion, m/**a/d** Angaben über Störungen des sexuellen Reaktionsmusters, Unfähigkeit zum Erreichen der gewünschten Befriedigung
- *Situationsbedingtes geringes Selbstwertgefühl*, m/**b/d** funktionelle Beeinträchtigung, Zurückweisung durch andere

Erfrierung [ICD-10-GM: T35.7] I/CH, GEM

- *Gewebeschädigung*, m/**b/d** gestörte Durchblutung und thermale Schädigung, m/**a/d** geschädigtes/zerstörtes Gewebe
- *Akuter Schmerz*, m/**b/d** verminderte Durchblutung mit Gewebsischämie/-nekrose und Ödembildung, m/**a/d** verbale Angaben, Schutz-/Ablenkungsverhalten, eingeengten Blickwinkel und vegetative Reaktionen (Veränderung der Vitalzeichen)
- *Infektionsgefahr*, m/**b/d** traumatisiertes/zerstörtes Gewebe, gestörte Durchblutung und gestörte Immunreaktion im betroffenen Bereich

Fatiguessyndrom, chronisches [ICD-10-GM: R53] GEM

- *Fatigue*, m/**b/d** Krankheit, unzureichenden Schlaf, m/**a/d** Formulieren eines nicht nachlassenden/überwältigenden Energiemangels, Unfähigkeit zum Aufrechterhalten üblicher Routinen, Lustlosigkeit, gestörte Konzentrationsfähigkeit
- *Chronischer Schmerz*, m/**b/d** chronische Körperbehinderung, m/**a/d** verbale Angaben über Kopfschmerz, Halsschmerzen, Gelenkschmerzen, Leibschmerzen, Muskelschmerzen; veränderte Fähigkeit zur Fortführung früherer Aktivitäten, Veränderungen des Schlafmusters
- *Selbstversorgungsdefizit [zu spezifizieren]*, m/**b/d** Müdigkeit, Schmerzen/Unwohlsein, m/**a/d** Angaben über die Unfähigkeit zur Durchführung gewünschter ADLs
- *Gefahr eines unwirksamen Rollenverhaltens*, m/**b/d** gesundheitliche Veränderungen, Stress

Erworbenes Immunschwächesyndrom GEM (⇨ siehe AIDS)

Essstörungen [ICD-10-GM: F50.9] GEM, PSY (⇨ siehe Anorexia nervosa; Bulimie)

Extrauterine Gravidität [ICD-10-GM: O00.9] GYN, ENT (⇨ siehe auch Spontanabort)

- *Akuter Schmerz*, m/**b/d** Dehnung/Ruptur des Eileiters, m/**a/d** verbale Angaben, Schutz-/Ablenkungsverhalten, schmerzgeprägten Gesichtsausdruck und vegetative Reaktionen (Diaphorese, Veränderung der Vitalzeichen)
- *Gefahr eines Flüssigkeitsdefizits [isotonisch]*, m/**b/d** hämorrhagisch bedingte Verluste und verminderte/eingeschränkte Aufnahme
- *Angst [spezifiziere Grad]/Furcht*, m/**b/d** drohenden Tod und möglichen Verlust der Empfängnisfähigkeit, m/**a/d** erhöhte Anspannung, ängstliches Angespanntsein, Stimulation des Sympathikus und Selbstzentriertheit

Fehlgeburt [ICD-10-GM: O03.-] ENT, GYN (⇨ siehe auch Spontanabort)

- *Trauern*, m/**b/d** Tod des Föten/Säuglings (erwünscht oder unerwünscht), m/**a/d** Verbalisieren von Leid, Wut, Verlustgefühlen; Weinen; Veränderung der Ess- oder Schlafgewohnheiten
- *Situationsbedingtes geringes Selbstwertgefühl*, m/**b/d** wahrgenommenes «Versagen» bei einem Lebensereignis, m/**a/d** negative Selbstbewertung in Reaktion auf ein Lebensereignis bei einer Person mit zuvor positiver Selbstbewertung, Verbalisieren negativer Gefühle gegenüber sich selbst (Hilflosigkeit, Nutzlosigkeit), Schwierigkeiten bei der Entscheidungsfindung
- *Gefahr einer Sinnkrise*, m/**b/d** Verlust einer geliebten Person, geringe Selbstachtung, geschwächte Beziehungen, geschädigtes Überzeugungs- und Wertsystem (Geburt gilt als Beginn des Lebens, nicht des Todes) und intensives Leiden

Frakturen [ICD-10-GM: T14.2] I/CH, GEM (⇨ siehe auch Gipsverbände; Traktion)

- *Verletzungsgefahr [zusätzliche Verletzung]*, m/**b/d** Verlust der Skelettintegrität/Bewegung von Skelettfragmenten, Anwendung von Traktionsvorrichtungen usw.
- *Akuter Schmerz*, m/**b/d** Muskelspasmen, Bewegung von Knochenfragmenten, Gewebstrauma/Ödem, Traktions-/Immobilisierungsvorrichtungen, Stress und Angst, m/**a/d** verbale Angaben, Ablenkungsverhalten, Selbstzentriertheit/eingeengten Blickwinkel, schmerzgeprägten Gesichtsausdruck, Schutzverhalten, Veränderung des Muskeltonus und vegetative Reaktionen (Veränderung der Vitalzeichen)
- *Gefahr einer peripheren neurovaskulären Funktionsstörung, m/***b/d** Verringerung/Unterbrechung des Blutstroms (direkte Gefäßverletzung, Gewebstrauma, exzessives Ödem, Thrombusbildung, Hypovolämie)
- *Beeinträchtigte körperliche Mobilität*, m/**b/d** neuromuskuläre/skelettale Beeinträchtigung, Schmerzen/Beschwerden, restriktive Therapien (Bettruhe, Immobilisieren einer Extremität) und psychische Immobilität, m/**a/d** Unfähigkeit zu zweckgerichteten Bewegungen innerhalb der physischen Umgebung, erzwungene Restriktionen, Widerwillen gegen den Versuch einer Bewegung, eingeschränkten Bewegungsumfang und verminderte Muskelkraft/-kontrolle
- *Gefahr des beeinträchtigten Gasaustauschs*, m/**b/d** gestörte Durch-

F

blutung, Blut-/Fettembolie, Veränderungen der Alveolokapillarmembran (interstitielles/pulmonales Ödem, Stauung)

- *Wissensdefizit [Lernbedarf] bzgl. des Heilungsprozesses, Therapiebedarfs und potenzieller Komplikationen sowie des Selbstversorgungsbedarf* m/**b/d** mangelnde/fehlende Information, Fehlinterpretation von Information, m/**a/d** Formulieren von Bedenken, Fragen und falschen Vorstellungen

Fruchttod GYN (⇨ siehe Fehlgeburt)

Frühgeborenes [ICD-10-GM: P07.-] PÄD

- *Beeinträchtigter Gasaustausch*, m/**b/d** Veränderungen der Alveolokapillarmembran (ungenügende Surfactant-Spiegel), veränderter Blutstrom (Unreife der pulmonalen Arteriolenmuskulatur), veränderte Sauerstoffversorgung (Unreife des ZNS und des neuromuskulären Systems, tracheobronchiale Obstruktion), gestörte Sauerstofftransportkapazität des Blutes (Anämie) und Kältestress, m/**a/d** Atembeschwerden, ungenügende Sauerstoffversorgung des Gewebes und Azidämie
- *Unwirksamer Atemvorgang/Saugstörung* m/**b/d** Unreife des Atemzentrums, schlechte Lagerung, medikamentenbedingte Atemdepression und Stoffwechselstörungen, verminderte Energie/Fatigue, m/**a/d** Dyspnö, Tachypnö, Phasen von Apnö, Nasenflügelatmung/Einsatz der Atemhilfsmuskel, Zyanose, abnorme Blutgaswerte und Tachykardie
- *Gefahr einer unwirksamen Thermoregulation*, m/**b/d** unreifes ZNS (Temperaturregulationszentrum), vermindertes Verhältnis von Körpermasse zu Körperoberfläche, vermindertes Unterhautfett, begrenzte Speicher an braunem Fett, Unfähigkeit zu Zittern oder zu Schwitzen, schwache Stoffwechselreserven, erstickte Reaktion auf Hypothermie und häufige Manipulationen und Interventionen von Ärzten und Pflegenden
- *Gefahr eines Flüssigkeitsdefizits*, m/**b/d** extrem geringes Alter und Gewicht, exzessive Flüssigkeitsverluste (dünne Haut, Fehlen von isolierendem Fett, erhöhte Umgebungstemperatur, unreife Niere, ungenügende Fähigkeit zur Konzentration des Urins)
- *Gefahr eines desorganisierten kindlichen Verhaltens*, m/**b/d** Frühreife (Unreife des ZNS, Hypoxie), fehlendes/mangelndes Gehaltensein bzw. fehlende/mangelnde Grenzen, Schmerzen, Überstimulation, Trennung von den Eltern

Fußpilz [ICD-10-GM: B35.3] I/CH

- *Hautschädigung*, m/**b/d** Eindringen von Pilzen, Feuchtigkeit, Se-

krete, m/**a/d** Schädigung der Hautoberfläche, Angaben über schmerzhaften Juckreiz
- *Infektionsgefahr [Ausbreitung]*, m/**b/d** multiple Hautschädigungen, feuchte/warme Umgebung

Gallensteine GEM (⇨ siehe Cholelithiasis)

Gangrän, trockene [ICD-10-GM: R02] I/CH

- *Periphere Durchblutungsstörung*, m/**b/d** Unterbrechung der arteriellen Durchblutung, m/**a/d** kühle Haut, veränderte Hautfarbe (schwarz), Atrophie des betroffenen Körperteils und Schmerzen
- *Akuter Schmerz*, m/**b/d** Gewebehypoxie und Nekroseprozess, m/**a/d** verbale Angaben, Schutz-/Ablenkungsverhalten, eingeengten Blickwinkel und vegetative Reaktionen (Veränderung der Vitalzeichen)

G

Gas, Lungenreizung [ICD-10-GM: T59.9] I/CH, GEM

- *Unwirksame Atemwegsclearance (Selbstreinigung der Atemwege)*, m/**b/d** Reizung/Entzündung der Atemwege, m/**a/d** ausgeprägten Husten, abnorme Atemgeräusche (Giemen), Dyspnö und Tachypnö
- *Gefahr des beeinträchtigten Gasaustauschs*, m/**b/d** Reizung/Entzündung der Alveolarmembran (abhängig von der Art des Wirkstoffs und der Expositionsdauer)
- *Angst [spezifiziere Grad]*, m/**b/d** Veränderung des Gesundheitszustandes und drohenden Tod, m/**a/d** Verbalisierungen, erhöhte Anspannung, ängstliches Angespanntsein und Stimulation des Sympathikus

Gastritis, akute [ICD-10-GM: K29.1] I/CH

- *Akuter Schmerz*, m/**b/d** Reizung/Entzündung der Magenschleimhaut, m/**a/d** verbale Angaben, Schutz-/Ablenkungsverhalten und vegetative Reaktionen (Veränderung der Vitalzeichen)
- *Gefahr eines Flüssigkeitsdefizits [isotonisch]*, m/**b/d** exzessive Verluste durch Erbrechen und Diarrhö, kontinuierliche Blutung, Widerwillen gegen Nahrungsaufnahme/Einschränkungen der oralen Aufnahme

Gastritis, chronische [ICD-10-GM: K29.5] I/CH, GEM

- *Gefahr einer Mangelernährung*, m/**b/d** Unfähigkeit zur Aufnahme adäquater Nährstoffe (anhaltende Übelkeit/Erbrechen, Anorexie, Schmerzen im Epigastrium)
- *Wissensdefizit [Lernbedarf] bzgl. der Pathophysiologie, psychologischer Faktoren, des Therapiebedarfs und potenzieller Komplikationen*, m/**b/d** fehlende/mangelnde Information bzw. Fehlinterpre-

tation von Information, m/**a/d** Verbalisieren von Bedenken, Fragen, falschen Vorstellungen und Fortbestehen des Problems

Gastroenteritis I/CH (⇨ siehe Gastritis, chronische)

Geburt ENT (⇨ siehe Fehlgeburt; Kaiserschnittgeburt)

Geburt, Austreibungsphase [ICD-10-GM: O80] ENT

- *Akuter Schmerz*, m/**b/d** starke Uteruskontraktionen, Gewebsdehnung/-überdehnung und Nervenkompression durch Teile des hervortretenden Föten sowie Blasendehnung, m/**a/d** verbale Äußerungen, Grimassieren, Schutz-/Ablenkungsverhalten (Unruhe), eingeengten Blickwinkel und vegetative Reaktionen (Disphorese)
- *Herzleistung [Fluktuation]*, m/**b/d** Veränderung des peripheren Widerstandes, Fluktuationen des venösen Rückstroms (wiederholte/lange Valsalva-Manöver, Effekte der Anästhesie/Medikamente, Rückenlage mit Druck auf die V. cava inferior und teilweise Einengung der Aorta), m/**a/d** verminderten venösen Rückstrom, Veränderung der Vitalzeichen (Blutdruck, Puls), Urinausfuhr, Bradykardie des Föten
- *Gefahr eines beeinträchtigten fötalen Gasaustauschs*, m/**b/d** mechanische Kompression des Kopfes/der Nabelschnur, Position der Mutter/verlängerte Wehen mit negativen Auswirkungen auf die Plazentadurchblutung, Effekte der Anästhesie der Mutter und Hyperventilation
- *Gefahr einer Hautschädigung/Gefahr einer Gewebeschädigung*, m/**b/d** unvorhergesehene Dehnung/Lazeration empfindlichen Gewebes (Wehen bei Sturzgeburt, hypertones Kontraktionsmuster, Adoleszenz, großer Fötus und Zangengeburt
- *Gefahr der Fatigue*, m/**b/d** Schwangerschaft, Stress, Angst, Schlafmangel, erhöhte körperliche Belastung, Anämie, Luftfeuchtigkeit/Temperatur, Licht

Geburt, Eröffnungsphase [ICD-10-GM: O80] ENT

- *Akuter Schmerz/[Beschwerden]*, m/**b/d** kontraktionsbedingte Hypoxie, Dilatation von Gewebe und Druck auf angrenzende Strukturen in Verbindung mit Reizung sowohl parasympathischer als auch sympathischer Nervenendigungen, m/**a/d** verbale Angaben, Schutz-/Ablenkungsverhalten (Unruhe), Muskelanspannung und eingeengten Blickwinkel
- *Beeinträchtigte Urinausscheidung*, m/**b/d** veränderte Flüssigkeitsaufnahme/Dehydratation, Flüssigkeitsverlagerungen, Hormonveränderungen, Hämorrhagie, schwere intrapartale Hypertonie,

mechanische Kompression der Blase und Effekte einer Regionalanästhesie, m/**a/d** Veränderungen der Menge/Häufigkeit von Blasenentleerungen, Harnverhalt, verlangsamtes Fortschreiten der Wehen und verminderte Empfindung
- *Gefahr eines unwirksamen Copings [individuell/als Paar]*, m/**b/d** situationsbedingte Krisen, persönliche Verletzlichkeit, Einsatz unwirksamer Coping-/Bewältigungsmechanismen, unzureichende Unterstützungssysteme und Schmerzen

Gedeihstörung [ICD-10-GM: R62.8] PÄD

- *Mangelernährung*, m/**b/d** Unfähigkeit zur Aufnahme, Verdauung und Absorption von Nährstoffen (Störungen der Organfunktion/des Stoffwechsels, genetische Faktoren), physische Deprivation/psychosoziale Faktoren, m/**a/d** Ausbleiben einer angemessenen Gewichtszu-/-abnahme, schwacher Muskeltonus, blasse Konjunktiven und in Labortests erkennbare Mangelernährung
- *Wachstum und Entwicklung, verzögert*, m/**b/d** unzureichende Versorgung (körperliche/emotionale Vernachlässigung oder Missbrauch), Gleichgültigkeit, unvorhersagbares Ansprechen auf das Kind, viele Betreuungspersonen, Schwächen des Umfeldes und der Stimulation, m/**a/d** gestörtes körperliches Wachstum, flachen Affekt, Lustlosigkeit, vermindertes Ansprechen, Verzögerung/Unfähigkeit bei der Durchführung von Fertigkeiten sowie Verzögerung von altersgerechten Aktivitäten der Selbstkontrolle
- *Gefahr der beeinträchtigten elterlichen Fürsorge*, m/**b/d** fehlendes/mangelndes Wissen, inadäquates Bonding (Bindungsverhalten), unrealistische Erwartungen an sich selbst/an das Kind und Fehlen einer angemessenen Reaktion des Kindes auf die Beziehung
- *Wissensdefizit [Lernbedarf] bzgl. der Pathophysiologie der Erkrankung, des Ernährungsbedarfs, der Erwartungen an Wachstum und Entwicklung sowie der Fertigkeiten zur Elternschaft*, m/**b/d** fehlende/mangelnde Information/Erinnerung an die Information, Fehlinterpretation von Information, m/**a/d** Verbalisieren von Bedenken, Fragen, falschen Vorstellungen oder Entstehen vermeidbarer Komplikationen

Gehirnerschütterung [ICD-10-GM: S06.0] I/CH, GEM

- *Akuter Schmerz*, m/**b/d** Hirntrauma/-ödem, m/**a/d** Angaben über Kopfschmerzen, Schutz-/Ablenkungsverhalten und eingeengten Blickwinkel
- *Gefahr eines Flüssigkeitsdefizits*, m/**b/d** Erbrechen, verminderte Flüssigkeitsaufnahme, Hypermetabolismus (Fieber)

- *Gefahr gestörter Denkprozesse*, m/**b/d** Hirntrauma/-ödem
- *Wissensdefizit [Lernbedarf] bzgl. Erkrankung, Behandlungs-/Sicherheitsbedarf und möglicher Komplikationen*, m/**b/d** fehlende/mangelnde Erinnerung, Fehlinterpretationen, kognitive Beeinträchtigung, m/**a/d** Fragen/Formulieren von Bedenken, Entstehen vermeidbarer Komplikationen

Geistige Behinderung [ICD-10-GM: F70-79] PÄD, GEM (⇨ siehe auch Down-Syndrom)

- *Beeinträchtigte verbale Kommunikation*, m/**b/d** Entwicklungsverzögerung/Beeinträchtigung kognitiver und motorischer Fähigkeiten, m/**a/d** beeinträchtigte Artikulation, Schwierigkeiten bei der Phonation und Unfähigkeit zur Sprachmodulation/zum Finden der geeigneten Worte (abhängig vom Grad der Behinderung)
- *Gefahr eines Selbstversorgungsdefizits [zu spezifizieren]*, m/**b/d** beeinträchtigte kognitive Fähigkeiten und motorische Fertigkeiten
- *Gefahr einer Überernährung*, m/**b/d** verlangsamten Stoffwechsel mit beeinträchtigter kognitiver Entwicklung, dysfunktionalem Essverhalten, Aktivitäten überwiegend im Sitzen
- *Gefahr eines bewegungsarmen Lebensstils*, m/**b/d** Fehlen von/Mangel an Interesse/Motivation, fehlende/mangelnde Ressourcen, fehlendes/mangelndes Training oder Wissen über speziellen Trainingsbedarf, Sicherheitsbedenken/Furcht vor Verletzung
- *Beeinträchtigte soziale Interaktion*, m/**b/d** gestörte Denkprozesse, Kommunikationsbarrieren und Wissens-/Fertigkeitendefizit in Bezug auf Wege zur Verstärkung der Gegenseitigkeit, m/**a/d** dysfunktionale Interaktionen mit Peers/Gleichaltrigen, mit der Familie und mit anderen Bezugspersonen sowie geäußertes/beobachtetes Unbehagen in sozialen Situationen
- *Verhindertes familiäres Coping*, m/**b/d** chronische Natur der Erkrankung und den Grad von Behinderung, der die Unterstützungsfähigkeit von Bezugspersonen erschöpft; andere situations- oder entwicklungsbedingte Krisen oder Situationen, denen Bezugspersonen gegenüberstehen; unrealistische Erwartungen von Bezugspersonen, m/**a/d** Sorge der Bezugspersonen um die persönliche Reaktion, Rückzug der Bezugspersonen oder Eintritt der Bezugspersonen in eine begrenzte Interaktion mit dem Individuum; Schutzverhalten, das in keinem Verhältnis zu den Fähigkeiten des Patienten oder dessen Autonomiebedarf steht (zu viel/zu wenig)

- *Beeinträchtigte Haushaltsführung*, m/**b/d** beeinträchtigtes kognitives Funktionieren, unzureichende Finanzen/ungenügende Organisation oder Planung der Familie, Wissensmangel und unzureichende Unterstützungssysteme, m/**a/d** Bitten um Unterstützung, Formulieren von Schwierigkeiten bei der Haushaltsführung, unordentliches Umfeld und überlastete Familienangehörige
- *Gefahr einer sexuellen Funktionsstörung*, m/**b/d** biopsychosoziale Veränderung der Sexualität, unwirksame/fehlende Rollenvorbilder, Fehlinformation/Wissensmangel, Fehlen von/Mangel an Bezugspersonen und Fehlen von/Mangel an geeigneter Verhaltenskontrolle

G

Gelenkerkrankung, degenerative I/CH (⇨ siehe Arthritis, rheumatoide)

Genetische Disposition [ICD-10-GM: Z80–99] GEM, ENT

- *Angst*, m/**b/d** Vorliegen spezifischer Risikofaktoren (z. B. Exposition gegenüber Teratogenen), situationsbedingte Krise, Bedrohung des Selbstbildes, bewussten oder unbewussten Konflikt bzgl. essenzieller Werte und Lebensziele, m/**a/d** erhöhte Anspannung, Sorgen, Ungewissheit, Unzulänglichkeitsgefühl, Formulieren von Bedenken
- *Wissensdefizit [Lernbedarf] bzgl. Zweck/Sinn genetischer Beratung*, m/**b/d** mangelndes/fehlendes Bewusstsein für die Diagnose und ihre Gliederung, den zur Analyse verfügbarer Optionen notwendigen Prozess, Fehlinterpretation von Informationen, m/**a/d** Verbalisieren von Bedenken, Formulieren falscher Vorstellungen, Bitten um Information
- *Gefahr unterbrochener Familienprozesse*, m/**b/d** situationsbedingte Krise, individuelle/familiäre Verletzlichkeit, Schwierigkeit beim Erreichen von Übereinstimmung in Bezug auf Optionen
- *Sinnkrise*, m/**b/d** intensiven inneren Konflikt bzgl. des Ergebnisses, normales Trauern um den Verlust des «perfekten» Kindes, Wut, die oft gegen Gott/eine höhere Gewalt, religiöse/moralische Überzeugungen gerichtet ist, m/**a/d** Verbalisieren des inneren Konflikts in Bezug auf Überzeugungen, Hinterfragen der moralischen und ethischen Implikationen therapeutischer Entscheidungen, Betrachten der Situation als Strafe, Wut, Feindseligkeit und Weinen
- *Gefahr des erschwerten Trauerns*, m/**b/d** psychische Symptome vor dem Verlust, Prädisposition zu Angst und Gefühlen der Unzulänglichkeit, Häufigkeit bedeutender Lebensereignisse

Geschlechtsidentitätsstörung (Gender Identity Disorder) **[ICD-10-GM: F64.9] PSY**

- (Für Personen, die anhaltend und ausgeprägt unter Unsicherheit in Fragen der persönlichen Identität, wie z. B. sexuelle Orientierung und Sexualverhalten, leiden.)
- *Angst [spezifiziere Grad]*, m/**b/d** unbewusste/bewusste Konflikte hinsichtlich essenzieller Werte/Überzeugungen (ich-dystone Geschlechtsidentifikation), Bedrohung des Selbstbildes, unbefriedigte Bedürfnisse, m/**a/d** erhöhte Anspannung, Hilflosigkeit, Hoffnungslosigkeit, Unzulänglichkeitsgefühl, Unsicherheit, Schlafstörung und Selbstzentriertheit sowie beeinträchtigtes Funktionieren im Alltag
- *Unwirksames Rollenverhalten/Störung der persönlichen Identität*, m/**b/d** Entwicklungskrise, in der es der Person schwer fällt, zu wissen/zu akzeptieren, welchem Geschlecht er oder sie angehört oder von welchem Geschlecht er oder sie angezogen wird; Gefühl des Unbehagens und der Unangemessenheit hinsichtlich anatomischer Geschlechtsmerkmale, m/**a/d** Verwirrung hinsichtlich der Selbstwahrnehmung, des Zieles oder der Richtung im Leben, der sexuellen Identifikation/Präferenz; Verbalisieren des Verlangens, bzw. Bestehen darauf, dem anderen Geschlecht zuzugehören; Veränderung der Selbstwahrnehmung der Rolle und Rollenkonflikt
- *Unwirksames Sexualverhalten*, m/**b/d** unwirksame oder fehlende Rollenvorbilder und Konflikt mit der sexuellen Orientierung und/oder Präferenzen, fehlende/gestörte Beziehung zu einer Bezugsperson, m/**a/d** Verbalisieren von Unbehagen bei der sexuellen Orientierung/Rolle und mangelnde/fehlende Information über menschliche Sexualität
- *Gefahr des unwirksamen Copings/des verhindertes familiären Copings*, m/**b/d** unzureichende(s)/ungenaue(s) Information oder Verständnis, Unfähigkeit der Bezugsperson, Bedürfnisse des Patienten wahr zu nehmen oder entsprechend wirkungsvoll zu handeln, vorübergehende Desorganisation der Familie und Rollenwechsel sowie geringe Unterstützung der Primärperson durch den Patienten
- *Bereitschaft für ein verbessertes familiäres Coping*, m/**b/d** hinreichende Erfüllung grundlegender Bedürfnisse des Individuums und effektiver Umgang mit Anpassungsaufgaben, damit Ziele der Selbstverwirklichung zu Tage treten können, m/**a/d** Versuche

von Familienangehörigen, das Zustandekommen/die Auswirkungen der Krise auf eigene Wertvorstellungen, Prioritäten, Ziele oder Beziehungen zu beschreiben; Familienangehörige entwickeln sich in Richtung einer gesundheitsfördernden und bereichernden Lebensweise, welche die Suche des Patienten nach sich selbst unterstützt; Auswahl von Erfahrungen, die Wohlbefinden optimieren

Geschlechtskrankheiten I/CH (⇨ siehe sexuell übertragbare Krankheiten)

Gicht [ICD-10-GM: M10.9] I/CH, GEM

- *Akuter Schmerz*, m/**b/d** Entzündung eines oder mehrerer Gelenke, m/**a/d** verbale Angaben, Schutz-/Ablenkungsverhalten und vegetative Reaktionen (Veränderung der Vitalzeichen)
- *Beeinträchtigte körperliche Mobilität*, m/**b/d** Schmerzen/Ödem eines Gelenks, m/**a/d** Widerwillen gegen den Versuch einer Bewegung, eingeschränkter Bewegungsumfang und therapeutische Einschränkung der Bewegungsfreiheit
- *Wissensdefizit [Lernbedarf] bzgl. Ursache, Therapie und Prävention der Erkrankung*, m/**b/d** fehlende/mangelnde Information bzw. Fehlinterpretation von Information, m/**a/d** Formulieren von Bedenken, Fragen, falschen Vorstellungen und ungenaues Befolgen von Instruktionen

Gigantismus GEM (⇨ siehe Akromegalie)

Gipsverbände [OPS: 8-310.y] GEM, I/CH (⇨ siehe auch Frakturen; Traktion)

- *Gefahr einer peripheren neurovaskulären Störung*, m/**b/d** Fraktur(en), mechanische Kompression (Gips), Gewebetrauma, Immobilisierung, Gefäßverschluss
- *Gefahr einer Hautschädigung, m/***b/d** Druck des Gipsverbandes, Feuchtigkeit/Debris unter dem Gipsverband, unter den Gipsverband eingeführte Objekte zur Linderung des Juckreizes und/oder gestörte Empfindung durch Blutung
- *Selbstversorgungsdefizit [zu spezifizieren]*, m/**b/d** beeinträchtigte Fähigkeit zur Durchführung von Aufgaben der Selbstversorgung, m/**a/d** Formulierungen der Notwendigkeit von Assistenz und beobachtete Schwierigkeit beim Durchführen von Aktivitäten des täglichen Lebens

Glaukom [ICD-10-GM: H40.9] I/CH, GEM

- *Visuelle Wahrnehmungsstörung*, m/**b/d** gestörte sensorische Wahrnehmung und veränderter Zustand eines Sinnesorgans (erhöhter Augeninnendruck/Optikusatrophie), m/**a/d** fortschreitenden Verlust des Gesichtsfeldes

- *Angst [spezifiziere Grad]*, m/**b/d** Veränderung des Gesundheitszustandes, Schmerzen, Möglichkeit/Realität eines Verlustes der Sehfähigkeit, unbefriedigte Bedürfnisse und negativ gefärbte Selbstgespräche, m/**a/d** ängstliche Anspannung, Unsicherheit, Formulieren von Bedenken hinsichtlich von Veränderungen in Lebensereignissen

Glomerulonephritis [ICD-10-GM: N05.9] I/CH, PÄD

- *Flüssigkeitsüberschuss*, m/**b/d** Versagen eines Regulationsmechanismus (Entzündung der Glomerulummembran hemmt Filtration), m/**a/d** Gewichtszunahme, Ödem, Anasarka, Einfuhr größer als Ausfuhr und Veränderungen des Blutdrucks
- *Akuter Schmerz*, m/**b/d** Effekte zirkulierender Toxine und Ödem/Dehnung der Nierenkapsel, m/**a/d** verbale Angaben, Schutz-/Ablenkungsverhalten und vegetative Reaktionen (Veränderung der Vitalzeichen)
- *Mangelernährung*, m/**b/d** Anorexie und Nahrungseinschränkung, m/**a/d** Abneigung gegen Essen, Angaben über gestörten Geschmackssinn, Gewichtsabnahme und verminderte Aufnahme
- *Beschäftigungsdefizit*, m/**b/d** Behandlungsmodalität/behandlungsbedingte Einschränkungen, Fatigue und Krankheitsgefühl, m/**a/d** Formulieren von Langeweile, Unruhe und Reizbarkeit
- *Gefahr einer verzögerten Entwicklung*, m/**b/d** Infektion, Fehl-/Mangelernährung, chronische Krankheit

Gonorrhö [ICD-10-GM: A54.9] I/CH, GEM (⇨ siehe auch Sexuell übertragbare Krankheiten)

- *Infektionsgefahr [Ausbreitung/Bakteriämie]*, m/**b/d** Vorliegen eines infektiösen Prozesses in einem hochvaskularisierten Bereich, ohne dass dieser erkannt wird
- *Akuter Schmerz*, m/**b/d** Reizung/Entzündung der Schleimhaut und Effekte zirkulierender Toxine, m/**a/d** Angaben über genitale oder pharyngeale Reizerscheinungen, Schmerzen am Perineum/im Beckenbereich, Schutz-/Ablenkungsverhalten
- *Wissensdefizit [Lernbedarf] bzgl. der Krankheitsursache/-übertragung und Therapie sowie des Selbstversorgungsbedarfs*, m/**b/d** fehlende/mangelnde Information bzw. Fehlinterpretation von Information, Verleugnen der Exposition, m/**a/d** Formulieren von Bedenken, Fragen, falschen Vorstellungen und ungenaues Befolgen von Instruktionen/Entstehen vermeidbarer Komplikationen

Guillain-Barré-Syndrom (akute Polyneuritis) [ICD-10-GM: G61.0] I/CH

- *Gefahr eines unwirksamen Atemvorgangs/Unwirksame Atemwegsclearance (Selbstreinigung der Atemwege)*, m/**b/d** Schwäche/Lähmung der Atemmuskeln, gestörter Würge-/Schluckreflex, verminderte Energie/Fatigue
- *Wahrnehmungsstörung [zu spezifizieren]*, m/**b/d** gestörte sensorische Wahrnehmung/Übertragung/Integration (veränderter Zustand von Sinnesorganen, Schlafmangel), therapeutisch eingeschränkte Umgebung, endogene chemische Veränderungen (Elektrolytungleichgewicht, Hypoxie) und psychischen Stress, m/**a/d** dokumentierte oder beobachtete Veränderung üblicher Reaktionen auf Reize, verändertes Kommunikationsverhalten, gemessene Veränderung der Wahrnehmungsschärfe und der motorischen Koordination
- *Beeinträchtigte körperliche Mobilität*, m/**b/d** neuromuskuläre Beeinträchtigung, Schmerzen/Beschwerden, m/**a/d** gestörte Koordination, partielle/komplette Lähmung, verminderte Muskelkraft/-kontrolle
- *Angst [spezifiziere Grad]/Furcht*, m/**b/d** situationsbedingte Krise, Veränderung des Gesundheitszustandes/drohender Tod, m/**a/d** erhöhte Anspannung, Unruhe, Hilflosigkeit, ängstliches Angespanntsein, Unsicherheit, Furchtsamkeit, Selbstzentriertheit und Stimulation des Sympathikus
- *Gefahr eines Immobilitätssyndroms, m/***b/d** Lähmung und Schmerzen

Hämodialyse [OPS: 8-854.y] I/CH, GEM (⇨ siehe auch Dialyse, allgemein)

- *Verletzungsgefahr [Verlust des Shunts]*, m/**b/d** Thrombusbildung/Thrombose, Infektion, Lösen einer Schlauchverbindung/Hämorrhagie
- *Gefahr eines Flüssigkeitsdefizits* m/**b/d** exzessiven Flüssigkeitsverlust/Flüssigkeitsverschiebungen via Ultrafiltration, Hämorrhagie (gestörte Gerinnung/Lösen der Shunt-Verbindung) und Flüssigkeitsrestriktion
- *Gefahr eines Flüssigkeitsüberschusses*, m/**b/d** exzessive Flüssigkeitsaufnahme, rasch i. v. infundierte Kochsalzlösung bzw. Blut/Plasmaexpander zur Unterstützung des Blutdrucks während der Dialyse
- *Unwirksamer Selbstschutz*, m/**b/d** chronische Erkrankung, medi-

kamentöse Therapie, abnormes Blutbild, unzureichende Ernährung, m/**a/d** gestörte Gerinnung, gestörte Heilung, Immunschwäche, Fatigue, Anorexie

Hämophilie [ICD-10-GM: D66.] I/CH, PÄD

- *Gefahr eines Flüssigkeitsdefizits [isotonisch]*, m/**b/d** gestörte Gerinnung/hämorrhagisch bedingte Verluste
- *Gefahr akuter/chronischer Schmerzen*, m/**b/d** Nervenkompression durch Hämatome, Nervenschädigung oder Hämorrhagie in einem Gelenkspalt
- *Gefahr einer beeinträchtigten körperlichen Mobilität*, m/**b/d** Hämorrhagien in Gelenken, Schwellung, degenerative Veränderungen und Muskelatrophie
- *Unwirksamer Selbstschutz*, m/**b/d** abnormes Blutbild, m/**a/d** gestörte Gerinnung
- *Verhindertes familiäres Coping*, m/**b/d** langfristige Natur der Erkrankung, welche die Unterstützungsfähigkeit von Bezugsperson(en) erschöpft, m/**a/d** Schutzverhalten, das in keinem Verhältnis zu den Fähigkeiten/dem Autonomiebedarf des Patienten steht

Hämorrhoidektomie [OPS: 5-493.y] I/CH, GEM

- *Akuter Schmerz*, m/**b/d** Ödem/Schwellung und Gewebstrauma, m/**a/d** verbale Angaben, Schutz-/Ablenkungsverhalten, Selbstzentriertheit und vegetative Reaktionen (Veränderung der Vitalzeichen)
- *Gefahr eines Harnverhalts*, m/**b/d** perineales Trauma, Ödem/Schwellung und Schmerzen
- *Wissensdefizit [Lernbedarf] bzgl. Therapie und Komplikationen*, m/**b/d** fehlende/mangelnde Information bzw. falsche Vorstellungen, m/**a/d** Formulieren von Bedenken und Fragen

Hämorrhoiden [ICD-10-GM: I84.9] I/CH, GEM, ENT

- *Akuter Schmerz*, m/**b/d** Entzündung und Ödem prolabierter Varizen, m/**a/d** verbale Angaben und Schutz-/Ablenkungsverhalten
- *Obstipation*, m/**b/d** Schmerzen bei der Defäkation und Abneigung gegen den Stuhlgang, m/**a/d** häufigen Stuhlgang, geringere Stuhlmengen als üblich und harte/geformte Stühle

Hämatothorax [ICD-10-GM: J94.2] I/CH (⇨ siehe auch Pneumothorax)

- *Verletzungsgefahr/Erstickungsgefahr*, m/**b/d** Begleiterkrankung/traumatischen Prozess, Abhängigkeit von einer externen Vorrichtung (Thoraxdrainagesystem) sowie mangelnde/fehlende Sicherheitsunterweisung/-vorkehrungen

- *Angst [spezifiziere Grad]*, m/**b/d** Veränderung des Gesundheitszustandes und drohender Tod, m/**a/d** erhöhte Anspannung, Unruhe, Verbalisieren von Bedenken, Stimulation des Sympathikus und Selbstzentriertheit

Harnableitung [OPS: 8-147.y] I/CH, GEM

- *Gefahr einer Hautschädigung*, m/**b/d** Fehlen eines Sphinkters am Stoma, die Art des Urins bzw. Fluss des Urins aus dem Stoma, Reaktion auf das Produkt/Chemikalien und inkorrekter Sitz der Vorrichtung oder falsches Entfernen von Klebemitteln
- *Körperbildstörung*, m/**b/d** biophysikalische Faktoren (Vorliegen eines Stomas, Verlust der Kontrolle über den Harnfluss) und psychosoziale Faktoren (veränderte Körperstruktur, Krankheitsprozess/Begleittherapie, etwa eines Tumors), m/**a/d** Verbalisieren einer Veränderung des Körperbildes, Furcht vor Zurückweisung/vor der Reaktion anderer, negative Gefühle gegenüber dem Körper, Nichtberühren/-betrachten des Stomas, Verweigern der Beteiligung an der Versorgung
- *Akuter Schmerz*, m/**b/d** physikalische Faktoren (Schädigung von Haut/Gewebe, Operationswunden/Drainagen), biologische Faktoren (Aktivität des Krankheitsprozesses, wie etwa bei einem Tumor oder Trauma) und psychische Faktoren (Furcht, Angst), m/**a/d** verbale Angaben, Selbstzentriertheit, Schutz-/Ablenkungsverhalten, Unruhe und vegetative Reaktionen (Veränderung der Vitalzeichen)
- *Beeinträchtigte Urinausscheidung*, m/**b/d** operative Ableitung, Gewebstrauma und postoperatives Ödem, m/**a/d** Verlust der Kontinenz, Veränderungen der Menge und des Charakters des Urins sowie Harnverhalt

Harnsteine [ICD-10-GM: N20.9] I/CH, GEM

- *Akuter Schmerz*, m/**b/d** verminderte Häufigkeit/Kraft der Ureterkontraktionen, Gewebsdehnung/-trauma, Ödembildung, zelluläre Ischämie, m/**a/d** Angabe plötzlicher, schwerer, kolikartiker Schmerzen, Schutz- und Ablenkungsverhalten, Selbstzentriertheit und vegetative Reaktionen
- *Beeinträchtigte Urinausscheidung*, m/**b/d** Stimulation der Blase durch Steine, Reizung der Nieren oder Urethren, mechanische Obstruktion des Harnflusses, Ödembildung, Entzündung, m/**a/d** Harndrang und Pollakisurie; Oligurie (Harnverhalt), Hämaturie
- *Gefahr eines Flüssigkeitsdefizits*, m/**b/d** Stimulation des Renointestinalreflexes mit Übelkeit, Erbrechen und Durchfall, Verände-

H

rung der Urinausfuhr, postoperative Diurese und verminderte Flüssigkeitsaufnahme

- *Infektionsgefahr,* m/**b/d** Harnstau
- *Wissensdefizit [Lernbedarf] bzgl. Erkrankung, Prognose, Selbstversorgung und Behandlungsbedarf,* m/**b/d** mangelnde/fehlende Informationen/Erinnerung und Fehlinterpretation von Informationen, m/**a/d** Bitten um Information, Formulieren von Bedenken und (erneutes) Auftreten vermeidbarer Komplikationen

Hepatitis, akute virale [ICD-10-GM: B15-19] I/CH, GEM

- *Leberfunktionsstörung,* m/**b/d** Virusinfektion, m/**a/d** Ikterus, Lebervergrößerung, Schmerzen im Abdomen, deutlichen Anstieg der Leberwerte im Serum
- *Fatigue,* m/**b/d** verminderte Energieproduktion des Stoffwechsels und gestörte Körperchemie, m/**a/d** Angaben über Energiemangel/Unfähigkeit zur Aufrechterhaltung üblicher Routinen, herabgesetzte Leistungsfähigkeit und verstärkte körperliche Beschwerden
- *Mangelernährung,* m/**b/d** Unfähigkeit zur Aufnahme adäquater Nährstoffe (Übelkeit, Erbrechen, Anorexie), Hypermetabolismus, Störung von Absorption und Metabolismus, m/**a/d** Abneigung gegen Essen bzw. fehlendes/mangelndes Interesse an Nahrung, gestörte Geschmacksempfindung, beobachtete mangelnde/fehlende Nahrungsaufnahme und Gewichtsabnahme
- *Akuter Schmerz/[Beschwerden],* m/**b/d** Entzündung und Schwellung der Leber, Arthralgien, Eruptionen einer Urtikaria und Pruritus, m/**a/d** verbale Angaben, Schutz-/Ablenkungsverhalten, Selbstzentriertheit und vegetative Reaktionen (Veränderung der Vitalzeichen)
- *Infektionsgefahr,* m/**b/d** unzureichende Sekundärabwehr und Immunsuppression, Fehl-/Mangelernährung, für eine Vermeidung der Exposition gegenüber pathogenen Faktoren bzw. der Ausbreitung auf andere Personen unzureichendes Wissen
- *Gefahr einer Gewebeschädigung* m/**b/d** Akkumulation von Gallensalzen in verschiedenen Geweben
- *Gefahr einer beeinträchtigten Haushaltsführung,* m/**b/d** behindernde Effekte der Erkrankung und unzureichende Unterstützungssysteme (Familie, Finanzen, Rollenvorbild)
- *Wissensdefizit [Lernbedarf] bzgl. Krankheitsprozesses/-übertragung, Behandlungsbedarf und zukünftiger Erwartungen,* m/**b/d** fehlende/mangelnde Information/Erinnerung an die Informati-

H

on, Fehlinterpretation von Information, Unvertrautheit mit Ressourcen, m/**a/d** Fragen, Formulieren von Bedenken/falschen Vorstellungen, ungenaues Befolgen von Instruktionen und Entstehen vermeidbarer Komplikationen

Herpes simplex [ICD-10-GM: B00.9] I/CH, GEM

- *Akuter Schmerz*, m/**b/d** lokale Entzündung und offene Läsionen, m/**a/d** verbale Angaben, Ablenkungsverhalten und Unruhe
- *Infektionsgefahr [Sekundärinfektion]*, m/**b/d** Gewebeschädigung, gestörte Immunreaktion und unbehandelte Infektion/Therapieversagen
- *Gefahr eines unwirksamen Sexualverhaltens*, m/**b/d** fehlendes/mangelndes Wissen, Wertekonflikt und/oder Furcht, die Krankheit zu übertragen

H

Herpes zoster (Gürtelrose) [ICD-10-GM: B02.9] I/CH, GEM

- *Akuter Schmerz*, m/**b/d** Entzündung/lokale Läsionen entlang eines oder mehrerer sensibler Nerven, m/**a/d** verbale Angaben, Schutz-/Ablenkungsverhalten, eingeengten Blickwinkel und vegetative Reaktionen (Veränderung der Vitalzeichen)
- *Wissensdefizit [Lernbedarf] bzgl. der Pathophysiologie, des Therapiebedarfs und potenzieller Komplikationen*, m/**b/d** fehlende/mangelnde Information bzw. Fehlinterpretation von Information, m/**a/d** Formulieren von Bedenken, Fragen und falschen Vorstellungen

Herzchirurgie [OPS: 5-35...37] I/CH, PÄD

- *Angst [spezifiziere Grad], Furcht*, m/**b/d** Veränderung des Gesundheitszustandes und Bedrohung des Selbstbildes/drohender Tod, m/**a/d** Stimulation des Sympathikus, erhöhte Anspannung und ängstliches Angespanntsein
- *Gefahr einer verminderten Herzleistung*, m/**b/d** verminderte Vorlast (Hypovolämie), verminderte Myokardkontraktilität, Veränderungen des peripheren Gefäßwiderstandes (Nachlast) und Veränderungen der elektrischen Überleitung (Rhythmusstörungen)
- *Flüssigkeitsdefizit [isotonisch]*, m/**b/d** intraoperative Blutung mit unzureichendem Blutersatz; Blutung bedingt durch unzureichende Umkehrung der Wirkung von Heparin, Fibrinolyse oder Zerstörung von Thrombozyten oder Volumensenkungseffekte einer intraoperativen/postoperativen Diuretikatherapie, m/**a/d** erhöhte Pulsfrequenz, Verminderung von Pulsdruck/-volumen, verminderte Urinausfuhr, Hämokonzentration

- *Gefahr eines beeinträchtigten Gasaustauschs*, m/**b/d** Veränderungen der Alveolokapillarmembran (Atelektase), Darmödem, inadäquates Funktionieren oder vorzeitiges Ziehen von Thoraxdrainagen und verminderte Sauerstofftransportkapazität des Blutes
- *Akuter Schmerz [Beschwerden]*, m/**b/d** Gewebeentzündung/-trauma, Ödembildung, intraoperatives Nerventrauma und Myokardischämie, m/**a/d** Angaben über Beschwerden/Schmerzen der Operationswunde am Thorax und am Ort der Transplantatentnahme; Parästhesien/Schmerzen in Hand, Arm, Schulter; Angst, Unruhe, Reizbarkeit; Ablenkungsverhalten und vegetative Reaktionen
- *Hautschädigung*, **m/d** mechanisches Trauma (Operationswunden, Punktionsstellen) und Ödem, m/**a/d** Haut-/Gewebeschäden

Herzinsuffizienz, chronische [ICD-10-GM: I50.9] I/CH, GEM

- *Verminderte Herzleistung*, m/**b/d** gestörte Myokardkontraktilität/inotrope Veränderungen; Veränderungen der Herzfrequenz, des Herzrhythmus und der elektrischen Überleitung; strukturelle Veränderungen (Klappendefekte, Ventrikelaneurysma), m/**a/d** Tachykardie/Rhythmusstörungen, Veränderungen des Blutdrucks, zusätzliche Herztöne, verminderte Urinausfuhr, verminderte periphere Pulse, kühle/blassgraue Haut, Orthopnö, Rasselgeräusche, lagerungsabhängiges/generalisiertes Ödem und Thoraxschmerz
- *Flüssigkeitsüberschuss*, m/**b/d** reduzierte glomeruläre Filtrationsrate/erhöhte ADH-Produktion sowie Natrium-/Wasserretention, m/**a/d** Orthopnö, abnorme Atemgeräusche, dritten Herzton, Weitung der V. jugularis, positiven Hepatojugularreflex, Gewichtszunahme, Hypertonie, Oligurie, generalisiertes Ödem
- *Gefahr eines beeinträchtigten Gasaustauschs*, m/**b/d** Veränderung der Alveolokapillarmembran (Flüssigkeitsansammlung/-verschiebung in den Interstitialraum bzw. in die Alveolen)
- *Aktivitätsintoleranz*, m/**b/d** Ungleichgewicht zwischen Sauerstoffversorgung und -bedarf, allgemeine Schwäche, länger währende Bettruhe/Bewegungsarmer Lebensstil, m/**a/d** dokumentierte/beobachtete Schwäche, Fatigue, Veränderung der Vitalzeichen, Rhythmusstörungen, Dyspnö, Blässe und Diaphorese
- *Wissensdefizit [Lernbedarf] bzgl. der Herzfunktion/des Krankheitsprozesses, der Therapie und des Selbstversorgungsbedarfs*, m/**b/d** mangelnde/fehlende Information/Fehlinterpretation von Information, m/**a/d** Fragen, Formulieren von Bedenken/falschen Vor-

stellungen, Entwicklung vermeidbarer Komplikationen oder Exazerbationen der Erkrankung

Herzinsuffizienz, dekompensierte I/CH (⇨ siehe Herzinsuffizienz, chronische)

Herzrhythmusstörungen [ICD-10-GM: I49.9] I/CH

- *Gefahr einer verminderten Herzleistung*, m/**b/d** veränderte elektrische Überleitung, verringerte Kontraktilität des Myokards
- *Angst [spezifiziere Grad]*, m/**b/d** Wahrnehmung des drohenden Todes, m/**a/d** erhöhte Anspannung, Sorgen und geäußerte Bedenken
- *Wissensdefizit [Lernbedarf] bzgl. Diagnose und Behandlungsbedarf*, m/**b/d** mangelnde/fehlende Informationen bzw. Fehlinterpretation und Unvertrautheit mit Informationsquellen, m/**a/d** Fragen, Formulieren falscher Vorstellungen, ausbleibende Besserung unter früherem Therapieplan, Entstehen verhinderbarer Komplikationen
- *Gefahr einer Aktivitätsintoleranz*, m/**b/d** Ungleichgewicht zwischen Sauerstoffversorgung und -bedarf des Myokards, kardiodepressive Effekte gewisser Medikamente (Betablocker, Antiarrhythmika)
- *Vergiftungsgefahr [Digitalis-Toxizität]*, m/**b/d** eingeschränkten Bereich therapeutischer Wirksamkeit, fehlende/mangelnde Schulung bzw. Vorsichtsmaßnahmen, eingeschränktes Sehvermögen/kognitive Beschränkungen

Heuschnupfen [ICD-10-GM: J30.1] I/CH, GEM

- *Schmerzen/[Beschwerden]*, m/**b/d** Reizung/Entzündung der Schleimhäute der oberen Atemwege und der Konjunktiven, m/**a/d** verbale Angaben, Reizbarkeit und Unruhe
- *Wissensdefizit [Lernbedarf] bzgl. der Ursache, der geeigneten Therapie und erforderlicher Umstellungen der Lebensweise*, m/**b/d** Mangel/Fehlen von Information, m/**a/d** Formulieren von Bedenken, Fragen und falschen Vorstellungen

Hiatushernie [ICD-10-GM: K44.9] I/CH, GEM

- *Chronischer Schmerz*, m/**b/d** Regurgitieren sauren Mageninhalts, m/**a/d** verbale Angaben, Grimassieren und Selbstzentriertheit
- *Wissensdefizit [Lernbedarf] bzgl., Pathophysiologie, Prävention von Komplikationen und Selbstversorgungsbedarf*, m/**b/d** fehlende/mangelnde Information bzw. falsche Vorstellungen, m/**a/d** Formulieren von Bedenken, Fragen und erneutes Auftreten der Erkrankung

H

Hirnabszess, akuter [ICD-10-GM: G06.0] I/CH

- *Akuter Schmerz*, m/**b/d** Entzündung, Gewebeödem, m/**a/d** Angaben über Kopfschmerzen, Unruhe, Reizbarkeit, Stöhnen
- *Hyperthermiegefahr*, m/**b/d** Entzündungsprozess/Hypermetabolismus, Dehydratation
- *Akute Verwirrtheit*, m/**b/d** physiologische Veränderungen (z. B. Hirnödem/gestörte Durchblutung, Fieber), m/**a/d** Schwankungen der Kognition/des Bewusstseinsgrades, erhöhte Agitiertheit/Unruhe, Halluzinationen
- *Erstickungs-/Verletzungsgefahr*, m/**b/d** Entwicklung klonisch-tonischer Muskelaktivität und Bewusstseinsveränderungen (Krampfaktivität)

H

Hirntumor [ICD-10-GM: D43.2] I/CH

- *Akuter Schmerz*, m/**b/d** Druck auf Hirngewebe, m/**a/d** Angaben über Kopfschmerzen, schmerzgeprägten Gesichtsausdruck, eingeengten Blickwinkel und vegetative Reaktionen (Veränderung der Vitalzeichen)
- *Gestörte Denkprozesse*, m/**b/d** veränderte Durchblutung und/oder Zerstörung von Hirngewebe, m/**a/d** Gedächtnisverlust, Persönlichkeitsveränderungen, beeinträchtigte Fähigkeit zur Entscheidungsfindung/zum Konzeptualisieren, ungenaue Interpretation der Umgebung
- *Sensorische Wahrnehmungsstörung [zu spezifizieren]*, m/**b/d** Kompression/Verlagerung von Hirngewebe, Unterbrechung der neuronalen Leitung, m/**a/d** Veränderung der Sehschärfe, Veränderungen des Gleichgewichtssinnes/Gangstörungen, Parästhesien
- *Gefahr eines Flüssigkeitsdefizits*, m/**b/d** wiederholtes Erbrechen infolge einer Reizung des Vaguszentrums in der Medulla und verminderte Flüssigkeitsaufnahme
- *Selbstversorgungsdefizit [zu spezifizieren]*, m/**b/d** sensorische/neuromuskuläre Beeinträchtigung mit störenden Auswirkungen auf die Fähigkeit zur Durchführung von Aufgaben, m/**a/d** ungepflegtes/unordentliches Aussehen, Körpergeruch und Angaben/Beobachtungen über die Unfähigkeit zur Durchführung von ADLs

Hitzschlag [ICD-10-GM: T67.0] I/CH

- *Hyperthermie*, m/**b/d** längere Exposition in heißer Umgebung/intensive Aktivität mit Versagen des Regulationsmechanismus des Körpers, m/**a/d** hohe Körpertemperatur (< 40,6 °C), gerötete/heiße Haut, Tachykardie und Krampfaktivität

- *Verminderte Herzleistung*, m/**b/d** funktionalen Stress eines Hypermetabolismus, verändertes Zirkulieren des Blutvolumens/veränderter venöser Rückstrom sowie unmittelbaren Myokardschaden infolge der Hyperthermie, m/**a/d** verminderte periphere Pulse, Herzrhythmusstörungen/Tachykardie sowie Veränderungen des Geisteszustandes

HIV-positiv-Sein [ICD-10-GM: Z21] I/CH, GEM (⇨ siehe auch AIDS)

- *Unwirksames Gesundheitsverhalten*, m/**b/d** lebensbedrohende, stigmatisierende/n Zustand/Erkrankung, Angriff auf die Selbstachtung, veränderte Kontrollüberzeugung, unzureichende Unterstützungssysteme, nicht abgeschlossenes Trauern, Nebenwirkungen von Medikamenten (Fatigue/Depression), m/**a/d** Verbalisieren des Nichtakzeptierens/Verleugnens der Diagnose, nicht existente oder erfolglose Beteiligung am Problemlösen/Setzen von Zielen, verlängerte Phase von Schock, Unglauben oder Wut, fehlendes/mangelndes zukunftsorientiertes Denken
- *Wissensdefizit [Lernbedarf] bzgl. der Erkrankung/Prognose und des Behandlungsbedarfs*, m/**b/d** fehlende/mangelnde Information bzw. Erinnerung an die Information, Fehlinterpretation von Information, Unvertrautheit mit Informationsquellen oder kognitive Beeinträchtigung, m/**a/d** Formulieren falscher Vorstellungen/Bitten um Information, unangemessenes/übertriebenes Verhalten (feindselig, agitiert, hysterisch, apathisch), ungenaues Befolgen von Anweisungen/Entwicklung vermeidbarer Komplikationen
- *Gefahr des erschwerten Trauerns*, m/**b/d** psychische Symptome vor dem Verlust, Prädisposition zu Angst und Gefühlen der Unzulänglichkeit, Häufigkeit bedeutender Lebensereignisse

Hochrisikoschwangerschaft [ICD-10-GM: Z35.-] ENT, GEM
(⇨ siehe auch Schwangerschaft, 1., 2. und 3. Trimenon)

- *Angst [spezifiziere Grad]*, m/**b/d** situationsbedingte Krise, drohender Tod der Mutter/des Föten (wahrgenommen oder tatsächlich), zwischenmenschliche Übertragung/Erweckung von Angst, m/**a/d** erhöhte Anspannung, Sorgen, Unzulänglichkeitsgefühl, somatische Beschwerden, Schlafstörungen
- *Wissensdefizit [Lernbedarf] bzgl. der Risikosituation/vorzeitiger Wehen*, m/**b/d** mangelnde/fehlende Information bzw. Fehlinterpretation von Informationen, Unvertrautheit mit individuellen Risiken und der eigenen Rolle bei der Risikoprävention bzw.

beim Risikomanagement, m/**a/d** Bitten um Information, Formulieren von Sorgen/falschen Vorstellungen, ungenaues Befolgen von Instruktionen
- *Gefahr einer mütterlichen Gesundheitsschädigung*, m/**b/d** vorbestehende Erkrankungen, Komplikationen der Schwangerschaft
- *Gefahr einer Aktivitätsintoleranz*, m/**b/d** Vorliegen von Kreislaufproblemen/Störungen der Atmung, Reizbarkeit des Uterus
- *Gefahr eines unwirksamen Managements der eigenen Gesundheit*, m/**b/d** Wertsystem des Patienten, Gesundheitsüberzeugungen/kulturelle Einflüsse, Fragen der Kontrolle, Angst, Komplexität von Therapieplänen, ökonomische Schwierigkeiten, wahrgenommene Anfälligkeit

Hodgkin-Krankheit [ICD-10-GM: C81.9] I/CH, GEM (⇨ siehe auch Krebs; Chemotherapie)
- *Angst [spezifiziere Grad]/Furcht*, m/**b/d** Bedrohung des Selbstbildes und drohender Tod, m/**a/d** ängstliches Angespanntsein, Schlafstörung, Selbstzentriertheit und erhöhte Anspannung
- *Wissensdefizit [Lernbedarf] bzgl. Diagnose, Pathophysiologie, Therapie und Prognose*, m/**b/d** fehlende/mangelnde Information bzw. Fehlinterpretation von Information, m/**a/d** Formulieren von Bedenken, Fragen und falschen Vorstellungen
- *Akuter Schmerz/[Beschwerden]*, m/**b/d** Manifestationen einer Entzündungsreaktion (Fieber, Schüttelfrost, nächtliche Schweißausbrüche) und Pruritus, m/**a/d** verbale Angaben, Ablenkungsverhalten und Selbstzentriertheit
- *Gefahr eines unwirksamen Atemvorgangs/Unwirksame Atemwegsclearance (Selbstreinigung der Atemwege)*, m/**b/d** Atemwegshindernisse (vergrößerte mediastinale Lymphknoten und/oder Ödem der Atemwege)

Höhenkrankheit, akute [ICD-10-GM: T70.2] I/CH, GEM (⇨ siehe auch Lungenödem, durch Höhenkrankheit)
- *Akuter Schmerz*, m/**b/d** verminderte Sauerstoffspannung, m/**a/d** Angaben über Kopfschmerzen
- *Fatigue*, m/**b/d** Stress, erhöhte körperliche Belastung, Schlafmangel, m/**a/d** einen überwältigenden Energiemangel, Unfähigkeit zur Wiederherstellung der Energie sogar nach dem Schlafen, Konzentrationsstörungen, herabgesetzte Leistungsfähigkeit
- *Gefahr eines Flüssigkeitsdefizits*, m/**b/d** erhöhten Wasserverlust (z. B. beschleunigte Atmung in trockener Luft), körperliche Belastung, gestörte Flüssigkeitsaufnahme (Übelkeit)

Hospizpflege I/CH, PSY, GEM

- *Akuter/Chronischer Schmerz*, m/**b/d** biologische, physische oder psychische Auslöser, m/**a/d** verbale/kodierte Angaben, Veränderungen des Appetits/Essverhaltens, des Schlafverhaltens und des Selbstschutzes; Unruhe, Reizbarkeit
- *Aktivitätsintoleranz/Fatigue*, m/**b/d** allgemeine Schwäche, Bettruhe/Immobilität, Schmerzen, Ungleichgewicht zwischen Sauerstoffversorgung und -bedarf, m/**a/d** Unfähigkeit zur Einhaltung üblicher Routinen, Äußerungen über mangelndes/fehlendes Verlangen/Interesse nach/an Aktivität, Leistungsrückgang, Lethargie
- *Trauern/Todesangst*, m/**b/d** vorweggenommenen Verlust des physiologischen Wohlbefindens, wahrgenommene Todesdrohung
- *Unwirksames/gefährdendes familiäres Coping/Rollenüberlastung der pflegenden Bezugspersonen*, m/**b/d** längere Krankheit/Fortschreiten einer Behinderung, vorübergehende Desorganisation der Familie und Rollenwechsel, unrealistische(s) Erwartungen, inadäquate(s) oder inkorrekte(s) Informationen/Verstehen seitens der Primärperson
- *Gefahr einer Sinnkrise*, m/**b/d** Konflikt zwischen Entscheidungsträgern, kulturelle Konflikte, Entscheidungen am Ende des Lebens, Autonomieverlust, physische Distanz zu den Entscheidungsträgern

Hydrozephalus [ICD-10-GM: G91.9] PÄD, I/CH, GEM

- *Zerebrale Durchblutungsstörung*, m/**b/d** verminderte arterielle/venöse Durchblutung (Kompression von Hirngewebe), m/**a/d** Veränderungen des Geisteszustandes, Unruhe, Reizbarkeit, Angaben über Kopfschmerzen, Pupillenveränderung und Veränderung der Vitalzeichen
- *Visuelle Wahrnehmungsstörung*, m/**b/d** Druck auf sensible/motorische Nerven, m/**a/d** Angaben über Doppeltsehen, Entstehen von Strabismus, Nystagmus, Pupillenveränderungen und Optikusatrophie
- *Gefahr der beeinträchtigten körperlichen Mobilität*, m/**b/d** neuromuskuläre Beeinträchtigung, verminderte Muskelkraft und gestörte Koordination
- *Gefahr eines reduzierten intrakraniellen Anpassungsvermögens*, m/**b/d** Hirnverletzung, Veränderungen des Perfusionsdrucks/Schädelinnendrucks

- *Infektionsgefahr,* m/**b/d** invasive Verfahren/Vorliegen eines Shunts
- *Wissensdefizit [Lernbedarf] bzgl. der Erkrankung und Prognose sowie des langfristigen Therapiebedarfs/der medizinischen Nachsorge,* m/**b/d** mangelnde/fehlende Information bzw. falscher Vorstellungen, m/**a/d** Fragen, Formulieren von Bedenken, Bitten um Information und ungenaues Befolgen von Anweisungen/Entwicklung vermeidbarer Komplikationen

Hyperaktivität [ICD-10-GM: R46.3] PÄD, PSY

- *Defensives Coping,* m/**b/d** leichte neurologische Defizite, gestörtes Familiensystem, Missbrauch/Vernachlässigung, m/**a/d** Verleugnen offensichtlicher Probleme, Projektion von Vorwürfen/Verantwortlichkeit, Grandiosität, Schwierigkeiten mit realitätsüberprüfenden Wahrnehmungen
- *Beeinträchtigte soziale Interaktion,* m/**b/d** verzögerte Ich-Entwicklung, negative Rollenvorbilder, neurologische Behinderungen, m/**a/d** Unbehagen in sozialen Situationen, Unterbrechen/Bedrängen anderer; bei Spielen und Gruppenaktivitäten Schwierigkeiten beim Abwarten, bis man an der Reihe ist; Schwierigkeiten, die Aufmerksamkeit auf eine Aufgabe gerichtet zu halten
- *Verhindertes familiäres Coping,* m/**b/d** exzessive Schuldgefühle, Wut oder Vorwürfe zwischen den Familienangehörigen, Unstimmigkeiten zwischen den Eltern, Dissens bzgl. Disziplin/Grenzensetzen/Vorgehensweisen, Fatigue elterlicher Erwartungen, m/**a/d** unrealistische elterliche Erwartungen, Zurückweisung oder Überprotektion des Kindes, übertriebener Ausdruck von Gefühlen, Verzweiflung bzgl. des Verhaltens des Kindes

Hyperbilirubinämie [ICD-10-GM: R79.8] I/CH, PÄD

- *Verletzungsgefahr [ZNS-Beteiligung],* m/**b/d** Frühreife, hämolytische Erkrankung, Asphyxie, Azidose, Hyponatriämie, Hypoglykämie
- *Verletzungsgefahr [Effekte der Behandlung],* m/**b/d** physikalische Eigenschaften der Fototherapie und Wirkungen auf die Regulationsmechanismen des Körpers, invasive Verfahren (Austauschtransfusion), abnormes Blutbild, Störungen des chemischen Gleichgewichts
- *Wissensdefizit [Lernbedarf] bzgl. Erkrankung, Prognose, Behandlung und Sicherheitsbedarf,* m/**b/d** fehlende/mangelnde Information/Erinnerung an die Information, Fehlinterpretation von In-

formation, m/**a/d** Fragen, Formulieren von Bedenken und ungenaues Befolgen von Instruktionen/Entwicklung vermeidbarer Komplikationen

Hyperemesis gravidarum [ICD-10-GM: O21.0] GYN, ENT

- *Flüssigkeitsdefizit [isotonisch]*, m/**b/d** exzessive Verluste über den Magen und reduzierte Aufnahme, m/**a/d** trockene Schleimhäute, verminderten/konzentrierten Urin, Abnahme von Pulsvolumen und -druck, Durst und Hämokonzentration
- *Mangelernährung*, m/**b/d** Unfähigkeit zur Aufnahme/Verdauung/Absorption von Nährstoffen (prolongiertes Erbrechen), m/**a/d** Angaben über unzureichende Nahrungsaufnahme, mangelndes/fehlendes Interesse an Nahrung bzw. Aversion gegen Essen sowie Gewichtsabnahme
- *Gefahr eines unwirksamen Copings*, m/**b/d** situations-/reifungsbedingte Krise (Schwangerschaft, Veränderung des Gesundheitszustandes, geplante Rollenveränderungen, Sorgen bzgl. des Ergebnisses)

Hyperthyreose [ICD-10-GM: E05.9] I/CH, GEM (⇨ siehe Thyreotoxikose)

- *Fatigue*, m/**b/d** hypermetabolisches Ungleichgewicht mit erhöhtem Energiebedarf, Reizbarkeit des ZNS und veränderte Körperchemie, m/**a/d** Verbalisieren eines überwältigenden Mangels an Energie zur Aufrechterhaltung der üblichen Routine, herabgesetzte Leistungsfähigkeit, emotionale Labilität/Reizbarkeit und beeinträchtigte Konzentrationsfähigkeit
- *Angst [spezifiziere Grad]*, m/**b/d** erhöhte Stimulation des ZNS (Hypermetabolismus, pseudokatecholamine Wirkung von Schilddrüsenhormonen), m/**a/d** verstärkte ängstliche Anspannung, Übererregtheit/Leiden, Reizbarkeit/emotionale Labilität, Zittrigkeit, rastlose Bewegungen, Tremor
- *Gefahr einer Mangelernährung*, m/**b/d** Unfähigkeit zur Aufnahme einer für die Hypermetabolismusrate/ständige Aktivität ausreichenden Nahrungsmenge, beeinträchtigte Absorption von Nährstoffen (Erbrechen/Diarrhö), Hyperglykämie/relative Insulininsuffizienz
- *Gefahr einer Gewebeschädigung*, m/**b/d** gestörte Schutzmechanismen des Auges, bedingt durch das periorbitale Ödem, verringerte Fähigkeit zu Blinzeln, Augenbeschwerden/Trockenheit der Augen und Entwicklung einer Abrasion/Ulzeration der Hornhaut

Hypertonie [ICD-10-GM: I10] I/CH, GEM

- *Wissensdefizit [Lernbedarf] bzgl. Erkrankung, Therapie und Komplikationen*, m/**b/d** fehlende/mangelnde Information/Erinnerung an die Information, Fehlinterpretation von Information, kognitive Beeinträchtigungen und/oder Verleugnen der Diagnose, m/**a/d** Formulieren von Bedenken/Fragen und falschen Vorstellungen, ungenaues Befolgen von Anweisungen und mangelnde/fehlende Blutdruckkontrolle
- *Unwirksames Gesundheitsverhalten*, m/**b/d** Erkrankung, die eine Veränderung der Lebensweise erfordert, veränderte Kontrollüberzeugung und das Fehlen von Gefühlen/Verleugnen der Erkrankung, m/**a/d** Verbalisieren des Nichtakzeptierens der Änderung des Gesundheitszustandes und fehlendes/mangelndes Streben nach Unabhängigkeit
- *Gefahr einer sexuellen Funktionsstörung*, m/**b/d** Nebenwirkungen der Medikation
- *Gefahr einer verminderten Herzleistung*, m/**b/d** erhöhte Nachlast (Vasokonstriktion), Flüssigkeitsverlagerungen/Hypovolämie, Myokardischämie, Ventrikelhypertrophie/-rigidität
- *Akuter Schmerz*, m/**b/d** zerebrovaskuläre Druckerhöhung, m/**a/d** verbale Angaben (pulsierender Schmerz in der Subokzipitalregion beim Erwachen, der nach dem Aufstehen spontan verschwindet), Abneigung gegen Bewegungen des Kopfes, Meiden von hellem Licht und Lärm, erhöhte Muskelspannung

Hypertonie, pulmonale [ICD-10-GM: I27.0] I/CH, GEM

- *Beeinträchtigter Gasaustausch*, m/**b/d** Veränderungen der Alveolarmembran, erhöhten Lungengefäßwiderstand, m/**a/d** Dyspnö, Reizbarkeit, verminderte Denkschärfe, Somnolenz, abnorme Blutgaswerte
- *Verminderte Herzleistung*, m/**b/d** erhöhten Lungengefäßwiderstand, verringerten Rückstrom des Blutes zum linken Herz, m/**a/d** erhöhte Herzfrequenz, Dyspnö, Fatigue
- *Aktivitätsintoleranz*, m/**b/d** Ungleichgewicht zwischen Sauerstoffversorgung und -bedarf, m/**a/d** Angaben über Schwäche/Fatigue, abnorme Vitalzeichen unter Aktivität
- *Angst*, m/**b/d** Veränderung des Gesundheitszustandes, Stress, Bedrohung des Selbstbildes, m/**a/d** Formulieren von Bedenken, Unsicherheit, Ängstlichkeit, bewusstes Wahrnehmen physiologischer Symptome, verminderte Produktivität/Fähigkeit zum Problemlösen

Hypoglykämie [ICD-10-GM: E16.2] I/CH, GEM

- *Gestörte Denkprozesse*, m/**b/d** für eine zelluläre Hirnfunktion unzureichende Glukose und endogene Hormonaktivität, m/**a/d** Reizbarkeit, Veränderungen des Geisteszustandes, Gedächtnisverlust, veränderte Aufmerksamkeitsspanne und emotionale Labilität
- *Gefahr eines instabilen Blutzuckers*, m/**b/d** Nahrungsaufnahme, fehlendes/mangelndes Befolgen des Diabetesmanagements, unzureichende Überwachung des Blutzuckers, medikamentöse Therapie
- *Wissensdefizit [Lernbedarf] bzgl. der Pathophysiologie der Erkrankung und des Therapie-/Selbstversorgungsbedarfs*, m/**b/d** fehlende/mangelnde Information/Erinnerung an die Information, Fehlinterpretation von Information, m/**a/d** Entstehen einer Hypoglykämie und Formulieren von Fragen/falschen Vorstellungen

H

Hypoparathyreoidismus, akuter [ICD-10-GM: E20.9] I/CH

- *Verletzungsgefahr*, m/**b/d** neuromuskuläre Erregbarkeit/Tetanie und Bildung von Nierensteinen
- *Akuter Schmerz*, m/**b/d** rezidivierende Muskelspasmen und Veränderung der Reflexe, m/**a/d** verbale Angaben, Ablenkungsverhalten, eingeengten Blickwinkel
- *Gefahr einer unwirksamen Atemwegsclearance (Selbstreinigung der Atemwege)*, m/**b/d** Spasmus der Kehlkopfmuskulatur
- *Angst [spezifiziere Grad]*, m/**b/d** Bedrohung oder Veränderung des Gesundheitszustandes, physiologische Reaktionen

Hypothermie, systemische [ICD-10-GM: T68] I/CH, GEM (⇨ siehe auch Erfrierung)

- *Hypothermie*, m/**b/d** kalte Umgebung, unzureichende Bekleidung, extrem hohes/extrem niedriges Alter, Hypothalamusschäden, Konsum von Alkohol/Medikamenten, die zur Vasodilatation führen, m/**a/d** Senkung der Körpertemperatur unter den Normalbereich, Zittern, kühle Haut, Blässe
- *Wissensdefizit [Lernbedarf] bzgl. Risikofaktoren, Behandlungsbedarf und Prognose*, m/**b/d** fehlende/mangelnde Information/Erinnerung an die Information, Fehlinterpretation von Information, m/**a/d** Formulieren von Bedenken/falschen Vorstellungen, Auftreten des Problems und Entstehen von Komplikationen

Hypothyreose [ICD-10-GM: E03.9] I/CH, GEM (⇨ siehe auch Myxödem)

- *Beeinträchtigte körperliche Mobilität*, m/**b/d** Schwäche, Fatigue,

Muskelschmerzen, veränderte Reflexe und Muzinablagerungen in Gelenken und Interstitialräumen, m/**a/d** verminderte Muskelkraft/-kontrolle und gestörte Koordination

- *Fatigue*, m/**b/d** verminderte Energieproduktion des Stoffwechsels, m/**a/d** Verbalisieren eines nicht nachlassenden/überwältigenden Energiemangels, Unfähigkeit zur Aufrechterhaltung üblicher Routinen, gestörte Konzentrationsfähigkeit, verminderte Libido, Reizbarkeit, Lustlosigkeit, verminderte Leistungsfähigkeit, Zunahme körperlicher Beschwerden
- *Wahrnehmungsstörung [zu spezifizieren]*, m/**b/d** Muzinablagerungen und Nervenkompression, m/**a/d** Parästhesien an Händen und Füßen oder vermindertes Hörvermögen
- *Obstipation*, m/**b/d** verminderte Peristaltik/physische Aktivität, m/**a/d** selteneren Stuhlgang, verminderte Darmgeräusche, harte und trockene Stühle sowie Entstehen eines Kotstaus

Hysterektomie [OPS: 5-683.y] GYN, I/CH

- *Akuter Schmerz*, m/**b/d** Gewebetrauma/Inzision am Abdomen, Ödem-/Hämatombildung, m/**a/d** verbale Angaben, Schutz-/Ablenkungsverhalten und vegetative Reaktionen (Veränderung der Vitalzeichen)
- *Beeinträchtigte Urinausscheidung/Gefahr eines [akuten] Harnverhalts*, m/**b/d** mechanisches Trauma, operative Maßnahmen, Vorliegen eines lokalen Ödems/Hämatoms oder Nerventraumas mit vorübergehender Blasenatonie
- *Gefahr eines unwirksamen Sexualverhaltens/Gefahr einer sexuellen Funktionsstörung*, m/**b/d** Bedenken hinsichtlich einer veränderten Körperfunktion/-struktur, wahrgenommene Veränderungen der Weiblichkeit, Veränderungen der Hormonspiegel, Verlust der Libido und Veränderungen der sexuellen Reaktionsmuster
- *Gefahr des erschwerten Trauerns*, m/**b/d** psychische Symptome vor dem Verlust, Prädisposition zu Angst und Gefühlen der Unzulänglichkeit, Häufigkeit bedeutender Lebensereignisse

Ileokolitis I/CH, GEM (⇨ siehe Colitis ulcerosa)

Ileostomie I/CH, GEM (⇨ siehe Kolostomie)

Ileus [ICD-10-GM: K56.7] I/CH

- *Akuter Schmerz*, m/**b/d** Dehnung/Ödem und Ischämie von Darmgewebe, m/**a/d** verbale Angaben, Schutz-/Ablenkungsverhalten, eingeengten Blickwinkel und vegetative Reaktionen (Veränderung der Vitalzeichen)
- *Diarrhö/Obstipation*, m/**b/d** Vorliegen einer Obstruktion/Verän-

derungen der Peristaltik, m/**a/d** Veränderungen der Häufigkeit und Konsistenz oder Fehlen von Stühlen, Veränderungen der Darmgeräusche, Schmerzen und Krämpfe
- *Gefahr eines Flüssigkeitsdefizits*, m/**b/d** erhöhte Verluste über den Darm (Erbrechen und Diarrhö) und verminderte Aufnahme

Impetigo [ICD-10-GM: L01.0] I/CH, PÄD, GEM
- *Hautschädigung*, m/**b/d** Vorliegen eines infektiösen Prozesses und Pruritus, m/**a/d** offene/verkrustete Läsionen
- *Akuter Schmerz*, m/**b/d** Entzündung und Pruritus, m/**a/d** verbale Angaben, Ablenkungsverhalten und Selbstzentriertheit
- *Infektionsgefahr [Sekundärinfektion]*, m/**b/d** geschädigte Haut, traumatisiertes Gewebe, gestörte Immunreaktion und Virulenz/ansteckende Natur des auslösenden Organismus
- *Infektionsgefahr [Übertragung]*, m/**b/d** virulente Natur des auslösenden Organismus, für die Vorbeugung der Infektion anderer unzureichendes Wissen

Infektion, vorgeburtliche [ICD-10-GM: P35.9] ENT (⇨ siehe auch AIDS)
- *Gefahr der mütterlichen/fetalen Infektion*, m/**b/d** unzureichende Primärabwehr (z. B. Hautschäden, Stase von Körperflüssigkeiten), unzureichende Sekundärabwehr (z. B. vermindertes Hämoglobin, Immunsuppression), unzureichende erworbene Immunität, Umgebungsexposition, Mangel-/Fehlernährung, Blasensprung
- *Wissensdefizit bzgl. Behandlung/Prävention, Prognose*, m/**b/d** fehlende/mangelnde Information und/oder Unvertrautheit mit Ressourcen, Fehlinterpretation, m/**a/d** Verbalisieren des Problems, ungenaues Befolgen von Instruktionen, Entstehen vermeidbarer Komplikationen/Fortbestehen des infektiösen Prozesses
- *Leichter Schmerz [Beschwerden]*, m/**b/d** Reaktion des Körpers auf das infektiöse Agens, Eigenschaften der Infektion (z. B. Haut-/Gewebsreizungen, Entstehen von Läsionen), m/**a/d** verbale Angaben, Unruhe, Rückzug von sozialen Kontakten

Infektiöse Mononukleose (Pfeiffer`sches Drüsenfieber) [ICD-10-GM: B27.–] I/CH, GEM
- *Fatigue*, m/**b/d** verminderte Energieproduktion, Leidenszustände und erhöhter Energiebedarf (Entzündungsprozess), m/**a/d** überwältigenden Energiemangel, Unfähigkeit zur Einhaltung üblicher Routinen, Lethargie und Krankheitsgefühl
- *Akuter Schmerz [/Beschwerden]*, m/**b/d** Entzündung des lympha-

tischen Gewebes und von Organgewebe, Reizung der Mund- und Rachenschleimhaut sowie Effekte zirkulierender Toxine, m/**a/d** verbale Angaben, Ablenkungsverhalten und Selbstzentriertheit

- *Hyperthermie*, m/**b/d** den Entzündungsprozess, m/**a/d** erhöhte Körpertemperatur, warme/gerötete Haut und Tachykardie
- *Wissensdefizit [Lernbedarf] bzgl. der Erkrankungsübertragung, des Selbstversorgungsbedarfs, der medizinischen Behandlung und evtl. Komplikationen*, m/**b/d** fehlende/mangelnde Information/Fehlinterpretation von Information, m/**a/d** Formulieren von Bedenken, falschen Vorstellungen, ungenaues Befolgen von Instruktionen

Influenza [ICD-10-GM: J11.1] I/CH, GEM

- *Schmerzen/[Beschwerden]*, m/**b/d** Entzündung und Effekte zirkulierender Toxine, m/**a/d** verbale Angaben, Ablenkungsverhalten und eingeengten Blickwinkel
- *Gefahr eines Flüssigkeitsdefizits*, m/**b/d** exzessive Verluste über den Magen, Hypermetabolismus, veränderte Flüssigkeitsaufnahme
- *Hyperthermie*, m/**b/d** Effekte zirkulierender Toxine und Dehydratation, m/**a/d** erhöhte Körpertemperatur, warme/gerötete Haut und Tachykardie
- *Gefahr eines unwirksamen Atemvorgangs*, m/**b/d** Reaktion auf einen Infektionsprozess, verminderte Energie/Fatigue

Insulinschock I/CH, GEM (⇨ siehe Hypoglykämie)

Ischias [ICD-10-GM: M54.9] I/CH, GEM

- *Akuter/Chronischer Schmerz*, m/**b/d** Kompression einer peripheren Nervenwurzel, m/**a/d** verbale Angaben, Schutz-/Ablenkungsverhalten und Selbstzentriertheit
- *Beeinträchtigte körperliche Mobilität*, m/**b/d** neurologisch bedingte Schmerzen und Muskelbeteiligung, m/**a/d** Widerwillen gegen den Versuch einer Bewegung und verminderte Muskelkraft/-masse

Jahreszeitenabhängige [saisonal affektive] Depression (SAD) [ICD-10-GM: F32.9] PSY (⇨ siehe auch Depression)

- *Intermittierendes unwirksames Coping*, m/**b/d** situationsbedingte Krise (Herbst/Winter), Störungen im Muster des Spannungsabbaus und unzureichende Ressourcen, m/**a/d** Formulierungen über die Unfähigkeit zurechtzukommen, Veränderungen des Schlafmusters (zu wenig oder zu viel), Berichte über Energiemangel/Fatigue, mangelnde/fehlende Problemlösung, Veränderung des Verhaltens (Reizbarkeit, Entmutigung)

- *Gefahr der Mangelernährung/Überernährung*, m/**b/d** Essen auf Grund innerer Anstöße außer Hunger, Veränderung des üblichen Bewältigungsmusters, Veränderung des üblichen Aktivitätsgrades, verminderter Appetit, Mangel an Energie/Interesse bzgl. der Zubereitung von Nahrung

Kaiserschnittgeburt, postpartale [ICD-10-GM: O82] ENT

- *Gefahr einer beeinträchtigten Mutter-Kind-Bindung*, m/**b/d** Entwicklungsübergang/Zugang eines Familienmitglieds, situationsbedingte Krise (z. B. chirurgischer Eingriff, körperliche Komplikationen mit störendem Einfluss auf die anfängliche Bekanntschaft/Interaktion, negative Selbsteinschätzung)
- *Akuter Schmerz [Beschwerden]*, m/**b/d** Operationstrauma, Effekte der Anästhesie, hormonelle Wirkungen, Blasendehnung/aufgetriebenes Abdomen, m/**a/d** verbale Angaben (z. B. Schmerzen an der OP-Wunde, Krämpfe/Nachwehen, spinal bedingte Kopfschmerzen), Schutz-/Ablenkungsverhalten, Reizbarkeit, schmerzgeprägter Gesichtsausdruck
- *Gefahr eines situationsbedingten geringen Selbstwertgefühls*, m/**b/d** wahrgenommenes «Versagen» bei einem Lebensereignis, reifungsbedingter Übergang, wahrgenommener Kontrollverlust bei ungeplanter Geburt
- *Verletzungsgefahr*, m/**b/d** biochemische oder Steuerungsfunktionen (z. B. orthostatische Hypertonie, Entwicklung einer schwangerschaftsbedingten Hypertonie oder Eklampsie), Effekte der Anästhesie, Thromboembolie, abnormes Blutbild (Anämie/exzessiver Blutverlust), Anfälligkeit für Röteln, Rh-Inkompatibilität), Gewebstrauma
- *Infektionsgefahr*, m/**b/d** Gewebetrauma/Hautschädigung, vermindertes Hämoglobin, invasive Eingriffe und/oder verstärkte Umgebungsexposition, prolongierte Ruptur der Fruchtblase, Mangel-/Fehlernährung
- *Selbstversorgungsdefizit [zu spezifizieren]*, m/**b/d** Effekte der Anästhesie, verminderte Kraft und Ausdauer, körperliches Unwohlsein, m/**a/d** Verbalisieren der Unfähigkeit zur Durchführung gewünschter ADL(s)

Kaiserschnittgeburt, ungeplante [ICD-10-GM: O66.5] ENT (⇨ siehe auch Kaiserschnittgeburt, postpartale)

- *Wissensdefizit [Lernbedarf] bzgl. der Prozedur, Pathophysiologie und des Selbstversorgungsbedarfs*, m/**b/d** unvollständige/unzureichende Information, m/**a/d** Bitten um Information, Verbalisie-

ren von Bedenken/falschen Vorstellungen und unangemessenes/übertriebenes Verhalten
- *Angst*, m/**b/d** tatsächliche/wahrgenommene Bedrohung der Mutter/des Föten, emotionale Bedrohung der Selbstachtung, unbefriedigte Bedürfnisse/Erwartungen, zwischenmenschliche Übertragung, m/**a/d** erhöhte Anspannung, ängstliches Angespanntsein, Unzulänglichkeitsgefühle, Stimulation des Sympathikus sowie eingeengten Blickwinkel und Unruhe
- *Machtlosigkeit*, m/**b/d** zwischenmenschliche Interaktion, Wahrnehmung der krankheitsbezogenen Behandlung, gelebte Hilflosigkeit, m/**a/d** Verbalisieren von mangelnder/fehlender Kontrolle, mangelnder/fehlender Teilnahme an der Pflege oder Entscheidungsfindung, Passivität
- *Gefahr eines beeinträchtigten fötalen Gasaustauschs*, m/**b/d** gestörte Durchblutung der Plazenta und/oder der Nabelschnur
- *Gefahr von akuten Schmerzen*, m/**b/d** verstärkte/verlängerte Wehen, psychische Reaktion
- *Infektionsgefahr*, m/**b/d** invasive Eingriffe, Blasensprung, Hautschädigung, vermindertes Hämoglobin, Exposition gegenüber krankheitsauslösenden Faktoren

Kammerflattern I/CH (⇨ siehe Herzrhythmusstörungen)

Kammerflimmern I/CH (⇨ siehe Herzrhythmusstörungen)

Kammertachykardie I/CH (⇨ siehe Herzrhythmusstörungen)

Kardiogener Schock I/CH (⇨ siehe Schock, kardiogener)

Kardiomyopathie [ICD-10-GM: I42.9] I/CH, GEM
- *Verminderte Herzleistung*, m/**b/d** veränderte Kontraktilität, m/**a/d** Dyspnö, Fatigue, Thoraxschmerz, Benommenheit, Synkope
- *Aktivitätsintoleranz*, m/**b/d** Ungleichgewicht zwischen Sauerstoffzufuhr und -bedarf, m/**a/d** Schwäche/Fatigue, Dyspnö, abnorme Herzfrequenz/abnormer Blutdruck und abnorme Reaktion auf Aktivitäten, EKG-Veränderungen
- *Unwirksames Rollenverhalten*, m/**b/d** Veränderungen der körperlichen Gesundheit, Stress, Anforderungen des Berufs/Lebens, m/**a/d** Veränderung der üblichen Verantwortungsverteilung, Rollenbelastung, Veränderung der Fähigkeit zur Wiederaufnahme der Rolle

Karpaltunnelsyndrom [ICD-10-GM: G56.0] I/CH, GEM
- *Akuter/Chronischer Schmerz*, m/**b/d** Druck auf den Nervus medianus, m/**a/d** verbale Angaben, Widerwillen beim Gebrauch der

betroffenen Extremität, Schutzverhalten, Furcht vor erneuter Verletzung, veränderte Fähigkeit zur Fortführung früherer Aktivitäten

- *Beeinträchtigte körperliche Mobilität*, m/**b/d** neuromuskuläre Beeinträchtigung und Schmerzen, m/**a/d** verminderte Kraft der Hand, Schwäche, eingeschränkten Bewegungsumfang und Widerwillen gegen den Versuch einer Bewegung
- *Gefahr einer peripheren neurovaskulären Störung*, m/**b/d** mechanische Kompression (z. B. Schiene, repetitive Aufgaben/Bewegungen), Immobilisierung
- *Wissensdefizit [Lernbedarf] bzgl. Erkrankung, Prognose und Behandlungsbedarf/Sicherheitsanforderungen*, m/**b/d** mangelnde/fehlende Information/Erinnerung, Fehlinterpretation von Informationen, m/**a/d** Fragen, Formulieren von Bedenken, Bitten um Information, ungenaues Befolgen von Instruktionen/Entstehung vermeidbarer Komplikationen

K

Katarakt [ICD-10-GM: H26.9] I/CH

- *Visuelle Wahrnehmungsstörung*, m/**b/d** veränderte sensorische Wahrnehmung/veränderten Zustand von Sinnesorganen und therapeutisch eingeschränktes Umfeld (Operation, Verband), m/**a/d** verminderte Sehschärfe, verzerrtes Sehen und Veränderung bei üblichen Reaktionen auf Stimuli
- *Verletzungsgefahr*, m/**b/d** schlechtes Sehen, verminderte Koordination zwischen Hand und Auge
- *Angst [spezifiziere Grad]/Furcht*, m/**b/d** veränderte Sehschärfe, drohender permanenter Verlust der Sehfähigkeit/Unabhängigkeit, m/**a/d** Ausdruck von Bedenken, ängstliches Angespanntsein und Ungewissheit
- *Wissensdefizit [Lernbedarf]*, m/**b/d** fehlende/mangelnde Information/Erinnerung an die Information, Fehlinterpretation von Information oder kognitive Einschränkungen, m/**a/d** Bitten um Information, Formulieren von Bedenken, ungenaues Befolgen von Instruktionen/Entwicklung vermeidbarer Komplikationen

Katzenkratzkrankheit [ICD-10-GM: A28.1] I/CH

- *Akuter Schmerz*, m/**b/d** Effekte zirkulierender Toxine (Fieber, Kopfschmerzen und Lymphadenitis), m/**a/d** verbale Angaben, Schutzverhalten und vegetative Reaktionen (Veränderung der Vitalzeichen)
- *Hyperthermie*, m/**b/d** Entzündungsprozess, m/**a/d** erhöhte Körpertemperatur, gerötete, warme Haut, Tachypnö und Tachykardie

Kawasaki-Syndrom [ICD-10-GM: M30.3] PÄD

- *Hyperthermie*, m/**b/d** erhöhte Stoffwechselrate und Dehydratation, m/**a/d** über den normalen Bereich hinaus erhöhte Körpertemperatur, gerötete Haut, beschleunigte Atmung und Tachykardie
- *Akuter Schmerz*, m/**b/d** Entzündung und Ödem/Schwellung von Gewebe, m/**a/d** verbale Angaben, Unruhe, Schutzverhalten und eingeengten Blickwinkel
- *Hautschädigung*, m/**b/d** Entzündungsprozess, gestörte Durchblutung und Ödembildung, m/**a/d** Schädigung der Hautoberfläche einschließlich eines makulösen Hautausschlags und Desquamation
- *Geschädigte Mundschleimhaut*, m/**b/d** Entzündungsprozess, Dehydratation und Mundatmung, m/**a/d** Schmerzen, Hyperämie und gerissene Lippen
- *Gefahr einer verminderten Herzleistung*, m/**b/d** strukturelle Veränderungen/Entzündungen von Koronararterien sowie Veränderungen der Herzfrequenz, des Herzrhythmus oder der Überleitung

K

Kindesmisshandlung [ICD-10-GM: T74.1] PÄD, GEM, PSY (⇨ siehe auch Missbrauch)

- *Verletzungsgefahr*, m/**b/d** abhängige Position in Beziehung(en), Verletzlichkeit (z.B. angeborene Störungen, chronische Krankheit), anamnestisch bekannte/r Missbrauch/Vernachlässigung, fehlende/mangelnde Nutzung von Unterstützungssystemen seitens der Betreuungsperson(en)
- *Unterbrochene Familienprozesse/beeinträchtigte elterliche Fürsorge*, m/**b/d** schlechte/s Rollenvorbild/Identität, unrealistische Erwartungen, Vorliegen von Stressoren und mangelnde/fehlende Unterstützung, m/**a/d** Verbalisieren negativer Gefühle, ungeeignetes Betreuungsverhalten und Nachweis eines körperlichen/seelischen Traumas des Kindes
- *Chronisch geringes Selbstwertgefühl*, m/**b/d** Deprivation und negatives Feed-back seitens der Familienmitglieder, persönliche Verletzlichkeit, Verlassenheitsgefühl, m/**a/d** fehlenden/mangelnden Blickkontakt, Rückzug von sozialen Kontakten, Hintansetzen eigener Bedürfnisse, nicht selbstsicheres/passives, unentschlossenes oder überangepasstes Verhalten
- *Posttraumatisches Syndrom*, m/**b/d** anhaltenden/wiederholten körperlichen oder seelischen Missbrauch, m/**a/d** ausagierendes

Verhalten, Entwicklung von Phobien, schwache Impulskontrolle und emotionale Indolenz

- *Unwirksames Coping*, m/**b/d** situations- oder reifungsbedingte Krise, überwältigende Bedrohung des Selbst, persönliche Verletzlichkeit, unzureichende Unterstützungssysteme, m/**a/d** verbalisierte Bedenken hinsichtlich der Fähigkeit zum Umgang mit der aktuellen Situation, chronische Sorgen, Angst, Depression, geringe Selbstachtung, Unfähigkeit zum Problemlösen, hohe Erkrankungsrate, destruktives Verhalten gegenüber sich selbst/anderen

Klimakterium/Menopause [ICD-10-GM: M95.1] GYN

- *Unwirksame Temperaturregulation*, m/**b/d** Schwankungen der Hormonspiegel, m/**a/d** gerötete/bei Berührung warme Haut, Schwitzen, nächtliche Schweißausbrüche, kalte Hände/Füße
- *Fatigue*, m/**b/d** Veränderung in der Körperchemie, Schlafmangel, Depression, m/**a/d** Angaben über Energiemangel, Müdigkeit, Unfähigkeit zur Aufrechterhaltung üblicher Routinen, herabgesetzte Leistungsfähigkeit
- *Gefahr eines unwirksamen Sexualverhaltens*, m/**b/d** wahrgenommene veränderte Körperfunktion, Veränderung der körperlichen Reaktion, Mythen/ungenaue Informationen, gestörte Beziehung zur Bezugsperson
- *Gefahr der Stressurininkontinenz*, m/**b/d** degenerative Veränderungen der Beckenmuskulatur und der strukturellen Stützsysteme
- *Gesundheitsförderndes Verhalten: Management von Veränderungen des Lebenszyklus*, m/**b/d** reifungsbedingte Veränderung, m/**a/d** zum Ausdruck gebrachtes Verlangen nach verstärkter Kontrolle von Gesundheitspraxis, ausgewiesener Mangel an Wissen in Bezug auf Gesundheitsförderung

K

Knochentumor [ICD-10-GM: D48.0] I/CH, GEM (⇨ siehe auch Multiples Myelom, Amputation)

- *Akuter Schmerz*, m/**b/d** Knochenzerstörung, Druck auf Nerven, m/**a/d** verbale oder kodierte Angaben, Schutzverhalten, vegetative Reaktionen
- *Verletzungsgefahr*, m/**b/d** erhöhte Bruchanfälligkeit der Knochen, allgemeine Schwäche, Gleichgewichtsstörungen

Kokainvergiftung, akute [ICD-10-GM: F14.0] I/CH, GEM, PSY (⇨ siehe auch Drogenmissbrauch)

- *Unwirksamer Atemvorgang*, m/**b/d** pharmakologische Effekte auf das Atemzentrum im Gehirn, m/**a/d** Tachypnö, veränderte Atemzugtiefe, Kurzatmigkeit und abnorme Blutgaswerte

- *Gefahr einer verminderten Herzleistung,* m/**b/d** Wirkung der Droge auf das Myokard (abhängig von Reinheit/Qualität), Veränderungen von Pulsrate/Rhythmus/Überleitung, vorbestehende Myokardiopathie
- *Gefahr einer Leberfunktionsstörung,* m/**b/d** Kokainmissbrauch
- *Mangelernährung,* m/**b/d** Anorexie, ungenügenden/unangemessenen Einsatz finanzieller Ressourcen, m/**a/d** unzureichende Nahrungsaufnahme, Gewichtsabnahme/-zunahme unterhalb des Normbereichs, mangelndes/fehlendes Interesse an Nahrung, schwacher Muskeltonus, Zeichen/laborchemische Belege für Vitaminmangel
- *Infektionsgefahr,* m/**b/d** Injektionstechniken, Verunreinigungen der Droge, lokales Trauma/Schädigung des Nasenseptums, Mangelernährung, gestörten Immunstatus
- *Unwirksames Coping,* m/**b/d** persönliche Verletzlichkeit, negatives Rollenvorbild, unzureichende Unterstützungssysteme, ineffektive/inadäquate Coping-/Bewältigungsfähigkeiten bzgl. der Substitution der Droge, m/**a/d** Gebrauch einer schädigenden Substanz trotz erwiesenermaßen unerwünschter Konsequenzen
- *Wahrnehmungsstörung [zu spezifizieren],* m/**b/d** von außen zugeführte Chemikalien, veränderte sensorische Aufnahme/Übertragung (Halluzination), veränderter Zustand von Sinnesorganen, m/**a/d** Reagieren auf interne Stimuli durch halluzinatorische Erfahrungen, bizarres Denken, angst-/panikbedingte Veränderung der Wahrnehmungsschärfe (Geruchs-/Geschmackssinn)

Kokzidioidomykose (San-Joaquin-Valley-Fieber) [ICD-10-GM: B38.9] I/CH

- *Akuter Schmerz,* m/**b/d** Entzündung, m/**a/d** verbale Angaben, Ablenkungsverhalten und eingeengten Blickwinkel
- *Fatigue,* m/**b/d** verminderte Energieproduktion, Beschwerden, m/**a/d** Angaben über einen überwältigenden Energiemangel, Unfähigkeit zur Aufrechterhaltung der üblichen Routine, emotionale Labilität/Reizbarkeit, gestörte Konzentrationsfähigkeit und verminderte Ausdauer/Libido
- *Wissensdefizit [Lernbedarf] bzgl. Art/Verlauf der Erkrankung, Therapie und Selbstversorgungsbedarf,* m/**b/d** mangelnde/fehlende Information, m/**a/d** Formulieren von Bedenken und Fragen

Kolostomie [OPS: 5-463.y] I/CH, GEM

- *Gefahr einer Hautschädigung,* m/**b/d** Fehlen des Sphinkters am Stoma und chemische Reizung durch reizenden Darminhalt, Reaktion auf den Klebstoff/das Produkt zu dessen Entfernung und schlecht sitzendes System
- *Gefahr der Diarrhö/Obstipation,* m/**b/d** Unterbrechung/Störung der normalen Darmfunktion (Setzen des Stomas), Veränderung der Nahrungs-/Flüssigkeitsaufnahme und Effekte der Medikation
- *Wissensdefizit [Lernbedarf] bzgl. Veränderungen der physiologischen Funktion sowie des Selbstversorgungs- und Behandlungsbedarfs,* m/**b/d** fehlende/mangelnde Information/Erinnerung an die Information, Fehlinterpretation von Information m/**a/d** Fragen, Formulieren von Bedenken und ungenaues Befolgen von Instruktionen/Entwicklung vermeidbarer Komplikationen
- *Körperbildstörung,* m/**b/d** biophysische Veränderungen (Vorliegen eines Stomas, Verlust der Kontrolle über die Darmausscheidung) und psychosoziale Faktoren (veränderter Körperzustand, Krankheitsprozess/Begleittherapien, z.B. Krebs, Kolitis), m/**a/d** Verbalisieren einer Veränderung der Selbstwahrnehmung, negative Gefühle gegenüber dem Körper, Furcht vor Zurückweisung/der Reaktion anderer, Nichtberühren/-betrachten des Stomas und Verweigern der Teilnahme an der Versorgung
- *Beeinträchtigte soziale Interaktion,* m/**b/d** Furcht vor beschämenden Situationen als Folge der veränderten Darmkontrolle bei Verlust von Darminhalt, Geruch, m/**a/d** verminderte Teilnahme und verbalisiertes/beobachtetes Unbehagen in sozialen Situationen
- *Gefahr einer sexuellen Funktionsstörung,* m/**b/d** veränderte Körperstruktur/-funktion, radikale Resektions-/Behandlungsverfahren, Verletzlichkeit/psychische Bedenken hinsichtlich der Reaktion von Bezugspersonen und Bruch des sexuellen Reaktionsmusters (z.B. Schwierigkeiten bei der Erektion)

Koma [ICD-10-GM: R40.2] I/CH

- *Erstickungsgefahr,* m/**b/d** kognitive Behinderung/Verlust von Schutzreflexen und der Fähigkeit zu zweckgerichteten Bewegungen
- *Gefahr eines Flüssigkeitsdefizits/Gefahr einer unausgewogenen Ernährung,* m/**b/d** Unfähigkeit zur Aufnahme von Nahrung/Flüssigkeit, erhöhten Bedarf/Hypermetabolismus

- *Selbstversorgungsdefizit, totales*, m/**b/d** kognitive Behinderung und Fehlen zweckgerichteter Aktivität, m/**a/d** Unfähigkeit zur Durchführung von ADLs
- *Gefahr einer zerebralen Durchblutungsstörung*, m/**b/d** verringerten oder unterbrochenen arteriellen/venösen Blutstrom (direkte Verletzung, Ödembildung, Raumforderungen), Stoffwechselveränderungen, Effekte einer Drogen-/Alkoholüberdosis, Hypoxie/Anoxie
- *Infektionsgefahr*, m/**b/d** Stase von Körperflüssigkeiten (Mundbereich, Lunge, Harnwegssystem), invasive Prozeduren und Mangelernährung

Koma, diabetisches I/CH (⇨ siehe Diabetische Ketoazidose)

Koronarer arterieller Bypass [OPS: 5-361.y] I/CH, DEM

- *Gefahr einer verminderten Herzleistung*, m/**b/d** verminderte Myokardkontraktilität, vermindertes zirkulierendes Volumen (Vorlast), Störungen der elektrischen Überleitung und erhöhter peripherer Widerstand (Nachlast)
- *Akuter Schmerz*, m/**b/d** unmittelbares Gewebe-/Knochentrauma des Thorax, Drainagen/Sonden, OP-Wunde am Transplantatentnahmeort, Gewebsentzündung/Ödembildung, intraoperative Nervenschädigung, m/**a/d** verbale Angaben, vegetative Reaktionen (Veränderung der Vitalzeichen) und Ablenkungsverhalten (Unruhe), Reizbarkeit
- *Wahrnehmungsstörung [zu spezifizieren]*, m/**b/d** eingeschränktes Umfeld (postoperativ/akut), Schlafmangel, Effekte der Medikation, ständige Umgebungsgeräusche/-aktivitäten sowie der psychische Stress des Eingriffs, m/**a/d** Desorientiertheit, Verhaltensänderungen, übertriebene emotionale Reaktionen sowie optische/akustische Verzerrungen
- *Unwirksames Rollenverhalten*, m/**b/d** situationsbedingte Krisen (abhängige Rolle)/Erholungsprozess, Ungewissheit bzgl. der Zukunft, m/**a/d** Verzögerung/Veränderung der körperlichen Fähigkeit zur Wiederaufnahme der Rolle, Veränderung der üblichen Rolle oder Verantwortlichkeit, Veränderung der eigenen/fremden Wahrnehmung der Rolle

Krebs [ICD-10-GM: C80] I/CH, PSY, PÄD (⇨ siehe auch Chemotherapie)

- *Furcht/Todesangst*, m/**b/d** situationsbedingte Krisen, Bedrohung/Veränderung des Gesundheitszustandes/sozioökonomischen Status, des Rollenfunktionierens und von Interaktionsmustern;

drohenden Tod, Trennung von der Familie, zwischenmenschliche Übertragung von Gefühlen, m/**a/d** Formulieren von Bedenken, Unzulänglichkeitsgefühl/Hilflosigkeit, Schlafstörung, erhöhte Anspannung, Unruhe, Selbstzentriertheit, Stimulation des Sympathikus

- *Trauern*, m/**b/d** potenziellen Verlust des physiologischen Wohlbefindens (Körperteil/-funktion), wahrgenommene Trennung von Bezugsperson(en)/Lebensweise (Tod), m/**a/d** Wut, Trauer, Rückzug, unterdrückte Gefühle, Veränderungen des Ess-/Schlafverhaltens, des Aktivitätsniveaus, der Libido und des Kommunikationsverhaltens
- *Akuter/Chronischer Schmerz*, m/**b/d** den Krankheitsprozess (Kompression von Nervengewebe, Infiltration von Nerven oder deren Gefäßversorgung, Verlegung einer Nervenbahn, Entzündung), oder Nebenwirkungen therapeutischer Wirkstoffe, m/**a/d** verbale Angaben, Selbstzentriertheit/eingeengter Blickwinkel, Veränderungen des Muskeltonus, schmerzgeprägter Gesichtsausdruck, Ablenkungs-/Schutzverhalten, vegetative Reaktionen und Unruhe
- *Fatigue*, m/**b/d** herabgesetzte Energieproduktion des Stoffwechsels, erhöhten Energiebedarf (Hypermetabolismus), überwältigende psychische/emotionale Anforderungen und eine veränderte Körperchemie (Nebenwirkungen von Medikamenten, Chemotherapie), m/**a/d** nicht nachlassenden/überwältigenden Energiemangel, Unfähigkeit zum Aufrechterhalten üblicher Routinen, verminderte Leistungsfähigkeit, beeinträchtigte Konzentrationsfähigkeit, Lethargie/Lustlosigkeit und Desinteresse an der Umgebung
- *Beeinträchtigte Haushaltsführung*, m/**b/d** Geschwächtheit, mangelnde/fehlende Ressourcen und/oder unzureichende Unterstützungssysteme, m/**a/d** Verbalisieren des Problems, Bitten um Unterstützung und Mangel/Fehlen an notwendiger Ausrüstung oder Hilfen
- *Unwirksames/Verhindertes familiäres Coping*, m/**b/d** chronische Natur der Erkrankung und Behinderung, fortlaufenden Behandlungsbedarf, Überwachung der Eltern und Einschränkungen der Lebensweise, m/**a/d** Ausdruck von Verleugnung/Verzweiflung und ein Schutzverhalten, das in keinem Verhältnis zu den Fähigkeiten oder dem Autonomiebedarf des Patienten steht
- *Bereitschaft für ein verbessertes familiäres Coping*, m/**b/d** die Tat-

sache, dass die Bedürfnisse des Patienten hinreichend befriedigt und Anpassungsaufgaben effektiv angegangen werden, indem Ziele der Selbstverwirklichung zu Tage treten, m/**a/d** Verbalisieren der Auswirkungen der Krise auf eigene Werte, Prioritäten, Ziele oder Beziehungen

Kropf [ICD-10-GM: E04.9] GEM

- *Körperbildstörung*, m/**b/d** sichtbare Schwellung am Hals, m/**a/d** Verbalisieren von Gefühlen, Angst vor der Reaktion anderer, vor der Strukturveränderung, Veränderung sozialer Anteilnahme
- *Angst*, m/**b/d** Veränderung im Gesundheitszustand/fortschreitendes Wachstum der Schwellung, Wahrnehmung des drohenden Todes
- *Gefahr einer Mangelernährung*, m/**b/d** verminderte Fähigkeit zur Nahrungsaufnahme/Schluckbeschwerden
- *Gefahr einer unwirksamen Atemwegsclearance*, m/**b/d** Kompression/Verlegung der Luftröhre

Krupp [ICD-10-GM: J05.0] PÄD

- *Unwirksame Atemwegsclearance (Selbstreinigung der Atemwege)*, m/**b/d** dicken/zähen Schleim und Schwellung/Spasmen der Epiglottis, m/**a/d** harten/bellenden Husten, Tachypnö, Einsatz der Atemhilfsmuskulatur und Giemen
- *Flüssigkeitsdefizit [isotonisch]*, m/**b/d** verminderte Fähigkeit/Abneigung gegen das Schlucken, Fieber und erhöhte Verluste über die Atemwege, m/**a/d** trockene Schleimhäute, schwacher Hautturgor und geringer/konzentrierter Urin

Laminektomie, lumbale [OPS: 5-032.y] I/CH

- *Unwirksame Gewebedurchblutung [zu spezifizieren]*, m/**b/d** verminderten/unterbrochenen Blutstrom (Verband, Ödem/Hämatombildung), Hypovolämie, m/**a/d** Parästhesie, Gefühl der Taubheit, Verminderung von Bewegungsumfang und Muskelkraft
- *Verletzungsgefahr [Rückenmark]*, m/**b/d** vorübergehende Schwäche der Wirbelsäule, Gleichgewichtsstörungen, Veränderungen des Muskeltonus/der Koordination
- *Akuter Schmerz*, m/**b/d** traumatisiertes Gewebe, lokale Entzündung und lokales Ödem, m/**a/d** veränderten Muskeltonus, verbale Angaben, Schutz-/Ablenkungsverhalten und vegetative Veränderungen
- *Beeinträchtigte körperliche Mobilität*, m/**b/d** erzwungene therapeutische Einschränkungen, neuromuskuläre Beeinträchtigung und Schmerzen, m/**a/d** eingeschränkten Bewegungsumfang,

Verminderung von Muskelkraft und -kontrolle, gestörte Koordination und Widerwillen gegen den Versuch einer Bewegung
- *Gefahr eines [akuten] Harnverhalts*, m/**b/d** Schmerzen und Schwellung im Operationsbereich und eingeschränkte Mobilität/Einschränkungen bei der Lagerung

Langzeitpflege I/CH, GEM (⇨ siehe auch Zustände, die Behandlungsbedarf/Hospitalisation begründen)
- *Angst [spezifiziere Grad]/Furcht*, m/**b/d** Veränderung des Gesundheitszustandes, des Rollenfunktionierens, der Interaktionsmuster, des sozioökonomischen Status und des Umfeldes; unbefriedigte Bedürfnisse, kürzlich stattgefundene Veränderungen im Leben und Verlust von Freunden/Bezugspersonen, m/**a/d** ängstliches Angespanntsein, Unruhe, Schlafstörung, wiederholtes Fragen, Auf-und-ab-Gehen, ziellose Aktivität, zum Ausdruck gebrachte Bedenken in Bezug auf Veränderungen in Lebensereignissen, Selbstzentriertheit
- *Trauern*, m/**b/d** wahrgenommenen/tatsächlichen oder potenziellen Verlust des biopsychosozialen Wohlbefindens, persönlicher Besitztümer und bedeutsamer Bezugspersonen; kulturelle Überzeugungen in Bezug auf Altern/Behinderung, m/**a/d** Verleugnen von Gefühlen, Niedergeschlagenheit, Trauer, Schuldgefühle, Veränderung des Aktivitätsgrades, des Schlafverhaltens, der Essgewohnheiten und der Libido
- *Vergiftungsgefahr [Toxizität von Medikamenten]*, m/**b/d** Effekte des Alterns (verlangsamter Stoffwechsel, gestörte Durchblutung, gefährdetes physiologisches Gleichgewicht, Mehrfacherkrankung/Beteiligung mehrerer Organe) sowie die Einnahme vieler verordneter/frei verkäuflicher Medikamente
- *Gestörte Denkprozesse*, m/**b/d** physiologische Veränderungen des Alterns (Zellverlust und Hirnatrophie, verminderte Durchblutung), gestörter sensorischer Input, Schmerzen, Effekte von Medikamenten und psychische Konflikte (gestörter Lebensrhythmus), m/**a/d** längere Reaktionszeiten, Gedächtnisverlust, verkürzte Aufmerksamkeitsspanne, Desorientiertheit, Nicht-folgen-Können, veränderter Schlafrhythmus und Persönlichkeitsveränderungen
- *Schlafstörung*, m/**b/d** interne Faktoren (Krankheit, psychischen Stress, Inaktivität) und externe Faktoren (Umgebungsveränderung, Routinen der Einrichtung) m/**a/d** Einschlafstörungen/fehlendes Ausgeruhtsein, unterbrochener Schlaf/Früherwachen,

Veränderung des Verhaltens/der Leistungsfähigkeit, erhöhte Reizbarkeit und Lustlosigkeit

- *Gefahr eines unwirksamen Sexualverhaltens*, m/**b/d** biopsychosoziale Veränderung der Sexualität, Störung des psychosozialen/körperlichen Wohlbefindens und des Selbstbildes sowie fehlende/mangelnde Privatsphäre/fehlende Bezugsperson(en)
- *Gefahr eines Relokationsstresssyndroms*, m/**b/d** vielfältige Verluste, Gefühl einer Machtlosigkeit, fehlender/mangelnder Gebrauch eines Unterstützungssystems bzw. unzureichendes Unterstützungssystem, Veränderungen des psychosozialen/körperlichen Gesundheitszustandes
- *Gefahr einer beeinträchtigten Religiosität*, m/**b/d** unwirksame Unterstützung/unwirksames Coping, fehlende/mangelnde soziale Interaktion, Depression

Laryngektomie [OPS: 5-303.y] I/CH, GEM (⇨ siehe auch Krebs; Chemotherapie)

- *Unwirksame Atemwegsclearance (Selbstreinigung der Atemwege)*, m/**b/d** teilweise/vollständige Entfernung der Glottis, vorübergehender oder dauerhafter Übergang zur Kehlkopfatmung, Ödembildung und reichlicher/zäher Schleim, m/**a/d** Dyspnö/Atembeschwerden, Veränderung der Atemfrequenz und Atemzugtiefe, Einsatz der Atemhilfsmuskulatur, schwacher/unwirksamer Husten, abnorme Atemgeräusche und Zyanose
- *Hautschädigung/Gewebeschädigung*, m/**b/d** operatives Abtragen von Gewebe/Transplantatentnahme, Effekte einer Strahlen-/Chemotherapie, gestörte Durchblutung/verminderte Blutversorgung, gestörter Ernährungszustand, Ödembildung und Pooling/kontinuierlicher Abfluss von Sekret, m/**a/d** Schädigung der Haut/Gewebeoberfläche und Zerstörung von Haut/Gewebsschichten
- *Geschädigte Mundschleimhaut*, m/**b/d** Dehydratation bzw. mangelnde/fehlende Flüssigkeitsaufnahme, schlechte/ungenügende Mundhygiene, pathologischer Zustand (Krebs im Mundbereich), mechanisches Trauma (Operation im Mundbereich), verminderte Speichelproduktion, Schluckbeschwerden sowie Ansammeln/Herabtropfen von Sekret und Fehl-/Mangelernährung, m/**a/d** Mundtrockenheit (Xerostomie), Beschwerden im Mundbereich, zähflüssiger/muköser Speichel, verminderte Speichelproduktion, trockene und verkrustete/belegte Zunge, entzündete Lippen, fehlende Zähne/fehlendes Zahnfleisch, schlechter Zahnstatus und Mundgeruch

- *Beeinträchtigte verbale Kommunikation*, m/**b/d** anatomisches Defizit (Entfernung der Stimmbänder), physikalische Barriere (Tracheostoma-Tubus) und erforderliches Ruhen der Stimme, m/**a/d** Unfähigkeit zu sprechen, Veränderungen der Stimmmerkmale und beeinträchtigte Artikulation
- *Aspirationsgefahr*, m/**b/d** Schluckstörung, Operation im Gesichts-/Halsbereich, Tracheostoma/Magensonde

Laryngitis I/CH (⇨ siehe Krupp)

Latexallergie [ICD-10-GM: L23.5] GEM

- *Latexallergische Reaktion*, m/**b/d** keine Immunreaktion, m/**a/d** Kontaktdermatitis – Erythem, Blasen; verzögerte Überempfindlichkeit – Ekzem, Reizung; Überempfindlichkeit – generalisiertes Ödem, Giemen/Bronchospasmen, Hypotonie, Herzstillstand
- *Angst [spezifiziere Grad]/Furcht*, m/**b/d** drohenden Tod, m/**a/d** Ausdruck von Bedenken, Hypervigilanz, Unruhe, Selbstzentriertheit
- *Gefahr einer beeinträchtigten Anpassung*, m/**b/d** einen Gesundheitszustand, der einen Berufswechsel erfordert

L

Leukämie, akute [ICD-10-GM: C95.0] I/CH (⇨ siehe auch Chemotherapie)

- *Infektionsgefahr*, m/**b/d** unzureichende Sekundärabwehr (Veränderungen der reifen Leukozyten, erhöhte Anzahl unreifer Lymphozyten, Immun- und Knochenmarksuppression), invasive Verfahren und Fehl-/Mangelernährung
- *Angst [spezifiziere Grad]/Furcht*, m/**b/d** Veränderung des Gesundheitszustandes, drohender Tod und situationsbedingte Krise, m/**a/d** Stimulation des Sympathikus, ängstliches Angespanntsein, Gefühl der Hilflosigkeit, Selbstzentriertheit und Schlafstörung
- *Aktivitätsintoleranz [spezifiziere Grad]*, m/**b/d** verringerte Energiespeicher, erhöhte Stoffwechselrate, Ungleichgewicht zwischen Sauerstoffversorgung und -bedarf, therapeutische Einschränkungen (Bettruhe)/Wirkung einer medikamentösen Therapie, m/**a/d** allgemeine Schwäche, Angaben über Fatigue und Belastungsdyspnö sowie abnorme Herzfrequenz und Blutdruckreaktion
- *Akuter Schmerz*, m/**b/d** physikalische Einflussgrößen (Infiltration von Gewebe, Organen und ZNS; sich ausdehnendes Knochenmark) und chemische Einflussgrößen (antileukämische Behandlung), m/**a/d** verbale Angaben (Unterleibsbeschwerden, Arthralgie, Knochenschmerzen, Kopfschmerzen), Ablenkungsverhalten,

eingeengten Blickwinkel und vegetative Reaktionen (Veränderung der Vitalzeichen)

- *Gefahr eines Flüssigkeitsdefizits*, m/**b/d** exzessive Verluste (Erbrechen, Hämorrhagien, Diarrhö), verminderte Aufnahme (Übelkeit, Anorexie), erhöhter Flüssigkeitsbedarf (Hypermetabolismus/Fieber), Neigung zur Nierensteinbildung/Tumorlysesyndrom

Lungenembolie [ICD-10-GM: I26.9] I/CH

- *Unwirksamer Atemvorgang*, m/**b/d** tracheobronchiale Obstruktion (Entzündung, reichlich Sekret oder aktive Blutung), verminderte Lungenweitung, einen entzündlichen Prozess, m/**a/d** Veränderungen der Atemzugtiefe und/oder -frequenz, Dyspnö/Einsatz der Atemhilfsmuskulatur, veränderte Thoraxexkursion, abnorme Atemgeräusche (Rasseln, Giemen) und Husten (mit oder ohne Sputumproduktion)
- *Beeinträchtigter Gasaustausch*, m/**b/d** veränderte Durchblutung der Alveolen oder größerer Anteile der Lungen, Veränderungen der Alveolokapillarmembran (Atelektase, Bronchial-/Alveolarkollaps, Lungenödem/-erguss, exzessive Sekretbildung/aktive Blutung), m/**a/d** starke Dyspnö, Unruhe, ängstliches Angespanntsein, Somnolenz, Zyanose und Veränderungen der Blutgaswerte/Pulsoximetrie (Hypoxämie und Hyperkapnie)
- *Kardiopulmonale Durchblutungsstörung*, m/**b/d** Unterbrechung des Blutstroms (arteriell/venös), Austauschstörungen auf alveolarer Ebene oder auf Gewebsebene (azidotische Verschiebung der Oxyhämoglobinkurve), m/**a/d** radiologischer/laborchemischer Nachweis eines Ventilations-Perfusions-Missverhältnisses, Dyspnö und zentrale Zyanose
- *Furcht/Angst [spezifiziere Grad]*, m/**b/d** schwere Dyspnö/Unfähigkeit zu normaler Atmung, Wahrnehmung eines drohenden Todes, Bedrohung/Veränderung des Gesundheitszustandes, physiologische Reaktion auf Hypoxämie/Azidose und Sorgen hinsichtlich des unbekannten Ausgangs der Situation, m/**a/d** Unruhe, Reizbarkeit, Rückzugs- oder Angriffsverhalten, Stimulation des Sympathikus (kardiovaskuläre Reizung, Pupillenerweiterung, Schwitzen, Erbrechen, Diarrhö), Weinen, zittrige Stimme und Gefühl eines unmittelbar drohenden Unheils

Lungenödem [ICD-10-GM: J81] I/CH

- *Flüssigkeitsüberschuss*, m/**b/d** verminderte Herzfunktion, exzessive Flüssigkeits-/Natriumaufnahme, m/**a/d** Dyspnö, Rasselgeräusche, Lungenstauung im Röntgenbild, Unruhe, Angst und erhöhten zentralvenösen Druck/pulmonalen Druck

- *Beeinträchtigter Gasaustausch*, m/**b/d** gestörte Durchblutung und verringerten alveolokapillaren Austausch (Flüssigkeitsansammlung/ -verschiebung ins Interstitium/in die Alveolen), m/**a/d** Hypoxie, Unruhe, Verwirrtheit
- *Angst [spezifiziere Grad]/Furcht*, m/**b/d** Wahrnehmung eines drohenden Todes (Unfähigkeit zu atmen), m/**a/d** Reaktionen, die von ängstlicher Anspannung bis zur Panik reichen, Unruhe und Selbstzentriertheit

Lungenödem, durch Höhenkrankheit [ICD-10-GM: T70.3] I/CH (⇨ siehe auch Höhenkrankheit)

- *Beeinträchtigter Gasaustausch*, m/**b/d** Ventilations-Perfusions-Ungleichgewicht, Veränderungen der Alveolokapillarmembran, gestörte Sauerstoffversorgung, m/**a/d** Dyspnö, Verwirrtheit, Zyanose, Tachykardie, abnorme Blutgaswerte
- *Flüssigkeitsüberschuss*, m/**b/d** gestörte Steuerungsmechanismen, m/**a/d** Kurzatmigkeit, Angst, Ödem, abnorme Atemgeräusche, Lungenstauung

Lupus erythematodes, systemischer [ICD-10-GM: L93.0] I/CH, GEM

- *Fatigue*, m/**b/d** unzureichende Energieproduktion/erhöhten Energiebedarf (chronische Entzündung), überwältigende psychische oder emotionale Anforderungen, Beschwerdezustände und gestörte Körperchemie (einschl. von Effekten der Medikamententherapie), m/**a/d** nicht nachlassenden und überwältigenden Mangel an Energie/Unfähigkeit zur Aufrechterhaltung üblicher Routinen, herabgesetzte Leistungsfähigkeit, Lethargie und Libidominderung
- *Akuter Schmerz*, m/**b/d** ausgedehnten Entzündungsprozess von Bindegewebe, Blutgefäßen, serösen Oberflächen und Schleimhäuten, m/**a/d** verbale Angaben, Schutz-/Ablenkungsverhalten, Selbstzentriertheit und vegetative Reaktionen (Veränderung der Vitalzeichen)
- *Hautschädigung/Gewebeschädigung* m/**b/d** chronische Entzündung, Ödembildung und gestörte Zirkulation, m/**a/d** Hautausschlag/-läsionen, Schleimhautulzera und Lichtempfindlichkeit
- *Körperbildstörung*, m/**b/d** Vorliegen einer chronischen Erkrankung mit Hautausschlag, Läsionen, Ulzera, Purpura, fleckiges Erythem der Hände, Alopezie, Kraftverlust und gestörte Körperfunktionen, m/**a/d** Verbergen von Körperteilen, negative Gefühle

gegenüber dem Körper, Gefühle von Hilflosigkeit und Veränderung der sozialen Teilhabe

Lyme-Borreliose [ICD-10-GM: A69.2] I/CH, GEM

- *Akuter/Chronischer Schmerz [Beschwerden]*, m/**b/d** systemische Effekte von Toxinen, Vorliegen von Hautausschlag, Urtikaria und Schwellung/Entzündung von Gelenken, m/**a/d** verbale Angaben, Schutzverhalten, vegetative Reaktionen und eingeengten Blickwinkel
- *Fatigue*, m/**b/d** erhöhten Energiebedarf, gestörte Körperchemie und Beschwerdezustände **a/d** Angaben über überwältigenden Energiemangel/Unfähigkeit zur Aufrechterhaltung üblicher Routinen, herabgesetzte Leistungsfähigkeit, Lethargie und Krankheitsgefühl
- *Gefahr einer verminderten Herzleistung*, m/**b/d** Veränderung von Herzfrequenz/Herzrhythmus/Überleitung

Magenulkus (akutes) [ICD-10-GM: K25.9] I/CH, GEM

- *Flüssigkeitsdefizit [isotonisch]*, m/**b/d** vaskulär bedingte Verluste (Hämorrhagie), m/**a/d** Hypotonie, Tachykardie, verzögerte Kapillarfüllung, Veränderung des Geisteszustandes, Unruhe, konzentrierten/verminderten Urin, Blässe, Diaphorese und Hämokonzentration
- *Gefahr einer Durchblutungsstörung [zu spezifizieren]*, m/**b/d** Hypovolämie
- *Furcht/Angst [spezifiziere Grad]*, m/**b/d** Veränderung des Gesundheitszustandes und drohenden Tod, m/**a/d** erhöhte Anspannung, Unruhe, Reizbarkeit, Furchtsamkeit, Zittern, Tachykardie, Diaphorese, fehlenden/mangelnden Blickkontakt, Selbstzentriertheit, Verbalisieren von Bedenken, Rückzug und Panik oder Angriffsverhalten
- *Akuter Schmerz*, m/**b/d** Reizung/Zerstörung von Magengewebe, m/**a/d** verbale Angaben, Ablenkungsverhalten, Selbstzentriertheit und vegetative Reaktionen (Veränderung der Vitalzeichen)
- *Wissensdefizit [Lernbedarf] bzgl. der Erkrankung und der Therapie/des Selbstversorgungsbedarfs sowie potenzieller Komplikationen*, m/**b/d** fehlende/mangelnde Information/Erinnerung an die Information, Fehlinterpretation von Information, m/**a/d** Formulieren von Bedenken, Fragen und falschen Vorstellungen, ungenaues Befolgen von Instruktionen und Entwickeln vermeidbarer Komplikationen/erneutes Auftreten der Krankheit

M

Makuladegeneration [ICD-10-GM: H35.3] GEM

- *Visuelle Wahrnehmungsstörung*, m/**b/d** gestörte Aufnahme von Sinnesreizen, m/**a/d** angegebene/gemessene Veränderung der Sehschärfe, Veränderung der üblichen Reaktion auf Reize
- *Angst [spezifiziere Grad]/Furcht*, m/**b/d** situationsbedingte Krise, Veränderung des Gesundheitszustandes und der Rollenfunktion oder Bedrohung des- bzw. derselben, m/**a/d** Ausdruck von Bedenken, Sorgen, Unzulänglichkeitsgefühl, verminderte Produktivität, beeinträchtigte Aufmerksamkeit
- *Gefahr der beeinträchtigten Haushaltsführung*, m/**b/d** beeinträchtigtes kognitives Funktionieren, unzulängliche Unterstützungssysteme
- *Gefahr der beeinträchtigten sozialen Interaktion*, m/**b/d** eingeschränkte körperliche Beweglichkeit, Barrieren im Umfeld

Mallory-Weiss-Syndrom [ICD-10-GM: K22.6] I/CH (⇨ siehe auch Achalasie)

- *Gefahr eines Flüssigkeitsdefizits [isotonisch]*, m/**b/d** exzessive vaskulär bedingte Verluste, Erbrechen und verringerte Flüssigkeitsaufnahme
- *Wissensdefizit [Lernbedarf] bzgl. Ursache, Behandlung und Prävention der Erkrankung*, m/**b/d** fehlende/mangelnde Information bzw. Fehlinterpretation von Information, m/**a/d** Formulieren von Bedenken, Fragen und erneutes Auftreten des Problems

Mammakarzinom [ICD-10-GM: C50.9] I/CH, GEM (⇨ siehe auch Krebs)

- *Angst [spezifiziere Grad]*, m/**b/d** Veränderung des Gesundheitszustandes, drohender Tod, Stress, zwischenmenschliche Übertragung, m/**a/d** Formulieren von Bedenken, Sorgen, Unsicherheit, Selbstzentriertheit, verminderte Produktivität
- *Wissensdefizit [Lernbedarf] bzgl. Diagnosen, Prognose, Behandlungsoptionen*, m/**b/d** mangelnde/fehlende Erfahrung/Vertrautheit mit Informationsquellen, Fehlinterpretation von Informationen, kognitive Einschränkungen/Angst, m/**a/d** Verbalisierungen, Aussagen mit falschen Vorstellungen, ungeeignete Verhaltensweisen
- *Gefahr einer Körperbildstörung*, m/**b/d** Veränderung der äußeren Erscheinung, Bedeutung des Körperteils im Hinblick auf sexuelle Wahrnehmungen
- *Gefahr eines unwirksamen Sexualverhaltens*, m/**b/d** gesundheitsbezogene Veränderungen, medizinische Behandlungen, Sorgen um die Beziehung zu Bezugspersonen

Masern [ICD-10-GM: B05.9] PÄD, GEM

- *Akuter Schmerz [Beschwerden]*, m/**b/d** Entzündung von Schleimhäuten und der Konjunktiven sowie Vorliegen eines ausgedehnten Exanthems mit Pruritus, m/**a/d** verbale Angaben, Ablenkungsverhalten, Selbstzentriertheit und vegetative Reaktionen (Veränderung der Vitalzeichen)
- *Hyperthermie*, m/**b/d** Vorliegen viraler Toxine und einer Entzündungsreaktion, m/**a/d** erhöhte Körpertemperatur, gerötete/warme Haut und Tachykardie
- *Infektionsgefahr [Sekundärinfektion]*, m/**b/d** gestörte Immunreaktion und traumatisiertes Hautgewebe
- *Wissensdefizit [Lernbedarf] bzgl. Erkrankung, Übertragung und evtl. Komplikationen*, m/**b/d** fehlende/mangelnde Information bzw. Fehlinterpretation von Information, m/**a/d** Formulieren von Bedenken, Fragen und falschen Vorstellungen sowie Entstehen vermeidbarer Komplikationen

Mastektomie [OPS: 5-874.y] I/CH, GYN

- *Hautschädigung/Gewebeschädigung*, m/**b/d** operatives Entfernen von Haut/Gewebe, gestörte Zirkulation, Drainage, Ödem, Veränderungen der Hautelastizität/-empfindung und Zerstörung von Gewebe (Bestrahlung), m/**a/d** Zerstörung der Hautoberfläche und Hautschichten/des Unterhautgewebes
- *Beeinträchtigte körperliche Mobilität*, m/**b/d** neuromuskuläre Beeinträchtigung, Schmerzen und Ödembildung, m/**a/d** Widerwillen gegen den Versuch einer Bewegung, eingeschränkter Bewegungsumfang sowie Abnahme der Muskelmasse/-kraft
- *Selbstversorgungsdefizit: Körperpflege [Sich kleiden]*, m/**b/d** vorübergehenden Verlust/gestörte Funktion eines oder beider Arme, m/**a/d** Formulieren der Unfähigkeit zur Durchführung/zum Abschluss von Selbstversorgungsaufgaben
- *Körperbildstörung*, m/**b/d** Verlust eines Körperteils, der als Zeichen der Weiblichkeit gilt, m/**a/d** Nichtbetrachten/Nichtberühren des Bereichs, negative Gefühle gegenüber dem Körper, übermäßiges Sich-Beschäftigen mit dem Verlust und Veränderung der sozialen Teilhabe/sozialer Beziehungen
- *Gefahr des erschwerten Trauerns*, m/**b/d** psychische Symptome vor dem Verlust, Prädisposition zu Angst und Gefühlen der Unzulänglichkeit, Häufigkeit bedeutender Lebensereignisse

Mastitis [ICD-10-GM: N61] ENT, GYN

- *Akuter Schmerz*, m/**b/d** Erythem und Ödem von Brustgewebe,

m/**a/d** verbale Angaben, Schutz-/Ablenkungsverhalten, Selbstzentriertheit, vegetative Reaktionen (Veränderung der Vitalzeichen)
- *Infektionsgefahr [Ausbreitung/Abszessbildung]*, m/**b/d** traumatisiertes Gewebe, Stase von Flüssigkeiten und für eine Prävention von Komplikationen unzureichendes Wissen
- *Wissensdefizit [Lernbedarf] bzgl. Pathophysiologie, Behandlung und Prävention*, m/**b/d** fehlende/mangelnde Information bzw. Fehlinterpretation von Information, m/**a/d** Formulieren von Bedenken, Fragen und falschen Vorstellungen
- *Gefahr des unwirksamen Stillens [zu spezifizieren]*, m/**b/d** Unfähigkeit, auf der betroffenen Seite zu stillen/Unterbrechen des Stillens

Mastoidektomie [OPS: 5-203.y] PÄD, I/CH
- *Infektionsgefahr [Ausbreitung]*, m/**b/d** vorbestehende Infektion, operatives Trauma und Stase von Körperflüssigkeiten in großer Nähe zum Gehirn
- *Akuter Schmerz*, m/**b/d** Entzündung, Gewebstrauma und Ödembildung, m/**a/d** verbale Angaben, Ablenkungsverhalten, Unruhe, Selbstzentriertheit und vegetative Reaktionen (Veränderung der Vitalzeichen)
- *Auditive Wahrnehmungsstörung*, m/**b/d** operative Tamponade, Ödem und operative Störung von Mittelohrstrukturen, m/**a/d** dokumentierten/getesteten Hörverlust im betroffenen Ohr

M

Medikamentenüberdosis, akute (Substanzen mit dämpfender Wirkung) [ICD-10-GM: F19.1] I/CH, PSY (⇨ siehe auch Drogenmissbrauch)
- *Unwirksamer Atemvorgang/Beeinträchtigter Gasaustausch*, m/**b/d** neuromuskuläre Beeinträchtigung/ZNS-Depression, verminderte Lungenausdehnung, m/**a/d** Veränderung der Atmung, Zyanose und abnorme Blutgaswerte
- *Verletzungs-/Erstickungs-/Vergiftungsgefahr*, m/**b/d** ZNS-Depression/Agitiertheit, Überempfindlichkeit gegenüber dem/den Medikament(en), psychischer Stress
- *Gefahr der Gewalttätigkeit [selbst-/fremdgefährdend]*, m/**b/d** suizidales Verhalten, toxische Reaktionen auf das/die Medikament(e)
- *Infektionsgefahr*, m/**b/d** Injektionstechniken, Unreinheiten der injizierten Drogen, lokales Trauma, Fehl-/Mangelernährung, gestörter Immunstatus

Melanom, malignes [ICD-10-GM: C43.9] I/CH (⇨ siehe Krebs; Chemotherapie)

Meningokokken-Meningitis, akute [ICD-10-GM: A39.0+G01] I/CH

- *Infektionsgefahr [Ausbreitung]*, m/**b/d** hämatogene Streuung pathogener Organismen, Stase von Körperflüssigkeiten, supprimierte Entzündungsreaktion (medikamenteninduziert) und Exposition anderer gegenüber pathogenen Erregern
- *Gefahr der zerebralen Durchblutungsstörung*, m/**b/d** Hirnödem mit Störung/Unterbrechung des arteriellen/venösen Blutstroms im Gehirn, Hypovolämie, Austauschprobleme auf zellulärer Ebene (Azidose)
- *Hyperthermie*, m/**b/d** infektiösen Prozess (beschleunigter Stoffwechsel) und Dehydratation, m/**a/d** erhöhte Körpertemperatur, warme/gerötete Haut und Tachykardie
- *Akuter Schmerz*, m/**b/d** Entzündung/Reizung der Meningen mit Spasmen der Streckmuskulatur (Hals, Schultern und Rücken), m/**a/d** verbale Angaben, Schutz-/Ablenkungsverhalten, eingeengten Blickwinkel, Fotophobie und vegetative Reaktionen (Veränderung der Vitalzeichen)
- *Verletzungsgefahr/Erstickungsgefahr*, m/**b/d** Veränderungen des Bewusstseinsgrades, mögliche Entwicklung klonisch-tonischer Muskelaktivität (Krämpfe und generalisierte Schwäche), Fatigue, Ataxie, Schwindel

M

Meniskektomie [OPS: 5-801.y] I/CH, GEM

- *Beeinträchtigte Gehfähigkeit*, m/**b/d** Schmerzen, Gelenkinstabilität und medizinisch erzwungene Bewegungseinschränkung, m/**a/d** beeinträchtigte Fähigkeit, sich nach Bedarf/Wunsch in der Umgebung zu bewegen
- *Wissensdefizit [Lernbedarf] bzgl. postoperativen Erwartungen, Vorbeugung gegen Komplikationen sowie Selbstversorgungsbedarf*, m/**b/d** fehlende/mangelnde Information, m/**a/d** Formulieren von Bedenken, Fragen und falschen Vorstellungen

Metabolische Azidose I/CH (⇨ siehe Diabetische Ketoazidose)

Missbrauch [ICD-10-GM: T74.1] PSY (⇨ siehe auch Kindesmisshandlung)

- *Verletzungsgefahr*, m/**b/d** Gebrechlichkeit des Patienten, verbale Drohungen, anamnestisch bekannten körperlichen Missbrauch
- *Machtlosingkeit* /m/**b/d** missbräuchliche Beziehung, Hilflosigkeit als Lebensweise, m/**a/d** Äußerungen über Kontrollverlust, Widerstreben gegen den Ausdruck echter Gefühle, Apathie, Passivität
- *Chronisch geringes Selbstwertgefühl*, m/**b/d** fortgesetzte negative

Evaluation der eigenen Person/eigener Fähigkeiten, persönliche Verletzlichkeit, Bereitschaft zum Ertragen u. U. lebensbedrohlicher häuslicher Gewalt, m/**a/d** negative Selbstäußerungen, Unfähigkeit im Umgang mit Ereignissen in der Selbstbewertung, Wegrationalisieren/Zurückweisen von positivem Feed-back

Mitralstenose [ICD-10-GM: I05.0] I/CH, GEM

- *Aktivitätsintoleranz,* m/**b/d** Ungleichgewicht zwischen Sauerstoffversorgung und -bedarf, m/**a/d** Angaben über Fatigue, Schwäche, Belastungsdyspnö und Tachykardie
- *Beeinträchtigter Gasaustausch,* m/**b/d** veränderten Blutstrom, m/**a/d** Unruhe, Hypoxie und Zyanose (Orthopnö/paroxysmale nächtliche Dyspnö)
- *Verminderte Herzleistung,* m/**b/d** behinderten Blutstrom, **a/d** Ausweitung der Vena jugularis, peripheres/lagerungsabhängiges Ödem, Orthopnö/paroxysmale nächtliche Dyspnö
- *Wissensdefizit [Lernbedarf] bzgl. Pathophysiologie, Therapiebedarf, und potenzieller Komplikationen,* m/**b/d** fehlende/mangelnde Information/Erinnerung an die Information, Fehlinterpretation von Information m/**a/d** Formulieren von Bedenken, falschen Vorstellungen und ungenaues Befolgen von Anweisungen

M

Multiple Persönlichkeit PSY (⇨ siehe Dissoziative Störung)

Multiple Sklerose [ICD-10-GM: G35] I/CH, GEM

- *Fatigue,* m/**b/d** verminderte Energieproduktion, erhöhten Energiebedarf zur Durchführung von Aktivitäten, psychische/emotionale Anforderungen, Schmerzen/Beschwerden, Nebenwirkungen der Medikation, m/**a/d** Verbalisieren eines überwältigenden Energiemangels, Unfähigkeit zur Aufrechterhaltung üblicher Routinen, herabgesetzte Leistungsfähigkeit, beeinträchtigte Konzentrationsfähigkeit, zunehmende körperliche Beschwerden
- *Visuelle/kinästhetische/taktile Wahrnehmungsstörung,* m/**b/d** verzögerte/unterbrochene neuronale Übertragung, m/**a/d** beeinträchtigtes Sehen, Diplopie, Störung des Vibrationsempfindens oder des Lagerungssinns, Parästhesien, Taubheitsgefühl, Abstumpfen gegenüber sensorischen Reizen
- *Beeinträchtigte körperliche Mobilität,* m/**b/d** neuromuskuläre Behinderung, Beschwerden/Schmerzen, sensorische Beeinträchtigungen, verminderte Muskelkraft, -kontrolle und/oder -masse, Verlust der Kondition, **a/d** begrenzte Fähigkeit zur Umsetzung motorischer Fertigkeiten, eingeschränkten Bewegungsumfang, Gangveränderungen/Haltungsinstabilität

- *Machtlosigkeit/Hoffnungslosigkeit* m/**b/d** krankheitsbezogenen Therapieplan und Lebensweise der Hilflosigkeit, m/**a/d** Verbalisieren des Gefühls, keine Kontrolle über die Situation zu haben und sie nicht beeinflussen zu können; Niedergeschlagenheit auf Grund der körperlichen Verschlechterung, die trotz Compliance des Patienten mit dem Therapieplan eintritt, fehlende Teilnahme an der Pflege oder an der Entscheidungsfindung, wenn Gelegenheit dazu geboten wird, Passivität, vermindertes Verbalisieren/ verminderter Affekt
- *Beeinträchtigte Haushaltsführung*, m/**b/d** Effekte einer zur Behinderung führenden Erkrankung, beeinträchtigtes kognitives und/ oder emotionales Funktionieren, ungenügende finanzielle Mittel, unzureichende Unterstützungssysteme, m/**a/d** dokumentierte Schwierigkeiten, beobachtetes unordentliches Umfeld und schlechte hygienische Zustände
- *Unwirksames, verhindertes familiäres Coping*, m/**b/d** situationsbedingte Krisen/vorübergehende Desorganisation der Familie und Rollenwechsel, geringe Unterstützung von Bezugspersonen durch den Patienten, langfristige Erkrankung/langfristiges Fortschreiten der Erkrankung, das die Unterstützungskapazität von Bezugspersonen erschöpft, Schuldgefühle, Angst, Feindseligkeit, Verzweiflung und hochambivalente Familienbeziehungen, m/**a/d** Äußern/Bestätigen oder Dokumentieren der Reaktion von Bezugspersonen auf die Krankheit des Patienten seitens des Patienten, Besorgnis der Bezugsperson(en) bezüglich eigener persönlicher Reaktionen, Intoleranz, Verlassen, nachlässige Versorgung des Patienten und Verdrehung der Wirklichkeit bzgl. der Krankheit des Patienten

M

Multiples Myelom [ICD-10-GM: C90.0] I/CH, GEM (⇨ siehe auch Krebs)

- *Akuter/Chronischer Schmerz*, m/**b/d** Zerstörung von Gewebe/ Knochen, Nebenwirkungen einer Therapie, m/**a/d** verbale oder kodierte Angaben, Schutzverhalten, Veränderungen von Appetit/Gewicht und Schlaf, verringerte Interaktion mit anderen Menschen
- *Beeinträchtigte körperliche Mobilität*, m/**b/d** Verlust der Integrität der Knochenstruktur, Schmerzen, Verlust der Kondition, depressive Stimmungslage, m/**a/d** Verbalisierungen, eingeschränkten Bewegungsumfang, Bewegungsverlangsamung, Gangveränderungen

- *Gefahr eines unwirksamen Selbstschutzes*, m/**b/d** Vorliegen einer Krebserkrankung, medikamentöse Therapien, Strahlenbehandlung, unzureichende Ernährung

Mumps [ICD-10-GM: B26.9] PÄD, GEM

- *Akuter Schmerz*, m/**b/d** Vorliegen einer Entzündung, zirkulierende Toxine und Vergrößerung der Speicheldrüsen, m/**a/d** verbale Angaben, Schutz-/Ablenkungsverhalten, Selbstzentriertheit und vegetative Reaktionen (Veränderung der Vitalzeichen)
- *Hyperthermie*, m/**b/d** Entzündungsprozess (beschleunigter Stoffwechsel) und Dehydratation, m/**a/d** erhöhte Körpertemperatur, warme/gerötete Haut und Tachykardie
- *Gefahr eines Flüssigkeitsdefizits*, m/**b/d** Hypermetabolismus und schmerzhaftes Schlucken mit verminderter Nahrungs-/Flüssigkeitsaufnahme

Muskeldystrophie (Duchenne) [ICD-10-GM: G71.0] PÄD, GEM

- *Beeinträchtigte körperliche Mobilität*, m/**b/d** muskuloskelettale Behinderung/Schwäche, m/**a/d** verminderte Muskelkraft, -kontrolle und -masse, eingeschränkter Bewegungsumfang und gestörte Koordination

- *Wachstum und Entwicklung, verzögert*, m/**b/d** Effekte der körperlichen Behinderung, m/**a/d** verändertes Körperwachstum und gestörte Fähigkeit zur Durchführung altersgerechter Selbstversorgungs-/Selbstkontrollaktivitäten
- *Gefahr einer Überernährung*, m/**b/d** *bewegungsarmen Lebensstils* und gestörtes Essverhalten
- *Verhindertes familiäres Coping*, m/**b/d** situationsbedingte Krise/emotionale Konflikte über Fragen hinsichtlich der Erblichkeit der Erkrankung, des langen Krankheitsverlaufs/der langen Behinderung, die die Unterstützungskapazität von Familienangehörigen erschöpft, m/**a/d** Besorgtsein um persönliche Reaktionen bzgl. der Behinderung sowie ein Schutzverhalten, das in keinem Verhältnis zu den Fähigkeiten/dem Autonomiebedarf des Patienten steht (zu wenig/zu viel)

Myasthenia gravis [ICD-10-GM: G70.0] I/CH, GEM

- *Unwirksamer Atemvorgang/Unwirksame Atemwegsclearance (Selbstreinigung der Atemwege)*, m/**b/d** neuromuskuläre Schwäche und verminderte Energie/Fatigue, m/**a/d** Dyspnö, veränderte Atemfrequenz/Atemzugtiefe, unproduktiver Husten und zufällige Atemgeräusche
- *Beeinträchtigte verbale Kommunikation*, m/**b/d** neuromuskuläre

Schwäche, Fatigue und physikalische Barrieren (Intubation), m/**a/d** Schwäche der Gesichtsmuskulatur, beeinträchtigte Artikulation, Heiserkeit und Unfähigkeit zu sprechen

- *Schluckstörung*, m/**b/d** neuromuskuläre Beeinträchtigung der Larynx-/Pharynxmuskulatur und muskuläre Fatigue, m/**a/d** dokumentierte/beobachtete Schwierigkeiten beim Schlucken, Husten/Verschlucken und Nachweis einer Aspiration
- *Angst [spezifiziere Grad]/Furcht*, m/**b/d** situationsbedingte Krise, Bedrohung des Selbstbildes, Veränderung des Gesundheitszustandes/des sozioökonomischen Status oder der Rollenfunktion, Trennung von Unterstützungssystemen, Wissensmangel und Unfähigkeit zu kommunizieren, m/**a/d** Formulieren von Bedenken, erhöhte Anspannung, Unruhe, ängstliches Angespanntsein, Stimulation des Sympathikus, Weinen, Selbstzentriertheit, unkooperatives Verhalten, Rückzug, Wut und Nicht-Kommunizieren
- *Wissensdefizit [Lernbedarf] bzgl. der medikamentösen Therapie, des Krisenpotenzials (myasthenische/cholinerge Krise) und des Selbstversorgungsmanagements*, m/**b/d** unzureichende Information/Fehlinterpretation von Information, m/**a/d** Formulieren von Bedenken, Fragen und falschen Vorstellungen, Entwickeln vermeidbarer Komplikationen
- *Beeinträchtigte körperliche Mobilität*, m/**b/d** neuromuskuläre Beeinträchtigung, m/**a/d** Angaben über fortschreitende Ermüdbarkeit bei repetitivem/längerem Muskeleinsatz, beeinträchtigte Koordination und verminderte Muskelkraft/-kontrolle
- *Sehstörung*, m/**b/d** neuromuskuläre Beeinträchtigung, m/**a/d** verzerrtes Sehen (Diplopie) und motorische Unkoordiniertheit

Myokardinfarkt [ICD-10-GM: I21.9] I/CH, GEM (⇨ siehe auch Myokarditis)

- *Akuter Schmerz*, m/**b/d** Ischämie des Myokardgewebes, m/**a/d** verbale Angaben, Schutz-/Ablenkungsverhalten (Unruhe), schmerzgeprägten Gesichtsausdruck, Selbstzentriertheit und vegetative Reaktionen (Diaphorese, Veränderung der Vitalzeichen)
- *Angst [spezifiziere Grad]/Furcht*, m/**b/d** drohenden Tod, drohende Veränderung des Gesundheitszustandes/des Rollenfunktionierens und der Lebensweise, zwischenmenschliche Übertragung/Erwecken von Angst, m/**a/d** erhöhte Anspannung, furchtsame Haltung, ängstliches Angespanntsein, Formulieren von Bedenken/Unsicherheit, Unruhe, Stimulation des Sympathikus und somatische Beschwerden

- *Gefahr der verminderten Herzleistung,* m/**b/d** Veränderung der Herzfrequenz und der elektrischen Überleitung, reduzierte Vorlast/erhöhten peripheren Widerstand und gestörte Muskelkontraktilität/dämpfende Effekte einiger Medikamente, infarzierter/dyskinetischer Muskel, strukturelle Defekte
- *Gefahr eines bewegungsarmen Lebensstils,* m/**b/d** Fehlen von/Mangel an Interesse/Motivation, fehlende/mangelnde Ressourcen, fehlendes/mangelndes Training oder Wissen über speziellen Trainingsbedarf, Sicherheitsbedenken/Furcht vor Verletzung

Myokarditis [ICD-10-GM: I51.4] I/CH (⇨ siehe auch Myokardinfarkt)

- *Aktivitätsintoleranz,* m/**b/d** Ungleichgewicht zwischen Sauerstoffversorgung und -bedarf (Myokardentzündung/-schaden), kardiodepressive Effekte gewisser Medikamente und forcierte Bettruhe, m/**a/d** Angaben über Fatigue, Belastungsdyspnö, Tachykardie/Palpitationen in Reaktion auf Aktivität, EKG-Veränderungen/Rhythmusstörungen und allgemeine Schwäche
- *Gefahr einer verminderten Herzleistung,* m/**b/d** Degeneration von Herzmuskulatur
- *Wissensdefizit [Lernbedarf] bzgl. der Pathophysiologie/Ergebnisse der Erkrankung, der Behandlung und des Selbstversorgungsbedarfs/der Umstellungen der Lebensweise,* m/**b/d** fehlende/mangelnde Information/Fehlinterpretation von Information, m/**a/d** Formulieren von Bedenken, falsche Vorstellungen, ungenaues Befolgen von Anweisungen und Entwickeln vermeidbarer Komplikationen

M

Myringotomie PÄD, I/CH (⇨ siehe Mastektomie)

Myxödem [ICD-10-GM: E03.9] I/CH, GEM (⇨ siehe auch Hypothyreose)

- *Körperbildstörung,* m/**b/d** Veränderung der Struktur/Funktion (Haarausfall/Verdickung der Haut, maskenhafter Gesichtsausdruck, vergrößerte Zunge, Menstruations- und Fortpflanzungsstörungen), m/**a/d** negative Gefühle gegenüber dem Körper, Gefühl der Hilflosigkeit und Veränderung der sozialen Teilhabe
- *Überernährung,* m/**b/d** verlangsamten Stoffwechsel und gesenktes Aktivitätsniveau, m/**a/d** Gewichtszunahme, die über das für Körpergröße und Körperbau ideale Gewicht hinausgeht
- *Gefahr einer verminderten Herzleistung,* m/**b/d** gestörte elektrische Überleitung und Myokardkontraktilität

Nebenniereninsuffizienz I/CH (⇨ siehe Addison-Krankheit)

Nephrektomie [OPS: 5-554.y] I/CH

- *Akuter Schmerz*, m/**b/d** operatives Gewebstrauma mit mechanischem Verschluss (Naht), m/**a/d** verbale Angaben, Schutz-/Ablenkungsverhalten, Selbstzentriertheit, vegetative Reaktionen (Veränderung der Vitalzeichen)
- *Gefahr eines Flüssigkeitsdefizits*, m/**b/d** exzessive vaskulär bedingte Verluste und eingeschränkte Flüssigkeitsaufnahme
- *Unwirksamer Atemvorgang*, m/**b/d** Schmerzen an der Operationswunde mit herabgesetzter Lungenausdehnung, m/**a/d** Tachypnö, Fremitus, Veränderung der Atemzugtiefe/Thoraxweitung und Veränderungen der Blutgaswerte
- *Obstipation*, m/**b/d** verringerte Nahrungsaufnahme, verminderte Mobilität, Obstruktion des Gastrointestinaltrakts (paralytischer Ileus) und Schmerzen an der Operationswunde beim Stuhlgang, m/**a/d** verminderte Darmgeräusche, verminderte Häufigkeit des Stuhlgangs/geringere Stuhlmengen und harter/geformter Stuhl

Nephrolithiasis [ICD-10-GM: N20.9] I/CH, GEM (⇨ siehe Harnsteine)

Nephrotisches Syndrom [ICD-10-GM: N04.9] I/CH, GEM

- *Flüssigkeitsüberschuss*, m/**b/d** gestörter Regulationsmechanismus mit Veränderungen des hydrostatischen/onkotischen Gefäßdrucks und verstärkte Aktivierung des Renin-Angiotensin-Aldosteron-Systems, m/**a/d** Ödem/Anasarka, Ergüsse/Aszites, Gewichtszunahme, Einfuhr größer als Ausfuhr, Blutdruckveränderung
- *Mangelernährung*, m/**b/d** exzessiven Eiweißverlust und Unfähigkeit zur Aufnahme adäquater Nährstoffe (Anorexie), m/**a/d** Gewichtsabnahme/Muskelschwund (bei Ödem u. U. schwer zu beurteilen), mangelndes/fehlendes Interesse an Nahrung und beobachtete unzureichende Aufnahme
- *Infektionsgefahr*, m/**b/d** chronische Krankheit und Suppression von Entzündungsreaktionen durch Steroide
- *Gefahr einer Hautschädigung*, m/**b/d** Vorliegen eines Ödems und Aktivitätseinschränkung

Netzhautablösung [ICD-10-GM: H33.2] I/CH, GEM

- *Visuelle Wahrnehmungsstörung*, m/**b/d** verminderte visuelle Wahrnehmung, m/**a/d** verzerrtes Sehen, verkleinertes Gesichtsfeld und Veränderung der Sehschärfe
- *Wissensdefizit [Lernbedarf] bzgl. Therapie, Prognose und Selbstversorgungsbedarf*, m/**b/d** mangelnde/fehlende Information bzw.

falsche Vorstellungen, m/**a/d** Formulieren von Bedenken und Fragen

- *Gefahr der beeinträchtigten Haushaltsführung*, m/**b/d** visuell bedingte Einschränkungen/Aktivitätseinschränkungen

Neugeborenes, normales [ICD-10-GM: Z38.2] PÄD, GEM

- *Gefahr eines beeinträchtigten Gasaustauschs*, m/**b/d** pränatale oder intrapartale Stressoren, exzessive Produktion von Schleim oder Kältestress
- *Gefahr einer veränderten Körpertemperatur*, m/**b/d** in Relation zur Masse große Körperoberfläche, begrenzte Mengen von isolierendem Unterhautfett, nicht erneuerbare Quellen von braunem Fett und nur wenige Speicher von weißem Fett, dünne Epidermis, bei der die Blutgefäße dicht unter der Haut liegen, Unfähigkeit zu Zittern und Wechsel von der warmen, uterinen Umgebung zu einer viel kühleren Umgebung
- *Gefahr einer beeinträchtigten Bindung*, m/**b/d** Entwicklungsübergang (Zugang eines Familienmitglieds), Angst in Verbindung mit der Elternrolle, fehlende/mangelnde Privatsphäre (aufdringliche Familie/Besucher)
- *Gefahr einer Mangelernährung*, m/**b/d** beschleunigten Stoffwechsel, hohen Kalorienbedarf, verstärkte Perspiratio insensibilis auf pulmonalem und kutanem Weg, Fatigue sowie potenziell unzureichende oder erschöpfte Glukosespeicher
- *Infektionsgefahr*, m/**b/d** unzureichende Sekundärabwehr (ungenügende erworbene Immunität, z.B. Mangel an Neutrophilen und spezifischen Immunglobulinen) und unzureichende Primärabwehr (z.B. Exposition gegenüber der Umwelt, geschädigte Haut, traumatisiertes Gewebe, verminderte Ziliaraktion)

Neuritis [ICD-10-GM: M79.2] I/CH, GEM

- *Akuter/Chronischer Schmerz*, m/**b/d** Nervenschäden, wie sie gewöhnlich mit einem degenerativen Prozess einhergehen, m/**a/d** verbale Angaben, Schutz-/Ablenkungsverhalten, Selbstzentriertheit und vegetative Reaktionen (Veränderung der Vitalzeichen)
- *Wissensdefizit [Lernbedarf] bzgl. der verursachenden Faktoren sowie der Behandlung und Prävention*, m/**b/d** fehlende/mangelnde Information bzw. Fehlinterpretation von Information m/**a/d** Formulieren von Bedenken, Fragen und falschen Vorstellungen

Nierensteine I/CH, GEM (⇨ siehe Harnsteine)

Nierentransplantation [OPS: 5-555.y] I/CH, GEM

- *Gefahr eines Flüssigkeitsüberschusses*, m/**b/d** gestörten Regulati-

onsmechanismus (Implantation einer neuen Niere, die für ein optimales Funktionieren eine Anpassungsphase benötigt)
- *Körperbildstörung,* m/**b/d** Versagen und anschließenden Ersatz eines Körperteils sowie medikationsbedingte Veränderungen des Erscheinungsbildes, m/**a/d** Sorgen um den Verlust/die Veränderung, negative Gefühle gegenüber dem Körper und Konzentration auf vergangene Stärke/Funktion
- *Furcht,* m/**b/d** Möglichkeit einer Transplantatabstoßung/eines Transplantatversagens und des drohenden Todes, m/**a/d** erhöhte Anspannung, ängstliches Angespanntsein, Konzentration auf die Quelle der Bedenken und Formulieren von Sorgen
- *Infektionsgefahr,* m/**b/d** geschädigte Haut/traumatisiertes Gewebe, Stase von Körperflüssigkeiten, Immunsuppression, invasive Prozeduren, Ernährungsmängel und chronische Krankheit
- *Gefahr eines unwirksamen Copings/ verhindertes familiäres Coping,* m/**b/d** situationsbedingte Krisen, familiäre Desorganisation und Rollenwechsel, prolongierte Erkrankung, welche die Unterstützungsfähigkeit der Bezugsperson(en)/der Familie erschöpft, therapeutische Einschränkungen/langfristige therapeutische Bedürfnisse

Nierenversagen, akutes [ICD-10-GM: N17.9] I/CH

N

- *Flüssigkeitsüberschuss,* m/**b/d** gestörte Regulationsmechanismen (verminderte Nierenfunktion), m/**a/d** Gewichtszunahme, Ödem/Anasarka, Einfuhr größer als Ausfuhr, venöse Stauung, Veränderungen des Blutdrucks/zentralen Venendrucks und veränderte Elektrolytspiegel
- *Mangelernährung,* m/**b/d** Unfähigkeit zur Aufnahme/Verdauung adäquater Nährstoffe (Anorexie, Übelkeit/Erbrechen, Ulzerationen der Mundschleimhaut und erhöhter Stoffwechselbedarf) zusätzlich zu therapeutischen Nahrungseinschränkungen, m/**a/d** fehlendes/mangelndes Interesse an Nahrung bzw. Abneigung gegen Essen, beobachtete unzureichende Aufnahme, Gewichtsabnahme, Verlust von Muskelmasse
- *Infektionsgefahr,* m/**b/d** Schwächung der Immunabwehr, invasive Verfahren/Vorrichtungen und Veränderungen der Nahrungsaufnahme/Mangelernährung
- *Gestörte Denkprozesse,* m/**b/d** Ansammlung toxischer Abfallprodukte und gestörte Hirndurchblutung, m/**a/d** Desorientiertheit, Störungen des Kurzzeitgedächtnisses, Apathie und phasenweise Stumpfheit

Obstipation I/CH (⇨ siehe Verstopfung)

Operation I/CH (⇨ siehe Chirurgische Eingriffe, allgemein)

Opiat-Missbrauch GEM, PSY (⇨ siehe Drogenmissbrauch; Medikamentenüberdosis, akute)

Organisches Hirnsyndrom GEM (⇨ siehe Alzheimer-Krankheit)

Ösophagusvarizen [ICD-10-GM: I85.9] I/CH (⇨ siehe auch Magenulkus [akutes])

- *Flüssigkeitsdefizit [isotonisch]*, m/**b/d** exzessiven vaskulär bedingten Verlust, verminderte Flüssigkeitsaufnahme und Verluste über den Magen (Erbrechen), m/**a/d** Hypotonie, Tachykardie, verminderte Venenfüllung und verminderten/konzentrierten Urin
- *Angst [spezifiziere Grad]/Furcht*, m/**b/d** Veränderung des Gesundheitszustandes und drohenden Tod, m/**a/d** erhöhte Anspannung/ängstliches Angespanntsein, Stimulation des Sympathikus, Unruhe, Selbstzentriertheit und Formulieren von Bedenken

Osteoarthritis (degenerative Gelenkerkrankung) [ICD-10-GM: M19.9] I/CH, GEM (⇨ siehe Rheumatoide Arthritis)

- (Obwohl dies im Gegensatz zum entzündlichen Prozess bei rheumatoider Arthritis ein degenerativer Prozess ist, sind die pflegerischen Belange die selben.)

Osteomalazie I/CH, PÄD (⇨ siehe Rachitis)

O

Osteomyelitis [ICD-10-GM: M86.9] I/CH, GEM

- *Akuter Schmerz*, m/**b/d** Entzündung und Gewebsnekrose, m/**a/d** verbale Angaben, Schutz-/Ablenkungsverhalten, Selbstzentriertheit und vegetative Reaktionen (Veränderung der Vitalzeichen)
- *Hyperthermie*, m/**b/d** erhöhter Stoffwechsel und infektiöser Prozess, m/**a/d** erhöhte Körpertemperatur und warme/gerötete Haut
- *Durchblutungsstörung*, m/**b/d** entzündliche Reaktion mit Thrombose von Gefäßen, Gewebszerstörung, Ödem- und Abszessbildung, m/**a/d** Knochennekrose, Fortdauer des entzündlichen Prozesses und verzögerte Heilung
- *Gefahr der beeinträchtigten Gehfähigkeit*, m/**b/d** Entzündung und Gewebsnekrose, Schmerzen, Gelenkinstabilität
- *Wissensdefizit [Lernbedarf] bzgl. der Pathophysiologie der Erkrankung, des langfristigen Therapiebedarfs, des Einschränkens der Aktivität, und Prävention von Komplikationen*, m/**b/d** fehlende/mangelnde Information bzw. Fehlinterpretation von Information, m/**a/d** Formulieren von Bedenken, Fragen und falschen Vorstellungen sowie ungenaues Befolgen von Anweisungen

Osteoporose [ICD-10-GM: M81.9] I/CH, GEM

- *Verletzungsgefahr*, m/**b/d** Verlust an Knochendichte/-integrität, wodurch das Risiko einer Fraktur bei minimaler oder keiner Belastung steigt
- *Akuter/Chronischer Schmerz*, m/**b/d** vertebral bedingte Kompression von Spinalnerven/Muskeln/Bändern, Spontanfrakturen, m/**a/d** verbale Angaben und Schutz-/Ablenkungsverhalten, Selbstzentriertheit und Veränderungen des Schlafverhaltens
- *Beeinträchtigte körperliche Mobilität*, m/**b/d** Schmerzen und muskuloskelettale Beeinträchtigungen, m/**a/d** eingeschränkten Bewegungsumfang, Widerwillen gegen den Versuch einer Bewegung/Furcht vor erneuter Verletzung und erzwungene Restriktionen/Einschränkungen

Pankreatitis [ICD-10-GM: K85] I/CH

- *Akuter Schmerz*, m/**b/d** Verlegung des Pankreas-/Gallengangs, chemische Kontamination peritonealer Oberflächen durch Pankreasexsudat/Autodigestion, Ausweitung der Entzündung auf den retroperitonealen Nervenplexus, m/**a/d** verbale Angaben, Schutz-/Ablenkungsverhalten, Selbstzentriertheit, Grimassieren, vegetative Reaktionen (Veränderung der Vitalzeichen) und Veränderung des Muskeltonus
- *Gefahr eines Flüssigkeitsdefizits*, m/**b/d** exzessive Verluste über den Magen (Erbrechen, Absaugen über Magensonde, Vergrößerung des Gefäßbettes (Vasodilatation, Effekte von Kininen), Transsudation in den transzellulären Raum, Aszitesbildung, Störung des Gerinnungsprozesses, Hämorrhagie
- *Mangelernährung*, m/**b/d** Erbrechen, verminderte orale Aufnahme sowie gestörte Fähigkeit zur Verdauung von Nährstoffen (Verlust von Verdauungsenzymen/Insulin), m/**a/d** unzureichende Nahrungsaufnahme, Aversion gegen Essen, dokumentierte gestörte Geschmacksempfindung, Gewichtsabnahme und reduzierte Muskelmasse
- *Infektionsgefahr*, m/**b/d** unzureichende Primärabwehr (Stase von Körperflüssigkeiten, gestörte Peristaltik, Veränderung pH-Wert-abhängiger Sekrete), Immunsuppression, Ernährungsmängel, Gewebszerstörung und chronische Krankheit

Paranoide Störungen [ICD-10-GM: F22.0] PSY

- *Gefahr der Gewalttätigkeit (fremd-/selbstgefährdend)*, m/**b/d** wahrgenommenes Drohen von Gefahr, paranoide Wahnvorstellungen und verstärkte Angst

- *[Schwere] Angst*, m/**b/d** Unfähigkeit zu vertrauen (Patient hat die Aufgabe, Vertrauen und Misstrauen abzuwägen, nicht bewältigt), m/**a/d** starres Wahnsystem (dient zur Erleichterung des Stresses, der den Wahn rechtfertigt), Furcht vor anderen Menschen und vor der eigenen Feindseligkeit
- *Machtlosigkeit*, m/**b/d** Unzulänglichkeitsgefühl, gelebte Hilflosigkeit, fehlangepasste zwischenmenschliche Aktionen (z.B. Missbrauch von Macht, Kraft; missbräuchliche Beziehungen), Gefühl eines schwer beeinträchtigten Selbstbildes und die Überzeugung, dass die Person keine Kontrolle über die Situation(en) hat, m/**a/d** paranoide Wahnvorstellungen, aggressives Verhalten als Kompensation und verbales Anerkennen des Schadens, den die Paranoia beim Patienten und bei anderen verursacht hat
- *Gestörte Denkprozesse*, m/**b/d** psychische Konflikte, verstärkte Angst und Furcht, m/**a/d** Schwierigkeiten im Denkprozess und in der Art des Denkens, Störung der Fähigkeit zu klarem und logischem Denken, Wahnvorstellungen, Fragmentation und autistisches Denken
- *Verhindertes familiäres Coping*, m/**b/d** vorübergehende oder dauerhafte Desorganisation der Familie/Rollenwechsel, lange Dauer der Krankheit, welche die Unterstützungsfähigkeit von Bezugsperson(en) erschöpft, m/**a/d** ein Familiensystem, das die physischen, emotionalen und spirituellen Bedürfnisse seiner Mitglieder nicht erfüllt; Unfähigkeit, ein breites Spektrum von Gefühlen zum Ausdruck zu bringen oder zu akzeptieren; unangemessene Grenzwahrung, Bezugsperson(en) besorgt über persönliche Reaktionen

P

Paraplegie [ICD-10-GM: G82.2] I/CH, GEM (⇨ siehe auch Tetraplegie)

- *Beeinträchtigte Transferfähigkeit*, m/**b/d** Verlust der Muskelfunktion/-kontrolle, Verletzung von Gelenken der oberen Extremitäten (Überbeanspruchung)
- *Kinästhetische/Taktile Wahrnehmungsstörung*, m/**b/d** neurologisches Defizit mit Verlust der sensiblen Wahrnehmung und Übertragung, psychischen Stress, m/**a/d** dokumentierte/gemessene Veränderung der sensiblen Wahrnehmungsschärfe und Verlust der üblichen Reizreaktionen
- *Reflexurininkontinenz/Beeinträchtigte Urinausscheidung*, m/**b/d** Verlust der Nervenleitungen oberhalb des Reflexbogens, m/**a/d** fehlendes Bewusstsein für Blasenfüllung/Vollsein der Blase, feh-

lender Miktionsdrang, ungehemmte Blasenkontraktion, Harnwegsinfekte, Nierensteinbildung

- *Körperbildstörung/unwirksames Rollenverhalten*, m/**b/d** Verlust von Körperfunktionen, Veränderung der körperlichen Fähigkeit zur Einnahme der Rolle, wahrgenommener Verlust des Selbst/der Identität, m/**a/d** negative Gefühle gegenüber dem Körper/sich selbst, Gefühle von Hilflosigkeit/Machtlosigkeit, verzögerte Übernahme der Verantwortung für die Selbstversorgung/Teilnahme an der Therapie und Veränderung der sozialen Teilhabe
- *Sexuelle Funktionsstörung*, m/**b/d** Verlust der Empfindung, gestörte Funktion und Verletzlichkeit, m/**a/d** Suche nach Bestätigung des Begehrtseins, Verbalisieren von Bedenken, Veränderung der Beziehung zur Bezugsperson und Veränderung des Interesses an sich selbst/an anderen

Parathyroidektomie [OPS: 5-067.y] I/CH

- *Akuter Schmerz*, m/**b/d** Vorliegen einer Operationswunde und Effekte eines gestörten Kalziumstoffwechsels (Knochenschmerzen, Tetanie), m/**a/d** verbale Angaben, Schutz-/Ablenkungsverhalten, Selbstzentriertheit und vegetative Reaktionen (Veränderung der Vitalzeichen)
- *Gefahr eines Flüssigkeitsdefizits*, m/**b/d** präoperative Nierenbeteiligung, stressinduzierte Freisetzung von ADH und Veränderung der Kalzium-/Elektrolytspiegel
- *Gefahr einer unwirksamen Atemwegsclearance (Selbstreinigung der Atemwege)*, m/**b/d** Ödembildung und Schädigung des N. laryngeus
- *Wissensdefizit [Lernbedarf] bzgl. der postoperativen Versorgung/ Komplikationen und langfristiger Bedürfnisse*, m/**b/d** fehlende/ mangelnde Information/Erinnerung an die Information, Fehlinterpretation von Information, m/**a/d** Formulieren von Bedenken, Fragen und falschen Vorstellungen

Parkinson-Krankheit [ICD-10-GM: G20] I/CH, GEM

- *Beeinträchtigte Gehfähigkeit*, m/**b/d** neuromuskuläre Beeinträchtigung (Muskelschwäche, Tremor, Bradykinesie) und muskuloskelettale Beeinträchtigung (Gelenkstarre), m/**a/d** Unfähigkeit, sich nach Wunsch in der Umgebung zu bewegen, vermehrtes Auftreten von Stürzen
- *Schluckstörung*, m/**b/d** neuromuskuläre Beeinträchtigung/Muskelschwäche, m/**a/d** dokumentierte/beobachtete Schwierigkeit

beim Schlucken, Herabtropfen von Speichel, Belege für eine Aspiration (Anzeichen von Ersticken, Husten)

- *Beeinträchtigte verbale Kommunikation*, m/**b/d** Muskelschwäche und Unkoordiniertheit, m/**a/d** beeinträchtigte Artikulation, Schwierigkeiten bei der Phonation sowie Veränderungen des Sprechrhythmus und der Intonation
- *Gefahr der Stressüberlastung*, m/**b/d** inadäquate Ressourcen, chronische Krankheit, körperliche Anforderungen
- *Rollenüberlastung der pflegenden Bezugspersonen*, m/**b/d** Schweregrad der Krankheit der betreuten Person, psychische/kognitive Probleme der betreuten Person, EhepartnerIn als Betreuungsperson, Dauer der erforderlichen Betreuung, fehlende/mangelnde Erholung bzw. Freizeit für die Betreuungsperson, m/**a/d** sich gestresst, deprimiert, besorgt fühlen; fehlende/mangelnde Ressourcen/Unterstützung, Familienkonflikt

Pelviperitonitis [ICD-10-GM: N73.5] GYN, GEM

- *Infektionsgefahr [Ausbreitung]*, m/**b/d** Vorliegen eines infektiösen Prozesses in hochvaskularisierten Beckenstrukturen, Verzögern des Ganges zum Arzt
- *Akuter Schmerz*, m/**b/d** Entzündung, Ödem und Stauung im Gewebe der Fortpflanzungsorgane/Beckengewebe, m/**a/d** verbale Angaben, Schutz-/Ablenkungsverhalten, Selbstzentriertheit und vegetative Reaktionen (Veränderung der Vitalzeichen)
- *Hyperthermie*, m/**b/d** Entzündungsprozess/Hypermetabolismus, m/**a/d** erhöhte Körpertemperatur, warme/gerötete Haut und Tachykardie
- *Gefahr eines situationsbedingten geringen Selbstwertgefühls*, m/**b/d** wahrgenommenes Stigma der körperlichen Kondition (Infektion des Fortpflanzungssystems)
- *Wissensdefizit [Lernbedarf] bzgl. der Ursache/Komplikationen der Erkrankung, des Therapiebedarfs und der Übertragung auf andere*, m/**b/d** Mangel/Fehlen von Information bzw. Fehlinterpretation von Information, m/**a/d** Formulieren von Bedenken, Fragen, falschen Vorstellungen und Entwickeln vermeidbarer Komplikationen

Periarteriitis nodosa (syn. Panarteriitis nodosa) [ICD-10-GM: M30.0] I/CH, GEM

- *Durchblutungsstörung [zu spezifizeren]*, m/**b/d** Reduktion/Unterbrechung des Blutstroms, m/**a/d** Organinfarkte, Veränderungen von Organfunktionen und Entstehen einer organischen Psychose

- *Hyperthermie*, m/**b/d** ausgedehnten Entzündungsprozess, m/**a/d** erhöhte Körpertemperatur und warme/gerötete Haut
- *Akuter Schmerz*, m/**b/d** Entzündung, Gewebsischämie und Nekrose des betroffenen Bereichs, m/**a/d** verbale Angaben, Schutz-/Ablenkungsverhalten, Selbstzentriertheit und vegetative Reaktionen (Veränderung der Vitalzeichen)
- *Trauern*, m/**b/d** wahrgenommenen Verlust des Selbst, m/**a/d** Ausdrücke von Trauer und Wut, verändertes Schlaf- und/oder Essverhalten, Veränderungen des Aktivitätsniveaus und der Libido

Perikarditis [ICD-10-GM: I31.9] I/CH

- *Akuter Schmerz*, m/**b/d** Gewebsentzündung und Vorliegen eines Ergusses, m/**a/d** verbale Angaben zu bewegungs-/lagerungsabhängigen Schmerzen, Schutz-/Ablenkungsverhalten, Selbstzentriertheit und vegetative Reaktionen (Veränderung der Vitalzeichen)
- *Aktivitätsintoleranz*, m/**b/d** Ungleichgewicht zwischen Sauerstoffversorgung und -bedarf (Einschränkung der Herzfüllung bzw. der Ventrikelkontraktion, verminderte Herzleistung), m/**a/d** Angaben von Schwäche/Fatigue, Belastungsdyspnö, abnorme Herzfrequenz oder Blutdruckreaktion und Zeichen einer Herzinsuffizienz
- *Gefahr einer verminderten Herzleistung*, m/**b/d** Ansammlung von Flüssigkeit (Erguss), eingeschränkte Herzfüllung/-kontraktilität
- *Angst[spezifiziere Grad]*, m/**b/d** Veränderung des Gesundheitszustandes und wahrgenommene Drohung des Todes, m/**a/d** erhöhte Anspannung, ängstliches Angespanntsein, Unruhe und Formulieren von Bedenken

Periphere Gefäßkrankheit (Atherosklerose) [ICD-10-GM: I70.9] I/CH, GEM (⇨ siehe auch arterielle Verschlusskrankheit, periphere)

- *Periphere Durchblutungsstörung*, m/**b/d** Reduktion/Unterbrechung des arteriellen/venösen Blutstroms, m/**a/d** Veränderungen von Hauttemperatur und -farbe, fehlendes/mangelndes Haarwachstum, Blutdruck-/Pulsveränderungen an der Extremität, Vorliegen von Strömungsgeräuschen und Angaben über Claudicatio
- *Aktivitätsintoleranz*, m/**b/d** Ungleichgewicht zwischen Sauerstoffversorgung und -bedarf, m/**a/d** Angaben über Muskelschwäche/-Fatigue und Belastungsbeschwerden (Claudicatio)
- *Gefahr einer Hautschädigung/Gewebeschädigung*, m/**b/d** gestörte

Durchblutung mit verminderter Empfindung und beeinträchtigter Heilung

Peritonealdialyse I/CH (⇨ siehe Dialyse, allgemein; Dialyse, peritoneal; Hämodialyse)

Peritonitis [ICD-10-GM: K65.9] I/CH

- *Infektionsgefahr [Ausbreitung/Septikämie]*, m/**b/d** unzureichende Primärabwehr (geschädigte Haut, traumatisiertes Gewebe, gestörte Peristaltik), unzureichende Sekundärabwehr (Immunsuppression) und invasive Prozeduren
- *Flüssigkeitsdefizit [gemischt]*, m/**b/d** Verlagerung von Flüssigkeit aus dem extrazellulären, intravaskulären und interstitiellen Kompartment in den Darm und/oder die Bauchhöhle, exzessive Verluste über den Magen (Erbrechen, Diarrhö, Absaugen über eine Magensonde), Hypermetabolismus und eingeschränkte Flüssigkeitsaufnahme, m/**a/d** trockene Schleimhäute, schwachen Hautturgor, verzögerte Kapillarfüllung, schwache periphere Pulse, verminderte Urinausfuhr, dunkler/konzentrierter Urin, Hypotonie und Tachykardie
- *Akuter Schmerz*, m/**b/d** chemische Reizung des parietalen Peritoneums, Gewebetrauma, Ansammlung von Flüssigkeit in der Bauchhöhle/im Peritonealspalt, m/**a/d** verbale Angaben, Schutzverhalten/Loslassschmerz, Ablenkungsverhalten, schmerzgeprägter Gesichtsausdruck, Selbstzentriertheit und vegetative Reaktionen (Veränderung der Vitalzeichen)
- *Gefahr einer Mangelernährung*, m/**b/d** Übelkeit/Erbrechen, Funktionsstörung des Darms, Stoffwechselanomalien, erhöhten Stoffwechselbedarf

P

Persönlichkeitsstörung [ICD-10-GM: F60.9] PSY

- *Gefahr der Gewalttätigkeit [fremd-/selbstgefährdend]*, m/**b/d** Missachtung von Autorität/der Rechte anderer, Unfähigkeit zur Frustrationstoleranz, Bedürfnis nach sofortiger Belohnung, leichte Erregbarkeit, empfindliches Selbstbild, Unfähigkeit zur Formulierung von Gefühlen, Einsatz fehlangepasster Coping-Mechanismen einschl. Substanzmissbrauch
- *Unwirksames Coping*, m/**b/d** sehr niedrige Toleranz gegenüber externem Stress, mangelndes/fehlendes Erleben innerer Angst (z. B. Schuldgefühl, Scham), persönliche Verletzlichkeit, unerfüllte Erwartungen, vielfache Veränderungen im Leben, m/**a/d** Wahl von Aggression und Manipulation im Umgang mit Problemen/Konflikten, ungeeigneter Einsatz von Abwehrmechanismen

(z. B. Verleugnung, Projektion), chronischer Kummer, Angst, destruktive Verhaltensweisen, hohe Unfallraten

- *Chronisch geringes Selbstwertgefühl*, m/**b/d** mangelndes/fehlendes positives Feed-back und/oder wiederholtes negatives Feed-back, unbefriedigte Abhängigkeitsbedürfnisse, gestörtes Familiensystem, m/**a/d** ausagierendes Verhalten (z. B. Substanzmissbrauch, sexuelle Promiskuität, Unzulänglichkeitsgefühle, Nichtteilnahme an der Therapie)
- *Gefährdendes/verhindertes familiäres Coping*, m/**b/d** familiäre Desorganisiertheit/Rollenveränderungen, hochgradig ambivalente Familienbeziehungen, wenig Unterstützung der primären Bezugspersonen durch den Patienten, anamnestisch bekannter Missbrauch/häusliche Vernachlässigung, m/**a/d** Formulieren von Bedenken oder Klagen, Sorge der primären Bezugsperson um eigene Reaktionen auf die Situation, protektives Verhalten im Missverhältnis zu den Fähigkeiten oder dem Autonomiebedürfnis des Patienten
- *Beeinträchtigte soziale Interaktion*, m/**b/d** inadäquate persönliche Ressourcen (flache Gefühle), unreife Interessen, unterentwickeltes Bewusstsein, nicht akzeptierte soziale Werte, m/**a/d** Schwierigkeiten beim Erfüllen der Erwartungen anderer, fehlende/mangelnde Überzeugung, dass Regeln auch für die eigene Person gelten, Gefühl von Leere/Unzulänglichkeit, überdeckt von Eingebildetheit/Arroganz/Verachtung, von der dominierenden kulturellen Gruppe unakzeptiertes Verhalten

P

Phäochromozytom [ICD-10-GM: C74.1] I/CH

- *Angst [spezifiziere Grad]*, m/**b/d** exzessive physiologische (hormonelle) Stimulation des Sympathikus, situationsbedingte Krisen, Bedrohung/Veränderung des Gesundheitszustandes, m/**a/d** ängstliches Angespanntsein, Zittrigkeit, Unruhe, Selbstzentriertheit, Furchtsamkeit, Diaphorese und das Gefühl drohenden Verhängnisses
- *Flüssigkeitsdefizit [gemischt]*, m/**b/d** exzessive Verluste über den Magen (Erbrechen/Diarrhö), Hypermetabolismus, Diaphorese und hyperosmolare Diurese, m/**a/d** Hämokonzentration, trockene Schleimhäute, schwacher Hautturgor, Durst und Gewichtsabnahme
- *Verminderte Herzleistung/Durchblutungsstörung [zu spezifizieren]*, m/**b/d** veränderte Vorlast/vermindertes Blutvolumen, veränderten peripheren Widerstand und erhöhte Aktivität des Sympathi-

kus (exzessive Sekretion von Katecholaminen), m/**a/d** kühle/feuchte Haut, Blutdruckveränderung (Hypertonie/lagerungsabhängige Hypotonie), Sehstörungen, schwere Kopfschmerzen und Angina

- *Wissensdefizit [Lernbedarf] bzgl. der Pathophysiologie der Erkrankung, des Ergebnisses sowie des prä- und postoperativen Versorgungsbedarfs*, m/**b/d** fehlende/mangelnde Information bzw. Erinnerung an Information, m/**a/d** Formulieren von Bedenken, Fragen und falschen Vorstellungen

Phlebitis I/CH, GEM (⇨ siehe Thrombophlebitis)

Phobie [ICD-10-GM: F40.9] PSY (⇨ siehe auch Angstkrankheiten, allgemein)

- *Furcht*, m/**b/d** erlernte irrationale Reaktion auf natürliche oder angeborene Auslöser (phobischer Stimulus), unbegründete morbide Furcht vor einem scheinbar harmlosen Objekt bzw. einer scheinbar harmlosen Situation m/**a/d** Stimulation des Sympathikus und Reaktionen von ängstlichem Angespanntsein bis hin zur Panik, Rückzug oder totales Vermeiden von Situationen, die den Betroffenen in Kontakt mit dem gefürchteten Objekt/der gefürchteten Situation bringen
- *Beeinträchtigte soziale Interaktion*, m/**b/d** intensive Furcht vor einer Begegnung mit dem gefürchteten Objekt/der gefürchteten Aktivität oder Situation und antizipierter Kontrollverlust, m/**a/d** dokumentierte Veränderung der Interaktionsweise/des Interaktionsmusters, Unbehagen in sozialen Situationen und Meiden des phobischen Stimulus

P

Plazenta praevia [ICD-10-GM: O44.1] GYN, ENT

- *Gefahr eines Flüssigkeitsdefizits*, m/**b/d** exzessive vaskulär bedingte Verluste (Gefäßschaden und unzureichende Vasokonstriktion)
- *Beeinträchtigter fötaler Gasaustausch*, m/**b/d** gestörte Durchblutung, gestörte Sauerstofftransportkapazität des Blutes (Anämie der Mutter) und verminderte Gasaustauschfläche am Ansatzpunkt der Plazenta, m/**a/d** Veränderungen der fötalen Herzfrequenz/-aktivität und Absetzen von Mekonium
- *Furcht*, m/**b/d** drohenden Tod (wahrgenommen oder tatsächlich), Bedrohung der eigenen Person oder des Fötus, m/**a/d** Verbalisieren spezifischer Bedenken, erhöhte Anspannung, Reizung des Sympathikus
- *Gefahr eines Beschäftigungsdefizits*, m/**b/d** erzwungene Aktivitätseinschränkung/Bettruhe

Plazentalösung [ICD-10-GM: Q45.9] ENT

- *Flüssigkeitsdefizit [isotonisch]*, m/**b/d** exzessiven Blutverlust, m/**a/d** Hypotonie, erhöhte Herzfrequenz, Senkung von Pulsvolumen und -druck, verzögerte Kapillarfüllung oder Veränderungen der Wahrnehmung
- *Furcht*, m/**b/d** drohenden Tod (wahrgenommen oder real) des Föten/der eigenen Person, m/**a/d** Verbalisieren spezifischer Bedenken, erhöhte Anspannung, Stimulation des Sympathikus
- *Akuter Schmerz, m/***b/d** Ansammlung von Blut zwischen Uteruswand und Plazenta, Uteruskontraktionen, m/**a/d** verbale Angaben, Schützen des Unterleibs, Muskelanspannung oder Veränderung der Vitalzeichen
- *Beeinträchtigter Gasaustausch, fötaler*, m/**b/d** gestörten uteroplazentaren Sauerstofftransfer, m/**a/d** Veränderungen der fetalen Herzfrequenz und Bewegungen

Pleuritis [ICD-10-GM: R09.1] I/CH, GEM

- *Akuter Schmerz*, m/**b/d** Entzündung/Reizung der parietalen Pleura, m/**a/d** verbale Angaben, Schutz-/Ablenkungsverhalten, Selbstzentriertheit und vegetative Reaktionen (Veränderung der Vitalzeichen)
- *Unwirksamer Atemvorgang*, m/**b/d** Schmerzen beim Einatmen, m/**a/d** verminderte Atemzugtiefe, Tachypnö und Dyspnö
- *Infektionsgefahr [Pneumonie]*, m/**b/d** Stau von Lungensekreten, verminderte Lungenweitung und unproduktiver Husten

Pneumonie I/CH (⇨ siehe Bronchitis; Bronchopneumonie)

Pneumothorax [ICD-10-GM: J93.9] I/CH (⇨ siehe auch Hämothorax)

- *Unwirksamer Atemvorgang*, m/**b/d** verminderte Lungenausdehnung (Ansammlung von Flüssigkeit/Luft), muskuloskelettale Beeinträchtigung, Schmerzen, Entzündungsprozess, m/**a/d** Dyspnö, Tachypnö, veränderte Thoraxexkursion, Veränderung der Atemzugtiefe, Einsatz der Atemhilfsmuskulatur/Nasenflügelatmung, Husten, Zyanose und abnorme Blutgaswerte
- *Gefahr einer verminderten Herzleistung*, m/**b/d** Kompression/Verlagerung von Herzstrukturen
- *Akuter Schmerz*, m/**b/d** Reizung von Nervenendungen im Pleuraspalt durch einen Fremdkörper (Thoraxdrainage), m/**a/d** verbale Angaben, Schutz-/Ablenkungsverhalten, Selbstzentriertheit und vegetative Reaktionen (Veränderung der Vitalzeichen)

Pocken [ICD-10-GM: B03] I/CH, GEM

- *Infektionsgefahr [Ausbreitung]*, m/**b/d** einen ansteckenden Erreger, unzureichende Immunität, Vorliegen einer chronischen Erkrankung, Immunsuppression

- *Flüssigkeitsdefizit*, m/**b/d** Hypermetabolismus, verminderte Nahrungsaufnahme (Rachenläsionen, Übelkeit), vermehrter Flüssigkeitsverlust (Erbrechen), Verschiebung von Flüssigkeit aus dem Gefäßbett, m/**a/d** Angaben über Durst, verminderten Blutdruck, verringerte venöse Füllung und verminderte Urinausfuhr; trokkene Schleimhäute, herabgesetzter Hautturgor, Veränderung des Bewusstseinszustands, erhöhter Hämatokrit
- *Hautschädigung*, m/**b/d** Immunschwäche, m/**a/d** Zerstörung der Hautoberfläche, Kornea und Schleimhäute
- *Angst [spezifiziere Grad], Furcht*, m/**b/d** drohenden Tod, Übertragung/Ansteckung von Mensch zu Mensch, Trennung vom Unterstützungssystem, m/**a/d** geäußerte Bedenken, ängstliche Anspannung, Unruhe, Selbstzentriertheit
- *Unterbrochene Familienprozesse*, m/**b/d** vorübergehende Desorganisation der Familie, situationsbedingte Krise, Veränderung des Gesundheitszustandes eines Familienmitglieds, m/**a/d** Veränderungen im Grad der Zufriedenheit mit der Familie, stressabbauendes Verhalten, gegenseitige Unterstützung; Äußerungen über Abgetrennt-Sein von gemeinschaftlichen Ressourcen
- *Unwirksames gemeinschaftliches Coping*, m/**b/d** eine von Menschen verursachte Katastrophe (Bioterrorismus), für eine Problemlösung inadäquate Ressourcen, m/**a/d** Defizite der kommunalen/gemeinschaflichen Anteilnahme, hohe Erkrankungsrate, exzessive kommunale/gemeinschaftliche Konflikte, Äußerungen von Verletzlichkeit/Machtlosigkeit

P

Polyradikulitis I/CH (⇨ siehe Guillain-Barré-Syndrom)

Polycythaemia vera [ICD-10-GM: D45] I/CH, GEM

- *Aktivitätsintoleranz*, m/**b/d** Ungleichgewicht zwischen Sauerstoffversorgung und -bedarf, m/**a/d** Angaben über Fatigue/Schwäche
- *Durchblutungsstörung [zu spezifizieren]*, m/**b/d** Reduktion/Unterbrechung des arteriellen bzw. venösen Blutstroms (Insuffizienz, Thrombose oder Hämorrhagie), m/**a/d** Schmerzen im betroffenen Bereich, beeinträchtigte geistige Leistungsfähigkeit, Sehstörungen und Farbveränderungen an Haut und Schleimhäuten

Postoperative Erholung [ICD-10-GM: Z54.-] I/CH

- *Unwirksamer Atemvorgang*, m/**b/d** neuromuskuläre und wahrnehmungsbedingte/kognitive Beeinträchtigung, verminderte Lungenausdehnung/Energie und tracheobronchiale Obstruktion, m/**a/d** Veränderungen der Atemzugtiefe und Atemfrequenz, verringerte Vitalkapazität, Apnö, Zyanose und laute Atemgeräusche

- *Gefahr einer unausgeglichenen Körpertemperatur*, m/**b/d** kühle Umgebung, Effekt von Medikamenten/Anästhetika, Alters-/Gewichtsextreme und Dehydratation
- *Wahrnehmungsstörung [zu spezifizieren]/gestörte Denkprozesse*, m/**b/d** chemische Störung (Medikamente, Hypoxie), therapeutisch eingeschränktes Umfeld, exzessive sensorische Reize und physiologischer Stress, m/**a/d** Veränderungen der üblichen Reizreaktion, motorische Unkoordiniertheit, gestörte Konzentrations-, Denk- und Entscheidungsfindungsfähigkeit sowie Desorientiertheit hinsichtlich Person, Ort und Zeit
- *Gefahr eines Flüssigkeitsdefizits*, m/**b/d** Restriktion der oralen Flüssigkeitsaufnahme, Flüssigkeitsverlust auf abnormen Wegen (Tuben, Drainagen) und auf normalem Weg (Erbrechen, Verlust der Gefäßintegrität, Veränderungen der Gerinnungsfähigkeit), Alters- und Gewichtsextreme
- *Akuter Schmerz*, m/**b/d** Zerstörung von Haut, Gewebe und Muskulatur, Muskel-Skelett- bzw. Knochentrauma und Vorhandensein von Tuben und Drainagen, m/**a/d** verbale Angaben, Veränderung des Muskeltonus, schmerzgeprägten Gesichtsausdruck, Ablenkungs-/Schutzverhalten, eingeengten Blickwinkel und vegetative Reaktionen
- *Hautschädigung/Gewebeschädigung*, m/**b/d** mechanische Schädigung von Haut/Gewebe, gestörte Zirkulation, Effekte der Medikation, Ansammeln von Drainageflüssigkeit und gestörter Stoffwechsel, m/**a/d** Schädigung der Hautoberfläche und der Hautschichten sowie von Gewebe
- *Infektionsgefahr*, m/**b/d** geschädigte Haut, traumatisiertes Gewebe, Stase von Körperflüssigkeiten, Vorliegen von pathogenen Faktoren/Kontaminanten, Umgebungsexposition und invasive Prozeduren

Postpartale Periode [ICD-10-GM: Z39.2] I/CH, ENT

- *Gefahr einer beeinträchtigten Bindung/Gefahr einer beeinträchtigten elterlichen Fürsorge*, m/**b/d** fehlende/mangelnde Unterstützung zwischen/von Bezugspersonen, unwirksames oder fehlendes Rollenvorbild, Angst in Verbindung mit der Elternrolle, unrealistische Erwartungen, Vorliegen von Stressoren (z. B. Finanzen, Unterbringung, Arbeitsplatz)

- *Gefahr eines Flüssigkeitsdefizits*, m/**b/d** exzessiven Blutverlust unter der Geburt, verringerte Flüssigkeitsaufnahme/inadäquater Flüssigkeitsersatz, Übelkeit/Erbrechen, erhöhte Urinausfuhr und Verlust über Perspiratio insensibilis
- *Akuter Schmerz/[Beschwerden]*, m/**b/d** Gewebstrauma/-ödem, Muskelkontraktionen, gefüllte Blase und physische/psychische Fatigue, m/**a/d** Angaben über Krämpfe (Nachwehen), Selbstzentriertheit, Veränderung des Muskeltonus, Ablenkungsverhalten und vegetative Reaktionen (Veränderung der Vitalzeichen)
- *Beeinträchtigte Urinausscheidung*, m/**b/d** hormonelle Effekte (Flüssigkeitsverlagerungen/fortgesetzte Erhöhung des renalen Plasmastroms), mechanisches Trauma/Gewebsödem und Effekte der Medikation/Anästhesie, m/**a/d** Pollakisurie, Dysurie, Harndrang, Harninkontinenz oder -verhalt
- *Obstipation*, m/**b/d** verminderter Muskeltonus in Verbindung mit Rektusdiastase (abnormes Auseinanderweichen der geraden Bauchmuskeln), pränatale Effekte von Progesteron, Dehydratation, übermäßige Analgesie oder Anästhesie, Schmerzen (Hämorrhoiden, Episiotomie [Dammschnitt] oder Schmerzempfindlichkeit im Dammbereich), vor den Wehen einsetzende Diarrhö und fehlende/mangelnde Nahrungsaufnahme, m/**a/d** Stuhlgang seltener als üblich; harte, geformte Stühle; Pressen beim Stuhlgang, verminderte Darmgeräusche und geblähtes Abdomen
- *Schlafstörung*, m/**b/d** Schmerzen/Beschwerden, Übererregtheit/Aufgeregtheit, Angst, den erschöpfenden Prozess der Wehen/Geburt und Bedürfnisse/Forderungen von Familienangehörigen, m/**a/d** verbale Angaben über die Schwierigkeit einzuschlafen/mangelndes Ausgeruhtsein, Energiemangel, schlechte Schlafqualität

Posttraumatische Stresskrankheit [ICD-10-GM: F62.0] PSY

- *Posttraumatisches Syndrom*, m/**b/d** Erfahrung eines traumatischen Lebensereignisses, m/**a/d** erneutes Durchleben des Ereignisses, somatische Reaktionen, psychisches/emotionales Betäubtsein, veränderte Lebensweise, gestörter Schlaf, autodestruktives Verhalten, Schwierigkeiten mit zwischenmenschlichen Beziehungen, Entwicklung einer Phobie, schwache Impulskontrolle/Reizbarkeit und Explosivität
- *Gefahr der fremdgefährdenden Gewalttätigkeit*, m/**b/d** Schreckre-

aktion und Zwangsgedanken, die zum Ausagieren führen, als würde das Ereignis erneut eintreten, Gebrauch von Alkohol/anderen Drogen zur Abwehr schmerzhafter Effekte und zur psychischen Betäubung, Durchbruch der bisher abgeschotteten Wut, Reaktion auf intensive Angst oder Panikzustand und Kontrollverlust

- *Unwirksames Coping*, m/**b/d** persönliche Verletzlichkeit, unzureichende Unterstützungssysteme, unrealistische Wahrnehmung, unerfüllte Erwartungen, überwältigende Bedrohung des Selbst und vielfältige, über einen Zeitraum hinweg wiederholte Stressoren, m/**a/d** Verbalisieren der Unfähigkeit zum Coping oder der Schwierigkeit, um Hilfe zu bitten, Muskelspannung/Kopfschmerzen, chronischer Kummer und emotionale Anspannung
- *Erschwertes Trauern*, m/**b/d** tatsächlichen/wahrgenommenen Objektverlust (Verlust des Selbst, wie es vor dem traumatischen Ereignis gesehen wurde, sowie andere Verluste während des Ereignisses und danach), Verlust des physiopsychosozialen Wohlbefindens, verhinderte Trauerreaktion auf einen Verlust sowie fehlende/mangelnde Auflösung früherer Trauerreaktionen, m/**a/d** verbalen Ausdruck von Leiden bei einem Verlust, Wut, Traurigkeit, labilen Affekt, Veränderungen der Essgewohnheiten, des Schlafverhaltens und der Traummuster sowie der Libido, erneutes Durchleben früherer Erfahrungen, Ausdrücke von Schuldgefühl und Veränderungen der Konzentrationsfähigkeit
- *Unterbrochene Familienprozesse*, m/**b/d** situationsbedingte Krise, Versagen im Umgang mit Entwicklungsübergängen, m/**a/d** Ausdrücke von Verwirrtheit hinsichtlich dessen, was zu tun ist und Schwierigkeiten der Familie beim Coping, ein Familiensystem, das den physischen, emotionalen und spirituellen Bedürfnissen seiner Mitglieder nicht entspricht, fehlende Anpassung an die Veränderungen oder fehlenden konstruktiven Umgang mit der traumatischen Erfahrung sowie einen unwirksamen familiären Entscheidungsfindungsprozess

Präeklampsie [ICD-10-GM: O14.9] GYN, GEM

- *Flüssigkeitsdefizit [isotonisch]*, m/**b/d** Plasmaeiweißverlust, sinkenden kolloidosmotischen Druck im Plasma mit Flüssigkeitsverlagerung aus dem vaskulären Kompartment heraus, m/**a/d** Ödembildung, plötzliche Gewichtszunahme, Hämokonzentration, Übelkeit/Erbrechen, Schmerzen im Epigastrium, Kopfschmerzen, Veränderungen des Sehvermögens, verringerte Urinausscheidung

- *Verminderte Herzleistung*, m/**b/d** Hypovolämie/verminderten venösen Rückstrom, erhöhten peripheren Gefäßwiderstand, m/**a/d** Schwankungen von Blutdruck/hämodynamischen Werten, Ödem, Kurzatmigkeit, Veränderung des Bewusstseinszustandes
- *Durchblutungsstörung, [uteroplazentare]*, m/**b/d** Vasospasmen der Spiralarterien und relative Hypovolämie, m/**a/d** Veränderungen der fötalen Herzfrequenz/-aktivität, verminderte Gewichtszunahme und Frühgeburt/Totgeburt
- *Wissensdefizit [Lernbedarf] bzgl. der Pathophysiologie der Erkrankung, der Therapie, des Selbstversorgungs-/Ernährungsbedarfs und potenzieller Komplikationen*, m/**b/d** fehlende/mangelnde Information/Erinnerung an die Information, Fehlinterpretation von Information, m/**a/d** Formulieren von Bedenken, Fragen und falschen Vorstellungen, ungenaues Befolgen von Anweisungen/Entwickeln vermeidbarer Komplikationen

Prämenstruelles Syndrom (PMS) [ICD-10-GM: N94.3] GYN, GEM, PSY

- *Chronische/Akuter Schmerz*, m/**b/d** zyklische Veränderungen weiblicher Hormone mit Einfluss auf andere Systeme (z. B. Gefäßstauung/-spasmen), Vitaminmangel, Flüssigkeitsretention, m/**a/d** erhöhte Anspannung, Angespanntsein, Nervosität, verbale Angaben, Ablenkungsverhalten, somatische Beschwerden, Selbstzentriertheit, körperlicher und sozialer Rückzug
- *Flüssigkeitsüberschuss*, m/**b/d** abnorme Veränderung von Hormonspiegeln, m/**a/d** Ödembildung, Gewichtsabnahme und periodische Veränderungen des emotionalen Zustandes/Reizbarkeit
- *Angst [spezifiziere Grad]*, m/**b/d** zyklische Veränderungen weiblicher Hormone mit Einfluss auf andere Systeme, m/**a/d** Gefühle der Unfähigkeit zum Coping/des Kontrollverlustes, Depersonalisation, erhöhte Anspannung, ängstliches Angespanntsein, Nervosität, somatische Beschwerden und beeinträchtigtes Funktionieren
- *Wissensdefizit [Lernbedarf] bzgl. der Pathophysiologie der Erkrankung und des Selbstversorgungs-/Behandlungsbedarfs*, m/**b/d** fehlende/mangelnde Information bzw. Fehlinterpretation von Information, m/**a/d** Formulieren von Bedenken, Fragen und falschen Vorstellungen sowie Fortbestehen des Zustandes, zunehmende Symptome

Prostatektomie [OPS: 5-601.y] I/CH, GEM

- *Beeinträchtigte Urinausscheidung*, m/**b/d** mechanische Obstruktion (Blutgerinnsel, Ödem, Trauma, chirurgischer Eingriff, Druck/Reizung durch Katheter/Ballon) und Verlust des Blasentonus, m/**a/d** Dysurie, Pollakisurie, Harnträufeln, Inkontinenz, Harnverhalt, volle Blase, suprapubische Beschwerden
- *Gefahr eines Flüssigkeitsdefizits*, m/**b/d** Trauma in einem hoch vaskularisierten Bereich mit exzessiven vaskulären Verlusten, eingeschränkte Flüssigkeitsaufnahme, postobstruktive Diurese
- *Akuter Schmerz*, m/**b/d** Reizung der Blasenschleimhaut und Gewebstrauma/-ödem, m/**a/d** verbale Angaben (Blasenspasmen), Ablenkungsverhalten, Selbstzentriertheit und vegetative Reaktionen (Veränderung der Vitalzeichen)
- *Körperbildstörung*, m/**b/d** wahrgenommene Bedrohung durch veränderte Körper-/Sexualfunktion, m/**a/d** Beschäftigtsein mit der Veränderung/dem Verlust, negative Gefühle gegenüber dem Körper und Formulieren von Bedenken hinsichtlich des Funktionierens
- *Gefahr einer sexuellen Funktionsstörung*, m/**b/d** situationsbedingte Krise (Inkontinenz, Abgang von Urin nach Entfernen des Katheters, Beteiligung des Genitalbereichs) und Bedrohung des Selbstbildes/Veränderung des Gesundheitszustandes

Pruritus [ICD-10-GM: L29.9] I/CH, GEM

- *Akuter Schmerz [/Beschwerden]*, m/**b/d** kutane Hyperästhesie (Überempfindlichkeit der Haut) und Entzündung, m/**a/d** verbale Angaben, Ablenkungsverhalten und Selbstzentriertheit
- *Gefahr einer Hautschädigung*, m/**b/d** mechanische Verletzung durch Kratzen und Entstehen von Bläschen/Blasen, die aufbrechen können

Pseudo-Krupp [ICD-10-GM: J38.5] PÄD (⇨ siehe auch Krupp)

- *Erstickungsgefahr*, m/**b/d** Entzündung des Larynx mit Bildung falscher Membranen
- *Angst [spezifiziere Grad]/Furcht*, m/**b/d** Veränderungen des Umfeldes, wahrgenommene Bedrohung der eigenen Person (Atembeschwerden) und Übertragung der Angst der Erwachsenen, m/**a/d** Unruhe, angespannten Gesichtsausdruck, Umherschauen und Stimulation des Sympathikus

Psoriasis [ICD-10-GM: L40.9] I/CH, GEM

- *Hautschädigung*, m/**b/d** erhöhte Proliferation der Epidermiszel-

len und Fehlen normaler schützender Hautschichten, m/**a/d** schuppende Papeln und Plaques
- *Körperbildstörung*, m/**b/d** kosmetisch unansehnliche Hautläsionen, m/**a/d** Verbergen des betroffenen Körperteils, negative Gefühle gegenüber dem Körper, Gefühle von Hilflosigkeit und Veränderung der sozialen Teilhabe

Puerperalsepsis [ICD-10-GM: O85] ENT (⇨ siehe auch Septikämie)
- *Infektionsgefahr [Ausbreitung/septischer Schock]*, m/**b/d** Vorliegen einer Infektion, geschädigte Haut und/oder traumatisiertes Gewebe, Blasensprung, hohe Vaskularisierung des betroffenen Bereichs, Stase von Körperflüssigkeiten, invasive Prozeduren und/oder erhöhte Umgebungsexposition, chronische Krankheit (z. B. Diabetes, Anämie, Fehl-/Mangelernährung), gestörte Immunreaktion und unvorhergesehene Wirkung von Medikamenten (z. B. opportunistische Infektion/Sekundärinfektion)
- *Hyperthermie*, m/**b/d** Entzündungsprozess/Hypermetabolismus, m/**a/d** Anstieg der Körpertemperatur, warme/gerötete Haut und Tachykardie
- *Gefahr einer beeinträchtigten Bindung*, m/**b/d** Unterbrechung des Bonding-Prozesses, körperliches Leiden, wahrgenommene Bedrohung des eigenen Überlebens
- *Gefahr einer Durchblutungsstörung*, m/**b/d** Unterbrechung/Reduktion des Blutstroms (Vorliegen infektiöser Thromben)

Pulmonale Hypertonie [ICD-10-GM: I27.0] I/CH, GEM (⇨ siehe Hypertonie, pulmonale)

Purpura, idiopathische, thrombozytopenische [ICD-10-GM: D69.3] I/CH, GEM
- *Unwirksamer Selbstschutz*, m/**b/d** abnormes Blutbild, medikamentöse Therapie (Kortikosteroide oder Immunsuppressiva), m/**a/d** gestörte Gerinnung, Fatigue, Immunschwäche
- *Aktivitätsintoleranz*, m/**b/d** verminderte Sauerstofftransportkapazität des Blutes/Ungleichgewicht zwischen Sauerstoffversorung und -bedarf, m/**a/d** Angaben über Fatigue/Schwäche
- *Wissensdefizit [Lernbedarf] bzgl. der Therapieoptionen, Ergebnisse und des Selbstversorgungsbedarfs*, m/**b/d** fehlende/mangelnde Information bzw. Fehlinterpretation von Information, m/**a/d** Formulieren von Bedenken, Sorgen und falschen Vorstellungen

Pyelonephritis [ICD-10-GM: N12] I/CH
- *Akuter Schmerz*, m/**b/d** akute Entzündung von Nierengewebe, m/**a/d** verbale Angaben, Schutz-/Ablenkungsverhalten, Selbst-

zentriertheit und vegetative Reaktionen (Veränderung der Vitalzeichen)

- *Hyperthermie*, m/**b/d** Entzündungsprozess/beschleunigten Stoffwechsel, m/**a/d** Anstieg der Körpertemperatur, warme/gerötete Haut, Tachykardie und Schüttelfrost
- *Beeinträchtigte Urinausscheidung*, m/**b/d** Entzündung/Reizung der Blasenschleimhaut, m/**a/d** Dysurie, Harndrang und Pollakisurie
- *Wissensdefizit [Lernbedarf] bzgl. des Therapiebedarfs und der Prävention*, m/**b/d** fehlende/mangelnde Information bzw. Fehlinterpretation von Information, m/**a/d** Formulieren von Bedenken, Fragen und falschen Vorstellungen sowie erneutes Auftreten der Erkrankung

Rachitis [ICD-10-GM: E55.0] I/CH, PÄD

- *Wachstum und Entwicklung, verzögert*, m/**b/d** Mangelernährung/Fehlernährung, Malabsorptionssyndrom sowie fehlende/mangelnde Exposition gegenüber Sonnenlicht, m/**a/d** gestörtes Körperwachstum und Verzögerung oder Schwierigkeiten bei der Durchführung alterstypischer motorischer Fertigkeiten
- *Wissensdefizit [Lernbedarf] bzgl. der Ursache und Pathophysiologie, des Versorgungsbedarfs und der Prävention*, m/**b/d** fehlende/mangelnde Information, m/**a/d** Formulieren von Bedenken, Fragen, falschen Vorstellungen und ungenaues Befolgen von Instruktionen

Raynaud-Syndrom [ICD-10-GM: I73.0] I/CH, GEM

- *Akuter/Chronischer Schmerz*, m/**b/d** Vasospasmus/gestörte Durchblutung betroffener Gewebe und Ischämie/Zerstörung von Gewebe, m/**a/d** verbale Angaben, Schützen betroffener Körperteile, Selbstzentriertheit und Unruhe
- *Periphere Durchblutungsstörung*, m/**b/d** periodische Verringerung des arteriellen Blutstroms in die betroffenen Bereiche, m/**a/d** Blässe, Zyanose, Kühle, Taubheitsgefühl, Parästhesie, langsame Wundheilung
- *Wissensdefizit [Lernbedarf] bzgl. der Pathophysiologie der Erkrankung, potenzieller Komplikationen und des Therapie-/Selbstversorgungsbedarfs*, m/**b/d** fehlende/mangelnde Information bzw. Fehlinterpretation von Information, m/**a/d** Formulieren von Bedenken, Fragen und falschen Vorstellungen; Entwickeln vermeidbarer Komplikationen

Reizdarmsyndrom [ICD-10-GM: K58.9] GEM

- *Akuter Schmerz*, m/**b/d** abnorm starke Darmkontraktionen, erhöhte Empfindlichkeit des Darms gegenüber Dehnung, Überempfindlichkeit gegen die Hormone Gastrin, Cholezystokinin, Haut-/Gewebsreizung bzw. perirektale Exkoriation, m/**a/d** verbale Angaben, Schutzverhalten, expressives Verhalten (Unruhe, Stöhnen, Reizbarkeit)
- *Obstipation*, m/**b/d** motorische Anomalien der Längsmuskulatur/Veränderung der Häufigkeit und Amplitude der Kontraktionen, Nahrungsbeschränkungen, Stress, m/**a/d** Veränderung der Häufigkeit des Stuhlgangs/verringerte Häufigkeit, Gefühl der unvollständigen Entleerung, Unterleibsschmerzen/Aufgetriebensein
- *Diarrhö*, m/**b/d** motorische Anomalie der Längsmuskulatur/Veränderung der Häufigkeit und Amplitude der Kontraktionen, m/**a/d** sturzartiger Abgang flüssigen Stuhls beim Aufstehen oder unmittelbar nach dem Essen, Stuhldrang/-inkontinenz, Völlegefühl

Respiratorische Azidose [ICD-10-GM: E87.2] I/CH (⇨ siehe auch Grunderkrankung)

- *Beeinträchtigter Gasaustausch*, m/**b/d** ein Ventilations-Perfusions-Ungleichgewicht (herabgesetzte Sauerstofftransportkapazität des Blutes, gestörte Sauerstoffversorgung, Veränderungen der Alveolokapillarmembran), m/**a/d** Belastungsdyspnö, Tachypnö, Bewusstseinsveränderungen, Reizbarkeit, Tachykardie, Hypoxie, Hyperkapnie

R

Respiratory Distress Syndrome (Frühgeborene) I/CH (⇨ siehe Atemnotsyndrom [Frühgeborenes])

Reye-Syndrom [ICD-10-GM: G93.7] PÄD

- *Flüssigkeitsdefizit [isotonisch]*, m/**b/d** Versagen eines Regulationsmechanismus (Diabetes insipidus), exzessiven Verlust über den Magen (perniziöses Erbrechen) und gestörte Flüssigkeitsaufnahme, m/**a/d** vermehrten/verdünnten Urin, plötzliche Gewichtsabnahme, verminderte venöse Füllung, trockene Schleimhäute, verminderten Hautturgor, Hypotonie und Tachykardie
- *Zerebrale Durchblutungsstörung*, m/**b/d** verminderte arterielle/venöse Durchblutung und Hypovolämie, m/**a/d** Gedächtnisverlust, Bewusstseinsstörung und Unruhe/Agitiertheit
- *Verletzungsgefahr*, m/**b/d** allgemeine Schwäche, verminderte Koordination und kognitive Defizite

- *Unwirksamer Atemvorgang*, m/**b/d** verminderte Energie und Fatigue, kognitive Beeinträchtigung, tracheale Obstruktion und Entzündungsprozess (Aspirationspneumonie), m/**a/d** Tachypnö, abnorme Blutgaswerte, Husten und Einsatz der Atemhilfsmuskulatur

Rheumatisches Fieber [ICD-10-GM: I00] PÄD, I/CH

- *Akuter Schmerz*, m/**b/d** wandernde Gelenkentzündung, m/**a/d** verbale Angaben, Schutz-/Ablenkungsverhalten, Selbstzentriertheit und vegetative Reaktionen (Veränderung der Vitalzeichen)
- *Hyperthermie*, m/**b/d** Entzündungsprozess/Hypermetabolismus, m/**a/d** erhöhte Körpertemperatur, warme/gerötete Haut und Tachykardie
- *Aktivitätsintoleranz*, m/**b/d** allgemeine Schwäche, Gelenkschmerzen und ärztlich bedingte Einschränkungen/Bettruhe, m/**a/d** Angaben über Fatigue, Beschwerden bei Belastung und abnorme Herzfrequenz in Reaktion auf Aktivität
- *Gefahr einer verminderten Herzleistung*, m/**b/d** Herzentzündung/-vergrößerung und gestörte Kontraktilität

Rhythmusstörung I/CH (⇨ siehe Herzrhythmusstörung)

Röteln [ICD-10-GM: B06.9] PÄD, GEM

- *Akuter Schmerz [/Beschwerden]*, m/**b/d** entzündliche Effekte der Virusinfektion und Vorliegen eines schuppenden Exanthems, m/**a/d** verbale Angaben, Ablenkungsverhalten, Unruhe
- *Wissensdefizit [Lernbedarf] bzgl. der ansteckenden Natur der Erkrankung, möglicher Komplikationen und des Selbstversorgungsbedarfs*, m/**b/d** fehlende/mangelnde Information bzw. Fehlinterpretation von Information, m/**a/d** Formulieren von Bedenken, Fragen und ungenaues Befolgen von Anweisungen

Rückenmarksverletzung I/CH, GEM (⇨ siehe Paraplegie; Tetraplegie)

Salpingitis GYN (⇨ siehe Pelviperitonitis)

Scharlach [ICD-10-GM: A38] PÄD

- *Hyperthermie*, m/**b/d** Effekte zirkulierender Toxine, m/**a/d** erhöhte Körpertemperatur, warme/gerötete Haut und Tachykardie
- *Schmerzen [/Beschwerden]*, m/**b/d** Entzündung von Schleimhäuten und Effekte zirkulierender Toxine (Krankheitsgefühl, Fieber), m/**a/d** verbale Angaben, Ablenkungsverhalten, Schutzverhalten (vermindertes Schlucken) und Selbstzentriertheit
- *Gefahr eines Flüssigkeitsdefizits*, m/**b/d** Hypermetabolismus (Hyperthermie) und verminderte Flüssigkeitsaufnahme

Schizophrenie [ICD-10-GM: F20.9] PSY, GEM

- *Gestörte Denkprozesse*, m/**b**/d Desintegration von Denkprozessen, beeinträchtigtes Urteilsvermögen, psychische Konflikte, desintegrierte Ich-Grenzen, Schlafstörung, Ambivalenz und begleitende Abhängigkeit, m/**a**/d beeinträchtigte Denk-/Problemlösungsfähigkeit, unangemessenen Affekt, Vorliegen eines Wahnsystems, Stimmenhören mit Befehlscharakter, Zwangsvorstellungen, Beziehungswahn, kognitive Dissonanz
- *Soziale Isolation*, m/**b**/d Störungen des Geisteszustandes, Misstrauen gegenüber anderen/Wahndenken, inakzeptables Sozialverhalten, unzureichende persönliche Ressourcen und die Unfähigkeit zur Aufnahme befriedigender persönlicher Beziehungen, m/**a**/d Schwierigkeiten beim Eingehen von Beziehungen zu anderen, gedämpften Affekt, unkommunikatives/zurückgezogenes Verhalten, Streben nach Alleinsein, ungenügenden/fehlenden bedeutsamen Zweck im Leben und Gefühle des Zurückgewiesenseins
- *Unwirksames Gesundheitsverhalten/beeinträchtigte Haushaltsführung*, m/**b**/d beeinträchtigtes kognitives/emotionales Funktionieren, gestörte Fähigkeit zu bewusstem und durchdachtem Urteilen, gestörte Kommunikation und fehlender/unangemessener Einsatz materieller Ressourcen, m/**a**/d Unfähigkeit zur Übernahme der Verantwortung für das Umsetzen grundlegender Gesundheitspraktiken in einem oder allen Gesundheitsbereichen und offensichtlicher Mangel adaptiver Verhaltensweisen in Bezug auf eine innere oder äußere Umgebungsveränderung, ein unordentliches Umfeld, Ansammeln von Schmutz/ungewaschener Kleidung, wiederholte, auf mangelnde Hygiene zurückgehende Krankheiten
- *Gefahr der Gewalttätigkeit (selbst-/fremdgefährdend)*, m/**b**/d Störungen des Denkens/Fühlens (Depression, Paranoia, suizidale Ideenbildung), fehlende/mangelnde Entwicklung von Vertrauen und angemessenen zwischenmenschlichen Beziehungen, katatone/manische Erregtheit, toxische Reaktionen auf Medikamente (Alkohol)
- *Unwirksames Coping*, m/**b**/d persönliche Verletzlichkeit, unzureichende Unterstützungssysteme, unrealistische Wahrnehmung, inadäquate Copingmethoden und Desintegration von Denkprozessen, m/**a**/d beeinträchtigtes Urteilsvermögen/beeinträchtigte Kognition und Wahrnehmung, verminderte Fähigkeit

zur Problemlösung/Entscheidungsfindung, schwaches Selbstbild, chronische Angst, Depression, Unfähigkeit zur Erfüllung von Rollenerwartungen und Störung der sozialen Teilhabe

- *Beeinträchtigte Familienprozesse/verhindertes familiäres Coping*, m/**b/d** ambivalentes Familiensystem/ambivalente Familienbeziehungen, Rollenwechsel und Schwierigkeiten der Angehörigen beim effektiven Coping mit dem fehlangepassten Verhalten des Patienten, m/**a/d** Verschlechterung des Familienfunktionierens, unwirksamer familiärer Entscheidungsfindungsprozess, Schwierigkeiten beim Bezugnehmen aufeinander, Äußerungen des Patienten von Verzweiflung angesichts der fehlenden Reaktion/Anteilnahme der Familie, der vernachlässigenden Beziehungen der Familie zum Patienten, der extremen Verzerrung bzgl. der Gesundheitsstörung des Patienten einschl. Verleugnen ihrer Existenz/ihres Schweregrades oder aber prolongiertes übermäßiges Sorgen
- *Selbstversorgungsdefizit [zu spezifizieren]*, m/**b/d** Beeinträchtigung von Wahrnehmung und Kognition, Immobilität (Rückzug/Isolation und herabgesetzte psychomotorische Aktivität) sowie Nebenwirkungen psychotroper Medikamente, m/**a/d** Unfähigkeit oder Schwierigkeiten in den Bereichen Sich-Ernähren, Körperpflege und Sich-Kleiden, und/oder Veränderungen im Stuhlgang und in der Urinausscheidung

Schlaganfall I/CH (⇨ siehe Zerebrovaskulärer Insult)

Schneeblindheit [ICD-10-GM: H16.1] I/CH

- *Visuelle Wahrnehmungsstörung*, m/**b/d** veränderten Zustand eines Sinnesorgans (Bindehautreizung, Hyperämie), m/**a/d** Lichtunverträglichkeit (Fotophobie) und Abnahme/Verlust der Sehschärfe
- *Akuter Schmerz*, m/**b/d** Reizung/vaskuläre Stauung der Bindehaut, m/**a/d** verbale Angaben, Schutz-/Ablenkungsverhalten und Selbstzentriertheit
- *Angst [spezifiziere Grad]*, m/**b/d** situationsbedingte Krise und Bedrohung/Veränderung des Gesundheitszustandes, m/**a/d** erhöhte Anspannung, ängstliches Angespanntsein, Unsicherheit, Sorgen, Unruhe und Selbstzentriertheit

Schock [ICD-10-GM: R57.9] I/CH (⇨ siehe auch Anaphylaxie; Schock, hämorrhagischer; Schock, kardiogener; Schock; toxischer)

- *Durchblutungsstörung [zu spezifizieren]*, m/**b/d** Veränderungen des zirkulierenden Blutvolumens und/oder des Gefäßtonus,

S

m/**a/d** Veränderung in der Farbe/Temperatur der Haut sowie des Pulsdrucks, verringerten Blutdruck, Veränderungen des Bewusstseinszustandes und verminderte Urinausfuhr
- *Angst [spezifiziere Grad]*, m/**b/d** Veränderung des Gesundheitszustandes und drohenden Tod, m/**a/d** erhöhte Anspannung, ängstliches Angespanntsein, Stimulation des Sympathikus, Unruhe und Formulieren von Bedenken

Schock, hypovolämischer/hämorrhagischer [ICD-10-GM: T79.4/ R57.1] I/CH (⇨ siehe auch Schock)
- *Flüssigkeitsdefizit [isotonisch]*, m/**b/d** exzessiven, vaskulär bedingten Verlust, inadäquate Flüssigkeitsaufnahme/unzureichenden Flüssigkeitsersatz, m/**a/d** Hypotonie, Tachykardie, Abnahme von Pulsvolumen und -druck, Veränderung des Geisteszustandes und verringerte Urinausfuhr/konzentrierten Urin

Schock, kardiogener [ICD-10-GM: R57.0] I/CH (⇨ siehe auch Schock)
- *Verminderte Herzleistung*, m/**b/d** Strukturschaden des Myokards und verminderte Kontraktilität, Rhythmusstörungen, m/**a/d** EKG-Veränderungen, Abweichungen hämodynamischer Messwerte, Weitung der Vena jugularis, kalte/feuchte Haut, verminderte periphere Pulse und verminderte Urinausfuhr
- *Gefahr eines beeinträchtigten Gasaustauschs*, m/**b/d** Ventilations-Perfusions-Ungleichgewicht, Veränderungen der Alveolokapillarmembran

Schock, septischer I/CH (⇨ siehe Septikämie)

Schock, toxischer [ICD-10-GM: A48.3] I/CH (⇨ siehe auch Septikämie)
- *Hyperthermie*, m/**b/d** Entzündungsprozess/Hypermetabolismus und Dehydratation, m/**a/d** erhöhte Körpertemperatur, warme/gerötete Haut und Tachykardie
- *Flüssigkeitsdefizit [isotonisch]*, m/**b/d** erhöhte Verluste über den Magen (Diarrhö, Erbrechen), Fieber/Hypermetabolismus und verminderte Flüssigkeitsaufnahme, m/**a/d** trockene Schleimhäute, beschleunigten Puls, Hypotonie, verzögerte Venenfüllung, verminderten/konzentrierten Urin und Hämokonzentration
- *Akuter Schmerz*, m/**b/d** Entzündungsprozess, Effekte zirkulierender Toxine und Hautschäden, m/**a/d** verbale Angaben, Schutz-/Ablenkungsverhalten, Selbstzentriertheit und vegetative Reaktionen (Veränderung der Vitalzeichen)
- *Hautschädigung/Gewebeschädigung*, m/**b/d** Effekte zirkulierender

Toxine und Dehydratation, m/**a/d** Entwicklung eines schuppenden Exanthems, Hyperämie und Entzündung von Schleimhäuten

Schusswunde [ICD-10-GM: T14.1] I/CH, GEM (hängt von der Lokalisation sowie von Geschwindigkeit und Typ des Geschosses ab)

- *Gefahr eines Flüssigkeitsdefizits*, m/**b/d** exzessiven vaskulär bedingten Verlust, gestörte Flüssigkeitsaufnahme/Einschränkungen der Flüssigkeitsaufnahme
- *Akuter Schmerz*, m/**b/d** Zerstörung von Gewebe (Organ- und Muskel- bzw. Skelettgewebe), operative Wiederherstellung und therapeutische Interventionen, m/**a/d** verbale Angaben, Schutz-/Ablenkungsverhalten, Selbstzentriertheit und vegetative Reaktionen (Veränderung der Vitalzeichen)
- *Gewebeschädigung*, m/**b/d** mechanische Faktoren (Weg des Projektils, Schmauch), m/**a/d** geschädigtes oder zerstörtes Gewebe
- *Infektionsgefahr*, m/**b/d** Zerstörung von Gewebe und erhöhte Umgebungsexposition, invasive Prozeduren und vermindertes Hämoglobin
- *Gefahr eines posttraumatischen Syndroms*, m/**b/d** Art des Vorfalls (Katastrophe, Überfall, Suizidversuch) und u. U. Verletzung/Tod weiterer Personen

Schwangerschaft bei Jugendlichen [ICD-10-GM: Z35.6] ENT, GEM
(⇨ siehe auch Schwangerschaft [pränatale Phase])

- *Unterbrochene Familienprozesse*, m/**b/d** situations-/entwicklungsbedingten Übergang (ökonomisch, Rollenwechsel/Zugang eines Familienmitglieds), m/**a/d** die Familie, die ihre Verwirrung hinsichtlich dessen, was zu tun ist, zum Ausdruck bringt und nicht in der Lage ist, die körperlichen, emotionalen und spirituellen Bedürfnisse der Mitglieder zu befriedigen, Unfähigkeit der Familie zur Anpassung an die Veränderung oder zum konstruktiven Umgang mit der traumatischen Erfahrung; zeigt keinen Respekt für Individualität und Autonomie ihrer Mitglieder; unwirksamen familiären Entscheidungsfindungsprozess und inadäquates Wahren von Grenzen
- *Soziale Isolation*, m/**b/d** Veränderungen im körperlichen Erscheinungsbild, wahrgenommenes inakzeptables Sozialverhalten, eingeschränkte Sozialsphären, Adoleszenz und Störung beim Erfüllen von Entwicklungsaufgaben, m/**a/d** Ausdrücke von Gefühlen der Einsamkeit, des Zurückgewiesenseins und des Andersseins, Nichtkommunizieren, Rückzug, fehlenden Blickkontakt, Streben

nach Alleinsein, inakzeptables Verhalten und Fehlen unterstützender Bezugspersonen

- *Körperbildstörung/situationsbedingt bzw. chronisch geringes Selbstwertgefühl* m/**b/d** situations-/reifungsbedingte Krise, biophysische Veränderungen und Furcht vor Versagen bei Lebensereignissen, Fehlen von Unterstützungssystemen, m/**a/d** selbstnegierende Aussagen, Formulierungen von Scham/Schuldgefühl, Furcht vor Zurückweisung/vor der Reaktion anderer, Überempfindlichkeit gegen Kritik sowie fehlende/mangelnde Compliance bzw. Nichtteilnahme bei der Pränatalversorgung
- *Wissensdefizit [Lernbedarf] bzgl. der Schwangerschaft, entwicklungsbezogener/individueller Bedürfnisse, zukünftiger Erwartungen,* m/**b/d** fehlende/mangelnde Information, Fehlinterpretation von Information, Unvertrautheit mit Informationsquellen, fehlendes/mangelndes Interesse am Lernen, m/**a/d** Fragen, Formulieren von Bedenken/falschen Vorstellungen, Gefühl der Verletzlichkeit/Verleugnen der Realität, ungenaues Befolgen von Anweisungen und Entstehen vermeidbarer Komplikationen
- *Gefahr einer beeinträchtigten elterlichen Fürsorge,* m/**b/d** chronologisches alters-/entwicklungsbezogenes Stadium, unbefriedigte soziale, emotionale und reifungsbezogene Bedürfnisse von Elternfiguren, unrealistische Erwartungen an die eigene Person, den Säugling oder den Partner, unwirksames Rollenvorbild/unwirksame soziale Unterstützung, fehlende/mangelnde Rollenidentität und Vorliegen von Stressoren (z. B. Finanzen, Soziales)

Schwangerschaft (pränatale Periode) 1. Trimenon [ICD-10-GM: Z34] ENT, GEM

S

- *Gefahr einer Mangelernährung,* m/**b/d** Appetitveränderungen, unzureichende Nahrungsaufnahme (Übelkeit/Erbrechen, unzureichende finanzielle Mittel und ernährungsbezogenes Wissensdefizit), erhöhten Stoffwechselbedarf (erhöhte Aktivität der Schilddrüse in Verbindung mit dem Wachstum von fötalem und mütterlichem Gewebe)
- *[Beschwerden], Akuter Schmerz,* m/**b/d** hormonelle Einflüsse, physische Veränderungen, m/**a/d** verbale Angaben (Übelkeit, Veränderungen der Brust, Beinkrämpfe, Hämorrhoiden, verstopfte Nase), Veränderung des Muskeltonus, Unruhe und vegetative Reaktionen (Veränderung der Vitalzeichen)
- *Verletzungsgefahr des Föten,* m/**b/d** Umgebungsfaktoren/erbliche Faktoren und Störungen des mütterlichen Wohlbefindens, die

sich unmittelbar auf den sich entwickelnden Fötus auswirken (z. B. Mangelernährung, Substanzmissbrauch)

- *[Maximal kompensierte] Herzleistung*, m/**b/d** erhöhtes Flüssigkeitsvolumen/maximale Herzbelastung und hormonelle Effekte von Progesteron und Relaxin (setzt die Patientin der Gefahr einer Hypertonie und/oder eines Kreislaufversagens aus) und Veränderungen des peripheren Widerstandes (Nachlast), m/**a/d** Schwankungen des Blutdrucks und der Pulsfrequenz, Synkopen, Vorliegen eines pathologischen Ödems
- *Bereitschaft für ein verbessertes familiäres Coping*, m/**b/d** situations-/reifungsbedingte Krise mit antizipierten Veränderungen der Familienstruktur/-rollen; hinreichendes Befriedigen von Bedürfnissen und effektives Herangehen an Anpassungsaufgaben, um Ziele der Selbstverwirklichung an die Oberfläche treten lassen zu können, **a/d** Fortschreiten in Richtung auf Gesundheitsförderung und eine bereichernde Lebensweise durch die Wahl von Erlebnissen, die die Schwangerschaftserfahrung/das Wohlbefinden in der Schwangerschaft optimieren
- *Gefahr der Obstipation*, m/**b/d** Veränderungen der Nahrungs-/Flüssigkeitsaufnahme, Relaxation der glatten Muskulatur, verminderte Peristaltik und Effekte der Medikation (z. B. Eisen)
- *Fatigue/Schlafstörung*, m/**b/d** erhöhten Kohlehydratstoffwechsel, veränderte Körperchemie, erhöhten Energiebedarf zur Durchführung von ADLs, Unwohlsein, Angst, Inaktivität, m/**a/d** Angaben eines überwältigenden Energiemangels/der Unfähigkeit zur Aufrechterhaltung üblicher Routinen, Schwierigkeiten beim Einschlafen/fehlendes Ausgeruhtsein, verminderte Lebensqualität
- *Gefahr eines veränderten Rollenverhaltens*, m/**b/d** reifungsbedingte Krise, anamnestisch bekanntes fehlangepasstes Coping, Fehlen von Unterstützungssystemen
- *Wissensdefizit [Lernbedarf] bzgl. normaler physiologischer/psychischer Veränderungen und des Selbstversorgungsbedarfs*, m/**b/d** fehlende/mangelnde Information/Erinnerung an die Information, Fehlinterpretation von normalen physiologischen/psychischen Veränderungen und ihren Auswirkungen auf die Patientin/Familie, m/**a/d** Fragen, Formulieren von Bedenken, falschen Vorstellungen und ungenaues Befolgen von Instruktionen bzw. Entstehen vermeidbarer Komplikationen

Schwangerschaft (pränatale Periode) 2. Trimenon [ICD-10-GM: Z34] ENT, GEM (⇨ siehe auch Schwangerschaft 1. und 2. Trimenon)

- *Gefahr einer Körperbildstörung*, m/**b/d** Wahrnehmung biophysischer Veränderungen, Reaktion auf andere
- *Unwirksamer Atemvorgang*, m/**b/d** Einklemmung des Zwerchfells durch den sich vergrößernden Uterus, m/**a/d** Angaben von Kurzatmigkeit, Dyspnö und Veränderungen der Atemzugtiefe
- *Gefahr einer [dekompensierten] verminderten Herzleistung*, m/**b/d** erhöhten zirkulatorischen Bedarf, Veränderungen der Vorlast (verminderter venöser Rückstrom) und der Nachlast (erhöhter peripherer Gefäßwiderstand) sowie Ventrikelhypertrophie
- *Gefahr eines Flüssigkeitsüberschusses*, m/**b/d** Veränderungen in Regulationsmechanismen, Natrium-/Wasserretention
- *Unwirksames Sexualverhalten*, m/**b/d** Konflikt in Bezug auf Veränderungen der Libido und sexuelle Erwartungen, Furcht vor körperlicher Verletzung der Frau, des Föten, m/**a/d** Angaben über Schwierigkeiten, Einschränkungen oder Veränderungen des Sexualverhaltens/sexueller Aktivitäten

Schwangerschaft (pränatale Periode) 3. Trimenon [ICD-10-GM: Z34] ENT (⇨ siehe auch Schwangerschaft 1. und 2. Trimenon)

- *Wissensdefizit [Lernbedarf] bzgl. der Vorbereitung auf die Wehen/Entbindung und Versorgung des Säuglings*, m/**b/d** fehlende Information/Erfahrung, Fehlinterpretation von Information, m/**a/d** Bitten um Information, Formulieren von Bedenken/falschen Vorstellungen
- *Beeinträchtigte Urinausscheidung*, m/**b/d** Vergrößerung des Uterus, Druckerhöhung im Abdomen, Schwankungen der Nierendurchblutung und der glomerulären Filtrationsrate (GFR), m/**a/d** Pollakisurie, Harndrang und lagerungsabhängiges Ödem
- *Gefahr eines unwirksamen [individuellen]/familiären Copings*, m/**b/d** situations-/reifungsbedingte Krise, persönliche Verletzlichkeit, unrealistische Wahrnehmungen, fehlende/insuffiziente Unterstützungssysteme
- *Verletzungsgefahr der Mutter*, m/**b/d** Hypertonie, Infektion, Substanzgebrauch/-missbrauch, gestörtes Immunsystem, abnormes Blutbild, Gewebshypoxie, vorzeitigen Blasensprung

Schwangerschaftshypertonie GYN, GEM (⇨ siehe Präeklampsie)

Schwangerschaftstoxikose ENT (⇨ siehe Präeklampsie)

Sektio GYN (⇨ siehe Kaiserschnittgeburt, ungeplante)

Serumkrankheit [ICD-10-GM: T80.6] I/CH

- *Akuter Schmerz,* m/**b/d** Entzündung der Gelenke sowie Hauterscheinungen, m/**a/d** verbale Angaben, Schutz-/Ablenkungsverhalten und Selbstzentriertheit
- *Wissensdefizit [Lernbedarf] bzgl. der Art der Erkrankung, des Behandlungsbedarfs, möglicher Komplikationen und der Rezidivprophylaxe,* m/**b/d** fehlende/mangelnde Information bzw. Fehlinterpretation von Information, m/**a/d** Formulieren von Bedenken, Fragen, falschen Vorstellungen sowie ungenaues Befolgen von Instruktionen

Septikämie [ICD-10-GM: A41.9] I/CH (⇨ siehe auch Puerperalsepsis)

- *Durchblutungsstörung [zu spezifizieren],* m/**b/d** Veränderungen des arteriellen/venösen Blutstroms (selektive Vasokonstriktion, Mikroembolie) und Hypovolämie, m/**a/d** Veränderungen der Hauttemperatur/-farbe, Veränderungen des Blut-/Pulsdrucks, Veränderungen der Wahrnehmungsfähigkeit und verminderte Urinausfuhr
- *Gefahr eines Flüssigkeitsdefizits,* m/**b/d** deutliche Zunahme des vaskulären Kompartments/massive Vasodilatation, vaskulär bedingte Verlagerungen ins Interstitium und verminderte Flüssigkeitsaufnahme
- *Gefahr einer verminderten Herzleistung,* m/**b/d** verminderte Vorlast (venöser Rückstrom und zirkulierendes Blutvolumen), veränderte Nachlast (erhöhter peripherer Gefäßwiderstand), negativ inotrope Effekte der Hypoxie, Komplementaktivierung und lysosomale Hydrolase

Sexuell übertragbare Krankheiten [ICD-10-GM: A64] I/CH, GYN, GEM

- *Infektionsgefahr [Übertragung],* m/**b/d** ansteckende Natur des infektiösen Agens und für eine Vermeidung der Exposition gegenüber/Übertragung von pathogenen Keimen unzureichendes Wissen
- *Hautschädigung/Gewebeschädigung,* m/**b/d** Invasion pathogener Organismen/Reizung durch pathogene Organismen, m/**a/d** Haut-/Gewebsschäden und Entzündung von Schleimhäuten
- *Wissensdefizit [Lernbedarf] bzgl. der Erkrankung, Prognose und Komplikationen sowie des Therapiebedarfs und der Übertragung,* m/**b/d** fehlende/mangelnde Information bzw. Fehlinterpretation von Information, fehlendes/mangelndes Interesse am Lernen, m/**a/d** Formulieren von Bedenken, Fragen, falschen Vorstellun-

gen sowie ungenaues Befolgen von Instruktionen und Entstehen vermeidbarer Komplikationen

Sichelzellanämie [ICD-10-GM: D57.1] I/CH

- *Beeinträchtigter Gasaustausch,* m/**b/d** herabgesetzte Sauerstofftransportkapazität des Blutes, verkürzte Lebensdauer der Erythrozyten, abnorme Erythrozytenstruktur, erhöhte Blutviskosität, Prädisposition für eine bakterielle Pneumonie/Lungeninfarkte, m/**a/d** Dyspnö, Einsatz der Atemhilfsmuskulatur, Zyanose/Zeichen der Hypoxie, Tachykardie, Bewusstseinsveränderungen und Unruhe
- *Durchblutungsstörung [zu spezifizieren],* m/**b/d** Stase, vasookklusive Natur der Sichelzellkomplexbildung, Entzündungsreaktion, atrioventrikuläre Shunts im Lungen- und peripheren Kreislauf, Myokardschaden (kleine Infarkte, Eisenablagerungen, Fibrose), m/**a/d** Zeichen und Symptome in Abhängigkeit vom beteiligten System, z. B. Niere: vermindertes spezifisches Gewicht und Blässe des Urins bei Dehydratation; Gehirn: Lähmung und Sehstörung; Peripherie: distale Ischämie, Gewebsinfarkte, Ulzerationen, Knochenschmerzen; Herz und Lunge: Angina, Palpitationen
- *Akuter/Chronischer Schmerz,* m/**b/d** intravaskuläre Sichelzellkomplexbildung mit lokaler vaskulärere Stase, Okklusion, Infarkt/Nekrose, Stopp der Sauerstoff- und Nährstoffzufuhr, Akkumulation schädlicher Metaboliten, m/**a/d** Angaben über lokalisierte, generalisierte oder wandernde Gelenk- und/oder Unterleibs-/Rückenschmerzen; Schutz- und Ablenkungsverhalten (Stöhnen, Weinen, Unruhe), Verziehen des Gesichts, eingeengter Blickwinkel und vegetative Reaktionen
- *Wissensdefizit [Lernbedarf] bzgl. Krankheitsprozess, genet. Faktoren, Prognose, Selbstversorgung und Behandlungsbedarf,* m/**b/d** fehlende/mangelnde Informationen/Erinnerung, Fehlinterpretation von Informationen, Unvertrautheit mit Ressourcen, m/**a/d** Fragen, Formulieren von Bedenken/falschen Vorstellungen, Exazerbation der Erkrankung, ungenügendes Befolgen therapeutischer Anweisungen und Entwicklung vermeidbarer Komplikationen
- *Wachstum und Entwicklung, verzögert,* m/**b/d** Effekte/Limitationen der körperlichen Erkrankung m/**a/d** gestörtes Körperwachstum und Verzögerung/Schwierigkeiten bei der Durchführung von Fertigkeiten, die für die Altersgruppe typisch sind
- *Gefahr eines bewegungsarmen Lebensstils,* m/**b/d** Fehlen von/

Mangel an Interesse/Motivation, fehlende/mangelnde Ressourcen, fehlendes/mangelndes Training oder Wissen über speziellen Trainingsbedarf, Sicherheitsbedenken/Furcht vor Verletzung
- *Unwirksames/gefährdendes familiäres Coping*, m/**b/d** chronische Natur der Erkrankung/Behinderung, familiäre Desorganisation, Vorliegen anderer Krisen/Situationen mit Auswirkungen auf die Bezugsperson/den Elternteil, Einschränkungen der Lebensweise, m/**a/d** zum Ausdruck gebrachte Sorge der Bezugsperson/des Elternteils über die eigene Reaktion und ein Schutzverhalten, das der Fähigkeit des Patienten und dessen Autonomiebedürfnis nicht entspricht

Sick-Sinus-Syndrom (SSS, Sinusknotensyndrom) [ICD-10-GM: I49.5] I/CH (⇨ siehe auch Herzrhythmusstörungen)
- *Verminderte Herzleistung*, m/**b/d** Veränderungen der Herzfrequenz, des Herzrhythmus und der elektrischen Überleitung, m/**a/d** EKG-Zeichen von Rhythmusstörungen, Angaben über Palpitationen/Schwäche, Veränderungen des Geisteszustandes/des Bewusstseins und Synkope
- *Verletzungsgefahr*, m/**b/d** Veränderungen der Hirndurchblutung mit Bewusstseinsveränderung/Gleichgewichtsverlust

Skabies (Krätze) [ICD-10-GM: B86] I/CH, GEM
- *Hautschädigung*, m/**b/d** Vorliegen eines invasiven Parasiten und Entwicklung von Pruritus, m/**a/d** Schädigung der Hautoberfläche und Entzündung
- *Wissensdefizit [Lernbedarf] bzgl. der Übertragbarkeit der Erkrankung, der Komplikationen und des Versorgungsbedarfs*, m/**b/d** fehlende/mangelnde Information bzw. Fehlinterpretation von Information, m/**a/d** Fragen und Formulieren von Bedenken hinsichtlich der Ausbreitung auf andere

Sklerodermie [ICD-10-GM: M34.9] I/CH, GEM (⇨ siehe Lupus erythematodes, systemischer)
- *Beeinträchtigte körperliche Mobilität*, m/**b/d** muskuloskelettale Beeinträchtigung und begleitenden Schmerz, m/**a/d** verminderte Kraft, verringerten Bewegungsumfang und Widerwillen gegen den Versuch einer Bewegung
- *Durchblutungsstörung [zu spezifizieren]*, m/**b/d** verminderte arterielle Durchblutung (Vasokonstriktion der Arteriolen), m/**a/d** Veränderungen der Hauttemperatur/-farbe, Ulkusbildung und Veränderungen von Organfunktionen (kardiopulmonal, gastrointestinal, renal)

- *Mangelernährung*, m/**b/d** Unfähigkeit zur Aufnahme, Verdauung und Absorption adäquater Nährstoffe (Gewebssklerose, die den Mund unbeweglich macht, herabgesetzte Peristaltik des Ösophagus/des Dünndarms, Atrophie der glatten Muskulatur des Darms), m/**a/d** Gewichtsabnahme, verminderte Flüssigkeits-/Nahrungsaufnahme und dokumentierte/beobachtete Schwierigkeit beim Schlucken
- *Gefahr eines unwirksamen Gesundheitsverhaltens*, m/**b/d** Behinderung mit erforderlicher Änderung der Lebensweise, unzureichende Unterstützungssysteme, Angriff auf das Selbstbild und veränderte Kontrollüberzeugung, m/**a/d** Nichtakzeptieren der Veränderung des Gesundheitszustandes und fehlendes/mangelndes Fortschreiten in Richtung auf ein unabhängigkeits-/zukunftsorientiertes Denken
- *Körperbildstörung*, m/**b/d** Hautveränderungen mit Induration [Verhärtung], Atrophie und Fibrose, Verlust des Haares sowie Haut- und Muskelkontrakturen, m/**a/d** Verbalisieren negativer Gefühle gegenüber dem Körper, Fokussieren auf frühere Kraft/Funktion oder ein früheres Erscheinungsbild, Furcht vor Zurückweisung/vor der Reaktion anderer, Verbergen von Körperteilen und Veränderung der sozialen Teilhabe

Skoliose [ICD-10-GM: M41.9] I/CH, PÄD

- *Körperbildstörung*, m/**b/d** veränderte Körperstruktur, Einsatz therapeutischer Vorrichtungen und Aktivitätseinschränkungen, m/**a/d** negative Gefühle gegenüber dem Körper, Veränderung der sozialen Teilhabe und Sorgen hinsichtlich der Situation oder Weigerung, das Problem anzuerkennen
- *Wissensdefizit [Lernbedarf] bzgl. der Pathophysiologie der Erkrankung, des Therapiebedarfs und möglicher Ergebnisse*, m/**b/d** fehlende/mangelnde Information bzw. Fehlinterpretation von Information, m/**a/d** Formulieren von Bedenken, Fragen, falschen Vorstellungen und ungenaues Befolgen von Anweisungen
- *Gefahr eines unwirksamen Gesundheitsverhaltens*, m/**b/d** fehlendes/mangelndes Verstehen langfristiger Konsequenzen des Verhaltens, m/**a/d** Nichteinhalten des Therapieplans/Auslassen von Terminen und nachgewiesenes Ausbleiben einer Besserung

S

SLE I/CH, GEM (⇨ siehe Lupus erythematodes, systemischer)

Soor [ICD-10-GM: B37.9] I/CH, GEM (⇨ siehe auch Candida-Mykose)

- *Geschädigte Mundschleimhaut*, m/**b/d** Vorliegen einer Infektion,

a/d weiße Flecken/Plaques, Mundbeschwerden, Schleimhautreizung, Blutung

Somatoforme Störungen [ICD-10-GM: F45.9] PSY

- *Unwirksames Coping*, m/**b/d** hohes Maß an unterdrückter Angst, persönliche Verletzlichkeit, unbefriedigte Abhängigkeitsbedürfnisse, Fixierung auf einer früheren Entwicklungsstufe, retardierte Ich-Entwicklung und inadäquate Coping-/Bewältigungsfähigkeiten, m/**a/d** zum Ausdruck gebrachte Unfähigkeit zum Coping/Problemlösen, hohe Erkrankungsrate, multiple somatische Beschwerden von mehrjähriger Dauer, vermindertes Funktionieren in sozialen/berufsbezogenen Settings, narzisstische Tendenzen mit totalem Fokus auf der eigenen Person/körperlichen Symptomen, forderndes Verhalten, anamnestisch bekanntes «Ärzte-Hopping» und Verweigern der Teilnahme an therapeutischen Aktivitäten
- *Chronischer Schmerz*, m/**b/d** hohes Maß an unterdrückter Angst, schwaches Selbstbild, unbefriedigte Abhängigkeitsbedürfnisse, anamnestisch bekannte eigene schwere Erkrankung oder schwere Erkrankung einer nahe stehenden Person, m/**a/d** verbale Angaben über schwere/lange Zeit bestehende Schmerzen, Schonbewegungen/Schutzverhalten, schmerzgeprägten Gesichtsausdruck, Furcht vor erneuter Verletzung, gestörte Fähigkeit zur Fortsetzung früherer Aktivitäten, sozialen Rückzug, Bitten um Therapie/Medikation
- *Wahrnehmungsstörung [zu spezifizieren]*, m/**b/d** psychischen Stress (eingeengte Wahrnehmungsfelder, Beschreiben von Stress als physische Probleme/Defizite), schlechte Schlafqualität, Chronischer Schmerz, m/**a/d** dokumentierte Veränderung der Willkürmotorik oder der sensiblen Funktion (Lähmung, Anosmie, Aphonie, Taubheit, Blindheit, Verlust der Berührungs- oder Schmerzempfindung), Indifferenz (fehlende Besorgnis über den funktionellen Verlust)
- *Beeinträchtigte soziale Interaktion*, m/**b/d** Unfähigkeit zur Aufnahme befriedigender persönlicher Beziehungen, überwiegendes Beschäftigtsein mit sich selbst und mit körperlichen Symptomen, gestörtes Wohlbefinden, Chronischer Schmerz sowie Zurückweisung durch andere, m/**a/d** Beschäftigtsein mit den eigenen Gedanken, traurigen/dumpfen Affekt, Fehlen unterstützender Bezugspersonen, unkommunikatives/zurückgezogenes Verhalten, fehlender/mangelnder Blickkontakt und Streben nach Alleinsein

Spontanabort [ICD-10-GM: O03.9] ENT

- *Flüssigkeitsdefizit [isotonisch]*, m/**b/d** exzessiven Blutverlust, m/**a/d** Senkung von Pulsvolumen und -druck, verzögerte Kapillarfüllung, Veränderungen der Wahrnehmungsfähigkeit
- *Gefahr einer Sinnkrise*, m/**b/d** die Notwendigkeit des Festhaltens an persönlichen religiösen Überzeugungen/Praktiken, Vorwürfe des Verlustes wegen – gegenüber der eigenen Person/Gott
- *Wissensdefizit [Lernbedarf]* bzgl. der Ursache des Aborts, der Selbstversorgung, der Kontrazeption/zukünftiger Schwangerschaften, m/**b/d** mangelnde/fehlende Vertrautheit mit neuen Bedürfnissen des Selbst/Gesundheitsbedürfnissen, Quellen der Unterstützung, m/**a/d** Bitten um Information, Äußerungen von Bedenken/falschen Vorstellungen, Entwicklung vermeidbarer Komplikationen
- *Trauern*, **b/d** den perinatalen Verlust, m/**a/d** Weinen, Äußerungen der Trauer oder Veränderung der Ess-/Schlafgewohnheiten
- *Gefahr eines unwirksamen Sexualverhaltens*, m/**b/d** zunehmende Furcht vor erneuter Schwangerschaft und/oder wiederholtem Verlust, beeinträchtigte Beziehungen zu(r) Bezugsperson(en), Selbstzweifel hinsichtlich der eigenen Weiblichkeit

Stapedektomie [OPS: 5-191.y] I/CH

- *Verletzungsgefahr*, m/**b/d** erhöhten Mittelohrdruck mit Verschiebung der Prothese und Gleichgewichtsstörungen/Schwindel
- *Infektionsgefahr*, m/**b/d** operativ traumatisiertes Gewebe, invasive Prozeduren, umgebungsbedingte Atemwegsinfekte
- *Akuter Schmerz*, m/**b/d** Operationstrauma, Ödembildung, Tamponade, m/**a/d** verbale Angaben, Schutz-/Ablenkungsverhalten und Selbstzentriertheit

S

STD I/CH, GEM (⇨ siehe Sexuell übertragbare Krankheiten)

Sterbebegleitung GEM, PSY, I/CH

- *Akuter/Chronischer Schmerz*, m/**b/d** biologische, physische oder psychische Auslöser, m/**a/d** verbale/kodierte Angaben, Veränderungen des Appetits/Essverhaltens, des Schlafverhaltens und des Selbstschutzes; Unruhe, Reizbarkeit
- *Aktivitätsintoleranz/Fatigue*, m/**b/d** allgemeine Schwäche, Bettruhe/Immobilität, Schmerzen, Ungleichgewicht zwischen Sauerstoffversorgung und -bedarf, m/**a/d** Unfähigkeit zur Einhaltung üblicher Routinen, Äußerungen über mangelndes/fehlendes Verlangen/Interesse nach/an Aktivität, Leistungsrückgang, Lethargie

- *Trauern/Todesangst*, m/**b/d** vorweggenommenen Verlust des physiologischen Wohlbefindens, Wahrnehmung des drohenden Todes
- *Unwirksames/gefährdendes familiäres Coping/Rollenüberlastung der pflegenden Bezugspersonen*, m/**b/d** längere(s) Krankheit/Fortschreiten einer Behinderung, vorübergehende Desorganisation der Familie und Rollenwechsel, unrealistische Erwartungen, inadäquate(s) oder inkorrekte(s) Informationen/Verstehen seitens der Primärperson
- *Gefahr einer Sinnkrise*, m/**b/d** Konflikt zwischen Entscheidungsträgern, kulturelle Konflikte, Entscheidungen am Ende des Lebens, Autonomieverlust, physische Distanz zu den Entscheidungsträgern

Streckverband I/CH (⇨ siehe Traktion)

Sturzgeburt/außerhalb der Klinik [ICD-10-GM: O62.3] ENT

- *Gefahr eines Flüssigkeitsdefizits*, m/**b/d** Übelkeit, Erbrechen, fehlende/mangelnde Aufnahme, exzessive vaskuläre Verluste
- *Infektionsgefahr*, m/**b/d** geschädigtes/traumatisiertes Gewebe, verstärkte Umgebungsexposition, Blasensprung
- *Verletzungsgefahr des Feten*, m/**b/d** rasch sinkender Druck/rasche Druckveränderungen, gestörte Durchblutung, Umgebungsexposition

Subluxation eines Gelenks I/CH (⇨ siehe Dislokation eines Gelenks)

Sucht GEM, PSY (⇨ siehe Drogenmissbrauch)

Sudeck-Syndrom [ICD-10-GM: M89.09] I/CH

- *Akuter/Chronischer Schmerz*, m/**b/d** fortgesetzte Nervenreizung, m/**a/d** verbale Angaben, Ablenkungs-/Schutzverhalten, eingeengten Blickwinkel, verändertes Schlafverhalten und gestörte Fähigkeit zur Fortsetzung früherer Aktivitäten
- *Durchblutungsstörung*, m/**b/d** Verringerung des arteriellen Blutstroms (Vasokonstriktion der Arteriolen), m/**a/d** Angaben von Schmerzen, herabgesetzte Hauttemperatur und Blässe, verminderte arterielle Pulsationen und Gewebsschwellung
- *Taktile Wahrnehmungsstörung*, m/**b/d** gestörte Sensibilität (neurologische Defizite, Schmerzen), m/**a/d** Veränderung der üblichen Reizreaktion/abnorme Berührungsempfindlichkeit, physiologische Angst und Reizbarkeit
- *Gefahr eines unwirksamen Rollenverhaltens*, m/**b/d** situationsbedingte Krise, chronische Behinderung, zur Behinderung führende Schmerzen

- *Gefahr eines verhinderten familiären Copings*, m/**b/d** vorübergehende Desorganisiertheit der Familie und Rollenwechsel sowie prolongierte Behinderung, welche die Unterstützungskapazität der Bezugsperson(en) erschöpft

Synovitis (Knie) [ICD-10-GM: M65.86] I/CH, GEM

- *Akuter Schmerz*, m/**b/d** Entzündung der Synovia des Gelenks mit Erguss, m/**a/d** verbale Angaben, Schutz-/Ablenkungsverhalten, Selbstzentriertheit und vegetative Reaktionen (Veränderung der Vitalzeichen)
- *Beeinträchtigte Gehfähigkeit*, m/**b/d** Schmerzen und verminderte Gelenkfestigkeit, m/**a/d** Widerwillen gegen den Versuch einer Bewegung, Unfähigkeit, sich nach Wunsch umherzubewegen

Syphilis, konnatale [ICD-10-GM: 51.1] I/CH, PÄD, GEM (⇨ siehe auch Sexuell übertragbare Krankheiten)

- *Akuter Schmerz*, m/**b/d** Entzündungsprozess, Ödembildung und Entstehen von Hautläsionen, m/**a/d** Reizbarkeit/Weinen, die bei Bewegung der Extremitäten zunehmen, und vegetative Reaktionen (Veränderung der Vitalzeichen)
- *Hautschädigung/Gewebeschädigung*, m/**b/d** pathogene Faktoren während der vaginalen Geburt, m/**a/d** Hautschäden und Rhinitis
- *Wachstum und Entwicklung, verzögert*, m/**b/d** infektiösen Prozess, m/**a/d** gestörtes Körperwachstum und Verzögerung oder Schwierigkeiten bei der Durchführung altersgruppentypischer Fertigkeiten
- *Wissensdefizit [Lernbedarf] bzgl. der Pathophysiologie der Erkrankung und Übertragbarkeit, des Therapiebedarfs, erwarteter Ergebnisse und potenzieller Komplikationen*, m/**b/d** fehlende/mangelnde Information bzw. Fehlinterpretation von Information seitens der Betreuungsperson/der Eltern, m/**a/d** Formulieren von Bedenken, Fragen und falschen Vorstellungen

S

Syringomelie [ICD-10-GM: G95.0] I/CH

- *Wahrnehmungsstörungen [zu spezifizieren]*, m/**b/d** sensorische Wahrnehmungsstörung (Nervenschaden), m/**a/d** Veränderung der üblichen Reizreaktion und motorische Unkoordiniertheit
- *Angst [spezifiziere Grad]/Furcht*, m/**b/d** Veränderung des Gesundheitszustandes, Drohen einer Veränderung des Rollenfunktionierens und des sozioökonomischen Status sowie Bedrohung des Selbstbildes, m/**a/d** erhöhte Anspannung, ängstliches Angespanntsein, Unsicherheit, Selbstzentriertheit und Formulieren von Bedenken

- *Beeinträchtigte körperliche Mobilität*, m/**b/d** neuromuskuläre und sensorische Beeinträchtigung, m/**a/d** verminderte Muskelkraft, -kontrolle und -masse sowie gestörte Koordination
- *Selbstversorgungsdefizit [zu spezifizieren]*, m/**b/d** neuromuskuläre und sensorische Beeinträchtigungen, m/**a/d** Formulieren der Unfähigkeit zur Durchführung von Versorgungsaufgaben

Tachykardie, ventrikuläre I/CH (⇨ siehe Herzrhythmusstörungen)

Tay-Sachs-Syndrom [ICD-10-GM: E75.0] PÄD, GEM

- *Wachstum und Entwicklung, verzögert*, m/**b/d** Effekte der körperlichen Erkrankung, m/**a/d** gestörtes Körperwachstum, Verlust alterstypischer Fertigkeiten bzw. Ausbleiben ihres Erwerbs, flacher Affekt und abgeschwächte Reaktionen
- *Wahrnehmungsstörung, visuelle*, m/**b/d** neurologische Verschlechterung des Nervus opticus, m/**a/d** Nachlassen/Verlust der Sehschärfe
- *Trauern [der Familie]*, m/**b/d** erwarteten Verlust des Säuglings/Kindes, m/**a/d** Ausdrücke von Leid, Verleugnen, Schuldgefühl, Wut und Trauer; unterdrückte Gefühle, Veränderungen der Schlaf-/Essgewohnheiten und gestörte Libido
- *Machtlosigkeit [der Familie]*, m/**b/d** Fehlen therapeutischer Interventionen bei einer fortschreitenden/tödlichen Erkrankung, m/**a/d** verbalen Ausdruck, keine Kontrolle über die Situation/das Ergebnis zu haben, und Niedergeschlagenheit wegen der körperlichen/geistigen Verschlechterung
- *Gefahr einer Sinnkrise*, m/**b/d** durch eine tödliche Erkrankung belastetes Überzeugungs- und Wertsystem mit ethnischen/religiösen Konnotationen sowie intensives Leiden
- *Verhindertes familiäres Coping*, m/**b/d** situationsbedingte Krise, vorübergehendes Sich-Beschäftigen mit dem Umgang mit emotionalen Konflikten und persönlichem Leid, familiäre Desorganisiertheit und prolongierte/progressive Erkrankung, m/**a/d** Besorgtsein um persönliche Reaktion, Formulieren von Bedenken hinsichtlich der Reaktionen anderer Familienangehöriger, unzureichende gegenseitige Unterstützung und gestörte Kommunikationsmuster

Tetraplegie [ICD-10-GM: G82.5] I/CH, GEM (⇨ siehe auch Paraplegie)

- *Unwirksamer Atemvorgang*, m/**b/d** neuromuskuläre Behinderung (Zwerchfell und Interkostalmuskulatur), reflektorische Abdominalspasmen, Magenüberdehnung, m/**a/d** verminderte Atemzugtiefe, Dyspnö, Zyanose und abnorme Blutgaswerte

- *Verletzungsgefahr [zusätzliches Spinaltrauma]*, m/**b/d** vorübergehende Schwäche/Instabilität der Wirbelsäule
- *Trauern*, m/**b/d** wahrgenommenen Verlust des Selbst, antizipierte Veränderungen der Lebensweise und der Erwartungen sowie Einschränkung zukünftiger Optionen/Entscheidungsmöglichkeiten, m/**a/d** Leid, Wut, Trauer, unterdrückte Gefühle und Veränderungen der Essgewohnheiten, des Schlafs und des Kommunikationsverhaltens
- *Selbstversorgungsdefizit [zu spezifizieren]*, m/**b/d** neuromuskuläre Behinderung, **a/d** Unfähigkeit zur Durchführung von Selbstversorgungsaufgaben
- *Beeinträchtigte Mobilität im Bett/beeinträchtigte Mobilität im Rollstuhl*, m/**b/d** Verlust von Muskelfunktion/-kontrolle
- *Gefahr der vegetativen Dysreflexie*, m/**b/d** gestörte Nervenfunktionen (Rückenmarksverletzung bei T6 oder höher), Blasen-, Darm- und Hautreizung (taktil, Schmerz, thermal)
- *Beeinträchtigte Haushaltsführung*, m/**b/d** dauerhafte Auswirkungen des Traumas, unzureichende/fehlende Unterstützungssysteme und Finanzen sowie fehlende/mangelnde Vertrautheit mit Ressourcen, m/**a/d** Ausdrücken von Schwierigkeiten, Bitten um Information und Unterstützung, erhebliche Schulden/finanzielle Krisen und Fehlen von/Mangel an notwendigen Hilfsmitteln und Gerätschaften

Thrombophlebitis [ICD-10-GM: I80.9] I/CH, ENT, GEM

- *Durchblutungsstörung*, m/**b/d** Unterbrechung des venösen Blutstroms, venöse Stase, m/**a/d** Veränderungen von Farbe/Temperatur der Haut über dem betroffenen Bereich, Ödembildung, Schmerzen, verminderte periphere Pulse, langsame Kapillarfüllung
- *Akuter Schmerz/[Beschwerden]*, m/**b/d** Gefäßentzündung/-reizung und Ödembildung (Akkumulation von Milchsäure), m/**a/d** verbale Angaben, Schutz-/Ablenkungsverhalten, Unruhe und Selbstzentriertheit
- *Gefahr einer beeinträchtigten körperlichen Mobilität*, m/**b/d** Schmerzen und Beschwerden sowie restriktive Therapien/Sicherheitsvorkehrungen
- *Wissensdefizit [Lernbedarf] bzgl. der Pathophysiologie der Erkrankung, des Therapie-/Selbstversorgungsbedarfs und der Emboliegefahr*, m/**b/d** fehlende/mangelnde Information bzw. Fehlinterpretation von Information, m/**a/d** Formulieren von Bedenken,

Fragen sowie ungenaues Befolgen von Instruktionen und Entwickeln vermeidbarer Komplikationen

Thyreoidektomie [OPS: 5-063.y] I/CH (⇨ siehe auch Hyperthyreose; Hypothyreose; Hypoparathyreoidismus)

- *Gefahr einer unwirksamen Atemwegsclearance (Selbstreinigung der Atemwege)*, m/**b/d** Hämatom-/Ödembildung, Trachealobstruktion und Laryngospasmen
- *Beeinträchtigte verbale Kommunikation*, m/**b/d** Gewebsödem, Schmerzen/Beschwerden und Verletzung der Stimmbänder/Schädigung des N. laryngeus, m/**a/d** beeinträchtigte Artikulation, Patient spricht nicht/kann nicht sprechen und Einsatz nonverbaler Hinweise/Gesten
- *Verletzungsgefahr [Tetanie]*, m/**b/d** chemisches Ungleichgewicht/exzessive ZNS-Stimulation
- *Gefahr einer Kopf-Hals-Verletzung*, m/**b/d** Verlust der muskulären Kontrolle/Unterstützung und Position der Nahtlinie
- *Akuter Schmerz*, m/**b/d** Vorliegen einer Operationswunde/Gewebsmanipulation/Muskelmanipulation, postoperatives Ödem, m/**a/d** verbale Angaben, Schutz-/Ablenkungsverhalten, eingeengten Blickwinkel und vegetative Reaktionen (Veränderung der Vitalzeichen)

Thyreotoxikose [ICD-10-GM: E05.9] I/CH (⇨ siehe auch Hyperthyreose)

- *Gefahr einer verminderten Herzleistung*, m/**b/d** unkontrollierter Hypermetabolismus, der die Arbeitslast des Herzens erhöht, Veränderungen des venösen Rückstroms und des peripheren Gefäßwiderstandes sowie Veränderungen der Herzfrequenz, des Herzrhythmus und der elektrischen Überleitung
- *Angst [spezifiziere Grad]*, m/**b/d** physiologische Faktoren/ZNS-Stimulation (Hypermetabolismus und pseudokatecholaminer Effekt von Schilddrüsenhormonen), m/**a/d** verstärktes ängstliches Angespanntsein, Zittrigkeit, Kontrollverlust, Schmerzen, Veränderungen der Kognition, verzerrte Wahrnehmung von Umgebungsreizen, fremdartige Bewegungen, Unruhe und Tremor
- *Gefahr einer Denkstörung*, m/**b/d** physiologische Veränderungen (erhöhte ZNS-Stimulation/beschleunigte geistige Aktivität) und verändertes Schlafverhalten
- *Wissensdefizit [Lernbedarf] bzgl. der Erkrankung, des Behandlungsbedarfs und des Komplikationspotenzials/der Krisensituation*, m/**b/d** fehlende/mangelnde Information/Erinnerung an die In-

formation, Fehlinterpretation von Information, m/**a/d** Formulieren von Bedenken, Fragen und falschen Vorstellungen sowie ungenaues Befolgen von Instruktionen

Tic douloreux I/CH, GEM (⇨ siehe Trigeminusneuralgie)

Tinea (Trichophytie) [ICD-10-GM: E35.9] I/CH (⇨ siehe auch Fußpilz)

- *Hautschädigung*, m/**b/d** Pilzinfektion der Haut, m/**a/d** Schädigung der Hautoberfläche/Vorliegen von Läsionen
- *Wissensdefizit [Lernbedarf] bzgl. der infektiösen Natur, der Therapie und des Selbstversorgungsbedarfs*, m/**b/d** fehlende/mangelnde Information bzw. Fehlinterpretation von Information, m/**a/d** Formulieren von Bedenken, Fragen sowie erneute(s) Ausbreitung/Auftreten

Tod eines Kindes, perinataler ENT, GEM

- *Trauern*, m/**b/d** Tod des Föten/Säuglings, m/**a/d** verbale Ausdrücke von Leid, Wut, Verlust, Schuld; Weinen, Veränderung der Ess-/Schlafgewohnheiten
- *Situationsbedingtes geringes Selbstwertgefühl*, m/**b/d** wahrgenommenes Versagen bei einem Lebensereignis, Unfähigkeit zur Erfüllung persönlicher Erwartungen, m/**a/d** negative Selbsteinschätzung in Reaktion auf die Situation/persönliche Handlungen, Formulierungen der Hilflosigkeit/Hoffnungslosigkeit, Selbsteinschätzung als unfähig im Umgang mit der Situation
- *Gefahr eines unwirksamen Rollenverhaltens*, m/**b/d** Stress, Familienkonflikt, unzureichendes Unterstützungssystem
- *Gefahr unterbrochener Familienprozesse*, m/**b/d** situationsbedingte Krise, Entwicklungsübergang [Verlust des Kindes], Verlagerung von Familienrollen
- *Gefahr einer Sinnkrise*, m/**b/d** Vorwürfe bzgl. des Verlustes gegenüber sich selbst/Gott, intensives Leiden, Entfremdung von anderen/von Unterstützungssystemen

Tonsillektomie PÄD, I/CH (⇨ siehe Adenotomie)

Tonsillitis [ICD-10-GM: J03.9] PÄD, I/CH

- *Akuter Schmerz*, m/**b/d** Entzündung der Tonsillen und Effekte zirkulierender Toxine, m/**a/d** verbale Angaben, Schutz-/Ablenkungsverhalten, Widerwillen gegen das Schlucken/Weigerung zu schlucken, Selbstzentriertheit und vegetative Reaktionen (Veränderung der Vitalzeichen)
- *Hyperthermie*, m/**b/d** Entzündungsprozess/Hypermetabolismus und Dehydratation, m/**a/d** erhöhte Körpertemperatur, warme/gerötete Haut und Tachykardie

- *Wissensdefizit [Lernbedarf] bzgl. der Ursache/Übertragung, des Behandlungsbedarfs und potenzieller Komplikationen,* m/**b/d** fehlende/mangelnde Information bzw. Fehlinterpretation von Information, m/**a/d** Formulieren von Bedenken, Fragen und ungenaues Befolgen von Instruktionen sowie erneutes Auftreten der Erkrankung

Totalendoprothese (TEP) [OPS: 5-820.y] I/CH

- *Infektionsgefahr,* m/**b/d** unzureichende Primärabwehr (geschädigte Haut, Offenliegen des Gelenks), unzureichende Sekundärabwehr/Immunsuppression (Langzeiteinnahme von Kortikosteroiden), invasive Prozeduren/operatives Manipulieren, Implantation eines Fremdkörpers und verminderte Mobilität
- *Beeinträchtigte körperliche Mobilität,* m/**b/d** Schmerzen und Beschwerden, muskuloskelettale Beeinträchtigung und Operation/restriktive Therapien, m/**a/d** Widerwillen gegen den Versuch einer Bewegung, Schwierigkeiten beim zweckgerichteten Sich-Bewegen im Umfeld, Angaben von Schmerzen/Beschwerden bei Bewegung, eingeschränkter Bewegungsumfang und verminderte Muskelkraft/-kontrolle
- *Gefahr einer peripheren Durchblutungsstörung,* m/**b/d** verminderten arteriellen/venösen Blutstrom, direkte Traumatisierung von Blutgefäßen, Gewebsödem, falsche Lage/Dislokation der Prothese und Hypovolämie
- *Akuter Schmerz,* m/**b/d** physikalische Faktoren (traumatisiertes Gewebe, chirurgische Intervention, Gelenkdegeneration, Muskelspasmen) und psychische Faktoren (Angst, fortgeschrittenes Alter), m/**a/d** verbale Angaben, Schutz-/Ablenkungsverhalten, Selbstzentriertheit und vegetative Reaktionen (Veränderung der Vitalzeichen)

Totgeburt ENT (⇨ siehe Fehlgeburt)

Traktion [OPS: 8-310.y] I/CH (⇨ siehe auch Gipsverbände; Frakturen)

- *Akuter Schmerz,* m/**b/d** unmittelbares Trauma von Gewebe/Knochen, Muskelspasmen, Bewegungen von Knochenfragmenten, Ödem, Weichteilverletzung, Zug-/Immobilisierungsvorrichtung, Angst, m/**a/d** verbale Angaben, Schutz-/Ablenkungsverhalten, Selbstzentriertheit, Veränderung des Muskeltonus und vegetative Reaktionen (Veränderung der Vitalzeichen)
- *Beeinträchtigte körperliche Mobilität,* m/**b/d** neuromuskuläre/skelettale Beeinträchtigung, Schmerzen, psychische Immobilität

T

und therapeutische Bewegungseinschränkung, m/**a/d** eingeschränkten Bewegungsumfang, Unfähigkeit, sich zweckgerichtet im Umfeld umherzubewegen, Widerwillen gegen den Versuch einer Bewegung und verminderte Muskelkraft/-kontrolle

- *Infektionsgefahr*, m/**b/d** invasive Prozeduren (einschl. des Einführens eines Fremdkörpers durch die Haut/Knochen), traumatisiertes Gewebe und verminderte Aktivität bei Stase von Körperflüssigkeiten
- *Beschäftigungsdefizit*, m/**b/d** Dauer der Hospitalisierung/therapeutischen Intervention und umgebungsbedingtes Fehlen von/Mangel an Aktivität, m/**a/d** Formulieren von Langeweile, Unruhe und Reizbarkeit

Transfusionsreaktion [ICD-10-GM: T80.9] GEM (⇨ siehe auch Anaphylaxie)

- *Gefahr der unregelmäßigen Körpertemperatur*, m/**b/d** Infusion kalter Blutprodukte, systemische Reaktion auf Toxine
- *Angst [spezifiziere Grad]/Furcht*, m/**b/d** Veränderung des Gesundheitszustandes und drohenden Tod, Exposition gegenüber Toxinen, m/**a/d** erhöhte Anspannung, Sorgen, Stimulation des Sympathikus, Unruhe und Formulieren von Bedenken
- *Gefahr der Hautschädigung*, m/**b/d** Immunreaktion

Transistorische ischämische Attacke (TIA) [ICD-10-GM: G45.9] GEM

- *Unwirksame zerebrale Gewebsdurchblutung*, m/**b/d** Unterbrechung des Blutflusses (z.B. Vasospasmus), m/**a/d** veränderten Geisteszustand, Verhaltensänderungen, Sprachschwäche, Veränderung des motorischen/sensorischen Ansprechens
- *Angst/Furcht*, m/**b/d** Veränderung des Gesundheitszustandes, Bedrohung des Selbstbildes, situationsbedingte Krise, schädlicher zwischenmenschlicher Einfluss, m/**a/d** Ausdruck von Bedenken, Sorgen, Unruhe, Reizbarkeit
- *Gefahr der unwirksamen Verleugnung*, m/**b/d** eine Veränderung des Gesundheitszustandes, die eine Umstellung der Lebensweise erfordert, Furcht vor Konsequenzen, fehlende/mangelnde Motivation

Trichinose [ICD-10-GM: B75] I/CH, GEM

- *Akuter Schmerz*, m/**b/d** Parasiteninvasion von Muskelgewebe; Lidödem; kleine, lokale Hämorrhagien und Bildung einer Urtikaria, m/**a/d** verbale Angaben, Schutz-/Ablenkungsverhalten (Unruhe) und vegetative Reaktionen (Veränderung der Vitalzeichen)
- *Flüssigkeitsdefizit [isotonisch]*, m/**b/d** Hypermetabolismus (Fieber,

Diaphorese), exzessive Verluste über den Magen (Erbrechen, Diarrhö) sowie verminderte Flüssigkeitsaufnahme/Schwierigkeiten beim Schlucken, m/**a/d** trockene Schleimhäute, verminderten Hautturgor, Hypotonie, verminderte Venenfüllung, verminderten/konzentrierten Urin und Hämokonzentration

- *Unwirksamer Atemvorgang*, m/**b/d** Myositis des Diaphragmas und der Interkostalmuskulatur, m/**a/d** entsprechende Veränderungen der Atemzugtiefe, Tachypnö, Dyspnö und abnorme Blutgaswerte
- *Wissensdefizit [Lernbedarf] bzgl. der Ursache/Prävention der Erkrankung, des Therapiebedarfs und potenzieller Komplikationen*, m/**b/d** fehlende/mangelnde Information bzw. Fehlinterpretation von Information, m/**a/d** Formulieren von Bedenken, Fragen und falschen Vorstellungen

Trigeminusneuralgie [ICD-10-GM: G50.0] I/CH, GEM

- *Akuter Schmerz*, m/**b/d** neuromuskuläre Beeinträchtigung mit plötzlichem, heftigem Muskelspasmus, m/**a/d** verbale Angaben, Schutz-/Ablenkungsverhalten, Selbstzentriertheit und vegetative Reaktionen (Veränderung der Vitalzeichen)
- *Wissensdefizit [Lernbedarf] bzgl. der Kontrolle von Rezidiven, der medikamentösen Therapie und des Selbstversorgungsbedarfs*, m/**b/d** fehlende/mangelnde Information/Erinnerung an die Information, Fehlinterpretation von Information, m/**a/d** Formulieren von Bedenken, Fragen und Exazerbation der Erkrankung

Tuberkulose (Lungen-Tb) [ICD-10-GM: A16.9] I/CH, GEM

- *Infektionsgefahr [Ausbreitung/Reaktivierung]*, m/**b/d** inadäquate Primärabwehr (verminderte Ziliarwirkung/Sekretstau, Gewebszerstörung/Ausweitung der Infektion), verringerter Widerstand/unterdrückte Entzündungsreaktion, Fehl-/Mangelernährung, Umgebungsexposition, für ein Vermeiden der Exposition gegenüber pathogenen Faktoren unzureichendes Wissen oder inadäquate therapeutische Intervention
- *Unwirksame Atemwegsclearance (Selbstreinigung der Atemwege)*, m/**b/d** zähes oder blutiges Sekret, Fatigue/schwache Hustenanstrengung und Tracheal-/Pharyngealödem, m/**a/d** abnorme Atemfrequenz und -tiefe sowie abnormer Atemrhythmus, zufällige Atemgeräusche (Rasseln, Giemen), Stridor und Dyspnö
- *Gefahr eines beeinträchtigten Gasaustauschs*, m/**b/d** Abnahme der effektiven Lungenoberfläche, Atelektase, Zerstörung der Alveolokapillarmembran, Bronchialödem, zähes Sekret

- *Aktivitätsintoleranz,* m/**b/d** Ungleichgewicht zwischen Sauerstoffversorgung und -bedarf, m/**a/d** Angaben über Fatigue, Schwäche und Belastungsdyspnö
- *Mangelernährung,* m/**b/d** Unfähigkeit zur Aufnahme adäquater Nährstoffe (Anorexie, Effekte einer medikamentösen Therapie, Fatigue, ungenügende finanzielle Mittel), m/**a/d** Gewichtsabnahme, dokumentiertes Desinteresse an Nahrung/gestörte Geschmacksempfindung und schwacher Muskeltonus
- *Gefahr eines unwirksamen Managements der eigenen Gesundheit,* m/**b/d** Komplexität des Therapieplans, wirtschaftliche Schwierigkeiten, familiäre Gesundheitsversorgungsmuster, wahrgenommene Ernsthaftigkeit der Erkrankung/Vorteile der Erkrankung (vor allem während der Remission), Nebenwirkungen der Therapie

Tympanoplastik I/CH (⇨ siehe Stapedektomie)

Typhus [ICD-10-GM: A01.0] I/CH, GEM

- *Hyperthermie,* m/**b/d** generalisierten Entzündungsprozess (Vaskulitis), m/**a/d** erhöhte Körpertemperatur, warme/gerötete Haut und Tachykardie
- *Akuter Schmerz,* m/**b/d** generalisierte Vaskulitis und Ödembildung, m/**a/d** verbale Äußerungen, Schutz-/Ablenkungsverhalten, Selbstzentriertheit und vegetative Reaktionen (Veränderung der Vitalzeichen)
- *Durchblutungsstörung [zu spezifizieren],* m/**b/d** Verringerung/Unterbrechung des Blutstroms (generalisierte Vaskulitis/Thrombusbildung), m/**a/d** Angaben über Kopf-/Leibschmerzen, Veränderungen des Geisteszustandes und Bereiche peripherer Unzeration/Nekrose

Übergewicht I/CH (⇨ siehe Adipositas)

Urolithiasis I/CH (⇨ siehe Harnsteine)

Uterusblutung, abnorme [ICD-10-GM: N93.9] GYN, I/CH

- *Angst [spezifiziere Grad],* m/**b/d** wahrgenommene Veränderung des Gesundheitszustandes und unbekannte Ätiologien, m/**a/d** ängstliches Angespanntsein, Unsicherheit, Furcht vor unspezifischen Konsequenzen, Formulieren von Bedenken und Selbstzentriertheit
- *Aktivitätsintoleranz,* m/**b/d** Ungleichgewicht zwischen Sauerstoffversorgung und -bedarf/verminderte Sauerstofftransportkapazität des Blutes (Anämie), m/**a/d** Angaben über Fatigue/Schwäche

Uterusruptur, in der Schwangerschaft [ICD-10-GM: O71.0] GYN, ENT

- *Flüssigkeitsdefizit [isotonisch]*, m/**b/d** exzessive vaskulär bedingte Verluste, m/**a/d** Hypotonie, beschleunigten Puls, verminderte Venenfüllung und verminderte Urinausfuhr
- *Verminderte Herzleistung*, m/**b/d** verminderte Vorlast (Hypovolämie), m/**a/d** kalte/feuchte Haut, verminderte periphere Pulse, Schwankungen hämodynamischer Werte, Tachykardie und Zyanose
- *Akuter Schmerz*, m/**b/d** Gewebstrauma und Reizung durch Blutansammlung, m/**a/d** verbale Angaben, Schutz-/Ablenkungsverhalten, Selbstzentriertheit und vegetative Reaktionen (Veränderung der Vitalzeichen)
- *Angst [spezifiziere Grad]*, m/**b/d** drohenden Tod der eigenen Person/des Föten, Erweckung von Angst durch andere, physiologische Reaktion (Freisetzung von Katecholaminen), m/**a/d** furchtsamen/verängstigten Affekt, Stimulation des Sympathikus, formulierte Furcht vor unspezifischen Konsequenzen und Formulieren von Bedenken

Vaginismus [ICD-10-GM: N94.2] GYN, PSY, GEM

- *Akuter Schmerz*, m/**b/d** Muskelspasmen und Hyperästhesie der Nervenversorgung der Vaginalschleimhaut, m/**a/d** verbale Angaben, Ablenkungsverhalten und Selbstzentriertheit
- *Sexuelle Funktionsstörung*, m/**b/d** physische und/oder psychische Funktionsstörung (schwere Spasmen der Vaginalmuskulatur), m/**a/d** Verbalisieren des Problems, Unfähigkeit, die gewünschte Befriedigung zu erreichen und Störung der Beziehung zur Bezugsperson

Vaginitis [ICD-10-GM: N76.0] GYN, GEM

- *Gewebeschädigung*, m/**b/d** Reizung/Entzündung und mechanisches Trauma (Kratzen) von empfindlichem Gewebe, m/**a/d** geschädigtes/zerstörtes Gewebe und Läsionen
- *Akuter Schmerz*, m/**b/d** lokalisierte Entzündung und lokales Gewebstrauma, m/**a/d** verbale Angaben, Ablenkungsverhalten und Selbstzentriertheit
- *Wissensdefizit [Lernbedarf] bzgl. des Hygiene-/Therapiebedarfs, des Sexualverhaltens/der Übertragung des Erregers*, m/**b/d** fehlende/mangelnde Information bzw. Fehlinterpretation von Information, m/**a/d** Formulieren von Bedenken, Fragen und falschen Vorstellungen

Varizen [ICD-10-GM: I83.9] I/CH, GEM

- *Chronischer Schmerz*, m/**b/d** Veneninsuffizienz und -stauung, m/**a/d** verbale Angaben
- *Körperbildstörung*, m/**b/d** Strukturveränderungen (vergrößerte, farblich veränderte, gewundene oberflächliche Beinvenen), m/**a/d** Verbergen der betroffenen Körperteile und negative Gefühle gegenüber dem Körper
- *Gefahr einer Hautschädigung/Gefahr einer Gewebeschädigung*, m/**b/d** gestörte Zirkulation/venöse Stase und Ödembildung

Venenthrombose, tiefe I/CH, GEM (⇨ siehe Thrombophlebitis)

Verbrauchskoagulopathie (DIC, Disseminated Intravascular Coagulation) [ICD-10-GM: D65] I/CH

- *Gefahr eines Flüssigkeitsdefizits*, m/**b/d** Versagen von Steuerungsmechanismen (Gerinnungsprozess) und aktiven Verlust/Hämorrhagie
- *Durchblutungsstörung [zu spezifizieren]*, m/**b/d** Störung des arteriellen/venösen Blutstroms (Mikroembolie im gesamten Kreislauf und Hypovolämie), m/**a/d** Veränderung von Atemfrequenz und -tiefe, Veränderungen des Bewusstseinszustandes, verminderte Urinausfuhr sowie Entwicklung einer Akrozyanose/fokalen Gangrän
- *Angst [spezifiziere Grad]/Furcht*, m/**b/d** plötzliche Veränderung des Gesundheitszustandes, drohender Tod, zwischenmenschliche Übertragung/Erwecken von Angst, m/**a/d** Stimulation des Sympathikus, Unruhe, Selbstzentriertheit und ängstliches Angespanntsein
- *Gefahr eines beeinträchtigten Gasaustauschs*, m/**b/d** verringerte Sauerstofftransportkapazität, Entstehung einer Azidose, mikrozirkulatorische Fibrinablagerung und ischämischer Schaden des Lungenparenchyms
- *Akuter Schmerz*, m/**b/d** Blutung in Gelenke/Muskeln mit Hämatombildung und ischämisches Gewebe mit Zeichen von Akrozyanose/fokaler Gangrän, m/**a/d** verbale Angaben, eingeengten Blickwinkel, Veränderung des Muskeltonus, Schutz-/Ablenkungsverhalten, Unruhe, vegetative Reaktionen

Verbrennung (abhängig von Typ, Grad, Schweregrad der Verletzung) [ICD-10-GM: T20-32] I/CH, GEM, PÄD

- *Gefahr eines Flüssigkeitsdefizits* m/**b/d** Flüssigkeitsverlust über Wunden, Kapillarschäden und Verdunstung, unzureichende Aufnahme, hämorrhagiebedingte Verluste

- *Gefahr einer unwirksamen Atemwegsclearance (Selbstreinigung der Atemwege)*, m/**b/d** Schleimhautödem und Verlust der Ziliarfunktion (Rauchinhalation), unmittelbare Verletzung der oberen Atemwege durch Feuer, Dampf und/oder Chemikalien
- *Infektionsgefahr*, m/**b/d** Verlust der schützenden Hautschranke, traumatisiertes/nekrotisches Gewebe, vermindertes Hämoglobin, supprimierte Entzündungsreaktion, Umgebungsexposition/invasive Prozeduren
- *Akuter/Chronischer Schmerz*, m/**b/d** Zerstörung/Trauma von Gewebe und Nerven, Ödembildung und Manipulation geschädigter Gewebe, m/**a/d** verbale Angaben, eingeengten Blickwinkel, Ablenkungs- und Schutzverhalten, schmerzgeprägten Gesichtsausdruck und vegetative Reaktionen (Veränderung der Vitalzeichen)
- *Gefahr einer Mangelernährung*, m/**b/d** Hypermetabolismus als Reaktion auf eine Verbrennung/Stress, unzureichende Aufnahme, Eiweißabbau
- *Posttraumatische Reaktion*, m/**b/d** lebensbedrohendes Ereignis, m/**a/d** dessen erneutes Durchleben, wiederholte Träume/Albträume, psychische/emotionale Betäubtheit und Schlafstörungen
- *Unwirksamer Selbstschutz*, m/**b/d** extrem hohes Alter, unzureichende Ernährung, Anämie, gestörtes Immunsystem, m/**a/d** Heilungsstörung, Immunschwäche, Fatigue, Anorexie
- *Beschäftigungsdefizit*, m/**b/d** Langzeithospitalisierung, häufige und lang dauernde Behandlungen sowie körperliche Einschränkungen, m/**a/d** Äußerungen von Langeweile, Unruhe, Rückzug und Bitten um etwas Zu-Tun
- *Gefahr einer verzögerten Entwicklung*, m/**b/d** Effekte einer Körperbehinderung, Trennung von Bezugsperson(en) und Mängel des Umfeldes

Vergewaltigung [ICD-10-GM: L74.2] I/CH, GEM, GYN, PSY

- *Wissensdefizit [Lernbedarf] bzgl. der erforderlichen medizinischen/juristischen Prozeduren, der prophylaktischen Behandlung individueller Belange (STD, Schwangerschaft) und kommunaler Ressourcen/Unterstützungsmöglichkeiten*, m/**b/d** fehlende/mangelnde Information, m/**a/d** Äußern von Bedenken, Fragen, falschen Vorstellungen und Exazerbation von Symptomen
- *Vergewaltigungssyndrom (akute Phase)*, m/**b/d** tatsächliche oder versuchte Penetration ohne Zustimmung, m/**a/d** breites Spektrum emotionaler Reaktionen, darunter Angst, Furcht, Wut,

Scham und körperliche Beschwerden, die mehrere Organe betreffen

- *Gefahr einer Gewebeschädigung*, m/**b/d** gewaltsame Penetration und Traumatisieren von empfindlichem Gewebe
- *Unwirksames Coping*, m/**b/d** persönliche Verletzlichkeit, unerfüllte Erwartungen, unrealistische Wahrnehmungen, unzureichende Unterstützungssysteme/Coping-/Bewältigungsmethoden, multiple, über die Zeit wiederholte Stressoren, überwältigende Bedrohung des Selbst, m/**a/d** Äußern der Unfähigkeit zum Coping oder der Schwierigkeit, um Hilfe zu bitten, Muskelanspannung/Kopfschmerzen, emotionale Angespanntheit, chronischer Kummer
- *Sexuelle Funktionsstörung*, m/**b/d** biopsychosoziale Veränderung der Sexualität (Stress der posttraumatischen Reaktion), Verletzlichkeit, Verlust des sexuellen Verlangens, beeinträchtigte Beziehung mit Bezugsperson, m/**a/d** Störung im Erreichen sexueller Befriedigung, Veränderung des Interesses an sich selbst/an anderen, Beschäftigtsein mit sich selbst

Verhaltensstörungen (Kinder/Jugendliche) [ICD-10-GM: F69] PSY, GEM

- *Gefahr der Gewalttätigkeit [selbst-/fremdgefährdend]*, m/**b/d** verzögerte Ich-Entwicklung, antisozialen Charakter, geringe Impulskontrolle, gestörtes Familiensystem, Verlust bedeutsamer Beziehungen, anamnestisch bekanntes suizidales/ausagierendes Verhalten
- *Defensives Coping*, m/**b/d** inadäquate Coping-/Bewältigungsstrategien, reifungsbedingte Krise, vielfältige Veränderungen/Verluste im Leben, mangelnde/fehlende Kontrolle über impulsive Handlungen und persönliche Verletzlichkeit, m/**a/d** ungeeigneten Einsatz von Abwehrmechanismen, Unfähigkeit zur Erfüllung von Rollenerwartungen, geringe Selbstachtung, Unfähigkeit zur Übernahme der Verantwortung für eigene Handlungen, Überempfindlichkeit gegen Geringschätzung und Kritik sowie exzessives Rauchen, Trinken und Einnehmen von Drogen
- *Gestörte Denkprozesse*, m/**b/d** physiologische Veränderungen, Fehlen eines angemessenen psychischen Konflikts, biochemische Veränderungen, **a/d** Neigung zur Interpretation der Intentionen/Handlungen anderer als vorwurfsvoll und feindselig, Schwächen in den Problemlösungsfertigkeiten, wobei Aggression die meistgewählte Lösung darstellt
- *Chronisch geringes Selbstwertgefühl*, m/**b/d** Lebensentscheidun-

gen, die ein Versagen perpetuieren, persönliche Verletzlichkeit, m/**a/d** selbstnegierende Formulierungen, Wut, Zurückweisen von positivem Feed-back, häufig ausbleibender Erfolg bei Lebensereignissen

- *Unwirksames/Verhindertes familiäres Coping*, m/**b/d** exzessive Schuldgefühle, Wut oder Vorwürfe der Familienmitglieder in Bezug auf das Verhalten des Kindes, Unstimmigkeiten zwischen den Eltern; Dissens hinsichtlich der Disziplin, des Setzens von Grenzen und Vorgehensweisen; Fatigue elterlicher Ressourcen (längeres Coping mit dem verhaltensgestörten Kind), m/**a/d** unrealistische Erwartungen seitens der Eltern, Zurückweisung oder Überbehütung des Kindes sowie übertriebenes Äußern von Wut, Enttäuschung oder Verzweiflung hinsichtlich des Verhaltens des Kindes oder der Fähigkeit zur Veränderung oder Besserung
- *Beeinträchtigte soziale Interaktion*, m/**b/d** verzögerte Ich-Entwicklung, verzögerten Entwicklungszustand (Adoleszenz), mangelnde/fehlende soziale Fertigkeiten, schwaches Selbstbild, gestörtes Familiensystem und neurologische Beeinträchtigung m/**a/d** gestörte Interaktion mit anderen (Schwierigkeiten mit dem Abwarten, bis man beim Spiel oder in Gruppensituationen an der Reihe ist; scheinbar nicht hören, was gesagt wird), Schwierigkeiten mit ruhigem Spielen und damit, die Aufmerksamkeit auf die Aufgabe oder das Spiel gerichtet zu halten, häufiger Wechsel von einer Aktivität zur nächsten und Unterbrechen anderer oder sich anderen aufdrängen

Vernachlässigung GEM, PSY (⇨ siehe Missbrauch; Kindesmisshandlung)

Verstauchung (Knöchel oder Fuß) [ICD-10-GM: S93.40 oder S93.6] I/CH, GEM

- *Akuter Schmerz*, m/**b/d** Trauma/Schwellung des Gelenks, m/**a/d** verbale Angaben, Schutz-/Ablenkungsverhalten, Selbstzentriertheit und vegetative Reaktionen (Veränderung der Vitalzeichen)
- *Beeinträchtigte Gehfähigkeit*, m/**b/d** Muskel-Skelett-Verletzung, Schmerzen und therapeutische Einschränkungen, m/**a/d** Widerwillen gegen den Versuch einer Bewegung, Unfähigkeit, sich leicht in der Umgebung zu bewegen
- **Verstopfung [ICD-10-GM: K59.0] I/CH**
- *Obstipation*, m/**b/d** schwache Bauchmuskulatur, obstruktive Läsionen des Gastrointestinaltrakts, Schmerzen beim Stuhlgang,

diagnostische Prozeduren, Schwangerschaft, m/**a/d** Veränderung von Aussehen/Häufigkeit des Stuhls, Druck oder Völlegefühl im Abdomen oder Rektum, Veränderung der Darmgeräusche, geblähtes Abdomen

- *Akuter Schmerz*, m/**b/d** Druck/Völlegefühl im Abdomen, Pressen beim Stuhlgang und Verletzung von empfindlichem Gewebe, m/**a/d** verbale Angaben, Widerwillen gegen Stuhlgang und Ablenkungsverhalten
- *Wissensdefizit [Lernbedarf] bzgl. Ernährungsbedarf, Darmfunktion und Medikamentenwirkung*, m/**b/d** mangelnde/fehlende Informationen/falsche Vorstellungen, m/**a/d** Entwicklung der Störung und Verbalisieren von Bedenken/Fragen

Vorfflimmern [ICD-10-GM: I48.1-] I/CH, GEM (⇨ siehe Herzrhythmusstörungen)

Vorfflattern [ICD-10-GM: I48.0-] I/CH, GEM (⇨ siehe Herzrhythmusstörungen)

Vorhoftachykardie [ICD-10-GM: I47.1] I/CH, GEM (⇨ siehe Herzrhythmusstörungen)

Vorzeitige Öffnung des Muttermundes [ICD-10-GM: O75.4] GYN (⇨ siehe auch Wehen, vorzeitige)

- *Angst [spezifiziere Grad]*, m/**b/d** situationsbedingte Krise, drohender Tod/Verlust des Föten, m/**a/d** erhöhte Anspannung, Sorgen, Unzulänglichkeitsgefühl, Stimulation des Sympathikus und wiederholtes Fragen
- *Verletzungsgefahr der Mutter*, m/**b/d** chirurgischen Eingriff, Einsatz von Tokolytika
- Verletzungsgefahr des Feten, m/**b/d** Frühgeburt, chirurgischen Eingriff
- *Trauern*, m/**b/d** wahrgenommenen potenziellen Verlust des Föten, m/**a/d** den Ausdruck von Trauer, Schuld, Wut, Schock

Vorzeitige Wehen [ICD-10-GM: O62.9] ENT, GEM (⇨ siehe Wehen, vorzeitige)

Wahn [ICD-10-GM: F22.0] PSY

V

- *Gefahr der Gewalttätigkeit [fremd-/selbstgefährdend]*, m/**b/d** wahrgenommene drohende Gefahren, verstärkte Angst, irrationales Ausagieren
- *Angst [schwer wiegend]*, m/**b/d** Unfähigkeit zu vertrauen, m/**a/d** starres Wahnsystem, Furcht vor anderen Menschen und eigene Feindseligkeit
- *Machtlosigkeit*, m/**b/d** Lebensweise der Hilflosigkeit, Unzuläng-

lichkeitsgefühle, zwischenmenschliches Agieren, m/**a/d** Verbalisieren, keine Kontrolle/Einfluss auf Situation(en) zu haben, Einsatz paranoider Wahnvorstellungen, aggressives Verhalten zur Kompensation des Kontrollverlustes

- *Gestörte Denkprozesse*, m/**b/d** psychische Konfikte, steigende Angst/Furcht, m/**a/d** Störung der Fähigkeit zu klarem/logischem Denken, Fragmentation und autistisches Denken; Vorstellungen, Überzeugungen und Verhaltensweisen von Wahn, Verdächtigungen und Gewalt
- *Beeinträchtigte soziale Interaktion*, m/**b/d** Misstrauen gegenüber anderen/Wahndenken, mangelnde(s)/fehlende(s) Wissen/Fertigkeiten zur Verstärkung von Gegenseitigkeit, m/**a/d** Unbehagen in sozialen Situationen, Schwierigkeiten im Aufbau von Beziehungen zu anderen, Ausdruck von Gefühlen der Zurückweisung, kein Zugehörigkeitsgefühl

Wehen, eingeleitete/verstärkte [OPS: 8-510.x] ENT

- *Wissensdefizit [Lernbedarf] bzgl. des Verfahrens und Behandlungsbedarfs sowie möglicher Ergebnisse*, m/**b/d** fehlende/mangelnde Information/Erinnerung an die Information, Fehlinterpretation von Information und Unvertrautheit mit Informationsquellen, m/**a/d** Fragen, Formulieren von Bedenken/falschen Vorstellungen und übertriebenes Verhalten
- *Verletzungsgefahr der Mutter*, m/**b/d** Nebenwirkungen therapeutischer Interventionen/Reaktionen darauf
- *Gefahr eines beeinträchtigten fötalen Gasaustauschs*, m/**b/d** gestörte Durchblutung der Plazenta/Nabelschnurvorfall
- *Akuter Schmerz*, m/**b/d** veränderte Merkmale chemisch stimulierter Kontraktionen, psychische Belange, m/**a/d** verbale Angaben, erhöhten Muskeltonus, Ablenkungs-/Schutzverhalten und eingeengten Blickwinkel

Wehen, überstürzte [ICD-10-GM: O63.9] ENT

- *Angst [spezifiziere Grad]*, m/**b/d** situationsbedingte Krise, Bedrohung der eigenen Person/des Föten, zwischenmenschliche Übertragung, m/**a/d** erhöhte Anspannung, Angst, Furcht, Unruhe/Zappeligkeit, Stimulation des Sympathikus
- *Gefahr beeinträchtigter Haut/Gewebeschädigung*, m/**b/d** rasch fortschreitende Wehen, Fehlen von/Mangel an benötigten Gerätschaften
- *Akuter Schmerz*, m/**b/d** Auftreten rascher, kräftiger Muskelkontraktionen, Belange und Fragen, m/**a/d** Formulieren der Unfä-

higkeit zur Anwendung erlernter Schmerzmanagement-Techniken, Stimulation des Sympathikus, Ablenkungsverhalten (z. B. Stöhnen, Unruhe)

Wehen, vorzeitige [ICD-10-GM: O62.9] ENT, GEM

- *Aktivitätsintoleranz,* m/**b/d** muskuläre/zelluläre Überempfindlichkeit, m/**a/d** fortlaufende Uteruskontraktionen/Reizbarkeit
- *Vergiftungsgefahr,* m/**b/d** dosisabhängige toxische Effekte von Tokolytika bzw. deren Nebenwirkungen
- *Gefahr einer Verletzung des Föten, m/***b/d** Geburt eines frühreifen/unreifen Säuglings
- *Angst [spezifiziere Grad], m/***b/d** situationsbedingte Krise, wahrgenommene oder tatsächliche Bedrohungen der eigenen Person/des Föten und ungenügende Zeit zur Vorbereitung auf die Wehen, m/**a/d** erhöhte Anspannung, Unruhe, Ausdrücke von Sorgen und vegetative Reaktionen (Veränderung der Vitalzeichen)
- *Wissensdefizit [Lernbedarf] bzgl. des Behandlungsbedarfs und der Prognose, m/***b/d** fehlende/mangelnde Informationen und Fehlinterpretation, m/**a/d** Fragen, Aussagen der Besorgnis, falsche Vorstellungen, ungenaues Befolgen von Anweisungen und Entwicklung vermeidbarer Komplikationen

West-Nil-Fieber [ICD-10-GM: A92.3] GEM, I/CH

- *Hyperthermie,* m/**b/d** Infektionsprozess, m/**a/d** erhöhte Körpertemperatur, gerötete/bei Berührung warme Haut, Tachykardie, erhöhte Atemfrequenz
- *Akuter Schmerz,* m/**b/d** Infektionsprozess/zirkulierende Toxine, m/**a/d** Angaben über Kopfschmerzen, Myalgie, Augenschmerzen, Unterleibsbeschwerden
- *Gefahr eines Flüssigkeitsdefizits,* m/**b/d** Hypermetabolismus, verringerte Flüssigkeitsaufnahme, Anorexie, Übelkeit, Verluste auf normalem Wege (Erbrechen, Diarrhö)
- *Gefahr der Hautschädigung,* m/**b/d** Hyperthermie, verringerte Flüssigkeitsaufnahme, Veränderung des Hautturgors, Bettruhe, zirkulierende Toxine

Wilms-Tumor [ICD-10-GM: C64] I/CH, PÄD (⇨ siehe auch Krebs; Chemotherapie)

- *Angst [spezifiziere Grad]/Furcht,* m/**b/d** Veränderung des Umfeldes und der Muster der Interaktion mit Familienangehörigen sowie drohenden Tod mit Übertragung/Einimpfen von Bedenken seitens der Familie, m/**a/d** furchtsamen/verängstigten Affekt, Leiden, Weinen, Schlafstörung und Stimulation des Sympathikus

- *Verletzungsgefahr*, m/**b/d** Art des Tumors (vaskulär, schwammig, mit sehr dünner Deckschicht) mit erhöhter Gefahr der Metastasierung bei Manipulation
- *Unterbrochene Familienprozesse*, m/**b/d** situationsbedingte Krise einer lebensbedrohenden Erkrankung, m/**a/d** ein Familiensystem, dem es schwer fällt, körperliche, emotionale und spirituelle Bedürfnisse seiner Mitglieder zu erfüllen, sowie die Unfähigkeit zum effektiven Umgang mit der traumatisierenden Erfahrung
- *Beschäftigungsdefizit*, m/**b/d** fehlende/mangelnde altersentsprechende Aktivität in der Umgebung (einschl. Aktivitätseinschränkungen) und Dauer der Hospitalisierung/Behandlung, m/**a/d** Unruhe, Weinen, Lethargie und ausagierendes Verhalten

Windeldermatitis ENT (⇨ siehe Candida-Mykose)

Wochenbettfieber ENT (⇨ siehe Puerperalsepsis)

Zerebralparese (spastische Hemiplegie) [ICD-10-GM: G80.9] PÄD, GEM

- *Beeinträchtigte körperliche Mobilität*, m/**b/d** Muskelschwäche/erhöhten Muskeltonus, verstärkte tiefe Sehnenreflexe, Neigung zu Kontrakturen und Unterentwicklung betroffener Gliedmaßen, m/**a/d** verminderte Muskelkraft, -kontrolle und -masse, eingeschränkten Bewegungsumfang und beeinträchtigte Koordination
- *Verhindertes familiäres Coping*, m/**b/d** permanente Natur der Erkrankung, situationsbedingte Krise, emotionale Konflikte/vorübergehende Desorganisation der Familie und unvollständige Information/unvollständiges Verständnis der Bedürfnisse des Patienten, m/**a/d** verbalisierte Angst/Schuldgefühle hinsichtlich der Behinderung des Patienten, unzureichendes Verständnis und ungenügende Wissensgrundlage sowie Schutzverhalten, das in keinem Verhältnis zu den Fähigkeiten des Patienten oder dessen Autonomiebedürfnis steht (zu wenig/zu viel)
- *Wachstum und Entwicklung*, verzögert, m/**b/d** Effekte der Körperbehinderung, m/**a/d** gestörtes Körperwachstum, Verzögerung oder Schwierigkeiten bei der Ausführung von Fertigkeiten (motorisch, sozial, expressiv) und gestörte Fähigkeit zur Durchführung altersgerechter Selbstversorgungs-/Selbstkontrollaktivitäten

Zerebrovaskulärer Insult (CVI) [ICD-10-GM: I64] I/CH, GEM

- *Zerebrale Durchblutungsstörung*, m/**b/d** Unterbrechung des Blutstroms (Verschlusskrankheit, Hämorrhagie, zerebraler Vasospasmus/Ödem), m/**a/d** veränderten Bewusstseinsgrad,

Veränderung der Vitalzeichen, Veränderungen motorischer/sensorischer Reaktionen, Unruhe, Gedächtnisverlust sowie sensorische, sprachliche, intellektuelle und emotionale Defizite

- *Beeinträchtigte körperliche Mobilität*, m/**b/d** neuromuskuläre Beteiligung (Schwäche, Parästhesie, schlaffe/hypotone Lähmung, spastische Lähmung), beeinträchtigte Wahrnehmung/kognitive Beeinträchtigung, m/**a/d** Unfähigkeit zu zweckgerichtetem Bewegen betroffener Körperteile/eingeschränkter Bewegungsumfang; beeinträchtigte Koordination und/oder verminderte Muskelkraft/-kontrolle
- *Beeinträchtigte verbale [und/oder schriftliche] Kommunikation*, m/**b/d** beeinträchtige Hirndurchblutung, neuromuskuläre Beeinträchtigung, Verlust des Gesichtstonus/oralen Muskeltonus und der entsprechenden Kontrolle; allgemeine Schwäche/Fatigue, m/**a/d** beeinträchtigte Artikulation, Patient spricht nicht/kann nicht sprechen (Dysarthrie), Unfähigkeit zur Sprachmodulation, Unfähigkeit, Worte zu finden und/oder zu benennen, Unfähigkeit, Objekte zu identifizieren und/oder Unfähigkeit, geschriebene/gesprochene Sprache zu verstehen; Unfähigkeit zur schriftlichen Kommunikation
- *Selbstversorgungsdefizit [zu spezifizieren]*, m/**b/d** neuromuskuläre Beeinträchtigung, verminderte Kraft/Ausdauer, Verlust der Muskelkontrolle/-koordination, beeinträchtigte Wahrnehmung/kognitive Beeinträchtigung, Schmerzen/Beschwerden und Depression, m/**a/d** angegebene/beobachtete Unfähigkeit zur Durchführung von ADLs, Bitten um Assistenz, unordentliches Aussehen und Inkontinenz
- *Gefahr einer Schluckstörung*, m/**b/d** Muskellähmung und beeinträchtigte Wahrnehmung
- *Gefahr eines Neglects*, m/**b/d** sensorischer Verlust eines Teils des Gesichtsfeldes mit Wahrnehmungsverlust des entsprechenden Körpersegments
- *Beeinträchtigte Haushaltsführung*, m/**b/d** Erkrankung des jeweiligen Familienmitglieds, unzureichende Finanzen/Familienorganisation oder Planung, Unvertrautheit mit Ressourcen und unzureichende Unterstützungssysteme, m/**a/d** Familienmitglieder, die Schwierigkeiten zum Ausdruck bringen, es sich zu Hause angenehm zu machen/um Assistenz bei der Haushaltsführung bitten, unordentliche Umgebung, überlastete Familienangehörige
- *Situationsbedingtes geringes Selbstwertgefühl, Körperbildstörung,*

unwirksames Rollenverhalten, m/**b/d** biophysische, psychosoziale und kognitive Veränderungen sowie Wahrnehmungsveränderungen, m/**a/d** tatsächliche Veränderung der Struktur und/oder Funktion, Veränderung der üblichen Verantwortungsverteilung/körperlichen Fähigkeit zur Wiederaufnahme der Rolle und verbale/nonverbale Reaktion auf eine tatsächliche oder wahrgenommene Veränderung

- *Gefahr des erschwerten Trauerns*, m/**b/d** psychische Symptome vor dem Verlust, Prädisposition zu Angst und Gefühlen der Unzulänglichkeit, Häufigkeit bedeutender Lebensereignisse

Zervixinsuffizienz [ICD-10-GM: O75.4] ENT (⇨ siehe Vorzeitige Öffnung des Muttermundes)

Zirkumzision [ICD-10-GM: N47/N41.2] PÄD

- *Wissensdefizit [Lernbedarf] bzgl. Operation, Prognose und Behandlung*, m/**b/d** mangelnde/fehlende Erfahrung/Vertrautheit mit Informationsquellen, Fehlinterpretation von Informationen, m/**a/d** Bitte um Informationen, Verbalisieren von Bedenken/falschen Vorstellungen, ungenaues Befolgen von Instruktionen
- *Akuter Schmerz*, m/**b/d** Trauma/Ödem von Weichteilgewebe, m/**a/d** Weinen, Veränderungen des Schlafverhaltens, Verweigern von Nahrung
- *Beeinträchtigte Urinausscheidung*, m/**b/d** Gewebsschäden/-entzündung oder Entwickeln einer Harnwegsfistel, m/**a/d** Ödem, Miktionsschwierigkeiten
- *Verletzungsgefahr [Blutung]*, m/**b/d** verminderte Gerinnungsfaktoren unmittelbar postpartal, bislang nicht diagnostizierte Blutungs-/Gerinnungsstörungen
- *Infektionsgefahr*, m/**b/d** unreifes Immunsystem, invasiver Eingriff/Gewebstrauma, Umweltexposition

Zirrhose [ICD-10-GM: K74.6] I/CH, GEM (⇨ siehe auch Drogenmissbrauch; Hepatitis, akute virale)

- *Gefahr einer Leberfunktionsstörung*, m/**b/d** Virusinfektion, Alkoholmissbrauch
- *Mangelernährung*, m/**b/d** Unfähigkeit zur Aufnahme/Absorption von Nährstoffen (Anorexie, Übelkeit, Verdauungsstörungen, frühzeitige Sättigung), abnorme Darmfunktion, gestörte Speicherung von Vitaminen, m/**a/d** Abneigung gegen Essen, beobachtete mangelnde Nahrungsmittelaufnahme, Muskelschwund, Gewichtsabnahme, schwankende Werte bei Untersuchungen auf verschiedene Nährstoffe

- *Flüssigkeitsüberschuss*, m/**b/d** gestörte Regulationsmechanismen (z.B. Syndrom der inadäquaten ADH-Sekretion, verminderte Plasmaproteine/Mangelernährung) und exzessive Natrium-/Flüssigkeitsaufnahme, m/**a/d** generalisierte oder abdominelle Ödeme, Gewichtszunahme, Dyspnö, Blutdruckveränderungen, positiven Hepatojugularreflex, Bewusstseinsveränderung, Elektrolytstörungen, Veränderungen des spezifischen Gewichts des Urins und Pleuraerguss
- *Gefahr einer Hautschädigung*, m/**b/d** veränderte Durchblutung/veränderten Stoffwechselstatus, schwachen Hautturgor, Hervorstehen knöcherner Fortsätze sowie Ödem, Aszitis und Akkumulation von Gallensalzen in der Haut
- *Gefahr einer akuten Verwirrtheit*, m/**b/d** Alkoholabusus, erhöhten Serumharnstoffspiegel sowie die Unfähigkeit der Leber, gewisse Enzyme/Medikamente zu entgiften
- *Situationsbedingtes geringes Selbstwertgefühl/Körperbildstörung*, m/**b/d** biophysische Veränderungen/verändertes körperliches Erscheinungsbild, Ungewissheit der Prognose, Veränderungen der Rollenfunktion, persönliche Verletzlichkeit, autodestruktives Verhalten (alkoholinduzierte Erkrankung), m/**a/d** Verbalisieren von Veränderungen der Lebensweise, Furcht vor Zurückweisung/vor der Reaktion anderer, negative Gefühle gegenüber dem Körper/eigenen Fähigkeiten sowie Gefühle von Hilflosigkeit, Hoffnungslosigkeit und Machtlosigkeit
- *Gefahr eines unwirksamen Selbstschutzes*, m/**b/d** abnormes Blutbild (veränderte Gerinnungsfaktoren), portale Hypertension/Entwicklung von Ösophagusvarizen

Zystische Fibrose [ICD-10-GM: E84.9] I/CH, PÄD

- *Unwirksame Atemwegsclearance (Selbstreinigung der Atemwege)*, m/**b/d** exzessive Produktion von zähem Schleim und verminderte Ziliarwirkung, m/**a/d** abnorme Atemgeräusche, unproduktiven Husten, Zyanose und veränderte Atemfrequenz/Atemzugtiefe
- *Infektionsgefahr*, m/**b/d** Stau von Atemwegssekret, Entstehen von Atelektasen
- Mangelernährung, m/**b/d** Beeinträchtigung des Verdauungsprozesses und der Absorption von Nährstoffen, m/**a/d** ausbleibende Gewichtszunahme, Muskelschwund und verzögertes Körperwachstum
- *Wissensdefizit [Lernbedarf] bzgl. der Pathophysiologie der Erkrankung, des medizinischen Managements und verfügbarer kommuna-*

ler Ressourcen, m/**b/d** unzureichende Informationen/Fehlinterpretation von Information, m/**a/d** Formulieren von Bedenken, Fragen, ungenaues Befolgen von Anweisungen, Entwicklung vermeidbarer Komplikationen

- *Gefährdendes familiäres Coping,* m/**b/d** chronische Natur der Erkrankung und der Behinderung, unzureichende/falsche Information oder unzureichendes/inkorrektes Wissen einer Primärperson, m/**a/d** den Versuch unterstützender Verhaltensweisen seitens der Primärperson mit unbefriedigendem Ergebnis, Schutzverhalten, das in keinem Verhältnis zu den Fähigkeiten oder dem Autonomiebedürfnis des Patienten steht

Zystitis [ICD-10-GM: N30.9] I/CH

- *Akuter Schmerz,* m/**b/d** Blasenentzündung und -spasmen, m/**a/d** verbale Angaben, Ablenkungsverhalten und eingeengten Blickwinkel
- *Beeinträchtigte Urinausscheidung,* m/**b/d** Entzündung/Reizung der Blase, m/**a/d** Pollakisurie, Nykturie und Dysurie
- *Wissensdefizit [Lernbedarf] bzgl. Erkrankung, Behandlung und Rezidivprophylaxe,* m/**b/d** ungenügende Informationen/falsche Vorstellungen, m/**a/d** Formulieren von Bedenken und Fragen, rezidivierende Infektionen

Zytomegalie-Syndrom I/CH (⇨ siehe Herpes simplex; Herpers zoster)

Zytomegalievirus-Infektion [ICD-10-GM: B25.9] I/CH

- *Gefahr einer Sehstörung,* m/**b/d** Entzündung der Retina
- *Infektionsgefahr des Feten,* m/**b/d** transplazentare Exposition, Kontakt mit Blut/Körperflüssigkeiten

Anhang

Glossar

a/d. Abkürzung für «angezeigt durch», leitet zu Merkmalen oder Symptomen einer Pflegediagnose über.

Beeinflussende Faktoren. Mögliche Ursachen einer Gesundheitsstörung; gewöhnlich forschungsbasiert; kausale Beziehungen.

b/d. Abkürzung für «beeinflusst durch», leitet zu beeinflussenden oder ursächlichen Faktoren einer Pflegediagnose über.

Assessment. Sammlung und Interpretation klinischer Daten; Evaluation des Gesundheitszustands durch eine Gesundheitsfachperson. Kann je nach Form und Umfang in Screening-, Basis- und Fokusassessment unterschieden werden.

Dokumentation. Aufzeichnen von Beobachtungen, Einschätzungen, Maßnahmen/Interventionen, Testergebnissen, Ereignissen und Plänen in Bezug auf die Gesundheit oder Gesundheitsversorgung eines Individuums, einer Familie oder einer Gemeinschaft; es kann sich um Einträge in einem Computer oder in Papierdokumenten handeln.

Einflussfaktoren. Zustände oder Ereignisse mit einer gewissen Verbindung zu einer Gesundheitsstörung.

Genehmigte Pflegediagnosen. Von Pflegenden eingereichte gesundheitsbezogene Zustände, die von der NANDA International überprüft und als Pflegediagnosen zur Anwendung in der Pflegepraxis und weiteren wissenschaftlichen Prüfung angenommen wurden; Klassen oder Kategorien bzw. Begriffe von Gesundheitsstörungen oder Entwicklungspotenzialen in einem pflegediagnostischen Klassifikationssystem.

Gesundheitsverhaltensmuster. Gesundheitsbezogene Verhaltensweisen, die zeitlich wiederholt auftreten, miteinander in Beziehung stehen und ein einheitliches Muster bilden; Abfolgen gesundheitsbezogener Verhaltensweisen; eine spezifische Unterteilung in einer Typologie [z.B. der funktionellen Gesundheitsverhaltensmuster].

Hauptkennzeichen. Ein beobachtbares Zeichen, ein verbaler Bericht oder ein dem Zusammenhang entsprechendes Attribut, der/das als *entscheidender* kritischer Indikator einer Gesundheitsstörung dient; ein spezifisches Kriterium, das die Wahrscheinlichkeit einer Diagnose in hohem Maße beeinflusst; ein Zeichen oder Symptom, das gewöhnlich vorhanden ist, wenn eine bestimmte Diagnose vorliegt; ein Kennzeichen oder Symptom.

m/b/d. Abkürzung für «möglicherweise beeinflusst durch», leitet zu beeinflussenden oder ursächlichen Faktoren einer Pflegediagnose über.

Merkmale oder Symptom. Ein beobachtbares Zeichen, ein verbaler Bericht oder ein dem Zusammenhang entsprechendes Attribut, der/das die Wahrscheinlichkeit einer Diagnose erhöht; dient als Hinweis oder Indikator einer Diagnose; ein Zeichen oder Symptom; ein anamnestischer oder aktueller Indikator der Interaktion zwischen Klient und Umfeld; eine menschliche Reaktion.

Nebenkennzeichen. Ein beobachtbares Zeichen, ein verbaler Bericht oder ein dem Zusammenhang entsprechendes Attribut, der/das als Indikator für mehr als eine Gesundheitsstörung dient; eine Information, die das Vertrauen in eine diagnostische Beurteilung beeinflusst; ein Zeichen oder Symptom; ein Kennzeichen oder Symptom, gewöhnlich von einer oder mehreren Diagnosen.

North American Nursing Diagnosis Association (Name 2004 in NANDA International geändert). Eine internationale Organisation von Pflegepersonen mit Ursprung in den USA, die mittlerweile weltweit, in allen Kontinenten, Mitglieder hat und deren Ziel und Zweck es ist Pflegediagnosen zu identifizieren, zu entwickeln und zu klassifizieren.

PES. Abkürzung und Dokumentationsform für aktuelle Pflegediagnosen (P = Problemtitel, E = Einflussfaktor, S = Symptom/Merkmal).

Pflegediagnose. «Eine klinische Beurteilung der Reaktion eines Individuums, einer Familie oder einer Gemeinschaft auf aktuelle oder potenzielle Gesundheitsprobleme/Lebensprozesse. Pflegediagnosen bilden die Grundlage für die Wahl von Interventionen, mit welchen Ergebnisse erzielt werden sollen, für die Pflegepersonen verantwortlich sind» (NANDA International); eine Bezeichnung für eine aktuelle oder potenzielle Gesundheitsstörung oder einen Lebensprozess oder ein Entwicklungspotenzial, der sich auf eine Reihe menschlicher Reaktionen bezieht; eine spezifische Klasse oder Kategorie in einem diagnostischen Klassifikationssystem.

Pflegeergebnis. Ein auf pflegerische Intervention zurückzuführender Gesundheitszustand; beschreibt die Auflösung einer Pflegediagnose oder Schritte zur Lösung; Kategorie in einem Klassifikationssystem mit spezifischen klinischen Indikatoren.

Pflegeintervention. Bündel von pflegerischen Handlungen oder Aktivitäten, die zu Lösung oder Linderung von Pflegebedürftigkeit ausgeführt werden und dazu dienen vereinbarte pflegerisch beeinflussbare Ziele zu erreichen.

Risikofaktor. Ein beobachtbares Zeichen, ein verbaler Bericht oder ein dem Zusammenhang entsprechendes Attribut, der/das ein Indikator für ein potenzielles Problem oder einen Gefährdungszustand darstellt.

Risikogruppen. Vulnerable Individuen, Familien oder Gruppen, die überdurchschnittlich gefährdet sind, einen durch eine Pflegediagnose beschreibbaren Zustand zu entwickeln.

Taxonomie. Eine Reihe von Regeln und Prozeduren zur Klassifikation; dient auch zum Verweis auf das durch die Regeln und Prozeduren strukturierte Klassifikationssystem.

Quelle: Gordon, M. (2013): Handbuch Pflegediagnosen. Bern: Huber.

Englischsprachiges Literaturverzeichnis

Aacovou, I: The Role of the Nurse in the Rehabilitation of Patients with Radical Changes in Body Image Due to Burn Injuries. Psychiatric Department, Makarios Hospital, Nicosia, Cyprus, 2004.

Ackley, BJ, and Ladwig, GB: Nursing Diagnosis Handbook: A Guide to Planning Care, 7th ed. Mosby Elsevier. St. Louis, 2006.

Acute Pain Management: Operative or Medical Procedures and Trauma: Clinical Practice Guideline. US Department of Health and Human Services, Public Health Service Agency for Health Care Policy and Research, Rockville, MD, Feb 1992.

Adams, L: Be Your Best, (Rev. ed.). Perigee Trade, 1989.

Alberte, R, and Emmons, M: Your Perfect Right. San Luis Obispo, CA, Impact, 1970.

American Nurses Association: Nursing's Social Policy Statement. Washington, DC, 1995.

American Nurses Association: Nursing's Social Policy Statement, 2nd ed. Washington, DC, 2003:6.

American Nurses Association: Social Policy Statement. Kansas City, MO, 1980.

American Nurses Association: Standards of Clinical Nursing Practice. Kansas City, MO, 1991.

Androwich, I, Burkhart, L, and Gettrust, KV: Community and Home Health Nursing. Delmar, Albany, NY, 1996.

Asp, AA: Diabetes mellitus. In Copstead, LC, and Banasik, JL (Eds.): Pathophysiology, 3rd ed. Elsevier Saunders, Philadelphia, 2005.

Banasik, JL, and Copstead, LEC. (Eds.): Pathophysiology, 3rd ed. Elsevier, Saunders, St. Louis, 2005.

Beers, MH, and Berkow, R: The Merck Manual of Diagnosis and Therapy, 17th ed. Merck Research Laboratories, Whitehouse Station, NJ, 1999.

Bellis, TJ: When the Brain Can't Hear: Unraveling the Mystery of Auditory Processing Disorder. Atria Books, New York, 2002.

Branden, N: The Six Pillars of Self-Esteem. Bantam Books, New York, 1995.

Carey, CF, Lee, HH, and Woeltje, KF (Eds.): The Washington Manual of Medical Therapeutics, 29th ed. Lippincott-Raven, Philadelphia, 1998.

Cassileth, BR: The Alternative Medicine Handbook: The Complete Reference Guide to Alternative and Complementary Therapies. WW Norton & Co, New York, 1998.

Cataract in Adults: Management of Functional Impairment. AHCPR Pub 93–0542, US Department of Health and Human Services, Public Health Agency for Health Care Policy and Research, Rockville, MD, 1993.

Condon, RE, and Nyhus, LM (Eds.): Manual of Surgical Therapeutics, 9th ed. Little, Brown & Co., Boston, 1996.

Cox, H, Saidaromont, K, King, M, et al: Clinical Applications of Nursing Diagnosis: Adult, Child, Women's Psychiatric, Gerontic, and Home Health Considerations, 4th ed. F.A. Davis, Philadelphia, 2002.

Cummings, B: Managing Stress: Coping with Life's Challenges. In Health: The Basics, 5th ed. Pearson Education, 2003.

Deglin, JH, and Vallerand, AH: Davis's Drug Guide for Nurses, 9th ed. F.A. Davis, Philadelphia, 2005.

Depression in Primary Care, Vol. 1, Detection and Diagnosis. AHCPR Pub 93–0550, US Department of Health and Human Services, Public Health Service Agency for Health Care Policy and Research, Rockville, MD, April 1993.

Depression in Primary Care, Vol. 2, Treatment of Major Depression. AHCPR Pub 93–0551, US Department of Health and Human Services, Public Health Service Agency for Health Care Policy and Research, Rockville, MD, April 1993.

Doenges, M, Moorhouse, M, and Murr, A: Nursing Care Plans Across the Life Span, 7th ed. F.A. Davis, Philadelphia, 2006.

Doenges, M, Moorhouse, M, and Murr, A: Nursing Diagnosis Manual: Planning, Individualizing, and Documenting Client Care. F.A. Davis, Philadelphia, 2005.

Doenges, M, Townsend, M, and Moorhouse, M: Psychiatric Care Plans: Guidelines for Planning and Documenting Client Care, 3rd ed. F.A. Davis, Philadelphia, 1999.

Early Identification of Alzheimer's Disease and Related Dementias: Clinical Practice Guideline, US Department of Health and Human Services, Public Health Service Agency for Health Care Policy and Research, Rockville, MD, November 1996.

Engel, J: Pocket Guide to Pediatric Assessment, 4th ed. Mosby, St. Louis, 2002.

Goleman, D: Emotional Intelligence: Why It Matters More than IQ (10th Anniversary ed). Bantam, New York, 2006.

Gordon, M: Manual of Nursing Diagnosis. Mosby, St. Louis, 1997. Gordon, T: Family Effectiveness Training. Gordon Training International, 1997.

Gordon, T: Parent Effectiveness Training. Three Rivers Press, New York, 2000.

Gordon, T: Teaching Children Self-Discipline: At Home and At School. Random House, New York, 1989.

Gorman, L, Sultan, D, and Raines, M: Davis's Manual of Psychosocial Nursing for General Patient Care. F.A. Davis, Philadelphia, 1996.

Harkulich, JT, et al: Teacher's Guide: A Manual for Caregivers of Alzheimer's Disease in Long-Term Care. Embassy Printing, Cleveland Heights, OH, Copyright pending.

Higgs, ZR, and Gustafson, DD: Community as a Client: Assessment and Diagnosis. F.A. Davis, Philadelphia, 1985.

Ignatavicius, DD, and Workman, ML. (Eds.): Medical-Surgical Nursing: Critical Thinking for Collaborative Care. Elsevier Saunders, St. Louis, 2006.

Jaffe, MS, and McVan, BF: Laboratory and Diagnostic Test Handbook. F.A. Davis, Philadelphia, 1997.

King, L: Toward a Theory for Nursing: General Concepts of Human Behavior. Wiley, New York, 1971.

Kuhn, MA: Pharmacotherapeutics: A Nursing Process Approach, 4th ed. F.A. Davis, Philadelphia, 1998.

Lampe, S: Focus Charting, 7th ed. Creative Healthcare Management, Inc., Minneapolis, 1997.

Lee, D, Barrett, C, and Ignatavicius, D: Fluids and Electrolytes: A Practical Approach, 4th ed. F.A. Davis, Philadelphia, 1996.

Leiniger, MM: Transcultural Nursing: Theories, Research and Practices, 3rd ed. McGraw-Hill, Hilliard, OH, 1996.

Lipson, JG, Dibble, S, and Minarik, P (Eds.), Culture and Nursing Care: A Pocket Guide. UCSF Nursing Press, University of California, San Francisco, 1996.

Management of Cancer Pain. AHCPR Pub 93–0592, US Department of Health and Human Services, Public Health Agency for Health Care Policy and Research, Rockville, MD, 1994.

McCance, KL, and Huether, SE: Pathophysiology: The Biologic Basis for Disease in Adults and Children, 3rd ed. Mosby, St. Louis, 1997.

McCloskey, JC, and Bulechek, GM (Eds.): Nursing Interventions Classification, 3rd ed. Mosby, St. Louis, 2000.

McLeod, ME: Interventions for Clients with Diabetes Mellitus. In Ignativicius, DD, and Workman, ML.(Eds.): Medical-Surgical Nursing: Critical Thinking for Collaborative Care, 5th ed. Elsevier Saunders, Philadelphia, 2006.

Mentgen, J, and Bulbrook, MJT: Healing Touch, Level I Notebook. Healing Touch, Lakewood, CO, 1994.

Moorehead, S, Johnson, M, and Maas, M: Nursing Outcomes Classification (NOC), 2nd ed. Mosby, St. Louis, 2000.

NANDA Nursing Diagnoses: Definitions and Classification 2005–2006. NANDA International, Philadelphia, 2005.

Olds, SB, London, ML, Ladewig, PW: Maternity-Newborn Nursing: A Family-Centered Approach, 6th ed. Prentice Hall, Upper Saddle River, NJ, 1999.

Peplau, HE: Interpersonal Relations in Nursing: A Conceptual Frame of Reference for Psychodynamic Nursing. Putnam, New York, 1952.

Phillips, CR: Family-Centered Maternity and Newborn Care, 4th ed. Mosby, St. Louis, 1996.

Post-Stroke Rehabilitation: Assessment, Referral, and Patient Management. AHCPR Pub 95–0663, US Department of Health and Human Services, Public Health Service Agency for Health Care Policy and Research, Rockville, MD, 1995.

Pressure Ulcers in Adults: Prediction and Prevention. AHCPR Pub 92–0047, US Department of Health and Human Services, Public Health Service Agency for Health Care Policy and Research, Rockville, MD, 1992.

Purnell, LD, and Paulanka, BJ: Transcultural Health Care: A Culturally Competent Approach, 2nd ed. F.A. Davis, Philadelphia, 2003.

Rimmer, JH: Aging, Mental Retardation and Physical Fitness. Center on Health Promotion Research for Persons with Disabilities. University of Illinois at Chicago, 1996.

Seligman, M, Reivich, K, Jaycox, LH, and Gillham, J: The Optimistic Child. Houghton Mifflin, New York, 1995.

Shore, LS: Nursing Diagnosis: What It Is and How to Do It: A Programmed Text. Medical College of Virginia Hospitals, Richmond, VA, 1988.

Sickle Cell Disease: Screening, Diagnosis, Management, and Counseling in Newborns and Infants. AHCPR Pub 93–0562, US Department of Health and Human Services, Public Health Service Agency for Health Care Policy and Research, Rockville, MD, April 1993.

Singer Kaplan, H: Sexual Desire Disorders Dysfunctional Regulation of Sexual Motivation. Routledge, London, 1995.

Sommers, MS, and Johnson, SA: Diseases and Disorders: A Nursing Therapeutics Manual, 2nd ed. F.A. Davis, Philadelphia, 2002.

Sparks, SM, and Taylor, CM: Nursing Diagnoses Reference Manual, 5th ed. Springhouse Corporation, Springhouse, PA, 2001.

Stanley, M, Blair, KA, and Beare, PG: Gerontological Nursing: Promoting Successful Aging with Older Adults, 3rd ed. F.A. Davis, Philadelphia, 2005.

Ten Great Things Exercise Can Do for You. Chapter in MCormack, BN, and Yorkey, M. Wiley Pub Inx. American Media, Inc, New York, 2005.

Townsend, M: Nursing Diagnoses in Psychiatric Nursing: Care Plans and Psychotropic Medications, 6th ed. F.A. Davis, Philadelphia, 2004.

Townsend, M: Psychiatric Mental Health Nursing: Concepts of Care, 4th ed. F.A. Davis, Philadelphia, 2003.

Traumatic Brain Injury Medical Treatment Guidelines. State of Colorado Labor and Employment, Division of Worker's Compensation, Denver, March 15, 1998.

Urinary Incontinence in Adults: Clinical Practice Guideline. AHCPR Pub 92–0038, US Department of Health and Human Services, Public Health Service Agency for Health Care Policy and Research, Rockville, MD, March 1992.

Venes, D (Ed.): Taber's Cyclopedic Medical Dictionary, 20th ed. F.A. Davis, Philadelphia, 2005.

Yura, H, and Walsh, MB: The Nursing Process: Assessing, Planning, Implementing, Evaluating, 5th ed. Appleton & Lange, Norwalk, CT, 1988.

Articles

Ackerman, MH, and Mick, DJ: Instillation of normal saline before suctioning patients with pulmonary infections: A prospective randomized controlled trial. Am J Crit Care 7(4):261, 1998.

Acute Confusion/Delirium. Research Dissemination Core, University of Iowa Gerontological Nursing Interventions Research Center (GNIRC). Iowa City, IA, 1998.

Albert, N: Heart failure: The physiologic basis for current therapeutic concepts. Crit Care Nurse (Suppl), June, 1999.

Allen, LA: Treating agitation without drugs. Am J Nurs 99(4):36, 1999.

American Academy of Pediatrics, Task Force on Sleep Position and SIDS: Changing concepts of sudden infant death syndrome: Implications for infant sleeping environment and sleep position. Pediatrics 105:650, 2000.

Anderson, NR: The role of the home healthcare nurse in smoking cessation: Guidelines for successful intervention. Home Healthcare Nurse 24(7):424, 2006.

Angelucci, PA: Caring for patients with benign prostatic hyperplasia. Nursing 27(11):34, 1997.

AORN latex guideline: 2004 standards, recommended practices, and guidelines. AORN J 79(3):653–72, 2004.

Armstrong, ML, and Murphy, KP: A look at adolescent tattooing. School Health Reporter, Summer, 1999.

Astle, SM: Restoring electrolyte balance. RN 68(5):31–4, 2005. Augustus, LJ: Nutritional care for patients with HIV. Am J Nurs 97(10):62, 1997.

Baldwin, K: Stroke: It's a knock-out punch. Nursing Made Incredibly Easy! 4(2):10–23, 2006.

Baranoski, S: Skin tears: Staying on guard against the enemy of frail skin. Nursing 2003, 33(10) Suppl-Travel Nursing: 14–20, 2003.

Barry, J, McQuade, C, and Livingstone, T: Using nurse case management to promote self-efficiency in individuals with rheumatoid arthritis. Rehabil Nurs 23(6):300, 1998.

Bartley, MK: Keep venous thromboembolism at bay. Nursing 36(10):36–41, 2006.

Barton-Burke, M: Cancer-related fatigue and sleep disturbances: Further research on the prevalence of these two symptoms in long-term cancer survivors can inform education, policy, and clinical practice. AJN 106(3)Suppl:72–7, 2006.

Bates, B, Choi, JY, Duncan, PW, et al: Veterans Affairs/Department of Defense clinical practice guidelines for the management of adult stroke rehabilitation care: An executive summary. Stroke 36(9): 2049–56, 2005.

Bauer, J, and Steinhauer, R: A readied response: The emergency plan. RN 65(6):40, 2002.

Bauldoff, GS, and Diaz, PT: Improving outcomes for COPD patients. The Nurse Practitioner: The American Journal of Primary Care, 31(8):26–43, 2006.

Beattie, S: In from the cold. RN 69(11):22–7, 2006.

Beatty, GE: Shedding light on Alzheimer's. The Nurse Practitioner: The American J of Primary Health Care 31(9):32–43, 2006.

Beauchamp-Johnson, BM: Scale down bariatric surgery risks, Nursing Management 37(9):27–32, 2006.

Becker, B: To stand or not to stand. Rehab Management 18(2):28–34, 2005.

Belza, B: The impact of fatigue on exercise performance. Arthritis Care and Research 7(4), 176–180, 1994.

Bergen, AF: Heads up: A 20–year tale in several parts. Team Rehabilitation Report 9(9):45, 1998.

Berkowitz, C: Epidural pain control: Your job, too. RN 60(8):22, 1997. Bermingham, J: Discharge planning: Charting patient progress. Contin Care 16(1):13, 1997.

Bernardi, L, Saviolo, R, Sodick, DH, et al: Do hemodynamic responses to the Valsalva maneuver reflect myocardial dysfunction? Chest, May 1, 1989.

Birkett, DP: What is the relationship between stroke and depression? Harv Ment Health Lett 14(12):8, 1998.

Blank, CA, and Reid, PC: Taking the tension out of traumatic pneumothoraxes. Nursing 29(4):41, 1999.

Blann, LE: Early intervention for children and families with special needs. MCN, The American J of Maternal/Child Nursing 30(4):263–7, 2005.

Boesch, C, Myers, J, Habersaat, A, et al: Maintenance of exercise capacity and physical activity patterns after cardiac rehabilitation. J Cardiopulm Rehab 25(1):14-21, 2005.

Bone, LA: Restoring electrolyte balance: Calcium and phosphorus. RN 59(3):47, 1996.

Bonner, SM: TKO knee pain with total knee replacement. Nursing Made Incredibly Easy! 5(2):30–9, 2007.

Boon, T: Don't forget the hospice option. RN 61(2):32, 1998.

Borbasi, S, Jones, J, Lockwood, C, et al: Health professionals' perspective of providing care to people with dementia in the acute setting: Toward better practice. Geriatric Nursing 27(5):300–8, 2006.

Borton, D: Isolation precautions: Clearing up the confusion. Nursing 27(1):49, 1997.

Boucher, MA: When laryngectomy complicates care. RN 59(88):40, 1996.

Bowman, A, Breiner, JE, Doerschug, KC, et al: Implementation of an evidence-based feeding protocoal and aspiration risk reduction algorithm. Crit Care Nurse Quarterly 28(4):424–333, 2005.

Bradley, M, and Pupiales, M: Essential elements of ostomy care. Am J Nurs 97(7):38, 1997.

Branski, SH: Delirium in hospitalized geriatric patients. Am J Nurs 97(4):161, 1998.

Bray, B, Van Sell, SL, and Miller-Anderson, M: Stress incontinence: It's no laughing matter. RN 70(4):25–9, 2007.

Breakey, JW: Body image: The inner mirror. Journal of Prosthetics and Orthotics 9(3):107, 1997.

Bright, L: Strategies to improve the patient safety outcome imdicator: Preventing or reducing falls. Home Healthcare Nurse 23(1):29–36, 2005.

Brown, KA: Malignant hyperthermia. Am J Nurs 97(10):33, 1997. Buckle, J: Alternative/complementary therapies. Crit Care Nurse 18(5):54, 1998.

Burgio, KL, et al: Behavioral training for post-prostatectomy urinary incontinence. J Urol 141(2):303, 1989.

Burkhart, I, and Solari-Twadell, PA. Spirituality and religiousness: Differentiating the diagnosis through a review of the nursing literature. Nurs Diag Int J Nurs Lang Class 12:45–54, 2001.

Burns, SM: Mechanical ventilation of patients with acute respiratory distress syndrome and patents requiring weaning: The evidence guiding practice. Crit Care Nurse 25(4):14–24, 2005.

Burt, S: What you need to know about latex allergy. Nursing 28(10):33, 1998.

Butcher, HK, and McGonigal-Kenney, M: Depression and dispiritedness in later life. AJN 105(12):52–61, 2005.

Calcium in kidney stones. Harv Health Lett 22(8):8, 1997.

Canales, MAP: Asthma management, putting your patient on the team. Nursing 27(12):33, 1997.

Capili, B, and Anastasi, JK: A symptom review: Nausea and vomiting in HIV. JANAC 9(6):47, 1998.

Carbone, IM: An interdisciplinary approach to the rehabilitation of open-heart surgical patients. Rehab Nurs 24(2):55, 1999.

Carlson, EV, Kemp, MG, and Short, S: Predicting the risk of pressure ulcers in critically ill patients. Am J Crit Care 8(4):262, 1999.

Carroll, P: Closing in on safer suctioning. RN 61(5):22, 1998.

Carroll, P: Preventing nosocomial pneumonia. RN 61(6):44, 1998. Carroll, P: Pulse oximetry: At your fingertips. RN 60(2):22, 1997.

Cataldo, R: Decoding the mystery: Evaluating complementary and alternative medicine. Rehab Manag 12(2):42, 1999.

Catania, K, Huang, C, James, P, and Ohr, M: PUPPI: The pressure ulcer prevention protocol interventions. AJN 107(4):44–51, 2007.

Cavendish, R: Clinical snapshot: Periodontal disease. Am J Nurs 99(3): 36, 1999.

Centers for Disease Control and Prevention: Recommended immunization schedules for persons aged 0–18 years—United States. MMWR 55 (51–52):Q1–Q4, 2006.

Chatters, IM, Taylor, RJ, and Lincoln, KD: Advances in the measurement of religiousity among older African Americans: Implications for health and mental health researchers. J Ment Health Aging 8(1):181–200, 2001.

Chatterton, R, McTaggart, P, Baum, K, et al: Suicides in an Australian inpatient environment. J Psychosoc Nurs Ment Health Serv 37(6):34, 1999.

Cheever, KH: An overview of pulmonary arterial hypertension: Risks, pathogenesis, clinical manifestations, and management. J Cardiovascular Nursing 20(2):108–116, 2005.

Chilton, BA: Recognizing spirituality. Image J Nurs Sch 30(4):400, 1998. Cirolia, B: Understanding edema: When fluid balance fails. Nursing 26(2):66, 1996.

Clark, CC: Posttraumatic stress disorder: How to support healing. Am J Nurs 97(8):26, 1996.

Cohen, D: Optional but necessary. Rehab Management 18(10):26–9, 2005.

Consult Stat: Chest tubes: When you don't need a seal. RN 61(3):67, 1998.

Cook, L: The value of lab values. Am J Nurs 99(5):66, 1999.

Cormier, M: The role of Hepatitis C support groups. Gastroenterology Nursing 28 (3 Suppl):S4–S9, 2005.

Creswell, C, and Chalder, T: Defensive coping styles in chronic fatigue syndrome. J Psychosomatic Research 51(4):607–610, 2001.

Crigger, N, and Forbes, W: Assessing neurologic function in older patients. Am J Nurs 97(3):37, 1997.

Crow, S: Combating infection: Your guide to gloves. Nursing 27(3):26, 1997.

Dahlin, C: Oral complications at the end of life. AJN 104(7):40–7, 2004.

D'Arcy, Y: Conquering PAIN: Have you tried these new techniques? Nursing 35(3):36–41, 2005.

D'Arcy, Y: Eye on capnography. Men in Nursing 2(2):25–9, 2007.

D'Arcy, Y: Managing pain in a patient who's drug-dependent. Nursing 37(3):36–40, 2007.

DeJong, MJ: Emergency! Hyponatremia. Am J Nurs 98(12):36, 1998.

Denison, B: Touch the pain away: New research on therapeutic touch and persons with fibromyalgia syndrome. Holist-Nurs-Pract 18(3):142–51, 2004.

Dennison, RD: Nurse's guide to common postoperative complications. Nursing 27(11):56, 1997.

Diel-Oplinger, L, and Kaminski, MF: Choosing the right fluid to counter hypovolemic shock. Nursing 34(3):52–4, 2004.

diMaria-Ghalili, RA, and Amelia, E: Nutrition in older adults: Interventions and assessment can help curb the growing threat of malnutrition. AJN 105(3):40–50, 2005.

Dionne, M: This bed is just right. Rehab Management 18(1):32–9, 2005.

Dossey, BM: Holistic modalities and healing moments. Am J Nurs 98(6):44, 1998.

Dossey, BM, and Dossey, L: Body-Mind-Spirit: Attending to holistic care. Am J Nurs 98(8):35, 1998.

Drugs that bring erections down. Sex & Health Institute, p. 5, May 1998.

Ducharme, S: Autonomic dysreflexia (sexuality and SCI). Paraplegia News, November 1, 2006.

Dunn, D: Age-smart care: Preventing perioperative complications in older adults. Nursing 4(3):30–9, 2006.

Dunn, D: Preventing perioperative complicatons in special populations. Nursing 35(11):36–43, 2005.

Dunne, D: Common questions about ileoanal reservoirs. Am J Nurs 97(11):67, 1997.

Durston, S: What you need to know about viral hepatitis. Nursing 35(8):36–41, 2005.

Dworak, PA, and Levy, A: Strolling along. Rehab Management 18(9):26–31, 2005.

Edmond, M: Combating infection: Tackling disease transmission. Nursing 27(7):65, 1997.

Edwards-Beckett, J, and King, H: The impact of spinal pathology on bowel control in children. Rehabil Nurs 21(6):292, 1996.

Eisenhauer, C: Media review: The new glucose revolution: The authoritative guide to the glycemic index—the dietary solution for lifelong health. Family & Community Health 30(1):86, 2007.

Elgart, HN, Johnson, KL, and Munro, N: Assessment of fluids and electrolytes. AACN Advanced Critical Care 15(4):607–21, 2004.

Elpern, EH, Covert, B, and Kleinpell, R: Moral distress of staff nurses in a medical intensive care unit. Am J of Critical Care 14:523–539, 2005.

Epps, CK: The delicate business of ostomy care. RN 5(11):32, 1996.

Epstein, CD, and Peerless, JR: Weaning readiness and fluid balance in older critically ill surgical patients. Am J of Crit Care 15(1):54–64, 2006.

Erickson, EH: Reflections on the dissent of contemporary youth. International Journal of Psychoanalysis 51:11–22, 1970.

Faries, J: Easing your patient's postoperative pain. Nursing 28(6):58, 1998.

Feldman, R, Eidelman, AI, Sirota, L, and Weller, A: Comparison of skinto-skin (Kangaroo) and traditional care: Parenting outcomes and preterm infant development. Pediatrics 110(1):16–26, 2002.

Ferrin, MS: Restoring electrolyte balance: Magnesium. RN 59(5):31, 1996.

Fish, KB: Suicide awareness at the elementary school level. J Psychosoc Nurs Ment Health Serv 38(7):20, 2000.

Fishman, TD, Freedline, AD, and Kahn, D: Putting the best foot forward. Nursing 26(1):58, 1996.

Flannery, J: Using the levels of cognitive functioning assessment scale with traumatic brain injury in an acute care setting. Rehab Nurs 23(2):88, 1998.

Focazio, B: Clinical snapshot: Mucositis. Am J Nurs 97(12):48, 1997.

Frost, KL, and Topp, R: A physical activity RX for the hypertensive patient. The Nurse Practitioner: The American J of Primary Health Care 31(4):29–37, 2006.

Fry, VS: The creative approach to nursing. Am J Nurs 53:301, 1953.

Galea, S, Nandi, A, and Vlahov, D: The epidemiology of post-traumatic stress disorders after disasters. Epidemiologic Reviews 27(1):78–91, 2005.

Gance-Cleveland, B: Motivational interviewing as a strategy to increase families' adherence to treatment regimens. Journal for Specialists in Pediatric Nursing 10(3):151–155, 2005.

Garnett, LR: Is obesity all in the genes? Harv Health Lett 21(6):1, 1996.

Giasson, M, and Bouchard, L: Effect of therapeutic touch on the wellbeing of persons with terminal cancer. J of Holistic Nursing 16(3):383–98, 1998.

Gibbons, S, Lauder, W, and Ludwick, R: Self-neglect: A proposed new NANDA diagnosis. International J Nursing Terminologies and Classifications 17(1):10–18, 2006.

Goertz, S: Eye of diagnostics: Gauging fluid balance with osmolality. Nursing 36(10):70–1, 2006.

Goldrich, G: Understanding the 12–lead ECG, part I. Nursing 36(11):36–41, 2006.

Goldrick, BA, and Goetz, AM: 'Tis the season for influenza. The Nurse Practitioner 31(12):24–33.

Goldstein, LB: Cough and aspiration of food and liquids due to oralpharyngeal dysphagia: AACP evidence-based clinical practice guidelines. Chest, January 1, 2006.

Good, KK, Verble, JA, Secrest, J, et al: Postoperative hypothermia—The chilling consequences. AORN 83(5):1055–66, 2006.

Goshorn, J: Clinical snapshot: Kidney stones. Am J Nurs 96(9):40, 1996. Graf, C: Functional decline in hospitalized older adults. AJN 106(1):58–67, 2006.

Grandjean, CK, and Gibbons, SW: Assessing ambulatory geriatric sleep complaints. Nurse Pract 25(9):25, 2000.

Gray, M: Assessment and management of urinary incontinence. The Nurse Pract 30(7):32–43, 2005.

Gray, M: Overactive bladder: An overview. Journal of Wound, Ostomy and Continence Nursing 32(3) Suppl: 1–5, 2005.

Gray, M, Bliss, DZ, Doughty, DB, et al: Incontinence-associated dermatitis: A consensus. J Wound, Ostomy and Continence Nursing 34(1):45–54, 2007.

Gregory, CM: Caring for caregivers: Proactive planning eases burdens on caregivers. Lifelines 1(2):51, 1997.

Greifzu, S: Fighting cancer fatigue. RN 61(8):41, 1998.

Gritter, M: The latex threat. Am J Nurs 98(9):26, 1998.
Grzankowski, JA: Altered thought processes related to traumatic brain injury and their nursing implications. Rehabil Nurs 22(1):24, 1997.
Hahn, J: Cueing in to client language. Reflections 25(1):8–11, 1999.
Halpin-Landry, JE, and Goldsmith, S: Feet first: Diabetes care. Am J Nurs 99(2):26, 1999.
Hankins, J: The role of albumin in fluid and electrolyte balance. J of Infusion Nursing 29(5):260–5, 2006.
Hanley, C: Delirium in the acute care setting: Med Surg Nurs 13(4):217–25, 2004.
Hanneman, SK, and Gusick, M: Frequency of oral care and positioning of patients in critical care: A replication study. Am. J Crit Care 14(5):378–386, 2005.
Hanson, MJS: Caring for a patient with COPD. Nursing 27(12):39, 1997.
Harvey, C, Dixon, M, and Padberg, N: Support group for families of trauma patients: A unique approach. Crit Care Nurse 15(4):59, 1995.
Hayes, DD: Bradycardia. Keeping the current flowing. Nursing 27(6):50, 1997.
Hayn, MA, and Fisher, TR: Stroke rehabilitation: Salvaging ability after the storm. Nursing 27(3):40, 1997.
Hernandez, D: Microvascular complications of diabetes: Nursing assessment and interventions. Am J Nurs 98(6):16, 1998.
Herson, L, Hart, K, Gordon, M, et al: Identifying and overcoming barriers to providing sexuality information in the clinical setting. Rehabil Nurs 24(4):148, 1999.
Hess, CT: Caring for a diabetic ulcer. Nursing 29(5):70, 1999.
Hess, CT: Wound care. Nursing 28(3):18, 1998.
Hoffman, J: Tuning in to the power of music. RN 60(6):52, 1997.
Holcomb, SS: Understanding the ins and outs of diuretic therapy. Nursing 27(2):34, 1997.
Holm, K, and Foreman, M: Analysis of measures of functional and cognitive ability for aging adults with cardiac and vascular disease. J of Cardiovascular Nursing 21(5–Suppl):40–5, 2006.
Houghton, D: HAI prevention: The power is in your hands. Nursing Management 37(5): Suppl: 1–7, 2006.
Hughes, L. Physical and psychological variables that influence pain in patients with fibromyalgia. Orthopaedic Nursing 25(2):112–19, 2006.
Hunt, R: Community-based nursing. Am J Nurs 98(10):44, 1998.
Hunter, A, Denman-Vitale, S, and Garzon, L: Global infections: Recognition, management, and prevention. The Nurse Practitioner 32(2):34–41, 2007.
Huston, CJ: Emergency! Dental luxation and avulsion. Am J Nurs 97(9):48, 1997.
Hutchison, CP: Healing touch: An energetic approach. Am J Nurs 99(4):43, 1999.
Isaacs, A: Depression and your patient. Am J Nurs 98(7):26, 1998.
Iscoe, KE, Campbell, JE, Jamnik, V, et al: Efficacy of continuous realtime blood glucose monitoring during and after prolonged highintensity cycling exercise: Spinning with a continuous glucose monitoring system. Diabetes Technology and Therapeutic 8(6):627–35, 2006.
It's probably not Alzheimer's: New insights on memory loss. Focus on Healthy Aging 2(7):1, 1999.

Iyasu, S, Randall, L, Welty, K, et al: Risk factors for sudden infant death syndrome among Northern Plains Indians. JAMA 288(21):2717, 2002.

Jaempf, G, and Goralski, VJ: Monitoring postop patients. RN 59(7):30, 1996.

Jennings, LM: Latex allergy: Another real Y2K issue. Rehab Nurs 24(4):140, 1999.

Jirovec, MM, Wyman, JF, and Wells, TJ: Addressing urinary incontinence with educational continence-care competencies. Image J Nurs Sch 30(4):375, 1998.

Johnson, CV, and Hayes, JA: Troubled spirits: Prevalence and predictors of religious and spiritual concerns among university students and counseling center clients. J of Counseling Psychology 50:409–419, 2003.

Johnson, J, Pearson, V, and McDivitt, L: Stroke rehabilitation: Assessing stroke survivors' long-term learning needs. Rehab Nurs 22(5):243, 1997.

Kachourbos, MJ: Relief at last: An implanted bladder control system helps people control their bodily functions. Team Rehab Rep, p. 31, August, 1997.

Kanachki, L: How to guide ventilator-dependent patients from hospital to home. Am J Nurs 97(2):37, 1997.

Kania, DS, and Scott, CM: Postexposure prophylaxis considerations for occupational and nonoccupational exposures. Advanced Emergency Nursing Journal 29(1):20–32, 2007.

Kaplow, R: AACN synergy model for patient care: A framework to optimize outcomes. Crit Care Nurse Suppl (Feb): 27–30, 2003.

Kearney, PM, and Griffin, T: Between joy and sorrow: Being a parent of a child with a developmental disability. Journal of Advanced Nursing 34:582–592, 2001.

Keegan, L: Getting comfortable with alternative and complementary therapies. Nursing 28(4):50, 1998.

Kersting, K: A new approach to complicated grief. Monitor on Psychology 35(10): 51, 2004.

King, B: Preserving renal function. RN 60(8):34, 1997.

Kinloch, D: Instillation of normal saline during endotracheal suctioning: Effects on mixed venous oxygen saturation. Am J Crit Care 8(4):231, 1999.

Kirshblum, S, and O'Connor, K: The problem of pain: A common condition of people with SCI. Team Rehab Rep, p. 15, August, 1997.

Kirton, C: The HIV/AIDS epidemic: A case of good news/bad news. Nursing Made Incredibly Easy! 3(2):28–40, 2005.

Klonowski, EI, and Masodi, JE: The patient with Crohn's disease. RN 62(3):32, 1999.

Klotter, J: Latex allergy prevention. Townsend Letter for Doctors and Patients, May 1, 2006.

Kolcaba, K, and DiMarco, MA: Comfort theory and its application to pediatric nursing. Pediatr Nurse 31(3):187–194, 2005.

Kolcaba, KY, and Fisher, EM: A holistic perspective on comfort care as an advance directive. Crit Care Nurs Quarterly 18(4):66–7, 1996.

Kopala, B, and Burkhart, L: Ethical dilemma and moral distress: Proposed new NANDA diagnoses. International Journal of Nursing Terminologies and Classifications 16(1):3–13, 2005.

Korinko, A, and Yurick, A: Maintaining skin integrity during radiation therapy. Am J Nurs 97(2):40, 1997.

Kouch, M: Managing symptoms for a "good death." Nursing 36(11): 58–63, 2006.

Kumasaka, L, and Miles, A: "My pain is God's will." Am J Nurs 96(6):45, 1996.

Kurtz, MJ, Van Zandt, DK, and Sapp, LR: A new technique in independent intermittent catheterization: The Mitrofanoff catheterizable channel. Rehab Nurs 21(6):311, 1996.

Lai, SC, and Cohen, MN: Promoting lifestyle changes. Am J Nurs 99(4):63, 1999.

Larden, CN, Palmer, ML, and Janssen, P: Efficacy of therapeutic touch in treating pregnant inpatients who have a chemical dependency. J Holist-Nurs 22(4): 320–32, 2004.

Lark, S: The 21-day arthritis and pain miracle. Article for the Lark Letter: A Woman's Guide to Optimal Health and Balance, Special Report, 2005.

Larsen, LS: Effectiveness of a counseling intervention to assist family caregivers of chronically ill relatives. J Psychosoc Nurs Ment Health Serv 36(8):26, 1998.

Laskowski-Jones, L: Responding to trauma: Your priorities in the first hour. Nursing 36(9):52–8, 2006.

Lewis, ML, and Dehn, DS: Violence against nurses in outpatient mental health settings. J Psychosoc Nurs Ment Health Serv 37(6):28, 1999.

Linch, SH: Elder abuse: What to look for, how to intervene. Am J Nurs 97(1):26, 1997.

Livneh, H, and Antonak, RF: Psychosocial adaptation to chronic illness and disability: A primer for counselors (practice & theory). J of Counseling and Development 83(1):12–20, 2005.

Loeb, JL: Pain management in long-term care. Am J Nurs 99(2):48, 1999.

Lorente, L, Lecuona, M, Jimenez, A, Mora, ML, and Sierra, A: Ventilatorassociated pneumonia using a heated humidifier or a heat and moisture exchanger: A randomized controlled trial. Crit Care 10: 4, 2006.

Lorio, AK: Transfer dependent. Rehab Management 18(7):22–6, 2005. Loughrey, L: Taking a sensitive approach to urinary incontinence. Nursing 29(5):60, 1999.

MacNeill, D, and Weis, T: Case study: Coordinating care. Contin Care 17(4):78, 1998.

Malinowski, A, and Stamler, LL: Comfort: Exploration of the concept in nursing. JAN, the Journal of Advanced Nursing 39(6):599–606, 2002.

Mann, AR: Manage the power of pain. Men in Nursing 1(4):20–8, 2006.

Manoguerra, AS, and Cobaugh, DJ: Guideline on the use of ipecac syrup im the out-of-hospital management of ingested poisons. Clin Toxicol 43(1):1–10, 2005.

Matthews, PJ: Ventilator-associated infections. I. Reducing the risks. Nursing 27(2):59, 1997.

Mauk, KL: Medications for management of overactive bladder. ARN Network. June/July, pp. 3–7, 2005.

McAllister, M: Promoting physiologic-physical adaptation in chronic obstructive pulmonary disease: Pharmacotherapeutic evidencebased research and guidelines. Home Healthcare Nurse 23(8): 523–31, 2005.

McCaffery, M: Pain management handbook. Nursing 27(4):42, 1997. McCaffery,

M, and Ferrell, BR: Opioids and pain management: What do nurses know? Nursing 29(3):48, 1999.

McCaffrey, R, and Rozzano, L: The effect of music on pain and acute confusion in older adults undergoing hip and knee surgery. Holistic Nursing Practice 20(5):218–224, 2006.

McCain, D, and Sutherland, S: Nursing essentials: Skin grafts for patients with burns. Am J Nurs 98(7):34, 1998.

McClave, SA, Lukan, JK, Lowen, JA, et al: Poor validity of residual volumes as a marker for risk of aspiration in critically ill patients. Crit Care Medicine 33(2):324–330, 2005.

McClave, SA, et al: Are patients fed appropriately according to their caloric requirements? JPEN 22(6):375, 1998.

McConnel, E: Preventing transient increases in intracranial pressure. Nursing 28(4):66, 1998.

McCool, FD, and Rosen, MJ: Nonpharmacologic airway clearance therapies. Chest 129:(250S–259S), 2006.

McCullagh, MC: Home modification. AJN 106(10):54–63, 2006.

McHale, JM, Phipps, MA, Horvath, K, et al: Expert nursing knowledge in the care of patients at risk of impaired swallowing. Image J NursSch 30(2):137, 1998.

McKinley, LL, and Zasler, CP: Weaving a plan of care. Contin Care17(7):38, 1998.

McLean, SE, Jensen, LA, Schroeder, DG, et al: Improving adherence to a mechanical ventialtion weaning protocol for critically ill adults: Outcomes after an implementation program. Am J Crit Care 15(3):299–309, 2006.

Mendez-Eastman, S: When wounds won't heal. RN 51(1):20, 1998.

Metheny, NA: Preventing aspiration in older adults with dysphagia. (Try this: Best Practices in Nursing Care to Older Adults). MedSurg Nursing, April, 2006.

Metheny, N, et al: Testing feeding tube placement: Auscultation vs pH method. Am J Nurs 98(5):37, 1998.

Michael, KM, Allen, JK, and Macko, RE: Fatigue after stroke: Relationship to mobility, fitness, ambulatory activity, social support, and falls efficacy. Rehabilitation Nursing 31(5):210–217, 2006.

Miller, CK, Ulbrecht, JS, Lyons, J, et al: A reduced-carbohydrate diet improves outcomes in patients w ith metabolic syndrome: A translational study. Topics in Clinical Nutrition 22(1):82–91, 2007.

Milne, JL, and Krissovich, M: Behavioral therapies at the primary care level: The current state of knowledge. Journal of Wound, Ostomy and Continence Nursing 31(6):367–76, 2004.

Mintz, TG: Relocation stress syndrome in older adults. Social Work Today 5(6):38, 2005.

Mohr, WK: Cross-ethnic variations in the care of psychiatric patients: A review of contributing factors and practice considerations. J Psychosoc Nurs Ment Health Serv 36(5):16, 1998.

Moshang, J: The growing problem of type 2 diabetes. LPN2005,1(3): 26–34, 2005.

Mosocco, D: Clipboard: Childhood vaccines. Home Healthcare Nurse 25(1):7–8, 2007.

Murphy, K: Anxiety: When is it too much? Nursing Made Incredibly Easy! 3(5):22–31, 2005.

Murray-Swank, A, et al: Religiosity, psychosocial adjustment, and subjective burden of persons who care for those with mental illness. Psychiatric Services 57:361–65, 2006.

Nadolski, M: Getting a good night's sleep: Diagnosing and treating insomnia. Plastic Surgical Nursing 25(4):167–73, 2005.

Naylor, MD, Stephens, C, Bowles, KH, et al: Cognitively impaired older adults. AJN 105(2):52–61, 2005.

Newman, DK: Assessment of the patient with an overactive bladder. Journal of Wound, Ostomy and Continence Nursing 32(3, Suppl):5–10, 2005.

Nieves, J, and Capone-Swearer, D: The clot that changes lives. Nursing Critical Care 1(3):18–28, 2006.

No author listed: Changing concepts of sudden infant death syndrome: Implications for infant sleeping environment and sleep position. Task Force on Infant Sleep Position and Sudden Infant Death Syndrome. Pediatr 105(3):650–6, 2000.

No author listed: Defensive Functioning Scale, Brandeis University Psychological Counseling Center, Waltham, MA, 2002.

No author listed: Smog—Who does it hurt? What you need to know about ozone and your health. Public information brochure. United States Environmental Protection Agency, Washington DC, 1999.

No author listed: Taking Control of Stress. Harvard Health Publications Big Sandy, TX, Special Supplement, 2007.

No author listed: The changing concept of sudden infant death syndrome: Diagnostic coding shifts, controversies regarding the sleeping environment, and new variations to consider in reducing risk. Pediatrics 116(5):1245–55, 2005.

No author listed: Understanding transcultural nursing. Nursing 35(1):14–23, Supplement Career Directory, 2005.

Nunnelee, JD: Healing venous ulcers. RN 60(11):38, 1997.

Oddy, WH, Li, J, Landsborough, L, Kendall, GE, Henderson, S, and Downie, J: The association of maternal overweight and obesity with breastfeeding duration. Journal of Pediatrics 149(2):185–191, 2006.

Odom-Forren, J: Preventing surgical site infections. Nursing 36(6):59–63, 2006.

O'Donnell, M: Addisonian crisis. Am J Nurs 97(3):41, 1997.

O'Donnell, RP, Rosenbaum, P, Walter, BJ, et al: The health and wellbeing of caregivers of children with cerebral palsy. Pediatrics 115(6):e626–36, 2005.

Okan, K, Woo, K, Ayello, EA et al: The role of moisture balance in wound healing. Advances for Skin & Wound Care. The J for Prevention and Healing 20(1):39–53, 2007.

Olansky, S: Chronic sorrow: A response to having a mentally defective child. Social Casework 43:190–193, 1962.

O'Neil, C, Avila, JR, and Fetrow, CW: Herbal medicines, getting beyond the hype. Nursing 29(4):58, 1999.

Parkman, CA, and Calfee, BE: Advance directives, honoring your patient's end-of-life wishes. Nursing 27(4):48, 1997.

Parsons, KS, Galinsky, TL, and Waters, T: Suggestions for preventing musculoskeletal disorders in home healthcare workers, Part 1: Lift and transfer assistance for partially weight-bearing home care patients. Home Healthcare Nurse 24(3):158–64, 2006.

Parsons, KS, Galinsky, TL, and Waters, T: Suggestions for preventing musculoskeletal disorders in home healthcare workers, Part 2: Lift and transfer assistance for non-weight-bearing home care patients. Home Healthcare Nurse 24(4):227–33, 2006.

Pasero, C, and McCaffrey, M: No self-report means no pain-intensity rating. AJN 105(10):50–3, 2005.

Pearsen, OR, Busse, ME, van Deuresn, RWM, et al: Quantification of walking mobility in neurological disorders. QJM: An International J of Medicine 97:463–75, 2004.

Perry, A: Quality of life. Rehab Management 18(7):18–21, 2005.

Phillips, JK: Actionstat: Wound dehiscence. Nursing 28(3):33, 1998.

Pickharadt, Carl: (2002) Role Conflict of the Single Parent. Adoption Media, LLC.

Pieper, B, Sieggreen, M, Freeland, B, et al: Discharge information needs of patients after surgery. J Wound, Ostomy and Continence Nursing 33(3):281–90, 2006.

Pierce, LL: Barriers to access: Frustrations of people who use a wheelchair for full-time mobility. Rehab Nurs 23(3):120, 1998.

Pignone, MP, Ammerman, A, Fernandez, L, et al: Counseling to promote a healthy diet in adults: A summary of the evidence for the US Preventive Services Task Force. Am J Prev Med 24(1):75, 2003.

Poe, SS, Cvach, MM, Gartrell, DG, et al: An evidence-based approach to fall risk assessment, prevention, and management: Lessons learned. Journal of Nursing Care Quality 20(2):107–116, 2005.

Powers, J, and Bennett, SJ: Measurement of dyspnea in patients treated with mechanical ventilation. Am J Crit Care 8(4):254, 1999.

Pringle-Specht, JK: Nine myths of incontinence in older adults. AJN 105(6):58–68, 2005.

Pronitis-Ruotolo, D: Surviving the night shift: Making Zeitgeber work for you. Am J Nurs 101(7):63, 2001.

Pruitt, B: Weaning patients from mechanical ventilation. Nursing 36(9):36–41, 2006.

Purgason, K: Broken hearts: Differentiating stress-induced cardiomyopathy from acute myocardial infarction in the patient presenting with acute coronary syndrome. Dimensions in Crit Care Nursing 25(6):247–253, 2006.

Rawsky, E: Review of the literature on falls among the elderly. Image J Nurs Sch 30(1):47, 1998.

Reddy, L: Heads up on cerebral bleeds. Nursing 3(5), Suppl, ED Insider: 4–9, 2006.

Ried, S, and Dassen, T: Chronic confusion, dementia, and impaired environmental interpretation syndrome: A concept comparison. Nursing Diagnosis 11(2):45–59, 2000.

Riggs, JM: Manage heart failure. Nursing Critical Care 1(4):18–28, 2006.
Robertson, RG, and Montagnini, M: Geriatric failure to thrive. Am Fam Physician 70(2):343–50, 2004.
Robinson, AW: Getting to the heart of denial. Am J Nurs 99(5):38, 1999.
Rogers, S, Ryan, M, and Slepoy, L: Successful ventilator weaning: A collaborative effort. Rehab Nurs 23(5):265, 1998.
Romero, DV, Treston, J, and O'Sullivan, AL: Hand-to-hand combat: Preventing MRSA infection. Advances in Skin & Wound Care: The J for Prevention and Healing 19(6):328–33, 2006.
Rosen, L: Sit on it. Rehab Management 18(2):36–41, 2005.
Rosenthal, K: Guarding against vascular site infection. Nursing Management 37(4):54–66, 2006.
Sallis, JF: The role of behavioral science in improving health through physical activity. Summary of presentation. Science Writers Briefing. Sponsored by OBSSR and the American Psychological Association, December, 1996.
Salmon, DA, Moulton, LH, Omer, SB, et al: Factors associated with refusal of childhood vaccines among parents of school-aged children: A case-control. Arch Pediatr Adolesc Med 159(5):470–6, 2005.
Samarel, N, Fawcett, J, Davis, MM, and Ryan, FM: Effects of dialogue and therapeutic touch on preoperative and postoperative experiences of breast cancer surgery: An exploratory study. Oncology Nursing Forum 25(8):1369–76, 1998.
Sampselle, CM: Behavioral interventions in young and middle-age women. Am J Nurs 103(3):9, 2003. (Suppl) State of the Science on Urinary Incontinence.
Sauerbeck, LR: Primary stroke prevention. AJN 106(11):40–9, 2006.
Scanlon, C: Defining standards for end-of-life care. Am J Nurs 97(11):58, 1997.
Schaffer, DB: Closed suction wound drainage. Nursing 27(11):62, 1997.
Scharer, K, and Brooks, G: Mothers of chronically ill neonates and primary nurses in the NICU: Transfer of care. Neonatal Network, 13(5):37–46, 1994.
Scheck, A: Therapists on the team: Diabetic wound prevention is everybody's business. Rehab Nurs 16(7):18, 1999.
Schiffman, RF: Drug and subtance use in Adolescents MCN, The American J of Maternal/Child Nursing 29(1):21–7, 2004.
Schiweiger, JL, and Huey, RA: Alzheimer's disease. Nursing 29(6):34, 1999.
Schmelling, S: Home, adapted home. Rehab Management 18(6):12–19, 2005.
Schraeder, C, et al: Community nursing organizations: A new frontier. Am J Nurs 97(1):63, 1997.
Schulman, A: Staff Working Paper. The Presidents' Council onBioethics. Bioethics and Human Dignity, 2005.
Schulmeister, L: Pacemakers and environmental safety: What your patient needs to know. Nursing 28(7):58, 1998.
Schumacher, K, Beck, CA, and Marren, JM: Family caregivers: Caring for older adults, working with their families. AJN 106(8):40–49, 2006.
Schwebel, DC, and Barton, BK: Contributions of multiple risk factors to child injury. J of Pediatr Psychol 30(7):553–61, 2005.
Short stature and growth hormone: A delicate balance. Practice Update (newsletter). The Children's Hospital, Denver, Summer, 1999.

Sieggreen, M: A contemporary approach to peripheral arterial disease. The Health Practitioner: The American J of Primary Health Care 31(7):14–25, 2006.

Sieggreen, MY: Getting a leg up on managing venous ulcers. Nursing Made Incredibly Easy! 4(6):52–60, 2006.

Sinacore, DR: Managing the diabetic foot. Rehab Manag 11(4):60, 1998. Smatlak, P, and Knebel, AR: Clinical evaluation of noninvasive monitoring of oxygen saturation in critically ill patients. Am J Crit Care 7(5):370, 1998.

Smith, AM, and Schwirian, PM: The relationship between caregiver burden and TBI survivors' cognition and functional ability after discharge. Rehab Nurs 23(5):252, 1998.

Smith, DH: Managing acute acetaminophen toxicity. Nursing 37(1): 58–63, 2007.

Smith, DW, Arnstein, P, Rosa, KC, and Wells-Federman, C: Effects of integrating therapeutic touch into a cognitive behavioral pain treatment program. Report of a pilot clinical trial. J Holist Nurs 20(4):367–87, 2002.

Smochek, MR, Oblaczynsk, C, Lauck, DL, et al: Interventions for risk for suicide and risk for violence. Nurs Diagn. Int J Nurs Lang Class 11(2):60, April–June 2000.

Sommer, KD, and Sommer, NW: When your patient is hearing impaired. RN 65(12):28–32, 2002.

Spurlock, WR: Spiritual well-being and caregiver burden in Alzheimer's caregivers. Geriatr Nurs 26(3):154–161, 2005.

Stabin, MG, and Breitz, H: Breast milk secretion of radiopharmaceuticals: Mechanisms, findings, and radiation dosimetry. J Nuclear Med 41(5):863–873, 2000.

Stegeman, CA: Oral manifestations of diabetes. Home Healthcare Nurse 23(4):233–40, 2005.

Stockert, PA: Getting UTI patients back on track. RN 62(3):49, 1999.

Strimike, CL, Wojcik, JM, and Stark, BA: Incision care that really cuts it. RN 60(7):22, 1997.

Sullivan, CS, Logan, J, and Kolasa, KM: Medical nutrition therapy for the bariatric patient. Nutrition Today 41(5):207–12, 2006.

Summer, CH: Recognizing and responding to spiritual distress. Am J Nurs 98(1):26, 1998.

Szymanski, L, and King, B: Practice parameters for the assessment and treatment of children, adolescents, and adults with mental retardation and comorbid mental disorders. J Am Acad Child Adolesc Psychiatry Dec 38 (12 Suppl): 1999.

Tablan, OC, Anderson, LJ, Besser, R, Bridges, C, and Hajjeh, R: Guidelines for preventing health-care associated pneumonia, 2003—Recommendations of CDC and Healthcare Infection Control Practices Advisory Committee. MMWR, March 26, 53(RRO3): 1–36, 2004.

Travers, PL: Autonomic dysreflexia: A clinical rehabilitation problem. Rehab Nurs 24(1):19, 1997.

Travers, PL: Poststroke dysphagia: Implications for nurses. Rehab Nurs 24(2):69, 1999.

Travis, S: "Caring for you, caring for me": A ten-year caregiver educational initiative of the Rosalynn Carter Institute for Human Development, Health and Social Work, May 1, 2006.

Trendall, J: Concept analysis: Chronic fatigue. J of Advanced Nursing 32(5):1126–31, 2005.

Turkowski, BB: Managing insomnia. Orthopaedic Nursing 25(5): 339–45, 2006.

Ufema, J: Reflections on death and dying. Nursing 29(6):96, 1999.

Vigilance pays off in preventing falls. Harv Health Lett 24(6):1, 1999.

Walker, BL: Preventing falls. RN 61(5):40, 1998.

Walker, D: Back to basics: Choosing the correct wound dressing. Am J Nurs 96(9):35, 1996.

Wallhagen, MI, Pettengill, E, and Whiteside, M: Sensory impairment in older adults part 1: Hearing loss. AJN 106(10):40–49, 2006.

Wallston, BS, and Wallston, KA: Locus of control and health: A review of the literature. Health Eduction Monographs, University of South Florida, Spring, 1978, 107–117, (Revised January 11, 1999).

Warms, CA, Marshal, JM, Hoffman, AJ, et al: There are a few things you did not ask about my pain: Writing in the margins of a survey questionaire. Rehabilitation Nursing 30(6):248–56, 2006.

Watson, R, Modeste, N, Catolico, O, et al: The relationship between caregiver burden and self-care deficits in former rehabilitation patients. Rehab Nurs 23(5):258, 1998.

Waugh, KG: Measuring the right angle. Rehab Management 18(1):40–7, 2005.

Weeks, SM: Caring for patients with heart failure. Nursing 26(3):52, 1996.

Wehling-Weepie, AK, and MCarthy, A: A healthy lifestyle program: Promoting child health in schools. J School Nurs 18(6):322, 2002.

Weiss, B: When a family member requires your care. RN 68(4):63–5, 2005.

Wheeler, MS: Pain assessment and management in the patient with mild to moderate cogntive impairement. Home Healthcare Nurse 24(6): 354–9, 2006.

Wheeler, SL, and Houston, K: The role of diversional activities in the general medical hospital setting. Holistic Nursing Practice 19(2): 67–9, 2005.

Whetstone, L, and Morrissey, S: Children at risk: The association between perceived weight status and suicidal thoughts and attempts in middle school youth. J School Health 77(2):59 66, 2007.

Whiteman, K, and McCormick, C: When your patient is in liver failure. Nursing 35(4):58–63, 2005.

Whiteside, MM, Wallhagen, MI, and Pettengill, E: Sensory impairment in older adults: Part 2: Vision loss. AJN 106(11):52–61, 2006.

Whitfield, W: Research in religion and mental health. Naming of parts—Some reflections. Int J Psychiatr Nurs Res 8(1):891–896, 2002.

Whittle, H, et al: Nursing management of pressure ulcers using a hydrogel dressing protocol: Four case studies. Rehab Nurs 21(5):237, 1996.

Williams, AM, and Deaton, SB: Phantom limb pain: Elusive, yet real. Rehab Nurs 22(2):73, 1997.

Woods, DL, Craven, RF, and Whitney, J: The effect of therapeutic touch on behavioral symptoms of persons with dementia. Altern-TherHealth-Med 11(1):66–74, 2005.

Woods, DL, and Dimond, M: The effect of therapeutic touch on agitated behavior and cortisol in persons with Alzheimer's disease. Biol Res Nurs 4(2):104–14, 2002.

Wooten, JM: OTC laxatives aren't all the same. RN 69(9):78, 2006. Wyman, JF: Behavioral interventions for the patient with overactive
bladder. Journal of Wound, Ostomy and Continence Nursing 32(3) Suppl: 11–15, 2005.

Wyman, JF: Treatment of urinary incontinence in men and older women. Am J Nurs 103(3):26, 2003. (Suppl) State of the Science on Urinary Incontinence.

Wyman, JF, Fantl, JA, McClish, DK, et al: Comparative efficacy of behavioral interventions in the management of female urinary incontinence. Am J Obstet Gynecol 179(4):999, 1998.

Zink, EK, and McQuillan, K: Managing traumatic brain injury. Nursing 35(9):36–43, 2005.

Electronic Resources

Aazer, SA. (2005). Constipation in adults. Retrieved January 2007, at http://www.emedicinehealth/com.

Adams, L: Working together: Climate—The emotional one that is (Dec. 2006). Retrieved March 2007, at http://www.gordontraining.com/pdf/wt-200612–climate-the-emotional-one-that-is.pdf

Adams, L: Working together: Paying attention to children. Retrieved April 2007, at http://www.gordontraining.com/pdf/wt-200603–payingattention-to-children.pdf

Adams, L: Working together: The language of love. Retrieved April 2007, at http://www.gordontraining.com/pdf/wt-200702–the-language-oflove.pdf

Adams, L: Working together: The power of P.E.T. Retrieved April 2007, at http://www.gordontraining.com/pdf/wt-200607–the-power-ofpet.pdf

Albo, M, and Richter, HE. (2006). Urodynamic testing. Fact sheet for National Kidney and Urologic Diseases Information Clearinghouse. Retrieved May 2007, at http://kidney.niddk.nih.gov/kudiseases/ pubs/urodynamic/index.htm

Allergy testing. Retrieved February 2007, at http://www.labtestsonline. com American Academy of Clinical Toxicology: Position statement—Ipecac syrup. Retrieved April 2007, at http://www.clintox.org/Pos_Statements/Ipecac.html

American Academy of Family Physicians: Breastfeeding (Position paper). Accessed Feb 2007, at http://www.aafp.org/online/en/home/ policy/policies/b/breastfeedingpositionpaper.html

American Academy of Pediatrics: Ten steps to support parents' choice to breastfeed their baby. Revised May 2003. Accessed Feb 2007, at http://www.aap.org/breastfeeding/tenSteps.pdf

American Geriatrics Society Foundation for Health in Aging. (2004): Incontinence. In Eldercare at Home, Chapter 10. Retrieved May 2007, at http://healthinaging.org/public_education/eldercare/10.xml

American Society of Health-System Pharmacists Fact Sheet (no date listed). Medicatons and you. Retrieved Jan 2007, at http://www.safemedication.com

Amitai, A, and Sinert, D. (2006). Ventilator management. Retrieved May 2007, at http://www.emedicine.com/emerg/topic788.htm

Arnold, JL. (2006). Personal protective equipment. Article for patient education, eMedicineHealth website. Retrieved February 2007, at http://www.emedicine-health.com

Assertiveness Training. Retrieved April 2007, at http://www.csusm.edu/caps/Assertiveness.html

Ballas, P: Sexual problems overview, 2006. Retrieved May 2007, at MedlinePlus: http://www.nlm.nih.gov/medlineplus/ency/article/001951.htm

Barclay, L, and Lie, D. (2007). New guidelines issued for family support in patient-centered ICU. CME/CE for Medscape website. Retrieved February 2007, at http://www.medscape/viewarticle/551738

Bates, B: Simple questions can help uncover urinary incontinence. Family Practice News, Feb 15, 2007. Retrieved May 2007, at http://www.highbeam.com

Beckett, C: Family theory as a framework for assessment. (2000). Retrieved April 2007, at http://jan.ucc.nau.edu/~nur350–c/class/2_ family/theory/lesson2–1–3.html

Behrman, AJ, and Howarth, M. (2005). Latex allergy. Retrieved February 2007, at http://www.emedicime.com/emerg/topic814.htm

Beland, N: Special report: The pursuit of happiness. Women's Health, April/May 2005. Retrieved April 2007, at http://womenshealthmag.com/article/0,6176, s1–3– 72–111–2,00.html

Boyles, S. (2005). Hope for people stuck in grief. Article for WebMD. Retrieved March 2007, at http://www.webmd.com/ depression/news/20050531/

Boyles, S. (2005). Spouse caregivers most likely to be abusive. Retrieved
February 2007, at http://www.webmd.com/content/Article/100/105831.htm

Brain basics: Understanding sleep, National Institute of Neurological Disorders and Stroke (NINDS). Retrieved August 2003, at http:// www.ninds.nih.gov

Brandler, ES, Sinert, R, and Hostetler, MA. (2006). Shock, cardiogenic. Retrieved January 2007, at http://www.emedicine.com/emerg/topic530.htm

Breastfeeding guidelines following radiopharmaceutical administration. Retrieved Feb 2007, at http://nuclearpharmacy.uams.edu/resources/breast feeding.asp

Breazeale, Tami. (2001). Attachment Parenting: A Practical Approach for the Reduction of Attachment Disorders and the Promotion of Emotionally Secure Children. A Master's Thesis Submitted to the Faculty of Beth-el College. Retrieved Feb 2007, at http://www.visi.com/~jib/ thesis.html

Bridges, LJ, and Moore, KA. (September 2002). Religious Involvement and Children's Well-Being: What Research Tells Us (And What It Doesn't), Child Trends Research Brief. Washington DC. Child Trends Data Bank http://www.childstrendsdatabank.org/Files/religiosityRB.pdf

Buse, JB. (2003). Normal A1C but unstable blood glucose. Article for Medscape Diabetes and Endocrinology site. Retrieved January 2007, at http://www.medscape.com/viewarticle/46302

Callen, J, and Pinelli, J: A review of the literature examining the benefits and challenges, incidence and duration, and barriers to breastfeeding in preterm infants. Adv Neonatal Care 5(2):72–88, 2005. Retrieved Feb 2007, at http:// www.medscape. com/ viewarticle/502591

Calver, P, Braungardt, T, Kupchik, N, et al: The big chill: Improving the odds after cardiac arrest, 2005. CE Home Study Program for RNweb. Retrieved March 2007, at http://www.rnweb.com

Campagnolo, DI. (2006). Autonomic dysreflexia in spinal cord injury. Retrieved January 2007, at http://www. emedicine.com

Carls, C: The prevalence of stress urinary incontinence in high school and college-age female athletes in the Midwest: Implications for education and prevention. Urol Nurs 27(1):21–24, 39, 2007. Retrieved May 2007, at http://www. medscape.com/viewarticle/555700? src=mp

Center for Disease Control and Prevention. (2007). Adult immunization schedule. Fact sheet for National Immunization Program. Retrieved March 2007, at http://www.cdc.gov/nip

Center for Disease Control and Prevention. (2003). What would happen if we stopped vaccinations? Fact sheet for National Immunization Program. Retrieved March 2007, at http://www.cdc.gov/nip

Centers for Disease Control and Prevention: When should a mother avoid breastfeeding. Aug 2006. Retrieved Feb 2007, at http:// www.cdc.gov/breastfeeding/disease/contraindicators.htm

Champion Aspirations for Human Dignity. The White House. Retrieved March 2007, at http://www.whitehouse.gov/nsc/nss2.html

Cheshire, Jr., WP: Grey matters when eloquences is inarticulate. An article for Ethics & Medicine: An International Journal of Bioethics 22(3), 2007. Retrieved March 2007, at The Center for Bioethics Human Dignity http://www. cbhd.org/resources/neuroethics/cheshire_2007–01–26.htm

Child Trends Data Bank: Religiosity. Retrieved November 2005, at http://www. childrtrendsdatabank.org

Children's Hospital Boston Fact sheet (no date listed). Poisons. Retrieved April 2007, at http://www.childrenshospital.org/az/Site868

Clinical Manual for Management of the HIV-Infected Adult, 2006 edition. Section 3: Antiretroviral therapy adherence, pp. 3–11. Retrieved April 2007, at http://www.aidsetc.org/aetc/pdf/AETCCM_092206.pdf

Cody, T, and Zieroff, V. (2005). Autonomic dysreflexia. Fact Sheet for Northeast Rehabilitation Health Network. Retrieved January 2007, at http://www.northeatrehab.com.

Connecticut Poison Control Center. Fact Sheet (no date listed). About Poisons. Retrieved March 2007, at http://www.poisoncontrol.uchc.edu/poisons/medi cations.htm

Cooper, S: Sylvia's inquiry into violence and the brain. Retrieved May 2007, at http://serendip.brynmawr.edu/local/suminst/bbi01/projects/cooper/

Coping with Anxiety and Phobias. Harvard Medical School. 2007. Retrieved January 2007, at http://www.health.harvard.edu/ special_health_reports/ Coping_with_Anxiety_an_Phobias.htm

Coping with Breastfeeding Challenges. US Department of Health & Human Services-womenshealth.gov, August, 2005. Retrieved Feb 2007, at http://www.4woman.gov/Breastfeeding/index.cfm?page=229

Cultural Awareness Self Concept. Retrieved April 2007, at http://academic.cuesta.edu/atorrey/culture.pdf

Darby, F, and Brown, D: Nice work if you can get it. (2003). Retrieved April 2007, at http://www.pocket-stress.com/articles/nice% 20work.php

Davis, JL. (2006) New Type 2 diabetes treatment options. Retrieved January 2007 at http://www.webmd.com/content/Article/129/117304. htm

Davis, N. (2003). (Short online summaries from): Multi-Sensory Trauma Processing, A Manual for Understanding and Treating PTSD and Job-Related Trauma. Retrieved April 2007, at http://www.rescueworkers.com/1.htm

dbS Productions. (2000–2007). Alzheimer's disease and related disorders SAR research: Wandering overview. Excerpt from book in progress available at Source of Search & Rescue Research, Publications and Training. http://www.dbs-sar.com/SAR_Research/wandering.htm

DeNoon, D. (2006). C. Diff: New threat from old bug: Epidemic gut infection causeing rapid rise in life-threatening disease. Retrieved February 2007, at http://www.medicinenet.com

Diego, R. (2003). Man in denial. Retrieved February 2007, at http://www.insmkt.com/myhome.htm

Dion, R. (2005). Overcoming relocation stress. Article provided by Military OneSource, PTSD Support Services. Retrieved April 2007, at http://www.ptsdsupport.net/relocation_ stress.html

Dire, DJ. (2005). Biological warfare. Article for patient education, eMedicineHealth website. Retrieved February 2007, at http://www.emedicinehealth.com

Diskin, A. (2006). Gastroenteritis. Retrived February 2007, at http://www.emedi cine.com/emerg/topic213.htm

Diversional therapy, 2006. Article for the Diversional Therapy Association of New South Wales. Retrieved February 2007, at http://www/diversional therapy.com.au

Doheny, K. (2006). Adults with children at home consume more fat, study shows. Article for WebMD Medical News. Retrieved January 2007, at http://www.webmd.com/content/Article/131/117923.htm

Dowshen, S. (2005). Kids and dangerous "suffocation games." Article for KidsHealth website. Retrieved April 2007, at http://www.kidshealth.org/research/suffocation.html

Dunai, J. (2003). Assessment of unilateral neglect. (Update). (Patient behavior pattern after stroke). Article for HighBeam Research. Retrieved December 2006, at http://www.highbeam.com

Eby, N, and Car, M: Violence and brain injuries: Quality matters, Spring2004. Retrieved May 2007, at Brain Injury Association of Montana: http://www.biamt.org/publications/violence.htm

Editorial staff. (2006). Fitness at any age. Article for MedicineNet website. Retrieved March 2007, at http://www.medicinenet.com

Effective and Ineffective Coping: The Process of Stress. Texas Medical Association. Retrieved March 2007, at http://www.texmed.org/ Template.aspx?id=4479

Enslein, J, et al. (2002). Evidence-based protocol. Interpreter facilitation for persons with limited English proficiency. University of Iowa Gerontological Nursing Interventions Research Center. Retrieved from National Guidelines *Clearinghouse, June 2003, at http://www.guideline.gov.*

Ethical Decision Making. (2000). Providence Health System. Retrieved February 2007, at http://www.providence.org/phs/ethics/resources/ decision_managers.htm

Evans, M: Loneliness, Self-Help Information Counseling and Testing Center, University of Oregon Counseling Center. Retrieved March 2007, at http://darkwing.uoregon.edu/~counsel/loneliness.htm

Female sexual dysfunction. Retrieved May 2007, at womenshealthchannel: http://www.womenshealthchannel.com/ fsd/index.shtml

Ferry, RJ, and Shim, M. (2006). Gigantism and acromegaly. Retrieved March 2007, at http://www.emedicine.com/ ped/topic2634.htm

Finch, A. (2007). Fed up with feeling alone? Self-esteem eZine

"Touching Half the World," Retrieved Februar y 2007, at www.selfesteem4women.com

Focus Adolescent Services: Self-Injury, 2000. Retrieved April 2007, at http://www.focusas.com/SelfInjury.html

Fong, T. (2002). Acetaminopen (Tylenol) liver damage. Retrieved December 2006, at http://www.medicinenet.com

Forrette, TL. (2006). Transitioning from mechanical ventilation. CE article for Medscape website. Retrieved May 2007, at http://www.medscape.com/viewprogram/5230_pnt

Frey, R: Self-mutilation. Gale Encyclopedia of Medicine, December, 2006. Retrieved April 2007, at http://www.healthatoz.com/healthatoz/Atoz/common/standard/transform.jsp?requestURI=/healthatoz/Atoz/ency/self-mutilation.jsp

Gardner, BM. (2002). Current approaches to type 2 diabetes mellitus. Article for Medscape CME. American Academy of Family Physicians (AAFP) 2002 Annual Scientific Assembly Common Clinical Problem Update and Family Medicine Research. Retrieved December 2006, at http://www.medscape.com/viewarticle/444348

Gettinger-Dinner, L: Suicide risk assessment: What providers need to know, April 30, 2007. Retrieved May 2007, at http://news.nurse.com/apps/pbcs.dll/article?AID=/20070430/CA09/304300012&Searc hID=73281745058190

Gladwell, Malcoln: (2006). Blink, snap decision making. Retrieved february 2007, at www.talentsmart.com

Goleman, Daniel: Early violence leaves its mark on the brain. The New York Times, Tuesday, October 3, 1995. Retrieved May 2007, at http://www.cirp.org/library/psych/goleman/

"Gordon Training International." Retrieved April 2007, at newsletter@gordontraining.com

Gore, TA, and Richards-Reid, GM. (2006). Posttraumatic stress disorder. Retrieved April 2007, at http://www.emedicine. com/med/topic1900.htm

Grenz, K, Bynum, G, Pine, D, et al. (update verson 2005). Preventive services for children and adolescents. Institute for Clinical Systems Improvement [ICSI]. Article for National Guideline Clearinghouse.website. Retrieved February 2007, at http://www.guideline.gov

Haines, C. (2006). Diabetes: Treating diabetes with insulin. Retrieved January 2007, at http://www.webmd.com/content/Article/46/1667_50931.htm

Haines, C. (2006). Digestive diseases: Swallowing problems. Retrieved April 2007, at Medicinenet: http://www.medicinetnet.com/swallowing/

Haines, C. (2005). Heart failure: Recognizing caregiver burnout. Retrieved February 2007, at http://www.webmd.com/content/Article/51/40695.htm

Haines, C. (2006). Learning about allergies to latex. Retrieved February 2007, at http://www.webmd.com/content/pages/10/1625.htm

Hallenbeck, J, and Weissman, D: Treatment of nausea and vomiting (2007). Retrieved April 2007, at http://www.jasonprogram.org/nausea_treatment.htm

Headsets911. Retrieved March 2007, at http://www.headsets911.com/active coping.htm

Health Sciences Centre. (2007). Suffocation. Fact sheet for IMPACT website. Retrieved April 2007, at http://www.hsc.mb.ca/impact/ suffocation.htm

Hertz, G, and Cataletto, ME. (2006). Sleep dysfunction in women. Retrieved December 2006, at http://www.emedicine.com/med/ topic656.htm

Hingley, AT: Preventing accidental poisoning (2007). Article for Pregnacy Weekly website. Retrieved April 2007, at http://www.pregnancyweekly.com

Hobdell, E: Chronic sorrow and depression in parents of children with neural tube defects. J Neurosci Nurs 36(2):82–88, 94, 2004. Retrieved May 2007, at http://www.medscape.com/ viewarticle/474596_1

Holson, D, and Gathers, S. (2006). Constipation. Retrieved January 2007, at http://www.emedicine.com/emerg/topic111.htm

Homeir, BP. (2004). Household safety: Preventing suffocation. Article for KidsHealth website. Retrieved April 2007, at http://www.kidshealth.org/parent/positive/family/safety_suffocation.html

Hope for Today Al-Anon Group. Retrieved March 2007, at http://health.groups.yahoo.com/group/HopeForTodayGroup/

Hoppe, J, and Sinert, R. (2006). Heat exhaustion and heatstroke. Retrieved March 2007, at http://www.emedicine.com/emert/ topic236.htm

Hospital and Palliative Nurses Association: Spiritual Distress- Patient/Family Teaching Sheets, 2005. Retrieved May 2007, at http://www.hpna.org/pdf/PatientSheet_SpiritualDistress.pdf

House, J: Social Isolation Kills, But How and Why? Psychosomatic Medicine 63:273–274, 2001. Retrieved May 2007, at http://www.psychosomaticmedicine.org/cgi/content/full/63/2/273

Hubbynet, Coping with Stress. 2000 Retrieved March 2007, at http://www.hubbynet.com/stresscoping.htm

Human Medication Noncompliance. Retrieved April 2007, at http://www.alrt.com/humnonc.html

Hyman, SE: Thinking about violence in our schools, Discussion at the White

House, August 3, 1998. National Institute of Mental Health. Retrieved May 2007, at http://www.medhelp.org/NIHlib/GF-376.html

International Lactation Consultant Association: Evidenced-based guidelines for breastfeeding management during the first fourteen days. April 1999. Retrieved Feb 2007, at http://www.ilca.org/pubs/ebg.pdf

Issues and Answers: Fact Sheet on Sexuality Education, 2004. Seicus Report, 29(6), 2001. Retrieved May 2007, at http://www.siecus.org/ pubs/fact/fact0007.html

Jacobs, DH. (2005). Aphasia. Retrieved February 2007, at http://www.emedicine.com/NEURO/topic437.htm

Jacobs, DH. (2006). Confusional states and acute memory disorders. Retrieved January 2007, at http://www.emedicine.com/neuro/topic435.htm

Jagminas, L. (2005). CBRN—Evaluation of a biological warfare victim. Retrieved February 2007, at http://www.emedicime.com/emerg/ topic891.htm

Jagminas, L, and Erdman, DP. (2006). CBRNE—Chemical decontamination. Retrieved February 2007, at http://www.emedicime.com/ emerg/topic893.htm

Kalvemark, S, Hoglund, AAT, Hansson, MG, Westerholm, P, and Arnetz, B: Living with conflicts-ethical dilemmas and moral distress in the health care system. Soc Sci Med 58(6):1075–84, 2004. Dept of Public Health and Caring Sciences, Uppsala University, Sweden. Retrieved March 2007, at sofia.kalver mark@apoteket.se

Kater, K. (2006). Building healthy body esteem in a body toxic world. Retrieved April 2007, at http://www.BodyImageHealth.org

Kearney, P: (updated 2006) Chronic Grief (Or Is It Periodic Grief?) Grief in a Family Context. Retrieved May 2007, at http://www.indiana.edu/~famlygrf/units/chronic.html

Keepnews, D, and Mitchell, PH. (2003). Health Systems' Accountability for patient safety. Online J of Issues in Nursing 8(2). Manuscript 2. Retrieved March 2007, at http://nursingworld.org/ojin/topic22/ tpc22_2.htm

Keim, SM, and Kent, M: Nausea and vomiting (2005). Retrieved April 2007, at http://www.emedicinehealth.com/vomiting_and_nausea/article_em.htm

Kemp, S, and Gungor, N. (2005). Growth failure. Retrieved March 2007, at http://www.emedicine.com/ped/topic 902.htm

Klimes, R. (2007). Managing stress: Living without stress overload. CE offering for Learn.Well.org website. Retrieved April 2007, http://www.learnwell.org/stress.htm

Kolcaba, K. (2006). FAQs (frequently asked questions). On the comfort line. Website devoted to the Concept of Comfort in Nursing. Retrieved February 2007, at http://www.thecomfortline.com/ FAQ.htm

Kreal's Guide to the Sociology of the Family. Retrieved April 2007, at http://www.trinity.edu/~mkearl/family.html

Lafreniere, R, Berguer, R, Seifert, PC, et al. (2005). Preparation of the operating room. Retrieved March 2007, at http://www.medscape. com/viewarticle/503004

Lamemeh,T, Shah, AM, and Hsu, K. (2006). Anxiety. Retrieved January 2007, at http://www.emedicine.com/emerg/topic35.htm

Lashley, FR. (2006). Emerging infectious dieases at the beginning of the21st century. The Online Journal of Issues in Nursing 11(1). Retrieved March 2007, at http://www.nursingworld.org.ojin/ topic29_1.htm

Lauer, T: Rape trauma. American Association for Marriage and Family Therapy. Retrieved April 2007, at http://www.aamft.org/ families/Consumer_Updates/ RapeTrauma.asp

Lawrence, S. (2005). When health fears are overblown. Article for WebMD Health and Balance Feature Stories. Retrieved February 2007, at http://www.webmd.com/balance/features

Lehrer, JK. (2006). Bowel incontinence. Article for MedlinePlus, a service of National Library of Medicine and National Institutes of Health. Retrieved January 2007, at http://www.nlm.nih.gov/medlineplus.

Li, J, and Decker, W. (2005). Hypothermia. Retrieved March 2007, at http://www.emedicine.com/emerg/topic279.htm

Lien, CA. (no date listed). Thermoregulation in the elderly. Syllubus on Geriatric Anesthesiology. American Society of Anesthesologists website. Retrieved January 2007, at http://www.asahq.org/clinical/geriatrics/thermo.htm

Llewelllyn-Thomas, H: Helping patients make health care decisions. Center for the Evaluative Cinical Sciences Dartmouth Medical School. 2004. Retrieved March 2007, at www.dartmouthatlas.org

Lubit, R. (2005). Acute treatment of disaster survivors. Retrieved March 2007, at http://www.emedicine.com/med/topic3540.htm

Lyons, SS, and Specht, JKP. (1999). Prompted voiding for persons with urinary incontinence. Iowa City (IA): University of Iowa Gerontological Nursing Interventions Research Center Web Site. Retrieved from the National Guidelines Clearinghouse [NGC: 950], June 2003, at http://www.guideline.gov

Male Sexual Health, 2005. Retrieved May 2007, at http://www. moderntherapy.com/male/sexual-health.html

Management of breastfeeding for healthy full term infants. National Guideline Clearinghouse (AHRQ), June, 2003. Accessed Feb 2007, at http://www.guide line.gov/summary/summary.aspx?view_id=1&doc_id=3624

Marks, JW. (2006). Constipation. Retrieved January 2007, at http://www.medi cinenet.com.

Marks, JW, and Lee, D. (2004). Diarrhea. Retrieved February 2007, at http://www.medicinenet.com

Mathur, R. (2007). Obesity. Retrieved April 2007, at http://www. medicinet.com

Mayo Clinic-Rochester: Mild cognitive impairment prevalent in elderly population: Risk increases as age goes up and education goes down. April 4, 2006. Retrieved January 2007, at http://www.mayoclinic.org/ news2006–rst/3306.html

Mayo Clinic Staff. (2005). Alzheimer's: Understand and control wandering. Retrieved May 2007, at http://www.mayoclinic. com/health/ alzheimers/ HQ00218

Mayo Clinic Staff. (2007). Dehydration. Article for Mayo Clinic website. Retrieved February 2007, at http://www.mayoclinic.com/ health/ dehydration/ DS0056/DSECTION=1

McElgunn, V. (1990). Environmental hazards and child health and development: Advances in research and policy. Presentation in the Linking Research to Practice: Second Canadian Forum Proceedings Report and published by the Canadian Child Care Federation. Retrieved February 2007, at http://www.cfc-efc.ca/cccf

McPherson, M, Smith-Lovin, L, and Brashears, M: Social isolation in US: Changes in core discussion networks over two decades. American Sociological Review 71(June 353–375), 2006. Retrieved May 2007, at http://www.asanet.org/galleries/default-file/June06ASRFeature.pdf

Meadows, M. (2006). Nutrition: Healthy eating. Retrieved April 2007, at http://www.medicinet.com

Menna, A: Rape trauma syndrome: The journey to healing belongs to everyone. Retrieved April 2007, at http://www.giftfromwithin.org/ html/journey.html

Messina, J, and Messina, C: Tools for coping with life's stressors. Retrieved March 2007, at http://www.coping.org/control/manipul.htm

Miller, L, et al. (1999). Religiosity as a protective factor in depressive disorder. Am J Psychiatry 156:808A-809. Retrieved Jan 2007, at http://ajp.psychiatryonline.org

Mills, J: The ontology of religiosity: The oceanic feeling and the value of the lived experience. Humanists, 2006. Retrieved April 2007, at http://www.huumanists.org/rh/mills.html

Morrissey, P. (2005). Noncompliance after transplantation. A newsletter from the transplant team at Rhode Island Hospital. Retrieved March 2007, at http://www.lifespan.org/rih/services/transplant/news/02–07.htm

Muche, JA, and McCarty, S. (2006). Geriatric rehabilitation. Retrieved April 2007, at http://www.emedicine.com/pmr/topic164.htm

Muller, C. (1996). Dealing with the modern crisis of religiosity: Reflections from the Aum Case. http://www.hm.tyg.jp/~acmuller/articles/dayori1.htm

National Ag Safety Database (NASD). (2002). Sleep deprivation: Cause and consequences. Fact sheet for Nebraska Rural Health and Safety Coalition. Retrieved Jan 2007, at http://www.cdc.gov.nasd/

National Coalition for Cancer Survivors: Palliative care and management: Nausea and vomiting. Retreived April 2007, at http://www.canceradvocacy.org/resources/essential/effects/nausea.aspx

National Comprehensive Cancer Network: Nausea and vomiting: Treatment guidelines for patients with cancer. Vol 3, 2005. Retrieved April 2007, at http://www.cancer.org/downloads/CRI/NCCN_Nasuea.pdf

National Institute of Aging: Exercise can boost cardiac fitness in conditioned and out of shape people. Public Information Article released August 1996. Retrieved July 2005, at http://www.nia.nih.gov

National Institute on Deafness and Other Communication Disorders (NIDCD). (2006). Strategic plan: Plain language version FY

2003–2005. Retrieved April 2007, at NIDCD website http://www.nidcd.nih/

National Institute for Neurological Disorders and Stroke (NINDS): Swallowing disorders information page, 2007. Retrieved April 2007, at http://www.ninds.nih.gov/

National Women's Health Resource Center Fact Sheet. (2005). Medication safety. Retrieved April 2007, at http://www. healthywomen.org

Newman, DK. (2006). Using the BladderScan® for bladder volume assessment. Retrieved May 2007, at http://www.seekwellness.com/ incontinence/using_the_bladderscan.htm

Newton, E. (2005). Hyperventilation syndrome. Retrieved January 2007, at http://www.emedicine.com/emerg/topic270.htm

No author or pub date listed. Anticipatory grief. Featured Columns under Life Topics/Grief & Loss for Psychologist 4therapy website. Retrieved March 2007, at http://www.4therapy.com

No author listed. (April 1, 1990). Bag the brown bag paper bag. (Bag rebreathing as a treatment for hyperventilation). Newsletter-People's Medical Society, Inc. Retrieved January 2007, at http://www.highbeam.com/doc/1G1–9094801.html

No author listed. (1999). Chemical toxins safety. Fact sheet for Resources for Child Care Givers. All Family Resources website. Retrieved February 2007, at http://familymanagement. com/childcare/facility/chemical. toxins.safety.html

No author listed. Diabetes and healthy eating. Better Health Channel Fact Sheet. (2000–2004). Victoria, Australia. Retrieved January 2007, at http://www.betterhealth.vic.gov.au

No author or pub date listed. Health maintenance evaluation: Replacing the "annual physical." Fact sheet for Palo Alto Medical Foundation website. Retrieved March 2007, at http://www.pamf.org/children/ maintenance/healtheval.html

No author listed. (2005). Hyperthermia: Too hot for your health. Article for National Institute on Aging website. Retrieved March 2007, at http://www.niapublications/org/agepages/hyperther.asp

No author listed. (2005). Liver blood enzymes. Retrieved December 2006, at http://www.medicinenet.com

No author listed. Monitoring diabetes control. Diabetes Manual. Royal Children's Hospital. Retrieved Januar y 2007, at http:// www.rch.org.au/diabetesmanual.cfm

No author listed. (2006). Oral cancer. Retrieved April 2007, at http://www.medicinenet.com

No author listed. (2007). Preventing leading causes of premature death, disease and disability. Fact sheet of the World Health Organization (WHO). Retrieved March 2007, at http://www.who.int/school_youth_health/en/

No author or pub date listed. Sometimes grief becomes complicated, unresolved or stuck. Featured Columns under Life Topics/Grief & Loss for Psychologist 4therapy website. Retrieved March 2007, at http://www.4therapy.com

No author listed. (2007). The causes, effects and dangers of sleep deprivation. Article for Sleep Deprivation website. Retrieved April 2007, at http://www.sleep-deprivation.com/

No author or pub date listed. The Development of Social Skills. Retrieved May 2007, at http://www.incrediblehorizons.com/social-skills.htm

No author or pub date listed. Symptom: Walking symptoms. Retrieved May 2007, at http://wrongdiagnosis.com/sym/walking_symptoms.htm

No author listed. (1995–2007). Urinary incontinence. The Merck Manual of Health & Aging (online), Section 3, Ch 57. Retrieved May 2007, at http://www.merck.com/pubs/mmanual_ha/sec3/ch57/ch57a.html

No author listed. (2002). World Health Report. Reducing risks, promoting healthy life. Report of the World Health Organization (WHO). Retrieved March 2007, at http://www.who.int/whr/2002/en/whr02_en.pdf

Noise. Information Sheet. American Speech-Language-Hearing Association (ASHA). Retrieved, June 2003, at www.asha.org

Null, J. (2007). Hyperythermia deaths of children in vehicles. Fact sheet for San Fransisco State University department of Geosiences website. Retrieved March 2007, at http://ggweather.com/heat/

Olade, R, Safi, A, and Kesari, S. (2006). Cardiac catheterization (left heart). Retrieved January 2007, at http://www.emedicine.com/emerg/ topic2958,htm

Older Americans Month. Food & Nutrition Information. American Dietetic Association Web site. Retrieved June 2003, at http://www.eatright.org/Public/Nutritioninformation/92_12402.cfm

Oommen, K. (2006). Neurological history and physical examination. Retrieved April 2007, at http://www.emedicine.com/neuro/topic632.htm

Organizational Development & Training Tip Sheet. (2002). Tufts University. Retrieved March 2007, at http://www.tufts.edu/hr/tips/assert.html

Owens, TA. (2005). Medical Encyclopedia: Delayed growth. Retrieved March 2007, at http://nim.nih.gov/medlineplus/ency/article/003021.htm

Palmer, RM. (2006). Management of common clinical disorders in geriatric patients: Delerium. Retrieved May 2007, at http://www.medscape.com/view article/53466

Panzera, AK: Interstitial cystitis/painful bladder syndrome. Urol Nurs 27(1):13–19, 2007. Retrieved May 2007, at http://www.medscape. com/viewarticle/555699?src=mp

Paula, R. (2006). Compertment syndrome, abdominal. Retrieved April 2007, at http://www.emedicine.com/emerg/topic935.htm

Personal identity. (2007). Stanford Encyclopeida of Philosophy. Retrieved March 2007, at http://plato.stanford.edu/entries/identity-personal/

Pisacane, A, Continisio, G, et al: A controlled trial of the father's role in breastfeeding promotion. Pediatrics, 116(4):e494–e498, 2005. Retrieved Feb 2007, at http://www.sidsalliance.org/research/ Fathers%20Role%20in%20Successful%20Breastfeeding. pdf

Planned Parenthood: Sexual health-sexuality, 2006. Retrieved May 2007, at http://plannedparenthood.org/sexual-health/sexual-health-relationship/ sexuality.htm

Policastro, MA, Sinert, R, and Guerrero, P: Urinary obstruction, (2007). Retrieved May 2007, at http://www.emedicine.com/emerg/topic624.htm

Questions/Answers about Voice Problems. Information Sheet. American Speech-Language-Hearing Association (ASHA). Retrieved June 2003, at www.asha.org

Rackley, R, and Vasavada, SP. (2006). Incontinence, urinary: Nonsurgical therapies. Retrieved May 2007, at http://www.emedicine.com/ med/topic3085.htm

Rajen, M. (2006). Toxins everywhere. Article for New Straits Times on HighBeam Research website. Retrieved February 2007, at http:// www.highbeam.com

Rasul, AT. (2005). Compartment Syndrome. Retrieved May 2007, at http://www.emedicine.com/pmr/topic33.htm

Reasoner, R: The true meaning of self-esteem. National Association for Self-Esteem. Retrieved April 2007, at http://www.self-esteemnase.org/whatisselfes teem.shtml

Rehabilitation Institute of Chicago–Spinal Cord Injury Team. (2006). Complications: Autonomic dysreflexia. Rehabilitation Institute of Chicago Life Center website. Retrieved January 2007, at http://lifecenter.ric.org.

Renter, TA. (no pub date listed). Upper extremity positioning injuries during operative/other invasive procedures. Article for Anesthesia Consulting website. Retrieved March 2007, at http://www.anesthesiaconsulting.com

Robert, P: Sleeplessness clouds moral choices. American Academy of Sleep Medicine, March, 2007. Retrieved March 2007, at http://www.healthday.com/printer.asp?AID=602367

Robinson, K. (2007). Counseling Services, University of New York at Buffalo. Retrieved March 2007, at http://ub-counseling.buffalo.edu/ loneliness.shtml

Saglimbeni, AJ. (2005). Exercise-induced asthma. Retrieved January 2007, at http://www.emedicine.com

Salinas, P, and Hanbali, F. (2006). Closed head trauma. Retrieved March 2007, at http://www.emedicine.com/med/ topic3403.htm

Santos, A, and Hunt, M. (2005). Managing incontinence: Once a cause of isolation and embarrassment, incontinence does not have to limit quality of life. Paraplegia News 59(11), 2005. Available from http://www.pvamagazines.com/pnnews/magazine/article.php?art=1687

Savrock, J. (2006). Counseling distressed students may be improved by religious discussion. Retrieved May 2007, at http://www.ed.psu.edu/ news/spiritual .asp

Scheinfeld, NS, and Mokashi, A. (2007). Protein-energy malnutrition. Retrieved April 2007, at http://www.emedicine.com/derm/topic797.htm

Schoenborn, C: Marital Status and Health: United States, 1999–2002. Advance Data from Vital and Health Statistics, no 351. Retrieved March 2007, at http://www.cdc.gov/nchs/data/ad/ad351.pdf

Schuman, W: Keeping your sunny side up. Retrieved April 2007, at http://www.beliefnet.com/story/147/story_14745_1.html

Scott-Conner, CEH, and Ballinger, B: Abdominal angina (2005). Retrieved May 2007, at http://www.emedicine.com/med/ topic2.htm

Searle, J: Eating and swallowing. Fact sheet regarding Hunington's disease, (no date listed). Retrieved April 2007, at http://www.kumc.edu/ hosp/huningtons/swallowing.htm

Seepersad, Sean: Critical Analysis Paper. Understanding loneliness using attachment and systems theories & developing an applied intervention. Retrieved March 2007, at http://www.webofloneliness.com/publications/critical/pubintro.htm

Self-help Brochures, Assertiveness, UIUC. Retrieved April 2007, at http://www.couns.uiuc.edu/Brochures/assertiv.htm

Sharma, S, and Hayes, JA. (2006). Hypoventilation syndromes. Retrieved May 2007, at http://www.emedicine.com/emerg/topic3470.htm

Sharma, VP. (1996). Normal mourning and "complicated grief." Article for Mind Publications website. Retrieved March 2007, at http://www.Mindpub.com/art045.htm

Sherman, C: Antisuicidal effect of psychotropics remains uncertain. Clin Psychiatry News 30(8), 2002. Retrieved May 2007, at http://www.namiscc.org/Research/2002/AntipsychoticSuicideRisk.htm

Simon, JH. (2004). Schizophrenia. CME article for Hardin Memorial Hospital website. Retrieved May 2007, at http://www.hmh.net/ adam/patientreports/000047.htm

Singleton, JK. (no date listed). Nurses' perspectives of encouraging client's care-of-self in a short-term rehabiltiation unit within a longterm care facility. CE offering for ARN website. Retrieved April 2007, at http://www.rehabnurse.org/ce/ 010200/010200_a.htm

Society for Neuroscience: What is Neuroscience. (2007). Retrieved May 2007, at http://www.sfn.org/index.cfm?pagename=whatIsNeuroscience

Spader, C: Post MI cooldown, 2006. Article for Nursing Spectrum website. Retrieved March 2007, at http://www.community.nursingspectrum.com

Speech for Clients with Tracheostomies or Ventilators. Information Sheet. American Speech-Language-Hearing Association (ASHA). Retrieved June 2003, at www.asha.org

Stotts, NA, Wipke-Tevis, DD, and Hopf, HW. (2007). Cofactors in impaired wound healing (excerpts). In Chronic Wound Care 4th Edition Excerpts. Retrieved Feb 2007, at http://www.chronicwoundcarebook.com/

Swan, L. (2001). Unilateral spatial neglect. Article for HighBeam Research. Retrieved December 2006, at http://www.highbeam.com/

The Center for Ethics and Advocacy in Healthcare. Retrieved March 2007, at http://www.healthcare-ethics.org/about/

The Rape, Abuse, & Incest National Network (RAINN): Prevention. Retrieved April 2007, at http://www.rainn.org/

Tooth decay: Prevention. (2005). Article for WebMD health topics website. Retrieved February 2007, at http://www.webmd.com/hw/dental/hw/172611.asp

Vij, S, and Gentili, A. (2005). Sleep disorder, geriatric. Retrieved December 2006, at http://www.emedicine.com/med/topic3179.htm

Vinik, AI, Freeman, R, and Erbas, T. (2004). Diabetic autnomic neuropathy. Retrieved April 2007, at http://www.medscape.com/ viewarticle/43205

Von Wager, K: Identity crisis—Theory and research. Retrieved March 2007, at http://psychology.about.com/od/ theoriesofpersonality/a/identitycrisis.htm

Weiss, BD: Diagnostic evaluation of urinary incontinence in geriatric patients. American Family Physician 57(11), 1998. Retrieved May 2007, at http://www.aafp.org/afp/980600ap/weiss.html

What is language? What is speech? Information Sheet. American Speech-Language-Hearing Association (ASHA). Retrieved August 2003, at http://www.asha.org/public/speech/development

What is SIDS? Public information of the National SIDS/Infant Death Resource Center. Health Resources, Services Administration (HRSA) Maternal, and Child Health Bureau website. Retrieved February 2007, at http://www.hrsa.gov

Wilson, L, and Kolcaba, K. (2004). Practical application of comfort theory in the perianesthesia setting. J of Perianesthesia Nursing Online. Retrieved February 2007, at http://www.aspan.org/JOPAN/comfot_ theory.htm

terWolbeek, M, vanDoormen, LJ, Kavelaars, A, et al: Severe fatigue in adolescents: A common phenomenon? Pediatrics 117(6):e1078–86, 2006. Retrieved February 2007, at http://pediatrics.aappublications.org/cgi/content/abstract/117/6/e1078

Woolston, C. (2006). Stress and aging. Article for Caremark Health Resources. Retrieved April 2007, at http://www.healthresources.caremark.com

World Health Organization (WHO). (2007). Sedentary lifestyle: A global public health problem. "Move for health" information sheet. Retrieved from WHO website March 2007, at http://www.who.int

Zuger, Abigail. (2001). Adherence by any measure still matters. Journal Watch. Retrieved April 2007, at http://aids-clinical-care.jwatch.org/cgi/content/full/2001/701/1

Deutschsprachiges Literaturverzeichnis

Pflegediagnosen im Kontext von Pflegeprozess, -theorien und -klassifikationen

Zusammenstellung Jürgen Georg Stand: Mai 2013

Pflegetheorien und -modelle

- Abt-Zegelin, A.; Schnell, M. W. (Hrsg.) (2005). Sprache und Pflege. 2. A., Bern: Huber.
- Benner, P. (2012). Stufen zur Pflegekompetenz. From Novice to Expert. 2. A., Bern: Huber.
- Brandenburg, H.; Dorschner, S. (2013) (Hrsg.): Pflegewissenschaft 1. 3. A., Bern: Huber.
- Clark, J. (2003): Naming Nursing. Bern: Huber. [vgr.]
- Chinn, P. L.; Kramer, M. K. (1996). Pflegetheorie. Konzepte – Kontext – Kritik. Wiesbaden: Ullstein Mosby. [vgr.]
- Dennis, C. M. (2001). Dorothea Orem. Selbstpflege- und Selbstpflegedefizit-Theorie. Bern: Huber.
- Ewers, G. (1998): Theorien und Prinzipien der Pflegepraxis. Wiesbaden: Ullstein Medical. [vgr.]
- Fawcett, J. (1998): Konzeptuelle Modelle der Pflege im Überblick. Bern: Huber.
- Fawcett, J. (1999): Spezifische Theorien der Pflege im Überblick. Bern: Huber.
- Krohwinkel, M. (2008): Rehabilitierende Prozesspflege am Beispiel von Apoplexiekranken. Fördernde Prozesspflege als System. 3. A., Bern: Huber.
- Meleis, A. I. (1999): Pflegetheorie. Gegenstand, Entwicklung und Perspektiven des theoretischen Denkens in der Pflege. Bern: Huber.
- Orem, D. (1996). Strukturkonzepte der Pflegepraxis. Bern: Huber. [vgr.]
- Peplau, H. E. (2009). Zwischenmenschliche Beziehungen in der Pflege. 2. A. Huber. Bern.
- Roper, N.; Logan, W. W.; Tierney, A. J. (2009): Das Roper-Logan-Tierney-Modell. Basierend auf den Lebensaktivitäten (LA). 2. A., Bern: Huber.
- Schaeffer, D.; Moers, M.; Steppe, H.; Meleis, A. (Hrsg.) (2008). Pflegetheorien. Beispiele aus den USA. 2.A. Bern: Huber.
- Steppe, H. (2003). «Die Vielfalt sehen, statt das Chaos zu befürchten». Ausgewählte Werke. Huber: Bern.
- Walker, L. O.; Avant, K. C. (1998). Theoriebildung in der Pflege. Ullstein Medical, Wiesbaden. [vgr.]
- Ziegler, S. (1997): Theoriegeleitete Pflegepraxis. Wiesbaden: Ullstein Medical. [vgr.]

Pflegekonzepte

- Houldin, A.D. (2003): Pflegekonzepte in der onkologischen Pflege. Bern: Huber.
- Käppeli, S. (Hrsg.) (2000): Pflegediagnostik unter der Lupe. 2. A. Zürich: ZEFP.
- Käppeli, S. (Hrsg.) (1998): Pflegekonzepte 1. – Phänomene im Erleben von Krankheit und Umfeld. Bern: Huber.
- Käppeli, S. (Hrsg.) (1999): Pflegekonzepte 2. – Phänomene im Erleben von Krankheit und Umfeld. Bern: Huber.
- Käppeli, S. (Hrsg.) (2000): Pflegekonzepte 3. – Phänomene im Erleben von Krankheit und Umfeld. Bern: Huber.
- Kollak, I.; Kim, S. (1999). Pflegetheoretische Grundbegriffe. Bern: Huber.
- Reed, F. C. (2013): Pflegekonzept Leiden. Bern: Huber
- Sauter, D.; Abderhalden, C.; Needham, I.; Wolff, S. (2011): Lehrbuch psychiatrische Pflege. 4. A., Bern: Huber.

Pflegeklassifikationen

- Clark, J. (2003): Naming Nursing. Bern: Huber.
- ICN (2002): Internationale Klassifikation der Pflegepraxis (ICNP). Bern: Huber.
- Johnson, M.; Maas, M.; Moorhead, S. (2005): Pflegeergebnisklassifikation (NOC). Bern: Huber.
- Johnson, M.; Bulecheck, G.; McCloskey, J.; Maas, M.; Moorehead, S. (2014): PFLEGE – Diagnosen Interventionen Ergebnisse. Verknüpfungen von NANDA, NIC und NOC. Bern: Huber.
- Fischer, W. (2002): Diagnosis Related Groups (DRGs) und Pflege. Bern: Huber [vgr.].
- McCloskey, J. C.; Bulechek, G. M. (2013): Pflegeinterventionsklassifikation (NIC). Bern: Huber.
- Moorhead, S.; Johnson M.; Maas, M. L.; Swanson, E. (2013): Pflegeergebnisklassifikation (NOC). 2. A. Bern: Huber.
- NANDA international (2010): Pflegediagnosen – Klassifikation 2009–2011. Kassel: Recom.
- NANDA international (2013): Pflegediagnosen – Klassifikation 2012–2014. Kassel: Recom.
- V. d. Bruggen, H. (2002): Pflegeklassifikationen. Bern: Huber.
- Saba, V. (2010): Pflegepraxisklassifikation – CCC. Bern: Huber.
- Sass, H. et al. (2003): Diagnostische Kriterien DSM-IV-TR. Göttingen: Hogrefe.

Pflegeprozess, Critical Pathways

- Arets, J.; Obex, F.; Vaessen, J.; Wagner, F. (1999): Professionelle Pflege 1. Bern: Huber.
- Alfaro LeFevre, R. (2013): Pflegeprozess und kritisches Denken. Bern: Huber.
- Brobst, R. et al. (2007): Der Pflegeprozess in der Praxis. Bern: Huber, 2. A.
- Brobst, R.; Georg, J. et al. (2013): Der Pflegeprozess in der Praxis. Bern: Huber, 3. A.

- Dykes, P. C.; Wheeler, K. (Hrsg.) (2002): Critical Pathways – Interdisziplinäre Versorgungspfade. Bern: Huber
- Johnson, M. (Hrsg.) (2002): Interdisziplinäre Versorgungspfade. Bern: Huber.
- May, H.; Edwards, P.; Brooker, D. (2011): Professionelle Pflegeprozessplanung. Personzentrierte Pflegeplanung für Menschen mit Demenz. Bern: Huber.
- Stefan, H.; Eberl, J.; Schalek, K.; Streif, H.; Pointner, H. (2005): Praxishandbuch Pflegeprozess. Lernen – Verstehen – Anwenden. Wien: Facultas.
- Wilkinson, J. M. (2012): Das Pflegeprozess-Lehrbuch. Bern: Huber.

Pflegeassessment

- Bartholomeyczik, S.; Halek, M. (Hrsg.) (2009): Assessmentinstrumente in der Pflege. Hannover: Schlütersche.
- Becker, S.; Kaspar, R.; Kruse, A. (2011). H.I.L.DE. – Heidelberger Instrument zur Erfassung der Lebensqualität demenzkranker Menschen. Bern: Huber.
- Garms-Homolovà, V.; Gilgen, R.; InterRAI. (2000): RAI 2.0. Bern: Huber.
- Garms-Homolovà, V.; InterRAI. (2001): Assessment für die häusliche Versorgung und Pflege. Resident Assessment Instrument – Home Care (RAI HC 2.0). Bern: Huber.
- Gupta, A. (2012): Assessmentinstrumente für alte Menschen. Bern: Huber.
- Gordon, M. (2013): Pflegeassessment Notes. Bern: Huber.
- Käppeli, S. (1991): Das Erstgespräch. Fragen zur Erfassung der Patienten-Situation. Interner Leitfaden, Unispital Zürich. Zürich.
- Lauber, A.; Schmalstieg, P. (2007): Wahrnehmen und beobachten. 2. A., Stuttgart: Thieme.
- Mackway-Jones, K.; Marsden, J.; Windle J. (Hrsg.) (2011). Ersteinschätzung in der Notaufnahme. 3. A. Bern: Huber.
- Niklaus, T.; Pientka, L. (1999): Funktionelle Diagnostik. Wiebelsheim: Quelle & Meyer.
- Potter, P. A.; Weilitz, P. B. (2005): Pflegeanamnese und Pflegediagnostik. München: Elsevier. [vgr.]
- Reuschenbach B.; Mahler C. (Hrsg.) (2011): Pflegebezogene Assessmentinstrumente. Internationales Handbuch für Pflegeforschung und -praxis. Bern: Huber.
- Schulz, H. (2002). FIM Manual. Messung der Funktionalen Selbständigkeit (Functional Independence Measure). Meerbusch. [http:// www.fim-pflegeplanung.de / PDF/PI Kitteltaschenbuch2004.pdf].
- Wilkinson, J. M. (2012).: Das Pflegeprozess-Lehrbuch. Bern: Huber.
- Zerwekh J.; Gaglione T.; Miller C. J. (2008): Pflegeassessment und körperliche Untersuchung. Bern: Huber.

Pflegediagnosen-Handbücher und Arbeitsbücher

- Ackley, B. J.; Ladwig, G. B. (2013): Nursing Diagnosis Handbook. St. Louis: Mosby.
- Carpenito-Moyet, L. J. (2013): Lehrbuch Pflegediagnosen. Bern: Huber.
- Carpenito-Moyet, L. J. (2011): Handbook of Nursing Diagnosis. Philadelphia: Lippincott.

- Collier, I.; McCash, K. E.; Bartram, J. M. (1998): Arbeitsbuch Pflegediagnosen. Wiesbaden: Ullstein Medical. [vgr.]
- Doenges, M.; Moorhouse M.F.; Geissler-Murr A. C. (2003): Pflegediagnosen und Maßnahmen. 3. A., Bern: Huber.
- Doenges, M.; Moorhouse M.F.; Murr A. C. (2013): Pflegediagnosen und Maßnahmen. 4. A., Bern: Huber.
- Ehmann, M.; Völkle, I. (2012): Pflegediagnosen in der Altenpflege. München: U&F (Elsevier), 4. A.
- Gordon, M. (2003): Handbuch Pflegediagnosen. 4. A., München: U&F (Elsevier).
- Gordon, M. (2013): Handbuch Pflegediagnosen. 5. A., Bern: Huber.
- Gordon, M. (2013): Pflegeassessment Notes. Bern: Huber.
- Heuwinkel-Otter, A.; Nümann-Dulke, A.; Matscheko, N. (2011): Pflegediagnosen für die Kitteltasche. Heidelberg: Springer.
- Heuwinkel-Otter, A.; Nümann-Dulke, A.; Matscheko, N. (Hrsg.) (2008): Menschen pflegen. Pflegediagnosen Beobachtungstechniken Pflegemaßnahmen. Heidelberg: Springer.
- Jaffe, M. S. ; Skidmore Roth, L. (2000): Pflegeassessment, -diagnosen und Pflegeinterventionen in der ambulanten Pflege. Bern: Huber.
- Lunney, M. (2007): Arbeitsbuch Pflegediagnostik. Pflegerische Entscheidungsfindung, kritisches Denken und diagnostischer Prozess – Fallstudien und -analysen. Bern: Huber
- Maas, M.; Buckwalter, K. et al. (2001): Nursing Care of older adults – Nursing Diagnosis – Interventions – Outcomes. St. Louis: Mosby.
- NANDA international (2005): Pflegediagnosen – Klassifikation 2005–2006. Bern: Huber [vgr.].
- NANDA international (2010): Pflegediagnosen – Klassifikation 2009–2011. Kassel: Recom.
- NANDA international (2013): Pflegediagnosen – Klassifikation 2012–2014. Kassel: Recom.
- Stefan, H.; Allmer, F. et al. (2009): Praxis der Pflegediagnosen (POP). 5. A., Wien: Springer.
- Stolte K. M. (2012): Pflegediagnosen in der Gesundheitsförderung und Patientenedukation. Bern: Huber.
- Townsend, M. (2012): Pflegediagnosen in der psychiatrischen Pflege. 3. A., Bern: Huber.
- Weissenbacher, M.; Horvath, E. (2008): Pflegediagnosen für die Kinder- und Jugendlichenpflege. Wien: Springer.

Pflegediagnosen-Hintergrundinformationen

- Alfaro LeFevre, R. (2013): Pflegeprozess und kritisches Denken. Bern: Huber.
- Arets, J.; Obex, F.; Vaessen, J.; Wagner, F. (2013): Professionelle Pflege. 4. A. Bern: Huber.
- Brobst, R. et al. (2007): Der Pflegeprozess in der Praxis. 3. A., Bern: Huber.
- Brobst, R., Georg, J. (2013): Der Pflegeprozess in der Praxis. 2. A., Bern: Huber.

- Domenig, D. (Hrsg.) (2007): Transkulturelle Kompetenz. 2. A., Bern: Huber.
- Evers, G. (1998): Theorien und Prinzipien der Pflegepraxis. Wiesbaden: Ullstein/Medical [vergr.].
- Eveslage, K. (2006): Pflegediagnosen: Praktisch und effizient. Berlin/Heidelberg: Springer.
- Gordon, M., Bartolomeyczik, S. (2001): Pflegediagnosen – Theoretische Grundlagen. München: Elsevier.
- Heuwinkel-Otter, A.; Nümann-Dulke, A.; Matscheko, N. (Hrsg.) (2008): Menschen pflegen. Pflegediagnosen Beobachtungstechniken Pflegemaßnahmen. Heidelberg: Springer.
- Käppeli, S. (Hrsg.) (2000): Pflegediagnostik unter der Lupe. 2. A. Zürich: ZEFP.
- Lunney, M. (2007): Arbeitsbuch Pflegediagnostik. Pflegerische Entscheidungsfindung, kritisches Denken und diagnostischer Prozess - Fallstudien und -analysen. Bern: Huber
- Powers, P. (1999). Der Diskurs der Pflegediagnosen. Bern: Huber.
- NANDA international (2010): Pflegediagnosen – Klassifikation 2009–2011. Kassel: Recom.
- NANDA international (2013): Pflegediagnosen – Klassifikation 2012–2014. Kassel: Recom.
- Sauter, D.; Abderhalden, C.; Needham, I.; Wolff, S. (2011): Lehrbuch psychiatrische Pflege. Bern: Huber, 4. A.
- Schrems, B. (2003): Der Prozess des Diagnostizierens in der Pflege. Wien: Facultas/UTB.
- Schrems, B. (2008): Verstehende Pflegediagnostik. Wien: Facultas/UTB.
- Wilkinson, J. M. (2012): Das Pflegeprozess-Lehrbuch. Bern: Huber.

Pflegediagnosen und Pflegeinterventionen: Monografien und weiterführende Literatur

- Aguilera, D. C. (2000): Krisenintervention. Grundlagen – Methoden – Anwendung. Bern: Huber.
- Arendt-Nielsen, L.; Drewes, A. M.; Giamberardino, M. A. (2003): Angewandte Physiologie: Bd. 4 – Schmerzen verstehen und beeinflussen. Stuttgart: Thieme.
- Aschemann, D. (Hrsg.) (2009): OP-Lagerungen für Fachpersonen. Berlin: Springer.
- Bachmann, R. M.; Schleimkofer, G. M. (2012). Natürlich gesund mit Kneipp, Stuttgart: TRIAS.
- Backhaus, J. (2010): Schlafstörungen. Göttingen: Hogrefe.
- Bäuerle, P. (2005): Spiritualität und Kreativität in der Psychotherapie mit älteren Menschen. Bern: Huber.
- Bamberg, E.; Busch, C. G.; Ducki, A. (2003): Stress- und Ressourcenmanagement. Strategien und Methoden für die neue Arbeitswelt. Bern: Huber.
- Baumann, Z. (2005): Verworfenes Leben. Die Ausgegrenzten der Moderne. Hamburg: Hamburger Edition.
- Blunier, E. (2011): Lehrbuch Pflegeassistenz. Bern: Huber.

- Bartolome, G.; Schröter-Morasch, H. (2010): Schluckstörungen. Diagnostik und Rehabilitation. München: Elsevier.
- Bartholomeyczik, S.; Hardenacke, D. (2010): Prävention von Mangelernährung in der Pflege. Hannover: Schlütersche.
- Beer, U. (2012): Alleinsein. Freiburg: Centaurus.
- Beier, K. M.; Loewitt, K. (2012): Praxisleitfaden Sexualmedizin. Heidelberg: Springer.
- Bender, S. (2009): Körperpflegekunde. Stuttgart: WVG.
- Biancuzzo, M.(2004): Stillberatung. Mutter und Kind professionell unterstützen. München: Elsevier.
- Bick, D.; MacArthur, C.; Knowles, H.; Winter, H. (2004): Evidenzbasierte Wochenbettbetreuung und -pflege. Bern: Huber.
- Bienstein, C.; Fröhlich, A. (2012): Basale Stimulation – Die Grundlagen. 7. A. Bern: Huber.
- Biesalski, H. K. (2010): Ernährungsmedizin. Stuttgart: Thieme.
- Bischofberger, I. (2008): Das kann ja heiter werden – Humor und Lachen in der Pflege. 2. A. Bern: Huber.
- Blask-Sosnowski, U; Lömers, R.; Cuylen, M.; et al. (2012): Perspektive Hauswirtschaft. Haan: Europaverlag.
- Blunier, E. (2013): Lehrbuch Assistenz Gesundheit und Soziales (AGS). Bern: Huber.
- Blunier, E. (2011): Lehrbuch Pflegeassistenz. Bern: Huber
- Both, D.; Frischknecht, K. (2007): Stillen kompakt. München: Elsevier.
- Breuch, G. (2008): Fachpflege Nephrologie und Dialyse. München: Elsevier.
- Bronisch, T. (2007): Suizid. Ursachen – Warnungen – Prävention. München: Beck.
- Böhme, G. (1985): Der Leib. In: Anthropologie in pragmatischer Hinsicht. Frankfurt: Suhrkamp.
- Bonanno, G. A. (2012): Die andere Seite der Trauer. Verlustschmerz und Trauma aus eigener Kraft überwinden. Bielefeld: Aisthesis.
- Bolanz, H.; Osswald, P.; Ritsert, H. (Hrsg.) (2007): Pflege in der Kardiologie/Kardiochirurgie. München: Elsevier.
- Borbély, A. (2004): Schlaf. Frankfurt: Fischer.
- Borker, S. (2002): Nahrungsverweigerung. Bern: Huber. [vgr.]
- Bowlby Sifton, C. (2011): Das Demenz-Buch. Ein «Wegbegleiter» für Angehörige und Pflegende. Bern: Huber.
- Breuer P. (2009): Visuelle Kommunikation für Menschen mit Demenz. Bern: Huber.
- Brobst, W.; Vasel-Biergans, A. (2009): Wundmanagement. Stuttgart: WVG.
- Brooker, D. (2008): Person-zentriert pflegen. Bern: Huber.
- Bruch, H. (2010): Der goldene Käfig. Das Rätsel der Magersucht. Frankfurt: Fischer.
- Buchholz, T.; Schürenberg, A. (2009): Basale Stimulation in der Pflege alter Menschen. 3. A. Bern: Huber.
- Buchholz, T.; Schürenberg, A. (2014): Basale Stimulation in der Pflege alter Menschen. 4. A. Bern: Huber.

- Buchmann, P.; Degen, L. (2010): Chronische Bauchbeschwerden. Bern: Huber.
- Buchwald, P.; Schwarzer C.; Hobfoll S. E.. (Hrsg.) (2003): Stress gemeinsam bewältigen. Ressourcenmanagement und multiaxiales Coping. Göttingen: Hogrefe.
- Buell Withworth, H.; Whitworth, J. (2013): Das Lewy-Body-Demenz Buch. Bern: Huber.
- Bühren, V.; Marzi, I. (2011): Checkliste Traumatologie. Thieme: Stuttgart.
- Butler, D. S.; Moseley, L. G. (2009): Schmerzen verstehen. Berlin: Springer.
- Canakakis, J. (2009): Ich begleite dich durch deine Trauer. Freiburg: Kreuz.
- Carr, E. C.; Mann, E. (2010): Schmerz und Schmerzmanagement. Bern: Huber.
- Carr, E. C.; Mann, E. (2014): Schmerz und Schmerzmanagement. Bern: Huber.
- Chalfont G. (2010): Naturgestützte Therapie. Tier- und pflanzengestützte Therapie für Menschen mit einer Demenz planen, gestalten und ausführen. Bern: Huber.
- Chellel, A. (2002): Reanimation – Praxishandbuch für Pflegende. Bern: Huber.
- Cacioppo, J. T.; Patrick, W. H. (2011): Einsamkeit. Heidelberg: Spektrum.
- Cignacco, E.: (Hrsg.) (2006): Hebammenarbeit. Assessment, Diagnosen und Interventionen bei (patho)physiologischen und psychosozialen Phänomenen. Bern: Huber.
- Dammshäuser, B. (2012): Bobath-Konzept in der Pflege. München: Elsevier.
- Davy, J.; Ellis, S. (2010): Palliativ pflegen. Sterbende verstehen, beraten und begleiten. Bern: Huber.
- Dennis C. M. (2001): Dorothea Orem. Bern: Huber.
- Dettmering, P.; Pastenaci, R. (2001): Das Vermüllungssyndrom – Therapie und Praxis. Eschborn Dietmar Klotz.
- Deutscher Hebammenverband (2012): Praxisbuch: Besondere Stillsituationen. Stuttgart: Hippokrates.
- DNQP (2010): Expertenstandard Ernährungsmanagement zur Sicherstellung und Förderung der oralen Ernährung in der Pflege, Entwicklung – Konsentierung – Implementierung. Osnabrück: DNQP.
- Dorrmann, W. (2012): Suizid. Therapeutische Interventionen bei Selbsttötungsabsichten. Stuttgart: Klett-Cotta.
- Ducharme, S. H.; Gill, K. M. (2006): Sexualität bei Querschnittlähmung. Bern: Huber.
- Dunkley, J. (2003): Gesundheitsförderung und Hebammenpraxis. Bern: Huber.
- Ehring, T.; Ehlers, A. (2012): Ratgeber Trauma und Posttraumatische Belastungsstörung. Göttingen: Hogrefe
- Ellsässer, S. (2008): Körperpflegekunde und Kosmetik. Berlin: Springer.
- Elzer, M.; Sciborski, C. (2007): Kommunikative Kompetenzen in der Pflege. Theorie und Praxis der verbalen und nonverbalen Interaktion. Bern: Huber.
- Enkin, M.; Keirse, M. et al. (2006): Effektive Betreuung während Schwangerschaft und Geburt. Ein evidenzbasiertes Handbuch für Hebammen und GeburtshelferInnen. Bern: Huber.
- Eugster, G.; Both, D. (2008): Stillen gesund & richtig. München: Elsevier.
- Farran, C. J.; Herth, K. A.; Popovich, J. M. (1999): Hoffnung und Hoffnungslosigkeit. Wiesbaden: Ullstein Medical [vgr.]

- Finzen, A. (1997): Suizidprophylaxe bei psychischen Störungen. Bonn: Psychiatrie-Verlag.
- Fitzgerald-Miller, J. (2003): Coping fördern – Machtlosigkeit überwinden – Hilfen zur Bewältigung chronischen Krankseins. Bern: Huber.
- Flick, S. (2013): Leben durcharbeiten. Selbstsorge in entgrenzten Arbeitsverhältnissen. Frankfurt: Campus.
- Forsyth, J. P.; Eifert, G. H. (2010): Mit Ängsten und Sorgen erfolgreich umgehen. Göttingen, Hogrefe.
- Foucault, M. (1985): Freiheit und Selbstsorge (Interview). Frankfurt: Materialis.
- Frankfurt, H. G. (2007): Sich selbst ernst nehmen. Frankfurt: Suhrkamp.
- Frankl, V. E. (2012): Der Wille zum Sinn. Bern: Huber.
- Frevel, B. (2012): Sicherheit. Freiburg.
- Frick, J. (2011): Die Kraft der Ermutigung. Bern: Huber.
- Frick, J. (2011): Was uns antreibt und bewegt. Bern: Huber.
- Fröhlich, A. (2010): Basale Stimulation in der Pflege. Das Arbeitsbuch. Bern: Huber.
- Fröhlich-Gildhoff, K.; Rönnau-Böse, M. (2007): Resilienz. München: Reinhardt/UTB.
- Frohne, D.; Pfänder, H. J. (2004): Giftpflanzen. Ein Handbuch für Apotheker, Ärzte, Toxikologen und Biologen. Stuttgart: WVG.
- Geißler, M.; Winkler, S. (2010): Dysphagie. Idstein: Schultz-Kirchner.
- Gläser, S. A. (2009): Sturzprophylaxe. Idstein: Schulz-Kirchner.
- Götz-Neumann, K. (2011): Gehen verstehen – Ganganalyse in der Physiotherapie. Stuttgart: Thieme.
- Gontard, A. v. (2010): Enkopresis. Göttingen: Hogrefe.
- Gontard, A. v. (2010): Enkopresis. Erscheinungsformen, Diagnostik, Therapie. Stuttgart, Kohlhammer.
- Gottschalck, T. (2007): Mundhygiene und spezielle Mundpflege. Bern: Huber.
- Haas, U. (Hrsg.) (2012): Pflege von Menschen mit Querschnittlähmung – Probleme, Bedürfnisse, Ressourcen und Interventionen. Bern: Huber.
- Häfner, K. (2008): Die Angst vor dem Sterben. München: Claudius
- Halek, M.; Bartholomeyczik, S. (2006): Verstehen und Handeln. Forschungsergebnisse zur Pflege von Menschen mit Demenz und herausforderndem Verhalten. Hannover: Schlütersche.
- Hartge, R. (2011): Kwashiorkor. Essen: Die blaue Eule.
- Hatz-Casparis, M.; Roth Sigrist, M. (2012): Basale Stimulation in der Akutpflege. Bern: Huber.
- Hayder, D.; Kuno E.; Müller M. (2012): Kontinenz – Inkontinenz – Kontinenzförderung. 2. A. Bern: Huber.
- Hayder-Beichel, D. (Hrsg.) (2012): Interdisziplinäre Kontinenzberatung: Patientenorientierte Pflege, Medizin und Therapie. Stuttgart: Kohlhammer.
- Hein, B. (Hrsg.) (2012): Pflegewissen: Prophylaxen in der Pflege. München: Elsevier.
- Hill Rice, V. (Hrsg.) (2005): Stress und Coping. Bern: Huber.
- Hiller, M. (2008): Dysphagie. Strukturierte Angehörigenberatung. Idstein: Schultz-Kirchner.

- Hoehl, M.; Kullick, P. (2012): Gesundheits- und Kinderkrankenpflege. Stuttgart: Thieme.
- Hofmann, E. (2013): Erfolgreiches Stressmanagement. Göttingen: Hogrefe.
- Hofmann-Dörwald, S. (1999): Praxishandbuch OP. Bern: Huber.
- Houldin, A. D. (2003): Pflegekonzepte in der onkologischen Pflege. Bern: Huber.
- Huber, H.; Winter, E. (2005): Checkliste Schmerztherapie. Stuttgart: Thieme.
- Hulsegge, J.; Verheul, A. (2003): Snoezelen – eine andere Welt. Marburg: Lebenshilfe.
- Hummel, T.; Welge-Lüssen, A. (2008): Riech- und Schmeckstörungen. Stuttgart: Thieme.
- James, I. A. (2012): Herausforderndes Verhalten bei Menschen mit Demenz. Einschätzen, verstehen und behandeln. Bern: Huber.
- Jansenberger, H. (2011): Sturzprävention in Therapie und Training. Stuttgart: Thieme.
- Joraschky, P.; Loew, T.; Röhricht, F. (2008): Körpererleben und Körperbild. Stuttgart: Schattauer.
- Kaes, M. (2012): Selbstverletzendes Verhalten. Entwicklungsrisiken erkennen und behandeln. Weinheim: Beltz.
- Kaluza, G. (2005): Stressbewältigung. Berlin/Heidelberg: Springer.
- Kandel, E. (2007): Auf der Suche nach dem Gedächtnis – Die Entstehung einer neuen Wissenschaft des Geistes. München: Pantheon/Random House.
- Kamphausen, U. (2011): Prophylaxen in der Pflege. Stuttgart: Kohlhammer.
- Kasten, E. (2006): Body-Modification. Psychologische und medizinische Aspekte von Piercing, Tatoo, Selbstverletzung und anderen Körperveränderungen. München: Reinhardt.
- Kind, J. (2011): Suizidal. Die Psychoökonomie einer Suche. Göttingen: V & R.
- Kellner, A. (2011): Von Selbstlosigkeit zur Selbstsorge. Eine Genealogie der Pflege. Münster: LIT.
- Kerkhoff, G. (2004): Neglect und assoziierte Störungen. Göttingen: Hogrefe.
- Kerkhoff, G.; Neumann, G.; Neu, J. (2008): Ratgeber Neglect. Göttingen: Hogrefe.
- Kerr, D.; Wilkinson, H. (2013). Gute Nacht! Alte Menschen in der Nacht pflegen und begleiten. Bern: Huber.
- Keupp, H. (2012): Selbstsorge. Zur Selbsthilfe befähigen. Freiburg: Centaurus.
- Kitwood, T. (2005): Demenz. Bern: Huber.
- Kitwood, T. (2013): Demenz. Bern: Huber. 6. A.
- Kohröde-Warnken, C. (2011): Zwischen Todesangst und Lebensmut. Hannover: Schlütersche.
- Kolcaba, K. (2013): Pflegekonzept Comfort. Theorie und Praxis der Förderung von Wohlbefinden und Wohlbehagen in der Pflege. Bern: Huber.
- Klaschnik, E. (2003): Symptome der Palliativemedizin. Hannover: Schlütersche, Hannover.
- Klein, K., Berth, H.; Balck, F. (2010): Gesundheit – Religion – Spiritualität. Weinheim: Beltz.
- Klein Tarolli, E. (2012): Bewegtes «Lagern». Stuttgart: Zimmermann.
- Klein Tarolli, E. (2009): Ideenhandbuch Positionsunterstützung. Stuttgart: Zimmermann.

- Knipping, C. (Hrsg.) (2007): Lehrbuch Palliative Care. Bern: Huber.
- Knuf, A. (2009): Leben auf der Grenze. Erfahrungen mit Borderline. Bonn: Balance.
- Kröger, C.; Ritter, C.; Bryant, R.A. (2012): Akute Belastungsstörung. Göttingen: Hogrefe.
- Krohwinkel, M. (2008): Rehabilitierende Prozesspflege am Beispiel von Apoplexiekranken. Bern: Huber.
- Kuhn, D.; Verity, J. (2012): Die Kunst der Pflege von Menschen mit Demenz. Bern: Huber.
- Lang, H. (2009): Gestörte Sexualität. Würzburg: Königshausen und Neumann.
- Langanki, D. (2011): Babypflege. Alles was Eltern wissen müssen. Elsevier: München.
- Larsen, R. (2012): Anästhesie und Intensivmedizin für die Fachpflege. Berlin: Springer.
- Lazarus, R. S. (2005): Stress, Bewältigung und Emotionen. In: Hill Rice, V. (2005): Stress und Coping. Bern: Huber.
- Layer, M. (2003). Rhythmische Einreibungen nach Wegman/Hauschka. Bern: Huber.
- Layer, M. (2014). Rhythmische Einreibungen nach Wegman/Hauschka. Bern: Huber.
- Leitzmann, C. et al. (2009): Ernährung in Prävention und Therapie. Stuttgart: Hippokrates.
- Levenkron, S. (2001): Der Schmerz sitzt tiefer. Selbstverletzung verstehen und überwinden. München: Kösel.
- Lien, L.; Steinmüller, L.; Döhler, R. (2011): OP-Handbuch. Springer, Berlin/Heidelberg.
- Lindesay, J.; MacDonald, A.; Rockwood, K. (2009): Akute Verwirrtheit – Delir – im Alter. Praxishandbuch für Pflegende und Mediziner. Bern: Huber.
- Lind, S. (2007): Die Pflege demenzkranker Menschen. Bern: Huber.
- Lind, S. (2011): Fortbildungsprogramm Demenzpflege. Bern: Huber.
- Löding, C. (2004): Snoezelen. München: Elsevier.
- Löser, C. (2010): Unter- und Mangelernährung. Stuttgart: Thieme.
- London, F. (2010): Informieren, Schulen, Beraten – Praxishandbuch zur Patientenedukation. 2. A., Bern: Huber.
- Lothrop, H. (2006): Das Stillbuch. Kösel: München.
- Lüllmann, H.; Mohr, K.; Hein, L. (2010): Pharmakologie und Toxikologie. Stuttgart: Thieme.
- Mace, N. L.; Rabins, P. V. (2012): Der 36-Stunden-Tag. Bern: Huber.
- Mack, U. (2010): Handbuch Kinderseelsorge. Göttingen: V & R.
- Maehrlein, K. (2012): Die Bambusstrategie. Den täglichen Druck mit Resilienz meistern. Offenbach: Gabal.
- Maietta, L.; Hatch, F. (2012): Kinaesthetics Infant Handling. 2. A., Bern: Huber.
- Markowitsch, H. (2009): Dem Gedächtnis auf der Spur. Vom Erinnern und Vergessen. Darmstadt: WBG.
- Markowitsch, H. (2009): Das Gedächtnis. Entwicklung, Funktion, Störungen. Beck: München.

- Markowitsch H. J.; Welzer, H. (2006): Das autobiographische Gedächtnis. Stuttgart: Klett-Cotta.
- Marshall, M.; Allan, K. (2011). «Ich muss nach Hause» – Ruhelos umhergehende Menschen mit einer Demenz verstehen. Bern: Huber.
- Mason, P.; Kreger, R. (2012): Schluss mit dem Eiertanz. Für Angehörige von Menschen mit Borderline. Bonn: Balance.
- Maurer, E. (2012): Heimweh. Freiburg: Centaurus.
- Maritzen, A.; Kamps, N. (2012): Rehabilitation bei Sehbehinderung und Blindheit. Berlin: Springer.
- Marx, A.; Poser, M.; Theßeling, A. (2012): Pflegetransparenzkriterien im Griff. Bern: Huber.
- Mathys, R.; Straub, J. (2011): Spastizität. Pflegerische Interventionen aus der Sicht der Basalen Stimulation® und Ortho-Bionomy®. Bern: Huber.
- May, H.; Edwards, P. ; Brooker, D. (2012) : Professionelle Pflegeprozessplanung – Personzentrierte Pflegeplanung für Menschen mit Demenz. Bern: Huber.
- McCormick, P. (2004): Cut. Bericht einer Selbstverletzung. Frankfurt: Fischer.
- Meichenbaum, D. (2013): Intervention bei Stress. Anwendung und Wirkung des Stressimpfungstrainings. Bern: Huber.
- Mertens, C. (2004): Snoezelen. Ein Einführung in die Praxis. Dortmund: modernes leben.
- Mertens, C. (2008): Snoezelen in action. Aachen: Shaker.
- Meulemans, M.; Moris, L. (2008): Berufsfeld Hauswirtschaft. Textilpflege und Reinigung. Köln: Bildungsverlag Eins.
- Milisen, K.; De Maesschalck, L.; Abraham, I. (Hrsg.) (2004): Die Pflege alter Menschen in speziellen Lebenssituationen, modern – wissenschaftlich – praktisch. Berlin/Heidelberg: Springer [vgr.].
- Moniz-Cook E., Manthorpe J. (2010): Frühe Diagnose Demenz. Bern: Huber.
- Morgan, K.; Closs, J. (2000): Schlaf, Schlafstörungen, Schlafförderung. Bern: Huber.
- Morof-Lubkin, I.(2002): Chronisch Kranksein. Bern: Huber
- Moronta, R. (2008): Neglecttherapie. Trainingsmanual zur Behandlung eines linksseitgen Neglects. Dortmund: modernes Leben.
- Moser, T. (2011): Gott auf der Couch. Gütersloh: Gütersloher Verlagshaus.
- Mühlendahl, K. E. v.; Oberdise, U. (2007): Vergiftungen im Kindesalter. Stuttgart: Thieme.
- Müller, E.-W. (2012): Unfallrisiko Nr. 1: Verhalten. So vermeiden Sie verhaltensbedingte Unfälle. Ecomed: München.
- Müller-Lissner, S. A. (2008): Obstipation. In: Pschyrembel: Therapeutisches Wörterbuch. De Gruyter, Berlin.
- Müller, T. ; Paterok, B. (2010): Schlaf erfolgreich trainieren. Göttingen: Hogrefe.
- Muß, K. (2005): Stillberatung und Stillförderung. Stuttgart: WVG.
- Nauck, F.; Klaschik, E. (2002): Schmerztherapie – Kompendium für Ausbildung und Praxis. Stuttgart: WVG.
- Nolan, M. (2006): Professionelle Geburtsvorbereitung. Bern: Huber.
- NN (2011): Hauswärts. Bern: Schulverlag plus.

- Nydahl, P.; Bartoszek, G. (2012): Basale Stimulation. Wege in der Pflege Schwerstkranker. München: Elsevier.
- Obladen, M.; Maier, R. F. (2006): Neugeborenenintensivmedizin. Berlin/Heidelberg: Springer.
- Offenhausen, H. B. (2006): Behinderung und Sexualität. Remagen: Reha.
- Orem, D. E. (1996): Strukturkonzepte der Pflegepraxis. Bern: Huber. [vgr.]
- Ortland, B. (2008): Behinderung und Sexualität. Stuttgart: Kohlhammer.
- Panfil, E.-M.; Schröder, G. (Hrsg.) (2013). Pflege von Menschen mit chronischen Wunden. Bern: Huber.
- Perrig-Chiello, P.; Höpflinger, F. (2012): Pflegende Angehörige älterer Menschen. Bern: Huber.
- Peter, H.; Penzel, T.; Peter, J. H. (Hrsg.) (2007): Enzyklopädie der Schlafmedizin. Berlin: Springer.
- Petermann, F.; Winkel, S. (2008): Selbstverletzendes Verhalten. Göttingen: Hogrefe.
- Peters, A.; Fröbel, C. (2012): Sturzprophylaxe. Stuttgart: Kohlhammer.
- Peyrefitte, G. (2012): Anatomie und Physiologie der Haut. Bern: Huber.
- Philipps, J. (2001): Dekubitus und Dekubitusprävention. Bern: Huber.
- Pierobon, A.; Funk, M. (2007): Sturzprävention bei älteren Menschen. Stuttgart: Thieme.
- Protz, K.; Timm, J. H. (2011): Moderne Wundversorgung. München: Elsevier.
- Pudel, V. (2009): Ratgeber Übergewicht. Hogrefe: Göttingen
- Raab, W.; Kindl, U. (2012): Pflegekosmetik. Stuttgart: WVG.
- Rahn, E. (2008): Borderline. Verstehen und bewältigen. Bonn: Balance.
- RCM (2004): Erfolgreiches Stillen. Bern: Huber.
- Redecker, N. S.; McEnany, G. P. (2011): Sleep Disorderns and Sleep Promotion in Nursing Practice. New York: Springer Publishing
- Reichl, Franz X. (2009): Taschenatlas Toxikologie. Stuttgart: Thieme.
- Reif, K.; de Vries, U.; Petermann, F.; Görres, S. (2011): Wege aus der Erschöpfung – Ratgeber zur tumorbedingten Fatigue. Bern: Huber.
- Renpenning, K.; Taylor, S.; Bekel, G. (2013): Selbstpflege. Bern: Huber.
- Rest, F. (2006): Sterbebeistand, Sterbebegleitung, Sterbegeleit. Stuttgart: Kohlhammer.
- Riedel, S. (2011): Erfüllende Sexualität mit körperlicher Behinderung. Marburg: Tectum.
- Rischer, A.(2008): Sorgen und Grübeln: Zwei Seiten einer Medaille. Ein Konzeptvergleich von Worry und Rumination. Bamberg: University of Bamberg.
- Roenneberg, T. (2010): Wie wir ticken. – Zur Bedeutung der Chronobiologie für unser Leben. Köln: DuMont.
- Runge, M.; Rehfeld, G. (2001): Mobil bleiben – Pflege bei Gehstörungen und Sturzgefahr. Hannover: Schlüthersche [vgr].
- Runge, M. (1998): Gehstörungen, Stürze, Hüftfrakturen. Darmstadt: Steinkopf.
- Sachweh, S. (2012): Noch eine Löffelchen – Effektive Kommunikation in der Altenpflege. 3. A. Bern: Huber.
- Salter, M. (1998): Körperbild und Körperbildstörungen. Wiesbaden: Ullstein Medical [vgr.].

- Schäfer, C.; Marschall-Kunz, B. (2008): Gift und Vergiftungen in Haushalt, Garten und Freizeit. WVG: Stuttgart.
- Schärer-Santschi, E. (2012) (Hrsg.). Trauern. Bern: Huber.
- Schlieper, C. (2009): Arbeitsbuch Hauswirtschaft. Hamburg: H & T.
- Schlieper, C. (2011): Ernährung heute. Hamburg: H & T.
- Schmeisser, S. (2000): Selbstverletzung. Symptome, Ursachen, Behandlung. Münster: Waxmann.
- Schmid, W. (2005): Die Kunst der Balance. 100 Facetten der Lebenskunst. Frankfurt: Insel.
- Schmid, W. (2004): Mit sich selbst befreundet sein. Frankfurt: Suhrkamp.
- Schneider, B.; Sperling, U.; Wedler, H. (2012): Suizidprävention im Alter. Frankfurt: Mabuse.
- Schnell, M. W. (2008): Ethik als Schutzbereich. Bern: Huber.
- Schoppmann, S.. (2003): «Dann habe ich ihr einfach meine Arme hingehalten». Selbstverletzendes Verhalten aus der Perspektive der Betroffenen. Bern: Huber.
- Schröck, R.; Drerup, E. (Hrsg.) (2001): Bangen und Hoffen. Freiburg: Lambertus.
- Schröder, G.; Kottner, J. (2012): Dekubitus und Dekubitusprophylaxe. Bern: Huber.
- Schubert, A. (2009): Das Körperbild. Stuttgart: Klett-Cotta.
- Schürer, N.; Kresken, J. (2000): Die trockene Haut. Stuttgart: WVG.
- Schwab, R. (1997): Einsamkeit – Grundlagen für die klinisch-psychologische Diagnostik und Intervention. Göttingen: Hogrefe.
- Schwärzle, S. (2011): Beckenbodentraining im Rückbildungsgymnastikkurs. Stuttgart: Hippokrates.
- Seligmann, M. E. P. (2010): Erlernte Hilflosigkeit. Weinheim, Belz.
- Siegrist, U.; Luitjens, M. (2011): 30 Minuten Resilienz. Offenbach: Gabal.
- Sigusch, V. (2006): Sexuelle Störungen und ihre Behandlung. Stuttgart: Thieme.
- Simkin, P.; Ancheta, R.(2006): Schwierige Geburten – leicht gemacht. Dystokien erfolgreich meistern. Bern: Huber.
- Sitzmann, F. (2012): Hygiene kompakt. Bern: Huber.
- Sitzmann, F. (2007): Hygiene daheim. Bern: Huber.
- Smith, M. (2009): Hilfen für Menschen mit selbstverletzendem Verhalten. Arbeitsbuch. Bonn: Psychiatrie-Verlag.
- Smollich, M.; Jansen, A. C. (2011): Arzneimittel in Schwangerschaft und Stillzeit. Stuttgart: Hippokrates.
- Snyder, L.: Wie sich Alzheimer anfühlt. Bern: Huber.
- Soeder, S.; Grace, D. (2010): Ganz Frau! Ihr Beckenboden für erfüllte Sexualität und Kontinenz. Stuttgart: Trias.
- Sonn, A.; Baumgärtner, U.; Merk, B. (2010). Wickel und Auflagen. Stuttgart: Thieme.
- Soyka, M. (2000): Rückengerechter Patiententransfer in der Alten- und Krankenpflege. Bern: Huber.
- Soyka, M. (2010): Drogennotfälle. Schattauer: Stuttgart.
- Spangenberg, E (2011): Dem Leben wieder trauen. Traumaheilung nach sexueller Gewalterfahrung. Patmos: Ostfildern.

- Sparshott, M. (2009): Früh- und Neugeborene pflegen. Stress- und schmerzreduzierende, entwicklungsfördernde Pflege. Bern: Huber.
- Spork, P. (2008): Das Schlafbuch. Warum wir schlafen und wie es uns am besten gelingt. Reinbek: Rowohlt.
- Squire, L.; Kandel, E. R. (2009): Gedächtnis. Die Natur des Erinnerns. Heidelberg, Spektrum: Heidelberg.
- Sparshott, M. (2009): Früh- und Neugeborene pflegen. Stress- und schmerzreduzierende, entwicklungsfördernde Pflege. Bern: Huber.
- Staedt, J.; Riemann, D. (2007): Diagnostik und Therapie von Schlafstörungen. Stuttgart: Kohlhammer.
- Stefanoni, S.; Alig, B. (2009): Pflegekommunikation. Gespräche im Pflegeprozess. Bern: Huber.
- Stegmaier, W.: Orientierung – Philosophische Perspektiven. Frankfurt: Suhrkamp.
- Steigele, W. (2012): Bewegung, Mobilisation und Lagerung in der Pflege. Berlin: Springer.
- Stevens Barnum, B. (2002): Spirituelle Aspekte der Pflege. Bern: Huber.
- Stolte, K. M. (2013): Pflegediagnosen in der Gesundheitsförderung und Patientenedukation. Bern: Huber.
- Tanghatar, R. (2012): Stress. Freiburg: Centaurus.
- Tannen, A.; Schütz, T. (2011): Mangelernährung. Stuttgart: Kohlhammer.
- Tappert F.; Schär W. (2006): Erste Hilfe kompakt. Bern: Huber.
- Taylor, R. (2011): Alzheimer und Ich. «Leben mit Dr. Alzheimer im Kopf». Bern: Huber.
- Taylor, R. (2011): Der moralische Imperativ des Pflegens. Bern: Huber.
- Teising D.; Jipp, H. (2012): Neonatologische und pädiatrische Intensiv- und Anästhesiepflege. Berlin: Springer.
- Teismann, T.; Hanning, S.; von Brachel, R.; Willutzki, U. (2012): Kognitive Verhaltenstherapie depressiven Grübelns. Berlin: Springer.
- Tempelmann, I. (2012): Geistlicher Missbrauch. Auswege aus frommer Gewalt. Witten: R. Brockhaus
- Tertziani, T. (2007): Das Ende ist mein Anfang. München: DVA.
- Teuner, K.(1998): Ich blute, also bin ich. Selbstverletzung der Haut von Mädchen und jungen Frauen. Freiburg: Centaurus.
- Thio, B. et al.(2013): Praxishandbuch Pruritus. Hautjucken einschätzen, erkennen und behandeln. Bern: Huber.
- Thöne-Otto, A.; Markowitsch, H. J. (2004): Gedächtnisstörungen nach Hirnschäden. Göttingen, Hogrefe.
- Thomm, M. (2011) (Hrsg.): Schmerzmanagement in der Pflege. Berlin: Springer.
- Thüler, M. (2003). Wohltuende Wickel in der Kranken und Gesundheitspflege. Worb: Eigenverlag.
- Tideiksaar, R. (2008): Stürze und Sturzprävention. 2. A., Bern: Huber.
- Tschan, W. (2012): Sexualisierte Gewalt. Praxishandbuch zur Prävention von sexuellen Grenzverletzungen bei Menschen mit Behinderungen. Bern: Huber.

- Trapl, M. (2013): Neurogene Dysphagien. Wien: Springer.
- Uhlemayr, U. (2011). Bärenstarke Wickel. München: Urs-Verlag.
- Utsch, M. (2011): Pathologische Religiosität. Genese, Beispiele, Behandlungsansätze. Stuttgart: Kohlhammer.
- Van Dijk, E. (2008): Berufsfeld Hauswirtschaft. Ernährung und Nahrungszubereitung. Köln: Bildungsverlag Eins.
- Van den Berg, F. (2003): Angewandte Physiologie 4 - Schmerzen verstehen und beeinflussen. Stuttgart: Thieme.
- Van der Bruggen, H. (1998): Defäkation – Grundlagen, Störungen, Interventionen. Ullstein Medical, Wiesbaden [vgr.].
- van der Kooij, C. (2010): Das mäeutische Pflege- und Betreuungsmodell. Darstellung und Dokumentation. Bern: Huber.
- Vester, F. (2003): Phänomen Streß. München: dtv.
- Vielbrock, H.; Forst, B. (2007): Bobath. Stuttgart: Thieme.
- Walter, G.; Nau, J.; Oud, N. (2012): Aggression und Aggressionsmanagement. Bern, Huber.
- Werner, H. (2000): Das Failure-to-thrive-Syndrom. In: Nikolaus, T.: Klinische Geriatrie. Berlin: Springer
- Whitehouse, P. J.; George, D. (2009): Mythos Alzheimer. Bern: Huber.
- Woltersdorf, M.; Etzendorf, E. (2011): Suizid und Suizidprävention. Stuttgart: Kohlhammer.
- Vock, S.; Legenbauer, T. (2010): Körperbildtherapie bei Anorexia und Bulimia Nervosa. Göttingen: Hogrefe.
- Walthes, R. (2005): Einführung in die Blinden- und Sehbehindertenpädagogik. Reinhardt: München.
- Weide v. d., M. (2001): Inkontinenz – Pflegediagnosen und -interventionen. Bern: Huber.
- Winkler, J.; Regelin, P. (2011) Standfest und stabil. In Balance bleiben. Aachen: Meyer & Meyer.
- Wojnar J. (2007): Die Welt der Demenzkranken. Leben im Augenblick. Hannover: Vincentz.
- Worden, W. J. (2010): Beratung und Therapie in Trauerfällen. Bern: Huber.
- Wright, L. M.; Leahey M. (2009): Familienzentrierte Pflege. Bern: Huber.
- Yerby, M. (2003): Schmerz und Schmerzmanagement in der Geburtshilfe. Bern: Huber.
- Zegelin, A. (2005): «Festgenagelt sein» – Der Prozess des Bettlägerigwerdens. Bern: Huber.
- Zegelin, A. (2013): «Festgenagelt sein» – Der Prozess des Bettlägerigwerdens. 2.A. Bern: Huber.
- Ziganek-Soehlke, F. (2008): STUBS – Sturzprophylaxe durch Bewegungsschulung. München: Pflaum.
- Zilbergeld, B. (2000): Die neue Sexualität der Männer. Tübingen: dgvt.
- Zilbergeld, B. (2000): Männliche Sexualität. Tübingen: dgvt.
- Zimmermann, M.; Spitz, C.; Schmidt S. (Hrsg.) (2012): Achtsamkeit. Ein buddhistisches Konzept erobert die Wissenschaft. Bern: Huber.
- Znoj, H. (2004): Komplizierte Trauer. Göttingen: Hogrefe.

- Znoj, H. (2005): Ratgeber Trauer. Göttingen: Hogrefe.
- Zulley, J. (2008): So schlafen Sie gut. München: Zabert und Sandmann.
- Zulley, J., Knab, B. (2009): Wach und fit. Mehr Energie, Leistungsfähigkeit und Ausgeglichenheit. Frankfurt: Mabuse.
- Zylicz, Z.; Twycross, R.; Jones E. A. (2009): Pruritus. Bern: Huber.

Pflegeinterventionen – Übersichtswerke

- Arets, J.; Obex, F.; Vaessen, J.; Wagner, F. (1999): Professionelle Pflege 2 – Fähigkeiten und Fertigkeiten. Bern: Huber.
- Brandt, I. (2010): Pflegetechniken heute. München: Elsevier.
- Kirschnik, O. (2010): Pflegetechniken von A–Z. Stuttgart: Thieme.
- Lauber, A.; Schmalstieg, P. (2012): Pflegerische Interventionen. 3. A., Stuttgart: Thieme.
- McCloskey, J.C.; Bulechek, G.M. (2013): Pflegeinterventionsklassifikation (NIC). Bern: Huber.
- Sauter, D.; Abderhalden, C.; Needham, I.; Wolff, S. (2011): Lehrbuch psychiatrische Pflege. 4. A., Bern: Huber.
- Schewior-Popp, S.; Sitzmann, F.; Ullrich, L.: THIEMEs Pflege. Thieme, Stuttgart 2012.

Pflegeergebnisse

- Applebaum, R.; Straker, J.; Geron, S. (2004): Patientenzufriedenheit. Bern: Huber.
- JCAHO (2002): Ergebnismessung in der Pflege. Bern: Huber.
- Johnson, M.; Maas, M.; Moorhead, S. (2005): Pflegeergebnisklassifikation. Bern: Huber.
- Moorhead, S.; Johnon M.; Maas, M. L.; Swanson, E. (2013): Pflegeergebnisklassifikation (NOC). 2. A. Bern: Huber.
- King, C. R.; Hinds, P.S. (2001): Lebensqualität. Pflege- und Patientenperspektiven. Bern: Huber.

Pflegeinformatik

- Güttler, K.; Schoska, M.; Görres, S. (Hrsg.) (2010): Pflegeinformatik mit IT-Systemen. Bern: Huber.
- Hannah, K. J.; Ball, M. J.; Edwards, M. J. A., Hübner, U. H. (Hrsg.): Pflegeinformatik. Springer, Heidelberg 2002 [vgr.]
- Schär, W.; Laux, H. (2003): Pflegeinformatik in der klinischen Praxis. München: Elsevier. [vgr.]

Zusammenstellung: Jürgen Georg, Stand 5-2013.

Fachartikel (Auswahlliste)

- Barocka, A.; Seehuber, D.; Schone, D. (2004): Die Wohnung als Müllhalde. MMV-Forschritte der Medizin. 146, 45: 36–39.
- Baumberger, D.; Bürki Sabbioni, S.; Abderhalden, C.; Müller Staub, M.; Schneider, C.; Schweingruber, R.; Vogel, D. & Widmer, R. (2004): Grundlagen für die Erstellung der Pflegedokumentation im Berner Klinikinformationssystem (BEKIS): Expertenbericht zuhanden der Gesundheits- und Fürsorgedirektion des Kantons Bern (GEF), April.
- Bäumer, R.; Georg, J. (2006): Die onkologische Pflege. In: Dempke, W. Hämatoonkologie. Bern: Huber.
- Bernhard-Just, A.; Hillewerth, K.; Holzer-Pruss, C.; Paprotny, M.; Zimmermann Heinrich, H. (2009): Die elektronische Anwendung der NANDA-, NOC- und NIC-Klassifikationen und Folgerungen für die Pflegepraxis. Pflege, 22 (6), 443–454.
- Braamt, U.; Berkemeier, J. (2009): Qualitätssicheruung mittels NANDA-Pflegediagnosen in der LWL-Klinik Herten: Den Pflegeprozess gestalten. Pflegezeitschrift, 62 (2), 97–101.
- Burri, B.; Odenbreit, M.; Schärer, S. (2010): Elekronische Pflegedokumentation: Zum Papier zurückehren möchte niemand. Krankenpflege, 103 (4), 16–18.
- Chang, R. (1999): Pflegediagnosen und die Konstruktvalidität von Schmerz, Selbstpflegedefizit und eingeschränkter körperlicher Mobilität. Pflege & Gesellschaft, 5: 25–32.
- Faust, V. (2012): Einsam unter Müll – Vermüllungssyndrom – Diogenes-Syndrom. http://www.psychosoziale-gesundheit.net/psychiatrie/vermuellung.htm (Zugriff: 25.11.2012)
- Freund, K. C. (2008). Pflegequalitätsentwicklung und -leistungsdarstellung durch die Pflegeklassifikationen NANDA – NOC – NIC. Pflegewissenschaft, 9 (11), 601–613.
- Friesacher, H. (1999): Verstehende, phänomenologisch-biographische Diagnostik. Dr. med. Mabuse 24, 120: 54–60.
- Folstein, M. F.: Mini Mental State Examination (MMSE). Journal of Psychiatric Research. (1975) 12: 189–198.
- Georg, J. (1994): Erkennen – Benennen – Beurteilen. Pflegediagnosen – Eine Einführung in ein neues Konzept. Pflege aktuell 48, 10: 586–588.
- Georg, J.; Stankowski, J. (1995): Pflegediagnosen – Entwicklung – Gegenstand – Bedeutung. Die Schwester/Der Pfleger 34, 3: 128–134.
- Georg, J. (1997): Pflegediagnosen als Mittel zur Qualitätssicherung. Wiesbaden: Hessisches Sozialministerium – Pflegereferat.
- Georg, J. (1997): Pflegediagnosen – Verbindung von Forschung und Praxis. Forum Sozialstation 21, 87 Juni 38–42.
- Georg, J. (1997): Pflegediagnosen bei Bewegungseinschränkungen. In: Duijfjes, J., Georg, J., Frowein, M.: Heben – Tragen – Mobilisieren. Berlin/Wiesbaden: Ullstein Mosby.
- Georg, J. (1997): Pflegeklassifikationssysteme. In. Zegelin, A. (Hrsg.) Sprache und Pflege. Berlin/Wiesbaden: Ullstein Mosby.

- Georg, J. (1998): Pflegediagnosen und -assessment in der Intensivpflege. Plexus. 6, 1: 29–33.
- Georg, J. (1997): Pflegediagnosen – Ein effektives Instrument der Pflegepraxis. Stuttgart: MDK-Baden Württemberg.
- Georg, J. (1998): Psychische und physische Situation des Stomapatienten – am Beispiel der Pflegediagnose Körperbildstörung. In: Peters-Gawlik, M.: Praxishandbuch Stomapflege. Wiesbaden: Ullstein Medical.
- Georg, J. (1998): Einführung in «Pflegestandards in der Neurologie». In Tucker, S.M.: Pflegestandards in der Neurologie, Wiesbaden: Ullstein Medical.
- Georg, J. (1999/2006): Pflegediagnosen. Fernstudiengang Pflege, FH Jena, Jena.
- Georg, J. (1999/2006): Einführung in die Arbeit mit Pflegediagnosen. Fernstudiengang Pflege, FH Jena, Jena.
- Georg, J. (1999/2006): Pflegediagnosen und Pflegetheorie. Fernstudiengang Pflege, FH Jena, Jena.
- Georg, J. (2002); Bähr, M.: Pflegediagnosen in der Alten- und Langzeitpflege. NOVA 33, 1: 11–13.
- Georg, J. (2002): Erschöpfung bei alten Menschen. – Pflegeassessment, -diagnose und -interventionen. NOVA 33, 3: 6–10.
- Georg, J. (2002): Mobilität und beeinträchtigte körperlichen Mobilität. – Pflegeassessment, -diagnose und -interventionen. NOVA 33, 5: 6–9.
- Georg, J. (2002): Ekel und Körperbild NOVA 33, 9: 21–23.
- Georg, J. (2002): Übelkeit und Erbrechen – Pflegeassessment, -diagnose und -interventionen. NOVA 33, 11: 22–24.
- Georg, J. (2002): Spiritualität und existenzielle Verzweiflung. NOVA 33, 12: 40–42.
- Georg, J. (2003): Atemstörungen bei alten Menschen. NOVA 34, 3: 6–8.
- Georg, J. (2002): Spiritualität und existenzielle Verzweiflung. NOVA 33, 12: 40–42.
- Georg, J. (2003): Beschäftigungsdefizit – Pflegeassessment, -diagnose und -interventionen. NOVA 34, 4: 36–39.
- Georg, J. (2003): Misshandlung alter Menschen – Pflegeassessment, -diagnose und -interventionen. NOVA 34, 6: 18–23.
- Georg, J. (2003): Flüssigkeitsdefizite und Trinkförderung – Pflegeassessment, -diagnose und -interventionen. NOVA 34, 7: 11–13.
- Georg, J. (2003): Sturzgefahr und -prävention bei alten Menschen. NOVA 34, 9: 40–44.
- Georg, J. (2003): Pflegediagnosen bei Schlaganfall. NOVA 34, 10: 12–15.
- Georg, J. (2003): Suizidgefahr – Pflegeassessment, -diagnose und -interventionen. NOVA 34, 11: 14–16.
- Georg, J. (2003): Schlafstörung – Pflegeassessment, -diagnose und -interventionen. NOVA 34, 12: 20–23.
- Georg, J. (2004): Selbstwertgefühl bei alten Menschen NOVA 35, 1: 9–11.
- Georg, J. (2004): Machtlosigkeit bei alten Menschen. NOVA 35, 2: 14–17.
- Georg, J. (2004): Selbstversorgung und Selbstversorgungsdefizite bei alten Menschen. NOVA 35, 3: 12–15.

- Georg, J. (2004): Hautassessment – Hautveränderungen – Hautpflege bei alten Menschen. NOVA 35, 4: 28–31.
- Georg, J. (2004): Gesundheitsverhalten alternder Männer. NOVA 35, 5: 14–15.
- Georg, J. (2004): Prostataerkrankungen – Pflegediagnosen und Pflegeinterventionen. NOVA 35, 5: 18–21.
- Georg, J. (2004): Entscheidungskonflikte bei alten Menschen. NOVA 35, 6: 14–16.
- Georg, J. (2004): Therapiemanagement alter Menschen. – Pflegeassessment, -diagnosen und -interventionen. NOVA 35, 7/8: 17–19.
- Georg, J. (2004): Einsamkeit – Vereinsamungsgefahr bei alten Menschen. NOVA 35, 9: 9–11.
- Georg, J. (2004): Pflegeassessment in der Langzeitpflege. NOVA 35, 10: 15–19.
- Georg, J. (2004): Die Parkinson-Krankheit bei älteren Menschen. NOVA 35, 11: 11–14.
- Georg, J. (2004): Beratungsbedarf – Wissensdefizite erkennen und ausgleichen. Pflege aktuell 58, 12: 648–659.
- Georg, J. (2005): Entwurzelt – Relokationsstress bei alten Menschen. NOVA 36, 1: 10–13.
- Georg, J. (2005): Aktivitätsintoleranz bei alten Menschen. NOVA 36, 2: 17–19.
- Georg, J. (2005): Obstipation bei alten Menschen. NOVA 36, 3: 30–32.
- Georg, J.; Müller Staub, M (2005): Pflegediagnosen aktuell – Interview mit Marjory Gordon. NOVA 36, 4: 18–20.
- Georg, J., Gordon, M.; Müller Staub, M. (2005). Pflegediagnosen sind die Zukunft. Pflege Aktuell, 59(6), 354–357.
- Georg, J. (2005): Rollenüberlastung pflegender Angehöriger. NOVA 36, 6: 24–26.
- Georg, J. (2005): Hoffnung und Hoffnungslosigkeit. NOVA 36, 9: 26–27.
- Georg, J. (20052): Klassifikationssysteme in der Pflege. In: Abt-Zegelin, A.; Schnell, M. W. (Hrsg.): Sprache und Pflege. Bern: Huber:131–146.
- Georg, J. (2005): Das Körperbild verbessern – Körperrealität, -ideal und -präsentation verbessern. NOVA 36, 12: 12–13.
- Georg, J. (2005): Alte Menschen, die das Stürzen fürchten. NOVA 36, 9: 11–13.
- Georg, J. (2005): Alte Menschen beraten – Wissensdefizite erkennen und ausgleichen. NOVA 36, 10: 34-36.
- Georg, J. (2005): Wohlbefinden bei alten Menschen fördern. Comfort – Konzept – Diagnose – Intervention. NOVA 36, 11: 10–13.
- Georg, J. (2005): Wachsen, Werden und Vergehen – Das Failure-to-thrive-Syndrom. NOVA 36, 12: 26–28.
- Georg, J. (2005): Fehlende Kooperationsbereitschaft bei alten Menschen. NOVA 37, 1: 29–31.
- Gordon, M.; Georg, J.; Müller Staub, M. (2005). Bewusstsein für den pflegediagnostischen Prozess entwickeln. Krankenpflege, 4, 14–16.
- Gordon, M., Georg, J.; Müller Staub, M. (2005): Interview mit Dr. Marjory Gordon. In: PRINTERNET, die wissenschaftliche Fachzeitschrift für die Pflege 3/05, 189–191.
- Georg, J. (2006): Schmerzen bei alten Menschen. NOVA 37, 2: 15–17.

- Georg, J. (2006): Verändertes Sexualverhalten bei alten Menschen. NOVA 37, 3: 29–31.
- Georg, J. (2006): Schlaf und Schlafförderung. In: Hömberg, R.: Psychosomatik kompakt. Bern: Huber: 117–136.
- Georg, J. (2006): Beeinträchtigte Kommunikation bei alten Menschen. NOVA 37, 4: 15–17.
- Georg, J.; Cignacco, E. (2006): Hebammendiagnosen und deren Bedeutung für die Professionalisierung des Hebammenberufs. In: Cignacco, E.: Hebammenarbeit, Bern: Huber: 255–281.
- Georg, J. (2006): Familien im Fokus – Familienbezogene Pflegediagnosen. NOVA 37, 5: 16–18.
- Georg, J. (2006): Lügen und Leugnen – Unwirksame Verleugnung bei alten Menschen. NOVA 37, 6: 26–28.
- Georg, J. (2006): Wenn der Körper sich selbst belügt – Phantomschmerz. NOVA 37, 6: 20.
- Georg, J. (2006): Soziale Isolation bei älteren Frauen. NOVA 37, 7/8: 14–17.
- Georg, J. (2006): Pflegediagnosen in der onkologischen Pflege. Lehrbrief für die Weiterbildung zur Breast Care Nurse, Kalkar: DGGP – Gesellschaft für Gesundheits- und Pflegewissenschaft mbH.
- Georg, J. (2006): Misshandelte alte Menschen. Alzheimer INFO 45 Sommer: 14–17.
- Georg, J. (2006): Schlafstörungen behandeln. Forum Sozialstation. 30, Nr. 141/August: 20–23.
- Georg, J. (2006): Gestörte persönliche Identität bei alten Menschen. NOVA 37, 9: 25–27.
- Georg, J. (2006): Selbstvernachlässigung alternder Menschen. NOVA 37, 10: 28–31.
- Georg, J. (2006): Ressourcen erkennen und fördern – Gesundheitsförderungspflegediagnosen. NOVA 37, 11: 10–12.
- Georg, J. (2006): Spuren der Vergangenheit – Posttraumatische Syndrome. NOVA 37, 12: 12–14.
- Georg, J. (2007): Syndrom-Pflegediagnosen. – Wenn alles zusammenkommt. NOVA 38, 1: 10–12.
- Georg, J. (2007): Chronische Verwirrtheit bei alten Menschen. NOVA 38, 2: 32–34.
- Georg, J. (2007): Pflegediagnosen bei chronischen Wunden. NOVA 38, 3: 22–24.
- Georg, J. (2007): Überernährung – Assessment, Diagnose, Interventionen. NOVA 38, 4: 16–19.
- Georg, J. (2007): Depressionen – Assessment und Pflegediagnosen. NOVA 38, 5: 27–29.
- Georg, J. (2007): Prozessgestaltung in der Pflege. In: Haubrock, M.; Schär, W.: Betriebswirtschaft und Management. Bern: Huber: 514–530.
- Georg, J. (2007): Klinisches Risikomanagement. In: Haubrock, M.; Schär, W.: Betriebswirtschaft und Management. Bern: Huber: 491–499.
- Georg, J. (2007): Pflegeprozess, -diagnosen und -assessment strukturiert nach

Virginia Henderson. In: Elzer, M.; Sciborski, C.: Kommunikative Kompetenzen in der Pflege. Bern: Huber: 304-306.

- Georg, J. (2007): Pflegediagnosenliste zum Assessmentbogen nach Virginia Henderson. In: Elzer, M.; Sciborski, C.: Kommunikative Kompetenzen in der Pflege. Bern: Huber: 306–314.
- Georg, J. (2007): Ungewissheit – Leben auf dünnem Eis. NOVA 38, 6: 28–30.
- Georg, J. (2007): Wachsen im Wandel. NOVA 38, 6: 34–35.
- Georg, J. (2007): Balance- und Gangstörungen bei alten Menschen. NOVA 38, 7/8: 12–14.
- Abt-Zegelin, A.; Georg, J. (2007): «Sieht man was?» – Körperbildstörungen in der Pflege. Dr. med. Mabuse 32, 168 (Juli/August): 32–34.
- Georg, J. (2007): Pflegediagnosen im Migrationskontext. In: Domenig, D. (Hrsg.) Transkulturelle Kompetenz. Bern: Huber: 287–300.
- Georg, J. (2007): Alkoholismusbedingt! Gestörte Familienprozesse NOVA 38, 9: 18–20.
- Georg, J. (2007): Trauerreaktionen bei alten Menschen. NOVA 38, 10: 23–25.
- Georg, J. (2007): Zum Weglaufen? Ruheloses Umhergehen bei alten Menschen. NOVA 38, 11: 12–14.
- Georg, J. (2007): Stressüberlastung bei der Pflege alter Menschen. NOVA 38, 12: 10–12.
- Georg, J. (2008): Risikopflegediagnosen und Risikomanagement. NOVA 39, 1: 22–25.
- Georg, J. (2008): Vitalfunktion: Temperaturregulation bei alten Menschen. NOVA 39, 2: 20–23.
- Georg, J. (2008): Altershaut erkennen und pflegen. NOVA 39, 3: 17–20.
- Georg, J. (2008): Selbstbestimmt altern (PDx Autonomieverlust). NOVA 39, 4: 10–12.
- Georg, J. (2008): Pflegediagnosen-News. NOVAcura 39, 5: 18–20.
- Georg, J. (15. 5. 2008): Pflegediagnosen und -diagnostik – Eine Einführung. CNE.online, Thieme http://www.thieme.de/cne/ inhalte/fortbildung 208/ pflegediagnosen.html.
- Georg, J. (2008): Stoffwechselbezogene Pflegediagnosen. NOVAcura 39, 7/8: 32–35.
- Glanz, S.; Voss, F.; Georg, J. (2008): Pflegediagnosen in der forensischen Psychiatrie. In: Schmidt-Quernheim F.; Hax-Schoppenhorst Th. Professionelle forensische Psychiatrie. Bern: Huber: 250-272.
- Georg, J. (2008): Diagnostisch scheitern. NOVAcura 39, 9: 20–22.
- Georg, J. (2008): abwehrgeschwächt und atmungsgefährdet. NOVAcura 39, 10: 10–13.
- Georg, J. (2008): Der Dingsda aus Dingenskirchen – Beeinträchtigte Gedächtnisleistung im Alter (4) . NOVAcura 39, 11: 14–17.
- Georg, J. (2008): Alltagsbeeinträchtigungen. NOVAcura 39, 12: 24–26.
- Georg, J. (2009): Aus dem Takt. NOVA 40, 1: 18–21.
- Georg, J. (2009): Selbstversorgungsdefizite beim An- und Auskleiden. NOVA 40, 3: 19–21.
- Georg, J. (2009): Schmerzchronifizierung. NOVA 40, 4: 17–19.

- Georg, J. (2009): Pflegediagnosen bei chronischen Wunden. Clinicum, 2: 1–2.
- Georg, J. (2009): Pflegediagnosen bei Menschen mit geistiger Behinderung. NOVA 40, 5: 17–19.
- Georg, J. (2009): Polyneuropathie. NOVA 40, 6: 16–17.
- Georg, J. (2009): Neuropathische Schmerzen und Hautjucken «wegpfeffern». NOVA 40, 6: 28–29.
- Georg, J. (2009): Todesangst. NOVA 40, 7/8: 30–31.
- Georg, J. (2009): Prozessgestaltung in der Pflege. In: Haubrock, M.; Schär, W.: Betriebswirtschaft und Management. Bern: Huber: 546–564.
- Georg, J. (2009): Klinisches Risikomanagement. In: Haubrock, M.; Schär, W.: Betriebswirtschaft und Management. Bern: Huber: 516–528.
- Schär, W.; Georg, J. (2009): Entlassungsmanagement. In: Haubrock, M.; Schär, W.: Betriebswirtschaft und Management. Bern: Huber: 485–498.
- Georg, J. (2009): Pflegewissens- und -entscheidungsfindungsmodell. In: Georg, J. (Hrsg.) Pflege 2010 – Huber Pflegekalender. Bern: Huber: 201.
- Georg, J. (2009): Rollenüberlastung pflegender Angehöriger – Gefahren und Chancen. NOVA 40, 9: 12–13.
- Georg, J. (2009): Ausser Kontrolle geraten. (Das PLST-Modell bei Menschen mit Demenz). NOVA 40, 12: 14–16.
- Georg, J. (2010): Concept Mapping. NOVA 41, 1: 46–48.
- Georg, J. (2010): Vernachlässigte und sich selbst vernachlässigende alten Menschen. NOVA 41, 2: 22–24.
- Georg, J. (2010): Leben auf Sparflamme – Mangelernährung bei alten Menschen. NOVA 41, 3: 30–31.
- Georg, J. (2010): Fraility – Gebrechlichkeit alternder Menschen. NOVA 41, 4: 10–12.
- Georg, J. (2010): Pruritus bei alten Menschen. NOVA 41, 5: 30–32.
- Georg, J. (2010): Orientierungsstörungen bei alten Menschen. NOVA 41, 6: 17–19.
- Georg, J. (2010): Resilienz – Unwiderstehlich widerständig werden. NOVA 41, 9: 2–4.
- Georg, J. (2010): Dinge auf die lange Bank schieben [PD ineffektive Aktivitätenplanung]. NOVA 41, 11/12: 22–23.
- Georg, J. (2010): Gordons funktionelle Gesundheitsverhaltensmuster. NOVA 41, 11/12: 10–12.
- Georg, J. (2011): Ein Alterungsproblem – Muskelschwund und Gebrechlichkeit. NOVA 42, 2: 54–55.
- Georg, J. (2011): Ruheloses Umhergehen (Wandering) aus pflegediagnostischer und chronopflegerischer Sicht. In Marshall, M; Allan, K.: «Ich muss nach Hause». Ruhelos umhergehende Menschen mit einer Demenz verstehen. Bern: Huber.
- Georg, J. (2011): Ein Alterungsproblem – Muskelschwund und Gebrechlichkeit. NOVA 42, 1: 54–55.
- Georg, J. (2011): Bewegungsmangel bei alten Menschen. NOVA 42, 1: 24–26.
- Georg, J. (2011): Positive Pflege. NOVA 42, 2: 18–20.

- Georg, J. (2011): Hoffnung und Hoffnungslosigkeit. Pflegen psychosozial 2, 4: 8–11.
- Georg, J. (2011): Total Pain oder chronifiziertes Schmerzsyndrom. NOVA 42, 3: 13–15.
- Georg, J. (2011): Gastrointestinale Motilitätsstörungen. NOVA 42, 4: 36–39.
- Georg, J. (2011): Haut auf Haut – Intertrigo bei alten Menschen. NOVA 42, 4: 40–42.
- Georg, J. (2011): «Ganz gezielt». NOVA 42 (2011) 6: 14–17.
- Georg, J. (2012): Patientenedukation – Diagnosen und Interventionen. NOVA 43, 3: 13–16.
- Georg, J. (2012): Positive Patientenedukation – Patientenedukation, Pflegediagnosen und positive Pflege. PADUA 7, 2: 87–93.
- Georg, J. (2012): Selbstversorgung, -fürsorge oder Selbstpflege. NOVAcura 43, 3: 18–20.
- Georg, J.; Schick, U.-M. (2012): Stabilität und Instabilität bei alten Menschen. 43, 4: 21–24.
- Georg, J. (2012): Mut ist gut (PDx Bereitschaft für vermehrten Mut). NOVAcura 43, 5: 12–14.
- Georg, J. (2012): Schlafförderndes Verhalten. praxis: wissen: psychosozial 3, 9: 18–21.
- Georg, J. (2012): Stuhlinkontinenz. NOVAcura 43, 6: 28–30.
- Georg, J. (2012): Blowin' in the wind – Flatulenz und Flatulenzmanagement. NOVAcura 43, 6: 23–26.
- Georg, J. (2012). Exkurs: Pflegediagnosen. In: Marx A., Poser M., Theßeling A. (2012). Pflegetransparenzkriterien im Griff. Bern: Huber. 85-105, 187–193.
- Georg, J. (2012): Softskill Willenskraft. NOVAcura 43, 7: 21–23.
- Georg, J.: Gefahr einer beeinträchtigten Menschenwürde. NOVAcura 43 (2012) 8: 19–21.
- Georg, J. (2012): Protektive Systeme alter Menschen. NOVAcura 43, 9: 19–21.
- Georg, J. (2012): Kognitive Pflege. NOVA 43, 10: 12–14.
- Gibbons, S.; Lauder, W.; Ludwick, R. (2006): Self-neglect: A proposed new NANDA diagnosis. International Journal of Nursing Terminologies and Classification. 17, 1: 10–18.
- Gottschalk, T.; Dassen, T.; Zimmer, S. (2003): Assessment-Instrumente zur pflegerischen Beurteilung des Mundes. Ein Literaturreview. Pflege 16, 5: 273–282.
- Heering Ch. (1999): Konzeptuelle Überlegungen u. Erfahrungen z. Integration der Pflegediagnostik in Curricula der Pflegeausbildung. PflegePädagogik, 3: 21–24.
- Imhof, L.: Symptome von Demenz: Angst vor Gedächtnisverlust. Krankenpflege (2003) 96, (12):16–19
- Käppeli, S. (1995): Pflegediagnosen in der Akutpflege. Pflege 8, 2: 113–120.
- Lauder, W.; Anderson, I.; Barclay, A. (2005): A framework for good practice in interagency interventions with cases of self-neglect. Journal of Psychiatric Health Nursing. 12, 2: 192–198.
- Lauder, W.; Anderson, I.; Barclay, A. (2002): Sociological and psychological theories of self-neglect. Journal of Advanced Nursing. 40, 3: 331–338.

- Müller-Lissner, S. A. et al.: Myths and Misconceptions about Chronic Constipation. American Journal of Gastroenterology. (2004) 99: 1–11.
- Müller Staub, M. (2004): Pflegeklassifikationen im Vergleich (Teil 1). PrInterNet, 5: 296–312.
- Müller Staub, M. (2004): Pflegeklassifikationen im Vergleich (Teil 2). PrInterNet, 6: 359–377.
- Müller Staub, M; Smoliner, A.; Odenbreit, M.; Widmer, R.; Knoth, S. (2004): Stellungnahme zum Artikel «Ergebnisse einer quantitativen Datenauswertung mittels ENP in deutschen und österreichischen Einrichtungen». PrInterNet, 11: 585–588.
- Müller Staub, M.; Georg, J. (2006): Ohne Pflegediagnosen verschwindet die Pflege: Interview mit M. Lunney. Krankenpflege, 11: 20–23.
- Müller Staub, M.; Georg, J. (2006): Pflegediagnostik: Genauigkeit ist nicht dichotom. Interview mit M. Lunney. PR-Internet (11), 629–634.
- Müller-Staub, M. (2007). Klinische Entscheidungsfindung in der Pflege. Nova, 38 (2), 38–40.
- Müller Staub, M., & Georg, J. (2006): Ohne Pflegediagnosen verschwindet die Pflege: Interview mit M. Lunney. Krankenpflege, 99 (11), 20–23.
- Müller-Staub, M. (2006): Auswirkungen von Pflegediagnosen auf Pflegeinterventionen und -ergebnisse. Printernet, 7 (7–8), 444–447.
- Müller-Staub, M. (2006): Klinische Entscheidungsfindung und kritisches Denken im pflegediagnostischen Prozess. Pflege, 19 (5), 275–279.
- Müller-Staub, M.; Stuker-Studer, U. (2006): Klinische Entscheidungsfindung: Förderung des kritischen Denkens im pflegediagnostischen Prozess durch Fallbesprechungen. Pflege, 19 (5), 281–286.
- Müller-Staub, M.; Georg, J. (2006): Pflegediagnostik: Genauigkeit ist nicht dichotom. Interview mit M. Lunney. Printernet, 8 (11), 629–634.
- Müller-Staub, M.; Needham, I.; Odenbreit, M.; Lavin, M. A.; van Achterberg, T. (2007): Pflegediagnosen, -interventionen und -ergebnisse: Anwendung und Auswirkungen auf die Pflegepraxis: Eine systematische Literaturübersicht. Pflege, 20 (6), 352–371.
- Müller-Staub, M.; Frauenfelder, F.; Odenbreit, M.; Stefan H.; Delic, S.; Iseli, T.; Holzer-Pruss, C. (2007): Stellungnahme ENP – European Nursing care Pathways. Printernet, 20 (9) 563–566.
- Müller-Staub, M. (2008): Evaluation der Einführung von Pflegediagnostik. Krankenpflege, 101 (6), 34.
- Müller-Staub, M. (2008): Pflegediagnosen: Theoretisch fundierte Umsetzung. Krankenpflege, 101 (2), 27.
- Müller-Staub, M. (2008): Pflegediagnostik – Einführung und Umsetzung: Für mehr Qualität im Pflegeprozess. Pflegezeitschrift, 61 (2), 68–69.
- Müller-Staub, M. (2008): Pflegebedarf und elektronische Patientenakte. Pflege, 21 (4), 211–214.
- Müller-Staub, M. (2008): Pflegediagnostik: Hintergründe und Tipps fürs Pflegemanagement. Pflegewissenschaft, 10 (7), 443–445.
- Müller-Staub, M. (2008): Pflegediagnosen als Sprache für die Pflege: Erklären können, was und warum man etwas tut. Pflegezeitschrift 61 (11), 632–634.

- Müller-Staub, M. (2008): Förderung der Pflegediagnostik und ihr Beitrag zu patientenorientierten Kostenmodellen. In W. Oggier, A. Walter, S. Reichlin, M. Egli (Hrsg.), Handbuch Gesundheitswesen Schweiz im Umbruch (pp. 1-8). Sursee: Trend Care AG, eHealthCare.ch.
- Müller-Staub, M.; Needham, I.; Lunney, M.; Odenbreit, M.; Lavin, M. A.; van Achterberg, T. (2008): Qualität von Pflegediagnosen, -interventionen und -ergebnissen: Kriterien und Operationalisierung des Meßinstruments Q-DIO. Pflege, 21 (5), 327–338.
- Müller-Staub, M. (2009): Qualitätserhöhung durch Pflegediagnosen? Unterricht Pflege, 14 (1), 20–22.
- Müller-Staub, M. (2009): Studien zum Einsatz von Pflegeklassifikationen. Pflegezeitschrift, 62 (6), 354–359.
- Müller-Staub, M. (2009): Eine Studie zur Einführung von NANDA-I Pflegediagnosen, Pflegeinterventionen und pflegesensiblen Patientenergebnissen. Pflegewissenschaft, 11(12), 688–696.
- Müller-Staub, M. (2010): E-Dok: Einsatz und Nutzen von Pflegeklassifikationen. Swiss Medical Informatics, 69, 28–29.
- Müller-Staub, M.; Needham, I.; Odenbreit, M.; Lavin, M. A.; van Achterberg, T. (2010): Geführte klinische Entscheidungsfindung zur Einführung von Pflegediagnosen – eine cluster-randomisierte Studie. Pflegewissenschaft, 12(04), 233–240.
- Müller-Staub, M.; Lunney, Lavin, M. A.; M., Needham, I.; Odenbreit, M.; van Achterberg, T. (2010): Testtheoretische Gütekriterien des Q-DIO, eines Instruments zur Messung der Qualität der Dokumentation von Pflegediagnosen, -interventionen und -ergebnissen. Pflege, 23 (2), 119–128.
- Müller-Staub, M. & Schären, M. (2011): Unerhörter Qualitätsschub. Schauplatz Spitex, 24 (1), 24–26.
- Müller Staub, M. (2012). Pflege und DRG. In: M. Poser (Hrsg.): Lehrbuch Stationsleitung. Bern: Huber.
- Odenbreit, M. (2010a): Entwicklung und Implementierung der elektronischen Pflegedokumentation der Solothurner Spitäler AG: Eine Erfolgsstory. Swiss Medical Informatics, 69 (2), 23–27.
- Odenbreit, M. (2010b): Pflegeleistung und DRG: Sichtbar durch Pflegediagnosen? Paper presented at the DRG und elektronische Pflegedokumentation: Risiken und Chancen. from http://www.pflege-pbs.ch/kongresse/100125/kongress100125.html.
- Odenbreit, M. (2011): Eigene Software wurde implementiert. Krankenpflege, 104 (3), 13–14.
- Paans, W.; Müller-Staub, M. (2010): DRG und Elektronische Pflegedokumentation: Risiken und Chancen. Pflegewissenschaft, 12 (6):379–380.
- Ried, S.; Dassen, T. : Chronic Confusion, Dementia, and Impaired Environmental Interpretation Syndrome: A Concept Comparison. Nursing Diagnosis. 11 (2000) 2: 49–59.
- Schaffert-Witvliet, B. (2003): Juckreiz ohne Hautmanifestation – Welche State of the Art Pflegeinterventionen? Pflege 16, 5: 257–264.
- Schnepp, W. (1994): Pflegediagnosen: Voraussetzungen, Entwicklung und Grenzen. Pflege aktuell 48, 12: 730–731.

- Schönau, E.; Heering, C.; Müller-Staub, M. (2009). Evidenz-basierte Pflege und diagnostische Genauigkeit. Krankenpflege 102 (2),15–17.
- Sowinski, C.; Georg, J. (2006): Pflegediagnosen in der Altenpflege (Poster), KDA, Köln.
- Sowinski, C.; Georg, J. (2006): Ein neuer Weg zu mehr Pflegequalität. – Pflegediagnosen eröffnen Möglichkeiten einer einheitlichen Pflegesprache. Pro Alter, KDA 38, I: 35–38.
- Tinetti, M. E. (1986): Performance oriented assessment of mobility problems in elderly patients. JAGS 34:119–126.
- Vef-Georg, G. (2009): Sich sorgen. NOVA 40, 4: 27–28.
- Widmer, R. (2006): Grundlagen für die Pflegepraxis. – Assessmentinstrumente und Pflegeklassifikationen. NOVA, 37, 1: 21–23.

Zusammenstellung: Jürgen Georg, ergänzt von Maria Müller Staub, Stand: 5-2013

Fachzeitschrift – Pflegediagnosen ‹engl.›

International Journal of Nursing Knowledge
Offizielles Journal der NANDA International
Journals Customer Services
John Wiley & Sons, Ltd.
The Atrium
Southern Gate
Chichester
West Sussex, PO19 8SQ, United Kingdom (UK)
Tel: 44 (0)1865 778315
E-Mail: cs-journals@wiley.com
Kontakt (DE): service@wiley-vch.de

Fachzeitschrift – Alten und Langzeitpflege

NOVAcura – Fachmagazin für die Alten- und Langzeitpflege (inkl. regelmässigen Beiträgen über Pflegediagnosen, -interventionen und -ergebnisse).
Verlag Hans Huber, Länggass Strasse 76, 3000 Bern 9
E-Mail: zeitschriften@hanshuber.com
Internet: http://www.verlag-hanshuber.com/zeitschriften

Expertenstandards (www.dnqp.de)

1. Expertenstandard: Dekubitusprophylaxe in der Pflege (2010)
2. Expertenstandard: Entlassungsmanagement in der Pflege (2009)
3. Expertenstandard: Schmerzmanagement in der Pflege (2011)
4. Expertenstandard: Sturzprophylaxe in der Pflege (2006)
5. Expertenstandard: Förderung der Harnkontinenz in der Pflege (2007)
6. Expertenstandard: Pflege von Menschen mit chronischen Wunden (2009)
7. Expertenstandard: Ernährungsmanagement zur Sicherstellung und Förderung der oralen Ernährung in der Pflege (2010)
8. Schmerzmanagement bei chronisch nicht-malignen Schmerzen (2011)
9. Mobilität und Mobilitätsförderung (ca. 2014)

Zusammenstellung: Jürgen Georg, Stand: 5-2013

Autoren-, Mitarbeiter-, Herausgeberverzeichnis

Marilynn E. Doenges. CAPRN, BC-retired, Clinical Specialist – Adult Psychiatric/Mental Health Nursing, Adjunct Faculty, Beth-El College of Nursing and Health Science, UCCS, Colorado Springs, Colorado, USA

Mary Frances Moorhouse. RN, MSN, CRRN, LNC. Nurse Consultant, TNT-RN Enterprises, Adjunct Faculty, Pikes Peak Community College, Colorado Springs, Colorado, USA

Alice C. Murr. RN, BSN, LNC. Nurse Consultant/Author, Collins, Mississippi, USA

Mitarbeiterin der US-Auflage

Sheila Marquez
Executive Director
Vice President/Chief Operating Officer
The Colorado SIDS Program, Inc.
Denver, Colorado

Herausgeber der deutschsprachigen Ausgabe:

Prof. Dr. Maria Müller Staub (RN, EdN, PhD) Professorin Acute Care, Forschung & Entwicklung Pflege und Master of Science Pflege, Zürcher Hochschule für Angewandte Wissenschaften ZHAW, Winterthur, Schweiz & Inhaberin Pflege PBS, Bronschhofen, Schweiz.

Frau Prof. Dr. Müller Staub erlangte ihren PhD in Pflegewissenschaft an der Radboud University Njimegen (NL). Vorher erwarb sie den Master of Nursing Science an der Universität Maastricht. Sie studierte auch zwei Jahre in den USA, unter anderem am Chatham College Pittsburgh je ein Semester Gesundheitsvorsorge, Gesundheitspsychologie sowie Entwicklungspsychologie. Sie belegte Pflegetheorien und Forschung im Master of Nursing Science Programm der Universität Pittsburgh und Clinical Assessment an der Duquesne Universität. In den USA interviewte sie Fakultätsmitglieder bezüglich Pflegetheorien und Ausbildungsgängen und besuchte Einrichtungen des Gesundheitswesens, wo sie Befragungen zum Pflegeverständnis, zur Pflegeorganisation (managed care/clinical pathways), zu Pflegediagnostik und -dokumentation sowie zur Rolle der Pflegenden mit verschiedenen Ausbildungsabschlüssen machte.

Vorher hatte sie an der Hochschule IAP Zürich ein Diplom in Supervision/OE und an der Kaderschule SRK, Aarau, ein Diplom als Berufsschullehrerin in Pflege erlangt. Das Diplom als Pflegefachfrau erwarb sie an der Krankenpflegeschule Diakonissenhaus Bern.

Frau Prof. Dr. Müller Staub lehrt und forscht an der ZHAW mit Schwerpunkt Akutpflege. Sie ist zuständig für Pflegeforschung und Forschungstransfer, ebenso unterrichtet sie Klinische Entscheidungsfindung und Pflegediagnostik.

Zugleich arbeitet sie selbständig unter dem Namen Pflege PBS (Projekte, Beratung und Schulungen). Ihre Schwerpunkte sind Pflegediagnosen, Pflegedokumentation, Pflegequalität, Klinische Informationssysteme, e-Health und DRGs. Sie leitet Projekte zur Einführung von Pflegediagnosen in die Pflegepraxis und in Softwareprogramme. Als Beraterin wirkt Frau sie bei der Entwicklung elektronischer Pflegedokumentationssyteme mit.

Prof. Dr. Müller Staub verfügt über langjährige Erfahrungen als Schulleiterin, als Dozentin, als Projektleiterin Curriculumsentwicklung auf Universitätsstufe, als Co-Promotorin von Doktoranden sowie als Führungsperson. Praktische Pflegeerfahrungen machte sie auf medizinischen und chirurgischen Abteilungen sowie in der Pflege von Frauen mit gynäkologischen Erkrankungen. Sie war wissenschaftliche Mitarbeiterin im Notfallzentrum eines Universitätsspitals und schult Pflegefachpersonen in der Akutpflege, in der spitalexternen Pflege sowie im Langzeitbereich. Sie lehrt an internationalen Pflegelehrgängen und ist Autorin von über 160 Publikationen. Mehrere ihrer Veröffentlichungen gehören zu den zehn meist zitierten Werken der jeweiligen peer-reviewed Zeitschriften. Frau Müller Staub wurde mehrfach mit internationalen Würdigungen und Preisen ausgezeichnet.

E-Mail: muellerstaub@me.com

Jürgen Georg Pflegefachmann, -lehrer, -wissenschaftler (MScN), Lektor, Redakteur, Schüpfen-Ziegelried

Jürgen Georg war als Pflegefachmann im Gemeinschaftskrankenhaus Herdecke tätig und hat für das Komitee Cap Anamur in der Humanitären Hilfe im Südsudan gearbeitet. Nach seiner Weiterbildung zum Pflegelehrer am bfw in Frankfurt und am Studiengang für Lehrpersonen im Gesundheitswesen (LGW) in Osnabrück war er als Dozent und Kursleiter am bfw mit Schwerpunkten Pflegetheorie, Pflegeprozess, -diagnostik, Pflegepraxis und komplementäre Pflege tätig. Parallel dazu trat er eine Stelle im Verlag Ullstein Medical in Wiesbaden an und wechselte 1999 zum Verlag Hans Huber, wo er bis heute als Lektor und Programmplaner für den Bereich Pflege, Gesundheitsberufe, Gerontologie und Green Care tätig und als Redakteur für die Zeitschrift NOVAcura mit verantwortlich ist. Seinen Master in Pflegewissenschaft (MScN) erwarb er 2004 am Royal College of Nursing in London.

Mit Pflegediagnosen kam er in den frühen 1990er Jahren in Kontakt und hat zentrale Werke über Pflegediagnosen und -diagnostik (Doenges, Gordon, Carpenito, Townsend) sowie Pflegeprozess (Brobst, Wilkinson) akquiriert, mit übersetzt und bearbeitet sowie herausgegeben und auf diese Weise Wissen über Pflegediagnosen verbreitet. Ein Augenmerk seiner publizistischen Arbeit richtet sich darauf, Wissen zu einzelnen Pflegediagnosen, -phänomenen und -konzepten in Form von Monografien und Artikeln zu verbreiten. Sein inhaltlicher Fokus und Schwerpunkte seiner Dozententätigkeit liegen in den Bereichen ChronoPflege, Comfort, Frailty, Fototherapie, Pruritus, professionelle Generativität, Schlaf, Schmerz, Pflegetheorie, positive Pflege, Wickel und Einreibungen.

E-Mail: juergen.georg@hanshuber.com

Dr. Christoph Abderhalden (*1954–†2013) Psychiatriepfleger, LfP, Pflegeexperte HöFa II, MNSc, PhD, Pflegedirektor, UPD Waldau, Bern

Diplom in psychiatrischer Krankenpflege 1976. Tätigkeit als Psychiatriepfleger in Will und Herisau. Weiterbildung zum Lehrer für Krankenpflege (1983) und zum Pflegeexperten (HöFa II), Tätigkeit als Lehrer für Krankenpflege in Herisau und als Pflegeexperte in Embrach. Leiter der Höheren Fachausbildung, Stufe I in Embrach bis 1998. Pflegewissenschaftliches Studium an der Universität Maastricht (MNSc, 1999). Von 1990 bis 2003 am Weiterbildungszentrum für Gesundheitsberufe (WE'G) Dozent, Kursleiter, Mitarbeiter des Bereichs Beratung, Forschung und Entwicklung. Seit Herbst 2003 Leiter der Abteilung Forschung und Entwicklung Pflege und Pädagogik in den Universitären psychiatrischen Diensten (UPD) in Bern. Promotion 2008 an der Rijksuniversität Maastricht und Humboldt-Universität in Berlin zum Thema «Gewaltrisiko auf Akutstationen». Ab Frühjahr 2010 Direktor Pflege und Pädagogik an der UPD Bern und Lehrauftrag am Institut für Pflegewissenschaft an der Universität Basel.

Chris Abderhalden war Mitherausgeber des «Lehrbuchs Psychiatrische Pflege» und von «Pflegediagnosen und Pflegemaßnahmen für die psychiatrische Pflege». Er hat die Übersetzung und Bearbeitung des Praxishandbuchs «Pflegediagnosen und Pflegemaßnahmen» seit der 2. Auflage kontinuierlich begleitet und hat wesentlich zur Verbreitung von Pflegediagnosen, ihrer Verortung im Pflegeprozess und interdisziplinären Kontext beigetragen. Inhaltlich hat er zur Vertiefung von Pflegediagnosen bei Klienten in klinisch schwierigen Situationen (Gewalt- und Suizidrisiko) beigetragen.

Chris Abderhalden verstarb am 10.3.2013

Übersetzung und Redaktion der deutschsprachigen Ausgabe

Michael Herrmann arbeitet als Übersetzer und Fachredakteur für pflegerische, medizinische und psychologische Texte. Er hat die dem Werk zugrundeliegende 12. US-Auflage ins Deutsche übersetzt, die Vorauflage mit der neuen Version abgeglichen und die Übertragung und die Konsistenzprüfung der aktuellen NANDA-Diagnosenübersetzung in den erweiterten Datenbestand von Doenges bewerkstelligt. Am Sisyphosberg dieses Werkes hat er die größten Steine zum Gipfel gerollt und mit akribischen und präzisem «Feinputz» und «Feinschliff» zum Glanz dieses Werkes Wesentliches beigetragen. Michael Herrmann hat durch seine herausragende Übersetzungsarbeit zentrale Werke aus dem Themenfeld Pflegediagnosen (Doenges, Gordon, Townsend), Pflegeprozess (Wilkinson, Alfaro-LeFevre) und Pflegeklassifikationen (NIC, NOC) für deutschsprachige Pflegenden zugänglich und nutzbar gemacht und somit einen wichtigen Beitrag zur Erweiterung pflegerischen Wissens geleistet.

E-Mail: kontakt@mrdhe.eu

A.1 Pati-ENTEN-Edukation

Bei der Übersetzung, der Redaktion und dem Satz eines so umfangreichen Werkes kommt es unvermeidlich zu kleinen Fehlern, die es im Lauf des redaktionellen Prozesses zu erkennen und zu eliminieren gilt. Einer dieser «Fehler» gestaltete sich wie folgt (**Abb. A-1**):

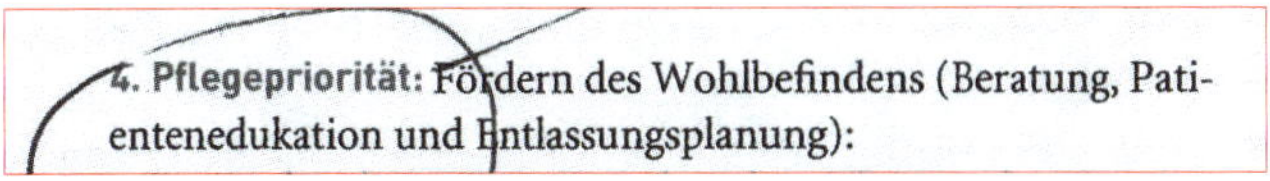
4. Pflegepriorität: Fördern des Wohlbefindens (Beratung, Patientenedukation und Entlassungsplanung):

Abb. A-1: Pati-ENTEN-Edukation

Routiniert wurde der Trennungs«fehler» mit folgender Anweisung (**Abb. A-2**) behoben.

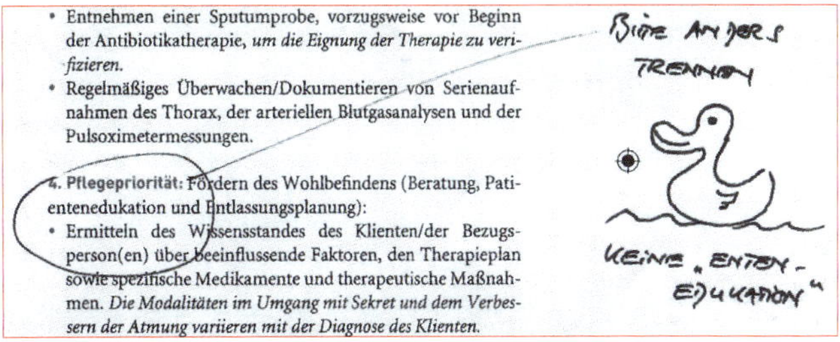
- Entnehmen einer Sputumprobe, vorzugsweise vor Beginn der Antibiotikatherapie, *um die Eignung der Therapie zu verifizieren.*
- Regelmäßiges Überwachen/Dokumentieren von Serienaufnahmen des Thorax, der arteriellen Blutgasanalysen und der Pulsoximetermessungen.

4. Pflegepriorität: Fördern des Wohlbefindens (Beratung, Patientenedukation und Entlassungsplanung):
- Ermitteln des Wissensstandes des Klienten/der Bezugsperson(en) über beeinflussende Faktoren, den Therapieplan sowie spezifische Medikamente und therapeutische Maßnahmen. *Die Modalitäten im Umgang mit Sekret und dem Verbessern der Atmung variieren mit der Diagnose des Klienten.*

Abb. A-2: Pati-ENTEN-Edukation ⇨ Patientenedukation

Dennoch ließ es den Herausgebern keine Ruhe, ob an diesem «Pati-Enten-Edukationsprozess» nicht doch etwas dran sein könnte. Nach umfangreichen Recherchen in der Datenbank «DUCKLINE» stießen wir auf eine aufschlussreiche Publikation eines gewissen:

- Duck, Donald (2012): Enten-Prozess und Pati-Enten-Edukation. Entenhausen: Donald Duck Publishers.

Lebensspanne/Lebensprozesse von Enten und Erpeln

Empfängnis – Pränatalstadium – Gelege/Geschlüpfe – Nestflüchteralter – Enten-Pubertät – Kinder – Adoleszenz – Erwachsenenalter – Menopause – Alter – Tod – hohes Alter

Enten-Kontinuum: -Un-/Abhängig -Wohlbefinden	Entenaktivitäten, Entenbeziehungen u. Existenzielle Entenerfahrungen des Entenlebens (EaEbEEDL) [Duck, 2013]	Einflussfaktoren/ Risikofaktoren für das Entenleben
	Als Ente ...	• (patho) physiologische
	I. Aktivititäten des Entenlebens realisieren können	• behandlungsbezogene
↔	1. Schnattern	• entwicklungsbezogene
↔	2. Watscheln, Patschen	• entherische
↔	3. Sich mausern	• soziale
↔	4. Gefieder putzen	• psychische
↔	5. Federkleid an-/ausziehen	• politisch-ökonomische
↔	6. Kacken	• kulturelle
↔	7. Gründeln	• spirituelle
↔	8. Erpeln/Entlen	• umgebungsbezogene
↔	9. Starten, Fliegen, Landen	
↔	10. Vögeln, Sein Ei legen	
↔	11. Für eine sichere und fördernde Nestumgebung sorgen	
	II. soziale Beziehungen sichern und gestalten	
↔	1. im Kontakt sein und bleiben mit Enten und Erpeln	
↔	2. fördernde Entenbeziehungen erhalten, erlangen und wiedererlangen	
↔	3. mit Belastungen in Entenbeziehungen umgehen	
	III. Mit existenziellen Erfahrungen umgehen können	
↔	1. mit förderlichen Erfahrungen des Entenlebens umgehen: Starten, Fliegen, Landen	
↔	2. mit belastenden und gefährdenden Erfahrungen des Entenlebens umgehen	
↔	3. Erfahrungen, welche die Entenexistenz fördern oder gefährden, unterscheiden	
↔	4. lebensgeschichtliche entenbiografische Erfahrungen einbeziehen	
↔	5. Sinn finden in der Entlichkeit des Entenlebens	

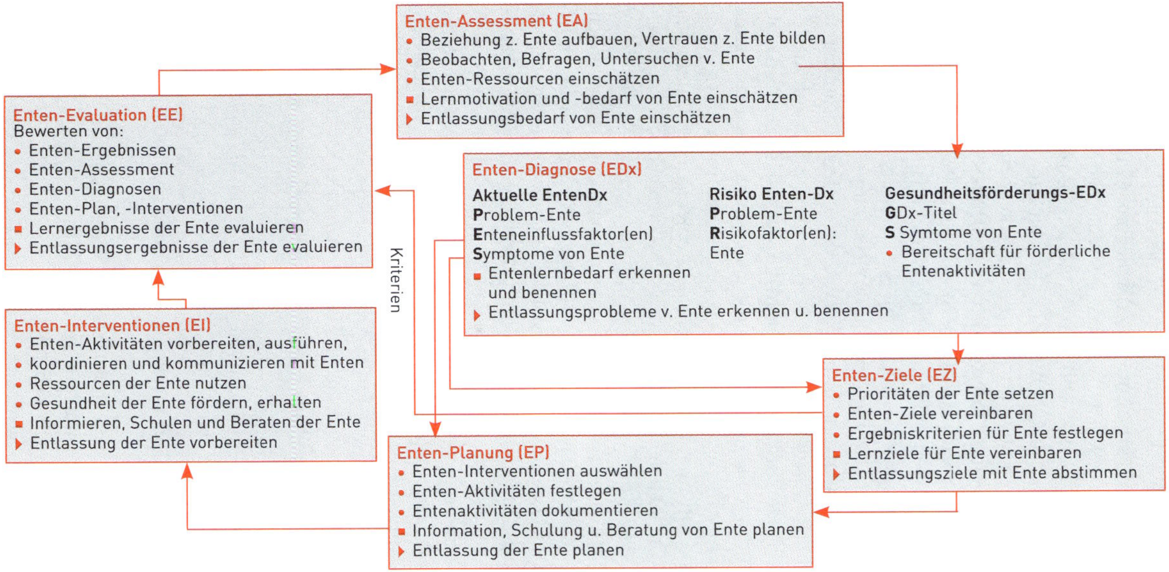

Enten-Prozess (•), Enten-Edukationsprozess (■) und Enten-Entlassungsprozess (▶) 5-2013 Jürgen Georg/Donald Duck

Abbildung A-3: Beziehung von Enten-Prozess dem Modell der Enten-Aktivitäten, Enten-Beziehungen und existenziellen Erfahrungen des Entenlebens (EaEbEdLs) sowie der Enten-Edukations-Prozesses (Duck 2013; Georg 2013).

In besagtem Werk fand sich eine genaue Definition dessen, was Mann, Frau und Ente unter dem Enten-Prozess zu verstehen habe. «Der Entenprozess ist ein systematischer und zielgerichteter Denk- und Problemlösungsprozess, der darauf zielt, gesundheitliche Probleme, Risiken und Entwicklungspotenziale von Enten und Erpeln zu erkennen, zu benennen, gezielt anzugehen, zu lösen und zu evaluaieren.» Duck (2012: 17) beschrieb darin auch den Gegenstand von Enten-Diagnosen als «eine klinische Beurteilung, die von einer Entenfachfrau oder einem Erpelfachmann nach einem Enten-Assessment, bestehend aus: Entenbeobachtung, Enteninterview, körperlicher Untersuchung von Enten und Erpeln sowie der Enten-Ressourceneinschätzung, gemacht wird. Diese Aussage bezieht sich auf: die Art, die möglichen Einflussfaktoren und die Merkmale oder Risikofaktoren für aktuelle oder potenzielle Enten-Gesundheitsprobleme, Enten-Entwicklungspotenziale oder Entensyndrome eines Enten-Individuums, einer Enten-Familie oder einer sozialen Entenschar, deren Unabhängigkeit hinsichtlich der *Enten-Aktivitäten, Enten-Beziehungen und existenziellen Erfahrungen des Entenlebens (EaEbEdLs)* beeinträchtigt oder entwicklungsfähig ist. Entenfachfrauen und Erpelfachmänner sind für das Stellen von Entendiagnosen zuständig und verantwortlich. Entendiagnosen bilden die Grundlage, um Enteninterventionen und *Pati-ENTEN-Edukations*maßnahmen auswählen, planen und durchführen zu können, um gemeinsam vereinbarte Entenziele und Entenergebnisse erreichen und bewerten zu können (Duck, 2012: 18). Die vorangehende Abbildung (**Abb. A-3**) illustriert die Wechselbeziehungen zwischen dem Modell der *Enten-Aktivitäten, Enten-Beziehungen und existenziellen Erfahrungen des Entenlebens,* dem Enten-Prozess und dem Enten-Edukationsprozess [Anm. d. Hrsg.].

Als Beispiele für Enten-Diagnosen aus der Ententaxonomie (ENTEN-Tax 2) führte Duck (2013) exemplarisch aus:

Entenphänomen: Domäne: Enten-Kommunikation; Klasse: Schnattern

- beeinträchtigtes Schnattern
- Gefahr eines beeinträchtigten Schnatterns
- Bereitschaft für schönes Schnattern
- Schnatteratatsch-Syndrom

Enten-Phänomen: Domäne: Enten-Aktivität; Klasse: Watscheln
- wackliges Watscheln
- Gefahr eines wackligen Watschelns
- Bereitschaft für wohliges Watscheln
- Posttraumatisches Ab-Watschelsyndrom

Enten-Phänomen: Domäne: Enten-Ernährung; Klasse: Gründeln
- grundloses Gründeln
- Gefahr eines grundlosen Gründelns
- Bereitschaft für Gründeln
- submarines Gründelsyndrom

Enten-Phänomen: Domäne: Enten-Coping: Klasse: sein Ei legen
- sein Ei nicht legen können
- Gefahr, sein Ei nicht legen zu können
- gesteigerte Bereitschaft, sein Ei zu legen
- Eier-Relokationssyndrom

Enten-Phänomen: Domäne: Enten-Ausscheidung
- Eiverhalt
- Entenflatulenz
- Erpelorhö
- Erpelobstipation
- Sturm-und-Drang-Inkontinenz

Enten-Phänomen: Domäne: Entensicherheit/-schutz
- Enten-Absturzgefahr
- Gefahr einer unwirksamem Federkleidclearance
- Gefahr eines plötzlichen Ententodes
- Vergiftungsgefahr: bleierne Ente
- Verwechslungsgefahr: Ente/Gans/Schwan
- Desorganisertes Enten-Nestbau-Syndrom

Enten-Phänomen: Domäne: Enten-Kognition/-Emotion/-Selbstkonzept
- Bereitschaft zu erhöhter Entschleunigung: lahme Ente
- Enten-Burnout: Pekingente
- Entenverwirrung (M. Erpelzheimer, Enten-Body-Demenz)
- Entscheidungskonflikt: Ente-süß-sauer
- Empty-Nest-Syndrom

- chronischer Entenkummer
- Gefahr einer gestörten Enten-Ei-Dyade
- hässliches-Entlein-Syndrom
- Hopeless-Duck-Syndrome
- Identitätskonflikt: Ente-oder-Adler
- Bereitschaft für einen friedvollen Ententod: Ente-gut-alles gut

Vorschläge für weitere Enten-Phänomene können bei der ENDDIO (European Network of Duck-Diagnoses Interventions and Outcomes) eingereicht werden. Vorraussetzung ist, dass das noch ungelegte Diagnosen-Ei einen Evidenzgrad von mindestens 2.0 erreicht hat, d.h. das Phänomen muss von mindestens zwei Enten unabhängig voneinander beobachtet und evidenzbasiert ergründelt worden sein. Als Forschungsansatz zur genaueren Erforschung und Validierung von Enten-Phänomenen wird der Gründeld-Theory-Ansatz von Gans und Strauss (1969) empfohlen. Die nächste Konferenz der ENDDIO findet am 1. April 2014 in Entenhausen unter dem Motto «Enten-Phänomene sichtbar machen» statt. Anmeldungen können über die Website: www.duck-diagnoses.de erfolgen. Schnattern Sie diese Informationen bitte an Ihre Kolleginnen weiter.

Donald Duck & Jürgen Georg

Sachwortverzeichnis

A

B

E

N

R

V